国家中医药管理局民族医药文献整理项目

编纂指导委员会

编纂专家委员会

《中国毒性民族药志》

主 编 单 位

中南民族大学药学院

参 编 单 位

湖北省食品药品监督检验研究院

内蒙古医科大学蒙医药学院

湖北省襄阳市中医医院

湖北医药学院药学院

内蒙古民族大学蒙医药学院

华中科技大学药学院

武汉市药品医疗器械检验所

湖北省农科院中药材研究所

重庆三峡中心医院

《中国毒性民族药志》

编辑委员会

审定委员会

本书主编、主审简介

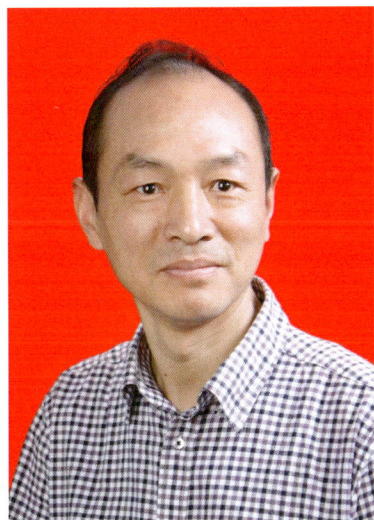

　　主编　万定荣,1958 年 5 月 6 日生,博士,研究生导师,中南民族大学药学院教授,获湖北省政府津贴。兼任中国民族医药学会理事暨科研分会副会长、土家族医药分会副会长,中国民族医药学会药用资源分会常委,中国植物学会药用植物学与植物药专业委员会委员,中国植物学会民族植物学分会理事,国际标准化组织(ISO/TC249)中方注册专家,国家中医药管理局基本药物中药原料资源动态监测和信息服务体系技术专家委员会委员,《中药材》等杂志编委,湖北省暨武汉市植物学会理事,湖北省药学会中药和天然药物专业委员会常委,湖北省中药产业技术创新战略联盟专家等职。从事中药民族药的资源、鉴定、质量评价以及应用基础研究 30 余年,率先研究制定中药材国际标准(ISO)1 个,研究制定国家及省级中药材民族药材质量标准 28 个;在国内、外发表专业论文 150 余篇(SCI 收录 10 余篇);主编出版《湖北药材志》《中药鉴定现代研究》《医疗机构处方常用土家药手册》《中国五峰特色常见药用植物》及《中国毒性民族药志》等专著 8 部,参编出版《中国民族药志》(第 3~4 卷)、《全国中草药汇编》(第三版)、《中药鉴定新技术新方法及其应用》《植物资源学》等专著近 20 部。获省部级自然科学奖或科技进步奖 7 项(有 3 项二等奖排名第一)。

　　主审　裴盛基,1938 年 7 月生。中国科学院昆明植物研究所研究员、博士生导师,中国民族植物学学科创始人,国际民族生物学会(ISE)前主席,英国林奈学会高级会员,世界自然保护联盟保护区委员会、物种委员会药用植物专业组、保护区文化与精神价值工作组(IU-CN - WCPA - CSVPA)委员/成员,世界木材日基金会(WWDF)理事,中国民族医药协会副会长,中国植物学会民族植物学分会名誉理事长,云南生物与文化多样性保护中心理事长。历任中国科学院西双版纳热带植物园主任、中国科学院昆明植物研究所副所长,国际山地综合发展中心(ICIMOD)资源环境部主任,生物多样性专家等职。长期在国内从事植物分类、植物资源、民族

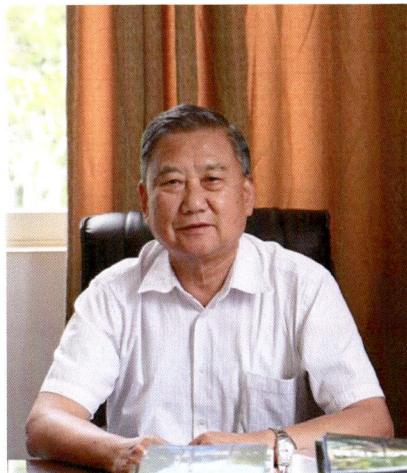

植物学、民族药用植物、生物多样性与文化多样性研究和保护工作,发表学术论文、论著 140 多篇(部),获国内外科技奖项 14 项。

中国毒性民族药志

上卷

国家中医药管理局
民族医药文献整理项目

主　编　万定荣

科学出版社
北京

内 容 简 介

本书是一部系统介绍我国各少数民族毒性药材的专著。分为绪论、正文、附录 3 部分。正文部分收载了 41 个少数民族所使用的毒性民族药 927 种(以基源数目计),包括植物药 825 种、动物药 67 种、矿物药 35 种。其中以正文形式编写的毒性民族药有 793 种,其余种收于有关种类的附注之中。介绍了各毒性民族药的名称、俗名、基源、药用部位及毒性大小、采收、原动植矿物形态及生境和/或分布、炮制减毒方法、各民族药用经验、使用注意、中毒症状与解救措施、药材鉴定方法、化学成分或毒性成分、药理作用、毒性毒理,以及需说明的有关问题。为便于查阅及相关内容的比较,按基源的拉丁学名(矿物药为药材拉丁名或英文名)首字拉丁文或英文字母顺序排列。

本书适于民族医药和中医药的教学、科研、医疗机构,以及民族药的质量检验、管理部门和药品生产经营企业等机构及人员参考。

图书在版编目(CIP)数据

中国毒性民族药志:全 2 册 / 万定荣主编. —北京:科学出版社,2015.8

国家中医药管理局民族医药文献整理项目

ISBN 978-7-03-045231-3

Ⅰ. 中… Ⅱ. 万… Ⅲ. 少数民族-民族医学-毒性-中药志-中国 Ⅳ. R281.4

中国版本图书馆 CIP 数据核字(2015)第 167512 号

责任编辑:刘 亚 曹丽英 / 责任校对:张凤琴 赵桂芬 桂伟利 张怡君
责任印制:徐晓晨 / 封面设计:黄华斌

科 学 出 版 社 出版
北京东黄城根北街 16 号
邮政编码:100717
http://www.sciencep.com

北京虎彩文化传播有限公司 印刷
科学出版社发行 各地新华书店经销
*
2016 年 1 月第 一 版 开本:787×1092 1/16
2018 年 9 月第三次印刷 印张:72 3/4 插页:1
字数:1 766 000
定价:358.00 元
(如有印装质量问题,我社负责调换)

《中国毒性民族药志》

编 委 会

主 编 万定荣

副主编 杨新洲 焦 玉 色仁那木吉拉 杨天鸣

梅之南 陈吉炎 刘学群 李丹平 郭汉玖

编 委 （按姓氏汉语拼音排序）

包桂花 包同力嘎 布和巴特尔 陈旅翼

陈 璞 陈晓颙 陈雨洁 邓旭坤 丁 奇

范晓磊 方进波 葛月宾 何思文 贺雅琴

胡吉清 胡 婧 胡晓雪 黄丹丹 黄德红

黄 蓉 黄先菊 侯启年 康四和 李 聪

李德秀 李 军 李路扬 廖矛川 林亲雄

林先明 林幸华 刘殿刚 刘 虹 刘 敏

刘新桥 刘亚丽 刘艳菊 龙娓芳 鲁蓝青

骆 衡 马丰懿 梅 青 孟黎明 聂 晶

盘 珊 彭 方 乔 舒 任 炜 任永申

帅 丽 苏雅拉图 孙荣进 万翔鸾 王 刚

王 静 王兵娥 王德彬 王璐瑶 王雪芹

韦健红 吴香杰 吴 燕 向梅先 辛 恒

邢宏志 熊姝颖 徐 箐 徐 燃 杨 琛

杨芳云 杨 晶 由金文 张 飞 赵湘培

丛 书 序

民族医药是我国各少数民族传统医药的统称,是由多个民族的传统医学体系和医药经验汇合而成。它与各民族的历史文化密不可分,与各民族的思维方式、生活方式紧密相关,不仅为各民族的繁衍发展做出了重要贡献,至今仍在为维护人民健康发挥重要作用。

民族医药古籍文献是民族医药的重要载体,是各民族医学发展的真实记录。民族医药典籍浩繁,内容博大精深,不仅具有重要的历史文化意义,更有科学与经济上的巨大潜在价值,是一个有待开发的宝藏。

为了全面整理、抢救和保存珍贵的民族医药古籍,弘扬和发展民族传统文化,国家设立专项经费,对民族医药文献进行了大规模的保护和整理工作。本次民族医药文献整理工作由经验丰富的民族医药文献专家和相关专家共同参与,得到了有关地方的积极配合和大力支持,取得了丰硕成果。在丛书出版之际,我谨代表国家中医药管理局对参与项目的各位专家表示衷心的感谢。衷心希望丛书的出版能够为促进民族医药学术进步、推动民族医药发展发挥积极作用。

国家卫生和计划生育委员会副主任
国家中医药管理局局长　王国强

2013 年 10 月 25 日

序 一

我国民族医药是中国传统医药学的重要组成部分,民族药物种类繁多,资源极其丰富,同中药一样,都是我国重要的战略资源。几千年来,民族药物对于中华民族大家庭中各民族的繁衍、生存与发展发挥了巨大的作用。在现代医药与传统医药相互补充、共同发展的新时代,我国民族药物将继续为各族人民的医疗保健事业发挥重大作用。我国各少数民族在长期的医疗实践中,发现和积累了大量的民族药品种,对各类疾病具有显著的临床疗效,同时也发现了一些种类的药物使用不当会产生不同程度的毒性,这些宝贵的用药经验对于人民健康的保障具有极其重要的价值,特别是如何在应用过程中避免或最大限度地降低这些毒性品种的毒副作用,提高其疗效,是我们经常要面对和需要解决的问题。

该书的全体编者不辞劳苦,历时3年余,通过大量的文献查阅与整理研究,共同编纂了这部《中国毒性民族药志》(上、下卷),期望这部专著的出版不仅能为毒性民族药物的深入研究、开发应用提供各民族的药用经验以及化学、药理研究的基础信息,并为中药民族药中有毒品种的炮制减毒、合理使用、有效鉴别、预防中毒和中毒后处理,以及保障用药安全性及有效性,提供技术和指导等方面均能发挥重要的作用。

应该书主编万定荣教授邀请,我有机会首先阅读其书稿,感到该专著编写有以下3个显著特点。一是该书共收载我国41个少数民族的927种毒性动物药、植物药、矿物药(动物药、植物药按基源种类计),系统介绍了各药物的民族药名、基源、毒性、基源动植矿物形态及生境分布、药物炮制减毒方法、各民族药用经验、使用注意事项、中毒症状与解救措施、药材鉴定方法、化学成分及毒性成分、药理作用、毒性毒理,以及有关需说明的问题等,内容十分丰富,其收载药物种类之多,内容之全,在我国现有毒性民族药类专著中尚属首见。二是该书对动、植物药的撰写排序按其基源拉丁学名首字的英文字母排列,把亲缘关系相近的同属动植物药编排成系列,便于全面研究比较炮制、疗效应用、中毒救治方法、药材鉴定、化学成分及毒性成分、药理活性及毒副作用在药物种类间的相关性和规律性,有利于识别不同药物的异同点和开展比较研究及临床应用。三是该书对文献记载的各种动植物拉丁学名进行了进一步审订,更正了部分异名及误定名,药物的原植物基本上采用《中国植物志》英文版修改后的学名,并保留记载了常用的植物拉丁学名异名及中文别名;同时,药材鉴别、化学成分、药理毒理等各项内容尽可能查阅引用了近期国内外最新研究成果。这些都反映了编写本书的时代性与先进性,对于专业人士有较高的参考价值。

　　天然药物的毒性是一个极复杂的科学问题。植物的次生代谢物质一般均具有特定的生理活性,包括诸如生物碱、配糖体之类的药效物质,往往具有治疗疾病和毒性作用正反两方面的功能,在我国民族民间常用的药物中如乌头属植物药,就是一个例证,既是治病有效药物,又是毒性药物。该类药物在我国民族民间积累了丰富的用药和预防中毒的传统知识和经验,值得深入研究,破解毒性药物安全使用的科学秘密,不断提高民族药研究的水平,为保障人民健康作出更大的贡献。值得一提的是,本书还就我国毒性民族药的研究与应用中的一些薄弱环节提出需要特别关注的若干问题,包括加强毒性民族药的安全性认识,加强应用指导与管理;加强毒性民族药的品种规范、鉴定研究及质量标准制定;加强毒性民族药材的炮制研究与炮制方法的规范化;加强毒性民族药的应用基础研究和促进应用的科学化;加强近缘动植物毒性民族药种类的研究及毒性药材的开发利用等诸多方面的议题。这些建议对于我国毒性民族药的宝贵文化遗产的继承与保护、研究与开发,以及保障临床上用药安全性与有效性等方面均有重要意义。其中,对于重点加强亲缘关系密切的或来源于同属的动植物基源有毒民族药的系统研究,不仅有较高药学价值,同时有利于提高基础研究和药物资源开发应用工作的水平。

　　《中国毒性民族药志》(上、下卷)书稿即将付梓,欣喜之余,在此表达我对全体编者由衷的祝贺!并希望再接再厉,将研究整理工作继续深入进行,不断努力,不断完善,为发展我国民族医药事业做出新的贡献,是为序。

中国植物学会民族植物学分会名誉理事长　裴盛基

2015 年 1 月 9 日于昆明

序　二

　　民族医药是我国宝贵的文化遗产,在我国医疗卫生事业中占有极其重要的地位。我国各少数民族的传统药物种类数目繁多,长期以来在各族人民的疾病防治中发挥了巨大作用。这些传统药物中的绝大多数在应用中是安全、有效的,但不可否认,占有较小比例的种类具有一定的毒性,如炮制加工不合理,使用不当,就容易诱发不良反应,甚至引起中毒。因此,毒性民族药的安全性应用是非常重要的问题。此前,我国还没有一部收载种类较为齐全、内容较为全面详尽的关于我国各少数民族所使用的毒性药物的专著,使得这类天然药物在真伪鉴别、加工炮制、临床应用及研究开发中缺乏系统的参考。很高兴看到我的大学同学万定荣主编组织编纂的这部《中国毒性民族药志》(上、下卷)大型专著弥补了这一不足。

　　受主编之邀,我有机会在其出版之前先一步阅览,甚感欣慰。纵观书稿全文,感觉该专著构架合理,编写目的明确,不仅内容丰富而全面,且具有显著的特色。首先,该书正文部分的设计安排紧扣了毒性民族药的安全性应用这一核心主题。重点针对加强有毒民族药的安全性使用问题,介绍了有毒民族药的炮制减毒方法、使用注意、中毒后的救治措施;在记载药物化学成分的同时注意指出其毒性成分,介绍药物的药理作用时注重记述其毒理毒性,以利于毒性民族药种类的科学研究和安全使用。尽管这些内容来源于文献的查阅和整理研究,但相信其在毒性民族药物的研究或应用中的指导意义或参考价值是可以在实践中检验的。

　　其次,该书非常重视毒性民族药材的鉴定及其标准问题。编者查阅了大量的药材鉴定文献专著,以较大篇幅记述了多数毒性药材的鉴定方法或鉴别特征(包括性状、显微或理化鉴定),以便为毒性药材的真伪鉴别提供较全面的参考依据,保证应用的准确可靠及安全有效性。同时在绪论内容中针对许多有毒药材的鉴定尚无文字记载,尤其是大多数毒性民族药材的质量标准还没有制订的现状,呼吁国家及有关省区政府应高度重视毒性民族药的鉴定研究及质量标准的制定问题,提出民族药质量标准的研究制定应首先考虑毒性品种,切实保障药用的安全性。这些认识与观点,也是我非常认同的。

　　本专著的编纂是一项工作量非常大的工程。主编单位中南民族大学药学院组织多家高校的医药学院、医院药学部以及药检机构的数十名专业研究人员及研究生收集了大量的民族医药、中医药和中药民族药资源、鉴定、化学、药理毒理、炮制、临床应用、药材标准等方面的专著,对众多种类查阅了国内外最新的相关文献记载,对专著和杂志上的相关内容进行了认真的研究整理,付出了大量心血,体现了编者们的奉献精神及专业上高度负责的工作态度,值得赞赏。

　　最后,对本书即将公开出版表示衷心的祝贺,并预祝编委会全体成员不断取得新的研究成果。

中国中医科学院中药研究所所长

2015 年 1 月 26 日于北京

前 言

民族医药是我国各族人民宝贵的文化遗产,千百年来在各民族的繁衍与发展中发挥了极其重要的医疗保健作用。我国各少数民族地区总面积几乎为我国广阔国土面积的2/3,各族人民在长期与疾病斗争的过程中,从丰富的自然资源中发现了种类众多的民族用药。实践证明,绝大多数民族药是有效、安全的。但人们也发现占有一定的较小比例的民族药种类在应用中同时存在一定的毒性或毒副作用,通常它们在疾病的防治中效果显著,但使用不当存在一定的安全性问题,需要进行科学整理和规范应用。中南民族大学药学院作为主编单位,自2011年起承担了国家中医药管理局民族医药文献整理科研项目《中国毒性民族药志》的编纂工作。三年多来,同全国多家高校、科研或医疗机构的数十名教学、研究人员及研究生一道,研究整理及编写了这部专著。

本书内容在结构上分绪论、正文、附录三部分。正文为主要内容,又分为毒性植物药、毒性动物药、毒性矿物药三部分,各部分按药物基源的拉丁学名(矿物药为药材拉丁名或英文名)的首字拉丁文或英文字母顺序排列。附录包括主要参考书目与索引。全书约200万字,分上、下卷出版。

全书共收载了我国41个少数民族所使用的927种毒性动物药、植物药、矿物药,其中半数以上是与中草药交叉的品种。系统介绍了各药物的名称(含不同民族的药名或药名的汉字音译)、基源(含原动植物或矿物拉丁名)、原动植物或矿物形态及生境分布、药物炮制减毒方法、各民族药用经验、使用注意、中毒症状与解救措施、药材鉴定方法、化学成分及毒性成分、药理作用、毒性毒理,以及有关需说明的问题(附注项)。其中各民族药用经验主要参照了贾敏如2005年主编出版的《中国民族药志要》一书,但又收集参考了近10年来新出版的40余部民族医药专著;药材鉴别等内容共查阅参照了30余部民族药材专著及各级药材标准;化学成分、药理毒理等项内容尽可能查阅引用了近10年国内外最新研究成果。

本书全部编写项目与内容的设计着力解决毒性民族药的安全使用问题。动物药和植物药排序按基源学名的首字英文字母顺序,使亲缘关系相近的同属动植物药排在一起,便于全面研究比较炮制、疗效应用、中毒救治方法、药材鉴定、化学成分及毒性成分、药理活性及毒副作用在基源近缘的民族药之间的相关性、规律性以及异同点,有利于开展科学研究及比较应用。药用经验一项集中系统介绍同一有毒药物在不同民族的疗效应用经验,有利于各民族药用经验的比较与交流。

此外,本书对文献记载的有毒药物种类按照一定的原则进行了分析筛选,保证收录毒性品种的可靠性;对文献记载的各动植物拉丁学名进行了审查,更正了部分异名和误定名。

过去国内出版过多部有关我国有毒植物、有毒中草药或少数民族有毒药物的专著,但在毒性民族药收录方面,本专著具有民族药物种数最多、内容最全面(如包括药材的显微、薄层色谱鉴别,多民族的药用经验,以及与毒性主题有关的多项内容)、文献查阅最新等特点。我们力求使本书的出版,不仅能为毒性民族药物的深入研究及开发提供多民族的药用经验以及化学、药理、毒性研究等基础信息,更期待对于指导中药民族药中有毒品种的炮制减毒、恰当应用、有效鉴别、中毒处理、保障药用安全性及有效性有所帮助。

本书的主编单位为中南民族大学药学院,参编单位有湖北省食品药品监督检验研究院、内蒙古医科大学蒙医药学院、湖北省襄阳市中医医院、湖北医药学院药学院、内蒙古民族大学蒙医药学院、华中科技大学药学院、武汉市药品医疗器械检验所、湖北省农科院中药材研究所及重庆三峡中心医院等。参与编纂工作的高校教师、专业人员及研究生等总计数十人(在各品种之下有署名),均付出了辛勤的劳动。中南民族大学参与编写工作的杨新洲副教授同时承担了初稿中全部化学成分的审阅,刘敏副教授承担了大部分品种的药理毒理及相关内容初稿的审阅;内蒙古医科大学的色仁那木吉拉教授和内蒙古民族大学的布和巴特尔教授、包桂花博士、吴香杰教授等除参与一定的编写工作外,还承担了近 200 个蒙药的相关内容的审核,本书的全部内容最终由主编万定荣审改与统稿。

承蒙我国民族植物学家、中国科学院昆明植物研究所裴盛基研究员,以及湖北中医药大学陈科力教授、武汉大学周本宏教授、湖北省中医院陈树和主任医师、华中科技大学附属同济医院方建国主任药师对部分书稿进行认真审核,裴盛基研究员和中国中医科学院中药研究所所长陈士林研究员欣然为本书作序,在此表达编委会全体对他们诚挚的谢意!此外,本书的编纂出版还得到了湖北省民族药物现代化工程技术研究中心、武陵山区特色资源植物种质保护与利用湖北省重点实验室的支持,尤其是科学出版社中医药分社的曹丽英社长、李久进编辑和刘亚编辑对书稿进行了认真负责、一丝不苟的审校,进一步提升了本书的质量,编委会全体对他们致以由衷的敬意。

本专著编纂工作量巨大,我们收集的文献资料中各类信息丰富繁杂而又时有不全,加之学识水平及时间有限,书中一定还有遗漏和疏误,祈望读者给予批评及指出,以便在适当的时候修订、更正与完善。

万定荣
2015 年 2 月 6 日

编 写 说 明

1. 本书分上、下卷出版,上卷的正文部分为毒性植物药种类;下卷为上卷未排完的毒性植物药种类及毒性动物药、毒性矿物药种类。全书共收录我国毒性民族药927种(以基源数目计,下同),其中植物药825种,动物药67种,矿物药35种。以正文形式收录毒性民族药793种(植物药704种,动物药54种,矿物药35种)。其余134种(植物药121种,动物药13种)收于有关种类的附注之中。药物种类按毒性大小分大毒、有毒和小毒三大类,其中有大毒的102种,有毒的359种,有小毒的466种。

2. 本书编写的目的,是通过全面的文献资料的查阅整理,系统介绍我国有毒的民族药种类、资源分布,比较不同民族的药用经验;重点针对加强有毒民族药的安全使用问题,介绍有毒民族药的炮制减毒方法、使用注意、中毒后的救治措施、药材的鉴定特征,以保障药物准确、安全的使用;在介绍药物化学成分的同时注意指出其毒性成分,介绍药物的药理作用时注重记述其毒理毒性,以利于毒性民族药种类的科学研究和安全使用。

3. 由于药材基源种类分布及各民族药用习惯(药用部位、功效等)的特殊性,某一(某些)少数民族作为同种药物使用的多基源种类,在其他少数民族可能不作药用或作为不同的药物品种应用。因此本书以药物的基源为单元进行编排收录。

4. 为了便于比较同属动植物药物种类的疗效应用、化学成分、药理活性、毒性、药材鉴别等内容的共性及差异和有关规律性,提供研究应用的便利,本书将来源于同属的植物药或动物药编排在一起。其编排顺序,植物药和动物药按其基源(原植物、原动物)拉丁学名首字的字母顺序(A,B,C,…)排列,第一个词相同者,按第二个词的字母顺序排列,依次类推;矿物药按药物的拉丁名称或英文名称的相应顺序排列。对于个别尚无拉丁名称或英文名的矿物药,则采用其中文名称的汉语拼音名,如蒙药"万年灰"(wannianhui)。

5. 中文药名的确定,原则上首选《中国药典》名称,次选《中国民族药志》(1~4卷)、《中华本草》及省级药材标准中收录的名称;如多个民族药用,则采用了多数民族通用名;如多民族药名不一致,则用原动物、植物、矿物中文名作为药名。由于全书是以药物基源为单元进行排序,部分药材通用名称相同的种类就采用了相同的中文药名。

6. 编写内容:每个药物种类之下,记载了其民族药名、来源(包括药物基源、药用部位及有毒部位、采收加工、原动植物或矿物形态及生境分布)、炮制、药用经验、使用注意、中毒与解毒、药材鉴定、化学成分、药理毒理、附注及参考文献等项内容。对于目前尚无相关研究或尚未查阅到相应研究内容的,某些药物种类可有部分项的记载空缺。

7. 正文中的民族药名、炮制、药用经验等项内容涉及多个民族者,一律按以下顺序排列:阿昌族、白族、保安族、布朗族、布依族、傣族、达斡尔族、德昂族(原称崩龙族)、侗族、东乡族、独龙族、鄂温克族、高山族、仡佬族、哈尼族、赫哲族、回族、京族、景颇族、基诺族、哈萨克族、柯尔克孜族、朝鲜族、拉祜族、黎族、傈僳族、珞巴族、满族、毛南族、苗族、门巴族、蒙古族、仫佬族、纳西族、怒族、鄂伦春族、普米族、羌族、俄罗斯族、撒拉族、畲族、水族、塔吉克族、塔塔尔族、藏族、土族、土家族、佤族、维吾尔族、乌孜别克族、锡伯族、瑶族、彝族、裕固族、壮族。

8. 各药用植物种类的拉丁学名(包括中文名称),通常采用《中国植物志》记载的名称或《中国植物志》英文版修订后的名称,过去常常使用的异名则置于正名之后的括号中。采用的植物分类系统与《中国植物志》一致,如被子植物采用恩格勒系统。植物形态一般采用《中国植物志》或《中国高等植物图鉴》上的描述,对于少量描述过详、文字过多的种类,作了不违背专业要求的缩减。

9. 本书中动物药、植物药【来源】和【药用经验】项中的药用部位,凡未特别说明鲜用者,均指干燥品。【民族药名】和【药用经验】中凡以引号标示的内容,均为少数民族用语的汉字音译或少数民族术语的汉字表达。

10.【炮制】项原则上收载有文献记载的各民族用于降低药物毒性或副作用的炮制方法,对中医用于降低毒性的炮制方法也予收载用于参考。炮制方法参考文献主要为田华咏等主编的《中国民族药炮制集成》(中医古籍出版社,2000),以及《中国药典》相关品种的炮制减毒方法。但本项不包括用于其他炮制目的的炮制加工方法。

11.【药用经验】中,如果药物种类仅有一个药用部位(如根茎或叶),或虽有多个药用部位但功效应用完全一致者,则在功效应用表述部分不重复记载药用部位;有两个以上药用部位但疗效不同或有差异时,则标明具体的药用部位;同一民族有引用不同专著的药用经验时,后面专著中的药用部位如与前一专著中的药用部位相同,记载时予以省略。此外,有少数药物种类虽有多个药用部位,但参考文献在其疗效前面未标明时,在【药用经验】项也相应空缺了药用部位。【药用经验】中,凡未特别标明外用者,一般是指内服应用。

【药用经验】一项除引用贾敏如等主编《中国民族药志要》(2005)一书的有关内容外,又增加了30余本来源于其他民族医药专著中的相关内容。为节省篇幅,本项中的参考文献(专著)一律使用简略语,其专著全名等信息列于书后的附录中。

12.【使用注意】和【中毒与解毒】中收载的内容均来源于参考文献。由于文献记载有可能不完备,文献查阅也可能有疏漏,故使用注意及中毒后的抢救措施仅供临床医师参考。

13.【药材鉴定】项中,植物药一般收载了性状、显微特征或薄层色谱等鉴别内容;动物药主要记述了药材性状;矿物药收载了性状和理化鉴别等内容。药材鉴定参考书目列于本书后的附录中。

14. 各药物种类的化学成分和药理毒理(毒性)作用,尽可能查阅了国内外的最新研究成果,文献查阅的时间一般截止到2013年年底。

15. 部分药物种类设有【附注】项,主要简略介绍了来源于同属(动物、植物类),但现代鉴定、化学、药理研究不多或尚未研究的药物种类,还介绍了收载于《中国药典》的情况,以及在正文中未予记载但有必要说明的其他相关问题。

16. 本书中对各药物的毒性及毒性大小的描述,绝大部分引用于国内中草药、民族医药文献专著及相关论文的记载。文献中关于有小毒的种类可能有极少数在不同专著中的记载有所不同,即某些文献记载为有小毒的,但在另一些文献中可能没有关于毒性的记载。本书的取舍原则是,如有文献记载其有小毒并明确介绍了中毒现象,或有文献记载其有小毒但没有发现其他文献明确肯定其无毒,以及我们无法用现代知识判断其无毒时,均作为有小毒药物予以收载。

目　录

上　卷

下　卷

绪　　论

民族药是我国各少数民族乃至整个中华民族极其重要的文化瑰宝,是我国各族人民用于疾病防治的锐利武器。由于我国地域广阔,物种繁多,不同的民族多居住于各自不同的地区,区域性物种的差异导致了不同民族药用种类的差异性。即使是广布的动物药、植物药种类,对于同种类的药物,不同的民族由于用药理论、用药习惯及传统文化的差异,也导致了疗效应用的许多特殊性。同时,由于同种类药物化学本质或药效物质基础的一致性,不同民族对于同种药物的疗效应用又往往有或多或少的相同和相似性。在大量民族药种类的疗效应用的考察整理中,我们发现约10%的民族药种类被记载是有毒性的,其中有些药物的毒副作用被不同民族医所公认,有的则在不同区域和不同民族对其毒性的相关认识互有差异性。

药物的安全使用早已成为全球医药界的共识。我国的民族医药要发展,最终被推广应用于人类的医疗保健事业,其药物的有效性非常重要,也往往经历了医疗实践的检验。但应用安全性不可忽视,应该是同等重要或更为重要的问题。我国各民族在长期与疾病斗争的实践中,在大量毒性民族药的疗效用途、使用注意、毒副作用、中毒现象及解毒方法、炮制减毒方法、药材鉴别等方面均积累了丰富的认识与经验。国内许许多多的学者或专业人员对大量毒性民族药材的鉴定方法、化学成分、药理毒理及毒性也进行了很多研究。但民族医对毒性民族药的认识与药用经验以及众多专业人员的研究成果分散在不同的专著和不同期刊资料中,目前尚没有一部比较完整的关于我国各少数民族所使用的毒性药物的论述及记载有关知识的专著,这不利于毒性民族药的研究、安全使用、开发推广及管理。

我们承担了国家中医药管理局民族医药文献整理科研专项《中国毒性民族药志》一书的编纂工作,参与本工作的有中南民族大学药学院等多家单位的数十名教学、专业研究人员及研究生,共同付出了三年余的心血。我们的目的是力求使本书在我国民族药尤其是毒性民族药的科学研究与临床上的安全性应用中发挥积极的和应有的作用。

通过对本书所收录的全部毒性民族药种类的相关内容的整理研究,现主要对我国毒性民族药资源种类概况、应用和研究中的一些主要问题,以及本书内容整理编写的一些基本情况概述如下。

一、我国毒性民族药及其资源种类与应用概况

在本书编纂的过程中,我们在过去民族医药调查研究的基础上,又搜集查阅了国内大量民族医药专著及有关研究论文,对我国毒性民族药种类进行了广泛的收集整理,并对其有关的规律和特点进行了探索与研究,获得了关于我国毒性民族药资源种类的一些基本观点与信息,包括毒性民族药的概念范畴、我国毒性民族药资源种类及应用概况、我国毒性民族药的主要科属分布特点及主要毒性成分类别等。

(一) 毒性民族药的概念、范畴及其毒性认识

民族药泛指我国各少数民族在其民族医药理论或应用经验指导下所使用的传统药物。毒

性民族药一般是指治疗剂量与中毒剂量较接近,使用不慎会引起明显不良反应或药源性疾病,甚则造成脏器损伤、危害身体或致人死亡的一类民族药。

民族药的毒性有狭义和广义之别。文献专著将毒性民族药(包括中药)一般分为有大毒、有毒及有小毒三类,这通常为狭义的概念。而人们常听说的"是药三分毒"则是指药物往往具有广义上的毒性,即当它们在使用不当、超剂量或长期大剂量应用时,也会出现一定程度的不良反应。药物广义的毒性概念表明了其毒性及毒性大小是相对的或有条件的。通常人们认为许多非常安全的传统药物,如果炮制不合格、给药途径不正确、超量或长期大剂量使用,也会产生一些毒副作用。例如,甘草是常用的解毒中药和民族药,但长期应用可能产生慢性中毒的水肿现象;白扁豆既是药品,又是食品,但须经炒制破坏毒蛋白后内服,生用则有毒。

不同文献专著记载的毒性民族药的范畴及判断标准有很大差异。不少因使用不当而出现一些不良反应,以及因个体差异偶发毒副反应的种类,也时常作为有毒药记载。我们认为,毒性民族药的界定应采用狭义概念,因这样才符合客观应用的实际,也有利于宝贵的传统民族医药知识的传承与发展。因此不同文献记载的有毒民族药种类中,下列情况在本专著中通常不作为有毒品种:①药、食两用的民族药(如鱼腥草、紫苏、槐花、白芷、决明子、丁香等);②卫生部规定的绝大多数可用于保健食品的种类(如芦荟、罗布麻、番泻叶、牛蒡子、益母草等);③中国药典未记载有毒且长期药用实践证实为较安全的品种(如石菖蒲、垂盆草、虎杖、苏木等)。但中国药典等虽未记载有毒,而文献记载其因过量使用确实出现显著的中毒反应,以及毒性成分已十分清楚的种类,我们认为应归入有毒范围。这类品种有石榴皮、鸡骨草(种子有毒)、细辛、马兜铃、百部、山慈菇等。

此外,我们在研究中看到,某些公认为有毒的民族药在急性毒性试验中未见动物死亡,测不出半数致死剂量(LD_{50}),如来源于凤仙花科植物湖北凤仙花(冷水七)的根茎(药名冷水七)及来源于马钱科醉鱼草属植物大叶醉鱼草和巴东醉鱼草的根、枝叶或全株(药名吊扬尘)。而许多无毒品种却有实验动物半数致死剂量的记载,如有文献记载黄连水煎液小鼠灌胃的LD_{50}为4.89g/kg,与生附子小鼠灌胃的LD_{50} 5.49g/kg相近;又如小鼠灌胃川贝混悬液8.0g/kg观察一周,一切活动正常无死亡,但川贝母碱小鼠静脉注射的LD_{50}为40mg/kg。这表明判断一种民族药或中草药是否有毒,毒性试验结果在某些情况下只能作为一种参考指标,还需要考虑实验动物和人对药物反应的差异性,考虑具体的给药成分及给药途径等因素。因此,民族药的毒性界定应以较广泛的临床应用中发生不良反应的程度及有关具体情况为主要判断依据。

(二) 我国毒性民族药资源种类及应用概况

1. 我国毒性民族药资源种类的基本数据

迄今为止还没有组织对我国的民族药资源种类做过专门普查。根据国内大量民族药专著的记载,估计民族药资源种类总数在8000种左右。而对于毒性民族药,按我们本书中通过收集到的大量文献资料按一定标准所收录的有毒种类统计,我国共有毒性民族药927种(按基源计,含种下等级,下同),约占全部民族药总数的12%。其中有毒植物药825种,占毒性民族药总数的89.0%;有毒动物药67种,占毒性民族药总数的7.2%;有毒矿物药35种,占毒性民族药总数的3.8%。在数目占绝大多数的有毒植物药中,以植物地下部分为有毒部位的比重最大,约占50%。

2. 毒性民族药的毒性类别的比例构成

根据毒性大小，一般将毒性民族药分为有大毒、有毒和有小毒 3 个类型。通常认为有大毒的是指毒性强、使用较小剂量即可迅速发生严重中毒症状，可造成主要脏器严重损伤甚至死亡的种类；有毒类多指毒性较大、使用较大剂量后产生中毒症状的药物，使用不当或用量过大也可引起重要脏器损害，甚至死亡；小毒类多指一些毒性较小，但使用不当或用量过大，或久用蓄积也可使机体出现毒副反应的药物，其中毒症状较轻，一般不损害重要组织器官，不易造成死亡。

根据对上述 927 种毒性民族药统计，有大毒的 102 种，有毒的 359 种，有小毒的 466 种。其中有大毒和有毒的总数与有小毒的数目相当，几乎各占 50%。有毒矿物药品种虽不多，但毒性普遍较强，有大毒和有毒的总数的比例高达 77%；有毒动物药中有大毒和有毒的比例也较大，共占 63%；有毒植物药中有大毒和有毒的比例相对较小，只约占 48%。

3. 毒性民族药中的毒性较强的种类

本专著中，有大毒和有毒的植物药种类有雪上一枝蒿、铁棒锤、紫乌头、藤乌头、草乌、打破碗花花、翠雀花、尾囊草、毛茛、茴茴蒜、飞燕草、相思子、镰豆藤、野百合、铃兰、藜芦、大理藜芦、山菅兰、玉簪、开口箭、八角枫、瓜木、巴豆、油桐（种子）、钩腺大戟、一叶荻、绿背桂花、麻疯树、蓖麻、大飞扬草、乳浆大戟、粗糠柴、照山白、羊踯躅、杜鹃、夹竹桃、黄花夹竹桃、羊角拗、糖胶树、青羊参、马钱子、钩吻、吕宋果、马桑、三分三、山莨菪、洋金花、曼陀罗、天仙子、狼毒、芫花、了哥王、毒芹、毒箭木、尖尾芋、天南星、红根南星、螃蟹七、雪里见、半夏、独角莲、雷公藤、云南卫矛、商陆（商陆、美洲商陆）、鬼臼、鸢尾、高原鸢尾、唐菖蒲、博落回、鬼灯檠、化香树、核桃楸、白四块瓦（宽叶金粟兰等）、及已、除虫菊、东北茴蒿、苍耳、水母雪莲花、裂果薯、苦楝、大叶醉鱼草、醉鱼草、莽草、大蝎子草、尖瓣瑞香、大麻、云南卫矛、江边一碗水（南方山荷叶）、八角莲、乌云伞、牵牛、深山黄堇、白屈菜、野罂粟、喜树、裂叶牵牛、白花丹、泰国大风子、瓦松、江南山梗菜、骆驼蓬、木荷、忽地笑、石蒜、石榴皮、榧树等近 400 余种。

有大毒和有毒的动物药种类有斑蝥（黄黑小斑蝥、南方大斑蝥）、青娘子、红娘子（黑翅红娘子，褐翅红娘子）、多毛隐翅虫、水蛭、蜘蛛、虻虫、蚖虫、地牯牛、蛴螬、露蜂房、蜈蚣、蝮蛇、蟾酥（中华大蟾蜍、黑眶蟾蜍）等 40 余种。

有大毒及有毒的矿物药有砒石、水银、雄黄、朱砂、轻粉、铅、铅丹（黄丹）、紫硇砂、金、锡、硫磺、银朱、绿矾、无名异、扁青、胆矾、黄矾、绿青、铜绿、万年灰等 27 种。

4. 毒性民族药研究应用的一些基本情况与问题

我们在整理研究中发现，与不具毒性的药物种类相比，毒性民族药的疗效作用或生物活性往往更为强烈，经常被民族医生较频繁地使用，说明毒性民族药是值得重点研究与开发的一个类型。从本专著中记载的大量的药物种类可看出，同一基源的药物常被多个民族应用，既有药用部位及疗效应用上的共性，又易见加工使用或疗效范围的差异，这为研究开发提供了大量的材料来源与不同民族的广泛的效用信息。同时由于这些药物都具有不同程度的毒性，其药用安全及规范使用又是最为重要和最为突出的问题。

目前，我国还没有一部较完整的关于毒性民族药规范和安全使用的规范手册，有毒民族药的安全使用主要依靠各民族医生自身的经验；毒性民族药中记载有炮制减毒方法的品种还很少，据我们初步统计不足 15%；多数标明为有毒性的种类尚无中毒救治方法的记载；关于毒性民族药种类的基础研究(如毒性成分、中毒机制研究)与应用研究还非常欠缺;绝大多数有毒品种尚未制定质量标准,其真伪鉴定及质量管理没有法定技术依据。这些都是亟需加强研究与解决的问题。

(三) 我国毒性民族药的主要科属分布特点

毒性民族药的种类与其基源(原植物、原动物)的亲缘关系具有密切关联,绝大多数毒性民族药的科属分布具有显著的规律性。

据本书收录的毒性植物药种类的统计,有毒植物药数目最多的科(种数在 20 以上)有以下11 个:毛茛科 79 种,菊科 54 种,豆科 47 种,天南星科 43 种,大戟科 39 种,百合科 32 种,茄科 26种,罂粟科 24 种,萝藦科 24 种,夹竹桃科 23 种,蓼科 20 种;有毒植物药数目较多的科(种数为10~19)有下列 10 个:马兜铃科 19 种,芸香科 18 种,兰科 17 种,蔷薇科 15 种,防己科 13 种,马钱科 12 种,瑞香科 11 种,荨麻科 11 种,小檗科 11 种,鸢尾科 10 种;有毒植物药中有一定数目的科(种数为 5~9)有以下 20 个:杜鹃花科 9 种,玄参科 9 种,卫矛科 8 种,金粟兰科 8 种,虎耳草科 8 种,唇形科 8 种,楝科 7 种,鼠李科 7 种,漆树科 7 种,木兰科 7 种,桔梗科 7 种,以及具 5个种的石蒜科、葡萄科、伞形科、马鞭草科、旋花科、山茶科、茜草科、葫芦科、鳞毛蕨科。

有毒植物药高度集中分布于某些属。据本书收录的有毒植物药统计,含有毒种类 10 种(含种下等级,下同)以上的属有 6 个:乌头属 Aconitum 33 种,大戟属 Euphorbia 15 种,天南星属 Arisaema 13 种,茄属 Solanum 12 种,细辛属 Asarum 11 种,鹅绒藤属 Cynanchum 11 种;含有毒种类5~9 种的属有 23 个:蓼属 Polygonum 9 种,银莲花属 Anemone 8 种,紫堇属 Corydalis 8 种,藜芦属Veratrum 8 种,金粟兰属 Chloranthus 8 种,鸢尾属 Iris 8 种,蒿属 Artemisia 7 种,瑞香属 Daphne 7种,马兜铃属 Aristolochia 7 种,杜鹃属 Rhododendron 7 种,天名精属 Carpesium 7 种,重楼属 Paris 7 种,铁线莲属 Clematis 7 种,酸模属 Rumex 7 种,千金藤属 Stephania 7 种,八角属 Illicium 7 种,花椒属 Zanthoxylum 7 种,翠雀属 Delphinium 6 种,八角莲属 Dysosma 6 种,毛茛属 Ranunculus 6种,鼠李属 Rhamnus 6 种,半边莲属 Lobelia 6 种,吴茱萸属 Tetradium(Evodia)5 种。有毒种类最多(5 种以上)的属以毛茛科最多,共有 5 个属:乌头属、银莲花属、铁线莲属、翠雀属、毛茛属。

上述数字反映了毒性民族药(植物药)在有关科属分布中的绝对数目。由于植物界各科的物种数目大小悬殊,如考虑各科的实际物种数,则有毒种类所占比例较大的科(10% 以上)主要有:百部科、八角枫科、金粟兰科、蒟蒻科、马兜铃科、天南星科、茄科、马钱科、胡桃科、瑞香科、漆树科、石蒜科、夹竹桃科、鸢尾科、川续断科等;而有毒种类所占比例较小(3% 以下)的科主要有:唇形科、茜草科、景天科、伞形科、虎耳草科、蔷薇科、玄参科、马鞭草科、菊科、五加科、豆科等。菊科、豆科为世界性大科,全球分别有 2.5 万~3 万种及 1.8 万种,我国也分别有 2000 余种及1600 余种(含种下等级),该两个科中有毒种类数虽较多,但占我国实际物种总数的比例却很低。

二、毒性民族药的主要毒性成分类别及有关特点

(一) 毒性民族药的主要毒性成分类别

各种毒性民族药的有毒成分是复杂的,但我们整理分析表明,具体药物中的毒性成分则相对地集中于某一化合物的类别。

有毒植物药的毒性成分主要有生物碱类(如来源于乌头属、莨菪属、马钱属、紫堇属、藜芦

属、茄属的民族药)、强心苷类(如夹竹桃科、八角枫科的一些民族药)、氰苷类(苦杏仁、白果等)、毒蛋白类(巴豆、相思子、蓖麻子、麻疯树籽等)、皂苷类(如商陆属、重楼属的民族药)、蒽醌苷类(如蓼科的部分民族药)等多种类型。其中含生物碱的有毒植物药种类非常多。

有毒动物药的毒性成分主要有动物毒蛋白类、蛇毒(酶、多肽等)、生物碱类等。

有毒矿物药的毒性成分主要为含砷 As(如砒石、雄黄)、汞 Hg(如水银、朱砂、轻粉)、铅 Pb(如铅、铅丹/黄丹)的化合物,以及过量服用能引起中毒的含铜 Cu(铜绿)、锰 Mn(无名异)、铁Fe(铁落)等的化合物。

(二) 毒性成分与其原动植物亲缘关系的相关性

通过整理研究可清楚地看出,有毒民族药的毒性或毒副作用与其基源(原植物、原动物、原矿物)存在密切关系,即有毒植(动)物类群的"亲缘关系-活性成分/毒性成分-疗效/毒副反应"之间存在显著的相关性。

来源于同科尤其是同属的许多毒性植物药往往具有结构类似的活性成分和毒性成分,因而具有某些相似的疗效及毒副作用。例如,来源于乌头属 *Aconitum* 的植物药(雪上一枝蒿、铁棒锤、藤乌头、乌头等)中普遍所含的二萜类生物碱为抗炎镇痛及治疗跌打损伤、风湿性关节炎的主要活性成分,又多具有致心律失常的强毒性。这类生物碱中尤以双酯型碱毒性最强,须经过炮制使其水解成单酯型和醇胺型二萜生物碱以降低毒性,方可入药。

这表明弄清有毒药用植物亲缘关系-活性成分/毒性成分-疗效/毒副反应之间存在的某些内在联系,对同类有毒植物药高效率的研究与开发、合理的临床应用、科学规范的炮制加工、中毒机制及解毒方法的探索,以及科学可控的质量标准的建立,都有重要意义。同时,把握毒性民族药材的毒-效物质基础及其"量-毒关系"和"量-效关系",对于临床用药的安全性和有效性至关重要。

三、毒性民族药研究与应用中需加强的几个方面

(一) 应加强毒性民族药的安全性认识,加强应用指导与管理

目前毒性民族药的应用主要在民族地区,在基层或民间应用较为广泛。在许多情况下,毒性较大的品种其活性更强,因而某些毒性民族药应用频率较高。由于毒性民族药因应用不当引起中毒的案例时有发生和报道,因此应加强其应用安全性和中毒危害性的认识。政府及民族地区相关管理部门应加强应用指导与管理,对有毒品种的采集、加工、储存、经营、购进验收、调剂配方,以及制剂生产都要制定严格的规范制度,加强管理与宣传落实;临床医师在应用时应注意药用方法,须外用的不可内服,须炮制的不可生用,处方时不可超量用药,发生中毒应有解毒抢救措施。

(二) 应加强毒性民族药的品种、鉴定研究及质量标准制定

目前出版的民族医药文献中,对毒性民族药的种类、有毒部位、毒性大小和用法用量等记载多有不全,许多有毒药材的鉴定方法尚未见报道,尤其是大多数毒性民族药材的质量标准还没有制订与颁布,这些都严重影响了毒性民族药的安全使用。国家及有关省区政府应高度重视毒性民族药的鉴定研究及质量标准的制定,民族药质量标准的制定应首先研究制定毒性品种的标准,切实保障药用的安全性和有效性。

（三）应加强毒性民族药材的炮制研究与规范炮制

通过炮制降低毒性药材的毒性是各民族民间积累的有用经验。但目前大多数毒性民族药品种还没有炮制减毒方法的记载；不少品种炮制减毒方法的可操作性不强，不便规模化生产（如多个民族习惯用童便浸泡法降低药材毒性）；已有文献记载有炮制减毒方法的种类，许多炮制方法的科学性或合理性还有待验证，炮制加工的规范性还有待加强。因此应加强对毒性民族药材的炮制研究，加强炮制工作，规范炮制方法，尤其是对大宗有毒品种优先制定炮制规范已刻不容缓。

（四）应加强毒性民族药的应用基础研究，促进应用的科学化

须加强对毒性民族药的资源种类、品种整理、毒性成分与活性成分、安全用量、中毒机制等方面的基础研究和应用基础研究，为正确、规范的使用及应用研究工作奠定坚实基础。目前还有相当多的民族药品种包括毒性品种存在严重的同名异物、同物异名及多基源混用现象，需要通过实地应用经验调查、文献考证、样品鉴定、活性物质研究及药理活性比较等方法来综合地确定正确的基源与药用部位，这是更为基础的或首要的工作，以确保民族药材及有毒民族药材品种应用的正确性与科学性。

（五）应加强近缘种类研究及毒性药材的开发利用

如前所述，近缘的毒性民族药多具有相似的毒-效物质基础，生物活性与毒性具有一定的规律性，疗效也往往更为显著。因此对亲缘关系较密切的或来源于同属的有毒民族药进行系统研究，既有较高价值，又可提高基础研究及开发应用的工作效率。

（万定荣）

第一部分　毒性植物药类

1. *Abarema clypearia* (猴耳环)

【民族药名】　"牙苗薄"(基诺族);鹅屎(景颇族);鸡三树(拉祜族)。

【来源】　豆科植物猴耳环 *Abarema clypearia* (Jack)Kosterm. [*Pithecellobium clypearia* (Jack) Benth.]的嫩枝、树皮、叶、种子。有小毒。嫩枝、树皮、叶全年均可采;种子秋季采收。

乔木,高 3~10m。小枝有明显的棱角,疏生黄色短细柔毛。二回羽状复叶,羽片 4~6 对;叶柄中部以下具 1 个腺体;在叶轴上每对羽片间具 1 腺体;小叶轴上面通常在 3~5 对小叶间具 1 腺体;小叶 6~16 对,对生,近不等的四边形,长 1.3~8.5cm,宽 7~32mm,先端渐尖或急尖,基部近截形,偏斜。头状花序排列成聚伞状或圆锥状,腋生或顶生;花具柄,白色或淡黄色,连雄蕊长约 1.5cm;萼与花瓣有柔毛。荚果条形,旋卷呈环状,外缘呈波状。种子 8~9 个,椭圆形,长约 1cm,种柄丝状。花期 2~6 月,果期 4~8 月。

生于森林中、山坡平坦处、路旁及河旁。分布于华南及浙江、福建、台湾、四川、云南。

【药用经验】　基诺族　叶、树皮:用于红眼病、迎风流泪、清除目渣(清除目中异物)、热毒炽盛伴全身发热的眼病。景颇族　叶、种子:用于感冒高热、便秘、口苦、咽痛、胃痛、目痛、烦躁不安、失眠,《滇省志》。拉祜族　效用同景颇族,《滇省志》。

【药材鉴定】　性状　茎上的嫩枝方柱形,有纵棱,直径 0.5~2cm,棕色至棕褐色。完整的叶为二回羽状复叶,羽片 4~6 对,有的可达 11 对;小叶常卷缩或破碎,易脱落,展平后略呈菱形,顶生小叶最大,长 2~6cm,上面深绿色至棕黄色,微有光泽,下面色较浅,气微,味微涩。种子椭圆形,黑色,长约 1cm,种皮皱缩,种柄细丝状。气味特异。

显微特征　(1)幼茎横切面:呈三至五边形。木栓层由十数列木栓细胞组成。皮层薄壁细胞 5~10 列,在角隅处有数列厚角细胞。中柱鞘部位由纤维束及石细胞组成断续的环状,韧皮部窄,具纤维束。形成层环明显。木质部较宽,导管单个散在或数个相聚。髓部为薄壁细胞,髓周厚壁细胞类圆形,棱角处尤多,可见较细密纹孔。皮层及髓部薄壁细胞含草酸钙方晶。(2)叶横切面:上、下表皮细胞均 1 列,呈类长方形或类方形,外被角质层。栅栏组织 1~2 列细胞,不通过中脉;海绵组织细胞排列疏松。主脉维管束外韧型,外周具纤维群,韧皮部细胞小,木质部导管单个散在。主脉下表皮内侧具厚角细胞。(3)叶表面制片:叶的下表皮细胞垂周壁波状弯曲,气孔较多,多为平轴式。非腺毛由 2~5 个细胞组成,长 50~180μm,直径 10~15μm,先端稍弯曲,表面具疣状突起。叶上表皮细胞表面观多角形、类方形或类圆形,少见气孔。(4)嫩枝及叶粉末:黄绿色至绿褐色。非腺毛 2~5 细胞,长 50~180μm,直径 10~15μm,表面具疣状突起。纤维细长,直径 8~20μm,多成束或散在,纹孔明显,纤维旁薄壁细胞含草酸钙方晶,形成晶鞘纤维。石细胞类长方形、类方形或不规则形,直径 30~48μm,纹孔及孔沟明显。栅栏组织可见,为1~2列栅状细胞组成。叶下表皮细胞不规则形,垂周壁波状弯曲,气孔众多,平轴式;叶上表皮细胞类多角形、类方形或类圆形。导管多为螺纹及具缘纹孔导管,直径7~12μm。草酸钙簇晶细小,直径5~12μm[1]。

薄层色谱　取本品10g,加水50ml煎煮半小时,滤过,滤液浓缩成稠膏,趁热加入无水乙醇25ml,使溶解,回流15分钟,加入活性炭0.5g,趁热滤过,滤液浓缩至2ml,作为供试品溶液;另取没食子酸对照品,加无水乙醇制成每1ml含4mg的溶液,作为对照品溶液。吸取供试品溶液及对照品溶液各2μl,分别点于同一硅胶HF$_{254}$薄层板上,以氯仿-甲酸乙酯-甲酸(5:5:1)为展开剂,展开,取出,晾干,喷以2%三氯化铁乙醇液。供试品色谱在与对照品色谱相应位置上,显相同颜色的斑点[2]。

【化学成分】　含有β-谷甾醇(β-sitosterol)、5-羟基-3,7,3′,4′-四甲氧基黄酮(5-hydroxy-3,7,3′,4′-tetramethoxyflavone)、齐墩果酸(oleanolic acid)、5,4′-二羟基-3,7,3′-三甲氧基黄酮(5,4′-dihydroxy-3,7,3′-trimethoxyflavone)、α-香树脂醇(α-amyrin)、木犀草素(luteolin)、熊果酸(ursolic acid)、木犀草苷(luteolin-7-O-glucoside)[3];还含有(-)-表没食子儿茶素[(-)-epigallocatechin]、(-)-5,7,3′,4′,5′-五羟基黄烷[(-)-5,7,3′,4′,5′-pentahydroxyflavan]、(-)-表没食子儿茶素-7-没食子酸酯[(-)-epigallocatechin-7-gallate]、(-)-5,3′,4′,5′-四羟基黄烷-7-没食子酸酯[(-)-5,3′,4′,5′-tetrahydroxyflavan-7-gallate]、槲皮素-3-O-α-L-吡喃鼠李糖苷(quercetin-3-O-α-L-rhamnopyranoside)、杨梅树皮素-3-O-α-L-吡喃鼠李糖苷(myricetin-3-O-α-L-rhamnopyranoside)、没食子酸(gallic acid)、没食子酸乙酯(ethylgallate)[3]。

【药理毒理】　1.抗病毒作用:枝叶所含的槲皮素有较好的体外抗呼吸道合胞病毒(RSV)活性,其半数抑制浓度(IC$_{50}$)为2.5μg/ml,治疗指数(SI,CC$_{50}$/IC$_{50}$)为180,优于阳性对照药利巴韦林(IC$_{50}$为3.0μg/ml,SI为20.8)。水提取物体内外抗流感病毒的活性,其生药IC$_{50}$为3.33mg/ml,治疗指数(TI)为7.48;当生药给药剂量为8~20g/kg时,对流感病毒所致小鼠肺部炎症有明显抑制作用,能明显降低流感病毒感染小鼠的死亡率并延长其存活时间。猴耳环水提取物或醇提取物对流感病毒3型、副流感病毒1型(HVJ)、单纯疱疹病毒1型和2型(HSV-1,HSV-2)、肠道病毒CoxB3、鼻病毒(RV)、腮腺炎病毒均有抑制作用。2.抗炎作用:猴耳环提取物能明显抑制二甲苯所致小鼠耳郭肿胀和鸡蛋清所致大鼠足跖肿胀,也能抑制大鼠棉球肉芽肿的形成。3.免疫增强作用:刀豆蛋白(ConA)诱导的T淋巴细胞增殖试验结果表明,从猴耳环枝叶中所分离的(-)-表没食子儿茶素-7-没食子酸酯能显著抑制ConA诱导的T淋巴细胞增殖,其IC$_{50}$为4.4μmol/L。4.临床应用:采用猴耳环消炎片口服治疗急、慢性咽喉炎、扁桃腺炎400例,连续用药7~10天。治疗组和对照组痊愈率分别为26.0%和10.0%,显效率分别为46.0%和20.0%,有效率分别为24.3%和46.5%,总有效率分别为96.0%和76.5%,与对照组比较,有显著性差异,且无明显的不良反应[4]。

参 考 文 献

[1] 邓海英,康四和.猴耳环的形态组织学鉴别.中药材,2005,28(7):547-549
[2] 陈元胜,叶永才.广东省中药材标准(第一册).广州:广东科技出版社,2004:197-199
[3] 谢春英,林乐维.猴耳环化学成分研究.中药材,2011,34(7):1060-1062
[4] 张志坚,李镜友,李国强.猴耳环研究进展.中国药业,2010,19(18):81-84

(王　刚　陈吉炎　马丰懿)

2. *Abrus cantoniensis*（鸡骨草）

【民族药名】　鸡骨草（通称）

【来源】　豆科植物广东相思子 *Abrus cantoniensis* Hance. 的全株。种子、果实有大毒。全年均可采挖，除去泥沙，摘除果实（种子有毒，不能入药），干燥。

藤状小灌木，长 1～2m。根条状，有分枝，土棕色。茎细瘦，与叶柄均被浅棕黄色粗短毛。双数羽状复叶互生，托叶条状披针形；小叶 6～12 对，膜质，长圆形或倒卵状矩圆形，长 0.5～1.5cm，先端平截或稍凹缺，中央有一小尖刺，基部宽楔形或浑圆，全缘，小叶脉两面均凸起；小叶柄极短，有刺状小托叶。总状花序腋生，总梗密被棕黄色长绒毛，花梗甚短；蝶形花冠淡红紫色，长约 8mm，旗瓣宽椭圆形。荚果矩圆形，扁平，疏被淡黄色短柔毛。种子 4～6 粒，矩圆形，扁平，熟后黑棕色，光滑。花期 8 月。

生于海拔约 200m、阳光充足的山野疏林、灌丛或山坡处。分布于湖南、广东、广西。

【药用经验】　壮族　用于黄疸型肝炎（《桂药编》）。

【使用注意】　本品种子及果实有大毒，不能入药，用时必须把豆荚（果实）全部摘除。身体虚弱，脾胃虚寒者忌用[1]。

【药材鉴定】　性状　本品根多呈圆锥形，上粗下细，有分枝，长短不一，直径 0.5～1.5cm；表面灰棕色，粗糙，有细纵纹，支根极细，有的断落或留有残基；质硬。茎丛生，长 50～100cm，直径约 0.2cm；灰棕色至紫褐色，小枝纤细，疏被短柔毛。羽状复叶互生，小叶 8～11 对，多脱落，小叶矩圆形，长 0.8～1.2cm；先端平截，有小突尖，下表面被伏毛。气微香，味微苦。

显微特征　粉末：灰绿色。非腺毛单细胞，顶端尖或长尖，长 60～970μm，直径 12～22μm，壁厚 3～6μm，层纹明显，有疣状突起。气孔平轴式。纤维束周围细胞含草酸钙方晶，形成晶纤维，含晶细胞壁不均匀增厚。石细胞类圆形、类方形或长圆形，直径 16～40μm，有的壁稍厚。木栓细胞黄棕色。草酸钙方晶直径 5～11μm。

薄层色谱　取本品粉末 2g，加甲醇 50ml，超声处理 1 小时，滤过，滤液蒸干，残渣加正丁醇 10ml 使溶解，用 2% 盐酸溶液振摇提取 3 次，每次 10ml，合并酸液，用 5% 氢氧化钠溶液调节 pH 至 7，再用正丁醇振摇提取 3 次，每次 5ml，合并正丁醇液，蒸干，残渣加甲醇 1ml 使溶解，作为供试品溶液。另取相思子碱对照品，加 80% 甲醇制成每 1ml 含 0.1mg 的溶液，作为对照品溶液。吸取供试品溶液 5～10μl、对照品溶液 2μl，分别点于同一硅胶 G 薄层板上，以正丁醇-醋酸-水（4：1：5）的上层溶液为展开剂，展开，取出，晾干，喷以茚三酮试液，在 105℃ 加热至斑点显色清晰。供试品色谱在与对照品色谱相应的位置上，显相同颜色的斑点。

【化学成分】　主要含黄酮类、生物碱类和三萜苷元[2]。黄酮类成分有大黄酚（chrysophanol）和大黄素甲醚（physcion）。全株粗皂苷水解产物含多种三萜类皂苷元相思子皂醇（abrisapogenol）A～G、大豆皂醇 A 和 B（soyasapogenol A, B）、葛根皂醇 A（kudzusapogenol A）、槐花二醇（sophoradiol）、广东相思子三醇（cantoniensistriol）等。还含相思子皂苷（abrisaponin）、胆碱（choline）和相思子碱（abrine）[3]。另外，种子尚含 hypaphorine、相思子毒蛋白、相思子酸、尿酸等[4]。

【药理毒理】　1. 护肝作用：鸡骨草对化学性和免疫性肝损伤均有保护作用[5]。2. 抗炎作用：相思子碱对小鼠腹腔注射，能降低其肩部由葡萄球菌毒素引起的炎症反应，高浓度可抑制羊血球的溶解[4]。3. 抗菌作用：其醇提取液对大肠埃希菌和铜绿假单胞菌均有抑制作用[5]。4. 免疫增强作用：鸡骨草醇提取液可使绵羊红细胞玫瑰花形成细胞数明显增高，显示有免疫增强作用[4]。5.鸡骨草有清除羟自由基作用[5]。

【附注】 本品以鸡骨草为名收入《中国药典》2015年版（一部）。因果实有毒,中国药典规定在切制饮片时须摘除果荚。

参 考 文 献

[1] 苗明三.实用中药毒理学.上海:第二军医大学出版社,2007:361
[2] 程瑛琨,陈勇,于璐,等.正交设计优选鸡骨草总黄酮和总生物碱的提取工艺.西北药学杂志,2007,22(2):61
[3]《中华本草》编委会.中华本草(第4册).上海:上海科学技术出版社,1999:303
[4] 谢宗万.全国中草药汇编(上册).2版.北京:人民卫生出版社,2000:440
[5] 潘兰.鸡骨草化学成分、药理及临床应用进展.中国中医药咨讯,2010,2(31):228-229

（王璐瑶　刘学群）

3. *Abrus precatorius*（相思子）

【民族药名】 "玉格热"（德昂族）；"阿拉格-宝日其格"、"达苣"（蒙古族）；"搭居"、"达据"（藏族）；"恰西木乎鲁斯"（维吾尔族）；"义莫聂能色"（彝族）。

【来源】 豆科植物相思子 *Abrus precatorius* L. 的根、藤茎、叶、种子。根、叶有毒,种子有剧毒。春季、秋季采根,夏季采藤茎、叶,除去杂质,晒干;秋季采果实,晒干后打出种子。

缠绕藤本;枝细弱,有平伏短粗毛。小叶16~30,膜质,长椭圆形或上部小叶为长椭圆状倒披针形,长10~22mm,宽4~6mm,先端截形,有小尖,基部近圆形,上面无毛,下面疏生平伏短粗毛;顶生小叶变为针刺状。总状花序腋生,长3~6cm;总花梗短而粗;花小,数朵簇生于序轴的各个短枝上;萼钟状,有平伏短毛;花冠淡紫色。荚果菱状长椭圆形,稍膨胀,密生平伏短粗毛;种子4~6,椭圆形,上部2/3鲜红色,下部1/3黑色。花期3~6月,果期9~10月。

生于疏林中或灌木丛中。分布于台湾、广东、广西、云南。

【药用经验】 德昂族　根、藤茎、叶:用于治咽喉肿痛、肝炎(《德宏药录》)。景颇族　效用同德昂族(《德宏药录》)。蒙古族　种子:开窍,催产,破痞。用于妇女血症、子宫痞、闭经、难产、胎衣不下等(《百科全书蒙医学》)。外用治癣疥、痈疮、湿疹(《蒙药》)。藏族　种子:用于妇科难产、月经不调、痞块(《滇省志》)。还用于经脉损坏、经脉阻滞、肝痞瘤、六腑痞瘤、胎衣不下(《藏本草》)。维吾尔族　种子:用于精神不振、思绪烦躁、气虚阳痿(《维药志》)。彝族　种子:用于便秘。根:用于久治不愈的尿道感染。果实:用于便秘腹胀。

【使用注意】 本品有大毒,外用适量,研末调敷,或煎水洗,或熬膏涂,不宜内服,以免中毒。

【中毒与解毒】 种子含多种毒蛋白,有强烈毒性,服0.5mg可致中毒。中毒症状为恶心、呕吐、肠绞痛、剧烈腹泻并带血液,严重吐泻可导致脱水、酸中毒及休克。数日后出现溶血征象、呼吸困难、脉搏细弱、心跳无力、幻视等,甚至出现昏迷。可因呼吸与循环衰竭及急性肾衰竭而致命[1,2]。解救措施:立即催吐、洗胃、导泻及高位结肠灌洗,给牛奶、蛋清以保护肠胃黏膜,并给予阿托品、复方樟脑酊等。发生急性溶血时,可酌量输入新鲜血,静脉滴注氢化可的松或地塞米松。其他对症治疗。

【药材鉴定】 性状　(1)根:略呈圆柱状,直径2~5cm或更粗,表面深棕色至灰褐色,粗糙,密被横向皮孔及突起的瘤状疤痕;质地坚硬,不易折断,折断面不整齐,破裂状;气微,味微苦涩。茎纤细,直径约1mm,青绿色,表面被稀疏刚毛;质坚脆,易折断,断面中空。叶互生,偶数羽状复叶,小叶片长方形至长方形倒卵形,上面光滑,下面有稀疏刚毛;气微,味甘回凉。(2)种子:呈椭圆形,少数近于球形,长 5~7cm,直径 3~5cm;表面红色,种脐凹陷,白色,椭圆形,位于腹面的一端,周围呈乌黑色,占种皮表面的 1/4~1/3,种脊位于种脐一端,呈微凸的直线状;质坚硬,不易破碎,破开后内有淡黄色的胚根及 2 片半圆形的子叶;具青草气,味微苦涩。

显微特征 (1)根横切面:木栓层由 7~12 列切向延长的扁平细胞组成,内含棕色物质;木栓形成层明显,栓内层由 5~9 列切向延长的薄壁细胞组成,内含草酸钙棱晶及淀粉粒。中柱鞘厚壁细胞环由 3~5 列椭圆形或多角形的石细胞和纤维组成,其内外侧的一列细胞内均含有草酸钙棱晶。韧皮部广阔,筛管群分布密集,周围薄壁细胞内含有众多的草酸钙棱晶;韧皮射线 1~5 列细胞,细胞内也常含草酸钙棱晶。形成层明显。木质部近外缘的导管直径 80~95μm,纵切面观多为具缘纹孔;木薄壁细胞呈不规则多角形或类圆形;木纤维成群散在;射线 1~4 列细胞,表面有细小点状壁孔,细胞内偶含草酸钙棱晶。(2)种子横切面:种子表皮外被角质层的栅状细胞,排列紧密,长 190~220μm,宽 7~20μm,壁厚,非木化,具纵条纹,胞腔内侧明显,向外渐成条缝状;其下为 1 列径向延长的支持细胞,长 130~160μm,宽 5~12μm,两端略膨大,有类圆形、长圆形或不规则长形的细胞间隙,外胚乳为十数列切向排列的薄壁细胞,内胚乳为 1 列类方形细胞,含糊粉粒;子叶细胞多角形,最外一列排列整齐,类方形至长方形,胞壁较厚,内含大量糊粉粒团块。

薄层色谱 取本品种子粉末 5g,加乙醇 15ml,回流提取 30 分钟,滤过,滤液浓缩至 5ml,供点样。同时用相思子碱的乙醇液作对照溶液。同点于硅胶 G 板上,以正丁醇-醋酸-水(4:1:5)为展开剂,展距 10cm,用对二氨基苯甲醛显色,样品与对照品在相同的位置处显橙红色斑点。

【化学成分】 种子含相思子碱(abrine)、相思子灵(abraline)[3]、刺桐碱[3](hypaphorine)、相思豆碱(precatorine)、胆碱(choline)、胡芦巴碱(trigonelline)[4]、相思豆毒蛋白(abrin)Ⅰ~Ⅲ和相思子凝集素Ⅰ、Ⅱ(A. P. A Ⅰ、Ⅱ)[5],以及蓖麻毒蛋白(ricin)[3]、相思子甾醇(abricin)、相思子甾酮(abridin)、角鲨烯(squalene)、β-香树脂醇(β-amyrin)、环阿烯醇(cycloartenol)、豆甾醇(stigmasterol)、β-谷甾醇(β-sitosterol)、胆甾醇(cholesterol)、菜油甾醇(campesterol)[3]、5β-胆烷酸(5β-cholanic acid)[6]、相思子酸(abrussic acid)[7]、槐花二醇-22-O-乙酸酯(sophoradiol-22-O-acetate)、常春藤皂苷元甲酯(hederagenin methyl ester)、槐花皂苷Ⅲ甲酯(kaikasaponin Ⅲ methyl ester)、相思子皂醇J(abrisapogenol J)、相思子素-2″-O-芹菜糖苷(abrusin-2″-O-apioside)[8]、半乳糖(galactose)、阿拉伯糖(arabinose)、木糖(xylose)、多糖[9]以及黄酮化合物[3]。种子皮含 0.6%~0.8% 没食子酸(gallic acid)[3]及相思子苷(abranin)[4]、木糖葡萄糖基飞燕草素(xyloglucosyldelphinidin)、对香豆酰没食子酰基葡萄糖基飞燕草素(p-coumaroylgalloylglucosyldelphinidin)[10]。种仁中含有相思子黄酮(abrectorin)、去甲氧基矢车菊黄酮-7-O-芸香糖苷(demethoxycentaureidin-7-O-rutinoside)、木犀草素(luteolin)、荭草素(orientin)、异荭草素(isoorientin)[11]。叶含相思子三萜苷(abrusoside)A~D[12]、5,7,4′-三羟基黄烷苷(5,7,4′-trihydroxyflavane glycoside)、花旗松素-3-葡萄糖苷(taxifolin-3-glucoside)[3]、甘草甜素(glycyrrhizin)[3]、半乳糖、阿拉伯糖、木糖[9]、相思子内酯(abruslactone)A、相思子原酸甲酯(methyl abrusgenate)、相思子原酸(abrusgenic acid)[13]。根含半乳糖、阿拉伯糖、木糖[9]、相思子内酯A、相思子原酸甲酯、相思子原酸[13]、相思豆醇(precol)、相思子醇(abrol)、相思子新碱(abrasine)、相思豆碱[3]。

【药理毒理】 1. 抗肿瘤作用:从相思子中分得的相思子毒蛋白(abrin)与蓖麻毒蛋白类似,具有强烈的细胞毒活性和抗肿瘤作用[3]。Abrin 可使接种艾氏腹水癌(EAC)的小鼠生命延长率达 43%~93%,其疗效相当于某些常规细胞毒药物,如 5-氟尿嘧啶、氨甲蝶呤,但不如长春碱和环磷酰胺；Abrin 可使带瘤（Lewis 肺癌）小鼠的瘤细胞生长迟滞,但并未使动物的生命周期延长；Abrin 可使带瘤（B16 黑色素瘤）小鼠的生命周期延长 36%；Abrin 对纤维肉瘤也有较强的抑制作用；Abrin 可强烈抑制恶性黑色素瘤的生长；与氮烯咪胺的疗效相当；Abrin 对卵巢癌有强烈抑制作用,对 Ewing 肉瘤有强烈但短暂的抑制作用[14]。**2. 抗组胺、抗过敏作用**：相思子碱或毒蛋白 450mg/kg 灌服或 600mg/kg 腹腔注射于组胺-乙酰胆碱喷雾所致的实验性哮喘豚鼠,均可显著延长Ⅲ级反应的潜伏期。相思子碱可显著抑制组胺所致的大鼠皮肤毛细血管通透性亢进,使染料透出量显著减少。对于鸡蛋白所致豚鼠的速发型过敏性休克,相思子碱 450mg/kg 灌服有显著效果,能明显延长休克发生的潜伏期[3]。**3. 抗炎和免疫增强作用**：对巴豆油所致的小鼠小鼠耳郭肿胀,相思子碱 40mg/kg 灌服,效果与 200mg/kg 阿司匹林对照组相当[15]。在小鼠溶血素抗体生成的模型中,相思子碱 40mg/kg 灌服,效果与 100mg/kg 香菇多糖相当[16]。**4. 护肝作用**：相思子碱 20mg/kg 灌服,对四氯化碳致小鼠肝损伤具有显著的肝保护作用,可显著降低定血清丙氨酸氨基转移酶（ALT）和天门冬氨酸氨基转移酶（AST）的活性[16]。**5. 抗菌作用**：本品醇提取物于体外可抑制金葡菌、大肠杆菌、副伤寒杆菌、痢疾杆菌及一些致病性皮肤真菌的生长。**6. 避孕作用**：本品所含甾醇类部分对小鼠、大鼠有避孕作用；所含蛋白成分有催产素作用,于未孕豚鼠子宫 0.02~3.0mg 的作用强度与后叶催产素 0.003 国际标准相当。在动物交配前或 1 天后给予注射纯的相思子甾酮,可引起 100% 不孕,血浆中雌二醇的水平比对照组明显降低。**7. 其他作用**：本品所含相思子凝集素有很强的致红细胞凝集作用,而相思子毒蛋白的血凝作用则弱[3]。**8. 毒性**：本品有相当毒性,主要毒性成分为相思子毒蛋白,但因其种壳坚硬,故人整吞本品不会导致中毒,但若咀嚼再吞服则半粒种子即可致中毒。不同属种动物敏感性不同,以马为最敏感,而对犬、鹅、小牛等则小。相思子毒蛋白毒性很强,毒蛋白粗提物对小鼠的 LD_{100} 为 10μg/kg,纯化的毒蛋白腹腔注射对小鼠的 LD_{100} 为 0.55μg/kg。中毒现象与蓖麻毒蛋白相似：体温先升高后降低,蛋白尿,时有抽搐。死亡解剖可见红细胞凝集,溶血,组织细胞破坏,浆膜点状出血,脾及淋巴结肿大[3]。相思子毒蛋白 0.5mg 即可致人死亡,但加热至 65℃ 以上则毒性消失。皮下注射鼠、兔、豚鼠的最低致死量均为 0.04mg/kg,猫为 0.4mg/kg。本品对血液有凝集作用,使红细胞发生凝集和溶血反应以及血栓形成,而使上皮细胞广泛坏死。所含毒蛋白球朊,毒性剧烈,对胃肠有刺激,往往引起强烈的炎性病变。动物试验具有凝血作用,有用叶、种子作堕胎而内服中毒者[17]。

【附注】 同属植物广东相思子 *Abrus cantoniensis* Hance 的种子在广东、广西等地作相思子的代用品,其药理作用及毒性与相思子相似。

参 考 文 献

［1］ 江苏新医学院. 中药大辞典（下册）. 上海：上海科学技术出版社,1977：1503

［2］ 谢宗万. 全国中草药汇编（下册）. 北京：人民卫生出版社,2000：416

［3］ 《中华本草》编委会. 中华本草（第 4 册）. 上海：上海科学技术出版社,2000：305-307

［4］ Ghosal S,Dutta S K. Alkaloids of *Abrus precatorius*. Phytochemistry,1971,10：195

［5］ Hegde R,Maiti T K,Podder S K. Purification and characterization of three toxins and two agglutinins from *Abrus precatorius* seed by using lacamylsepharose affinity chromatography. Anal. Biochem. ,1991,194：101

［6］ Mandava N,Anderson J D,Dutky S R,et al. Novel occurrence of 5-Beta cholanic acid in plants：Isolation from jequirity bean seeds（*Abrus precatorius*）. Steroids,1974,23：357

［7］ 中国医学科学院药物研究所. 中草药有效成分的研究（第一分册）. 北京：人民卫生出版社,1972：399

［8］ Kinjo J,Matsumoto K,Inoue M,et al. A new sapogenol and other constituents in Abri Semen,the seeds of *Abrus precatorius* L. Chem Pharm Bull,1991,39（1）：116-119

[9] Karawya M S,Gengaihi S E,Wassel G,et al. Carbohydrates of*Abrus precatorius*. Fitoterapia,1981,52:179-181

[10] Karawya M S,Gengaihi S E,Wassel G,et al. Anthocyanins from the seeds of *Abrus precatorius*. Fitoterapia,1981,52:175-177

[11] Bhardwai D K,Bisht M S,Mehta C K. Flavonoids from*Abrus Precatorius*. Phytochemistry,1980,19:2040,2041

[12] Choi Y H, Hussain R, John M. Abrusosides A-D, Four novel sweet tasting triterpeneglycosides from the leaves of *Abrus Precatorius*. J. Nat. Prod. ,1989,52 :1118-1127

[13] Chiang T C,Chang H M,Mak T C,et al. New Oleanene-type Triterpenes from *Abrus precatorius* and X-ray Crystal Structure of Abrusgenic Acid-Methanol 1:1 Solvate. Planta Med. ,1983,49(3):165-169

[14] 李丽琴,张瑞华,鹿晓晶,等. 相思子毒素抑制肿瘤活性研究进展. 药物生物技术,2004,11(5): 339-343

[15] 白隆华,董青松,蒲瑞翎. 中药鸡骨草研究概况. 广西农业科学,2005,36(5):476-478

[16] 钟正贤,李燕婧,陈学芬,等. 相思子碱的药理作用研究. 中医药导报,2009,15(1):8-10

[17] 周立国. 中药毒性机制及解毒措施. 北京:人民卫生出版社,2006:167

（杨新洲）

4. *Acacia pennata*（蛇藤）

【民族药名】 "宋拜"、"宋败"、红皮毒鱼藤（傣族）；"曲者我"（傈僳族）；"百瘤扣"（苗族）；"扣克"（壮族）。

【来源】 豆科植物羽叶金合欢（蛇藤）*Acacia pennata*（L.）Willd. 的藤茎、茎皮、果实、叶、全株。有毒。藤茎、全株秋季采收,除去杂质,洗净,切段或切片,晒干;茎皮、果实、叶适时采收。

攀援多刺藤本;小枝和叶轴都有锈色短柔毛。叶柄基部及叶轴上羽片着生处各有一个腺体;二回羽状复叶,羽片8~22对;小叶30~35对,革质,极小,条形,长2~9mm,宽0.5~1.5mm,先端钝,基部截形,有缘毛,中脉靠近上边缘。头状花序直径约1cm,单生或2~4个组成腋生或顶生的圆锥花序;总花梗有暗褐色长柔毛,长1~2cm;花白色;萼钟状,长约1.5mm;花冠长约2mm;子房有毛。荚果直,扁平,条形,无毛,长15~20cm,宽1.8~3cm,有明显的果柄,边缘稍增厚,呈浅波状;种子8~12。花期3~10月,果期7月至翌年4月。

生于山坡疏林中或水旁。分布于广东、云南、福建。

【药用经验】 傣族 茎皮:用于手脚酸痛、疲乏无力、安胎保产、高热抽搐、外伤、风湿性关节炎（《滇药录》《版纳傣药》）。茎、叶:用于脚手酸痛、疲乏无力、安胎保产、产热抽搐、乳腺炎（《傣医药》）。藤茎:用于脚手酸痛、疲乏无力、安胎、高热抽搐、外伤、风湿性关节炎（《滇省志》）。傈僳族 茎、藤:用于急性过敏性皮炎（《怒江药》）。苗族 全株:用于痢疾、腹泻（《桂药编》）。壮族 藤茎、全株:水煎洗患处用于风湿;切片垫睡可引起流产（《桂药编》）。

【药材鉴别】 根呈条状,有分枝。表面黄褐色,有淡黄色皮孔横生。切断面中心呈淡黄色。茎枝具五棱,棱上和叶轴有钩刺及锈色短柔毛。

【化学成分】 蛇藤含氨基酸类成分 4-hgdroxy-*N*-Methylproline[1]。

【药理毒理】 抗生育作用:取本品水煎剂给昆明种未生育小鼠灌胃,剂量（生药40g/kg）,有抗生育、抗着床作用。水煎液的正丁醇提取部位为抗生育的有效部位[1]。

参 考 文 献

[1] 苏青,黄瑞松,于德泉,等. 壮药蛇藤避孕的药效学实验研究. 云南中医药杂志,1999,20(3):33,34

（孙荣进 陈吉炎 马丰懿）

5. *Acer davidii*(青榨槭)

【民族药名】 鸭公青、"凉萌"、大叶青皮树(瑶族);"白药资"、鸡脚手、五龙皮(彝族)。

【来源】 槭树科植物青榨槭 *Acer davidii* Franch. 的根、树皮。均有小毒。夏季、秋季采收根和树皮,洗净,切片,晒干。

落叶乔木,高10~15m;树皮暗褐色或灰褐色,常纵裂成蛇皮状。叶纸质,卵形或长卵形,长6~14cm,宽4~9cm,顶端锐尖或渐尖,基部近心形或圆形,边缘具不整齐的锯齿,嫩时沿叶脉有褐色短柔毛,后变无毛。总状花序顶生,下垂;花绿黄色,雄花与两性花同株,雄花9~12朵,花序及花梗都较短;两性花常15~30朵,花序长7~12cm,花梗长1~1.5cm;萼片5;雄蕊8;子房有红褐色短柔毛。翅果黄褐色,长2.5~2.8cm,张开成钝角或近水平。花期4~5月,果期9月。

生于林中。分布于黄河流域和长江流域各省,西至云南。

【药用经验】 彝族 祛风除湿,活血化瘀。用于风湿骨痛、跌打扭伤(《彝药志》)。茎皮:用于跌打损伤、骨折(《滇药录》)。根:用于风湿骨折、坐骨神经炎(《滇省志》)。瑶族 根:用于风湿骨痛(《湘蓝考》)。

【化学成分】 根含杨梅树皮素(myricetin)、无色飞燕草素(leucodelphinidin)、没食子酸(gallic acid)[1]。

参 考 文 献

[1]《中华本草》编委会. 中华本草(第5册). 上海:上海科学技术出版社,1999:99

(范晓磊 杨天鸣)

6. *Achillea millefolium*(蓍)

【民族药名】 "旱拉姆"(鄂伦春族);一支蒿(土家族)。

【来源】 菊科植物蓍(千叶蓍)*Achillea millefolium* L. 的全草。有小毒。夏季、秋季采收,鲜用,或切断晒干用。

多年生草本,高30~100cm。根茎匍匐。茎直立,密生白色长柔毛。叶披针形、矩圆状披针形或近条形,二至三回羽状全裂,下部叶长10~20cm,宽0.8~2cm,叶轴宽1~2mm,上部通常有1~2个齿,裂片及齿披针形或条形,顶端有软骨质小尖,被疏长柔毛或近无毛,有蜂窝状小点。头状花序多数,密集成复伞房状,直径5~6mm;总苞矩圆状或近卵状,总苞片3层,覆瓦状,绿色,龙骨瓣状,有中肋,边缘膜质;托片卵形,膜质;舌状花白色,粉红色或紫红色,舌片近圆形,顶端有2~3个齿;筒状花黄色。瘦果矩圆形,长约2mm,无冠毛。花果期7~9月。

生于湿草地、荒地及铁路沿线。分布于新疆、内蒙古、东北;我国各地庭园常栽培。

【药用经验】 鄂伦春族 用于痛经、疔疮肿毒、蛇咬伤、风湿痛等(《民毒药研用》)。土家族 用于跌打伤痛、毒蛇咬伤、胃肠出血、风气病;民间还用于咳嗽、野猪咬伤、狗咬伤、外伤出血、疱疮中毒等症(《土家药学》)。

【使用注意】 内服用量:水煎服3~9g;研粉吞服0.9~3g。外用适量,鲜品捣敷患处。

【化学成分】 全草含萜类、生物碱、内酯、香豆素、黄酮类、酚性化合物、挥发油、氨基酸等成分。有樟脑(camphor)、兰香油奥(chamazulene)、去乙酰母菊素(deacetylmatricarin)。全草和花序含α-和β-蒎烯(α-、β-pinene)、柠檬烯(limonene)、1-龙脑(1-borneol)、乙酸龙脑酯(bornyl acetate)、樟脑(camphor)、桉叶素(cineole)、丁香酚(eugenol)、石竹烯(caryophyllene)、芹菜素-7-葡萄糖苷（apigenin-7-glucoside）、木犀草素-7-葡萄糖苷（luteolin-7-glucoside）、莢蒾醇(viburnitol)、蓍素(achillin)、蓍草碱(achilleine)、蓍亭(achilleline)、矛卡亭(moscatine)。还含琥珀酸(succinic acid)、延胡索酸(fumaric acid)、蓍草酸(achilleic acid)、α-呋喃酸(α-furoic acid)、乌头酸(aconitic acid)等有机酸[1]。

【药理毒理】 1. 抑菌作用:对金黄色葡萄球菌、痢疾杆菌、大肠杆菌、绿脓杆菌均有较强的抑制作用。2. 抗炎、镇痛和镇静作用:对大鼠蛋清性足肿胀、大鼠棉球肉芽肿及小鼠醋酸扭体有明显抑制作用。对巴比妥钠有协同作用。3. 退热作用:所含的琥珀酸、延胡索酸、乌头酸对伤寒及副伤寒甲、乙菌苗引起的家兔发热有不同程度的退热作用。4. 止血作用:在犬急性实验中,10%浸剂 2ml/kg 可增强溴化钠(2.5mg/kg,均为静脉注射)的凝血作用,使凝血时间缩短。洋蓍碱能缩短兔的凝血时间,持续 45 分钟,无明显毒性。还能增加子宫肌的收缩,故可用于子宫出血[2]。5. 抗肿瘤作用:洋蓍草中分离出的蓍酸混合物有抗肿瘤作用,其中一种以 2mg/kg 腹腔注射,可使移植 P_{388} 淋巴细胞瘤的小鼠生存时间延长 30%[3]。

参 考 文 献

[1] 谢宗万. 全国中草药汇编(上册). 北京:人民出版社,2000;902
[2] 江苏新医学院. 中药大辞典(下册). 上海:上海科学技术出版社,1977;1722
[3]《中华本草》编委会. 中华本草(第7册). 上海:上海科学技术出版社,1999;635

（黄 蓉）

7. *Achillea wilsoniana*（云南蓍）

【民族药名】 "泌坟"、"蔽玉"(白族);飞天蜈蚣(侗族);一支蒿(哈尼族);"加新错"、"蛙洗变"、"嘎阿绿松"、"娘人水"、"暖金库"(苗族);"东琼嘎惹"(藏族)。

【来源】 菊科植物云南蓍 *Achillea wilsoniana* Heimerl. ex Hand. -Mazz. 的叶、全草。有毒。夏季、秋季采收,鲜用或切段晒干。

多年生草本,高达 1m。根茎短。茎直立,下部无毛或近无毛,中部以上被较密的长柔毛。叶近无柄,下部叶花期常凋落,中部叶矩圆形,长 4~6.5cm,宽 1~2cm,二回羽状深裂,叶轴较裂片狭,全缘或有 1~2 个小齿,裂片椭圆状披针形,裂片和齿端有软骨质小尖,上面有疏柔毛,下面有较密的柔毛和腺点。头状花序多数,密集成宽 7~15cm 的复伞房花序,直径 6~7mm;总苞片半球状,总苞片 3 层,覆瓦状,卵状披针形至椭圆形,有中肋,边缘膜质,褐色,流苏状,疏生柔毛;托片舟状,披针形;舌状花 6~16,舌片白色,顶端具 3 个小齿;筒状花黄色,长约 4mm。瘦果矩圆状楔形,具翅,无冠毛。花期 4~5 月,果期 7~9 月。

常见于山坡草地或灌丛中。分布于山西、陕西、湖北、湖南、四川、云南、贵州。

【药用经验】 白族 全草:用于毒蛇咬伤、牙痛、胃痛、阑尾炎、肠炎、痢疾、痛经(《滇药录》)。用于牙痛、胃痛、阑尾炎、肠炎、痢疾(《滇省志》)。侗族 叶、全草:用于胃痛、牙痛《桂药编》。哈尼族 全草:止血,消炎止痛。用于月经不调、疮疖肿痛(《滇药录》)。苗族 全草:用于跌打损伤、红肿瘀痛、牙痛(《苗医药》)。用于无名肿痛、乳腺炎、癣、痈疮肿痛(《桂药编》)。藏族 全草:用于跌打瘀痛、阴寒等;外用于牙痛、疮疖痈肿(《藏本草》)。

【使用注意】 内服用量 1.5~3g,不可过量服用。孕妇禁服。

【中毒与解毒】 大剂量服用可致中毒;中毒时有心律失常症状,可用硫酸镁解救[1]。

【化学成分】 全草含挥发油、鞣质、有机酸[1,2]。尚含蓍草素(achillin)、兰香油(chamazulene)、右旋樟脑(d-camphor)、蓍草酸(achilleic acid)、乌头酸(aconitic acid)、去乙酰母菊素(deacetylmatricarin)、菊糖、桉叶素(eucalyptol)、多种氨基酸、生物碱、香豆素类、黄酮类和甾醇等成分[3]。挥发油主要成分为β-蒎烯(β-pinene)、柠檬烯(limonene)、反-β-金合欢烯(t-β-farnesene)、δ-杜松烯(δ-cadinene)、α-杜松醇(α-cadinol)1,4-二甲基-7-乙基薁(1,4-dimethyl-7-ethylazulene)[4]。

【药理毒理】 抗菌作用:云南蓍的总酸流浸膏在试管内对金黄色葡萄球菌、大肠杆菌、绿脓杆菌、宋内氏痢疾杆菌、弗氏痢疾杆菌有高度的抑菌作用,其有效成分可能为内脂香豆精类化合物。

参 考 文 献

[1] 南京中医药大学. 中药大辞典(上册). 第2版. 上海:上海科学技术出版社,2006:129
[2]《中华本草》编委会. 中华本草(第7册). 上海:上海科学技术出版社,1999:636
[3] 夏礼清,王淑芬. 百花治百病. 成都:四川科学技术出版社,2000:548
[4] 马克坚,孟芹,任杰红. 白花一枝蒿挥发油成分的测定. 中药材,1997,20(4):193-194

(王 刚 陈吉炎 马丰懿)

8. *Aconitum alboviolaceum*(两色乌头)

【民族药名】 两色乌头(朝鲜族)。

【来源】 毛茛科植物两色乌头 *Aconitum alboviolaceum* Kom. 的块根。有毒。秋后采收,洗净,晒干。

多年生草本。茎缠绕,长1~2.5m,疏生反曲的微柔毛。叶具柄;叶片五角状肾形,长6.5~9.5(18)cm,宽9.5~17(25)cm,3深裂稍过中部,中央裂片菱状倒梯形或宽菱形,不明显3浅裂,具粗牙齿,侧生裂片不等地2裂。总状花序具3~8花,密被伸展的短柔毛;花梗长5~9mm;小苞片生于花梗基部或中部,条形;萼片5,淡紫色,被柔毛,上萼片圆筒形,高1.3~1.9cm;花瓣2,具长爪,无毛,距拳卷,比瓣片长;雄蕊多数;心皮3。蓇葖果,长约1.2cm,种子多数,倒圆锥状三角形,长约2.5mm,狭翅。花期8~9月,果期9~10月。

生于海拔350~1400m的山地谷中灌丛间或林中。分布于河北和东北。

【药用经验】 朝鲜族 用于高血压、关节疼痛(《图朝药》)。

【使用注意】 孕妇禁服[1]。不宜与半夏、瓜蒌、贝母类、白蔹、白及同用。

【中毒与解毒】 参照"*Aconitum carmichaeli*(川乌)"条。

【化学成分】 根含二萜类生物碱:两色乌碱甲、乙、丙、丁(alboviolaconitine A-D)、瑟佩定(septentriodine)、牛扁碱(lycaconitine)、阿娃乌头碱(avadharidine)、帕巴乌碱铵(ammonium puberaconitine)和狼毒乌头碱(lycoctonine)、两色乌头碱(albovionitine)、洋翠雀碱(ajacine)[2]。

参 考 文 献

[1]《中华本草》编委会. 中华本草(第3册). 上海:上海科学技术出版社,1999:95,96
[2] 陈迪华,斯建勇,常琪,等. 两色乌头生物碱的分离和结构测定. 化学学报,1992(50):1211-1218

(孙荣进 陈吉炎 马丰懿)

9. *Aconitum brachypodum*(雪上一枝蒿)

【民族药名】 "相球"(傣族);"曼钦"、"榜那"(藏族)。

【来源】 毛茛科植物短柄乌头 *Aconitum brachypodum* Diels 的块根、叶、花蕾、花、幼苗。全株有毒,块根有大毒。块根于夏末秋初挖取,去掉苗叶及小根,洗净晒干后装麻包撞击,使外表光滑,放干燥处,防潮湿及虫蛀。叶、花蕾、花、幼苗适时采集。

多年生草本。块根胡萝卜状,长 5.5~7cm,径 5~6.5mm。茎高 40~80cm,疏生反曲的短柔毛,不分枝或在花序之下有 1~2 短枝。茎下部叶在开花时枯萎,中部以上叶较密集,有短柄;叶片三角状宽卵形,长达 5.8cm,宽达 8cm,3 全裂,裂片二回细裂,小裂片条形,宽 1~3mm,无毛或下面沿脉疏生短毛。顶生总状花序有 7 至多朵花,轴密生反曲短柔毛;花梗长 1~1.5cm;萼片花瓣状,紫蓝色,外面有短柔毛,上萼片盔状船形,高 2~3cm,侧萼片宽倒卵形,长 1.5~1.8cm;花瓣 2,无毛,有长爪,距短;雄蕊多数,花丝疏生短毛,不裂或上部有 2 小齿;心皮 5,子房密生开展的黄色长柔毛。花期 9~10 月。

生于高山草地、多石砾山坡或疏竹林下。分布于四川西南部及云南西北部。

【炮制】 块根生品有大毒,经炮制以减轻毒性,缓和药性。土家族 童便制:取生品用清水浸泡 7 天,每日换水 2 次,待中心软透后切片,置蒸笼内蒸 2~3 小时,取出晒干,再用熟猪油拌和炒透入药,或将湿纸包裹,置炭火中烘透,童便中浸 1 昼夜,取出,漂洗,晒干[1]。壮族 蒸制:取雪上一枝蒿在水中浸泡 7 天,每天换水 2 次,待中心软透无干心后,捞出,切成薄片,置蒸笼内蒸 2~3 小时,取出,晒干,再用热猪油拌和,炒透,取出,放凉[1]。其他 甘草、黑豆制:取雪上一枝蒿在水中浸泡 7 天,每日换水 2~3 次,至口尝无麻辣感,取出,再用甘草、黑豆共煮 2~3 小时,至无白心时,取出,晒干[1]。

【药用经验】 傣族 块根:用于跌打损伤、风湿骨痛、骨折、扭伤(《德宏药录》)。景颇族 块根:效用同傣族(《德宏药录》)。藏族 块根和幼苗:用于风湿性关节炎、关节疼痛、跌打损伤、流行性感冒、瘟病时疫、毒热痛疖肿毒(《藏本草》)。块根:用于流感、炭疽病、风湿痛;叶、花、花蕾:用于发热性疼痛、头痛、牙痛(《滇省志》)。壮族 块根:消肿散瘀,祛风镇痛。用于风湿痹痛、跌打损伤、骨折、牙痛、疮疡肿毒、毒蛇咬伤。

【使用注意】 本品有大毒,须在医师指导下服用,常用量 1 次 25~50mg,极量 70mg。生品内服宜慎;服药期间忌食生冷、豆类、牛肉、羊肉。孕妇、心脏病、溃疡病及小儿禁服。

【中毒与解毒】 本品有大毒,服用过量 30 分钟后出现中毒症状,轻者嗜睡、口腔灼热感、分泌物增多,重者全身发麻、发冷发胀、喉部不适、恶心呕吐、流涎、血压降低、头昏眠花、心悸烦躁、腹痛有便意,继而昏倒、肢冷、心律不齐、血压下降、循环与呼吸衰竭而死。解毒方法:用阿托品可对抗雪上一枝蒿毒性,轻者每半小时抽注 0.5mg,重者 1mg,直至阿托品化(即颜面潮红,汗少,心率增快),同时静脉滴葡萄糖盐水,维生素 C,如有呼吸与循环衰竭时用兴奋剂和强心剂。文献报道,中医一般用甘草、猪油、红糖内服解毒,或用甘草 30g、绿豆 100g,加水 2000ml 煎至1000ml,频服。

【药材鉴定】 性状 块根长圆柱形或圆锥形,长 2.5~7.5cm,直径 0.5~1.5cm。子根表面灰棕色,光滑或有浅皱纹及侧根痕;质坚而脆,易折断,断面白色,粉性,有黑棕色环。母根表面深棕色,有纵皱纹及侧根残基;断面不平坦,中央裂隙较多。气微,有麻舌感。

显微特征 (1)子根横切面:子根后生皮层为 1~2 列棕色薄壁细胞;皮层窄,4~5 列薄壁细胞,切向延长;内皮层明显。韧皮部宽,皮层及韧皮部外侧均有石细胞散在。形成层近圆形或五角环形。木质部束常成对,排成"V"形,位于五角隅处。中央有髓。本品薄壁组织中充满淀粉粒。(2)母根横切面:韧皮部及髓部有多数裂隙;内皮层不明显;"V"形木质部束较子根多。(3)粉末:石细胞长条形、梭形、长圆形、长方形或卵圆形,长60~240μm,直径30~40μm,壁厚,纹孔及孔沟大多明显。淀粉粒单粒类圆形或卵形,直径8~30μm,脐点点状或一字形、飞鸟状,有的可见层纹;复粒多为2分粒组成,少数为3分粒。

【化学成分】 块根含乌头碱(aconitine)、次乌头碱(hypaconitine)和一枝蒿甲素、乙素、丙素、丁素、戊素、己素、庚素(bullatine A-G)等多种生物碱,一枝蒿乙素证明为尼奥宁(neoline)[2];另含3-乙酰乌头碱(3-acetylaconitine)和雪乌碱(penduline)等[3]。

【药理毒理】 1. 镇痛作用:热板法实验结果表明,雪上一枝蒿对小鼠有明显镇痛作用,镇痛指数为吗啡的1/11[4]。2. 心血管系统作用:对心脏有类似洋地黄样作用,但中毒时表现为心脏抑制。本品水浸膏对离体和在体蛙心呈乌头碱样作用,兴奋迷走神经,使心跳缓慢,传导阻滞。3. 局麻及镇痛作用:本品中的雪乌碱有一定的局麻和镇痛作用[2]。乌头碱和次乌头碱及一枝蒿素均有镇痛作用,其镇痛效力比西药阿司匹林等解热镇痛药强,但比麻醉药品杜冷丁等弱。4. 抗肿瘤作用:乌头碱有抑制肿瘤生成和自发转移的作用,腹腔注射乌头碱可抑制小鼠前胃癌F1和肉瘤S_{180}的生长,并可抑制Lews肺癌的自发转移[3]。5. 抗炎作用:本品所含的3-乙酰乌头碱具有抗炎、解热作用[2]。6. 其他作用:雪上一枝蒿对呼吸系统也有影响,并有抗生育作用[3]。7. 毒副作用:雪上一枝蒿治疗量与中毒量十分接近,若用量不当易引发中毒。小鼠皮下注射,雪上一枝蒿碱半数致死量为13.51mg/kg。其主要毒性成分为乌头碱,中毒主要表现为出现心血管和神经系统症状[2,3]。

【附注】 本种块根曾以"雪上一枝蒿"为名收载于中国药典(1977年版)。

参 考 文 献

[1] 田华咏,瞿显友,熊鹏辉. 中国民族药炮制集成. 北京:中医古籍出版社,2000:400,401
[2] 谢宗万. 全国中草药汇编(上册). 2版. 北京:人民卫生出版社,2000:2:755,756
[3] 韩东铁. 雪上一枝蒿的化学成分与药理作用研究概况. 延边大学医学学报,2007,30(3):223,224
[4] 唐希灿. 雪上一枝蒿甲碱、紫草乌碱和异头乌碱的镇痛作用. 药学学报,1996,13(37):22

(王璐瑶)

10. *Aconitum carmichaeli*(川乌)

【民族药名】 川乌(母根通称);"啊爬咱"(阿昌族);"格相当"(德昂族);大麻药(侗族);"嘎金"、"包家利幼"、"弯考喽"(苗族);"乌兰-泵阿"、"乌兰-曼钦"(蒙古族);"五秦"(土家族);乌头崽(瑶族)。

【来源】 毛茛科植物乌头 *Aconitum carmichaeli* Debx. 的块根(母根)。有大毒。6月下旬至8月上旬采挖,将母根和子根分开,除去母根的须根及泥沙,晒干。

草本。块根倒圆锥形,长2~4cm。茎高60~150cm。叶片五角形,长6~11cm,宽9~15cm,3全裂,中央裂片宽菱形或菱形,急尖,近羽状分裂,小裂片三角形,侧生裂片斜扇形,不等地2深裂。总状花序狭长,密生反曲的微柔毛;小苞片狭条形;萼片5,蓝紫色,外面有微柔毛,上萼片高盔形,高2~2.6cm,侧萼片长1.5~2cm;花瓣2,无毛,有长爪,距长1~2.5mm;雄蕊多数;心皮3~5,通常有微柔毛。蓇葖果长1.5~1.8cm;种子有膜质翅。花期9~10月,果期10月。

生于山地草坡或灌丛中。分布在长江中、下游各省,北达秦岭和山东东部,南达广西北部。

【炮制】 较长时间的浸泡与煮制或蒸制,可使剧毒的乌头碱等双酯型生物碱部分损失和水解成毒性较小乃至很小的单酯型生物碱或醇胺,以降低毒性。满族 豆腐制:将川乌大小分开,筛去灰末,分别用清水洗净根上的霉黑斑点,再用清水反复洗 2~3 次,放入清水中漂,夏季、秋季漂 7 天,冬季、春季漂 12 天,每天换水 2 次,漂清后取出,按每 10kg 原药,加豆腐 1.25kg 的比例,放入锅内加水同煮 3~4 小时,煮至内无白心、舌尝无麻感时取出,拣去豆腐,晒到半干,切片烘干或晒干。壮族 制川乌:取净川乌,大小分开,用水或饱和的生石灰水浸泡到内无干心,取出,加水煮沸 4~6 小时,至取大个及实者切开内无白心,口尝微有麻舌感或无麻舌感时,取出,晾至六成干或闷润后切薄片,干燥;另法是:取净川乌大小分开,用水浸泡 2~3 天,每天换水 2~3 次,浸至透心,口尝基本上无麻舌感时,取出;另取生姜与甘草煮熬取汁,将漂过的川乌共置锅中煮 4~6 小时,至内无白心熟透为度,取出,晒至六七成干,切薄片,干燥。其他 制川乌:取川乌大小个分开,用水浸泡至内无干心,取出,加水煮沸 4~6 小时(或蒸 6~8 小时)至取大个及实心者切开内无白心,口尝微有麻舌感时,取出,晾至六成干,切片,干燥。

【药用经验】 阿昌族 用于虚脱、汗出、四肢厥冷、胃腹冷痛(《德宏药录》)。德昂族 效用同阿昌族(《德宏药录》)。侗族 用于跌打损伤、风湿骨痛、牙痛,也作为麻醉药用于拔牙(《桂药编》)。景颇族 效用同阿昌族(《德宏药录》)。蒙古族 用于风寒湿痹、偏头痛、关节冷痛、坐骨神经痛、腹中寒痛、关节冷痛、坐骨神经痛、腹中寒痛、跌扑剧痛。苗族 用于跌打损伤、无名肿痛、"乌鸦筋"(《苗医药》)。用于筋骨疼痛、咳嗽(《苗药集》)。土家族 用于湿气骨关节痛、半身不遂、麻木、心腹冷痛;外用捣烂或磨水涂敷患部用于冷气流痰、各种疼痛(《土家药》)。瑶族 用于风寒湿痹、关节疼痛、心腹冷痛、浮肿尿少(《湘蓝考》)。

【使用注意】 本品有大毒,内服应从小量开始,内服用量为 1.5~3g(制川乌),生川乌严禁内服;用时应久煎先煎,阴虚阳盛、热证疼痛及孕妇忌用。本品不宜与半夏、瓜蒌类(瓜蒌子、瓜蒌皮)、贝母类、白蔹、白及同用[1,2]。

【中毒与解毒】 乌头服用不当造成的轻度中毒症状为口舌、四肢及全身麻木、流涎、恶心、呕吐、腹泻、头昏、眼花、口干、脉搏减缓、呼吸困难、手足抽搐、神志不清、大小便失禁、血压及体温下降、心律紊乱、室性期前收缩和窦性停搏等,严重者可死于循环与呼吸衰竭及严重的心律紊乱[1]。解救措施[3]:轻度中毒可用白蜜 120g,凉开水冲服;早期中毒较重者立即催吐、洗胃及导泻,静脉补充体液,以促进毒物排泄;严重中毒用阿托品抑制腺体分泌,抑制平滑肌的过度紧张状态,阻断迷走神经对心脏的影响及兴奋呼吸中枢的作用,阿托品与中药金银花、甘草、绿豆、生姜、黑豆等同用,疗效更为理想。对症处理:呼吸抑制时给予氧气,必要时进行人工呼吸;休克时抗休克治疗;体温过低时给予保温;心律失常可用苦参 30g,煎水温服。中药治疗:以生姜、甘草、金银花各 30g,水煎分 2 次服,间隔 6 小时。或西洋参 10g、茯苓 12g、白薇 10g、甘草 10g、橘络 6g、栀子 6g、石斛 20g,水煎分 2 次服,间隔 6 小时。

【药材鉴定】 性状 块根(母根)呈不规则的圆锥形,稍弯曲,顶端常有残茎,中部多向一侧膨大,长 2~7.5cm,直径 1.2~2.5cm。表面棕褐色或灰棕色,皱缩,有小瘤状侧根及子根脱离后的痕迹。质坚实,断面类白色或浅灰黄色,形成层环纹呈多角形。气微,味辛辣、麻舌。

显微特征 (1)块根(母根)横切面:后生皮层为棕色木栓化细胞;皮层薄壁组织偶见石细胞,单个散在或数个成群,类长方形、方形或长椭圆形,胞腔较大;内皮层不甚明显。韧皮部散有筛管群;内侧偶见纤维束。形成层类多角形。其内外侧偶有 1 个至数个异型维管束。木质部导管多列,呈径向或略呈"V"形排列。髓部明显。薄壁细胞充满淀粉粒。(2)块根(母根)粉末:

灰黄色。淀粉粒单粒球形、长圆形或肾形,直径 3~22μm;复粒由 2~15 分粒组成。石细胞近无色或淡黄绿色,呈类长方形、类方形、多角形或一边斜尖,直径 49~117μm,长 113~280μm,壁厚4~13μm,壁厚者层纹明显,纹孔较稀疏。后生皮层细胞棕色,有的壁呈瘤状增厚突入细胞腔。导管淡黄色,主为具缘纹孔,直径 29~70μm,末端平截或短尖,穿孔位于端壁或侧壁,有的导管分子粗短拐曲或纵横连接。

薄层色谱　取母根粉末 2g,加氨试液 2ml 润湿,加乙醚 20ml,超声处理 30 分钟,滤过,滤液挥干,残渣加二氯甲烷 1ml 使溶解,作为供试品溶液。另取乌头碱、次乌头碱及新乌头碱对照品,加异丙醇-三氯甲烷(1∶1)混合溶液制成每 1ml 各含 1mg 的混合溶液,作为对照品溶液。吸取上述 2 种溶液各 5μl,分别点于同一硅胶 G 薄层板上,以正己烷-乙酸乙酯-甲醇(6.4∶3.6∶1)为展开剂,置氨蒸气饱和 20 分钟的展开缸内,展开,取出,晾干,喷以稀碘化铋钾试液。供试品色谱在与对照品色谱相应位置上,显相同颜色的斑点。

【化学成分】　块根含乌头碱(aconitine)、中乌头碱(mesaconitine)、次乌头碱(hypaconitine)、消旋去甲基衡州乌药碱(demethylcoclaurine)、异塔拉定(isotalatizidine)、森布星 A 和 B(senbusine A,B)、苯甲酰中乌头碱(benzoylmesaconitine)、14-乙酰塔拉胺(14-acetyltalatisamine)、脂乌头碱(lipoaconitine)、脂次乌头碱(lipohypaconitine)、脂去氧乌头碱(lipodeoxyaconitine)、脂中乌头碱(lipomesaconitine)、北草乌碱(beiwutine)、川附宁(chuanfunine)、3-去氧乌头碱(3-deoxyaconitine)、惰碱(ignavine)、杰斯乌头碱(jasaconitine)、异翠雀碱(isodelphinine);另含塔拉胺(talatizamine)、多根乌头碱(karakoline)、卡米查林(carmichaeline)、尼奥宁(neoline)、宋果灵(songorine)、附子宁碱(fuziline)及去甲猪毛菜碱(salsolinol)、荷克布星(hokbusine)A 及 B、尿嘧啶(uracil)、乌头多糖(aconitan)A~D 等[1]。其中双酯型生物碱如乌头碱、中乌头碱、下乌头碱、杰斯乌头碱、异翠雀碱等的毒性最大[3]。

【药理毒理】　1. 抗炎作用:乌头总生物碱对因热引起的兔耳肿胀和小鼠实验性腹膜炎具有抗炎作用;乌头总生物碱对动物实验性"关节炎"有消炎作用[2]。研究表明起抗炎作用的主要有效成分为乌头总碱、乌头碱、中乌头碱、下乌头碱等生物碱[4]。2. 镇痛及局麻作用:母根具有镇痛及局部麻醉作用[2]。3. 对心血管的作用:乌头煎剂或其总碱静脉注射,可引起麻醉猫的冠脉血流量增加 20%~70%,作用可达 10~20 分钟。4. 抗肿瘤作用:母根腹腔给药对小鼠前胃癌 FC 和肉瘤 S_{180} 均有一定抑制作用,并能抑制 Lewis 肺癌的自发转移[2]。5. 其他作用:本品还有镇静、调节免疫活性,解热并对正常体温无影响等作用。另外,同类药物制草乌还具有强心作用[2,4]。6. 毒副作用:小剂量乌头碱使心跳变慢,大剂量则引起心率不整,甚至纤维性颤动。小鼠皮下注射乌头碱的半数致死量为 0.295mg/kg,人致死量为 3~4mg[2]。

【附注】　1. 乌头 *Aconitum carmichaeli* Debx. 的干燥母根又为中药川乌,其子根为中药附子,均有毒,需按规定炮制加工后药用。2. 蒙古族将子根用于亡阳虚脱、四肢厥冷、汗出脉微、虚寒泄泻、脘腹冷痛、阳虚水肿、心力衰竭、慢性肾炎水肿(《蒙药》)。3. 同属植物准噶尔乌头 *Aconitum soongaricum* Stapf 的块根有大毒。维吾尔族用于风湿关节炎。4. 同属植物直缘乌头 *Aconitum transsectum* Diels.、显柱乌头 *Aconitum stylosum* Stapf. 及小黑牛 *Aconitum bullatifolium* Levl. var. *dielsianum* (Airy-Shaw)Fletcher et Lauener 的块根均有大毒。纳西族用于风湿关节痛、腰肌劳损、关节扭伤、中风瘫痪、脘腹冷痛、冷痢、气块痰痞、痈疽疔疮、瘰疬等(《民毒药研用》)。内服研末用量 0.5~1g。其中直缘乌头根含粗茎草乌碱甲(crassicauline A)、滇乌碱(yunaconitine)、展花乌头宁(chasmanine)等;显柱乌头含二萜生物碱;小黑牛根含雪上一枝蒿甲素(即光翠雀碱,bullatine A)、雪上一枝蒿乙素(即尼奥宁 bullatine B)和雪上一枝蒿庚素(即准噶尔乌头碱,bullatine G)。毒性:滇乌碱给小鼠腹腔注射的 LD_{50} 为 0.585mg/kg[5]。

参 考 文 献

[1]《中华本草》编委会. 中华本草(第 1 册). 上海:上海科学技术出版社,1999:101-104
[2] 谢宗万. 全国中草药汇编(上册). 北京:人民卫生出版社,2000,2:211-213
[3] 苗明三. 实用中药毒理学. 上海:第二军医大出版社,2007:296,297
[4] 周玲. 乌头类中药化学成分及其生物碱含量测定方法的研究概况. 中国中医药现代远程教育,2011,9(2):223,224
[5] 李志勇. 中国少数民族有毒药物研究与应用. 北京:中央民族大学出版社,2011:261

（王璐瑶　张　飞）

11. *Aconitum changianum*（察瓦龙乌头）

【民族药名】　"延刺九救"（普米族）。

【来源】　毛茛科植物察瓦龙乌头 *Aconitum changianum* W. T. Wang 的根。有大毒。秋季采挖,除去须根、茎叶、泥土、晒干。

多年生草本。块根胡萝卜形,长约 1.8cm。茎高 20~35cm,被反曲而紧贴的柔毛,不分枝或在花序之下有 1 短分枝,茎生叶 4 枚,基生叶 2~3 枚,与茎最下部叶均有长柄。叶片五角状肾形,长 2.4~2.7cm,宽约 5cm,基部心形,3 深裂,中央深裂片倒卵状菱形,在上部 3 浅裂,浅裂片具 1~2 枚小裂片或牙齿,侧深裂片斜扇形,不等 2 深裂,表面疏被短伏毛,背面无毛;叶柄长 6~7.5cm。总状花序长 4~10cm,有 2~5 花;轴和花梗稍密被伸展的黄色短柔毛;苞片叶状;小苞片生花梗中部或基部,长 4~5mm,最下部花梗的小苞片 3 裂,其他花梗的线形;萼片堇色,外面稍密被、内面疏被短柔毛,上萼片盔形,具短喙,高约 9mm,自基部至喙长 1.5~1.8cm,下缘稍凹,外缘斜,侧萼片长约 1.4cm;花瓣长约 2cm,疏被短毛,瓣片长约 7mm,宽约 2mm,唇长约 2.5mm,距长约 2mm,向后伸展;花丝有 2 小齿,上部疏被短毛;心皮 3,子房密被黄色长柔毛。花期 8 月。

生于海拔 3500m 的山坡。分布于西藏东南部。

【药用经验】　普米族　用于风湿疼痛、跌打损伤、外伤疼痛(《民族药志要》)。

【使用注意】　本品有大毒,外用适量,泡酒搽用。禁内服,伤口内禁用[1]。

参 考 文 献

[1]《中华本草》编委会. 中华本草(第 3 册). 上海:上海科学技术出版社,2000:122

（杨新洲）

12. *Aconitum coreanum*（黄花乌头）

【民族药名】　白附子(朝鲜族);"沙日-泵阿"、"沙日·浩日苏"、"泵斯日"、"沙日-曼钦"(蒙古族)。

【来源】　毛茛科植物黄花乌头 *Aconitum coreanum*(Lévl.)Rapaics 的块根(母根及子根),有毒。

草本。块根倒卵球形,长约 2.8cm。茎高 30~100cm,疏被反曲的短柔毛。叶密集,茎中部叶的叶片长 4.2~6.4cm,宽 3.2~6.4cm,3 全裂,裂片细裂,小裂片条形;叶柄长 1.5~4.5cm。花序具 2~7 花,密被反曲的微柔毛;萼片 5,淡黄色,外面密被微柔毛,上萼片船状盔形,高 1.5~2cm,边缘在中部以下稍缢缩;花瓣 2,无毛,距极短;花丝疏被微毛;心皮 3,子房被紧贴的白色微柔毛。果期 8~9 月。

生于海拔 150~900m 的山地草坡或疏林中。分布于河北北部、辽宁和吉林。

【炮制】 蒙古族认为诃子汤或童便制可减弱毒性,童便制还有增强消"黏"作用[1]。蒙古族 (1)诃子汤泡制:取本品,放入诃子汤(每 10kg 用相当于诃子 3kg 的诃子汁 30L,)浸泡 1~3 天,吸透后,取出干燥。(2)童便浸泡法:取本品放入童便内浸泡(比例为 10:15)1~3 天,吸透心后,取出凉干。

【药用经验】 朝鲜族 用于胸痛、中风、寒症、祛雀斑、脸痕、口眼歪斜、破伤风、头痛、牙痛、眩晕症等(《朝药志》)。用于关节炎、神经痛(《图朝药》)。蒙古族 杀黏,止痛,祛协日沃素。用于黏疫、肠刺痛、流行性感冒、痈疽、腮肿、白喉、头痛。

【化学成分】 块根含有关附甲、乙、丙、丁、戊、己、庚、辛、子、丑、寅、卯、辰、Z 素(guanfu base A-O,Z)和 acoridine、coryphine、coruphidine 等生物碱[1]及关附二萜甲(guanfu diterpenoid A)[2]。

【药理毒理】 主要成分关附甲素、关附庚素、关附壬素等具有抗心律失常、抗炎和镇痛作用[3]。

参 考 文 献

[1] 田华咏,瞿显友,熊鹏辉.中国民族药炮制集成.北京:中医古籍出版社,2000:211

[2] Yang Chunhua,Liu Jinghan,Lu Yang,et a1. A new Diterpenoid from *Aconitum coreanum*. Abstracts of ASOMPS XI. Kunming(China),2003:239

[3] 王亚娟.黄花乌头化学成分研究概况.时珍国医国药,2006,17(4):638-639

(王璐瑶 李丹平)

13. *Aconitum duclouxii* var. *ecalcaratum*(白草乌)

【民族药名】 "稗德"(白族);"都滋"、"堵婆"(彝族)。

【来源】 毛茛科植物无距宾川乌头 *Aconitum duclouxii* Lévl var. *ecalcaratum* Fletcher et Lauener 的块根。有毒。夏季、秋季采挖块根,除去茎叶、须根,洗净,晒干。

块根胡萝卜形,长约 6cm,粗 2cm。茎高 50~100cm,下部无毛,上部疏被反曲的短柔毛,不分枝或分枝。茎下部叶约 3 枚,生于近茎基部处,有长柄;叶片肾状五角形,长 12~20cm,宽 16~30cm,3 全裂,一回中央全裂片具长柄,正三角形,三回细裂,末回小裂片线状披针形或狭三角形,表面被极为稀疏的小柔毛,背面无毛;叶柄长 36~40cm,粗壮,具短鞘。茎中部叶约 1 枚,较小,具较短柄。总状花序狭长,长约 40cm,有多数密集的花;轴和花梗密被反曲的白色短柔毛和伸展的黄色短柔毛;基部苞片掌状分裂,其他苞片不分裂,卵形;花梗长 2~4.5cm;小苞片生花梗中部或下部,椭圆形或椭圆状卵形,长 0.8~1.4cm,宽 4~4.5mm;萼片蓝色,外面被白色和黄色的短柔毛,上萼片船状盔形,自基部至喙长 1.8~2cm,侧萼片长约 1.5cm;花瓣无毛,瓣片长约 10mm,唇长约 5mm,无距;雄蕊无毛,花丝有 2 枚小齿;心皮 5,子房有淡黄色柔毛。9 月开花。

生于海拔 4000m 山地多石砾山坡或林边。分布于云南剑川。

【药用经验】 白族 用于风湿骨痛、骨折、类风湿性关节炎、跌打损伤、瘀肿疼痛；外搽用于止痛（《大理资志》）。彝族 效用同白族。

【使用注意】 本品有毒，内服过量易中毒，应慎用。内服需炮制后用，入汤剂应先煎 1~2 小时。酒剂、酒煎服，易致中毒。不宜与半夏、栝楼、天花粉、贝母、白蔹、白及合用。孕妇禁服，老弱及婴幼儿慎服。

【药材鉴定】 性状 块根圆柱形，长 2~5cm，直径 1~2cm。表面暗棕色，较平滑，稀有纵皱纹及少数点状须根痕。质硬较难折断，断面乳白色，具粉性。

显微特征 （1）根横切面：后生皮层为 1 列棕黄色细胞；皮层有石细胞散列。韧皮部宽广，筛管群散列。根上段形成层环似肾形；中段形成层环多角形；下段形成层环近圆形。木质部束放射状排列，导管单列。髓部薄壁细胞形大。（2）粉末：石细胞类方形、梭形或菱形，长 48~188μm，直径 34~68μm，壁较厚，层纹明显，有的可见纹孔。淀粉粒单粒类圆形、长圆形或类三角形，直径 8~14μm，脐点点状或人字形；复粒甚多，由 2~4 分粒组成。

薄层色谱 取本品粉末约 1g，加 10% 氨试液 1ml，乙醚 10ml，冷浸 24 小时，滤过，滤液挥干，残渣用二氯甲烷 1ml 使溶解，作为供试品溶液。另取乌头碱对照品、中乌头碱对照品、次乌头碱对照品，加二氯甲烷制成每 1ml 各含 1mg 的混合溶液，作为对照品溶液。吸取上述溶液各 3μl，分别点于同一高效硅胶 GF$_{254}$ 薄层板上，以环己烷-乙酸乙酯-二乙胺（8：1：1）为展开剂，展开，取出，晾干，喷以碘化铋钾-碘化钾碘（1：1）混合液。供试品色谱中，在与对照品色谱相应的位置上，显相同颜色的斑点。

【化学成分】 主要含有生物碱类成分，如乌头碱（aconitine）、宾乌碱（duclouxine）。

（范晓磊　刘学群）

14. *Aconitum episcopale*（紫乌头）

【民族药名】 "嘿德"（白族）；"垛箭"（傈僳族）；"堵那"（纳西族）；"都拉"、"摸荷堵"（彝族）。

【来源】 毛茛科植物紫乌头 *Aconitum episcopale* Lévl. 的块根。有大毒。秋季采挖，除去残茎及泥土，晒干或烘干。

草本。块根倒圆锥形，长约 5cm。茎缠绕，上部疏生短柔毛。中部茎生叶的叶片圆五角形，长达 7.5cm，宽达 10cm，基部心形，3 全裂达或几达基部，中央全裂片菱形或卵状菱形，渐尖，近羽状深裂，二回裂片近条形，全缘或具 1~3 小裂片，两面疏生微柔毛或几无毛。总状花序具 4~8 花，密生伸展的微硬毛；花梗长 1.5~3cm；小苞片条形；萼片 5，蓝紫色，外面疏生短柔毛，上萼片高盔形或圆筒状盔形，高 2~2.5cm，具 1.4~1.6cm 长的喙；花瓣 2，具长爪，距长 3mm；雄蕊多数；心皮 3~5，子房通常有短毛。蓇葖果长 1.1~1.4cm。花期 7~11 月。

生于海拔 2400~3200m 的山地灌丛中。分布于云南西北部和四川西南部。

【药用经验】 白族 用于类风湿性关节炎、风寒湿痹、陈旧性骨折疼痛、顽癣、黄癣、跌打损伤隐痛、寒湿阻滞经络、筋骨关节反复不愈（《大理资志》）。傈僳族 效用同白族（《大理资志》）。纳西族 效用同白族（《大理资志》）。彝族 解乌头中毒及酒醉、鸦片中毒，还用于外伤出血、风湿、跌打骨痛等（《彝植药》）。效用同白族（《大理资志》）。

【使用注意】 本品有毒，应炮制后入药。孕妇禁服。不宜与半夏、瓜蒌、贝母类、白蔹、白及等同时服用。

【药材鉴定】　性状　根圆锥形,长5~7cm,直径1~2cm。表面黑褐色,极为皱缩,具多数粗纵沟纹。质坚硬,不易折断,断面紫黑色,略可见环状形成层。

显微特征　(1)根横切面:后生皮层为2~3列细胞,皮层细胞4~5列,均不规则形,间有多数石细胞。形成层环于根上段中段为六角形,下段略呈六边形。木质部束中的导管1~2列,于形成层的角隅大多呈"V"形排列。中央为髓部。(2)粉末:石细胞长条形、梭形、类方形或不规则形,长48~137μm,直径28~44μm,纹孔及孔沟明显。淀粉粒均为单粒,长圆形、棒槌形、瓜子形或细条状,长10~36μm,直径5~28μm,脐点均不明显,少数可见层纹。

薄层色谱　取本品粉末1g,加10%氨溶液1ml、乙醚10ml冷浸24小时,过滤。滤液挥干,残渣用二氯甲烷洗入1ml容量瓶中定容,作为供试品溶液。另取滇乌碱、塔拉乌头胺对照品,用二氯甲烷配成浓度均为1mg/ml的混合对照品溶液。吸取上述两种溶液各3μl,点于同一高效硅胶GF$_{254}$板上,以环己烷-乙酸乙酯-二乙胺(8:1:1)为展开剂,展开,取出晾干,喷以碘化铋钾-碘试液等容混合液。供试品色谱在与对照品色谱在相应的位置上,显相同颜色斑点。

【化学成分】　块根含紫草乌碱甲(delavaconitine A)、滇乌碱(yunaconitine)、鹤乌碱(scopaline)、去乙酰异叶乌头定碱(deacetylheterophylloidine)、异叶乌头定碱(heterophylloidine)、准噶尔乌头碱(songorine)、塔拉乌头胺(talatisamine)、14-乙酰塔拉胺(14-acetyltalatisamine)、乌头诺辛(aconosine)、紫乌生碱(episcopalisinine)、紫乌生宁碱(episcopalisinine)、紫乌亭碱(episcopalitine)、紫乌定碱(episcopalidine)等生物碱[1,2]。

【药理毒理】　1. 局部麻醉及镇痛作用:紫乌头中的一些生物碱成分具有局部麻醉及镇痛作用[1],1%紫草乌头碱溶液表面麻醉作用约为可卡因的2倍,家兔角膜麻醉可维持40~60分钟,紫草乌头碱的镇痛作用较粉防己碱强而弱于吗啡[1,2]。2. 杀虫作用:杀虫作用筛选实验表明,紫乌头块根的乙醇提取物可有效抑制赤拟谷盗[3]。3. 对心脏作用:紫乌生碱致心律失常作用较乌头碱弱600倍,在一定剂量范围内可明显拮抗乌头碱所致心律失常作用。4. 毒性:紫草乌头碱的小鼠皮下和静脉注射的LD$_{50}$分别为106mg/kg和28mg/kg,给麻醉犬静脉注射10~12mg/kg能使其心率减慢,血压降低,呼吸停止而死亡[2]。

【附注】　紫乌头在我国民间常作草乌入药[4]。

参 考 文 献

[1] 丁立生,吴凤锷,陈耀祖. 紫乌头中的二萜类生物碱研究. 天然产物研究与开发,1991,3(4):19-22
[2] 《中华本草》编委会. 中华本草(第1册). 上海:上海科学技术出版社,1999:128,129
[3] Liu Z L,Cao J,Zhang H M. Feeding deterrents from *Aconitum episcopale* roots against the red flour beetle,Tribolium castaneum. J Agric Food Chem,2011,59(8):3701-3706
[4] 谢宗万. 全国中草药汇编(上册). 2版. 北京:人民卫生出版社,2000,2:211-213

(王璐瑶　张　飞)

15. *Aconitum flavum*(铁棒锤)

【民族药名】　铁棒锤(块根通称)、一枝蒿(回族);"曼钦"、"榜阿那保"(藏族)。

【来源】　毛茛科植物伏毛铁棒锤 *Aconitum flavum* Hand.-Mazz. 的块根、幼苗。全草有大毒,块根毒性最强。块根于7~8月采挖,除去茎苗,洗净,晾干;幼苗春季采收。

多年生草本,高达35~100cm。块根胡萝卜形,褐色。茎直立,通常不分枝,中部以下无毛,中部以上被反曲而紧贴的短柔毛。叶互生;茎下部叶在开花时枯萎;叶柄长3~4mm;叶片宽卵形,长 3.8~5.5cm,宽 3.6~4.5cm,基部浅心形,3 全裂,全裂片二回羽状深裂,末回裂片线形,宽 1~2mm,两面无毛,边缘疏被短柔毛。总状花序顶生,长 8~20cm,花序轴和花梗密被紧贴的短柔毛;下部苞片叶状,上部苞片线形;花梗长 4~8mm;小苞片生花梗顶部,线形。花两性,两侧对称;萼片 5,花瓣状,上萼片盔状船形,近无爪或具短爪,高 1.5~1.6cm,下缘斜升,上部向下弧状弯曲,外缘斜,侧萼片长约 1.5cm,下萼片斜长圆状卵形,黄色,常带绿色,或暗紫色,外面被短柔毛;花瓣 2,瓣片长约 7mm,唇长约 3mm,距长约 1mm,向后弯曲,疏被短柔毛;雄蕊多数,花丝全缘,无毛或疏被短柔毛;心皮 5,无毛或疏被短柔毛,花柱短。蓇葖果,长 1.1~1.7cm,无毛。种子多数,倒卵状三棱形,长约 2.5mm,光滑,沿棱有狭翅。花期 8~9 月,果期 9~10 月。

生于海拔 2000~3700m 的山地草坡或疏林下。分布于内蒙古南部、宁夏南部、甘肃、青海、四川西北部、西藏北部。

【炮制】 煨和蒸制使其毒性降低;制炭后减轻毒性,增加收敛性。回族 煨制:取鲜品置热灰中煨熟,取出浸入童便 1 昼夜,切片或打碎用。藏族 炭制:将铁棒锤置火中烧焦后,取出,放凉备用。其他 蒸制:取生品用清水浸漂 7 天,每日换水 2 次,待内部软透后切片,置蒸笼中蒸 2~3 小时,取出晒干,再用熟猪油炒后入药。

【药用经验】 回族 块根:用于神经痛、风湿性关节炎、妇女痛经、跌打损伤、疮痈、牙痛、胃痛(《民族药志二》)。羌族 块根:用于跌打损伤、风湿痛、恶疮痈肿等(《羌医药》)。藏族 幼苗:用于流感、瘟疫、热毒、疮疗(《滇省志》)。块根和幼苗:用于风湿性关节炎、关节疼痛、跌打损伤、流行性感冒、瘟病时疫、毒热痈疖肿毒(《藏本草》)。用于流行性感冒、疮疖痈疽等(《青藏药鉴》)。主要用于流行性感冒、疮疖痈疽等(《民族药志二》)。块根:用于疫疠、虫病、黄水、麻风、癫狂等症(《中国藏药》)。

【使用注意】 生品有毒,仅供外用;内服须经炮制,应注意用量(每次服 0.5g)。服药后 2 小时忌热饮食、酒、烟[1]。

【中毒与解毒】 中毒后表现为四肢发麻、流涎、大汗、恶心、呕吐、腹痛、腹泻、头晕、烦躁不安、抽搐甚至昏迷,并出现心动徐缓、心律不齐、室性心动过速等症[2]。若中毒,可用桃儿七水煎凉服[1]。另外,大量阿托品加维生素 C 制剂及阿托品加人工呼吸对于 3-乙酰乌头碱中毒有明显的解救作用。刺乌头碱(毛茛科植物高乌头 *Aconitum sinomontanum* Nakai)对 3-乙酰乌头碱引起的大鼠心律失常也有显著对抗作用[3]。另有文献报道,中毒后可饮生萝卜汁、生绿豆汁、米泔水等解救。

【药材鉴定】 性状 块根圆柱形,长 6~8cm,直径 1~1.5cm。表面棕色,光滑,具少数侧根。断面乳白色。气微,味苦麻。

显微特征 (1)子根横切面:后生皮层由 1 列形状不规则栓化细胞组成,壁厚;其内为 4~6 列类长方形薄壁细胞,呈切向延伸;内皮层为 1 列细胞,凯氏点明显。韧皮部宽,占根的 2/3,薄壁细胞中充满淀粉粒,有少数细小筛管组成筛管群,断续呈放射状排列。形成层环圆形或多角形。髓部细胞类圆形较大,含众多淀粉粒。(2)母根横切面:与子根类似,但后生皮层 2~8 列细胞,有时脱落,只剩内皮层,其内侧有时可见散在石细胞。韧皮部筛管群周围常伴有厚壁细胞。形成层环状,一般顶部类圆形,中部、下部呈多角形。木质部近形成层射线木化较强,近髓部位往往有石细胞存在。

薄层色谱 取本品粉末约 1g,加 10% 氨溶液 1ml、乙醚 10ml 冷浸 24 小时,滤过。滤液挥干,残渣用二氯甲烷洗入 1ml 容量瓶中定容,作为供试品溶液。另取乌头碱、中乌头碱、次乌头碱对照品,用二氯甲烷配成各含 1mg/ml 的溶液,作对照品溶液。吸取上述供试品溶液、对照品溶液各3μl,点于同一高效硅胶 GF254 板上,以环己烷-乙酸乙酯-二乙胺(8:1:1)为展开剂,展开,取出,晾干,喷以碘化铋钾碘试液等容混合液显色。供试品色谱在与对照品色谱相应的位置上,显相同颜色的斑点。

【化学成分】 含 3-去氧乌头碱(3-deoxyaconitine)、3-乙酰乌头碱(3-acetylaconitine)、乌头碱(aconitine)、欧乌头碱(napelline)及伏毛铁棒锤碱(flavaconitine)、去氢欧乌头碱(dehydronapelline)、1-表欧乌头碱(1-epinapelline)、12-表欧乌头碱(12-epinapelline)、12-乙酰光泽乌头碱(12-acetyllucidusculine)、1-去甲基次乌头碱(1-demethylhypaconitine)、光泽乌头碱(lucidusculine)、苯甲酰乌头原碱(benzoylaconine)、伏毛铁棒锤菲碱(flavamine)、伏毛铁棒锤定(flavaconidine)、伏毛铁棒锤菲碱乙酸酯(flavadine)、N-乙酰伏毛铁棒锤碱(N-acetylflavaconitine)、伏毛铁棒锤精(flavaconijine)、尼奥宁(neoline)等生物碱[1,4,5]。

【药理毒理】 1. 抗炎作用:从伏毛铁棒锤中提取的去氧乌头碱对巴豆油引起的小鼠耳壳肿胀、组胺所致的大鼠皮肤渗出等有明显的抑制作用。2. 镇痛作用:热板法及醋酸扭体法证明其有镇痛作用,且3-乙酰乌头碱为镇痛的活性成分。3. 解热作用:对伤寒副伤寒混合菌苗所致家兔发热有显著的解热作用。4. 局麻作用:伏毛铁棒锤总碱具有较强的局麻作用。5. 抗癌作用:所含乌头碱有抑制小鼠前胃癌 F_1 和肉瘤 S_{180} 生长的作用,并能抑制 Lewis 肺癌的自发转移[1]。6. 毒副作用:伏毛铁棒锤全草有大毒,尤以根最毒。动物急性毒性实验表明:小白鼠 LD_{50} 分别为 1.085mg/kg(伏毛铁棒锤总碱)与 1.811mg/kg(伏毛铁棒锤生药)。其毒性成分主要为乌头碱[2]。

【附注】 本种块根在藏族有作"雪上一枝蒿"药用,曾收入四川省中药材标准(1987)。

参 考 文 献

[1] 谢宗万. 全国中草药汇编(上册). 2 版. 北京:人民卫生出版社,2000:725,726

[2] 曾洪学,王俊,张守宗,等. 伏毛铁棒锤研究概况. 江苏中医药,2007,39(6):64,65

[3] 王亭,徐澈海,徐海燕,等. 伏毛铁棒锤的研究进展. 时珍国医国药,2008,19(9):2162,2163

[4] Liu W,Gou X J,Song Q. Neoline from *Aconitum flavum* Hand. Acta Crystallogr Sect E Struct Rep Online,2011,67(6):1435

[5] 《中华本草》编委会. 中华本草(第3册). 上海:上海科学技术出版社,1999:139,140

(王璐瑶　张　飞)

16. *Aconitum forrestii*(黄草乌)

【民族药名】 "榜那"(藏族)。

【来源】 毛茛科植物丽江乌头 *Aconitum forrestii* Stapf 的块根、叶、花。全草有毒,块根有大毒。秋季采挖块根,除去须根、残茎,洗净,叶、花适时采收,鲜用或晒干用。

块根胡萝卜形,长约 5.5cm,粗约 1.6cm。茎高 70～100cm,被反曲的短柔毛,等距地密生叶,上部分枝,有时不分枝。茎下部叶稀疏,具稍长柄,花时枯萎,茎中部以上叶具短柄或几无柄;叶片坚纸质,宽卵形或五角状卵形,长 7～12cm,宽 7～10cm,基部宽心形或浅心形,3 深裂稍超过中部或至本身长度 4/5 处,深裂片近邻接,两面被短柔毛;叶柄长 2～10mm。顶生总状花序多少狭长,长 20～40cm,具多数密集的花;轴和花梗密被伸展的浅黄色短柔毛并混生反曲的短柔毛;下部苞片叶状,中部以上的苞片长圆状线形,具短柄,长 1.8～2.8cm;花梗长 1～2.5cm;下部花梗的小苞片大,椭圆形,长 0.7～1.1cm,宽 3.5～5mm,边缘具牙齿,中部的小苞片长圆形或狭长圆形,长在 1cm 以下,全缘,上部的小苞片线形,长 4～6mm;萼片紫蓝色,外面被短柔毛,上萼片盔形,在中部之上最宽,宽 0.9~1.1cm,自基部至喙长 1.7~2cm,喙短;花瓣无毛,顶端向外弯,唇长约 5mm,2 浅裂,距长约 1mm,半圆形,稍向后弯;心皮 5,无毛。花期 9 月。

生于海拔 3100m 一带山地草坡或林边。分布于云南西北部(丽江)及四川西南部(木里)。

【药用经验】 藏族 块根:用于流感、炭疽病、风湿疼痛、食物中毒。叶、花:用于发热性疼痛、头痛、牙痛(《滇省志》《藏本草》)。

【使用注意】 内服过量易中毒,应慎用。内服需炮制后用,入汤剂应先煎 1~2 小时。不宜与半夏、瓜蒌、天花粉、贝母、白蔹、白及合用。孕妇禁服,老弱及婴幼儿慎服。

【药材鉴定】 性状 块根圆锥形,长 4~5cm,直径 1~1.5cm。表面棕色至深棕色,母根具不规则纵皱缩纹及须根痕,子根稍平滑,具少数点状须根痕。质坚硬,不易折断,断面白色,可见少数深棕色散列的小点。

显微特征 (1)根横切面:后生皮层为 3~4 列棕色细胞;皮层细胞 5~6 列,类长方形,切向排列,石细胞密集。内皮层显著,复合的外韧型维管束数个环列,母根的每个维管束的外侧有皱缩的薄壁细胞环,子根的复合维管束 5~6 个。形成层环类长圆形。木质部束中导管呈径向或 "V"形排列。(2)粉末:石细胞长条形、类方形、长方形或锥形,长 50~256μm,直径 20~50μm,纹孔及孔沟明显,壁厚或稍厚。淀粉粒单粒长圆形、盔帽形或锥形,直径 6~24μm,脐点点状、"一"字形、"人"字形;复粒由 2 分粒组成。

【化学成分】 主要含有生物碱类成分,如粗茎乌头碱甲(crassicauline A)、丽乌碱(liwaconitine)、展花乌头碱(chasmaconitine)、乌头诺辛(aconosine)、卡马乌头原碱(cammaconine)、8-去乙酰滇乌碱(8-deacetyl yunaconitine)、展花乌头宁(chasmanine)、佛氏乌头亭(forestine)、佛氏乌头辛(foresticine)、滇乌碱(yunaconitine)、丽江乌头碱(foresaconitine)、丽江乌头壬碱(acoforine)、丽江乌头辛碱(acoforesticine)、丽江乌头亭碱(acoforestinine)、嘟拉乌头原碱(dolaconine)、丽日碱甲(liconosine A)、3-去羟基-8-去乙酰滇乌碱(3-deoxy-8-deacetyl yunaconitine)、3α,13-二羟基-8-去乙酰滇乌碱(3α,13-dihydroxy-8-deacetyl yunaconitine)等[1]。

【药理毒理】 1. 本品具抗炎、镇痛及解热作用。2. 毒性:主要由生物碱类成分引起,滇乌碱的 LD$_{50}$ 小鼠灌服、皮下注射、腹腔注射分别为 2.97mg/kg、0.37mg/kg、0.34mg/kg,大鼠分别为 0.54mg/kg、0.067mg/kg、0.06mg/kg。中毒症状为活动减少、闭目匍伏、流涎、呕吐样反应、后肢软瘫、呼吸抑制。一般在药后 1 小时左右死亡,死前有抽搐[1]。

【附注】 同属植物冯氏乌头(长柱乌头)*Aconitum fengii* W. T. Wang(*Aconitum dolichorhynchum* W. T. Wang)的块根在藏族也称"榜那",同用于流感、炭疽病、风湿疼痛、食物中毒;叶、花亦用于发热性疼痛、头痛、牙痛(《藏本草》)。其块根在白族称"车得",用于跌打、风湿、痹痛、手足厥冷(《滇药录》)。本种的块根和叶、花有大毒或有毒。

参 考 文 献

[1] 夏丽英. 现代中药毒理学. 天津:天津科技翻译出版公司,2005:297

(范晓磊)

17. *Aconitum gymnandrum*(露蕊乌头)

【民族药名】 "争巴达车"、"丝拉那保曼巴"、"嘎吾得洛"、"罗砧巴"、"斯拉纳博曼巴"(藏族)。

【来源】 毛茛科植物露蕊乌头 *Aconitum gymnandrum* Maxim. 的根、叶、花、种子或全草。根有大毒。花期采花和叶,秋季挖根及采集种子,夏季、秋季采集全草,除去杂质,晒干。

一年生草本,具直根。茎高(6)25～100cm,有短柔毛,通常分枝。基生叶 1～6,与下部叶具长柄;叶片宽卵形,长 3.5～6.4cm,宽 4～5cm,3 全裂,裂片细裂,小裂片狭卵形,全缘或生 1～3 牙齿。总状花序具 6～16 花,疏生柔毛;下部花梗长 2～9cm;小苞片生花梗上部或与花邻接,条形;萼片 5,蓝紫色,具爪,外面有柔毛,上萼片船形,高约 1.8cm;花瓣 2,爪粗,瓣片扇形,具纤毛,距极短;雄蕊多数,花丝有微柔毛;心皮 6～13。蓇葖果长 0.8～1.2cm。花期 6～8 月。

生于海拔 1500～3800m 的山地草坡、田边草地或河边沙地。分布于西藏、四川西部、青海和甘肃。

【药用经验】 藏族 全草:用于"赤巴病"、肝病、淋病、胃病、感冒、流感发热、风湿麻木。碾粉外用于治疗疥癣(《藏本草》)。种子:用于肝病、淋病、胃病等(《青藏药鉴》)。叶:内服驱虫。花:用于麻风(《民族药志二》)[1]。

【使用注意】 本品有大毒,煎汤内服用量 1.2～3g,孕妇慎服[2]。外用适量,研末撒布。

【化学成分】 根含氯化阿替生季胺碱(atisinium chloride)[3,4]、β-谷甾醇(β-sitosterol)、甘露醇(mannitol)[4]、阿替辛(atisine)、塔拉胺(talatisamine)、露乌碱(gymnaconitine)、甲基露乌碱(methyl gymnaconitine)[5]、非洲防己碱(columbidine)、乌头碱(aconitine)、塔拉定(talatizidine)、异塔拉定(isotalatizidine)、阿替辛盐酸盐(atisine. HCl)、14-乙酰基-8-O-甲基-塔拉胺(14-acetyl-8-O-methyl talatisamine)[6]。

【药理毒理】 1. 抗炎作用:茎叶水煎液(2g/kg)腹腔给药对由二甲苯所致的小鼠耳郭肿胀有显著的抑制作用。茎叶水煎液(5g/kg)灌胃能显著降低醋酸所致小鼠腹腔毛细血管通透性,其抑制结果与醋酸泼尼松龙组无明显差异[7]。2. 镇痛作用:茎叶水煎液(2g/kg)腹腔给药对小白鼠热板致痛反应有一定的效果,但强度不及盐酸哌替啶。50%茎叶水煎液灌胃给药,给药组小鼠扭体反应次数与生理盐水组比较有明显的差异[7]。3. 对心脏的作用:50%水煎液对离体的蟾蜍心脏显示明显的强心作用,但随着剂量增加,显示一定的副作用,当剂量增加到初始剂量的 3～4 倍时,心率增加到 60 次以上,而心肌收缩张力下降到 1.52g 以下,说明露蕊乌头对心脏有强心作用,但毒性亦大[7,8]。4. 急性毒性:正常小鼠腹腔注射 7.5～22.7g/kg 的茎叶水煎液,4 分钟后出现精神萎顿,活动明显减少,被毛蓬松潮湿,不饮不食,眼睑红肿,分泌物增多,另有部分出现腹痛、腹部胀大。小鼠在给药 3 分钟后出现死亡,死前四肢抽搐,瞳孔高度缩小,呼吸极度困难。给药后 10～40 分钟为死亡高峰期。尸体解剖后,肉眼观察心、肝、脾、肺、肾等重要组织无明显可见病理变化[7]。

【附注】 《中国民族药志》记载其"甘、微辛、温,无毒",而《全国中草药汇编》中记载"辛、温、有大毒"。根据其所含化学成分及药理活性及毒性报道,露蕊乌头应归为有毒类药材。

参 考 文 献

[1] 曾育麟. 中国民族药志(第二卷). 北京:人民卫生出版社,1990:576

[2] 《中华本草》编委会. 中华本草(第三册). 上海:上海科学技术出版社,2000:133

[3] 吴凤锷,朱子清. 露蕊乌头中季胺生物碱盐的研究. 兰州大学学报(自然科学版),1983,19:188

[4] 吴凤锷,朱子清. 露蕊乌头化学成分的研究. 兰州大学学报(自然科学版),1984,20:123

[5] 蒋山好,郭素华,周炳南,等. 露蕊乌头生物碱的研究(Ⅰ). 药学学报,1986,21:279-284

[6] 丁立生,吴凤锷,陈耀祖. 露蕊乌头的二萜生物碱. 药学学报,1993,28:188-191

[7] 符华林. 川西北高原露蕊乌头药用价值的研究. 成都:四川农业大学,2003

［8］符华林,李英伦,干友民,等．川西北高原露蕊乌头毒性作用的研究．黑龙江畜牧兽医,2006,4:76-78

（杨新洲）

18. *Aconitum hemsleyanum*（藤乌头）

【民族药名】　"榜那"（藏族）;藤乌（土家族）。

【来源】　毛茛科植物瓜叶乌头 *Aconitum hemsleyanum* Pritz. 的块根、叶、花。全草有毒,块根有大毒。秋季采挖其块根,夏季、秋季采叶和花,除去杂质,鲜用或晒干用。

　　草本。茎缠绕,无毛,分枝。茎中部叶的叶片轮廓五角形,长约 8.5cm,宽约 10cm,3 深裂,中央裂片梯状菱形,渐尖,3 浅裂,上部边缘具粗牙齿,侧生深裂片不等 2 浅裂。花序含 2～12 花,花序轴和花梗无毛或疏生微柔毛;花梗长 2.2～6cm;小苞片条形;萼片 5,蓝紫色,外面无毛或疏生短柔毛,上萼片高盔形,高 2～2.5cm,具短喙;花瓣 2,无毛,距长 2mm;雄蕊多数;心皮 5,无毛,稀生微柔毛。蓇葖果长 1.2～1.5cm。花期 8～10 月,果期 9～10 月。

　　生于海拔 1300～2200m 的山地灌丛或林中。分布于四川、重庆、湖北、江西北部、浙江西部、安徽、河南西南部和陕西南部。

【炮制】　童便制或酒浸制可降低毒性。土家族　块根用童便或酒浸泡 1 周后,切片,晒干备用;或用童便浸泡 1 天后,用新制的熟石灰浆包裹,干后除去熟石灰,再用甘草、生姜煎汁同炒,切片后备用[1]。其他　文献记载,将块根洗净去粗皮,醋煮 1 小时,晒干研细粉,或洗净去粗皮,石灰水泡 2～3 天,切片,晒干备用[2,3]。

【药用经验】　藏族　块根:用于流感、炭疽病、风湿疼痛、食物中毒。叶、花:用于发热性疼痛、头痛、牙痛（《藏本草》）。土家族　块根:用于腰背疼痛、风湿麻木、四肢冷痛、跌打损伤、劳伤身痛、牙痛。外用治疮疖、无名肿毒（《民族药志要》）。

【使用注意】　本品有大毒,需炮制后用。内服用量 0.9～1.5g,煎汤或入散剂;外用适量,磨汁涂,或研末调敷。未经炮制不宜内服。热证及孕妇禁服,皮肤破损或有伤口者亦禁外用。本品中毒时出现全身僵硬、喉头麻木、憋气等症状[3]。

【药材鉴定】　性状　根圆锥形,长 2～5cm,直径 1～2cm。表面深棕褐色或灰棕色,皱缩不平,有须根残存。质坚硬,难折断,断面平坦,深棕色,可见五角形的环纹。

　　显微特征　（1）根横切面:后生皮层为 3～4 列棕色细胞,皮层细胞 7～8 列,长方形或不规则形,切向排列,其间有多数石细胞。形成层在根的上段呈四边形,中段、下段均为五角形。木质部束中导管 1～3 列,呈径向或"V"形,排列紧密。（2）根粉末:石细胞椭圆形、类圆形、长条形或不规则形,长 40～120μm,直径 23～60μm,壁较厚,纹孔及孔沟明显,少数可见纹理。淀粉粒单粒类圆形或长圆形,直径 4～6μm,脐点呈点状,有的不明显;复粒由 2～4 分粒组成。

　　薄层色谱　取本品粉末约 1g,加 10% 氨溶液 1ml、乙醚 10ml,冷浸 24 小时,滤过。滤液挥干,残渣用二氯甲烷洗入 1ml 容量瓶中定容,作为供试液。另取滇乌碱、塔拉乌头胺对照品制成各 1mg/ml 的二氯甲烷溶液作为对照品溶液。吸取上述供试液及对照品溶液各 3μl,点于同一高效硅胶 GF254薄层板上,以环己烷-乙酸乙酯-二乙胺（8∶1∶1）为展开剂,展开,取出晾干,喷以碘化铋钾、碘化钾碘试液的等容混合液,供试品色谱在与对照品色谱相应的位置上显相同颜色的斑点。

【化学成分】　根含瓜叶乌头甲素（guayewuanine A）、滇乌碱或瓜叶乌头乙素（yunaconitine）、瓜叶乌头丙素（guayewuanine C）[4]、瓜叶乌宁（hemsleyanine）、查斯曼宁（chasmanine)、印乌碱(indaconitine)、塔枝乌头胺(talatisamine)[5]、氨茴酰牛扁碱(anthranoyllycocto-nine)、牛扁碱(lycoctonine)、伪乌头宁(pseudaconine)、萨柯乌头碱(sachaconitine)、尼奥宁(neo-line)、森布星A(senbusine A)、8-去乙酰滇乌碱(8-deacetylyunaconitine)、6-表弗斯生(6-epifores-ticine)[6]。

【药理毒理】 1. 镇痛作用:瓜叶乌头甲素和乙素有良好的镇痛作用[2]。2. 抗炎作用:所含滇乌碱对由二甲苯引起的肿胀、白细胞游走及棉球肉芽肿增生均有抑制作用,并可使毛细血管通透性降低[2]。3. 麻醉作用:滇乌碱有很强的局麻作用[2]。4. 免疫调节作用:本品对动物细胞免疫和体液免疫有调节作用[2]。

【附注】 1. 土家族将同属植物川鄂乌头 *Aconitum henryi* E. Pritz. (松潘乌头 *Aconitum sungpanense* Hand. -Mazz.)、展毛川鄂乌头 *Aconitum henryi* Priz. var. *villosum* W. T. Wang 的块根一同作"藤乌"药用,也有大毒[1]。2. 川鄂乌头(松潘乌头)在藏族称为"赞哈",块根外用治风湿关节疼痛、跌打损伤、痈疖肿毒、虫蛇咬伤;内服用于四肢拘挛、半身不遂(《藏本草》)。也叫"门青",幼苗及块根用于流行性感冒、疮疖痈疽等(《青藏药鉴》)。

参 考 文 献

[1] 万定荣,钱桢,雷永恕,等. 鄂西土家族常用抗风湿类植物药. 中国中药杂志,1993,18(10):194
[2] 谢宗万. 全国中草药汇编(下册). 北京:人民卫生出版社,2000:691,692
[3] 《中华本草》编委会. 中华本草(第三册). 上海:上海科学技术出版社,2000:112,134
[4] 张涵庆,朱元龙,朱任宏. 瓜叶乌头根中生物碱成分的研究. 植物学报,1982,24:259-263
[5] 丁立生,陈瑛,王明奎,等. 瓜叶乌的二萜生物碱. 植物学报,1994,36:901-904
[6] 周先礼,简锡贤,王锋鹏. 瓜叶乌头中生物碱成分的研究. 天然产物研究与开发,2002,14:14-17

(杨新洲　万定荣)

19. *Aconitum henryi*(藤乌头)

【民族药名】 "赞哈"、"门青"(藏族);藤乌(土家族)。

【来源】 毛茛科植物川鄂乌头(松潘乌头)*Aconitum henryi* E. Pritz. (*Aconitum sungpanense* Hand. -Mazz.)的块根、幼苗。全草有毒,块根有大毒。秋季采挖其块根,洗净晒干;幼苗适时采收。

草本。块根胡萝卜形或倒圆锥形,长1.5~3.8cm。茎缠绕,无毛或近无毛。茎中部叶的叶片卵状五角形,长4~10cm,宽6.5~12cm,3全裂,中央裂片披针形、菱状披针形或卵状菱形,渐尖,边缘疏生粗牙齿,侧生裂片不等地2裂。花序具(1)3~9花,无毛或有少数反曲的微柔毛;花梗长1.8~3.5(5)cm;小苞片钻形;萼片5,蓝色或淡蓝紫色,上萼片高盔形,高2~2.5cm,具尖喙或喙不明显;花瓣2,无毛或疏生短毛;雄蕊多数;心皮3~5。花期8~10月。

生于海拔1000~3000m的山地丛林中。分布于四川北部、青海东部、甘肃南部、陕西、山西南部、重庆东部和湖北西部。

【炮制】 童便制或酒浸制可降低毒性。土家族 同"*Aconitum hemsleyanum*(藤乌头)"条。

【药用经验】 藏族 块根:外用于风湿关节疼痛、跌打损伤、痈疖肿毒、虫蛇咬伤;内服用于四肢拘挛、半身不遂(《藏本草》)。幼苗及块根:用于流行性感冒、疮疖痈疽等(《青藏药鉴》)。土家族 块根效用同"*Aconitum hemsleyanum*(藤乌头)"条。

【使用注意】 本品有大毒,需炮制后用。生用不超过0.5g;制后用不超过9g;孕妇忌用[1]。煎汤或入散剂;外用适量,磨汁涂,或研末调敷。未经炮制不宜内服。热证及孕妇禁服,皮肤破损或有伤口者亦禁外用。不与半夏、天花粉、瓜蒌、白蔹、白及、贝母类中药同用。

【中毒与解毒】　参照"*Aconitum carmichaeli*（川乌）"条。

【化学成分】　块根含有 8-乙酰-14-苯甲酰查斯曼宁（8-acetyl-14-benzoylchasmanine）、黄草乌碱甲和丙（vilmorrianine A、C）、塔拉萨敏（talatisamine）、13,15-双去氧乌头碱（13,15-dideoxya-conitine）、查斯曼宁（chasmanine）、乌头碱（aconitine）、滇乌碱（yunaconitine）、粗茎乌头碱甲（crassicauline A）、松潘乌头碱（sungpanconitine）、8-去乙酰滇乌碱（8-deacetylyunaconitine）尼奥宁（neoline）等生物碱[2,3]。

【药理毒理】　1. 镇痛作用:川鄂乌头（松潘乌头）总碱具有较好的镇痛作用,且治疗指数较高,用量较小,但起效较慢。小鼠实验表明松潘乌头总碱无镇痛成瘾性和耐受性[2]。2. 抗炎作用:川鄂乌头（松潘乌头）对二甲苯致小鼠耳壳肿胀、蛋清、甲醛性大鼠足趾肿胀均有显著抑制作用,说明松潘乌头总碱具有抗急、慢性炎症作用[2]。3. 降温、解热作用:实验结果显示川鄂乌头（松潘乌头）能使正常及人工发热家兔的体温明显降低[2]。

参 考 文 献

[1] 李丹平,徐燃,万定荣,等. 鄂西土家族常用有毒植物药研究. 亚太传统医药,2009,5(6):26
[2] 佟姝丽,崔九成,袁菊丽. 松潘乌头的研究进展. 陕西中医,2007,28(7):900-902
[3] 周茉华,王崇云,卢水,等. 川鄂乌头有效成分的研究. 时珍国药研究,1992,3(2):60-61

（王璐瑶　杨天鸣）

20. *Aconitum kirinense*（吉林乌头）

【民族药名】　吉林乌头（朝鲜族）。

【来源】　毛茛科植物吉林乌头 *Aconitum kirinense* Nakai 的根。有毒。春季、秋季采挖根部,去净泥土及须根,晒干。

多年生草本,茎高 80~120cm,粗 3~5.5mm,下部疏被伸展的黄色长柔毛,上部被反曲的黄色短柔毛,分枝,疏生 2~6 枚叶。基生叶约 2 枚,与茎下部叶均具长柄;叶片肾状五角形,长12~17cm,宽 20~24cm,3 深裂至距基部 0.8~1.8cm 处,表面被紧贴的短曲柔毛,背面只沿脉疏被长柔毛或几无毛;叶柄长 20~30cm,疏被伸展的柔毛或几无毛。顶生总状花序长 18~22cm;轴及花梗被反曲而紧贴的短毛;花梗长 0.8~1.2cm;小苞片生花梗中部或下部,钻形,长 1.2~4mm;萼片黄色,外面密被短柔毛,上萼片圆筒形,高 1.4~1.8cm,粗 4~5mm,喙短,下缘稍凹,长9~10mm,侧萼片宽倒卵形,长约 8mm,下萼片狭椭圆形;花瓣无毛,唇长约 3mm,舌状,微凹,距与唇近等长或稍短,顶端膨大,直或向后弯曲;花丝无毛或疏被缘毛;心皮 3。菁葵果长 1~1.2cm;种子三菱形,长约 2.5mm,密生波状横狭翅。花期 7~9 月,果期 9 月。

生于山地草坡、林边或红松林中。分布于东北。

【药用经验】　朝鲜族　用于高血压、狂犬咬伤（《民族药志要》）。

【使用注意】　孕妇禁服。

【中毒与解毒】　参照"*Aconitum carmichaeli*（川乌）"条。

【化学成分】　根含二萜类生物碱吉乌碱甲、乙、丙（kirinine A,B,C）、吉乌定（kiridine）、吉乌明（kirimine）、吉乌亭（kiritine）、gigaconitine、8-acetylexcelsine、11-acetyl-1,19-epoxydenudatine、lepetine、无毛翠雀亭（denudatine）。地上部分（花、叶和茎）含 lepenine、akirane、excelsine、β-谷甾

醇（β-sitosterol）、槲皮素（quercetin）、山奈酚（kaempferol）和芦丁（rutin）[1~4]。

参 考 文 献

[1] 冯锋,柳文媛,陈优生,等. 吉林乌头的化学成分研究. 中国药科大学学报,2003,34(1):17-20
[2] 冯锋,刘静涵. 吉林乌头化学成分研究 I. 中国药科大学学报(J Chin Pharm Univ),1996,27(2):74-76
[3] Feng Feng,Jing-Han Liu,Shou-Xun Zhao. Diterpene alkaloids from *Aconitum kirinense*. Phytochemistry,1998,49(8):2557-2559
[4] Feng Feng,Ye Wencai,Liu Jinghan,et al. Kiridine,a C18-diterpene alkaloid from *Aconitum kirinense*. Chin PharmSci,2000,9(4):167-169

（孙荣进　陈吉炎　马丰懿）

21. *Aconitum kongboense*（工布乌头）

【民族药名】　"榜那"、"榜阿那保"（藏族）。

【来源】　毛茛科植物工布乌头 *Aconitum kongboense* Lauener 的块根、叶、花。全株有毒,块根有大毒。块根于 9~10 月采挖,除去须根,洗净,切片,晒干;叶、花适时采收。

多年生草本,高达 180cm。块根近圆柱形,长 8cm,直径 1.5cm。茎直立,不分枝或分枝,上部密被反曲的短柔毛。叶互生;最下部叶柄与叶片等长,上部叶柄比叶片短甚多;叶片心状卵形,略呈五角形,长和宽均可达 15cm,3 全裂,中央全裂片菱形,全裂片近羽状深裂,深裂片线状披针形或披针形,侧全裂片斜扇形,不等 2 深裂近基部,两面无毛或叶脉疏被短柔毛。总状花序长达 60cm,有多数花,与分枝上的花序形成圆锥花序;下部苞片叶状,上部苞片披针形;花梗长 1~10cm;小苞片生花梗中部或中部以上,下部花梗的小苞片似叶,上部花梗的小苞片线形;花两性,两侧对称;萼片 5,花瓣状,上萼片盔形或船状盔形,具短爪,高 1.5~2cm,基部至喙长 1.5~2cm,下缘凹,外缘稍斜,喙三角形,长约 5mm,侧萼片长约 1.5cm,下萼片长 1.3~1.5cm,白色略带紫色或淡紫色,外面被短柔毛;花瓣 2,瓣片长约 8mm,向后反曲,疏被短毛;雄蕊多数,花丝全缘,无毛;心皮 3~4,无毛或疏被白色短柔毛。蓇葖果。种子多数。花期 7~8 月,果期 8~9 月。

生于海拔 3000~5600m 的山坡草地或灌丛中。分布于四川、西藏。

【炮制】　取原药材（块根）用凉水浸泡,每日换水 2~3 次,泡至口尝无麻辣感,取出,再用甘草、黑豆煎汤共煮,至内无白心为度,取出晒干。

【药用经验】　藏族　块根:主要用于流感、炭疽病、风湿疼痛、食物中毒;叶、花:用于发热性疼痛、头痛、牙痛（《藏本草》）。块根:用于疫疠、虫病、黄水病、麻风、癫狂等症（《中国藏药》）。

【使用注意】　未经炮制,不宜内服。研末内服用量 0.03~0.06g,不可过量;外用适量,泡酒搽。体弱孕妇忌服。

【药材鉴定】　性状　块根圆锥形或长圆柱形,长 4~9cm,直径 0.5~3cm。表面深棕色至棕褐色,全体有深皱缩褶及少数须根痕。质坚硬,难折断,断面乳白色或淡棕色,稍有粉性,可见散列的棕色小点。

显微特征　(1)根横切面:后生皮层为 3~4 列棕色细胞;皮层细胞 6~7 列,其间有多数石细胞;内皮层为 1 列扁长细胞。复合的外韧维管束数个环列,形成层环类圆形,木质部导管呈单列放射状或"V"形排列。中央有髓部。(2)粉末:石细胞长条形、卵圆形或棱形,长 38~160μm,直径 25~60μm,壁薄厚不一,孔沟密,纹孔大多不明显。淀粉粒单粒长圆形、棒形、卵圆形,长径 4~25μm,脐点大多不明显,少数可见,为一字形或马蹄形。

【化学成分】　块根含伪乌头宁（pseudoconitine）、海帕乌头碱（hypaconitine）、雪乌碱（pendutine）、塔拉萨敏（talatisamine）、黄草乌碱丁（sachaconitine）、大度乌碱（franchetine）、黄乌生（vilmorrisine）、滇乌碱（yunaconitine）、印乌碱（indaconitine）、查斯曼宁（chasmanine）、8-去乙酰滇乌碱（8-deacetyl yunaconitine）和一支蒿乙素（bullatine B）等生物碱[1,2]。又含草乌碱甲（vilmorrianine A）、工布乌头碱（kongboenine）、展花乌头碱（chasmaconitine）[3]。

参 考 文 献

[1] 阿萍,王锋鹏.工布乌头中生物碱成分研究.天然产物研究与开发,2002,14(5):37-39
[2] 蒋思萍,陈金瑞,樊竹婷.工布乌头化学成分.西藏科技,2000,3:74
[3]《中华本草》编委会.中华本草(第3册).上海:上海科学技术出版社,1999:134,135

（王璐瑶　刘学群）

22. *Aconitum kusnezoffii*（草乌）

【民族药名】　"巴呀阿拉嘎道"（鄂伦春族）；"泵阿"、"哈日-泵阿"、"曼钦"、"阿拉斌-浩日"（蒙古族）。

【来源】　毛茛科植物北乌头 *Aconitum kusnezoffii* Reichb. 的块根、叶、芽、花。全株有毒,块根有大毒。秋季茎叶枯萎时采挖块根,除去须根和泥沙,晒干；叶夏季采收,晒干。

草本。块根圆锥形或胡萝卜形,长 2.5～5cm。茎高 80～150cm,无毛。茎中部叶的叶片五角形,长 9～16cm,宽 10～20cm,3 全裂,中央裂片菱形,渐尖,近羽状深裂,小裂片三角形,上面被微柔毛,下面无毛。花序常分枝,具多数花,无毛；花梗长 1.8～5cm；小苞片条形；萼片 5,紫蓝色,外面几无毛,上萼片盔形,高 1.5～2.5cm,侧萼片长 1.4～1.7cm；花瓣 2,无毛,有长爪,距长 1～4mm；雄蕊多数；心皮 4～5,无毛。蓇葖果长 1～2cm；种子有膜质翅。花期 7～9 月。

生于山坡草地或疏林中。分布于山西、河北、内蒙古和东北。

【炮制】　水浸煮或童尿浸泡可减低毒性。制草乌：取草乌块根,大小个分开,用水浸泡至内无干心,取出,加水煮至取大个切开内无白心、口尝微有麻舌感时,取出,晾至六成干后切薄片,干燥。蒙古族　将净草乌置等量诃子汤内,浸泡 3～7 天,每天翻动一次,取出晾干。或将草乌净选,置童尿内浸泡 3～7 天,每天翻动一次,取出,冲洗,晾干。

【药用经验】　鄂伦春族　块根用于蛇咬伤、牙痛（《民族药志要》）。蒙古族　叶：用于温病发热、菌痢、肠炎、偏头痛、牙痛（《民族药志一》）。块根：用于风寒湿痹、关节冷痛、类风湿、大骨节病、半身不遂、手足拘挛、坐骨神经痛、跌打肿痛、胃腹冷痛、瘟疫、毒热、白喉、病毒（《蒙药》）。叶：用于肠刺痛、流感、痘疫、头痛、淋巴腺肿（《民族药志要》）。块根：杀黏,燥协日沃素,止痛。用于瘟疫、黏痧症、急性刺痛、黏刺痛、"黏奇哈"、痈疖、丹毒、白喉、炭疽、瘰疬、黏性脖颈僵直、"陶赖"、"赫如虎"、关节疼痛及"相讧热"、肺感冒、喉感冒等症。叶、芽、花：杀黏,清热,止痛。用于黏性刺痛、肠刺痛、瘟疫、麻疹、"亚玛病"、白喉、炭疽、丹毒。

【使用注意】　生品块根内服宜慎,一般炮制后用,用量 1.5～3g,宜先煎、久煎,孕妇禁用；不宜与半夏、瓜蒌（子、皮）、天花粉、白蔹、白及及贝母类中药同用。叶用量 1～1.2g,多入丸散用；孕妇慎用。

【中毒与解毒】　同"*Aconitum carmichaeli*（川乌）"条。

【药材鉴定】　性状　（1）块根：呈不规则长圆锥形,略弯曲,长 2～7cm,直径 0.6～1.8cm。顶端常有残茎和少数不定根残基,有的顶端一侧有一枯萎的芽,一侧有一圆形或扁圆形不定根残基。表面灰褐色或黑棕褐色,皱缩,有纵皱纹、点状须根痕及数个瘤状侧根。质硬,断面灰白色或暗灰色,有裂隙,形成层环纹多角形或类圆形,髓部较大或中空。气微,味辛辣、麻舌。(2)叶:多皱缩卷曲、破碎。完整叶片展平后呈卵圆形,3 全裂,长 5~12cm,宽 10~17cm;灰绿色或黄绿色;中间裂片菱形,渐尖,近羽状深裂;侧裂片 2 深裂;小裂片披针形或卵状披针形。上表面微被柔毛,下表面无毛;叶柄长 2~6cm。质脆。气微,味微咸辛。

显微特征 (1)块根横切面:后生皮层为 7~8 列棕黄色栓化细胞;皮层有石细胞,单个散在或 2~5 个成群,类长方形、方形或长圆形,胞腔大;内皮层明显。韧皮部宽广,常有不规则裂隙,筛管群随处可见。形成层环呈不规则多角形或类圆形。木质部导管 1~4 列或数个相聚,位于形成层角隅的内侧,有的内含棕黄色物。髓部较大。薄壁细胞充满淀粉粒。(2)块根粉末:灰棕色。淀粉粒单粒类圆形,直径 2~23μm;复粒由 2~16 分粒组成。石细胞无色,与后生皮层细胞连接的显棕色,呈类方形、类长方形、类圆形、梭形或长条形,直径 20~133(234)μm,长至 465μm,壁厚薄不一,壁厚者层纹明显,纹孔细,有的含棕色物。后生皮层细胞棕色,表面观呈类方形或长多角形,壁不均匀增厚,有的呈瘤状突入细胞腔。(3)叶表面观:上表皮细胞垂周壁微波状弯曲,外平周壁有的可见稀疏角质纹理;非腺毛单细胞,多呈镰刀状弯曲,长约至 468μm,直径 44μm,壁具疣状突起。下表皮细胞垂周壁深波状弯曲;气孔较多,不定式,副卫细胞 3~5 个。

薄层色谱 取本品块根粉末 2g,加氨试液 2ml 润湿,加乙醚 20ml,超声处理 30 分钟,滤过,滤液挥干,残渣加二氯甲烷 1ml 使溶解,作为供试品溶液。另取乌头碱、次乌头碱、新乌头碱对照品,加异丙醇-三氯甲烷(1:1)混合溶液制成每 1ml 各含 1mg 的混合溶液,作为对照品溶液。吸取上述 2 种溶液各 5μl,分别点于同一硅胶 G 薄层板上,以正己烷-乙酸乙酯-甲醇(6.4:3.6:1)为展开剂,置氨蒸气饱和 20 分钟的展开缸内,展开,取出,晾干,喷以稀碘化铋钾试液。供试品色谱中,在与对照品色谱相应的位置上,显相同颜色的斑点。

【化学成分】 块根含乌头碱(aconitine)、异乌头碱(isoaconitine)、中乌头碱(mesaconitine)、下乌头碱(hypaconitine)、素馨乌头碱(jesaconitine)、去氧乌头碱(deoxyaconitine)、北乌头碱(beiwutine)、1,15-dimethoxy-3-hydroxy-14-benzoyl-16-ketoneoline,benzoylaconine 等生物碱[1,2]。

【药理毒理】 1. 镇痛及局部麻醉作用:乌头碱系生物碱(乌头碱、中乌头碱等)是其有效成分。2. 抗氧化及对免疫系统的作用:体外实验表明,北乌头中的水溶性多糖具有显著清除多种自由基的活性,并可有效提高淋巴细胞增殖及巨噬细胞吞噬作用[3]。3. 降压作用:北乌总碱对猫有降压作用,剂量加大,降压显著而持久。4. 其他作用:北乌头具有抗炎、镇静、强心、抗肿瘤等作用。5. 毒性:小剂量乌头碱使心跳变慢,大剂量则引起心率不整,甚至纤维性颤动。小鼠皮下注射乌头碱的半数致死量为 0.295mg/kg,对于人的致死量为 3~4mg[1]。

【附注】 本品干燥块根和叶分别为《中国药典》收载的草乌、草乌叶。

参 考 文 献

[1] 谢宗万. 全国中草药汇编(上册). 第 2 版. 北京:人民卫生出版社,2000:211-213

[2] Xu N, Zhao D F, Liang X M. Identification of diterpenoid alkaloids from the roots of *Aconitum kusnezoffii* Reihcb. Molecules,2011, 16(4):3345-3350

[3] Gao T, Ma S, Song J. Antioxidant and immunological activities of water-soluble polysaccharides from *Aconitum kusnezoffii* Reichb. Int J Biol Macromol. ,2011,49(4):580-586

(王璐瑶)

23. *Aconitum liangshanicum*（凉山乌头）

【民族药名】 "哈都"、"都什"、"都节"、"麻哈都"、"哈都阿格"（彝族）。

【来源】 毛茛科植物凉山乌头 *Aconitum liangshanicum* W. T. Wang 的块根。有毒。秋季采挖块根,洗净,切段,晒干。

块根倒圆锥形或胡萝卜形,长 3~4cm,粗 1~1.2cm。茎高 32~43cm,疏被反曲并紧贴的黄色短柔毛,密生 12~15 枚叶,不分枝或在花序下有 1 条短分枝。茎下部叶花时枯萎。茎中部叶具稍长柄;叶片亚革质,五角形,长约 3.8cm,宽约 5.8cm,3 全裂,中央全裂片宽菱形,二回三深裂近中脉,末回裂片线形,宽 2.5~3.6mm,顶端钝或微圆,边缘干时稍反卷;叶柄长约 4.5cm。总状花序长 4~8cm,有 3~6 朵花;轴和花梗密被弯曲而紧贴的短柔毛;下部苞片叶状,上部苞片倒披针形或匙形;花梗长 0.7~3cm,近直展;小苞片生花梗中部之上,线形或钻形,长 3~5mm,宽0.5~0.8mm;萼片蓝紫色,外面被弯曲的短柔毛,上萼片船状盔形,宽约 7.5mm,自基部至喙长约 1.2cm,外缘斜,喙短,侧萼片长约 1.2cm;花瓣长约 1.6cm,爪被短柔毛,瓣片长约 9mm,宽约1.5mm,唇长约 3.5mm,末端微凹,疏被柔毛,距长约 1.5mm,向后伸展;花丝全缘或具 2 枚小齿,疏被柔毛;心皮 5,子房密被紧贴的短柔毛。花期 9 月。

生于海拔 4300~4500m 的山地草坡或林中。分布于四川西南部。

【药用经验】 彝族 用于风湿、瘫痪、疮毒、肿痛、骨折、刀伤流血、枪伤等(《彝植药》)。

【使用注意】 口服用量 3~6g,一般需炮制后使用。煎煮时先煎 1~2 小时以降低毒性。

【中毒与解毒】 参照"*Aconitum carmichaeli*（川乌）"条。

【药材鉴定】 性状 块根多呈长圆柱形或倒圆锥形,长 3.5~7.0cm,直径 0.5~2cm。表面深灰褐色或棕褐色,光滑或稍有细纵皱纹,有须根痕。质硬而脆。

显微特征 块根横切面:后生皮层由数列棕色木栓化细胞组成,排列不整齐。皮层中有时可见石细胞,内皮层细胞 1 列,凯氏点明显。韧皮部宽广,筛管群放射状排列。形成层环呈类圆形、多角星形或不规则形。木质部导管排列成八字形、"V"形或单行排列。髓和髓射线明显。薄壁细胞含淀粉粒[1,2]。

【化学成分】 根含乌头碱(aconitine)、乌头原碱(aconine)、新乌宁碱(neoline)、准噶尔乌头碱(songorine)、森布星甲(senbusine A)、12-表欧乌头碱(12-epinapelline)、12-表光泽乌头碱(l2-epilucidusculine)、1-*O*-甲基-12-表欧乌头碱(1-*O*-methyl-12-epinapelline)、1-*O*-甲基准噶尔乌头碱(1-*O*-methyl-songorine)、12-表去氢欧乌头碱(12-epidehydronapelline)、12-表去氢光泽乌头碱(12-epidehydrolucidusculine)[1]。

【药理毒理】 1. 镇痛作用:热板法试验,小鼠皮下注射凉山乌头 100mg/kg 能提高痛阈47%;剂量增至 140mg/kg 时,痛阈提高至 75%,作用持续约 2 小时。其镇痛指数为 7.5。2. 毒性:小鼠皮下注射本品后,可见活动增多、阵挛性惊厥、翻正反射消失、呼吸先兴奋后抑制,最后呼吸麻痹导致死亡。小鼠皮下注射的 LD_{50} 为 754mg/kg[1]。

参 考 文 献

[1]《中华本草》编委会 . 中华本草(第 3 册). 上海:上海科学技术出版社,1999:135,136

[2] 童玉彭,商建华,楼之岑 . 国产乌头类生药雪上一枝蒿类的形态组织学研究 . 药学学报,1984,19(11):849-855

（孙荣进 陈吉炎 马丰懿）

24. *Aconitum naviculare*（船形乌头）

【民族药名】　"榜阿嘎保"、"邦嘎尔"、"榜嘎"（藏族）。

【来源】　毛茛科植物船盔乌头（船形乌头）*Aconitum naviculare*（Bruhl.）Stapf. 的带根全草。有毒。7~9 月开花期采挖带根全草,除去泥土杂质,晒干。

块根小,胡萝卜形或纺锤形,长 0.8~1.5cm。茎高 5~30(45)cm,上部疏被反曲而紧贴的短柔毛,不分枝或下部分枝。基生叶有长柄;叶片肾状五角形或肾形,长 1~2cm,宽 1.4~3cm,3 裂近中部,中央裂片菱状倒梯形,侧裂片斜扇形,不等 2 裂近中部,表面疏被短柔毛,背面无毛;叶柄长 2.5~14cm,基部具不明显的鞘。茎生叶 1~3 枚,具较短柄。总状花序有 1~5 花;轴和花梗被反曲的短柔毛;下部苞片叶状,其他苞片线形;下部花梗长 2.5~6cm,上部的长约 2cm;小苞片生花梗近顶部处或与花邻接,线形,长 6~7mm;萼片堇色或紫色,外面疏被短柔毛,上萼片船形,自基部至喙长约 1.6cm,宽约 5mm,下缘稍凹或近直,侧萼片长约 1.6cm,花瓣爪细长,瓣片小,长约 2.5mm,唇长约 1.5mm,微凹,距近头形,长约 1mm,稍向前弯;花丝疏被短毛,全缘或有 2 小齿;心皮 5,子房疏被短柔毛。蓇葖长 1~1.2cm;种子倒金字塔形,生横膜翅。花期 9 月。

生于海拔 3200~5000m 的山坡草地或灌丛中。分布于我国西藏南部。

【药用经验】　藏族　用于传染病引发的发热、肝胆热病、血症、胃热、疮疡、蛇蝎咬伤以及黄水病(《部藏标》)。用于传染病引发的发热、肝胆热病、肺热、肠热、流感及食物中毒(《藏标》)。用于肝胆肺热、肝炎、肺炎、胃肠炎、流行性感冒、传染病引发的发热、食物中毒(《藏本草》)。用于肝炎、胆囊炎、肺热、肠热、流行性感冒及食物中毒等(《青藏药鉴》)。用于瘟病时疫、赤巴之热;外用洗涤治蛇、蝎咬伤(《中国藏药》)。

【使用注意】　本品有毒,煎汤内服用量 2~4g,研末内服用量 0.3~0.6g[1,2]。

【药材鉴定】　性状　块根细小,纺锤形,长 2~4cm;表面黄棕褐色,断面白色。茎圆柱形,长 7~50cm,直径 1.5~3mm;表面灰绿色至暗绿色,略带光泽,疏被茸毛;质脆,易折断,断面中空。叶柄长 3~20cm,叶片多破碎,完整者呈肾形,长 1.2~3.5cm,宽 1.2~3.8cm,掌状深裂,裂片再浅裂。总状花序顶生,花蓝绿色至蓝紫色,花梗短,花萼 5 片,上萼片船形,花瓣 2 片,雄蕊多数。气微,味苦。

显微特征　表皮细胞 1 列,类方形或长方形,外被角质层,排列整齐。皮层为 3~4 列薄壁细胞。中柱鞘纤维连续成环。维管束 10 余个,束间纤维形大而壁薄,韧皮纤维(束内纤维)形小而壁厚,木质部束略呈三角形,导管以外侧较多,至内渐小。髓部大,为薄壁细胞。

【化学成分】　全草主要含有生物碱类、黄酮苷类和挥发油类。生物碱包括苯甲酰异叶乌头碱(benzoylheteratisine)、异阿替辛(heteratisine))、阿替辛(atisine)等。黄酮苷类包括 3-O-[β-D-glucopyranosyl-(1→3)-(4-O-tans-p-coumaroyl)-α-L-rhamnopyranosyl-(1→6)-β-D-glucopyrano-syl]-7-O-[β-D-glucopyranosyl-(1→3)—L-rhamnopyranosyl] kaempferol、3-O-[β-D-glucopyranosyl-(1→3)-(4-O-tans-p-coumaroyl)-α-L-rhamnopyranosyl-(1→6)-β-D-glucopyranosyl]-7-O-[β-D-glu-copyranosyl-(1→3)-α-L-rhamnopyranosyl] quercetin、7-O-[β-D-glucopyranosyl-(1→3)-L-rham-nopyranosyl] quercetin。挥发油类包括(−)-tran-pinecarvyl acetate、桉树脑(eucalyptol)、3-蒎烷酮(3-pinane ketone)、松莰烷(pinocamphane)、杜松醇(cadinol)、cubenol 等[3,4]。

参 考 文 献

[1]《中华本草》编委会. 中华本草(第 3 册). 上海:上海科学技术出版社,2000:138

[2] 曾育麟,李星炜. 中国民族药志(第1卷). 成都:四川民族出版社,2007:562,563

[3] 谢宗万主编. 全国中草药汇编. 下册. 第2版. 北京:人民卫生出版社,2000:727

[4] 罗明,李春,林丽美,等. 藏药榜嘎化学成分和药理作用的研究进展. 中国实验方剂学杂志,2012,18(12):298-302

（杨新洲）

25. *Aconitum pendulum*（铁棒锤）

【民族药名】 "榜那"、"曼钦"、"榜阿那保"(藏族)。

【来源】 毛茛科植物铁棒锤 *Aconitum pendulum* Busch. 的块根、幼苗。块根有大毒。块根于秋季挖,洗净,晾干;幼苗适时采集。

多年生草本。块根倒圆锥形。茎高 20~100cm,上部疏生短柔毛。茎中部以上的叶紧密排列,有短柄,叶柄长 4~5mm;叶片宽卵形,长 3~5.5cm,宽 2.5~5.5cm,3 全裂,全裂片细裂,末回小裂片条形,宽 1~2.2mm。总状花序长 6~20cm,密生伸展的黄色短柔毛;花梗长 2~6mm,萼片花瓣状,5,淡黄绿色,稀紫色,外面有短毛,上萼片浅盔状或船状镰刀形,自基部至喙长 1.6~2cm;花瓣 2,藏于盔萼下,呈钩状弯曲;雄蕊多数;心皮 5,离生,柱头单一。蓇葖果有毛,种子多粒。花期 8~9 月。

生于高山山坡草丛或林边。分布于陕西和甘肃的南部、青海东部、河南西部、四川西部及云南西北部。

【炮制】 蒸制使其毒性降低;制炭后减轻毒性,增加收敛性。藏族 炭制:将铁棒锤(块根)置火中烧焦后,取出,放凉备用。其他 蒸制:取块根生品用清水浸漂 7 日,每日换水 2 次,待内部软透后切片,置蒸笼中蒸 2~3 小时,取出晒干,再用熟猪油炒后入药。

【药用经验】 藏族 块根:用于跌打损伤、风湿(《滇省志》)。用于龙病、寒病、黄水病、麻风、癫狂等症(《部藏标》)。用于疫疠、虫病、黄水病、麻风、癫狂等症(《中国藏药》)。根和幼苗:用于风湿性关节炎、关节疼痛、跌打损伤、流行性感冒、瘟病时疫、毒热痈疖肿毒(《藏本草》)。

【使用注意】 生品有毒,仅供外用;内服须经炮制,应注意用量。服药后忌热饮食、酒、烟 2 小时[1]。

【中毒与解毒】 铁棒锤口服中毒后常采用催吐、洗胃及使用阿托品等方法解救。但若导致心律失常合并低血压,常规解救方法可能无效,可用常规予以 1:5000 高锰酸钾反复洗胃后灌注药用炭 10~20g,随后胃管内再注入硫酸镁 20g 导泻,并同时皮下或静注阿托品 0.5~1mg,根据瞳孔和心率改变病情反复使用,直至症状缓解或阿托品化后逐渐减量[2]。

【药材鉴定】 性状 块根圆锥状或圆柱形,表面暗棕色或黑棕色,长 5~10cm,直径 0.5cm,且顶端留有茎的残基及子根痕。质硬,少数为角质样黄色。气微,味麻。

显微特征 (1)子根横切面:后生皮层为棕色薄壁细胞,皮层窄,内皮层明显,韧皮部宽广。形成层环呈五角形。木质部束导管位于角隅或五角形环的边中央。(2)粉末:灰白色。淀粉粒众多,单粒呈类球形、多角形或盔帽形,直径 4~11μm,脐点明显,呈"V"形或点状,复粒 2~5 粒。导管主为网纹,稀梯纹。后生皮层细胞黄棕色,呈不规则长方形、类圆形。皮层细胞扁平,无色或淡棕黄色。

薄层色谱 取本品粉末约 1g,加 10% 氨溶液 1ml、乙醚 10ml,冷浸 24 小时,滤过。滤液挥干,残渣用二氯甲烷洗入 1ml 容量瓶中并定容,作供试品溶液。另取乌头碱、中乌头碱、次乌头碱对照品,用二氯甲烷制成各每 1ml 各含 1mg 的溶液作对照品溶液。分别吸取供试品溶液与对照品溶液各 3μl,点于在同一高效硅胶 G 薄层板上,以环己烷-乙酸乙酯-二乙胺(8∶1∶1)为展开剂,展开,取出,晾干,喷以碘化铋钾-碘试液等容混合液显色。供试液色谱在与对照品色谱相应的位置上,显相同颜色斑点。

【化学成分】 块根含乌头碱(aconitine)、3-O-乙酰乌头碱(3-O-acetyl aconitine)、华北乌头碱(songorine)、牛七碱(szechenyine)、雪乌碱甲(penduline)、次乌头碱(hypaconitine)等生物碱[1]。

【药理毒理】 1. 镇痛作用:热板法及醋酸扭体法证明其有镇痛作用[1]。2. 解热作用:对伤寒、副伤寒混合菌苗所致家兔发热有显著的解热作用[1]。3. 抗癌作用:其所含乌头碱有抑制小鼠前胃癌 F_1 和肉瘤 S_{180} 生长的作用,并能抑制 Lewis 肺癌的自发转移[1]。4. 抗炎作用:本品总生物碱及乌头碱、3-乙酰乌头碱、去氧乌头碱均有显著抗炎活性[3]。5. 局部麻醉作用:本品总生物碱及乌头碱、3-乙酰乌头碱均有显著的局部麻醉效果,肌肉注射或皮内注射均有效[3]。6. 毒性:铁棒锤浸液静脉注射可使麻醉猫心律失常、血压下降和呼吸困难[1]。

参 考 文 献

[1] 谢宗万. 全国中草药汇编(上册). 第 2 版. 北京:人民卫生出版社,2000:725,726
[2] 铭勇. 阿托品联合多巴胺抢救铁棒锤中毒 15 例体会. 西藏医药杂志,2006,27(2):12,13
[3]《中华本草》编委会. 中华本草(第 3 册). 上海:上海科学技术出版社,1999:138-140

(王璐瑶　张　飞)

26. *Aconitum pulchellum*(美丽乌头)

【民族药名】 "庞玛"、"榜玛"(藏族);

【来源】 毛茛科植物美丽乌头 *Aconitum pulchellum* Hand. -Mazz 的块根。有大毒。

草本;块根小,倒圆锥形,长约 7mm。茎的地上部分高 6.5~30cm,无毛。基生叶 2~3,具长柄;叶片轮廓圆五角形,长 1~2cm,宽 2~3.5cm,3 全裂,裂片细裂,小裂片披针形或条形,无毛;茎生叶 1~2。总状花序具 1~4 花;花梗长 2~6cm,有反曲的微柔毛,上部生伸展的柔毛;小苞片条形或无;萼片 5,蓝色,上萼片盔状船形,自基部至喙长 1.7~2cm,侧萼片长 1.3~1.6cm;花瓣 2,无毛,距长约 1.5mm;雄蕊多数;心皮 5,子房有短柔毛。花期 8~9 月。

生于海拔 3500~4000m 的山地草坡或灌丛边。分布于云南西北部、四川西南部和西藏东南部。

【药用经验】 藏族 用于咽喉痛、咽喉炎、劳损发热、肉食中毒、乌头中毒(《藏本草》)。用于喉病、劳损发热、肉食及乌头中毒(《滇省志》)。

【使用注意】 内服过量易中毒,应慎用。需炮制后内服,不宜与半夏、瓜蒌、天花粉、贝母、白蔹、白及合用。孕妇禁服,老弱及婴幼儿慎服。

【化学成分】 含异叶乌头碱(heteratisine)、二乙酰异叶乌头碱(diacetylheteratisine)[1]。

【附注】 本种来源于毛茛科乌头属,其块根本身有大毒。但文献均记载其块根可用于治疗乌头中毒(《藏本草》、《滇省志》),其可靠性值得商榷,有待研究。

参 考 文 献

[1] 陈佩卿,何兰,丁立生,等. 美丽乌头中的内酯型降二萜生物碱. 天然产物研究与开发,1997,9:1-3

(范晓磊)

27. *Aconitum scaposum*（三变脸）

【民族药名】 三变脸、碎骨还阳（土家族）

【来源】 毛茛科植物花葶乌头 *Aconitum scaposum* Franch.（*Aconitum vaginatum* Pritz.）的根。有小毒。夏季、秋季采挖，除去泥土，晒干。

多年生草本。根近圆柱形，长约 10cm。茎高 35～60cm，生淡黄色短毛。基生叶 3～4;叶片肾状五角形，长 5.5～11cm，宽 8.5～22cm，3 裂稍过中部，中央裂片倒梯状菱形，侧生裂片不等地 2 裂，两面生短伏毛;叶柄长 13～40cm，基部具鞘;茎生叶 2～4，聚集在近茎基部处，大的长达 7cm，具小叶片，小的鞘状，长 1.2～3cm。花序长 20～35cm，密被伸展的毛;苞片披针形;花梗长 1.4～3.4cm;小苞片生花梗基部，似苞片，但较小;萼片 5，蓝紫色，上萼片圆筒形，高 1.3～1.5cm;花瓣 2;雄蕊多数;心皮 3。菁葖果不等大，长 0.75～1.3cm。花期 8～9 月。

生于海拔 1200～2000m 的山地沟谷或林中阴湿处。分布于陕西南部、江西东部、河南西南部、湖北、四川城口、贵州北部。

【药用经验】 用于跌打损伤、关节疼痛、胃痛、腹痛;外用止血[1]。还用于劳伤、腹痛腰痛等症（《土家药志上》）。

【使用注意】 本品有毒，土家族内服用量一般为 1～1.5g[1]。

【药材鉴定】 性状 呈圆锥状或扁圆形，稍弯曲，有时分枝，长 5～10cm，直径 0.5～2cm。表面黑棕色，有多数深纵纹及须根痕。质坚硬，易折断，断面不平坦，棕褐色。气微，味苦涩。

显微特征 根横切面:后生皮层为 4～5 列棕色木栓化细胞;皮层细胞 6～7 列，切向长条状或不规则形;内皮层细胞凯氏点明显。上、中、下段均为单一管状中柱。初生韧皮纤维群 10 余束排列成一轮，每束有 10～20 个纤维，纤维直径 8～20μm;筛管群近形成层处较明显。形成层环状。木质部束有导管 5～10 列，径向排列，导管直径 10～25μm。中央髓部为薄壁组织。

【化学成分】 含花葶乌头宁（scaconine）、花葶乌头碱（scaconitine）、*N*-去乙酰花葶乌头碱（*N*-deacetylscaconitine）。

参 考 文 献

[1] 李丹平，徐燃，万定荣，等．鄂西土家族常用有毒植物药研究．亚太传统医药，2009,5(6):26

（黄 蓉）

28. *Aconitum sinomontanum*（麻布七）

【民族药名】 "麻布七"、"口袋七"（土家族）。

【来源】 毛茛科植物高乌头 *Aconitum sinomontanum* Nakai 的块根。有大毒。夏季、秋季采挖，去残茎、表面黑皮及须根，洗净泥土，鲜用或晒干用。

多年生草本，具直根。茎高（60）95～150cm，生 4～6 叶。基生叶 1，与下部茎生叶均具长柄;叶片肾形，长 12～14.5cm，宽 20～28cm，3 深裂，中央裂片菱形，渐尖，中部以上具不等大的三角形小裂片和锐牙齿，侧生裂片较大，不等 3 裂;叶柄长 30～50cm。总状花序长（20）30～50cm，密被反曲的微柔毛;花序下部的花梗长 2～5.5cm，中部以上的长 0.5～1.4cm;小苞片生花梗中部或上部，狭条形;萼片 5，蓝紫色，上萼片圆筒形，高 1.6～2.2(3)cm;花瓣 2，具长爪;雄蕊多数;心皮 3。菁葖果长 1.1～1.7cm。花期 6～9 月，果期 8～9 月。

生于海拔 1000~3700m 的山坡草地或林中。分布于四川、重庆、湖北西部、青海、甘肃、陕西、河南西部、山西和河北。

【药用经验】 土家族 用于风湿麻木、关节痛、心胃气痛、跌打损伤、四肢浮肿、腹泻痢疾(《土家药》)。磨酒服或泡酒服用于跌打损伤、劳伤。

【使用注意】 本品有毒,内服宜慎[1]。

【药材鉴定】 性状 根圆柱形或圆锥形,有的从根头部处分枝,长 10~20cm,中部直径 1~2.5cm。表面暗棕色,粗糙,或因栓化细胞脱落而可见多数裂生细根纵向排列或似网状。质坚硬,能折断,断面淡黄棕色,有的根中央已枯朽,呈空洞状。气微,味辛、苦、微麻。

显微特征 根横切面:根上段的一侧有凹沟,中央有多个外韧型维管束排成一环,其内侧为一个木质束环,中心部分因栓化细胞脱落而形成空隙;中段可见数个裂生中柱,每个中柱各包含1~2 个维管束,内侧往往有木质部束,中央为大空隙。支根呈原生中柱状。薄壁细胞中含细小的淀粉粒,直径 4~8μm。

【化学成分】 根含拉帕乌头碱(lappaconitine)、毛茛乌头碱(ranaconitine)[2,3]、牛扁酸单甲酯(lycaconitic acid mono-methyl ester)[3]、*N*-去乙酰高乌甲素(*N*-deacetyllappaconitine)、刺乌宁(lappaconine)、刺乌定(lappaconidine)、*N*-去乙酰冉乌碱(*N*-deacetylranaconitine)、8-*O*-acetylexcelsine、excelsine、septatisine[4]、高乌宁(sinomontanines)、高乌亭(sinomontanitines)甲和乙[8]。

【药理毒理】 1. 抗炎作用:拉帕乌头碱(lappaconitine)和 *N*-去乙酰高乌甲素(*N*-deacetyllappaconitine)均具有显著的抗炎活性,前者 1~6mg/kg,后者 1~10mg/kg 皮下或腹腔注射对醋酸所致小鼠腹腔毛细血管通透性增高、二甲苯所致小鼠耳肿胀、蛋清或角叉菜所致足肿胀以及棉球所致炎性增生均有显著抗炎活性,但不能延长去甲肾上腺素对大鼠的生存时间[5]。2. 镇痛作用:拉帕乌头碱皮下注射 1mg/kg、2mg/kg、4mg/kg、8mg/kg 可使小鼠扭体数减少 15%、48%、67% 和 96%;*N*-去乙酰高乌甲素皮下注射 1.25mg/kg、2.5mg/kg、5mg/kg、10mg/kg 可使扭体数减少 23%、41%、51% 和 81%;拉帕乌头碱和 *N*-去乙酰高乌甲素的 ED_{50} 分别为 3.5mg/kg、2.3mg/kg。热板法测得 *N*-去乙酰高乌甲素 15mg/kg、20mg/kg 腹腔注射可使痛阈于 15 分钟提高 79% 和 137%,纳洛酮不影响其镇痛效果[5]。小鼠及猴实验均证明拉帕乌头碱无成瘾性[6]。3. 解热作用:腹腔注射拉帕乌头碱 6mg/kg 或 *N*-去乙酰高乌甲素 15mg/kg 对皮下注射酵母所致大鼠发热均有显著解热作用,但作用持续时间短[5]。4. 局麻作用:小鼠大腿背侧坐骨神经干周围注射 *N*-去乙酰高乌甲素引起坐骨神经阻滞症,其 ED_{50} 为 0.076mg/kg[5]。0.1%拉帕乌头碱溶液对兔角膜有局麻作用,0.05%皮下注射豚鼠有浸润麻醉作用,对小鼠坐骨神经有传导阻滞作用[6]。5. 毒性:小鼠腹腔注射、皮下注射 *N*-去乙酰高乌甲素 LD_{50} 分别为 23.5mg/kg、36.4mg/kg,拉帕乌头碱腹腔注射 LD_{50} 为 10.5mg/kg;大鼠腹腔注射 *N*-去乙酰高乌甲素和拉帕乌头碱的 LD_{50} 分别为 29.9mg/kg、9.9mg/kg[5]。

【附注】 据调查,湖北五峰土家族自治县历来有收购药用的习惯[7]。

参 考 文 献

[1]《中华本草》编委会. 中华本草(第3册). 上海:上海科学技术出版社,2000:145
[2] 璧瑜,孔宪武,赵志远,等. 中国乌头研究XVⅢ. 高乌头中的生物碱成分(一). 中药通报,1981,6:26
[3] 陈泗英,刘玉青,杨崇仁. 高乌头的化学成分. 云南植物研究,1980,2:473-475
[4] 彭崇胜,王建忠,简锡贤,等. 高乌头和彭州岩乌头中生物碱成分的研究. 天然产物研究与开发,1999,12:45-51
[5] 刘建华,朱悦心,唐希灿. N-脱乙酰刺乌头碱和刺乌头碱的抗炎和镇痛作用. 中国药理学报,1987,8(4):301-305
[6] 唐希灿,朱梅英,冯洁,等. 刺乌头碱氢溴酸盐的药理作用研究. 药学学报,1983,18(8):579-584

[7] 万定荣．湖北土家族常用植物药（毛茛科）．中药材,1990,13(3):13

[8] 谢海辉,韦璧瑜．高乌头的化学成分及药理作用研究进展．天然产物研究与开发,2010,22(B08):232-235

（杨新洲）

29. *Aconitum stapfianum*（玉龙乌头）

【民族药名】　"嘿德"（白族）;"垛箭"（傈僳族）;"堵那"（纳西族）;"摸荷堵"（彝族）。

【来源】　毛茛科植物玉龙乌头（黑心解）*Aconitum stapfianum* Hand. -Mazz. 的块根。有毒。夏季、秋季采挖,除去须根、残茎,洗净,鲜用或晒干用。

块根狭倒圆锥形或胡萝卜形,长 3~7.5cm,粗 1~1.8cm。茎缠绕,长约 3m,变无毛,分枝。茎中部叶的叶片五角形,长 4.5~8.5(11.5)cm,宽 5.2~10(4)cm,基部宽心形,3 裂达到或近基部,中央深裂片卵状菱形,渐尖,近羽状深裂,侧深裂片斜扇形,不等 2 深裂,表面有极稀疏的短柔毛,背面无毛;叶柄与叶片近等长,几无毛或疏被短柔毛。花序有 3~8 花;轴无毛或疏被反曲的短柔毛;下部苞片叶状,其他苞片长圆状线形或线形;花梗无毛,长 2~6cm,顶端弯曲;小苞片生花梗中部或下部,狭线形,长 2.5~5mm;萼片蓝色,上萼片盔形,高 1.9~2.2cm,外面无毛,下缘长 1.5~1.8cm,稍向上斜展,侧萼片圆倒卵形,长 1.3~1.5cm;花瓣无毛,瓣片长约 1cm,唇长约 5.5mm,距长约 4mm,向后弯曲;雄蕊无毛,花丝全缘或具 2 枚小齿;心皮 5,无毛。蓇葖直,长约 1.8cm。9~10 月开花。

生于海拔 2800~3400m 山地灌丛中或树上。分布于我国云南西北部。

【药用经验】　白族　用于类风湿性关节炎、风寒湿痹、陈旧性骨折疼痛、顽癣、黄癣、跌打损伤隐痛、寒湿阻滞经络、筋骨关节反复不愈（《大理资志》）。傈僳族　效用同白族（《大理资志》）。纳西族　效用同白族（《大理资志》）。彝族　效用同白族（《大理资志》）。

【使用注意】　内服过量易中毒,应慎用。内服需炮制。不宜与半夏、瓜蒌、天花粉、贝母、白蔹、白及合用。孕妇禁服,老弱及婴幼儿慎服。

【药材鉴定】　性状　块根长圆锥形,长 4~9cm,直径 1~2cm,表面黑褐色。母根皱缩,具数条凹下纵纹,茎基粗大,须根痕粗;子根较平滑。质坚硬,不易折断,断面黑棕色,角质样,有多轮不套合的环纹。气腥,味辛、苦。

显微特征　（1）母根横切面:上段的形成层环较平滑,为多体中柱,韧皮部第 1 列筛管群具筛管群鞘,与厚壁的束间细胞相连,外具内皮层。多体中柱外被萎缩的薄壁细胞围绕;母根中段形成层为 2 个套合的同心环,外环类方形或多边形,维管束外韧型,内环类圆形,维管束排列内韧型;母根下段具单一的形成层,圆形或多边形。中段及下段均可见内皮层。（2）子根横切面:子根上段皮层石细胞多,外侧石细胞类圆形或椭圆形,内侧石细胞较长,形成层为 2 个相对的卧蚕环形;外侧维管束较多,内侧维管束较少。子根中段具 3~5 个独立的长环形形成层环,其外侧布有多数外韧型维管束,子根下段形成层为 2 个套合的同心环,外环和内环分别为分生外韧型和内韧型维管束。薄壁组织含淀粉粒。（3）粉末:石细胞类圆形、椭圆形、扁长方形、扁椭圆形,长 75~330μm,直径 40~113μm。淀粉粒多单粒,类圆形、椭圆形或长瓜子形,一端平截或具柄,长径 15~45μm,短径 10~15μm,脐点在较粗的一端,层纹不明显。导管多为孔纹、网纹导管,少数为螺纹导管,直径 18~58μm,端壁及侧壁上均具穿孔,少数导管具双向螺纹增厚。

薄层色谱　取本品粉末约 1g,加 10% 浓氨试液 1ml,乙醚 10ml,冷浸 24 小时,滤过,滤液挥干,残渣加二氯甲烷 1ml 使溶解,作为供试品溶液。另取滇乌碱、塔拉乌头胺对照品,加二氯甲烷制成每1ml各含1mg的混合溶液,作为对照品溶液。吸取上述溶液各3μl,分别点于同一高效硅胶 GF$_{254}$ 薄层板上,以环己烷-乙酸乙酯-二乙胺(8:1:1)为展开剂,展开,取出,晾干,喷以碘化铋钾-碘化钾碘(1:1)混合液。供试品色谱中,在与对照品色谱相应的位置上,显相同颜色的斑点。

【化学成分】 主要含有生物碱类成分,如粗茎乌头碱甲(crassicauline A)、乌头诺辛(aconosine)、塔拉胺(talatisamine)、滇乌碱(yunaconitine)、8-去氧-14-去氢乌头诺辛(8-deoxy-14-dehydroaconosine)[1]。

参 考 文 献

[1]《中华本草》编委会. 中华本草(第3册). 上海:上海科学技术出版社,1999:146

(范晓磊 杨天鸣)

30. *Aconitum umbrosum*(草地乌头)

【民族药名】 草地乌头(通称)。

【来源】 毛茛科植物草地乌头 *Aconitum umbrosum*(Korsh.)Kom. 的块根。有大毒。春季、秋季挖根,除去泥土、杂质,晒干。

多年生草本,高 70~100cm。根近圆柱形,茎直立,疏被反曲短柔毛,有分枝。叶互生;基生叶约 3 枚,与茎下部叶有长柄,柄长 28~50cm,几无毛;叶片肾状五角形,长 7~12cm,宽 10~20cm,基部心形,3 深裂,深裂片互相覆压或稍分开,中央深裂片楔状菱形或菱形,侧深裂片斜扇形,不等 2~3 裂,两面疏被短柔毛,下面常脱落变无毛。总状花序顶生,长 10~30cm,有 7~20 朵花;花序轴及花梗密被反曲短柔毛,基部苞片 3 裂,其他苞片狭线形;花梗长 0.8~2.5cm;小苞片生花梗基部之上,长 1.5~2.5mm;花两性,两侧对称;萼片 5,花瓣状,黄色或淡黄色,外面被短柔毛;上萼片近圆筒形,高 1.5~1.9cm,直径 3.5~6mm,喙短,下缘近直,长 0.8~1cm;花瓣 2,无毛,唇长约 3mm,距比唇长,拳卷;雄蕊多数,无毛,花丝全缘;心皮 3,无毛。蓇葖果。种子多数。花期 7 月,果期 8~9 月。

生于山地杂木林或落叶松林中潮湿地以及草甸子湿处。分布于黑龙江、吉林、河北北部。

【药用经验】 朝鲜族 用于类风湿病、黄疸(《图朝药》)。

【使用注意】 炮制品煎汤内服用量 2.5~7.5g(生品宜减量);外用适量。孕妇禁服。

【药材鉴定】 性状 根略呈倒圆锥形或近圆柱形,长约 10cm,直径约 1cm,根头部多为数个合生,向下渐扭结在一起。表面棕褐色,部分栓皮脱落,而呈浅黄白色。体轻,质松脆,易折断。气微,味苦而麻。

【化学成分】 根含牛扁碱(lycaconitine)、氨茴酰狼毒乌头碱(anthranoyllycoctonine)、洋翠雀碱(ajacine)、草地乌头碱(umbrosine)[1]。

参 考 文 献

[1]《中华本草》编委会. 中华本草(第3册). 上海:上海科学技术出版社,1999:148,149

(王璐瑶 李丹平)

31. *Aconitum vilmorinianum*（黄草乌）

【民族药名】　草乌(布朗族);"喏毒"(彝族)。

【来源】　毛茛科植物黄草乌(昆明乌头)*Aconitum vilmorinianum* Kom. 的块根。有大毒。秋季、冬季采挖,去残茎、根须。可置沸水煮4小时,或用石灰水浸泡7~10天,清水漂3天,每日换水2次,晒干备用。

草本。块根2,长2.5~7cm。茎缠绕,长达4m,疏被反曲的微柔毛或几无毛。叶片五角状肾形,长5~10cm,宽8~15cm,3全裂或达近基部,中央裂片宽菱形,先端急尖,3裂,二回裂片具疏小裂片和牙齿,上面疏生短伏毛。花序含3~6花;花序轴和花梗密生反曲的淡黄色微柔毛;花梗长2~4cm;小苞片狭条形;花长2.8~3.4cm;萼片5,紫蓝色,外面密生微柔毛,上萼片高盔形,高1.7~2cm;花瓣2,与雄蕊均无毛;心皮5,无毛或近无毛。花期8~10月。

生于海拔2100~2500m山地灌木丛中。分布于云南中部、四川(会理)和贵州西部。

【炮制】　甘草、黑豆制:取生黄草乌,用甘草、黑豆的煎汁及生姜汁浸泡至透心,捞出,蒸12小时,取出,干燥。每100 kg黄草乌用甘草5 kg、黑豆5 kg、生姜10kg[1]。

【药用经验】　布朗族　用于骨折、跌打、风湿。彝族　用于骨折(《滇省志》)。

【使用注意】　本品有剧毒,需炮制后方可使用。孕妇禁服;忌酸冷、豆类。不宜与半夏、瓜蒌、贝母类、白蔹、白及等同时服用。

【药材鉴定】　性状　根圆锥形,有时末端稍弯曲,长5~15cm,直径1~2.5cm。表面深褐色,具多数皱褶或纵沟纹。质坚硬,能折断,断面淡黄色,粉性,老根略带纤维性。

显微特征　(1)根横切面:后生皮层为4~5列棕色细胞,排列不整齐,皮层细胞5~6列,长条形,切向排列,其间有众多石细胞。内皮层明显,复合的外韧型维管束在母根的上、中、下段均为7~8个,大多长圆形,在子根的上段为4~5个,长圆形或肾形,在中断为6~7个,类圆形,复合的维管束中木质部束3~7个呈放射状排列,中央为髓部。(2)粉末:石细胞长方形、长条形或长卵形,长32~108μm,直径22~52μm,孔沟稀疏,孔纹明显。淀粉粒单粒类椭圆形,一端有小凹或类圆形,米粒状,直径16~44μm,脐点多数不明显,复粒由4分粒组成。

薄层色谱　取本品粉末约1g,加10%氨溶液1ml、乙醚10ml,冷浸24小时,滤过。滤液挥干,残渣用二氯甲烷洗入1ml容量瓶中定容,作为供试品溶液。另取滇乌碱、塔拉乌头胺对照品,用二氯甲烷配成浓度均为1mg/ml混合对照品溶液。吸取供试品溶液、对照溶液各3μl,点于同一高效硅胶GF$_{254}$薄层板上,以环己烷-乙酸乙酯-二乙胺(8:1:1)为展开剂,展开,取出晾干,喷以碘化铋钾、碘试液等容混合液显色。供试品色谱在与对照品色谱相应的位置上,显相同颜色的斑点。

【化学成分】　块根含有滇乌碱(yunaconitine)、黄草乌碱甲(vilmorrianine A)、黄草乌碱丁(vilmorrianine D)、多根乌头碱(karacoline)、黄草乌酮碱(vilmorrianone)、塔拉定(talatizidine)、异塔拉定(isotalatizidine)、塔拉乌头胺(talatisamine)等生物碱成分[1]。

【药理毒理】　1. 镇痛作用:黄草乌浸膏6.2~7.5mg/kg灌胃小鼠热板法实验有镇痛作用,对酒石酸锑钾腹腔注射所致小鼠扭体反应也有抑制作用。2. 对心脏的作用:正常家兔灌服黄草乌7.5mg/kg,对心脏活动未见影响,5只家兔仅于药后2小时出现T波稍低,但仍呈窦性心率。3. 毒性:滇乌碱毒性很大,对小鼠腹腔注射的LD$_{50}$为0.585mg/kg,大鼠、狗静脉注射的致死量分别为0.05mg/kg和0.03mg/kg[1]。

【附注】　黄草乌块根在我国民间常作草乌入药[2]。云南省药品标准1974年版、1996年版均将其块根作为草乌收载。

参 考 文 献

[1]《中华本草》编委会. 中华本草(第 3 册). 上海：上海科学技术出版社,1999:149,150
[2] 谢宗万. 全国中草药汇编(上册). 第 2 版. 北京：人民卫生出版社,2000:211-213

（王璐瑶　张　飞）

32. *Aconitum volubile*（蔓乌头）

【民族药名】　"赞哈"（藏族）

【来源】　毛茛科植物蔓乌头 *Aconitum volubile* Pall. ex Koelle. 的块根、全草。全草有毒,块根有大毒。夏季、秋季采挖块根,除去须根、残茎,以清水漂洗 3 天,每日换水 2 次,切片,晒干。全草夏季、秋季采集,鲜用或晒干用。

茎缠绕,无毛或上部疏被反曲短柔毛,分枝。茎中部叶有长柄或稍长柄;叶片坚纸质,五角形,长 7～9cm,宽 8～10cm,基部心形,3 全裂,中央全裂片通常具柄,菱状卵形,渐尖,近羽状深裂,二回裂片 3～4 对,最下面的二回裂片较大,狭菱形,有 2～3 枚三角形小裂片,上部的二回裂片小,狭三角形或狭披针形,侧全裂片斜扇形,不等 2 裂达基部或近基部,表面疏被紧贴的短柔毛,背面无毛或几无毛;叶柄长为叶片的 1/2 或 2/3。花序顶生或腋生,有 3～5 花;轴和花梗密被淡黄色伸展的短柔毛;基部苞片 3 裂,其他的苞片小,线形;花梗长 2～3.8cm;小苞片生花梗中部以下,线形,长 2～3mm;萼片蓝紫色,外面被伸展的短柔毛,上萼片高盔形,高 1.8～2.7cm,自基部至喙长 1～1.5cm,下缘稍向上斜展,侧萼片长 1～1.5cm;花瓣无毛,瓣片长 6～10mm,唇长约为瓣片之半,距长 1.5～3mm,向后弯曲;雄蕊无毛,花丝全缘;心皮 5,子房被伸展的短柔毛。蓇葖果长 1.5～1.7cm;种子狭倒金字塔形,长约 2.5mm,密生横膜翅。花期 8～9 月。

生于海拔 200～1000m 山地草坡或林中。分布于我国东北。

【药用经验】　朝鲜族　全草:用于皮炎(《图朝药》)。藏族　块根:用于四肢拘挛、半身不遂。外用于风湿关节疼痛、跌打损伤、痈疖肿毒、虫蛇咬伤(《藏本草》)。

【使用注意】　内服过量易中毒,应慎用。内服需炮制,不宜与半夏、瓜蒌、天花粉、贝母、白蔹、白及合用。孕妇禁服,老弱及婴幼儿慎服。

（范晓磊）

33. *Actinidia chinensis*（猕猴桃）

【民族药名】　"冬因"、羊桃、"登已挂"（侗族）;"嘎龚姜格给"（苗族）;胡毛党、白毛桃、犬蛋袋、胡毛猪仔(畲族);藤梨根(土家族、瑶族);"冬兵"、"冬耐"(壮族)。

【来源】　猕猴桃科植物猕猴桃(中华猕猴桃) *Actinidia chinensis* Planch. 的根、根皮、叶。根、根皮有小毒。根、根皮全年均可采挖,洗净,切段,叶适时采集,晒干或鲜用。

藤本;幼枝及叶柄密生灰棕色柔毛,老枝无毛;髓大,白色,片状。叶片纸质,圆形、卵圆形或倒卵形,长 5～17cm,顶端突尖、微凹或平截,边缘有刺毛状齿,上面仅叶脉有疏毛,下面密生灰棕色星状绒毛。花开时白色,后变黄色;花被 5 数,萼片及花柄有淡棕色绒毛;雄蕊多数;花柱丝状,多数。浆果卵圆形或矩圆形,密生棕色长毛。花期 4～9 月,果期 8～10 月。

生于海拔达 1850m 的林内或灌丛中。分布于长江流域以南各省区,北到西北、河南。

【药用经验】 侗族　用于补气健胃(《桂药编》)。根、叶:用于水肿、消化不良、胎盘滞留(《民族药志要》)。苗族　根:补虚,祛风止痛,除湿(《苗药集》)。畲族　根、叶:用于偏坠、脱肛、遗精、白浊、黄疸、痢疾(《畲医药》)。土家族　根或根皮:用于肝炎、水肿、跌打损伤、风湿性关节痛、乳汁不足、淋浊、带下、疮疖、瘰疬(《民族药志要》)。瑶族　根:用于风湿性关节炎、淋巴结核、跌打损伤、痈疖(《湘蓝考》)。壮族　根:用于补气健胃(《桂药编》)。

【使用注意】 本品有小毒,孕妇慎服。

【药材鉴定】 性状　根粗长,有少数分枝。商品已切成段,长 1~3cm,直径 3~5cm。外皮厚 2~5cm,灰褐色或灰棕色,粗糙,具不规则纵纹沟。切面皮部暗红棕色,略呈颗粒性,易折碎成小块,布有白色胶丝样物(黏液质),尤以皮部内侧为甚;木部淡棕色,质坚硬,强木化,密布小孔(导管);髓较大,直径约为 4mm,髓心呈膜质片层状,淡棕白色。气微,味淡、微涩。

显微特征　根粉末:棕褐色。淀粉粒甚多,单粒类球形、多角形或三角状卵形,直径 6~30μm,脐点裂缝状、人字状或点状,层纹不明显;复粒由 2~5 分粒组成。石细胞类方形、长方形、三角形或不规则形,壁厚,直径 20~50μm。木纤维成束或散在,直径 10~25μm,壁较厚。草酸钙针晶成束,长 40~256μm,存在黏液细胞中或散在。具缘纹孔及网纹导管直径 20~195μm,多破碎。木栓细胞棕色,表面观类长方形、类方形或多角形。

薄层色谱　取根粉末 10g,加乙醇 30ml,超声处理 30 分钟,滤过,滤液挥干,残渣加无水乙醇 1ml 使溶解,作为供试品溶液。另取熊果酸对照品,加无水乙醇制成每 1ml 含 0.5mg 的溶液,作为对照品溶液。吸取上述 2 种溶液各 5μl,分别点于同一硅胶 G 薄层板上,以环己烷-乙酸乙酯-冰醋酸(10∶3∶0.5)为展开剂,展开,取出,晾干,喷以 10% 硫酸乙醇溶液,在 105℃ 加热至斑点显色清晰,置紫外光灯(365nm)下检视。供试品色谱在与对照品色谱相应的位置上,显相同颜色的荧光斑点。

【化学成分】 主要含三萜类、酚类、蒽醌类、黄酮类和糖类等化合物[1]。

【药理毒理】 1. 抗肿瘤作用:所含多糖复合物对癌细胞的 DNA 合成有抑制作用,所含的抗坏血酸有防癌变作用。猕猴桃根通过对机体免疫和代谢机能的增强而发挥抗癌作用。2. 抗病毒作用:所含多糖复合物能保护组织细胞免受流感病毒和疱疹病毒的感染。3. 解热、镇痛和抗炎作用:根的水提醇沉液有降温、镇痛、抗炎作用。4. 毒性:根的水提醇沉液给小鼠灌胃的 LD_{50} 为 199g/kg,腹腔注射为 111g/kg,根皮醇提取物给小鼠大剂量灌胃,可是体温下降、食欲减退、体重减轻、活动减少、嗜睡、腹泻、胃充盈、肠道极度扩张,个别动物死亡[2]。

【附注】 同属植物阔叶猕猴桃(多花猕猴桃)*Actinidia latifolia* (Gardn. et Champ.) Merr. 的根和根皮、全株分别在侗族、苗族、瑶族作药用。侗族将根、根皮用于淋巴结核(《桂药编》)。苗族将根、根皮用于疮疖(《桂药编》)。瑶族将全株、根用于腰痛、筋骨痛、疮疥;茎、叶消肿,外洗治疮疥(《湘蓝考》)。根及根皮亦有毒。

参 考 文 献

[1] 陈晓晓,杨尚军,白少岩. 中华猕猴桃根化学成分及药理活性研究进展. 齐鲁药事,2009,28(11):677-679

[2] 夏丽英. 现代中药毒理学. 天津:天津科技翻译出版公司,2005:183

(范晓磊　孙荣进　陈吉炎　马丰懿)

34. *Actinidia polygama*(木天蓼)

【民族药名】 "布利卡葛可"、米洋桃(土家族)

【来源】 猕猴桃科植物葛枣猕猴桃 *Actinidia polygama*(Sieb. et Zucc.)Miq 的枝叶、果实。有小毒。枝叶春季至秋季采集,果实秋季采摘,鲜用或晒干用。

藤本;嫩枝略有柔毛;髓白色,实心。叶膜质或纸质,宽卵形至卵状矩圆形,长 5~14cm,宽 4~8.5cm,基部圆形、圆楔形或近心形,无毛或有时下面沿叶脉有疏柔毛,通常叶片上部或全部变成淡黄色或银白色。花白色,1~3 朵腋生;花梗长 5~15mm,中部有节;萼片通常 5,连同花柄略有短柔毛或光滑;花瓣 5~6;雄蕊多数;花柱多数。浆果矩圆形至卵圆形,黄色,有尖嘴,无斑,直径约 1cm。花期 6 月中旬至 7 月上旬,果期 9~10 月。

生于海拔 500(东北)~1900m(四川)的山林中。分布于黑龙江、吉林、辽宁、甘肃、陕西、河北、河南、山东、湖北、四川、云南、贵州等省。

【药用经验】 土家族 枝叶或果实用于腹部冷痛、虚痨、皮风;果实用于白带多、月经不调(《土家药》)。果实用于痢疾;枝叶或果实用于腰痛冷痛(《土家药志上》)。

【使用注意】 本品辛温耗气,不宜久服。

【中毒与解毒】 静注用药可引起呼吸麻痹,用药剂量加大可因呼吸麻痹而死。对症处理,避免静脉给药[1]。

【药材鉴别】 性状 小枝细长,直径 2.5mm,表面无毛,具不明显白色小皮孔;断面髓大,白色,实心。叶薄纸质,完整叶片卵形或椭圆状卵形,长 7~14cm,宽 4.5~8cm;先端急尖至渐尖,基部圆形或阔楔形,边缘有细锯齿;上面散生少数小刺毛,下面沿脉有卷曲的柔毛,有时中脉有少数小刺毛,两面均枯绿色;叶柄近无毛,长 1.5~3.5cm。气微,味淡、涩。

【化学成分】 叶和果实含猕猴桃碱(actinidine)、木天蓼内酯(matatabilactone)、木天蓼醚(matatabiether)[2]、新木天蓼醇(neomatatabiol)、异新木天蓼醇(isoneomatatabiol)、去氢臭蚁二醇(dehydroiridodiol)[3]、α-臭蚁二醇(α-iridodiol)、β-臭蚁二醇(β-iridodiol)、顺式臭蚁二醇(cis-iridodiol)、猕猴桃醇(actinidol)、猕猴桃内酯(actinidiolide)、二氢猕猴桃内酯(dihydroactini-diolide)[4]、木天蓼醇(matatabiol)、5-羟基木天蓼醚(5-hydroxymatatabiether)、7-羟基二氢木天蓼醚(7-hydroxydihydromatatabiether)、别木天蓼醇(allomatatabiol)[5]、新假荆芥内酯(neonepetalactone)、异新假荆芥内酯(isoneonepetalactone)[6]、二氢假荆芥内酯(dihydrone-petalactone)、异二氢假荆芥内酯(isodihydronepetalactone)[7]、苯乙醇(phenethyl alcohol)、异阿根廷蚁素(isoiridomyrmecin)[8]、假荆芥内酯(nepetalactone)、阿根廷蚁素(iridomyrmecin)、去氢阿根廷蚁素(dehydroiridomyrme-cin)、异去氢阿根廷蚁素(isodehydroiridomyrmecin)、异猕猴桃内酯(isoactinidialactone)、异二氢表假荆芥内酯(isodihydroepinepetalactone)、异表阿根廷蚁素(isoepiiridomyrmecin)、二氢表假荆芥内酯(dihydroepinepetalactone)[9]、臭蚁二醛-β-D-龙胆二糖苷(iridodialo-β-D-gentiobioside)和脱氢臭蚁二醛-β-D-龙胆二糖苷(dehydroiridodialo-β-D-gentiobioside)。叶含槲皮素-3-二鼠李糖基半乳糖苷{quercetin-3-*O*-[α-rhamnopyranosyl(1→4)-rhamnopyranosyl-(1→6)-β-galactopyranoside]}、山奈酚-3-二鼠李糖基半乳糖{kaempferol-3-*O*-[α-rhamnopyranosyl-(1→4)-rhamnopyranosyl-(1→6)-β-galactopyranoside]}、山奈酚-3-鼠李糖基(3-乙酰基)半乳糖苷鼠李糖{kaempferol-3-*O*-[α-rhamnopyranosyl-(1→4)-3-*O*-acetyl-α-rhamnopyranosyl-(1→6)-β-galacto-pyranoside]}[10]。

【药理毒理】 1. 对中枢神经系统的作用:猕猴桃碱、β-苯乙醇和木天蓼内酯 3 种成分静脉注射或局部应用均可引起异常脑电波[11]。上述成分单用对小鼠无镇静作用,但猕猴桃碱0.5mg/kg 和木天蓼内酯 1mg/kg 能增强苯巴比妥钠对小鼠的镇静和催眠作用,而 β-苯乙醇不能。2. 对心血管系统的作用:麻醉兔静注猕猴桃碱、β-苯乙醇和木天蓼酯均可使血压下降[11]。β-苯乙醇小剂量注射对心电图无影响,大剂量时使 ST 段下降,甚至传导阻滞,30~60 分钟可恢复。β-苯乙醇能抑制兔离体心脏,使振幅变小,心率减慢,对离体兔耳血管无影响[11]。3. 对性周期的影响:猕猴桃碱 0.1~0.2mg/kg,连用 10 天,对雌性大白鼠能缩短性周期的休止期,而延长动情期和动情后期,终止给药很快恢复正常。摘除卵巢或垂体的雌性大鼠无上述作用。此外,猕猴桃碱 5mg/kg 腹腔注射,连续 1~2 周,能使雄性大鼠垂体和睾丸重量增加。β-苯乙醇和木天蓼酯对大鼠性功能无影响[11]。4. 其他作用:大剂量 β-苯乙醇对豚鼠离体支气管、兔离体回肠及离体子宫有抑制作用,但不能对抗乙酰胆碱对平滑肌的兴奋作用[11]。猕猴桃碱、β-苯乙醇和木天蓼内酯对犬、兔和猫有毛果芸香碱样促进唾液分泌的作用[12]。

参 考 文 献

[1] 朱亚峰. 中药中成药解毒手册. 第 3 版. 北京:人民军医出版社,2009:443

[2] Sachihiko Isoe,Teiichi Ono. Suong Be Hyeon et al. The structure of matatabiether. Tetrahedron Letters,1968,9(51):5319-5323

[3] Suong Be Hyeon,Sachihiko Isoe,Takeo Sakan. The structure of neomatatabiol,the potent attractant forchrysopa from *actinidia polyg- ama* miq. Tetrahedron Letters,1968,9(51):5325,5326

[4] Takeo Sakan,Sachihiko Isoe,Suong Be Hyeon. The structure of actinidiolide,dihydroactinidiolide and actinidol. Tetrahedron Let- ters. 1967,8(17):1623

[5] Sakan Takeo, Isoe Sachihiko, Hyeon Suong Be. Chemistry of attractants for chrysopidae from *Actinidia polygama*. Contr. Insect Behav. Natur. Prod,1970:237-247

[6] Nakajima Kimiko,Sakan Takeo,et al. Reevaluation of components of *Actinidia polygama*. 3. Catalytic reduction of neonepetalactone and isoneonepetalactone. Koryo,Terupen oyobi Seiyu Kagaku ni kansuru Toronkai,1980,23:45-48

[7] Takeo Sakan,Sachihiko Isoe,Suong Be Hyeon,et al. The exact nature of matatabilactone and the terpenes of nepeta catar- ia. Tetrahedron Letters,1965,6(46):4097-4102

[8] Hayashi Takashi. Pseudoeffective reflexes in cats caused by*Actinidia polygama* plant extractions in Refleksy Golovn. Mozga, Dokl. Mezhdunar. Konf,Japan,1965:431-433

[9] Sakai Tsutomu, Nakajima Kimiko, Sakan Takeo. New monoterpene lactones of the iridane type from *Actinidia polygama* Miq. Bulletin of the Chemical Society of Japan,1980,53(12):3683-3686

[10] Webby Rosemary F,Markham Kenneth R. Flavonol 3-O-triglycosides from*Actinidia species*. Phytochemistry,1990,29(1):289-292

[11] 江苏新医学院. 中药大辞典(上册). 上海:上海科学技术出版社,1977:360

[12] Hayashi Takashi. Motor reflexes of cats to*Actinidia polygama*（Japan）and to catnip（U. S. A.）in Theor. Odor Odor Meas. Proc, Tokyo,Japan,1968:351-358

（黄　蓉）

35. *Adenanthera pavonina* var. *microsperma*（海红豆）

【民族药名】 "麻亮"、"糯埋蓬蝶"、"埋麻响"(傣族)

【来源】 豆科植物海红豆 *Adenanthera pavonina* L. *var. microsperma*（Teijsm. et Binnend.）Nielsen 的种子、根、树皮、叶。种子有小毒。秋季果实成熟时采摘,剥取种子,晒干;根、树皮适时采集,洗净、切片晒干;叶于夏季、秋季采收,晒干。

落叶乔木,高 5~20m 余;嫩枝被微柔毛。二回羽状复叶;叶柄和叶轴被微柔毛,无腺体;羽片 3~5 对,小叶 4~7 对,互生,长圆形或卵形,长 2.5~3.5cm,宽 1.5~2.5cm,两端圆钝,两面均被微柔毛,具短柄。总状花序单生于叶腋或在枝顶排成圆锥花序,被短柔毛;花小,白色或黄色,有香味,具短梗;花萼长不足 1mm,与花梗同被金黄色柔毛;花瓣披针形,长 2.5~3mm,无毛,基部稍合生;雄蕊 10 枚,与花冠等长或稍长;子房被柔毛,几无柄,花柱丝状,柱头小。荚果狭长圆形,盘旋,长 10~20cm,宽 1.2~1.4cm,开裂后果瓣旋卷;种子近圆形至椭圆形,长 5~8mm,宽 4.5~7mm,鲜红色,有光泽。花期 4~7 月,果期 7~10 月。

多生于山沟、溪边、林中或栽培于庭园。分布于云南、贵州、广西、广东、海南、福建和台湾。

【药用经验】 傣族 种子用于过敏性皮炎;根用于催吐、泻下;叶用于收敛(《滇省志》)。种子外用于麻疹不透、过敏性皮炎;树皮或叶外用治疮疡肿痛、疥癣;根用于食物中毒、大便秘结(《傣医药彩图》)。

【使用注意】 本品有毒,除根供内服以外,树皮、叶、种子一般仅作外用。

【药材鉴别】 性状 种子呈阔卵形或椭圆形,长 5.5~8mm,表面鲜红色,光亮,一端可见种脐。

【化学成分】 种子含豆甾醇(stigmasterol)、豆甾醇葡萄糖苷(stigmasterol glucoside)、卫矛醇(dulcitol)、多糖(polysaccharide)、蛋白酶抑制剂(protease inhibitor)和 8 种胰蛋白酶同效抑制剂(trypsin isoinhibitor)DE1-DE8。种仁还含 α-菠菜甾醇(α-spinasterol)、β-谷甾醇、蛋白质和脂肪酸,脂肪酸有棕榈酸(palmitic acid)、硬脂酸(stearic acid)、花生酸(arachidic acid)、二十四烷酸(lignoceric acid)、二十八碳烯酸(octacosenoic acid)、油酸(oleic acid)、亚油酸(linoleic acid)、二十碳烯酸(eicosenoic acid)。种子油还含肉豆蔻酸(myristic acid)等。木质部分中含有洋槐黄素(robinetin)、查耳酮(chalcone)、福建茶素(ampeloptin)、二氢洋槐黄素(dihydrorobinetin)、2,4-二羟基苯甲酸(2,4-dihydroxybenzoic acid)。树皮中含有葡萄糖(glucose)、刺囊酸(echinocystic acid)、齐墩果酸(oleanolic acid)及它们的葡萄糖皂苷和豆甾醇葡萄糖苷。根中含齐墩果酸和刺囊酸。叶含二十八醇(octacosanol)、卫矛醇、β-谷甾醇葡萄糖苷(β-sitosterol glucoside)和豆甾醇[1]。

【药理毒理】 抑制酶的活性:海红豆的提取物对兔胰腺的总蛋白水解酶和胰蛋白酶的活性有很强的抑制作用[2],对人胰腺的胰蛋白酶、糜蛋白酶和总蛋白水解酶有较强的抑制作用,而对牛的蛋白酶的抑制作用较弱[3]。

参 考 文 献

[1]《中华本草》编委会. 中华本草(第 4 册). 上海:上海科学技术出版社,2000:315

[2] Bhat A V,Pattabiraman T N. Natural plant enzyme inhibitors,action of seed proteinase inhibitors on ten different pancreatic preparations. Journal of Food Science and Technology,1986,23(5):278-281

[3] Prabhu K Sudhakar,Saldanha Kenneth,Pattabiraman Thillaisthanam N. Natural plant enzyme inhibitors:a comparative study of the action of legume inhibitors on human and bovine pancreatic proteinases. Journal of the Science of Food and Agriculture,1984,35(3):314-321

(黄 蓉)

36. *Adonis amurensis*(侧金盏花)

【民族药名】 侧金盏花(朝鲜族)。

【来源】 毛茛科植物侧金盏花 *Adonis amurensis* Regel et Radde 的带根全草。有毒。4 月间挖取带根全草,去净泥土,切段晒干。

多年生草本。根茎短粗，具多数须根。茎在开花时高 5～15cm，以后高达 30～40cm，有时下部分枝，近基部具数个淡褐色或白色的膜质鞘。叶在花后长大，下部叶具长柄，无毛；叶片三角形，三回羽状全裂，一回裂片 2～3 对，末回裂片狭卵形至披针形，具短尖。花单个，顶生，直径约 3cm；萼片约 9，白色或淡紫色，狭倒卵形，与花瓣近等长；花瓣约 10，黄色，矩圆形或倒卵状矩圆形，长 1.2～2.2cm，宽 3～8mm；雄蕊多数，长约 3mm；心皮多数，子房被微柔毛。瘦果倒卵形，长 4～5mm，宿存花柱弯曲。花期 3～4 月。

生于疏林下或林边草地。分布于东北。

【药用经验】　朝鲜族　用于心悸、水肿、癫痫（《图朝药》）。

【使用注意】　本品有毒，内服应控制用量。酒浸或水煎内服用量 1.5～3g；全草细粉内服用量每次 0.25g，每日 1～3 次；总苷内服每次 0.25～0.5mg，每日 1～2 次，极量每次 2mg，每日 4mg[1]。

【中毒与解毒】　超剂量服用会引起中毒，出现恶心、呕吐、多汗、腹痛、头昏眩晕、视物不清和心慌等症状，严重者可致死。如遇中毒，轻者应停用并可口服氯化钾 2～3g，1 日 3 次；严重时对症治疗，必要时综合抢救[2]。

【药材鉴定】　性状　全草柔软纤细。茎长 20～40cm。根茎粗短，深红棕色，下面着生多数细根，直径约 1mm。叶互生，二回羽状复叶，灰绿色。偶见花顶生，花瓣黄白色，外被淡紫色萼片。质脆，易折断。气微，味苦。

显微特征　（1）叶表面：上表皮细胞垂周壁较平直，气孔较少，有单细胞非腺毛，长 200～300μm，壁较厚；下表皮细胞垂周壁波状弯曲，气孔较密，不定式。叶缘细胞有乳头状突起，有角质纹理。（2）根横切面：表皮细胞 1 列，类圆形，外壁较厚，黄棕色。皮层宽广，占根直径的 4/5，细胞大，类圆形；内皮层细胞 1 列，凯氏点明显。中央初生木质部为三原型，木质部束与韧皮部束交互呈辐射状排列。

薄层色谱　取本品粉末 1g，用石油醚 10ml 脱脂 2 次，再用 75% 乙醇 10ml 冷浸过夜，用冷吹风浓缩至小体积，作为供试品溶液。另取侧金盏花总苷少许，用 75% 乙醇溶解，作为对照品溶液。吸取供试品与对照品溶液，分别点于同一硅胶 G 薄层板上，于 105℃ 烘烤 30 分钟。以氯仿-甲醇-醋酸（8：6：1）为展开剂，展开，取出，晾干，喷以 2% 3,5-二硝基苯甲酸与 2mol/L 氢氧化钾试液（1：1），供试品色谱在与对照品色谱相应位置上，显相同颜色的斑点。

【化学成分】　根含强心苷及其苷元、非强心苷、香豆素及黄酮苷类成分。强心苷有索马林（somalin）、加拿大麻苷（cymarin）、加拿大麻醇苷（cymarol）、黄麻苷 A（corchoroside A）、铃兰毒苷（convallatoxin）、K-毒毛旋花子次苷-β（K-strophanthin-β）、侧金盏花毒苷（adonitoxin）、K-毒毛旋花子苷（K-strophanthoside）。强心苷苷元有毒毛旋花子苷元（strophanthidin）、洋地黄毒苷元（digitoxigenin）；非强心苷中分离出的苷元有侧金盏花内酯（adonilide）、福寿草酮（fukujusone）、侧金盏花醇（adonitol）、降福寿草二酮（fukujusonorone）、厚果酮（lineolone）、12-*O*-苯甲酰异厚果酮（12-*O*-benzoylisolineolone）、异厚果酮（isolineolone）、12-*O*-烟酰异厚果酮（12-*O*-nicotinoylisolineolone）；香豆素类化合物有：伞形花内酯（umbelliferone）、东莨菪素（scopoletin）；黄酮苷类有：荭草素（orientin）、异荭草素（isoorientin）[1]。地上部分含强心苷元和非强心苷成分。强心苷苷元有毒毛旋花子苷元、洋地黄毒苷元，非强心苷苷元有厚果酮、异热马酮（isoramanone）、烟酰异热马酮（nicotinoylisoramanone）、夜来香素（pergularin）；以及香豆素类成分伞形花内酯、东莨菪素[1]。另外，从侧金盏花根的醇提液中分离出 amurensiosides A～K 等 11 种化合物[3]。

【药理毒理】　1. 强心作用：以其水提醇沉液作用于家兔离体心房肌，发现侧金盏花叶、茎、根及全草水提醇沉液有强心作用[4]。2. 抗心律失常作用:侧金盏花总苷能使体外培养的缺糖缺氧心肌细胞的异常搏动节律次数明显减少。但对乌头碱所致小鼠心律失常模型,其总苷0.05~2.5mg/kg 均不能使其潜伏时间明显延长,当极量加至 5mg/kg 时可使过半动物发生心律失常等毒性反应,而未见抗心律失常作用,但其与双异丙吡胺联用却产生协同作用。3. 利尿作用:临床用侧金盏花于心功能不全性水肿患者有显著地继发性利尿作用,此作用与其增强心肌收缩有关。4. 镇静作用:侧金盏花浸剂、总苷均能抑制小鼠自发活动,剂量增大可出现催眠,并可对抗咖啡因的兴奋作用,拮抗可卡因、印度防己毒素所致惊厥。5. 其他作用:加拿大麻苷对人体鼻咽癌 KB 细胞有细胞毒活性,ED_{50} 低于 $0.1\mu g/ml$,并能抑制肿瘤细胞的有丝分裂[1]。

参 考 文 献

[1]《中华本草》编委会. 中华本草(第3册). 上海:上海科学技术出版社,1999:151-156
[2] 王守君,郑学良,郑维春. 侧金盏花研究. 中国林副特产,2002,3:50
[3] Kuroda M,Kubo S,Uchida S. Amurensiosides A-K,11 new pregnane glycosides from the roots of *Adonis amurensis*. Steroids,2010,75(1):83-94
[4] 秦禹. 侧金盏花水提醇液对家兔离体心房肌活动的影响. 通化师范学院学报,2000,5:49-51

(王璐瑶 刘学群)

37. *Adonis coerulea*(蓝侧金盏花)

【民族药名】 "贾子豆罗"(藏族)

【来源】 毛茛科植物蓝侧金盏花 *Adonis coerulea* Maxim. 的全草。有毒。6~7月花盛时采全草,洗去泥土,除去枯枝、残叶及根须,晾干。

多年生草本,无毛。根茎粗壮。茎高 3~12cm,在近地面处分枝,无毛或几无毛。叶长 3~7.5cm;叶片近无毛,轮廓矩圆形或狭三角形,长 2~4.5cm,宽 1.2~1.4cm,羽状全裂,裂片 3~5对,卵形,约二回细裂,末回裂片狭卵形或披针形,具短尖;叶柄长 0.6~2.5cm,基部具鞘,疏生微柔毛。花直径 1.2~2cm;萼片 5~7,带暗紫色,椭圆形,长 4~6mm,无毛;花瓣 7~14,白色带淡蓝色或粉色,狭倒卵形,长 7~9mm,顶端啮蚀状;雄蕊多数,较萼片稍短,花丝狭条形;心皮达 20个,无毛,具短宿存花柱。花期 4~7月。

生于山坡草地。分布于西藏东部、四川西北部(若尔盖)、青海和甘肃。

【药用经验】 藏族 外用治疥疮、牛皮癣等皮肤病(《青藏药鉴》)以及伤口、肉瘤(《藏本草》)。用于癣、疥疮、麻风病、肉瘤(《中国藏药》)。

【药材鉴定】 性状 根茎粗壮,有多数细根。茎自下部分枝,无毛。叶具长柄,基部具鞘;完整叶片矩圆形或狭三角形,长 1~4cm,宽约 1cm,二至三回羽状细裂,裂片 4~6 对,卵形,具短尖,灰绿色。有的可见顶生花,直径 1~2cm;萼片带暗紫色,无毛,花瓣约 8,蓝色或淡蓝色,狭倒卵形,顶端有小齿。气微,味苦。

【附注】 藏族将同属植物短柱侧金盏花 *Adonis brevistyla* Franch. 的全草与本种同等入药(《藏本草》《中国藏药》),疗效一致,也称为"贾子豆罗"。有毒。(《藏本草》)。

(范晓磊)

38. *Aeginetia indica*(野菰)

【民族药名】 "各停菌"(土家族);"月蒿别"(佤族);"寸必草"、"究枕"(瑶族)。

【来源】 列当科植物野菰 *Aeginetia indica* L. 的全草。有小毒。春季、夏季采收,鲜用或晒干用。

一年生寄生草本,高 15~25cm。茎直立,单一或数茎自基部丛生,淡黄色,仅基部有 1~2 片鳞片状叶,叶无色,不含叶绿素。花淡紫色,单生花葶顶端,侧向;萼片呈佛焰苞状,黄色,包围于花冠筒下部;花冠筒筒状弯曲,先端 5 浅裂,外展,略二唇形;雄蕊 4,下面一对不产花粉,背部有距;子房上位,花柱与雄蕊近等长。蒴果卵圆形,熟时褐色,2 瓣开裂。种子多数。花期 6~10月,果期 9~11 月。

寄生于海拔 200~1800m 的沟边或山坡林边禾本科植物的根部。分布于浙江、江苏、安徽、江西、福建、台湾、湖南、广东、广西、贵州、四川、云南。

【药用经验】 土家族 用于热淋、咽痛、头眩晕(《土家药》)。佤族 用于脑膜炎、精神病、骨髓炎、尿路感染、精神病(《滇药志》)。瑶族 用于咽喉肿痛、尿路感染、骨髓炎、疔疮(《湘蓝考》)。

【使用注意】 本品有小毒,内服宜慎[1]。煎汤内服用量 9~15g,大剂量可用至 30g[1]。

【化学成分】 全草含野菰酸(aeginetic acid)、野菰内酯(aeginetolide)、β-谷甾醇(β-sisterol)[2,3]、多烯酸 E 和多烯酸 F、芹菜素(apigenin)、β-谷甾基葡萄糖苷(β-sitosterol glucoside)、β-胡萝卜素(β-carotene)、视黄醇(retinol)、3,7-二甲基-9-(4-甲氧基-2,3,6-三甲基苯基)-2,4,6,8-壬四烯酸乙酯(etretinate)[3]、多烯酸 D[4]、新木脂素类成分:balanophonin 4-*O*-β-D-glucopyranoside、aegineoside、dehydrodiconiferyl alcohol 4-*O*-β-D-glucopyranoside、dehydrodiconiferyl alcohol γ′-*O*-β-D-glucopyranoside、蛇菰宁(balanophonin)、榕醛(ficusal)[5]、苯丙素苷类 α-L-rhamnopyranosyl-(1→3)-1-*O*-caffeoyl-β-D-glucopyranoside、2″,3″-二乙酰毛蕊花糖苷(2″,3″-diacetyl acteoside)、2′-乙酰毛蕊花苷(2′-acetyl acteoside)、肉苁蓉苷 C(cistanoside C)、毛蕊花苷(acteoside)、松柏醛(*trans*-coniferaldehyde)、香草酸(vanillic acid)、对羟基苯甲醛(*p*-hydroxybenzaldehyde)、(5R,6R)-5,6-dihydroxy-5,6-dihydro-β-ionone[6]。

【药理毒理】 1. 抗肿瘤作用:在接种有 $1×10^5$ meth A 瘤细胞的 BALB/C 荷瘤小鼠,腹腔注射提取物 2.5mg/kg,对照组小鼠均在 21 天内发生腹水瘤死亡,而野菰治疗组小鼠均无死亡,且未见任何副反应[1]。从野菰种子中分离的 55kDa 的蛋白显示 Th1 细胞因子诱导活性和抗肿瘤活性[7,8]。2. 免疫活性:野菰全草水和醇提取物在雌性 B6C3F1 小鼠上显示免疫调控活性[9,10]。

参 考 文 献

[1]《中华本草》编委会. 中华本草(第 7 册). 上海:上海科学技术出版社,2000:505

[2] Dighe S S, Kulkarni A B. Chemical constituents of *Aeginetia indica* Linn. Part 2. Structures of Aeginetic acid and aeginetolide. Indian J. Chem. ,1974,12:413,414

[3] Dighe S S, Manerikar S V, Kulkarni A B. Chemical constituents of *Aeginetia indica* Linn. Part 4. Aeginetic acid and aeginetolide. Indian J. Chem. ,Sect B,1977,27(15B):546-549

[4] Dighe S S, Manerikar S V, Kulkarni A B. Chemical constituents of *Aeginetia indica* Linn. Part 5. Constitution of apo carotenoid polyenes. Indian J. Chem. ,Sect B,1977,27(15B):550-552

[5] Ho J C, Chen C M, Row L C. Neolignans from the parasitic plants. Part 1. *Aeginetia indica*. J. Chin. Chem. Soc. ,2003,50:1271-1274

[6] Ho J C, Chen C M, Li Z Q. Phenylpropanoid Glycosides from the parasitic plant, *Aeginetia indica*. J. Chin. Chem. Soc. ,2004,51:1073-1076

[7] Ohe G, Okamoto M, Oshikawa T, et al. Th1-cytokine induction and anti-tumor effect of 55 kDa protein isolated from *Aeginetia indica* L. ,a parasitic plant. Cancer Immunol. Immunother. 2001,50:251-259

[8] Okamoto M,Ohe G,Oshikawa T,et al. Purification and characterization of cytokine-inducing protein of seed exttract from *Aeginetia indica L.* ,a parasitic plant. Immunopharmacology,2000,49:377-389

[9] Auttachoat W,Chrisomboon B,Peachee V L,et al. Immunomodulation by Dok DinDaeng(*Aeginetia indica* Roxb.)extracts in female B6C3F1 mice:Ⅰ. Stimulation of T-cells. Int. Immunopharmacol. ,2004,4:1367-1379

[10] Auttachoat W,Chrisomboon B,Peachee V L,et al. Immunomodulation by Dok Din Daeng(*Aeginetia indica* Roxb.)extracts in female B6C3F1 mice:Ⅱ. Humoral immunity,innate immunity and hematology. Int. Immunopharmacol. ,2004,4:1381-1390

（杨新洲）

39. *Aglaonema modestum*（广东万年青）

【民族药名】 大成年青(仫佬族);"曼让青"(瑶族);万年青(壮族)。

【来源】 天南星科植物广东万年青 *Aglaonema modestum* Schott ex Engl. 的根茎或全草。有小毒。根茎秋后采收,除去泥土杂质,鲜用或切片晒干用。茎叶夏末采收,鲜用或切段晒干用。

多年生常绿草本,茎直立或上升,高 40~70cm。地下茎横走。单叶互生;叶柄长 5~20cm,1/2 以上具鞘;叶片深绿色,卵形或卵状披针形,长 15~25cm,宽 10~13cm,先端有长 2cm 的渐尖,基部钝或宽楔形,侧脉 4~5 对,表面常下凹,背面隆起。花序腋生,花序柄长 10~12.5cm;佛焰苞白色带浅黄色,长 6~7cm,宽 1.5cm,长圆披针形;肉穗花序长为佛焰苞的 2/3,具长 1cm 的梗;花单性同株,雄花序在上,雌花序在下,雌雄花序紧接;花无花被;雄蕊 2,先端四方形,花药每室有 2(~1)个圆形顶孔;雌蕊近球形,上部收缩为短的花柱,柱头盘状。浆果绿色至黄红色,长圆形,长约 2cm,粗 8mm,冠以宿存柱头。种子 1,长 1.7cm。花期 5 月,果期 10~11 月。

生于海拔 500~1700m 的密林中。分布于华南及云南东南部。

【药用经验】 仫佬族 用于疯狗咬伤(《桂药编》)。瑶族 效用同仫佬族。壮族 全草:用于肺病引起的心脏病(《桂药编》)。

【使用注意】 本品有毒,内服宜慎[1]。煎汤内服用量 6~15g;外用适量[1]。

参 考 文 献

[1]《中华本草》编委会. 中华本草(第 8 册). 上海:上海科学技术出版社,2000:478

（杨新洲）

40. *Ailanthus altissima*（臭椿）

【民族药名】 "棵筛"(瑶族)。

【来源】 苦木科植物臭椿 *Ailanthus altissima*(Mill.)Swingle 的叶。有小毒。夏季、秋季采集,晒干或鲜用。

落叶乔木,高可达 20m;树皮平滑有直的浅裂纹,嫩枝赤褐色,被疏柔毛。单数羽状复叶互生,长 45~90cm;小叶 13~25 对,揉搓后有臭味,具柄,卵状披针形,长 7~12cm,宽 2~4.5cm,基部斜截形,顶端渐尖,全缘,仅在近基部通常有 1~2 对粗锯齿,齿顶端下面有 1 腺体。圆锥花序顶生;花杂性,白色带绿;雄花有雄蕊 10 枚;子房为 5 心皮,柱头 5 裂。翅果矩圆状椭圆形,长 3~5cm。花期 4~5 月,果期 8~10 月。

我国除黑龙江、吉林、新疆、青海、宁夏、甘肃和海南外,各地均有分布。

【药用经验】 瑶族 用于疮疡溃烂(《桂药编》)。

【化学成分】　叶含异槲皮苷(isoquercetin)、维生素 C 等[1]。尚含生物碱、蒽醌类、有机酸、酚类、鞣质、糖类、多糖和苷类[2]。还含挥发性成分,主要组分为脂肪族六碳化合物(醇、醛、酸、酯),其次为倍半萜类,有 β-丁香烯(β-caryophllene)、α-葎草烯(α-humulene)、γ-和 δ-杜松烯(δ-cadinene)和水菖蒲烯(calarence)等[3]。茎皮含臭椿苦酮(ailanthone)、臭椿苦内酯(amarolide)、乙酰臭椿苦内酯(acetyl amarolide)、苦木素(quassin)、新苦木素(neoquassin)等。根皮含臭椿苦内酯、乙酰臭椿苦内酯、臭椿双内酯(shinjudilactone)、丁香酸(syring acid)、香草酸(vanillic acid)、β-谷甾醇(β-sitosterol)、壬二酸(azelaic acid)、D-甘露醇(D-mannitol)、苦楝素(mersosin)、鞣质、赭红(phlobaphene)等[1]。其果实中还含有东莨菪内酯、十六烷酸、(+)-异落叶松树脂醇、楂杷壬酮、胡萝卜苷[1,4,5]。

【药理毒理】　1. 抗炎作用:臭椿叶提取液对蛋清诱导的小鼠足肿胀、二甲苯致小鼠耳肿胀均具有抑制作用[6]。2. 抗肿瘤作用:臭椿皮所含的楂杷壬酮还具有抗癌活性,对人体鼻咽癌(KB)细胞细胞毒活性的 ED_{50} 为 $0.142\mu g/ml$。体内试验表明,楂杷壬酮对小鼠淋巴细胞白血病 P_{388} 也显示一定的活性。3. 其他作用:还具抗病毒抗菌作用、抗疟活性、化感作用、抗植物病毒活性[3]。臭椿苦酮有较强的抗阿米巴原虫作用[1]。

【附注】　1. 臭椿叶有毒,不能食用。2. 臭椿的根皮、茎皮为中药"樗白皮",又称为臭椿皮、苦椿皮,具有清热燥湿、涩肠、止血、止带、杀虫的功效,亦有毒[1]。

参 考 文 献

[1]《中华本草》编委会. 中华本草(精选本). 上册. 上海:上海科学技术出版社,1998:1062~1065
[2] 刘忠德. 臭椿甲醇提取物化学成分和生物活性初步研究. 现代农业科技,2009(4):11,12
[3] 谭庆伟,吴祖建,欧阳明安. 臭椿化学成分及生物活性研究进展. 天然产物研究开发,2008(20):748-755
[4] 吕金顺,熊波,郭迈,等. 臭椿中新苦木苦素的结构鉴定. 中山大学学报,2002,41(3):37-40
[5] 杨成见,唐文照,王晓静,等. 臭椿果实化学成分研究. 中成药,2010,32(7)1176-1179
[6] 霍清,王晓旭,郑蕾,等. 臭椿叶提取物抗炎作用研究. 安徽农业科学,2010,38(9):4524-528

（王　刚　陈吉炎　马丰懿　胡吉清）

41. *Ainsliaea pertyoides* var. *albo-tomentosa*（叶下花）

【民族药名】　叶下花(通称);"拉昆菠"(德昂族);"四正果尼思文尾"(傈僳族);"斯配文卡里"、"帕陶唯"(彝族)。

【来源】　菊科植物白背兔耳风 *Ainsliaea pertyoides* Franch. var. *albo-tomentosa* Beauv. 的根、全草。有小毒。全年可采收,鲜用或切段晒干备用。

多年生亚灌木状草本,高 1m 左右。根茎粗短,密生粗长纤维状须根,淡褐色。茎斜向上平展,黄绿色,被棕色绒毛。单叶互生,2 列状,有短柄或无柄,叶片卵圆形或长卵圆形,长 3~6cm,宽 1.5~2cm,全缘,上面绿色,脉上及边缘有棕色绒毛,下面密被白色绒毛,但沿脉上及边缘有棕色绒毛。花粉白色,头状花序腋生,一至数个排列成窄短圆锥花序,花序轴自叶腋扭向叶背面,悬垂于叶下。全为管状花,花冠 5 深裂,略呈二唇形。瘦果有羽状冠毛。花期 11 月至翌年 1 月及 3~6 月。

多生于山坡、灌木丛阴湿处。分布于四川、云南。

【药用经验】　阿昌族　全草:用于风湿关节痛、跌打损伤、淋巴结炎;外用用于骨折(《德宏药录》)。德昂族　全草效用同阿昌族(《德宏药录》《德傣药》)。拉祜族　根:用于淋巴结核、淋巴结炎、风湿骨痛(《拉祜医药》)。傈僳族 全草:用于风湿关节疼痛、跌打损伤、骨折(《滇药录》)。彝族 全草:用于风湿关节疼、跌打损伤、骨折、闭经、过敏性皮炎(《滇药录》)。全草:用于跌打损伤、骨折瘀血、关节肿痛、风寒湿痹(《哀牢》)。

【药材鉴定】 性状 根茎呈结节状,直径0.5~1cm,表面棕色,密被黄褐色绒毛。根簇生,纤细。茎圆柱形,长50~120cm,直径0.2~0.5cm,表面被棕色长柔毛,质脆,易折断,具髓。单叶互生,多破碎或皱缩成团,展平后叶片呈卵形或卵状披针形,长2~6cm,宽1~2.5cm,先端尖,基部心形,边缘具细尖齿,上表面灰绿色,脉上及边缘有棕色长柔毛,下表面密被灰白色茸毛,沿脉上及边缘有棕色长柔毛;叶柄极短或无柄,花轴自叶腋扭向叶背,垂悬于叶下。气微香,味辛、微苦。

薄层色谱 取全草粉末1g,加石油醚(30~60℃)5ml,浸泡30分钟,滤过,滤液作为供试品溶液。另取叶下花对照药材1g,同法制成对照药材溶液,吸取上述两种溶液各1μl,点于同一硅胶G薄层板上,以石油醚(30~60℃)-乙酸乙酯(20:1)为展开剂,预饱和15分钟,展开,取出,晾干,喷以5%硫酸乙醇溶液,在105℃加热至斑点显色清晰。供试品色谱在与对照药材色谱相应的位置上,显相同颜色的斑点[1]。

【化学成分】 全草含1α-氢-愈创木-4(15)-烯-6α-12-内酯-10α-O-β-D-吡喃葡萄糖苷[1α-H-gluai-4(15)-en-6α-12-olide-10α-O-β-D-glucopyranoside][2]。

参 考 文 献

[1] 云南省食品药品监督管理局. 云南省中药材标准(第2册)彝族药(2005年版)昆明:云南科学技术出版社,2007:41
[2] 《中华本草》编委会. 中华本草(第7册). 上海:上海科学技术出版社,1999:645

(王璐瑶)

42. *Alangium chinense*(八角枫)

【民族药名】 八边叶(白族);"买拉冷"、"美腊令"、"咯巴蒿"(傣族);"敕来给朵"(德昂族);"美饱八"、"美下孩"(侗族);"计做架"(京族);"美丫"(仫佬族);九胡子、白龙须(土家族);"写利崩"(瑶族);风八角(瑶族);软筋骨根(彝族);"棵景"、"麦答"、"美哪"(壮族)。

【来源】 八角枫科植物八角枫 *Alangium chinense*(Lour.)Harms. 的侧根、须状根、叶、花。根有毒。侧根及须根夏季、秋季采挖,除去泥沙,晒干,切忌水洗;叶、花适时采收,晒干。

落叶灌木或小乔木,高3~6m;树皮淡灰色,平滑;小枝有黄色疏柔毛。叶互生,纸质,卵形或圆形,长8~16cm,稀达20cm,宽7~10cm,先端渐尖,基部心形,两侧偏斜,全缘或2~3裂,幼时两面均有疏柔毛,后仅脉腋有丛毛和沿叶脉有短柔毛;主脉4~6条。花8~30朵组成腋生二歧聚伞花序;花萼6~8裂,生疏柔毛;花瓣6~8,白色,条形,长11~14mm,常外卷;雄蕊6~8,花丝短而扁,有柔毛,花药长为花丝的4倍。核果卵圆形,长5~7mm,熟时黑色。花期5~7月,果期6~9月。

生于阴湿的杂木林中。分布于长江流域及珠江流域各省区。

【炮制】 甘草牛奶制以减轻其毒性。甘草、牛奶制:取净八角枫根片,放入牛奶甘草汤内,煮2小时,取出凉干(《民族药炮制集成》)。

【药用经验】 白族 根、叶:用于风湿麻木疼痛、骨折、跌打损伤、疟疾(《滇药录》)。傣族 根、叶:用于精神病(《德宏药录》《滇省志》)。根:用于跌打(《滇药录》)。用于祛风、通络、散瘀、镇痛(《傣医药》)。**德昂族** 根:用于风湿关节痛、精神分裂症(《德宏药录》《德民志》)。配伍用于跌打损伤、男人体无力(《德傣药》)。**侗族** 根:用于便秘、风湿骨痛、瘫痪、便秘、腹、风湿;叶:用于腹泻、凤梨中毒腹泻、疮疖、小儿腹泻、肚胀、毒蛇咬伤(《桂药编》)。根或须根:用于"宾耿腌老"(骨节肿大)、"闷高瘟扁"(头昏晕倒)、"宾奇卵"(猫鬼病)(《侗医学》)。用于风湿性关节炎、类风湿性关节炎、跌打损伤、精神分裂症、牙痛(《民族药志要》)。**京族** 根、叶:效用同仫佬族(《桂药编》)。**仫佬族** 根:用于便秘、风湿骨痛、瘫痪、便秘、腹水、风湿、痔疮;叶:用于腹泻、凤梨中毒腹泻、疮疖、小儿腹泻、肚胀、毒蛇咬伤(《桂药编》)。**土家族** 根皮或须根:用于关节痛、身痛、腰腿痛、肺痨(《土家药》)。须根:用于风湿痹痛、风湿麻木、瘫痪、跌打损伤、急惊风、白带、胃痛。枝叶:用于关节伸屈不便、荨麻疹、外伤出血(《民族药志要》)。**瑶族** 用于风湿痛、癫痫、狂犬咬伤(《民族药志要》)。细根及须根:用于风湿痹痛、四肢麻木、跌打损伤(《湘蓝考》)。**彝族** 根:用于肝胆湿热、全身黄染、肝区胀疼、腹痛难产(《哀牢》)。**壮族** 根、叶:效用同仫佬族(《桂药编》)。

【使用注意】 根有毒(土家族认为主根毒性强,不作药用),须严格控制用量,侧根干品用量3~6g,须根一般不过3g。不宜过量服用或长期服用,不宜与肉类共煮。宜在饭后服用,孕妇忌服,小儿及年老体弱者慎用。

【中毒与解毒】 服用量过大易中毒。中毒潜伏期2~3小时,患者面色苍白、肢体萎软、活动受限、肌肉松弛、皮肤感觉减退、呼吸浅而慢,继而呼吸频速、心搏增快,重者因呼吸抑制而死。抢救时首先要考虑做人工呼吸,其他对症治疗亦需及时。新斯的明能对抗八角枫碱对膈肌的松弛作用,再辅以人工呼吸方能使呼吸运动完全恢复[1]。

【药材鉴定】 性状 本品侧根呈圆柱形,略弯曲,长短不一,直径2~8mm,有分枝,可见须根痕;表面灰黄色至棕黄色,具细纵纹,有的外皮纵裂或剥落;质坚脆,断面不平坦,纤维性,黄白色。细须根着生于侧根中下部,纤长,略弯曲,有分枝,长20~40cm,直径约2mm;表面黄棕色,具细纵纹,有的外皮纵裂;质硬而脆,断面黄白色,粉性。气微,味淡。

显微特征 (1)根(直径0.6cm)横切面:木栓层为10余列方形或类方形的细胞。皮层狭窄,石细胞单个散在或2~3个相聚,韧皮部外方有较多石细胞群,石细胞椭圆形、类圆形,石细胞群内伴有纤维,纤维多角形,壁极厚,胞腔圆点状。韧皮部纤维成束或单个散在。形成层成环。木质部导管单个散在或2~4个相聚;射线明显,宽2~3列细胞,壁孔明显,细胞内含草酸钙方晶。薄壁细胞中含众多淀粉粒,并含草酸钙簇晶[2]。(2)粉末:淡灰色。韧皮纤维多单个散在,黄色,长梭形,长约至600μm,直径35~50μm,壁极厚,木化,孔沟细密。石细胞黄色,长方形、类方形或类圆形,直径20~64μm。草酸钙簇晶甚多,直径12~50μm;方晶较少,直径约30μm。淀粉粒甚多,单粒椭圆形、卵形或类圆形,直径3~10μm;复粒多由2~3粒组成[3]。

薄层色谱 取本品粉末5g,以0.5%氢氧化钠调节pH至8~9,加氯仿50ml回流半小时,冷却,滤过,滤液浓缩至干,残渣用1%盐酸溶解,蒸干,再加氯仿约5ml溶解,作为供试品溶液。另取盐酸八角枫碱用氯仿制成每1ml含2mg的溶液,作为对照品溶液。吸取上述2种溶液各5μl,分别点于同一硅胶G薄层板上,以氯仿-甲醇(1:1)为展开剂,展距8cm,取出,晾干,喷以改良碘化铋钾试液,供试品色谱在与对照品色谱相应的位置上,显相同的橙红色斑点[2]。

【化学成分】 八角枫须根含八角枫碱,即dl-毒藜碱(dl-anabasine)[1];根、茎、枝条含喜树次碱(venoterpine);叶中含有β-香树脂醇乙酸酯(β-amyrin acetate)、三十烷醇(triacontanol)、β-谷甾醇(β-sitosterol)[4]。八角枫还含(−)-10-*O*-二甲基吐根酚碱和10-*O*-二甲基吐根碱等生物碱及水杨苷和苯甲基醇苷等酚苷类化合物[5]。

【药理毒理】　1. 肌肉松弛与镇痛作用：八角枫总碱对兔、大鼠、小鼠、犬均可引起肌肉松弛，尚可使痛觉反应消失。肌肉松弛时间长，且无多数肌松药之降压作用[6]。2. 对心血管系统的作用：八角枫总碱可使兔血压下降，而麻醉犬静注时则血压可上升；小剂量时对蟾蜍离体心脏、兔在位及离位心脏无明显影响，大剂量则有抑制作用，主要引起房室传导阻滞。3. 对呼吸系统的影响：兔、犬静注八角枫煎剂或八角枫总碱，小剂量使呼吸兴奋，大剂量使呼吸抑制以至停止（呼吸肌麻痹）[6]。4. 对中枢神经系统的作用：据实验观察，毒藜碱对中枢神经系统有兴奋作用，而后则转入持久的抑制。八角枫支根醇提取液单用时无催眠作用，合用时则能加强催眠药的作用。5. 对平滑肌的作用：八角枫须根的水煎剂可引起离体肠管痉挛性收缩，但大剂量时则使肠管松弛。6. 其他作用：八角枫水煎剂给小鼠腹腔注射有抗早孕及抗着床作用；对大鼠实验性足肿胀与棉球肉芽肿有明显的抑制作用；总生物碱30mg/kg对小鼠L1210淋巴白血病疗效显著。7. 毒性毒理研究：八角枫毒性作用的主要靶器官或靶组织为肺、肝和血管平滑肌，毒性作用与剂量相关[7]。八角枫须根水煎剂小鼠腹腔注射的 LD_{50} 为 9.98g/kg。一般在给药后 1~2 分钟内出现毒性，10 分钟内死亡；八角枫总碱静脉注射时兔最小致死量为 5.65mg/kg。兔静脉注射须根水煎剂 1.25mg/kg，犬静脉注射 4g/kg，均即产生抽搐，随后转入四肢瘫痪，呼吸停止，心跳尚可维持 30 分钟，中毒致死的原因为呼吸肌麻痹。兔灌胃须根水煎剂 10g/kg 或静脉注射八角枫总碱 1.9mg/kg，连续 15 天，两组均发现肝有轻度脂肪变性、轻度炎症及坏死，肝功能有一定影响；静注八角枫总碱组，肾有轻度灶性炎症或坏死。麻醉兔或狗静脉注射八角枫总碱，则可使呼吸短暂兴奋，加大剂量则呼吸停止。阿托品、尼克刹米、回苏灵及新斯的明均不能解救其中毒，此时须用人工呼吸。毒性主要是麻痹呼吸肌引起呼吸浅慢，甚至停止。对心血管系统亦有明显的抑制作用，严重时引起房室传导阻滞，室性心动过速，终致心跳停止。对运动系统主要是麻痹作用[8]。

【附注】　土家族将同属植物瓜木 *Alangium platanifolium*（Sieb. et Zucc.）Harms. 以及八角枫的亚种伏毛八角枫 *Alangium chinense*（Lour.）Harms ssp. *strigosum* Fang 的相应部位同等药用，根均有毒。彝族将伏毛八角枫的根皮用于跌打损伤、风湿、疝气（《彝植药续》）。

参 考 文 献

[1] 谢宗万. 全国中草药汇编（上册）. 第 2 版. 北京：人民卫生出版社，2000：14，15

[2] 万定荣. 湖北药材志（第 1 卷）. 武汉：湖北科学技术出版社，2002：1-4

[3] 卫生部药典委员会. 中国药典（一部）. 1977 年版. 北京：人民卫生出版社，1978：6

[4]《中华本草》编委会. 中华本草（第 5 册）. 上海：上海科学技术出版社，1999：724-727

[5] 吴一飞，巩江，赵婷，等. 八角枫药学研究概况. 安徽农业科学，2010，38（20）：10676，10677

[6] 陈吉炎，涂汉军，涂自良，等. 中国武当中草药志（第一卷）. 武汉：湖北科学出版社，2009：99-102

[7] 张长银，张礼俊，胡永良，等. 小鼠急性八角枫中毒的病理学观察. 法医学杂志，2009，25（5）：329-331

[8] 杨仓良. 毒药本草. 北京：中国中医药出版社，1993：172，173

（王璐瑶　孙荣进　陈吉炎　马丰懿）

43. *Alangium kurzii*（毛八角枫）

【民族药名】　"奢得"（基诺族）。

【来源】　八角枫科植物毛八角枫 *Alangium kurzii* Graib. 的侧根及须根、叶。根有毒，主根毒性更强。夏季、秋季采挖，洗净，鲜用或晒干用；叶适时采集。

落叶小乔木，稀灌木，高 5~10m；树皮深褐色，平滑；小枝近圆柱形；当年生枝紫绿色，有淡黄色绒毛和短柔毛，多年生枝深褐色，具稀疏的淡白色圆形皮孔。叶互生，纸质，近圆形或阔卵形，顶端长渐尖，基部心脏形或近心脏形，稀近圆形，倾斜，两侧不对称，全缘，长 12~14cm，宽 7~9cm，上面深绿色，幼时除沿叶脉有微柔毛外，其余部分无毛，下面淡绿色，有黄褐色丝状微绒毛，叶上更密，主脉 3~5 条，在上面显著，下面凸起，侧脉 6~7 对，上面微现，下面显著；叶柄长 2.5~4cm，近圆柱形，有黄褐色微绒毛，稀无毛。聚伞花序有 5~7 花，总花梗长 3~5cm，花梗长 5~8mm；花萼漏斗状，常裂成锐尖形小萼齿 6~8，花瓣 6~8，线形，长 2~2.5cm，基部黏合，上部开花时反卷，外面有淡黄色短柔毛，内面无毛，初白色，后变淡黄色；雄蕊 6~8；花盘近球形，微呈裂痕，有微柔毛；子房 2 室，每室有胚珠 1 颗；花柱圆柱形，上部膨大，柱头近球形，4 裂。核果椭圆形或矩圆状椭圆形，长 1.2~1.5cm，直径 8mm，幼时紫褐色，成熟后黑色，顶端有宿存的萼齿。花期 5~6 月，果期 9 月。

分布于江苏、浙江、安徽、江西、湖南、贵州、广东、广西。

【药用经验】　基诺族　根：用于小儿气管炎、止咳。叶：外用于刀伤出血（《基诺药》）。

【使用注意】　用量 5~10g[1]；孕妇、小儿及年老体弱者禁服。

【中毒与解毒】　过量服用易中毒。轻度中毒时面色苍白、呼吸慢而浅、头昏乏力，大剂量可使血压骤升、心律失常、房室传导阻滞、呼吸抑制、四肢抽搐直至死亡。解毒措施：（1）及时洗胃，清除胃内残留物。（2）静脉补液，同时给予利尿剂以促进毒物排出，口服通用解毒剂。（3）呼吸抑制时及时进行人工呼吸，并应用回苏灵；必要时作气管插管，进行加压呼吸（毛八角枫主要含毒藜碱，可松弛和麻痹呼吸肌，且使用呼吸兴奋剂无明显效果）。（4）参照洋地黄中毒治疗方法对症治疗[2]。

【化学成分】　干燥的根、茎、枝条中含安可任（ankorine）和消旋毒藜碱（dl-anabasine）2 种生物碱[1]。消旋毒藜碱是本种及八角枫、瓜木等同属植物的主要有毒成分。

【药理毒理】　1. 横纹肌松弛作用：所含毒藜碱对横纹肌有松弛作用。2. 强心作用：其酸性成分有一定强心作用，能增强心苷和利尿药的作用。3. 镇静作用：本品对中枢神经系统有加强催眠的作用。4. 抗菌作用：对金黄色葡萄球菌、白色葡萄球菌、卡他球菌、甲型链球菌、绿脓杆菌等多种杆菌及钩端螺旋体等均有一定抑制作用。5. 抗肿瘤作用：对小鼠 L1210 白血病、食道癌、肺癌有抑制作用。6. 其他作用：尚有抗早孕与抗着床作用。7. 毒性：八角枫总碱对兔的 MDL 与最小肌松量分别为 5.65mg/kg 及 2.47mg/kg，二者之比为 2.28：1，琥珀酰胆碱则为 1.5：1。给猫静脉注射酸性乙醇提取液 0.1g/kg，血压明显下降，致死量为 4g/kg[2]。

【附注】　研究发现专用本品根须治疗多例风湿痹痛以及骨折、跌打损伤患者，其疗效显著[3]。

参 考 文 献

[1]《中华本草》编委会. 中华本草(第5册). 上海：上海科学技术出版社，1999：729

[2] 高渌汶. 有毒中药临床精要. 北京：学苑出版社，2006：263-265

[3] 徐百荣. 白龙须的奇效. 医学理论与实践，2006，19（1）：117，118

（王　　刚　陈吉炎　马丰懿）

44. *Alangium platanifolium*（瓜木）

【民族药名】 "按告"（白族）；"九胡子"（土家族）；"样白"（瑶族）；"妹合乎"（壮族）。

【来源】 八角枫科植物瓜木 *Alangium platanifolium*（Sieb. et Zucc.）Harms. 的侧根、须状根、枝叶。有毒。根全年均可采挖，洗净，晒干；枝叶夏季、秋季采集，鲜用或晒干用。

落叶小乔木或灌木；树皮光滑，浅灰色；小枝绿色，有短柔毛。叶互生，纸质，近圆形，长 7~17cm，宽 6~14cm，常 3~5 裂，稀 7 裂，先端渐尖，基部近心形或宽楔形，幼时两面均有柔毛，后仅下面叶脉及脉腋有柔毛；主脉常 3~5 条。花 1~7 朵，组成腋生的聚伞花序，花萼 6~7 裂，花瓣白色或黄白色，芳香，条形，长 2.5~3.5cm；花丝微扁，长 7.5mm，密生短柔毛，花药黄色，长 1.4cm。核果卵形，长 9~12（15）mm，花萼宿存。花期 5~6 月，果期 7~9 月。

生于较肥沃、疏松的向阳山地。分布于辽宁、河北、山西、河南及长江流域、福建、台湾。

【药用经验】 白族 根：用于风湿性关节痛、跌打损伤、精神分裂症（《滇药录》）。土家族 须根：用于风湿痹痛、风湿麻木、瘫痪、跌打损伤、急惊风、白带、胃痛、鹤膝风；枝叶：用于关节伸屈不便、荨麻疹、外伤出血（《民族药志要》）。瑶族 根：用于风湿骨痛、麻木瘫痪、跌打损伤、精神分裂症（《滇药录》）。壮族 根：效用同瑶族（《滇药录》）。

【使用注意】 参"*Alangium chinensis*（八角枫）"条。

【中毒与解毒】 参"*Alangium chinensis*（八角枫）"条。

【化学成分】 从瓜木干燥的根、茎、枝条中分得喜树次碱（venoterpine）和消旋毒藜碱（dl-anabasine）[1]。

【药理毒理】 参"*Alangium chinensis*（八角枫）"条。

【附注】 本种与同属植物八角枫 *Alangium chinensis*（Lour.）Harms. 的侧根、须状根在我国民间多一同作"八角枫根"药用。

参 考 文 献

[1]《中华本草》编委会. 中华本草（第 5 册）. 上海：上海科学技术出版社，1999；724-727

（王璐瑶 杨天鸣）

45. *Aletris spicata*（肺筋草）

【民族药名】 "娘肺"、"骂满岑"（侗族）；金钱吊白米、"嘎鸡都"、"打茂窝"、"略一"（苗族）；一窝蛆（土家族）；"宕绞密"（瑶族）。

【来源】 百合科植物粉条儿菜（肺筋草）*Aletris spicata*（Thunb.）Franch. 的根、全草。有小毒。5~6 月采收，洗净，鲜用或晒干用。

多年生草本。须根多数，根毛局部膨大，膨大部分长 3~6mm，宽 0.5~1.7mm，白色。花葶高 40~65cm，有棱，密生柔毛，中下部具数枚苞片状叶；基生叶簇生，条形，长 10~25cm，宽 3~4mm，顶端渐尖。总状花序长 6~30cm，苞片 2 枚，窄条形，位于花梗的基部，短于花；花被黄绿色，上端粉红色，外面有柔毛，长 6~7mm，分裂部分占 1/2~1/3；裂片 6，条状披针形，长 3~3.5mm，宽 0.8~1.2mm；雄蕊着生于花被裂片上，花丝短；子房半下位，卵形。蒴果倒卵形，有棱角，密生柔毛。花期 4~6 月，果期 6~8 月。

生于海拔 350~2500m 的山坡、路边、灌丛边或草地中。分布于江苏、浙江、安徽、江西、福建、台湾、广东、广西、贵州、湖南、湖北、河北、山西、陕西、甘肃。

【药用经验】 侗族 全草:用于"烈昆菲"(走羊胎)(《侗医学》)。苗族 全草:用于小儿疳积、肺结核咳嗽、哮喘、骨髓炎(《桂药编》)。用于年久咳嗽、驱蛔虫、跌打损伤(《苗医药》)。土家族 全草:用于水泻、食积、蛔虫病、疳积、鹅口疮、慢性咳嗽(《土家药》)。瑶族 全草或根:用于咳嗽吐血、百日咳、气喘、肺痈、乳痈、肠风便血、妇人乳少、经闭、小儿疳积、蛔虫(《湘蓝考》)。

【药材鉴定】 性状 全草长 40~80cm。根茎短,须根丛生,纤细弯曲,有的着生多数白色细小块根,习称"金钱吊白米"。叶丛生,带状,稍反曲,长 10~20cm,宽 0.3~0.5cm;灰绿色,先端尖,全缘。花茎细柱形,稍波状弯曲,直径 0.2~0.3cm,被毛;总状花序穗状,花几无梗,黄棕色,花被 6 裂,长约 0.5cm,裂片条状披针形。蒴果倒卵状三棱形。气微,味淡。

【化学成分】 含黄酮、三萜皂苷、氨基酸、还原糖、鞣质、有机酸、油酯、香豆素和内酯等化学成分,如薯蓣皂苷(dioscin)、β-谷甾醇(β-sitosterol)、阿魏酸甲酯(methyl ferulate)、4-羟基苯甲酸(4-hydroxybenzoic acid)、香豆酸(coumaric acid)、二十六碳烷酸甲酯(methyl hexacosanoate)等[1-3]。根含苷元为异娜草苷元(isonarthogenin)和薯蓣皂苷元(diosgenin)的皂苷[4]。尚从全草中分离得到:24-甲基-9,19-环羊毛甾-24-烯-3-(24-methyl-9,19-cyclolanost-24-en-3-ol)、24-甲基-9,19-环羊毛甾-25-烯-3-醇(24-methyl-9,19-cyclolanost-25-en-3-ol)、24,24-二甲基-环木菠萝烷-3-醇(cycloneolitsol)、美商陆酚 A(americanolA)、异美商陆酚 A(isoamericanol A)、9'-methyl-americanol A、1-(4'-羟基苯基)-7-(3″-甲氧基-4″-羟基苯基)-4-烯-3-庚酮、methyl-9,12,13-trihydroxyoctadeca-10E,15Z-dienoate、5-羟甲基-2-呋喃甲醛(5-hydroxymethyl-2-furancarboxaldehyde)[5]。

【药理毒理】 抗菌、抗病毒作用:薯蓣皂苷等皂苷类成分,水解后生成异娜草苷元和薯蓣皂苷元,有较强的抗菌、抗病毒作用[1]。

参 考 文 献

[1] 李炎,张尧,黄筑艳,等.HPLC 法测定肺筋草中薯蓣皂苷的含量.食品研究与开发,2010,31(12):163-165
[2] 潘杰,潘卫东.肺筋草脂溶性化学成分研究.山西农业生物学报,2011,30(5):458-460
[3] 李炎,王婷,丁义.肺筋草化学成分的初步研究.时珍国医国药,2010,21(3):644,645
[4] 南京中药大学.中药大辞典(上册).第 2 版.上海:上海科学技术出版社,2006:369,370
[5] 黄兰,潘杰,曹佩雪,等.肺筋草化学成分研究.中草药,2013,44(7):812-815

(范晓磊　胡吉清)

46. *Alocasia cucullata*(尖尾芋)

【民族药名】 "蛮被"(傣族);"博聋"(侗族);"卡牡"(仫佬族);"陡补喉"、"喝荽"、"罗带仪"(瑶族);"防谷"、"锋亮"、"华了"(壮族)。

【来源】 天南星科植物尖尾芋 *Alocasia cucullata*(Lour.)Schott 的根茎。有大毒。全年均可采挖根茎,洗净,鲜用或切片晒干用。

直立草本。地上茎圆柱形,粗 3~6cm,黑褐色,具环形叶痕,通常由基部伸出许多短缩的芽条,发出新枝,呈丛生状。叶柄绿色,长 25~30(80)cm,由中部至基部强烈扩大成宽鞘;叶片膜质至亚革质,深绿色,背稍淡,宽卵状心形,先端骤狭具凸尖,长 10~16(40)cm,宽 7~18(28)cm,基部圆形;中肋和 I 级侧脉均较粗,侧脉 5~8 对,其中下部 2 对由中肋基部出发,下倾,然后弧曲上升。花序柄圆柱形,稍粗壮,常单生,长 20~30cm。佛焰苞近肉质,管部长圆状卵形,淡绿色至深绿色,长 4~8cm,粗 2.5~5cm;檐部狭舟状,边缘内卷,先端具狭长的凸尖,长 5~10cm,宽 3~5cm,外面上部淡黄色,下部淡绿色。肉穗花序比佛焰苞短,长约 10cm,雌花序长 1.5~2.5cm,圆柱形,基部斜截形,中部粗 7mm;不育雄花序长 2~3cm,粗约 3mm;能育雄花序近纺锤形,长 3.5cm,中部粗 8mm,苍黄色、黄色;附属器淡绿色、黄绿色,狭圆锥形,长约 3.5cm,下部粗 6mm。浆果近球形,径 6~8mm,通常有种子 1。花期 5 月。

生于海拔 2000m 以下溪谷湿地或田边。浙江、福建、广西、广东、四川、贵州、云南等地星散分布。有些地方栽培于庭院或药圃。

【药用经验】 傣族 用于肺结核、支气管炎、蛇伤(《傣医药》)。用于肺结核、支气管炎、毒蛇咬伤、毒蜂螫伤、蜈蚣咬伤、蜂窝组织炎(《傣药志》)。侗族 用于无名肿毒、恶疮、烧烫伤、毒蛇咬伤(《桂药编》)。仫佬族 用于老年咳嗽痰多(《桂药编》)。瑶族 用于痧病、感冒头痛、无名肿毒、恶疮、烧烫伤、中耳炎(《桂药编》)。壮族 用于痧病、感冒头痛、钩端螺旋体病、产后盗汗肺结核、蜂螫伤、甲状腺机能亢进、无名肿毒、恶疮、烧烫伤(《桂药编》)。

【使用注意】 制后内服用量 3~9g,久煎 2 小时以上;外用适量。

【化学成分】 含延胡索酸(fumaric acid)、焦黏酸(pyromucic acid)、苹果酸(malic acid)、β-谷甾醇(β-sitosterol),也含赖氨酸(lysine)、精氨酸(arginine)等氨基酸。还含草酸钙(calcium oxalate)和皂毒苷(sapotoxin)[1]。

【药理毒理】 抗蛇毒作用:在注射蛇毒前 30 分钟给小鼠 1 次灌服尖尾芋水提醇沉液 100g/kg,对眼镜蛇毒、眼镜王蛇毒和银环蛇毒的中毒有明显保护作用,但对五步蛇毒和蝮蛇毒中毒小鼠无保护作用[1]。

参 考 文 献

[1]《中华本草》编委会. 中华本草(第 8 册). 上海:上海科学技术出版社,1999:479,480

(王璐瑶)

47. *Alocasia macrorrhiza*(海芋)

【民族药名】 "英当"(德昂族);"卜弄"(侗族);"得秧"(基诺族);海芋、野芋、大叶野芋(佤族);"怕"(瑶族);"棵法亮"(壮族)。

【来源】 天南星科植物海芋 *Alocasia macrorrhiza*(L.)Schott 的根茎、茎杆。有毒。全年均可采集,根茎除去鳞片,洗净,切片,晒干。加工时以布或纸垫手,以免中毒。

茎粗壮,高达 3m,皮茶褐色,多黏液。叶聚生茎顶,盾状着生,卵状戟形,长(15)30~90cm,基部 2 裂片分离或稍合生;叶柄长达 1m。总花梗长 10~30cm,佛焰苞全长 10~20cm,下部筒状,长 4~5cm,上部稍弯曲呈舟形;肉穗花序稍短于佛焰苞,下部雌花部分长约 2cm,上部雄花部分长约 4cm,二者之间有不孕部分,顶端附属体长 5~7cm;雌花仅具雌蕊,子房 1 室,具数个基生胚珠;雄花具 4 个聚药雄蕊。果直径约 4mm,具 1 颗种子。花期四季,但在密阴的林下常不开花。

生于山谷、水沟边或村庄附近。分布于台湾、福建、江西、湖南、广东、广西、贵州、云南。

【炮制】 炒制减低毒副作用,盐炒减低毒性和对皮肤的刺激;童便制降低毒副作用,增加消肿功效。壮族 (1)米炒:将海芋片放入砂锅中,同等量大米炒至米焦后,再加水煮至米烂,去渣,取出晾干。(2)盐炒:取净芋头片,加盐共炒至微黄色,取出,放凉。其他　童便制:将海芋片置于童便中浸 49 天,取出,晒干[1]。

【药用经验】　侗族　根茎:用于感冒、钩端螺旋体病、痈疮、淋巴腺炎(《民族药志要》)。基诺族　根茎:用于皮肤瘙痒、风湿关节炎(《基诺药》)。景颇族　根茎:用于感冒、肺结核、肠伤寒(《德宏药录》)。佤族　茎秆:用于风湿疼痛、关节肿痛、神经性皮炎、恶疮肿毒、疥疮、蜈蚣咬伤(《中佤药》)。瑶族　根茎:用于感冒、钩端螺旋体病、痈疮(《桂药编》)。壮族　根茎:用于感冒、钩端螺旋体病、痈疮、颈部淋巴结核(《桂药编》)。

【使用注意】　本品有毒,不宜生食,内服须煎 3～5 小时,用量 9～30g,体虚者及孕妇慎服;外用鲜品适量[2,3]。

【药材鉴定】　性状　本品多横切成片,类圆形或长椭圆形,常卷曲成各种形态,直径 6～10cm,厚 2～3cm;表面棕色或棕褐色。质轻,易折断,断面白色或黄白色,显颗粒性。气微,味淡,嚼之麻舌而刺喉[3]。

显微特征　粉末:草酸钙簇晶众多,直径 28～51μm,棱角较平截或稍尖。草酸钙针晶成束存在于黏液细胞中或散在,针晶长 28～97μm。环纹导管直径 23～72μm。淀粉粒单粒长卵形、肾形或类圆形,直径 4～17μm,脐点、层纹均不明显。另可见木栓细胞、棕色块。

【中毒与解毒】　本品有毒。中毒后首先出现舌喉发热发痒、肿胀、流涎、肠胃烧痛、恶心、呕吐、腹泻、出汗、惊厥、头痛、心悸、严重者窒息、心脏麻痹而死。汁液溅入眼内可致失明。因此必须用大米共炒至焦黄,久煎(2 小时以上)去毒,方可内服。生用或煎煮时间过短,会引起舌肿麻木,甚者有中枢神经中毒症状。吸入含海芋的粉尘也可引起中毒[3]。解救方法:内服中毒立即催吐,之后用 1%醋酸洗胃。轻症可饮米醋或生姜,另服盐类泻剂导泻。眼内溅入汁液时可立即用清水彻底清洗,以不少于 15 分钟为宜[4,5]。

【药材鉴定】　性状　根茎:多横切成片,类圆形或长椭圆形,常卷曲成各种形态,直径 6～10cm,厚 2～3cm;表面棕色或棕褐色。质轻,易折断,断面白色或黄白色,显颗粒性。气微,味淡,嚼之麻舌而刺喉[2]。

显微特征　粉末:草酸钙簇晶众多,直径 28～51μm,棱角较平截或稍尖。草酸钙针晶成束存在于黏液细胞中或散在,针晶长 28～97μm。环纹导管直径 23～72μm。淀粉粒单粒长卵形、肾形或类圆形,直径 4～17μm,脐点、层纹均不明显。另可见木栓细胞、棕色块。

【化学成分】　海芋根茎含维生素 B_1(thiamin)、维生素 B_2(riboflavin)、烟酸(nicotinic acid)、抗坏血酸(ascorbic acid)、去氢抗坏血酸(dehydroascorbic acid)、胆甾醇(cholesterol)、菜油甾醇(campesterol)、豆甾醇(stigmasterol)、β-谷甾醇(β-sitosterol)、岩藻甾醇(fucosterol)、胡萝卜素(carotene)、生物碱及三半乳糖基二甘油酯(trigalactosyl diglycerides)、四半乳糖基二甘油酯(tetragalactosyl diglyceride)、中性酯类(neutral lipids)、糖脂(glycolipid)、磷脂(phospholipid)、亚油酸(linoleic acid)、棕榈酸(palmitic acid)、亚麻酸(linolenic acid)、油酸(oleic acid)。还含有一种刺激性有毒成分毒皂苷(sapotoxin)[3,4]。另外,鲜根状茎含结晶性海芋素(alocasin)[4]。

【药理毒理】　1. 抗肿瘤作用:海芋对小鼠 S_{180} 的抑制率为 29.38%,对裸小鼠人胃腺癌移植瘤的抑制率为 46.30%～51.72%[6]。海芋粗提物对肝癌细胞具有细胞毒和诱导凋亡作用[7]。2. 镇痛作用:热板法和化学刺激法证明海芋具有镇痛作用。3. 抗炎作用:小鼠耳郭炎症实验证明,海芋具有抗炎作用[8]。4. 毒副作用:给小鼠腹腔注射 10～20g/kg 海芋块茎水提液可致小鼠惊厥而死。

参 考 文 献

[1] 田华咏,瞿显友,熊鹏辉. 中国民族药炮制集成. 北京:中医古籍出版社,2000;374,375
[2] 卫生部药典委员会. 中国药典(一部). 1977年版. 北京:人民卫生出版社,1978;502
[3] 《中华本草》编委会. 中华本草(第8册). 上海:上海科学技术出版社,1999;480-482
[4] 谢宗万. 全国中草药汇编(上册). 第2版. 北京:人民卫生出版社,2000;664
[5] 周立国. 中药毒性机制及解毒措施. 北京:人民卫生出版社,2006;528-530
[6] 可燕,周秀佳,柏巧明. 海芋抗肿瘤作用研究. 中药材,1999,22(5);252,253
[7] 方胜涛,林采余,张全波,等. 海芋粗提物对人肝癌细胞的细胞毒和凋亡诱导作用. 肿瘤预防与治疗,2011,24(2);69-73
[8] 卢先明,黄国均,蒋桂华,等. 海芋抗炎镇痛的药效学研究. 四川中医,2005,23(10);44,45

(王璐瑶)

48. *Alsophila spinulosa*(龙骨风)

【民族药名】 "国鼓拉"(傣族);"冷落庶"、梭罗树(苗族);龙骨风(瑶族);"谷地"(壮族)。

【来源】 桫椤科植物桫椤 *Alsophila spinulosa*(Hook.)Tryon 的茎。有小毒。全年均可采收,削去坚硬外皮,晒干。

茎干高达6m或更高,直径10~20cm,上部有残存的叶柄,向下密被交织的不定根。叶螺旋状排列于茎顶端;茎段端和拳卷叶以及叶柄的基部密被鳞片和糠秕状鳞毛,鳞片暗棕色,有光泽,狭披针形,先端呈褐棕色刚毛状,两侧有窄而色淡的啮齿状薄边;叶柄长30~50cm,通常棕色或上面较淡,连同叶轴和羽轴有刺状突起,背面两侧各有一条不连续的皮孔线,向上延至叶轴;叶片大,长矩圆形,长1~2m,宽0.4~0.5m,三回羽状深裂;羽片17~20对,互生,基部一对缩短,长约30cm,中部羽片长40~50cm,宽14~18cm,长矩圆形,二回羽状深裂;小羽片18~20对,基部小羽片稍缩短,中部的长9~12cm,宽1.2~1.6cm,披针形,先端渐尖而有长尾,基部宽楔形,无柄或有短柄,羽状深裂;裂片18~20对,斜展,基部裂片稍缩短,中部的长约7mm,宽约4mm,镰状披针形,短尖头,边缘有锯齿;叶脉在裂片上羽状分裂,基部下侧小脉出自中脉的基部;叶纸质,干后绿色;羽轴、小羽轴和中脉上面被糙硬毛,下面被灰白色小鳞片。孢子囊群着生于侧脉分叉处,靠近中脉,有隔丝,囊托突起,囊群盖球形,膜质;囊群盖球形,薄膜质,外侧开裂,易破,成熟时反折覆盖于主脉上面。

生于海拔260~1600m的山地溪旁或疏林中。分布于福建、台湾、广东、海南、香港、广西、贵州、云南、四川、重庆、江西。

【药用经验】 傣族 用于小儿疳积《滇省志》。苗族 用于小儿疳积(《滇省志》)。用于佝偻病、慢惊风,(《民族药志要》)。瑶族 用于风湿痛、骨痛、肾炎水肿、偏瘫、胃脘痛、牙痛(《民族药志要》)。壮族 用于风湿骨痛(《民族药志要》)。

【药材鉴定】 性状 茎圆柱形或扁圆柱形,直径6~12cm。表面棕褐色或黑褐色,常附有密集的不定根断痕和大型叶柄痕,叶柄痕近圆形或椭圆形,直径约4cm,下方有凹陷,边缘有多数排列紧密的叶迹维管束,中间亦有叶迹维管束散在。质坚硬,断面常中空,周围维管束排列成折叠状,形成隆起的脊和纵沟。气微,味苦、涩。

显微特征 茎横切面:表皮细胞棕色,壁薄。基本组织中散有分体中柱,可见黏液细胞和叶迹维管束。分体中柱围以内皮层、厚壁细胞环带,维管束周韧型。黏液细胞类圆形或椭圆形,直径 200~250μm。薄壁细胞含少数淀粉粒。

【化学成分】 茎含桫椤黄酮 A、B（hegoflavone A，B）、环鸦片甾烯醇（cycloartenol）、环木菠萝甾醇（cycloartenol）、5-胆甾烯醇（cholest-5-enol）、24-甲基-5,22-胆甾二烯醇（24-methylcholesta-5,22-dienol）、24-甲基-5-胆甾烯醇（24-methylcholesta-5-enol）、24-乙基-5,22-胆甾二烯醇（24-ethylcholesta-5,22-dienol）、24-乙基-5-胆甾烯醇（24-ethylcholesta-5-enol）、24-乙基-5α-胆甾醇（24-ethylcholesta-5α-cholestanol）[1-3]；叶含黄酮类、甾体、强心苷、蒽醌类成分，有桫椤黄酮 A 和 B[1]、环鸦片甾烯醇[2]、牡荆素（vitexin）、异荭草素（isorientin）、芹菜素（apigenin）、木犀草素（luteolin）、diploterol、胡萝卜苷（daucosterol）[4]

【药理毒理】 抑菌作用：茎干对枯草芽孢杆菌抑制效果较好，最低抑制浓度为 0.10%，对大肠杆菌抑制效果次之，对金黄色葡萄球菌抑制最弱[5]。

参 考 文 献

[1]《中华本草》编委会. 中华本草（第 2 册）. 上海：上海科学技术出版社，1999：104
[2] Wada H. Studies of the chemicalconstituents of *Alsophila spinulos*. Chem Pharm Bull，1985，33（10）：4182
[3] Chiu P. Sterol composition of pteridophytes. Phytochemistryl，1988，27（3）：819
[4] 陈封政，向清祥，李书华. 孑遗植物桫椤叶化学成分研究. 西北植物学报，2008，28（6）：1246-1249
[5] 弓加文，陈封政，李书华. 桫椤叶和茎干抑菌活性初探. 安徽农业科学，2007，35（33）：10566-10568

（范晓磊）

49. *Alstonia mairei*（羊角棉）

【民族药名】 “岩黄”（彝族）。

【来源】 夹竹桃科植物羊角棉 *Alstonia mairei* Lévl. 的根、叶。叶有大毒[1]。全年均可采，洗净，晒干或鲜用。

直立灌木，高达 2m，有白色乳汁。枝条具白色皮孔。叶 3~5 枚轮生，薄纸质，披针形或倒披针形，长 4~13.5cm，宽 0.8~2.5cm，顶端渐尖或尾尖，基部窄楔形，无毛；侧脉密生，与中脉成 45°~55° 伸出。花白色；花冠高脚碟状，筒长 1~2cm，近喉部膨大，外面无毛，内面在近喉部处被短柔毛；雄蕊 5 枚；花盘由 2 枚舌状鳞片组成与心皮互生，高为子房一半；子房无毛。蓇葖果 2 枚，离生；种子两端被黄白色柔毛。花期 5~10 月，果期冬季至翌年春季。

生于海拔 700~1500m 的山地疏林下岩石上。分布于云南、贵州、四川。

【药用经验】 彝族 用于疮疖肿痛（《滇药录》）。

【药材鉴定】 性状 叶片枯绿色，略卷缩，展平后呈披针形或倒披针形，长 4~13.5cm，宽 0.8~2.5cm，先端渐尖，基部窄楔形，两面无毛，侧脉 27~66 对；叶柄长 0.8~1.5cm。薄纸质。气微[2]。

【化学成分】 根含吲哚生物碱[3]蛇根精（sarpagine）、四氢鸭脚碱（tetrahydroalstonine）、伪育享宾碱（pseudoyohimbine）和别育享宾（alloyohimbine）[3]。根和茎含茴芹香豆精（pimpinellin）、飞龙掌血内酯（toddalolactone）、5-羟基-4,8-二甲氧基-呋喃并喹啉（5-hydroxy-4,8-dimethoxy-furoquinoline）、茵芋碱（skimmianine）、异茴芹香豆精（isopimpinellin）、11-丙酮基-二氢光叶花椒碱（11-acetonyl-dihydronitidine）[4]。

参 考 文 献

[1] 陈冀胜，郑硕. 中国有毒植物. 北京：科学出版社，1987：87

[2]《中华本草》编委会. 中华本草(第6册). 上海:上海科学技术出版社,1999:271

[3] 李朝明,苏健,穆青,等. 羊角棉根的吲哚生物碱. 云南植物研究,1998,20(2):244-246

[4] 叶建华,周韵丽,黄知恒. 见血飞化学成分的研究 I. 化学学报,1989,47:1012-1016

(孙荣进　陈吉炎　马丰懿)

50. *Alstonia rostrata*(盆架树)

【民族药名】 "埋丁介"、"埋丁盖"、"鸡脚树"(傣族)。

【来源】 夹竹桃科植物盆架树 *Alstonia rostrata* C. E. C. Fisch. (*Winchia calophylla* A. DC.). 的树皮、枝叶或叶。有小毒。树皮、枝叶全年可采(树皮剥取后切块),鲜用或晒干用。

常绿乔木,高达30m;枝轮生;树皮灰黄色,具纵裂条纹,具乳汁,有腥甜味。叶3~4枚轮生,间有对生,薄革质,矩圆状椭圆形,长7~20cm,宽2.5~4.5cm,顶端渐尖呈尾状或急尖,基部楔形或钝,上面亮绿色,下面浅绿稍带灰白色,无毛;侧脉每边20~50条,横出近平行,在两面隆起。花白色;花萼5裂;花冠高脚碟状;雄蕊5枚;子房由2枚心皮合生。蓇葖果2个合生,长18~35cm,直径1~1.2cm;种子两端被黄色柔毛。花期4~7月,果期8~12月。

常成群生长于海拔500~1100m的热带和亚热带山地常绿林中或山谷热带雨林中。分布于云南及广东南部。

【药用经验】 傣族 茎皮、枝叶:止咳平喘。用于慢性气管炎、外伤(《滇药录》)。树皮、叶、汁液:用于急慢性气管炎、支气管炎、哮喘、百日咳、食腹胀、胃痛(《滇省志》)。用于咳嗽、哮喘、荨麻疹、斑疹搔痒、外伤出血(外用)[1,2]。

【药材鉴定】 性状 树皮呈板片状、条状或不规则的块状。外表面灰黄色,具不规则纵裂纹,易呈层状剥落,内表面较光滑,易折断。叶片呈长圆状椭圆形,先端渐尖呈尾状,基部楔形,全缘,上面绿色,微有光泽,下面色淡,主脉明显,侧脉较多,横出近平行。气微腥,味微甜而苦涩[3]。

显微特征 树皮横切面:木栓细胞10~20列,皮层和韧皮部散有乳汁管,呈椭圆形,内有淡棕色内含物[3]。木射线和木薄壁细胞纹孔明显[4]。

【化学成分】 含有生物碱、环烯醚萜苷类、三萜、木脂素及酚类成分[5]。生物碱:狄他树皮碱盐酸盐(echitamine chloride)、N(4)-去甲基狄他树皮碱[N(4)-demethyl echitamine]、肯乐因(cantleyine)[5]、N(4)-甲基阿枯米辛(N(4)-methyl akuammicine)、花冠木碱(stemmadenine)、N(4)-demethyl-12-methoxyalstogustine、17-carboxyl-N(4)-methylechitamidine chloride等[6]。环烯醚萜苷类:盆架丁基苷(butyl winchinside)、盆架乙基苷(ethyl winchioside)、马钱子苷(loganin)、7-O-甲酰基马钱子苷、6'-O-甲酰基马钱子苷等[5,7]。三萜:盆架酸(winchic acid)、羽扇烯酮(lupenone)、白桦脂酸(betulinic acid)、熊果酸(ursolic acid)等[5]。尚含盆架苷甲、乙(wincaloside A,B)等[8]。

【药理毒理】 1. 平喘作用:其活性部位为生物碱和正丁醇部分。马钱子苷、丹皮酚、肯乐因和N(4)-甲基阿枯米辛是止咳平喘的主要活性成分。2. 抗菌作用:盆架酸和白桦脂酸有良好的抗真菌活性。花冠木碱对绿脓假单胞菌、大肠杆菌、金黄色葡萄球菌等微生物均有抑制作用,其最小抑制浓度(MIC)分别为7.5μg/ml、1.25μg/ml、5.0μg/ml。3. 抗肿瘤作用:狄他树皮碱的盐酸盐有较高的促抗癌效应[5]。部分吲哚生物碱对人肺癌A-549细胞株有微弱的细胞毒活性[6]。4. 其他:白桦脂酸和马钱子苷具有抗炎活性,马钱子苷与阿司匹林活性相当[5]。

参 考 文 献

[1] 朱成兰,赵应红,马伟光．傣药学．北京:中国中医药出版,2007:99

[2] 茶旭,詹文涛．中华本草．傣药卷．上海:上海科学技术出版社,2005:186

[3] 《中华本草》编委会．中华本草(第6册)．上海:上海科学技术出版社,1999:320

[4] 西双版纳州民族医药调研办公室．西双版纳傣药志(第3集)．云南:西双版纳州科学技术委员会卫生局,168

[5] 戴好富,梅文莉．海南药用植物现代研究．北京:中国科学技术出版社,2007:292

[6] Gan L S,Yang S P,Wu Y,et al. Terpenoid indole alkaloids from *Winchia calophylla*. J Nat Prod,2006,69(1):18-22

[7] 朱伟明,何红平,王跃虎,等．药用植物盆架树中的马钱子苷及其衍生物．云南植物研究,2004,26(6):683-686

[8] Zhu W M,Lu C H,Wang Y,et al. Monoterpenoids and their glycosides from *Winchia calophylla*. J Asian Nat Prod Res,2004,6
(3):193-198

（王　静　李丹平）

51. *Alstonia scholaris* (糖胶树)

【民族药名】　"埋丁别"、"荡钉别喊"(傣族);"许翁动"(德昂族);"吃毫毫吗"、"干吉"
(哈尼族);"戈教"(基诺族);"盆倒倒"(景颇族);"大树溪"、"钯铃杯"(拉祜族);盆架树、鸭脚
树、"考江贝"(佤族);"肥登"、"美屯"(壮族)。

【来源】　夹竹桃科植物糖胶树(灯台树)*Alstonia scholaris*（L.）R. Br. 的树皮、嫩枝、叶、全
株。有毒。夏季、秋季采收,鲜用或晒干用。

乔木,高约10m,有白色乳汁;树皮灰白色,条状纵裂。叶3~8枚轮生,革质,倒卵状矩圆
形、倒披针形或匙形,长7~28cm,宽2~11cm,无毛;侧脉每边40~50条,近平行。聚伞花序顶
生,被柔毛;花白色;花冠高脚碟状,筒中部以上膨大,内面被柔毛;花盘环状;子房为2枚离生心
皮组成,被柔毛。蓇葖果2枚,离生,细长如豆角,下垂,长25cm;种子两端被红棕色柔毛。花期
6~11月,果期10月至翌年4月。

生于海拔650m以下丘陵山地疏林中、路旁和水沟边。云南、广西、广东、台湾等省野生或
栽培。

【药用经验】　傣族　全株:用于百日咳、气管炎、哮喘、疮、疡、疖肿(《版纳傣药》《滇药
录》)。树皮、叶:用于妇女产后病、虚弱,咳嗽,喉痛(《滇药录》)。用于镇定解毒、散瘀、消肿
(《傣医药》),配伍用于遗尿症(《德傣药》)。德昂族　树皮、叶:用于百日咳、胃痛、腹泻(《德宏
药录》)。哈尼族　树皮、叶:用于百日咳、急慢性气管炎、支气管哮喘、咳嗽、跌打损伤、风湿性
关节痛、胃痛(《滇药录》《滇省志》《民族药志二》)。还用于疟疾(《版纳哈尼药》)。基诺
族　树皮及叶:用于咳嗽、骨折(《民族药志二》《滇药录》《滇省志》)。叶、嫩枝、树皮:用于慢
性支气管炎、支气管哮喘、百日咳(《基诺药》)。景颇族　树皮、叶:用于支气管炎、跌打损伤、戒
烟(《德民志》)。树皮:用于接骨消肿及咳嗽、哮喘(《滇药录》)。拉祜族　茎皮、叶:用于"倒病
(小儿呕吐,发热)"、咳嗽、支气管炎、风湿疼痛(《滇药录》《滇省志》《民族药志二》)。佤族
树皮、叶:用于支气管炎咳嗽、百日咳、哮喘咳嗽(《中佤药》)。根:用于消化不良、身体虚弱(《滇
省志》)。壮族　叶及树皮:用于肝炎(《民族药志二》《桂药编》)。

【药材鉴定】　性状　(1)树皮　呈扁平板片状,大小不一,厚0.6~1.5cm。外表面灰棕色或
淡褐色,龟裂,粗糙,易剥落,剥去栓皮后可见内皮黄棕色,具条形沟槽或凹洼;内表面淡黄褐色,
粗糙,具纵直纹理。质松脆,易折断,断面层状。气微,味微苦辣。(2)枝条　呈圆柱形,有的具

叶。叶长圆形或倒卵状长圆形,长 7~28cm,宽 2~11cm,光滑,先端圆或钝,基部楔形,全缘,灰绿色,羽状脉于边缘处连接;叶柄短,革质,不易破碎。气微,味微苦。

显微特征　(1)树皮横切面:木栓层为 20~50 列切向排列的长方形细胞,含有红棕色物皮层。石细胞群断续排列成环。韧皮部散有石细胞群及乳汁管,射线宽约 2 列细胞。本品薄壁细胞含草酸钙方晶。(2)树皮粉末:灰黄色。石细胞众多,淡黄色,成群或单个散在,呈类圆形、类方形、长方形或不规则多角形,孔沟明显,层纹可见,直径 40~170μm,壁厚 20~40μm。木栓细胞多角形,内含红棕色色素。草酸钙方晶直径 10~40μm。尚可见乳汁块。(3)叶横切面:上表皮细胞 1 列,外被角质层,其内为 1 列下皮细胞。栅栏组织 1 列细胞,海绵组织排列疏松。下表皮 1 列细胞,外壁呈绒毛状突起,外被角质层。主脉上、下表皮内侧均有厚角组织,维管束双韧型,外韧部有纤维鞘,呈环状排列,木质部略呈弯月形;维管束上、下两侧有椭圆形乳汁管。本品薄壁细胞含草酸钙方晶。(4)叶粉末:灰绿色。下表皮细胞具类圆形乳突,直径 10~20μm。气孔不定式,副卫细胞 5~7 个。纤维多成束,直径 10~20μm,壁木化,可见纹孔,纤维周围薄壁细胞含草酸钙方晶,形成晶纤维。草酸钙方晶直径 10~30μm。螺纹、梯纹、网纹导管直径 10~50μm。上表皮细胞多角形,大小不一。可见乳管碎片及乳汁块。

【化学成分】　树皮主要含生物碱,有鸡骨常山碱(echitamine)、17-O-乙酰基鸡骨常山碱(17-O-acetylechitamine)、6,7-断狭叶鸭脚树洛平碱(6,7-secoangustilobine)、6,7-断-6-去甲基狭叶鸭脚树洛平碱 B(losbanine)、Nb-去甲基鸡骨常山碱(Nb-demethylechitamine)、土波台文碱(tubotaiwine)、土波台文碱-N-氧化物(tubotaiwine-N-oxide)、鸭脚树叶碱(picrinine)、羟基-19,20-二氢阿枯米辛碱(hydroxy-19,20-dihydroakuammicine)、18 或 19-羟基-19,20-二氢阿枯米辛碱(18 or 19-hydroxy-19,20-dihydroakuammicine),也含喜树次碱葡萄糖苷(venoterpine glucoside)等。叶所含生物碱有土波台文碱、土波台文碱-N-氧化物、19-羟基土波台文碱(lagunamine)、灯台树次碱(scholaricine)、19-表灯台树次碱(19-epischolaricine)、Nb-甲基灯台树次碱(Nb-methylscholaricine)、鸭脚树叶碱、鸭脚树叶醛碱(picralinal)、灯台树明碱(alschomine)、异灯台树明碱(isoschomine)、糖胶树碱(scholarine)、伪-阿枯米京碱(pseudo-akuammigine)、伪-阿枯米京碱 Nb-氧化物(pseudo-akuammigine Nb-oxide)、阿枯米定碱(akuammidine)、Na-甲基-17-二氢鸭脚树叶醛碱(Na-methylburnamine)、匹克拉林碱(picraline)、去-O-甲基狭叶鸭脚树洛平碱 B(angustilobine B acid)、6,7-断狭叶鸭脚树洛平碱 B、6,7-断-6-去甲基狭叶鸭脚树洛平碱 B、瓦来萨明碱(vallesamine)、瓦来萨明碱 Nb-氧化物(vallesamine Nb-oxide)、6,7-断-19,20-环氧狭叶鸭脚树洛平碱(6,7-seco-19,20-epoxyangustilobine)、留柯诺内酰胺(leuconolam)、鸭脚木明碱(alstonamine)及拉兹马宁碱(rhazimanine)等[1],还含吲哚类生物碱 N-formylscholarine、picrinine、strictamine 和 nareline[2]。

【药理毒理】　1. 祛痰、镇咳及平喘作用:树皮及枝叶浸膏水溶液灌服 10g(生药)/kg 酚红法试验对家兔有显著的祛痰作用;20g/kg 腹腔注射对电刺激喉上神经所致麻醉猫咳嗽可略降低咳嗽频率,对咳嗽强度无明显影响等[1]。2. 解痉作用:本品高浓度水提液可拮抗高浓度 Ach 或低浓度组胺所致豚鼠离体回肠兴奋[1]。3. 解热作用:水提液 4g/kg(生药)灌服对家兔的实验性发热有短暂的退热作用[1]。4. 抗炎镇痛作用:叶中的生物碱具有抗炎镇痛作用[3]。5. 其他:本品具有抗癌潜力[4]及抑菌作用[5]。6. 毒副作用:对小鼠采用苏木素-伊红(H. E)肝脏及脾脏染色的方法,发现对小鼠喂服糖胶树有效成分可导致小鼠肝细胞变性、坏死,脾脏淋巴细胞结构模糊、疏松及淋巴细胞数量减少,且均呈时间相关性[6]。

【附注】　同属植物鸡骨常山 Alstonia yunnanensis Diels. 的根、枝皮有小毒。纳西族用于疟疾、骨折、外伤出血、头痛发热、内伤出血,以及肝炎、口腔炎等;外用于跌打损伤(《民毒药研用》)。

参 考 文 献

[1]《中华本草》编委会. 中华本草(第6册). 上海:上海科学技术出版社,1999:271-273

[2] Jian L,Pandey M B,Singh S,et al. A new indole alkaloid from *Alstonia scholaris*. Nat Prod Res. 2009,23(17):1599-1602

[3] Shang J H,Cai X H,Feng T,et al. Pharmacological evaluation of *Alstonia scholaris*:anti-inflammatory and analgesic effects. J Ethnopharmacol,2010,129(2):174-181

[4] Manjeshwar Shrinath Baliga. Alstonia scholaris Linn R Br in the treatment and prevention of cancer:past,present and future. Integr Cancer Ther,2010,9(3):261-269

[5] Mahapatra S,Banerjee D. Diversity and screening for antimicrobial activity of endophytic fungi from *Alstonia scholaris*. Acta Microbiol Immunol Hung,2010,57(3):215-223

[6] 陆英杰,刘富来,张光琼,等. 糖胶树有效成分对实验小鼠肝、脾组织结构影响的动态观察. 中国兽医杂志,2011,47(1):38,39

（王璐瑶　李路扬）

52. *Ammopiptanthus mongolicus*（沙冬青）

【民族药名】　"孟和-哈日根"(蒙古族)。

【来源】　豆科植物沙冬青 *Ammopiptanthus mongolicus*(Maxim. ex Kom.)Cheng f. 的茎、叶。有毒。夏季、秋季采收,洗净,鲜用或晒干用。

常绿灌木。小枝密生平贴短柔毛。叶为掌状三出复叶,少有单叶;托叶小,与叶柄连合而抱茎;叶柄长5~10mm,密生银白色短柔毛;小叶菱状椭圆形或阔披针形,长2~3.8cm,宽6~20mm,先端急尖或钝,微凹,基部楔形,两面密生银白色绵毛。总状花序顶生;花互生,密;苞片卵形,长5~6mm,有白色短柔毛;萼筒状,疏生柔毛;花冠黄色。荚果扁平,长椭圆形,无毛,具种子2~5粒。花期4~5月,果期5~6月。

生于沙丘、山坡、河边。分布于内蒙古、宁夏、甘肃。

【药用经验】　蒙古族　祛风除湿,活血散瘀。用于冻伤、慢性关节痛(《蒙植药志》)。

【使用注意】　只作外用,不可内服。外用适量,煎水洗,或浓缩成浸膏涂患处[1]。

【化学成分】　嫩枝和叶含生物碱:piptantine、isopiptanthine、鹰爪豆碱(sparteine)、右旋羽扇豆碱(d-lupanine)、nanine、α-异鹰爪豆碱(α-isosparteine)、(+)-3α-羟基羽扇豆碱[(+)-3α-hydroxylupanine]、黄花木胺(piptamine)、左旋黄花木碱(piptanthine)[2]。黄酮类:芒柄花苷(ononin)、大豆素(daidzein)、3′-羟基刺芒柄花素(3′-hydroxyformon-onetin)、6,4′-二羟基-7-甲氧基异黄酮(kakkatin)、7,3′-二羟基-4′-甲氧基异黄酮(7,3′-dihy-droxy-4′-methoxyisoflavone)、4-甲氧基异黄酮-7-β-D-吡喃葡萄糖苷(4′-methoxy-isoflavone-7-β-D-glucopyranoside)、刺芒柄花素(formononetin)、大豆苷元4′,7-二葡萄糖苷、染料木素4′,7-二葡萄糖苷、7-羟基-4′-甲氧基异黄酮(7-hydroxy-4′methoxyisoflavone)、(+)-高丽槐素[(+)-maackiain][3]。木脂素类:(−)-丁香脂素[(−)2syringaresinol]、(+)-落叶松脂醇[(+)-lariciresinol]、松柏苷(coniferin)、丁香苷(syringin)[3]。甾醇类:β-谷甾醇(β-sitosterol)、β-胡萝卜苷(β-daucosterol)。尚含水杨酸(salicylic acid)、右旋瓶立醇(pinitol)、白藜芦醇(resveratrol)、间羟基苯甲酸(m-hydroxybenzoic acid)、对羟基苯乙酮[1-(4-hydroxy-phenyl)ethanone]、布卢姆醇A(blumenol A)、布卢姆醇B(blumenol B)、

短叶苏木酚(brevifolin)[4]。

【药理毒理】 1. 降低葡聚糖酶活性:沙冬青含白藜芦醇,20~200μg/ml 的白藜芦醇能降低外 β-D-葡聚糖酶(以对硝基苯-β-D-吡喃葡萄糖苷为底物)的活性 30% ~ 80%[1]。2. 抗肿瘤作用:沙冬青生物碱可显著抑制 HDCC-MSB1 细胞增殖,且这种抑制具有剂量和时间效应关系。经生物碱作用的 HDCC-MSB1 细胞培养样本中有明显的 DNA 低含量颗粒(亚 G1 期峰),细胞周期各时相分布发生改变,细胞增殖在 G1 期被阻滞[5]。沙冬青提取物可显著抑制体外培养小鼠肝癌 H22 细胞的增殖,存在浓度和时间关系[6]。3. 杀虫作用:沙冬青药液浓度在 1g/L 及以上都有杀虫效果,沙冬青处理松材线虫 1 天后的 LD_{50} 分别为 0.56g/L 和 1.39g/L[7]。

参 考 文 献

[1]《中华本草》编委会. 中华本草(第 4 册). 上海:上海科学技术出版社,2000:327

[2] 许国英. 沙冬青中化学成分研究. 干旱区研究,1997,14:69-71

[3] 田晓明,陈世忠,屠鹏飞,等. 沙冬青地上部分的化学成分研究. 中国中药杂志,2008,33:2204-2206

[4] 冯文娟,欧阳发,苏亚伦,等. 蒙古沙冬青的化学成分. 中国中药杂志,2011,36:1040-1042

[5] 哈利,张惠英,贾宁,等. 沙冬青生物碱对 MDCC-MSB1 细胞增殖及细胞线粒体膜电位的影响. 中国兽医学报,2011,31: 232-237

[6] 贾宁,方梅. 沙冬青提取物(JA1)对小鼠肝癌 H22 细胞体外增殖和皮下移植生长的抑制. 中国兽医学报,2007,27: 710-714

[7] 高雯芳,朱阁,刘强. 沙冬青和骆驼蓬水煮提取物对松材线虫的毒杀作用. 天津师范大学学报(自然科学版),2009,29: 55-57,65

(杨新洲)

53. *Amorphophallus konjac*(魔芋)

【民族药名】 "当莓"(阿昌族);"雍施"(白族);"喝咽"(傣族);"瓦灶阿乌"(基诺族);"拖严"(傈僳族);"波勒"(纳西族);蛇包谷(土家族);"嗳爸"、木芋(彝族)。

【来源】 天南星科植物魔芋 *Amorphophallus konjac* K. Koch(*Amorphophallus rivieri* Durieu.)的块茎、茎、花序、全草。全草有毒,块根毒较大。块茎于 10~11 月采挖,鲜用,或洗净切片晒干,茎、花序适时采集,晒干。

块茎扁圆形,直径达 25cm。先花后叶,叶 1 枚,具 3 小叶,小叶二歧分叉,裂片再羽状深裂,小裂片椭圆形至卵状矩圆形,长 2~8cm,基部楔形,一侧下延于羽轴成狭翅;叶柄长 40~80cm;青绿色,有暗紫色或白色斑纹。花葶长 50~70cm;佛焰苞长 20~30cm,卵形,下部呈漏斗状筒形,外面绿色而有紫绿色斑点,里面黑紫色;肉穗花序几乎 2 倍长于佛焰苞,下部具雌花,上部具雄花,两部分约等长,附属体圆柱形,长达 25cm;花柱与子房等长,柱头微 3 裂。花期 4~6 月,果期 8~9 月。

云南、四川、重庆、贵州、湖北、甘肃、陕西有栽培。

【药用经验】 阿昌族　块茎:用于肿瘤、颈淋巴结结核、痈疮肿毒(《大理资志》)。白族块茎:用于痰湿郁结、痈肿、湿郁胃肠的急、慢性胃及十二指肠溃疡、胃痛、疟疾。花、茎用于慢性支气管炎、湿疾阻滞久咳不止(《大理资志》)。傣族　全草:用于身痒、无名肿毒(《滇药录》)。景颇族　用于肿瘤、颈淋巴结结核、痈疮肿毒(《大理资志》)。基诺族　块茎:外用于跌打损伤、无名肿毒(《基诺药》)。傈僳族　块茎:用于跌打损伤、风寒关节痛(《大理资志》)。纳西族块茎：用于跌打损伤、风寒关节痛（《大理资志》）。土家族　花序：用于白带多、子宫颈糜烂、腹痛（《土家药》）。块茎：用于各种肿瘤、淋巴结核、疟疾、癫痫、烫伤、骨髓炎、丹毒、毒蛇咬伤、痈疖肿毒。彝族　块茎：用于跌打损伤、风寒关节痛（《大理资志》）。用于痰嗽积滞、疟疾、闭经、跌打损伤、痈肿、疔毒、烫火伤（《滇省志》）。用于跌打损伤、瘀血肿痛、痰湿积滞、久咳久喘（《哀牢》）。

【使用注意】　不可生食，需煮沸 3 小时以上方能药用或食用。内服煎汤用量 9～15g；外用适量，捣敷或磨醋涂。

【药材鉴定】　性状　块茎呈扁球形，直径 7.5～25cm，顶部中央下凹，暗红褐色；颈部周围生多数肉质根及纤维状须根。质脆，易折断，断面白色，粉性，气微，味微苦涩。切片为类圆形、椭圆形或不规则的厚片，外皮黄白色或淡棕色，弯曲不平，边缘皱缩；切面浅黄棕色或黄白色，凹凸不平。气微，味微苦涩。

显微特征　块茎粉末：黄白色至灰白色。淀粉粒众多，脐点多呈裂隙状。黄棕色至红棕色油状物随处可见，多呈类圆形或椭圆形。草酸钙针晶较多，成束或散在。也可见草酸钙簇晶。

【中毒与解毒】　一般食后 0.5～3 小时后，咽喉和胃肠有灼烧感、舌咽部灼热、痒痛、肿大，继之流涎、恶心、呕吐、腹痛、语言不清、舌运动不灵活、出汗、心慌气急、面色苍白、脉弱无力、惊厥、呼吸不规则，最后死于呼吸中枢完全麻痹。解毒方法：(1)用 1∶2000 高锰酸钾溶液洗胃，之后服用通用解毒剂。(2)服盐类泻剂导泻，如硫酸钠。(3)服蛋清、鞣酸或稀醋。(4)静脉注射 5% 葡萄糖盐水或 10% 葡萄糖液。(5)醋 50～100ml，加生姜汁少许，内服一半，含漱一半。(6)生姜 30g、防风 60g、甘草 15g，用四碗清水煎成 2 碗，先含漱一半，后内服一半。(7)生姜 100g，捣汁，一半含漱，一半内服。(8)绿豆 15g、生姜 30g、白矾 5g、甘草 15g，水煎 2 次，合并煎液，每 2 小时服 1 次，2 次服完，连服 3～5 剂。(9)皮肤中毒可用水或稀醋、鞣酸液洗涤[1,2]。

【化学成分】　魔芋块茎含有大量的葡甘聚糖，含有 5%～10% 粗蛋白和 16 种氨基酸（总量为 6.8%～8%，有 7 种必需氨基酸），尚含 1%～2% 生物碱[4]。魔芋经加工可分离出桦木酸、β-谷甾醇、蜂花烷(melissane)、木糖(xylose)以及胡萝卜素(carotene)、抗坏血酸(ascorbic acid)等多种物质[3]。

【药理毒理】　1. 减肥作用：0.17～1.5g/kg 魔芋葡甘聚糖可降低营养性肥胖大鼠的体重，减少脂肪堆积，脂肪细胞数量和大小都有所下降[3]。2. 抗肿瘤作用：魔芋制品对甲状腺癌、子宫颈癌、鼻咽癌、肺癌、食道癌等均有一定的疗效[3]。3. 降血脂作用：魔芋可降低血清胆固醇，其降血脂效果优于其他的膳食纤维[3]。4. 护肝作用：魔芋葡甘聚糖对 CCl_4 致小鼠实验性肝损伤具有一定程度的保护作用[4]。5. 抗衰老作用：魔芋葡甘低聚糖对防止 DNA 受·OH 的损伤有很好的保护作用，并能降低肝脏中 MDA 的含量，提高肝脏和血浆中 SOD 和 GSH-Px 的活性，这为 KGM 的抗衰老作用研究提供了一定的依据。另有报道称，长期大量食用 KGM 可延缓脑神经胶质细胞、心肌细胞和大中动脉内膜细胞的老化进程，调节脂代谢；改善细胞表面电荷，降低血液黏滞性，具有抗衰老作用[5]。6. 抗炎和抗菌作用：魔芋醇提水制剂 15g/kg 对大鼠灌胃给药，连续 7 天，能明显抑制蛋清致足肿胀，其作用维持 6 小时。固体稀释平皿法表明，魔芋醇提水制剂浓度为 500mg/ml 时，对白喉杆菌、伤寒杆菌及溶血性链球菌均有一定抑菌作用，最低抑菌浓度分别为 62.5mg/ml、250mg/ml 和 250mg/ml。7. 毒副作用：魔芋醇提水制剂给小鼠 1 次灌胃最大耐受量大于 60.0g/kg；1 次腹腔注射 12 小时的 LD_{50} 为 (40.0±5.2)g/kg。急性中毒表现为活动减少，呼吸急促，最后抽搐死亡。魔芋粉 20% 混悬液对家兔眼睑结膜有一定刺激性[6]。

参 考 文 献

[1] 周立国. 中药毒性机制及解毒措施. 北京:人民卫生出版社,2006:358,359
[2] 朱亚峰. 中药中成药解读手册. 第3版. 北京:人民军医出版社,2009:381,382
[3] 罗世炜. 魔芋的研究与利用. 农村经济与科技,2010,21(6):146,147
[4] 林慧敏. 魔芋葡甘聚糖对 CCl₄ 所致小鼠肝损伤的保护作用. 浙江海洋学院学报(自然科学版),2009,28(4):465,467
[5] 王慧. 魔芋葡露聚糖药理作用研究进展. 西北药学杂志,2011,26(1):77,78
[6]《中华本草》编委会. 中华本草(第8册). 上海:上海科学技术出版社,1999:482-485

（王璐瑶）

54. *Amorphophallus paeoniifolius*（疣柄魔芋）

【民族药名】　"豆福性"（仡佬族）；"牙克龙"（毛南族）；"棵倍结"（瑶族）；"龙样档"（壮族）。

【来源】　天南星科植物疣柄魔芋 *Amorphophallus paeoniifolius*（Dennst.）Nicolson（*Amorphophallus virosus* N. E. Brown）的块茎。有毒。秋季采挖,洗净,切片晒干。

块茎扁球形,直径约 20cm。叶单一(稀 2 枚),叶柄长 50~80cm,具疣突,粗糙,具苍白色斑块;叶片 3 全裂,裂片二歧分裂或羽状深裂,小裂片长圆形、三角形或卵状三角形,骤尖,不等侧,下延。花序柄粗短,长 3~5cm,花后增长,粗糙,具小疣,被柔毛。佛焰苞长 20cm 以上,喉部宽 25cm,卵形,外面绿色,饰以紫色条纹和绿白色斑块,内面具疣,深紫色,基部肉质,漏斗状;檐部渐过渡为膜质,广展,绿色,边缘波状。肉穗花序极臭,雌花序长 5~7cm,圆柱形,紫褐色;雄花序倒圆锥形,黄绿色,长 3~5cm,附属器圆锥形,钝圆,青紫色,长 7~12cm,海绵质。雄蕊花丝长 5mm。子房球形,柱头 2 裂,近肾形,被长柔毛及短腺毛,果序柄亮褐色,圆柱形,具不明显的三棱,高 25~37cm,表面具同色疣状突起,无毛。果序长 16~20cm,圆柱状。浆果椭圆状,长 2.5~3cm,橘红色,先端近截平,花柱残存。2 颗种子长圆形,腹平,背凸,长 1.4cm,光滑,外种皮肉质、褐色,内种皮薄,白色。花期 4~5 月,果 10~11 月。

生于热带海拔 750m 以下的江边草坡、灌丛,常见于荒地。分布于广东、广西南部、云南南部至东南部,也有栽培的。

【药用经验】　仡佬族　用于肺结核、肾亏(《桂药编》)。毛南族　用于肺结核、中风痰涎、痈疮、无名肿毒(《桂药编》)。瑶族　用于肺结核、痈疮、无名肿毒(《桂药编》)。壮族　用于肺结核、小儿惊风、痈疮、无名肿毒(《桂药编》)。

（黄　蓉）

55. *Ampelopsis aconitifolia*（乌头叶蛇葡萄）

【民族药名】　"哈日-乌珠莫"（蒙古族）。

【来源】　葡萄科植物乌头叶蛇葡萄 *Ampelopsis aconitifolia* Bunge 的根皮。有小毒。全年均可采收,除去泥土与细根,刮去表面栓皮后剥取皮部,鲜用或晒干用。

木质藤本。小枝圆柱形,有纵棱纹,被疏柔毛。卷须 2~3 叉分枝,相隔 2 节间断与叶对生。叶为掌状 5 小叶,小叶 3~5 羽裂,披针形或菱状披针形,长 4~9cm,宽 1.5~6cm,顶端渐尖,基部楔形,中央小叶深裂,或有时外侧小叶浅裂或不裂,上面绿色无毛或疏生短柔毛,下面浅绿色,无毛或脉上被疏柔毛；小叶有侧脉 3～6 对,网脉不明显;叶柄长 1.5～2.5cm,无毛或被疏柔毛,小叶几无柄;托叶膜质,褐色,卵披针形,长约 2.3mm,宽 1～2mm,顶端钝,无毛或被疏柔毛。花序为疏散的伞房状复二歧聚伞花序,通常与叶对生或假顶生;花序梗长 1.5～4cm,无毛或被疏柔毛,花梗长 1.5～2.5mm,几无毛;花蕾卵圆形,高 2～3mm,顶端圆形;萼碟形,波状浅裂或几全缘,无毛;花瓣 5,卵圆形,高 1.7～2.7mm,无毛;雄蕊 5,花药卵圆形,长宽近相等;花盘发达,边缘呈波状;子房下部与花盘合生,花柱钻形,柱头扩大不明显。果实近球形,直径 0.6～0.8cm,有种子 2～3 颗,种子倒卵圆形,顶端圆形,基部有短喙,种脐在种子背面中部近圆形,种脊向上渐狭呈带状,腹部中棱脊微突出,两侧洼穴呈沟状,从基部向上斜展达种子上部 1/3。花期 5～6月,果期 8～9 月。

分布于内蒙古、陕西、甘肃、宁夏、河南、山东、河北、山西等省区。

【药用经验】　白族　蒙古族　根皮用于跌扑损伤、骨折、疮疖肿痛、风湿痹痛(《蒙植药志》)。

（范晓磊）

56. *Amydrium hainanense*（穿心藤）

【名族药名】　"陈扁美"、九十九孔、藤万年青、穿心风(瑶族)

【来源】　天南星科植物穿心藤 *Amydrium hainanense*(Ting et Wu ex H. Li et al.)H. Li 的茎或全草。有毒。全年可采,除去杂质,鲜用或晒干用。

攀援藤本。茎圆柱形,干时变黑色,节间长 2～3cm,幼枝节间长 4～6cm。叶柄长 20～30cm,幼枝上也有长 4～5cm 的,几至顶部具鞘,基部抱茎,对折宽可达 2cm,鞘部早落。叶片卵状披针形、镰状披针形,骤狭细渐尖,基部圆形或浅心形,略不等侧,全缘,两侧沿中肋有大小不一的长圆形或卵形空洞或否;老枝(花枝)叶片大,长 28～35cm,宽 9～12cm,中肋背面隆起,Ⅰ级侧脉 5～7 对,弧曲上升,Ⅰ级侧脉之间有卵形或长圆形空洞,有时内伸至中肋,外延及边缘。花序柄于枝顶叶腋单生,圆柱形,长 8～10cm。佛焰苞黄红色,革质,短舟状,长 8.5cm,展平宽 8～9cm,先端具短喙。肉穗花序梗长 8～10mm。肉穗花序长 6cm,两头略狭。花两性,无花被,子房角柱形、顶平、近六边形,长约 3mm,宽约 2.5mm,无花柱,柱头长圆形,1 室,侧膜胎座脊状隆起,胚珠2,倒生。雄蕊 6,略短于子房。花期 4 月(海南)或 10 月(广西阳朔)。

生于海拔 1300m 以下山谷或水旁密林中,附生于树干上或石上。我国特有,分布于湖南南部、广西、广东至云南南部。

【药用经验】　瑶族　用于骨髓炎、骨结核、疮疥、脉管炎、疣(《桂药编》)。用于胃炎、胃溃疡、疮疥(《民族药志要》)。

（黄　蓉）

57. *Amydrium sinense*（雷公连）

【民族药名】　"叫罢门"、"叫恩妈"(侗族);雷公连、青竹标(土家族)

【来源】　天南星科植物雷公连 *Amydrium sinense* （Engl. ）H. Li.［*Epipremnopsis sinensis*(Engl.)H. Li］的全株或茎叶。有毒。夏季、秋季采集,除去杂质,鲜用或晒干用。

附生藤本,茎较细弱,粗 3～5mm,借肉质气生根紧贴于树干上,节间长 3～5cm。叶柄上面具槽,基部扩大,长8~15cm,上部有长约1cm的关节,叶柄鞘达关节,撕裂状脱落;叶片革质,表面亮绿色,背面黄绿色,镰状披针形,全缘,锐尖,基部宽楔形至近圆形,长13~23cm,宽5~8cm,不等侧,常一侧为另一侧宽的2倍;中肋表面平坦,背面隆起,侧脉极多数,与中肋成30°锐角斜伸,然后弧形上升,至边缘连接。花序柄淡绿色,长5.5cm。佛焰苞肉质,蕾时绿色,席卷为纺锤形,上端渐尖,长7cm,盛花时展开成短舟状,近卵圆形,长8~9cm,黄绿色至黄色。肉穗花序具长0.5~1cm的梗,倒卵形,向基部变狭,先端钝圆,长约4cm。花两性。子房顶部五至六边形,宽5mm,长4mm,柱头无柄,多少下凹,近圆形,干时微凸,1室,花丝基部宽,长4mm,浆果绿色,成熟黄色、红色,具臭气,种子1~2枚,棕褐色,倒卵状肾形,长约2mm,腹面扁平。花期6~7月,果期7~11月。

附生于海拔550~1100m的常绿阔叶林中树干上或石崖上。我国特有,分布于湖北西部、湖南西部和南部、广西、四川、贵州至云南南部。

【药用经验】 侗族 全株用于风湿骨痛,骨折(《民族药志要》)。土家族 全株用于骨折、心绞痛等(《土家医药》)。茎叶用于骨折、跌打损伤、心绞痛(《土家药志下》)。

(黄 蓉)

58. *Amygdalus communis*(苦巴旦杏仁)

【民族药名】 巴达杏仁、"阿其克巴达木"、"罗孜莫尔"、巴达木、巴旦杏(维吾尔族)。

【来源】 蔷薇科植物扁桃(苦味扁桃、苦巴旦杏)*Amygdalus communis* L.〔*Amygdalus communis* L. var. *amara* Ludwig. ;*Prunus amygdalus* Batsch. var. *amara*(DC)Focke〕的味苦的种子。有小毒。夏季果实成熟时采收,除去果肉及核壳,取种仁,晒干。

落叶乔木或灌木,高2~8m。枝直立或平展,具多数短枝,一年生枝浅褐色,多年生枝灰褐色至灰黑色。一年生枝上的叶互生,短枝上的叶常簇生;叶柄长1~2.5cm,在叶片基部及叶柄上常具2~4腺体;叶片披针形或椭圆状披针形,长3~9cm,宽1~2.5cm,先端急尖至短渐尖,基部宽楔形至圆形,边缘具浅钝锯齿。花两性;花单生,先于叶开放;萼筒圆筒形;萼片5,宽长圆形至宽披针形,边缘具柔毛;花瓣5,长圆形,长1.5~2cm,先端圆钝或微凹,基部渐狭成爪,白色至粉红色。雄蕊多数,长短不等;花柱长于雄蕊,子房密被绒毛状毛。果实斜卵形或长卵形,扁平,长3~4.3cm,直径2~3cm,外面密被短柔毛;果肉薄,成熟时开裂;核卵形、宽椭圆形,两侧不对称,表面具蜂窝状孔穴。种子味苦。花期3~4月,果期7~8月。

生于低至中海拔山区的多石砾的干旱坡地。陕西、甘肃、新疆等省区有少量栽培。

【炮制】 通过潬法炮制以降低毒性,提高药效。潬法:取种仁,开水浸泡15~20分钟(水没过为度),捞出,揉搓,除去表皮,干燥备用。

【药用经验】 维吾尔族 生干生热,散寒止痛,消炎腿肿,化痰平喘,除斑生辉,杀虫。用于湿寒性或黏液质性疾病,如湿寒头痛、关节肿痛、筋肌抽紧、寒性咳嗽、哮喘、蝴蝶斑、雀斑及各种皮肤病(《中本草维卷》)。

【使用注意】 因有小毒,一般多外用于油剂、敷剂、洗剂等;内服用量3~9g,酌据病情,与矫正药同用(《中本草维卷》)。有痰湿者勿服。

【中毒与解毒】 中毒主要症状为呼吸困难、抽搐、昏迷、瞳孔散大、心跳速而弱、四肢冰冷。急救须争取时间,立即口服活性炭或过锰酸钾(1:1000)或硫代硫酸钠(5%),尽快洗胃,并吸入亚硝酸异戊酯,静脉注射亚硝酸钠(3%10ml),随后注射硫代硫酸钠(25%50ml),及其他对症治疗如人工呼吸、输血等。

【药材鉴定】 性状 种仁呈扁长卵形，顶端稍尖，底端较圆，长 1.5~2.8cm，宽约 1.3cm，厚 7~8mm。种子侧面一边较薄，另一边厚圆，在圆边处的顶端处有线形种脐，合点及脊均明显。种皮薄，棕色。以水浸之去皮后可见白色子叶 2 枚。味苦。

显微特征 粉末：淡黄色。石细胞黄色，多为长椭圆形，腔大，具圆孔纹长 60~120μm。子叶细胞类圆形或多角形，内含众多蛋白质和油滴。胚孔细胞长方形或多角形，壁稍厚，内含油滴和粒状蛋白质粒。

【化学成分】 "苦味扁桃"种子和"甜味扁桃"种子区别在于所含苦杏仁苷及含油量的不同。苦味扁桃种子含苦杏仁苷(amygdalin)2.4%，其含油量 35.5%~62.5%（平均为 51.5%）。甜味扁桃种子仅含苦杏仁苷 0.1%，甚至不含，而含油量达 45%~67%（平均为 59%）[1]。

【药理毒理】 1. 镇咳平喘作用：所含苦杏仁苷在体内能慢慢分解，逐渐产生微量氢氰酸，故服用小量本品，能起到轻度抑制呼吸中枢，而达镇咳、平喘作用。苦杏仁苷对正常动物可促进肺表面活性物质的合成，在油酸型呼吸窘迫综合征实验动物中，不仅可促进肺表面活性物质的合成，并且可使病理改变得到改善。2. 抗肿瘤作用：体外实验证明，氢氰酸、苯甲醛、苦杏仁苷均有微弱的抗癌作用。如果氢氰酸加苯甲醛、苦杏仁苷加 β-葡萄糖苷酶，均能明显提高抗癌活力。苦杏仁苷对 W256 癌肉瘤的大鼠有延长生存期的作用。临床试验亦表明：苦杏仁苷对肿瘤有较好的疗效。苦巴旦杏仁提取物对 Hela、Bcap-37 细胞均有较强的抑制作用；提取物高、中浓度对肿瘤细胞 HO8910、T24 细胞具有较强的生长抑制作用，极低浓度对该两种肿瘤细胞的生长均未见抑制作用，提示 Hela、Bcap-37 细胞对巴旦杏仁提取物更敏感。体内实验结果表明，巴旦杏仁提取物具有抑制 S180 实体瘤小鼠瘤块生长的作用，且呈剂量效应关系，但巴旦杏仁提取物对 S180 腹水瘤无作用。3. 其他作用[2~5]：苦杏仁苷水解产物苯甲醛在体外以及在健康者或溃疡者体内，均能抑制胃蛋白酶的消化功能，提示其有抗溃疡作用；苦杏仁苷水解后生成的苯甲醛，经安息香缩合酶作用生成安息香，安息香具有镇痛作用，因此用苦杏仁治疗晚期肝癌可解除患者的痛苦，有的甚至不用服止痛药；苦杏仁苷尚有预防和治疗抗肿瘤药阿脲引起的糖尿病的作用。4. 毒性：苦巴旦杏仁中含苦杏仁苷及苦杏仁酶，内服后，苦杏仁苷可被酶水解产生氢氰酸和苯甲醛，1g 杏仁约可产生 2.5mg 氢氰酸。氢氰酸是剧毒物质，人的致死量大约 0.05g（氰化钾为 0.2~0.3g）。苯甲醛可抑制胃蛋白酶的消化功能。成人服巴旦杏仁 50~60 个，小儿 7~10 个即可致死，致死原因主要为组织窒息。

【附注】 甜巴旦杏仁为本种味甜的种仁，与苦巴旦杏仁相似。其种仁稍大，长 2.2~3.5cm，宽约 1.5cm，厚约 8mm，种皮红棕色，顶端有线形脐点，底部有合点，由合点分出多数维管束，向尖端分布，形成暗色纹理；气微，味微甘。

参 考 文 献

[1] 宋根伟,黄博,何敏胜,等. 巴旦杏挥发油化学成分和提取物抗氧化作用研究. 塔里木大学学报,2009,21(3):10-14

[2] 马龙,邓淑文,肖碧玉,等. 新疆甜巴旦杏仁抗氧化作用的实验研究. 新疆医学院学报,1997,20(2):92-94

[3] 邓淑文,肖璧玉,马龙,等. 巴旦杏仁液对小鼠免疫功能的影响. 营养学报,1198,20(2):234,235

[4] 钟承民,付德润,马龙,等. 新疆 22 种食用野生植物抗诱变研究. 新疆医学院学报,1997,20(2):88-91

[5] 多力坤·买买提玉素甫,阿不都拉·阿巴斯,门进,等. 巴旦杏仁对小白鼠 PCE 抗诱变活性的探讨. 干旱区研究,2004,21(1):90-92

（任永申）

59. *Amygdalus mira*（光核桃）

【民族药名】　"康布"、"阿修"、"思康"、"洒新"（藏族）。

【来源】　蔷薇科植物光核桃 *Amygdalus mira*（Kochne）Yü et Lu［*Prunus mira* Koehne］的成熟果实、核壳及种仁。有小毒。果实成熟时采收，取净果肉，砸碎核壳，取出种仁，分别晾干。

落叶小乔木，高达约 8m。小枝绿色或半边红褐色，无毛。冬芽有细柔毛。叶互生，在短枝上呈簇生状；叶片椭圆状披针形至倒卵形，长 5~12cm，宽 1.5~4cm，先端渐尖，基部宽楔形至近圆形，边缘有钝圆浅锯齿，近顶端全缘，齿端常有小腺体，上面无毛，背面沿中脉具柔毛；叶柄长 8~15mm，无毛，常具紫红色扁平腺体。花单生，先于叶开放，直径 2.1~3cm；花梗长 1~3cm；萼筒钟形，紫褐色，无毛，萼片卵形或长卵形，紫绿色，先端钝圆，无毛或边缘微具长柔毛；花瓣阔卵形，长 1~1.5cm，先端微凹，粉红色；雄蕊多数，比花瓣短得多；子房密被柔毛。果梗长 4~5cm；果实近球形，直径约 3cm，肉质，不开裂，外面密被柔毛；核扁卵圆形，长约 2cm，两侧稍压扁，顶端急尖，基部近截形，稍偏斜，表面光滑，仅于背面和腹面具少数不明显纵向浅沟纹。花期 3~4 月，果期 8~9 月。

生于海拔 2600~4000m 的山坡、林缘、田埂、路旁等处。分布于西藏、四川、云南等省区。

【炮制】　果肉及核壳经间接火煅后入药。取晾干的果肉及核壳置铁锅或陶缸中，上盖一较小的铁锅或陶缸，用含盐的黄泥密封，置火炉上煅烧至适宜程度（灰化完全）后入药[1]。

【药用经验】　藏族　种仁：用于黄水疮、头发及眉毛脱落等症。果肉及核壳：经间接火煅后的灰可生肌敛疮，用于各种创伤及黄水疮[1]。

【药材鉴定】　性状　种仁类卵圆形，较小而肥厚，长约 1.5cm，宽约 1cm，厚约 0.7cm[1]。

【化学成分】　果实含苦杏仁苷（amygdalin）、24-亚甲基环木菠萝烷醇（24-methylene cycloartanol）、柠檬甾二烯醇（citrostadienol）、7-去氢燕麦甾醇（7-dehydroavenasterol）、野樱苷（prunasin）、β-谷甾醇（β-sitosterol）、菜油甾醇（campesterol）、菜油甾醇-3-*O*-β-D-吡喃葡萄糖苷、葡萄糖、蔗糖和色氨酸等。还含绿原酸（chlorogenic acid）、3′-咖啡酰奎宁酸（3′-caffeoyl quinic acid）、3-对香豆酰奎宁酸（3-*p*-coumaroyl quinic acid）、3′-阿魏酰奎宁酸（3′-feruloyl quinic acid）、三油酸甘油酯（triolein）。种仁油富含不饱和脂肪酸，主要为油酸（oleic acid）和亚油酸（linoleic acid）[1~2]。

【药理毒理】　1. 对循环系统的作用：种仁提取液静脉注射能增加麻醉家兔脑血流量，降低脑血管阻力。2. 抗凝血作用：纤维蛋白法实验表明，种仁水煎剂具有纤溶促进作用。3. 抗炎作用：种仁多种提取物具有较好的抗炎作用，其水提取物对大鼠角叉菜胶性足跖肿胀有明显的抑制作用。从中分离得 2 种蛋白质（PA-A 和 PA-B）具有抗渗出性炎症作用。4. 抗过敏作用：种仁水提取物能抑制小鼠血清中的皮肤过敏抗体及鼷鼠脾溶血性细胞的产生。其乙醇提取物给小鼠灌胃，能抑制小鼠含有皮肤过敏性抗体的抗血清引起的被动皮肤过敏反应（PCA 反应）所导致的色素渗出量增多。5. 其他作用：种仁中的脂肪油可润滑肠道，促进排便；种仁中含有苦杏仁苷，有镇咳作用；种仁水煎剂具有子宫收缩作用；给小鼠灌胃水煎剂，可抑制小鼠扭体反应，有显著镇痛作用，苦杏仁苷也有镇痛作用。6. 毒性：给小鼠腹腔注射种仁水煎液 3.5g/kg，可出现肌肉松弛、运动失调、竖毛等现象，其 LD_{50} 为（222.5±7.5）g/kg[1]。

参 考 文 献

[1]《中华本草》编委会. 中华本草（藏药卷）. 上海：上海科学技术出版社,2004:264,265

[2]《中华本草》编委会. 中华本草(第4册). 上海:上海科学技术出版社,1999:74,75

（王　刚　陈吉炎　马丰懿）

60. *Amygdalus persica*（桃）

【民族药名】　桃(植株通称)、桃仁(种仁通称);"达筛"(白族);"麻晃"(傣族);"昂别空"(德昂族);"帝桃"(侗族);"习涌"(哈尼族);"生烟"(基诺族);"阿伟"(拉祜族);"石力"(傈僳族);"美勒桃"(毛南族);"桃仁-楚莫"(蒙古族);"女放"(水族);"堪布肉夏"、"康布热下"、"砍布热哈"、"康布"(藏族);"考地"(佤族);毛桃、山桃、"斯俄"、"阿尾则日"(彝族);"麦朋"(壮族)。

【来源】　蔷薇科植物桃 *Amygdalus persica* L.［*Prunus persica*（L.）Batsch.］的根、根皮、茎木或嫩枝、树皮、叶、花、幼果、种仁、树脂。有小毒。

落叶小乔木,高4~8m。叶卵状披针形或矩圆状披针形,长8~12cm,宽3~4cm,边缘具细密锯齿,两面无毛或下面脉腋间有髯毛,叶柄长1~2cm,无毛,有腺点。花单生,先叶开放,近无柄,直径2.5~3.5cm;萼筒钟状,有短柔毛,裂片卵形;花瓣粉红色,倒卵形或矩圆状卵形;雄蕊多数,离生,短于花瓣;心皮1,稀2,有毛。核果卵球形,直径5~7cm,有沟,有绒毛,果肉多汁,离核或黏核,不开裂;核表面具沟孔和皱纹。花期3~4月,果期8~9月。

分布于河北、陕西、甘肃、江西、江苏、浙江、安徽、湖北、四川、贵州、云南;为常见栽培的果树。

【药用经验】　阿昌族　桃仁及茎用于痛经、闭经、跌打损伤、瘀血肿痛(《德宏药录》)。白族　叶用于汗疮、湿疹、皮炎(《滇药录》)。种仁用于痛经、经闭、癥瘕、热病蓄血、风痹、咳嗽、跌打损伤、血燥便秘;叶用于头风、通大小便、止霍乱腹痛;花用于水肿、脚气、痰饮、积滞、二便不利、经闭,嫩枝用于心腹痛及痔疮;根、茎皮用于黄疸、吐血、衄血、牙痛、经闭、痈肿、痔疮;树脂用于石淋、血淋、痢疾《(大理资志》)。傣族　茎木用于一切风症、胃痛(《滇药录》《傣医药》《滇省志》)。德昂族　效用同阿昌族。侗族　叶及种仁用于"兜隋啃"(蛇咬伤)、"吓宾"(脚鱼瘆)(《侗医学》)。哈尼族　根用于肠炎、胃炎《(版纳哈尼药》)。基诺族　树皮外洗用于皮肤瘙痒;叶外用用于皮肤癣(《基诺药》)。景颇族　效用同阿昌族(《德宏药录》)。朝鲜族　带叶嫩枝用于湿疹(《图朝药》)。拉祜族　树皮用于腹泻、感冒、全身疼痛、痧症、疟疾(《滇省志》)。傈僳族　种仁用于经闭、跌打损伤、血燥便秘(《怒江药》)。毛南族　根皮用于龋齿痛;种子用于去瘀血(《桂药编》)。蒙古族　种子用于经闭、痛经、腹部肿块、跌扑损伤、肠燥便秘;叶用于疟疾、痈疖、痔疮、湿疹、阴道滴虫病(《蒙药》)。水族　种仁用于牙龈肿痛(《水医药》)。藏族种子用于血瘀经闭、癥瘕蓄血、跌打损伤、肠燥便秘(《藏标》)及痞块(《青藏药鉴》)。花、幼果、种子用于疮痈、黄水病、赤巴病。桃仁油涂抹用于秃发(《中国藏药》)。种仁用于痞块(孕妇忌用);花用于腹水,水肿;叶用于湿疹、痔疮、头虱(《藏本草》)。佤族　叶用于头痛、疟疾、湿疹、皮炎、癣疮(《中佤药》)。茎木用于一切风症、胃痛(《滇药录》)。维吾尔族　叶用于风热感冒咳嗽(《民族药志要》)。彝族　叶、花或树脂用于疮疖脓肿、蛔虫作痛、腹胀、浮肿、妇女干瘦、牙痛、疟疾、风症、咳嗽诸症(《彝植药》)。叶用于湿热尿闭、肾病水肿(《哀牢》)。壮族　叶用于阴道炎、宫颈炎(《桂药编》)。

【药材鉴别】　性状　(1)叶:呈椭圆状披针形或卵状披针形,长5~15cm,宽1.5~3.5cm。先端长尖,基部阔楔形,边缘具细锯齿,两面无毛;上表面黄绿色至浅棕色,下表面色较浅。叶脉两面均明显,主脉和侧脉在背面凸出。叶柄长 0.5～1cm,具暗棕红色腺点。气清香,味苦。(2)种仁:种子呈扁椭圆形,先端具尖,中部略膨大,基部钝圆而偏斜,边缘较薄,长 1.2～1.8cm,宽 0.8～1.2cm,厚 2～4mm。表面红棕色或黄棕色,有细小颗粒状突起。尖端一侧有一棱线状种脐,基部有合点,并自该处分散出多数棕色维管束脉纹,形成布满种皮的纵向凹纹。种皮薄。子叶肥大,富油质。气微,味微苦。

显微特征　(1)叶横切面:上、下表皮均为 1 列长方形细胞,外被厚的角质层。栅栏组织不通过中脉,海绵组织排列疏松。主脉维管束外韧型,呈新月形;韧皮部窄;木质部导管呈放射状排列,壁木化;主脉上、下表皮内侧有数列厚角组织细胞。薄壁细胞内含多数草酸钙簇晶。(2)种仁粉末:黄白色。种皮外表皮石细胞单个散在或 2～5(～11)个连接成行或聚集成群。侧面观多呈贝壳形、盔帽形或弓形,径向 54～153μm,底部切向 18～180μm,突出于表皮层的部分呈弓形,壁厚约至 34μm,层纹细密整齐,孔沟无或稀少,底部壁厚约至 12μm,层纹少见,孔沟粗而较密,胞腔内含淡棕色物,表面观呈类圆形、圆多角形,或类方形,纹孔大而较密。另有呈纺锤形的石细胞,宽约至 230μm。种皮外表皮细胞橙红色或樱红色,呈类圆形或多角形,常与石细胞连生。种皮内表皮细胞淡黄棕色或红棕色,断面观为 1 列类长方形色素细胞,表面观呈类多角形,垂周壁微波状弯曲。内胚乳细胞壁稍厚,胞腔内含脂肪油滴。子叶细胞含糊粉粒及脂肪油滴。

【化学成分】　种仁含苦杏仁苷(amygdalin)、24-亚甲基环木菠萝烷醇(24-methylene cycloartanol)、枸橼甾二烯醇(citrostadienol)、7-去氢燕麦甾醇(7-dehydroavenasterol)、野樱苷(prunasin)、β-谷甾醇(β-sitosterol)、菜油甾醇(campesterol)及其 3-O-β-D-吡喃葡萄糖苷等甾类,也含甲基-α-D-呋喃果糖苷、甲基-β-D-吡喃葡萄糖苷、葡萄糖、蔗糖和色氨酸等[1]。还含绿原酸(chlorogenic acid)、3-咖啡酰奎宁酸(3-caffeoyl quinic acid)、3-对香豆酰奎宁酸(3-p-coumaroyl quinic acid)、3-O-阿魏酰奎宁酸(3-O-feruloyl quinic acid)[2]、三油酸甘油酯(triolein)[3]。桃仁油富含不饱和脂肪酸,主要为油酸(oleic acid)和亚油酸(linoleic acid)[4]。

果实含有机酸,主要为苹果酸(malic acid)、枸橼酸(citric acid)[5],还含有苯甲酸[6]、绿原酸(chlorogenic acid)、新绿原酸(neochlorogenic acid)、异绿原酸(isochlorogenic acid)、儿茶精(catechin)、表儿茶精(epicatechin)[7];也含奎宁酸(quinic acid)和琥珀酸(succinic acid)[8];还含总糖 29.8～100.3mg/g(鲜重),其中有蔗糖、葡萄糖、果糖、山梨糖醇(sorbitol)和肌醇(inositol)[9]。成熟果实含挥发性成分己醛(hexanal)、(E)-2-己烯醛[(E)-2-hexenal]、苯甲醛(benzaldehyde)、芳樟醇(linalool)等[10]。果实还含有紫云英苷、蜡梅苷(meratin)、山柰素-3-双葡萄糖苷、桃皮素(persicogenin)、柚皮素(naringenin)、香橙素(aromadendrine)、橙皮素(hesperetin)、桃皮素-5-β-D-吡喃葡萄糖苷(persicogenin-5-β-D-glucopyranoside)、橙皮素-5-β-D-吡喃葡萄糖苷(hesperetin-5-β-D-glucopyranoside)、(+)-儿茶酚(catechol)、(−)-表儿茶酚没食子酸酯(epicatechol gallate)、绿原酸和矢车菊苷(chrysanthemin)[11]。

花含山柰素-3-鼠李糖苷(kaempferol-3-rhamnoside)、槲皮苷(quercitrin)、蔷薇苷 A(multiflorin A)、蔷薇苷 B(multiflorin B)、野蔷薇苷 A(multinoside A)、绿原酸[12]、紫云英苷(astragalin)、蜡梅苷(meratin)、山柰素-3-双葡萄糖苷(kaempferol-3-β-D-glucopyranosyl-β-D-glucopyranoside)、桃皮素(persicogenin)、柚皮素(naringenin)、香橙素(aromadendrine)、橙皮素(hesperetin)、桃皮素-5-β-D-吡喃葡萄糖素苷(persicogenin-5-β-D-glucopyranoside)、柚皮素-5-β-D-吡喃葡萄糖苷(naringenin-5-O-β-D-glucopyranoside)、橙皮素-5-O-β-D-吡喃葡萄糖苷(hesperetin-5-O-β-D-glucopyranoside)、(+)-儿茶酚(catechol)、(−)-表儿茶酚没食子酸酯(epicatechol gallate)、绿原

酸和矢车菊苷（chrysanthemin）[11]、山奈酚（kaempferol）、香豆精（coumarin）[13]。白桃花含三叶豆苷（trifolin）[12]。

叶含三十一烷（hentriacontane）、β-谷甾醇及其葡萄糖苷、熊果酸（ursolic acid）、消旋扁桃酸（mandelic acid）、槲皮素（quercetin）[13]、紫云英苷、蜡梅苷、山奈素-3-双葡萄糖苷、桃皮素、柚皮素、香橙素、橙皮素、桃皮素-5-β-D-吡喃葡萄糖苷、橙皮素-5-O-β-D-吡喃葡萄糖苷、（+）-儿茶酚、（−）-表儿茶酚没食子酸酯、绿原酸和矢车菊苷[11]。新鲜桃叶中的氰酸苷类按苦杏仁苷计算,其含量为 1.32%~2.54%。

茎皮含紫云英苷、蜡梅苷、山奈素-3-双葡萄糖苷、桃皮素、柚皮素、香橙素、橙皮素、桃皮素-5-β-D-吡喃葡萄糖素苷、柚皮素-5-O-β-D-吡喃葡萄糖苷、橙皮素-5-O-β-D-吡喃葡萄糖苷、（+）-儿茶酚、（−）-表儿茶酚没食子酸酯、绿原酸、矢车菊苷、桃苷（persicoside）、三十烷酸甲酯（methyl triacontanate）、β-谷甾醇[14,15]。

心材含 β-谷甾醇及其葡萄糖苷、三十一烷、三十一烷醇,也含黄酮类成分柚皮素、香橙素,山奈酚（kaempferol）和槲皮素（quercetin）[16]。根含苯甲酸[17]。

【药理毒理】 1. 对循环系统的作用:桃仁提取液静注能增加麻醉家兔脑血流量112.8%,降低脑血管阻力57.2%。桃仁能明显增加狗股动脉的血流量并降低血管阻力。对离体兔耳血管能明显增加灌流液的流量,并能消除去甲肾上腺素的缩血管作用[18]。桃仁提取物脾动脉内给药可使麻醉大鼠肝脏微循环内血流加速,提示对肝脏表面微循环有一定改善作用[19]。2. 抗凝血作用:桃仁水煎液具有纤溶促进作用。用肾上腺素加冰水刺激形成的大鼠"血瘀"模型的血液呈高黏度状态,用桃仁治疗,可见到雌性大鼠的低切速全血黏度降低,对红细胞变形能力和纤维蛋白原含量等的影响则不明显[20]。3. 抗炎作用:桃仁多种提取物具有较好的抗炎作用,其水提取物具有较强的抗大鼠角叉菜胶性足趾肿胀作用,并从中分离得 2 种蛋白质（PR-A 和PR-B）具有抗渗出性炎症作用[21]。桃仁提取液对经体外细胞培养中的纤维母细胞生长具有抑制作用,将其用于实验性巩膜瓣下小梁切除术的动物模型上,发现它具有抑制炎症细胞及纤维母细胞增生的作用[22]。4. 抗过敏作用:桃仁水提取物能抑制小鼠血清中的皮肤过敏抗体及鼷鼠脾溶血性细胞的产生,其乙醇提取物口服能抑制小鼠含有皮肤过敏性抗体的抗血清引起的被动皮肤过敏反应（PCA 反应）的色素渗出量[23]。5. 其他作用:桃仁中含的脂肪油可润滑肠道,利于排便;桃仁中含苦杏仁苷有镇咳作用;桃仁煎剂具有子宫收缩作用[24];口服水煎液有显著镇痛作用,并抑制小鼠扭体反应;苦杏仁苷也有镇痛作用。PR-B 有相当强的 SOD 样活性,对豚鼠腹腔巨噬细胞中过氧阴离子的产生有抑制作用,并随剂量的加大而增强[25]。

参 考 文 献

[1]《中华本草》编委会. 中华本草(第 4 册). 上海:上海科学技术出版社,1999:77

[2] Birgit Möller, Karl Herrmann. Quinic acid esters of hydroxycinnamic acids in stone and pome fruit. Phytochemistry, 1983, 22(2):
477-481

[3] Kosuge Takuo, Ishida Hitoshi, Ishii Michiyo. Studies on active substances in the herbs used for Oketsu("stagnant blood") in Chinese medicine. II. On the anticoagulative principle in persicae semen. Chemical Pharmaceutical Bulletin, 1985, 33(4):1496-1498

[4] Farines Marie, Soulier J, Comes Frederique. Study of the glyceride fraction of lipids of seeds from plums and related species in the Rosaceae. Revue Francaise des Corps Gras, 1986, 33(3):115-117

[5] Kawada Kazuhide, Kamei Satoshi, Kitagawa Hirotoshi. Organic acid composition of several fruits. Kagawa Daigaku Nogakubu Gakujutsu Hokoku, 1984, 36(1):21-24

[6] Nagayama Toshihiro, Nishijima Motohiro, Yasuda Kazuo, et al. Natural benzoic acid in agricultural products and processed foods. I. Benzoic acid in fruits and fruit products. Shokuhin Eiseigaku Zasshi, 1983, 24(4):416-422

[7] Samuel D,Senter Anncallahan. Variability in the Quantities of Condensed Tannins and Other Major Phenols in Peach Fruit During Maturation. Journal of Food Science,1990,55(6):1585-1587

[8] Bhargava J N,Thakur D R. Paper chromatographic determination of organic acids in peach fruit cv July Elberta and their relation to fruit growth and maturation. Indian Journal of Plant Physiology,1984,27(2):184-189

[9] Moriguchi Takaya,Ishizawa Yuri,Sanada Tetsuro. Differences in sugar composition in *Prunus persica* fruit and the classification by the principal component analysis. Journal of the Japanese Society for Horticultural Science,1990,59(2):307-312

[10] Horvat R J,Chapman G W,Robertson J A,etal. Comparison of the volatile compounds from several commercial peach cultivars. Journal of Agricultural and Food Chemistry,1990,38(1):234-237

[11] Maksudova B,Sadykov A A. Chemical study of *Persica vulgaris* in Sint. Reakts. Sposobn. Org. Soedin,USSR,1983:74-77

[12] Ohta Tatsuo,Miyazaki Toshio,Mihashi Susumu. Isolation of trifolin from the white flowers of*Prunus persica*. Chemical & Pharmaceutical Bulletin,1960,8:647,648

[13] Chandra S,Sastry M S. Chemical constituents from *Prunus persica* leaves. Fitoterapia,1990,61(4):379

[14] Rahman W,Bhatnagar S P. Flavonoids from peach bark. Aust. J. Chem,1968,21:539-541

[15] 化学大辞典编纂委员会. 化学大辞典(日). 共立出版株式会社,1963,8:422a

[16] Chandra Suresh,Sastry M S. Phytochemical investigations on *Prunus persica* heartwood. Indian Journal of Pharmaceutical Sciences,1988,50(6):321,322

[17] 南京药学院. 中草药学. 南京:江苏人民出版社,1976:413

[18] 刘灿辉,李伯友,谢玉琼. 光核桃仁和山桃仁的药理研究. 中药药理与临床,1989,5(2):46

[19] 张清波,顾克仁,王玉润. 用激光多普耳血流量仪及胆汁流量计测定桃仁提取物对肝脏微循环的影响. 上海中医药杂志,1985(7):45

[20] 毛腾敏. 丹参、鸡血藤、桃仁对大白鼠"血淤"模型之血液流变性影响. 中药药理与临床,1985,(创刊号):131

[21] 张秋海,欧兴长. 桃仁的研究进展. 实用中西医结合杂志,1993,6(3):163

[22] 汪素萍,方军,嵇训传,等. 桃仁提取液抑制巩膜瓣下小梁切除术后滤床纤维母细胞增殖的实验研究. 上海医科大学学报,1993,20(1):35

[23] 中国医学科学院药物研究所. 中药志(第3册). 第2版. 北京:人民卫生出版社,1984:89

[24] 刘娟,王天益,郑功才. 桃仁及其复方合剂对小鼠子宫作用的机理研究. 四川畜牧兽医学院学报,1999,13(3):1-6

[25] 南京中医药大学. 中药大辞典(下册). 第2版. 上海:上海科学技术出版社,2006:2541

（黄　蓉）

61. *Anacardium occidentale*（腰果）

【民族药名】　"巴拉都"、"巴拉杜尔"、"安克尔第牙"（维吾尔族）。

【来源】　漆树科植物腰果 *Anacardium occidentale* L. 的果实。有毒。夏季、秋季果实成熟时采摘,除去假果,留取核果,晒干,炒熟备用。

灌木或小乔木,高 4～10m;小枝黄褐色,无毛或近无毛。叶革质,倒卵形,长 8～14cm,宽 6～8.5cm,先端圆形,平截或微凹,基部阔楔形,全缘,两面无毛,侧脉约 12 对,侧脉和网脉两面突起;叶柄长 1～1.5cm。圆锥花序宽大,多分枝,排成伞房状,长 10～20cm,多花密集,密被锈色微柔毛;苞片卵状披针形,背面被锈色微柔毛;花黄色,杂性,无花梗或具短梗;花萼外面密被锈色微柔毛,裂片卵状披针形,先端急尖,长约 4mm;花瓣线状披针形,长 7～9mm,外面被锈色微柔毛,里面疏被毛或近无毛,开花时外卷;雄蕊 7～10,通常仅 1 个发育,长 8～9mm,在两性花中长 5～6mm,不育雄蕊较短,花丝基部多少合生,花药小,卵圆形;子房倒卵圆形,花柱钻形。核果肾形,两侧压扁,宽约 1.5cm,果基部为肉质梨形或陀螺形的假果所托,假果长 3～7cm,最宽处 4～5cm,成熟时紫红色;种子肾形,长 1.5～2cm,宽约 1cm。

适于低海拔的干热地区栽培。云南、广西、广东、海南、福建、台湾均有引种。

【药用经验】　维吾尔族　用于精神不安、半身不遂、瘫痪、痉挛和身体虚弱（《维药志》）。用于神经病、皮炎、瘫痪、面麻痹、抽搐、赘瘤、尿床、脑和筋骨弱、皮炎瘢痕，还有壮阳、固牙、乌发的作用。配它药成糊状用于寒性炎肿（《维医药》）。

【使用注意】　本品毒性较大，内服宜慎。煎汤内服用量 0.6~1.0g[1]。

【药材鉴定】　性状　核果长约 3.5cm，厚与宽为 2cm；外表呈暗棕色，有光泽，具斑点，果皮厚约 4mm，含有巨大椭圆形的香胶道。种子肾形，黄白色，富油性，有香气。

【化学成分】　果壳含腰果酸（anacardic acid）、腰果酚（cardanol）、腰果二酚（cardol）、左旋表儿茶精（epicatechin）[2]、腰果苷（occidentoside）、杞柳苷（salipurposide）、β-谷甾醇（β-sitosterol）[3]；果实含己烯醛［(E)-2-hexenal］、己醛（hexanal）、壬醛（nonanal）、2-己醛（1-methylpentan-1-ol）[4]、棕榈酸（palmitic acid）、硬脂酸（stearic acid）、花生酸（eicosanoic acid）、山萮酸（behenic acid）、油酸（oleic acid）、棕榈油酸（palmitoleic acid）、二十碳烯酸（eicosenoic acid）[5]。

【药理毒理】　1. 降压作用：树皮的水提取物（在 0~5℃ 黑暗环境中浸提，加热后无效）有降压作用。外皮的水及酒精提取液给麻醉猫静脉注射均可降低血压，但前者引起呼吸抑制，后者引起呼吸兴奋[2]。2. 降血糖作用：树皮的酊剂或提取物给正常人口服有降血糖作用，于口服后 15~20 分钟最显著，可持续 3 小时。树皮（内皮）煎剂对动物也能降血糖。降血糖成分对离体大鼠睾丸脂肪组织产生 CO_2 有促进作用[2]。3. α-葡萄糖苷酶和醛糖还原酶抑制剂：腰果的坚果壳液中分离到的成分具有显著的 α-葡萄糖苷酶和醛糖还原酶抑制活性[6]。4. 灭螺活性：腰果壳制备纯化的腰果壳油及银杏酸混合物 48 小时时对钉螺的 LC_{50} 分别为 0.831mg/L、0.523mg/L，LC_{90} 分别为 2.180mg/L、1.439mg/L。腰果壳油药液和银杏酸混合物药液为 2mg/L 时钉螺的上爬率分别为 16.7% 和 13.3%，≥4mg/L 时钉螺上爬率为 0[7]。5. 毒性：乙醇提取液对小鼠有一定毒性，水提取液（1：3）对小鼠几无毒性（每只腹腔注射 0.8ml 并不引起死亡）[3]。两者对小鱼（*Lebistes reticulatus*）毒性很强[3]。

参 考 文 献

[1] 谢宗万. 全国中草药汇编（下册）. 第 2 版. 北京：人民卫生出版社，2000：801
[2]《中华本草》编委会. 中华本草（第 5 册）. 上海：上海科学技术出版社，1999：72
[3] Barros G S, Matos F J, Vieira J E, et al. Pharmacological screening of some Brazilian plants. J. Pharm. Pharmacol. ，1970，22：116
[4] Muroi H, Kubo A, Kubo I. Antimicrobial activity of cashew apple flavor compounds. J. Agric. Food Chem. ，1993，4：1106-1109
[5] 周永红，立升，刘雄民. GC-MS 法分析腰果仁油中的脂肪酸. 营养学报，2004，26：321，322
[6] M. Toyomizu，S. Sugiyama，R. L. Jin，et al. α-glucosidase and aldose reductase inhibitors：Constituents of cashew，Anacardium occidenate，nut shell liquids. Phytotherapy research，1993，7（3）：252-254
[7] 叶田田，吴向阳，仰榴青，等. 腰果壳油的灭螺活性研究. 中国媒介生物学及控制杂志，2009，20：198-200

（杨新洲）

62. *Anemone davidii*（西南银莲花）

【民族药名】　"血零子"、"蚤子七"、"铁糙"（土家族）

【来源】　毛茛科植物西南银莲花 *Anemone davidii* Franch 的根茎。有小毒。夏季、秋季采挖，除去泥土杂质，晒干。

多年生草本。根茎近圆柱形，具缩短的节间。基生叶 1(3)，具长柄；叶片五角形，长(4.5)6~10cm，宽(6)7~18cm，3 全裂，中央裂片菱形，近羽状深裂，边缘生粗齿，侧生裂片不等地 2 深裂;叶柄长14~37cm。花葶高(17)23~42cm,无毛或疏生短柔毛;总苞苞片3,具柄,叶状,长8~14cm;花1~3朵;萼片5,白色,倒卵形,长1~2(2.4cm),背面有疏柔毛;无花瓣;雄蕊多数,花丝丝形;心皮45~70,无毛,花柱短。瘦果卵形,长约2.5mm。花期5~6月。

生于山谷林中或沟边阴处石上。分布于西藏东部、云南西北部、四川、贵州、湖南西北部和湖北西部。

【药用经验】 用于风湿疼痛、肋间神经痛、跌打损伤、吐血、便血等各种出血症[1,2]。用于虚痨内伤、跌打损伤、风湿疼痛、口疮等症(《土家药志下》)。

【使用注意】 孕妇禁服。

【药材鉴定】 性状 根茎锥状椭圆形或近条形,少数成团块状,稍弯曲,长3~10cm,直径1~2.5cm。表面棕褐色,有皱褶,环节较密集,有的不甚明显,周围着生多数细长须根或圆形根痕;顶端有干枯的叶基及茎基,其周围密生灰白色茸毛。质坚实,折断面黄棕色,不甚平坦。气微,味苦。

显微特征 根茎横切面:表皮细胞1列,有的可见表皮毛。皮层较宽,最外为后生皮层,外侧有石细胞群断续排列成环,或与少数纤维束相间排列。维管束外韧型,约20个,环列;韧皮部狭窄;形成层微波状;木质部导管不发达,射线宽阔。髓部大。薄壁细胞充满圆形或类圆形淀粉粒,直径3~5μm。

【化学成分】 含三萜皂苷类成分。主要有齐墩果酸-3-O-β-D-吡喃木糖基(1→3)-α-L-吡喃鼠李糖基(1→2)-α-L-吡喃阿拉伯糖苷、齐墩果酸-3-O-β-D-吡喃木糖基(1→3)-α-L-吡喃鼠李糖基(1→2)[β-D-吡喃葡萄糖基(1→4)]-α-L-吡喃阿拉伯糖苷、齐墩果酸-3-O-α-L-吡喃鼠李糖基(1→2)[β-D-吡喃葡萄糖基(1→4)]-α-L-吡喃阿拉伯糖苷、3-O-β-D-α-L-吡喃鼠李糖基(1→2)-α-L-吡喃阿拉伯糖苷-齐墩果酸-28-O-α-L-吡喃鼠李糖基(1→4)-β-D-吡喃葡萄糖基(1→6)-β-D-吡喃葡萄糖苷(hederasaponin B)、3-O-β-D-吡喃木糖基(1→3)-α-L-吡喃鼠李基(1→2)-α-L-吡喃阿拉伯糖苷-齐墩果酸-28-O-α-L-吡喃鼠李糖基(1→4)-β-D-吡喃葡萄糖基(1→6)-β-D-吡喃葡萄糖苷(sieboldianoside B)、3-O-α-L-吡喃鼠李糖基(1→2)-[β-D-吡喃葡萄糖基(1→4)]-α-L-吡喃阿拉伯糖苷-齐墩果酸-28-O-α-L-吡喃鼠李糖基(1→4)-β-D-吡喃葡萄糖基(1→6)-β-D-吡喃葡萄糖苷(hederacolchiside E)等[3]。

【药理毒理】 1. 抗癌作用:齐墩果酸-3-O-β-D-吡喃木糖基(1→3)-α-L-吡喃鼠李糖基(1→2)-α-L-吡喃阿拉伯糖苷、齐墩果酸-3-O-β-D-吡喃木糖基(1→3)-α-L-吡喃鼠李糖基(1→2)[β-D-吡喃葡萄糖基(1→4)]-α-L-吡喃阿拉伯糖苷和齐墩果酸-3-O-α-L-吡喃鼠李糖基(1→2)[β-D-吡喃葡萄糖基(1→4)]-α-L-吡喃阿拉伯糖苷在体外可以明显抑制肺癌、结肠癌、卵巢癌、乳腺癌、肾癌、前列腺癌、黑素瘤以及白血病等多种人癌细胞的生长[3]。2. 抗菌作用:3-O-β-D-α-L-吡喃鼠李糖基(1→2)-α-L-吡喃阿拉伯糖苷-齐墩果酸-28-O-α-L-吡喃鼠李糖基(1→4)-β-D-吡喃葡萄糖基(1→6)-β-D-吡喃葡萄糖苷、3-O-β-D-吡喃木糖基(1→3)-α-L-吡喃鼠李基(1→2)-α-L-吡喃阿拉伯糖苷-齐墩果酸-28-O-α-L-吡喃鼠李糖基(1→4)-β-D-吡喃葡萄糖基(1→6)-β-D-吡喃葡萄糖苷(sieboldianoside B)和3-O-α-L-吡喃鼠李糖基(1→2)-[β-D-吡喃葡萄糖基(1→4)]-α-L-吡喃阿拉伯糖苷-齐墩果酸-28-O-α-L-吡喃鼠李糖基(1→4)-β-D-吡喃葡萄糖基(1→6)-β-D-吡喃葡萄糖苷(hederacolchiside E)对蜡状芽孢杆菌(Bacillus cereus AS. 1. 1688)和白色假丝酵母(Candida albicans No. 01)的生长具有抑制作用[3]。

参 考 文 献

[1] 万定荣. 湖北土家族常用植物药(毛茛科). 中药材,1990,15(3):14

[2] 万定荣,钱赪,雷永恕,等．鄂西土家族常用抗风湿类植物药．中药材,1993,18(10)：192
[3] 廖循,李伯刚,高小平,等．西南银莲花的活性三萜皂苷．中草药,2001,32(6)：493

（黄　蓉）

63. *Anemone dichotoma*（银莲花）

【民族药名】　"孟根花-其其格"、"苏如波嘎"（蒙古族）。

【来源】　毛茛科植物二歧银莲花 *Anemone dichotoma* L. 的带花全草。有毒。夏季采集,除去泥土,晒干。

草本,植株高 35～60cm。基生叶 1,通常不存在。花葶有稀疏贴伏的短柔毛；总苞苞片 2,扇形,长 3～6cm,宽 4.5～10cm,3 深裂近基部,深裂片近等长,狭楔形或线状倒披针形,宽 0.7～2.3cm,不明显 3 浅裂,或不分裂而有少数锐牙齿,表面近无毛,背面有短柔毛；花序 2～3 回二歧状分枝,一回分枝近等长或不等长,长 9～14cm,二回分枝长 1～10cm；小总苞苞片似总苞苞片,近等大或较小,花单生于花序分枝处；萼片 5,白色或带粉红色,倒卵形或椭圆形,长 0.7～1.2cm,宽 7～8mm；雄蕊长达 4mm；心皮约 30,无毛,长约 22mm,子房长圆形,有向外弯的短花柱。瘦果扁平,卵形或椭圆形,长 5～7mm,有边缘和稍弯的宿存花柱。花期 6 月。

生于丘陵或山坡湿草地或林中。我国分布于吉林、黑龙江、内蒙古。

【药用经验】　蒙古族　全草：破痞,拔毒,调火,防腐,杀虫,止痛。用于不消化、虫痞、毒蛇咬伤、白癜风、疖痈、下肢溃疡等（《百科全书蒙医学》）。

（徐　燃）

64. *Anemone hupehensis*（打破碗花花）

【民族药名】　"米化棍"（苗族）；"奴民野"、"美陵"（侗族）；一把抓、青水胆（畲族）；野棉花、地阎王、五雷火（土家族）；"阿觉沙补"（彝族）；"棵柏夺"（壮族）。

【来源】　毛茛科植物打破碗花花 *Anemone hupehensis* Lemoine 的根、全草。根有毒,茎叶有大毒。夏季、秋季采集,除去杂质,鲜用或晒干用。

多年生草本。基生叶 3～5,长 12～40cm,具长柄,为三出复叶或少数为单叶；小叶卵形,长 4～11cm,宽 3～10cm,不分裂或不明显 3 浅裂或 5 浅裂,边缘具牙齿,下面疏生短毛。花葶高 20～80cm,疏生短柔毛；聚伞花序简单或二至三回分枝；总苞片（2）3,具柄,叶状；萼片 5,红紫色,长 2～3cm,外面密生柔毛；无花瓣；雄蕊多数；心皮多数。聚合果球形；瘦果长约 3.5mm,密生绵毛。花期 7～10 月。

生于丘陵和低山草坡或沟边。分布于我国西南。

【药用经验】　苗族　根：用于疟疾、跌打损伤（《苗医药》）。侗族　根：用于脚转筋、手脚开裂（《侗医药》）。畲族　茎叶：用于癣、蜂蜇伤（《畲医药》）。土家族　利湿,驱虫,祛瘀。全草：用于顽癣、痢疾、肠炎、蛔虫病、跌打损伤。土家族民间用此药外敷发泡治疗寒湿痹症（《民族药志要》）。瑶族　全草：用于灭蛆、杀子孑。外治体癣、脚癣（《湘蓝考》）。彝族　根、叶或嫩尖：用于肠疮、干疮、毒疮、漆疮、冻疮、外伤出血、跌打瘀血、"斯拉"（肝病）、慢性腹泻、小儿腹泻、食积不化、腹中虫作痛以及打胎等（《彝植药》）。壮族　全草：用于杀灭虫蛆、痂（癣）（《桂壮药标准二》）。

【使用注意】 孕妇慎服,肾炎及肾功能不全者禁服。

【中毒与解毒】 本品所含原白头翁素,对皮肤黏膜具有强烈的刺激作用。其鲜根捣烂所逸出的强烈刺激性气味接触眼部可引起流泪,皮肤可发红、起疱,吸入可引起喷嚏、咳嗽;内服可引起流涎、胃肠炎症、呕吐、腹痛、肾炎、血尿及心衰,并因呼吸衰竭而死亡;超大剂量可引起口腔黏膜灼热肿胀发炎、呕吐、腹痛、腹泻、血压下降,甚至休克。预防时注意防止鲜根捣烂浸出的汁液接触眼部皮肤[1]。

【药材鉴定】 性状 全草长可达 1m。根粗壮,常弯曲,表面深褐色。基生叶具长柄,为三出复叶或单叶,长 10~40cm;小叶卵形或狭卵形,长 4~12cm,宽 2.5~12cm,3 浅裂或 5 浅裂,边缘锯齿,两面疏生短毛,下表面沿叶脉处较密;茎生叶多为单叶,少有三出复叶。花茎长 20~80cm,被短毛。聚伞花序顶生,二至三回分枝或单花;总苞苞片叶状,2~3 片,具短梗,花被 5 片,瓣状,倒卵形或椭圆形,长 1~3cm,红紫色,外面密被白色丝状毛,雄蕊多数。聚合果球形,瘦果长约 3mm,密被白色长柔毛。气微,味微苦。

显微特征 (1)根横切面:后生皮层 5~6 列细胞,皮层 1~2 列细胞,内皮层凯氏带木化。韧皮部散有纤维束,有的纤维束包围筛管群。木质部呈放射状排列,长短不一,由导管、纤维及薄壁细胞组成。(2)茎横切面:表皮细胞 1 列,皮层细胞 4~5 列,类圆形或类方形,中柱鞘纤维连成环状。外韧型维管束排成二轮,外轮较小,20~25 个,周围有纤维束环列,其外方与中柱鞘纤维相连;内轮维管束稍大,6~8 个,周围亦有纤维束环列。髓部大。

【化学成分】 根及全草含白头翁素(anemonin)和三萜皂苷。根和茎叶中都含有三萜皂苷、黄酮类、香豆素类、酚类和有机酸类[2]。其中白头翁素是一种强的心脏毒[3]。另据记载[4],从其变种秋牡丹 Anemone hupehensis Lemoine var. japonica (Thunb.) Bowles et Stearn 的全草中分离得到 11 个三萜苷类成分。

【药理毒理】 1. 抑菌作用:本品对金黄色葡萄球菌、福氏痢疾杆菌、伤寒杆菌、大肠杆菌、绿脓杆菌有较强的抑制作用。本品浆汁具有很强的抗致病性真菌的作用,在 0.2%~0.5% 的浓度下即可对各种浅部真菌及部分深部真菌有抑制作用;临床试用初步显示其对体癣、足癣、股癣等光滑皮肤真菌有满意效果。2. 杀虫作用:本品具有显著的灭蛆、杀蜈虫及黏虫等效果。3. 毒理:原白头翁素对大鼠灌胃的 LD_{50} 为 4.6739g/kg,经皮给药(涂抹于背部皮肤,4 小时后温水洗净)的 LD_{50} >2.0g/kg;对大鼠皮肤无刺激作用,对大白兔眼黏膜有中等刺激;Ames 试验、小鼠骨髓微核试验和小鼠睾丸初级精母细胞染色体畸变试验均为阴性[1]。

【附注】 本品在中国药典一部(1977 年版)中收载,仅鲜用,用于杀虫或外治体癣[5]。

参 考 文 献

[1] 夏丽英. 现代中药毒理学. 天津:天津科技翻译出版公司,2005:111
[2] 谢宗万. 全国中草药汇编(上). 北京:人民卫生出版社,2000:239
[3] 韦有华. 白头翁同名异物本草考证与鉴别. 新疆中医药,2007,25(3):73-75
[4] Yokosuka A,Sano T,Hashimoto K,et al. Triterpene glycosides from the whole plant of *Anemone hupehensis* var. *japonica* and their cytotoxic activity. Chem Pharm Bull(Tokyo),2009,57(12):1425-1430
[5] 卫生部药典委员会. 中国药典一部(1977 年版). 北京:人民卫生出版社,1978:128

(吴　燕　李路扬)

65. *Anemone raddeana*(两头尖)

【民族药名】 "乌兰-孟根花-其其格"(蒙古族)。

（两头尖）

【来源】　毛茛科植物多被银莲花 *Anemone raddeana* Regel 的根茎。有毒。夏季采挖,除去残茎、须根及泥土,晒干。

多年生草本,高约 90cm。根茎横走,纺锤形,两头稍尖,黑褐色,横卧地下。叶通常 1 片,基生,三出复叶,叶柄极长;小叶 3~5 裂,每裂片又具 3 浅裂,先端钝。花茎单一,较叶为长,中上部有叶状大苞片 3 片;花单生茎顶,花被 10~16 片,黄白色,外侧略带紫晕;雄蕊多数,短于花被甚多,雌蕊有多数离生心皮。蓇葖果多数。花期 4~5 月。

生于海拔 800m 的山地林中或草地阴处。分布于东北及河北、山东等地。

【药用经验】　蒙古族　用于风湿性关节炎、腰腿疼痛(《蒙药》)。

【使用注意】　本品有毒。煎汤内服用量 1.5~3g,或入丸、散;外用适量[1]。

【药材鉴定】　性状　根茎类长纺锤形,两端尖细,微弯曲,其中近一端处较膨大,长 1~3cm,直径 2~7mm。表面棕褐色或棕黑色,具微细纵皱纹,膨大部位常有 1~3 个支根痕呈鱼鳍状突起,偶见不明显的 3~5 环节。质硬而脆,易折断,断面略平坦,类白色或灰褐色,类角质样。气微,味先淡后微苦而麻辣。

显微特征　(1)根茎横切面:表皮细胞 1 列,切向延长,外壁增厚。皮层为 10 余列类圆形薄壁细胞。维管束外韧型,10 余个排列成环状,韧皮部细胞皱缩,形成层不明显,木质部导管 6~24 个。射线宽阔。髓部较大,为类圆形薄壁细胞,薄壁细胞内充满淀粉粒。(2)粉末:灰褐色,淀粉粒众多,单粒类圆形或椭圆形,直径 2~11μm,脐点点状或短缝状,层纹不明显;复粒由 2~4 分粒组成。表皮细胞红棕色、黄色或亮黄色,外壁木栓化增厚,常呈脊状或瘤状突入细胞内。网纹导管、螺纹导管或梯纹导管多见,直径 10~33μm,少数具缘纹导管。

薄层色谱　取本品粉末 5g,置索氏提取器中,加甲醇适量,加热回流提取 3 小时,提取液回收溶剂至干,残渣加水 10ml 溶解,用乙醚振摇提取两次,弃去乙醚液。水液用水饱和的正丁醇振摇提取 5 次,合并正丁醇液,减压回收溶剂至干。残渣加甲醇 10ml 使溶解,作为供试品溶液。取竹节香附素 A 对照品,加甲醇制成每 1ml 含 1mg 的溶液,作为对照品溶液。吸取上述 2 种溶液各 2μl,分别点于同一硅胶 G 薄层板上,以三氯甲烷-甲醇-水(7∶3∶1)的下层溶液为展开剂,展开,取出,晾干,喷以 10% 硫酸乙醇溶液,在 105℃加热 5 分钟。供试品色谱在与对照品色谱相应的位置上,显相同颜色的斑点。

【化学成分】　根茎富含以齐墩果烷为母核的五环三萜皂苷类成分,3 位、28 位多以糖连接成苷,基本为葡萄糖、阿拉伯糖、鼠李糖,每个糖链为 1~4 个糖,4 位、14 位多为甲基,如竹节香附皂苷(raddeanin)R0、A~F[2~6]、红背银莲花皂苷(raddeanoside)R8、R9、竹节香附皂苷 H[7,8]。还含齐墩果酸(oleanolic acid)、薯蓣皂苷元(diosgenin)[9]、毛茛苷(ranunculin)[10]、白头翁素(anemonin)、葡萄糖(glucose)、蔗糖(sucrose)[7]、药根碱(jateorhizine)[8]及 17 种氨基酸[11]。又含挥发油类成分,主要为:苯乙醛(benzeneacetaldehyde)、2-苯乙醇(2-phenylethanol)、α-萜品醇(α-terpineo1)、4-羟基-3-甲氧基苯乙酮(4-hydroxy-3-methoxy acetophenone)、2,6-二叔丁基-4-甲基苯酸(2,6-di-tertbutyl-4-methyl benzoic acid)、十九烷醇(nonadecanol)[12]。尚含多种脂肪油类成分[12]。

【药理毒理】　1. 抗肿瘤活性:多被银莲花素 A(30μg/ml)显著抑制小鼠肉瘤 S180 和腹水型肝癌细胞 DNA、RNA 和蛋白质的合成,其抑制率随时间延长而增加。它对 DNA 合成(48 小时)的 ID_{50} 为 21μg/ml。腹腔注射多被银莲花素 A(10mg/kg),连续 5 天,能提高小鼠血浆 cAMP 含量[7,8]。口服总皂苷 200mg/kg 对艾氏腹水癌、肉瘤 180、宫颈癌的抑制率分别为 49%、59%、84% 以上。皂苷 D10mg/ml×5 天能提高小鼠血浆 CAMP 含量的 61%[13,14]。2. 抑菌作用:多被银莲花挥发油、内酯、总皂苷、皂苷 D、皂苷 F、皂苷 H 对乙型链球菌、绿脓杆菌、伤寒杆菌、痢疾杆菌、金黄色葡萄球菌等均呈现不同程度的抑菌作用[15]。白头翁素对小鼠有体外抑制真菌作用,最小抑制浓度是 $15\mu g/ml$ [16]。3. 抗炎作用:其总皂苷对角叉菜胶、甲醛、葡聚糖有抑制作用,其中对甲醛引起的大鼠足肿胀的抑制作用最强;皂苷 D 对角叉菜胶所致肿胀有明显抑制作用,抑制强度高于总皂苷[14]。三萜皂苷 AOA、OA、Rd12 和 Rd13 在高浓度下显著地抑制由 fLMP 引起的超氧化反应,其抑制率大小如下:Rd12 > Rd13 > OA > AOA[17]。4. 镇痛、镇静作用:其总皂苷、皂苷 D、皂苷 F、皂苷 H 对醋酸所致小鼠痛觉反应,热刺激引起的疼痛均有镇痛作用。但皂苷 F、皂苷 H(125mg/kg)无效[14]。其总皂苷、皂苷 D 对正常小鼠自发活动有抑制作用,以皂苷 D 为最强,原白头翁素、亦有镇静作用[14]。5. 抗惊厥、抗组织胺作用:其总皂苷对小鼠由咖啡碱引起的惊厥无作用,对士的宁引起的惊厥有抑制作用。原白头翁素对抗 0.01%组织胺引起的支气管痉挛,还可拮抗组织胺对豚鼠离体回肠平滑肌的收缩作用[14]。6. 毒性:白头翁素有强力心脏毒作用,原白头翁素 LD_{50} 为 0.6mg/kg;毛茛苷为 20mg/kg;其总皂苷 $ipLD_{50}$ 为(1.41±0.104)g/kg,毒性极低[14]。两头尖总皂苷、皂苷 D、皂苷 F、皂苷 H 均具有溶血作用,其中皂苷 D 作用最强。其溶血指数为 1 000 000,皂苷 F 为 8333.3,皂苷 H 为 416.7,总皂苷为 25 000[15]。

参 考 文 献

[1] 《中华本草》编委会. 中华本草(第3册). 上海:上海科学技术出版社,2000:163

[2] 吴凤锷,朱子清. 中药竹节香附化学成分的研究(Ⅰ). 高等学校化学学报,1983,4:595-599

[3] 吴凤锷,朱子清. 中药竹节香附(Anemone raddeana Regel)化学成分的研究Ⅱ. 化学学报,1984,42:253-258

[4] 吴凤锷,朱子清. 中药竹节香附(Anemone raddeana Regel)化学成分的研究Ⅲ. 高等学校化学学报,1985,6:36-40

[5] 吴凤锷,朱子清. 中药竹节香附化学成分的研究Ⅳ. 化学学报,1984,42:1266-1270

[6] 吴凤锷,朱子清. 中药竹节香附化学成分的研究Ⅴ. 化学学报,1985,43:82-86

[7] 吴凤锷,朱子清. 中药竹节香附化学成的研究. 兰州大学学报(自然科学版),1983,19(4):188

[8] 关树宏. 两头尖生物碱成分的研究. 中草药,2002,33(增刊):69

[9] 吴凤锷,朱子清. 中药竹节香附化学成分的研究Ⅵ. 化学学报,1985,43:692-697

[10] 吴凤锷,朱子清. 中药竹节香附化学成分的研究. 科学通报,1984,17:1047,1048

[11] 刘大有,邓鸿,刘英姬,等. 两头尖中氨基酸及微量元素的分析测定. 特产研究,1991,(2):53-55

[12] 刘大有,李向高,李树殿,等. 两头尖挥发油和脂肪油的研究. 中成药研究,1984,(4):27,28

[13] 刘力生,肖显华,张龙弟,等. 多被银莲花素 A 对癌细胞 DNA、RNA 蛋白质和血浆 CAMP 含量的影响. 中国药理学报,1985,6(3):189-192

[14] Wang B X,Cui L C,Liu A J. Studies on pharmacological action of saponin of the root of Anemone raddeana. Traditional Chinese Medicine,1985,5(1):61

[15] 刘大有. 两头尖有效成分的抑菌及溶血作用的研究. 长春中医学院学报,1988,2:87

[16] 周鸿立,孙永旭,李勇,等. 两头尖的化学成分及药理作用研究进展. 时珍国医国药,2007,18(5):1239-1241

[17] Lu J C,Sun Q S,kodama H,et al. Effect of six compounds isolated from rhizome of Anemone raddeana on the superoxide generation in humanneutrophi. Biochem Biophys. Res. Commun. ,2001,280:918

(杨新洲)

66. *Anemone rivularis*(草玉梅)

【民族药名】 "匡构皱"、"夸工菜"、"匡告菜"(白族);"工岗所"(德昂族);"罗达望"(哈尼族);根治急、"古波阿丕"(拉祜族);"盘羊鼓"(苗族);"麻加粑执"(普米族);"素嘎"、"苏嘎"、"速葛"、"素尕哇"(藏族);虎掌草、草玉梅、"日西番介"(佤族);"日恶补此"、"拉莫西勾"、"阿肚遮"、"哈都罗火"(彝族);白虎狼(壮族)。

【来源】 毛茛科植物草玉梅 *Anemone rivularis* Buch. -Ham. 的根、叶、花、果实、种子、全草。根有小毒。夏季采全草,秋季挖根,洗净,叶、花、果实、种子适时采收,鲜用或晒干用。

多年生草本。基生叶 3~6;叶片轮廓肾状五角形,长 2.5~6.5cm,宽 4.5~9.5cm,3 全裂;叶柄长 5~22cm。花莛 1~3,高 7~65cm;聚伞花序一至三回分枝,长 10~30cm;总苞苞片 3(4),具鞘状柄,宽菱形,长 3.2~6.5cm,3 裂;萼片 6~8(10),白色,狭倒卵形或狭椭圆形,长 9~14(17)mm,顶端有髯毛;无花瓣;雄蕊多数,花丝丝形;心皮 30~60。瘦果狭卵形,长 7~8mm,无毛,宿存花柱钩状弯曲。花期 5~10 月,果期 9~11 月。

生于山坡草地、林边或溪边。分布于西藏、云南、广西西部、贵州、四川和甘肃南部。

【药用经验】 白族 全草:用于风湿病、跌打损伤、痰湿郁结、喘咳、中焦湿热、胃痛、牙痛、湿热带下、产后腹痛、肾炎水肿、食积不化、疮痈、皮癣、虫毒、蛇伤(《大理资治》)。根、叶:用于喉炎、牙龈炎、胆囊炎、痢疾、偏头痛、闭经、血尿、淋症、蛇咬伤、草乌中毒(《滇药录》)。德昂族 根:用于咽喉肿痛、牙痛、胃痛、急性肝炎、跌打损伤(《德宏药录》)。哈尼族 根:用于月经不调(《滇药录》)。景颇族 效用同德昂族(《德宏药录》)。拉祜族 根:用于急慢性肝炎、胃痛、胆囊炎、腮腺炎(《拉祜医药》)。全草:用于胃痛、牙痛、扁平疣、胃及十二指肠溃疡(《拉祜药》)。全草:用于胃痛、牙痛、痢疾、扁平疣(《滇省志》)。苗族 根:用于咽喉肿痛、咳嗽痰多、痢疾、瘰疬(《滇药录》)。普米族 根:用于咽喉疼痛、咳嗽痰多、牙痛、疟疾、胸膜炎、胃痛、痢疾、跌打损伤(《民族药志要》)。根:用于喉蛾、疔腮、瘰疬、痈疽肿毒、风湿疼痛、胃痛、跌打损伤(《滇药录》)。藏族 果实:用于胃虫、刺痛、蛇咬伤、寒性肿瘤、淋病、关节积黄水等疾病(《部藏标》)。叶、花、果实、根:用于病后体温不足、淋病、黄水疮(外敷治黄水疮或提出关节中黄水)、慢性气管炎、末梢神经麻痹、催吐胃酸(《青藏药鉴》)。果实:用于胃寒、痞块、蛇咬伤(《藏标》)。种子:用于胃虫、刺痛、蛇毒和寒性肿瘤、淋病、关节积黄水等疾病(《中国藏药》)。种子:用于胃寒、痞块、蛇咬《滇药录》。佤族 根:用于咽喉肿痛、扁桃体炎、牙痛、胃痛(《滇药录》)。根:用于急慢性肝炎、风火牙痛、胃痛、咽喉炎、胆囊炎、腮腺炎、疟疾、风湿性关节炎(《中佤药》)。彝族 根、叶或全草:用于牙痛、头痛、鼻炎、风湿痛、断指、骨疮、无名肿痛、疟疾、伤食(《彝植药续》)。全草:用于寒热不调、四季感冒、胃中湿热留滞、疟疾(《大理资志》)。根、全草:用于疟疾、胃痛、无名肿毒、蛾子(《楚彝本草》)。全草:用于肠胃不和、腹胀气撑、喉蛾疔腮、痈疽疮疡(《哀牢》)。壮族 根:用于咽喉肿痛、扁桃体炎、牙痛、胃痛(《滇药录》)。亦用于肝硬化、胆绞痛、颈淋巴结核(《香格里拉药》)。

【中毒与解毒】 根有小毒,对皮肤刺激性大,接触时间过长,可致发泡。

【药材鉴定】 性状 根长圆柱形或类长圆锥形,稍弯曲,有的扭曲或分枝,长 5~12cm,直径 2~3cm。表面黑褐色或棕褐色,粗糙,具不规则的裂纹及皱纹。根头部略膨大,有残留的叶基、茎痕及灰白色绒毛。质硬而脆,易折断,断面不整齐,黄绿色。气微,味微苦。

显微特征 根横切面:木栓层为数列细胞,黄绿色。皮层较窄,细胞含黄棕色物。韧皮部较宽,筛管群径向排列。形成层成环。木质部导管散列,射线宽广,含黄棕色物。薄壁细胞含多数淀粉粒[1]。

【化学成分】 从根中分离得到黄酮苷、皂苷、香豆素、内酯、甾醇、甾体皂苷元及三萜化合物[2]。其乙醇(或甲醇)提出物含大量皂苷,包括草玉梅苷 A 和草玉梅苷 B(Anemoside A,Anemoside B)、虎掌草皂苷 A、虎掌草皂苷 B、虎掌草皂苷 C、虎掌草皂苷 D(huzhangoside A,huzhangoside B,huzhangoside C,huzhangoside D)。醇提取物中还有一种齐墩果烷型五环三萜:草玉梅内酯[3]。

【药理毒理】 1. 镇咳祛痰作用[2]:本品所含的虎掌草内酯对小鼠有镇咳祛痰作用,对豚鼠离体气管无松弛作用。2. 抑菌作用[2]:虎掌草内酯对白色葡萄球菌、金黄色葡萄球菌、肺炎双球菌、流感杆菌有抑制作用;黄酮部分对卡他双球菌也有抑制作用;总苷部分对金黄色葡萄球菌、草绿色链球菌、卡他双球菌、大肠杆菌、福氏痢疾杆菌、伤寒杆菌等有较明显的抑制作用。

【附注】 本种的变种小花草玉梅 Anemone rivularis Buch. -Ham. ex DC. var. *floreminore* Maxim. 的根在彝族同等药用。有小毒。

参 考 文 献

[1] 卫生部药典委员会. 中华人民共和国药典(一部). 一九七七年版. 北京:人民卫生出版社,1977:343
[2] 谢宗万. 全国中草药汇编(上册). 第2版. 北京:人民卫生出版社,2000:524
[3] 廖循,李伯,潘远江,等. 草玉梅中的化学成分. 高等学校化学学报,2001,22(8):1338-1341

(吴 燕 李路扬)

67. *Anemone tomentosa*(大火草)

【来源】 毛茛科植物大火草 Anemone tomentosa (Maxim.)Pei 的根及根茎。有小毒。夏季、秋季采挖根,洗净,晒干或鲜用。

多年生草本,植株高40~150cm,根茎粗0.5~1.8cm。基生叶3~4,有长柄,为三出复叶,有时有1~2叶为单叶;中央小叶有长柄,长5.2~7.5cm,小叶片卵形至三角状卵形,长9~16cm,宽7~12cm,顶端急尖,基部浅心形、心形或圆形,3浅裂至3深裂,边缘有不规则小裂片和锯齿,表面有糙伏毛,背面密被白色绒毛,侧生小叶稍斜,叶柄长(6)16~48cm,与花葶都密被白色或淡黄色短绒毛。花葶高40~120cm,粗3~9mm;聚伞花序长26~38cm,二至三回分枝;苞片3,与基生叶相似,不等大,有时1个为单叶,3深裂;花梗长3.5~6.8cm,有短绒毛;萼片5,淡粉红色或白色,倒卵形、宽倒卵形或宽椭圆形,长1.5~2.2cm,宽1~2cm,背面有短绒毛,雄蕊长约为萼片长度的1/4;无花瓣;雄蕊多数,花丝丝形;心皮400~500,长约1mm;子房密被绒毛,柱头斜,无毛。聚合果球形,直径约1cm;瘦果长约3mm,有细柄,密被绵毛。花期7~9月,果期9~10月。

生于海拔1400~2500m的山地草丛中、草坡上或路边阳处。分布于四川西部和东北部、青海东部、甘肃、陕西、湖北西北部、河南西部、山西、河北西部。

【药用经验】 纳西族 用于痨伤咳嗽、毒疮痒子、秃疖、疮疖痈肿、无名肿毒、湿热下痢、跌打损伤、小儿疳积、疟疾、顽癣等(《民毒药研用》)[1]。

【使用注意】 孕妇慎服。

【药材鉴定】 性状 根茎较粗短,直径达2cm;上端可见茎基、干枯的叶基或棕褐色毛状物。根呈不规则锥形或条形,稍弯曲,长10~20cm,直径0.8~1.2cm;表面棕褐色,粗糙,可见不规则的纵直皱纹及少数须根痕;根端常分为数股。质坚脆,易折断,断面棕色。气微,味苦、辛[2]。

【化学成分】 根及根茎含三萜皂苷类化合物:tomentoside A,B,C[3]、齐墩果酸(oleanolic acid)、齐墩果酮酸(oleanonic acid)、齐墩果酸-3-O-β-D-吡喃木糖苷、β-谷甾醇(β-sitosterol)[4]。又含香豆素类化合物[5]。植株含白头翁素(anemonin)[6]。

【药理毒理】 1. 抗肿瘤作用:根总黄酮有体内外抗肿瘤活性。体外抗肿瘤实验结果表明,大火草总黄酮(0.25~1mg/ml)对人肝癌细胞 HepG2 和 SMMC-7721 及人宫颈癌细胞 Hela 增殖均有显著抑制作用,随药物浓度的增大,抑制作用均增强,均呈明显的剂量依赖关系。体内抗肿瘤试验表明,灌服给药高剂量的总黄酮(2.0g/kg)可抑制 H22 荷瘤小鼠瘤块的生长,抑制率为38.6%,与荷瘤对照组相比具有显著差异。与环磷酰胺 CTX 组相比较,大火草根总黄酮显著降低了荷瘤小鼠的脾脏指数,故对机体的免疫功能也有一定的抑制作用,与对胸腺的抑制作用相比,对脾脏的抑制影响尤为明显[7]。2. 抗菌及抗真菌作用:本品有抑制金黄色葡萄球菌、福氏痢疾杆菌、大肠杆菌、绿脓杆菌的作用;浆汁对致病性真菌的抑制作用较强,若浓度在 0.2% ~0.3%时对浅部及深部的真菌都有抑制作用,对股癣、体癣、足癣等光滑皮肤真菌有很好的效果[1]。

参 考 文 献

[1] 和丽生,马伟光. 中国纳西东巴医药学. 昆明:云南民族出版社,2006:70,71
[2] 《中华本草》编委会. 中华本草(第3册). 上海:上海科学技术出版社,1999:166
[3] Wang Y,Kang W,Hong L J,et al. Triterpenoid saponins from the root of _Anemone tomentosa_. J Nat Med,2013,67(1):70-77
[4] 王俊儒,彭树林,王明奎,等. 大火草根部的化学成分. 植物学报,1999,41(1):107-110
[5] Hu H B,Zheng X D,Jian Y F,et al. Constituents of the root of _Anemone tomentosa_. Arch Pharm Res,2011,34(7):1097-1105
[6] 钱信忠,徐国钧,肖培根. 中国本草彩色图鉴(中英文本). 草药篇(第1卷). 北京:人民卫生出版社,2003:79
[7] 于爱红. 大火草根化学成分及生物活性研究. 兰州:兰州理工大学硕士学位论文,2012

（王 静 徐 燃）

68. _Anemone vitifolia_（野棉花）

【民族药名】 "整儿阿铺"(阿昌族);"荣麻乌"、白叶叶(白族);山棉花(德昂族);"尼三腊"(傈僳族);"阿堵沙波"、"松罗告"(彝族)。

【来源】 毛茛科植物野棉花 _Anemone vitifolia_ Buch. -Ham. 的根、茎叶、全草。根有毒,茎叶有小毒。根全年可采,洗净,切片,晒干;茎叶、全草夏季、秋季采集,除去杂质,晒干。

多年生草本。根较粗壮,圆柱形,深褐色,根头处密被灰白色毛茸。基生叶 3~5,长 12~35cm;叶为单叶,略呈不规则圆五角形,两侧稍不对称,长 3.5~6.5cm,宽 3.2~7.5cm,3浅裂或5浅裂,基部心形,下面密被灰白色绒毛。花葶高 30~90cm,聚伞花序常为 2~4 朵花簇生,或有时再二回分枝;总苞苞片通常 3,有柄,叶状;萼片 5,花瓣状,白色或淡红色,长约 3cm,外密被白色绵毛,内面无毛;雄蕊多数,黄色;雌蕊由多数离生心皮群集而成,圆锥形或卵形,除柱头外,遍生密集的白色细毛,柱头长方形,倾斜,无毛。瘦果多数,集合成球果状,密生白毛。花期 7~10 月。

生于山野阴湿处。分布于陕西、甘肃、四川、贵州、云南、西藏等省区。

【药用经验】 阿昌族 根:用于跌打损伤、风湿关节痛、痢疾、蛔虫病、钩虫病(《德宏药录》)。白族 根和全草:用于菌痢、淋病、胃痛、食积、跌打损伤、风湿性关节炎、难产、死胎、瘙痒、疮疡、肠炎、痢疾、蛔虫、急性肠炎(《大理资治》)。德昂族 根:祛风散瘀,利湿,驱虫。用于跌打损伤、风湿关节痛、肠炎、痢疾、蛔虫病、钩虫病。景颇族 效用同阿昌族(《德宏药录》)。傈僳族 根:理气,杀虫,祛风湿,接骨。用于跌打损伤、风湿骨节痛、肠炎、痢疾、蛔虫病、疟疾、黄疸、胃寒痛、咳嗽气喘、内外伤出血。彝族 根:清热解毒,祛风除湿,收敛止血,散瘀消肿,祛蛔。用于风湿骨痛、胃肠出血、食积、肛肠脱垂、产后腹痛、蛔厥作痛、跌打损伤(《哀牢》)。纳西族 茎叶:用于小儿蛔虫病、钩虫病、淋病、胃痛、腹胀、风湿关节痛、跌打损伤等及灭蝇蛆(《民毒药研用》)。

【使用注意】　本品过量服用时会导致中毒,故内服宜慎。本品煎汤内服用量 3~9g;或入丸、散。外用适量。入汤剂时煎煮时间越长,毒性越小,疗效越好。一般以 10 小时以上为宜[1]。

【中毒与解毒】　本品含有大量的白头翁素,有较强的心脏毒性,过量服用时有头晕、呕吐、四肢麻木等中毒症状。其煎剂的毒性很低,对大鼠几乎无毒[2]。

【药材鉴定】　**性状**　根呈短圆柱状,直径 0.6~2cm。外表灰棕色,表面粗糙,具纵向凹裂,偶见支根痕。根头略膨大,顶端附有残存的叶柄基部,密生白色绒毛。质脆,易折断。断面皮部淡棕色,木部黄色,射线色较深,根中心部分可见裂隙。气微,味苦。茎圆柱形,外表灰绿色至棕色,有多数纵棱。叶革质,上面疏被短糙毛,下面密生绒毛。

　　显微特征　(1)根横切面:木栓层由数列细胞组成,外被落皮层,深棕色,细胞多破碎。皮层和韧皮部有众多纤维束散在,纤维木化,壁薄。形成层呈环状。木质部放射状排列,由导管、木纤维及木薄壁细胞组成,导管散列或纵列,木射线明显。(2)茎横切面:表皮细胞类长圆形或圆形。皮层较窄。维管束散在,于近皮层处排列成环状,大小不一,中心部位排列稀疏。维管束外韧型,韧皮纤维束呈帽状,壁不甚厚,化;木质部由导管及木纤维组成,导管散列,大小不一。(3)叶主脉横切面:上表皮细胞内侧有 1~3 列厚壁细胞。下表皮细胞壁略增厚。上下表皮外侧均可见单细胞非腺毛。主脉维管束外韧型,导管散在,木纤维众多,壁薄,略木化。栅栏组织由 2 列细胞组成。海绵组织细胞排列疏松。(4)全草粉末:浅灰棕色。非腺毛众多,大小不一,均为单细胞,平直或略弯曲,壁较薄,直径 8~22μm。导管多为具缘纹孔导管,少为螺纹导管,直径 20~45μm。木栓细胞黄棕色,表面观类长方形或不规则形。花粉粒类圆形,外壁光滑,表面可见点状雕纹,萌发孔 3 个。叶表皮细胞不规则形,壁呈波状弯曲,气孔不定式。木纤维众多,成束,壁薄,胞腔内有斜点状纹孔,直径 25~40μm。韧皮纤维成束或散在,长梭形,淡黄色,直径 33~40μm。茎表皮细胞表面观类方形,壁多呈连珠状增厚。棕色块众多,大小不一[3]。

【化学成分】　根含大量的白头翁素(anemonine)[2]。全草含内酯、香豆素及其苷类、氨基酸、糖等成分[2]。

【药理毒理】　杀虫及解痉镇痛作用:临床研究,取野棉花茎、叶制成 100% 的浓缩煎剂,日服 2 次,每次 30~40ml。治疗胆道蛔虫病 6 例,除 1 例无效外,其余 5 例,均在 1 天左右症状缓解,2~3 天症状消失。实践中观察到,未开花的茎、叶解痉镇痛作用好,开花的全草排虫作用好[1]。

【附注】　野棉花根在四川、陕西、甘肃等地作白头翁使用[4]。

参 考 文 献

[1] 茶逢春. 野棉花茎叶治疗胆道蛔虫病的体会. 中国民族民间医药杂志,1998,(2):1
[2] 谢宗万. 全国中草药汇编(上册). 北京:人民卫生出版社,2000:816,817
[3] 谭文红,韦群辉,武文,等. 民族药野棉花的生药学研究. 云南中医中药杂志,2009,30(9):36-38
[4] 韦有华. 白头翁同名异物本草考证与鉴别. 新疆中医药,2007,25(3):73-75

（吴　燕　徐　燃）

69. *Anisodus acutangulus* (三分三)

【民族药名】　三分三(通称);"唐冲那保"(藏族)。

【来源】　茄科植物三分三 *Anisodus acutangulus* C. Y. Wu et C. Chen 的根和种子。有大毒。秋季挖根,洗净,切片,晒干。种子于秋季采集后,阴干或晒干。

多年生草本,高50~150cm。根茎肥厚成粗短圆柱形,主根几垂直,萝卜形,深入地下,直径2~7cm,有多数肥厚的侧根,侧根直径1~2cm,黄色,味苦有臭气。茎丛生,粗壮,上部有分枝,植株幼嫩部分几无毛。单叶互生,有柄,叶片卵圆形或长椭圆形,长6~10cm,宽3~6cm,先端急尖或短渐尖,基部宽楔形,边全缘或微波状,墨绿色。花单生于叶腋,花梗细长、下垂;花萼与花冠漏斗状钟形,萼齿锐三角形,通常有2~3齿特别长;花冠径约2cm,黄绿色,有紫斑,花冠筒长出萼外1倍。果梗细长,长5~7cm;蒴果内藏于增大的宿萼内,近球形,顶端开裂。种子细小,多数。花期6~7月,果期10~11月。

生于山坡草丛及田边路旁潮湿处。分布于云南西北、东北高寒山区及四川。

【药用经验】　藏族　用于虫病、疔疮、皮肤炭疽病、癫狂等症(《中国藏药》)。

【使用注意】　本品有大毒。内服极量不可超过三分三厘(故名三分三),即极量不可超过1g。青光眼患者忌用。服药期间忌食生、冷、豆类及牛肉、羊肉[1]。心脏病、心脏衰弱者忌服。

【中毒与解毒】　服药过量后发生口干舌燥、吞咽困难、呕吐、腹痛、面颊潮红、心跳加快、瞳孔散大、烦躁不安、谵语、昏迷、痉挛、呼吸困难等中毒症状,严重者可致死亡。中毒后需及早洗胃,口服浓茶或0.5%活性炭悬液,用硫酸镁导泻,使用镇静剂。肌内注射新斯的明0.5~1mg/次,至口腔湿润。灌服黄土澄清液或冷稀粥,同时注射毛果芸香碱、输液及其他对症治疗[2]。

【药材鉴定】　性状　根呈圆形、卵圆形或不规则形的块片,直径2~12cm,厚0.5~2cm。表面棕褐色或黑褐色,有极多纵皱纹。切面灰白色至灰黄色,平整的横切面可见数层同心性环纹及放射状排列的导管束。质坚而脆,折断时有粉尘,断面颗粒状。气微,味微苦麻。

显微特征　根横切面:木栓细胞数列。皮层及韧皮部狭窄。木质部宽,占根的大部分,导管2~8成群,放射状稀疏排列;有木间韧皮部;中心有时可见导管与木纤维聚集。射线宽数列至十数列。薄壁细胞含草酸钙砂晶[3]。

【化学成分】　根及全草含托品类生物碱1%~2%,包括莨菪碱(hyoscyamine)、樟柳碱(anisodine)、红古豆碱(cuscohygrine)及7-羟基莨菪碱(7-hydroxyhyoscyamine)[1]。

【药理毒理】　1.阿托品样作用:本品流浸膏滴入家兔眼眶内,有扩瞳作用,结膜血管呈现暂时性的充血;给家兔静注本品,可制止因静注毛果芸香碱引起的唾液分泌作用;本品有明显的抗氨甲酰胆碱的作用,能使受到氨甲酰胆碱抑制的蛙心迅速恢复活动;对离体或在体肠管,本品能对抗毛果芸香碱或组织胺所引起的肠肌痉挛性收缩;红古豆碱制成的红古豆苦杏仁酸酯亦有三分三流浸膏样作用。2.毒性:红古豆苦杏仁酸酯为有毒成分,中毒时可出现昏迷、站立不稳、瞳孔散大等中毒症状。猫皮下注射300mg/kg可中毒,500mg/kg可致死[1]。

【附注】　中国药典1977年版收载的药材"三分三"包括本种及同属植物铃铛子(丽江山慈菇、喜马拉雅东莨菪)*Anisodus luridus* Link et Otto、赛莨菪 *Anisodus carniolicoides*(C. Y. Wu et C. Chen)D′Arcy et Z. Y. Zhang(*Scopolia carniolicoides* C. Y. Wu et C. Chen)的根。其中铃铛子产于西藏、云南等地,赛莨菪产于云南等地。

参 考 文 献

[1] 谢宗万. 全国中草药汇编(上册). 第2版. 北京:人民卫生出版社,1996:28,29

[2] 周立国. 中药毒性机制及解毒措施. 北京:人民卫生出版社,2006:290

[3] 宗玉英,余满堂. 藏药喜马拉雅紫茉莉及其几种易混淆毒性药材的显微鉴别. 中药材,2009,32(1):47-49

（吴　燕　李路扬）

70. *Anisodus carniolicoides*（赛莨菪）

【民族药名】　"伞邓木哭夺"（傈僳族）；散血参（彝族）

【来源】　茄科植物赛莨菪 *Anisodus carniolicoides*（C. Y. Wu et C. Chen）D′Arcy et Z. Y. Zhang（*Scopolia carniolicoides* C. Y. Wu et C. Chen）的根、全草。有大毒。秋季采根，洗净，晒干；花前割取地上部分，阴干或晒干。

植株高 50~100（150）cm，无毛；根黄色。茎有时带浅紫色。叶片纸质，椭圆形或卵状椭圆形，长 6~12（20）cm，宽 3~6.5（12）cm，顶端急尖至渐尖，基部楔形或微下延，全缘或微波状；叶柄长 1.5~2cm 或略长。花俯垂，花梗长 1.7~2.5cm。花萼质厚，近革质，长约 2cm，顶端平齐，边缘有不规则浅齿，常因花冠强烈伸展被撑破为 1~2 深裂，脉不明显；花冠浅黄绿色，长约4.5cm，檐部具 5 短尖头，裂片不甚明显，背面具极浅紫色条纹，里面于花丝基部两侧具暗紫色斑；雄蕊近等长；花盘浅黄色；子房圆锥状或近球状。花后花萼紧包果实，顶端紧缩，裂片不明显；果近球状，果萼厚革质，肋隆起不明显，果梗增粗，长约 4cm。花期 5~6 月，果期 9~10 月。

生于海拔 3000~3600m 的草坡、林缘灌木丛中或疏林下草丛中，有时生于石缝间。产云南西北部及四川木里等地。

【药用经验】　傈僳族　根：用于跌打损伤、风湿痛（《怒江药》）。彝族　全草：用于跌打损伤（《滇药录》）。

【使用注意】　本品有大毒，慎服，青光眼患者禁服。内服用量 0.6~0.9g，煎汤或研末；外用适量，研末酒调敷，或浸酒搽[1]。

【附注】　本品在云南丽江地区作为"三分三"的来源之一，且作为中药"三分三"来源之一曾收载于中国药典 1977 年版。三分三有大毒，内服一次极量不可超过三分三厘（约为 1g），故名。

参 考 文 献

[1]《中华本草》编委会. 中华本草（第 7 册）. 上海：上海科学技术出版社，1999：238

（葛月宾）

71. *Anisodus luridus*（三分三）

【民族药名】　三分三（通称）；"唐冲那薄"（藏族）；"勒觉采"（彝族）。

【来源】　茄科植物铃铛子（丽江山慈菇）*Anisodus luridus* Link et Otto 的根、叶、种子。有大毒。根于秋季采挖，除去泥沙，切成块片，晒干；叶、种子适时采收。

多年生草本，高 50~120cm，全林密被绒毛和星状毛；根粗壮，黄褐色。叶片纸质或近坚纸质，卵形至椭圆形，长 7~15（~22）cm，宽 4~8.5（~11）cm，顶端急尖或渐尖，基部楔形或微下延，全缘或呈疏微波状，极稀具齿，叶面无毛，背面密被星状毛及微柔毛；叶柄长 8~20mm 或略长，上面具槽。花下垂，花梗长 1~2.5cm，密被星状微柔毛，花萼钟形，坚纸质，长约 3cm，脉显著隆起扇折状，弯曲，外面密被柔毛，裂片长短大小均不相等，其中有 1~2 枚最大，宽三角形，顶端急尖或钝；花冠钟形，浅黄绿色或有时裂片带淡紫色，长约 3.5cm，外面被柔毛，里面仅筒中部以下被柔毛，基部无紫斑，通常仅檐部伸出萼外，裂片半圆形，边缘常具不规则的细齿；雄蕊长为花冠长的 1/2 左右；雌蕊较雄蕊略长，子房圆锥形，花盘黄白色；花后花萼增长，脉隆起呈扇折状。

果球形或近卵形。宿存萼为果长的 1 倍，长达 5cm，裂片不明显；果梗长 2~2.5cm，下弯。花期 5~7 月，果期 10~11 月。

生于海拔 2800~2950m 的山坡草地阳处或灌木林中。分布于云南、西藏。

【药用经验】　布朗族　根、叶：用于骨折、跌打损伤。藏族　根：用于热性传染病、白喉、痉挛性腹痛、胃腹疼痛、炭疽病、狂躁病；外用治皮肤病、痈疖肿痛。种子：用于牙痛（《藏本草》）。彝族　根、叶：用于胃疼（《楚彝本草》）。

【使用注意】　根有大毒，日用量不应超过 1g。青光眼患者忌用。

【中毒与解毒】　依据剂量的不同，中毒患者可依次出现：口干、皮肤干燥、心悸、瞳孔散大、近视物模糊、皮肤潮红温热、小便困难等外周不良反应；严重中毒时，上述症状加重，并出现谵妄、幻觉、惊厥等严重的中枢兴奋症状，并可由中枢兴奋转入抑制，产生昏迷和呼吸麻痹，最后可导致死亡。抢救重点是：①立即洗胃、导泻，排除毒物；②注射新斯的明、毛果芸香碱等拟胆碱药对抗其外周作用；③中枢症状明显时，可选用氯丙嗪、地西泮、短效巴比妥类抗躁动、抗惊厥[1]。

【药材鉴定】　性状　根呈圆形、卵圆形或不规则形的块片，直径 2~12cm，厚 0.5~2cm。表面棕褐色或黑褐色，有极多纵皱纹。切面灰白色至灰黄色，平整的横切面可见数层同心性环纹及放射状排列的导管束。质坚而脆，折断时有粉尘，断面颗粒状。气微，味微苦麻[2]。

【化学成分】　根主要含东莨菪碱（scopolamine）、阿托品（atropine）和红古豆碱（cuscohygrine），其次有核拉定（hellaradine）、莨菪品（scopine）、托品碱（tropine）等。根中总生物碱含量随生长年份增加而增加，1~6 年含量为 1%~3.5%。植株地上部分的主要生物碱是阿托品、山莨菪碱（anisodamine）、东莨菪碱等。东莨菪碱是本品的有效和有毒成分[2]。

【药理毒理】　1. 药理作用：本品流浸膏滴入家兔眼眶内，有扩瞳作用，结膜血管呈现暂时性的充血；给家兔静注本品，可制止因静注毛果芸香碱引起的唾液分泌作用；本品有明显的抗氨甲酰胆碱的作用，能使受到氨甲酰胆碱抑制的蛙心迅速恢复活动；对离体或在体肠管，本品能对抗毛果芸香碱或组织胺所引起的肠肌痉挛性收缩；红古豆碱制成的红古豆苦杏仁酸酯亦有三分三流浸膏样作用。2. 毒性：红古豆苦杏仁酸酯为有毒成分，中毒时可出现昏迷、站立不稳、瞳孔散大等中毒症状。猫皮下注射 300mg/kg 可中毒，500mg/kg 可致死[3]。小鼠腹腔注射根的氯仿提取物 1000mg/kg，出现翻正反射消失，死亡。

【附注】　1. 本种及同属植物三分三 *Anisodus acutangulus* C. Y. Wu et C. Chen、赛莨菪 *Anisodus carniolicoides*（C. Y. Wu et C. Chen）D'Arcy et Z. Y. Zhang（*Scopolia carniolicoides* C. Y. Wu et C. Chen）的根均作为中药"三分三"曾收载于中国药典 1977 年版。2. 医药上用本植物的根提取莨菪碱类生物碱。

参 考 文 献

［1］夏丽英. 现代中药毒理学. 天津：天津科技翻译出版公司，2005：231，232

［2］《中华本草》编委会. 中华本草（第 3 册）. 上海：上海科学技术出版社，1999：238-240

［3］谢宗万. 全国中草药汇编（上册）. 第 2 版. 北京：人民卫生出版社，1996：28，29

（吴　燕　李路扬）

72. *Anisodus tanguticus*（山莨菪）

【民族药名】　"唐冲那保"（藏族）。

【来源】 茄科植物山莨菪 Anisodus tanguticus（maxim.）Pasch.（Scopolia tangutica Maxim.）的根、种子。有大毒。秋末挖取根部,除去地上部分和须根,洗净泥土,切片,晒干;种子于成熟时采收。

多年生宿根草本,高 40~80cm,有时达 1m,茎无毛或被微柔毛;根粗大,近肉质。叶片纸质或近坚纸质,矩圆形至狭矩圆状卵形,长 8~11cm,宽 2.5~4.5cm,稀长 14cm,宽 4cm,顶端急尖或渐尖,基部楔形或下延,全缘或具 1~3 对粗齿,具啮蚀状细齿,两面无毛;叶柄长 1~3.5cm,两侧略具翅。花俯垂或有时直立,花梗长 2~4cm,有时生茎上部者长约 1.5cm,茎下部者长达8cm,常被微柔毛或无毛;花萼钟状或漏斗状钟形,坚纸质,长 2.5~4cm,外面被微柔毛或几无毛,脉劲直,裂片宽三角形,顶端急尖或钝,其中有 1~2 枚较大且略长;花冠钟状或漏斗状钟形,紫色或暗紫色,长 2.5~3.5cm,内藏或仅檐部露出萼外,花冠筒里面被柔毛,裂片半圆形;雄蕊长为花冠长的 1/2 左右;雌蕊较雄蕊略长;花盘浅黄色。果实球状或近卵状,直径约 2cm,果萼长约 6cm,肋和网脉明显隆起;果梗长达 8cm,挺直。花期 5~6 月,果期 7~8 月。

生于 2800~4200m 的山坡、草地阳处,也有栽培。分布于甘肃、青海、西藏、四川、云南等省区。

【炮制】 用牦牛奶煮制以降低毒副作用。藏族 牦牛奶制:取莨菪片放入牦牛奶中,煮0.5~1h,取出,晾干。

【药用经验】 藏族 根:用于胃肠炎、急性腹痛、炭疽病、胆道蛔虫、胆石症(《藏标》)。根:用于病毒恶疮。种子:碾细塞牙止牙痛(《青藏药鉴》)。根和种子:用于虫病、疔疮、皮肤炭疽病、癫狂等(《中国藏药》)。根:用于胃肠炎、急性腹痛、炭疽病、胆道蛔虫病、胆石症;外治溃疡恶疮及红肿疔疮。种子用于风火牙痛、虫牙痛(《民族药志一》)。根:用于镇痛(《滇药录》)。

【使用注意】 全株有毒,根毒性大。曾有人将其根误为商陆使用时引起中毒。内服用量1.5~3g,或用山莨菪酊,每次 0.6~1.5ml,一日 3 次;外用适量,研粉撒伤口或开水调敷患处。忌酸冷、豆类。

【中毒与解毒】 因误服山莨菪叶、根、花、枝、种子过量出现中毒症状:口渴,咽喉灼热,吞咽困难,皮肤干热潮红,瞳孔散大,视物模糊,兴奋,烦躁不安,说胡话,脉搏速等,严重者可致昏睡、肢强挛缩、甚至昏迷死亡。小鼠腹腔注射根的氯仿提取物 1000mg/kg,2~4 分钟惊厥死亡。解救方法:洗胃(用高锰酸钾 3.6g 溶于 9L 水中,或用 0.5%鞣酸溶液),或给予催吐剂(中毒早期,患者未能将毒物全部吐出之前进行);导泻;服蛋清及活性炭;大量饮糖水或经脉滴注葡萄糖液;皮下注射毛果芸香碱 0.01g,半小时 1 次,至口腔转湿润为止。对症治疗:有烦躁或痉挛可用镇静剂(如水合氯醛、巴比妥、氯硫二苯胺);如呼吸中枢抑制时可用呼吸兴奋剂并保暖;必要时给氧或人工呼吸[1]。

【药材鉴定】 性状 根圆柱形或圆锥形,商品多横切成圆片,直径 6~10cm,有的纵切成不等长的快片。表面黄褐色至灰棕色,粗糙,有不规则皱纹,皮孔明显横向突起,皮部剥落后可见黄白色或淡棕黄色木部。横切面皱缩不平,皮部薄,木部占极大部分,有 5~10 或更多棕色同心环纹及放射状裂隙。质较硬,折断时有粉尘,断面不平,黄白色,有纵向裂隙。气微,味苦、涩。

显微特征 根横切面:木栓细胞数列。皮层由数列或 10 余列切向延长的薄壁细胞组成。中柱占根的大部分,异型维管束间断排列成多个同心环,最外环维管束为双韧型,外侧韧皮部发达,外侧形成层明显,成环。木质部导管数个或十多个成群。内侧数列维管束木间韧皮部大多位于导管内侧,也有外韧型或双韧型。射线薄壁细胞数列,多具径向裂隙。薄壁细胞含草酸钙砂晶,并含众多淀粉粒[2]。

　　薄层色谱　取本品粗粉 2g,用浓氨水湿润后,加氯仿 15ml,在振摇下温浸 20 分钟,滤过,取滤液 5ml,浓缩至小量作供试品液。另取樟柳碱、山莨菪碱、红古豆碱、东莨菪碱作为对照品制成对照品溶液。吸取上述溶液分别点样于同一中性氧化铝薄板上,以二甲苯-丙酮-无水乙醇-二乙胺(50∶40∶10∶0.6)为展开剂,展开,展距 20cm,晾干后喷以改良碘化铋钾试剂-碘碘化钾试剂(1∶1)。供试品色谱在与对照品色谱相应位置上,显相同颜色斑点。

　　【化学成分】　地下部分含多种托品类生物碱:莨菪碱(hyoscyamine)、山莨菪碱(anisodamine)、东莨菪碱(scopolamine)、红古豆碱(cuscohygrine)、樟柳碱(anisodine)[3]。

　　【药理毒理】　1. 山莨菪碱药理作用:(1)外周抗胆碱作用:结构与作用强度与阿托品近似,有明显的外周抗胆碱作用,能对抗乙酰胆碱引起的大鼠猫肠和膀胱平滑肌的收缩,能对抗乙酰胆碱对麻醉猫的降压作用。(2)抗休克作用:与阿托品相比,具有疗效高和副反应小的优点,能缓解甲皱毛细血管管壁的挛缩,缓解眼底小动脉的痉挛,改善微循环。(3)对心血管系统的作用:对缺血心肌的舒张功能和心肌细胞具有良好的保护作用;抗心律失常;收缩血管;钙拮抗作用;有血小板聚集作用,促进凝血。(4)抗氧化和保护溶酶体的作用:小鼠腹腔注射山莨菪碱对异丙肾上腺素引起的急性心肌缺血有保护作用,显著降低血浆及心肌匀浆的 DNA 含量,红细胞 SOD 活力显著升高,心肌损伤显著改善。在大鼠失血性休克模型,静脉注射山莨菪碱可降低休克大鼠血浆组织蛋白酶 D 的活性和肝溶酶体的游离酶活性,使游离酶与结合酶活性之比维持在接近正常的水平。(5)对实验性肺损伤的保护作用:山莨菪碱通过阻断补体-白细胞-血清纤维蛋白降解产物途径而发挥治疗作用。(6)对消化道损伤的保护作用:山莨菪碱可以抑制胃酸分泌和增加胃 HCO_3 分泌。2. 樟柳碱的药理作用:(1)对中枢神经系统的作用:中枢抑制;(2)外周抗胆碱作用[3]。3. 毒性:山莨菪碱和樟柳碱的毒理作用均与阿托品相似,为 M 胆碱受体阻断剂,能拮抗乙酰胆碱的 M 样作用[4]。山莨菪碱的中枢作用较阿托品弱 6~20 倍,具有明显的外周抗胆碱作用,能对抗乙酰胆碱引起的肠和膀胱平滑肌的收缩和血压下降,并能使体内肠张力降低,作用强度与阿托品近似,毒性较阿托品小。对狗肌肉注射 2mg/kg,出现瞳孔散大、眼血管充血、行走摇晃、视力障碍。

　　【附注】　本种是提取莨菪烷类生物碱的重要资源植物。

参 考 文 献

[1] 谢宗万. 全国中草药汇编(上册). 第 2 版. 北京:人民卫生出版社,2000:113,114
[2] 宗玉英,余满堂,车镇涛,等. 藏药喜马拉雅紫茉莉及其几种易混淆毒性药材的显微鉴别. 中药材,2009,32(1):47
[3] 《中华本草》编委会. 中华本草(第 7 册). 上海:上海科学技术出版社,1999:240-247
[4] 夏丽英. 现代中药毒理学. 天津:天津科技翻译出版公司,2005:231,232

（吴　燕　李路扬）

73. *Anisomeles indica*（广防风）

　　【民族药名】　"积油麻"(仫佬族);假藿香(瑶族);白紫苏、"牙坏"、"牙龙天"(壮族);"赫子俄罗"、野紫苏(彝族)。

　　【来源】　唇形科植物广防风 *Anisomeles indica*（L.）Kuntze ［*Epimeredi indica*（L.）Rothm.］的根、茎、叶、全草。有毒。夏季、秋季割取全草,除去杂质,晒干用或鲜用。

　　直立草本,茎粗壮,具分枝。茎高 1~2m,四棱形,具浅槽,密被白色贴生短柔毛。叶阔卵圆形,长4~9cm,宽2.5~6.5cm,先端急尖或短渐尖,基部截状阔楔形,边缘有不规则牙齿,上面被短伏毛,脉上尤密,下面有极密的白色短绒毛,在脉上的较长,叶柄长1~4.5cm;苞叶叶状,向上渐变小,均超出轮伞花序,具短柄或近无柄。轮伞花序在主茎及侧枝的顶部排列成稠密的或间断的直径约2.5cm的长穗状花序;苞片线形,长3~4mm;花萼钟形,长约6mm,外面被长硬毛及混生的腺柔毛,杂有黄色小腺点,内面有稀疏的细长毛,10脉,不明显,齿5,三角状披针形,长约2.7mm,边缘具纤毛,有时紫红色,果时增大;花冠淡紫色,长约1.3cm,内面在冠筒中部有斜向间断小疏柔毛毛环,冠筒基部宽约1.7mm,向上渐变宽大,冠檐二唇形,上唇直伸,长圆形,长4.5~5mm,全缘,下唇几水平扩展,长9mm,宽5mm,3裂,中裂片倒心形,长约3mm,边缘微波状,内面中部具髯毛,侧裂片较小,卵圆形;雄蕊伸出,花丝扁平,两侧边缘膜质,被小纤毛,粘连;花柱丝状,先端相等2浅裂,裂片钻形;花盘平顶,具圆齿。子房无毛。小坚果黑色,具光泽,近圆球形,直径约1.5mm。花期8~9月,果期9~11月。

生于海拔40~1580(2400)m的林缘或路旁等荒地上。分布于广东、广西、贵州、云南、西藏东南部、四川、湖南、江西、浙江、福建及台湾。

【药用经验】 仫佬族 茎、叶、全草:用于百日咳、感冒、鼻衄、黄疸型肝炎(《桂药编》)。瑶族 茎、叶、全草:用于百日咳、感冒、鼻衄、上吐下泻(《桂药编》)。壮族 茎、叶、全草:用于百日咳、感冒、鼻衄、风湿。外用治皮肤疮疡、骨髓炎(《桂药编》)。适量捣烂用米醋调敷患处用于骨髓炎、疮疡(《壮民间药》)。彝族 全草或根:用于风寒感冒、风湿疼痛、毒蛇咬伤、腹泻、干疮(《彝植药续》)。

【药材鉴定】 性状 全草长100~150cm。茎四方柱形,直径可达5mm,有分枝,表面棕色或棕红色,被黄色向下卷曲的细柔毛,尤以棱角处较多;质硬,断面纤维性,中央有白色髓。叶多皱缩,展平后呈阔卵形,长4~10cm,宽3~5cm,边缘有锯齿,表面灰棕色,背面灰绿色,两面均密被淡黄色细柔毛;质脆,易破碎。有时可见密被毛茸的顶生假穗状花序,花多脱落,残留灰绿色花萼,往往包有1~4枚小坚果。小坚果类圆形,表面黑褐色。气微,味微苦。

(徐 菁)

74. *Antenoron filiforme*(金线草)

【民族药名】 "仰内呀"(侗族);大蓼、大叶蓼、一串红(畲族);转心七(土家族);"苟隆烹"、慢惊风(瑶族)。

【来源】 蓼科植物金线草 *Antenoron filiforme* (Thunb.)Roberty et Vautier 的根茎、全草。有小毒。夏季、秋季采收,除去泥土,鲜用或晒干用。

多年生草本,根茎粗壮。茎直立,高50~80cm,具糙伏毛,有纵沟,节部膨大。叶椭圆形或长椭圆形,长6~15cm,宽4~8cm,顶端短渐尖或急尖,基部楔形,全缘,两面均具糙伏毛;叶柄长1~1.5cm,具糙伏毛;托叶鞘筒状,膜质,褐色,长5~10mm,具短缘毛。总状花序呈穗状,通常数个,顶生或腋生,花序轴延伸,花排列稀疏;花梗长3~4mm;苞片漏斗状,绿色,边缘膜质,具缘毛;花被4深裂,红色,花被片卵形,果时稍增大;雄蕊5;花柱2,果时伸长,硬化,长3.5~4mm,顶端呈钩状,宿存,伸出花被之外。瘦果卵形,双凸镜状,褐色,有光泽,长约3mm,包于宿存花被内。花期7~8月,果期9~10月。

生于海拔100~2500m的山坡林缘、山谷路旁。分布于陕西南部、甘肃南部、华东、华中、华南及西南地区。

【药用经验】 侗族 根茎、全草：用于胃痛、痢疾、肠炎腹泻、毒蛇咬伤、跌打肿痛（《民族药志要》）。畲族 全草：用于中暑发痧、跌打损伤、风湿痹痛、痈肿（《畲医药》）。土家族 根茎及全草：用于胃痛、腹痛、腹泻痢疾、膝关节痛、跌打损伤、骨折、痛经、烧烫伤（《民族药志要》）。瑶族 苗、根茎：用于腹泻、痢疾、关节炎（《滇药录》）。根茎、全草：用于胃痛、腰痛、痢疾、肠炎腹泻、毒蛇咬伤（《桂药编》）。还用于外感痧症、肺脓疡、肺结核（《民族药志要》）。壮族 用于咯血（《桂药编》）。

【使用注意】 有小毒，孕妇慎服

【药材鉴定】 性状 根茎呈不规则节结状条块，长2~15cm，节部略膨大，表面红褐色，有细纵皱纹，并具有众多根痕和须根，顶端有茎痕或茎残基。质坚硬，不易折断，断面不平坦，粉红色，髓部色稍深。茎圆柱形，不分枝或上部分枝，有长糙伏毛。叶多卷曲，具柄，叶片展开后呈宽卵形或椭圆形，先端短渐尖或急尖，基部楔形或近圆形；托叶鞘膜质，筒状，先端截形，有条纹；叶的两面及托叶鞘均被长糙伏毛。气微，味涩、微苦。

显微特征 茎横切面：韧皮纤维束散在。形成层成环。木质部导管稀少，散见于木纤维中。薄壁细胞含淀粉粒及草酸钙簇晶。淀粉粒多单粒，圆形、长椭圆形、三角形，直径3~8μm，脐点多在中心。草酸钙簇晶直径32~40μm。

【药理毒理】 1. 抗炎、镇痛、抗凝血作用：金线草茎叶水提取和根茎水提物能明显抑制小鼠二甲苯致耳郭肿胀、腹腔毛细血管通透性及棉球肉芽肿增生；能明显减少醋酸致小鼠扭体次数及延长热板致痛的潜伏期；能延长小鼠断尾出血时间。2. 急性毒性：茎叶水提物LD_{50}为(9.3 ± 0.51)g/kg，根茎水提物的LD_{50}为(40.9 ± 4.18)g/kg，根茎的毒性小于茎叶[1]。

【附注】 土家族将同属植物短毛金线草 *Antenoron neofiliforme* (Nakai) Hara 根茎、全草同等入药，也叫"转心七"，有小毒。同用于胃痛、腹痛、腹泻痢疾、膝关节痛、跌扑损伤、骨折、痛经、烧烫伤。其药材性状与金线草的主要区别为：茎枝无毛或疏生短伏毛。叶片长椭圆形或椭圆形，先端长渐尖，略弯曲，有短糙伏毛，托叶鞘疏生短糙伏毛或近于无毛。

参 考 文 献

[1] 黄勇其,骆红梅,陈秀芬,等. 金线草药理作用初步研究. 中国保健,2004,11:918-921

（范晓磊）

75. *Antiaris toxicaria*（毒箭木）

【民族药名】 毒箭木、毒箭树、见血封喉、"埋广"、"戈丢"、"哥管"（傣族）

【来源】 桑科植物见血封喉 *Antiaris toxicaria* (Pers.) Lesch 的树皮、树汁、叶。树汁有剧毒。均用鲜品，随用随采。

常绿乔木，高达30m，基部有围长8m的板根。叶矩圆形或椭圆状矩圆形，长5~7cm，宽2.5~4cm，先端渐尖，基部圆形或心形，不对称，全缘或有粗锯齿，两面粗糙。花单性，雌雄同株；雄花密集于叶腋，生在一肉质、盘状、有短柄的花序托上；花序托为覆瓦状的苞片所围绕；花被片和雄蕊各4枚；雌花单生于一带鳞片的梨形花序托内，无花被，子房与花序托合生，花柱2裂。果肉质，卵形，红色，长约1.8cm。花期3~4月，果期5~6月。

生于海拔1000m以下的山地常绿阔叶林中。分布于云南南部和海南。

【药用经验】 傣族 树汁作毒箭药（《版纳傣药》、《滇省志》、《傣医药》、《傣药志》）。树汁作麻醉剂(《滇药录》)。树皮用于"短混列哈、冒开亚毫"(恶心呕吐、不思饮食);鲜叶用于"兵洞飞龙"(大毒疮)(《傣医药彩图》)。

【使用注意】　本种树胶有大毒,树液有剧毒,人畜中毒则死亡。故采集与药用均需特别小心。

【中毒与解毒】　见血封喉汁液呈乳白色,有剧毒,若误入眼中,会引起双目失明;经伤口进入血液,可引起心律失常、呼吸抑制、瘫痪,最后因心搏骤停,在20分钟至2小时内死亡。树液含强心苷类,这些苷类0.05mg/kg致使蛙心收缩停止。猫的致死剂量范围为0.107~0.160mg/kg,其心电图变化表明具有典型的洋地黄样作用。见血封喉树液常与士的宁碱(strychnine)混合作为箭毒药用。

【化学成分】　乳汁含有剧毒物质[1,2],主要毒性成分为强心苷类,其主要活性成分为α-见血封喉苷(α-antioside)、β-见血封喉苷(β-antioside)[3]、马来毒箭木苷(malayoside)、19-去氧-α-见血封喉苷(19-deoxy-α-antioside)、19-去氧-β-见血封喉苷(19-deoxy-β-antioside)[4]、铃兰毒原苷(convalloside)[5]、洋地黄毒苷元-α-L-鼠李糖苷(digitoxigenin-α-rhamnoside)、铃兰毒苷(convallatoxin)[6]、α-弩箭子苷(α-antiarin)等[7]。种子含加拿大麻苷(cymarin)、加拿大麻醇苷(cymarol)、毒毛旋花子阿洛糖苷(strophalloside)、杠柳阿洛糖苷(peripalloside)、萝藦苷元-α-L-鼠李糖苷(periplorhamnoside)、铃兰毒苷(convallatoxin)、毒毛旋花子爪哇糖苷(strophanthojavoside)、见血封喉去氧阿洛糖苷(antiogoside)、见血封喉阿洛糖苷(antialloside)、见血封喉爪哇糖苷(antiarojavoside)、毒毛旋花子苷元(strophanthidin)、萝藦苷元(periplogenin)、见血封喉苷元(antiarigenin)[8]。

【药理毒理】　1.强心作用:见血封喉的树液中含有强心苷,有强心、升压及增加心输出量等作用,其中很多苷类都具有洋地黄样强心作用[9,10]。2.细胞毒活性:从见血封喉乳汁分离得到4个强心苷类化合物,鉴定为毒毛旋花子爪哇糖苷、铃兰毒苷、毒毛旋花子阿洛糖苷和glucostrophanthidin。4种化合物对慢性髓原白血病细胞(K562)、人胃癌细胞(SGC-7901)和人肝癌细胞(SMMC-7721)的增殖均有较强的生长抑制活性[9]。

【附注】　云南及海南等地有用树汁作箭毒,射杀野兽;人畜受伤者,其毒液进入伤口,很快便会中毒死亡。

参 考 文 献

[1] Christine A C,Robert W F,Elizabeth A C,et al. Toxicarioside A. A new cardenolide isolated from *Antiaris toxicaria* latex-Derived dartpoison. Assignment of the[1]H-and[13]C-NMR shifts for an antiarigenin aglycone. Tetrahedron,1997,53:13557-13566

[2] Christine A C,Robert W F,Elizabeth A C,et al. Toxiearioside B and Toxicarloside C-New cardenolides isolated from *Antiaris toxicaria* Latex-Deriveddart poison. Tetrahedron,1997,53:16959-16968

[3] Wehrli W,Schindler O, Reichstein T. Die glykoside des milchsaftes von *Antiaris toxicaria* Lesch aus Malaya sowie von *Antiaris africana* Engl. aus Kenya. Isolierungen. Helv Chim Acta,1962,45(4):1183-1205

[4] Wehrli W. Die glykoside des milchsaftes von *Antiaris toxicaria* Lesch. Konstitutionsermittlung von malayosid und α-antiosid. Helv Chim Acta,1962,45(4):1206-1211

[5] Juslean Camilla,Wehrli W, Reichstein J. Die glykoside des milchsaftes von *Antiaris toxicaria* Lesch. Aus bogor. Helv Chim Acta,1963,46(1):117

[6] Brandt R,Kaufmann H, Reichstein J. Die cardenolide von *Antiaris toxicaria* Lesch. Identifizierung von《Bogorosid》mit convallosid sowie isolierung und partialsynthese von gluco-periplorhamnosid. Helv Chim Acta,1966,49(8):2469-2481

[7] 梅文莉,干玉娟,戴好富. 见血封喉化学成分与药理活性研究进展. 中草药,2008,39(1):151-154

[8] Muhlradt P,Weiss E K, Reichstein T. Die cardenolide der samen von *Antiaris toxicaria* Lesch. Mitteilung:isolierungen und identifizierungen. Helv Chim Acta,1964,47(8):2164-2168

［9］国家医药管理局中草药情报中心站．植物药有效成分手册．北京：人民卫生出版社，1986：62
［10］阙东枚，梅文莉，干玉娟，等．见血封喉乳汁中具有细胞毒活性的强心苷．热带亚热带植物学报，2010，18（4）：440-444

（黄　蓉）

76. *Apios fortunei*（土圞儿）

【民族药名】　"尚奴阳虽"、"沟拢"（侗族）；"锐德棍"、"耶利"、"蛙棒烂有"（苗族）[1]。

【来源】　豆科植物土圞儿 *Apios fortunei* Maxim. 的块根、全草。有小毒。栽培 2~3 年后的冬季倒苗前采收块根，挖大留小，洗净，晒干或炕干；亦可鲜用。

缠绕草本，有球状块根。茎有稀疏白色短柔毛。羽状复叶；小叶 3~7，卵形或宽披针形，长3~7cm，宽 1.5~4cm，先端急尖，有短尖头，基部圆形；小叶柄有时有疏毛；托叶及小托叶早落。总状花序腋生，长 6~26cm，苞片及小苞片条形，有白色短毛；萼为二唇形，无毛；花冠绿白色，旗瓣圆形，长约 10mm，翼瓣矩形，长约 7mm，龙骨瓣长，狭矩形，卷曲成半圆形；雄蕊（9+1）二组；子房无柄，有白色疏短毛，花柱长而卷曲成半圆圈。荚果条形，长约 8cm，有短柔毛。花期 6~8月，果期 9~10 月。

常生于海拔 300~1000m 山坡灌丛中。分布于四川、贵州、湖北、湖南、广东、广西、福建、浙江、江西、台湾。

【药用经验】　侗族　块根：用于"兜隋啃"（蛇咬伤）、"呃泅形"（停经）（《侗医学》）。用于急性乳腺炎。苗族　块根或全草：用于无名肿毒（《苗医药》）。

【使用注意】　本品有毒，内服宜慎。

【中毒和解毒】　中毒原因大多为儿童生食土圈儿块根，多者 10 余粒，小者半粒。临床表现为患儿食入后 1~3 小时内先有恶心，继而出现频繁呕吐、腹痛腹泻、口干、头昏、神倦、面色苍白等急性胃肠道症状。少数重度患者伴有不同程度脱水、血压下降、窦性心动过速、ST 段及 T波改变，1 周后复检恢复正常。救治措施：入院后及时进行急性中毒的一般急救治疗，包括洗胃、导泻、输液以及对症处理等措施，多数病例 1~2 天内临床症状消失，重症患者 3~5 天逐渐康复[1,2]。

【药材鉴定】　性状　块根呈扁长卵形，长约 2.2cm，直径约 1.2cm，根头部有数个茎基或茎痕，基部稍偏斜，并有支根或支根痕。表面棕色，不规则皱缩，具须根痕。质轻而较柔韧，易折断，断面粗糙。味微苦涩，微有豆腥气[1,2]。

【化学成分】　块根含生物碱[1,2]。其石油醚萃取物中的主要成分有棕榈酸（hexadecanoic acid）、9,12-十八碳二烯酸、α-亚麻酸（α-linolenic acid）、α-D-葡萄糖苷、2-羟基-4-羰基-十九酸、2-吡啶甲酸[3]。

【药理毒理】　抗肿瘤活性：体外抗肿瘤实验发现，其石油醚萃取物浓度为 50μg/ml、100μg/ml 时对 $HepG_2$ 细胞株的抑制率分别为 31.8%、52.4%，表明具有一定的抗肿瘤活性[3]。

参 考 文 献

［1］《中华本草》编委会．中华本草（第 4 册）．上海：上海科学技术出版社，1999：330,331
［2］南京中医药大学．中药大辞典（上册）．第 2 版．上海：上海科学技术出版社，2006：128,129
［3］胡轶娟，程林，浦锦宝，等．土圞儿石油醚萃取物的 GC-MS 分析．医学研究杂志，2012，41（12）：79-81

（王　刚　陈吉炎　马丰懿）

77. *Aquilegia oxysepala* var. *kansuensis*（亮壳草）

【民族药名】　亮壳草、石蚕七(土家族)

【来源】　毛茛科植物甘肃耧斗菜 *Aquilegia oxysepala* Trautv. et. Mey var. *kansuensis* Brühl 的根。有小毒。夏季采挖,洗净,晒干。

　　根粗壮,圆柱形,外皮黑褐色。茎高 40~80cm,近无毛或被极稀疏的柔毛,上部多少分枝。基生叶数枚,为二回三出复叶;叶片宽 5.5~20cm,中央小叶通常具 1~2mm 的短柄,楔状倒卵形,长 2~6cm,3 浅裂或 3 深裂,裂片顶端圆形,常具 2~3 个粗圆齿,叶柄长 10~20cm,被开展的白色柔毛或无毛,基部变宽呈鞘状。茎生叶数枚,具短柄,向上渐变小。花 3~5 朵,较大而美丽,微下垂;苞片 3 全裂;钝;萼片紫色,稍开展,长 1.6~2.5cm。花瓣瓣片黄白色,长 1~1.3cm,顶端近截形,距长 1.5~2cm,末端强烈内弯呈钩状;雄蕊与瓣片近等长,花药黑色,长 1.5~2mm;心皮 5,被白色短柔毛。蓇葖长 1.2~1.7cm;种子黑色。花期 5~6 月,果期 7~8 月。

　　生于海拔 1300~2700m 的山地草坡。分布于云南、四川、重庆、湖北、陕西南部、甘肃、青海东部、宁夏南部。

【药用经验】　土家族　祛风解毒,止痛。用于跌打损伤、劳伤身痛、感冒、疔疮等症[1]。

【附注】　土家族将同属植物华北耧斗菜 *Aquilegia yabeana* Kitagawa 的根也作药用。有小毒。用于跌打损伤[1]。

参 考 文 献

[1] 万定荣. 湖北土家族常用植物药(毛茛科). 中药材,1990,13(3):13-15

（黄　蓉）

78. *Aquilegia viridiflora*（耧斗菜）

【民族药名】　"乌热乐其—额布斯"、"优木德金"(蒙古族)。

【来源】　毛茛科植物耧斗菜 *Aquilegia viridiflora* Pall. 的带根全草。有小毒。夏末、秋前采收,阴干备用。

　　多年生草本。根圆柱形。茎高 15~50cm,上部常分枝,被短柔毛和腺毛。基生叶为二回三出复叶;小叶楔状倒卵形,长 1.5~3cm,3 裂,裂片常具 2~3 圆齿,下面疏生短柔毛或几无毛;叶柄长达 18cm;茎生叶较小。花序具 3~7 花;花梗长 2~7cm;萼片 5,黄绿色,卵形,长 1.2~1.5cm,外面被柔毛;花瓣 5,黄绿色,瓣片顶端近截形,距长 1.2~1.8cm,直或稍弯;雄蕊伸出,多数,长达 2cm;退化雄蕊膜质;子房密生腺毛,花柱与子房近等长。花期 5~7 月,果期 7~8 月。

　　生于山地路边、疏林下或河边湿草地。分布于山西、河北、内蒙古和东北。

【药用经验】　蒙古族　愈伤,燥协日沃素,止痛,调经,活血,催产。用于伤口感染、骨折、胎盘滞留、难产、子宫出血。

【使用注意】　煮散剂内服用量 3~5g;或入丸、散。孕妇禁服。

【药材鉴定】　性状　为干燥皱缩的全草。根较粗大,呈类圆柱形或圆锥形,长 5~10cm,直径 3~15mm;暗褐色至棕褐色,根头部有茎残基,质较坚硬,断面有一黄色环;味微苦,微涩。茎扁圆柱形,直径 1~3mm,上部有分枝,浅绿色,具纵棱,基部被柔毛,上部几乎无毛。叶多皱缩。花黄绿色,萼片 5,卵形或卵状披针形;花瓣 5,黑绿色,顶端截形,无毛。蓇葖果卵圆形,长约 2cm。种子狭卵形，长约 2mm，宽约 0.7mm，黑色，具光泽，三棱形，其中一棱较宽，种皮皱缩。气微，味微苦、微涩[1]。

【显微特征】　（1）茎（直径 2mm）横切面：表皮细胞 1 列，外被角质层，微波状，基部的切片具单细胞的非腺毛。皮层薄壁细胞 3~5 列。中柱鞘纤维束连续成环。维管束外韧型，呈环状排列，大小不等。形成层不明显。韧皮部类新月形。木质部细胞壁木化。髓部较大，中央多为空腔。（2）根（直径 9mm）横切面：最外层为多列木栓细胞，木化。皮层窄，靠近木栓层的皮层细胞略呈切向延长。维管束外韧型。偶见形成层。导管径向排列，大小不等，直径 13~41μm，壁厚，木化。（3）粉末：灰绿色。花粉粒易见，球形，直径 20~25μm，具三个萌发孔，外壁光滑。导管多为网纹、梯纹及螺纹导管，木化或微木化。纤维碎片多见，木化。花粉囊细胞呈网状或爪形。偶见草酸钙方晶或簇晶，大小不等。具单细胞非腺毛，长 74~130μm，叶下表皮细胞气孔为不等式。

【化学成分】　全草含紫堇块茎碱（corytuberine）、木兰花碱（magnoflorine）、黄连碱（coptisine）[2]。另含阿魏酸[3]、咖啡酸[4]。

【药理毒理】　耧斗菜全草酊剂可增强巴比妥钠的催眠作用，并能防止戊四氮引起的惊厥作用。但此作用的剂量已接近中毒剂量[2]。

【附注】　新疆哈萨克族及维吾尔族用其同属植物暗紫耧斗菜 *Aquilegia atrovinosa* M. Pop. ex Gamajun 的全草和根供药用。哈萨克族称"卡热枯间"，维吾尔族称"卡热枯同"。用于清热、凉血、止血、止痢、调经、止痛。有小毒[2]。

参 考 文 献

[1] 曾育麟. 中国民族药志（第 2 卷）. 北京：人民卫生出版社，1990：547-550
[2] 《中华本草》编委会. 中华本草（蒙药卷）. 上海：上海科学技术出版社，2004：401，402
[3] 王艳芳，云学英. 蒙药耧斗菜的薄层色谱鉴别法及浸出物的建立. 内蒙古医学院学报，2007，29（4）：261-263
[4] 包冬梅，斯琴，白俊英. HPLC 测定蒙药耧斗菜中咖啡酸的含量. 中国民族医药杂志，2010（2）：48，49

（王璐瑶）

79. *Aralia echinocaulis*（刺老苞）

【民族药名】　红刺老苞（土家族）；鸟不落、飞天蜈蚣（瑶族）。

【来源】　五加科植物棘茎楤木 *Aralia echinocaulis* Hand. -Mazz. 的根皮、顶芽。根皮有小毒。全年或秋季、冬季挖取根部，剥取根皮，洗净，切片，鲜用或晒干用；顶芽适时采收。

小乔木，高约 3m；分枝密生细直的刺。二回羽状复叶，长 30~50cm 或更长，无毛；羽片有小叶 5~7 片；小叶有白霜，膜质至纸质，卵状矩圆形至披针形，长 4~11.5cm，宽 2~2.5cm，先端长渐尖，基部圆形至楔形，侧生小叶基部歪斜，边缘有稀疏细锯齿，上面深绿色，无毛，下面灰色，无柄或有短柄。花序为由许多伞形花序组成的顶生圆锥花序，长 30~50cm，几无梗，淡褐色，有鳞片状的毛，花序轴不久变为几无毛；伞形花序柄长 2~5cm；伞形花序有 12~20 朵花；花梗长 15~30mm；萼有 5 齿，齿三角状卵形；花瓣 5，卵状矩圆形；雄蕊 5；子房 5 室，花柱 5，分离。果球形，五棱，直径 2~3mm，有 5 个反折的宿存花柱。花期 6~8 月，果期 9~11 月。

生于海拔 2600m 的山地林下。分布于浙江、安徽、江西、福建、湖北、湖南、广东和广西、四川、云南、贵州等省区。

【药用经验】　土家族　根皮：用于风湿痹痛、关节痛、跌打损伤、骨折、肺痨咳嗽、痰中带血、胃痛。顶芽：用于眩晕及心悸失眠(《民族药志要》)。瑶族　根皮：用于毒蛇咬伤(《桂药编》)。

【使用注意】　孕妇慎服[1]。

【药材鉴定】　性状　根皮薄，呈单卷筒、双卷筒状或片状，外部可见圆形支根痕，表面栓皮多已除去，栓皮存留者可见具横环纹及横长皮孔，栓皮易呈纵长片状脱落，去栓皮表面棕褐色，凹凸不平。内表面常呈淡绿色，有纵皱纹。折断面灰褐色，不整齐，多呈片状层叠，粉性。

显微特征　根皮横切面：根皮厚 2.5 mm。木栓厚 10~12 列细胞；次生皮层厚 4~6 列细胞，石细胞散在或群生，直径 40~59μm；韧皮部分泌道 9 环，直径 90~150μm，外韧部具散在或群生的石细胞，直径 39~79μm，簇晶仅分布外韧部，射线宽 1~3 列细胞，外方弯曲折叠，裂隙及颓废组织多见[2]。

【化学成分】　根皮含三萜皂苷、鞣质、胆碱、挥发油及齐墩果酸(oleanolic acid)[2]。

【药理毒理】　抗炎作用：采用弗氏完全佐剂足跖复制佐剂性关节炎模型，分别设正常对照组、模型对照组、阳性药对照组(雷公藤多苷 12mg/kg)及棘茎楤木高、中、低剂量组(剂量分别为 3.5g/kg、1.75g/kg、0.88g/kg)，各组于造模当天灌胃给药，连续 35 天，观察该药对佐剂性关节炎大鼠原发性和继发性踝关节足肿胀及病理形态学影响。结果表明高剂量的棘茎楤木可以通过抑制炎症细胞因子实现对佐剂性关节炎大鼠的治疗作用[3]。

【附注】　土家族称本种为"红刺老苞"，而称同属植物湖北楤木 Aralia hupehensis Hoo 为"白刺老苞"，认为二者(根皮、顶芽)疗效一致，但以前者疗效较优。湖北楤木生于海拔 1200m 的北向山坡上，分布于云南、四川和湖北，其根皮也有小毒。

参 考 文 献

[1]《中华本草》编委会．中华本草(第 5 册)．上海：上海科学技术出版社，1999；786，787
[2] 包柏林，王忠壮．棘茎楤木的资源学和生药学研究．中国中药杂志，2004，29(6)：508-510
[3] 乔为平，乔晓彧，隋艳华，等．黔棘茎楤木对佐剂性关节炎大鼠治疗作用及机制探讨．中国实验方剂学杂志，2011，17(10)：165-168

(孙荣进　陈吉炎　马丰懿)

80. *Arisaema amurense*(天南星)

【民族药名】　"巴日森-塔布格"、"都瓦比-匝瓦"(蒙古族)；"达哇"(藏族)。

【来源】　天南星科植物东北南星 *Arisaema amurense* Maxim. 的块茎。有毒。秋季、冬季采挖，除去残茎、须根及外皮，晒干。亦有用明矾水浸泡，待色白后去皮晒干者，此法外皮易于脱落。

多年生草本，高 35~60cm。块茎近球状或扁球状，直径约 2.5cm，上方须根放射状分布。叶 1 片，鸟趾状全裂，裂片 5 枚(一年生裂片 3 枚)，倒卵形或广倒卵形，长 11~15cm，宽 6~8cm，基部楔形，全缘或有不规则牙齿。花序柄长 20~40cm，较叶低；佛焰苞全长 11~14cm，下部筒状，口缘平截，绿色或带紫色；花序轴先端附属物棍棒状。浆果红色。花期 7~8 月。

生于海拔 50~1200m 的林下和沟旁，及山地阴坡。分布于我国东北、华北及陕西、宁夏、山东、江苏、河南等地。

【炮制】　姜制、姜矾共制均能降低毒性。姜制：取生姜（天南星量的 20%），切片，加水适量煎煮 0.5 小时，取汁，将天南星（可切为 2 块或 4 块）入姜汁中浸泡过夜，然后煮沸并保持微沸 30 分钟，至药材将药汁吸收完全，取出干燥[1]。姜矾共制：取净天南星，按大小分别用水浸泡，每日换水 2~3 次，如起白沫时，换水后加白矾（每 100kg 天南星加白矾 2kg），泡 1 日后，再进行换水，至切开口尝微有麻舌感时取出。将生姜片、白矾至锅内加适量水煮沸后，倒入天南星共煮至无干心时取出，除去姜片，晾至四至六成干，切薄片，干燥。每 100kg 天南星，用生姜、白矾各 12.5kg[2]。

【药用经验】　朝鲜族　用于中风不语（《朝药志》）。蒙古族　用于中风、口眼歪斜、半身不遂、癫痫、破伤风，生用外治痈肿（《蒙药》）。用于虫牙、蛲虫病、疥疮、秃疮、脓疮、湿疹、"奇哈"病、痈肿、结喉、骨结核、胃寒、胃胀（《蒙植药志》）。藏族　用于中风痰壅、口眼歪斜、半身不遂、癫痫、破伤风，外用消痈肿（《藏标》）。

【使用注意】　本品有毒，服用不当可引起中毒，文献记载内服 15g 即可引起中毒。内服须经炮制，用量 3~9g，或入丸、散。外用生品适量，研末以醋或酒调敷。阴虚燥咳，热极、血虚动风者禁服，孕妇慎服。

【中毒与解毒】　生品使用不当易致中毒，皮肤与之接触发生瘙痒。误食后症状有口腔黏膜糜烂，甚至坏死脱落、唇舌咽喉麻木肿胀、运动失灵、味觉消失、大量流涎、声音嘶哑、言语不清、发热、头昏、心慌、四肢麻木，严重者可出现昏迷、惊厥、窒息、呼吸停止。解救方法：皮肤中毒可用水或稀醋、鞣酸洗涤。误食中毒轻者可服稀醋或鞣酸及浓茶、蛋清、甘草水、姜汤等解之。如呼吸困难则供氧气，必要时作气管切开。

【药材鉴定】　性状　东北南星块茎呈扁球形，直径 1.5~4cm，表面类白色或淡棕色，较光滑，顶端大有较大较平坦的凹陷的茎痕，周围有麻点状细根痕，排列不整齐，有的块茎周边有微突出的小侧芽。质坚硬，不易破碎，断面不平坦，白色，粉性。气微辛，味辣，有麻舌感[3]。

薄层色谱　取本品粉末 5g，加 60% 乙醇 50ml，超声处理 45 分钟，滤过，滤液置水浴上挥尽乙醇，加于 AB-8 型大孔吸附树脂柱（内径为 1cm，柱高为 10cm）上，以水 50ml 洗脱，弃去水液，再用 30% 乙醇 50ml 洗脱，收集洗脱液，蒸干，残渣加乙醇 1ml 使溶解，离心，取上清液作为供试品溶液。另取本品对照药材 5g，同法制成对照药材溶液。吸取上述两种溶液各 6μl，分别点于同一硅胶 G 薄层板上，以乙醇-吡啶-浓氨试液-水（8:3:3:2）为展开剂，展开，取出，晾干，喷以 5% 氢氧化钾甲醇溶液，分别置日光和紫外光灯（365nm）下检视。供试品色谱中，在与对照药材色谱相应的位置上，显相同颜色的斑点。

【化学成分】　天南星主要含生物碱、黄酮及苷类、植物甾醇、脂肪酸、凝集素、氨基酸及微量元素等成分。已从东北南星中分离到 5 个 cerebrosides（脑苷脂类）化合物，9 个二酰基甘油基半乳糖苷类化合物以及胡萝卜苷（daucosterol）、芹菜素碳苷（apigenin glucoside）、6,8-五碳糖芹菜素碳苷（apigenin 6,8-di-C-glucoside），2 种黄酮类化合物夏佛托苷（schaftoside）、异夏佛托苷（isoschaftoside），以及 caprlylic acid 等 16 种脂肪酸等成分[4~9]。有文献报道天南星科植物的刺激性毒性成分是所含有的特殊生物代谢产物草酸钙针晶[7]。

【药理毒理】　1. 抗惊厥作用：天南星有一定的抗惊厥作用，并因品种来源及提取方法的不同而不同，抗士的宁的惊厥实验表明，抗惊厥强度为东北天南星＞天南星＞异叶天南星。2. 镇静、镇痛作用：天南星的复方——三生针镇痛强度小于吗啡，但作用持久，并对戊巴比妥钠催眠有协同作用。3. 祛痰作用：家兔灌胃天南星煎剂能显著增加呼吸道黏液分泌，有显著的祛痰作用。4. 抗肿瘤作用：鲜天南星的提取液，体外对 Hela 细胞有较强的抑制作用，对小鼠的肿瘤有一定抑制作用。5. 其他作用:天南星还具有抗氧化、抗炎、抗菌、杀螺灭钉等作用[6,7,10]。6. 毒性:天南星生品对皮肤、黏膜有很强的刺激性,天南星中的草酸钙针晶可使兔眼结膜出现明显水肿充血反应,且角膜出现浑浊现象;天南星的醇浸膏给小鼠皮下注射后,可使其惊厥死亡;东北天南星的 50%醇提取物加水浸制后对小鼠进行急性毒性实验,腹腔注射,测得 LD_{50} 为 (48 ± 1.8) g/kg[10]。

【附注】 1. 本品为历版《中国药典》(一部)收入的天南星药材来源之一。《中国药典》收载的天南星尚有同属植物天南星 Arisaema erubescens (Wall.) Schott.、异叶天南星 Arisaema heterophyllum Blume 的块茎。2. 同属植物黄苞南星 Arisaema flavum(Forsk.) Schott 的块茎有毒,在藏族称为"达唯扎哇",疗效类似,用于慢性支气管炎、支气管扩张、破伤风、口噤强直、小儿惊风、癫痫(《滇药录》)及虫病、疖疮,去骨瘤(《中国藏药》)。

参 考 文 献

[1] 蒋志斌. 川乌、附子、半夏、天南星炮制方法及用量商榷. 中国药房,2007,18(9):717,718
[2] 国家药典委员会. 中国药典(一部). 2010 年版. 北京:中国医药科技出版社,2010:54
[3] 钟志群,刘志敏. 天南星的来源考查. 临床医学工程,2009,16(7):78,79
[4] 杨中林,韦英杰,叶文才. 东北南星的化学成分研究. 中医药学报,2003,31(2):26
[5] 梁蕾,魏征人. 天南星的研究进展. 中国医药技术与管理,2008,2(6):74
[6] 于强,于洋. 天南星化学成分和药理作用研究概况. 中药研究进展,2007,24(5):26,27
[7] 杨国平,钱金枞. 天南星研究概述. 中国民族民间医药,2009,18(3):19-21
[8] 赵清,郭辉,崔桂华. 几种天南星科药用植物的相似性研究. 河北医药,2009,31(21):2976
[9] 王广树,刘银燕,陈滴,等. 东北天南星块茎化学成分的研究. 特产研究,2009(2):21
[10] 汪蕾,张继振. 天南星属植物研究进展. 延边大学学报,2004,30(1):70

(吴　燕　李路扬)

81. *Arisaema calcareum*(红根南星)

【民族药名】 "皮郎啊夹"(阿昌族);"红根"(苗族)。

【来源】 天南星科植物红根南星 Arisaema calcareum H. Li. 的根茎。有剧毒。秋季采挖,洗净,鲜用或切片晒干用。

多年生草本。根茎圆柱形或圆锥形,直立,斜伸或横走,长 2~5cm,直径 1~2cm,黑褐色。鳞叶 3,膜质,披针形。叶柄长 30~80cm,紫绿色,具淡绿色斑块,下部宽鞘状,鞘先端钝圆,抱持花序柄;叶片 3 全裂。花雌雄异株。雄株:花序柄长于叶柄;佛焰苞淡绿色,管状圆柱形,长约 5cm,直径 1.5cm,喉部具宽耳;檐部长约 9cm,长圆披针形,宽约 4.5cm;肉穗花序长 3.5cm,粗 5mm,雄花有雄蕊 5,无柄,药室卵圆形,外向纵裂不达基部,裂缝长圆形;附属器线形,纤细无柄,伸出喉外弯曲上升,长 7cm,下部具长约 5mm 的钩状中性花。雌株:花序柄长 30~50cm;佛焰苞淡绿色且白色细条纹,管部圆柱形,长约 3cm,直径 1.5~1.8cm,喉部无耳;檐部长约 8cm,直立,下部展平宽 4~5cm,上部渐尖,并具长约 2cm 的尾尖;雌花序长 2.2cm,粗 1.5cm(具幼果),短圆锥形;子房倒圆锥形。种子黄绿色,长 5mm,直径 4mm;附属器长圆锥形,长 3~5.5cm,粗 2~3mm,向上渐细狭,淡绿色,下半部布有长 3~8(~10)mm 的钻形及线形中性花,下弯或直伸。花期 5~6 月,果期 9~10 月成熟。

生于海拔 1000~1600m 的石灰岩山常绿阔叶林或灌木内。分布于云南东南部。

【药用经验】 阿昌族 用于痈疮肿毒、乳腺炎、腮腺炎、毒蛇咬伤(《德宏药录》)。景颇族效用同阿昌族(《德宏药录》)。苗族　用于腮腺炎、乳腺炎和无名肿毒等(《民族药志要》)。

【使用注意】 本品有剧毒,不可内服,皮肤破溃者忌外用。外用适量,捣敷,或泡酒搽,或研末调敷[1]。

【中毒与解毒】 若误服中毒,按一般中毒处理。也可加生姜、甘草、防风各15g,水煎服,可解毒[2]。

参考文献

[1]《中华本草》编委会. 中华本草(第8册). 上海:上海科学技术出版社,2000:487
[2] 谢宗万. 全国中草药汇编(下册). 北京:人民卫生出版社,2000:271

（杨新洲）

82. *Arisaema erubescens*(天南星)

【民族药名】 天南星(通称);"毛儿羊点"(阿昌族);"科用"、"科玉盂"、"枯玉闷"(白族);"目菠热"(德昂族);"魔芋蜥"、"美九蜥"(侗族);"尼罗喊"、"泥欠补"(傈僳族);"巴日森-塔布格"(蒙古族);"达好豆棍"、"可妥欧"(苗族);"史哈"(纳西族);"独非打"、蛇包谷(水族);"达唯扎哇"、"达哇"(藏族);蛇芋、"戈否"(佤族);南星(瑶族);"拉蛇渣"、"布什都扎"(彝族)。

【来源】 天南星科植物一把伞南星 *Arisaema erubescens*(Wall.)Schott. 的块茎。有毒。秋季、冬季采挖,除去残茎、须根及外皮,晒干。亦有用明矾水浸泡,待色白后去皮晒干者,此法外皮易于脱落。

多年生草本,高40~90cm。块茎扁球形,外皮黄褐色,直径2.5~5.5cm。叶1片从块茎生出,叶柄圆柱形,肉质,直立如茎状,长40~85cm,下部成鞘,基部包有绿白色或散生乌紫色斑点的透明膜质长鞘;叶片辐射状全裂成7~23片,集于叶柄顶端向四方辐射如伞状。裂片披针形至长披针形,先端多呈芒状而柔弱,全缘,两面光滑无毛,上面绿色,下面淡绿色。肉穗花序,雌雄异株,花序柄长30~70cm;佛焰苞长11~16cm,绿色,少有紫色,先端成长线状;花序轴肥厚,顶端附属物棍棒状;雄花有多数雄蕊,每2~4个成丛,花药黑紫色;雌花密集,每花由1个雌蕊组成。浆果红色。花期5~7月,果期9月。

【炮制】 同"*Arisaema amurense*(天南星)"条。

【药用经验】 阿昌族　用于面神经麻痹、半身不遂、小儿惊风、癫痫(《德宏药录》)。白族　用于肺痈咳嗽、气喘、风痰抽搐(《滇药录》)。用于风湿麻木、跌打损伤、隐伤痛无定处、坐骨神经痛、面神经炎、痰壅阻塞、疮痈肿毒、疥癞、癣痒(《大理资志》)。德昂族　效用同阿昌族(《德宏药录》)。侗族　用于"兜隋哨"(毒蛇咬伤)、"宾揩悟"(歪嘴风)(《侗医学》)。傈僳族　效用同白族(《滇药录》)。用于中风痰壅、口眼歪斜、半身不遂、癫痫、惊风、破伤风、风痰眩晕、喉痹、瘰疬、痈肿、跌扑损伤、蛇虫咬伤(《怒江药》)。苗族　用于无名肿毒、毒蛇咬伤、风湿疼痛、膝关节疼痛(《苗医药》)。用于脓肿、毒蛇咬伤、膝关节疼痛(《苗药集》)。蒙古族　效用同东北天南星(《蒙药》)。纳西族　效用同白族(《大理资志》)。畲族　用于面神经麻痹、半身不遂、小儿惊风、破伤风、癫痫、疔疮肿毒、毒蛇咬伤(《畲医药》)。水族　用于咳嗽、痈疽(《水医药》)。藏族　用于虫病、疖疮、去骨瘤(《中国藏药》)。用于胃痛、小儿惊风、慢性气管炎、支气管扩张、破伤风、口噤强直、癫痫、骨刺、骨瘤、疮疖;花序用于肺病、下胎(《藏本草》)。用于中风痰壅、口眼歪斜、半身不遂、癫痫、破伤风,外用消痈肿《藏标》。佤族　用于疮疡肿毒、毒蛇咬伤、神经性皮炎、慢性面神经麻痹(《中佤药》)。瑶族　用于中风、口眼歪斜、半身不遂、癫痫、破伤风,生用外治痈肿(《湘蓝考》)。彝族　用于胃痛、跌打劳伤、蛇毒、犬伤(《大理资志》)。用于骨折损伤、风湿疼痛、毒蛇咬伤、心口痛等症,又用于猪瘟初起以及熬制弩药(《彝植药》)。用于中风痰壅、口眼歪斜、半身不遂、癫痫惊风、风痰眩晕、喉痹痈肿、跌打损伤、蛇虫咬伤、产后血崩(《哀牢》)。

【使用注意】　同"*Arisaema amurense*(天南星)"条。

【中毒与解毒】　同"*Arisaema amurense*(天南星)"条。

【药材鉴定】　性状　块茎呈扁圆球形,直径2~5.5cm,表面淡黄色至淡棕色,顶端较平,中心茎痕浅凹,四周有叶痕形成的环纹,周围有大的不明显麻点状根痕,周边无小侧芽。质坚硬,不易破碎,断面不平坦,白色,粉性。气微辛,味辣,有麻舌感[1]。

显微特征　粉末:淀粉粒极多。单粒大多呈圆球形,稀椭圆形或半球形,直径2~20μm,脐点圆点状、裂缝状、"十"字状、"人"字状或星状,大粒层纹隐约可见;复粒由2~4分粒组成,脐点明显。螺纹、环纹导管直径8~27μm。草酸钙针晶束随处可见,长34~52μm。尚可见草酸钙方晶、棕色块。

薄层色谱　同"*Arisaema amurense*(天南星)"条。

【化学成分】　天南星主要含生物碱、黄酮及苷类、植物甾醇、脂肪酸、凝集素、氨基酸及微量元素等成分。已从天南星 Arisaema erubescens 中分离出胡萝卜苷(daucosterol)、芹菜素碳苷(apigenin glucoside)、6,8-五碳糖芹菜素碳苷(apigenin 6,8-di-C-glucoside)、棕榈酸(palmiticacid)、单棕榈酸甘油酯(monogluceryl-palmitin)、二十五烷酸和二十六烷酸混合物(mixture pentacosaoic acid and cerotic)及4个单核外源凝集素等成分[2,3]。

【药理毒理】　1.抗惊厥作用:天南星有一定的抗惊厥作用,并因品种及提取方法的不同而不同,抗士的宁的惊厥实验表明,抗惊强度为东北天南星>天南星>异叶天南星。小鼠口服一把伞南星60%乙醇提取物(10.5g生药/kg),能对抗戊四唑惊厥。2.镇静、镇痛作用:天南星与戊巴比妥钠有协同作用,也能抑制小鼠自主活动,均有明显镇静作用。天南星的复方——三生针镇痛强度小于吗啡,但作用持久,并对戊巴比妥钠催眠有协同作用。3.祛痰作用:家兔灌胃天南星煎剂能显著增加呼吸道黏液分泌,有显著的祛痰作用。4.抗肿瘤作用:从鲜天南星的提取液,体外对 Hela 细胞有较强的抑制作用,对小鼠的肿瘤有一定抑制作用。5.抗心律失常作用:大鼠口服同等剂量的一把伞南星的60%乙醇提取物,对乌头碱诱发大鼠心率失常具有明显的拮抗作用。6.其他作用:天南星还具有抗氧化、抗炎、抗菌、杀螺灭钉等作用[2-5]。7.毒性:天南星生品对皮肤、黏膜有很强的刺激性,天南星中的草酸钙针晶可使兔眼结膜出现明显水肿充血反应,且角膜出现浑浊现象;天南星的醇浸膏给小鼠皮下注射后,可使其惊厥死亡;天南星的50%乙醇提取物加水浸制后进行小鼠急性毒性实验,腹腔注射,测得 LD_{50} 为(30±1.0)g/kg[5]。

【附注】　本品为《中国药典》(2015年版)一部收入的天南星药材来源之一,历版《中国药典》收载的天南星药材尚有同属植物东北天南星 Arisaema amurense Maxlm. 天南星(异叶天南星)Arisaema heterophyllum Blume 的干燥块茎。

参 考 文 献

[1] 钟志群,刘志敏.天南星的来源考查.临床医学工程,2009,16(7):78,79

[2] 于强,于洋.天南星化学成分和药理作用研究概况.中药研究进展,2007,24(5):26,27

[3] 赵清,郭辉,崔桂华.几种天南星科药用植物的相似性研究.河北医药,2009,31(21):2976

[4] 杨国平,钱金枞.天南星研究概述.中国民族民间医药,2009,18(3):19-21
[5] 汪蕾,张继振.天南星属植物研究进展.延边大学学报,2004,30(1):70

（吴　燕）

83. *Arisaema fargesii*（螃蟹七）

【民族药名】　螃蟹七、红南星、狗爪南星(土家族)

【来源】　天南星科植物螃蟹七 *Arisaema fargesii* Buchet 的块茎。有大毒。秋后采挖,洗净,鲜用或切片晒干用。

块茎扁球形,直径 3~5cm,常具多数小球茎。鳞叶 3,褐色,宽 2~2.5cm,向上渐狭,最上的长约 15cm。叶柄长 20~40cm,下部 1/4 具鞘;叶片 3 深裂至 3 全裂,中裂片近菱形,凸尖或急尖;侧裂片斜椭圆形,侧脉 9~10 对。花序柄比叶柄短而细,长 18~26cm。佛焰苞紫色,有苍白色线状条纹,管部近圆柱形,近 4~8cm,喉部边缘耳状反卷;檐部长圆三角形,拱形下弯或近直立,长 6~12cm,宽 4~4.5cm,长渐尖,尾尖。肉穗花序单性,雄花序长 2.5~3cm,圆柱形,花药 2~4;雌花序长约 2cm,花密,子房具棱,顶部常圆形,花柱极短而粗,柱头有毛,胚珠少数;各附属器粗壮,呈伸长的圆锥状。花期 5~6 月。

生于海拔 900~1600m 林下或灌丛内多石处。我国特有,分布于湖北西部、重庆、甘肃南部。

【药用经验】　土家族　用于半身不遂、小儿惊风、毒蛇咬伤等(《土家医药》)。用于跌打损伤、风湿性关节炎、肢体麻木、肾虚头晕、痈疮肿毒、毒蛇咬伤(《土家药志下》)。

【药材鉴定】　性状　块茎多呈扁平皿状,直径 2~4cm,高 5~10mm,亦有呈不规则半球形。表面淡黄棕色或绿黑色,有的残留淡棕色外皮。顶端凹陷(茎痕),周围有数个深陷的须根痕,周边有侧芽,呈长圆形突起,其顶端凹陷。质坚硬,断面呈角质状,有的略透明。无臭,味辣而麻。

【化学成分】　含三十七烷(heptatriacontane)、苯甲酸(benzoic acid)、琥珀酸(succinic acid)、棕榈酸(palmitic acid)、硬脂酸(stearic acid)、β-谷甾醇(β-sitosterol)、豆甾醇(stigmasterol)、胡萝卜苷(daucosterol)、D-甘露醇(D-mannitol)、D-葡萄糖(D-glucose)、蔗糖(sucrose)和氯化胆碱(choline chloride)[1]。

【药理毒理】　1. 抗惊厥作用:50%醇提取物加水浸物具有抗士的宁致小鼠惊厥作用[2,3]。2. 毒性:50%醇提取物加水浸物制剂小鼠腹腔注射的半数致死量 LD_{50} 为(16.5±2.0)g/kg[4]。3. 杀灭钉螺作用:螃蟹七的块茎处理 72 小时,钉螺死亡率为 93.3%[5]。

【附注】　本种与象头花 *Arisaema franchetianum* Engl. 较为接近,但叶裂片较为狭长,质薄,中裂片常比侧裂片大一倍;佛焰苞拱形下弯或近直立,决不成盔状;附属器粗壮,近直立,显然不同。

参 考 文 献

[1] 宋治中,贾忠建.螃蟹七化学成分的研究.中国中药杂志,1989,14(8):480-482
[2] 中国医学科学院药物研究所.中药志(第2册).北京:人民卫生出版社,1984:32
[3] 王潜生.中药药理与应用.北京:人民卫生出版社,1983:162
[4] 王义雄,苗小春.L-缬氨酸酰-L-缬氨酸酐对血液灌流犬离体窦房结和乳头状肌的作用.中国药理学报,1986,7(5):436-438
[5] 柯文山,陈世俭,杨金莲.5种天南星植物水浸液的杀螺效果研究.中国血吸虫病防治杂志,2007,19(1):69,70

（黄　蓉）

84. *Arisaema franchetianum*（紫盔南星）

【民族药名】 母猪半夏、象头花、山半夏（佤族）。

【来源】 天南星科植物紫盔南星（象头花）*Arisaema franchetianum* Engl. 的块茎。有大毒。夏季、秋季采挖，洗净，鲜用或切片晒干用。

多年生草本。块茎常数个簇生，扁球形，直径1~6cm或更大，假茎很短。叶1枚；小叶片3，无小叶柄，中间1片宽卵形至近宽倒卵形，长9~18cm，顶端渐尖至骤尖，侧生者较小；叶柄长15~30cm。雌雄异株。总花梗短于叶柄，佛焰苞深紫色，具白色条纹，上部筒状长约5cm，口部具狭耳，上部弯曲似盔状，长3~7cm，顶端渐尖成细尾状长达10cm；肉穗花序下部1.5~2.5cm部分具花，附属体尾状，弯曲，上部稍膨大，长达7cm；雄花具3~5花药，合生花丝短柄状，花药顶孔开裂；子房具乳头状柱头。花期5~7月，果期9~10月。

生于海拔960~3000m的林下、灌丛或草坡。我国特有，分布于西南及广西等地。

【药用经验】 德昂族 配伍用于皮肤瘙痒（《德傣药》）。佤族 用于乳腺炎、无名肿毒、淋巴结核、蛇毒咬伤（《中佤药》）。

【使用注意】 本品有大毒，内服适量，宜慎，浸酒研末调敷，用量0.9~1.5g；外用适量，捣敷[1,2]。

【药材鉴定】 性状 本品呈不规则的扁球形，高0.7~2cm，直径1~7cm。表面类白色至浅棕色或淡黄色而带玫瑰红色，顶端中央有凹陷的茎痕，并残留棕色鳞片状叶鞘，周围有麻点状须根或残存的须根，块茎上周边着生2~4个突出的小扁球状侧芽，略似爪。质坚硬，不易破碎，断面不平坦，白色或淡黄色。气微，味微辛、麻。

显微特征 本品粉末类白色。淀粉粒多，单粒类圆形或卵圆形，直径3~20μm，脐点裂缝状、人字状或星状，层纹不明显；复粒少数，由2~7分粒组成，草酸钙针晶成束或散在，长15~125μm。

【药理毒理】 毒性：紫盔南星水浸液20g/kg给小鼠腹腔注射可导致小鼠抽搐死亡，氯仿和甲醇部位也有毒性[3]。

参 考 文 献

[1]《中华本草》编委会. 中华本草（第8册）. 上海：上海科学技术出版社，2000：489

[2] 谢宗万. 全国中草药汇编（下册）. 第2版. 北京：人民卫生出版社，2000：628

[3] 冯汉林，刘美现. 天南星及代用品研究概况. 中草药，1993，24；602-605

（杨新洲）

85. *Arisaema heterophyllum*（天南星）

【民族药名】 天南星（通称）；"巴日森-塔布格"、"都瓦比-匝瓦"（蒙古族）；"达哇"（藏族）。

【来源】 天南星科植物天南星（异叶天南星）*Arisaema heterophyllum* Blume. 的块茎。有毒。秋季、冬季采挖，除去残茎、须根及外皮，晒干。亦有用明矾水浸泡，待色白后去皮晒干者，此法外皮易于脱落。

多年生草本。块茎扁球形，直径达3cm，假茎高15~30cm。叶1枚，小叶片13~21，鸟足状排列,倒卵状矩圆形、矩圆状倒披针形至披针形,中间 1 片较其相邻者为小,长 5~10cm,叶柄长 10~15cm。雌雄异株或同株;总花梗等长或稍长于叶柄,佛焰苞绿色,下部筒长 4~5cm,上部向前弯曲;雄花序下部 3~4cm,部分具雄花,两性花序下部 3cm 为雌花,而上部 2cm 疏生雄花,附属体紧接具花部分之上,向上渐细呈尾状,长达 18cm;雄花具 4~6 花药,合生花丝短柄状,花药以椭圆形孔裂。花期 4~5 月,果期 7~9 月。

生于林下或沟谷。分布于辽宁、河北、河南、山东、福建、台湾、四川、贵州、广西及长江流域各省区。

【炮制】 同"*Arisaema amurense*(天南星)"条。

【药用经验】 蒙古族 同"*Arisaema amurense*(天南星)"条(《蒙药》)。苗族 用于中风痰壅、口角歪斜、跌打损伤、痈肿、喉痹、蛇虫咬伤、小儿惊厥(《湘苗药汇》)。藏族 用于中风痰壅、口眼歪斜、半身不遂、癫痫、破伤风,外用消痈肿(《藏标》)。

【使用注意】 同"*Arisaema amurense*(天南星)"条。

【中毒与解毒】 同"*Arisaema amurense*(天南星)"条。

【药材鉴定】 性状 块茎呈稍扁的圆球形,直径 1.5~4cm。表面类白色或淡棕色,较光滑,顶端有凹陷的茎痕,周围有 1 圈 1~2 行显著的根痕,周边偶有少数微凸起的小侧芽,有时已磨平。质坚硬,不易破碎,断面不平坦,白色,粉性。气微,味辣,有麻舌感[1]。

显微特征 粉末:淀粉粒单粒呈圆球形、半球形或不规则形,直径 2~18μm,脐点圆点状、星状、裂缝状、三叉状;复粒甚多,由 2~10 分粒组成,脐点多不明显。草酸钙针晶长 13~64~86μm。

薄层色谱 同"*Arisaema amurense*(天南星)"条。

【化学成分】 天南星主要含生物碱、黄酮及苷类、植物甾醇、脂肪酸、凝集素、氨基酸及微量元素等成分。已从异叶天南星中分离到胡萝卜苷(daucosterol)、十八酸单甘酯、琥珀酸(succinic acid)等成分[2,3]。

【药理毒理】 1. 抗惊厥作用:天南星有一定的抗惊厥作用,并因品种来源及提取方法的不同而不同,抗士的宁的惊厥实验表明,抗惊强度为东北天南星>天南星>异叶天南星。2. 镇静、镇痛作用异叶天南星与戊巴比妥钠有协同作用,也能抑制小鼠自主活动,均有明显镇静作用。天南星的复方——三生针镇痛强度小于吗啡,但作用持久,并对戊巴比妥钠催眠有协同作用。3. 祛痰作用:家兔灌胃天南星煎剂能显著增加呼吸道黏液分泌,有显著的祛痰作用。4. 抗肿瘤作用:鲜天南星的提取液体外对 Hela 细胞有较强的抑制作用,对小鼠的肿瘤有一定抑制作用。5. 抗心律失常作用:大鼠口服同等剂量的异叶天南星 60% 乙醇提取物,对乌头碱诱发大鼠心率失常具有明显的拮抗作用。6. 其他作用:天南星还具有抗氧化、抗炎、抗菌、杀灭钉螺等作用[2-5]。7. 毒性:天南星生品对皮肤、黏膜有很强的刺激性,天南星的草酸钙针晶可使兔眼结膜出现明显水肿充血反应,且角膜出现浑浊现象;天南星的醇浸膏给小鼠皮下注射后,可使其惊厥死亡;异叶天南星 50% 乙醇提取物加水浸制后进行小鼠急性毒性实验,腹腔注射,测得 LD_{50} 为 $(41±0.2)g/kg$[5]。

【附注】 本品为历版《中国药典》(一部)收入的天南星药材来源之一。《中国药典》收载的天南星尚有同属植物天南星 *Arisaema erubescens*(Wall.)Schott.、东北天南星 *Arisaema amurense* Maxlm. 的干燥块茎。

参 考 文 献

[1] 钟志群,刘志敏. 天南星的来源考查. 临床医学工程,2009,16(7):78,79

[2] 于强,于洋. 天南星化学成分和药理作用研究概况. 中药研究进展,2007,24(5):26,27

[3] 赵清,郭辉,崔桂华. 几种天南星科药用植物的相似性研究. 河北医药,2009,31(21):2976

[4] 杨国平,钱金枞. 天南星研究概述. 中国民族民间医药,2009,18(3):19-21

[5] 汪蕾,张继振. 天南星属植物研究进展. 延边大学学报,2004,30(1):70

（吴　燕）

86. *Arisaema intermedium*（中南星）

【民族药名】　"泥寡兰"（傈僳族）。

【来源】　天南星科植物高原南星（中南星）*Arisaema intermedium* Bl. 的块茎。有毒。夏季、秋季采挖,洗净,鲜用或切片晒干用。

块茎扁球形,直径 2~4cm。鳞叶 2~3,线状披针形,内面的长 16~20cm,下部绿色,上部紫色。叶 1~2,叶柄长 15~50cm,下部粗 1~1.5cm。叶片 3 全裂,中裂片卵形、菱形或椭圆形,锐尖或渐尖,基部楔形,长(7)9~12cm,宽 3~11cm;侧裂片斜卵形或菱形,外侧较内侧宽,与中裂片近等大。花序柄短于叶柄。佛焰苞暗紫色或绿色,具绿色或白色条纹,管部宽圆柱形,长(3)4~8cm,喉部边缘斜截形;檐部卵状披针形,深紫色、黄绿色或绿色,长 7~16cm,宽 2~6.5cm,长渐狭至具 2~5cm 长的尾尖。肉穗花序单性,雄花序长 2cm,花疏,雌花序长 1.5cm,花密;附属器长鞭状,长 15~45cm,下部增粗成纺锤形或圆锥形,粗可达 1cm,基部渐狭为柄,非截形,伸出佛焰苞后明显渐狭,暗紫色,"之"字形弯曲,上部线形下垂。雄花通常花药 4,裂缝马蹄形。雌花子房倒卵圆形。花期 5 月（西藏）或 8~9 月（云南）。

生于海拔 2600~3400m 的高山草坡或铁杉林下。分布于云南西北部、西藏南部。

【药用经验】　傈僳族　用于胃炎、胃溃疡呕吐、咳嗽痰多、孕期呕吐（《怒江药》）。

【使用注意】　生品有毒,用量 3~9g。

【药理毒理】　杀虫作用:从中南星中提取的植物凝集素（lectine）在 10~160μg/ml 浓度对瓜实蝇（*Bactrocera cucuribitae*）有明显的杀虫效果[1]。

参 考 文 献

[1] Kaur M,Singh K,Rup P J,et al. Anti-insect potential of lectins from *Arisaema* species towards *Bactrocera cucurbitae*. J. Environ. Bio. ,2009,30:1019-1023

（杨新洲）

87. *Arisaema rhizomatum*（半截烂）

【民族药名】　半截烂、躲雷草、避蛇生（土家族）。

【来源】　天南星科植物雪里见 *Arisaema rhizomatum* C. E. C. Fisch.（*Arisaema phallospadix* C. R. Wu）的块茎。有毒。夏季、秋季采挖,或冬末春初采挖（土家族）,洗净,鲜用、切片晒干用,或炮制加工后用[1]。

根茎粗达 1.5cm,假茎高达 7cm,具 1~2 叶。小叶片 3~5,中间 1 片,倒卵状椭圆形,长 11~12cm,顶端尾状渐尖,有很短的小叶柄,两侧者矩圆形至椭圆形或卵状椭圆形,较中间者稍小;叶柄长约 10cm。雌雄异株;总花梗甚短,佛焰苞全长约 9cm,下部筒状长约 5cm,顶端具长达 8cm 的丝状尾尖;雄花序下部 2.5cm 部分具花,附属体圆柱状,有柄,基底近平截,顶端钝圆,长约 4cm;雄花具 4~5 花药,合生花丝短柄状,花药顶孔开裂。花期 8~11 月,果期 1~2 月。

生于石山林下或岩坡。分布于贵州、云南、四川、湖南、湖北、广西。

【炮制】 童便制后降低毒性。**土家族** 采挖后将鲜品置灶火灰中烫去外皮,用童便浸泡 1 周即得;或采挖后洗净晒干,用时以童便浸泡 10 天,每日换童便 1 次,捞起,露晒 10 天后供药用[1]。

【药用经验】 **土家族** 用于腹痛、心口痛、绞肠痧(《土家药》)。用于五劳七伤、跌打损伤、胃痛、咯吼病、无名肿毒、风湿麻木、昏厥(《民族药志要》)。制后用于风湿疼痛麻木、半身不遂及跌打损伤、咳嗽痰多、肺痨咳血[1]。

【使用注意】 本品有毒,研末入胶囊,内服量 0.3~0.6g。土家族在内服时以饭团、面片或豆腐包裹或装入胶囊内吞服(《土家药》),严禁直接吞服或咀嚼,否则致口腔黏膜起泡[1]。外用适量,捣敷,或研末撒,或磨汁涂。孕妇及体弱者禁服[2]。

【药材鉴定】 性状 块茎呈圆柱形,有的基部缢缩,长约 3.5cm,直径约 2cm。表面淡黄褐色、黄棕色或黑褐色,稍显粗糙、具密生环纹和点状根痕,顶端平截,中心有凹陷的茎痕或有茎基残留,外被有棕色膜质残叶。基部平截或为腐烂后呈黑褐色的疤痕,略凹陷。质坚实而硬,断面淡灰黄色,粉质,在扩大镜下观察可见密布白色细小亮结晶。无臭,味淡而辛辣刺舌。

【化学成分】 块根含 β-谷甾醇(β-sitosterol)、β-胡萝卜苷(β-daucosterol)[3]、5,7,4,-Hri-hydroxy-3,-methoxyflavone, 2-[(2-hydroxybexadecanoyl) amido]-4, 8-octadecadiene-1, 3-diol, 肉桂酸(cinnamic acid)、十三烷酸(tridecanic acid)、月桂酸(lauric acid)、十五烯酸(pentadecenoic acid)、肉豆蔻酸(myristic acid)[4]。

【药理毒理】 1. 抗炎活性:在由 Ⅱ 型牛胶原蛋白注射诱导的 BALB/c 小鼠关节炎模型上,雪里见的甲醇提取物、乙酸乙酯部位、正丁醇部位显著地抑制足跖肿胀,减少脾脏指数[5]。2. 镇痛作用:雪里见复方提取物(含雪里见、穿山龙、威灵仙、马钱子)明显提高小鼠的痛阈值($P<0.01$),减少扭体次数($P<0.01$),且对正常小鼠肝功能无影响[6]。

参 考 文 献

[1] 万定荣,钱赪,雷永恕,等. 鄂西土家族常用抗风湿植物药. 中国中药杂志,1993,18(10):192
[2]《中华本草》编委会. 中华本草(第 8 册). 上海:上海科学技术出版社,2000:491
[3] 周杰,国兴明,徐裕彬,等. 贵州中药雪里见化学成分分离和纯化的初步研究. 山地农业生物学报,2005,24:265-267
[4] 陈春霞. 民族药材雪里见的生物活性及化学成分研究. 湖北:华中科技大学,2012
[5] Chen C X,Zhang P,Pi H F,et al. Extracts of *Arisaema rhizomatum* C. E. C. Fisch attenuate inflammatory response on collagen-in-duce arthritis in BALB/c mice. J. Ethnopharmacol. ,2011,133:573-582
[6] 李德清. 复方雪里见提取物对小鼠的镇痛作用及对肝功能影响的初步研究. 湖北民族学院学报(医学版),2003,20:24-26

（杨新洲 万定荣）

88. *Arisaema yunnanense*(山珠半夏)

【民族药名】 "三筛枯启雍"(白族);"泥欠补兰"(傈僳族);"答果"(藏族);"哟拇卡李"(彝族)。

【来源】 天南星科植物山珠南星(山珠半夏)*Arisaema yunnanense* S. Buchet 的块茎、花果。块茎有毒。块茎于夏末秋初采挖,洗净,刮皮,鲜用或炮制加工成饮片后用。

块茎扁球形或近球形,直径 0.5~4cm。鳞叶钝,具短尖头,叶 1(2),叶柄长 40~70cm,茎部鞘状。幼株叶片全缘,长圆状三角形。成株叶片 3 全裂,中裂片具长达 1.5cm 的柄,椭圆形或椭圆状披针形,稀卵形,长 10~19cm,宽 5~12cm;侧裂片近无柄或具短柄,卵形或椭圆状披针形,渐尖或锐尖,基部楔形,略偏斜,长 9~15cm,宽 5.5~9cm。花序柄常比叶柄长 1 倍,绿色。佛焰苞长约 10cm,绿白色,背面中央饰以浅绿色纵条纹,管部长 2~2.5cm,直径 1~1.5cm,喉部斜截形,无耳;檐部直立或稍下弯,长 5~8cm,宽 2~3.5cm,先端渐尖。肉穗花序单性,各附属器短于佛焰苞或近等长,长 5~6cm,淡绿色,下部圆柱形,稀纺锤形,粗 2~2.5mm,向上渐细,至佛焰苞喉部外弯;雄花序长圆锥形,长约 2cm,花疏,有时密,雄花通常有雄蕊 2;雌花序长 1.5cm,圆锥形,花密集,子房倒卵圆形,胚珠 3。果序近圆柱形,长 3~10cm,浆果红色,常大部分不育,种子通常 2~3,卵球形,红色或红褐色。花期 5~7 月,果期 8~9 月。

生于海拔 700~3200m 的松林、松栎混交林、荒坡、荒地至高山草地。我国特有,分布于云南各地至四川西半部和贵州西半部。

【药用经验】 白族 鲜块茎:祛风除湿,麻醉之痛,散痛托疮。用于风湿痹痛、跌打损伤、关节炎、骨折、疮痈。炮制后的饮片燥湿化痰,降逆止呕,健运脾胃,解毒消炎。用于痰饮、呕吐、胸膈胀满、中风痰厥。傈僳族 块茎:祛风定惊,化痰散结。用于面神经麻痹、半身不遂、小儿惊风,破伤风、癫痫。藏族 块茎:清热,消炎,解毒。用于鼻息肉、鼻炎。彝族 块茎或花果:活血散瘀,消痛止痛,止血,拔毒,祛风,收敛,止咳化痰。用于咳嗽痰喘、反胃呕吐、跌打损伤、外伤出血、蛇咬伤、无名肿毒、风疹、痔疮。

【药材鉴定】 性状 呈扁椭圆形、半圆形,直径 1~4cm,高 1~1.5cm。表面白色或淡黄色,有皱纹,顶端有较明显而大的凹陷茎痕,周围有麻点状根痕,侧面常有凸起的小侧芽,下端钝圆,平滑或微有突起。质坚实,断面白色,粉性。气微,味辛辣,麻舌刺喉[1]。

显微特征 粉末:类白色。淀粉粒甚多,单粒圆形、卵圆形、椭圆形或半圆形,直径 4~32μm,脐点状、裂缝状或星状,复粒由 2~4 分粒组成;草酸钙针晶成束或散在,长 20~90μm。导管为螺纹或环纹导管[2]。

【附注】 具记载,本品根茎为云南商品半夏的主要来源之一,曾收载于云南省药品标准 1974 年版;但销售到云南省以外时又用作天南星。该品均不是中国药典收载的半夏和天南星,其疗效有待深入研究[2]。

参 考 文 献

[1] 吴荔芬,郑俊平. 半夏与混淆品山珠半夏的鉴别. 海峡药学,2008,20(5):71
[2] 曾育麟. 中国民族药志(第4卷). 成都:四川民族出版社,2007:44-46

(王璐瑶 万定荣)

89. *Arisaema elephas* (象鼻南星)

【民族药名】 "尼欠补此"(傈僳族)。

【来源】 天南星科植物象鼻南星 *Arisaema elephas* Buchet 的块茎。有剧毒[1]。

块茎扁球形,直径达 5cm,假茎根短。叶 1 枚,小叶片 3,近无小叶柄,边微波状具紫色,中间 1 片倒宽卵形,顶端略平而具短尾尖,或椭圆状菱形而顶端渐尖,长(7)10~12(20)cm,侧生者常稍大;叶柄长 15~30cm。雌雄异株;总花梗短于叶柄,佛焰苞红紫色,有白色或绿色条纹,全长

12～15cm,下部筒长4～6cm,上部舟形前倾,顶端渐尖或骤尖;肉穗花序下部2.5～3.5cm部分具花,附属体具柄,基部膨大,下部粗壮直径5～10mm,向上渐细呈鼠尾状,长达20cm,或短而直,仅长4～5cm;雄花具3～5花药,合生花丝短柄状,花药半月形或马蹄形裂缝开裂。花期5～6月。

生于林下、山谷沟边或草坡。分布于甘肃、陕西、四川、贵州西部、云南、西藏东南部。

【炮制】　参照"*Arisaema amurense*(天南星)"条。

【药用经验】　傈僳族　块茎用于腹痛(《怒江药》)。

【使用注意】　块茎有剧毒,仅能极小量供药用。

【药材鉴定】　性状　块茎扁圆形,直径2～5cm,茎痕明显而大,浅凹状,四周小根痕明显,有多数(一般5～6个)突出的小芽痕[1]。

显微特征　粉末:淀粉粒极多,大小悬殊,单粒类圆形、馒头形、扁圆形,直径2.5～16μm。导管较少,为螺纹、环纹导管,直径8～19μm;草酸钙针晶束存在于椭圆形大型黏液细胞中,或位于细胞外,长27～55μm;草酸钙方晶多角形或类方形,棱角尖锐,直径4～16μm;淡黄色或黄棕色块状物不规则长条形或类方形,直径9～71μm[2]。

【化学成分】　含多种有毒成分,如有毒皂苷、氰苷、生物碱及毒蛋白等[3]。

【附注】　1.本品在陕西、甘肃、四川作天南星使用[1]。2.傈僳族称同属植物奇异南星 *Arisaema decipiens* Schott 的块茎为"尼夺起",用于消炎解毒(《怒江药》)。有毒,仅限于外用。外敷时局部痛痒,若痛痒难忍,则应停用[4]。奇异天南星若内服可导致咽喉部发痒而灼热、红肿,严重者可窒息,甚至导致呼吸停止。解毒方法:轻者可服稀醋或鞣酸及浓茶、蛋清、甘草水、姜汤等解之,如呼吸困难则给氧气。必要时作气管切开[4]。3.傈僳族称同属植物中南星 *Arisaema intermedium* Bl. 的块茎为"泥寡兰"。有毒。用于胃炎、胃溃疡呕吐、咳嗽痰多、孕期呕吐(《怒江药》)。

参 考 文 献

[1] 钟志群,刘志敏.天南星的来源考查.临床医学工程,2009,16(7):79

[2] 马志刚,吕叶.七种天南星块茎的生药鉴别.甘肃科学学报,1997,9(4):13

[3] 郭生虎,梁全宝,李苗,等.宁夏有毒植物资源初步研究.宁夏农林科技,2006(6):2

[4]《中华本草》编委会.中华本草(第八册).上海:上海科学技术出版社,1999:488

（吴　燕　孙荣进　陈吉炎）

90. *Aristolochia debilis*（马兜铃）

【民族药名】　"格伦阿列"(德昂族);"定海根"、"教素荡"、尚定海(侗族);"呼和纳-玛努"(蒙古族);"加蒙枪"、青藤香、"那信庙"、"孟劳胸右"、"枝爪兜绒"(苗族);"骂结吨"(仫佬族);白一条鞭、哈蟆藤(畲族);"万扎弄"(土家族);"哇力嘎"(藏族);麻丢铃(瑶族);"棵缴当"、"猜古登"、"蕊亩吾"(壮族)。

【来源】　马兜铃科植物马兜铃 *Aristolochia debilis* Sieb. et Zucc. 的干燥成熟果实。根、茎、叶也供药用。全株有毒,种子毒性较大。9～10月果实由绿变黄时连果柄摘下,晒干。

多年生攀援草本,全株无毛;根长,在土下延伸,到处生苗,初生苗呈暗紫色。叶互生,三角状矩圆形至卵状披针形或卵形,长3～8cm,宽2～4cm,顶端短渐尖或钝,基部心形,两侧具圆的耳片;叶柄长1~2cm。花单生于叶腋,花被喇叭状,笔直,长3~4cm,基部急剧膨大呈球状,上端逐渐扩大成向一面偏的侧片,侧片卵状披针形,带暗紫色,顶端渐尖;雄蕊6,贴生于粗而短的花柱体周围;柱头6。蒴果近球形,直径约4cm,6瓣裂开。花期7~8月,果期9~10月。

生于林下、林缘、灌丛及山谷湿地。分布于黄河以南至长江流域,南至广西。

【药用经验】　德昂族　果实:用于慢性气管炎、肺热咳喘(《德宏药录》)。根:配伍用于浅表淋巴结肿大(《德傣药》)。侗族　根、叶:用于咳嗽、胃痛、腹痛、毒蛇咬伤、急性肠胃炎、内伤、哮喘、跌打损伤,用酒研磨后涂患处,用于痈疖肿。叶:水煎洗患处用于体癣;捣烂敷伤口用于青竹蛇咬伤(《桂药编》)。根:还用于小儿口腔流涎、"兜蜥啃"(毒蛇咬伤)、"宾罢米上摊"(急性胃炎)(《侗医学》),以及上吐下泻、毒蛇咬伤(《民族药志一》)。蒙古族　根:用于头痛、头晕、高血压病、咽喉肿痛、感冒发热、流行性腮腺炎、风湿性关节炎(《蒙药》)。苗族　根:用于白痢、喘病、扭伤、鱼鳅症(《苗药集》)。用于白痢、鼾病、胃气痛、消化不良引起的腹胀(《苗医药》)。用于消化不良、胃痛、咳嗽痰多(《民族药志一》)。仫佬族　根、叶:效用同侗族(《桂药编》)。根:用于哮喘、内伤。叶:用于竹叶青咬伤(《民族药志一》)。畲族　根、藤、叶、果实:用于中暑腹痛、风湿痹痛、咳嗽、气管炎(《畲医药》)。土家族　根:用于发痧、绞肠痧、腹痛、水泻、呕吐(《土家药》)。藏族　地上部分:用于血热病、肺热病、肝热病、腑热病、"培根"病、瘟疫病(《中国藏药》)。瑶族　根、叶:效用同侗族(《桂药编》)。根:用于寒性咳嗽、胃痛、风湿性关节炎、毒蛇咬伤、跌打损伤、疮疖肿(《民族药志一》)。壮族　根、叶:效用同侗族(《桂药编》)。根:用于风湿性关节炎、痈疮疖肿。叶:用于癣(《民族药志一》)。

【使用注意】　内服用量3~9g,过量可致呕吐。虚寒喘咳及脾虚便泄者禁服,胃弱者慎服[1]。本品含马兜铃酸,可引起肾脏损害等不良反应,儿童及老年人慎用;孕妇、婴幼儿及肾功能不全者禁用。本品不宜用作静脉注射。

【中毒和解毒】　中毒时初感上腹不适,继则呕吐、头痛、胸闷、腹胀、隐隐作痛、腹泻、浮肿、尿频尿急、夜尿、不能平卧、神志不清、昏迷状态[2]。静脉注射可出现全身痉挛,瞳孔先扩大再缩小,肌肉松弛,呼吸抑制,最后心跳停止死亡[3]。解救措施:可口服碳酸氢钠5~10g,以碱化尿液,减少血红蛋白的沉淀;也可用0.25g氨茶碱加入5%~10%葡萄糖溶液20ml内,缓慢静脉注射。为纠正酸中毒,可给予乳酸钠或三羟甲基氨甲烷。出现肾功能损害、尿毒症时,应限制液体输入量,防止脑和肾水肿[2]。

【药材鉴定】　性状　蒴果球形或长圆形,长3~7cm,直径2~4cm。表面黄绿色、灰绿色或棕褐色,有较平直纵棱线12条,由棱线分出多数横向平行的细脉纹。顶端平钝,基部钝圆,有细长果梗。果皮轻而脆,易裂为6瓣,果梗也分裂为6条。果皮内表皮平滑而带光泽,有较密的横向脉纹。果实分6室,每室种子多数,平叠整齐排列。种子扁平而薄,心形,宽略大于长,边缘有翅,淡棕色。气特异,味微苦。

显微特征　(1)果瓣根切面:外果皮为1列细胞,每间隔1~4个细胞有一内含棕色物的较大型细胞。中果皮薄壁细胞10余列,有维管束断续排列,背缝线处维管束较大,韧皮部外方有半月形的纤维束群,纤维束旁伴有石细胞群,近腹缝线处有孔纹明显的细胞5~9列,至背缝线处逐渐减少为1~2列。内果皮为3~4列纤维;果中隔细胞分2层,一层细胞呈细长形,壁孔较大;另一层细胞长方形或类圆形[4]。(2)种子横切面:种翅由4~8列孔纹细胞组成,壁微木化。种皮最外层为1列类方形棕色细胞,内壁略凹凸不平,其内为1列棕色小型木化细胞,内含方晶。胚乳细胞类多角形,内含脂肪油滴[4]。

薄层色谱　取本品粉末3g,加乙醇50ml,置水浴加热回流1小时,滤过。滤液蒸干,残渣加乙醇 5ml 使溶解,作为供试品溶液。另取马兜铃对照药材,同法制成对照药材溶液。再取马兜铃酸 A 对照品,加乙醇制成每 1ml 含 0.5mg 的溶液,作为对照品溶液。吸取上述 3 种溶液各 5μl,分别点于同一硅胶 G 薄层板上,以甲苯-乙酸乙酯-水-甲酸（20：10：1：1）的上层液为展开剂,展开,取出,晾干,置紫外光灯（365nm）下检视。供试品色谱在与对照药材色谱及对照品色谱相应的位置上,显相同颜色的荧光斑点。

【化学成分】 果实和种子含马兜铃酸类、生物碱类、挥发油类成分,还含有尿囊素、黄酮、香豆素、木质素、有机酸等成分[5]。马兜铃酸类有马兜铃酸 A~C、青木香酸（debilic acid）、7-羟基马兜铃酸（7-hydroxyaristolochic acid）、7-甲氧基马兜铃酸（7-methoxyaristolochic acid）。生物碱类成分有木兰花碱、轮环藤酚碱（cyclanoline）。挥发油类成分有马兜铃烯（aristolene）、1（10）-马兜铃烯[$\Delta^{1(10)}$-aristolene]、1（10）-马兜铃酮[$\Delta^{1(10)}$-aristolone]、青木香酮（debilone）、1（10）,8-青木香二烯酮-2（$\Delta^{1(10),8}$-aristolodion-2-one）、9-马兜铃烯（Δ^9-aristolene）、马兜铃酮（aristolone）、9-马兜铃酮（Δ^9-aristolone）、3-氧代马兜铃烷（3-oxoishwarane）。马兜铃酸类成分为肾毒性成分。

【药理毒理】 1. 祛痰作用:采用麻醉兔呼吸道黏液分泌法实验表明,马兜铃煎剂 1g/kg 灌胃有较弱的祛痰作用,但效果不及紫菀和天南星。2. 镇咳作用:马兜铃 50% 乙醇提取液对氢氧化铵引起的小鼠咳嗽及电刺激猫喉上神经引起的咳嗽,均有明显的镇咳作用。3. 镇痛作用:马兜铃醇提取物有明显的镇痛作用,其作用于灌胃给药 1 小时后即产生,持续 120 分钟以上。4. 镇静作用:马兜铃醇提取物给小鼠腹腔注射 50g/kg 或 10g/kg,连续 3 天,与戊巴比妥有协同作用。5. 对平滑肌的作用:马兜铃酸对动物末梢血管、肠管、子宫等平滑肌呈强大的收缩作用,且不受阿托品的影响,可能是对平滑肌直接兴奋作用的结果。6. 抑菌作用:马兜铃的水浸剂（1：4）在试管内对许兰黄癣菌、奥杜盎氏小芽孢癣菌、羊毛状小芽孢癣菌等常见皮肤真菌有不同程度的抑制作用[1]。7. 生殖毒性:给受孕小鼠灌胃马兜铃酸类化合物 3.7mg/kg,结果表明,可降低受孕动物的胎仔数;给予马兜铃酸类化合物的代谢产物 aristolactam-I（AL-I）90mg/kg,则可终止受孕后 6 天的小鼠妊娠;死亡或终止妊娠;家兔灌胃 60mg/kg 时,可降低胎仔数 65%,剂量达 90mg/kg,则降低 80%[6]。8. 肾毒性等其他毒性:急性马兜铃酸肾病,临床表现短期大剂量服药者常呈非少尿性或少尿性急性肾衰竭,可伴近端及远端肾小管功能障碍,如肾性糖尿及低渗透压尿,尿酶明显增高;尿常规显示蛋白尿,伴少量红细胞、白细胞;可有轻度贫血,但是高血压不常见。此外,患者常有肾外表现,如恶心、呕吐、上腹不适等消化道症状,血小板减少,肝功能异常及神经系统损害等[7]。给兔皮下注射马兜铃酸 7.5mg/kg,可引起严重的肾炎,5~6 天后才能恢复;剂量增加至 20mg/kg,则出现血尿、尿少、尿闭、后肢不全麻痹、心律不齐、呼吸困难、角膜反射减退,最后因呼吸抑制而死亡。马兜铃酸除了具有肾毒性和潜在的致癌作用外,还可能对肝脏造成损害[4]。由于马兜铃酸具有较强的肾毒性及致突变性和致癌性,在临床应用中应该严格掌握剂量、用药时间、适应证,尽量避免或减少药物毒性反应的发生[8]。

【附注】 马兜铃 *Aristolochia debilis* Sieb. et Zucc. 的干燥成熟果实又为中药"马兜铃"的来源之一,收载于历版《中国药典》;马兜铃的干燥根又为中药"青木香",收载于 2000 年版及以前各版本《中国药典》,因含肾毒性成分马兜铃酸,该品已被取缔,《中国药典》2005 年版起不再收载。

参 考 文 献

[1] 南京中医药大学. 中药大辞典[上册]. 第 2 版. 上海:上海科学技术出版社,2006:407-410
[2] 周立国. 中药毒性机制及解毒措施. 北京:人民卫生出版社,2006:157,158

[3] 杨仓良. 毒药本草. 北京:中国中医药出版社,1993:586-588
[4] 《中华本草》编委会. 中华本草(第 3 册). 上海:上海科学技术出版社,1999:463-466
[5] 陈常兴. 南马兜铃化学成分研究. 中药材,2010,33(8):1260,1261
[6] 熊静悦,谭正怀. 马兜铃酸的主要毒性作用及其相关机制. 四川中医,2011,29(9):39
[7] 陈娅娟,吴俏银,叶惠兰,等. 马兜铃酸毒理研究进展. 广东药学院学报,2003,19(2):156,157,160
[8] 陈孟兰,朱正兰. 马兜铃属植物的药理作用研究进展. 武汉生物工程学院学报,2007,3(1):59-62

(王　刚　陈吉炎　马丰懿　万定荣)

91. *Aristolochia fangchi*(广防己)

【民族药名】 防己(通称);"呼和娜-乌素胡尔都"(蒙古族)。

【来源】 马兜铃科植物广防己 *Aristolochia fangchi* Y. C. Wu ex L. D. Chow et S. M. Hwang 的根。有毒。秋季、冬季采挖,洗净,切段,粗根纵切两半,晒干。

木质藤本,高达数米;幼枝、幼叶都密被深棕色丝状毛,渐老则毛渐疏短;根粗壮,长柱状,断面白色。叶长方窄椭圆形、长方窄卵形或长方披针形,长 6.5~11cm,宽 2~4cm,顶端急尖或钝,基部近圆形,侧脉较疏,每侧多为 4~5 条,老时无毛,脉网整齐清晰,在叶背尤甚;叶柄长 1.5~2cm,多被密毛。花紫色带黄色斑点,着生老枝上,花序 1~3 花,长达 10cm 以上;花梗被密毛;花被管粗筒状,有纵脉 10~12 条,在 2~3cm 处反曲呈稍细筒状,然后平展成 3 浅裂的近三角状圆形片部,直径约 5cm,外面被密毛,上部无毛,喉孔位近中央。蒴果柱状长椭圆形,6 棱,长 6~10cm,直径 2~3cm。花期 3~6 月,果期 7~10 月。

生于海拔 500~1000m 的山坡、路旁,多在林内或林缘。分布于广东、广西、贵州和云南。

【药用经验】 蒙古族　用于关节红肿热痛、下肢浮肿、小便不利、高血压(《蒙药》)。瑶族　用于肝炎。研粉敷患处用于外伤肿痛(《桂药编》)。

【使用注意】 本品有毒,超量服用或长期服用可引起中毒。有报道 10 倍于药典剂量的广防己给药 2 周,可造成肾功能损害,随给药时间延长,损伤加重,停药后有一定恢复[1]。

【药材鉴定】 性状　本品呈圆柱形或半圆柱形,略弯曲,长 6~18cm,直径 1.5~4.5cm。表面灰棕色,粗糙,有纵沟纹;除去粗皮的呈淡黄色,有刀刮的痕迹。体重,质坚实,不易折断。断面粉性,有灰棕色与类白色相间连续排列的放射状纹理。无臭,味苦[2]。

显微特征　根横切面　木栓层为 10~15 列细胞。栓内层为 3~5 列细胞,石细胞环带与栓内层连接,其下有多列薄壁细胞。韧皮部射线宽广,筛管群皱缩,有少数石细胞散在,形成层环不甚明显,木质部射线宽 20~30 余列细胞,导管较大,直径 45~220μm,木纤维束位于导管旁,纤维直径约 20μm,壁较厚。薄壁细胞含淀粉粒,有的含草酸钙簇晶[2]。

薄层色谱　取本品粉末 3g,加乙醇 50ml,加热回流 1 小时,滤过,滤液蒸干,残渣加乙醇 5ml 使溶解,作为供试品溶液。另取广防己对照药材,同法制成对照药材溶液。再取马兜铃酸对照品,加甲醇-丙酮(9:1)的混合溶液,超声处理 15 分钟,制成每 1ml 含 0.2mg 的对照品溶液。吸取上述 3 种溶液各 3μl,分别点于同一硅胶 G 薄层板上使成条状,以甲苯-乙酸乙酯-甲醇-甲酸(20:10:1:1)的上层溶液为展开剂,展开,取出,晾干,分别置日光及紫外光灯(365nm)下检视。供试品色谱中,在与对照药材和对照品色谱相应的位置上,显相同颜色的条斑[2]。

【化学成分】 根含木防己素乙—丁(mufongchins B-D)、马兜铃酸(aristolochic acid)、马兜铃酸 B~D,还含马兜铃内酰胺(aristololactam)、木兰碱(magnoflorine)、尿囊素(allantoin),尚含香豆酸(coumaric acid)、紫丁香酸(syringic acid)、马兜铃酸 D 甲醚甲酯等,其中马兜铃酸类为其

毒性成分[3]。

【药理毒理】 1. 毒性:(1)肾损伤作用:外源性马兜铃酸在人体内的主要代谢产物马兜铃内酰胺与马兜铃酸同样具有直接细胞损害作用,其作用具有浓度依赖性,在同等浓度下,马兜铃内酰胺的致细胞损伤作用较马兜铃酸更强。体外实验证实马兜铃酸、马兜铃内酰胺可刺激细胞因子 TGF-β 和 FN 的蛋白表达增加,从而促进细胞外基质 ECM 成分 FN 的合成,而 ECM 合成的增加是导致肾间质纤维化的主要原因[4]。(2)强致癌作用:马兜铃酸 A 对家兔、山羊、大鼠、小鼠和人体均有毒性,特别是对啮齿类动物有强致癌作用。药动学研究提示,马兜铃酸在人体内有蓄积作用[5]。(3)引起低血钾性瘫痪:服用马兜铃酸可诱导 Fanconi 综合征和低血钾性瘫痪[6]。2. 毒理:马兜铃酸引起各种毒性的机制尚不十分清楚,根据现有临床及体外试验的资料,其毒理机制主要是导致肾小管上皮细胞的变性、坏死与凋亡,加速肾间质纤维化进程,干扰花生四烯酸、前列腺素的代谢,并有较强的致癌、致突变作用[7]。

【附注】 广防己因含肾毒性成分马兜铃酸类,国家食品药品监督管理局于 2004 年发文取消广防己的药用标准,《中国药典》自 2005 年版起不再收载广防己。中药制剂中凡以广防己作为原料的,一律用来源于防己科的药材(粉)防己替代。

参 考 文 献

[1] 梁琦,倪诚,谢鸣,等. 广防己的肾毒性及代谢组学研究. 中西医结合学报,2009,7(8):746-753
[2] 卫生部药典委员会. 中国药典(一部). 北京:化学工业出版社,2000:31,32
[3] 徐礼燊,沙世炎. 中草药有效成分分析法(下册). 北京:人民卫生出版社,1984:58
[4] 李彪,李晓玫,张翠英,等. 马兜铃内酰胺Ⅰ对肾小管上皮细胞的损伤作用. 中国中药杂志,2004,29(1):78-83
[5] 曾美怡,李敏民,赵秀文. 关于马兜铃酸类的毒性反应. 中药新药与临床药理,1995,6(2):48
[6] Yang S S,Chu P,Lin Y F,et al. Aristolochic acid induced Fanconi's syndrome and nephropathy presenting as hypokalemic paralysis. Amrican Journal of Kidney Disease,2002,39(3):14
[7] 祝德秋,沈金芳. 含马兜铃酸植物药的毒性概述. 中国药房,2005,16(2):149,150

（范晓磊　万定荣）

92. *Aristolochia fordiana*(通城虎)

【民族药名】 通城虎、天然草(瑶族);奇巧(壮族)。

【来源】 马兜铃科植物通城虎 *Aristolochia fordiana* Hemsl. 的根、全草。有小毒。夏季、秋季采收,洗净,切片,晒干。

草质藤本,有宿存细长横走木质根茎。叶卵状心形或三角状心形,长 4~10cm,宽 3~8cm,顶端渐窄延伸成极锐渐尖,基部心形,叶背有明显凸出的粗壮格状脉网,脉上密被短毛;叶柄长 2~5cm。花带紫色,长约 2.5cm,管部稍短,弯曲,上部二唇形,上唇大,长方卵形,下唇不显。蒴果长圆形,由基部 6 裂。花期 3~4 月,果期 5~7 月。

生于山谷林下灌丛中和山地石隙中。分布于广西、广东、江西(德兴)、浙江和福建。

【药用经验】 瑶族 根或全草:水煎服用于咽喉炎、风湿关节痛、腹痛。捣烂外敷用于虫蛇咬伤、跌打损伤(《桂药编》)。壮族 效用同瑶族(《桂药编》)。

【药材鉴定】 性状 根细圆柱形,稍弯曲,直径 2~10cm。表面灰棕色,有横向环纹及细根痕。断面较平坦,木部黄色。气微,味辛。

显微特征 根横切面:表皮细胞 1 列。皮层中部石细胞群断续排列成环,石细胞近长方形,长径 60~120(160)μm,短径 40~70μm,壁厚,木化。内皮层明显。木质部导管从中心向外分叉排列,导管直径 15~105μm。本品有油细胞。

【化学成分】　根中马兜铃总酸性成分含量为 0.60%,根含马兜铃酸 A(aristolochic acid A)、7-羟基马兜铃酸 A(7-hydroxy aristolochic acid A)及木兰花碱(magnoflorine)[1]。

参 考 文 献

[1] 冯毓秀,林寿全,张秀琴. 国产马兜铃属的植物和生药研究:资源利用. 药学学报,1983,18(4):291

（范晓磊）

93. *Aristolochia kaempferi*(大叶马兜铃)

【民族药名】　"阿尼资米"(白族)。

【来源】　马兜铃科植物大叶马兜铃 *Aristolochia kaempferi* Willd. 的根茎及根。有毒。全年均可采挖,洗净,鲜用或晒干用。

草质藤本。根茎棕色,细长圆柱形。嫩枝密被倒生长柔毛,老枝无毛,明显具纵槽纹。叶互生;叶柄长 1.5~6cm,密生长柔毛;叶片卵形、卵状心形、卵状披针形或戟状耳形,长 5~18cm,中部宽 2~5cm,先端短尖或渐尖,基部浅心形或耳形,上面嫩时疏生白色短柔毛。花单生,稀 2 朵聚生于叶腋;花梗长 2~7cm,常向下弯垂;小苞片卵形或披针形,下面密被短柔毛;花被管中部急剧弯曲,下部长圆柱形,弯曲处至檐部较下部狭而稍短,花被管外密被白色长柔毛;檐部盘状,边缘 3 浅裂,裂片平展,近等大,黄绿色,基部具紫色短线条,喉部黄色;花药成对贴生于合蕊柱近基部;子房圆柱形,密被长柔毛;合蕊柱先端 3 裂,稀有时再 2 裂,具疣状突起。蒴果长圆状或卵形,长 3~7cm。种子倒卵形,背面平凸状。花期 4~5 月,果期 6~8 月。

生于山坡灌丛中。分布于江苏、浙江、江西、福建、台湾、广东、海南、广西、贵州、云南等省区。

【药用经验】　白族　用于胃痛、腹痛、腹胀、消化不良、胆绞痛(《滇药录》)。用于胃炎、腹胀、腹痛、消化不良、胆绞痛(《民族药志要》)。

【使用注意】　体虚者慎服。

【药材鉴定】　性状　根茎细长圆柱形,直径 1~3mm,表面淡黄棕色,有纵向沟纹,节间长 3~5cm。体轻质硬,木质性,难于折断,断面棕黄色,不平坦。皮部薄,木部宽广,可见放射状纹理,其射线较窄,中央有小型的髓。气微,味辛凉、苦[1]。

显微特征　根茎横切面[1]:表皮细胞外壁增厚,淡棕色,有时可见多细胞毛茸残基。皮层有厚壁细胞,解离后细胞长 190~240μm,直径 30~55μm,壁厚 5~10μm,有纹孔。中柱鞘部位有 3~7 列木化的纤维群,排列成断续的环状。外韧型维管束环列,导管多单个散在,直径 21~60μm,周围有木纤维围绕。中央有髓。薄壁细胞含草酸钙簇晶。

【化学成分】　根茎和根含马兜铃酸 A(aristolochic acid A)、马兜铃内酰胺、木兰花碱(magnoflorine),马兜铃总酸性成分含量为 0.44%[2]。还含马兜铃酸 Ⅰa 甲酯(aristolochic acid Ⅰa methyl ester)、aristofolin C、aristofolin E 及倍半萜成分 madolin P[3]。

【药理毒理】　1. 镇痛作用:醋酸扭体法与热板法的镇痛实验证实,大叶马兜铃有较强的镇痛作用。2. 升高白细胞作用:大叶马兜铃所含马兜铃酸系同属植物中含量最高。经医院临床 254 例不同患者验证,其提升白细胞有效率 89.3%,急、慢性感染有效率 93.7%。临床实践证明：马兜铃素能使人体白细胞代谢率增加，用于肿瘤患者因放疗、化疗引起的白细胞降低疗效显著，且优于目前常用的升白药[4]。3. 对平滑肌作用：对在位兔肠管有抑制作用；对在位兔子宫产生强有力有节律的收缩波峰，类似于催产素的波峰，持续2小时以上，但未见与催产素有协同作用。4. 对血压的影响：兔耳缘静脉注射0.6g/kg，立即产生降压作用，血压降低为原水平的30%~60%，维持20~24分钟；当用量为0.3g/kg时，血压降低30%，维持3分钟；给药3次，未见快速耐受现象。5. 耐缺氧作用：无论常压缺氧或减压缺氧，大叶马兜铃均能明显延长小白鼠存活时间。6. 改善心肌营养性血流量：大叶马兜铃的醇提液及水浸剂均有明显改善小鼠心肌血流的作用。7. 抑菌作用：对金黄色葡萄球菌及弗氏痢疾杆菌均有抑制作用。大叶马兜铃煎剂具有抑制结核杆菌的作用。8. 提高免疫功能的作用：马兜铃酸有提高细胞吞噬功能，增强细胞免疫的作用，临床上用以配合放疗治疗癌症。9. 急性毒性试验：给小鼠以1:1浓度药液灌胃，观察3天，小鼠第三天死亡较多，死亡前的症状为体温下降、尾细发白、倦伏少食、萎靡。栽培大叶马兜铃 LD_{50} 为（25.46±2.57）g/kg；野生大叶马兜铃 LD_{50} 为（25.92±24.3）g/kg。亚急性毒性试验表明，无论栽培和野生品，均无任何病变及充血现象，仅见体重增加，白细胞升高[5]。

参 考 文 献

[1] 王义飞. 防己及其伪品大叶马兜铃的鉴别. 时珍国医国药, 2005, 16(11): 1126
[2] 《中华本草》编委会. 中华本草（第3册）. 上海：上海科学技术出版社, 1999: 473, 474
[3] 南京中医药大学. 中药大辞典（上册）. 第2版. 上海：上海科学技术出版社, 2006: 1962, 1963
[4] 马鸿鹄. 马兜铃素研制成功. 中草药, 1981, 12(5): 35
[5] 杨仓良. 毒药本草. 北京：中国中医药出版社, 1993: 323-325

（王　刚　陈吉炎　马丰懿　陈树和）

94. *Aristolochia kwangsiensis*（广西马兜铃）

【民族药名】　"瓦瑶当"（傣族）；"马练令"（仫佬族）；"嚼铎"、大总管、"牟农"（瑶族）。

【来源】　马兜铃科植物广西马兜铃 *Aristolochia kwangsiensis* Chun et How ex C. F. Liang 的块根。有小毒。夏季、秋季采挖，洗净，鲜用或切片晒干。

木质大藤本；块根椭圆形或纺锤形，常数个相连，表面棕褐色，内面淡黄色；嫩枝有棱，密被污黄色或淡棕色长硬毛，老枝无毛，有增厚、呈长条状剥落的木栓层。叶厚纸质至革质，卵状心形或圆形，长11~35cm，宽9~32cm，顶端钝或短尖，基部宽心形，弯缺深3~5cm，全缘，嫩叶上面疏被长硬毛，成长叶除叶脉外，两面均密被污黄色或淡棕色长硬毛；基出脉5条，侧脉每边3~5条，网脉在下面明显隆起；叶柄长6~15cm，上面有深槽，密被长硬毛。总状花序腋生，有花2~3朵；花梗长2.5~3.5cm，常向下弯垂，密被污黄色或淡棕色长硬毛，近基部具小苞片；小苞片钻形，长约3mm，密被长硬毛；花被管中部急弯曲，下部长2~3.5cm，直径0.5~1cm，弯曲处至檐部与下部近等长而较狭，外面淡绿色，具褐色纵脉纹和纵棱，密被淡棕色长硬毛，内面无毛；檐部盘状，近圆三角形，直径3.5~4.5cm，上面蓝紫色而有暗红色棘状突起，具网脉，外面密被棕色长硬毛，边缘浅3裂，裂片平展，阔三角形，长约15cm，宽约2cm，边缘常外反，顶端短尖。喉部近圆形，黄色，稍突出成领状；花药长圆形，成对贴生于合蕊柱近基部，子房圆柱形，长约1cm，6棱；合蕊柱顶端3裂，裂片顶端钝，边缘向下延伸而翻卷，具乳头状突起。蒴果暗黄色，长圆柱形，长8~10cm，直径约2cm，有6棱，顶端具长约3mm的喙，基部收狭；成熟时自顶端向下6瓣裂；种子卵形，长约5mm，背面平凸状，腹面凹入，栗褐色。花期4~5月，果期8~9月。

生于海拔 600~1600m 山谷林中。分布于广西、云南、重庆、贵州、湖南、浙江、广东、福建等地。

【药用经验】 傣族 用于急性胃肠炎、胃及十二指肠溃疡、跌打损伤(《德宏药录》)。景颇族 效用同傣族(《德宏药录》)。仫佬族 用于肾炎水肿、感冒发热咳嗽、胃痛、腹痛、胃溃疡出血、风湿。研粉敷患处用于外伤出血(《桂药编》)。瑶族 效用同仫佬族(《桂药编》)。壮族 用于咽喉炎、毒蛇咬伤。其他效用同仫佬族(《桂药编》)。

【药材鉴定】 性状 块根肥大,纺锤形,长 30~60cm,表面棕褐色,有时有须根或须根痕。质坚硬,断面类白色。

【化学成分】 根含尿囊素(allantoin)、马兜铃酸 A(aristolochic acid A)、6-甲氧基马兜铃酸 A 甲酯(6-methoxy aristolochic acid A methyl ester)和木兰花碱(magnoflorine)[1,2]。

【药理毒理】 1. 镇痛作用:从广西马兜铃中提取的总生物碱腹腔注射后有明显抑制醋酸诱发的小鼠扭体反应,ED_{50} 为 176.55mg/kg,作用持续 2 小时,总碱腹腔注射或脑室注射给药均能提高老鼠痛阈[3,4]。2. 解痉作用:总碱对离体豚鼠回肠自动收缩及乙酰胆碱和氯化钡所致的肠收缩均呈抑制作用。对临床各种疾患所致平滑肌痉挛性腹痛,止痛效果较好[3]。3. 升白细胞作用:马兜铃酸(主要是马兜铃酸 A)3mg/kg 灌胃,每日 1 次,连续 6 天,对环磷酰胺或 ^{60}Co 照射所致小鼠白细胞降低有明显升白细胞的作用[5]。4. 毒性:小鼠灌服马兜铃酸(主要为马兜铃酸 A)的 LD_{50} 为 (47.87±8.25)mg/kg。兔 6mg/kg 口服,每日 1 次,第五天拒食,全组 3 只兔死亡[5]。

参 考 文 献

[1] 周法兴,梁培瑜,瞿赐荆,等. 广西马兜铃的化学成分研究. 药学学报,1981,16(8):638-640
[2] 江苏植物研究所. 新华本草纲要(第1册). 上海:上海科学技术出版社,1988:200
[3] 广西壮族自治区医药研究所化学室. 圆叶马兜铃等三种中草药的镇痛有效部位研究. 中草药通讯,1977(8):17
[4] 洪庚辛,韦宝伟,覃文才,等. 园叶马兜铃总生物碱镇痛作用机制的研究. 中药通报,1985(1):38
[5] 杨启超,甘俊,梁宗桑,等. 广西产马兜铃素的升白细胞作用与毒性. 广西医学,1981(4):8-11

(范晓磊)

95. *Aristolochia manshuriensis*(关木通)

【民族药名】 关木通(通称)。

【来源】 马兜铃科植物木通马兜铃 *Aristolochia manshuriensis* Kom. 的藤茎。有小毒。秋季、冬季采收,切段,刮去外皮,晒干。

木质藤本,长达 10m 余。嫩枝深紫色,密生白色长柔毛;茎皮灰色,老茎基部直径 2~8cm,表面散生淡褐色长圆形皮孔,具纵皱纹或老茎具增厚又呈长条状纵裂的木栓层。叶革质,心形或卵状心形,长 15~29cm,宽 13~28cm,顶端钝圆或短尖,基部心形至深心形,湾缺深 1~4.5cm,全缘,嫩叶上面疏生白色长柔毛,以后毛渐脱落,下面密被白色长柔毛,亦渐脱落而变稀疏;基出脉 5~7 条,侧脉每边 2~3 条,第三级小脉近横出,彼此平行而明显;叶柄长 6~8cm。花单朵,稀 2 朵聚生于叶腋;花梗长 1.5~3cm,常向下弯垂,初被白色长柔毛,以后无毛,中部具小苞片;小苞片卵状心形或心形,长约 1cm。花被管中部马蹄形弯曲,下部管状,长 5~7cm,直径 1.5~2.5cm,弯曲之处至檐部与下部近相等,外面粉红色,具绿色纵脉纹;檐部圆盘状,直径 4~6cm 或更大,内面暗紫色而有稀疏乳头状小点,外面绿色,有紫色条纹,边缘浅 3 裂,裂片平展,阔三角形,顶端钝而稍尖;喉部圆形并具领状环;花药成对贴生于合蕊柱基部,并与其裂片对生;子房圆柱形,长1~2cm,具6棱,被白色长柔毛;合蕊柱顶端3裂;裂片顶端尖,边缘向下延伸并向上翻卷,皱波状。蒴果长圆柱形,暗褐色,有6棱,长9~11cm,直径3~4cm,成熟时6瓣开裂;种子三角状心形,长宽均6~7mm,干时灰褐色,背面平凸状,具小疣点。花期6~7月,果期8~9月。

生于海拔100~2200m的阴湿的阔叶和针叶混交林中。分布于辽宁、吉林、黑龙江、山西、陕西、甘肃、重庆和湖北。

【炮制】 采用盐-醋共制炮制法,可达到去毒存效,毒性成分(马兜铃酸等)去除率达90%以上[1]。

【药用经验】 朝鲜族 用于尿道炎、膀胱炎、少乳、口疮、结膜炎、热痹症、小便赤涩、浮肿(《朝药志》)。用于心脏病水肿、膀胱炎水肿(《图朝药》)。

【使用注意】 内无湿热者及孕妇慎用。用量过大可引起急性肾功能衰竭,甚至死亡[2]。

【中毒与解毒】 大剂量内服可引起中毒。表现为头晕、头疼、浮肿、尿少、尿闭、厌食、呕吐。尿常规及血生化检查均提示肾脏病变,尿素氮升高,酸中毒及高钾血症,眼底视乳头充血,视网膜轻度水肿。危重者可因肾功能衰竭、尿毒症而死亡。救治方法:应重视早期治疗,除输液及对症治疗外,还应按中医理论辨证治疗。因关木通性味苦寒,易引起寒症或虚寒症。若肾气虚,证见尿少或尿闭、舌胖苔白润者,用生黄芪45g、肉桂6g(焗)、黄柏10g,水煎,加蜜糖60g,调匀温服;若见寒积内结、浊阴上逆之证,症见腹胀欲呕、便溏尿少、苔白厚腻、脉象迟紧者,可用制附子15g、大黄10g、干姜和厚朴各15g,久煎后温服[3]。可口服碳酸氢钠5~10g,以碱化尿液,减少血红蛋白的沉淀;也可用0.25g氨茶碱加入5%~10%葡萄糖溶液20ml内,缓慢静脉注射。为纠正酸中毒,可给予乳酸钠或三羟甲基氨甲烷。出现肾功能损害、尿毒症时,应限制液体输入量,防止脑和肾水肿[4]。

【药材鉴定】 性状 茎呈长圆柱状,两端平截,直径1~6cm,稍扭曲。表面灰黄色或浅棕黄色,稍平滑,有浅纵沟及浅棕色栓皮残痕和残存的枝痕,节部稍膨大。体轻,质硬,不易折断,断面黄白色或黄色,皮部狭窄,木部较宽,可见针孔状的导管,大多呈同心环状排列,导管与类白色射线相间排列。髓部小。气微,味苦。

显微特征 粉末:淡黄色。纤维管胞长梭形,直径11~20μm,壁有明显的具缘纹孔,纹孔口斜裂缝状或相交成十字形。韧皮纤维长梭形,直径16~34μm,壁厚至8μm,木化。石细胞少见,类方形或类多角形,壁较厚。草酸钙簇晶直径约40μm。具缘纹导管大,直径约330μm,多破碎,具缘纹孔类圆形、排列紧密。另可见管胞、木栓细胞、淀粉粒等。

薄层色谱 取本品粉末1g,加乙醇50ml置水浴热回流1小时,滤过。滤液蒸干,残渣加乙醇1ml使溶解,作供试品溶液。另取马兜铃酸对照品,加乙醇制成每1ml含0.5mg的对照品溶液。吸取上述2种溶液各3μl,分别点于同一硅胶G薄板上,以甲苯-乙酸乙酯-水-甲酸(20:10:1:1)的上层溶液为展开剂,展开,取出晾干,置于紫外灯(365nm)下检视。供视品色谱在与对照品色谱相应位置上,显相同颜色的斑点[2]。

【化学成分】 茎含马兜铃酸A(aristolochic acid A)、马兜铃酸B(aristolochic acid B)、马兜铃酸D(aristolochic acid D)、马兜铃苷(aristoloside)、马兜铃酸D甲醚(aristolochic acid D methyl ether)、木兰花碱(magnoflorine)、β-谷甾醇(β-sitosterol)、右旋异双环大牻牛儿烯醛(isobicyclogermacrenal)、马兜铃内酰胺(aristolactam)、10-去硝基马兜铃酸(10-denitroaristolochic acid)、马兜铃酸BⅡ甲酯、对甲基桂皮酸、二十八酸甘油单酯、豆甾烷-3,6-二酮、6-羟基-豆甾-4-烯-3-酮、胡萝卜苷[2,5,6]。

【药理毒理】　1. 对血压的影响:给麻醉兔和犬静脉注射关木通煎剂 0.5~2g/kg,可使血压立即上升,然后下降,并持续较长时间的血压降低现象,有些兔则不出现血压升高,只有血压降低。2. 对平滑肌的作用:关木通煎剂对离体小鼠肠管呈兴奋作用,对未孕和已孕的小鼠离体子宫平滑肌呈抑制作用。3. 对心肌的作用:离体实验观察表明,木通马兜铃茎叶煎剂对蛙心具有增强收缩力的作用[7]。4. 毒性:慢性肾衰竭的大鼠对小剂量关木通的肾脏毒性作用易感性增强;长期小剂量应用关木通可使慢性肾衰大鼠肾脏损伤进程加速明显;关木通能诱发大鼠前胃及膀胱癌,且具有时间依赖性和器官特异性。关木通的氨水-乙醇提取液和水煎液在一定浓度下对 V_{79} 细胞 DNA 具有损伤作用。短期服用关木通及其复方均出现肾毒性,并呈现急性肾小管上皮细胞损伤为主而不伴肾间质纤维化的组织病理学特点;关木通肾毒性成分有固有的和体内代谢生产的马兜铃内酰胺,其作用位点并非局限于肾小管上皮细胞,至少还有肾间质成纤维细胞,该细胞生长受显著抑制的现象与慢性马兜铃酸肾病寡细胞性肾间质纤维化的病理特点相一致[2]。本品生品水煎剂的 LD_{50} 为 50.32g/kg,炮制品的 LD_{50} 为 226.62g/kg,急性毒性小鼠的死亡时间主要分布于药后 48~72 小时[1]。

参 考 文 献

[1] 王智明,王维皓,高慧敏. 关木通、青木香的炮制研究. 第九届全国中药和天然药物学术研讨会大会报告及论文集,2007:16-18

[2] 南京中医药大学. 中药大辞典(上册). 第 2 版. 上海:上海科学技术出版社,2006:1337,1338

[3] 杨仓良. 毒药本草. 北京:中国中医药出版社,1993:537-539

[4] 周立国. 中药毒性机制及解毒措施. 北京:人民卫生出版社,2006:157,158

[5]《中华本草》编委会. 中华本草(第 3 册). 上海:上海科学技术出版社,1999:477,478

[6] 楼风昌,彭国平,王颖,等. 木通马兜铃化学成分研究. 药学学报,1995,30(8):588-593

[7] 赵玉敏,宫汝淳,马晓宏. 木通马兜铃煎剂对蟾蜍实验性心肌活动的影响. 通化师范学院学报,2003,24(2):60-62

(王　刚　陈吉炎　马丰懿　陈树和)

96. *Aristolochia tubiflora*(管花马兜铃)

【民族药名】　"削散"、逼血雷(苗族);一吊血、小蛇参(土家族);万丈龙、一点血、管帮马刀袋(瑶族)。

【来源】　马兜铃科植物管花马兜铃 *Aristolochia tubiflora* Dunn 的根、全株。有小毒。秋季、冬季采挖,洗净,切段,晒干或鲜用。

草质藤本;根圆柱形,细长,黄褐色;茎干后有槽纹,嫩枝、叶柄折断后渗出微红色汁液。叶纸质或近膜质,卵状心形、卵状三角形或近肾形,长 3~15cm,宽 3~16cm,顶端钝而具凸尖,基部浅心形至深心形,两侧裂片下垂,广展或内弯,弯缺通常深 2~4cm,全缘,上面深绿色,下面浅绿色或粉绿色,两面无毛或有时下面有短柔毛或粗糙,常密布小油点;基出脉 7 条,叶脉干后常呈红色;叶柄长 2~10cm,柔弱。花单生或 2 朵聚生于叶腋;花梗纤细,长 1~2cm,基部有小苞片;小苞片卵形,长 3~8mm,无柄;花被全长 3~4cm,基部膨大呈球形,直径约 5mm,向上急遽收狭成一长管,宽 2~4mm,管口扩大呈漏斗状;檐部一侧极短,另一侧渐延伸成舌片;舌片卵状狭长圆形,基部宽 5~8mm,顶端钝,凹入或具短尖头,深紫色,具平行脉纹;子房圆柱形,长约 5mm,5~6 棱;合蕊柱顶端 6 裂,裂片顶端骤狭,向下延伸成波状的圆环。蒴果长圆形,长约 2.5cm,直径约 1.5cm,6 棱,成熟时黄褐色,由基部向上 6 瓣开裂;果梗常随果实开裂成 6 条;种子卵形或卵状三角形,长约 4mm,宽约 3.5mm,背面凸起,具疣状突起小点,腹面凹入,中间具种脊,褐色。

花期 4~8 月，果期 10~12 月。

生于海拔 100~1700m 林下阴湿处。分布于河南、湖北西部、湖南、四川、贵州、广西、广东、江西、浙江、福建等省区。

【药用经验】 苗族 根或全株：除湿止痛、止咳定喘，用于跌打损伤、腹泻、咳喘、中暑、风湿痹痛、毒蛇咬伤(《民族药志二》)。土家族 根：舒经活络、活血祛瘀、行气止痛、解热镇痛。口嚼吞服或水煎服用于跌打损伤、毒蛇咬伤、胸腹疼痛、肠炎痢疾、呕吐腹泻、关节痛、月经不调；研粉撒于伤口用于外伤出血，能止血止痛消炎(《民族药志二》)。瑶族 全株：清热解毒、消肿止痛，用于胃痛、急性支气管炎、咳嗽、毒蛇咬伤、外伤出血(《民族药志二》)[1]。

【使用注意】 内服用量 2~6g。孕妇慎服[2]。

【中毒与解毒】 所含马兜铃酸类成分具有肾毒性和致癌、致突变性，以肾小管坏死、进行性间质纤维化为主要发病特征。目前尚无有效的治疗药物，应以预防为主，宜从最小剂量开始，且不宜长期服用。目前对马兜铃酸肾病的治疗以使用糖皮质激素和有活血化瘀作用的中药，或采用抗氧化治疗等，可减轻马兜铃酸肾毒性，延缓肾间质纤维化进程[3]。

【药材鉴定】 性状 根类圆柱形，常弯曲，直径 1~5mm，有须根。表面灰色或灰棕色，弯曲处皮部常半裂或环裂而露出木部。质硬脆，易折断，断面不整齐，横切面皮部灰白色，木部淡黄色。气香，味苦[2]。

显微特征 (1)根横切面：表皮细胞 1 列，壁稍厚，木化。皮层细胞 20 余列；石细胞单个散在或数个成群相聚，孔沟、纹孔及层纹均明显。内皮层细胞凯氏点明显。韧皮部较窄。形成层不明显。木质部放射状 4~6 束，导管大型，常单个散在，壁木化。薄壁细胞含大量淀粉粒，亦可见少数油细胞。(2)粉末：灰黄色。淀粉粒众多，类圆形或椭圆形，多单粒，复粒较少，由 2~3 分粒组成，脐点呈空洞状。石细胞类方形、长椭圆形或类圆形，直径 18~40μm，长 46~156μm，层纹隐约可见，纹孔及孔沟明显，木化。纤维末端渐尖或钝，直径 15~18μm，具斜纹孔。具缘纹孔及网纹导管直径 18~24μm。油细胞类圆形，壁稍厚，微木化，内含棕色油珠及块状物[2]。

【化学成分】 含马兜铃酸(aristolochic acid) Ⅰ、Ⅱ 和马兜铃内酰胺(aristololactam) Ⅰ、Ⅱ[4]，马兜铃总酸性成分含量为 0.36%~0.45%[5]。又含木兰花碱(magnoflorine)[2]、奥伦胺乙酰化物[6]和挥发油等[2]。

【药理毒理】 毒性：本品可导致大鼠急性肾衰竭。水煎剂给大鼠灌胃 15g/(kg·d)建立大鼠急性肾损伤动物模型，检测有关肾、肝功能指标，进行组织形态学观察：肾功能改变为血尿素氮、肌酐升高，组织形态学改变为以皮髓交界处为主的急性肾小管变性、坏死[7]。

参 考 文 献

[1] 庞声航. 实用瑶药学. 南宁：广西科学技术出版社，2008：311，312
[2] 《中华本草》编委会. 中华本草(苗药卷). 贵阳：贵州科学技术出版社，2005：570，571
[3] 常菲菲，王友群. 马兜铃酸体内毒性的产生及防治研究进展. 药学进展，2010，34(3)：117-123
[4] 彭国平，楼凤昌，赵守训. 马兜铃化学成分的研究. 药学学报，1995，30(7)：521-525
[5] 谢宗万. 全国中草药汇编(下册). 第 2 版. 北京：人民卫生出版社，1996：587，588
[6] 彭国平，楼凤昌，赵守训，等. 管花马兜铃化学成分的研究(Ⅱ). 中草药，1995，26(12)：623-626
[7] 吕吟秋，李凡凡，朱小春，等. 中药黄木香导致大鼠急性肾损伤的实验研究. 中国中西医结合肾病杂志，2001，2(4)：200-203

（王 静 徐 燃）

97. *Arivela viscosa*(黄花草)

【民族药名】 臭矢菜。

【来源】 白花科植物黄花草 *Arivela viscosa*(L.)Raf. (*Cleome viscosa* L.)的全草。有毒。秋季采收,鲜用或晒干用。

一年生草本,高 30~90cm,有臭气。茎分枝,有黄色柔毛及黏质腺毛。指状复叶;小叶 3~5,倒卵形或倒卵状矩圆形,长 1~3.5cm,宽 1~1.5cm,全缘,两面有乳头状腺毛,或变无毛。总状花序有毛;苞片叶状,3~5 裂;萼片披针形,长 4mm;花瓣 4,黄色,基部紫色,倒卵形,长 8~10mm,无爪;雄蕊 10~20,较花瓣稍短;子房密生淡黄色腺毛,无子房柄。蒴果圆柱形,长 4~10cm,有明显的纵条纹,有黏质腺毛;种子多数,褐色,有皱纹。无明显花果期,通常 3 月出苗,7月果熟。

生于山坡、路边。分布于云南、广西、广东、湖南、江西、福建、台湾。

【药用经验】 壮族 散瘀消肿,去腐生肌。用于跌打损伤、劳伤腰痛、疮疡溃烂[1]。

【使用注意】 有毒,仅供外用。

【化学成分】 全草主要含黄酮类成分[2]:5,4′-二-*O*-甲基圣草酚-7-*O*-β-D-吡喃葡萄糖苷(5,4′-di-*O*-methylieriodictyol-7-*O*-β-D-glucopyranoside)、3′,4′-二羟基-5-甲氧基黄烷酮-7-*O*-α-L-吡喃鼠李糖苷(3′,4′-dihydroxy-5-methoxyflavanone-7-*O*-α-L-rhamnopyranoside)、柚皮素-4′-*O*-β-D-吡喃木糖-(1→4)-β-D-吡喃葡萄糖苷[naringenin-4′-*O*-β-D-xylopyranosyl-(1→4)-β-D-glucopyranoside]等。种子含油约 36%,又含黏液酸与甲氧基-三羟基黄酮。

【药理毒理】 1. 护肝作用:叶的乙醇提取物对 CCl_4 所致的肝损伤有保护作用[3]。2. 肌肉松弛作用:全草的甲醇提取物对小鼠和大鼠均有不同的肌肉松弛作用[4]。3. 解热作用:口服给予 200mg/kg、300mg/kg 和 400mg/kg 全草的甲醇提取物对正常体温和发热的小鼠有解热作用[5]。

参 考 文 献

[1] 田华咏,瞿显友,熊鹏辉. 中国民族药炮制集成. 北京:中医古籍出版社,2000:363

[2] 谢宗万. 全国中草药汇编(下册). 第 2 版. 北京:人民卫生出版社,1996:680,681

[3] Gupta N K,Dixit V K. Evaluation of hepatoprotective activity of *Cleome viscosa* Linn. extract. Indian J Pharmacol,2009,41(1):36-40

[4] Parimala Devi B,Boominathan R,Mandal S C. Studies on psychopharmacological effects of *Cleome viscosa* Linn. extract in rats and mice. Phytother Res,2004,18(2):169-172

[5] Devi B P,Boominathan R,Mandal S C. Evaluation of antipyretic potential of *Cleome viscosa* Linn. (Capparidaceae)extract in rats. J Ethnopharmacol,2003,87(1):11-13

(黄德红　焦　玉)

98. *Armeniaca vulgaris*(苦杏仁)

【民族药名】 杏仁(通称);"梅丹本"(侗族);"马扒石力"(傈僳族);"桂勒森-楚莫"(蒙古族);"拟风"(水族);"坎吾"、"昂康木"、"康布"(藏族)。

【来源】 蔷薇科植物杏 *Armeniaca vulgaris* Lam. (*Prunus armeniaca* L.)的种子。有小毒。初夏采摘成熟果实,除去果肉,洗净,晒干,打碎果核,取出种子,晾干。

乔木，高约10m。叶卵形至近圆形，长5~9cm，宽4~8cm，先端有短尖头或渐尖，基部圆形或渐狭，边缘有圆钝锯齿，两面无毛或在下面叶脉交叉处有髯毛；叶柄长2~3cm，近顶端有2腺体。花单生，先于叶开放，直径2~3cm，无梗或有极短梗；萼裂片5，卵形或椭圆形，花后反折；花瓣白色或稍带红色，圆形至倒卵形；雄蕊多数；心皮1，有短柔毛。核果球形，直径不超过2.5cm，黄白色或黄红色，常有红晕，微生短柔毛或无毛，成熟时不开裂，有沟，果肉多汁；核平滑，沿腹缝有沟。种子扁圆形，味苦或甜。花期3~4月，果期6~7月。

产全国各地，多数为栽培，尤以华北、西北和华东地区种植较多，少数地区逸为野生，在新疆伊犁一带野生成纯林或与新疆野苹果林混生，海拔可达3000m。

【药用经验】 白族　种仁用于咳嗽气喘（《大理资志》）。侗族　用于鸡眼（《民族药志要》）。傈僳族　用于外感咳嗽、喉痹、肠燥便秘（《怒江药》）。蒙古族　用于咳嗽、气喘、便秘（《蒙药》）。水族　用于咳嗽、气管炎、老年慢性支气管炎（《民族药志要》）。藏族　种子用于疮痈、黄水病、赤巴病；杏仁油涂抹治秃发（《中国藏药》）；种子用于"赤巴"病、生发、乌发、秃疮（《藏本草》）及秃疮（《青藏药鉴》）。土家族　用于感冒咳嗽、支气管气喘、支气管炎、肺炎、习惯性便秘、中耳炎等症（《土家药志上》）。

【使用注意】 本品有小毒，不宜过量服用。阴虚咳嗽及大便溏泄者禁服，婴儿慎服。

【中毒与解毒】 误食苦杏仁大多在1~2小时内（长者可在12小时后）出现症状。初期主要表现为消化道及黏膜刺激症状，可伴有恶心、呕吐、口中苦涩、腹痛、腹泻、头痛、头晕、心悸、血压升高等；严重者血压下降、意识丧失、瞳孔散大、牙关紧闭、发绀、呼吸急促，最后因呼吸中枢麻痹而死亡。也有的患者中毒后出现四肢远端痛、感觉迟钝、腱反射减弱或消失等神经炎的表现。早期可洗胃（高锰酸钾，或过氧化氢，或10%硫代硫酸钠），然后大量饮糖水，或静脉注射葡萄糖液。严重者立即吸氧、静脉注射3%亚硝酸钠溶液10ml，接着静脉注射25%硫代硫酸钠溶液50ml。如病情危急时，吸入亚硝酸异戊酯，每隔2分钟吸30秒，反复吸入3次，以代替亚硝酸钠。呼吸心跳骤停时，给予心肺复苏治疗。对于轻症，民间用杏树皮（去粗皮）50g，加水500ml，煮沸20分钟，取汁温服[1]。

【药材鉴定】 **性状**　种子呈扁心脏形，顶端尖，基部钝圆而厚，左右略不对称，长1.2~1.7cm，宽1~1.3cm，厚4~6mm。表面棕色至暗棕色，有细密的颗粒状突起。尖端一侧有深色线形种脐，基部有一椭圆形合点，自合点处分散出多条深棕色凹下的维管束脉纹，形成纵向不规则凹纹分布种皮。种皮薄，子叶肥厚，白色，气微。加水共研，发生苯甲醛的香味，味苦。

显微特征　种子中部横切面：外种皮细胞1列，散有长圆形、卵圆形（偶有贝壳型及顶端平截呈梯形）的黄色石细胞，上半部凸出于表面，下半部埋在薄壁细胞中。石细胞高38~95μm，宽30~57μm，埋在薄壁细胞部分壁较薄，纹孔及孔沟较多，凸出部分壁较厚，纹孔较少或无。种皮下方为细胞皱缩的营养层，有细小维管束。内种皮细胞1列，含黄色物质。外胚乳为数列颓废的薄壁细胞。内胚乳为1列长方形细胞，内含糊粉粒及脂肪油。

薄层色谱　取本品粉末2g，置索氏提取器中，加二氯甲烷适量，加热回流2小时，弃去二氯甲烷液，药渣挥干，加甲醇30ml，加热回流30分钟，放冷，滤过，滤液作为供试品溶液。另取苦杏仁苷对照品，加甲醇制成每1ml含2mg的溶液，作为对照品溶液。吸取上述两种溶液各3μl，分别点于同一块硅胶G薄层板上，以三氯甲烷-乙酸乙酯-甲醇-水（15∶40∶22∶10）5~10℃放置12小时的下层溶液为展开剂，展开，取出，立即用0.8%磷钼酸的15%硫酸乙醇浸板，在105℃加热至斑点显色清晰。供试品色谱中，在与对照品色谱相应的位置上，显相同颜色的斑点。

【化学成分】 种子含脂肪油约 50%,苦杏仁苷(amygdalin)约 4%,水解生成氢氰酸、苯甲醛及葡萄糖。此外,尚含苦杏仁酶(emulsin)、苦杏仁苷酶(amygdalase)及樱苷酶(prunase)。主要成分苦杏仁苷水解后的产物氢氰酸为有效成分,也是毒性成分。

【药理毒理】 1. 止咳平喘作用:苦杏仁苷的水解产物氢氰酸能轻度抑制呼吸中枢,起镇咳平喘作用[2]。2. 抗癌肿瘤作用:热水提取物粗制剂对人宫颈癌 JTC-26 细胞株有显著抑制作用;氢氰酸、苯甲醛、苦杏仁苷均有微弱的抗癌作用;给小鼠自由摄食苦杏仁,可抑制艾氏腹水癌的生长,延长小鼠生存期[2]。3. 对消化系统的影响:苦杏仁苷的水解产物苯甲醛能抑制胃蛋白酶的消化功能[2]。4. 毒副作用:口服大量苦杏仁易产生中毒,首先作用于延脑的呕吐、呼吸、迷走神经及血管运动等中枢,引起兴奋,随后进入昏迷、惊厥,继而整个中枢神经系统麻痹而死亡[2]。

【附注】 (1)本种变种山杏 Armeniaca vulgaris Lam. var. ansu(Maxim.)Yu et Lu(Prunus armeniaca L. var. ansu Maxim.)的种子在藏族、蒙古族、水族亦入药,均有小毒。蒙古族及水族的药用情况同本种(杏)。藏族也称为“昂康木”、“康布”,药用同本种(《藏本草》、《青藏药鉴》)。(2)同属植物西伯利亚杏 Armeniaca sibirica(L.)Lam.(Prunus sibirica L.)的种子有小毒。在蒙古族也称为“桂勒森”、“楚莫”,同用于咳嗽、气喘、便秘《蒙药》。又是朝鲜族用药,用于皮肤病、肝硬化腹水(《图朝药》)。

参 考 文 献

[1] 徐振华,陈富医. 中草药中毒的救治. 中外医疗,2009(21):108,109
[2] 蔡绍青. 生药学. 第 5 版. 北京:人民卫生出版社,2010:207

(黄　蓉)

99. *Artemisia argyi*(艾)

【民族药名】 艾叶(通称);“咪”(阿昌族);“哈牙敏”(傣族);“本虽”、“把哀”(侗族);“阿哈节朵”(哈尼族);“敌低”(基诺族);“春布”(景颇族);“发埃”(毛南族);“荽哈”(蒙古族);尼艾(水族);“克西”(土家族);艾蒿、青蒿子(佤族);野艾、堕落艾、“黑淫崴”、“棵卡艾”、“偶月艾”(瑶族);“黑可尼”(彝族)。

【来源】 菊科植物艾 *Artemisia argyi* Lévl. et Vant. 的茎、叶、带根全草。叶有小毒。夏季花未开时采收,除去杂质,晒干。

多年生草本,高 50~120cm,被密茸毛,中部以上或仅上部有开展及斜升的花序枝。叶互生,下部叶在花期枯萎;中部叶长 6~9cm,宽 4~8cm,基部急狭,或渐狭呈短或稍长的柄,或稍扩大而成托叶状;叶片羽状深裂或浅裂,侧裂片约 2 对,常楔形,中裂片又常 3 裂,裂片边缘有齿,上面被蛛丝状毛,有白色密或疏腺点,下面被白色或灰色密茸毛;上部叶较小,3 裂或全缘,无梗。头状花序多数,排列成复总状,长 3mm,直径 2~3mm,花后下倾;总苞卵形;总苞片 4~5 层,边缘膜质,背面被绵毛;花带红色,多数,外层雌性,内层两性。瘦果常达 1mm,无毛。花期 8~9月,果期 9~10 月。

生于荒地林缘。分布于我国东北部、北部、西部至南部。

【药用经验】 阿昌族　叶:用于子宫功能性出血、先兆流产、痛经、月经不调、湿疹(《德傣药》)。配伍它药用于月经过多(《德宏药录》)。达斡尔族　叶:用于荨麻疹、风湿疼痛。傣族根和叶:用于小腹扭痛、尿中夹杂有砂粒(《傣药志》)。**侗族**　全草:用于闭经、惊风、胎动不安、胃寒痛、崩漏、痈疖、淋巴结核、胃寒痛、关节扭伤。叶:用于便秘。**哈尼族**　叶:用于肾绞痛(《版纳哈尼药》)。**基诺族**　叶:用于肚子热结疼痛、湿疹、皮肤瘙痒(《基诺药》)。**京族**全草:效用同侗族(《桂药编》)。**景颇族**　全草:用于月经不调、痛经(《滇药录》)。用于子宫功能性出血、先兆流产、痛经、月经不调、湿疹(《德傣药》)。**毛南族**　全草:效用同侗族(《桂药编》)。**蒙古族**　叶:用于内"奇哈"、皮肤瘙痒、痈、各种出血(《蒙植药志》)。**水族**　叶:用于崩漏、月经不调(《水医药》)。**土家族**　茎或叶:用于心腹冷痛、腹胀;外用制绒供灸用(《土家药》)。**佤族**　根:用于急性尿道炎、膀胱炎、心腹热痛、扁桃体炎(《中佤药》)。**瑶族**全草:效用同侗族(《桂药编》)。用于痛经、崩漏、胎动不安、痢疾。叶:用于痛经、崩漏、胎动不安、关节酸痛、腹中冷痛、皮肤瘙痒(《湘蓝考》)。**彝族**　根:用于跌打伤、腹内瘀血、慢性肝炎、肺结核喘息症、慢性气管炎、急性菌痢、间日疟、妇女白带异常、寻常疣等(《彝植药续》)。

【使用注意】　阴虚火旺、血燥生热、身体素有出血者及孕妇应慎服。艾叶挥发油中含有侧柏酮,具有神经毒性,一般不宜生用。

【中毒和解毒】　口服大量艾叶制剂后,约30分钟后即出现中毒症状:喉干口渴、胃肠不适、恶心、呕吐,继而全身无力、头晕耳鸣、四肢震颤乃至痉挛(中枢神经系统高度兴奋引起),痉挛发作后全身肌肉弛缓、缺乏张力、甚至瘫痪。由于神经反射及血管本身受损,可招致子宫充血、出血,孕妇甚至流产。亦可引起肝细胞代谢障碍,而致中毒性黄疸和肝炎。由于主要作用于中枢神经系统,痊愈后亦常有健忘、幻觉等后遗症。慢性中毒者则有感觉过敏、共济失调、幻想、神经炎、癫痫样痉挛等症状出现[1]。艾叶油对局部组织有刺激作用,外用可引起发热、潮红等,有时可使肢体末端发生颤抖[2]。解毒措施:首先清洗胃肠道,用骨炭粉吸收,并将患者置于安静及光线较暗的房内,避免外来刺激,给予镇静剂,保护肝脏机能以及对症治疗[1]。抽搐时先吸入乙醚,或用苯巴比妥、硝西泮等镇静剂,待惊厥停止或控制后,用1:5000高锰酸钾液洗胃,硫酸镁导泻,然后内服活性炭20~30g或用通用解毒剂。出现痉挛性惊厥时,加用牛黄0.6g冲服。腹痛腹泻时,皮下或肌注硫酸阿托品0.5~1mg,每日3~4次。出现中毒性肝炎,可静脉点滴10%葡萄糖液500ml,加入氢化可的松100mg,并口服维生素B_1及维生素C,以及葡醛内酯、肝宁等;同时可用中药茵陈30g、板蓝根30g、山栀9g、龙胆草9g、车前子15g(包煎)、甘草9g,水煎2次合在一起,早晚分服。局部刺激症状可用雷公藤、虎杖、乌桕各60g,加水1kg,煎成0.5kg,过滤,用纱布条湿敷[2]。

【药材鉴定】　**性状**　叶多皱缩、破碎,有短柄。完整的叶片展平后呈卵状椭圆形,羽状深裂,裂片椭圆状披针形,边缘有不规则的粗锯齿;上表面深绿色或浅绿色,有稀疏的柔毛和腺点;下表面密生灰白色绒毛。质柔软。气清香,味苦。

显微特征　叶粉末绿褐色。非腺毛有2种:一种为"T"形,顶端细胞长而弯曲,两臂不等长,柄2~4细胞;另一种为单列性非腺毛,3~5细胞,顶端细胞特长而扭曲,常断落。腺毛表面观呈"鞋底"形,由4细胞或6细胞相对叠合而成,无柄。叶肉细胞中有草酸钙簇晶,直径3~7μm。

薄层色谱　取本品叶的粉末2g,加石油醚(60~90℃)25ml,置水浴上加热回流30分钟,滤过,滤液挥干,残渣加正己烷1ml使溶解,作为供试品溶液。另取艾叶对照药材1g,同法制成对照药材溶液。吸取上述2种溶液各2~5μl,分别点于同一硅胶G薄层板上,以石油醚(60~90℃)-甲苯-丙酮(10:8:0.5)为展开剂,展开,取出,晾干,喷以1%香草醛硫酸溶液,在105℃

加热至斑点显色清晰。供试品色谱在与对照药材色谱相应的位置上,显相同颜色的主斑点[3]。

【化学成分】 主要含有挥发油、黄酮类、桉叶烷类和三萜类化合物。挥发油含量0.45% ~ 1.00%,主要含2-甲基丁醇(2-methylbutanol)、2-己烯醛(2-hexenal)、顺式-3-己烯-1-醇(cis-3-hex-ene-l-ol)、三环烯(tricyclene)、α-侧柏烯(α-thujene)、柠檬烯(limonene)、α-侧柏酮(α-thujone)、α-水芹烯(α-phellandrene)、香茅醇(citronellol)、α-蒎烯(α-pinene)、樟烯(camphene)、香桧烯(sabinene)、β-蒎烯(β-pinene)、1-辛烯-3-醇(1-octen-3-ol)、2,4(8)-对-薄二烯[2,4(8)-p-men-thadiene]、对聚伞花素(p-cymene)、1,8-桉叶素(1,8-cineole)、1,4-桉叶素、γ-松油烯(γ-terpinene)、蒿醇(artemisia alcohol)、α-松油烯(α-terpinene)、二甲基苏合香烯(dimethylstyrene)、樟脑(camphor)、龙脑(borneol)、异龙脑(isoborneol)、4-松油烯醇(terpinen-4-ol)、对聚伞花素-二醇(p-cymene diol)、α-松油醇(α-terpineol)、顺式辣薄荷醇(cis-piperitol)、马鞭草烯酮(verbenone)、桃金娘醇(myrtenol)、反式辣薄荷醇(trans-piperitol)、反式香苇醇(traps-carveol)、顺式香苇醇(cis-carveol)、乙酸-顺式-3-己烯醇酯(cis-3-hexenyl acetate)、对异丙基苯甲醛(p-iso-propyl benzaldehyde)、葛缕酮(carvone)、香苇烯酮(carvenone)、紫苏醛(perillaldehyde)、乙酸龙脑酯(bornyl acetate)、紫苏醇(perilla-alcohol)、香荆芥酚(carvacrol)、丁香油酚(eugenol)、古巴烯(copaene)、β-波旁烯(β-bourbonene)、β-榄香烯(β-elemene)、甲基丁香油酚(methyleugenol)、反式丁香烯(trans-caryophyllene)、β-荜澄茄油烯(β-cubebene)、顺式-β-金合欢烯(cis-β-farnesene)、葎草烯(humulene)、β-橄榄烯(β-maaliene)、反式-β-金合欢烯(trans-β-farnesene)、β-芹子烯(β-selinene)、γ-依兰油烯(γ-muurolene)、γ-榄香烯(γ-elemene)、α-依兰油烯(α-muur-olene)、丙酸橙花醇酯(neryl propionate)、δ-荜澄茄烯(δ-cadinene)、丁香烯氧化物(caryophylle-neoxide)、喇叭醇(ledol)、十五烷醛(pentadecanal)、六氢金合欢烯基丙酮(hexahydrofarnesylace-tone)、邻苯二甲酸二丁酯(dibutyl phthalate)、棕榈酸(palmitic acid)、长叶烯(longifolene)、胡椒烯(copaene)、β-石竹烯(β-caryophyllene)、桉树脑(cineole)、β-莰烯(β-carene)等100余种成分。还含3-甲基-1-醇(3-methyl-1-alcohol)、s-2-甲基-1-丁醇(s-2-methyl-1-butanol)、甲苯、1-戊醇、己酮、5-叔丁基-1,3-环己二烯(5-tert-butyl-1,3-cyclohexadiene)、5,5-二甲基-2-乙基-1,3-环戊二烯(5,5-dimethyl-2-ethyl-1,3-cyclopentadiene)、环己烷、庚酮、檀紫三烯(santolina triene)、莰烯(camphene)、反式-α-蒎烯-3-醇(trans-α-pinene-3-alcohol)、刺柏烯(junene)、γ-萜品烯(γ-ter-pinene)、环戊-3-烯乙醛、1,2,5,5-四甲基-1,3-环戊二烯(1,2,5,5-tetramethyl-1,3-cyclopenta-diene)、葑酮(fenchone)、6,6-二甲基-2-亚甲基二环[2,2,1]-3-酮、香芹酮(carvone)、冰片醇、4-甲基-1-异丙基-3-环己烯-1-醇(4-methyl-1-isopropyl-3-cyclohexene-1-alcohol)、环戊二烯(cyclo-pentadiene)、香芹醇(carveol)、乙酸蒎酯、乙酸冰片酯(bornyl acetate)、异丁基苯(iso-butyl ben-zene)、4-环丙基降莰烷、苯甲基丁基醚、2-甲基-5-异丙烯基-2-环己烯-1-醇、7-(1-甲基亚乙基)二环[4,1,0]庚烷等挥发性成分[4]。艾叶油的主要平喘成分为α-萜品烯醇。黄酮类成分主要有5-羟基-6,7,3′,4′-四甲氧基黄酮(5-hydroxy-6,7,3′,4′-tetramethoxyflavone)、矢车菊黄素(centaurei-din)、紫花牡荆素(casticin)、异泽兰黄素(eupatilin)、棕矢车菊素(jaceosidin)、5,6-二羟基-7,3,4-三甲氧基黄酮(5,6-dihydroxy-7,3,4-trimethoxyflavone)、5,6,4′-三羟基-7,3′-二甲氧基黄酮(5,6,4′-trihydroxy-7,3′-dimethoxyflavone)、5,7,3′-三羟基-6,4′,5′-三甲氧基黄酮(5,7,3′-trihydroxy-6,4′,5′-trimethoxyflavone)、ladanein、粗毛豚草素(hispidulin)、槲皮素(quercetin)、柚皮素(narin-genin)、木犀草素(luteolin)、芹菜素(apigenin)、香叶木素(diosmetin)、鼠李素(rhamnetin)、4,5,7-三羟黄烷酮等。桉叶烷类成分有柳杉二醇(cryptomeridiol)、魁蒿内酯(yomogin)、1-氧-4β-乙酰氧基桉叶-2,11(13)-二烯-12,8β-内酯(1-oxo-4β-acetoxyeudesma-2,11(13)-dien-12,

8β2olide）、1-氧-4α-乙酰氧基桉叶-2,11（13）-二烯-12,8β-内酯（1-oxo-4α-acetoxyeudesma-2,11（13）dien-12,8β-olide）。三萜类成分有 α 及 β-香树脂醇（amyrin）、无羁萜（friedelin）、α 及 β-香树脂醇的乙酸酯（amyrin acetate）、羽扇烯酮（lupenone）、黏霉烯酮（glutinone）、羊齿烯酮（fernenone）、24-亚甲基环木菠萝烷酮（24-methylenecycloartanone）、西米杜鹃醇（simiarenol）和3β-甲氧基-9β,19-环羊毛甾-23（E）烯-25,26-二醇（3β-methoxy-9β,19-cyclolanost-23（E）-en-25,26-diol）等。尚含 isotanciloide、伞形花内酯（umbelliferone）、瑞香素（daphnetin）、圣草酚（eriodictyol）、高车前素（hispidulin）、L-2-O-甲基-手-肌醇（L-2-O-methyl-chiro-inositol）、豆甾醇（stigmasterol）、棕榈酸乙酯（ethyl palmitate）、油酸乙酯（ethyl oleate）、亚油酸乙酯（ethyllinoleate）、反式苯亚甲基丁二酸（phenylitaconic acid）、胡萝卜苷（daucosterol）、4-甲氧基-3-羟基苯酚（4-methoxy-3-hydroxyphenol）、东莨菪内酯、对羟基苯甲醛等[5~12]。

【药理毒理】 1. 抑菌作用：艾蒿在体外对炭疽杆菌、甲型溶血性链球菌、乙型溶血性链球菌、白喉杆菌、肺炎双球菌、金黄色葡萄球菌、枯草杆菌等均有抑制作用。2. 利胆作用：0.02ml/kg艾叶油十二指肠给药，可使正常小鼠胆汁流量增加20%[13]。3. 平喘、镇咳、祛痰作用：采用豚鼠组胺引喘法、豚鼠枸橼酸引咳法和小鼠气道酚红排泌法等方法进行实验，结果表明，α-萜品烯醇各剂量组能明显延长组胺诱发的豚鼠哮喘潜伏期及枸橼酸引起的豚鼠咳嗽潜伏期。α-萜品烯醇各剂量组可明显促使小鼠气道的酚红排泄[14,15]。艾叶油还能直接松弛豚鼠气管平滑肌，且随剂量加大，作用亦增强。0.5mg/ml 的作用强度与异丙肾上腺素 0.125mg/ml 相当；也能对抗乙酰胆碱、氯化钡和组胺引起的气管收缩，并增加豚鼠肺灌流量。艾叶油无论通过灌胃、肌内注射或制成气雾剂给药，对组胺、乙酰胆碱引起的豚鼠药物性哮喘均有平喘作用[16]。4. 止血与抗凝作用：艾叶加热炮制后挥发性成分含量明显降低。炒炭或烘制后对小鼠的凝血及出血时间有显著影响，具有明显的止血作用。主要用于虚寒性出血，其中以 180℃烘 10 分钟和 200℃烘 10分钟所得样品水煎液止血作用最明显，与生品组比较有显著性差异[17]。5. 抗过敏作用：艾叶油中的 α-萜品烯醇、葛缕醇能抑制大鼠被动皮肤过敏反应和 5-羟色胺引起的皮肤血管渗透性增强，抑制豚鼠肺组织释放 SRS-A 和 SRS-A 引起的豚鼠回肠收缩[16]。6. 抗菌、抗病毒作用：艾叶水浸剂、艾叶烟熏和艾叶油有抗细菌、抗真菌、抗病毒、抗支原体作用。艾烟熏 20 分钟后可抑制金黄色葡萄球菌和乙型溶血型链球菌，熏 30 分钟可抑制大肠杆菌，熏 50 分钟可抑制绿脓杆菌。艾叶水浸剂（1:4）在试管内对堇包毛癣菌、革兰氏黄癣菌、羊毛状小芽孢癣菌、红色表皮癣菌等皮肤真菌均有不同程度的抑制作用[16]。7. 抗肝纤维化作用：蕲艾提取液处理组与模型组相比，组织病理学上肝纤维化程度显著减轻；处理组动物血清透明质酸（HA）、层粘蛋白（LN）、三型胶原（PC Ⅲ）和四型胶原（Ⅳ-C）水平均显著低于模型组；模型组动物血清超氧化物歧化酶（SOD）水平降低，丙二醛（MDA）的含量升高，而处理组较模型组SOD 活性明显提高，MDA 的含量降低[18]。8. 抗炎、抗过敏、镇痛作用：蕲艾挥发油能够明显抑制二甲苯引起的小鼠耳郭炎症；使小鼠热板反应潜伏期延长，抑制小鼠扭体次数，能提高大鼠甩尾的痛阈，抑制 2,4-二硝基氯苯诱导的迟发性超敏反应，对抗己烯雌酚和缩宫素引起的大鼠子宫收缩等作用，因而蕲艾挥发油具有明显的抗炎、抗过敏和镇痛作用[18]。9. 抗氧化活性：艾叶中含有的多糖类、黄酮类化合物具有很强的抗氧化活性。通过甲醇萃取艾叶燃烧灰烬获得了 4 种不同组分，通过对甲基丙烯酸甲酯自由基聚合反应中反应速率的影响，反应体系的黏度测定，表明上述 4 种组分均具较强的抗自由基能力[19]。10. 对中枢神经系统的作用：艾叶油具有明显的镇静作用，能延长戊比巴妥钠的睡眠时间，但能加速士的宁的惊厥致死，似有一定的协同作用[20]。11. 抗肿瘤作用：艾叶有抗消化道肿瘤、乳腺癌的作用，艾叶油灌胃能增强小鼠对炎症渗出细胞的吞噬能力,能增强网状内皮细胞的吞噬反应。采用 MTT 法观察艾叶的各种提取物对多种人癌细胞株生长的影响,结果表明野艾叶、蕲艾的正丁醇提取物和乙酸乙酯提取物具有不同程度的抑制人癌细胞株 SMM C-7721、SGC-7901、Hela 细胞的作用,并呈明显的量效关系[19]。12. 对心血管系统的作用:艾叶油对离体蟾蜍心脏、离体兔心的收缩力有抑制作用,还能对抗肾上腺素和组胺引起的收缩[20]。13. 毒性:艾叶煎剂对小白鼠腹腔注射的 LD_{50} 为 23g 生药/kg,艾叶油小白鼠口服 LD_{50} 为 2.47ml/kg,腹腔注射 LD_{50} 为 1.12ml/kg。另有报道 1 例口服干艾叶约 100 g 中毒致死。故《中国药典》2010 年版规定的每日服用量 3~9g 是比较安全的[15]。艾蒿挥发油对皮肤有轻度刺激性,可引起发热、潮红,大量口服有易引起胃肠之急性炎症的报道[20]。

【附注】 本种的变种或近缘植物的叶在不同地区亦作艾叶入药。1. 湖北蕲春县栽培的蕲艾,植株较艾高大,叶也较大,叶下面绒毛较厚。林有润将其命名为 *Artemisia argyi* Levl. et Vant. cv. Qiai,可视为艾的栽培变种和道地药材。叶有小毒。2. 朝鲜艾 *Artemisia argyi* Levl. et Vant. var. *gracilis* Pamp. 茎中部的叶片宽卵形,近似于羽状全裂,中裂片多为 3 裂。分布区域同艾,内蒙古和山东亦作艾叶使用。3. 蒙古蒿 *Artemisia mongolica*（Fisch. ex Bess.）Nakai 茎中部的叶近椭圆形,长 6~10cm,宽 4~6cm,羽状深裂,侧裂片通常 2 对,羽状浅裂或不裂,顶裂片常 3 裂,裂片披针状至条形,渐尖,下部渐狭成短柄,或发育成 3~4 对渐短的条状披针形的侧裂片及假托叶,上面近无毛,下面除中脉外,被白色短绒毛。广泛分布于我国北部、东北及东部各省区。内蒙古等地以其叶作艾叶入药。

参 考 文 献

[1] 谢宗万. 全国中草药汇编(上册). 第 2 版. 北京:人民卫生出版社,1996:276-278

[2] 周立国. 中药毒性机制及解毒措施. 北京:人民卫生出版社,2006:270-273

[3] 国家药典委员会. 中国药典(一部). 2015 年版. 北京:中国医药科技出版社,2010:89

[4] 严泽群,张秀兰. 艾蒿挥发油化学成分的研究. 信阳师范学院学报(自然科学版),2008,21(2):206-209

[5] 潘炯光,徐植灵,古力,等. 艾叶挥发油的化学研究. 中国中药杂志,1992,17(12):741

[6] 刘国声. 艾叶挥发油成分的研究. 中草药,1990,21(9):8

[7] Tan R enxiang,Jia Zhong jian. Eudesmanolides and other constituents from *Artemisia argyi*. Plant Medica,1992,58(4):370

[8] 王锦军,黄兆文,李瑶瑶. 艾叶化学成分的研究. 药学服务与研究,2008,8(6):465,466

[9] 吉双,卢桂荣,孟大利,等. 艾叶的化学成分(Ⅱ). 沈阳药科大学学报,2010,21(7):548-550

[10] 唐生安,孙亮,翟慧媛,等. 艾叶化学成分的研究. 天津医科大学学报,2011,17(4):461-463

[11] 王新芳,董岩,孔turn燕. 艾蒿的化学成分及药理作用研究进展. 时珍国医国药,2006,17(2):174,175

[12] 胡林峰,崔乘幸,吴玉博,等. 艾蒿化学成分及其生物活性研究进展. 河南科技学院学报,2010,38(4):75-78

[13] 邱洁芬,胡遵荣. 试述艾叶的药理作用及临床应用. 实用中医药杂志,2003,19(8):446

[14] 邵宏伟,朱婉萍. a-萜品烯醇止咳平喘作用的实验研究. 药物研究,2006,15(9):32

[15] 缪卫群. 艾叶提取物 a-萜品烯醇对哮喘小鼠气道炎症及外周血 Th1—Th2 平衡的影响. 浙江大学硕士学位论文,2005

[16] 李慧. 艾叶的药理研究进展及开发应用. 基层中药杂志,2002,16(3):51

[17] 温瑞兴,李文,周向东. 艾叶炮制品及其有效成分对血小板聚集性的影响. 中国中药杂志,1992,17(7):406

[18] 刘巍,刘萍,刘薇芝,等. 蕲艾的研究概况. 中国药师,2011,14(10):1531-1533

[19] 周英栋,费新应. 艾叶的药理作用研究. 湖北中医杂志,2010,32(11):75,76

[20] 汪国华,张文惠,崔峻. 艾叶研究近况. 江西中医学院学报,1998,10(4):192,193

（孙荣进　陈吉炎　马丰懿　陈树和）

100. *Artemisia hedinii*（臭蒿）

【民族药名】　"乌木黑-希日乐吉"、"乌木黑-沙日拉吉"（蒙古族）；"桑孜纳博"、"桑子那布"（藏族）。

【来源】　菊科植物臭蒿 *Artemisia hedinii* Ostenf. 的地上部分。有小毒。8～9月采收全草，阴干。

一年生草本。茎直立，粗壮，高20～40cm，有时达60cm；不分枝或有密集的腋生花序枝，无毛或被微柔毛，有时带紫红色。叶互生，下部叶长6～12cm，宽2～4cm，二次羽状深裂，裂片矩圆形，有锯齿，基部常有抱茎的细裂片；上部叶渐小，一次羽状深裂，上面无毛，下面被微腺毛。头状花序半球状，直径3～4mm，每数个至20余个密集于腋生梗上成短或长的总状或复总状；总苞片2～3层，宽椭圆形，背面无毛或有腺毛，边缘宽膜质，深褐色或黑色；花序托球形；花筒状，带紫色，外层雌性，内层两性。瘦果矩圆形，长1mm。花果期7～10月。

生于山坡、河谷、沙滩、田畔。分布于西藏、新疆、青海、甘肃、四川、云南。

【药用经验】　蒙古族　用于黄疸、肝胆病（《蒙植药志》）。藏族　用于"赤巴"病、黄疸型肝炎、胆囊炎（《藏本草》、《民族药志一》）。用于急性黄疸型肝炎、胆囊炎（《部藏标》、《藏标》、《中国藏药》）。用于胆病目黄（《青藏药鉴》）。

【使用注意】　煎汤内服用量2～6g；外用适量，捣敷或绞汁涂。

【药材鉴定】　性状　茎圆柱形，长1～5cm，直径0.2～1cm，中空或有髓，表面绿黄色至浅黄棕色，具多条纵棱，有残叶柄和带花序的枝。叶卷曲皱缩，暗绿色至棕绿色，完整的叶为二回羽状深裂，小裂片线状披针形。花序半球状，直径3～4mm，密集成复总状；总苞片3层，外层呈船形，膜质较宽，边缘褐色；花小，管状，紫红色或浅黄棕色。瘦果长圆形，长约1mm，棕褐色。体轻，质软。气特异，味苦、辣，微有清凉感。

显微特征　（1）茎横切面：类圆形或圆多角形，有10多个棱脊。表皮细胞1层，扁平长方形、方形、或不规则形，排列整齐，切向延长，外侧和内侧细胞壁较厚，外被角质层。皮层较窄，由6层至十余层薄壁细胞组成，类长方形，或不规则形，切向延长，在纵棱处厚角组织发达。内皮层明显，为1列类长方形、多边形或方形的细胞，切向延长，可见凯氏点。中柱鞘纤维束发达，呈半圆形或帽状，断续排列成环，纤维壁木化，有的胞腔小。维管束外韧型，24～40（43）个，断续排列成环，在棱脊内方的维管束稍大，韧皮部狭窄，韧皮薄壁细胞性状不规则。形成层不明显。木质部较宽，导管径向排列成数行至10数行，木化。木射线由1～2列薄壁细胞组成，靠近髓部有维管束鞘纤维束。髓细胞类圆形，壁微木化，有的髓细胞可见多数壁孔，近中心髓细胞的壁较薄。中心髓腔较大。较嫩茎中心髓腔小或无[1]。（2）粉末：黄褐色。中柱鞘纤维多见，常为成束的碎段，有2种，一种壁稍薄，末端渐尖或稍钝圆，长327～1460μm，直径15～25μm，另一种纤维壁厚，偶见，长10～844μm，直径3～9μm。花粉粒较多，圆球形或近球形，极面观三裂圆形，直径26～28μm，萌发孔3，萌发沟3，外壁稍厚，表面有不明显点状纹理，膜孔有的呈沫状突起。导管较多，主为具缘纹孔导管，亦有梯纹、螺纹导管，直径8～28μm。茎表皮细胞表面观呈长方形或长纺锤形，气孔不定式。苞片组织碎片易见，淡黄色或淡紫红色，表皮细胞表面观类长方形、长纺锤形或长状三角形。花瓣裂片表皮细胞少见，呈纺锤形、类方状多角形，壁明显增厚。腺毛较少见，总苞及叶上的腺毛多无明显的柄，头由2～4（8）个细胞组成，腺头直径28～50μm，花瓣基部上的腺柄明显可见，2～6个细胞组成，排成2列。非腺毛偶见，为丁字毛，存在于叶下表皮，单细胞头，柄为5～6个细胞组成，近基部细胞渐小，有的基部细胞膨大呈囊状。叶及苞片上的气孔少见,不定式,亦有不等式。叶下表皮垂周壁波状弯曲[1]。

参 考 文 献

[1]《中华本草》编委会.中华本草(第7册).上海:上海科学技术出版社,1999:679,680

（王璐瑶）

101. *Artemisia indica*（五月艾）

【民族药名】 "很拉艾"(瑶族);"牙艾"(壮族)。

【来源】 菊科植物五月艾 Artemisia indica Willd. 的地上部分。有小毒。夏季、秋季间枝叶茂盛时采收,割取地上部分,阴干。

半灌木,茎直立,基部木质,高 45~80cm,被短柔毛。基部和下部叶花期枯萎;中部叶卵形或椭圆形,长 6~8cm,宽 3~4.5cm,2 次羽状深裂,裂片线形或披针形,先端急尖或渐尖,有短尖头,边缘不反卷,具浅裂齿;上面绿色,有长柔毛,下面被密灰白色绵毛;具短叶柄和假托叶;上部叶渐小,羽状分裂。头状花序多数,松散,直径 2.5~4mm,下垂,排列成复总状花序,无毛,总苞卵球形,几无梗;苞叶线状披针形;总苞片 3~4 层,外层卵形,长 1.5~2.2mm,干膜质,先端钝或急尖,被蛛丝状毛,内层长圆形,先端钝,被蛛丝状毛;花托无毛;花红紫色,有香气,外层为雌性,内层为两性。瘦果长圆形,长约 1.2mm,无毛。花期 7~8 月,果期 8~9 月。

生于海拔 1250m 以下的山坡草地。分布于湖北、华东、华南各地及台湾。

【药用经验】 瑶族 茎叶或全草用于胃寒痛、痛经、月经不调、感冒头痛(《桂药编》)。壮族 效用同瑶族(《桂药编》)。

【使用注意】 用量 3~9g;外用适量,供灸治或熏洗用。大量制剂可出现中毒症状、慢性中毒。

【药材鉴定】 性状 本品全长 50~100cm 或过之。主茎较粗壮,有纵棱,初被灰白色柔毛,常有分枝。叶互生,长 5~8cm 或过之,一至二回羽状分裂,裂片椭圆形、披针形至线形,全缘或有锯齿,上面灰绿色,有长柔毛,下面被白色绵毛。头状花序多数,松散,下垂,排成复总状花序。质柔韧,不易破碎。气清香,味苦辛。

显微特征 粉末:黄绿色。"T"形非腺毛顶端细胞横生,大多细长而扭曲,基部 2~5 细胞。腺毛单个散在或位于表皮的凹陷处,表面观鞋底形,无柄。草酸钙簇晶细小,直径 2~19μm,存在于叶肉细胞及表皮细胞中。菊糖散在或存在薄壁细胞中。花粉粒可见,具三个萌发孔。

薄层色谱 取本品粉末 0.5g,加石油醚(60~90℃)5ml,密塞,振摇数分钟,放置 2 小时,滤过,滤液作为供试品溶液。另取五月艾对照药材 0.5g,同法制成对照药材溶液。吸取上述 2 种溶液各 10μl,分别点于同一硅胶 G 薄层板上,以石油醚(60~90℃)-甲苯-丙酮(12:8:1)为展开剂,展开,取出,晾干,喷以 5% 香草醛硫酸溶液,在 80℃加热至斑点显色清晰。供试色谱中,在与对照药材色谱相应的位置上,显相同颜色的斑点。

【化学成分】 主要有效成分为挥发油。挥发油成分主要为单萜类、倍半萜类及其含氧衍生物等萜类、酯类等化合物。从五月艾水蒸气蒸馏物和超临界 CO_2 流体提取物中共鉴定了数十个成分,其中包括有良好抗虫、抑菌生物活性的物质如龙脑(borneol)、桉油精(eucalyptol)、4-松油醇(4-terpineol)、樟脑(camphor)、石竹烯(caryophyllene)及其氧化物、大根香叶烯 D(germacrene D)、香茅醇乙酸酯(geraniol acetate)等[1~4]。

【药理毒理】 1. 抗菌作用：五月艾水煎液对致病性真菌有弱抑制作用，如堇色毛癣菌、许兰毛癣菌、红色毛癣菌、铁锈色毛癣菌、共心性毛癣菌、许兰黄癣菌、奥杜盎小芽孢癣菌等。2. 平喘、镇咳作用：有效成分石竹烯和桉油精具有平喘、抗菌消炎作用，4-松油醇 300mg/kg 灌服有明显镇咳作用。3. 止血及抗凝血作用：醇提取物对 ADP 诱导的血小板聚集有明显抑制作用，煎剂有纤溶和使纤维蛋白原消耗作用。4. 镇静及抗过敏作用：艾叶油 0.5ml/kg 灌胃，对豚鼠因卵蛋白引起的过敏性休克有保护作用，使潜伏期显著延长、死亡率明显降低；艾叶油在体外可抑制豚鼠肺组织释放组胺。5. 祛痰作用：艾叶油 1ml/kg 给酚红法模型的小鼠灌胃有明显祛痰作用，4-松油醇烯酮 1ml/kg 给小鼠灌胃亦有祛痰作用。6. 对心血管系统的作用：对离体蟾蜍心脏、离体兔心的收缩力有抑制作用，对心率影响不大，对兔冠脉流量几无影响[5]。7. 其他作用：本品还有增强网状内皮细胞的吞噬功能等作用。

【附注】 五月艾和艾叶挥发油的成分比较相近，其与《中国药典》收载的艾叶（菊科植物艾 *Artemisia argyi* Levi. et Vant. 的干燥叶）的性味、功效相似[3]，广东、广西、贵州、河北、陕西等地以其作艾叶入药[1,2]。

参 考 文 献

［1］吴怀恩,李耀华,韦志英,等. 广西五月艾、细叶艾与艾叶挥发油的比较研究. 中国医药导报,2008,5(35):23-26

［2］吴怀恩,韦志英,朱小勇,等. 超临界二氧化碳流体萃取法与水蒸气蒸馏法提取广西产五月艾挥发油化学成分. 医药导报,2009,28(5):587-590

［3］周学莉,朱天辉. 五月艾精油对非洲菊切花瓶插寿命的影响. 贵州农业科学,2008,36(3):118-120

［4］G C. Shah,T S. Rawat. Chemical constituents of *Artemisia indica* Willd. oil. Indian Perfumer,2008,52(3)27-29

［5］《中华本草》编委会. 中华本草(第 7 册). 上海:上海科学技术出版社,1999:668-675

（吴　燕　李路扬）

102. *Artemisia lavandulaefolia*（野艾蒿）

【民族药名】 "哲日乐格-荽哈"（蒙古族）；"普尔芒那保"（藏族）。

【来源】 菊科植物野艾蒿 *Artemisia lavandulaefolia* DC. 的地上部分。有毒。未开花前采割,阴干。

多年生草本。茎直立,高 50~120cm,直径 4~6mm,上部有斜升的花序枝,被密短毛。下部叶有长柄,二回羽状分裂,裂片常有齿;中部叶长达 8cm,宽达 5cm,基部渐狭成短柄,有假托叶,羽状深裂,裂片 1~2 对,条状披针形,或无裂片,顶端尖,上面被短微毛,密生白腺点,下面有灰白色密短毛,中脉无毛;上部叶渐小,条形,全缘。头状花序极多数,常下倾,在上部的分枝上排列成复总状,有短梗及细长苞叶;总苞矩圆形,长约 4mm,直径约 2mm;总苞片矩圆形,约 4 层,外层渐短,边缘膜质,背面被密毛;花红褐色,外层雌性,内层两性。瘦果长不及 1mm,无毛。花期 8~9 月,果期 9~10 月。

常生于山谷、草地、灌丛及路旁。分布于东北、内蒙古东部、河北、山西。

【药用经验】 蒙古族 用于内"奇哈"、皮肤瘙痒、痛、各种出血(《蒙植药志》)。藏族 地上部分用于虫病、炭疽、皮肤病(《中国藏药》)。

【使用注意】 大量口服制剂可中毒。

【药材鉴定】 性状 叶片多皱缩卷曲而破碎,展平后呈卵形,二回羽状全裂,裂片条形,宽 3~4mm,边缘通常卷曲,具长柄及假托叶。有些嫩叶不裂,条形或条状披针形,顶端尖。表面被短柔毛,密生白色腺点;背面密生灰白色短柔毛。质柔软,气特异,味微苦[1]。

显微特征 叶横切面:叶片表皮细胞整齐,角质层较厚,有腺毛和非腺毛。叶脉明显向下突起。上下两侧表皮内厚角细胞2~3列。维管束外韧型,上下方均有纤维群。栅栏组织和海绵组织细胞排列紧密,细胞间隙小,栅栏组织不通过叶脉。叶肉组织具草酸钙族晶、棱晶及淀粉粒[1]。

【化学成分】 叶含挥发油,已分离鉴定出39个挥发性成分[2],如桉油精(eucalyptol)、樟脑(camphor)、龙脑(borneol)、松油醇(terpineol)、α-蒎烯(α-pinene)、莰烯(camphene)、蒈烯(carene)、对伞花烃(p-cymene)、β-石竹烯(β-caryophyllene)、蒿烯(artemesiatriene)、γ-松油烯(γ-terpinene)等成分。

【药理毒理】 1. 抗菌作用:野艾蒿挥发油成分对厌氧菌具有抑制作用[3]。2. 抗肿瘤作用:野艾叶乙酸乙酯和正丁醇提取物具有体外抗肿瘤活性。野艾片及注射液治疗胃癌及乳房癌效果较好。3. 抗炎作用:野艾栓治疗慢性前列腺炎的临床疗效很好,总有效率达98%[2]。

【附注】 许多地区入药作"艾"的代用品[4]。

参 考 文 献

[1] 陈宗良,张慧芳. 艾叶、野艾及细叶艾的比较鉴别. 中药材,1999,22(5):236
[2] 钱伟,韩乐,刘训红,等. 野艾叶与艾叶的挥发性成分 HSGC-MS 比较分析. 中华中医药学刊,2010,28(8):1766-1768
[3] Cha J D,Jeong M R,Choi H J,et al. Chemical Composition and Antimicrobial Activity of the Essential Oil of *Artemisia lavandulaefolia*. Planta medica,2005,71(6):575-577
[4] 吴刚,程向晖,成军,等. 野艾蒿超临界二氧化碳萃取物的 GC-MS 分析. 中药材,2005,36:68

(吴 燕 李路扬)

103. *Arthromeris mairei*(搜山虎)

【民族药名】 小过山龙(阿昌族);"我背诺"、"本硕罗"、钻地蜈蚣(彝族)。

【来源】 水龙骨科植物多羽节肢蕨 *Arthromeris mairei*(Brause)Ching 的根茎。有小毒。秋季、冬季采挖根茎,洗净,去须根,放火上燎去毛,刮去外皮,晒干,或切片晒干。

植株高 50~70cm。根茎长而横生,密被淡棕色、渐尖头狭披针形鳞片,全缘。叶远生;叶柄长约18cm,禾秆色;叶片一回羽状;侧生羽片6~12对或更多,长达14cm,宽2~2.5cm,先端长渐尖,基部圆楔形,边缘波状,有狭的软骨质边,顶生羽片常与其下侧羽片相连,无柄;末端一对羽片最大,其基部外侧有一长耳状裂片,羽片线状披针形,先端尾尖,基部微狭,无柄,叶片两面光滑;侧脉羽状,在背面隆起。孢子囊群小,圆形,棕色,在侧脉之间有2行,常彼此成对会合。

生于海拔 2600m 左右的针叶林下。分布于西南各地。

【药用经验】 阿昌族 小过山龙:用于肾炎,便秘(《滇药志》《滇药录》)。彝族 用于食积胃痛、腹胀、便秘、风湿筋骨疼痛、坐骨神经疼痛等(《滇药材标准一》)。

【使用注意】 本品有小毒,内服煎汤用量3~6g;或泡酒服。年老、体虚及孕妇慎服[1]。

【药材鉴定】 性状 呈长圆柱形,一端钻形,稍弯曲,长 6~11cm,宽 1~1.5cm。表面暗棕褐色,具凹陷的叶痕、残留鳞片及点状根痕。质坚,味苦涩。

薄层色谱 取本品粉末 2g,加石油醚 30ml,超声处理 15 分钟,滤过,滤液置分液漏斗中,加水 10ml,振摇提取,分取石油醚液,挥干,残渣加无水乙醇 1ml 使溶解,作为供试品溶液。另取凤尾搜山虎对照药材 2g,同法制成对照药材溶液。吸取上述 2 种溶液各 5μl,分别点于同一硅胶 G 薄层板上,以石油醚(60~90℃)-乙酸乙酯(6:1)为展开剂,展开,取出,晾干。喷以 2% 香草醛硫酸乙醇溶液(2:10),加热至斑点显色清晰。供试品色谱在与对照药材色谱相应的位置上,显相同颜色的斑点。

【化学成分】　本品含蔷薇苷(multifiorin)、山奈素-3-*O*-β-D-吡喃葡萄糖(1→4)-α-L-吡喃鼠李糖苷(kaempferol-3-*O*-β-D-glucopyranosyl(1→4)-α-L-rhamnopyranoside)、β-谷甾醇(β-sitosterol)[2,3]、arthromerin A、arthromerin B[4]。

【附注】　1. 文献记载本品生用性猛,熟用性缓,应炮制后药用[5]。2. 同属植物单行节肢蕨 *Arthromeris wallichiana*(Spreng.)Ching 的根茎在有的少数民族亦作药用。阿昌族用于肾炎、便秘(《滇药录》、《德民志》、《德宏药录》)。景颇族用于肾炎、便秘(《德宏药录》)。

参 考 文 献

[1]《中华本草》编委会. 中华本草(第 2 册). 上海:上海科学技术出版社,2000:222
[2] 俞文胜,李宏,陈新民,等. 凤尾搜山虎化学成分的研究. 中国中药杂志,1993,18(9):548,549
[3] 俞文胜,李宏,陈新民,等. 凤尾搜山虎化学成分的研究. 中国中药杂志,1993,18(9):548
[4] Yu Wen-Sheng,Hong Li,Chen Xin-Min,et al. Two afzelechin glycosides from *Arthromeris mairei*. Phytochemistry,1992,31(12):4385,4386
[5] 谢宗万. 全国中草药汇编(下册). 北京:人民卫生出版社,2000:171

（杨新洲　王　静）

104. *Asarum caudigerum*（尾花细辛）

【民族药名】　"桑私拢"(侗族);付仙药(苗族);"闹垂"(仫佬族);马蹄香(畲族);乌金七(土家族);"令粘"(瑶族);小麻药(壮族)。

【来源】　马兜铃科植物尾花细辛 *Asarum caudigerum* Hance. 的叶、全草。有小毒。全年可采,除去杂质,阴干。

多年生草本。根茎粗而长,有多数纤细的根。叶形似红薯叶,卵形至短矩圆状卵形,长 6~12cm,宽 5~10cm,顶端锐尖,基部心形,上面沿中脉疏生硬毛,下面被柔毛;叶柄长 14~25cm,被柔毛。单花顶生,花柄长 1~3cm,被长柔毛;花被裂片 3,被短柔毛,卵状矩圆形,顶端渐尖成线形尾状,连尾部长达 3cm;雄蕊 12;柱头 6,顶端稍弯转。蒴果近球形,长和宽均 1.2~1.5cm,被微柔毛。花期 4 月,果期 5~8 月。

生于阴湿的林下。分布于长江以南各省区。

【药用经验】　侗族　叶:捣烂敷患处用于大腿骨髓炎;全草用于胃寒痛、毒蛇咬伤、牙痛、牙周炎,加少许盐共捣烂敷患处用于毒疮(《桂药编》)。苗族　全草:用于胃痛、肺炎、百日咳、疟疾、牙痛(《滇药录》)。仫佬族　效用同侗族(《桂药编》)。畲族　全草:用于风寒头痛、牙痛、跌打损伤。外用治毒蛇咬伤、无名肿毒(《畲医药》)。土家族　全草:用于咳嗽、痨病、身痛、腰腿痛、跌打损伤(《土家药》)。瑶族　效用同侗族(《桂药编》)。壮族　效用同侗族(《桂药编》)。

【使用注意】　煎汤内服用量 3~6g;外用鲜草适量捣敷。阴虚头痛、肺热咳嗽及孕妇禁服[1]。

【药材鉴定】　性状　根茎呈不规则圆柱形,具短分枝,长 3~12cm,直径 2~6mm;表面灰棕色,粗糙,有环形的节;节间长 0.3~1.2cm。根细长,密生节上,直径 1mm;表面浅灰色,有纵皱纹。质脆,易折断,断面灰黄色。叶片阔卵形、三角状卵形、卵状心形,上面疏生长柔毛,下面毛较密。气芳香,味麻辣,略有麻舌感。

【化学成分】 全草(干品)含挥发油 0.4%,挥发油中的成分有:龙脑(borneol)、4-松油烯醇(terpinen-4-ol)、α-松油醇(α-terpineol)、萘(naphthalene)、乙酸龙脑酯(bornyl acetate)、黄樟醚(safrole)、乙酸松油醇酯(terpinyl acetate)、甲基丁香油酚(methyl eugenol)、甲基异丁香油酚(methyl isoeugenol)、肉豆蔻醚(myristicin)、榄香脂素(elemicin)、异榄香脂素(isoelemicin)[1]。

【药理毒理】 1. 镇痛作用:挥发油中的甲基丁香油酚具明显的中枢抑制作用,发挥镇痛作用,榄香脂素亦具明的镇痛作用。2. 抑菌作用:黄樟醚能有效抗菌,对革兰氏阳性菌、枯草杆菌及伤寒杆菌有抑制作用。3. 麻醉作用:挥发油给小鼠、兔、猫及狗静脉注射均有麻醉作用。4. 抗炎作用:挥发油能增强肾上腺皮质的功能,即有促肾上腺皮质激素(ACTH)样作用,对炎症介质释放、毛细血管通透性增加、渗出、白细胞游走、结缔组织增生等均有明显的抑制作用[2]。5. 毒副作用:黄樟醚有中枢抑制作用,能使动物的呼吸中枢麻痹;给猫及家畜长期服用则产生磷中毒样的症状,肝脏及肾脏均呈脂肪变性[3]。

【附注】 全草在分布区各地多作土细辛用[2]。

参 考 文 献

[1]《中华本草》编委会. 中华本草(第 3 册). 上海:上海科学技术出版社,1999:487-491

[2] 刘兴隆,贾波,黄秀深,等. 细辛药理研究概况. 江苏中医药,2005,26(7):59-61

[3] 谢宗万. 全国中草药汇编(上册). 第 2 版. 北京:人民卫生出版社,1996:42,43

(吴 燕 李路扬)

105. *Asarum caulescens* (双叶细辛)

【民族药名】 "傲芒抓"(苗族);乌金七(土家族)。

【来源】 马兜铃科植物双叶细辛 *Asarum caulescens* Maxim. 的全草。有小毒。夏季、秋季采集,洗净,阴干或鲜用。

多年生草本;根茎横走,节间长 3~5cm,有多条须根;地上茎匍匐,有 1~2 对叶。叶片近心形,长 4~9cm,宽 5~10cm,先端常具长 1~2cm 的尖头,基部心形,两侧裂片长 1.5~2.5cm,宽2.5~4cm,顶端圆形,常向内弯接近叶柄,两面散生柔毛,叶背毛较密;叶柄长 6~12cm,无毛;芽苞叶近圆形,长宽各约 13mm,边缘密生睫毛。花紫色,花梗长 1~2cm,被柔毛;花被裂片三角状卵形,长约 10mm,宽约 8mm,开花时上部向下反折;雄蕊和花柱上部常伸出花被之外,花丝比花药长约 2 倍,药隔锥尖;子房近下位,略成球状,有 6 纵棱,花柱合生,顶端 6 裂,裂片倒心形,柱头着生于裂缝外侧。果近球状,直径约 1cm。花期 4~5 月。

生于海拔 1200~1700m 林下腐殖土中。分布于陕西、甘肃、湖北、四川、贵州。

【药用经验】 苗族 用于感冒、发热、头痛(《滇药录》)。土家族 用于腹痛、腹胀、跌打损伤、风湿疼痛。

【使用注意】 煎汤内服用量 1~3g,研末内服用量 1~1.5g;外用适量。阴虚阳亢及气虚有汗者禁服。反藜芦。

【药材鉴定】 性状 根茎细长圆柱形,长短不一,直径 2~3mm,有分枝;表面灰棕褐色,节明显,节间长 2~5cm,节上有茎痕及多数细长弯曲的须根;质较脆,易折断,断面平坦,淡黄棕色。叶常 2 片,皱缩卷曲,易破碎,黄绿色,展平后呈心形,先端长渐尖或渐尖,两面散生柔毛;叶柄细长,扭曲,有细纵纹。有时可见腋生紫棕色的花或果实。气微辛香,味微辛辣而麻舌。

【化学成分】　全草(干品)含挥发油 0.9%。挥发油中成分有:α-蒎烯(α-pinene)、樟烯(camphene)、β-蒎烯(β-pinene)、月桂烯(myrcene)、香桧烯(sabinene)、柠檬烯(limonene)、对聚伞花素(p-cymene)、1,8-桉叶素(1,8-cineole)、芳樟醇(linalool)、4-松油烯醇(terpinen-4-ol)、α-松油醇(α-terpineol)、α-羟基-对聚伞花素(p-cymen-α-ol)、β-香茅醇(β-citronellol)、2-异丙基-5-甲基茴香醚(2-isopropyl-5-methyl-anisole)、乙酸龙脑酯(bornyl acetate)、3,5-二甲氧基甲苯(3,5-dimethoxytoluene)、黄樟醚(safrole)、β-榄香烯(β-elemene)、β-古芸烯(β-gurjunene)、甲基丁香油酚(methyl eugenol)、2,3,5-三甲氧基甲苯(2,3,5-trim-ethoxytoluene)、橙花叔醇(nerolidol)、细辛醚(asaricin)、肉豆蔻醚(myristicin)、榄香脂素(elemicin)、2,4,5-三甲氧基丙烯基苯(2,4,5-trim-ethoxypropenylbenzene)等。根和根茎中尚含有双叶细辛醇(caulesol)、榄香三烯醇(2-methyl-2-vinyl-3-isopropenyl-5-isopropyli-denecyclohexanol)、双叶细辛醇乙酸酯(caulesyl acetate)、4-羟基-β-布藜烯(4-hydroxy-β-bulnesene)、3,7(11)-芹子-二烯-8-酮[selina-3,7(11)-dien-8-one]、4(14),7(11)-芹子-二烯-8-酮[selina-4(14),7(11)-dien-8-one]、大牻牛儿酮-4,5-环氧化合物(germacrone-4,5-epoxide)、呋喃并双叶细辛酮(furanocaulesone)A、呋喃并双叶细辛酮(furano-caulesone)B、呋喃并双叶细辛酮(furanocaulesone)C、右旋二氢呋喃并双叶细辛酮(dihydrofuran-ocaulesone)和双叶细辛内酯(cauleslactone)[1]。

【药理毒理】　1. 镇痛作用:挥发油中的甲基丁香油酚具明显的中枢抑制作用,发挥镇痛作用,榄香脂素亦具明显的镇痛作用。2. 抑菌作用:黄樟醚能有效抗菌,对革兰氏阳性菌、枯草杆菌及伤寒杆菌有抑制作用。3. 麻醉作用:挥发油给小鼠、兔、猫及狗静脉注射均有麻醉作用。4. 抗炎作用:挥发油能增强肾上腺皮质的功能,即有促肾上腺皮质激素(ACTH)样作用,对炎症介质释放、毛细血管通透性增加、渗出、白细胞游走、结缔组织增生等均有明显的抑制作用[2]。5. 毒性:黄樟醚有中枢抑制作用,能使动物的呼吸中枢麻痹;给猫及家畜长期服用则产生磷中毒样的症状,肝脏及肾脏均呈脂肪变性[3]。

【附注】　本品在四川、陕西等地常作"细辛"使用[1]。

参 考 文 献

[1]《中华本草》编委会. 中华本草(第 3 册). 上海:上海科学技术出版社,1999:488-491

[2] 刘兴隆,贾波,黄秀深,等. 细辛药理研究概况. 江苏中医药,2005,26(7):59-61

[3] 谢宗万. 全国中草药汇编(上册). 第 2 版. 北京:人民卫生出版社,1996:42,43

（李路扬　吴　燕）

106. *Asarum forbesii*(杜衡)

【民族药名】　"茗叶香"(土家族)。

【来源】　马兜铃科植物杜衡 *Asarum forbesii* Maxim. 的全草。有小毒。4~6 月采挖,洗净,晒干。

多年生草本,根茎粗短,下生多数细根。叶 1~4 片,具长柄;叶片心状肾形,长 2.5~4.5cm,宽 3.5~6.5cm,上面有白斑。花被管钟状,喉部无明显缢缩,外面黄绿带浅褐色,内面紫色,管部有方格状网纹;雄蕊 12 个,花药长三角形,花丝极短;子房半下位;花柱 6,肥厚,柱头 2 裂。蒴果肉质,近球形,熟时不规则开裂,有多数黑褐色种子。花期 4~5 月。

生于阴湿的林下、沟旁及草丛中。分布于江苏、浙江、安徽、福建、江西、湖南等省。

【药用经验】 瑶族 用于风寒头痛、关节疼痛、痰饮咳喘;外治牙痛(《湘蓝考》)。土家族 用于劳伤咳嗽、腹痛发痧、跌打损伤(《土家药》)。

【使用注意】 服用过量易引起中毒。汤剂、散剂内服用量 1.5~3g;外用适量,研末吹鼻或捣敷。体虚多汗、咳嗽咯血及孕妇忌服。

【中毒与解毒】 杜衡中毒剂量为 15~30g。中毒潜伏期 4 小时以上。中毒表现:恶心,呕吐,发热,黄疸,血压增高,肝脏先肿大后缩小,呕血,大便带血,尿少或尿闭,呼吸困难,烦躁不安,意识不清,全身震颤,四肢抽搐,角弓反张,眼球突出,最后多因呼吸中枢完全麻痹而死亡。解救措施:(1)中毒在 6 小时内予催吐。(2)洗胃。予 5%鞣酸溶液洗胃后,灌入药用炭溶液吸附毒物。(3)50%硫酸钠 60ml 导泻,超过 6 小时予温肥皂水高位灌肠导泻。(4)吸氧。(5)抗惊厥给予地西泮等。(6)早期应用止血剂。(7)中药西洋参 10g 煎汤去渣送服安宫牛黄丸一颗(研碎),每日 2 次。

【药材鉴定】 性状 常卷曲成团。根茎圆柱形,长约 1cm,直径 2~3mm,表面浅棕色或灰黄色,粗糙节间长 1~9mm。根细圆柱形,长约 7cm,直径 1~2mm,表面灰白色或浅棕色,断面黄白色或类白色。叶片展平后呈宽心形或肾状心形,长宽均为 3~8cm,先端钝或圆,上面主脉两侧可见云斑,脉上及近叶缘有短毛。偶见花,1~2 朵腋生,钟状,紫褐色。气芳香,有浓烈辛辣味,有麻舌感[1]。

显微特征 根横切面:表皮残存。外皮层细胞 1 列;皮层有油细胞散在;内皮层明显。初生木质部四原型或五原型。薄壁细胞含淀粉粒[1]。

【化学成分】 全草含杜衡素(asarumin)A~D、榄香脂素(elemicin)、细辛脑(asarone)和亚油酸(linoleic acid)。全草(干品)含挥发油 2.6%,挥发油主要成分有甲基丁香油酚(methyl eugenol)、甲基异丁香油酚(methyl isoeugenol)、榄香脂素、卡枯醇(kakuol)、α-蒎烯(a-pinene)、樟烯(camphene)、β-蒎烯(β-pinene)、月桂烯(myrcene)、香桧烯(sabinene)、柠檬烯(limonene)、1,8-桉叶素(1,8-cineole)、对聚伞花素(p-cymene)、γ-松油烯(γ-terpinene)、异松油烯(terpinolene)、樟脑(camphor)、龙脑(borneol)、α-松油醇(α-terpineol)、3,5-二甲氧基甲苯(3,5-dimethoxytouene)、黄樟醚(safrole)、反式丁香烯(trans-caryophyllene)、β-古芸烯(β-gurjunene)、反式-β-金合欢烯(trans-β-farnesene)、细辛醚(asaricin)、肉豆蔻醚(myristicin)、异榄香脂素(iso-elemicin)等[1]。挥发油中的黄樟醚等为有毒物质。

【药理毒理】 1. 镇静作用:杜衡提取的挥发油腹腔注射可使小鼠自发活动明显减少,并能明显协同戊巴比妥钠的作用,延长硫喷妥钠的小鼠睡眠时间。2. 抗惊厥作用:挥发油腹腔注射对小鼠戊四唑惊厥和电惊厥都有明显对抗作用。3. 镇痛作用:杜衡煎剂 29g/kg 灌胃,对小鼠有镇痛作用。4. 降血脂作用:实验证明,杜衡挥发油低浓度时即有较强的降脂作用,其降脂有效成分为卡枯醇。5. 抗过敏作用:从杜衡的乙酸乙酯提取物中分得几个成分,其中杜衡素 A、B、C 和亚油酸对大鼠被动皮肤过敏反应有抑制作用。6. 毒性:全草主含挥发油,油中有毒物质为黄樟醚等,对人的中枢神经系统和肝、肾有损害,可出现类似磷中毒症状。

【附注】 本品在国内各地常作土细辛入药[2]。

参 考 文 献

[1]《中华本草》编委会. 中华本草(第 3 册). 上海:上海科学技术出版社,1999:493

[2] 谢宗万．全国中草药汇编(上)．北京：人民卫生出版社，2000：43

（吴　燕）

107. *Asarum geophilum*（地花细辛）

【民族药名】　"三百草"（瑶族）。

【来源】　马兜铃科植物地花细辛 *Asarum geophilum* Hemsl. 的全草。有小毒。4~5 月挖取带根全草，除去泥土，置通风处，阴干。

多年生草本，全株散生柔毛。根茎横走。叶柄长 3~15cm，密被黄棕色柔毛；芽胞叶卵形或长卵形，密生柔毛；叶圆心形、卵状心形或宽卵形，长 5~10cm，宽 5.5~12.5cm，先端钝或急尖，基部心形，上面散生短毛或无毛，下面初被密生黄棕色柔毛。花紫色；花梗长 5~15mm，有毛；花被与子房合生部分球状或卵状，花被管短，中部以上与花柱等高处有窄的凸环，花被裂片卵圆形，浅绿色，表面密生紫色点状毛丛，边缘金黄色（干后紫色），两面有毛；雄蕊花丝比花药稍短，药隔伸出，锥尖或舌状；子房下位，被毛，花柱短于雄蕊，先端 6 裂，柱头顶生，向外下延成线形。蒴果卵状，直径约 12mm。花期 4~6 月。

生于林下或山谷湿地。分布于广东、广西、贵州等省区。

【药用经验】　瑶族　捣烂与鸡蛋煎服可避孕（《桂药编》）。

【使用注意】　内服煎汤，1~3g；外用适量，捣敷。阴虚阳亢者慎服，孕妇禁服。

【药材鉴定】　性状　根茎较短，直径 1~3mm，节间长 0.3~1.3cm；皱纹细密。根细长，黄色。叶展平后圆心形、卵状心形或宽卵形，长 5~10cm，宽 5.5~12.5cm，先端钝或急尖，基部心形，上面有的有毛，下面密生黄棕色柔毛；叶柄长 3~15cm，密布黄棕色毛茸[1]。

显微特征　（1）根横切面：呈圆形。后生表皮细胞 1 列，类方形，其外侧常残留表皮细胞。皮层宽广，细胞排列疏松，薄壁细胞充满类球形淀粉粒，油细胞散在；内皮层明显，排列紧密，不整齐，凯氏点可见。中柱鞘为 1 列薄壁细胞。维管束辐射型，次生构造不发达，初生木质部、初生韧皮部相间排列，形成层隐约可见，初生木质部四原型[1]。（2）根茎横切面：呈类圆形。表皮细胞 1 列，长方形，扁平，排列整齐。皮层宽广，细胞排列疏松；内皮层细胞稍小，排列紧密，凯氏点可见。维管束外韧型，韧皮部由筛管、韧皮薄壁细胞等组成，形成层不明显；木质部由导管和木薄壁细胞等组成，导管 4~10 个径向排列。髓部明显，射线易见。薄壁细胞中富含淀粉粒[1]。（3）叶横切面：上表皮细胞 1 列，方形或长方形，细胞较大，偶见气孔和油细胞。下表皮细胞 1 列，类方形，可见气孔和非腺毛。上表皮下方栅栏组织不明显；海绵组织疏松。中脉维管束 1 个。形成层不明显；韧皮部位于木质部的下方。维管束下方具厚角组织[1]。（4）叶表面：上表皮细胞多边形，垂周壁平直；外被角质层，有纹理；气孔稀少，为不定式；多细胞非腺毛牛角状，细胞壁有疣状突起；油细胞类圆形，散在，内含棕色油滴。下表皮细胞多边形，垂周壁略微弧形；外被角质层，可见纹理；气孔较多，为不定式；多细胞非腺毛易见，呈长带状；油细胞较小，散在[1]。（5）粉末：灰黄色，气香浓郁。非腺毛众多，由多细胞构成，牛角状或长带状。油细胞类圆形。导管多为梯纹和螺纹导管，偶见网纹导管，直径 51~72μm。淀粉粒众多，类球形，直径 5~18μm，多为单粒。色素块棕黄色，形状不规则，直径 103~153μm。针状结晶成束或分散，长 18~26μm[1]。

【化学成分】　全草（干品）含挥发油约 0.1%。挥发油中成分有：α-蒎烯（α-pinene）、樟烯（camphene）、β-蒎烯（β-pinene）、柠檬烯（limonene）、1,8-桉叶素（1,8-cineole）、对聚伞花素（p-cymene）、芳樟醇（linalool）、龙脑（borneol）、4-松油烯醇（terpinen-4-ol）、樟脑（camphor）、α-松油醇（α-terpineol）、萘（naphthalene）、乙酸龙脑酯（bornyl acetate）、2-十一烷酮（2-undecanone）、古巴烯（copaene）、3,5-二甲氧基甲苯（3,5-dimethoxytoluene）、黄樟醚（safrole）、β-榄香烯（β-elemene）、α-古芸烯（α-gurjunene）、反式丁香烯（trans-caryophyllene）、β-古芸烯（β-gurjunene）、正十五烷（n-pentadecane）、葎草烯（humulene）、甲基丁香油酚（methyl eugenol）、正十六烷（n-hexadecane）、γ-榄香烯（γ-elemene）、细辛醚（asaricin）、榄香脂素（elemicin）、2,4,5-三甲氧基丙烯基苯（2,4,5-trimethoxypropenylbenzene）等[2]。

参 考 文 献

[1] 蔡毅,朱意麟,韦炜. 地花细辛的显微结构研究. 广西中医药,2005,28(1):57,58
[2]《中华本草》编委会. 中华本草(第3册). 上海:上海科学技术出版社,1999:494,495

（吴　燕　胡吉清）

108. *Asarum heterotropoides* var. *mandshuricum*（细辛）

【民族药名】　细辛（通称）;"作拖日普"（朝鲜族）;"那勒赛浑"（满族）;"哈日-明占"、"莴讷根-希依热"（蒙古族）;"阿沙龙"（维吾尔族）。

【来源】　马兜铃科植物北细辛 *Asarum heterotropoides* Fr. Schmidt var. *mandshuricum*（Maxim.）Kitag. 的根及根茎、带根全草。有小毒。5~7月连根挖取,除净泥土,及时阴干,置干燥通风处,防止霉烂。不宜晒干,勿用水洗,否则会使香气降低,叶变黄,根变黑而影响质量。

多年生草本。根茎短,具多数肉质根;茎端生2~3叶。叶心形至肾状心形,长和宽均8~12cm,顶端短锐尖或钝,基部深心形,两面疏生短柔毛或近于无毛;叶柄长约15cm,无毛。单花顶生;花被筒壶形,紫褐色,顶端3裂;裂片向外反卷,宽卵形,长7~9mm,宽约10mm;雄蕊12;花柱6。蒴果肉质,半球形。花期5月。

生于林下阴湿含腐殖质的土壤中。分布于东北、山东、山西、河南和陕西。

【药用经验】　景颇族　用于风寒头痛、咳嗽、风湿性关节痛、牙痛（《德宏药录》）。朝鲜族全草:用于止痛、感冒、中风不省人事、支气管炎、喘息（《朝药志》）。根及根茎:用于感冒头痛、牙痛、中风不省人事（《图朝药》）。全草:用于阳气不足、风痹、头风、喉痹、齿痛（《民族药志二》）。满族　鲜全草:捣烂外敷用于寒腿疼症。全草:研末漱口,用于牙痛症;以干药粉少许吹入鼻中用于感官鼻塞不通气（《民族药志要》）。蒙古族　带根全草:用于头痛、咽喉肿痛、胸肋作痛、"尼亚难热"、肿毒及风湿关节痛;外用治牙痛（《蒙药》）。全草:用于瘰疬、刺痛、风寒头疼、肺寒咳喘、乳腺肿痛、关节痛、牙痛（《民族药志二》）。维吾尔族　全草:用于风冷头痛、手足拘紧、风湿痹痛、四肢麻木、半身不遂、瘫痪、肝气结滞、皮肤湿痒、牙痛以及补胃健肠（《维药志》）。

【使用注意】　煎汤内服用量1~3g,散剂每次服0.5~1g;外用适量。不宜与藜芦同用。气虚多汗、血虚头痛、阴虚咳嗽等忌服[1]。

【中毒与解毒】　细辛中毒后,其挥发油可直接作用于中枢神经系统,初期兴奋,后则抑制,特别是对呼吸系统的抑制,逐渐使随意运动及呼吸运动减退,反射消失,最后呼吸完全被麻痹,先于心跳而停止。另外对心肌及平滑肌亦有直接抑制作用。中毒症状:头痛、气急、呕吐、烦躁、出汗、颈项强直、毛发竖立、肌肉震颤、全身紧张,如不及时进行治疗,可迅速转入痉挛状态,牙关紧闭、角弓反张、意识不清、四肢抽搐、眼球凸出,甚至昏迷、尿闭,最后死于呼吸麻痹。解救方法:(1)早期可催吐,然后用 1∶4000 的高锰酸钾溶液洗胃,或用中药洗胃液,继续通用解毒药、乳汁或鸡蛋清等。(2)静脉滴注 10% 葡萄糖溶液,内加维生素 C。(3)有惊厥、痉挛、狂躁等症状时,可给予阿米妥钠、地西泮等,也可选用安宫牛黄丸。(4)如有尿闭时可进行导尿,或口服氢氯噻嗪等。(5)内服绿豆汤。(6)中药导泻可用:枳壳 9g、菖蒲 9g、芒硝 9g(冲)、大黄 15g(后下),水煎 2 次,合并,每 4 小时服 1 次,2 次服完。(7)呼吸困难时,用半边莲 15g、茶叶 15g、甘草 9g,水煎 2 次,合并,每小时服 1 次,2 次服完。(8)出现意识不清、昏迷时,用安宫牛黄丸 1 粒、苏合香丸 1 粒,加水 50ml,烊化,鼻饲。(9)应用扶正解毒剂:西洋参 3g(先煎)、北五味子 3g、麦冬 9g、生石膏 24g、生甘草 30g、羚羊角粉 3g(冲服),加绿豆汤,共煎至 300ml,鼻饲。(10)患者清醒后,继续扶正解毒,以善其后:金银花 15g、连翘 15g、生石膏 12g、西洋参粉 3g(冲服)、生甘草 30g、生地黄 9g、牡丹皮 9g,水煎至 400ml,分上、下午 2 次服[2]。

【药材鉴定】 性状 根茎及根常卷曲成团。根茎横生呈不规则圆柱状,具短分枝,长 1～10cm,直径 0.2～0.4cm;表面灰棕色,粗糙,有环形的节,节间长 0.2～0.3cm,分枝顶端有碗状的茎痕。根细长,密生节上,长 10～20cm,直径 1mm;表面灰黄色,平滑或具纵皱纹;有须根和须根痕;质脆,易折断,断面平坦,黄白色或白色。气辛香,味辛辣、麻舌。栽培品的根茎多分枝,长 5～15cm,直径 2～6mm。根长 15～40cm,直径 1～2mm。

显微特征 根横切面:表皮细胞 1 列,部分残存。皮层宽,有众多油细胞散在;外皮层细胞 1 列,类长方形,木栓化并微木化;内皮层明显,可见凯氏点。中柱鞘细胞 1～2 列,初生木质部 2～4 原型。韧皮部束中央可见 1～3 个明显较其周围韧皮部细胞大的薄壁细胞,但其长径显著小于最大导管直径,或韧皮部中无明显的大型薄壁细胞。薄壁细胞含淀粉粒。

薄层色谱 取本品粉末 0.5g,加甲醇 20ml,超声处理 45 分钟,滤过,滤液蒸干,残渣加甲醇 2ml 使溶解,作为供试品溶液。另取细辛对照药材 0.5g,同法制成对照药材溶液。再取细辛脂素对照品,加甲醇制成每 1ml 含 1mg 的溶液,作为对照品溶液。吸取上述 3 种溶液各 10μl,分别点于同一硅胶 G 薄层板上,以石油醚(60～90℃)-乙酸乙酯(3∶1)为展开剂,展开,取出,晾干,喷以 1% 香草醛硫酸溶液,热风吹至斑点显色清晰。供试品色谱中,在与对照药材色谱和对照品色谱相应的位置上,显相同颜色的斑点。

【化学成分】 全草(干品)含挥发油 2.5%,挥发油中的成分有 α-蒎烯(α-pinene)、樟烯(camphene)、β-蒎烯(β-pinene)、月桂烯(myrcene)、香桧烯(sabinene)、柠檬烯(limonene)、1,8-桉叶素(1,8-cineole)、对聚伞花素(p-cymene)、γ-松油烯(γ-terpinene)、异松油烯(terpinolene)、龙脑(borneol)、优葛缕酮(eucarvone)、爱草脑(estragole)、2-异丙基-5-甲基茴香醚(2-isopropyl-5-methylanisole)、3,5-二甲氧基甲苯(3,5-dimethoxytoluene)、黄樟醚(safrole)、甲基丁香油酚(methyl eugenol)、细辛醚(asaricin)、肉豆蔻醚(myristicin)、榄香脂素(elemicin)、β-水芹烯(β-phellanrene)、β-松油烯(β-terpinene)、3,4-二甲基-2,4,6-辛三烯(3,4dimethyl-2,4,6-octaiene)、表樟脑(epicamphor)、异龙脑(isoborneol)、α-松油醇(α-terpineol)、十五烷(pentadecane)、β-甜没药烯(β-bisablene)、2-甲氧基黄樟醚(croweacin)、卡枯醇(kakuol)、细辛脑(asarone)、N-异丁基十二碳四烯酰胺(N-isobutyldodecate aeneamide)。另含和乌胺(higenamine)[1]。其非挥发性成分,主要有细辛脂素、芝麻脂素,去甲乌药碱、卡枯醇、N-异丁基十二碳四烯酰胺、马兜铃酸等[3]。

【药理毒理】 1. 局部麻醉作用:50% 细辛煎剂能阻滞蟾蜍坐骨神经冲动传导,作用可逆。其麻醉效果与 1% 普鲁卡因接近。挥发油有表面麻醉、浸润麻醉作用。50% 细辛酊涂于人舌也有局麻作用。2. 解热作用:实验研究表明,细辛挥发油口服或复方煎剂灌肠给药,均有显著的解热作用。对异物注射引起的发热,以及伤寒疫苗和细菌内毒素引起的发热,均有良好的降温解热作用。3. 抗菌作用：体外试验证明，细辛浸膏对革兰氏阳性菌、金黄色葡萄球菌、枯草杆菌、痢疾杆菌及伤寒杆菌有抑制作用；其煎剂对结核杆菌、伤寒杆菌有抑制作用。细辛挥发油中黄樟醚(Safrole)为广谱抗霉菌成分。4. 催眠、镇静、镇痛作用：细辛挥发油静脉注射有明显的中枢抑制作用；水煎剂有镇静、镇痛和催眠作用，对子宫有抑制作用。与石决明、生石膏、知母合用治肝经风热头痛；与草决明、羚羊角粉、龙胆草等配伍治肝胆郁热目痛；与延胡索、金钱草、陈皮、炒白芍等配伍治肝胆湿热胁痛；与党参、当归、茯苓、川芎、首乌藤等配伍治气血不足头痛；单用细辛或细辛与石膏、生地配伍用以治疗口腔溃疡疗效均佳。5. 对心血管系统的作用：小剂量细辛挥发油对离体蛙心脏有兴奋作用，大剂量则抑制；细辛挥发油有降压作用，细辛煎剂却有升压作用。6. 平喘作用：$0.016mg/ml$ β-细辛醚即能对组胺和乙酰胆碱所致豚鼠离体器官平滑肌的痉挛有明显舒张作用，且呈现量效关系。对整体哮喘模型，β-细辛醚能明显延长豚鼠哮喘发作的潜伏时间和哮喘发作后跌倒潜伏时间，减轻症状发作的严重程度。对于哮喘模型豚鼠的拮抗作用，给药方式不同，效果亦不同。7. 抗衰老作用：细辛具有通过提高机体一氧化氮合酶活性，降低丙二醛含量，清除自由基，增加一氧化氮含量，细辛与杜仲按合理的配方，适当的比例给小鼠应用，可以明显改善衰老小鼠的睾丸功能活动，具有一定的抗衰老作用，并且其抗衰老作用优于细辛和杜仲组。8. 毒理作用：急性毒性：细辛煎剂给小鼠灌胃，LD_{50}为$123.75mg/kg$，醇浸剂给小鼠静脉注射LD_{50}为$7.78mg/kg$，辽细辛油的小鼠腹腔注射按几率-对数绘图法测得LD_{50}为$(1.2\pm0.04)mg/kg$；按寇氏法测得LD_{50}为$(0.55\pm0.01)mg/kg$。慢性毒性：辽细辛挥发油小剂量有镇静作用；大剂量应用对蛙、小鼠、家兔等初呈兴奋，随后转入抑制，随意运动及呼吸减慢，反射消失，最后因呼吸麻痹而死亡。未成年大鼠分组分别腹腔注射辽细辛油$0.06ml/kg$、$0.12ml/kg$、$0.24ml/kg$，每日1次，连续给药18天，于末次给药后24小时及1周断头处死，其血常规、谷丙转氨酶、尿素氮以及心、肝、肺、脾、肾等生化检查和病理切片检查结果与对照之间无明显差异。国外报道：黄樟醚对大鼠的LD_{50}为$1950mg/kg$，黄樟醚的致癌作用建立在高剂量喂食大鼠2年基础上，动物在喂食0.5%($5000ppm$)黄樟醚后形成明显的肝肿瘤，有较高发生率(14/50只动物)，而低剂量0.1%($1000ppm$)诱发良性肿瘤且发生率较低。致突变作用：腹腔注射细辛油$1/2$ LD_{50}剂量可增加小鼠骨髓嗜多染色红细胞微核形成率，提示其有致突变作用[4~9]。

【附注】 本变种为现版中国药典收载的细辛来源之一。其药用部位过去一般为带根(包括根茎)全草，因地上部位含有较多的肾毒性成分马兜铃酸，故从2005年版中国药典起，药用部位改为其根和根茎，地上部位不再入药。

参 考 文 献

[1] 《中华本草》编委会. 中华本草(第3册). 上海：上海科学技术出版社,1999;494

[2] 朱亚峰. 中药中成药解毒手册. 第3版. 北京：人民军医出版社,2009;393,394

[3] 王炜佳. 北细辛综述. 黑龙江医药,2010,23(4);608

[4] 张亚玉,王英平,赵兰坡. 北细辛的研究现状. 特产研究,2004,26(4);50-54

[5] 宋娜丽,照日格图,却翎,等. 细辛的化学成分和生物活性研究概况. 中国民族民间医药,2008,4;50-52

[6] 林丽萍. 浅析北细辛的研究进展及其应用. 中外健康文摘,2010,07(28);57

[7] 黄顺旺. 细辛的药理毒理和临床应用. 安徽医药,2003;7(6);477

[8] 戎玲勤. 细辛的药理作用及临床应用. 海峡药学,2011,23(2);94

[9] 刘兴隆,贾波,黄秀深. 细辛药理研究概况. 江苏中医药,2005,26(7);60

（吴　燕）

109. *Asarum himalaicum*（单叶细辛）

【民族药名】 "达弥"（藏族）；乌金七（土家族）。

【来源】 马兜铃科植物单叶细辛 *Asarum himalaicum* Hook. f. et Thoms. ex Klotzsch. 的带根全草。有小毒。夏季、秋季挖取带根全草，除去泥土，摊放通风处，阴干。

多年生草本。根茎细长，节间长 2～3cm。叶互生，疏离；叶柄长 10～25cm，有毛；叶片心形或圆心形，长 4～8cm，宽 6.5～11cm，先端渐尖或短渐尖，基部心形，两面散生柔毛，下面和叶缘的毛较长。花被在子房以上有短管，裂片长圆卵形，上部外折，外折部分三角形，深紫色；雄蕊与花柱等长或稍长，花丝比花药长约 2 倍，药隔伸出，短锥形；子房半下位，花柱先端辐射状 6 裂，柱头顶生。蒴果近球形，直径约 1.2cm。花期 4～6 月。

生于海拔 1300～3100m 的溪边林下阴湿地。分布于陕西、甘肃、湖北、四川、贵州、云南、西藏。

【药用经验】 羌族 用于风寒疼痛；外用治牙痛（《羌医药》）。藏族 用于气管炎、感冒头痛、风湿关节痛、牙痛（《藏本草》）。土家族 用于腹痛、腹胀、跌打损伤、风湿疼痛。

【使用注意】 煎汤内服用量 1～3g，研末内服用量 1～1.5g；外用适量。阴虚阳亢及气虚有汗者禁服。反藜芦。

【药材鉴定】 性状 卷缩成团，根茎横生，呈细长圆柱形，直径 1～3(4)mm；表面淡黄色或棕褐色，具纵皱纹和节，节间 2～5cm。节下部残留少数纤细的根，长 3～9cm，直径 0.1～0.3mm；表面灰黄色。节上部每节有叶 1 枚，疏离，具长柄，长 11～28cm；表面棕色，疏生柔毛。叶片多破碎，完整者心形，全缘，叶缘有毛，顶端渐尖，基部深心形，长 5～9cm，宽 7～12cm。上表面暗绿色，下表面灰绿色，两面散生短毛，背面毛和叶缘毛较长。花较多见，皱缩，暗紫色，花被在子房以上有短管；花梗纤细，长 3～9cm，有毛。蒴果偶见，近球形，黄棕色。气辛香，味辛辣，麻舌。

显微特征 (1)根横切面：表皮细胞类方形或略呈径向伸长，偶见根毛残基。皮层宽广，约占半径 3/4；具淀粉粒和油细胞。油细胞同心环状排列，类圆形或多角形，壁增厚，通常周围有 6～7 薄壁细胞排列成环状。内皮层凯氏点明显。初生木质部为二、三或四原型，中央有髓。(2)粉末（全草）：黄绿色，气辛香，味辛辣，麻舌。导管为梯纹、螺纹导管。气孔不定式，副卫细胞 5～6 个。油细胞圆形，内含淡黄绿色的油滴（叶下表皮表面观）。非腺毛常弯曲，由 8～32 个细胞组成。中间细胞缢缩或扭曲。根茎表皮细胞表面观类方形，油细胞圆形或类方形。淀粉粒多单粒，层纹和脐点不明显。复粒由 2～4 粒组成。

【化学成分】 含挥发油 0.5%，为辽细辛的 20%[1]。挥发油中的成分有：α-水芹烯（α-phellandrene）、芳樟醇氧化物（linalooloxide）、芳樟醇（linalool）、龙脑（borneol）、萘（naphthalene）、2-异丙基-5-甲基茴香醚（2-isopropyl-5-(methylanisole）、反式香苇醇（trans-carveol）、乙酸龙脑酯（bernyl acetate）、古巴烯（copaene）、3,5-二甲氧基甲苯（3,5-dimethoxytoluene）、黄樟醚（safrole）、乙酸松油醇酯（terpinyl acetate）、β-古芸烯（β-gurjunene）、α-依兰油烯（α-muurolene）、甲基丁香油酚（methyl eugenol）、菖蒲烯（calamenene）、榄香脂素（elemicin）、异榄香脂素（isoelemicin）等[2]。

【药理毒理】 镇痛消炎作用：单叶细辛具有较长的镇痛效应及较强的抗炎作用[3,4]。

参 考 文 献

[1] 黄世佐. 单叶细辛及相关细辛品种的古今研究考述. 甘肃中医学院学报，2004，21(2)：51

[2]《中华本草》编委会.中华本草(第3册).上海:上海科学技术出版社,1999:502

[3] 黄世佐,明海霞,李军,等.单叶细辛镇痛及抗炎效应的实验研究.甘肃中医,2009,22(12):63-65

[4] 程孟春,张峰,徐青,等.三种细辛属植物挥发油的镇痛消炎作用研究.中华中医药杂志,2006,21(5):307,308

（吴　燕）

110. *Asarum insigne*（金耳环）

【民族药名】 "丘尽"(侗族);"扁化"、金耳环(瑶族);细辛拓(壮族)。

【来源】 马兜铃科植物金耳环 *Asarum insigne* Diels（*Asarum gracilipes* C. S. Yang et C. F. Liang）的全草。有毒。夏季、秋季连根采集,去泥,阴干。

根茎横生,粗2~4cm,节间长2~5mm,肉质根多数,粗2~3mm,有浓厚的麻辣味。叶片卵形、三角状卵形或三角状犁头形,长10~15cm,宽6~9cm,顶端急尖或渐尖,基部耳状或戟状深裂,表面绿色,偶有白色云斑,疏生短毛,背面可见呈沙粒状或洼点状的油点,脉上有钩状柔毛;叶柄长10~20cm,有钩状柔毛。花梗长2~9.5cm;花被管钟状,长约2cm,直径约1.5cm,在与花柱等高处向外膨胀成一凸环,向上缢缩再扩展,喉部不具膜环,喉孔呈窄三角形,内面具纵行脊状皱褶,裂片宽卵形至肾卵形,中部至基部有一半圆形垫状斑块,斑块直径约1cm,白色,干后黄棕色,其余部分紫色;药隔多伸出成宽舌状,花丝极短;子房下位,外有6棱,花柱6,离生,顶端2裂,裂片高约1mm。花期3~4月。

生于海拔450~700m的林下湿地或半土半石坡地上。分布于广东、广西、江西。

【药用经验】 侗族　用于风寒感冒、头痛、胃痛、腹痛、腹泻、牙痛、蛇伤。捣烂敷患处用于骨折、跌打肿痛;研粉敷患处用于刀伤出血(《桂药编》)。瑶族　效用同侗族(《桂药编》)。用于风寒咳嗽、腹中寒痛、龋齿痛、跌打肿痛、毒蛇咬伤等(《民毒药研用》)。壮族　用于痧病、咳嗽、胃痛、牙痛、跌打损伤、毒蛇咬伤(《桂壮药标准一》)。

【使用注意】 内服,煎汤用1~3g,或入丸散;外用,适量捣敷或研末酒调擦。孕妇禁用。

【药材鉴定】 性状　根茎粗短。根丛生,直径2~3mm,灰黄色。叶展平后呈长卵形、卵形或三角状卵形,长10~15cm,宽6~11cm,先端急尖或渐尖,上面中脉两侧有白色云斑,脉上及边缘有柔毛,下面放大镜可见颗粒状油点;叶柄有柔毛。花紫褐色,较大,花被管钟状,喉部无膜环。气辛香,有浓烈麻辣味。

【化学成分】 含挥发油。挥发油中成分主要为2,3-二甲基-5-甲氧基苯酚(2,3-dimethyl-5-methoxy-phenol)、细辛醚(asaricin)、黄樟醚(safrole)、龙脑(borneol)、甲基丁香酚(methyleugenol)、橙花叔醇(nerolidol)、2,3,4,5-四甲氧基苯丙烯(2,3,4,5 tetramethoxypropenyl-benzene)、茴香酸丙酯(4-methoxy benzoic acid propyl ester)、邻苯二甲酸二丁酯(1,2-benzenedicarboxyl acid dibutyl ester)[1]。

【药理毒理】 1. 镇痛和中枢神经抑制作用,金耳环的挥发油提取部位具有镇痛和中枢神经抑制作用[1]。2. 其他作用:本品有抗炎、升高血糖作用,还对心脏有抑制作用,对平滑肌有兴奋作用[2]。3. 毒性:对中枢神经系统及肝肾有毒性。金耳环挥发油中的黄樟醚对中枢有抑制作用,还可引起肝、肾脂肪变性;犬口服黄樟醚的致死量为1g/kg[2]。

【附注】 同属植物长茎金耳环 *Asarum longerhizomatosum* C. F. Lianget C. S. Yang. 的全草有小毒,壮族用于痧病、咳痰、痢疾、疝气、毒蛇咬伤、胃寒痛、牙痛。内服煎汤用量1~2g;外用适量[2]。

参 考 文 献

[1] 王桂青,成桂仁.金耳环精油镇痛成分的研究.广西植物,1987(2):87-90
[2] 李志勇.中国少数民族有毒药物研究与应用.北京:中央民族大学出版社,2011:331,376

（范晓磊）

111. *Asarum sieboldii*（细辛）

【民族药名】　"哈日-明鉴"、"乌那日-西赫日"（蒙古族）；苕叶七、四两麻（土家族）；"阿沙龙"（维吾尔族）。

【来源】　马兜铃科植物华细辛 *Asarum sieboldii* Miq. 的带根全草。有小毒。秋季采挖,去掉泥土,阴干。

多年生草本。根茎短,具多数肉质根;茎端生 1~2 叶。叶肾状心形,长 7~14cm,宽 6~11cm,顶端锐尖至长锐尖,基部深心形,两面疏生短柔毛;叶柄长 10~15cm。单花生顶,暗紫色,直径 1.5~2cm;花柄长 2~3(5)cm;花被质厚,筒部扁球形,顶端 3 裂,裂片平展,宽卵形,长 5~6mm,宽 6~8mm;雄蕊 12;花柱 6。蒴果肉质,近球形。花期 5 月,果期 6~7 月。

生于山谷间、溪边和山坡林下阴湿处。分布于安徽、浙江、江西、湖北和湖南。

【药用经验】　蒙古族　用于头痛、咽喉肿痛、胸肋作痛、肿毒及风湿关节痛;外用治牙痛。土家族　用于腹痛、牙痛、劳伤、跌打损伤、痧症、哮喘(《土家药》)。用于咯痰、伤风感冒、牙痛、风湿麻木。维吾尔族　用于风冷头痛、手足拘紧、风湿痹痛、四肢麻木、半身不遂、瘫痪、肝气郁结、湿症瘙痒、胃肠炎症、牙痛(《维药志》)。

【使用注意】　同"*Asarum heterotropoides* var. *mandshuricum*（细辛）"条。

【中毒与解毒】　同"*Asarum heterotropoides* var. *mandshuricum*（细辛）"条。

【药材鉴定】　性状　根茎长 5~15cm,直径 1~3mm,表面灰棕色,有环节,节间长 0.2~1cm。根细长,密生节上,长 5~20cm,直径约 1mm,表面灰黄色;质脆,断面黄白色。基生叶 1~2片,叶柄细长,叶片卷缩,展平后呈肾状心形,全缘,顶端锐尖至长锐尖,基部深心形,两面疏生短柔毛。有时可见暗紫色花,花被裂片开展。果实近球形。气香,味辛辣,具持续性麻舌感。

显微特征　根横切面:表皮细胞 1 列,部分残存。皮层宽,有众多油细胞散在;外皮层细胞 1 列,类长方形,木栓化并微木化;内皮层明显,可见凯氏点。中柱鞘细胞 1~2 层,初生木质部 2~4原型。韧皮部束中央可见 1~3 个明显较其周围韧皮部细胞大的薄壁细胞,但其长径显著小于最大导管直径,或者韧皮部中无明显的大型薄壁细胞。薄壁细胞含淀粉粒。

薄层色谱　同"*Asarum heterotropoides* var. *mandshuricum*（细辛）"条。

【化学成分】　全草(干品)含挥发油 2.6%,挥发油中的成分有 α-蒎烯(α-pinene)、樟烯(camphene)、β-蒎烯(β-pinene)、月桂烯(myrcene)、香桧烯(sabinene)、柠檬烯(limonene)、1,8-桉叶素(1,8-cineole)、对聚伞花素(*p*-cymene)、γ-松油烯(γ-terpinene)、异松油烯(terpinolene)、龙脑、草蒿脑(estragole)、2-异丙-5-甲基茴香醚(2-isopropyl-5-methyl-anisole)、细辛醚(asaricin)、2-羟基-4,5-亚甲二氧基苯丙酮(2-hydroxy-4,5-methylenedioxypropiophenone)、卡枯醇(kakuol)、广藿香醇(patchouli alcohol)、十七烷(heptadecane)、2,4-二甲氧基-3-甲基苯丙酮(2,4-dimethoxy-3-methyl propiophenone)、棕榈酸(palmitic acid)、贝壳杉烯(kaurene)、6-十八烯酸(6-octadecenoic acid)、十八酸(stearic acid)、芝麻素、α-水芹烯(α-phellandrene)、对伞花烃(*p*-cymene)、α-异松油烯(α-terpinolene)、番桧烯水合物(sabinenehydrate)、樟脑、优香芹酮(eucarvone)、4-松油烯醇(terpinen-4-ol)、α-松油醇(α-terpineol)、爱草脑(estragole)、萘(naphthalene)、(trimethoxytoluene)、β-古香油烯(β-gurjunene)、百秋里醇(patchoulialcohol)、派立托胺(pellitorine)、正癸烷(n-decane)、3,5-二甲氧基甲苯(3,5-dimethoxytoluene)、黄樟醚(safrole)、正十五烷(n-pentadecane)、甲基丁香油酚(methyleugenol)、2-甲氧基黄樟醚(croweacin)、细辛醚(asaricin)、肉豆蔻醚(myristicin)、橄香脂素(elemicin)、α-侧柏烯(α-thujene)、细辛素(asarinin)、马兜铃酸A(aristolochic acid A)、甲基丁香酚(methyleugenol)、3-蒈烯(3-carene)、优葛缕酮(eucarvone)、N-异丁基-2,4,8,10-十二碳四烯酰胺[1,2~5]。

【药理毒理】 1. 药理作用同"Asarum heterotropoides var. mandshuricum(细辛)"条。2. 毒性:华细辛挥发油对蛙、小鼠、兔等,初呈兴奋现象,继即陷于麻痹状态,逐渐使随意运动及呼吸运动减退,同时反射消失,终以呼吸麻痹而死亡,呼吸先于心跳而停止,对心肌、平滑肌有直接抑制作用。醇浸出液在兔身上,能拮抗吗啡引起的呼吸抑制。对小鼠灌胃与静脉注射,其半数致死量分别为 123.75mg/10g 及 7.78mg/10g。细辛醇浸出液之毒性大于水煎剂[6]。

【附注】 华细辛作为中药"细辛"的来源之一,因其全草含马兜铃酸类成分,中国药典自 2005 版起,入药部位由全草改为根和根茎。同属植物北细辛 Asarum heterotropoides Fr. Schmidt var. mandshuricum(Maxim.)Kitag.、汉城细辛 Asarum sieboldii Miq. var. seouiense Nakai 的根及根茎习称"辽细辛"(亦为中国药典中"细辛"的来源),有小毒。小鼠灌胃给药,北细辛粉末的 LD_{50} 为 4.8g/kg,水煎剂最大给药剂量为 240g/kg,挥发油 LD_{50} 为 2.53ml/kg;汉城细辛粉末最大给药剂量为 31.2g/kg,水煎剂 LD_{50} 为 48.7g/kg,挥发油 LD_{50} 为 1.92ml/kg[2]。

参 考 文 献

[1]《中华本草》编委会. 中华本草(第3册). 上海:上海科学技术出版社,1999:495-502
[2] 魏新智,付勇强,王珲,等. 北细辛、华细辛、汉城细辛的急性毒性评价. 亚太传统医药,2010,12(6):23,24
[3] 潘红亮,欧阳天赞. 超声辅助提取细辛挥发油的成分分析及提取动力学研究. 武汉理工大学硕士学位论文,2011:1-56
[4] 宋娜丽,照日格图,却翎,等. 细辛的化学成分和生物活性研究概况. 中国民族民间医药,2008(4):50~52
[5] 杨仓良. 毒药本草. 北京:中国中医药出版社:183-186
[6]《中华本草》编委会. 中华本草(第3册). 上海:上海科学技术出版社,1999:496

(孙荣进　陈吉炎　马丰懿　陈树和)

112. *Asarum wulingense*(五岭细辛)

【民族药名】 "巴门登马荡白"、"三百尚帕"(侗族);麻药乌、"龚税苕"、"弯龚孟"、"加里凯"(苗族);"青背龙"(瑶族)。

【来源】 马兜铃科植物五岭细辛 Asarum wulingense C. F. Liang 的根及根茎、全草。有小毒。根及根茎秋季采挖,除去泥土,置通风处,阴干。全草春季、秋季采挖,洗净,阴干或鲜用。

多年生草本。根茎短,根丛生,稍肉质而较粗壮,直径 2.5~3mm。叶片长卵形或卵状椭圆形,稀三角状卵形,长 7~17cm,宽 5~9cm,先端急尖至短渐尖;基部耳形或耳状心形,两侧裂片长 2~5cm,宽 1.5~4cm,叶面绿色,偶有白色云斑,无毛,或侧脉和近叶缘处被短毛,叶背密被棕黄色柔毛;叶柄长 7~18cm,被短柔毛;芽苞叶卵形,长约 12mm,宽约 8mm,上面无毛,下面有毛,边缘密生睫毛。花绿紫色;花梗长约 2cm,常向下弯垂,被黄色柔毛;花被管圆筒状,长约 2.5cm,直径约 1.2cm,基部常稍窄缩,外面被黄色柔毛,喉部缢缩或稍缢缩,膜环宽约 1mm,内壁有纵行脊皱;花被裂片三角状卵形,长宽各约 1.5cm,基部有乳突皱褶区;子房下位,花柱离生,顶端 2 叉分裂,柱头侧生。花期 12 月至翌年 4 月。

生于海拔 1100m 林下阴湿地。分布于江西、湖南、广东、广西、贵州。

【药用经验】　侗族　全草用于"逗亮"(着寒)、"宾吓夜"("蛤蟆证",即肺气肿)(《侗医学》)。苗族　根及根茎捣烂调酒敷或浸酒搽患处用于骨折、跌打损伤(《桂药编》);全草用于风寒咳嗽、胃气冷痛(《苗药集》),还用于各种疼痛《苗医药》。瑶族　全草用于风寒咳嗽、胃气冷痛以及各种疼痛(《湘蓝考》)。

【使用注意】　气虚多汗、阴虚肺热咳嗽者慎服。孕妇禁服。

【药材鉴定】　性状　根及根茎　根茎短,节间长 0.2~1.0cm,直径 2~4mm。根丛生,直径约 3mm,表面灰黄色,光滑,断面白色。气芳香,味辛辣。

【化学成分】　主要含挥发油。

（黄　蓉）

113. *Asclepias curassavica*(马利筋)

【民族药名】　"芽金补爹"(傣族);"牙贺巴南"(德昂族);"茶芒编"(壮族)。

【来源】　萝藦科植物马利筋 *Asclepias curassavica* L. 的全株。有毒,其乳液有大毒。全年可采,晒干或鲜用。

多年生直立草本,高 60~100cm,无毛,全株有白色乳汁。叶对生,披针形或椭圆状披针形,长 6~13cm;宽 1~3.5cm。聚伞花序顶生及腋生,有花 10~20 朵;花冠裂片 5 枚,紫红色,矩圆形,反折;副花冠 5 裂,黄色。蓇葖果刺刀形,向端部渐尖,长 6~10cm,直径 1~1.5cm;种子卵圆形,顶端具白绢质长达 2.5cm 的种毛。花期几乎全年,果期 8~12 月。

我国南北各地常有栽培,在南方有变为野生的。

【药用经验】　傣族　用于痛经、月经不调、咳嗽、咯血、胸闷腹痛、骨折、跌打损伤、小便热涩疼痛、尿路结石、蛔虫症、恶疮(《民毒药研用》)。德昂族　用于小儿疳积、肝炎(《滇省志》)。拉祜族　用于妇女月经不调、扁桃腺炎、肺炎、肺结核(《拉祜医药》)。壮族　用于小儿疳积、湿疹(《民族药志要》)。

【使用注意】　宜慎服;体质虚弱者禁服。

【中毒与解毒】　全株有毒,其白色乳汁毒性更大,中毒症状:初为头痛、头晕、恶心、呕吐,继而腹痛、腹泻、烦躁、谵语,最后四肢冰冷、冷汗、面色苍白、脉搏不规则、瞳孔散大、对光不敏感、痉挛、昏迷,最后心跳停止而死亡。解救方法:若毒物未吐出时可催吐、洗胃;中晚期则可导泻,服蛋清、维生素 C,饮大量浓茶;肌肉注射阿托品;静脉注射葡萄糖液;保温。对症治疗:烦躁不安或痉挛者给予镇静剂(口服水合氯醛 1.2g,或肌肉注射苯巴比妥钠);如循环衰竭则给予兴奋剂[1]。

【药材鉴定】　性状　茎直,较光滑。单叶对生,叶片披针形,先端急尖,基部楔形,全缘。有时可见伞形花序,花梗被毛,或可见披针形蓇葖果,内有许多具白色绢毛的种子。气特异,味微苦。

显微特征　(1)茎横切面:表皮细胞 1 列,外被角质层,并可见表皮毛或其残基。皮层细胞数列至 10 列。维管组织连续成环,双韧型。外生韧皮部的外侧具韧皮纤维束,断续环列,纤维细胞壁非木化。形成层成环。木质部较宽,导管及木纤维细胞壁均木化。内生韧皮束常有间隙。髓部宽大。薄壁细胞富含淀粉粒,有的细胞含草酸钙簇晶。(2)叶表皮:上表皮细胞垂周壁平直或略弯曲,外壁有时可见角质层纹理。下表皮细胞垂周壁常为波状弯曲。上、下表皮均有气孔,气孔多为不定式。非腺毛由数个细胞组成,长 78～328μm,弯曲或直生,顶细胞稍尖或钝,壁常具纵向短线形疣点。腺毛长 55～190μm,头部单细胞,狭长卵形或长卵状椭圆形。

【化学成分】 本品主要含强心苷类成分,如乌他苷元(uzarigenin)、牛角瓜苷 A～C(calotropinA,B,C)、克罗苷元(coroglaucigenin)、克罗毒苷元(corotoxigenin)、马利筋苷(asclepin)、异牛角瓜苷(calactin)、乌斯卡定(uscharidin)、乌斯卡(uscharin)、voruscharin、阿斯科勒苷元(ascurogenin)、枯热洒苷元(curassavogenin)、科勒坡苷元(clepogenin)、牛角瓜苷(calotropin)[2]、12β,14β-dihydroxy-3β,19-epoxy-3α-methoxy-5α-card-20(22)-enolide、12β-hydroxycalotropin[3]。还含有 C_{21} 甾体苷类 curassavosides A-F 及 12-O-benzoyldeacylmetaplexigenin 和 12-O-benzoylsarcostin[4]。又含 12β-hydroxycoro-glaucigenin、calotropagenin、desglucouzarin、6′-O-feruloyl-desglucouzarin、16α-hydroxyasclepin、16α-acetoxycalotropin、16α-acetoxyasclepin[3]。

【药理毒理】 1. 强心作用:本品根、茎煎剂及叶、花、种子、果壳的酊剂注射于蛙均有显著强心作用,其中以花、茎作用为强,叶次之,果壳较弱[5]。强心物质基础为马利筋苷、牛角瓜苷。马利筋苷对在体兔心及离体豚鼠心脏灌流及心电图观察均表现为正性肌力作用、负性频率及负性传导作用。马利筋苷的积蓄性很小,在鸽 24 小时已无积蓄[6]。2. 抗癌作用:醇提物体外试验对人鼻咽癌 KB 细胞有明显抑制作用[1]。马利筋苷对 HepG2 和 Raji 细胞株有强烈的细胞毒性,其 IC_{50} 均为 0.02μmol/L,12β-hydroxycalotropin 有显著的细胞毒性,其 IC_{50} 分别为 0.69μmol/L、1.46μmol/L[3]。3. 催吐作用:茎、叶有催吐作用。4. 其他作用:马利筋叶、茎煎剂对大鼠子宫有轻度抑制作用,大鼠后肢灌流流量明显增加,对豚鼠回肠无反应[1]。5. 毒性:大鼠给予本品茎、叶的水、乙醇、石油醚提取物 2g(原生药)/d,连续 4 周,未引起死亡,且对体重及生殖功能无明显影响[1]。乙醇提取物 5mg/kg 腹腔注射连续 5 天,对家兔未见毒性[6]。但静脉注射于大鼠、家兔则可引起肺、肠道苍白,肾脏充血,脑、肺、肠系膜小动脉及脊髓的颈腰部等出血[1]。马利筋苷静注对鸽的 MLD 为(54.97±19.4)mg(生药)/kg[6]。

参 考 文 献

[1] 江苏新医学院. 中药大辞典(下册). 上海:上海科学技术出版社,1977:1807
[2] 张援虎,温远影. 萝藦科马利筋族植物化学成分研究进展(Ⅱ). 天然产物研究与开发,2000,12(5):80-87
[3] Jun-zhu Li,Chen Qing,Chang-Xiang Chen, et al. Cytotoxicity of cardenolides and cardenolide glycosides from *Asclepias curassavica*. Bioorganic & Medicinal Chemistry Letters,2009,19(7):1956-1959
[4] Jun-Zhu Li,Hai-Yang Liu,Yi-Ju Lin,et al. Six new C21 steroidal glycosides from *Asclepias curassavica* L. Steroids,2008,73(6):594-600
[5] 吕富华,李章文,江明性. 国产马利筋的强心作用. 药学学报,1960,8(6):245-250
[6] 乐开礼,周云仙,董衡,等. 马利筋苷的强心作用. 药学学报,1964,11(2):80-85

(范晓磊 张 飞)

114. *Aster ageratoides*(三脉紫菀)

【民族药名】 "果喜里"(傈僳族);三脉紫菀(蒙古族);表姐菜(瑶族)。

【来源】 菊科植物三脉紫菀 *Aster ageratoides* Turcz. 的全草。全草有毒。夏季、秋季采收,洗净,鲜用或扎把晾干。

多年生草本,高 40～100cm。根茎粗壮。茎有棱及沟,被柔毛或粗毛。下部叶宽卵形;中部叶椭圆形或长圆状披针形,长 5~15cm,宽 1~5cm;中部以上叶楔形,柄具宽翅,先端渐尖,边缘有 3~7 对锯齿;上部叶渐小,全缘或有浅齿,上面被短糙毛,下面被短柔毛常有腺点;离基三出脉,侧脉 3~4 对。头状花序排成伞房或圆锥伞房状,花序梗长 0.5~3cm。总苞围锥状或半球状;总苞片 3 层,覆瓦状排列,线状长圆形,上部绿色或紫褐色,外层长达 2mm,内层约 4mm,有短缘毛。舌状花 10 余个,舌片线状长圆形,紫色、浅红色或白色;管状花黄色,有裂片;花柱附片长达 1mm;冠毛浅红褐色或污白色。瘦果倒卵状,灰褐色,有边肋,一面常有肋,被短粗毛。花、果期 7~12 月。

生于海拔 100~3350m 的林下、林缘、灌丛及路边湿地。分布于东北、华北、华东、中南、西南及西藏等地。

【药用经验】 傈僳族 用于上呼吸道感染、支气管炎、扁桃体炎、腮腺炎、肝炎、泌尿系统感染;外用治痈疖肿毒、外伤出血(《怒江药》)。蒙古族 用于风热感冒、头痛、咽痛、咽喉肿痛、咳嗽、胸痛、疔疮肿毒;外用治虫蛇咬伤、烫火伤(《蒙植药志》)。瑶族 用于急性肠炎(《桂药编》)。

【使用注意】 孕妇禁服。

【药材鉴定】 性状 根茎较粗壮,棕黄色,有多数须根。茎圆柱形,直径 1~4mm,基部光滑或略有毛,有时略带淡褐色,下部茎暗紫色,上部茎暗绿色,多分枝;质脆,易折断,断面不整齐,中央有髓,黄白色。单叶互生,叶片多皱缩或破碎,完整叶展平后呈长椭圆状披针形,长 2~12cm,宽 2~5cm,灰绿色,边缘具疏锯齿,具明显的离基三出脉,表面粗糙,背面网脉显著。头状花序顶生,排列成伞房状或圆锥形,冠毛污白色或褐色。气微香,味微苦。

显微特征 (1)茎横切面:表皮细胞 1 列,类方形或略呈切向延长,排列整齐。皮层细胞多列,壁薄,细胞间隙明显,并散有离生分泌腔。维管束外韧型,呈断续的环形排列。韧皮部较大,有的有分泌腔;木质部较小,中柱鞘纤维发达,新月形,且与木质部相连成环状。髓部宽广,由薄壁细胞组成[1]。(2)叶表面观:表皮细胞垂周壁波状弯曲,下表皮不定式气孔众多,副卫细胞 3~5 个;非腺毛较多,有 2 种类型;厚壁非腺毛直径 15~60μm,细胞 1~5 个,具明显壁疣,有的顶端细胞呈弯曲状;薄壁非腺毛较少,直径 12~22μm,细胞 3~4 个,无壁疣[1]。(3)叶横切面:上下表皮细胞各 1 列,外被角质层。下表皮有非腺毛与众多气孔。栅栏组织细胞 1~2 列,约占叶肉厚度的 2/5,海绵组织薄壁细胞排列疏松;叶肉内有大小不等的类圆形分泌腔,直径 16~50μm。主脉较明显向上突出,上表皮内侧有 3~4 列厚角细胞,下表皮内侧有 1 列厚角细胞;主脉维管束外韧型,维管束上下被厚角组织[1]。

【化学成分】 全草含黄酮类成分,主要为山柰酚(kaempferol)、槲皮素(quercetin)、鼠李糖苷(quercetin rhamnoside)、槲皮素葡萄糖苷(quercetin glucoside)、山柰酚鼠李糖葡萄糖苷(kaempferol rhamnosylglucoside)、3′,4′,5,7-四羟基二氢黄酮(3′,4′,5,7-tetrahydroxy-dihydrfla-vone)、柚皮素(naringenin)。还含皂苷类、糖类、酯类、鞣质、蛋白质、氨基酸、β-谷甾醇、表木栓醇(epifriedelanol)、木栓酮(friedelin)等[1,2]。

【药理毒理】 1. 镇咳作用:三脉紫菀水煎剂对小鼠有镇咳作用(二氧化硫引咳法),但强度不如可待因,为中枢性镇咳作用,镇咳的有效成分为黄酮苷[1]。2. 祛痰作用:三脉紫菀煎剂对小鼠有祛痰作用(酚红法),但强度不如远志煎剂,祛痰有效成分为皂苷。所含的槲皮素(0.4g/kg)、山柰酚(0.3g/kg)也有较好的祛痰作用[1]。3. 平喘作用:豚鼠口服三脉紫菀煎剂 1 次并无平喘作用,连续给药 5 天后才有平喘作用(组织胺和乙酰胆碱混合液喷雾法)。其平喘作用可能是由于增强肾上腺皮质功能,从而增强机体抵抗力。此外,煎剂还能促进小鼠甲状腺对碘的积聚,使吸碘率的高峰提前,改善了甲状腺的活力,对促进机体物质代谢、调整机体神经-内分泌状态的平衡、增加抗病能力也有一定作用[1,3]。4. 抗菌与抗病毒作用:三脉紫菀煎剂对金黄色葡萄球菌、卡他球菌及奈瑟氏菌有一定的抑制作用(体外),对流感病毒(亚洲甲型江西地方株昌医 58-3 株)在体外有抑制作用,但在体内(鸡胚)则无[1]。5. 毒性:小鼠口服三脉紫菀煎剂 240g/kg(成人用量的 192 倍)或提取物 I(山白菊乙醇浸膏水溶部分用乙醚提取后,其母液再用乙酸乙酯提取所得)4g/kg(相当于生药 500g/kg),3 日内均不引起死亡,小鼠安静、呼吸慢、皮毛松湿,经 12~24 小时恢复。麻醉兔静脉注射提取物 I 22mg/kg、42mg/kg、100mg/kg,血压短时下降,呼吸无明显影响;麻醉豚鼠腹腔注射提取物 I 64mg/kg,心电图无明显异常[1]。

参 考 文 献

[1]《中华本草》编委会. 中华本草(第 7 册). 上海:上海科学技术出版社,1999:697-699

[2] 赵海波、杨晓燕,侯相民,等. 三脉紫菀化学成分的研究. 广东化工,2011,38(9):23,51

[3] 中国医学科学院药用植物资源开发研究所. 中药志(第 4 册). 北京:人民卫生出版社,1988:344

(孙荣进　陈吉炎　马丰懿　陈树和)

115. *Astragalus sinicus*(紫云英)

【民族药名】　紫云英(通称)。

【来源】　豆科植物紫云英 *Astragalus sinicus* L. 的全草、种子。有毒。春、夏季果实成熟时割取全草,打下种子,晒干;夏季、秋季采集全草,鲜用或晒干用。

一年生草本。茎直立或匍匐,高 10~40cm,无毛。羽状复叶;小叶 7~13,宽椭圆形或倒卵形,长 5~20mm,宽 5~12mm,先端凹或圆形,基部楔圆形,两面有白色长毛。总状花序近伞形,总花梗长达 15cm;花萼钟状,萼齿三角形,有长毛;花冠紫色或白色;子房无毛,有短柄。荚果条状矩圆形,微弯,长 1~2cm,黑色,无毛。花期 2~6 月,果期 3~7 月。

生于海拔 400~3000m 的山坡、溪边及潮湿处。分布于湖南、湖北、江苏、浙江、福建、广东、广西、河南、陕西、四川、贵州、云南,并广为栽培。

【药用经验】　白族　用于风痰咳嗽、喉痛、疥疮、带状疱疹、外伤出血(《民族药志要》)。

【药材鉴定】　性状　呈种子长方状肾形,两侧明显压扁,长达 3.5mm;腹面中央内陷较深,一侧成沟状;表面黄绿色、棕绿色或暗棕色,质坚硬。气微弱,嚼之微有豆腥气,味淡。

【中毒与解毒】　中毒症状有恶心呕吐、腹泻,过量时还可引起的严重出血,常见者为皮肤黏膜及内脏出血、大量的无痛性出血,这些是双香豆素唯一的早期中毒症状。血尿是最常见的大出血,它不伴有肾功能障碍,也不致引起死亡。妇女用此药,虽有子宫出血,如不严重可继续服用。解救措施:(1)内服中毒患者,尽快用高锰酸钾溶液(1:4000)或 1% 鞣酸溶液洗胃,并注射有效解毒剂维生素 K_1 对抗其作用,用量视出血情况酌情,一般每次 10mg,每日 1~2 次。静脉注射宜缓。(2)给维生素 C,输血,补液。(3)如需用镇静剂时,可用巴比妥类药物、水合氯醛、格鲁米特、甲丙氨酯等。此类药物可增强肝脏代谢双香豆素的酶活性,从而减弱双香豆素的毒性。(4)解毒时注意避免使用下列类型的药物,防止带来不良影响:一类是保泰松、水杨酸盐、氯贝丁酯、依他尼酸,此类药物能将与蛋白结合的双香豆素置换出来而使其活性增强。二类是阿司匹林,可延长凝血酶原作用的时间;三类是奎宁、奎尼丁、丙硫氧嘧啶,可降低血中凝血酶原的作用。四类是某些抗生素,可减少肠内细菌合成维生素 K,致使凝血酶原活性降低[1]。

【化学成分】　全草含多种黄酮类成分,有槲皮素糖苷、紫云英苷(黄芪苷,astragalin)、芹菜素(apigenin)、异鼠李素(isorhamnetin)、木犀草素(luteolin)、刺槐素(acacetin)、山奈酚(kaempferol)[1];还含有葫芦巴碱(trigonelline)、胆碱(choline)、腺嘌呤(adenine)、脂肪、组氨酸(histidine)、精氨酸(arginine)、丙二酸(malonic acid)、刀豆氨酸(canavanine)、ATP 酶(ATPase)、淀粉及多种维生素。花粉中还含蛋白质(protein)、刀豆酸(canaline)、乳酸脱氢酶(lactate dehydrogenase)、天冬氨酸转氨酸酶(aspartic transaminase)、丙氨酸转氨酶(adenosine deaminase)、精氨酸酶(arginase)、腺苷脱氨酶(adenosine deaminase)、碱性磷酸酯酶(alkphosphatase)、高丝氨酸(homoserine)。叶含紫云英叶蛋白。种子含热精胺(thermospermine)、精胺(spermine)、亚精胺(spermidine)、N^4-甲基热精胺(N^4-methylthermospermine)、壳质酶(chintinase)、β-谷甾醇(β-sitosteol)[2]。还含大豆皂苷 I ~ IV(soyasaponin I -IV、大豆皂醇 B 3-O-β-D-吡喃葡萄糖醛酸苷(soyasapogenol B 3-O-β-D-glucuronpyranoside)、3β,22β,24-三羟基-11-氧代-12-齐墩果烯-3-O-α-L-吡喃鼠糖(1→2)-β-D-吡喃木糖(1→2)-β-D-吡喃葡萄醛酸苷[3]。

参 考 文 献

[1] 周立国. 中药毒性机制及解毒措施. 北京:人民卫生出版社,2006:498,499
[2]《中华本草》编委会. 中华本草(第 4 册). 上海:上海科学技术出版社,1999:356-358
[3] 南京中医药大学. 中药大辞典(上册). 第 2 版. 上海:上海科学技术出版社,2006:1394

（孙荣进　陈吉炎　马丰懿　陈树和）

116. *Belamcanda chinensis*(射干)

【民族药名】　射干(通称);黄射干(白族);"芽竹毫"、"满协眼"、"猪怕凸"、"牙竹号"(傣族);"沙日-海其-额布斯"、"布射勒孜"(蒙古族);"窝达赊巴"(苗族);鲤鱼巴(仫佬族);金咬剪、风翼(畲族);上山虎(水族);"巴多拉"(藏族);"木赫什几"(彝族)。

【来源】　鸢尾科植物射干 *Belamcanda chinensis*(L.)DC. 的根茎、种子。根茎有小毒。春初刚发芽或秋末茎叶枯萎时采挖根茎,除去须根和泥沙,干燥。果实成熟后采集种子。

多年生草本。地下有鲜黄色不规则结节状的根茎,生有多数须根。茎直立,高 0.5~1.5m。叶互生,常聚生于茎基,互相嵌叠而抱茎,排为 2 列,剑形,扁平,革质,长约 70cm,宽 2~4cm,先端渐尖,有平行脉多条。花序顶生,呈叉状分枝,花直径 3~4cm,花被片 6,排为 2 轮,橙黄色而有红色斑点;雄蕊 3,花丝红色;雌蕊子房下位,3 室,有 3 纵槽,花柱 1,柱头膨大,3 裂。蒴果三角状倒卵形至长椭圆形,3 室,每室有种子 3~8 粒。种子圆形,黑色,有光泽。花期 6~8 月,果期 7~9 月。

人工栽培或野生于山坡、草地、田边、林缘等处。分布于全国各省区。

【药用经验】　白族　根茎:用于咽喉肿痛、扁桃体炎、支气管炎、咳嗽多痰、闭经、乳腺炎(《大理资志》)。傣族　根茎:用于月经过多、肝炎、尿道结石、肠炎、痞块(《滇药录》、《滇省志》、《版纳傣药》)。侗族　根茎:用于便秘(《桂药编》)。蒙古族　根茎:祛"巴达干热"、止吐。用于恶心、呕吐、咽喉肿痛、扁桃体炎、腮腺炎、支气管炎、咳嗽痰多、肝脾肿大、经闭、乳腺炎(《百科全书蒙医学》)。苗族　根茎:用于咽喉疼痛、牙根肿痛(《苗医药》)。仫佬族　根茎:用于咽喉肿痛(《桂药编》)。畲族　根茎:用于咽喉炎、扁桃体炎、腮腺炎、乳腺炎、睾丸炎、咳喘气逆、闭经、水田皮炎、跌打损伤(《畲医药》)。水族　根茎:用于咽喉肿痛(《水医药》)。藏族根茎:用于虫病(《中国藏药》)。种子:用于"培根"病、"木保"病、黄疸病、食物中毒、蛔虫、蛲虫病、虫牙痛、痢疾;根茎:用于风湿性关节炎、风湿痹痛、腰痛、咳嗽痰喘(《藏本草》)。　瑶族　根茎:用于咽喉肿痛、痰咳气喘(《湘蓝考》)及胎盘不下(《桂药编》)。　彝族　根茎:用于胃病、肺热咳痰(肺炎)(《彝植药》)。　壮族　根茎:用于鸡骨鲠喉(《桂药编》)。

【使用注意】　煎汤内服用量3~10g[1];外用适量。病无实热、脾虚便溏及孕妇禁服。

【中毒与解毒】　射干急性毒性很小。临床曾有服用本品致泻、皮肤过敏、全身肌肉强直现象的报道。

【药材鉴定】　性状　根茎呈不规则结节状,有分枝,长3~10cm,直径1~2cm。表面黄棕色、暗棕色或黑棕色,皱缩不平,有明显的环节及纵纹。上面有圆盘状凹陷的茎痕,有时残存茎基;下面及两侧有残存的细根及根痕。质硬,折断面黄色,颗粒性。气微,味苦、微辛。

显微特征　(1)根茎横切面:表皮细胞有时残存。木栓细胞多列,外侧2~3列细胞棕色,壁稍增厚,少数含棕色物。皮层宽,有少数叶迹维管束;内皮层不明显。中柱维管束周木型及外韧型,以外侧为多。本品薄壁细胞含草酸钙柱晶(长40~150μm)、淀粉粒及油滴。(2)根茎粉末:橙黄色。草酸钙柱晶较多,棱柱形,多已破碎,完整者长49~240~315μm,直径约至49μm。淀粉粒单粒圆形或椭圆形,直径2~17μm,脐点点状;复粒极少,由2~5分粒组成。薄壁细胞类圆形或椭圆形,壁稍厚或连珠状增厚,有单纹孔。木栓细胞棕色,表面观多角形,壁薄,微波状弯曲,有的含棕色物。

薄层色谱　取本品根茎粉末1g,加甲醇10ml,超声处理30分钟,滤过,滤液浓缩至1.5ml,作为供试品溶液。另取射干对照药材1g,同法制成对照药材溶液。吸取上述2种溶液各1μl,分别点于同一聚酰胺薄膜上,以三氯甲烷-丁酮-甲醇(3∶1∶1)为展开剂,展开,取出,晾干,喷以三氯化铝试液,置紫外光灯(365nm)下检视。供试品色谱在与对照药材色谱相应的位置上,显相同颜色的荧光斑点。

【化学成分】　根茎主要含有黄酮类化合物,还有醌类、酚类、三萜类、甾类化合物[2,3]。黄酮类化合物有:鸢尾苷(tectoridin)及其苷元鸢尾黄素(teetorigenin)、野鸢尾苷(iridin)及其苷元野鸢尾黄素(irigenin)、次野鸢尾黄素(irisflorentin)、去甲基次野鸢尾黄素(noririsflorenitin)、3′-羟基鸢尾苷、甲基尼鸢尾立黄素(thylirisolidone)、二甲基鸢尾黄素、德鸢尾素(irilone)、染料木素(genistein)、鸢尾甲苷A(iristeetorin A)[4,5]及其苷元鸢尾黄素A(iristectorigenin A)、鸢尾甲黄素B(iristectorigenin B)、6″-O-p-羟基苯甲酰基鸢尾苷(6″-O-p-hyolroxybenzoyliridin)、6″-香草酰鸢尾苷(6″-vanilloyliridin)、3′,4′,5,7-四羟基-8-甲氧基异黄酮、3′,5-7-三羟基-4′,8-二甲氧基异黄酮、5,6,7,3′-四羟基-4′-甲氧基异黄酮、5,7,3′-三羟基-6,4′,5′-三甲氧基异黄酮[6]、射干苷(belamcandin)、白射干素(dichotomitin)及射干素A、射干素C、刚毛黄酮(hispidulin)、irilinD、紫檀素(muningin)[7]。还有鼠李素(rhamnocitrin)、异鼠李素(isorhamnetin)、忙果素(mangiferin)、3′,5′-二甲氧基尼鸢尾黄素-4′-O-β-D-葡萄糖苷(3′,5′-dimethoxy irisolone-4′-O-β-D-glucoside)、5,4′-二羟基-6,7-亚甲二氧基-3′-甲氧基黄酮(5,4′-dihydroxy-6,7-methylenedioxy-3′-methoxyflavone)。还含异黄酮尼鸢尾黄素、5,7-二羟基-6,3′,4′,5′-四甲氧基异黄酮、5,7,4′-三羟基-6,3′,5′-三甲氧基异黄酮、异野鸢尾黄素(isoirigenin)、异鸢尾黄素(psi-tectorgenin)、鸢尾黄素-4′-O-β-葡萄糖苷、3′-羟基鸢尾苷等[8]。又有5,7,4′-三羟基-3′,5′-二甲氧基黄酮(5,7,4′-trihydroxyl-3′,5′-dimethoxyflavone)、木犀草素(luteolin)、芹菜素(apigenin)、5,7,4′-三羟基二氢黄酮(5,7,4′-trihydroxyflavanones)等黄酮化合物[9]。甾类化合物有3-豆甾烷醇、β-谷甾醇和胡萝卜苷(dancosterol)、维太菊苷(vit tadinoside or stigmasterol-3-O-glueoside)[5,10]。射干含多个二环

三萜类成分,如(+)-(6R,10S,11S,14S,26R)-26-hydroxy-15-methylidenespiroirid-16-enal、isoirido-germanal、16-O-acetyl-isoiridogermanal、fatty acidesters of iridals、belamcandal、28-deacetylbelamcandal 等;鸢尾醛型三萜化合物有:3-O-decanoyl-16-O-aeetylisoirido germanal、3-O-tet radeeanoyl-16-O-aeetylisoirido-germanal、belaehinal, anhydrobelaehinal, epianhydro-belachinal 和 isoanhydro-belachinal[11]。射干根茎还含挥发油成分[11]。其他成分:二苯乙烯类化合物,如白藜芦醇、异丹叶大黄素和双异丹叶大黄素,还有罗布麻宁(apocynin)、对羟基苯甲酸、八聚戊烯和睾酮、5α-还原酶(testosterone 5α-reductase);鸢尾醛型化合物有 iridotectorals A、B 和 iridobelamal A[11]。种子中分得 4 个醌类衍生物 belamcandonesA～D[12];种子含酚类成分 belamcandol A、B[12];酮类化合物有射干酮(sheganone)。

【药理毒理】 1. 抗炎、镇痛作用[13]:射干提取物具有明显的抗炎及镇痛作用,异黄酮类化合物是射干主要抗炎成分,化合物鸢尾黄素及鸢尾苷可以抑制 TPA 或胡萝卜素对 COX-2 的诱导作用和抑制 PGE 的产生。射干的抗炎机制可能是射干根茎中分离得到的野鸢尾黄素能够抑制脂多糖诱导的氧化亚氮和 PGE 的生成,并且呈一定的浓度依赖性,可成为抗炎的先导化合物之一。2. 祛痰、平喘作用[14]:射干提取物能明显增加小鼠气管酚红排泌量,表明射干提取物具有祛痰作用。射干能调节前列腺素水平,主要是抑制 TXA2 的合成和促进 PGI2 的生成,从而发挥其解痉平喘的药理效应。3. 抗病毒作用[15]:射干水煎剂或注射液在鸡胚中可抑制流感病毒,在组织培养中可抑制或延缓流感病毒、副流感病毒、鼻病毒、腺病毒、柯萨奇病毒、埃可病毒和疱疹病毒的致细胞病变作用。4. 抑菌作用[16,17]:射干水提物在 5% 的浓度即可对部分浅部真菌产生抑制作用。鸢尾黄素对发癣菌属皮肤真菌具有显著的抑制作用。射干对绿脓杆菌、淋球菌、肺炎球菌、结核杆菌具有抑制作用,特别对绿脓杆菌其水煎剂在体外具有较强的抑制作用,其 MIC 范围为 31.25～3.90g/L,MIC$_{50}$ 为 7.81g/L,MIC$_{90}$ 为 15.62g/L。射干对外输泵介导的金黄色葡萄球菌耐药性有抑制作用。5. 抗肿瘤作用[18,19]:射干的抗实体瘤机理可能缘自其抗血管生成作用。鸢尾黄素可作用于前列腺细胞的胰岛素生长因子-1 受体调整细胞,有治疗前列腺癌的可能。射干等 10 味中药组成的处方治疗鼻咽癌,结果实验组患者的口咽放射症状及口咽黏膜反应程度明显轻于对照组。6. 雌性激素样作用[12]:静脉注射射干提取物能抑制被切除卵巢小鼠的促性腺激素释放激素的间断释放和 LH 的分泌。从射干中提取的鸢尾苷、鸢尾黄素可作为具器官选择性的雌性激素样药物,选择性地治疗和预防心血管疾病、骨质疏松和更年期综合征。7. 对消化系统的影响[20]:射干具有弱的抗溃疡作用,而利胆作用持久,并具有抗蓖麻油引起的小肠性腹泻的作用,且作用持久。其作用不是通过抑制肠运动,推测其抗炎作用可能是射干抗腹泻的机理之一。用胸腺肽联合射干抗病毒注射液治疗口腔、咽喉部溃疡亦获得了一定的效果。8. 射干对免疫功能的影响[21]:射干对免疫抑制小鼠血清中 IgM 的含量有显著的提高作用,证明射干具有增强小鼠体液免疫的作用,实验表明,射干低剂量组能增强小鼠的免疫功能,而高、中剂量组则表现为抑制作用。9. 其他作用:射干还具有较强的抗血栓作用,能明显延长血栓的形成时间;射干类中药甲醇提取物和天然产物单体具有清除自由基的作用,提示抗自由基的作用可能是射干类药物防治疾病的机理之一;射干苷及其苷元、鸢尾苷及其苷元被发现具有强的醛糖还原酶抑制作用,能够预防和治疗糖尿病综合征;射干中的三萜类化合物具有蛋白激酶 c 活化作用,并表现出剂量依赖性;射干中的鸢尾黄素和鸢尾苷对鸡胚胎血管生成显示强的抑制活性;射干提取物还具有毒鱼活性;以射干中鸢尾黄素为主要成分的颗粒剂可以抑制卵清蛋白诱导的大鼠被动皮肤过敏反应[11]。10. 毒性:其醇提取物给小鼠灌服的 LD$_{50}$ 为 66.78g/kg;对家兔注射,可引起血压下降[22,23]。

参 考 文 献

[1] 国家药典委员会. 中国药典一部(2015 年版). 北京:中国医药科技出版社,2015:285

[2] 刘建英,金丽. 射干化学成分及药理活性研究进展. 药学服务与研究,2008,8(5):358-360

[3] 郭志辉. 射干的化学成分药理和临床研究进展. 天津药学,2009,21(4):63-65

[4] 邱鹰昆,高玉白,徐碧霞,等. 射干异黄酮类化合物的分离与结构鉴定. 中国药物化学杂志,2006,16(3):175

[5] 秦民坚,吉文亮,王峥涛. 射干的化学成分研究(Ⅱ). 中草药,2004,35(5):487

[6] Jin Li,Chen Haisheng,Jin Yengsheng,et al. Chemical constituents from *Belamcanda chinensis*. J Asian Nat Prod Res,2008,10(1-2):89

[7] Jin Li,Jin Yongsheng,Chen Haisheng,et al. Phenolic constituents of *Belamcanda chinensis*. Chem Nat Comp,2007,43(6):700

[8] Jin Li,Chen Haisheng,Xiang Zhaobao,et al. New flavone and isoflavone glycosidefrom of *Belamcanda chinensis*. Chin Chem Lett,2007,18(2):158

[9] 冯传卫,沈刚,陈海生. 中药射干的化学成分分析. 第二军医大学学报,2010,31(10):1120

[10] 刘杰,陈海生,王建娇. 射干化学成分研究. 中药材,2005,28(1):29

[11] 孟军华,刘合刚. 射干的研究进展. 湖北中医学院学报,2004,6(3):49

[12] 束盼,秦民坚,沈文娟,等. 鸢尾属及射干种子的化学成分研究进展. 中国野生植物资源,2008,27(2):51

[13] 李国信,秦文艳,齐越,等. 射干提取物抗炎及镇痛药理实验研究. 实用中医内科杂志,2008,22(1):3

[14] 李国信,齐越,秦文艳,等. 射干提取物止咳祛痰药理实验研究. 实用中医内科杂志,2008,22(2):3

[15] 韩杨,孔红,李宜平,等. 射干的抗病毒实验研究. 中草药,2004,35(3):306

[16] 于军,苏学今,王丽. 射干、金银花等八种中药抗真菌实验研究. 军医进修学院学报,2007,28(4):299

[17] 宋战昀,冯新. 金黄色葡萄球菌 norA 外输泵中药耐药抑制剂的筛选. 吉林农业大学学报,2007,29(3):329

[18] heien P,Seseke F,Ringent R H,et al. Pharmacolofical potential of phtuestrogcns in the treatment of prostate cancer. Urologe A,2006,45(2):195

[19] 赖春华,李斯文. 中医药防治鼻咽癌放射性口腔黏膜损伤进展. 江苏中医药,2009,41(1):78

[20] 张学云,李斌峰,管志江. 胸腺肽,射干抗病毒注射液治疗 VI 腔咽喉部溃疡. 医药论坛杂志,2006,27(2):46

[21] 林久茂,王瑞国,郑良朴. 射干对小鼠免疫功能的影响. 福建中医学院学报,2005,15(3):93

[22] 高继兰,陈述. 射干抗病毒注射液引起皮肤过敏 1 例. 齐鲁药事,2006,25(8):805

[23] 李昌军. 射干中毒致全身肌肉强直 1 例. 新医学,2005,36(10):906

（吴 燕）

117. *Biophytum umbraculum*（无柄感应草）

【民族药名】 "日改下"(佤族)。

【来源】 酢浆草科植物无柄感应草 *Biophytum umbraculum* Welwitsch(*Biophytum petersianum* Klotzsch.)的全草。有小毒。夏季、秋季采集,晒干。

一年生草本,高 5~25cm。茎纤细,不分枝,密被伏毛,顶端伏毛长而下垂。叶多数,聚生于茎顶端,长 1.5~3.5cm,被疏伏毛;叶轴纤细,有感应性;小叶 4~10 对,无柄,小叶片近圆形、矩圆形或倒卵状矩圆形而稍弯斜,先端近圆形,具尖头,基部截平,背面几乎无毛或仅沿中部和边缘被疏毛,近顶端小叶较大,基部一侧呈耳垂状,最顶端小叶变成芒状。花数朵聚生于茎顶端,无总花梗;花梗长约 3mm;小苞片披针形,与花梗近等长;萼片狭披针形,稍长于花梗,先端急尖,边缘干膜质,果期果萼延长达 6mm,蒴果椭圆状倒卵形,与果萼近等长,果皮干膜质。种子球形,褐色,具均匀分布成环状的小瘤。花果期 11 月。

生于海拔 850~1600m 的山谷、河旁和林下。分布于云南。

【药用经验】 佤族 用于心脏病、神经衰弱、子宫脱垂(《滇药录》)。

【使用注意】 煎汤内服用量 2~3g。忌酸冷。

（范晓磊）

118. *Blechnum orientale*（乌毛蕨）

【民族药名】 "牙桂"、大马蹄(傣族);"昂"(仫佬族);"格呆宰"、贯众、红蕨(瑶族)。

【来源】 乌毛蕨科植物乌毛蕨 *Blechnum orientale* L. 的根茎及叶柄残基、叶。有小毒。春季、秋季采挖,洗净泥土,削去须根及叶柄(仅留残基),晒干。

植株高 1~2m。根茎粗短,直立,连同叶柄基部密生钻状披针形鳞片。叶簇生;叶柄棕禾秆色,坚硬,上面有纵沟,沟两侧有瘤状气囊体疏生,基部以上无鳞片;叶片长阔披针形,革质,长50~120cm,宽 25~40cm,基部略变狭,一回羽状;羽片多数;下部数对缩短,最下的突然缩小成耳片,中部羽片长 15~25(40)cm,宽 1~2cm,条状披针形,基部圆或楔形,无柄,全缘。侧脉细而密,通常分叉,少有单一。孢子囊群条形,沿主脉两侧着生,囊群盖同形,开向主脉。

生于海拔 100~1300m 的灌丛中或溪边。分布于福建、台湾、广东、广西、贵州、云南、四川和江西。

【药用经验】 傣族 根茎:用于麻疹、流脑、流感、痢疾、鼻衄、虫疾、血崩、疮疖肿痛(《滇省志》)。用于男人体虚无力(《德傣药》)。仫佬族 根茎:用于感冒(《桂药编》)。瑶族 根茎:用于预防感冒、驱蛔虫、预防流感和流脑。叶:外用于蜈蚣咬伤(《桂药编》)。

【药材鉴定】 性状 根茎呈圆柱形或棱柱形,上端稍大,长 10~20cm,直径 5~6cm;棕褐色或黑褐色。根茎直立,粗壮,密被有空洞的叶柄残基及须根和鳞片。叶柄残基扁圆柱形,表面被黑褐色伏生的鳞片,脱落处呈小突起,粗糙;质坚硬,横断面多呈空洞状,皮部薄,有 10 余个点状维管束,环列,内面 2 个稍大。叶柄基部较粗,外侧有一瘤状突起,簇生 10 余条须根。气微弱而特异,味微涩。

显微特征 (1)叶柄基部横切面:表皮细胞方形,外壁和侧壁增厚,下皮为 10 余列多角形纤维,黄棕色。基本组织为大型的薄壁细胞,细胞类圆形或多角形,直径 13~27μm,内含淀粉粒。网状分体中柱由 10 多个大小不一的原生中柱组成,排列成环状。中柱鞘为 1~2 列扁小的薄壁细胞;维管束周韧型,韧皮部薄壁细胞扁小而皱缩;中央木质部管胞大,多角形,直径 13~37μm,10 多个排列成圆形;叶柄腹面两侧中柱较大,长圆形;木质部管胞成"S"形排列。薄壁细胞含淀粉粒。(2)根茎横切面:形状不规则,常呈多角形,基本组织中有 8~11 个分体中柱,大小不一,大的呈长圆形、棒形、"V"形,小的类圆形,环列;周韧型维管束。

【化学成分】 全株含麦甾醇(ergosterol)、胆碱(choline)及黄酮类化合物异槲皮苷(isoquercitrin)等[1]。有研究提取了乌毛蕨地上部分的总黄酮,测得含量在同类植物中含量较高[2]。还有一种糖蛋白类的凝集素[3]。

【药理毒理】 抗菌、抗病毒作用:浓度为 1g/ml 的植株水提液和醇提液,对表皮葡萄球菌、枯草芽孢杆菌、金黄色葡萄球菌及李斯特菌等革兰氏阳性菌有明显抑制作用,对表皮葡萄球菌的抑制作用尤为明显,且醇提液的抑菌效果优于水提液[4]。

参 考 文 献

[1] 罗来辉. 乌毛蕨的开发利用对策. 世界农业,2007(1):52,53
[2] 胡景平,黄勇,杨荣信,等. 乌毛厥植物研究及其保护利用. 热带农业科学,2008,28(6):63-66

[3] 余萍,刘艳如,郑怡.乌毛蕨凝集素的部分性质.应用与环境生物学报,2004,10(6):740-744

[4] 陶文琴,雷晓燕,麦旭峰,等.4种中药贯众原植物提取物的体外抑菌活性研究.武汉植物学研究,2009,27(4):412-416

（熊姝颖）

119. *Boehmeria tricuspis*（悬铃木叶苎麻）

【民族药名】 "野麻"、"蒿独"（瑶族）。

【来源】 荨麻科植物悬铃木叶苎麻 *Boehmeria tricuspis*（Hance）Makino（*Boehmeria platanifolia* Franch. et Sav.）的根、叶。根有小毒。春季、秋季采根,夏季、秋季采叶,洗净,鲜用或晒干用。

多年生草本。茎高 1~1.5m,密生短糙毛。叶对生;叶片坚纸质,轮廓近圆形或宽卵形,长 6~14cm,宽 5~17cm,先端 3 骤尖,基部宽楔形或截形,边缘生粗牙齿,上部的牙齿常为重出,上面粗糙,两面均生短糙毛;叶柄长 1~9cm。雌花序长达 15cm;雌花簇直径约 2.5mm。瘦果狭倒卵形或狭椭圆形,长约 1mm,生短硬毛,宿存花柱丝形。花期 7~8 月。

生于海拔 500~1400m 的低山山谷疏林下、沟边或田边。分布于广东、广西、贵州、湖南、江西、福建、浙江、江苏、安徽、湖北、四川东部、甘肃和陕西的南部、河南西部、山西（晋城）、山东东部、河北西部。

【药用经验】 瑶族 根、叶:用于跌打损伤、痔疮、荨麻疹（《湘蓝考》）。

【药材鉴定】 性状 根圆柱形,略弯曲,直径 1~2cm。表面暗赤色,有较多的点状突起及须根痕。质硬,断面棕白色,有较细密的放射状纹理。水浸略有黏性。气微,味微辛、微苦、涩。

【化学成分】 根含黄酮类化合物:槲皮素（quercetin）、赤麻苷（boehmerin）、花旗松素（taxifoline）、萹苷（avicularin）、左旋表儿茶精（epicatechin）、左旋表儿茶精-(−)-表儿茶精-4,8-(或 6)-二聚体[(−)-epicatechin-(−)-epicatechin-4,8(or 6)-dimer]、左旋-5,7,4′-三羟基黄烷-3-醇-(−)-表儿茶精-4,8(或 6)-二聚体[(−)-epi-afzelechin-(−)-epicatechin-4,8(or 6)-dimer]。还含赤麻木脂素（boehmenan）、大黄素（emodin）、β-谷甾醇（β-sitosterol）、β-谷甾醇-β-D-葡萄糖苷（β-sitosterol-β-D-glucoside）、熊果酸（ursolic acid）、19α-羟基熊果酸（19α-hydroxy ursolic acid）。地上部分含紫云英苷（astragalin）、金丝桃苷（hyperin）、山奈酚-3-芸香糖苷（kaempferol-3-rutinoside）、芦丁（rutin）、亚油酸（linoleic acid）、棕榈酸（palmitic acid）、咖啡酸（caffeic acid）;还含有菜油甾醇（campesterol）、豆甾醇（stigmasterol）[1]和 β-谷甾醇（β-sitosterol）。

参 考 文 献

[1]《中华本草》编委会.中华本草(第 2 册).上海:上海科学技术出版社,1999:544

（彭　方）

120. *Boenninghausenia sessilicarpa*（石椒草）

【民族药名】 "磨自哈"、白虎草、九牛二虎草（白族）;"旧哈"（傣族）;"阿尼哦奇"、"罗卓"（哈尼族）;"肋阿哈给吃"（拉祜族）;"阿歪哲搘"、"阿瓦介乃"（傈僳族）;"绒那忍人"（苗族）;"亚不次抄"、千里马（纳西族）;"嘎生"、羊不吃、石胡椒（普米族）;"日西搭摆"（佤族）;"寒生能"、"俄巴则玛"（彝族）。

【来源】　芸香科植物石椒草 *Boenninghausenia sessilicarpa* Lévl. 的全草。有小毒。秋季割取全草,洗净,切段,晒干。

多年生直立常绿草本,高 0.5~1m,全株有强烈的气味。主根木质,外皮黄色,有多数侧根。茎直立,下部木质,上部草质,多分枝。二回羽状复叶互生,小叶纸质,倒卵形或椭圆形,长 0.8~2cm,宽 0.5~1cm,先端圆形,微凹,基部楔形,全缘,上面绿色,下面淡绿带红色,有透明油腺点。圆锥花序顶生;花两性;花瓣 4 片,卵圆形;子房具长柄。蒴果长约 5mm,成熟时由顶端沿缝线开裂。种子黑褐色。

生于石灰岩的山坡上及灌木丛中。分布于西南各省区。

【炮制】　炒制以降低毒副作用[1]。白族、普米族　炒制:取石椒草(干品)放于铁锅内,用文火炒黄,取出、放凉。

【药用经验】　白族　用于上呼吸道感染、咽喉痛、肺炎、泌尿道感染、肝炎、跌打损伤(《民族药志二》)。用于感冒、扁桃体炎、腮腺炎、支气管炎、胃痛腹胀、血栓闭塞性脉管炎、腰痛、跌打损伤(《大理资志》)及咽喉痛、肺炎、肝炎(《滇省志》)。傣族　用于感冒、咳嗽、尿路感染、皮炎(《滇省志》)。哈尼族　用于风湿、跌打损伤、荨麻疹、预防流感、中耳炎(《滇省志》、《滇药录》)。拉祜族　用于感冒、腹胀等(《滇药录》)。傈僳族　用于流感、瘀肿、胃胀痛;洗用治干疮、皮肤过敏(《滇药录》)。苗族　用于感冒、咽喉痛、肝炎、咯血、衄血、皮下瘀血(《民族药志二》)。用于肺炎、肝炎、跌打损伤、咯血、衄血(《滇省志》)。纳西族　用于上呼吸道感染、大叶性肺炎、睾丸炎、腮腺炎引起的睾丸鞘膜积液、肾炎、痈肿疮毒(《滇药录》)。普米族　用于上呼吸道感染、尿路感染、风湿筋骨痛、痈肿疮毒(《民族药志二》)。用于痈肿疮毒、跌打损伤、皮肤瘙痒(《滇药录》)。佤族　用于上呼吸道感染、痈肿疮毒、大叶性肺炎、睾丸炎、胰腺炎引起的睾丸鞘膜积液、肾炎(《滇药录》)。彝族　用于伤风感冒及感冒引起的咳嗽(《滇药录》)、疟疾(《滇省志》)及风寒感冒、咽喉肿痛、痰湿阻滞、血管栓塞、胃脘疼痛、肾虚腰痛、痢疾肠痈、疮痈肿毒(《哀牢》)。根或全草:用于感冒发热、腹胀、跌打、疮疡溃脓(《彝植药续》)。

【中毒与解毒】　本品给药 24 小时后,出现上腹部不适,有的病例出现白细胞减少[2]。

【药材鉴定】　性状　全草长 30~80cm。根呈类圆柱形,多分枝,长 8~25cm,直径 1.5~8mm,表面黄白色或棕黄色,有纵纹及多数细根。茎圆柱形,直径 1~2mm,有分枝,表面暗紫色或黄绿色。叶为二至三回羽状复叶,多卷曲。小叶展平后呈倒卵形或长圆形,长 1.5~2cm,宽约 1.5cm,先端钝圆或微凹,基部楔形,全缘,黄绿色或灰绿色,有透明油点。顶生圆锥花序有时可见小花或蒴果。气特异,味苦、辛。

显微特征　(1)叶横切面:上表皮细胞类方形或略切向延长。栅栏组织细胞 1~2 列。通过中脉,海绵组织细胞排列疏松。中脉维管束外韧型,上、下表皮下散有大型油室。(2)粉末:黄褐色。果皮石细胞成群,类长方形、多角形、类圆形或类方形,直径 10~25μm,壁厚,木化,孔沟明显。叶表皮碎片,油室易见,直径 30~90μm,内含油滴。气孔不定式,副卫细胞 4~7 个。纤维长梭形,直径 10~20μm,壁厚,木化,壁孔及孔沟明显。具缘纹孔或螺纹导管直径 3~25μm。另有色素细胞及少数花粉粒。

薄层色谱　取本品粉末 1g,置带塞三角瓶中,用氨水 0.8ml 润湿,加苯 10ml 冷浸 1 天,吸取苯液 5ml 于三角瓶中,浓缩至 1ml(0.5g/ml),作供试品溶液。另取石椒草碱对照品适量,加氯仿配制成对照品溶液。分别吸取上述 2 种溶液适量,点样于同一硅胶 G 薄层板上,以氯仿-甲醇(10:1)为展开剂,展开,取出,晾干,先在紫外光灯(254nm)下检视,然后用改良碘化铋钾-碘化钾碘试液(1:1)混合液显色。供试品色谱中,在与对照品色谱相应位置上,显相同颜色的色谱斑点。

【化学成分】 全草含生物碱类、香豆素类、黄酮类等成分。生物碱有石椒草碱(seboehausine)、白鲜碱(dictamnine);香豆素类成分如伞形花内酯(umbelliferone)[3];黄酮类成分如芦丁(rutin)[4]。又含石椒草内酯A(shijiaocaolactone A)、芸香内酯(rutamarin)、东莨菪内酯(scopoletin)[5]。其中石椒草碱、伞形花内酯等为有毒成分[2]。

【药理毒理】 1. 抗菌作用:对枯草杆菌、金黄色葡萄球菌、绿脓杆菌、乙型链球菌均有较好的抑制作用[6]。2. 毒性:本品乙醚提取物给小鼠腹腔注射,4分钟后活动减少,7分钟后共济失调,翻正反射消失[2]。

参 考 文 献

[1] 田华咏,瞿显友,熊鹏辉. 中国民族药炮制集成. 北京:中医古籍出版社,2000:132
[2] 朱亚峰. 中药中成药解毒手册. 第3版. 北京:人民军医出版社,2009:185
[3] 杨庆云,方唯硕. 石椒草属植物化学成分与药理活性研究概况. 天然产物研究与开发,2003,15(1):66-70
[4] 云南大学化学系有机组. 石椒草化学成分的研究. 中草药通讯,1977:11
[5] 谢宗万. 全国中草药汇编(上册). 第2版. 北京:人民卫生出版社,2000:257
[6] 尹巽葵,董莎莎. 山苦草提取物抗菌作用的初步研究. 大理学院,2006,15(2):32-34

(熊姝颖)

121. *Boschniakia himalaica*(丁座草)

【民族药名】 寄母怀胎、一支腊、丁座草(白族);"莫夺比"(傈僳族);"可白柳"(普米族);千斤坠(藏族);"日嘎呀"(佤族);"结角头麻"(彝族)

【来源】 列当科植物丁座草 *Boschniakia himalaica* Hook. f. et Thoms.[*Xylanche himalaica* (Hook. f. et Thoms.) G. Beck]的块茎或全草。有小毒。初夏发苗时挖块茎,洗净切片,晒干。

寄生草本,高15~25cm。块茎木质、球形。茎直立,单一,带红褐色,幼时粗壮肉质,逐渐抽长变细。单叶互生,无柄;叶片小形,呈鳞片状,三角状卵形。穗状花序顶生,花有细梗,每花基部有1鳞叶状苞片,无小苞片;萼杯状,平截;花冠二唇形,淡肉红色;下唇很短,不明显3齿裂;雄蕊突出;心皮3,胎座丁字形,分枝。蒴果,3瓣裂;种子多数。花期4~6月,果期6~9月。

生于海拔3000m左右的高寒山区林荫下,常寄生于大白花杜鹃或金背杜鹃根部。分布于青海、甘肃、陕西、湖北、四川、云南及西藏等省区。

【药用经验】 白族 块茎理气、止痛、止咳、祛痰、消胀、健胃。用于胃痛、腹痛、跌打损伤、风湿性关节痛(《大理资志》)。哈尼族 全草用于外伤出血、强壮(《哀牢医药》)。傈僳族 块茎用于胃痛、腹胀、跌打损伤、风湿关节疼痛、月经不调、血吸虫病、腮腺炎(《怒江药》)。普米族 全草用于风湿关节痛、月经不调、血吸虫病、腮腺炎(《滇药录》)。用于胃痛、腹胀、风湿关节痛、月经不调、血吸虫病、跌打损伤、风湿疼痛、腮腺炎,解乌头中毒(《滇省志》)。佤族 效用同哈尼族(《哀牢医药》)。彝族 效用同哈尼族(《哀牢医药》)。

【使用注意】 内服不可过量,阴虚火旺及燥热咳嗽者禁服。

【药材鉴定】 性状 块茎呈扁球形,直径1~4cm,高0.7~2.5cm,表面皱缩,凹凸不平。灰褐色或棕褐色,疏被锈色短茸毛;有的顶部残留枯芽,鳞片覆瓦状排列,底部具小根或小根残痕。气特异,味涩、微苦麻。

薄层色谱 取块茎粉末0.5g,加水50ml,超声处理20分钟,滤过,滤液用正丁醇振摇提取2次,每次10ml,水层弃去。合并正丁醇液,水浴蒸干,残渣加甲醇1ml使溶解,作为供试品溶液;

另取松脂苷对照品,加甲醇制成 1ml 含 2mg 的溶液,作为对照品溶液。吸取上述 2 种溶液各 5μl,分别点于同一硅胶 G 薄层板上,以三氯甲烷-甲醇(5∶1)为展开剂,展开,取出,晾干,喷以 10% 硫酸溶液,加热至斑点显色清晰。供试品色谱在与对照品色谱相应的位置上,显相同的紫红色斑点。

【化学成分】 块茎中主要含 α-香树素(α-amyrin)、3β-乙酰氧基-熊果-28,13-内酯(3β-ace-toxyurs-28,13-olide)、3β-乙酰氧基-熊果-11-(12)-烯-28,13-内酯(3β-acetoxyurs-11-en-28,13-ol-ide)、3β-乙酰熊果酸(3β-acetoxyurs-12-en-28-oic acid,)、3β-乙酰齐墩果酸(3β-acetyloleanolic acid)、β-谷甾醇(β-sitosterol,)、熊果酸(ursolic acid)、3-表熊果酸(3-epi-ursolic acid)、右旋松脂素(pinoresinol)、右旋松脂素单葡萄糖苷(pinoresinol glucoside)、胡萝卜苷(daucosterol)等[1,2]。

【药理毒理】 全草分离提取的熊果酸类成分,能用于治疗高血压病、心脑血管疾病、肾脏疾病和哮喘[3]。

参 考 文 献

[1] 金银萍,张国刚,郑洪婷,等. 丁座草的化学成分研究. 中南药学,2008,6(10):43-45
[2] 金银萍,张国刚,郑洪婷,等. 丁座草的化学成分研究. 中国药物化学杂志,2008,17(6):390,391
[3] Tokuda Masahiko, Dein Riishen, Kawabe Norio, et al. Endothelin receptor binding inhibitors containing ursonic acids. Jpn. Kokai Tokkyo Koho,1995,JP 07258098 A 19951009

（黄　蓉）

122. *Botrychium lanuginosum*（独蕨萁）

【民族药名】 肺心草、蕨叶一支蒿、"汤支会"(白族);"的哇帽"(德昂族);"文站"(景颇族);"达地拔"(拉祜族);"米打俄乃"(傈僳族);蕨叶一支蒿(纳西族);"佳恰阿玛"(藏族);蕨箕参(佤族);毛蕨鸡爪参、"磨节觅"(瑶族);一朵云(彝族)。

【来源】 阴地蕨科植物绒毛阴地蕨 *Botrychium lanuginosum* Wall. 的根茎、全草。有毒。全草全年均可采收,洗净,切段,晒干或鲜用。根茎秋季采挖,洗净,去叶柄与须根,晒干。

植株高达 26cm,不育叶柄有灰白色绒毛;根茎短粗,直立,有一簇粗健肉质的长根,包于鞘状的棕色托叶内的芽被有密长绒毛。总叶柄长 12~18cm,粗肥,多汁草质,宽达 4~5mm,有较密生的早落的灰白色长绒毛;营养叶片为五角状三角形或卵状三角形,渐尖头,大小不一,18~25cm,宽 24~27cm 或更宽;下部三至四回羽状,基部一对羽片最大,三角形,长达 15cm(包括柄长 2~3cm),宽 6~8cm;末回小羽片或裂片为卵形或卵状三角形,无柄,边缘有粗大的重锯齿。孢子囊穗自第一和第二对羽片之间的叶轴上生出或有时由第二对羽片分枝点附近生出,比不育叶片为短,柄长 5~7cm,孢子囊穗长 8~11cm,宽 5~7cm,复圆锥状,二至三回羽状,小穗张开,疏松,有绒毛。

生于海拔 1800~2600m 的山地常绿杂木林下。分布于湖南西部、贵州南部、广西西北部、云南和台湾。

【药用经验】 白族　全草:用于感冒、小儿高热、百日咳、小儿支气管炎、肺炎、哮喘、肺结核咳血、淋巴结核、毒蛇咬伤(《大理资志》)。德昂族　根茎或全草:用于毒蛇咬伤、痈疮、小儿疳积、肺结核、支气管炎(《德宏药录》)。景颇族　效用同德昂族(《德宏药录》)。根茎用于失眠、神经衰弱(《滇药录》)。拉祜族　根茎:用于产后体虚、肝肾虚弱、疮毒、风毒、淋巴结肿、目中生翳（《滇药录》）。傈僳族 全草：用于毒蛇咬伤、乳腺炎、咽喉炎、咳嗽、肺结核、淋巴结核、产后体虚、肝肾虚弱、疮毒、百日咳等（《怒江药》）。纳西族 根茎或全草：用于毒蛇咬伤、乳痈、疔疮肿毒、肺热咳嗽、百日咳、产后体虚、肝肾虚弱、疮毒、风毒、淋巴结肿、目中生翳等（《民毒药研用》）[1]。藏族 全草：用于肺热咳喘、毒蛇咬伤（《滇省志》）。用于肺热咳嗽、小儿惊风、咳喘、神经痛、淋巴结核、乳腺炎（《藏本草》）。佤族 根茎：用于产后体虚、肝肾虚弱、疮毒、淋巴结肿（《中佤药》）。瑶族 根茎：效用同拉祜族（《湘蓝考》）。彝族 全草：用于虚痨咳嗽、病后声哑、疮疡肿毒、虫蛇咬伤（《哀牢》）。

【化学成分】 全草含 30-nor-21β-hopan-22-one、β-谷甾醇（β-sitosterol）、木犀草素（luteolin）、甘茶酚 A（thunberginol A）、芹菜素（apigenin）、（6′-O-palmitoyl）-sitosterol-3-O-D-glucoside、β-胡萝卜苷（β-daucosterol）、1-O-D-glucopyranosyl-（2S,3R,4E,8Z）-2-[（2R-hydroxy-hexadecanoyl）amino]-4,8-octadecadiene-1,3-diol、木犀草素-7-O-葡萄糖苷即青蓝苷（luteolin-7-O-glucoside,cinaroside）、蔗糖（sucrose）[2]。叶含糖类、黄酮和甾类化合物。叶浸出物水解后得到木犀草素[1]。

参 考 文 献

[1] 和丽生,马伟光. 中国纳西东巴医药学. 昆明：云南民族出版社,2006：160
[2] 王冬,刘晓秋,方唯硕,等. 绒毛阴地蕨石油醚部分化学成分研究. 中国中药杂志,2008,33（22）：2627-2629

（王　静　胡吉清）

123. *Breynia fruticosa*（黑面神）

【民族药名】 "帕弯顿"（傣族）；"帕黑帕特"、"帕哩帕特"（基诺族）；"依习呢"（拉祜族）；晒白英、"奴滔秃"（黎族）；美参（仫佬族）；"衣徐你"、"阿萝砍"（佤族）；"美必宁"、"么杯骂鹅"、"踏宁"、"打傲"（壮族）。

【来源】 大戟科植物黑面神 *Breynia fruticosa*（L.）Hook. f. 的根、叶、全株。有小毒。全年可采,洗净或除去杂质,切片（根、全株）,晒干。

灌木,高 1~2m；小枝浅绿色,无毛。叶卵形至卵状披针形,长 2.5~4cm,宽 2~3cm,革质,两面光滑无毛,叶柄长 2~4mm。花极小,单性,雌雄同株,无花瓣,单生或 2~4 簇生于叶腋。花萼顶端 6 浅裂；雄花花萼陀螺状或半球形,雄蕊 3,花丝合生；雌花花萼果期扩大呈盘状,变褐色,子房 3 室,每室 2 胚珠。果肉质,近球形,直径约 6mm,位于扩大的宿存的萼上,深红色。花期 4~9 月,果期 5~12 月。

生于山坡、荒野及临水灌丛中。分布于广东、广西、贵州、云南、福建、浙江。

【药用经验】 傣族 全株：用于妇女产后体虚、疖疮（《版纳傣药》）。用于体弱消瘦（《傣药志》）。叶、根：用于妇女产后体虚、急性肠胃炎、痢疾、腹痛泄泻、湿疹、疱疮（《滇药录》）。根：用于妇女产后体虚。鲜叶用于疮疖（《滇省志》、《民族药志二》）。根、叶：用于妇女产后体虚、疖疮（《傣药录》）。用于痨伤（《傣医药》）。基诺族 根：用于妇女血崩、胃肠炎、痢疾、腹痛泄泻,以及急性胃肠炎、扁桃体炎、气管炎、风湿性关节炎（《基诺药》）。全株：用于肾炎、尿道炎、血崩。拉祜族 叶、根：用于急性胃肠炎、痢疾、感冒发热、腹痛泄泻、咽喉炎、扁桃体炎、外伤出血、疮疡湿疹（《滇药录》）。根：用于急性肠胃炎、扁桃体炎、支气管炎、尿路结石、产后子宫收缩疼痛、风湿性关节炎。叶：用于烧烫伤、湿疹、过敏性皮炎、皮肤瘙痒、阴道炎（《滇省志》）。黎族 叶：用于骨折、刀伤出血、肾炎水肿、结膜炎、白内障、脱肛、毒蛇咬伤（《民族药志二》）。仫佬族 根：用于腮腺炎、扁桃体炎、关节痛（《桂药编》）及腮腺炎、扁桃体炎、关节炎（《民族药志二》）。叶：用于跌打肿痛、外伤出血。全株：用于阿米巴痢疾、感冒、腹泻；水煎剂用于湿疹、疮疖痕痒（《桂药编》）。侗族　根、叶：用于老鼠咬伤、各种外伤出血（《滇药录》）。壮族　叶：用于跌打肿痛、外伤出血。叶或全株：用于阿米巴痢疾、感冒、腹泻、疮疖、皮肤过敏（《桂药编》《民族药志二》）。

【使用注意】　叶、根的用量不超过 6g；孕妇忌服。

【中毒与解毒】　急性中毒于 4~6 小时发病。以胃肠道刺激作用为主，症状有头晕、头痛、上腹不适、频繁呕吐、尿少等。肝脏肿大、肝脏受损时，可出现黄疸及转氨酶升高等。解毒方法：静脉滴注 10% 葡萄糖溶液 2000ml，加维生素 C 3g，加谷氨酸钠注射液 23ml，注射速度宜缓慢，3~4 小时注射完；口服维生素 B_1、维生素 B_6、葡醛内酯等；注射中枢神经兴奋剂，如安钠咖、尼可刹米等[1]。

【药材鉴定】　性状　根呈圆柱状，稍弯曲，有支根，长 15~20cm，直径 0.5~1.5cm，灰褐色，有纵纹及横长皮孔样的突起。质硬，不易折断，断面皮薄，棕褐色，木部淡黄色。茎圆柱形，长 20~30cm，直径 1~3mm，棕褐色，表面有纵棱及小沟，并可见突起的横长小皮孔。质脆易折断，断面皮薄，棕褐色，木部黄白色，髓部中空。气无，味淡微涩。枝常呈紫红色，小枝灰绿色，无毛。单叶互生，具短柄；叶片革质，卵形或宽卵形，长 3~6cm，宽 2~3.5cm，先端钝或急尖，全缘，上面有虫蚀斑纹，下面灰白色，具细点，托叶三角状披针形。枝及叶干后变为黑色。气微，味淡微涩。

显微特征　（1）根横切面：木栓层为 4~10 余列细胞。皮层较窄，皮层及韧皮部薄壁细胞含有草酸钙簇晶。形成层不明显。木质部导管多单个成不规则放射状排列，射线有 1~2 列细胞，有的呈切向延长，有的具纹孔。近茎处根的中柱鞘纤维束断续排列成环，有髓。（2）叶横切面：表皮细胞椭圆形，壁厚，外被角质层，下表皮有凹陷的气孔。主脉上、下表皮内有 1~3 列厚角细胞。栅栏组织为 2 列细胞，海绵组织为 4~6 列细胞，并含有较多的草酸钙簇晶。主脉维管束外韧型，导管多单个排列成行。韧皮部薄壁细胞含细小草酸钙簇晶，下方有纤维束。

【化学成分】　全体含有糖苷类、萜类、鞣质等成分。糖类和苷类成分有正丁基-β-D-吡喃果糖苷（n-butyl-β-D-fructopyranoside）、乙基-β-D-吡喃果糖苷（ethyl-β-D-fructopyranoside）、果糖（fructose）。萜类化合物有熊果苷（arbutin）。鞣质有表儿茶素［（−)-epicatechin］。还含阿魏酸二十四烷醇酯（tetracosylferulate）、正三十二烷醇（*n*-dotriacontanol）、胡萝卜苷（daucosterol）、aviculin、木栓醇（friedelan-3β-ol）、无羁萜（friedelin）等成分[2,3]。

【药理毒理】　1. 抗菌、抗病毒作用：黑面神浸膏稀释液对金黄色葡萄球菌、绿脓杆菌、大肠杆菌、福氏痢疾杆菌、甲型链球菌均有很强的抑菌作用。对腺病毒、水疱性口炎病毒有细胞毒性。2. 其他作用：黑面神全株提取物（100~500μg/ml）对鼠的 RNA 病毒反转录酶和人的 DNA 聚合酶有抑制作用[4]。3. 毒性：能刺激胃肠道黏膜，损害肝细胞等[1]。

参 考 文 献

［1］周立国. 中药毒性机制及解毒措施. 北京：人民卫生出版社，2006：85

［2］Fu G M，Yu B Y，Zhu D N. Study on chemical constituents from *Breynia fruticosa*. J China Pharm Univ，2004，35（2）：114-116

［3］浮光苗，徐增莱，余伯阳，等. 民间药物黑面神化学成分研究. 中国中药杂志，2004，29（11）：1052-1054

［4］江苏新医学院. 中药大辞典（下册）. 上海：上海科学技术出版社，1977：2386

（熊姝颖）

124. *Brucea javanica*(鸦胆子)

【民族药名】 鸦胆子(通称);"特哪夹乌"、岩节(阿昌族);"皮反龙"、苦参子、麂子肠(傣族);"桑毕"(德昂族);"生鼠柯"(基诺族);"桑毕"(景颇族);"黑润-劳斯力格-乌日"(蒙古族)。

【来源】 苦木科植物鸦胆子 *Brucea javanica*(L.)Merr. 的根、叶、果实。果实有毒。秋季、冬季果实成熟,待果皮变黑色时,分批采收,扬净,晒干;根、叶适时采集,除去泥土及杂质,晒干。

常绿灌木或小乔木,高 1.5~3(8)m,全株被黄色柔毛。小枝具有黄白色皮孔。奇数羽状复叶互生,长 20~40cm;小叶 5~11,通常 7,对生,卵状披针形,长 4~11cm,宽 2~4.5cm,先端渐尖,基部宽楔形,偏斜,边缘具三角形粗锯齿,上面疏被、下面密被伏柔毛,脉上尤密。聚伞状圆锥花序腋生,狭长,可达 50cm;雄花序长于叶,萼片 4,卵形,长不及 0.1cm,外被淡黄色硬伏毛,边缘疏生腺体,花瓣 4,长圆状披针形,外面有硬毛,花盘发达,半球形;雌花序短于叶,萼片、花瓣同雄花,但稍大,雄蕊具不发育的花药,花盘杯状,4 浅裂,心皮通常 4,卵圆形,无毛,花柱反折,紧贴子房。核果椭圆形,紫红色转黑色,长约 0.8cm,宽 0.5~0.6cm,干时具凸起的网状皱纹,略偏斜。花期 4~6 月,果期 8~10 月。

生于海拔 950~1000m 的石灰山疏林中。分布于福建、台湾、广东、海南、广西、贵州、云南等地。

【炮制】 果实制霜后降低毒性。制霜法:将鸦胆子打碎去壳,用吸水纸包种仁捣碎,油浸透纸后,再换吸水纸,反复将油吸干。

【药用经验】 阿昌族 果实:用于阿米巴痢疾、疣鸡眼(《德宏药录》)。傣族 果实:用于贫血、皮肤瘙痒(《傣医药》)。用于久泻、痢疾、鸡眼。叶用于脾肿大、湿疹、毒虫咬伤《滇省志》。根、叶:用于贫血、皮肤瘙痒(《傣药录》)。德昂族 效用同阿昌族(《德宏药录》)。基诺族 果实用于疟疾;种仁外治鸡眼、肉疣《基诺药》。景颇族 果实:效用同阿昌族(《德宏药录》)。蒙古族 果实:用于阿米巴痢疾、疟疾;外治赘疣、鸡眼(《蒙药》)。维吾尔族 果实:用于久泻、菌痢和阿米巴痢疾、疔疮疖肿、赘疣、鸡眼和肠道寄生虫(《维药志》)。壮族 果实:用于阿米巴痢疾《桂药编》。

【使用注意】 本品有毒,《中国药典》规定本品日用量 3~9g,不可过量内服,孕妇及年老体弱者禁服;生用及肝肾功能不全者易中毒。对胃肠道有刺激作用,可引起恶心、呕吐、腹痛,应避免直接吞服或嚼服;对肝肾亦有损害,故不宜多服久服,脾胃虚弱呕吐者禁服[1]。

【中毒与解毒】 临床应用鸦胆子的毒性反应发生率较高,即使较低剂量连续给药也会出现慢性中毒,成人服 12 粒即有中毒危险。表现为恶心、呕吐、食欲不振、头昏、乏力等,发生率平均为 78.3%。除上述症状外尚有胃肠道充血、四肢麻木或瘫痪、昏迷、抽搐等。局部应用对皮肤和黏膜有强烈的刺激性,个别人发生过敏反应。长期用药可发生蓄积性中毒。解毒措施:(1)催吐。(2)用温水或者 1:5000 的高锰酸钾溶液洗胃后,给予 10% 的药用活性炭混悬液 100~200ml,酌用泻药。(3)静脉点滴葡萄糖、盐水。(4)口服或注射维生素 B_1、维生素 B_6、维生素 B_4。(5)昏睡、呼吸困难时吸氧,酌情选用中枢兴奋剂如苯甲酸咖啡因、尼可刹米、山梗菜碱等,必要时可行人工呼吸。亦可用甘草 9g 水煎服。或用甘草 30g、远志 9g、沙参 15g、焦地榆 9g、血余炭 9g、三七 1.5g(打碎冲服),水煎服,以止肠胃道之出血[1]。

【药材鉴定】 性状 核果卵形或椭圆形,略扁,长 0.6~1cm,直径 0.4~0.7cm,表面黑色,有隆起网状皱纹,顶端有鸟嘴状短尖的花柱残基,腹背两侧有较明显的棱线,基部钝圆,有凹点状果柄痕,果肉易剥落;果核坚硬,破开后内面灰棕色平滑,内含种子1颗。种子卵形,长0.4~0.7cm,直径0.3~0.5cm,表面乳白色或黄白色,有稍隆起的网纹,顶端短尖,呈鸟嘴状,其下有长圆形种脐,近基部有棕色圆形合点,种脐与合点间有稍隆起的种脊;种皮薄,胚乳和胚富油性。气微特异,味极苦[2]。

显微特征　果实横切面:外果皮最外1列表皮细胞较小,有气孔;其内为2~3列类方形薄壁细胞,内含红棕色物。中果皮为6~20余列类圆形薄壁细胞,中部维管束排列成环状,薄壁细胞含草酸钙簇晶,直径12~50μm。内果皮由2条石细胞环带及1条厚壁细胞环带构成,向外形成多个角状突起;外侧环带为1~5列大形石细胞,类圆形或方圆形,直径25~75μm,壁较厚,木化,壁孔和孔沟明显;中部环带为1~6列厚壁细胞,壁稍木化,壁孔及孔沟不明显,胞腔内含棕黄色物,近内侧的胞腔内有草酸钙方晶,直径8~20(~30)μm;内侧环带最宽,为多列纵横交织的石细胞团,细胞界限多不明显,壁甚厚,有孔沟,木化较强。种皮表皮细胞1列;其内为1至数列营养层薄壁细胞;再内为狭窄的黏液层;胚乳及子叶薄壁细胞充满糊粉粒和脂肪油[2]。

【化学成分】　含有具抗癌活性、结构上类似苦木素(quassin)的苦味成分30余种:鸦胆子苦素(bruceine)A~I、鸦胆子苦醇(brusatol)、去氢鸦胆子苦醇(dehydrobrusatol)、去氢鸦胆亭醇(dehydrobruceantinol)、去氢鸦胆子苦素(dehydrobruceine)A和B、二氢鸦胆子苦素(dihydrobruceine)、鸦胆亭(bruceantin)、鸦胆亭醇(bruceantinol)、鸦胆子酮酸(bruceaketolic acid)、鸦胆子苦素 E-2-葡萄糖苷(bruceine E-2-β-D-glucopyranoside)、鸦胆子苦烯(bruceene)、鸦胆子苦内酯(yadanziolide)A~D、鸦胆子苷(yadanzioside)A~P、双氢鸦胆子苷 A和 G、鸦胆子苦苷(bruceoside)A和B、鸦胆子双内酯(javanicin)等。又含黄花菜木脂素 A(cleomiseosin A)、4-乙氧甲酰基喹诺-2-酮(4-ethoxycarbonyl-2-quinolone)、香草酸(vanillic acid)、金丝桃苷(hyperin)、木犀草素-7-O-β-D-葡萄糖苷(luteolin7-O-β-D-glucoside)、胡萝卜苷(daucosterol)。又含鸦胆子油,主要为油酸(oleic acid)、亚油酸、棕榈酸、巴豆酸、邻苯二甲酸二异丁酯、3,4′-二羟基苯基乙基酮、三油酸甘油酯(glycerol trioleate)等。尚含 β-谷甾醇、豆甾醇、(−)-threo-guaiacylglycerol-8-O-4′-(coniferylalcohol) ether、(20R)-O-(3)-α-L-arabinopyranosyl-pregn-5-ene-3β, 20-diol (3β, 20R)-3-hydroxypregn-5-en-20-yl-α-D-glucopyranosid、毛地黄黄酮、芹菜素、槲皮素、2-[4-(3-hydroxy-1-propenyl)-2-methoxyphenoxy]-1, 3-propanediol、bis (2-ethylhexyl) phthalate、bruceajavanin C、cucumegastigmanes I、2, 3-dihydroxy-1-(4-hydroxyphenyl)-1-propanone、dysosmarol、槲皮素-3-O-β-D-半乳糖苷(quercetin-3-O-β-D-galactoside)、鸦胆因(bruceine)、鸦胆子酚(brucenol)、鸦胆子酸(bruceolic acid)、腺嘌呤核苷、陆地棉苷、citroside A、1H-isoindole-1-acetic acid、oxanosine 等[2-5]。

【药理毒理】　1. 抗寄生虫作用:(1)抗疟原虫作用:有效成分鸦胆子苦素 A、鸦胆子苦素B、鸦胆子苦素 C、鸦胆子苦素 D、去氢鸦胆子苦素 A、鸦胆子苦醇、鸦胆子苷 A、鸦胆子苷 F、鸦胆子苷 I 的 IC_{50}(μg/ml)分别为 0.011、0.011、0.005、0.015、0.046、0.003、0.031、5.00、22.04。(2)抗阿米巴原虫作用:1%鸦胆子水浸液体外试验,15~20分钟能杀死阿米巴原虫。此外,鸦胆子丁醇提取物、苦木素、鸦胆子苦素 C 和鸦胆亭在体外能明显抑制溶组织内阿米巴原虫的作用,其 IC_{50}(μg/ml)分别为 8.25、0.50、10.00、0.35。(3)抗其他寄生虫作用:鸦胆子粗提物能驱除犬肠道线虫和绦虫,对钩虫有极强的驱除杀灭作用;对鞭虫、蛔虫有驱除作用;5%~10%鸦胆子冷浸液可杀灭蚊幼虫[2]。2. 抗肿瘤作用:鸦胆子苷 A、胆子苷 B 具有明显的抗艾氏腹水癌、瓦克256 肉瘤以及 P388 淋巴白血病作用[2]。鸦胆子油在体外能诱导白血病细胞(U937)细胞凋亡[6]。鸦胆子油乳对肝癌细胞 SMMC7721 在体外有显著的抑制增生作用,作用机制是诱导细胞凋亡,阻滞细胞(G_0/G_1)周期,抑制 p53 和 Bcl2 的表达,抑制 p53 途径起主导作用[7]。

3. 抗溃疡作用:鸦胆子乳剂治疗消化道溃疡的疗效优于甲氰咪呱等常规抗溃疡药物[8]。抗消化道溃疡的主要作用是能有效抑制幽门螺杆菌[9,10]。4. 降血脂作用:通过测定高脂血症沙鼠血清中卵磷脂胆固醇酰基转移酶活性的变化,研究鸦胆子油口服乳剂的降血脂作用,结果表明鸦胆子油可明显降低高脂血症沙鼠血液中的甘油三酯和总胆固醇水平,并能升高血清卵磷脂胆固醇酰基转移酶活性[11]。5. 对心血管系统的作用:去油鸦胆子浸剂及其他粗提物静脉注射,可使犬血压暂时下降,对在位和离体心脏有抑制作用,此作用不因切断迷走神经或注射阿托品而消失。6. 对平滑肌器官的作用:鸦胆子的各种浸出物均能兴奋离体子宫、小肠及在位小肠[5]。7. 毒性:给雏鸡肌内注射鸦胆子煎剂,LD_{50} 为 0. 25g/kg;给雏鸡灌胃鸦胆子煎剂的 LD_{50} 为 0. 4g/kg;小鼠尾静脉注射鸦胆子水针剂,LD_{50} 为 2. 16g/kg。小鼠灌胃急性毒性实验研究结果,鸦胆子水提组分 LD_{50} 为 4. 02g/kg,相当于药典规定的人日用量的 23. 5 倍;鸦胆子醇提组分 LD_{50} 为 3. 32g/kg,相当于药典规定的人日用量的 19. 37 倍[12]。鸦胆子水提醇提组分 0. 065 ~ 0. 13g/kg 多次给药可对动物肝脏和肾脏产生一定的毒副作用,尤以对肾脏的毒副作用更为明显,具体表现为血清 ALT、AST 活性和 Cr、BUN 含量的升高,肝体比值和肾体比值的增大[13]。亚急性毒性实验表明:给家兔注射鸦胆子油静脉乳 10g/kg,其体重、肝功能、肾功能、血象均无明显变化。肿瘤患者每周静脉滴入鸦胆亭 1. 6 ~ 6mg/ml,每 4 周一疗程,间隔 2 周进行下一疗程。治疗期间有恶心、呕吐现象,肝功能不良者症状更严重,另伴有发热、脱发、低血压,对造血系统毒性反应不明显[2]。

参 考 文 献

[1] 杨仓良. 毒药本草. 北京:中国中医药出版社,1993:315-317

[2] 《中华本草》编委会. 中华本草(第 5 册). 上海:上海科学技术出版社,1999:7-12

[3] 刘建华. 鸦胆子化学成分的研究. 上海交通大学硕士学位论文,2009:68,69

[4] 汪洪武,刘艳清,严子军,等. 不同方法提取鸦胆子挥发油化学成分的 GC-M 分析. 精细化工,2011,28(7):668-671

[5] 杨峰,于红,王凤礼,等. 鸦胆子的研究概况. 黑龙江医药,1998,11(2):112,113

[6] 李英,徐功立,李颖,等. 鸦胆子油乳通过 caspase3 途径诱导 U937 细胞凋亡. 临床血液学杂志,2004,17(3):154-156

[7] 马力,张月宁. 鸦胆子油诱导肝癌细胞凋亡及对相关基因表达的影响. 世界华人消化杂志,2004,12(3):559-562

[8] 袁佩英. 鸦胆子乳剂治疗消化道溃疡的临床分析. 中国新药杂志,1993,2(2):43,44

[9] 袁佩英. 鸦胆子乳剂抑制幽门螺杆菌的临床研究. 山西中医,1992,8(6):20-25

[10] 杜平华,朱世真,李智成. 中药材鸦胆子对幽门螺杆菌体外抗菌作用的研究. 医学检验杂志,2001,2(6):397,398

[11] 于晓光,张淑杰. 高脂血症沙鼠组织中某些酶活性的变化及药物降脂作用的研究. 哈尔滨医科大学学报,1997,31(1):12,13

[12] 郑世存,栾永福,罗栋,等. 鸦胆子不同组分发挥抗炎作用的安全范围研究. 中国药物警戒,2012,9(7):387-391

[13] 杨倩,吕莉莉,张丽美,等. 鸦胆子不同组分抗炎与伴随毒副作用研究. 中国药物警戒,2011,8(6):336-338

(孙荣进　陈吉炎　马丰懿　陈树和)

125. *Buddleja asiatica* (驳骨丹)

【民族药名】　狭叶醉鱼草(白族);"梦换夯妈"(傣族);"血脯"(侗族);"喝咪"(基诺族);白背枫、"戛烂此"(傈僳族);白鱼尾、"白鱼鱼可"、溪桃、野桃(畲族);"里娄"、七里香(彝族);"可茶买"(壮族)。

【来源】　马钱科植物驳骨丹(白背枫)*Buddleja asiatica* Lour. 的根、茎、叶、花、果实、全株。有小毒。根、茎随用随采,切片,晒干;8 ~ 9 月采叶,鲜用或晒干用。

灌木或小乔木,高 2~6m;小枝圆柱形,嫩时被白色或浅黄色绒毛。叶对生,有短柄,披针形,长 5~12cm,宽 1~3cm,顶端渐尖,基部楔形,全缘或有细锯齿,上面绿色,无毛,下面有白色或浅黄色绒毛。花序为顶生、腋生的总状或圆锥花序,细长而下垂,长 5~18cm,被绒毛;花白色,芳香,近无柄;花萼长约 2mm,4 裂,被毛;花冠筒长 2~4mm,外面被柔毛,裂片 4,近圆形;雄蕊着生于花冠筒中部;子房无毛。蒴果卵形,长约 5mm;种子多数,细小,无翅。花期 1~10 月,果期 3~12 月。

生于河岸沙石地、向阳山坡。分布于湖北、四川、云南、贵州、广东、台湾、福建。

【药用经验】 白族 根、叶:用于关节炎、跌打损伤、无名肿痛(《大理资志》)。傣族 根:用于胎位不正、胎动不安。全株:用于感冒、牙痛、膀胱炎、尿道炎、尿闭、风湿。叶:用于跌打瘀血、外伤出血。花:用于百日咳、肺结核、肝炎。果实:用于小儿蛔疳、咳嗽(《滇省志》)。侗族 根:用于咳嗽(《桂药编》)。基诺族 根:用于小儿脐风、惊风(《基诺药》)。傈僳族 全株:用于产后头风痛、胃寒作痛、风湿关节痛(《怒江药》)。畲族 根、茎、叶、果实:用于风寒发热、头身疼痛、胃腹虫痛、头晕眩呕、蛔虫疳积(《畲医药》)。彝族 效用同傣族(《滇药录》)。壮族全株:用于湿疹、疮疖(《桂药编》)。

【化学成分】 花含 6-*O*-(3″,4″-dimethoxycinnamoyl)catalpol、β-谷甾醇(β-sitosterol)、豆甾醇(stigmasterol)、豆甾醇-3-*O*-葡萄糖苷(stigmasterol-*O*-glucoside)、胡萝卜苷(daucosterin)、甲基梓醇(methyl catalpol)、梓醇(catalpol)、桃叶珊瑚苷(aucubin)、异麦角甾苷(isoacteoside)、麦角甾苷(acteoside)、密蒙花苷 A(mimengoside A)、地奥司明(diosmin)、蒙花苷(linarin)、甘露醇(mannitol)、蔗糖[1];叶含 1-*O*-β-D-glucopyranosyl-2-methoxy-3-(2-hydroxytriaconta-3,12-dienoate)-glycerol、3-*O*-[α-L-rhamnopyranosyl-1→4)-β-D-glucopy-ranosyl-(1→3)]-[β-D-glucopyranosyl-(1→2)]-β-D-fucopyr-anosyl-olean-11,13 (18)-diene-3β,23,28-triol、3-*O*-[α-L-rha-mnopyranosyl-(1 → 4)-β-D-glucopyranosyl-(1→4)-β-D-glucopyranosyl-(1→3)]-β-D-fucopyra-nosylolean-11,13(18)-diene-3,23,28-triol、3-*O*-[α-L-rhamnopyranosyl-(1→4)-β-D-glucopyranosyl-(1→3)]-[β-D-xylopyranosyl-(1→2)]-β-D-glucuronopyranosyl-acid-olean-11,13(18)-diene-3β,23,28-triol[2]、buddlin[3]。

【药理毒理】 1. 护肝作用:驳骨丹根和花的醇提取物具有明显的抗肝毒活性,效果几乎与水飞蓟素相当[1]。2. 抗氧化作用:叶醇提物的正丁醇部位显示强的清除 DPPH⁻自由基、过氧化氢的能力(SC₅₀ = 11.99μg/ml,18.54μg/ml)[2]。3. 抗炎活性:茎提取物具有显著的抑制环氧化酶(COX)的活性[3]。

参 考 文 献

[1] El-Domiaty M M, Wink M, Abdel Aal M M, et al. Antihepatotoxic activity and chemical constituents of *Buddleja asiatica* Lour. Naturforsch C. ,2009,64:11-19

[2] El-Sayed M M, Abdel-Hameed el S S, Ahmed W S, et al. Non-phenolic antioxidant compounds from *Buddleja asiatica*. Naturforsch C. ,2008,63:483-491

[3] Chen H, Xu C, Liu D Q, et al. Buddlin, a new compound from *Buddleja asiatica*. Fitoterapia,2005,76(6):588,589

(杨新洲)

126. *Buddleja davidii*(吊扬尘)

【民族药名】 "戛拉者"(傈僳族);吊扬尘、风湿灵(土家族)。

【来源】 马钱科植物大叶醉鱼草 *Buddleja davidii* Franch. 的根、根皮、嫩枝、叶、花序、全株。

有毒。夏季、秋季采集枝叶或全株,鲜用或晒干用;春季、秋季采挖根,洗净,晒干或剥皮晒干。

灌木,高1~3m;嫩枝、叶背、花序均密被白色星状绵毛,小枝略呈四棱形。叶对生,卵状披针形至披针形,长5~20cm;宽1~5cm,顶端渐尖,基部圆渐狭,边缘疏生细锯齿,上面无毛,下面密被白色星状绒毛。花有柄,淡紫色,芳香,长约1cm,由多数小聚伞花序集成穗状的圆锥花枝;花萼4裂,密被星状绒毛;花冠筒细而直,长7~10mm,外面疏生星状绒毛及鳞毛,喉部橙黄色;雄蕊着生于花冠筒中部;子房无毛。蒴果条状矩圆形,长6~8mm,无毛或稍有鳞毛;种子多数,两端有长尖翅。花期5~10月,果期9~12月。

生于丘陵、沟边、灌丛。分布于湖北、湖南、江苏、浙江、贵州、云南、四川、陕西、甘肃、西藏等地。

【药用经验】 傈僳族 根皮、叶:用于风湿关节痛、跌打损伤、骨折(《怒江药》)。土家族 根、嫩枝或全株:用于风湿麻木、跌打损伤、风寒感冒、皮肤瘙痒、湿疹、烧烫伤(《土家药》)。叶或花序:用于皮肤痒、湿疹、烧烫伤[1]。

【药材鉴定】 性状 茎略呈方柱形,长短不一,分枝较多;表面黄褐色或黑棕色,四角有棱线;质硬而脆,易折断,断面不平整,皮部黄棕色,折断时易成片状剥离,中部有较大的髓,成灰白色,较老的茎常中空。叶对生,有柄;叶片多皱缩,破碎,完整者展平后成狭卵状或卵状披针形,长2~13cm,宽0.5~5cm;顶端渐尖,基部楔形至宽楔形或钝,边缘有细锯齿;上表面暗绿色、黄棕色或黑棕色,有的被短毛,下表面灰白色至黄褐色,密被灰白色短绒毛。气微,茎味淡微涩而麻舌,叶味涩而麻舌。

显微特征 (1)茎横切面(直径约2mm):呈类椭圆形或类矩圆形,四角有脊状突起,突起先端较宽钝或较尖。表皮细胞1列,呈角质化增厚,外侧具单细胞或两细胞腺头的腺毛,腺头长椭圆形或类圆形,直径30~40μm,腺柄单细胞。非腺毛少见。皮层窄,纤维群排列成几乎完整或断续的环带,纤维壁稍厚或较厚,薄壁组织间散有单个石细胞。纤维群带内侧为2列至数列排列较整齐的薄壁细胞,为黄棕色。维管束外韧型。韧皮部窄,黄棕色,偶见厚壁组织散在。形成层不明显。木质部较窄,由导管、纤维和木薄壁细胞组成,导管单个散在且靠近髓部导管较大,分布较密,呈类圆形、类椭圆形或不规则多边形,呈径向排列。木射线1~2列。髓部大,约占横切面的1/2,薄壁细胞大,呈类圆形或多边形,纹孔清晰。(2)叶横切面:主脉在下表皮处显著突出。上下表皮细胞各1列,略有角质化增厚。上表皮细胞长扁圆形,主脉处上表皮外偶见单细胞腺头的腺毛。下表皮细胞扁圆形或类圆形,外侧密被星状非腺毛和腺毛,星状非腺毛2~5分枝,长可达450μm,柄长,可至50μm。腺毛腺头细胞1~2个,类圆形至长椭圆形,直径15~53μm,有单细胞柄。主脉处星状非腺毛较少,腺毛较多。上下表皮内各有数列厚角组织。维管束新月形,韧皮部较窄。木质部主要由导管和木射线组成,导管较发达,多3~7个径向排列,为类圆形和类椭圆形,直径9~15μm。栅栏组织细胞1~2列,长柱状,约占叶片厚度的1/2,壁稍弯曲,主脉处无栅栏组织。(3)茎、叶粉末:呈浅黄棕色。星状非腺毛众多,2~5细长分枝,4分枝的较多,分枝长度为(25)205~450μm,较直、略弯曲或扭曲,先端渐尖,胞腔较大,柄清晰可见,长至50μm。腺毛腺头顶面观多为2个卵形、长椭圆形或长肾形紧贴的细胞,侧面观为类球形,直径15~58μm。石细胞少见,单个散在或成群,长方形、类方形,壁薄或稍厚,纹孔明显,孔沟可见,直径约50μm。纤维多成束且碎断,长70~1260μm,完整者长达3410μm以上,断面稍平截。导管多为螺纹导管和具缘纹孔导管,直径10~30μm。叶肉薄壁组织含有大量细小草酸钙簇晶,直径6~13μm,栅状细胞1~2列。表皮细胞成片,细胞表面观呈长方形和类方形。

【化学成分】 根及叶含醉鱼草素(buddledin)A~E[2,3]、顺式及反式肉苁蓉苷(cistanoside)[4]、松柏醛(coniferaldehyde)、蛇菰脂醛素(balanophomin)、丁香树脂酚(syringaresinol)、醉

鱼草醇（buddlenol）A ~ F[5]、洋丁香酚苷（acteoside）[6]、毕日多苷（biridoside）[6]、刺槐素-7-_O_-芸香糖苷（acacetin-7-_O_-rutinoside）、角胡麻苷（martynoside）[6]、醉鱼草胺碱（buddarnine）[7]、车前草苷（plantainoside）C、异洋丁香酚苷（isoacteoside）、天人草苷（leucosceptoside）A 和 B、异角胡麻苷（isomartynoside）、焦地黄苯乙醇苷 D（jionoside D）、蒙花苷（linarin）、安哥罗苷（angoroside）C、6-阿魏酰筋骨草醇（6-feruloyl ajugol）[8]、buddlindeterpene B、deacetyldihydrobuddledin A、dihydrobuddledin C、suberosol B、gadain、扁柏脂素（hinokinin）[9]，及 10 个苯丙素苷类成分[10]。

【药理毒理】 1. 抗氧化活性：从总提取物正丁醇溶的部位分离到的 10 个苯丙素苷类成分具有显著的 OH⁻ 自由基清除活性、ROS 抑制活性、过氧亚硝基 ONOO⁻ 清除活性[10]。2. 神经细胞保护活性：从大叶醉鱼草中分离到的蒙花苷（linarin）具有显著的乙酰胆碱酯酶抑制和神经保护活性[10]。3. 抗肿瘤作用：大叶醉鱼草的提取物对 L929 细胞和宫颈癌细胞的增殖均有抑制作用，其中石油醚提取物的抑制作用最为明显，浓度为 50μg/ml 的石油醚提取物对肿瘤的抑制率可达 70% 以上；并且各提取物均表现出较强的细胞毒作用。单体化合物的抗肿瘤活性实验中，倍半萜类物质显示出较强的抗肿瘤活性，以 buddledin A 细胞毒性最强[11]。4. 杀虫活性：50% 的乙醇提取液具有强烈胃毒作用，杀虫效果可达 50%；75%、100% 的乙醇提取液的触杀效果均在 80% 左右[11]。5. 毒性：大叶醉鱼草中分离得到的醉鱼草素 A、B 和 C（buddledin A、B、C）有杀鱼的作用，研究发现反式双键的存在和 C3 酮基取代为活性所必需的两个条件。其醇提物对蝗虫有胃毒作用和触杀作用，不同浓度的醇提物对蝗虫的胃毒和触杀强度不同；胃毒试验证实，浓度为 50% 的乙醇提取液杀虫效果能达到 50%，胃毒作用最强；触杀试验中，乙醇提取液中乙醇的浓度越高，作用越强，效果越好，100% 的乙醇提取液的触杀效果达到 80%。此外，大叶醉鱼草的水提取液对蝗虫也有一定的触杀作用[12]。

【附注】 同属植物巴东醉鱼草（_Buddleja albiflora_ Hemsl.）在湖北土家族与本种同等入药，为“吊扬尘”的另一植物来源。有毒。

参 考 文 献

［1］万定荣,钱桢,雷永恕,等. 鄂西土家族常用抗风湿植物药. 中国中药杂志,1993,18(10):192

［2］Yoshida T,Nobuhara J,Uchida M,et al. Buddledin A,B and C,piscicidal sesquiterpenes from _Buddleja davidii_ Franch. Tetrahedron Lett. ,1976,41:3717-3720

［3］Yoshida T,Nobuhara J,Uchida M,et al. Studies on the constituents of _Buddleja_ species. II. Buddledin C,D and E,new sesquiterpenes from _Buddleja davidii_ Franch. Chem. Pharm. Bull. ,1978,26:2543-2549

［4］Honghton P J,Candau M. Phenylethanoid glycosides in _Buddleia davidii_. J. Nat. Prod. ,1985,48:1005-1007

［5］Honghton P J. Lignans and neolignans from _Buddleja davidii_. Phytochemistry,1985,24:819-826

［6］《中华本草》编委会. 中华本草(第 6 册). 上海:上海科学技术出版社,1999:208,209

［7］Roeder E,Wiedenfeld H,Hoenig A. Isolierung eines neuen trizyklischen Piperidinalkaloids aus_Buddleja davidii_. Planta Med. ,1985,51(2):164-165

［8］Yamamoto A,Nitta S,Miyase T,et al. Phenylethanoid and lignan iridoid complex glycosides from roots of _Buddleja davidii_. Phytochemistry,1993,32:421-425

［9］张雯,唐生安,段宏泉. 吊扬尘化学成分研究. 中药材,2009,32:515-517

［10］Ahmad M,Alam M,Wang F. Antioxidant phenylpropanoid glycosides from _Buddleja davidii_. J. Enzyme Inhib. Med. Chem. ,2009,24:993-997

［11］张雯. 吊扬尘化学成分及其生物活性研究. 天津医科大学博士学位论文,2009:10

［12］李顺举,王艳波,刘志杰,等. 大叶醉鱼草提取液杀蝗虫活性的研究. 安徽农业科学,2008,36:1490,1491

（应　程　杨新洲　万定荣）

127. *Buddleja lindleyana*(醉鱼草)

【民族药名】 "血脯"(侗族);红鹅蒿、毒鱼藤、"波折越"(畲族);钓鱼杆、吊扬尘(土家族)。

【来源】 马钱科植物醉鱼草 *Buddleja lindleyana* Fort. 的根、全草。有毒。根全年可采,全草夏季、秋季采集,晒干。

灌木,高约 2m;小枝具 4 棱而稍有翅;嫩枝、嫩叶背面及花序被细棕黄色星状毛。叶对生,卵形至卵状拔针形,长 5~10cm,宽 2~4cm,顶端渐尖,基部楔形,全缘或疏生波状牙齿。花序穗状,顶生,直立,长 7~20cm;花萼、花冠均密生细鳞片;花萼裂片三角形;花冠紫色,稍弯曲,长约 1.5cm,径约 2mm,筒内面白紫色,具细柔毛;雄蕊着生于花冠筒下部。蒴果矩圆形,长约 5mm,被鳞片;种子多数,细小,无翅。花期 5~6 月,果期 7~9 月。

分布于江苏、浙江、安徽、江西、福建、广东、湖南、湖北、四川。

【药用经验】 侗族 根:用于跌打损伤、烧烫伤(《桂药编》)。畲族 全草:用于支气管炎、咳嗽、哮喘、风湿性关节炎、蛔虫病、跌打损伤;外用于创出血、烧烫伤。并作杀蛆灭孑用《畲医药》。土家族 全草:用于跌打损伤、骨痛、身痛、劳伤、咳嗽(《土家药》)。瑶族 全草:用于支气管炎、咳嗽、哮喘、风湿性关节炎、跌打损伤、外伤出血、腮腺炎、烧烫伤。并用于杀灭蛆孑孓(《湘蓝考》)。

【使用注意】 孕妇忌服。

【中毒与解毒】 能麻痹呼吸中枢及血管运动中枢,刺激胃肠黏膜,从而导致呼吸困难、四肢麻木、全身无力、面色苍白、头晕、呕吐、腹痛、震颤等症。解毒方法:可洗胃、导泻;服用糖水或静脉滴注葡萄糖盐水;肌肉注射维生素 B_1、维生素 B_6 等措施解救[1]。

【药材鉴定】 性状 茎呈方柱形,长短不一,表面灰棕色,有较多分枝,四角有明显棱状突起,嫩枝有灰色毛;质硬脆,易折断,断面不平整,皮部易成片状或纤维状脱离,中部有较大的髓,呈灰白色。叶对生,或在幼枝上互生,叶片皱缩,质脆,易碎,完整者展平后呈卵圆形至卵圆状披针形或长圆形,长 2.5~9cm,宽 1.5~4cm,先端渐尖,基部楔形至宽楔形或圆,边缘全缘或疏生不规则波状齿,上表面暗绿色或深褐色,幼叶有短毛,下表面淡灰绿色或黄褐色,被短绒毛。气微,茎味涩,叶味涩而苦,略麻舌。

显微特征 (1)茎横切面(直径 2~3 mm):呈类方形或矩圆形,四角具狭长脊状突起,脊状突起的先端较宽。表皮细胞 1 列,长椭圆形,表皮外可见多细胞星状非腺毛、非腺毛和腺毛;星状非腺毛 1~2 细胞,其上有 2~6 个分枝;腺毛单细胞头单细胞柄,腺头呈切向延长的长矩圆形,柄短。皮层较窄,石细胞多数个成群或单个散在(老茎更多);纤维甚多,多成群,排列成断续的环带,纤维壁极厚或较厚。维管束外韧型。韧皮部甚窄,黄棕色,外侧由 1~3 列(老茎列数更多)扁圆形纤维构成断续的环带,纤维壁略厚或较厚,胞腔较大。形成层不明显。木质部宽,主要由导管、木纤维和木薄壁细胞组成,导管较少,多单个散在,呈多边形、类矩圆形、类方形,径向排列;纤维多呈多边形,壁较厚。木射线由 1~2(3)列细胞组成。髓部相对较大,约占维管束的 1/3,由薄壁细胞组成,薄壁细胞呈多边形或类圆形,排列较紧密,纹孔清晰,呈类椭圆形或类圆形。(2)茎、叶粉末:呈浅黄棕色。星状非腺毛多,无色至淡黄色,具 2~8 个较短且略弯曲、弯曲或稍扭曲的分枝,分枝长短不等,长 8~88μm,基部较粗,先端较尖或圆钝,胞腔较大或细狭,各分枝集生于一短的非腺毛柄上。腺毛少见,腺头 1~2 细胞,单细胞腺头呈类圆形或长椭圆形,直径 9~15μm,长可达 25μm;两细胞腺头顶面观略呈长肾形,短径 10~15μm,长径 22~

50μm。石细胞多数个成群或排成长条状,呈长方形、类方形、长矩圆形,短径 12~40μm,长径 30~120μm,壁略厚,有的壁厚薄不均,一面厚于另三面,纹孔、孔沟明显。纤维众多,淡黄色至黄棕色,成束或单个散在,多细长且已碎断,壁较直,末端圆钝、钝或稍钝,直径 7~25μm,完整者长可达 1400μm 以上,壁较厚,胞腔细狭或较大,有的纹孔、孔沟甚为明显。导管为螺纹导管和具缘纹孔导管,直径 17~40μm,螺纹导管螺旋状增厚纹理密集。叶肉组织碎片可见,栅状细胞 2~3 列。

薄层色谱 取本品粉末 1g,置于 100ml 锥形瓶中,加入无水乙醇 30ml,45℃超声处理 60 分钟,滤过,滤液蒸干,加入无水乙醇 3ml 使溶解,作为供试品溶液。另取醉鱼草对照药材 1g,同法制成对照药材溶液。分别吸取上述 2 种溶液 10μl,点于同一以羧甲基纤维素钠为黏合剂的硅胶 G 薄层板上,以甲苯-甲酸乙酯-甲酸(14:4:1)常温下放置的下层溶液为展开剂,展开,取出,晾干,喷以 1% 三氯化铝试液,在 105℃下加热至斑点显色清晰,置紫外光灯(365nm)下检视。供试品色谱在与对照药材色谱相应的位置上,显相同颜色的荧光斑点。

【化学成分】 花和叶含醉鱼草苷(baddleoside)、刺槐素(acacetin)等黄酮类化合物[2]。全草含环烯醚萜苷类成分,如 6-*O*-阿魏酰筋骨草苷(6-*O*-feruloylajugol)、赤式-6-*O*-4′-(3-甲氧基-4-羟基苯丙三醇-8″)-阿魏酰筋骨草苷[erythro-6-*O*-4′-(3-methoxyl-4-hydroxyphenylglycol-8″)-feruloylajugol]、苏式-6-氧-4′-(3-甲氧基-4-羟基苯丙三醇-8″)-阿魏酰筋骨草苷[threo-6-*O*-4′-(3-methoxyl-4-hydroxyphenylglycol-8″)-feruloylajugol][3];萜类化合物:齐墩果酸(oleanolic acid)、熊果酸(ursolic acid)、白桦脂酸(betulin acid)、菲(phenanthrene)、醉鱼草二萜 A;苯丙素酚苷类:毛蕊花苷(verbascoside)、松果菊苷(海胆苷,echinacoside)、异类叶升麻苷(isoacteoside)、citanoside A、天人草苷 A 和 B(leucosceptoside A,B)、pedicularioside A、arenarioside 和醉鱼草苯乙醇苷 A;倍半萜类化合物:buddlindeterpene A-C,醉鱼草倍半萜 A 和 B。另含香草酸(vanillic acid)、7,4′-二羟基异黄酮(daidzein)、二十八碳酸(octacosanoic acid)、β-谷甾醇葡萄糖苷(β-sitosterol-3-*O*-β-D-glucopyranoside)、豆甾醇葡萄糖苷(stigmasterol-3-*O*-β-D-glucopyranoside)、α-菠菜甾醇葡萄糖苷(α-spinasterol-3-*O*-β-D-glucopyranoside)、大豆异黄酮、蒙花苷(linarin)[4~7]。还含醉鱼草皂苷 Ⅱ、Ⅲ(buddlejasaponin Ⅱ、Ⅲ)[8]。尚含 bud-dledones A、B[9]。果实含三萜皂苷类,如密蒙萜苷 H、I(mimengosides H,I)等[10]。还含木栓醇(friedelinol)、β-谷甾醇(β-sitosterol)、13,28-epoxy-23-hydroxy-11-oleanene-3-one、13,28-epoxy-3β,23-dihydroxy-11-oleanene、3,23,28-trihydroxyoleane-11,13(18)-diene、木犀草素(luteolin)、胡萝卜苷(daucosterol)、yunganogenin J、echinatic acid[11,12]。

【药理毒理】 1. 抗菌消炎作用:黄酮类化合有明显的抗炎作用,木犀草素在 1:350000 的浓度时能抑制枯草杆菌和葡萄球菌的生长,对伤寒菌、白色念珠菌等也有抑制作用,在体内还有较强的抗感染作用[13]。萜类也具有很强抗菌消炎的作用,倍半萜醉鱼草素 A、B(buddledin A,B)和二萜类成分 buddlejone 等有选择性的抗皮肤真菌的活性[14]。2. 免疫抑制作用:水提取物对用药小鼠表现为非特异性防御免疫增强作用,对参与细胞免疫的 T 细胞免疫功能具有抑制作用[5]。3. 神经细胞保护作用:本品能明显预防神经细胞的损伤,并对神经细胞的损伤有较强的保护作用[5]。醉鱼草中的化合物 pedicularioside A 能改善脑细胞的生存率,对神经系统有很好的保护作用[15]。4. 对呼吸系统的作用:黄酮类物质如木犀草素等有祛痰、止咳、平喘的作用。5. 促进创面愈合:醉鱼草茎的醇提取物和水提取物配制的药膏对家兔Ⅱ°烧伤创面愈合作用与阳性对照药美宝湿润烧伤膏的愈合时间、脱痂时间相似,表现出促进创面愈合的作用[16]。6. 抗肿瘤作用:本品单体化合物的抗肿瘤活性实验中,倍半萜类物质显示出较强的抗肿瘤活性,以 buddledin A 细胞毒性最强。环烯醚萜苷也有一定的抗肿瘤作用。7. 其他作用:本品提取物中的黄酮类化合物能显示雄激素样活性,并可对性腺激素水平进行调整[17]。对于由 MPP +所致的中脑多巴胺能神经元凋亡,醉鱼草提取物中的苯乙醇苷成分具有较强的抗凋亡作用[18]。本品环烯醚萜类物质对血管通透性具有明显的抑制作用[19]。还具有抗痴呆、抗氧化活性等作用[5]。8. 毒性:醉鱼草中的醉鱼草素甲、乙有毒性,其全草中还含具有毒性刺激性的挥发油。醉鱼草的毒性主要是通过抑制呼吸中枢和血管运动中枢,并刺激胃肠道的黏膜,导致呼吸困难、四肢麻木、呕吐、腹痛等。醉鱼草苷小鼠静脉注射的 LD_{50} 为 933mg/kg[20]。

【附注】 1. 家畜食本品多量时引起呕吐、呼吸困难、四肢震颤等中毒现象。解毒方法:洗胃、导泻、服大量糖水或静脉滴注葡萄糖盐水,肌肉注射维生素 B_1[2]。2. 同属植物互生醉鱼草 *Buddleja alternifolia* Maxim. 在羌族称为醉鱼草、鱼昏草、"热哈",鲜花、鲜叶作药用,用于哮喘、风湿关节痛;外用治刀伤、外伤出血。有毒[21]。

参 考 文 献

[1] 周立国. 中药毒性机制及解毒措施. 北京:人民卫生出版社,2006:382

[2] 谢宗万. 全国中草药汇编(上册). 第 2 版. 北京:人民卫生出版社,2000:941,942

[3] Lu J H,Pu XP,Tu G Zh,et al. Iridoid glycosides from *Buddleja lindleyana*. J Chinese Pharm. Sci,2004,13(3):151-154

[4] 陆江海,黄勤安,赵玉英,等. 醉鱼草化学成分的研究. 中草药,2001,32(4):286-298

[5] 陆江海,赵玉英,浦小平,等. 醉鱼草化学成分及生物活性研究. 全国药用植物与中药院士论坛及学术研讨会,2001

[6] Jianghai Lu,Guangzhong Tu,Yuying Zhao,et al. Structural determination of novel terpenes from *Buddleja lindleyana*. Magn. Reson. Chem,2004,42:893-897

[7] 陆江海,赵玉英,乔梁,等. 醉鱼草化学成分的研究. 中国中药杂志,2001,26(1):41-43

[8] 李楠,庚石山. 醉鱼草化学成分的研究. 中草药,2003,34(8):693-695

[9] Liao Y H,Houghton P J,Hoult J R. Novel and known constituents from *Buddleja* species and their activity against leukocyte eicosanoid generation J Nat Prod 1999,62(9):1241-1245

[10] Wu D L,Wang Y K,Liu J S,et al. Two new compounds from the fruits of *Buddleja lindleyana* with neuroprotective effect. J Asian Nat Prod Res,2012,14(4):342-347

[11] 汪洋奎,吴德玲,刘劲松,等. 醉鱼草果实的化学成分研究(Ⅰ). 安徽中医学院学报,2010,29(6):71,72

[12] 吴德玲,汪洋奎,刘劲松. 醉鱼草果实的化学成分研究(Ⅱ). 中成药,2011,33(12):2107-2109

[13] 张虎翼,潘竞先,陈雅妍. 醉鱼草属植物化学成分及生物活性研究进展. 国外医药植物药分册,1995,10(5):195-201

[14] Mensah A Y,Houghton PJ,Bloomfield s et al. Known and novel terpenes from *Buddleja globosa* displaying selective antifungal activity against dermatophytes. J Nat prod,2000,63:1210-1213

[15] Li Y Y,Lu J H,Li Q,et al. Pedicularioside A from *Buddleja lindleyana* inhibits cell death induced by 1-methyl-4-phenylpyridinium ions(MPP+) in primary cultures of rats mesencephalic neurons. Eur J Pharmacol,2008,579(1-3):134

[16] 侯小涛,周丽霞,吴燕华. 醉鱼草不同部位提取物对实验性创面愈合作用的实验研究. 时珍国医国药,2010,21(9):2379,2380

[17] Peng Q H,Yao X L,Wu Q L,et al. Effects of extract of *Buddleja officinalis* on prevention of dry eye in castrated rabbits. Zhonghua Yan Ke Za Zhi,2008,44(11):1011-1019

[18] 李艳云,蒲小平,赵玉英,等. 醉鱼草苯乙醇苷成分抗中脑神经细胞凋亡机制的研究. 第六次全国中西医结合实验医学学术研讨会会议论文集,2002:191-198

[19] Gutierrez R M,Solis R V,Baez E G,et al. Effect on capillary permeability in rabbits oridoids from Buddleja scordioides. Phytother Res,2006,20(7):542-545

[20] 杨仓良. 毒药本草. 北京:中国中医药出版社,1993:433,434

[21] 张艺,钟国跃. 羌族医药. 北京:中国文史出版社,2005:258

(熊妹颖　应　程　胡吉清)

128. *Buddleja officinalis*（密蒙花）

【民族药名】　"缅儿收"（阿昌族）；"面湾活"（白族）；"考吊塞公"、"羊耳朵"（布朗族）；"蚌毫冷"、染饭花（傣族）；"莫豪冷"、"模号楞"（德昂族）；"花够曼"、"花寿"（侗族）；"吗仁"（哈尼族）；"着梅"（景颇族）；"跟戛拉"（傈僳族）；"都本盆"、"豆嘎勒"（苗族）；"维中则诺"（彝族）；"花埋"、黄花饭、"落盘"（壮族）。

【来源】　马钱科植物密蒙花 *Buddleja officinalis* Maxim. 的花蕾及花序、花、全株、根、树皮、叶或枝叶也入药。有小毒。花蕾于春季花未开放时采收，除去杂质，干燥；其余部位适时采收，除去杂质，干燥。

灌木，高 1~3m；小枝略呈四棱形，密被灰白色绒毛。叶对生，矩圆状披针形至条状披针形，长 5~10cm，宽 1~3cm，顶端渐尖，基部楔形，全缘或有小锯齿，上面被细星状毛，下面密被灰白色至黄色星状茸毛。聚伞圆锥花序顶生，长 5~10cm，密被灰白色柔毛；花芳香；花萼 4 裂，外面被毛；花冠淡紫色至白色，筒状，长 1~1.2cm，直径 2~3mm，筒内面黄色，疏生茸毛，外面密被茸毛；雄蕊 4，着生于花冠筒中部；子房顶端被茸毛。蒴果卵形，2 瓣裂；种子多数，具翅。花期 4~5 月，果期 6~7 月。

常生于山坡、杂木林地、河边和丘陵。分布于陕西、甘肃、西南、中南等地。

【药用经验】　阿昌族　花蕾、根、叶：用于黄疸型肝炎（《德宏药录》）。白族　花：用于火眼、目翳、多眵羞明（《民族药志要》）。布朗族　花、枝叶：用于咳嗽、火眼、目翳、羞明、哮喘（《滇药录》）。花：用于目赤肿痛、多泪羞水、目翳。根：用于黄疸、水肿等。叶：兽用治牛红白痢（《大理资志》）。傣族　效用同阿昌族《德宏药录》。花：用于黄疸型肝炎、老年血虚风燥所致瘙痒。德昂族　花蕾、根、叶：用于黄疸型肝炎（《滇省志》、《德宏药录》）。侗族　花：用于黄疸型肝炎《桂药编》。哈尼族　根、树皮：用于水肿、筋骨酸痛、感冒发热（《哈尼药》）。景颇族　花蕾、全株：用于黄疸型肝炎（《德宏药志》）。花：用于传染性肝炎、目赤肿痛、泪多目翳（《滇药录》）。花：用于黄疸型肝炎（《滇省志》、《德宏药录》）。傈僳族　花蕾：用于目赤肿痛、多泪、多眵、目翳（《怒江药》）。苗族　花蕾：用于头晕（《苗医药》、《苗药集》）。彝族　根、叶、花：用于目赤肿痛、多泪、多眵、目翳、百日咳、咳嗽、哮喘、肝炎（《楚彝本草》）。根：用于毒蛇咬伤（《滇省志》）。全草：用于生漆过敏（《哀牢》）。壮族　花：用于黄疸型肝炎（《桂药编》）。

【使用注意】　阳虚、肝寒胃弱者忌用；虚寒内伤、劳伤目疾禁服。

【药材鉴定】　性状　花蕾和花序为花蕾密聚的花序小分枝，呈不规则圆锥状，长 1.5~3cm。表面灰黄色或棕黄色，密被茸毛。花蕾呈短棒状，上端略大，长 0.3~1cm，直径 0.1~0.2cm；花萼钟状，先端 4 齿裂；花冠筒状，与萼等长或稍长，先端 4 裂，裂片卵形；雄蕊 4，着生在花冠管中部。质柔软。气微香，味微苦、辛。

显微特征　花蕾和花序粉末：棕色。非腺毛通常为 4 细胞，基部 2 细胞单列；上部 2 细胞并列，每细胞又分 2 叉，每分叉长 50~500μm，壁甚厚，胞腔线形。花冠上表面有少数非腺毛，单细胞，长 38~600μm，壁具多数刺状突起。花粉粒球形，直径 13~20μl，表面光滑，有 3 个萌发孔。腺毛头部顶面观 1~2 细胞，2 细胞者并列呈哑铃形或蝶形；柄极短。

【化学成分】　花含多种苷，含黄酮苷有蒙花苷（linarin）或刺槐苷（acaciin），也含三萜类的密蒙萜苷（Mimengoside）A 和 B，还含环烯醚苷有桃叶珊瑚苷（aucubin）、梓醇（catalpol）、梓果苷（catalposide）、对甲氧基桂皮酰桃叶珊瑚苷（*p*-methoxycinnamoyl aucubin）、对甲氧基桂皮酰梓醇（*p*-methoxycinnamoyl catalpol），另含 3,4-二羟基苯乙苷的有洋丁香酚苷（acteoside）、海胆苷

(echinacoside)。此外,还含刺槐素(acacetin)[1~4]。

【药理毒理】 1. 对肝脏的影响:水提取物对体外培养的肝细胞诱发的细胞毒素有抑制作用,但对四氯化碳所致肝细胞损伤无保护效果,所含醉鱼草苷为有效成分之一。其作用与甘草甜素相同。另有报道密蒙花根的水提取液80g/kg灌服对大白鼠的四氯化碳性肝损伤无论从血清丙氨酸转氨酶高低或肝病理切片检查均无保护效果,反而还可使血清丙氨酸转氨酶升高更多。密蒙花所含刺槐素本身不影响环己巴比妥所致大鼠睡眠,但对四氯化碳所致肝损伤大鼠则能缩短之。2. 抗炎作用:所含刺槐素具有显著的抗炎作用,50~100mg/kg灌服对炎性毛细血管通透性亢进或水肿均有显著抑制作用。3. 解痉作用:对氯化钡、组胺、乙酰胆碱所致大鼠离体小肠的张力增加有抑制作用,还有轻度的促进胆汁分泌、利尿等作用。4. 对抗部分眼部疾患作用:密蒙花富含黄酮类化合物,其与内源性雄激素结构相似,均为杂环多酚类化合物,发挥拟雄激素样作用,能够改善泪腺组织超微结构,维持泪腺基础分泌量和泪膜的稳定性。同时,富含黄酮类物质的密蒙花提取物能够增加去势导致的家兔干眼症基础泪液分泌量及泪膜稳定性,且可以通过下调Fas、FasL蛋白抑制泪腺细胞的凋亡[5,6]。5. 降糖作用:醛糖还原(AR)是聚醇代通路中的关键限速酶。醛糖还原酶抑制剂(ARI)可以有效改善糖尿病患者聚醇代谢通路异常,从而达到预防和延缓糖尿病并发症的目的[5]。6. 抗肿瘤细胞作用:从密蒙花花蕾中分离得到6个苯丙素酚苷类成分,在体外实验中显示了一定的抗肿瘤活性[5]。7. 毒副作用:刺槐素对小鼠的LD$_{50}$为933mg/kg。密蒙花根煎剂400g/kg灌服对小鼠无明显毒性[1]。

【附注】 本种的干燥花蕾及花序为中药密蒙花,收载于中国药典2015年版一部。

参 考 文 献

[1] 夏丽英. 现代中药毒理学. 天津:天津科技翻译出版公司,2005:184
[2] 刘和,赵荣飞,余正文. 密蒙花不同部位挥发性成分研究. 安顺学院学报,2010,12(1):87
[3] 韩澎,崔亚君,郭洪祝,等. 密蒙花化学成分及其活性研究. 中草药,2004,35(10):1086
[4] 张兰胜,董光平,刘光明. 密蒙花挥发油化学成分的研究. 安徽农业科技,2010,38(9):4585,4586
[5] 崔颖,张永旺. 密蒙花研究进展. 甘肃中医学院学报,2010,27(2):65
[6] 陈佳文,彭清华,姚小磊,等. 密蒙花总黄酮对去势雄鼠干眼症泪腺组织中白细胞介素-1β表达的影响. 湖南中医药大学学报,2011,3l(9):16

(彭 方)

129. *Bupleurum longiradiatum*(大叶柴胡)

【民族药名】 大叶柴胡(通称)。"宝日查-额布斯"(蒙古族)。

【来源】 伞形科植物大叶柴胡 *Bupleurum longiradiatum* Turcz. 的根茎。有毒。

多年生高大草本,高80~150cm;根茎长圆柱形,长3~9cm,坚硬;茎单生或2~3,多分枝。叶大形,基生叶宽卵形、椭圆形或倒披针形,长8~17cm,宽2.5~10mm,顶端急尖或渐尖,基部楔形,下面带粉蓝色,具9~11近平行脉;叶柄长9~26cm;中部叶无柄,卵形或窄卵形。复伞形花序多数,总花梗长2~5cm;总苞片1~5,披针形,不等长;伞幅3~9;小总苞片5~6,宽披针形或宽卵形;花梗5~16;花深黄色。双悬果矩圆状椭圆形,长4~7mm,宽2~2.5mm。花期7~8月,果期9~10月。

生于山坡林下或溪谷草丛中。分布于东北、内蒙古、安徽、浙江、江西。

【药用经验】 蒙古族 用于感冒头痛、四肢关节疼痛、胁肋胀痛、痛经(《蒙植药志》)。

【药材鉴定】 性状 根茎呈圆柱形,长4~8cm,直径0.6cm;表面黄褐色或棕褐色,具明显密集的环节和节间,粗糙皱缩。根茎头部具明显突起的环纹,着生少数细根;质坚硬,不易折断;断面平整,中心为空洞;有败油气及芹菜样香气;口尝有麻舌感[1]。

【化学成分】 根茎含有皂苷和挥发油[1]。并从中分离到4种多烯炔类化合物:柴胡毒素(bupleurotoxin)、乙酰柴胡毒素(acetyl-bupleurotoxin)、柴胡酮醇(bupleuonol)和柴胡炔醇(bupleurynol)[2],其中柴胡毒素和乙酰柴胡毒素是有毒成分[1]。

【药理毒理】 1. 解热作用:大叶柴胡总皂苷有解热作用。2. 消炎作用:大叶柴胡总挥发油有消炎作用[1]。

参 考 文 献

[1] 刘惠军,庄志宏,胡志英,等. 柴胡与大叶柴胡的鉴别. 首都医药,2006,13(16):47,48
[2] 谢宗万. 全国中草药汇编(上册). 第2版. 北京:人民卫生出版社,2000:713-716

（熊姝颖）

130. *Caesalpinia decapetala*（云实）

【民族药名】 "乌德败利（阿昌族）;"戈万年"、阎王刺（布依族）;"也得"（傣族）;"兰喋"（德昂族）;"美榨垣"、刺阎王（侗族）;云实（回族）;"多嘴浪"、"嘎龚布加非"、"播更慢胸溜"、"薄更摇"、"兜布嘉非"（苗族）;小霸王、蛇不过（土家族）;"洗沽"（佤族）;"粘皮勒"、"迷酱"、防虎狼（瑶族）;"年汪辞"（彝族）;"温草"、"嘟温曹"、"温曹焖"（壮族）。

【来源】 豆科植物云实 *Caesalpinia decapetala*（Roth）Alston. 的根、根皮、叶、果实、种子、全株及茎、根的蛀虫。种子有毒,全株亦有毒[1]。根及根皮全年可采,去净泥土,干燥;种子、果实于秋季果实成熟时采收,晒干;蛀虫寄宿于茎及根中,全年可寻取;叶、全株适时采收,晒干。

藤本;树皮暗红色;枝、叶轴和花序均被柔毛和钩刺。二回羽状复叶长20~30cm;羽片3~10对,对生,具柄,基部有刺1对;小叶8~12对,膜质,长圆形,长10~25mm,宽6~12mm,两端近圆钝,两面均被短柔毛,老时渐无毛;托叶小,斜卵形,先端渐尖,早落。总状花序顶生,直立,长15~30cm,具多花;总花梗多刺;花梗长3~4cm,被毛,在花萼下具关节,故花易脱落;萼片5,长圆形,被短柔毛;花瓣黄色,膜质,圆形或倒卵形,长10~12mm,盛开时反卷,基部具短柄;雄蕊与花瓣近等长,花丝基部扁平,下部被绵毛;子房无毛。荚果长圆状舌形,长6~12cm,宽2.5~3cm,脆革质,栗褐色,无毛,有光泽,沿腹缝线膨胀成狭翅,成熟时沿腹缝线开裂,先端具尖喙;种子6~9颗,椭圆状,长约11mm,宽约6mm,种皮棕色。花果期4~10月。

生于山坡灌丛中及平原、丘陵、河旁地。分布于广东、广西、四川、重庆、贵州、湖南、湖北、江西、福建、浙江、江苏、安徽、河南、河北、陕西、甘肃等省市。

【药用经验】 阿昌族 种仁:用于痢疾、蛔虫;根用于风湿痛、蛇伤（《德宏药录》）。布依族 根或根皮:用于伤风感冒;蛀虫用于小儿麻疹内陷危症。种子:用于痢疾（《民族药志一》）。傣族 全株:用于梅毒、下焦湿热、跌打损伤（《滇药录》）。德昂族 效用同阿昌族（《德宏药录》）。侗族 根或根皮:用于"鲁逗冷"（水痘）、"朗鸟索信"（小儿疳瘦）（《侗医学》）。根:用于夜盲症（《民族药志一》）。景颇族 效用同阿昌族（《德宏药录》）。回族 根:用于冷风湿（《民族药志一》）。苗族 根、种子:用于冷经引起的作凉感冒、头痛咳嗽、身寒肢冷（《苗医药》）。根皮:用于冷经引起的着凉感冒、头痛咳嗽、身寒肢冷、行经小腹疼痛（《苗药集》）。根用于过敏性皮炎、痢疾。植株蛀虫：用于小儿麻疹内陷（《民族药志一》）。**土家族** 果实：用于小儿疳积、痢疾、腰腿痛（《土家药》）。叶：用于痢疾；根用于牙痛、胃痛（《民族药志一》）。**佤族** 种子：用于心慌心跳（《滇省志》《民族药志一》）。**瑶族** 果实：发表散寒，活血通经，消肿解毒，杀虫。根：用于丹毒、梅毒气及风湿骨痛、腿部慢性脓肿（《湘蓝考》）。**彝族** 根皮：用于小儿麻疹内陷。蛀虫：用于鼻炎（《民族药志一》）。**壮族** 根：用于腰痛、小儿疳积（《滇省志》《民族药志一》）。根皮：用于毒蛇咬伤、阴痒、皮肤感染（《民族药志一》）。

【使用注意】 种子一般用量为9～15g，过量服用后会引起中毒。

【中毒与解毒】 种子过量服用产生的中毒症状为兴奋、烦躁，出现心率减慢、血压下降[1]。

【药材鉴定】 性状 （1）种子：长圆形，长约1cm，宽约6mm。外皮棕黑色，有纵向灰黄色纹理及横向裂缝状环圈。种皮坚硬，剥开后，内有棕黄色子叶2枚。气微，味苦。（2）根：圆柱形，弯曲，有分枝，长短不等，直径2～6cm。根头膨大，外皮灰褐色，粗糙，具横向皮孔。纵皱纹明显。质坚，不易折断。断面皮部棕黄色，木部白色，占绝大部分。气微，味辛、涩、微苦。（3）根皮：呈卷筒状、槽状或不规则碎片状。长短厚薄不一，外表面灰褐色，粗糙，具疣状突起及灰黄色横向皮孔，常有内陷环纹；内表面浅褐色，略平坦，具细纵纹。质硬而脆，易折断，断面颗粒性，平整切面可见由石细胞群形成的斑纹。气微。味微涩。嚼之有砂粒感。（4）云实蛀虫：鲜品形如蚕，长圆筒形，稍扁，乳白色（干品棕色）。长4～5cm，前胸硬皮板有凸形纹，深棕色，其前方有飞鸟状纹，后方密生棕色粒状小点，其中两侧各夹有1对尖叶状空白纹；后胸至第7腹节背部各有一呈扁圆状突起的移动器，其上整齐密生2圈棕色小粒点；前胸至第7节腹面亦有移动器。腹节两侧丛生棕色毛[2]。

显微特征 （1）根（直径约2cm）横切面：木栓层由十数列木栓细胞组成，有的含棕色物质；皮层窄，紧接木栓层下侧可见纤维束及石细胞群，排列成环带，草酸钙方晶在此层亦排列成结晶带。有的嵌于石细胞内或薄壁细胞中。近木栓层的薄壁细胞常充满棕红色物质；木质部导管呈放射状排列，大小不一。木薄壁细胞中亦含有草酸钙方晶。薄壁细胞充满淀粉粒。（2）根皮粉末：棕黄色。石细胞单个散在或成群，多为类圆形、长椭圆形或长方形，孔沟及纹孔明显，直径15～40μm，多数胞腔内嵌有草酸钙方晶，直径6～12μm。纤维梭状，胞腔窄，长至280μm，直径约35μm，壁木化。淀粉粒圆形或类圆形，脐点不明显，直径1～4μm。薄壁细胞有的含棕色物。

薄层色谱 取云实根粗粉2g，加甲醇20ml，振摇20分钟，滤过，滤液蒸干，残渣加甲醇2ml使溶解，作为供试品溶液。另取云实对照药材，同法制成对照药材溶液。吸取上述2种溶液5～10μl，分别点于同一硅胶G薄层板上，以氯仿-石油醚（60～90℃）-甲醇（5：2：1）为展开剂，展开，取出，晾干，置紫外灯（365nm）下检视。供试品色谱在与对照药材色谱相应的位置上，显相同颜色的荧光斑点；再喷以10%磷钼酸溶液，在105℃烘约10分钟，供试品色谱在与对照药材色谱相应的位置上，显相同颜色的斑点。

【化学成分】 种子含油量35%，主要成分为羽扇豆醇乙酸酯（lupeol acetate）、羽扇豆醇（lupeol）、齐墩果酸（oleanic acid）、二十五碳酸单甘油酯、26-羟基二十六碳酸单甘油酯、豆甾醇（stigmasterol）、β-谷甾醇（sitosterol）[1,3]。果实含鞣质30%～40%[1]，也含2′,4′,4′-三羟基查耳酮（2′,4′,4′-trihydroxychalcone）、bonducellin、7,3′,5′-三羟基二氢黄酮（7,3′,5′-trihydroxyfla-vanone）、胡萝卜苷（daucosterol）、β-谷甾醇[3,4]、木犀草素-7-O-葡萄糖苷（cynaroside）、牡荆素vitexin、3β-acetoxy-30-norlupan-20-one[5]。

【药理毒理】 1. 止咳、祛痰与平喘作用：小鼠腹腔注射种子水煎液（台州产）2g/kg能明显延长咳嗽潜伏期，诸暨产者效果很差（二氧化硫引咳法）。小鼠口服其水煎液60g/kg或腹腔注射 2g/kg 能显著增加呼吸道酚红排出量;诸暨产者不论口服或腹腔注射均无效(酚红法)。豚鼠口服水煎剂(诸暨产)60g/kg 无平喘作用(组织胺喷雾引喘法)。2. 抑菌作用:种子水煎液(台州产)1∶256 浓度时,对金黄色葡萄球菌有抑菌作用,对在位蛙心有抑制作用并减少收缩幅度,对化脓性球菌、大肠杆菌、某些痢疾杆菌有抗菌作用。3. 其他作用:根提取物具有调节生育、抗肿瘤活性及抗结核作用[6,7]。4. 毒副作用:川云实茎叶的乙醇或水提取物小鼠腹腔注射 1g/kg,出现活动减少或死亡[1]。

【附注】 1. 本种根皮称为"云实皮",曾收载于中国药典 1977 年版一部。2. 土家族将生于本种植物根及茎髓中的"牛王刺虫"捣烂外敷用于脓性指头炎。

参 考 文 献

[1] 夏丽英. 现代中药毒理学. 天津:天津科技翻译出版公司,2005:100
[2] 曾育麟. 中国民族药志. 第一卷. 北京:人民卫生出版社,1984:89-92
[3] 李茂星,张承忠,李冲. 云实化学成分研究. 中药材,2002,25(11):794
[4] 张琼,刘雪婷,梁敬钰,等. 云实的化学成分. 中国天然药物,2008,6(3):168
[5] 李茂星,贾正平,张承忠,等. 云实化学成分研究(Ⅱ). 中草药,2004,35(7):741
[6] 吴兆华,王立波,高慧媛,等. 云实属植物化学成分及药理活性研究进展. 中国现代中药,2007,9(2):25
[7] 胡红宇,杨郁,于能江,等. 云实属植物化学成分及药理作用研究进展. 天然产物研究与开发,2006,18(1):165-171

（彭　方）

131. *Caesalpinia minax*（苦石莲）

【民族药名】 石莲子、苦石莲(种子通称);"麻嘎郎"、"麻棱哩"、"鬼棒头"、"麻缩裂"、"麻郎"、"模荷嘎冷"(傣族);"麻缩裂"(德昂族);"鸭鸡"(基诺族);"麻来谢"、"木拮牟谢"(景颇族);"阿乃窝各落"、"南蛇力"、"安乃窝格罗"、"释力罗-乃窝格罗"(傈僳族);"必哥玻"、南蛇风(瑶族);老鸭枕头(彝族);"棵文秒白"、"嘎默"、"嗬吧"、灰猫刺子(壮族)。

【来源】 豆科植物喙荚云实 *Caesalpinia minax* Hance 的根、嫩茎、叶、果实、种子。果实、种子有小毒。8~9 月采成熟果实,取出种子,晒干;根、嫩茎、叶适时采集,洗净或除去杂质,晒干。

有刺藤本,各部被短柔毛。二回羽状复叶,互生,长可达 45cm,托叶锥状而硬;羽片 5~8 对,每羽片有小叶 6~12 对,椭圆形或长圆形,长 2~4cm,宽 1.1~1.7cm,先端圆钝或急尖,基部圆形,微偏斜,两面沿中脉被短柔毛。总状花序或圆锥花序顶生;苞片卵状披针形,先端短渐尖;萼片 5,长约 13mm,密生黄色绒毛;花瓣 5,白色,有紫色斑点,倒卵形,长约 18mm,宽约 12mm,先端圆钝,基部靠合,外面和边缘有毛;雄蕊 10,较花瓣稍短,花丝下部密被长柔毛;子房密生细刺,花柱稍超出于雄蕊,无毛。荚果长圆形,长 8~15cm,宽 4~5cm,先端圆钝而有短喙,喙长 5~25mm,果瓣表面密生针状刺,有种子 4~8 颗;种子椭圆形,有环状纹,长约 18mm。花期 4~5 月,果期 7 月。

生于海拔 400~1500m 的山沟、溪旁或灌丛中。分布于广东、广西、四川、贵州、云南,福建也有栽培。

【药用经验】 傣族　种子用于痈疔溃烂、妇女乳肿、蜈蚣咬伤、便血、倒经、鼻血(《滇药录》)及咽喉炎(《德宏药录》)。种子用于肺热初咳、退热止痛、拔蛇毒(《民族药志要》)。德昂族　种仁清热利湿。用于急性胃肠炎、痢疾、膀胱炎(《德昂族药集》)[1]。基诺族　根或果实用于绦虫、血吸虫、感冒、风湿性关节炎;根、叶、种子用于跌打损伤、骨折、疮疡肿毒、皮肤瘙痒

（《基诺药》）。景颇族　种子用于消炎、止吐（《滇药录》）。种子用于痈疗溃烂、乳痈、蜈蚣咬伤、咽喉炎（《滇省志》）。傈僳族　种子用于感冒发热、风湿性关节炎、痢疾、膀胱炎（《怒江药》）。种子用于喉火、牙痛、疮痈、创伤及毒蛇咬伤（《民族药志要》）。瑶族　根、嫩茎、叶、种子用于风湿、跌打损伤、瘰病、肚痛、急性胃肠炎（《桂药编》）。用于瘰症。胃肠炎、睾丸炎、骨鲠喉、脱肛（《民族药志要》）。彝族　种子用于腹泻。壮族　根、嫩茎、叶、种子效用同瑶族（《桂药编》）。

【使用注意】　脾肾虚寒者慎服[2]。傣药文献记载种子有毒，只作外用，不可内服[3]。

【药材鉴定】　性状　种子呈椭圆形，两端钝圆，长 1.2~2.2cm，直径 0.7~1.2cm。表面乌黑色，有光泽，有时可见横环纹或横裂纹。基部有珠柄残基，其旁为小圆形的合点。质坚硬，极难破开。种皮厚约 1mm，内表面灰黄色，平滑而有光泽，除去种皮后，内为 2 片棕色肥厚的子叶，富油质，中央有空隙。气微弱，味极苦[2]。

显微特征　（1）种子横切面：外种皮薄，外具角质层，内层种皮细胞栅状，镶嵌状排列，最内侧的数层细胞较致密，细胞内有小方晶。子叶外具一层细小的表皮细胞，基本薄壁组织外侧有分泌腔散在，薄壁细胞充满细小淀粉粒[2]。（2）粉末：粉末灰黑色。种皮栅状细胞多见，横断面观栅状，外被角质层，厚约 3μm，细胞狭长，长径 210~276μm，短径 6~14μm，壁厚，胞腔狭细，近中部有一条明显的光辉带；表面观呈类圆形，壁厚，胞腔裂隙状，孔沟明显。种皮中层细胞不规则类圆形，直径 20~85μm，胞壁不均匀增厚，内含红棕色物。种皮内侧细胞呈多角形或长多角形，细胞内含草酸钙方晶。子叶细胞类圆形，直径 24~70μm，壁稍厚，细胞间有时可见串珠状空隙，细胞内含淀粉粒。草酸钙方晶呈多面体形、正方形、双锥形或长方形，直径 6~15μm，长至 28μm。淀粉粒较多，单粒呈类圆形，直径 3~7μm，脐点点状、裂缝状或星状，层纹不明显；复粒由 2~3 分粒组成[2]。

【化学成分】　种子含不饱和脂肪酸、二萜类、黄酮类等多种化学成分。主要有 caesalmin A-H、bonducellpin D、豆甾醇（stigmasterol）、macrocaesalmin、norcaesalnin E、5-羟甲基-2-呋喃醛、β-香树脂醇（β-amyrin）、咖啡因（caffeine）、胡萝卜苷（daucosterol）、neocaesalpin L$_1$、minaxin A、β-谷甾醇（β-sitosterol）、硬脂酸（stearic acid）等[4]。全反式-5-脱氧戊糖酸-γ-内酯（all-trans-5-deoxypentonic acid-γ-lactone）、腺苷（adenosine）、胡萝卜苷-6′-O-硬脂酸酯（daucosterol-6′-O-stearate）、7-acetoxybonducellpin C、caesalpinin K、norcaesalpinin E、neocaesalpin A、neocaesalpin M[5]。种皮中含有 A-环邻位二羟基（6,7 或 7,8-）的二氢黄酮、二氢黄酮醇或异黄酮类化合物[6]。

【药理毒理】　1. 抗病毒作用：所含呋喃二萜类化合物有抗 Para 3 病毒（副流感病毒模型 3）的活性，四环类呋喃二萜比五环呋喃二萜内酯化合物具有更优异的抗病毒活性。对流感甲型病毒也有活性[4]。2. 抗肿瘤作用：苦石莲蛋白对恶性黑色素瘤细胞具有较明显的抑制作用，化合物 minaxin A 对人肝癌细胞 HepG2 也表现出一定的抑制作用，其 IC$_{50}$ 为（56.8±1.2）μmol/L[4]。3. 抑菌活性：苦石莲乙醇提取物对大肠杆菌、金黄色葡萄球菌、绿脓杆菌和镰刀菌有抑制作用，尤其对绿脓杆菌的抑菌效果较好，最低抑菌浓度（MIC）为 0.25%，最低杀菌浓度（MBC）为 0.5%[4]。4. 抗炎镇痛作用：醇提取物 8g/kg、氯仿提取物 48g/kg 和 8g/kg 对小鼠二甲苯致耳肿胀及角叉菜胶致大鼠足肿胀有抑制作用；能减少冰醋酸致小鼠扭体次数和提高热板致痛小鼠痛阈值[7]。苦石莲可明显减少模型大鼠前列腺中白细胞数，增加其卵磷脂小体数，降低前列腺指数，并对前列腺炎模型大鼠病理组织学的改变有改善作用，表明其对非细菌性前列腺炎有明显治疗作用。苦石莲对大鼠非细菌性前列腺炎有明显的治疗作用[8]。5. 保肝作用：苦石莲总提取物对 D-半乳糖胺（D-GalN）、酒精所致小鼠急性实验性肝损伤血清谷丙转氨酶（ALT）、谷草转氨酶(AST)活性的异常升高具有显著的抑制作用[9]。

参 考 文 献

[1] 德宏州卫生局药品检验所．德昂族药集．芒市：德宏民族出版社，1990：47
[2] 《中华本草》编委会．中华本草(第4册)．上海：上海科学技术出版社，1999：374，375
[3] 朱成兰，赵应红，马伟光．傣药学．北京：中国中医药出版社，2007：118，119
[4] 黄明增，陈燕丹，魏道智．苦石莲化学成分及药理活性研究进展．中国现代中药，2010，12(1)：11-14
[5] 张晓书，韩瑞亭，高慧媛，等．苦石莲化学成分的分离与鉴定．沈阳药科大学学报，2012，29(2)：98-103
[6] 黄明揩，陈燕丹，张福娣，等．喙荚云实种皮总黄酮的提取及黄酮类型的初步鉴定．江西农业大学学报，2009，31(6)：1160-1165
[7] 邹忠杰，龚梦鹃．苦石莲提取物抗炎镇痛作用的实验研究．时珍国医国药，2009，20(12)：3016，3017
[8] 龚梦鹃，谢媛媛，邹忠杰．苦石莲对大鼠非细菌性前列腺炎的影响．世界中西医结合杂志，2011，6(11)：938，940
[9] 郭美仙，刘明，施贵荣，等．苦石莲对小鼠急性实验性肝损伤的保护作用．时珍国医国药，2009，20(11)：2786，2787

（王　静　胡吉清）

132. *Caladium bicolor*（花叶芋）

【民族药名】 "啪不丢"(黎族)。

【来源】 天南星科植物五彩芋(花叶芋)*Caladium bicolor*(Ait.)Vent.的块茎。有毒。秋季采挖，去除须根和地上部分，鲜用或在通风处干燥数日后沙藏。

块茎扁球形。叶柄光滑，长15～25cm，为叶片长的3～7倍，上部被白粉；叶片表面满布各色透明或不透明斑点，背面粉绿色，戟状卵形至卵状三角形，先端骤狭具凸尖，后裂片长约为前裂片的1/2，长圆状卵形，顶端钝，1/3～11/5联合，弯缺深、尖或钝，前裂片Ⅰ级侧脉下部的几水平伸出，上部的2对上升，集合脉与边缘稍远离，后裂片基脉相交成60°角。花序柄短于叶柄，长10～13cm。佛焰苞管部卵圆形，长3cm，外面绿色，内面绿白色、基部常青紫色；檐部长约5cm，凸尖、白色。肉穗花序；雌花序几与雄花序相等，长约1.5cm，雄花序纺锤形，长3cm，中部粗7mm，向两头渐狭。花期4月。

本种叶片色泽美丽，变种极多，广东、福建、台湾、云南常栽培于温室供观赏，也有逸为野生的。

【药用经验】 黎族　祛风燥湿、散瘀止痛、解毒消肿。用于风湿痹痛、跌打肿痛、胃痛、牙痛、痄腮、痈疮疔肿、湿疹、全身瘙痒、蛇虫咬伤、刀枪伤等[1]。

【使用注意】 孕妇禁服[1]。鲜品只可外用，不可内服。内服需经石灰水炮制[2]。

【中毒与解毒】 本品有毒，中毒症状为喉舌麻痹，可用生姜汁或姜汤解之[2]。

参 考 文 献

[1] 刘明生．黎药学概论．北京：人民卫生出版社，2008：83，84
[2] 谢宗万．全国中草药汇编(下册)．第2版．北京：人民卫生出版社，1996：261

（王　静）

133. *Calanthe alpina*（流苏虾脊兰）

【民族药名】 "铁梳子"、"铁扣"、"马牙七"(土家族)。

【来源】 兰科植物流苏虾脊兰 *Calanthe alpina* Hook. f. ex Lindl. 的假鳞茎。有小毒。夏季采挖,洗净,鲜用或晒干用。

植株高达 50cm。假鳞茎短小,狭圆锥状,粗约 7mm,往年生的假鳞茎密被残留纤维。假茎不明显或有时长达 7cm,具 3 枚鞘。叶 3 枚,在花期全部展开,椭圆形或倒卵状椭圆形,长 11~26cm,宽 3~6(9)cm,先端圆钝并具短尖或锐尖,基部收狭为鞘状短柄,两面无毛。花葶从叶间抽出,通常 1 个,偶尔 2 个,直立,高出叶层之外,被稀疏短毛;总状花序长 3~12cm,疏生 3~10余朵花;花苞片宿存,狭披针形,比花梗和子房短,长约 1.5cm,先端渐尖,无毛;花梗和子房长约 2cm,子房稍粗并多少弧曲,疏被短毛;花被全体无毛;萼片和花瓣白色带绿色,先端或浅紫堇色,先端急尖或渐尖而呈芒状,无毛;中萼片近椭圆形,侧萼片卵状披针形,等长于中萼片,但较宽;花瓣狭长圆形至卵状披针形,长 12~13mm,具 3 条脉;唇瓣浅白色,后部黄色,前部具紫红色条纹,与蕊柱中部以下的蕊柱翅合生,半圆状扇形,不裂,长约 8mm,基部宽截形,宽 1.5cm,前端边缘具流苏,距浅黄色或浅紫堇色,圆筒形,劲直,长 1.5~3.5cm,蕊柱白色,上端扩大,无毛;蕊喙 2 裂,裂片近镰刀状,先端锐尖;药帽在前端收狭,先端稍钝;花粉团倒卵球形,具短的花粉团柄;黏盘小,近长圆形。蒴果倒卵状椭圆形。花期 6~9 月,果期 11 月。

生于海拔 1500~3500m 的山地林下和草坡上。分布于陕西、甘肃南部、台湾、四川、云南、西藏东南部和南部。

【药用经验】 土家族 用于淋巴结核、痔疮、胃溃疡、慢性肝炎、腰痛、腹痛、牙痛、慢性咽炎、劳伤、跌打损伤(《土家药志上》)。

【附注】 土家族将同属植物钩距虾脊兰 *Calanthe graciliflora* Hayata、弧距虾脊兰 *Calanthe arcuata* Rolfe、剑叶虾脊兰 *Calanthe davidii* Franch.、虾脊兰 *Calanthe discolor* Lindl. 的假鳞茎同等药用,均称为"铁梳子"[1]。

参 考 文 献

[1]李丹平,陈雨洁,万定荣,等. 鄂西土家族常用兰科植物药. 中南民族大学学报(自然科学版),2009,28(1):48,49

(黄德红 焦 玉)

134. *Calla palustris*(水芋)

【民族药名】 水葫芦、水浮莲、"朝鲁-萨日那"(蒙古族)

【来源】 天南星科植物水芋 *Calla palustris* L. 的根茎。有毒。秋后采挖根茎,洗净,晒干。

多年生水生草本。根茎匍匐,圆柱形,粗壮,长可达 50cm,粗 1~2cm,节上具多数细长的纤维状根;鳞叶披针形,长约 10cm,渐尖。成熟茎上叶柄圆柱形,长 12~24cm,稀更长,下部具鞘;鞘长 7~8cm,上部 1/2 以上与叶柄分离而成鳞叶状;叶片长 6~14cm,宽几与长相等;Ⅰ、Ⅱ级侧脉纤细,下部的平伸,上部的上升,全部至近边缘向上弧曲,其间细脉微弱。花序柄长 15~30cm,粗 0.8~1.2cm;佛焰苞外面绿色,内面白色,长 4~6cm,稀更长,宽 3~3.5cm,具长 1cm 的尖头,果期宿存而不增大。肉穗花序长 1.5~3cm,花期粗 1cm;果序近球形,宽椭圆状,长 4.5cm,粗 3cm,具长 5~7mm 的梗。花期 6~7 月,果期 8 月。

常于海拔 1100m 以下的草甸、沼泽等浅水域成片生长。分布于内蒙古及东北。

【药用经验】 蒙古族 用于疔疮、骨髓炎、蛇虫咬伤、水肿、风湿痹病(《蒙植药志》)。

【中毒与解毒】 根茎有毒,生食时,口舌立即感到刺痛,唾液增多,刺痛感随唾液吞咽而扩散到咽喉部,并影响到鼓膜,导致听力障碍和轻度头痛[1]。未查见解毒方法。

【化学成分】 根茎含氰苷、酸性毒皂苷、草酸钙、唾液淀粉酶抑制剂等[2]。地上部分含皂苷、黄酮、黏液质、甾醇、有机酸、游离糖及维生素[2]。

参 考 文 献

[1] 陈冀胜,郑硕. 中国有毒植物. 北京:科学出版社,1987:95
[2] 吉林省中医中药研究所. 长白山植物药志. 长春:吉林人民出版社,1982:1313,1314

(孙荣进　陈吉炎　马丰懿)

135. *Callerya reticulata*(昆明鸡血藤)

【民族药名】 “吾藤卡”、血藤、“硬角藤”、“嘎搭恩黑”、“都罗连”(瑶族);“灭瓜咪”(仫佬族)。

【来源】 豆科植物网脉崖豆藤(网络崖豆藤,昆明鸡血藤)*Callerya reticulata*(Benth.)Schot (*Millettia reticulata* Benth.)的藤茎、根。有小毒。全年可采,切片,晒干。

攀援灌木。羽状复叶;小叶 7～9,卵状椭圆形、长椭圆形或卵 形,长 4～12cm,宽 1.5～5.5cm,先端钝,微凹,基部圆形,无毛;小托叶锥状,与小叶柄近等长。圆锥花序顶生,下垂,长 5～10cm,序轴有黄色疏柔毛;花多而密集,单生于序轴的节上;萼钟状,长约 3mm;花冠紫色或玫瑰红色,无毛。荚果扁,条形,长可达 15cm,宽约 2cm,果瓣近木质,种子间缢缩;种子扁圆形。花期 6～8 月,果期 8～10 月。

生于灌丛中或山野。分布于华东、华南及湖北、云南。

【药用经验】 瑶族　根:用于老人体弱。老茎:用于贫血(《桂药编》)。藤茎:用于风湿性腰腿痛、月经不调、闭经、贫血、白带、肝炎(《湘蓝考》)。仫佬族　根:用于贫血(《桂药编》)。

【使用注意】 勿过量使用。有记载本品茎内服用量 10～15g;孕妇忌服[1]。

【中毒与解毒】 服用不当有出汗、恶心、呕吐等症状,必要时对症处理[2]。

【药材鉴定】 性状　茎呈圆柱形,直径约 3cm。表面灰黄色,粗糙,具横向环纹,皮孔椭圆形至长椭圆形,长 1～5mm,横向开裂。质坚,难折断,折断面呈不规则裂片状。皮部约占横切面半径的 1/7,分泌物深褐色;木部黄白色,导管孔不明显;髓小居中。气微,味微涩。

显微特征　茎横切面:木栓层为数列木栓细胞,栓内层细胞 1～2 列,由排列较整齐的小型含晶厚壁细胞组成,含晶厚壁细胞内壁增厚尤明显。皮层为数列细胞,散在多数石细胞和小型含晶厚壁细胞。中柱鞘为一夹杂少数纤维束的石细胞环带,内外侧多数细胞见草酸钙方晶形成晶鞘。韧皮射线宽 1～9 列细胞,向外稍扩大;分泌细胞 2～23 个相聚,呈切向排列,外侧散在少数石细胞群;纤维束少数,为晶纤维,近形成层处分布较多;薄壁细胞可见草酸钙方晶。形成层呈不规则环状。木射线较宽,平直,1～10 列细胞;细胞壁厚,纹孔、孔沟明显;导管多单个散在。髓小,居中,环髓散布多数草酸钙方晶,分泌细胞可见。

【化学成分】 茎含 7-羟基-8,4′-二甲氧基异黄酮(7-hydroxy-8,4′-dimethoxyisoflavone)和 7-羟基-6,4′-二甲氧基异黄酮(7-hydroxy-6,4′-dimethoxyisoflavone)[2]。根含鱼藤酮(rotenone)和拟鱼藤酮(rotenoids)。

【药理毒理】 1. 兴奋子宫作用:离体子宫试验证明,小剂量茎的 5 % 煎剂 0.2ml 能增强子宫节律性收缩,较大剂量 100% 煎剂 0.1～0.2ml 使收缩更明显,振幅明显增大部分趋向于痉挛性收缩;对兔在位子宫及子宫瘘,煎剂的作用强于酊剂。煎剂 10g/kg 灌胃,煎剂 1g/kg 或酊剂 1~4g/kg 静脉注射,能增强子宫节律性收缩,剂量增大或对受孕子宫则较易引起痉挛性收缩[1]。 2. 抑制血小板聚集:以兔脑粉作为凝血原酶,并于兔血清中加入凝血因子 Ca^{2+},茎的煎液能显著延长凝血时间[2]。 3. 毒性作用:昆明鸡血藤茎煎剂对小鼠腹腔注射 LD_{50} 为 5.68g/kg[1]。 4. 镇静作用:根主要用于狂躁型精神病[1]。

参 考 文 献

[1] 熊辅信,寸树芬 . 中药现代研究荟萃 . 昆明:云南科学技术出版社,2002:501,502
[2] 《中华本草》编委会 . 中华本草 . 上海:上海科学技术出版社,1999(4):570,571

（胡华胜　康四和）

136. *Caltha palustris*（驴蹄草）

【民族药名】　“敏狂俄”（傈僳族）;“达弥切哇”（藏族）。

【来源】　毛茛科植物驴蹄草 *Caltha palustris* L. 的全草、花。有毒。夏季、秋季采收,除去杂质,鲜用或晒干用。

多年生草本,无毛。茎高 20~48cm,分枝,实心。基生叶 3~7;叶片圆形、圆肾形或心形,长 2.5~5cm,宽 3~9cm,边缘密生小牙齿;叶柄长 6~24cm;茎生叶较小,具短柄或无柄。单歧聚伞花序生于茎或分枝顶端;花梗长 2~10cm;花直径 1.6~3.2cm;萼片 5,黄色,倒卵形或狭倒卵形,长 1~1.8(2.5)cm;无花瓣;雄蕊多数;心皮 7~12,无柄。蓇葖果长约 1cm。花期 5~9 月,果期 6 月开始。

生于山谷溪边、草甸或林下。分布于云南西北部、四川、甘肃、陕西、山西、河北、内蒙古、新疆和东北。

【药用经验】　傈僳族　全草:用于头晕目眩、周身疼痛(《怒江药》)。藏族　全草:效用同傈僳族。花:用于化脓性创伤(《藏本草》)。

【使用注意】　煎汤内服用量 9~15g,不可过量。

【化学成分】　全草主要含三萜皂苷和生物碱类成分[1]。三萜类有嚏根草苷(hellebrin)、常春藤皂苷元(heteragenin)、常春藤酸(hederagenic acid)等。生物碱类有西发定碱(cevadine)、小檗碱(berberine)。新鲜植物中含原白头翁素(protoanemonin)、皂苷及黄酮。花中含长春藤皂苷元环氧叶黄素(eloxanthin)[1]。根含木兰碱(magnoflorine)及胆碱苷元。

【药理毒理】　1. 降血胆固醇作用:驴蹄草三萜皂苷能降低正常大鼠血中胆固醇水平,并使血总蛋白减少,血糖升高[1]。 2. 抗炎作用:本品对甲醛性足跖肿胀有明显抑制作用[1]。 3. 毒副作用:驴蹄草中所含的白头翁素为其毒性成分,白头翁素挥发性极强,久贮之干草常无害。白头翁素有很强的刺激性,内服可引起恶心、呕吐及下泄,还可刺激肾脏而产生血尿、血蛋白[2]。

参 考 文 献

[1] 谢宗万 . 全国中草药汇编(下册). 第 2 版 . 北京:人民卫生出版社,1996:309,310
[2] 江苏新医学院 . 中药大辞典(上册). 上海:上海科学技术出版社,1977:302

（黄德红　焦　玉）

137. *Camellia oleifera*（油茶）

【民族药名】　油茶（通称）；美油茶（毛难族）；"渣旦"（瑶族）。

【来源】　山茶科植物油茶 *Camellia oleifera* Abel 的根、叶、种子、种子油。根有小毒。根、叶全年可采，鲜用或晒干用；秋季果实成熟时采集果实，砸开果壳剥取种子；种子油由种子加工制得。

常绿灌木或小乔木，高达 7m；小枝微有毛。叶革质，椭圆形，长 3.5~9cm，宽 1.8~4.2cm，先端钝尖，基部楔形，边缘具细锯齿，上面无毛或中脉有硬毛，下面中脉基部有少数毛或无毛；叶柄长 4~7mm，有毛。花白色，顶生、单生或并生；花瓣 5~7，分离，长 2.5~4.5cm，倒卵形至披针形，多少深 2 裂；雄蕊多数，外轮花丝仅基部合生；子房密生白色丝状绒毛，花柱顶端 3 短裂。蒴果顶端有或无长柔毛，直径 1.8~2.2cm，果瓣厚木质，2~3 裂；种子背圆腹扁，长至 2.5cm。花期 9~11 月，果期翌年 5~10 月。

我国长江流域及以南各省区盛行栽培。

【药用经验】　**毛南族**　根：用于牙痛、腰痛。叶：用于皮肤溃烂瘙痒经久不愈。种子油：用于酒渣鼻（《桂药编》）。**土家族**　种子：用于便秘、气滞、癣、癞（《土家药》）。**瑶族**　效用同毛南族（《桂药编》）。

【药材鉴定】　**性状**　（1）叶片：椭圆形或卵状椭圆形，长 3~9cm，宽 1.5~4cm；先端渐尖或短尖，基部楔形，边缘有细锯齿；表面绿色，主脉明显，侧脉不明显。叶革质、稍厚。气清香，味微苦涩。（2）种子：扁圆形，背面圆形隆起，腹面扁平，长 1~2.5cm，一端钝圆，另一段凹陷，表面淡棕色，富含油质。气香，味苦涩。

【化学成分】　叶含羽扇豆烷醇（lupanone）、1-(3′,5′-二甲氧基)苯基-2-(4″-羟基)苯基乙烷、齐墩果酸（oleanolic Acid）、胡萝卜苷（daucosterol）、山柰酚（kaempferol）、山柰酚-3-*O*-(2″,6″-二-*O*-反式-对羟基桂皮酰基)-β-D-葡萄糖苷、槲皮素（quercetin）、槲皮素-3-*O*-β-D-葡萄糖苷、槲皮素-3-*O*-β-D-半乳糖苷、槲皮素-3-*O*-α-L-鼠李糖苷[1]。种子含三萜皂苷：油茶皂苷（oleipherone），水解后得山茶皂苷元（camelliagenin）A、茶皂醇（theasapogenol）A 和 B，以及 D-葡萄糖醛酸（D-glucuronic acid）、葡萄糖、半乳糖、木糖、当归酸（angelic acid）、巴豆酸（tiglic acid）、α-甲基丁酸（α-methylbutyric acid）[2]。

【药理毒理】　1. 抗菌、抗炎作用：油茶饼中分离到的齐墩果酸型的五环三萜皂苷对红色毛癣菌、石膏样癣菌、断发癣菌、黄癣菌、紫色癣菌、絮状表皮癣菌等皮肤常见致病真菌有明显的抑制作用[3]。油茶皂素对大肠杆菌、橘青霉、黑曲霉和 117 产朊假丝酵母均有抑制作用，其中对大肠杆菌和黑曲霉抑制作用较强。最小抑制浓度在 0.625% 以下[4]。2. 抗肿瘤作用：油茶籽不同溶剂提取物（95% 乙醇提取物、水提取物、60% 丙酮-水提取物）对人肺癌细胞株 A549、人胃癌细胞株 SGC-7901 和人黑色素细胞瘤 A375 的增殖均有抑制作用。油茶籽的 95% 乙醇提取物和水提取物对人乳腺癌细胞 MCF-7 和人肝癌细胞 SMMC-7721 有明显的抑制作用[5~7]。3. 心肌细胞保护作用：油茶皂苷（SQS）对心肌缺氧/复氧（I/R）损伤具有保护作用，能增加心肌的收缩功能，提高心室最大收缩压（LVSP）、左室内压最大变化速率（dp/dtmax），加快心率（HR）；使冠脉流出液肌酸激酶（CK）生成减少；明显抑制心肌缺血时心肌细胞内钠、钙的超载和镁的降低，具有抗钠钙超载的心肌细胞保护作用[8,9]。4. 抗氧化作用：油茶果壳和饼粕中提取的茶多酚与化学合成的抗氧化剂 PG、BHA、BHT 进行对比，结果表明茶多酚具有更高的抗氧化力[10]。油茶籽油中多酚类物质对羟基自由基和超氧阴离子自由基有良好的清除作用，加入多酚样品的质量浓度在 0.53~7.29 μg/ml 范围内,对羟基自由基的清除率高达 65.21% 以上[11,12]。5. 抗凝血、抗血栓作用:油茶叶水提物能够延长小鼠凝血时间和小鼠尾出血时间,能够抑制下腔静脉血栓形成,具有抗凝血及抗血栓形成作用[13]。6. 降血脂作用:油茶皂苷能明显降低血清总胆固醇(TCh)、甘油三酯(TG)、低密度脂蛋白胆固醇(LDL)和 HDL3,不显著改变 HDL 浓度,轻微升高 HDL2,降低动脉硬化指数(AI)[14,15]。7. 降血糖作用:肉质果、肉质叶提取液对实验性糖尿病小鼠血糖有明显的降低作用,接近中药消渴丸的效果,但对正常血糖小鼠无影响[16]。8. 对子宫平滑肌的作用:SQS 促进离体大鼠子宫平滑肌收缩,表明 SQS 有抗 Ca^{2+} 作用[17]。9. 脂肪酸合酶抑制作用:茶壳提取物与油茶饼提取物对 FAS 分别在快结合抑制与慢结合抑制上显示出很强的抑制能力[18]。10. 抗生育作用:果皮 60% 丙酮提取物、醇提取物、多元酚富集物和油茶皂素体外对兔呈现出较优的剂量依赖性体外杀精活性,3min 时的最低杀精浓度依次为 5mg/ml、5mg/ml、5mg/ml、0.078mg/ml,油茶皂素与阳性药壬苯醇醚作用相当。杀精活性强弱顺序为油茶皂素>油茶果皮多元酚富集物>60% 丙酮提取物>醇提物[19]。

参 考 文 献

[1] 陈跃龙,冯宝民,唐玲,等. 油茶叶的化学成分. 沈阳药科大学学报,2010,27:292-294
[2] 《中华本草》编委会. 中华本草(第3册). 上海:上海科学技术出版社,1999:562,563
[3] 金继曙,都述虎,种明才. 油茶籽抗真菌活性成分的研究. 天然产物研究与开发,1993,5:48-52
[4] 黄卫文,敖常伟,钟海雁. 油茶皂素抑菌效果研究. 经济林研究,2002,20:17-19
[5] 李红冰,陈跃龙,石海峰,等. 油茶种子抗肿瘤有效部位群化学成分含量的分析方法. 时珍国医国药,2008,19:1610-1612
[6] 唐玲,葛迎春,刘平,等. 油茶籽提取物对体外培养不同肿瘤细胞增殖的抑制作用. 辽宁中医药大学学报,2008,10:141-144
[7] 唐玲,陈跃龙,史丽颖,等. 油茶籽提取物的体外抗癌活性. 华西药学杂志,2008,23:658-660
[8] 李萍,何明,黄起壬. 油茶皂甙对大鼠离体心脏缺氧/复氧损伤的保护作用. 江西医学院学报,1999,39:5-8
[9] 黄起壬,曹守仪,万福生,等. 油茶皂甙对缺血大鼠心肌线粒体 Na^+、Ca^{2+}、Mg^{2+} 含量及 ATPase 活性的影响. 中国临床药理学与治疗学杂志,1999,4:195-197
[10] 钱华,许炯. 油茶副产品中天然抗氧化剂的初步研究. 浙江林业科技,1991,11:43-48
[11] 毛方华,王鸿飞,刘飞,等. 油茶籽油的提取及其对自由基清除作用的研究. 西北林学院学报,2009,24:125-128
[12] 毛方华,王鸿飞,林燕,等. 油茶籽毛油中多酚类物质对自由基的清除作用. 中国粮油学报,2010,25:64-68
[13] 钱海兵,王祥培. 油茶叶水提物抗凝血及抗血栓形成作用研究. 安徽农业科学,2010,38:11136,11137
[14] 陈立峰,邱赛红,彭志辉. 油茶皂甙对高脂血证大鼠模型高密度脂蛋白胆固醇及其亚组分的影响. 中药药理与临床,1998,14:13-16
[15] 陈立峰,彭志辉,王晓洪,等. 油茶皂甙对高脂血症动物模型血液和心肌组织中磷酸肌酸激酶的影响. 湖南中医药杂志,1998,14:58
[16] 彭凌,朱必凤,刘主. 油茶肉质果和肉质叶提取液降血糖及抗氧化作用的实验研究. 中国药理学通报,2007,23:1679,1680
[17] 何明,李萍,黄起壬,等. 油茶皂甙对大鼠离体子宫平滑肌的作用. 江西医学院学报,1999,39:1-4
[18] 姜天甲,陈秋平,马晓丰,等. 油茶籽提取物对脂肪酸合酶的抑制作用. 中国粮油学报,2009,24:60-64
[19] 唐玲,陈跃龙,师海波,等. 油茶杀精子和抗生育作用的实验研究. 中成药,2009,31:184-187

(杨新洲)

138. *Camellia sinensis*(茶)

【民族药名】 茶(通称);"兆咪"(白族);"腊"(傣族);"斜"、"梅穴"(侗族);"法茶代"、"美茶呆"(毛南族);"加相"、"恰星"(藏族);"茶合浆"、"巧瓦"(瑶族)。

【来源】　山茶科植物茶 *Camellia sinensis*（L.）O. Kuntze（*Thea sinensis* L.）的根、叶、花、果实、种子。果实、种子有小毒。根全年均可采挖，4~6月采集叶，夏季、秋季开花时采集花，均鲜用或晒干用；果实于秋季成熟时采集，砸开果壳，取出种子。

落叶灌木或小乔木，高1~6m。叶薄革质，椭圆状披针形至倒卵状披针形，长5~10cm，宽2~4cm，急尖或钝，有短锯齿；叶柄长3~7mm。花白色，1~4朵成腋生聚伞花序，花梗长6~10mm，下弯；萼片5~6，果时宿存；花瓣7~8；雄蕊多数，外轮花丝合生成短管；子房3室，花柱顶端3裂。蒴果每室有1种子；种子近球形。花期9~10月，果期6~10月。

我国长江流域及以南各地盛行栽培。

【药用经验】　阿昌族　叶：用于肠炎、小便不利、水肿。根用于肝炎、心脏病、水肿（《德宏药录》）。白族　根：用于心脏病（《滇省志》）。傣族　叶：用于消暑解渴、提神、小便黄（《版纳傣药》）。侗族　叶：用于热泻、消化不良、腹泻、小儿高热、昏迷、中暑、梦遗滑精、开放性骨折、化脓、骨髓炎、外伤出血（《桂药编》）。景颇族　效用同阿昌族（《德宏药录》）。毛南族　效用同侗族（《桂药编》）。藏族　种子：用于发热、梅毒（《中国藏药》）。瑶族　效用同侗族（《桂药编》）。嫩叶或根、果实：清热，生津，止渴（《藏本草》）。

【使用注意】　种子有小毒，内服用量0.5~1.5g，或入丸、散[1]。茶叶：胃虚寒者慎服，失眠及习惯性便秘者禁服；服人参、土茯苓及含铁类药物者禁服；服使君子饮茶易致呃，过量易致呕吐、失眠[1]。

【药材鉴定】　性状　（1）叶：常卷缩成条状或成薄片状或皱褶。完整叶片展平后呈披针形至椭圆形，长1.5~4cm，宽0.5~1.5cm，先端急尖或钝尖，叶基楔形下延，边缘具锯齿，齿端呈棕红色爪状，有时脱落；上下表面均有柔毛，羽状网脉，侧脉4~10对，主脉在下表面较凸出，纸质较厚，叶柄短，被白色柔毛；老叶革质，较大，近光滑；气微弱而清香，味苦涩。（2）果实：扁球形，具3钝棱，先端凹陷，直径2~5mm，黑褐色，表面被灰棕色毛茸，果皮坚硬，不易压碎。萼片宿存，5片，广卵形，长2~5mm，上表面灰棕色，具毛茸，下表面棕褐色，质厚，木质化。果柄圆柱形，上端稍粗，微弯曲，其下方有一突起的环节，棕褐色。气微，味淡。

显微特征　（1）叶横切面：上下表皮细胞各1列，外方覆有较厚的角质层；下表皮具气孔，单细胞非腺毛长112~740μm，壁厚，基部木化；叶缘锯齿处呈弯钩状。叶肉组织不等面形，栅栏细胞2列不通过主脉，上列长圆柱形，下列细胞上部较宽。主脉维管束外韧型，周围有柱鞘纤维束环列，壁不甚厚，木化，韧皮薄壁细胞内含草酸钙小结晶或簇晶。其余薄壁细胞含簇晶，薄壁组织内散有大型分枝状石细胞，壁较厚，木化，具纹孔。（2）叶粉末：灰绿色。特异分枝状石细胞较多见，呈长条形，不规则分枝，长至348μm，直径18~48μm，壁厚5~12μm，孔沟较短或不明显，纹孔较稀疏。非腺毛单细胞，多破碎，平直，完整者长85~670μm，直径10~20μm，壁厚2~9μm。草酸钙簇晶较多见，直径5~37μm。草酸钙方晶细小，散布于栅栏细胞中，直径2~7μm。下表皮细胞表面观略呈不规则形，直径7~29μm，长16~38μm。气孔环式，直径27~32μm，副卫细胞3~5个。上表皮细胞表面观略呈多角形，直径9~20μm，长18~36μm，角质层厚。纤维单个或2~3个成束，细长，末端钝，直径8~25μm。壁厚2~7μm，纹孔稀疏。

薄层色谱　取叶的粉末0.5g，加氯仿10ml，超声处理10分钟，滤过，滤液蒸干，残渣加甲醇1ml使溶解，作为供试品溶液。另取咖啡因对照品，加甲醇制成每1ml含1mg的溶液，作为对照品溶液。吸取上述2种溶液各5μl，分别点于同一硅胶GF$_{254}$薄层板上，以正丁醇-氯仿-丙酮-氨水（10：5：3：0.2）为展开剂，展开，取出，晾干，置紫外光（254nm）下检视，供试品色谱在与对照品色谱相应的位置上，显相同颜色的荧光斑点。

【化学成分】 茶叶含嘌呤类生物碱,以咖啡碱(caffeine)为主,含量1%~5%,另有可可豆碱(theobromine)、茶碱(theophylline)、黄嘌呤(xanthine)。还含鞣质,绿茶中含缩合鞣质10%~24%,红茶中约6%[2],其中没食子酸以左旋表没食子儿茶精酯[(-)epigallocatechingallate]为主,并有左旋表没食子儿茶精(epigallocatechin)、没食子酸表儿茶精酯(epicatechingallate)、左旋表儿茶精(epicatechin)、没食子酸左旋没食子儿茶精酯[(-)gallocatechingallate]、消旋儿茶精(catechin)、没食子酸儿茶精酯(catechingallate)、没食子酸(gallicacid)[1],也含茶黄素(theaflavin)[3]、异茶黄素(isotheaflavin)[4]。又含精油,绿茶中含β-及γ-庚烯醇(heptenol)、α-及β-庚烯醛(heptenal)、4-乙基愈创木酚(4-ethylguaiaool)、荜澄茄烯醇(cadinenol)、橙花叔醇(nerolidol)、α-及β-紫罗兰酮(ionone)、酞酸二丁酯(dibutlphthalate)、3,7-二甲基辛-1,5,7-三烯-3-醇(3,7-dimethyl-1,5,7-octatriene-3-ol)、辛-3,5-二烯-2-酮(3,5-octadiene-2-one)、芳樟醇(linalool)、牻牛儿醇(geraniol)、顺式茉莉酮(cis-jasmone)、顺式及反式芳樟醇氧化物(linalooloxide)、吲哚(indole)、茶螺酮(theaspirone)、5,6-环氧紫罗兰酮(5,6-三甲环己酮(2,6,6-trimethylcyclohexanone)、2,6,6-三甲基-2-羟基环己酮(2,6,6-trimethyl-2-hydroxycyclohexanone)等[1]。红茶中含α-及β-紫罗兰酮(ionone)、顺式茉莉花素、茶螺酮(theaspirone)、荜澄茄烯醇(cadinenol)、牻牛儿醇(geraniol)、δ-荜澄茄烯(δ-cadinene)、α-依兰油烯(α-muurolene)、糠醇(furfurylaclcohol)、甲基苯基甲醇(methylphenylcrbinol)、吡咯-2-甲醛(pyrrole-2-aldehyde)、甲酸苄酯(benzylformate)、甲酸苯乙酯(phenylethylformate)、α-松油醇(α-terpineol)、苯甲酸顺式己-2-烯醇酯(cis-2-hexenylbenzoate)、3,7-二甲基辛-1,5,7-三烯-3-醇、葵-反-2,反-4-二烯醛(deca-trans-2,trans-4-dienal)、2-苯基-丁烯醛(2-phenyl-2-butenal)、酞酸二丁酯(dibutyl phthalate)、正十六酸甲酯(methyl n-hexadecanoate)、4-氧壬酸甲酯(methyl 4-oxononanoate)、2,3-环氧紫罗兰酮(2,3-epoxy-ionone)、二氢猕猴桃内酯(dihydro actinidiolide)、3-酮-β-紫罗兰酮(3-keto-β-ionone)等[1,5]。又含多种三萜皂苷,水解后得山茶皂苷元(camelligenin)A玉蕊醇(barrigenol)R1、玉蕊皂苷元(barringtogenol)C、玉蕊醇(barigenol)A1、桂皮酸(cinnamicacid)、当归酸(angelicacid)和阿拉伯糖(arabinose)、木糖(xylose)、半乳糖(galactose)、葡萄糖醛酸(glucuronicacid)等[1]。茶籽含茶皂苷(theasaponin)、油茶皂醇(theasapogenol)A~E和山茶皂苷元(camelliagenin)D与醋酸、当归酸(angelic acid)、巴豆酸(tiglic acid)结合成酯,再与阿拉伯糖、木糖、半乳糖、葡萄糖醛糖组成的皂苷[1];含哌啶-2-酸(pipecolic acid)[1]、咖啡酸(caffeic acid)、香草醛(vanillin)、对羟基苯甲醛(p-hydroxybenzaldehyde)、香草酸(vanillic acid)、松柏醛(coniferaldehyde)[1];还含脂肪酸类成分。尚含菜油甾醇(campesterol)、菜子甾醇(brassicasterol)、豆甾醇(stigmasterol)、β-谷甾醇(β-sitosterol)[1]、菠菜甾醇(spinasterol)、菠菜甾酮(spinasterone)、燕麦甾醇(avenasterol)、24-甲基胆甾-7-烯醇(24-methyl lathosterol)、22,23-二氢菠菜甾醇(22,23-dihydrospinasterol)、22,23-二氢菠菜甾酮(22,23-dihydrospinasterone)[1]。

【药理毒理】 1. 中枢兴奋作用:茶叶所含茶碱和咖啡碱对中枢神经系统有强大兴奋作用。小剂量咖啡碱(85~250mg)兴奋大脑皮质,使人睡意减少、疲劳减轻、思维更加清晰和敏捷;剂量增大时能产生紧张、焦虑烦躁、失眠、震颤、再大剂量时引起惊厥[1]。2. 对心血管系统作用[1]:茶碱对心脏有兴奋作用,血药浓度在$10\sim20\ \mu g/ml$时可使正常人心率加快,左心室射血时间指数和等容收缩时间减少,心收缩力增强,心脏前负荷降低。低浓度的咖啡碱使心率稍减慢,可能因兴奋迷走神经中枢所致。高浓度的咖啡碱和茶碱均可使心率明显加快,敏感者可致心率失常。茶鞣质具有高度维生素P样活性,能增强毛细血管抵抗力,降低其通透性,防止其破坏[1]。3. 降血压作用[1]:绿茶的热水提取物有明显的降压活性,20 mg/kg可使麻醉兔血压下降

4.7~5.3kPa,其中主要有效成分为没食子酸。没食子酸儿茶精酯(GCC)0.1 mg/kg 静脉注射可使麻醉兔的血压显著下降,0.5 mg/kg 时下降 4.0~5.3kPa,并维持较长时间。随意饮用绿茶 8 周,可使自发性高血压大鼠血压明显下降。4. 对平滑肌和骨骼肌的作用:茶碱松弛各种平滑肌,尤其是支气管平滑肌,在支气管处于收缩状态时尤为明显。茶碱4mg/kg静脉注射能对抗乙酰胆碱所致麻醉豚鼠的支气管收缩,切除肾上腺或给予 β 受体阻滞剂后,此作用明显减弱[6]。

5. 利尿作用:咖啡碱特别是茶碱能抑制肾小管再吸收而有利尿作用。茶碱通过强心增加肾血流量和肾小球滤过率,增加水和电解质排泄,钾排泄增加不明显[16]。6. 降血脂活性:茶叶有明确的降血脂作用。以饮茶代替饮水,对高胆固醇喂养的大鼠,能使血浆胆固醇、甘油三酯及器官组织中脂肪含量均显著低于对照组[7]。随意引用乌龙茶的自发性高血压大鼠,血浆中甘油三酯降低,高密度脂蛋白胆固醇升高[1]。茶叶多糖 25mg/kg 和 50mg/kg 腹腔注射,使正常小鼠血清胆固醇分别降低 18% 和 24%;50mg/kg 和 100mg/kg 灌胃能有效防止实验性高胆固醇症的形成[8]。茶叶中多酚类,没食子酸表儿茶精酯(ECG)和没食子酸表没食子儿茶精(EGCG)对脂肪乳浊液诱发的小鼠高脂血症有抑制作用[9,10]。7. 抗动脉硬化作用:从绿茶提取的粗制儿茶精能抑制高脂饲料喂养大鼠的血浆总胆固醇、胆固醇酯和动脉硬化指数的升高[1]。绿茶提取物给予 50mg/(kg·d) 和 100mg/(kg·d),对喂饲料所致的动脉硬化小鼠,能抑制血清胆固醇升高,剂量依赖地抑制血清脂质过氧化物的升高及肝和主动脉中胆固醇含量的升高[1,11,12]。8. 抑制血小板聚集和抗血栓作用:各种茶的热水提取物对胶原和 ADP 诱导的血小板聚集均有抑制作用[1]。EGCG 在试管内抑制胶原诱导的血小板聚集的 IC_{50} 为 0.11 mmol/L,而阿司匹林为 0.18mmol/L[13]。9. 抗氧化作用:绿茶的乙醇提取物对植物油和猪油均有明显的抗氧化作用[1],绿茶中的 1-表儿茶精显著抑制亚油酸在空气中的氧化;对亚油酸的抗氧化作用,EGCC>EGC>ECG>表儿茶精(EC)[1]。10. 抗诱变作用:绿茶、乌龙茶和红茶均有一定的抗诱变作用,其中绿茶及其有效成分效果较好。绿茶和红茶提取物在试管内和大鼠体内均能抑制 *N*-甲基-*N*-硝基-*N*-亚硝基胍(MNNG)对大肠杆菌 WP2 的诱变作用[1]。11. 抗癌作用:茶叶及其提取物在体外和体内对多种肿瘤细胞均有显著抗癌作用。绿茶或龙雾茶提取物对人胃癌细胞 BGC-823、人肝癌 L7402 和 QCY7703 细胞株有明显细胞毒作用,并能直接杀伤癌细胞,并使部分癌细胞形成集落的增殖能力受到抑制[14~17]。12. 抗病原微生物活性:茶叶煎剂或浸剂在体外对各种痢疾杆菌有显著抑制作用[18~20],茶叶水提取液在体外对霍乱弧菌有杀灭作用[21]。13. 杀虫活性:茶的果实部分 95% 乙醇粗提物在 10mg/ml 浓度处理线虫 60 小时后,呈极强杀线活性;茶籽粗提物对 PWN 的 LC_{50} 值为 0.0119mg/ml,表现出的最强毒力[22]。14. 杀螺活性:产地不同的 4 种茶叶籽皂苷浸杀成螺、幼螺和螺卵效果好,浓度为 2.5~10mg/L,钉螺死亡率达 100%,其中云茶杀螺活性最高,其次为浙茶与长茶,桃茶最低;喷洒用量 $20g/m^2$(其中云茶为 $5g/m^2$),杀螺效果为 82.0%~90.0%;在杀螺剂量范围对鱼有毒性[23]。15. 毒性:红茶中所含咖啡碱、可可豆碱、茶碱、(+)-儿茶精、(−)-表儿茶精、没食子酸和茶黄素小鼠腹腔注射的 LD_{50} 分别为 316mg/kg、1000mg/kg、681mg/kg、1000mg/kg、1000mg/kg、1000mg/kg、562mg/kg[1]。绿茶乙醇提取物小鼠灌胃和腹腔注射的 LD_{50} 分别为 10g/kg 和 0.7g/kg[1]。(−)EGCG 小鼠灌胃和腹腔注射的 LD_{50} 分别为 2314mg/kg、150mg/kg[1]。亚急性毒性试验:每日给家兔灌胃 1.8g/kg 和 0.6g/kg(相当于人用量的 30 倍和 10 倍),连续 14 天,除高剂量有精神、食欲稍差和大便硬结外,未见其他异常[1]。

参 考 文 献

[1]《中华本草》编委会. 中华本草(第 3 册). 上海:上海科学技术出版社,2000:569-576

[2] 中国医学科学院药物研究所. 中草药有效成分研究(第一分册). 北京:人民卫生出版社,1972:376

[3] Brown A G,Falshaw C P,Haslam E,et al. The constitution of theaflavin. Tetrehedron Lett. ,1966,7(11):1193-1204

[4] Coxon D T,Holmes A,Ollis W D,et al. Isotheaflavin,a new black tea pigment. Tetrahedron Lett. ,1970,11(60):5241-5246

[5] 成桂仁,金静兰,文永新,等. 白水茶中二种新黄酮甙的结构. 药学学报,1987,22:203-207

[6] Kar K,Mohanta P K,Popli S P,et al. Inhibition of passive Cutaneous Anaphylaxis by Compounds of *Camellia sinensis*. Planta Med. ,1981,42(1):75-78

[7] Sano M,Takenaka Y,Kojima R,et al. Effects of Pu-Erh tea on lipid metabolism in rats. Chem. Pharm. Bull. ,1986,34:221-228

[8] 王丁刚,王淑如. 茶叶多糖的分离、纯化、分析及降血脂作用. 中国药科大学学报,1991,22:225-228

[9] 望日道彦,等. 国外医学. 中医中药分册,1988,10(1):40

[10] Matsuda H,chisaka T,Kubomura Y,et al. Effects of crude drugs on experimental hypercholesterolemia. I. Tea and its active principles. J. Ethnopharmacol. ,1986,17:213

[11] 陈海芳,顾景范,孙明堂,等. 油延缓动脉粥样硬化形成及其机理的探讨. 营养学报,1996,18:13-18

[12] 张纯萍,刘雪萍,黄兴振,等. 茶籽油软胶囊降血脂及抗动脉粥样硬化的药效学研究。广西中医学院学报,9:4-6

[13] 张晓岗,楼福庆. 茶黄烷醇类对血小板功能影响的进一步研究. 浙江医科大学学报,1989,18:244-247

[14] 霍志峰,方刚. 绿茶抗癌作用的实验研究. 江苏医药,1991,17:318

[15] 阎玉森,游联勤,田笠卿,等. 茶叶抗肿瘤作用的初步研究. 南京医学院学报,1989,9:301-304

[16] 阎玉森. 龙雾茶防癌抗癌的基础理论研究. 中华肿瘤杂志,1990,12(1):42

[17] 乐美兆,阎玉森. 龙雾茶防癌作用的初步研究. 江苏医药,1989,15:342

[18] 朱宏富. 中药马齿苋与茶叶对痢疾杆菌的作用和影响. 微生物学报,1960,8:48

[19] 周馥殿,江娟芳. 上海中医药杂志,1958,3:38

[20] 包幼迪. 中华医学杂志,1958,43(5):472

[21] 张立玉,等. 中华医学杂志,1952,38(9):810

[22] 吴慧平,徐晓莉,王军. 茶籽醇提物对松材线虫及根结线虫室内活性测定分析. 植物检疫,2007,21:335-337.

[23] 张楚霜,朱金华,周利红,等. 茶叶籽皂武杀钉螺实验研究. 中国血吸虫病防治杂志,1997,9:334-337.

(杨新洲)

139. *Camptotheca acuminata*(喜树)

【民族药名】 喜树(通称);"你格子"(傈僳族);悲细田(瑶族)。

【来源】 珙桐科植物喜树 *Camptotheca acuminata* Decne. 的根、果实、全株。全株有毒。果实于 10~11 月成熟时采收,晒干。根及根皮全年可采,但以秋季采剥为好,除去外层粗皮,晒干或烘干。

落叶乔木,高达 20m 余。树皮灰色或浅灰色,纵裂成浅沟状。小枝圆柱形,平展,当年生枝紫绿色,有灰色微柔毛,多年生枝淡褐色或浅灰色,有很稀疏的圆形或卵形皮孔。叶互生,矩圆状卵形或矩圆状椭圆形,长 12~28cm,宽 6~12cm,顶端短锐尖,基部近圆形或阔楔形,全缘,上面亮绿色,幼时脉上有短柔毛,其后无毛,下面淡绿色,疏生短柔毛,叶脉上更密,中脉在上面微下凹,在下面凸起,侧脉 11~15 对,在上面显著,在下面略凸起;叶柄长 1.5~3cm。头状花序近球形,直径 1.5~2cm,常由 2~9 个头状花序组成圆锥花序,顶生或腋生,通常上部为雌花序,下部为雄花序,总花梗圆柱形,长 4~6cm。花杂性,同株;苞片 3 枚,三角状卵形,长 2.5~3mm,内外两面均有短柔毛;花萼杯状,5 浅裂,裂片齿状,边缘睫毛状;花瓣 5 枚,淡绿色,矩圆形或矩圆状卵形,顶端锐尖,长 2mm,外面密被短柔毛,早落;花盘显著,微裂;雄蕊 10,外轮 5 枚较长,常长于花瓣,内轮 5 枚较短,花丝纤细;子房在两性花中发育良好,下位,花柱无毛,长 4mm,顶端通常分 2 枝。翅果矩圆形,长 2~2.5cm,顶端具宿存的花盘,两侧具窄翅,幼时绿色,干燥后黄褐色,着生成近球形的头状果序。花期 5~7 月,果期 9 月。

常生于海拔 1000m 以下的林边或溪边。分布于江苏南部、浙江、福建、江西、湖北、湖南、四川、贵州、广东、广西、云南等省区。

【药用经验】 德昂族 果实：用于胃癌、结肠癌、直肠癌、膀胱癌、慢性黏膜性白血病、牛皮癣（《德宏药录》）。景颇族 果实：效用同德昂族（《德宏药录》）。傈僳族 全株：用于胃肠癌肿、膀胱癌、各种白血病、牛皮癣、疖疮痈肿初起（《怒江药》）。瑶族 果实或根：用于各种癌症、急慢性白血病、银屑病以及血吸虫病引起的肝脾肿大（《湘蓝考》）。

【使用注意】 内服不宜过量，有消化道及泌尿系疾病者慎服，孕妇忌服。忌用铁器煎煮、调制[1]。

【中毒和解毒】 本品内服或注射剂量过大可致中毒，外用浓度过大对局部亦有刺激作用。中毒表现：(1)消化系统方面可引起食欲不振、恶心、呕吐、胃肠炎等症状；个别中毒严重的患者可引起顽固性腹泻，导致水、电解质紊乱，肠麻痹而死亡。(2)造血系统方面可抑制骨髓，使白细胞、血小板和血色素下降。(3)泌尿系统方面可引起出血性膀胱炎，出现尿痛、尿频及血尿等。(4)其他方面：可引起口腔黏膜感染和脱发等。(5)皮肤外用可出现局部反应，涂药局部痒痛、灼痛或刺痛感，或基本出现炎性红晕或小水泡、局部色素沉着。解毒措施：出现中毒症状后可采取中西医结合方法积极解救。中药可用大刀豆 12g，佩兰叶、竹茹、枇杷叶、姜炭、焦三仙各 9g，清半夏、厚朴各 6g，水煎服。或用藿香 12g，黄柏、枳壳、甘草各 9g，水煎服。西药：早期用 1：4000 的高锰酸钾溶液洗胃，然后服用通用的解毒剂；静脉点滴葡萄糖盐水或林格氏液；肌肉注射阿托品及呼吸中枢兴奋剂等，对症处理[2]。

【药材鉴定】 性状 果实披针形，长 2～2.5cm，宽 5～7mm，先端尖，有柱头残基；基部变狭，可见着生在花盘上的椭圆形凹点痕，两边有翅。表面棕色至棕黑色，微有光泽，有纵皱纹，有时可见数条角棱和黑色斑点。质韧，不易折断，断面纤维性，内有种子 1 粒，干缩成细条状。气微，味苦[3]。

显微特征 果实横切面：外果皮为 1 列扁平细胞；中果皮为多列薄壁细胞，含红棕色物，维管束 10 余个，散列，外侧具纤维群，纤维壁厚，木化；内果皮为数列厚壁纤维。种皮细胞由棕色扁平细胞组成；鲜品的胚乳细胞和子叶细胞内充满内含物，干后萎缩[3]。

【化学成分】 果实中含有喜树碱（camptothecine）、10-羟基喜树碱（10-hydroxycamptothecine）、11-甲氧基喜树碱（11-methoxycamptothecine）、脱氧喜树碱（deoxycamptothecine）、喜树次碱（venoterpine）、白桦脂酸（betulic acid）、长春花苷内酰胺（vincosidelactam）、11-羟基喜树碱（11-hydroxycamptothecine）、10-甲氧基喜树碱（10-methoxycamptothecine）、3,4-*O*,*O*-亚甲基并没食子酸（3,4-*O*,*O*-methyleneellagic acid）、3′,4′-*O*-二甲基-3,4-*O*,*O*-亚甲基并没食子酸（3′,4′-*O*-dimethyl-3,4-*O*,*O*-methyleneellagic acid）、3,4-*O*,*O*-亚甲基-3′,4′-*O*-二甲基-5′-甲氧基并没食子酸（3,4-*O*,*O*-methlene-3′,4′-*O*-dimethyl-5′-methoxyellagic acid）、3,4-*O*,*O*-亚甲基-3′,4′-*O*-二甲基-5′-羟基并没食子酸（3,4-*O*,*O*-methylene-3′,4′-*O*-dimethyl-5′-Hydroxyellagic acid）、3,4′-*O*-二甲基并没食子酸（3,4′-*O*-dimethylellagic acid）、3,4,3′-*O*-三甲基并没食子酸（3,4,3′-*O*-trimethylel-lagic acid）、3′-*O*-甲基-3,4-*O*,*O*-次甲基并没食子酸（3′-*O*-methyl-3,4-*O*,*O*-methylidyneellagic acid）、3,4-*O*,*O*-次甲基并没食子酸（3,4-*O*,*O*-methylidyneellagic acid）、3,4-*O*,*O*-次甲基-3′,4′-*O*-二甲基并没食子酸（3′,4′-*O*-dimethyl-3,4-*O*,*O*-methylidyneellagic acid）、3,3′,4,4′-*O*-四甲基-5′-甲氧基并没食子酸（3,3′,4,4′-*O*-tetramethyl-5′-methoxyellagic acid）、5′-羟基-3′,4′-*O*-二甲基-3,4-*O*,*O*-次甲基并没食子酸（5′-hydroxy-3′,4′-*O*-dimethyl-3,4-*O*,*O*-methylidyneellagic acid）、丁香酸（syringic acid）、10-羟基脱氧喜树碱（10-hydroxydeoxycamptothecine）、喜树矛因碱

（camptacu-mothine）、喜树曼宁碱（camptacumanine）、乌檀费新碱（naucleficine）、牛眼马钱托林碱（angustoline）、二氢异喹胺（dihydroipouinamine）、长梗马兜铃素（pedunculagin）、19-O-甲基牛眼马钱托林碱（19-O-methylangustoline）、22-羟基旱莲木（22-hydroxyacuminatine）、19-羟基臭马比木碱（19-hydroxymappicine）、氧代儿茶钩藤丹宁碱（oxogambirtannine）、18-羟基喜树碱（18-hydroxy-camptothecin）、吕宋果内酯（strychnolactone）、水杨酸（salicylic acid）、壬二酸（nonandioic acid）、止权酸（d-abscisic acid）、丁香树脂酚（syringaresinol）、β-谷甾醇（β-sitosterol）、咖啡酸乙酯（ethyl caffeate）、熊果酸（ursolic acid）、肌醇（inositol）。根含有喜树碱、并没食子酸-3，4，3′-三甲醚（3，4，3′-tri-O-methylellagic acid）、β-谷甾醇-3-β-D-葡萄糖（β-sitosterol-3-β-D-gluco-side）。根皮中含有20-去氧喜树碱（20-deoxycamptothecine）、20-己酰喜树碱（20-hexanoylcam-ptothecine）、20-己酰基-10-甲氧基喜树碱（20-hexanoyl-10-methoxycamptothecine）。木质部中含有喜树碱、11-羟基-（20s）-喜树碱[3]。从喜树果实和叶中分离得到喜果苷、3，4-dehydrostrictosi-dinic acid、strictosidinic acid、20-O-β-D-glucopyrannosyl-18-hydroxycamptothecine10-meth-oxy-20-O-acetylcami-tothecin、20-formylbenz［6，7］indolizino［1，2-b］quinoline-11（13）-one、异长春花苷内酰胺（stric-tosamide）、紫树苷（nyssoside）、獐芽菜苷（sweroside）、三叶豆苷（trifolin）、金丝桃苷（hyperoside）、18-羟基喜树碱的葡萄糖苷、短小蛇根草苷（pumiloside）[4~9]。

【药理毒理】 1. 抗肿瘤作用：喜树果实、根皮的醇提取物对动物移植性肿瘤，均有一定抑制作用。喜树果或根皮中所含喜树碱及其衍生物，具有较强的抗癌活性。喜树碱体外对白血病L1210有明显的抑制作用，ID_{50}为 1.36×10^{-4} μm/ml；对 HeLa 细胞和多种肿瘤细胞均有抑制作用。喜树碱 0.25~25mg/kg 腹腔注射，连续 7~10 天，可使白血病 L1210、L5178Y、K1946、P388小鼠的生存时间延长 1 倍以上。对白血病 L615 和腹水型肝癌小鼠也可延长其生存时间。对小鼠 Lewis 肺癌、黑色素瘤 B16、脑瘤 B22、艾氏腹水癌及大鼠 W256 癌肉瘤及吉田肉瘤等多种实体瘤，均有明显抑制作用。喜树碱对小鼠白血病 L1210 和 P388 的各种耐药瘤株，也有抑制作用。10-羟基喜树碱 1~2mg/kg 腹腔注射，连续 7~9 天，可明显延长白血病 L1210、P388、艾氏腹水癌、腹水肝癌、网织细胞肉瘤腹水型小鼠和吉田肉瘤腹水型大鼠等的生存时间 119%~280%。对小鼠肉瘤 180、肉瘤 37、宫颈癌 U14、大鼠 W256 癌肉瘤等实体瘤生长均能抑制。喜树碱主要破坏瘤细胞 DNA 结构，又抑制 DNA 聚合酶而影响 DNA 的复制。对细胞周期中 S 期有明显抑制作用，对 G_1 期和 G_2 期细胞亦有影响，对 G_0 期细胞没有作用。喜树碱 1mg/ml 体外培养能抑制 HeLa 细胞和 L5178Y 等细胞的 DNA 和 RNA 的合成，但在相同的浓度作用下，对大鼠肝、脑细胞的线粒体并不抑制，表明喜树碱对肿瘤细胞的作用大于对正常细胞的作用。喜树碱多相脂质体腹腔注射对小鼠肝癌细胞具有抑制增殖的效应，其对肝癌细胞 DNA 合成的最高抑制率为73.7%，作用时间约 4 小时，对癌细胞 RNA 合成抑制率达 82.9%。对肉瘤 S180 及肝癌腹水型细胞（Heps）的抑制率可达 74% 及 82%。可使艾氏腹水癌（EAC）小鼠的生命延长 126%；喜树碱钠盐对 S180 及 Heps 的抑制率可达 52% 及 53%，可使荷 EAC 小鼠的生命延长 54%[3]。2. 免疫抑制作用：喜树碱小剂量（1mg/kg）小鼠腹腔注射，连续 9 次，对肿瘤相伴免疫性有明显的抑制作用；大剂量 40mg/kg 一次冲击，对免疫抑制较小。喜树碱引起的免疫抑制是暂时的，停药 9 天免疫功能得以恢复。但也有报道，每日腹腔注射喜树碱前体多相脂质体 0.5mg/kg，连续 9 天，对小鼠肿瘤相伴免疫无明显影响。用兔眼球结膜体外细胞培养和活体兔结膜下埋线并用喜树碱对埋线周围成纤维细胞的增殖进行抑制实验，结果证明，喜树碱无论在体内还是体外，均有显著的抑制成纤维细胞增生的作用[3]。3. 抗病毒作用：喜树碱和 10-甲氧基喜树碱体外对疱疹病毒均有明显抑制作用；实验表明喜树果有较强抗单纯疱疹病毒Ⅱ型（HSV-2）的作用；羟基喜树碱体外对乙肝病毒有明显抑制作用[10]。4. 抗早孕作用:喜树碱 5mg/kg 每日 1 次且连续 1~3 次灌胃或皮下注射,对交配后 7~9 天的大鼠和交配后 7 天的家兔均可 100% 抗早孕[3]。5. 毒性:喜树碱小鼠腹腔注射的 LD_{50} 为 68.4~83.6mg/kg。喜树碱钠盐小鼠静脉注射的 LD_{50} 为 57.3mg,灌胃的 LD_{50} 为 26.9mg/kg;大鼠静脉注射的 LD_{50} 为 234.1mg/kg,灌胃的 LD_{50} 为 153.2mg/kg。犬静脉注射的最小致死量为 80mg/kg,给药后 10 天内死亡。10-羟基喜树碱小鼠腹腔注射的 LD_{50} 为 (104 ± 11) mg/kg。喜树碱前体多相脂质体腹腔注射及灌胃小鼠的 LD_{50} 分别为 159.3mg/kg 及 33.7mg/kg。犬和猴静脉注射喜树碱钠盐后,首先出现厌食、脱水、体重下降、呕吐和不同程度的腹泻,有些动物出现血性腹泻而死亡,剖检可见消化道上皮增生,坏死碎片积聚于扩张的腺体小窝内,覆盖上皮坏死,黏膜和黏膜下出血。给予最大耐受量存活的犬出现可逆性贫血,中性粒细胞和淋巴细胞减少,血象恢复期可有轻度暂时性单核细胞增多。当用量为最小致死量时,猴在死前血色素升高,血清碱性磷酸酶、天冬氨酸转氨酶和丙氨酸转氨酶升高,骨髓内细胞减少,犬出现坏死性胆囊炎;猴肾脏肾小管明显损伤,少数有肝局部性坏死。10-羟基喜树碱对犬的毒性反应与喜树碱相似,但对肾脏毒性较小。羟基喜树碱对肿瘤细胞有诱发中国仓鼠卵巢细胞染色体畸变的作用[3]。

参 考 文 献

[1] 高渌汶. 有毒中药临床精要. 北京:学苑出版社,2006:198-203

[2] 杨仓良. 毒药本草. 北京:中国中医药出版社,1993:59-62

[3]《中华本草》编委会. 中华本草(第 5 册). 上海:上海科学技术出版社,1999:730-734

[4] 徐任生,赵志远,林隆泽,等. 抗癌植物喜树化学成分的研究Ⅱ·喜树果中的化学成分. 化学学报,1977,35(34):193-199

[5] 王瑞芳,李家政,史作清,等. 树脂吸附层析法分离喜树果中的喜果甙. 高等学校化学学报,2003,24(8):1534-1536

[6] Montoro P,Maldini M,Piacente S,et al. Metabolite fingerprinting of *Camptotheca acuminata* and the HPLC-ESI-MS/MS analysis of camptothecin and related alkaloids. Journal of Pharmaceutical and Biomedical Analysis,2010,51:405-415

[7] Brad K Carte,Charles DeBrosse,et al. Isolation and characterization of biosynthetic precursor of Camptothecin from extracts of *Camptotheca Acuminata*. Tetrahedron,1990,46(8):2747-2760

[8] 郭群,万军梅. 喜树苷类化学成分及其生物活性概述. 中国民族民间医药,2011(17):36-38

[9] 郭群,万军梅. 液相色谱质谱联用法分析喜树果中苷类化学成分. 亚太传统医药,2012,8(1):26-29

[10] 黄石麟,孙莲莉,章燕珍,等. 喜树的化学成分和生物活性研究概况. 中国药学杂志,2013,48(13):1048-1051

（孙荣进　陈吉炎　马丰懿　陈树和）

140. *Cannabis sativa*（大麻）

【民族药名】　火麻仁(种子通称);"密折岩及"(阿昌族);"昂给当"(德昂族);大麻(侗族);麻花、大麻(朝鲜族);质(傈僳族);"奥鲁松-乌日"、"索玛然萨"、"曹如麻"(蒙古族);"锐鸡"、"真窝嘎"、"雄"、"忙"、"姜窝嘎"(苗族);"索玛那布"、"索玛拉扎"(藏族);"母"(彝族)。

【来源】　桑科植物大麻 *Cannabis sativa* L. 的根、枝叶、雄花、雌花序、果序、果实、种子。全株有毒。果实、种子于秋季果实成熟时采收,除去杂质,晒干;其余部位适时采收。

一年生草本。茎直立,高 1~3m,有纵沟,密生短柔毛,皮层富纤维。叶互生或下部的对生,掌状全裂,裂片 3~11,披针形至条状披针形,上面有糙毛,下面密被灰白色毡毛,边缘具粗锯齿;叶柄长 4~15cm,被短绵毛。花单性,雌雄异株;雄花排列成长而疏散的圆锥花序,黄绿色,花被片和雄蕊各 5;雌花丛生于叶腋,绿色,每朵花外具一卵形苞片,花被退化,膜质,紧包子房。瘦果扁卵形,为宿存的黄褐色苞片所包裹。花期 5~6 月,果期 7 月。

我国各地均有栽培。

【药用经验】 阿昌族　用于体弱津亏引起的便秘(《德宏药录》)。朝鲜族　雄花:用于产后诸病、生发、久服能健身、防衰老、延年益寿(《朝药志》)。用于风痹疼痛(《图朝药》)。侗族　种仁:用于便秘。德昂族　效用同阿昌族(《德宏药录》)。哈尼族　果实、种仁、根:用于体弱、津亏、便秘(《哈尼药》)。景颇族　效用同阿昌族(《德宏药录》)。傈僳族　种子:用于肠燥便秘、消渴、热淋、风痹、痢疾、月经不调、疥疮、癣癞(《怒江药》)。苗族　种仁:用于下肢溃烂流白色脓液、不红不肿、老年性便秘(《苗医药》、《苗药集》)。蒙古族　果实:用于体弱、津亏便秘、产后便秘、习惯性便秘、湿疹、风湿性关节炎(《蒙药》)。彝族　根:用于风湿痛(《彝植药续》)。藏族　种子:用于黄水病、眼疾、体虚乏力、皮肤病、麻风病。雌花序、果序、枝叶:用于癔病、神经病、胃痉挛、偏头痛、神经性头痛、失眠(《藏本草》)。种子:用于眼疾(《青藏药鉴》)。

【使用注意】 脾肾不足之便溏、阳痿、遗精、带下慎服[1]。

【中毒和解毒】 火麻仁中毒表现为恶心、呕吐、腹泻、四肢发麻、烦躁不安、精神错乱、手舞足蹈、脉搏增速、瞳孔散大、昏睡以致昏迷。花序、幼嫩果序中毒表现为运动失调、反射亢进、继之发生抑制、反正反射消失、呼吸困难以至死亡。死后解剖可见肺充血水肿[2]。解毒措施:(1)早期催吐,之后用 1:4000 高锰酸钾液,或 0.2% 的鞣酸溶液,或 0.5% 活性炭或中药洗胃液洗胃。服硫酸钠导泻。(2)静脉输入 5% 葡萄糖生理盐水,加能量合剂。也可给予胰岛素、维生素 C。(3)过度兴奋者可给镇静药;昏睡者给适量兴奋药。必要时注射强心药。(4)服通用解毒药,必要时给氧、预防感冒。(5)灵芝 15g 水煎,立即可解毒。(6)百解根 120g、金银花 60g、凤尾草 60g,水煎,分 2 次服。每 6 小时服一次,连服 2~3 剂。(7)金银花 30g、连翘 15g、绿豆衣 30g、甘草 15g、水煎,分 2 次服用。(8)心力衰竭时,用人参 9g、麦冬 15g、五味子 9g、灵芝草 9g、炙甘草 15g,水煎 2 次合在一起,每 4 小时服 1 次,2 次服完。连服 4~6 剂[2]。

【药材鉴定】 **性状**　果实呈扁卵圆形,长 3~5mm,宽 3~4mm。表面灰褐色或灰绿色,有细微的白色或棕色网纹,顶端略尖,基部有圆形的果柄痕,两侧有棱,果皮薄而脆,易破碎。种皮暗绿色,胚弯曲,被菲薄的胚乳。子叶与胚根等长,乳白色。富油性。气微,味淡,嚼后稍有麻千舌感。

显微特征　果实粉末:深棕色。外果皮石细胞多成片,淡黄色;表面观呈不规则多角形,垂周壁深波状弯曲,有的分枝呈星状,直径 13~54μm,壁厚 3~11μm,长约 90μm,外平周壁稍有纹理,层纹清晰,纹孔细密,胞腔大,有的含棕黄色物;断面观呈长方形,细胞界限不明显。网状果皮细胞成片,黄棕色,细胞小,直径 6~10μm,壁薄,波状弯曲。内果皮石细胞成片,黄棕色或淡黄色,顶面观呈类圆形或类多角形,胞间层细波状弯曲,垂周壁甚厚,孔沟细密,与胞间层相连,胞腔明显,断面观呈栅状,长 70~215μm,宽约至 52μm,胞间层不规则弯曲,径向壁厚,近内壁渐薄,细胞界限不甚明显。草酸钙簇晶多存在于皱缩的果皮薄壁细胞中,直径 4~13μm。种皮表皮细胞黄色或黄棕色,细胞界限不甚明显,壁薄,有类圆形间隙。子叶细胞无色黄色,含脂肪油滴。

薄层色谱　取本品种子粉末 2g,加乙醚 50ml,加热回流 1 小时,滤过,滤液蒸干,残渣加甲醇 2ml 使溶解,作为供试品溶液。另取火麻仁对照药材 2g,同法制成对照药材溶液。吸取上述两种溶液各 2μl,分别点于同一硅胶 G 薄层板上,以甲苯-乙酸乙酯-甲酸(15:1:0.3)为展开剂,展开,取出,晾干,喷以 1% 香草醛乙醇溶液-硫酸(1:1)混合溶液,在 105℃ 加热至斑点显色清晰。供试品色谱在与对照药材色谱相应的位置上,显相同颜色的斑点。

【化学成分】 含脂肪酸和酯类、木脂素酰胺类、甾体类、大麻酚类、黄酮和苷类、生物碱、挥发油、蛋白质和氨基酸、维生素和微量元素等。大麻酚类主要有大麻酚（cannabinol）、大麻二酚（cannabidiol）、四氢大麻酚（tetrahydrocannabinol）等[3]。种子含葫芦巴碱（trigonelline）、L-右旋异亮氨酸三甲铵乙内酯［L(d)-isoleucine betaine］。含脂肪油约30%，其中亚油酸（linoleic acid）59.7%～62.9%，亚麻酸（linolenic acid）14.7%～17.4%，油酸（oleic acid）8.4%～14.8%，还含玉蜀黍嘌呤（zeatin）[1]。

【药理毒理】 1. 镇痛抗炎作用：全身性使用大麻在各种疼痛动物模型中具有抗伤害性刺激和抗痛觉过敏的作用，无论将屈大麻酚采用口服、全身注射或是直接注入脑或脊髓的方式给药，均可产生镇痛作用[3~5]。给小鼠灌胃大麻仁75%乙醇提取物（5g生药/kg，15g生药/kg），可显著减少醋酸引起的扭体反应次数，显著抑制二甲苯致小鼠耳肿厚度、角叉菜胶致小鼠足跖肿胀厚度6小时以上、乙酸提高小鼠腹腔毛细血管通透性[6]。2. 对青光眼的治疗作用：青光眼主要是由于眼内压升高所引起，大麻可明显降低眼内压，其作用远优于常用降眼压的药物。眼内压平均30 mmHg的青光眼患者吸入大麻烟可降低眼内压至21～22mmHg[7]。3. 抗恶性神经胶质瘤：大麻酚类化合物具直接抗癌作用，而非通过免疫应答。存在于 C_6 细胞（神经胶质瘤细胞）中的大麻酚类受体 CB_1 和 CB_2 参与了大麻酚类化合物诱导 $C_{6,9}$ 细胞凋亡的过程[8]。4. 促进食欲和抗恶体质作用：大麻的有效成分四氢大麻酚会刺激饥饿，能轻度增加热量摄入和体重[9]；人体实验表明，使用四氢大麻酚和大麻的胰腺炎患者所有临床指标都有改善，HIV 阳性和 $CD4^+$ 很低的艾滋病患者使用四氢大麻酚和大麻均没有出现有害的作用。5. 抗呕吐作用：四氢大麻酚在体验中度呕吐的化疗患者的抗呕吐效应超过安慰剂。6. 削弱恐惧性记忆：阻断大麻素类的合成会影响小白鼠回忆的处理过程，表现为脑组织缺乏大麻素类的小白鼠丧失了记忆消减，意味着它们无法学会忘掉恐惧。7. 延缓动脉粥样硬化：向患有动脉硬化的实验鼠喂食少量的四氢大麻酚，发现实验鼠血栓形成速度减慢[7]。8. 对消化系统的作用：火麻仁有良好的抗溃疡、治疗便秘和腹泻作用。给小鼠灌胃火麻仁75%乙醇提取物5g生药/kg、15 g生药/kg，能明显抑制盐酸性胃溃疡形成，给此便秘小鼠灌胃火麻仁压榨油6ml/kg、12 ml/kg，均能明显缩短首粒黑便排出时间，明显增多排便粒数[10,11]。9. 对心血管系统的作用：火麻仁有保护心肌损伤、调节脂质代谢、抑制血小板聚集及降血压的作用。10. 改善学习和记忆作用：火麻仁中的大麻素（cannabinoids）能提高小鼠皮层、海马、纹状体、中脑和髓-桥脑区的乙酰胆碱水平和降低乙酰胆碱的更新率[12]。11. 毒性：大麻对胎儿发育不利，可致鱼、鸟、兔、犬、猴后代发育异常。人怀孕期吸大麻生子有小头畸形及低体重。吸食大麻使人的脑功能失调、记忆力消退、健忘、注意力很难集中。吸食大麻不仅破坏男女的生育能力，而且由于大麻中焦油含量高，其致癌率也较高。四氢大麻酚对小鼠静脉注射的 LD_{50} 为42.5mg/kg，腹腔注射的 LD_{50} 为455mg/kg，灌胃的 LD_{50} 为482mg/kg；对大鼠的 LD_{50} 分别为281 mg/kg、373 mg/kg、666mg/kg[13]。

【附注】 大麻 *Cannabis sativa* L. 的种子又名"火麻仁"，收载于中国药典一部2015年版，未记载其有毒。

参 考 文 献

［1］《中华本草》编委会. 中华本草（第2册）. 上海:上海科学技术出版社,1999:475-477
［2］朱亚峰. 中药中成药解毒手册. 北京:人民军医出版社,2009:346-348
［3］How lett A C,Barth F,Bonner T I,et al. International Union of Pharmacology,Classification of cannabinoid receptors. Pharmacol

Rev,2002,54:161-202

［4］Fox A，Kesingland A，Gentry C，et al. The role of central and peripheral Cannabinoid 1 receptors in the antihyp eralgesic activity of cannabinoids in a modl neuropathic pain. Pain,2001,92:91-100

［5］毛应启梁,吴根诚. 大麻的疼痛调制作用及其机制. 国外医学·生理、病理科学与临床分册,2003,23(1):79-81

［6］张明发,沈雅琴,朱自平,等. 火麻仁的镇痛抗炎、抗血栓形成作用研究. 基层中药杂志,1999,13(1):13

［7］陈青阳,郑琴,杨明,等. 大麻古今临床应用概述. 江西中医学院学报,2008,20(6):86-88

［8］彭玉豪,李和平,Abbot F Clark. 青光眼药物治疗的新进展. 中国新药与临床杂志,2003,22(8):495-498

［9］张晶,刘建平. 大麻素类. 中西医结合学报,2006,9(4):499

［10］任汉阳,张瑜,刘红雨,等. 火麻仁油对便秘模型小鼠抗氧化作用的实验研. 中国医药学报,2004,19(2):123

［11］曹峻岭,薛杰,任汉阳,等. 火麻仁油对复方地芬诺酯致便秘模型小鼠脑 SOD、GSH-Px、MDA 的影响. 甘肃中医,2004,17(6):9,10

［12］Tripathi H L,Vocci F J,B rase D A,et al. Effects of cannabinoids on levels of acetylcholine and choline and turnover rate of acetylcholine in various regions of the mouse brain. Alcohol Drug Res,1987,7(5-6):525

［13］周立国. 中药毒性机制及解毒措施. 北京:人民卫生出版社,2006:257-259

（李路扬　孙荣进　陈吉炎　马丰懿）

141. *Capparis acutifolia*（独行千里）

【民族药名】　"散药"、"石钻"（瑶族）。

【来源】　白花菜科植物独行千里（尖叶槌果藤）*Capparis acutifolia* Sweet 的根。有小毒。夏季、秋季采收,洗净,鲜用或晒干用。

藤状灌木,有坚硬下弯锐利短刺。单叶互生;叶柄长约 6mm;叶片膜质或纸质,长圆形至披针形,长 7~12cm,宽 1.8~3cm,先端渐尖,基部楔形或渐窄,无毛,中脉上面凹陷,下面凸起,侧脉 7~9 对,在叶片两面凸起,网脉两面均明显凸起。春末至秋初开白色花,1~4 朵着生在近叶腋的枝上,花梗长 1~1.5cm,无毛;萼片 4,卵圆形,凹陷,长 4~5mm,无毛;花瓣窄长圆形,长 7~8mm;雄蕊 20~30,长 2~2.5cm;子房卵圆状或圆锥状,子房柄长 15~20mm,无毛。果球形,直径 8~12mm,顶端有短喙,果皮稍粗糙;种子肾形。花期 4~5 月。

生于灌木林中。分布于广东、广西等省区。

【药用经验】　瑶族　用于小儿感冒发热（《桂药编》）。

【使用注意】　内服勿过量,孕妇慎服。

【中毒与解毒】　服用本品后,有头晕、恶心等副作用,可用姜汁、蜂蜜调开水服,以解药毒[1]。

【化学成分】　茎枝主要含生物碱[1]。

参 考 文 献

[1]《中华本草》编委会. 中华本草(第 3 册). 上海:科学技术出版社,1999:672,673

（黄德红　焦　玉）

142. *Capparis himalayensis*（刺山柑）

【民族药名】　"麻点努点耐"（傣族）;"开排"、"开比尔"、"菠里克果"（维吾尔族）[1]。

【来源】　白花菜科植物爪瓣山柑（刺山柑）*Capparis himalayensis* Jafri（*Capparis* spinosa auct. non Linn.）的根皮、叶、果。有毒。秋季果将成熟时采果、叶，挖根剥下根皮，鲜用或晒干用。

平卧灌木，茎长 50~100cm，新生枝密被白色柔毛；刺尖利，常平展而尖端外弯，长 4~5mm。叶椭圆形或近圆形，长 1.3~3cm，鲜时肉质，干后革质，顶端有小凸尖头，中脉自基向顶渐次不明显，背面凸起，侧脉 4(5)对，最下 1(2)对近基生，背面凸起，网状脉两面均不可见；叶柄长 5~7mm。花大，单出腋生；花梗长 3.5~4.5cm；花萼两侧对称，萼片长 15~20mm，宽 6~11mm，背面多少被毛，内面无毛，外轮近轴萼片浅囊状，囊背上有数个腺窝，远轴萼片舟状披针形，内轮萼片长圆形，近相等，顶端常内凹，边缘有白色绒毛；花瓣异形，上面 2 个异色，内侧至少中部以下黄绿色至绿色，质地增厚，边缘紧接，由基部至近中部向内折叠，折叠部分绿色，彼此紧贴，背部弯拱，密被绒毛，藏于近轴萼片囊内，基部包着花盘，外侧膜质，白色，下面 2 个花瓣白色，分离，有爪，爪长 3~5mm，瓣片长圆状倒卵形，背面被毛；雌蕊约 80，花丝不等长；雄蕊柄花期时长约1cm，花后伸长至 3~4cm；子房椭圆形，长 3~4mm，无毛，表面有纵行的细沟和棱，花柱与柱头不分明；果椭圆形，长 2.5~3cm，干后暗绿色，表面有 6~8 条纵行暗红色细棱；花梗与雌蕊柄果时都不显著增粗，直径 1.5~2mm，且由果梗顶部及花托附近向花盘着生的对面约成直角弯曲；果皮薄，厚约 1.5mm，成熟后开裂，露出红色果肉与极多的种子。种子肾形，直径约 3mm；种皮平滑，近赤褐色。花期 6~7 月，果期 8~9 月。

生于海拔 1100m 以下的平原、空旷田野、山坡阳处。分布于新疆（北疆和东疆）、西藏（札达）等地。

【药用经验】 傣族 消炎解毒，消肿散结，抗疟（《傣医药》）。维吾尔族 祛风，散寒，除湿。用于风湿病[2]。

【使用注意】 本品不能内服，只能外敷。使用前先局部试用，以免发生皮肤过敏的现象。

【药材鉴定】 性状 （1）根皮：呈筒状或槽状，长 3~6cm，宽 0.2~3cm，厚 0.1~0.9cm。表面灰白色或淡灰黄色，具细密的横纹及多数突起的皮孔。内表面类白色，较光滑，有点有细纵。质硬脆，断面不平坦，呈层片状。气微，味苦而后甘。（2）叶：多褶皱，纸质，完整叶近圆形、宽卵圆形或倒卵圆形，长 1~5cm，宽 1~4.5cm。先端圆，具短突尖，基部圆形，全缘，两面无毛；叶柄长 2~20mm；托叶钩刺状，长 2~6mm。果多干裂呈四瓣，长 2.5~4cm，宽 1.5~3cm，内面呈血红色；种子深褐色，有辛辣味。

显微特征 根皮粉末：黄棕色。石细胞黄棕色，多呈群或单个散在，类方形、长方形或圆形，具壁孔。纤维长梭形，末端稍尖或钝圆。草酸钙方晶细小。木栓细胞淡黄色，多角形。

【化学成分】 主要含有挥发油类、生物碱类、脂类、聚戊烯醇类、黄酮类及吲哚类和脂肪族类芥子油苷[3]。黄酮类成分在种子和茎叶中含量较多，多以芸香苷及其衍生物存在[4,5]。茎和叶含补骨脂素（psoralen）、异补骨脂素（isopsoralen）、对羟基苯甲酸乙酯（ethylhydroxybenzoate）、对羟基苯甲酸甲酯（methy lparaben）、反式肉桂酸（transcinnamicacid）、苯甲酸（benzoicacid）、对羟基苯甲酸（p-hydroxybenzoicacid）、原儿茶酸（protocatechuicacid）、山奈酚芸香苷（kaempfer-ol-3-O-rutinoside）、芦丁（rutin）、β-谷甾醇（β-sitosterol）和 β-胡萝卜苷（β-daucosterol）[6]。果实和地上部分含有丰富的糖苷类化合物，已分离鉴定并命名的有 6 种[7~9]。果实含 1H-吲哚-3-乙腈葡糖苷化合物（capparilosides）、(6S)-OH-3-O-α-吲哚糖苷［(6s)-hydroxy-3-O-α-indole glycoside］、黄麻诺苷 C（corchoinoside C）、戊烯醇糖苷（prenyl glucoside）、二氢-4-羟基-5-羟甲基-2(3H)呋喃酮（dihydro-4-hydroxy-5-hyroxymethyl-2(3H)-furanone）、7-hydroxy-2-oxoindol-3-ylacetic acid、吲哚-3-甲醛、尿嘧啶、山奈酚芸香苷、芦丁、(6S)-hydroxy-3-oxo-a-ionol、spionoside B、β-谷甾醇、β-胡

萝卜苷、β-胡萝卜苷-6-硬脂酸酯、肌醇和尿苷[10]。花芽内含白花菜子苷(glucocapparin)、五羟黄酮、4′,5,7-三羟基黄酮苷(4,5,7-3 hydroxy flavone glycosides)、芸香苷(rutin)、芸香酸(terbic acid)、五碳糖及果胶酸,有一种物质具有大蒜气味,另有一种为挥发性的催吐物质,种子含油量达35%左右[11]。

【药理毒理】 1. 抗肝毒素作用:地上部分水提物能消除肝脏炎症,水提物的甲醇溶解液中的 p-甲基安息香酸对肝毒素有抑制作用[12,13]。2. 抗菌消炎作用:从刺山柑中提取的成分 Cappamensin A 具有抗炎作用[14]。刺山柑水提物也具有抗炎作用[15]。3. 抗癌作用:从其根部水溶物中分离出的物质对肺癌、卵巢癌、肠癌、乳腺癌和鼻咽癌均有显著的抗癌作用[14]。4. 降血糖作用:刺山柑果实水提物有降血糖作用[15]。5. 对软骨疾病的作用:在离体培养的人软骨细胞体系中,刺山柑花芽甲醇提取物可阻止由 IL-1β 诱导炎症造成的一氧化氮、黏多糖、前列腺素、活性氧等物质的释放,从而抑制 IL-1β 的有害诱导作用。其效果比关节疾病用药吲哚美辛强[16]。6. 抗菌作用[17]:刺山柑的 95% 乙醇提取物的正丁醇部位和水部位,对革兰氏阳性菌(蜡状芽孢杆菌、金黄色葡萄球菌)和真菌(黄曲霉菌、白色念珠菌)有一定的抑制作用。而正丁醇部位对革兰氏阴性菌和阳性菌以及真菌都有很好的抑制作用。7. 抗应激反应:刺山柑果实的乙醇提取物(10 g/kg,15g/kg)能明显增加小鼠的游泳时间,具有抗疲劳作用[18]。8. 其他作用:刺山柑具有抗炎、镇痛[19]、抗氧化[20]、抗增殖、抗真菌和抗 HIV-1 病毒等作用[21]。

参 考 文 献

[1]斯曼·吐尔逊.刺山柑(老鼠瓜)的药用探索.中国民族医药杂志,2006,4:33

[2]江苏新医学院.中药大辞典(上册).上海:上海人民出版社,1977:843

[3]杨涛,刘玉琴,王长虹,等.刺山柑的化学成分、药理活性与临床应用研究进展.中国中药杂志.2008,33(21):2453-2458

[4] Maria P G, Rita D P. Evaluat ion o f Ex tracts and Isolated Fractio n from *Capparis spinosa* L Buds as an Antiox-idant Source. Journal of Ag ricultural and Food Chemistry,2002,50(5):1168-1171

[5] Inocencio C, Rivera D, Alcaraz F, et al. Flavonoid content o f commercial capers(*Capparis spinosa*,*C. sicula* and *C. orientalis*) produced in mediterranean countries. European Food Research and Technology,2000,212(1):0070-0074

[6]杨涛,程雪梅,于富生,等.刺山柑果实的化学成分研究.西北药学杂志,2010,25(4):260-263

[7] Calis I, Kur uuzum U A, Lorenzetto P A, et al. (6S)-Hy-droxy-3-oxoalphaionol glucosides from *Capparis spinosa* fruits. Phytochemistry,2002,59:451-457

[8] Yoshikawa K, Kobayashi M, Arihara S. Flower fragrance precursors from flower buds of *Citrusunshiu Marcov*. Natural Medicines,1996,50:176-178

[9] Ihsan C. 1H-indole-2-acetonitrile-3-O-b-gluco-pyranoside from *Capparis spinosa* fruits. Phytochemistry,1999,50:1205-1208

[10]杨涛,刘红娟,程雪梅,等.刺山柑茎和叶的化学成分研究.西北药学杂志,2011,26(1):16-18

[11]谢宗万.全国中草药汇编(下册).北京:人民卫生出版社,2000:223

[12] Chhaya G, Mishra S H. Antihepatotoxic activity of p-rmethox y benzoic acid from *Capparis spinosa*. Journal of Ethnopharmacology,1999,66:187-192

[13] Gadgoli C H, Mishra S H. Preliminary screening of *Achillea millefolium*,*Cichorium intybus* and *Capparis spinosa* for antihepatotoxic activity. Fitoterapia 1995,66(4):319-323

[14] Jiu H W, Fang R C, Kenichiro H, et al. Antitumor Agents. Part 218 Cappamensin A,a New In Vitro anticancer principle,form *capparis sikkimensis*. Bioorganic & MedicinalChemistry Letters,2003,13:2223-2225

[15] Eddouks M, Lemhadri A, Michel J B. Caraway and caperpotential antihyperglycaemic plants in diabetic rats. Journal of Ethnophar-macology,2004,94:143-148

[16] Panico A M, Cardile V, Garufi F, et al. Protective effect of *Capparis spinosa* on chondrocytes. Life Sciences,2005,77(20):2479-2488

[17] Mahasneh A M. Screening of some indigenous qatari medicinal plants for antimicrobial activity. Phytotherapyres,2002,16:751

[18] 阿布拉海提·阿布都拉,阿力木江·阿吾提,阿孜古力·色依提,等. 槌果藤实乙醇提取物对小鼠耐缺氧、抗疲劳及耐低温作用的影响. 新疆中医药,2005,23(5):53

[19] 杨涛,于富生,王长虹,等. 刺山柑果实醇提物及不同萃取部位的抗炎与镇痛活性研究. 上海中医药大学学报,2009,23(1):38-41

[20] Yang T,Wang C H,Liu H J,et al. A new antioxidant compound from *Capparis spinosa*. Pharm Biol,2010,48(5)：589-594

[21] Lam S K,Ng T B. A protein with antiproliferative,antifungal and H IV-1 reverse transcriptase inhibitory activities from caper（ *Capparis spinosa* ）seeds. Phytomedicine,2009,16(5)：444-450

（王德彬）

143. *Carduus crispus*（飞廉）

【民族药名】 "朝宁-乌日格斯"、"哈日-朝宁-乌日格斯""哈日-章刺日"（蒙古族）；"江才尔那布"、"江才尔"、"江采尔那保果巴"、"绎策那博"（藏族）。

【来源】 菊科植物丝毛飞廉（飞廉）*Carduus crispus* L. 的地上部分或全草,以及根、种子。有毒。春季、夏季采收地上部分,秋季挖根,鲜用或切段晒干用;种子成熟时采收。

二年生草本,主根直或偏斜。茎直立,高 70~100cm,具条棱,有绿色翅,翅有齿刺。下部叶椭圆状披针形,长 5~20cm,羽状深裂,裂片边缘具刺,长 3~10mm,上面绿色具微毛或无毛,下面初时有蛛丝状毛,后渐变无毛;上部叶渐小。头状花序 2~3 个,生枝端,直径 1.5~2.5cm;总苞钟状,长约 2cm,宽 1.5~3cm;总苞片多层,外层较内层逐渐变短,中层条状披针形,顶端长尖,成刺状,向外反曲,内层条形,膜质,稍带紫色;花筒状,紫红色。瘦果长椭圆形,顶端平截,基部收缩;冠毛白色或灰白色,刺毛状,稍粗糙。花期 4~8 月。

生于荒野路旁、田边。我国各地均有分布。

【药用经验】 蒙古族 地上部分:用于"巴达干"病、"奇哈"病、痈肿、各种出血症（《蒙植药志》）。藏族 地上部分:用于消化不良、"培根"病、疮疖、痈疽等症（《部藏标》）。种子及根:用于催吐（《青藏药鉴》）。全草:用于不消化症、"培根"病、疮疖、痈疽等症（《中国藏药》）。根:用于"培根"病、水肿、鼻衄、月经过多。苗:作催吐剂,外用治疮疖（《藏本草》）。用于感冒、尿路感染、跌扑瘀肿、疔疮、火烫伤（《民族药志要》）。

【使用注意】 血虚及脾胃功能弱者慎服。

【药材鉴定】 性状 茎圆柱形,直径 0.2~1cm,具纵棱,并附有绿色的翅,翅有针刺,质脆,断面髓部白色,常呈空洞。叶椭圆状披针形,长 5~20cm,羽状深裂,裂片边缘具刺,上面绿色,具细毛或近乎光滑,下面具蛛丝状毛。头状花序干缩,总苞钟形,黄褐色,苞片数层,线状披针形,先端长尖成刺向外反卷,内层苞片膜质,带紫色。花紫红色,冠毛刺状,黄白色。气味微弱。

显微特征 （1）茎横切面:呈类圆形,表皮、皮层于叶状翅处向外突出。棱脊处的表皮下方有厚角组织。外韧维管束环列,韧皮纤维束微木化。木质部内侧具微木化纤维群。髓常呈空洞。（2）叶表面观:上表皮细胞类多角形,下表皮细胞不规则形,垂周壁波状弯曲。气孔不定式或不等式。非腺毛多断碎,由 5~10 余个细胞组成,基部细胞直径 21~40(~83)μm,顶端细胞极细长并扭曲。

【化学成分】 含生物碱飞廉碱（acanthoidine）、去氢飞廉碱（acanthoine）,以及黄酮类。

【药理毒理】 1. 本品有降压和抗炎的作用。2. 护肝作用:总黄酮对 CCl_4 所致化学性肝损伤有较好的保肝、降酶作用[1]。

【附注】 同属植物节毛飞廉(藏飞廉、刺飞廉)*Carduus acanthoides* L. 在藏族与本种同等入药(《中国藏药》、《藏本草》),也称为"江采尔那保果巴"(《中国藏药》)、"绎策那博"(《藏本草》)。有毒。

参 考 文 献

[1] 路朋,曾阳,郭凤霞,等. 丝毛飞廉总黄酮对 CCl_4 肝损伤的保护作用. 青海师范大学学报(自然科学版),2010(2):42

(彭 方)

144. *Carica papaya*(番木瓜)

【民族药名】 "石甘"(阿昌族);"麻贵沙宝"、"马昌坡"(傣族);"桂桑坡"(德昂族);"山坡斯"(景颇族);"彭母吸"、家树芭蕉(拉祜族);瓜单(瑶族);木瓜(壮族)。

【来源】 番木瓜科植物番木瓜 *Carica papaya* L. 的果实、根、叶。果实有毒。果实全年可采,鲜用或切片晒干,根、叶适时采集,除去杂质,晒干。

软木质小乔木,高达 8m,有乳汁,茎不分枝或可在损伤处发生新枝;有螺旋状排列的粗大叶痕。叶大,生茎顶,近圆形,长 7~9 裂,直径可达 60cm,裂片羽状分裂;叶柄中空,长常超过60cm。花单性,雌雄异株;雄花排成长达 1m 的下垂圆锥花序;花冠乳黄色,下半部合生成筒状;雌花单生或数朵排成伞房花序,花瓣 5,分离,乳黄色或黄白色,柱头流苏状。浆果大,矩圆形,长可达 30cm,熟时橙黄色。花果期全年。

分布于热带和较温暖的亚热带地区。我国福建、台湾、广东、广西、云南南部广泛栽培。

【药用经验】 阿昌族 果实:用于乳汁缺少、风湿关节痛(《德宏药录》)。傣族 果实:用于头晕、头痛、腰痛、关节痛(《滇省志》、《版纳傣药》、《滇药录》)。用于便秘、小便不利、风痹、烂脚(《傣医药》)。用于便秘、小便不利、风痹、烂脚、头痛头晕、腰痛、关节痛;外用根叶配松香捣烂搽患部,治头晕头痛(《民族药志要》)。果实、根、叶:用于头晕头痛(《傣药录》)。德昂族 效用同景颇族《德宏药录》。景颇族 效用同阿昌族《德宏药录》。果实:用于乳汁少、风湿关节痛(《民族药志要》)。拉祜族 果实:用于肚腹胀痛、头痛(《拉祜药》)。用于腹痛、头痛、肠胃虚弱、消化不良、乳汁缺少、痢疾、肠炎、便秘、肝炎(《民族药志要》)。瑶族 鲜果实:用于妇女产后缺乳、乳少(《桂药编》)。壮族 效用同瑶族(《桂药编》)。果实:果实与猪瘦肉适量,煮食,用于产后缺乳(《民族药志要》)。

【药材鉴定】 性状 浆果较大,长圆形或矩圆形,长 15~35cm,直径 7~12cm,成熟时棕黄色或橙黄色,有 10 条浅纵槽,果肉厚,黄色,有白色浆汁,内壁着生多数黑色种子,椭圆形,外方包有多浆、淡黄色假种皮,长 6~7mm,直径 4~5mm,种皮棕黄色,具网状突起。气特异,味微甘[1]。

【化学成分】 果实含番木瓜碱(capaine)、木瓜蛋白酶(papain)、木瓜凝乳蛋白酶(chymopapain);红色果实中含西红柿烃(lycopene)、隐黄素(cryptoxanthin)、蝴蝶梅黄素(violaxanthin)、β-胡萝卜素(β-carotene)、δ-胡萝卜素和隐黄素环氧化物(cryptoxanthin monoepoxide)等色素;还含糖类(蔗糖、转化糖等)、大量果胶、少量酒石酸、苹果酸及多种维生素如 B_1、维生素 B_2、维生素 C、烟酸,含多种胡萝卜素类化合物如隐黄质(kryptoxanthin)以及多种酶;成熟果实含 2β,3β-二羟基-乌苏酸、3-O-葡萄糖-甾苷和薯蓣皂苷元-3-O-β-D-吡喃葡萄糖基(1→3)-β-D-吡喃葡萄糖基(1→4)-[α-L-吡喃鼠李糖基(1→2)]-β-D-吡喃葡萄糖苷[2]。此外,果实的乳汁及种子含微量番木瓜碱(carpaine)。种子尚含旱金莲苷（glucotropaeolin），经酶水解产生苄基异硫氰酸酯（benzylisothiocyanate），加氨处理得番木瓜胺（carpasemine）约 0.35%[1]；另含脂肪油约 25%[1]，油中含棕榈酸、硬脂酸、十二碳烷酸、油酸、亚油酸、十九碳烯酸、二十碳烯酸、二十一碳烯酸等[3]。

【药理毒理】　1. 抗肿瘤作用：番木瓜碱具有抗淋巴性白血病细胞（L1210）的强烈抗癌活性和抗淋巴性白血病 P388 和 EA 肿瘤细胞的适度活性[1]。2. 抗病原微生物作用：番木瓜碱在试管内对结核杆菌（H37RV）稍有抑制作用。抗菌成分的最好溶媒是丙酮，含量有季节差异。果实浸膏稍能延长感染病毒之鸡胚生存期。该植物各种浸膏整体试验时均无抗疟作用。番木瓜碱能杀灭阿米巴原虫，临床应用其盐酸盐皮下注射亦有效。浆汁及木瓜蛋白酶能有效驱除绦虫、蛔虫及鞭虫。后者的杀蛔虫作用已经实验证明。从种子中分离出的异硫氰酸苄酯有驱蛔虫作用，除局部刺激外无任何毒性[1]。3. 蛋白酶的作用：木瓜蛋白酶能帮助蛋白消化，可用于慢性消化不良及胃炎等。亦可用于腹腔注射防治粘连，动物试验证明其防治粘连再发的效果比胰蛋白酶好。未成熟果实的浆汁在炭疽病灶中能消化损坏的组织，而健康的组织不受影响；成熟的果实效果较差。木瓜蛋白酶水溶液可溶解小血块，如加入微量谷胱甘肽则溶解更快。也能溶解黏稠的脓；土霉素、金霉素、链霉素可延缓此作用，青霉素、磺胺及 gastrisin 则对之无影响。因此木瓜蛋白酶可用于有坏死组织的创伤、慢性中耳炎，用于溶解白喉伪膜以及烧伤时的酶性清创。木瓜蛋白酶是有效的抗原，无论吸入、内服、注射及局部应用均能发生过敏，它可释放组织胺，静脉注射毒性很大[1]。4. 抗凝作用：静脉注射木瓜蛋白酶可引起组织胺释放，延长血凝时间，防止发生休克。从浆汁中获得的蛋白性物质无论试管试验或整体试验均有显著的抗凝作用，在抗凝剂量时（狗，2mg/kg），对心血管及呼吸系统无明显作用，大剂量对心脏有直接抑制作用。由于过敏及引起回肠痉挛，其治疗应用仍受限制[1]。5. 降压作用：番木瓜碱可引起家兔血压下降，对离体蛙心、兔心引起扩张期停止，使蛙后肢血管收缩，兔耳壳、肾脏、小肠及冠状血管舒张[1]。6. 抑制平滑肌作用：番木瓜碱抑制肠管（猫、兔及鼠）及气管（豚鼠）平滑肌，对妊娠子宫（兔及豚鼠）及正常子宫（豚鼠），少量使之兴奋，大量使之麻痹，对骨骼肌则使之麻痹。种子含番木瓜苷及芥子酶（myrosin），前者和芥干苷类似，水解后产生刺激性挥发物[1]。7. 收缩子宫平滑肌作用：果实的浆汁对豚鼠子宫有明显的加强收缩作用[1]。8. 对雄性大鼠的抗生育作用：长期给予雄性大鼠番木瓜种子水提物（口服或肌注），可引起大鼠可逆的不育作用，而对性欲及毒理学方面无不良反应[4]。9. 抗氧化和降血脂作用：木瓜籽油具有显著的抗氧化作用，且浓度在试验范围内与抗氧化性呈正相关；木瓜籽油能够明显降低高血脂小鼠血清总胆固醇的含量[5]。10. 心脏和中枢抑制作用：番木瓜碱 5mg 给实验动物静脉注射，可引起血压短暂下降、心率减慢；给家兔静脉注射 5mg/kg，产生毒性反应；此外，有中枢抑制作用[1]。11. 毒性：番木瓜碱对中枢神经有麻痹作用，小鼠、家兔在中毒末期引起轻度痉挛，甚至死亡。中毒死亡原因主要是呼吸麻痹与心脏神经传导阻滞[1]。

参 考 文 献

[1] 国家中医药管理局《中华本草》编委会 . 中华本草（第 5 册）. 上海：上海科学技术出版社，1999：487-490
[2] 胡长鹰，潘慧芳 . 番木瓜中皂苷类成分的研究 . 食品科学，2010，31（7）：114-117
[3] 祝红，祝玲，叶曼红 . 番木瓜种子油提取方法及成分的研究 . 中药材，2007，30（7）：857-860
[4] Lohiya N K. 番木瓜种子水提物对雄性大鼠的抗生育作用，陈惠芳摘译 . Planta Medica，1995，60（5）：400
[5] 李永辉，李海龙，谭银丰，等 . 番木瓜籽油抗氧化和降血脂作用的实验研究 . 海南医学院学报，2012，18（8）：1047-1053

（孙荣进　陈吉炎　马丰懿　陈树和）

145. *Carpesium abrotanoides*(天名精)

【民族药名】 "裁卖仓"(白族);"阿金莫"(傈僳药);"锐巴欲"、"窝英"(苗族);"降露明监"(藏族);牛打架、野烟(土家族);"俄迈苍"、"裸苠使"(彝族)。

【来源】 菊科植物天名精 *Carpesium abrotanoides* L. 的根、果实或全草。有毒。果实于晚秋成熟后采收,去除杂质,晒干;全草夏季、秋季采集,去除杂质,晒干。

多年生草本,高50~100cm。茎直立,上部多分枝,密生短柔毛,下部近无毛。下部叶宽椭圆形或矩圆形,长10~15cm,宽5~8cm,顶端尖或钝,基部狭成具翅的叶柄,边缘有不规则的锯齿,或全缘,上面有贴短毛,下面有短柔毛和腺点,上部叶渐小,矩圆形,无叶柄。头状花序多数,沿茎枝腋生,有短梗或近无梗,直径6~8mm,平立或稍下垂;总苞钟状球形;总苞片3层,外层极短,卵形,顶端尖,有短柔毛,中层和内层矩圆形,顶端圆钝,无毛;花黄色,外围的雌花花冠丝状,3~5齿裂,中央的两性花花冠筒状,顶端5齿裂。瘦果条形,具细纵条,顶端有短喙,有腺点。花期6~9月,果期9~10月。

生于山坡路旁或草坪上。广布于全国各省区

【药用经验】 白族 全草:用于小儿肺炎、疟疾、腹泻、疮疡肿痛、蛇犬咬伤、小儿疝气(《滇药录》)。傈僳族 全草:用于蛔虫病、蛲虫病、绦虫病、虫积腹痛、乳蛾喉痹、疟疾、急性惊风、血淋、疔肿疮毒(《怒江药》)。苗族 根:用于急性胃肠炎、喉痛(《桂药编》)。土家族 根、全草:用于风湿疼痛、跌打损伤、咳嗽痰多、胸胁疼痛、痢疾等。根还用于咽喉肿痛(《民族药志四》)。瑶族 全草:用于咽喉疼痛、肠炎、痢疾、尿路感染。外用于疖肿(《湘蓝考》)。彝族 全草:用于痢疾、腹泻、小儿肺炎、支气管炎、疟疾、疮痈肿毒、皮肤瘙痒(《滇省志》)。

【使用注意】 内服用量3~9g;脾胃虚寒、体虚及孕妇慎服。

【中毒与解毒】 不良反应有头晕、头痛、食欲不振、恶心、呕吐、四肢软弱无力、行走及语言不利;严重时可发生阵发性痉挛、抽搐。解毒方法:(1)催吐、洗胃,服药用炭末20~30g救治。(2)肌肉注射尼可刹米0.25~0.5g,或硝酸士的宁1mg以对抗毒素[1]。

【药材鉴定】 性状 带根全草长60~100cm。主根多条,呈分枝状、圆锥形,棕黄色,质柔软,不易折断。茎圆柱形,长60~90cm,直径2~4mm,上部多分枝,表面黄绿色或绿褐色,有纵条纹,嫩枝上被短柔毛,质脆,易折断,中空或具类白色髓部。单叶互生,叶片多卷曲而皱缩,易碎,灰绿色或褐绿色,茎下部的叶展平后呈宽椭圆形或长椭圆形,长8~16cm,宽4~7cm,顶端尖或钝,基部狭成具翅的柄,边缘有不规则锯齿或全缘,两面被白色短柔毛,下表面对光照有小亮点,中、上部的叶较小。头状花序单生于枝顶和叶腋,有短梗或无梗,总苞片3层,外层苞片卵圆形,内层苞片长圆形;花棕黄色,外围雌花狭筒状,3~5齿裂,中央两性花筒状,顶端5齿裂。气微,味微苦、涩[2]。

显微特征 (1)根横切面:表皮为1列形状不规则的薄壁细胞。皮层由7列至10余列薄壁细胞组成,细胞多呈类长方形,皮层近韧皮部侧有分泌腔断续排列成环,内皮层不明显。韧皮部约占横切面的1/10。形成层不明显。木质部较宽广,导管类圆形,多单个散在,直径15~63μm,木纤维多角形,为木质部主要组成部分,壁较薄。(2)茎横切面:表皮由1列排列紧密的略呈椭圆状的细胞组成,常具2~3细胞的非腺毛。皮层窄,由数列至10余列薄壁细胞组成,外侧2~3列细胞排列较紧密,内皮层不明显。外韧型维管束20余束至40余束,呈环状紧密排列;韧皮部外侧具纤维束,多呈半月形,壁木化;韧皮部束较狭扁;形成层不明显;木质部略呈三角形或三角状半圆形,主要由木纤维和导管组成,导管直径9~32μm。髓射线较窄,由2列至数列多呈径向延长的薄壁细胞组成。髓较发达，髓中央有时呈空腔。（3）叶片横切面：上、下表皮细胞均为 1 列，细胞呈类圆形、类方形，少为不规则形，壁薄；上、下表皮外均有 2~4 细胞的非腺毛及少量单细胞头、单细胞柄的腺毛。叶肉无栅栏组织与海绵组织之分。主脉上、下表皮内为 2~3 列较小的厚角细胞，排列较紧密，其内方的数列细胞较大，多呈不规则形，排列较疏松。主脉维管束 3~5 束，均为双韧型；形成层不明显；木质部导管单个径向排列或散列。（4）全草粉末：灰黄色至绿黄色。导管碎段较多，多为螺纹型，直径 11~31μm，也有孔纹型及少见网纹型，直径 19~46μm。纤维颇多，细长而较直，常多数成束，直径 10~17μm，先端倾斜或较尖，壁略厚，胞腔较大；另一类纤维直径相仿，但较短，略弯曲，亦多数相聚成束，先端多较钝或钝圆，壁较厚，壁孔及孔沟可见。非腺毛由 2~4 细胞组成，基部细胞呈方形。腺毛少见，为单细胞头，单细胞柄。草酸钙方晶散在，直径 6~19μm。不定式气孔较少，副卫细胞 6~7 个，壁略呈波状弯曲。

【化学成分】　全草主要含多种倍半萜成分[3,4]，如天名精内酯（carpesialactone）、天名精酮（carabrone）、天名精内酯醇（carabrol）、格拉尼林（granilin）、埃瓦林（ivalin）、鹤虱内酯（carpesiolin）、埃瓦内酯（ivaxillin）、11（13）-去氢埃瓦内酯［11（13）-dehydroivaxillin］、特勒内酯（telekin）、11（13）-二氢特勒内酯［11（13）-dihydrotelekin］和异埃瓦内酯（isoivaxillin）。另含有缬草酸（valeric acid）、正己酸（*n*-caproic acid）、油酸（oleic acid）、豆甾醇（stigmasterol）等[4]。

【药理毒理】　1. 驱虫作用：煎剂在体外有杀死鼠蛲虫的作用；取有蛔虫的豚鼠，由口腔投入其流浸膏，发现有驱虫的效力，证明其中的正己酸及内酯的衍生物，有驱蛔虫作用[5]。2. 抗真菌作用：天名精酮和天名精内酯有抗真菌作用。天名精液作皮肤消毒剂具有一定的消毒和杀菌或抑菌作用（如大肠杆菌、葡萄球菌、变形杆菌等）[5,6]。3. 对中枢的作用：本品所含的天名精内酯对中枢神经系统有较显著的作用。4. 毒副作用：天名精内酯小鼠腹腔注射的 LD_{50} 为 100mg/kg[5]。

【附注】　1. 天名精收载于《湖南省中药材标准》（2009 年版）。用量 10~15g。天名精的果实为中药鹤虱，中国药典收载，有小毒，用量 3~9g。2. 在土家族一同作"牛打架"药用的还有同属植物长叶天名精 *Carpesium longifolium* Chen et C. M. Hu、绵毛尼泊尔天名精 *Carpesium nepalense* Less. var. *lanatum*（Hook. f. et Thoms. ex C. B. Clarke）Kitamura、金挖耳 *Carpesium divaricatum* Sieb. et Zucc.、贵州天名精 *Carpesium faberi* Winld. 等的全草，均有小毒。

参 考 文 献

[1]高渌汶. 有毒中药临床精要. 北京:学苑出版社,2006:475
[2]万定荣,陈家春,余汉华. 湖北药材志(第1卷). 武汉:湖北科学技术出版社,2002:51
[3]《中华本草》编委会. 中华本草(第7册). 上海:上海:科学技术出版社,1999:756-758
[4]秦付林,何雪莲,张洁,等. 中药鹤虱的研究进展. 亚太传统医药,2008,4(11):136,137
[5]谢宗万. 全国中草药汇编(上册). 第2版. 北京:人民卫生出版社,2000:937-939
[6]冯俊涛,张亚梅,王俊儒,等. 天名精内酯酮衍生物合成及其抑菌活性. 农药学学报,2007,9(2):185-188

（熊姝颖）

146. *Carpesium cernuum*（烟管头草）

【民族药名】　"烟钩北脂"（白族）；"金却卡"（侗族）；"木哭公莫"（傈僳族）；"锐巴欲"、"窝英"、野烟（苗族）；"阿疋玛诺可糯"、"娃勒波"（彝族）。

【来源】　菊科植物烟管头草 *Carpesium cernuum* L. 的叶、果实、全草。全草有小毒。秋季初开花时采收,鲜用或切断晒干。

二年生或多年生草本,高 50~100cm,全株被短绒毛。根纺锤形,稍木质。茎粗壮,直立,多分枝,具条纹。基生叶花时脱落,广椭圆形或长椭圆形,长 20~28cm,宽 8.5~15cm,边缘具小锯齿或浅波状,叶基下延至柄成翅,上面绿色,下面有腺点,两面被短毛;茎生叶长椭圆形,有短柄,向上渐小。头状花序单生腋枝顶端,初直立,开花时下垂,基部有 3~5 片苞叶;总苞半圆形或卵圆形,外轮总苞片披针形;全为管状花,黄绿色。瘦果圆柱形,有多条筋棱,上端顶部被黏汁。花期 8~9 月,果期 9~10 月。

多生于坡地、草丛、林边等处。东北、华北及湖南、四川、云南等地均有分布。

【药用经验】　白族　全草:用于痢疾、湿热内盛、肺炎、咽喉炎、腹泻、中耳炎、疮痈肿毒、消化不良、疟疾(《大理资志》)。侗族　全草:用于"耿甚"(疖肿)、"独猡串珠"(九子羊)(《侗医学》)。傈僳族　全草:用于感冒发热、咽喉肿痛、牙痛、急性肠炎、痢疾、尿路感染、淋巴结核、疮疔肿毒、乳腺炎、毒蛇咬伤(《怒江药》)。苗族　全草:用于面风症、淋症、各种炎症(《苗医药》)。瑶族　全草:用于感冒、腹痛、急性肠炎、淋巴结核、疝气、疟疾、喉痹(《湘蓝考》)。彝族　全草:用于感冒、头痛、咽喉肿痛、牙痛、腮腺炎、支气管炎、哮喘、泌尿道感染、乳腺炎、带状疱疹、毒蛇咬伤(《滇省志》)及妇人湿热带下、淋病(《大理资志》)和小便不通(《滇药录》),还用于感冒发热、咽喉肿痛、牙痛、急性肠炎、痢疾、尿路感染、淋巴结结核(《楚彝本草》)。果实:用于蛔虫病、蛲虫病、绦虫病、虫积腹痛。鲜叶:用于中耳炎、疮疖。根:用于胃寒痞痛、痢疾、感冒、自汗、脱肛、子宫脱垂(《滇省志》)。

【使用注意】　脾胃虚弱者慎服。

【药材鉴定】　性状　地上部分长 50~100cm。茎圆柱形,有纵条纹,质硬,不易折断。茎下部叶长椭圆形,长 6~12cm,宽 4~6cm,多皱缩,易碎,绿褐色,两面均被白色或淡黄色柔毛和腺点,中、上部叶较小。头状花序单生于茎端或枝端,下垂;苞叶多枚,其中 2~3 枚较大,长 2~4cm;总苞直径 0.8~1.8cm,总苞片 4 层,外层苞片叶状,披针形,与内层苞片等长,草质或基部干膜质,先端常反卷。雌花狭筒状;两性花筒状。气微,味苦。

【化学成分】　全草主要含倍半萜内酯类和芳香族化合物[1]。倍半萜如 2α-hydroxy-eudesman-4(15),11(13)-dien-12,8β-olide、2α-hydroxy-eudesman-4(15)-en-12,8β-olide、特勒内酯(telekin)、11(13)-二氢特勒内酯[11(13)-dihydrotelekin]、天名精内酯酮(carabrone)、天名精内酯醇(carabrol)等。芳香族化合物如云杉醇(piceol)、丹皮酚(paeonol)、黄木灵(xanthoxylin)。地上部分还含有新木脂素苷 carpesides A、B 和糖苷 eupatriol 9-O-β-D-apiofuranosyl-(1→6)-β-D-glucopyranoside 等[2]。

【药理毒理】　抑钩端螺旋体作用[3]:根煎剂用试管稀释法,1∶1280 对钩端螺旋体有抑制作用。

参 考 文 献

[1]杨超,王兴,师彦平,等.烟管头草地上部分化学成分的研究.兰州大学学报,2002,38(4):61-67

[2] Ma J P,Tan C H,Zhu D Y. Glycosidic constituents from *Carpesium cernuum* L. J Asian Nat Prod Res,2008,10(5/6):565-569

[3]《中华本草》编委会.中华本草(第 7 册).上海:上海科学技术出版社,1999:760

(熊姝颖)

147. *Carpesium divaricatum*（金挖耳）

【民族药名】 "挖围比译"（白族）；"巴方亚"（仫佬族）；"尼燕打"、挖耳草（水族）。

【来源】 菊科植物金挖耳 *Carpesium divaricatum* Sieb. et Zucc. 的全草。有小毒。8~9月花期采收，鲜用或切断晒干。

多年生草本；茎较细弱，直立，高25~100cm，中部有分枝，被短柔毛。下部叶卵形或卵状矩圆形，长7~15cm，宽3~5cm，基部圆形、截形或微心形，边缘有不规则的锯齿；叶柄长2~2.5cm，无翅；上部叶渐小，卵状矩圆形或矩圆状披针形，无叶柄或近无叶柄，基部楔形，有不明显的细锯齿或全缘，全部叶两面有贴生短毛和腺点。头状花序较小，直径6~8(10)mm，下垂，在茎和枝顶端单生，少有近总状，基部有2~4个矩圆状披针形的苞片；总苞卵状球形，长5~6mm；总苞片4层，外层宽卵形，急尖，中层和内层矩圆形或条状矩圆形；花黄色，外围的雌花圆柱形，中央的两性花筒状，有5个裂片。瘦果条形，顶端有短喙和腺点。花期7~8月，果期8~9月。

生于山坡路旁和山谷草地。分布于东北、华东及湖南、湖北、广东和台湾。

【药用经验】 白族 用于感冒发热、咽喉肿痛、牙痛、急性肠炎、痢疾、尿路感染、淋巴结核、疮疖肿毒、乳腺炎、腮腺炎、带状疮疹、毒蛇咬伤（《滇药录》）。仫佬族 用于无名肿毒（《桂药编》）。水族 用于蜂螫伤（《水族药》）。

【药材鉴定】 性状 地上部分长30~90cm，茎圆柱形。茎下部叶皱缩破碎，展平后卵形、卵状长圆形或阔卵形。长4.5~7.5cm，宽2.5~5.5cm，两面具短伏毛和腺点。苞叶3~5枚，其中2枚较大，总苞直径0.6~1.2cm，由外向内逐层增长，干膜质。气特异，味涩。

【化学成分】 含金挖耳素（divaricin）A、B、C[1]。

参 考 文 献

[1]《中华本草》编委会．中华本草(第7册)．上海：上海科学技术出版社，1999：761，762

（熊姝颖）

148. *Carpesium longifolium*（长叶天名精）

【民族药名】 牛打架（土家族）。

【来源】 菊科植物长叶天名精 *Carpesium longifolium* Chen et C. M. Hu 的全草。有小毒。秋季开花时采收，除去杂质，晾干。

多年生草本。茎直立，高50~100cm，圆柱状，基部木质，直径3~6mm，几无毛，上部被稀疏紧贴的短柔毛，有明显纵条纹，中部以上分枝，枝细瘦，上部被较密的短柔毛。基叶于开花前枯萎，茎下部及中部叶椭圆形或椭圆状披针形，长10~23cm，宽3.5~6cm，先端渐尖，基部长渐狭，边缘近全缘或具稀疏胼胝尖头，两面近无毛或具极稀疏的细长毛，上面深绿色，中肋紫色，下面淡紫色，具球状白色及金黄色小腺点；叶柄长2~4cm；上部叶披针形至狭披针形，长8~15cm，宽1.5~3cm，两端渐狭，近全缘，无柄或具短柄。头状花序穗状花序式排列，腋生者通常无苞叶或具极小的苞叶，着生于茎端及枝端者具苞叶，苞叶2~4枚，披针形，长1.5~3.5cm，两端渐狭，被疏柔毛。总苞半球形，长6~7mm，直径8~12mm；苞片4层，外层短，卵圆形，长约为内层的1/2，先端锐尖，干膜质或顶端稍带绿色，背面被稀疏短柔毛，中层矩圆形，长5~6mm，宽约2mm，先端圆钝，具缘毛或细齿，最内层条状披针形，宽约1mm，先端稍钝。雌花3~4层，花冠狭筒状，长约

2mm,冠檐 5 齿裂,两性花筒状,长 3~3.5mm,向上稍增宽,冠檐 5 齿裂。瘦果长约 3mm。

生于海拔 800~2300m 的山坡灌丛边及林下。分布于云南、贵州、四川、重庆、湖北和甘肃南部。

【药用经验】 土家族 清热解毒,散瘀止痛。用于风湿疼痛、跌打损伤、咳喘发热、胸肋疼痛、痢疾、蛇咬伤、无名肿毒(《鄂药材志一》)。

【使用注意】 全草有小毒,用量 6~9g。可引起皮肤过敏性皮炎、湿疹。

【药材鉴定】 性状 根茎不明显,有多数细长的棕色须根。茎表面黄绿色或黄棕色,有纵条纹,上部多分枝;质较硬,易折断,断面类白色,髓白色、疏松。叶多皱缩或脱落,完整叶片卵状椭圆形或长椭圆形,先端尖或钝,基部狭成具翅的短柄,边缘有不规则锯齿或全缘,上面有贴生短毛,下面有短柔毛或腺点;质脆易碎。头状花序多数,腋生,花序梗极短;花黄色。气特异,味淡微辛。

【药理毒理】 动物试验有中枢麻痹作用[1]。

【附注】 土家族同作"牛打架"药用的有天名精 *Carpesium abrotanoides* L.、绵毛尼泊尔天名精 *Carpesium nepalense* Less. var. *lanatum* (Hook. f. et Thoms. ex C. B. Clarke) Kitamura、金挖耳 *Carpesium divaricatum* Sieb. et Zucc.、贵州天名精 *Carpesium faberi* Winld. 等[2],均有小毒。

参 考 文 献

[1] 陈冀胜,郑硕. 中国有毒植物. 北京:科学出版社,1987:174

[2] 万定荣,陈家春,余汉华. 湖北药材志(第 1 卷). 武汉:湖北科学技术出版社,2002:51-56

(孙荣进 陈吉炎 马丰懿)

149. *Carpesium nepalense* var. *lanatum*(绵毛尼泊尔天名精)

【民族药名】 "诱科拐"(拉祜族);牛打架(土家族)。

【来源】 菊科植物绵毛尼泊尔天名精 *Carpesium nepalense* Less. var. *lanatum* (Hook. f. et Thoms. ex C. B. Clarke) Kitamura 的根、全草。有小毒。夏季、秋季采收,鲜用或切段晒干。

多年生粗壮草本。茎高 60~100cm,圆柱状,下部木质,全株被白色棉毛,茎上尤密,有明显的纵条纹,多分枝。基叶于开花前凋萎,茎下部叶广椭圆形或长椭圆形,长 8~16cm,宽 4~7cm,先端钝或锐尖,基部楔形,三面深绿色,叶面粗糙,下面淡绿色,有细小腺点,边缘具不规整的钝齿,齿端有腺体状胼胝体;叶柄长 5~15mm,密被白色绵毛;茎上部节间长 1~2.5cm,叶较密,长椭圆形或椭圆状披针形,先端渐尖或锐尖,基部阔楔形,无柄或具短柄。头状花序稍大,直径 12~20mm,生茎端及沿茎、枝生于叶腋,近无梗,成穗状花序式排列,着生于茎端及枝端者具椭圆形或披针形长 6~15mm 的苞叶 2~4 枚,腋生头状花序无苞叶或有时具 1~2 枚甚小的苞叶;苞片锐尖。总苞钟球形,基部宽,上端稍收缩,成熟时开展成扁球形,直径 6~8mm;苞片 3 层,外层较短,卵圆形,先端钝或短渐尖,膜质或先端草质,具缘毛,背面被白色绵毛,内层长圆形,先端圆钝或具部明显的啮蚀状小齿。雌花狭筒状,长 1.5mm,两性花筒状,长 2~2.5mm,向上渐宽,冠檐 5 齿裂。瘦果长约 3.5mm。

生于山坡、路旁。分布于云南、四川、贵州、广西、湖南、湖北。

【药用经验】 拉祜族 根:用于肾虚耳鸣、脱肛、月经不调、毒蛇咬伤(《滇省志》《拉祜族》)。土家族 全草:用于咽喉肿痛、牙痛、吐血、支气管炎、急性肝炎、疔肿疮毒、皮肤瘙痒等(《土家药志上》)。

【药材鉴定】　性状　全株被白色绵毛,茎上尤密。完整叶卵形至椭圆形或椭圆状披针形,先端渐尖,基部圆形,边缘有细锯齿,齿端有腺体状胼胝体;两面被柔毛;具叶柄。头状花序干缩,位于茎、枝顶端。气香,味微苦[1]。

【附注】　1. 同属植物尼泊尔天名精 *Carpesium nepalense* Less.（即绵毛尼泊尔天名精的原种）在藏族称为"羌露明坚",全草有小毒,用于咽喉肿痛、胃痛、疮痈、蛇咬伤（《滇省志》《藏本草》）及虫蛇咬伤（《藏本草》）。2. 有文献将绵毛尼泊尔天名精归入其原种尼泊尔天名精之中。

参 考 文 献

[1]《中华本草》编委会. 中华本草(第7册). 上海:上海科学技术出版社,1999:763

（孙荣进　陈吉炎　马丰懿）

150. *Caryopteris incana*（兰香草）

【民族药名】　薄荷亚、"久堂漏"（仫佬族）;山薄荷（瑶族）。

【来源】　马鞭草科植物兰香草 *Caryopteris incana*（Thumb. ex Houtt.）Miq. 的根、叶、全草。全草有毒。夏季、秋季采收,除去杂质,切段晒干或鲜用。

小灌木;枝条圆柱形,密生绒毛。叶有短柄,卵形、卵状披针形或矩圆形,长 1.5~9cm,宽 1~4cm,边缘有粗锯齿,两面密生短柔毛,下面灰白色和有黄色腺点。聚伞花序腋生;花萼钟状,顶端 5 深裂,外面有绒毛;花冠淡蓝色或淡紫色,5 裂,较大的一个裂片上部分裂成细条状;雄蕊 4。果实上半部有毛。花果期 6~10 月。

生于山麓路旁和荒草地。分布于华东以及湖北、湖南、广东、广西、甘肃。

【药用经验】　仫佬族　根:用于腰痛、腰肌损伤。叶:用于刀伤出血。全草:用于刀伤感染（《桂药编》）。瑶族　效用同仫佬族（《桂药编》）。

【药材鉴定】　性状　根呈圆柱形,直径 0.3~0.8cm,表面黄棕色,粗糙不平,有纵向裂纹和皱纹。枝略呈钝方形,表面灰褐色或棕紫色,密被毛茸。叶对生,多皱缩,完整者展平后呈卵形或卵状披针形,长 2~9cm,宽 1~4cm,先端钝,基部圆,边缘具粗锯齿,上面灰褐色至黑褐色,下面灰黄色并有黄色腺点,两面密生短柔毛;纸质,易碎。有时可见皱缩成团的花序或球形蒴果,有特异香气,味苦[1]。

【化学成分】　全草含挥发油类化合物,包括芳樟醇（linalool）、紫苏醇（perillalcohol）、香芹酮（carvone）、莳萝烯（orthodene）、4-甲基-6-庚烯-3-酮（4-methyl-6-hepten-3-one）、雅榄兰烯（eremophilene）、丙酸芳樟酯（linalyl propionate）、左旋松香芹酮（(−)-pinocarvone）、对伞花烃（p-cymene）、顺桧醇（cis-sabinol）、Δ^3-蒈烯（Δ^3-carene）、邻甲基苯乙酮（o-methylacetophenone）、异丁基苯（isobutyl benzene）、2-甲氧基对甲酚、橙花醛（neral）、乙酸苯乙酯、δ-杜松烯（δ-cadinene）、β-橙花叔醇（β-nerolidol）、1,3-二环己基-2-乙基丙烷（1,3-dicyclohexyl-2-ethylpropane）、香兰素（vanillin）、乙酸金合欢酯（farnesyl acetate）、苯甲酸苄酯（benzyl benzoate）、马鞭草烯酮（verbenone）、2-壬烯-4-炔［(Z, E)-2-nonen-4-yne］、α-侧柏烯（α-thujene）、α-蒎烯（α-pinene）、樟烯（camphene）、对聚伞花素（p-cymene）、β-罗勒烯（β-ocimene）、α-柏木烯（α-cedrene）、β-甜没药烯（β-bisabolene）、δ-荜澄茄烯（δ-cadinene）、香桧烯（sabinene）、β-蒎烯（β-pinene）、β-月桂烯（β-myrcene）、α-异松油烯（α-terpinolene）、α-荜澄茄油烯（α-cubebene）、β-丁香烯（β-caryophyllene）、γ-荜澄茄烯（γ-cadinene）、L-香橙烯（L-aromadendrene）、α-葎草烯（α-humulene）、β-石

竹烯、β-马榄烯及桧烯等[1~5]。

【药理毒理】　1. 抗菌作用:兰香草素钠在体外实验:发现对金黄色葡萄球菌和白喉杆菌有明显的抑制作用,对伤寒、甲型和乙型副伤寒、绿脓、大肠、痢疾(弗氏)等杆菌以及溶血性链球菌也有一定作用;高浓度可杀菌,低浓度可抑菌。体内试验证明对金黄色葡萄球菌感染的小鼠有良好的治疗效果,可使大多数动物免于死亡。2. 止咳作用:对氨水刺激引起慢性气管炎的小鼠,口服兰香草煎剂 20g/kg 有止咳作用。3. 抑菌作用:兰香草醌钠用试管稀释法,0.39mg/ml 对金黄色葡萄球菌、白喉杆菌,3.12mg/ml 对伤寒杆菌、甲型副伤寒杆菌,6.25mg/ml 对乙型副伤寒杆菌、福氏痢疾杆菌、大肠菌、绿脓杆菌均有抑制作用;兰香草素钠 0.5~1.5g/kg 皮下注射对感染金黄色葡萄球菌的小鼠有保护作用,皮下注射的有效治疗量与中毒致死量至少相差 4~5 倍。4. 毒性:取小鼠 30 只,分为 3 组,每组分别皮下注射兰香草素钠 4.0g/kg、4.5g/kg 或 5.0g/kg,观察 3 天,死亡 1 只,其余无明显异常;另取小鼠 20 只,分为 4 组,分别静脉注射兰香草素钠 2.5g/kg、2.25g/kg、2.0g/kg 和 1.75g/kg,死亡率分别为 4/5、3/5、3/5 及 0/5。中毒症状表现为四肢无力、呼吸困难,死于呼吸麻痹。家兔静脉注射兰香草素钠 1.0g/kg 或 0.5g/kg 未见异常,给药后排出的尿液体外试验有抗菌作用[1]。

参 考 文 献

[1]《中华本草》编委会. 中华本草(第6册). 上海:上海科学技术出版社,1999:558-560
[2] 陈红梅,孙凌峰,叶文峰. 兰香草挥发油化学成分的研究. 井冈山师范学院学报,2004,6(25):5-8
[3] 孙凌峰,刘秀娟,新陈. 兰香草挥发油的提取及其成分分析. 江西教育学院学报,2004,3(25):27-29
[4] 孙凌峰,陈红梅,叶文峰. 兰香挥发油化学成分的研究. 香料香精化妆品,2004(6):4-7
[5] 孙凌峰,叶文峰,陈红梅. 兰香草精油化学成分的研究. 江西师范大学学报(自然科学版),2004,3(28):196-202

(孙荣进　陈吉炎　马丰懿　陈树和)

151. *Cassia fistula*(腊肠树)

【民族药名】　"苗圃威舍"(阿昌族);"哥龙娘"、"龙木娘"、"括伦连"(傣族);"软冷"(德昂族);"瓦烧般"(景颇族);"母鼻句姐"(拉祜族);"东卡"、"东嘎"、"通嘎"(藏族);"克耶儿"、"限倍儿"、清泻山扁豆(维吾尔族);"考喜搭梭"、"喜搭蒿"(佤族)。

【来源】　豆科植物腊肠树 *Cassia fistula* L. 的果实、茎皮。有小毒。9~10 月果实近成熟时采摘,晒干。

落叶乔木,高可达 15m。树皮粗糙,暗褐色。叶互生,有柄,叶柄基部膨大;偶数羽状复叶,长 30~40cm,小叶 3~4 对,对生,叶轴和叶柄上无腺体,叶片阔卵形、卵形或长圆形,长 8~13cm,宽 3.5~7cm,先端短渐尖而钝,基部楔形,全缘,嫩叶两面均被微细柔毛,老时无毛;叶脉两面均明显。总状花序疏松,下垂,长可达 30cm 或更长;花梗长 6~8cm;花与叶同时开放,直径约为 4cm;萼片 5,长卵形,长 1~1.5cm,花时反折,外面密生短柔毛;花瓣黄色,5 片,倒卵形,近等大,长 2~2.5cm,脉明显;雄蕊 10,其中 3 枚花丝长而弯曲,高出花瓣,4 枚短而直,具阔大的花药,其余 3 枚甚小,不育;花柱内弯,柱头小。荚果圆柱形,长 30~60cm,直径 2~2.5cm,黑褐色,不开裂,有 3 条槽纹。种子多数,40~100 颗,种子之间有隔膜。花期 6~8 月,果期 10 月。

生于海拔 1500m 以下的村边或低山坡上,多栽培于广东、广西及云南西南部等省区,亦有野生。

【炮制】　奶制或炒制后降低毒性,提高药效[1]。蒙古族　(1)奶制:腊肠果片用牛奶浸泡至完全吸透时,取出,晒干。每腊肠果10kg,用牛奶5L。(2)炒制:腊肠果用文火炒至腊黄色,取出,晾干。

【药用经验】　阿昌族　果实:用于耳鼻炎起硬结、小儿便秘。茎皮:用于黄疸性肝炎(《德宏药录》)。傣族　果实:效用除同阿昌族外(《版纳傣药》《傣医药》),尚用于食物中毒、便秘、腹胀、发热、小儿惊风、鼻衄、黄疸性肝炎、胃痛、腹痛(《滇省志》)。茎皮:效用同阿昌族(《滇药录》《民族药志一》)。德昂族　果实:效用同傣族(《德宏药录》《滇省志》)。景颇族　果实:效用同傣族(《德宏药录》《滇省志》)。茎皮:用于牙痛(《民族药志一》)。拉祜族　果实:效用同傣族(《滇省志》《民族药志一》)。蒙古族　轻泻,消肿,解毒。用于肝脏疾病、风湿性关节炎、浮肿、消化不良、便秘、腹胀、呕吐。藏族　用于肝炎、肝中毒、便秘、四肢肿胀(《部藏标》、《中国藏药》《藏本草》)。维吾尔族　果实:用于热证引起的肿胀、咽喉肿痛(《民族药志一》),以及胃和十二指肠溃疡、慢性胃炎、食欲不振、消化不良、胃痛、胃酸过多、便秘、感冒发热、高血压(《维药志》)。单用或配伍用于健胃、止泻、止血、除黄疸、镇牙痛、固牙、固发、乌发、消除疲劳、强健身体以及治脱肛(《维医药》)。还用于胸闷、炎症。配伍它药驱胆质、化痰、除肠梗阻、清肝镇痛、除黄疸、除音哑和喉部炎肿。研制成糊外敷平关节痛和热性炎症(《维医药》)。佤族　果实:效用同傣族(《滇省志》《民族药志一》)。

【使用注意】　煎汤内服用量4~8g,过量服用可引起呕吐[2]。久煎则无通便作用。孕妇、老人、幼儿、体虚者忌服。

【中毒与解毒】　中毒症状有恶心、呕吐、腹泻、腹痛,严重者头晕目眩、心率减慢。解毒方法:可用甘草绿豆汤解毒,症状较重时静滴葡萄糖盐水对症处理[1]。

【药材鉴定】　性状　果实呈圆柱形。完整者长30~50cm,直径1.5~2.5cm,顶端尖,基部有短果柄。表面暗褐色至黑褐色,平滑而带光泽,具不甚明显的环形浅槽,腹背两缝线明显。质坚,可折断,断面具黄棕色横隔。每两隔间各具种子1粒。种子周围的果肉红白色或黄绿色至黄褐色。种子由短线状珠柄附着于腹缝线上,常脱落。种子呈卵圆形而稍扁,黄棕色至暗红棕色,光滑,两侧具略隆起的皱纹,上下有浅纵沟。质坚硬,遇热水产生透明易剥离的胶质薄膜,胚乳发达,角质样。果肉气特异,味甘、苦、涩、酸。

显微特征　(1)种子横切面:假种皮为厚达25~30μm的胶质薄膜层。种皮表皮细胞为1列栅状细胞,其内为1列胞腔不甚明显的滴漏细胞。厚壁细胞数列,胞腔较小,有的胞腔内含棕黄色物。维管束细小。内种皮为1列滴漏细胞。胚乳细胞多角形,细胞壁角隅处纤维素增厚,略呈念珠状,内含糊粉粒、油滴。子叶细胞类方形,含油滴、淀粉粒。(2)粉末:淡黄白色。栅状细胞长约60μm,宽约8μm,为无色薄壁细胞。滴漏细胞胞腔明显,有时呈棕色。含棕黄色的类圆形厚壁细胞,壁微木化。胚乳细胞多角形,壁角隅处纤维素加厚。淀粉粒脐点一字形或点状,或脐点不明显。导管螺纹。

【化学成分】　果皮主要含黄酮类、蒽醌类和生物碱类成分[2]。种子主要含黄酮类、蒽醌类和树胶。含黄酮类如 5, 3′, 4′-trihydroxy-6-methoxy-7-*O*-α-L-rhamnopyranosyl-(1→2)-*O*-β-D-galac-topyranoside[3]。另分离得二聚体酯 dibenzyl 2, 2′-dihydroxy-3, 6, 3″, 6″-tetramethoxy-biphenyl-1, 1′-dicarboxylate。果肉含大黄酸(rhein)、芦荟苷(aloin)、羟甲氧基蒽醌的葡萄糖苷等。果荚主要含蜡。茎皮主要含3,4-二羟基黄烷组成的缩合型鞣质。

【药理毒理】　1. 抑菌作用:果实的水煎液或醇提取液对金黄色葡萄球菌、溶血性链球菌、肺炎双球菌、枯草杆菌、大肠杆菌有明显抑制作用[1]。2. 轻泻作用:果实中的蒽醌类对肠道有刺激性,促使其蠕动增强,排便次数增多。3. 镇痛作用:果实对大脑皮层有轻度的抑制,使其神经冲动传导减慢。4. 抗寄生虫作用:果实中分得的 biochanin A 有抗寄生虫作用[4]。5. 其他作用:叶的乙醇提取物有抗溃疡[5]、抗氧化和对肝损伤有保护作用[6]。

参 考 文 献

[1] 田华咏,瞿显友,熊鹏辉. 中国民族药炮制集成. 北京:中医古籍出版社,2000:461

[2] 《中华本草》编委会. 中华本草(第4册). 上海:上海科学技术出版社,1999:401,402

[3] Yadava R N,Verma V. A new biologically active flavone glycoside from the seeds of *Cassia fistula* (Linn.). J Asian Nat Prod Res, 2003,5(1):57-61

[4] Sartorelli P,Carvalho C S,Reimao J Q,et al. Antiparasitic activity of biochanin A,an isolated isoflavone from fruits of *Cassia fistula* (Leguminosae). Parasitol Res,2009,104(2):311-314

[5] Karthikeyan S,Gobianand K,Antiucer activity of ethanol leaf extract of *Cassia fistula*. Pharm Biol,2010,48(8):869-877

[6] Pradeep K,Mohan C V,Gobianand K,et al. Effect of *Cassia fistula* Linn. leaf extract on diethylnitrosamine induced hepatic injury in rats. Chem Biol Interact,2007,167(1):12-18

(黄德红　焦　玉)

152. *Cassytha filiformis*(无根藤)

【民族药名】 "奴(牛)米"(阿昌族);过天藤、无叶藤、黄鱼藤、"嘿罕"(傣族);"当德"(德昂族);"夏梅"(拉祜族);"拜运"、"横梗"(黎族);无头根、毛头藤(畲族);无娘藤、金丝藤(佤族);"啤钟咪"(瑶族);"丝龙"(壮族)。

【来源】 樟科植物无根藤 *Cassytha filiformis* Linn. 的茎、果实、全草。有小毒。全年可采,洗净,切段,晒干或阴干备用,亦可鲜用。若寄生于有毒植物马桑、葫蔓藤、鱼藤、羊角拗、夹竹桃等有毒植物上者有毒,误服有中毒危险。

寄生缠绕草本,状如菟丝子。茎线状,细长,借盘状吸根攀附在其他植物上,绿色或黄绿色,无毛或稍被毛。叶退化为细小三角状的鳞片。无花梗,集成疏花的穗状花序;花被管短,6裂,成2轮,外轮3裂片较小,内轮3裂片较大,卵形,裂片基部之间有小圆形附属物;雄蕊9个,3轮,花药2瓣裂,退化雄蕊无花药;子房有粗壮花柱和圆头状柱头。果实球形,绿豆大小,包藏于花后增大的宿存肉质花被内,种子1粒,圆形。花果期5~12月。

生于山间灌木丛阳光充足的地方。分布于浙江、江西、福建、台湾、湖南、湖北、广西、广东、贵州等省区。

【药用经验】 阿昌族 用于黄疸型肝炎、泌尿系结石、肾炎水肿、皮肤湿疹(《德宏药录》)。傣族 全草:用于尿黄、尿急、尿痛、退黄利胆、风湿性关节炎、疮疖(《版纳傣药》《滇省志》《滇药录》《傣药录》)。用于清热利湿(《傣医药》)。用于皮肤过敏、尿黄、尿急、风湿关节炎、疮疖及退黄利胆(《民族药志三》)。用于感冒发热、疟疾、咯血、泌尿系结石、肾炎水肿。外用于皮肤湿疹(《民族药炮制集成》)。德昂族 效用同阿昌族(《德宏药录》)。哈尼族 茎:用于肝炎、习惯性流产、浑身酸痛(《民族药志三》)。景颇族 效用同阿昌族(《德宏药录》)。拉祜族 全草:用于尿黄、尿急、尿痛、风湿性关节炎、疮疔、骨折(《滇省志》)及骨折(《拉祜药》)。茎:用于习惯性流产、肝炎(《民族药志三》)。黎族 茎:用于骨折肿痛、接骨(《民族药志三》)。苗族根:用于月经不调、闭经、各种出血;外用于骨折。果实:用于大便不通(《民族药志三》)。畲族 全草:用于痢疾、急性黄疸型肝炎、咯血、衄血、尿血、肾炎、滑精(《畲医药》)。佤族 全草:用于感冒发热、疟疾、急性黄疸型肝炎、泌尿系统结石、肾炎水肿(《中佤药》)。瑶族　茎:用于感冒头痛(《民族药志三》)。壮族　全草:用于黄疸型肝炎、小儿疳积(《桂药编》)。茎:用于下肢水肿(《民族药志三》)。

【使用注意】　用量9~15g。孕妇忌服。

【药材鉴定】　性状　全草呈长圆柱形,略扭曲,直径1~2.5mm;表面黄绿色或黄褐色,具细纵皱纹和黄棕色毛,稍粗糙,在分枝处可见有小鳞片,常在扭曲处有盘状吸根。花小,排成穗状花序,长2~5cm。果卵球形,包藏于肉质果托内,顶端开口,直径约4mm,无柄。质脆,折断面皮部具纤维性,木部呈黄白色。气微,味淡。

【化学成分】　全草含生物碱类化合物,如月桂坦他宁(laurotetanine)、无根藤碱(cathafiline)、卫矛醇(galactitol)、月桂诺滨碱(launlbine)[1]、cathaformine[2]、cassyformine、filiformine、黄肉楠碱(actinodaphnine)、N-甲基黄肉楠碱(N-methylactinodaphnine)、predicentrine、奥寇梯木碱(ocoteine)[3]、小唐松草碱(thalicmine)、isofiliformine、cassythic acid、新木姜子碱(neolitsine)、荷苞牡丹碱(dicentrine)[4]。还含黄酮类化合物[4],如(-)-O-甲基淡黄巴豆亭碱[(-)-O-methylfla-vinatine]、左旋多花罂粟碱[(-)-salutaridine]、异鼠李素-3-O-β-葡萄糖苷(isorhamnetin-3-O-β-glucoside)和水仙苷(isorhamnetin-3-O-rutinoside,narcissin)、新木脂素类化合物4-O-methyl-balan-ophonin、(+)-diasyringaresinol[5]。

【药理毒理】　1. 细胞毒性:从无根藤中提取出的生物碱类化合物对癌细胞和非癌细胞都有一定的细胞毒性[6]。2. 杀虫作用:本品中提取出的阿朴菲类生物碱具有抗锥体虫的活性[7]。3. 毒性:所含的生物碱可引起惊厥,大量可致死[8]。

参 考 文 献

[1]谢宗万. 全国中草药汇编(上册). 第2版. 北京:人民卫生出版社,2000:161

[2] Wu Y C,Chao Y Ch,Chang F R,et al. Alkaloids from *Cassytha filiformis*. Phytochemistry,1997,46(1):181-184

[3] Chang F R,Chao Y C,Teng C M,et al. Chemical constituents from *Cassytha filiformis* Ⅱ. J Nat Prod,1998,61(7):863-866

[4] Tsai T H,Wang G J,Lin L C. Vasorelaxing alkaloids and flavonoids from *Cassytha filiformis*. J Nat Prod. 2008,71(2):289-291

[5] Ho J Ch,Chen Ch M,Row L Ch. Neolignans from the Parasitic Plants. Part2. *Cassytha filiformis*,Journal of the Chinese Chemical Society,2004,51(1):221-223

[6] Stevigny C,Block S,Depauw Gillet M C,et al. Cytotoxic aporphine alkaloids from *Cassytha filiformis*. Planta Medica,2002,68(11):1042-1044

[7] Hoet S,Stevigny C,Block S,et al. Alkaloids from *Cassytha filiformis* and Related Aporphines:Antitrypanosomal Activity,Cytotoxici-ty,and Interaction with DNA and Topoisomerases. Planta Medica,2004,70(5):407-413

[8]《中华本草》编委会. 中华本草(第6册). 上海:上海科学技术出版社,1999:23

（熊姝颖）

153. *Catharanthus roseus*（长春花）

【民族药名】　"阿年年升"(阿昌族);"咯享"、"帕波钝"(傣族);"菠莫克"(德昂族);"恒裸尾"(傈僳族)。

【来源】　夹竹桃科植物长春花 *Catharanthus roseus* (L.)G. Don 的茎叶、全草。全草有毒。全年可采,除去杂质,切段,晒干。

直立多年生草本或半灌木,高达60cm,有水液,全株无毛。叶对生,膜质,倒卵状矩圆形,长3~4cm,宽1.5~2.5cm,顶端圆形。聚伞花序顶生或腋生,有花2~3朵;花冠红色,高脚碟状,花冠裂片5枚,向左覆盖,雄蕊5枚着生于花冠筒中部之上;花盘为2片舌状腺体组成,与心皮互生而比其长。蓇葖果2个,直立;种子无种毛,具颗粒状小瘤凸起。花期全年,花后结果。

我国西南、中南及华东各省区有栽培。

【药用经验】 阿昌族 全草:用于急性淋巴细胞性白血病、高血压(《德宏药录》)。傣族 全草:镇静安神,平肝降压(《傣医药》)。茎叶:用于疔疮、刀伤(《滇药录》)。德昂族 效用同阿昌族(《德宏药录》)。景颇族 效用同阿昌族(《德宏药录》)。傈僳族 全草:用于急性淋巴细胞白血病、高血压(《怒江药》)。

【使用注意】 孕妇、儿童、年老体弱者忌服。

【中毒与解毒】 中毒潜伏期3~6小时,可见食欲下降、恶心、呕吐、腹痛、腹泻、口腔炎等胃肠道症状,血红蛋白、白细胞及血小板下降等骨髓抑制症状,指、趾尖端麻木、四肢疼痛、肌肉震颤、腱反射消失、全身软弱、头痛、精神萎靡、眼睑下垂、运动障碍等神经系统症状;以及血压下降、呼吸加深等症状。此外,还可引起脱发、抑郁、眩晕、皮疹、发热、低血钠症;静脉注射可引起静脉炎;药液外漏到血管外可引起局部组织坏死。解毒方法:(1)早期5%鞣酸溶液洗胃,并静脉补液以促进毒物排泄[1]。(2)静脉点滴葡萄糖盐水,加能量合剂[2]。(3)药液漏出引起的刺痛感,组织炎症、坏死时,应停止注射,局部冷敷,注射地塞米松,清创,去掉坏死组织[1]。(4)恶心呕吐时可选用氯丙嗪、甲氧氯普胺等。(5)腹泻时用肠道收敛剂及解痉剂,如碱式碳酸铋、阿托品、颠茄片等,严重者可用复方樟脑酊,并补充水和电解质。(6)白细胞下降时,可用维生素C、维生素B$_1$、维生素B$_4$、维生素B$_6$、利血生、鲨肝醇等;重度下降者,需多次少量输入新鲜血液。同时用青霉素、链霉素等抗生素预防感染。(7)当出现周围神经炎时,根据严重程度决定停药或减量,同时口服维生素B$_1$20mg,每日3次,肌肉注射维生素B$_{12}$500mg,每日1次[2]。

【药材鉴定】 性状 全草长30~50cm。主根圆锥形,略弯曲。茎枝绿色或红褐色,类圆柱形,有棱,折断面纤维性,髓部中空。叶对生,皱缩,展平后呈倒卵形或长圆形,长3~6cm,宽1.5~2.5cm,先端钝圆,具短尖,基部楔形,深绿色或绿褐色,羽状脉明显;叶柄甚短。枝端或叶腋有花,花冠高脚碟形,长约3cm,淡红色或紫红色。气微,味微甘、苦[3]。

显微特征 茎横切面:呈类圆形,有4个较大棱脊凸起,表皮外壁微增厚,有锥形单细胞非腺毛。皮层外侧2~3列薄壁细胞较小,向内逐渐增大。中柱鞘纤维呈不连续环列,壁微木化;维管束双韧型;形成层成环;木质部导管群多为10余个并列成行,呈放射状;射线多为单列细胞。髓部大。

薄层色谱 取本品粗粉5g,置索氏提取液中,加甲醇提取4小时,滤过,蒸去甲醇,残渣加0.25mol/L硫酸溶液溶解,再用氢氧化钠溶液调pH至7.0,加氯仿后再调pH至11.0~12.0,析出生物碱用氯仿提取完全,水洗后,回收氯仿,甲醇定容5ml,作为供试液,另以蛇根碱甲醇溶液为对照品溶液。吸取上述2种溶液,分别点样于同一氧化铝薄层板上,用丙酮-甲醇-醋酸(70:25:5)展开,置紫外光灯下(365nm)下检视。供试液色谱在与对照品溶液色谱相应的位置,显相同颜色的斑点。

【化学成分】 全草含多种生物碱成分[4],如长春碱(vincaleukoblastine)、长春新碱(vincristine)、长春罗新(vinleurosine)、长春罗塞定碱(vinrosidine)、长春文碱(leurositive)、罗威定碱(rovidine)、卡罗新碱(carosine)、派利文碱(perivine)、长春刀林宁碱(vindolinine)、长春质碱(catharanthine)、长春刀林碱(vindoline)等。

【药理毒理】 1.抗肿瘤活性:在临床上主要用于恶性肿瘤、急性淋巴细胞性白血病、恶性淋巴瘤、淋巴肉瘤、单核细胞性白血病、绒毛膜上皮癌、肺癌等[3]。从长春花植物中分离出的生物碱,大多具有抗肿瘤活性,如长春碱能抑制有丝分裂,特别是阻碍纺锤纤维的形成,还能通过抑制 RNA 聚合酶的活力,而抑制 RNA 的合成[1,4]。2. 抗菌作用:其所含的生物碱长春刀林宁碱、派利文碱等,具有不同程度的抗菌作用[1]。3. 降血压和降血糖作用:动物实验证明,长春花全草的水煎剂、酒浸剂及总生物碱有不同程度的降压作用,在降压过程中对心跳及呼吸频率皆无影响;部分生物碱有不同程度的降血糖作用,作用缓慢但较持久[5]。4. 毒性:长春花全株有毒,以花毒力最强。对神经系统毒性较强,可引起感觉及运动障碍。对胃肠道有刺激作用,并能抑制骨髓的造血功能。若用量过大,可引起中毒[1]。长春碱小鼠静脉注射 LD_{50} 为 17mg/kg,致死量的长春碱在犬身上引起的病理改变主要为骨髓抑制,中毒犬死于白细胞减少所致的继发感染。长春新碱小鼠静脉注射的 LD_{50} 为 2mg/kg,主要毒性反应为神经系统改变。长春花碱酰胺小鼠静脉注射的 LD_{50} 为 6.3mg/kg,主要毒性反应为神经系统改变和骨髓抑制[1]。

参 考 文 献

[1]高渌汶.有毒中药临床精要.北京:学苑出版社,2006:177
[2]周立国.中药毒性机制及解毒措施.北京:人民卫生出版社,2006:348
[3]《中华本草》编委会.中华本草(第6册).上海:上海科学技术出版社,1999:281-285
[4]谢宗万.全国中草药汇编(上册).第2版.北京:人民卫生出版社,2000:175,176
[5]李咏梅.长春花的药用价值及栽培.特种经济动植物,2002,5(8):24

（熊姝颖）

154. *Caulophyllum robustum*（红毛七）

【民族药名】　"功卫答里阿得比"（朝鲜族）;红毛七（土家族）。

【来源】　小檗科植物类叶牡丹 *Caulophyllum robustum* Maxim［*Leontice robustum*（Maxim.）Diels.］的根及根茎。有小毒。夏季、秋季采挖,除去茎叶、泥土,洗净,晒干。

多年生草本,高 50~70cm,全株光滑无毛。根茎粗壮,横生,棕褐色,有多数细长须根。茎直立,圆柱形,基部稍木质化,具鳞片。叶 1~2 片,互生,二至三回三出羽状复叶,小叶卵形,长椭圆形或宽披针形,长 6~10cm,宽 2~4cm,先端渐尖,基部近圆形或楔形,偏斜,全缘或 2~3 裂,上面绿色,平滑,下面带白色,像牡丹叶。圆锥花序顶生,苞片 3~4 片,较小;花黄绿色,萼片 6,花瓣状;花瓣 6,缩小成线状,与萼片相对生;雄蕊 6,花药成 2 活瓣开裂;雌蕊 1,子房上位,1 室,具 2 胚珠。蓇葖果的果皮早落;种子裸出,并列成对,圆球形,有肉质种皮,似浆果状,成熟时呈蓝黑色。花期 5~6 月,果期 7~9 月。

生于山间林下阴湿处或深山峡谷。分布于东北及陕西、甘肃、安徽、浙江、湖北、重庆、四川、西藏等地。

【药用经验】　朝鲜族　舒筋活血。用于风湿疼痛、急性肠炎、神经衰弱。土家族　活络之痛,祛风除湿。用于跌打损伤、风湿骨痛、关节炎、胃脘痛、十二指肠溃疡。

【使用注意】　用量 3~9g,煎汤、浸酒或研末内服。孕妇禁服。

【药材鉴定】　性状　根茎呈横向的结节状,多扭曲,长 2~10cm,直径 0.5~1.8cm,表面棕褐色或红褐色,有环纹;上有大而凹陷的茎痕,茎痕处稍膨大常有残留的茎基;质坚硬。须根丛生,细长圆柱形,下部有分枝,长 5~20cm,直径约 0.1cm,棕褐色或红棕色;质韧,折断时可抽出黄色木心。气微,味苦辛、微涩。

显微特征　(1)须根(直径 0.9mm)横切面:表皮细胞 1 列,有的不完整而成断续状,细胞呈类圆形、扁圆形、卵圆形或圆多角形,大小不一,多略呈切向延长,排列较整齐或不整齐,壁略增厚、木化或微栓化,呈棕黄色。皮层由排列较紧密的数列薄壁细胞组成,有的含黄棕色物。内皮层细胞形状大小不一,凯氏点明显。维管束外韧型。韧皮部窄。形成层不明显。木质部较发达,占根直径 1/3~1/2,由导管、木纤维与少量木薄壁细胞组成。导管较少,单个散在,呈类圆形、椭圆形、卵圆形,直径 10~41μm;木纤维多角形,壁较厚,维管射线不明显。薄壁细胞含淀粉粒[1]。(2)根粉末:呈灰黄色。表皮细胞淡黄棕色或黄棕色,类长方形至类方形,壁较直,有时呈连珠状增厚,或呈不规则形,壁略波状弯曲。纤维多成束或散在,细长,较直或略弯曲,直径 3~12μm,末端多钝圆,壁厚或较厚,木化,壁孔及沟孔明显。导管少见,多为碎段,为网纹、螺纹或具缘纹孔导管,直径 5~31μm。淀粉粒多,极小,呈类圆形、卵圆形、多角形,有的呈盔帽状、贝壳状,单粒直径 2~7μm,脐点呈点状、裂缝状、"人"字形、"V"形或不明显,层纹不明显;复粒少见,由 2~6 分粒组成。黄棕色或绿黄色小块较多,形状不规则,大小不一[1]。

薄层色谱 取本品粉末 1g,加氨试液 1ml 湿润,放置 30 分钟,加氯仿 20ml,密塞,振摇 10 分钟,放置过夜,滤过,滤液挥干,残渣加氯仿 2ml 使溶解,作为供试品溶液。另取红毛七对照药材,同法制成对照药材溶液。吸取上述 2 种溶液各 5μl,分别点于同一用 2% 氢氧化钠和 0.4% 羧甲基纤维素钠溶液制备的硅胶 G 薄层板上;以氯仿-甲醇-浓氨试液(9:1:0.1)为展开剂,展开,取出,晾干,喷以改良碘化铋钾试液。供试品色谱在与对照药材色谱相应的位置上,显相同颜色的 4 个斑点[1]。

【化学成分】 根及根茎含生物碱 0.3%~0.8%,其中有 N-甲基金雀花碱(N-methylcytisine)、d-羽扇豆碱(d-lupanine)、塔斯平碱(taspine,thaspine)和木兰花碱(magnoflorine)等,还含 5 种芴酮类生物碱(fluorenone alkaloids)[2]:caulophylline A-D 和 caulophine[3],另含 1 种 dihydroazafluoranthene 类型生物碱 caulophylline E[2]。含多种三萜皂苷:威岩仙皂苷 A~G(caulosides A-G)等,其中 A、B、D、E 的苷元是常春藤皂苷元(hederagenin)。还含三萜皂苷 leiyemudanosides A-C[4],叶和茎也含塔斯平碱、N-甲基金雀花碱等[1]。

【药理毒理】 1. 抗真菌作用:以卡尔酵母菌(Saccharomyces carlsbergensis)为靶细胞,在体外证明威岩仙皂苷 C 有抗真菌作用[5]。此外,体外抑菌试验证明红毛七乙醇提取物及其部位对金黄色葡萄球菌、金黄色葡萄球菌(临床株)和枯草芽孢杆菌表现出较强的抑菌活性[6]。2. 心肌保护作用:芴酮生物碱 caulophine 具有抗心肌细胞氧化及缺血性损伤的保护作用[3]。3. 抗氧化活性:caulophylline E 具有良好的清除 DPPH 的作用[2]。4. 降压作用:本品根的水、氯仿等的提取物对麻醉狗、猫等有明显的降压作用[1]。5. 毒副作用:威岩仙皂苷 A 和威岩仙皂苷 C 抑制大鼠骨髓细胞蛋白质合成;大鼠腹腔注射威岩仙皂苷 C,可使肝细胞线粒体、微粒体和胞浆内的酸性和碱性核糖核酸酶明显增加,威岩仙皂苷 C 与海胆(sea urchin)胚胎共同孵育则可使其溶酶体膜断裂,DNA 合成停止[5]。

参 考 文 献

[1] 万定荣,陈家春,余汉华. 湖北药材志(第 1 卷). 武汉:湖北科学技术出版社,2002:219-222

[2] Wang Xiao-Ling,Liu Bing-Rui,Chen Chien-Kuang,et al. Four new fluorenone alkaloids and one new dihydroazafluoranthene alkaloid from Caulophyllum robustum Maxim. Fitoterapia,2011,82(6):793-797

[3] Si Kaiwei,Liu Juntian,He Langchong,et al. Caulophine Protects Cardiomyocytes From Oxidative and Ischemic Injury. Journo of Pharmacological Sciences,2010,113:368-377

[4] Li G,Zhang Y,Yang B,et al. Leiyemudanosides A-C,three new bidesmosidic triterpenoid saponins from the roots of Caulophyllum robustum. Fitoterapia,2010,81(3):200-204

[5] 《中华本草》编委会. 中华本草(第三册). 上海:上海科学技术出版社,1999：300,301
[6] 蔡正军,但飞君,陈国华,等. 红毛七的体外抑菌试验. 安徽农业科学,2008,36(35):15541-15543

（王璐瑶　李丹平）

155. *Celastrus angulatus*（苦皮藤）

【民族药名】　菜药、萝卜药、钓鱼竿(土家族)。

【来源】　卫矛科植物苦皮藤 *Celastrus angulatus* Maxim. 的根、根皮。有小毒。全年可采,洗净,剥取根皮,晒干。

藤状落叶灌木,长 5~7m。小枝亮红褐色,密生细小皮孔,常有 4~6 锐棱。叶互生;叶柄粗壮,长达 3cm;叶片革质,宽卵形、椭圆形或近圆形,长 8~16cm,宽 6~15cm,先端短尖,基部近圆形,边缘具不规则圆锯齿。花雌雄异株,聚伞状圆锥花序顶生,长 10~20cm;花小,多而密生,绿色或黄绿色;雄花萼片开放,花瓣长椭圆形;雌花子房近球形,柱头 3~4 裂。蒴果近球形,直径 1~1.2cm,3 瓣裂,果序长达 20cm。种子每室 2 颗,具红色假种皮。花期 4~6 月,果期 8~10 月。

生于山地丛林及山坡上。分布于甘肃、陕西、河南、山东、安徽、江苏、江西、湖北、湖南、四川、贵州、云南、广西、广东。

【药用经验】　土家族　利水消肿,清热解毒。用于肝硬化腹水、呕吐、痢疾、跌打损伤、秃疮、黄水疮、骨折肿痛、阴道发痒、头癣、风湿痹痛、疝气痛、湿疹(《土家药志下》)。

【使用注意】　煎汤内服 15~30g,不可过量。孕妇慎服。

【药材鉴定】　根呈圆柱形,细长而弯曲,有少数须根,外表棕褐色,具不规则的纵皱纹。主根坚韧,不易折断,断面黄白色,纤维性。须根较细,亦呈圆柱形,质较脆。气香,为微苦。

【化学成分】　根和根皮中主要含萜类和多元醇酯类。含倍半萜类如 angulatin A-C 等[1],三萜类如 6β-hydroxy-3-oxolup-20(29)-ene 等[2]。含沉香呋喃多元醇酯类如 1α-烟酰氧基-2α,6β-二乙酰氧基-9β-糠酰氧基-11-(2-甲基)丁酰氧基-4β-羟基二氢-β-沉香呋喃[1α-nicotinoyloxy-2α,6β-diacetoxy-9β-furoyloxy-11-(2-methyl)butyrytoxy-4β-hydroxydihydro-β-agarofuran]、1α-烟酰氧基-2α,6β-二乙酰氧基-9β-糠酰氧基-11-异丁酰氧基-4β-羟基二氢-β-沉香呋喃(1α-nico-tinoyloxy-2α,6β-diacetoxy-9β-furoyloxy-11-isoburryloxy-4β-hydroxydihydro-β-agarofuran)、1α-烟酰氧基-2α,6β,11-三乙酰氧基-9β-糠酰氧基-4β-羟基二氢-β-沉香呋喃(1α-nicotinoyloxy-2α,6β,11-triacetoxy-9β-furoyloxy-4β-hydroxydihydro-β-agarofuran)、1α-烟酰氧基-2α,6β-二乙酰氧基-9β-苯甲酰氧基-11-乙酰氧基-4β-羟基二氢-β-沉香呋喃(1α-nicotinoyloxy-2α,6β-diacetoxy-9β-benzoyloxy-11-acetoxy-4β-hydroxydihydro-β-agarofuran)[3]和 1β,6α,8β-三乙酰氧基-2β,12-二异丁酰氧基-9α-苯甲酰氧基-4α-羟基-β-二氢沉香呋喃(1β,6α,8β-triacetoxy-2β,12-diisobutyryloxy-9α-benzoyloxy-4α-hydroxy-β-dihydroagarofuan)、1α,2α,8β-三乙酰氧基-9α-苯甲酰氧基-13-二异丁酰氧基-4β,6β-二羟基-β-二氢沉香呋喃(1α,2α,8β-triacetoxy-9α-benzoyloxy-13-diisobutyryloxy-4β,6β-dihydroxy-β-dihydroagarofuan)、1α,2α,6β,13-四乙酰氧基-8α-异丁酰氧基-9β-呋喃甲酰氧基-4β-羟基-β-二氢沉香呋喃(1α,2α,6β,13-tetracetoxy-8α-isobutyryloxy-9β-furoylo-xy-4β-hydroxy-β-dihydroagarofuan)[4]。

【药理毒理】　杀虫作用:苦皮藤中的苦皮藤素通过阻断昆虫神经-肌肉兴奋性接点电位的传导及对钙通道的抑制,或与昆虫中肠细胞的特异性受体结合,从而改变细胞膜的结构,破坏细胞膜的正常功能发挥杀虫作用[5]。

参 考 文 献

[1] 秦海林,赵天增,尚玉俊,等. 苦皮藤根皮的¹HNMR 指纹图解析. 药学学报,2001,36(6):462-466
[2] 陈佩东,梁敬钰. 苦皮藤根皮的化学成分研究. 海峡药学,2002,14(4):33-36
[3] 《中华本草》编委会. 中华本草(第5册). 上海:上海科学技术出版社,1999:166,167
[4] 朱靖博,孙晓昱,慕岩峰. 苦皮藤 β-二氢沉香呋喃多元醇酯类化合物分离及结构解析. 大连工业大学学报,2009,28(3):169-173
[5] 吴文君,刘惠霞,胡兆农,等. 从天然产物到新农药创制-杀虫植物苦皮藤研究进展. 昆虫知识,2008,45(6):845-851

（黄德红　焦　玉）

156. *Celastrus paniculatus*(灯油藤)

【民族药名】　"宋拜"、"黑麻电"、红皮毒鱼藤(傣族);"懒金垒"、"纳贝垒"(景颇族);小红果(佤族);红果藤(藏族)。

【来源】　卫矛科植物灯油藤 *Celastrus paniculatus* Willd. 的根、嫩茎尖、叶、果实(或果实油)。有小毒。根全年可采,洗净,晒干;果实成熟时采收;嫩茎尖、叶适时采收。

藤状灌木,常攀援于疏林或灌木丛的树枝上。叶椭圆形、宽卵形至圆形,长5～10cm,宽2.5～5cm;柄长达15mm。圆锥状聚伞花序顶生,窄长方形,基部分枝与上部分枝近等长;花淡绿色,5 枚,雄雌异株;雄花的雄蕊着生于杯状花盘边缘,花丝细长,超出花瓣,退化子房短柱状;雌花有退化雄蕊,子房圆球状,杯状花盘包围子房基部但不与之合生,柱头3 裂,先端2 浅裂。蒴果直径达1cm,3 裂,每裂瓣有种子1～2 粒。

分布于云南、广西、广东、台湾。

【药用经验】　傣族　根、嫩茎尖:用于腹泻、痢疾(《滇省志》)。根:用于痢疾、腹泻、腹痛(《版纳傣药》)。叶、嫩茎尖、根:用于痢疾、腹泻、腹痛(《滇药录》)。景颇族　根:用于风湿(《滇药录》)。佤族　果实:用于神经性皮炎、皮癞、皮癣(《佤药》)。

【使用注意】　体弱及高血压患者慎用。

【中毒与解毒】　全株有小毒。误食种子可致呕吐和腹泻[1]。

【化学成分】　种子含多种倍半萜多元醇、酯和酯碱。主要成分有西那潘金(celapagine)、西那潘宁(celapanine)、马尔肯久纳醇(malkanguniol)和马尔肯久纳醇苯酯(malkangunin)等以及三萜化合物灯油藤烯醇(paniculatadiol)、1β,8α-二乙酰氧基-6α,9α-二苯甲酰氧基-β-二氢沉香呋喃、1β,6α-二乙酰氧基-9β-苯甲酰氧基-8β-羟基-β-二氢沉香呋喃、1β-乙酰氧基-6α,9β-二苯甲酰氧基-8β-肉桂酰氧基-4α-羟基-β-二氢沉香呋喃、1β-乙酰氧基-9β-苯甲酰氧基-8β-肉桂酰氧基-6α(β-呋喃酰氧基)-4α-羟基-β-二氢沉香呋喃、1β,8α,12 三乙酰氧基-9α-呋喃酰氧基-β-二氢沉香呋喃、1β,6α,8α,12-四乙酰氧基-9β-苯甲酰氧基-β-二氢沉香呋喃、1α,8β,14-三乙酰氧基-9β-呋喃甲酰氧基-β-二氢沉香呋喃、1α,6β,8β,14-四乙酰氧基-9β-苯甲酰氧基-β-二氢沉香呋喃、1α,8β-二乙酰氧基-9β-苯甲酰氧基-β-二氢沉香呋喃等。叶含酯碱西那潘尼金(celapanigine)[2]。茎含雷公藤内酯甲(wilforlide A)、β-香树脂醇(β-amyrin)、β-香树脂醇棕榈酸酯(β-amyrin palmitate)、13,14-dihy-droxy-8,11,13-podocarpatrien-7-one、8,12-dienabieta-11,14-dione-19-acid、丁香酸(syringic acid)、对羟基苯甲醛(4-hydroxybenzaldehyde)、香草酸(vanillic acid)、β-谷甾醇(β-sitosterol)、胡萝卜苷(daucosterol)[3]。

【药理毒理】 1. 清除自由基作用:种子油及其甲醇、乙醇提取物有超氧化物清除作用,对 H_2O_2 及谷氨酸盐诱导的神经细胞损伤有保护作用[2]。2. 降血脂作用:高胆固醇症动物经其种子甲醇提取部位以 65mg/kg 剂量口服给药后,血浆总胆固醇量大大降低[4]。3. 肠松弛作用:种子的甲醇提取物对大鼠体内及离体回肠有松弛作用[5]。

参 考 文 献

[1]《中华本草》编委会. 中华本草(第5册). 上海:上海科学技术出版社,1999:175

[2] Godkar PB,Gordon RK,Ravindran A,et al. *Celastrus paniculatus* seed oil and organic extracts attenuate hydrogen peroxide-and glu-tamate-induced injury in embryonic rat forebrain neuronal cells. Phytomedicine,2006,13(1-2):29-36

[3] 鲁亚苏,杨世林,徐丽珍,等. 灯油藤的化学成分研究. 中草药,2006,37(10):1473,1474

[4] Patil R H,Prakash K,Maheshwari V L. Hypolipidemic Effect of *Celastrus paniculatus* in Experimentally Induced Hypercholester-olemic Wistar Rats. Indian J Clin Biochem,2010,25(4):405-410

[5] Borrelli F,Borbone N,Capasso R,et al. Potent relaxant effect of a *Celastrus paniculatus* extract in the rat and human ileum. J Ethno-pharmacol,2009,122(3):434-438

（孙荣进　陈吉炎　马丰懿　李路扬）

157. *Celastrus rosthornianus*（短梗南蛇藤）

【民族药名】 大藤菜、白花藤、过山风(瑶族)。

【来源】 卫矛科植物短梗南蛇藤 *Celastrus rosthornianus* Loes. 的藤茎。有小毒。春季、秋季采收,切段晒干。

藤状灌木,高达 7m;小枝有较大而突起的密集皮孔。单叶互生,叶矩圆状窄椭圆形或倒卵状披针形,长 4~11cm,宽 3~6cm;叶柄长 5~15mm。花雌雄异株;雄花序顶生及腋生,顶生花序长达 5cm,花序轴分枝短,腋生花序仅 1~3 花;雌花序全为腋生,3~7 花;花黄绿色,雄花具杯状花盘,雄蕊着生花盘边缘上,退化雌蕊短柱状;雌花有退化雄蕊,子房与杯状花盘离生,花柱细长,柱头 3 裂,每裂 2 叉分枝。蒴果近球状,直径约 1cm;种子 3~6 粒,有橙色假种皮。花期 4~5月,果期 8~10 月。

生于山间丛林或路旁。分布于陕西、湖北、湖南、浙江、福建、重庆、广西及西南地区。

【药用经验】 瑶族 用于坐骨神经痛、盘蛇痧、湿疹(《民族药志要》)。

【使用注意】 孕妇慎服[1]。

【化学成分】 茎叶含 1β-乙酰氧基-2β,8β,9α-三苯甲酰氧基-4α,6α-二羟基-β-二氢沉香呋喃(1β-acetoxy-2β,8β,9α-tribenzoyloxy-4α,6α-dihydroxy-β-dihydroagarofuran)、1β-乙酰氧基-8β,9α-二苯甲酰氧基-2β-(呋喃-β-甲酰氧基)-4α,6α-二羟基-β-二氢沉香呋喃[1β-acetoxy-8β,9α-diben- zoyloxy-2β(furan-β-carbonyloxy)-4α,6α-dihydroxy-β-dihydroagarofuran]、卫矛醇(dulci-tol)[1]。还含 3β,20(S),24(S)-trihydroxyldammar-25-ene 3-caffeate、3β,20(S),24(R)-trihydrox-yldammar-25-ene 3-caffeate、3β,20(S),25-trihydroxyldammar-23(Z)-ene 3-caffeate[2]、1β,3β-di-hydroxyolean-9(11),12-dienyl-3-palmitate、β-amyrin palmitate、3β-hydroxy-11-oxo-olean-12-enyl-3-palmitate、lupeol palmitate[3]。

参 考 文 献

[1]《中华本草》编委会. 中华本草(第5册). 上海:上海科学技术出版社,1999:175,176

[2] Wang K W,Sun C R,Wu X D,et al. Novel bioactive dammarane caffeoyl esters from *Celastrus rosthornianus*. Planta Med,2006,72
(4):370-372

[3] Wang K W. A new fatty acid ester of triterpenoid from *Celastrus rosthornianus* with anti-tumor activitives. Nat Prod Res,2007,21
(7):669-674

（孙荣进　陈吉炎　马丰懿）

158. *Celastrus rugosus*（皱叶南蛇藤）

【民族药名】　南蛇藤、"麻妹条"（苗族）。

【来源】　卫矛科植物皱叶南蛇藤 *Celastrus rugosus* Rehd. et Wils. 的根。有小毒。秋后采
收,切片,晒干。

藤状灌木;小枝紫褐色,光滑,皮孔小,较稀或稍密,椭圆形或长椭圆形,较平坦;冬芽球状或
卵球状,直径约 2mm。叶在花期薄纸质,果期纸质,稀坚纸质,椭圆形、倒卵形或长方椭圆形,长
6~13cm,宽 3~9cm,先端渐尖或顶端圆阔,具短尖,基部楔形、阔楔形或近圆形,边缘锯齿状,侧
脉4~6 对,叶面光滑,叶背白绿色,脉上被黄白色短柔毛,果期常变稀或近无毛,侧脉间的小脉
平行展开,常连接成不规则的稍突起的长方脉网;叶柄长 10~17mm。花序顶生及腋生,顶生花
序长 3~6cm,腋生花序多只 3~5 花,花序梗长 2~5mm,小花梗长 2~6mm,关节通常在中部偏
下;萼片卵形,长约 2mm,先端钝,有细缘毛;花瓣稍倒卵长方形,长约 4mm,宽约 1.5mm;花盘浅
杯状稍肉质,裂片近半圆形或稍窄,雄蕊长约 4mm,在雌花中雄蕊短小不育;雌蕊瓶状,子房球
状,花柱细长,柱头 3 浅裂,在雄花中退化雌蕊长 1~1.5mm。蒴果球状,直径 8~10mm;种子椭
圆状,长 4~5mm,直径 1.5~2.5mm,棕褐色。花期 5~6 月,果期 8~10 月。

生于海拔 1400~3600m 的山坡路旁或灌木丛中。分布于湖北、广西、贵州、四川、云南及西
藏东部。

【药用经验】　苗族　用于小儿麻痹症、风湿筋骨疼痛、跌扑损伤、呕吐、腹痛、痈疽肿
毒等[1]。

【使用注意】　孕妇慎服。

参 考 文 献

[1]《中华本草》编委会. 中华本草(苗药卷). 上海:上海科学技术出版社,1999:464

（孙荣进　马丰懿　陈吉炎）

159. *Ceratostigma minus*（紫金标）

【民族药名】　"晒拿河"、"筛纳荷"(白族);"兴局如玛"、小角柱花(藏族);"静诺齐"(彝族)。

【来源】　白花丹科植物小蓝雪花 *Ceratostigma minus* Stapf ex Prain 的根、全株。有毒。秋
季采挖根,洗净,晒干。夏季、秋季采收全株,晒干。

落叶灌木,高 0.3~1.5m;小枝带红色,有平卧硬毛并混生柔毛或腺毛。叶倒卵形至匙形,
长 1~3cm,宽 0.6~1.6cm,顶端钝或圆,偶急尖或具短尖,下部渐狭或略骤狭而后渐狭成柄,上
面无毛或疏生硬毛,下面有伏生硬毛,两面有白色腺体,边缘具刺毛状睫毛,叶柄基部不形成抱
茎的鞘。头状聚伞花序顶生和腋生;苞片黄褐色,微具硬毛;花萼长 6.5~9mm;无腺毛,萼筒无
毛,裂片边缘白色,有硬毛;花冠高脚碟状,长 14~17(19)mm,筒部紫色,花冠裂片蓝色;雄蕊下

位;花柱合生,柱头内侧具角状腺体。蒴果盖裂。花期7~10月,果期7~11月。

生于海拔1000~4500m的旱坡、河岸边或灌丛中。分布于甘肃南部、四川、云南、西藏等地。

【药用经验】　白族　根:用于风湿麻木、脉管炎、跌打损伤、腮腺炎(《滇省志》)。用于跌打损伤、风湿性关节炎、慢性腰腿痛、月经不调、腮腺炎(《滇药录》)。藏族　根:效用同白族(《滇省志》)。全株:用于风湿病、跌打劳伤、腮腺炎、骨折(《滇药录》)。配伍用于止血、调经(《中本草藏卷》)。彝族　根:用于坠胎、产后腹痛淤血、产后流血不止、风湿疼痛、跌打损伤等;配伍用于风湿麻木、脉管炎(《彝药学》)。

【使用注意】　孕妇慎用。

【中毒与解毒】　所含白花丹素(plumbagin)有流产作用[1]。

【化学成分】　从本品中分得的化合物有plumbocatechinA1、白花丹素(plumbagin)、槲皮素(quercetin)、杨梅素(myricetin)[2]、异槲皮素(isoquercetin)、蓝雪苷A~C(plumbaside A-C)等[3]。

【药理毒理】　抗菌作用:本品提取物对金黄色葡萄球菌、大肠埃希菌、铜绿假单胞菌和白色念珠菌均有不同程度的抑制作用,呈现广谱抗菌特性,且具有抗耐药菌作用[4]。

【附注】　《云南天然药物图鉴》、《云南中药志Ⅰ》等将同属植物岷江蓝雪花 *Ceratostigma willmottianum* Stagf. 的根,也以"紫金标"为名收载入药,用于跌打损伤、风湿性关节炎、月经不调、消化不良[5,6]。

参 考 文 献

[1] 郭晓庄. 有毒中草药大辞典. 天津:天津科技翻译出版公司,1992:562

[2] Jian Min Yue,Yu Zhao,Qin Shi Zhao,et al. A novel compound from *ceratostigma minus*. Chinese Chemical Letters,1998,9(7):647-649

[3]《中华本草》编委会. 中华本草(藏药卷). 上海:上海科学技术出版社,2002:73,74

[4] 杨家强、宋宝安. 紫金标提取物抗菌活性的研究. 安徽农业科学,2011,39(6):3313-3315

[5] 朱兆云. 云南天然药物图鉴(第2卷). 昆明:云南科学技术出版社,2004:445

[6] 黎光南. 云南中药志(Ⅰ). 昆明:云南科学技术出版社,1990:512

（王　静　徐　燃）

160. *Ceratostigma willmottianum*（紫金莲）

【民族药名】　"果衣此"(彝族)。

【来源】　白花丹科植物岷江蓝雪花(紫金莲)*Ceratostigma willmottianum* Stapf. 的根、全株。根有小毒。夏季、秋季采收,切碎,晒干或鲜用。

灌木,高1~1.5m;小枝带紫红色,具棱槽和硬毛。叶椭圆形至卵状椭圆形或倒披针形,长2~5cm,宽1.2~2.5cm,顶端急尖或钝,基部楔形下延,两面具伏生硬毛,下面有腺体,边缘具刺毛状睫毛。头状聚伞花序顶生和腋生;苞片与花萼等长或稍长,具硬毛;花萼长10.5~14.5mm,无腺毛,萼筒筒状,长7~11mm,绿色,裂片钻形,带紫红色,具白色的棱,有稀疏长硬毛;花冠高脚碟状,长20~26mm,花冠筒红紫色,裂片紫蓝色;雄蕊下位;花柱合生,带白色,柱头内侧具角状腺体,子房条状矩圆形。蒴果盖裂。花期6~10月,果期7~11月。

生于海拔600~1500m的河谷、石质坡地。分布于贵州、四川、云南、西藏东南部。

【药用经验】　彝族　全株:用于外伤所致病患、肺脓肿、肺出血(《滇药录》)。根:用于妇女产后诸疾(产后腹痛瘀血、产后流血水)及堕胎,亦用于跌打损伤、风湿疼痛(《彝植药》)。

【药材鉴定】 性状 根呈圆柱形,弯曲,偶见扭曲,长 10~20cm,直径 0.4~0.8cm。表面淡褐色至深褐色或棕紫色。上部具侧枝茎痕,两茎痕间有微曲细纵纹,并有小圆点状细根痕散在。断面纤维状,浅红色或淡蓝色,中心髓部约占直径的 1/3,浅褐色。气微香,味甘、淡。

【化学成分】 根含有白花丹素(plumbagin)[1]。

【药理毒理】 1. 抑制肠管作用:本品酊剂对家兔正常或兴奋的离体肠管均有抑制作用,这种作用可能与本品的抗乙酰胆碱的作用有关;对氯化钡引起的肠肌兴奋也有抑制作用。根中分离出一种含有酚基醌类化合物,对兔离体肠管平滑肌有抑制作用。2. 止血作用:将兔及狗肝叶部分切除,或将狗股动脉切开,用本品的根浸膏粉撒于切口处,稍加压迫,有良好的止血效果。3. 抗菌作用:本品的根粉、根皮粉、根浸膏粉对金黄色葡萄球菌、破伤风杆菌均有抑制作用。由根中分离出的白花丹素对许多细菌具有强大抑制作用,但加入 10% 的血清则使基活性降低 2~8倍。在体外试验 1mg/ml 浓度对流感病毒有效。4. 其他作用:根中所含白花丹素对小鼠有明显的祛痰作用,对肌肉组织呈双相作用,小量兴奋,大量麻痹,并促进汗、尿和胆汁的排泄[1]。

参 考 文 献

[1]谢宗万. 全国中草药汇编(上册). 第 2 版. 北京:人民卫生出版社,2000:963

(彭　方)

161. *Chamaecrist mimosoides*(含羞草决明)

【民族药名】 "捏勒木鲁"(傈僳族);头梳齿、鸡毛箭、山扁豆(畲族);"哪啊施"(彝族)。

【来源】 豆科植物含羞草决明 *Chamaecrist mimosoides*(L.)Greene(*Cassia mimosoides* L.)的全草。有小毒。夏季、秋季采收,洗净晒干。

半灌木状草本;茎直立,多分枝,高 30~45cm。羽状复叶长 4~10cm;小叶 50~120,条形,微呈镰状弯曲,长 3~4mm,宽约 1mm,先端有细尖。花单生,或 2 朵至数朵排成短总状花序,腋生;花梗纤细,长约 5mm;萼片 5,披针形;花冠黄色,与萼几等长;雄蕊 10,长短间生;子房有毛。荚果条形,扁,长 2.5~6cm,宽约 5mm,疏被毛,有种子 16~25 粒。花果期 6~11 月。

生于山地、田野、路旁、水旁。分布于台湾、广东、广西、云南。

【药用经验】 傈僳族 用于湿热黄疸、痢疾、白内障、角膜混浊、失眠、癞皮病(《怒江药》)。畲族 用于黄疸、热淋、习惯性便秘、毒蛇咬伤(《畲医药》)。彝族 用于眼目干涩、视物模糊(《滇药录》)。

【使用注意】 过量服用引起腹泻;孕妇服用过量可引起流产,故慎用[1]。

【药材鉴定】 性状 全草长 30~45cm。根细长,须根发达,外表棕褐色,质硬,不易折断。茎多分枝,呈黄褐色或棕褐色,被短柔毛。叶卷曲,下部的叶多脱落,黄棕色至灰绿色,质脆易碎;托叶锥尖。气微,味淡。

【化学成分】 地上部分含正三十一烷醇(*n*-hentriacontanol)、大黄酚(chrysophanol)[1]。

参 考 文 献

[1]《中华本草》编委会. 中华本草(第 4 册). 上海:上海科学技术出版社,1999:403-405

(孙荣进　陈吉炎　马丰懿　陈树和)

162. *Chelidonium majus*（白屈菜）

【民族药名】 "梳德日根"、"扎格朱"、"沙日-浩日"（蒙古族）。

【来源】 罂粟科植物白屈菜 *Chelidonium majus* L. 的根、全草或地上部分。全草有小毒。全草于盛花期采收,取出泥土及杂质,晒干或鲜用。

多年生草本,具黄色汁液。茎高 30~60cm,分枝,有短柔毛,后变无毛。叶互生,长达 15cm,羽状全裂,全裂片 2~3 对,不规则深裂,深裂片边缘具不整齐缺刻,上面近无毛,下面疏生短柔毛,有白粉。花数朵,近伞状排列;苞片小,卵形,长约 1.5mm;花梗长达 4.5cm;萼片 2,早落;花瓣 4,黄色,倒卵形,长约 9mm,无毛;雄蕊多数;雌蕊无毛。蒴果条状圆筒形,长达 3.6cm,宽约 3mm;种子卵球形,长约 2mm,具网纹。花期 4~9 月。

生于山坡成山谷林边草地。分布于四川、新疆、华北和东北。

【药用经验】 鄂温克族 地上部分:用于食道炎、胃炎。朝鲜族 全草:用于胃溃疡、十二指肠溃疡、慢性胃炎所引起的胃痛(《朝药志》),以及十二指肠溃疡、腹水、稻田皮炎(《图朝药》)。蒙古族 根及全草:用于燥"协日沃素"、祛疮疡、瘟疫、泻痢腹痛、血热性高热、阵发性刺痛、慢性气管炎、百日咳、急慢性胃炎、胃溃疡、肝腹水;外用于疥癣、疖肿、虫咬、稻田皮炎(《民族药志三》)。

【使用注意】 内服煎汤,1.5~6g,超量易中毒[1]。外用捣汁涂。

【中毒与解毒】 中毒症状:(1)消化系统:少数患者服 1g 上即有不同程度的口干、头晕、不适、腹胀、恶心、白细胞减少等副反应。但继续服药,大多可自行消失。(2)心血管系统:可兴奋心脏、升高血压、扩张冠脉,但大量则可导致心律不齐、房室传导阻滞、舒张期心脏停搏。(3)神经系统:对中枢神经的作用较弱,但对末梢的作用较强。治疗剂量不抑制呼吸,大剂量可减慢之。能麻痹感觉及运动神经末梢,出现四肢及皮肤麻痹等。依情况采取不同解毒措施:胃肠道副反应可给予复方氢氧化铝、维生素 B_6 处理。心率失常、房室传导阻滞,可肌肉注射阿托品。中枢抑制者,用中枢兴奋剂;手足麻木者试用维生素 B_1 肌肉注射,地巴佐口服等。有惊厥者可用安定、苯巴比妥等[2]。

【药材鉴定】 性状 根圆锥状,密生须根。茎圆柱形,中空;表面黄绿色,有白粉;质轻易折断。叶互生,多皱缩破碎;叶片完整者羽状分裂,裂片先端钝,边缘具不整齐的缺刻,上面黄绿色,下面灰绿色,具白色柔毛,尤以叶脉为多。花瓣 4 片,卵圆形,黄色,常已脱落。蒴果细圆柱形,有众多细小、黑色具光泽的卵形种子。气微,味微苦[3]。

显微特征 (1)茎横切面:表皮细胞 1 列;外被波状角质层。皮层外侧有 2 列含叶绿体的下皮细胞,其下 3~4 列细胞壁稍厚。维管束约 10 个,环状排列。韧皮部散有细小的乳汁管,其外侧有韧皮纤维;木质部由导管及木薄壁细胞组成。髓大,多中空。(2)叶表面观:上表皮细胞垂周壁平直;下表皮细胞垂周壁波状弯曲;气孔不定式;裂片先端叶缘细胞壁呈乳头状突起。上下表面疏生多细胞非腺毛,以下面叶脉处较多而且长。非腺毛 3~13 个细胞,长 150~1500μm。(3)全草粉末:绿褐色或黄褐色。纤维多成束,细长,两端平截,直径 25~40μm,壁薄。导管多为网纹导管、梯纹导管及螺纹导管,直径 25~45μm。叶上表皮细胞多角形;叶下表皮细胞壁波状弯曲,气孔为不定式。非腺毛由 1~10 余个细胞组成,表面有细密的疣状突起,顶端细胞较尖,中部常有一至数个细胞缢缩。花粉粒类球形,直径 20~38μm,表面具细密的点状纹理,具 3 个萌发孔。果皮表皮细胞长方形或长梭形,长 60~100μm,宽 25~40μm,有的细胞中含草酸钙方晶,细胞壁呈连珠状增厚。淀粉粒单粒,直径 3~10μm;复粒由 2~10 分粒组成。

薄层色谱 取白屈菜全草粉末 1g,加盐酸-甲醇(0.5∶100)混合溶液 20ml,加热回流 45 分钟,滤过,滤液蒸干,残渣加水 10ml 使溶解,用石油醚(60~90℃)振摇提取两次,每次 10ml,弃去石油醚液,用 0.1mol/L 氢氧化钠溶液调节 pH 至 7~8,用二氯甲烷振摇提取两次,每次 20ml,合并二氯甲烷液,蒸干,残渣加甲醇 1ml 使溶解,作为供试品溶液。另取白屈菜对照药材 1g,同法制成对照药材溶液。再取白屈菜红碱对照品,加甲醇制成每 1ml 含 0.1mg 的溶液,作为对照品溶液。吸取上述三种溶液各 2μl,分别点于同一硅胶 G 薄层板上,以甲苯-乙酸乙酯-甲醇(10∶2∶0.2)为展开剂,展开,取出,晾干,置紫外光灯(365nm)下检视。供试品色谱在与对照药材色谱和对照品色谱相应的位置上,显相同颜色的荧光斑点。

【化学成分】 全草主含生物碱[4],结构类型多种,有苯并菲啶型:白屈菜碱(chelidonine)、白屈菜明碱(chelamine)、白屈菜定碱(chelamidine)、白屈菜红碱(chelerythrine)、二氢白屈菜红碱(dihydrochelerythrine)、二氢血根碱(dihydrosanguinarine)、二氢白屈菜玉红碱(dihydrochelirubine)、白屈菜黄碱(chelilutine)、二氢白屈菜黄碱(dihydrochelilutine)、氧化血根碱(oxysanguinarine)、血根碱(sanguinarine)、白屈菜玉红碱(chelirubine);原托品型:如原鸦片碱(protopine)、隐品碱(eryptopine);原小檗碱型:小檗碱(berberine)、黄连碱(coptisine)、斯库来碱(seoulerine);阿朴菲型:木兰花碱。另外还含有非生物碱类化合物,如白屈菜酸(chelidonic acid)、白屈菜醇(chelidoniol)等。

【药理毒理】 1. 抗肿瘤作用:白屈菜红碱对多种肿瘤细胞,如人肝癌细胞 SMMC-7721、人胃癌细胞 BGC823 等,都表现出细胞毒性,能抑制细胞的增殖,诱导其凋亡;白屈菜碱对白血病 L1210、Walker 癌肉瘤等有一定程度的抑制作用[5]。2. 镇静、止痛作用:白屈菜及白屈菜碱均具有类似吗啡的镇痛作用,能明显提高痛阈,镇痛作用可以维持 4~48 小时。白屈菜提取物对中枢神经系统有较弱的镇静和催眠作用。3. 抗菌、抗病毒作用:白屈菜红碱和血根碱能抑制革兰氏阳性细菌和白假丝酵母菌,还具有抗病毒作用,体内、体外都能抑制流行性感冒病毒。4. 白屈菜碱有镇咳、祛痰、平喘作用。5. 毒性:新鲜植物中毒,有强烈的胃肠刺激症状;白屈菜碱能抑制心肌,减慢心率、停止于扩张期,对横纹肌也有抑制作用。对神经系统的作用为先兴奋后麻痹。白屈菜碱属原鸦片碱一类,也能抑制中枢,而对末梢的作用较强。白根碱中毒量可发生士的宁样惊厥,黄连碱是一种细胞毒,其余生物碱尚有痉挛毒,有局部麻醉作用[3]。小鼠静脉注射白屈菜注射液的 LD_{50} 为(30±0.01)g/kg;小鼠静脉注射白屈菜总碱的 LD_{50} 为(0.0775±0.00067)mg/kg;雄性小鼠静脉注射白屈菜红碱、血根碱和苯并菲啶季胺生物碱盐酸盐的 LD_{50} 分别为 18.5mg/kg、15.9mg/kg 和 11.3mg/kg,雌性小鼠皮下给药的 LD_{50} 分别为 95mg/kg、102mg/kg、82mg/kg[6]。

参 考 文 献

[1] 朱亚峰. 中药中成药解毒手册. 第 3 版. 北京:人民军医出版社,2009:165

[2] 周立国. 中药毒性机制及解毒措施. 北京:人民卫生出版社,2006:127,128

[3]《中华本草》编委会. 中华本草(第 3 册). 上海:上海科学技术出版社,1999:616-619

[4] 白冰,张文娟. 白屈菜的最新研究进展. 黑龙江医药. 2009,22(6):794-796

[5] 韦祖巧,邹翔,曲中原,等. 白屈菜化学成分和药理作用的研究进展. 中草药,2009,40(增刊):38-40

[6] 谢宗万. 全国中草药汇编(上册). 第 2 版. 北京:人民卫生出版社,2000:299,300

(熊姝颖)

163. *Chenopodium album*（藜）

【民族药名】　"拉俄"（傈僳族）；"博尼"、"加荼"（藏族）。

【来源】　藜科植物藜 *Chenopodium album* Linn. 的全草或地上部分。有小毒。夏季采收，切段晒干用或鲜用[1]。

一年生草本，高 60~120cm。茎直立，粗壮，有棱和绿色或紫红色的条纹，多分枝；枝上升或开展。叶有长叶柄；叶片菱状卵形至披针形，长 3~6cm，宽 2.5~5cm，先端急尖或微钝，基部宽楔形，边缘常有不整齐的锯齿，下面生粉粒，灰绿色。花两性，数个集成团伞花簇，多数花簇排成腋生或顶生的圆锥状花序；花被片 5，宽卵形或椭圆形，具纵隆脊和膜质的边缘，先端钝或微凹；雄蕊 5；柱头 2。胞果完全包于花被内或顶端稍露，果皮薄，和种子紧贴；种子横生，双凸镜形，直径 1.2~1.5mm，表面有不明显的沟纹及点洼。花期 6~9 月，果期 8~11 月。

生于田间、路边、荒地、宅旁等地。分布于全国各地。

【药用经验】　**傈僳族**　全草：用于风热感冒、痢疾、腹泻、龋齿痛。外用于皮肤瘙痒（《怒江药》）。**藏族**　地上部分：用于疮疡痈肿、久溃不愈（《藏本草》）。全草：用于皮疹（《中国藏药》）。

【使用注意】　食用本品后，在强烈阳光下照射，可能引起日光性皮炎[1]。

【中毒与解毒】　中毒潜伏期长短不一，可短至 3 小时或长至 15 天，一般多在食后当天或次日发病。发病又与日光照射有关，一般多于照射后 4~5 小时至 1~2 天出现症状。暴露于日光的部位，如颜面、耳、手臂、前臂或小腿、足背等处皮肤，有程度不等的局限性水肿、充血和瘀斑，口唇也可水肿。局部有刺痒、肿胀及麻木感。少数重者可见有水泡，甚至继发感染或溃烂。一般上述变化历时 1~2 周消退。全身症状一般轻微，可有低热、头痛、倦怠乏力、胸闷、食欲不振及恶心、腹痛腹泻等。血中嗜酸性粒细胞可增加，皮肤病损严重时，白细胞总数和中性粒细胞也可轻度增高。解毒措施：（1）停食或不接触本品，卧床休息，避免日光照射。（2）急性期皮肤病损局部可涂炉甘石洗剂，或用白矾水，或蒲公英等煎液冷敷；水肿消退后可用淀粉、氧化锌、无水羊毛脂及凡士林各一份制成糊剂涂搽局部；若水疱已破溃，可用 1% 龙胆紫溶液或 5% 硼酸软膏或 10% 鱼石脂软膏，涂搽局部。（3）葡萄糖酸钙 10g，一日 3 次口服；或 10% 葡萄糖酸钙 10ml 加 25% 葡萄糖溶液 40ml 静脉注射，每日 1~2 次。（4）口服泻剂如硫酸镁或硫酸钠，并用利尿剂等促进消肿。（5）给予抗组胺药：赛庚啶 2mg，一日 3 次；或扑尔敏 4mg，一日 3 次口服。也可用异丙嗪 25g，一日 3 次口服。（6）给予大剂量维生素 C 及维生素 B_1。其他对症治疗[2]。

【药材鉴定】　**性状**　全草黄绿色，茎具条棱。叶片皱缩破碎，完整者展平，呈菱状卵形至宽披针形，叶上表面黄绿色，下表面灰黄绿色，被粉粒，边缘具不整齐锯齿；叶柄长约 3cm。圆锥花序腋生或顶生。

显微特征　（1）茎横切面：茎的表皮为 1 列细胞，排列规则。皮层细胞较大，排列不规则。维管柱部分维管束散生为一轮。维管束外韧型，形成层明显。木质部发达，导管数量多，口径大，髓大。皮层和髓细胞有的含簇晶。（2）叶横切面：表皮细胞大。栅栏组织细胞大，形状规则，海绵组织细胞大，排列疏松。叶脉维管束中木质部导管口径较大[3]。

【化学成分】　全草含黄酮、皂苷、甾醇、胡萝卜素、维生素、脂肪酸、挥发油[4~6]、齐墩果酸（oleanolic acid）、L（−）亮氨酸（leucine）及 β-谷甾醇（stigmasterol）。其中黄酮类成分包括槲皮素 3-*O*-芸香糖苷（quercetin 3-*O*-rutinoside）、芹菜素 6,8-二-*C*-β-D 葡萄糖苷（apigenin 6,8-di-C-β-D-glucopyranoside）、槲皮素 3-*O*-β-D-呋喃芹糖（1-2）-*O*-[α-L-鼠李糖（1-6）]-β-D 葡萄糖苷。花序

含阿魏酸(ferulic acid)及香荚酸(vanillic acid)。种子中分离得到 28-氧-β-D-吡喃葡萄糖基-齐墩果酸-3-氧-β-D-吡喃葡萄糖醛酸苷(momordin)、20-羟基蜕皮酮(20-hydroxyecdysone)、芦丁(rutin)。叶含黄酮类化合物[5]。根含甜菜碱(betaine)、氨基酸、甾醇、油脂等。

【药理毒理】　1.抗菌作用:本品水煎剂对金黄色葡萄球菌、炭疽杆菌、乙型溶血性链球菌和白喉杆菌具有不同程度的抑制作用[1],其 95% 乙醇提取液对大肠杆菌有明显的抑制作用[7]。2.抗氧化作用:叶中的黄酮类化合物具有抗氧化活性[8]。3.抗炎作用:藜煎剂有抑制巴豆油致耳肿胀作用[9]。4.其他作用:有止痛止痒、降脂降压的作用;对高血压、中风也有预防和治疗作用[7];还有杀精作用[10]。5.毒性:即引起光敏性皮炎,食用或接触藜均可引起中毒。中毒的原因可能由于藜中的卟啉类感光物质进入人体内,在日光照射后,产生光毒性反应,引起浮肿、潮红、皮下出血等。其发生可能与卟啉代谢异常有关,本病多见于经前期妇女,故又似与女性内分泌有关[2]。

参 考 文 献

[1]《中华本草》编委会.中华本草(第1册).上海:上海科学技术出版社,1999:811-813
[2]周立国.中药毒性机制及解毒措施.北京:人民卫生出版社,2006:114
[3]陈雪娇,初敬华.藜营养器官的形态解剖学研究.白城师范学院学报,2008,22(3):110-112
[4]刘松艳,张沐新,吴月红,等.藜中黄酮类的化学成分.吉林大学学报(理学版),2011,49(1):149-152
[5] Liu Xin,Dai Yue,Ye Wen-cai,et al. Studies on the Chemical Constiuents of the Seeds of *Chenopodium album* L. Jiangsu Pharmaceutical and Clinical Research,2002,10(3):19,20
[6] Wu Yue-hong,Yang Xiao-hong,Liu Song-yan,et al. Chemical Constituents of Volatile Oil from *Chenopodium album*. Special Wild Economic Animal and Plant Research,2007(1):63,64
[7]刘松艳,张沐新,吴月红,等.藜中黄酮类化学成分及抑菌效果的研究.东北师大学报(自然科学版),2011,43(1):93-96
[8]樊青玲,张耀兮,李天才.藜叶中黄酮类化合物体外抗氧化活性研究.天然产物研究与开发,2009,21:672-675
[9]王玉洁,隋长惠.地肤子与藜的药效及毒性比较.中药与天然药,1995,12(4):10-12
[10] Kumar S,Biswas S,Mandal D,et al. *Chenopodium album* Seed Extract:A Potent Spermimmobilizing Agent Both in Vitro and in Vivo. Contraception,2007,75(1):71-78

(王德彬　盘　珊　胡吉清)

164. *Chirita fimbrisepala*(蚂蝗七)

【民族药名】　蚂蝗七(侗族);岩螟蚣(土家族);"马红台"(瑶族)。

【来源】　苦苣苔科植物蚂蟥七 *Chirita fimbrisepala* Hand.-Mazz. 的根茎、全草。有小毒。全年可采,晒干。

多年生草本。根茎长柱状,略扁,长达 12cm,有密生横环皱纹,形略似蚂蝗,下面生须根。叶数片聚生于根茎前端;叶柄长或较短,被伸展的毛;叶片肉质松脆,卵形、宽卵形或近圆形,稍斜,长 5~10cm,宽 3.5~11cm,边缘有小牙齿,两面疏被长伏毛。花葶 1~4 条,高 10~20cm。聚伞状花序,有 1~4(6)花;苞片条状披针形;花萼长约 1cm,5 深裂,裂片条状披针形,上部边缘有小齿;花冠紫色,长约 5.5cm,外面疏生短柔毛,先端 5 裂,裂片稍不等大,上唇 2 裂,下唇 3 裂;能育雄蕊 2,花药连着,有髯毛,不育雄蕊 2;子房条形,密生短腺毛,柱头 2 裂。蒴果条形,长达 8cm,密生短腺毛,熟时开裂。花期 3~4 月。

生于海拔 400~1000m 山地林中石上、石崖上,或山谷溪边。分布于广西、广东、贵州南部、湖南、江西和福建。

【药用经验】　侗族　根茎:用于胃痛、胃溃疡、肺结核、哮喘、小儿疳积(《桂药编》)。土家

族　全草:用于跌打损伤、咳嗽咳血、腹部瘀血(《土家药》)。用于疳积症、热泻症、猴儿疱、疱疮肿毒(《土家药学》)。瑶族　根茎:凉血解毒,消肿消积。用于胃痛、胃溃疡、肺结核、哮喘、小儿疳积(《桂药编》)。

（黄德红　焦　玉）

165. *Chloranthus erectus*（鱼子兰）

【民族药名】　"夹滇"(傣族);"欺果"、"切戈"、"阿焉拿别"(哈尼族);"兰节子靓叶"、"米帕侧噜"(基诺族);珍珠兰(佤族)。

【来源】　金粟兰科植物鱼子兰 *Chloranthus erectus*（Buch.-Ham.）Verdc.（*Chloranthus elatior* Lindl.,*Chloranthus officinalis* Bl.）的根、全草。有小毒。全年可采挖,洗净,切段,晒干备用,或鲜用随用随采[1]。

半灌木,高达 2m;茎圆柱形,无毛。叶对生,坚纸质,宽椭圆形、倒卵形至长倒卵形或倒披针形,长 10~20cm,宽 4~8cm,顶端渐窄成长尖,基部楔形,边缘具腺头锯齿,两面无毛;侧脉 5~9 对;叶柄长 5~13mm。穗状花序顶生,二歧或总状分枝,复排列成圆锥花序式,具长总花梗;苞片三角形或宽卵形;花小,白色;雄蕊 3 枚,药隔合生成一卵状体,上部 3 浅裂,中央裂片较大,具 1 个 2 室的花药,两侧裂片较小,各具 1 个 1 室的花药,药隔不伸长,药室在药隔的中部或中部以上;子房卵形。果倒卵形,长约 5mm,幼时绿色,成熟时白色。花期 4~6 月,果期 7~9 月。

生于海拔 650~2000m 的山谷林下或溪边潮湿地。分布于云南、贵州、四川、广西。

【药用经验】　傣族　用于风湿腰痛、月经不调(《傣医药》)。叶配冬瓜皮用于刀枪伤(《德傣药》)。哈尼族　全草用于肾结石、子宫脱垂、产后流血、癫痫;根用于跌打劳伤、感冒、风湿麻木、关节炎、偏头痛(《滇省志》)。根、茎皮用于腰痛、关节痛(《滇药录》)。花序、根茎用于月经不调、功能性子宫出血(《哈尼药》)。基诺族　根或全草用于牙痛、骨折、跌打损伤、关节炎(《基诺药》)。佤族　全草用于骨折、跌打损伤、风湿疼痛、感冒、月经不调、肺炎、囊尾炎、急性胃肠炎(《中佤药》)[2]。

【化学成分】　从全草分得倍半萜类化合物:金粟兰内酯 A、B（chlorelactone A,B）、匙叶桉油烯醇（spathulenol）[3],以及倍半萜烯内酯类化合物金粟兰烯内酯 A~F（chlorantholides A-F）[4]等。

参 考 文 献

[1]杨世林.基诺族医药.昆明:云南科学技术出版社,2001:39,40

[2]贾敏如,李昆炜.中国民族药志要.北京:中医药科技出版社,2005:150

[3]Chang Li Sun,Huan Yan,Xu Hong Li,et al. Terpenoids from *Chloranthus elatior*. Nat. Prod. Bioprospect,2012,2:156-159

[4]Fei Wang,Dong-Sheng Zhou,Guo-Zhu Wei,et al. Chlorantholides A-F,eudesmane-type sesquiterpene lactones from *Chloranthus elatior*. Phytochemistry,2012,77:312-317

（王　静）

166. *Chloranthus fortunei*（丝穗金粟兰）

【民族药名】　"都出能"(苗族);四块瓦(畲族);"席惹他月"(土家族);"背块华"、"必赖换"(瑶族)。

【来源】 金粟兰科植物丝穗金粟兰 *Chloranthus fortunei*（A. Gray）Solms Laub. 的根、茎、叶、全草。根有小毒。夏季、秋季采集,晒干。

多年生草本,高15~50cm。叶对生,通常4片,生于茎上部,近纸质,宽椭圆形至倒卵状椭圆形,长3~12cm,宽2~7cm,边缘有圆齿,齿尖有一腺体;叶柄长0.5~1.5cm,托叶微小。穗状花序单个,顶生,连总花梗长3~5cm;苞片2~3裂;花两性,无花被;雄蕊3,丝状,基部合生成一体,长约1cm,直立或斜立;中间的1个有1个2室的花药,侧生的2个各有1个1室的花药,花后雄蕊脱落;子房倒卵形。花期3~4月,果期5~6月。

分布于浙江、江苏、山东、安徽、江西、台湾。

【药用经验】 苗族 根:用于青竹蛇咬伤、胃痛、风湿性关节炎。茎:用于头痛。叶:用于骨折。全草:用于毒蛇咬伤、跌打损伤、胃腹疼痛、小儿惊风、风湿性关节炎(《桂药编》)。畲族 根、全草:用于跌打损伤、背痈及疔疮肿毒、毒蛇咬伤、皮肤瘙痒(《畲医药》)。土家族 根或全草:用于关节痛、跌打损伤(《土家药》)。瑶族 效用同苗族(《桂药编》)。

【使用注意】 内服不可过量,有服用根3g以上中毒致死的报道。孕妇慎服。

【药材鉴定】 性状 根茎呈团块状,节间较密。须根细长弯曲,直径0.5~1.5mm;表面灰黑色或灰棕色,具明显纵皱纹,有支根痕;质脆易断,皮部易与木部剥离而露出木心。茎具纵棱;表面浅棕色;节处棕黑色,具残存托叶,节间长4~10cm。叶对生,茎顶两对密集,常似4叶轮生;叶皱缩,展平后椭圆形或倒卵状椭圆形,长4~10cm,宽2.5~6cm,边缘具圆锯齿,灰绿色;叶柄长0.5~1.5cm。有的可见单一顶生的穗状花序或果序。气香,味苦、辛[1]。

显微特征 根横切面:表皮细胞多为类方形,外被角质层。皮层宽广,薄壁细胞中含大量淀粉粒;有油细胞散在;内皮层细胞内壁增厚。中柱鞘细胞1列,切向延长。初生木质部4~8束,根中央薄壁细胞壁木化[1]。

叶横切面:上、下表皮细胞各1列,外被角质层,可见非腺毛;栅栏组织和海绵组织分化不明显;有油细胞散在。主脉维管束外韧型,向下明显突出[1]。

【化学成分】 全草含有倍半萜类化合物、挥发油。从其根中分离出倍半萜类化合物chloran-thatone、atractylenolactam、金粟兰内酯C（chloranthalactone C）、atractylenolid Ⅲ和shizuka-acoradienol[2]。从全草中分离出多种挥发性成分,如异松油烯（terpinolene）、β-月桂烯（β-myrcene）、桉树脑（cineole）、罗勒烯（ocimene）等[3]。

参 考 文 献

[1]《中华本草》编委会. 中华本草(第3册). 上海:上海科学技术出版社,1999:449,450
[2] 王吓长,吴伟群,马世平,等. 丝穗金粟兰根中的一个新倍半萜. 中国天然药物,2008,6(6):404-407
[3] 李石蓉,姚红. 丝穗金粟兰挥发油成分的分析. 江西中医学院学报,2005,17(6):48

(熊姝颖)

167. *Chloranthus henryi*(白四块瓦)

【民族药名】 "加九留"、"梅良散"(苗族);白四块瓦(土家族)。

【来源】 金粟兰科植物宽叶金粟兰 *Chloranthus henryi* Hemsl. 的根茎及根,全草也入药。有毒。夏季、秋季采集,除去杂质,晒干。

多年生草本,高40~60cm。叶对生,通常4片,纸质,宽椭圆形、倒卵形至卵状椭圆形,长

10~20cm,宽5~11cm,边缘有圆齿,齿尖有一腺体;叶柄长不及1cm。穗状花序单个或分枝成圆锥花序式,顶生,连总花梗长达7cm以上;苞片通常宽卵状三角形;花两性,无花被;雄蕊3,近条形,基部合生成一体,中间的1个长3mm,有1个2室的花药,侧生的2个较短,各有1个1室的花药;子房卵形。核果卵球形,长约2mm。花期4~5月,果期6~8月。

分布于湖北、湖南、四川、重庆和浙江。

【药用经验】 土家族 根茎及根:用于风湿疼痛、跌打损伤、瘀血肿痛、月经不调、风寒咳嗽、毒蛇咬伤[1]。苗族 根茎及根:用于骨折、风湿疼痛、跌打损伤(《苗医药》)。全草:用于胃病(《民族药志要》)。

【使用注意】 本品有毒,日用量1.5~3g,慎用。

【药材鉴定】 性状 根茎呈圆柱形,多弯曲,有时分枝,直径2~5mm,表面灰褐色或灰黄色,上端残留多数其顶端有凹窝的茎基,两侧及下端密生细长而扭曲的圆柱形根,排列成簇状。根长4~18cm,直径1~1.5mm,,表面灰棕色,具细纵皱纹;质硬而脆,易折断,折断面较面坦,呈灰棕色或灰黄色,木部细小,与皮部有时分离,并可从根中抽出。气微,味辛、微苦,稍麻舌[1]。

显微特征 根的横切面:表皮细胞1列,皮层宽广,石细胞多单个散在,少见2~3个相聚;分泌道多呈卵圆形或椭圆形,直径40~90μm,其周围的分泌细胞中含有棕红色或棕黄色物质;薄壁细胞含大量淀粉粒;内皮层细胞凯氏点明显,中柱小,初生木质部多为六原型,也有五、七原型;韧皮部位于木质部束弧角处;木质部导管较少[1]。

根的粉末:棕黄色。石细胞较多,多单个散在,呈长条形或类长方形,也有长锥形,长138~350μm,宽40~90μm,末端平截、斜截、宽钝或渐尖,壁较薄,层纹明显,纹孔及孔沟稍稀。导管主要为螺纹、网纹导管,直径12~64μm. 木纤维多成束,直径10~28μm,纹孔倾斜或呈圆形。分泌道和分泌细胞中含棕红色或棕黄色物质。淀粉粒极多,单粒卵圆形、不规则卵形、长卵形、长矩圆形或类圆形,直径4~30μm,脐点多明显,呈点状、裂缝状、人字形、飞鸟状或星形,复粒由2~4分粒组成[1]。

薄层色谱 取根粉末约2g,加乙酸乙酯10ml,超声处理40分钟,滤过,滤液浓缩至干,残渣加甲醇2ml使溶解,作为供试品溶液。另取白四块瓦对照药材(根),同法制成对照药材溶液。吸取上述2种溶液各5μl,分别点于同一以羧甲基纤维素钠为黏合剂的硅胶G薄层板上,以环己烷-丙酮(8:2)为展开剂,展开,取出,晾干。供试品色谱中,在与对照药材色谱相应的位置上,显相同颜色的斑点[1]。

【化学成分】 根及根茎主要含挥发油,以单萜和倍半萜为主。倍半萜类有curcolonol、zedoarofuran、shizukanolide E等。单萜类有桉树脑(cineole)、D-柠檬烯(D-limonene)、β-罗勒烯(β-ocimene)、樟脑(camphor)等。地上部分以倍半萜为主,而地下部分则含较多的单萜类化合物[2,3]。

【药理毒理】 1. 抗菌作用:从根和茎的甲醇提取液中分离出的化合物CHE-23C(一个倍半萜烯的二聚体)有较强的抗真菌活性[4]。2. 抗肿瘤活性:从根中提取出的化合物对人宫颈癌细胞和K562细胞株有一定的生物活性[5]。

【附注】 同属植物多穗金粟兰 *Chloranthus multistachys*(H. -M.)Péi. 的根茎及根有小毒,在土家族也作“白四块瓦”药用。曾收入《贵州省药品标准》(药名“四块瓦”);并收入《湖北省中药材质量标准》(2009年版),与宽叶金粟兰一起作为“白四块瓦”的2个主要基源。多穗金粟兰药材与宽叶金粟兰的主要区别在于,根的皮层无石细胞。

参 考 文 献

[1] 王静,陈雨洁,徐燃,等.民族药材白四块瓦的基源及质量标准研究.中南民族大学学报,2009,28(3):58-62
[2] 李创军,张东明,罗永明.宽叶金粟兰化学成分的研究.药学学报,2005,40(6):525-528
[3] 匡蕾,罗永明,李创军.宽叶金粟兰挥发油的化学成分研究.江西中医学院学报,2007,19(5):63,64
[4] Lee Y M,Moon J S,Yun B S,et al. Antifungal activity of CHE-23C,a dimeric sesquiterpene from *Chloranthus henryi*. J Agric Food Chem,2009,57(13):5750-5755
[5] Wu B,He S,Wu X D,et al. Bioactive terpenes from the roots of *Chloranthus henryi*. Planta Med,2006,72(14):1334-1338

（熊姝颖）

168. *Chloranthus holostegius*（全缘金粟兰）

【民族药名】 "腮西腰"（白族）;"莫匹匹然"（哈尼族）;"阿波热米"（基诺族）;"乌消海努"、"真加拉"（苗族）;土细辛、"拉车把"（佤族）;"棕伞"、"加棕散"（瑶族）;"资主片"（彝族）;"血夺"、"协夺"（壮族）。

【来源】 金粟兰科植物全缘金粟兰 *Chloranthus holostegius*（ Hand. -Mazz.）Péi et Shan. 的根、叶、全草。有小毒。夏季、秋季采收根、叶或全草,洗净或除去杂质,晒干。

多年生草本,高 25~55cm;根茎生多数须根;茎直立,通常不分枝,下部节上对生 2 片鳞状叶。叶对生,通常 4 片生于茎顶,呈轮生状,坚纸质,宽椭圆形或倒卵形,长 8~15cm,宽 4~10cm,顶端渐尖,基部宽楔形,边缘有锯齿,齿端有一腺体,两面无毛;侧脉 6~8 对;叶柄长 0.5~1.5cm;鳞状叶宽卵形或三角形;托叶微小。穗状花序顶生和腋生,通常 1~5 聚生,连总花梗长 5~12cm;苞片宽卵形或近半圆形,不分裂;花白色;雄蕊 3 枚,药隔基部连合,着生于子房顶部柱头外侧,中央药隔具 1 个 2 室的花药,两侧药隔各具 1 个 1 室的花药,药隔伸长成线形,长 5~8mm;子房卵形。核果近球形或倒卵形,长 3~4mm,绿色。花期 5~6 月,果期 7~8 月。

生于海拔 700~1600m 的山坡、沟谷密林下或灌丛中。分布于云南、四川、贵州、广西。

【药用经验】 白族 根:用于风寒咳嗽、风湿骨痛、闭经、跌打损伤、瘀血肿痛、毒蛇咬伤。哈尼族 叶:用于心口痛隔食。全草:用于疟疾《滇省志》。根:用于风湿跌打、伤风感冒、消水肿、无名肿毒(《滇药录》)。基诺族 全草:用于跌打损伤、关节疼痛、月经不调《基诺药》。拉祜族 全草:用于跌打损伤、骨折、风湿骨痛、痈疽肿毒(《拉祜医药》)。苗族 根、全草:用于胃痛、腹痛、腹泻、痢疾、牙痛、关节痛、感冒发热(《桂药编》)。佤族 根、叶:用于风湿性关节炎、跌打损伤(《中佤药》)。根或全草:用于风湿性关节炎、跌打损伤、牙痛(《滇药录》)。瑶族 叶:用于心口痛隔食。全草:用于疟疾(《滇省志》)。根或全草:用于风湿性关节炎、跌打损伤、牙痛(《滇药录》)。彝族 效用同瑶族(《滇省志》)。根:用于跌打损伤、四肢骨折、腹胀气撑、胃脘冷痛、风寒湿痹、关节肿痛、痈疮疔疖、久婚不孕(《哀牢》)。壮族 效用同瑶族(《滇药录》《滇省志》)。

【使用注意】 忌酸、冷、辣、豆类。

【药材鉴定】 性状 根茎粗短,外表灰黄色,着生多数须状根。须根长 4~15cm,直径 2~4mm,表面暗灰色。质脆,易折断,断面皮部灰白色,木部淡黄色。气微香,味微辛、苦,略有麻舌感。

【化学成分】 根含 β-谷甾醇（β-sitosterol）、胡萝卜苷（daucosterol）、棕榈酸（palmitic acid）、金粟兰内酯 C（chloranthalactone C）、秦皮定-8-葡萄糖苷（fraxidin-8-glucoside）[1,2]。

【药理毒理】 1. 抗菌作用:其挥发油具抗真菌活性,对絮状表皮癣菌、石膏样皮癣菌和石膏样小孢子菌都有一定的抑制和杀灭活性作用。2. 抗肿瘤作用:金粟兰内酯 C 均有一定的细胞毒作用,对小鼠淋巴肉瘤细胞 L-5178Y 有抑制作用。3. 毒性作用:具有一定的肝毒性[1]。

参 考 文 献

[1] 曹聪梅,彭勇,肖培根. 金粟兰属植物的化学成分和药理作用研究进展. 中国中药杂志,2008,33(13):1509
[2] 夏丽芙. 现代中药毒理学. 天津:天津科技翻译出版公司,2005:249

（彭　方）

169. *Chloranthus japonicus*（银线草）

【民族药名】 四块瓦(阿昌族);"腮西腰"(白族);"拉坡布拉"(德昂族);四叶金、四对金(畲族)。

【来源】 金粟兰科植物银线草 *Chloranthus japonicus* Sieb. 的根、全草。根有毒。夏季、秋季采集,除去泥土及杂质,晒干。

多年生草本,高 25~50cm;根茎横走,分枝。叶对生,通常 4 片生于茎上部,纸质,宽椭圆形,长 3~11cm,宽 1.5~8cm,边缘有锐锯齿,齿尖有一腺体。穗状花序单个,顶生,连总花梗长 3~5cm;苞片通常不裂,肾形或卵形;花两性,无花被;雄蕊 3,条形,基部合生为一体,长 4~6mm,水平伸展或向上弯,中间的 1 个无花药,侧生的 2 个各有 1 个 1 室的花药,花后雄蕊脱落;子房卵形。核果倒卵形,长 2.5~3mm。花期 5~6 月,果期 6~7 月。

生于林下阴湿处。分布于辽宁、吉林、河北、山西、陕西、甘肃、四川、重庆、湖北。

【药用经验】 阿昌族 用于风寒咳嗽、风湿骨痛、跌打损伤(《德宏药录》)。白族 根:用于风寒咳嗽、风湿骨痛、闭经、跌打损伤、瘀血肿痛、毒蛇咬伤。德昂族 效用同阿昌族(《德宏药录》)。景颇族 效用同阿昌族(《德宏药录》)。畲族 全草:用于经水不通、无名肿毒、疥疮瘙痒、痈疽发背、跌打损伤、毒蛇咬伤、肺痈脓痰、咳嗽(《畲医药》)。

【中毒与解毒】 曾有服银线草根中毒死亡病例,其中毒起因是将银线草根药粉用黄酒送服后,即发生呕吐,翌日上午继续呕吐、口渴、头昏、意识模糊、体温升高、狂躁、四肢抽搐,在服药后 24 小时死亡[1]。

【化学成分】 全草主要含倍半萜类成分。桉叶烷型倍半萜如苍术内酯Ⅲ(atractylenolide Ⅲ)、新白菖新酮(neoacolamone)、7-α-羟基新白菖新酮(7-a-hydroxyneoacolamone)和白菖新酮(a-colamone);桉烷型倍半萜如银线草内酯醇(shizukolidol)、银线草呋喃醇(shizukaruranol),及桉烷型倍半萜酸(chloranthalic acid);环桉烷型如银线草内酯 A(shizukanolide A)、去氢银线草内酯(dehydro-shizukanolide,即金粟兰内酯 A,oranthalacton A)、银线草内酯 C(shiz-ukanolide C)、银线草内酯 D(shizukanolide D);吉马烷型如欧亚活血丹内酯(glechoma-nolide)、异莪术呋喃二烯酮(isofuranadiene)和莪术呋喃二烯酮(furanodienone);菖蒲烷型如银线草螺二烯醇(shizuka-acoradienol)等数种类型。同时它们具有内酯、酮、醇、多聚体等形式。还有香豆素类化合物,如异秦皮啶(isofraxidin)、异东莨菪素(isoscopoletin)、东莨菪素(scopoletin)、异秦皮啶-7-*O*-β-D-葡萄糖(isofraxidin-7-*O*-β-D-glucopyranoside)。还有酰胺类、木质素类、甾体及其皂苷类和有机酸类化合物[1]。

【药理毒理】 1. 抗肿瘤作用:金粟兰内酯能抑制小鼠淋巴肉瘤细胞(L-187Y)。2. 抗真菌作用：从本品茎、叶分得的化合物具有抗真菌如灰蓝毛菌的作用。3. 利胆作用：从银线草中提取的异秦皮啶对大鼠有利胆作用，其强度比同剂量的去氢胆酸弱。4. 其他作用：具有抗病毒、抗溃疡、镇痛、抗血小板聚集等作用。5. 毒性：银线草煎剂可使小鼠短时间内死亡。死亡前中毒症状有角弓反张、四肢抽搐、呼吸困难。解剖所见除各脏器充外，无特殊发现。妊娠小鼠灌服少量，24 小时死亡，死前阴道血流出。阴道和子宫腔内充满血块[1]。

参 考 文 献

[1] 张玲,初洪波,赫玉芳,等. 银线草研究进展. 黑龙江医药,2010,23(2):170-172

（熊姝颖）

170. *Chloranthus serratus*（及己）

【民族药名】　"岁巴同"、"四邦瓦里"（侗族）；"加九留"（苗族）；四大天王、四叶细辛、"泥榨腻"（瑶族）。

【来源】　金粟兰科植物及己 *Chloranthus serratus*（Thunb.）Roem. et Schult. 的根、全草。夏季、秋季采挖全草，洗净，晒干；或将根部砍下，分别晒干。全草有毒。

多年生草本，高 20~40cm；根茎粗短，直径约 3mm。叶对生，4~6 片，生于茎上部，纸质，通常卵形，长 5~10cm，宽 2.5~5cm，边缘有圆齿或锯齿，齿尖有一腺体；叶柄长 1~1.5cm，托叶微小。穗状花序单个或 2~3 分枝；总花梗长 1~2.5cm；苞片近半圆形，顶端有数齿；花小，两性，无花被；雄蕊 3，矩圆形，下部合生成一体，乳白色，中间 1 个长约 2mm，有 1 个 2 室的花药，侧生的 2 个稍短，各有 1 个 1 室的花药；子房卵形。花期 4~5 月，果期 6~7 月。

生于山地林下阴湿处和山谷溪边草丛中。分布于江苏、安徽、浙江、江西、福建、湖北、湖南、广东、广西、四川。

【药用经验】　侗族　根、全草：用于"宾奇卯"（结核）、"挡朗"（骨折）（《侗医学》）。苗族　根：用于骨折、风湿疼痛、跌打损伤（《苗医药》）。全草：用于腰痛、风湿性关节疼痛（《苗药集》）及胃痛（《民族药志要》）。瑶族　全草：用于恶疮、蛇伤、扭伤、骨折（《湘蓝考》）。

【使用注意】　根及全草有毒，内服宜慎。一般研末吞服极易中毒，煎剂毒性较弱。煎汤内服用量 0.3~0.9g，茎叶外用 3~6g，超量即中毒；如用黄酒送服毒性更烈，孕妇忌服[1]。

【中毒与解毒】　文献报道凡服用 3 株以上者，均出现严重中毒现象甚至死亡[1]。本品中毒潜伏期为数小时到数天不等。中毒者表现为口渴、频繁呕吐、头昏、瞳孔中毒缩小、结膜充血、四肢抽搐、神志不清，或出现黄疸和体温升高等症状[1]。另有文献报道及己中毒者出现颈软、呼吸急促、双肺呼吸音粗等症状，严重时并发肾功能进行性衰竭、全身多处瘀点瘀斑、静脉穿刺点血流不止而至死亡[2]。解救方法：（1）尽早洗胃排泄毒物，早期采取保护肝肾的治疗，并进行血浆置换或血液透析[1,2]。（2）静脉输液以促进毒物排泄，并维持体液和电解质平衡，静脉滴注时加葡萄糖醛酸内酯和维生素 C 等以护肝。（3）有躁动、抽搐症状者，选用水合氯醛、安定、苯巴比妥钠等镇静剂。（4）用当归 9g、黑豆 20 粒，水煎服或加铁秤锤（香茶菜）、阴地蕨各 9g，水煎服[3]。

【药材鉴定】　性状　根茎较短，直径约 3mm；上端有残留茎基，下侧着生多数须状根。根细长圆柱形，长约 10cm，有径 0.5~2mm；表面土灰色，有支根痕。质脆，断面较平整，皮部灰黄色，木部淡黄色。气微，味淡[3]。

显微特征　根横切面:表皮细胞1列。皮层宽广;石细胞众多,直径43~78μm,孔沟极明显,并可见层纹;油细胞较多,散在于薄壁组织中;内皮层细胞凯氏点不明显。中柱鞘细胞1列。初生木质部4~8束,与初生韧皮部间隔排列。

【化学成分】　根主要含有黄酮苷、酚类、氨基酸、糖类等化合物。如 *N*-β-苯乙基-3-(3,4-亚甲二氧基苯基)-丙烯酰胺[*N*-β-phenethyl-3-(3,4-methylenedioxyphenyl)-propenamide]、右旋二氢焦莪术酮[(-)-dihydropyrocurzerenone][4];另含二氢焦莪术呋喃烯酮(dihydropyocurzerenone)、银线草内酯E、F(shizukanolide E,F)、新菖蒲酮(neoacolamone)、菖蒲大牻牛儿酮(acoragermacrone)、菖蒲酮(acolamone)、异莪术呋喃二烯(isofuranodiene)及金粟兰内酯C(chloranthalactone C)[3]。全草含萜类化合物如 serratustones A,B[5]、serralabdanes A-E[6]、3β-hydroxy-15-nor-14-oxo-8(17),12-labdadien-14-al、3β,6β-dihydroxy-15-nor-14-oxo-8(17),12-labdadien-14-al、4β-hydroxy-5α,8β(H)-eudesm-7(11)-en-8,12-olide、4β,8β-dihydroxy-5α(H)-eudesm-7(11)-en-8,12-olide、spicachlorantin A,C、银线草醇B和D(shizukaols B,D)、chloramultilide A、henriol A、苍术内酯Ⅲ(atractylenolid Ⅲ)、lasianthuslactone A、4α-hydroxy-5α,8β(H)-eudesm-7(11)-en-8,12-olide、4α,8β-dihydroxy-5α(H)-eudesm-7(11)-en-8,12-olide16[7]等。

【药理毒理】　1. 抗菌作用:及已根水煎剂对金黄色葡萄球菌、变形杆菌、史密斯痢疾杆菌均有抑制作用[3]。2. 毒性:小鼠口服及已提取物后,血清中血尿素氮(BUI)和丙氨酸氨基转移酶(ALT)均显著增加,肝、肾、心脏等器官大量充血和出血,并且细胞退化和坏死;其LD_{50}为41.12g/kg[8]。其中毒机制可能是对内脏、子宫及血管的毒害作用,主要是引起内脏广泛出血[1]。

参 考 文 献

[1] 周立国. 中药毒性机制及解毒措施. 北京:人民卫生出版社,2006:30,31

[2] 朱育军.1例四叶细辛中毒引起低血糖昏迷伴DIC多脏器功能衰竭. 中国实用医药,2007,2(16):99

[3]《中华本草》编委会. 中华本草(第3册). 上海:上海科学技术出版社,1999:454,455

[4] 谢宗万. 全国中草药汇编(上册). 第2版. 北京:人民卫生出版社,2000:126,127

[5] Yuan T,Zhu R X,Yang S P,et al. Serratustones A and B representing a new dimerization pattern of two types of sesquiterpenoids from *Chloranthus serratus*. Org Lett,2012,14(12):3198-3201

[6] Zhang M,Wang J,Luo J,et al. Labdane diterpenes from *Chloranthus serratus*. Fitoterapia,2013,91:95-99

[7] Zhang M,Iinuma M,Wang J S,et al. Terpenoids from *Chloranthus serratus* and their anti-inflammatory activities. J Nat Prod,2012,75(4):694-698

[8] Zhang W,Zhu J H,Cheng L B,et al. Experimental pathological study of acute intoxication by *Chloranthus serratus* Roem. Et Schalt. Fa Yi Xue Za Zhi,2006,22(1):15-17

（杨芳云　徐　燃）

171. *Chloranthus spicatus*（金粟兰）

【民族药名】　"鱼子兰"(布朗族);"沐海巴"、"牙害疤"、"莫滇"、"荚滇"(傣族);"协兰"(侗族);"洛办洛七"(哈尼族);接骨风(瑶族);"甲鸟纸"、"甲娜撒"、"棵美莲"(壮族)。

【来源】　金粟兰科植物金粟兰 *Chloranthus spicatus*(Thunb.)Makino. 的根、全草。根有小毒。夏季采集,洗净或除去杂,切片,晒干。

半灌木,直立或稍伏地,高30~60cm。叶对生,倒卵状椭圆形,长4~10cm,宽2~5cm,边缘有钝齿,齿尖有一腺体;叶柄长1~2cm,基部多少合生;托叶微小。穗状花序通常顶生,少有腋生,成圆锥花序式排列;花小,两性,无花被,黄绿色,极香;苞片近三角形;雄蕊3,下部合生成一体,中间1个卵形,较大,长约1mm,有1个2室的花药,侧生的2个各有1个1室的花药;子房倒卵形。花期4~7月,果期8~9月。

生于海拔150~990m的山坡、沟谷密林下,但野生者较少见,现各地多为栽培。分布于于云南、四川、贵州、福建、广东。

【药用经验】　布朗族　全草:用于骨折、跌打损伤(《民族药志要》)。傣族　根:用于风湿腰痛、月经不调、感冒、腹胀、子宫脱出《滇省志》。用于风湿腰痛、月经不调、跌打、牙痛、头痛(《滇药录》)。用于治风湿腰痛、月经不调(《版纳傣药》、《傣药录》)。侗族　全草:用于跌打肿痛、风湿性关节炎、阑尾炎(《桂药编》)。哈尼族　根:用于风湿腰痛、月经不调、感冒、腹胀、子宫脱出(《滇省志》)。全草:用于风湿疼痛、跌打损伤、癫痫)(《滇药录》)。瑶族　全草:效用同侗族(《桂药编》)。壮族　全草:效用同侗族(《桂药编》)。

【使用注意】　孕妇禁服。

【药材鉴定】　性状　全草长30~60cm。茎圆柱形,表面棕褐色;质脆,易折断,断面淡棕色,纤维性。叶棕黄色,椭圆形或倒卵状椭圆形,长4~10cm,宽2~5cm;光端稍钝,边缘具圆锯齿,齿端有一腺体;叶柄长约1cm。花穗芳香。气微,味微苦涩。

【化学成分】　鲜花挥发物中含32种成分:11种单萜烯,11种倍半萜烯,7种含氧化合物。主要成分为:顺式茉莉酮酸甲酯(cis-methyl jasmonate)、顺式-β-罗勒烯(cis-β-ocimene)、β-蒎烯(β-pinene)、反式-β-罗勒烯(trans-β-ocimene)、α-蒎烯(a-pinene)、γ-榄香烯(γ-elemene)等。根中含有金粟兰内酯A(chloranthalactone A)、金粟兰内酯C(chloranthalactone C)、异莪术呋喃二烯(isofuranodiene)和银线草呋喃醇(shizukafuranol)[1]。

【药理毒理】　1. 抗菌作用:其挥发油具抗真菌活性,对絮状表皮癣菌、石膏样皮癣菌和石膏样小孢子菌都有一定的抑制和杀灭活性作用。2. 抗肿瘤作用:金粟兰内酯A、金粟兰内酯C均有一定的细胞毒作用,对小鼠淋巴肉瘤细胞L-5178Y有抑制作用。3. 毒性作用:具有一定的肝毒性[1]。

参 考 文 献

[1]曹聪梅,彭勇,肖培根. 金粟兰属植物的化学成分和药理作用研究进展. 中国中药杂志,2008,33(13):1509

（彭　方）

172. *Chonemorpha griffithii*（漾濞鹿角藤）

【民族药名】　土杜仲(阿昌族);"刹抱龙喃"(傣族);"别农莫当"(德昂族);"坝尼"(佤族)。

【来源】　夹竹桃科植物漾濞鹿角藤 *Chonemorpha griffithii* Hook. f. 的根、茎皮。有小毒。

高攀援木质藤本,具丰富乳汁,除花外,全株被粗硬毛,枝条被毛渐脱落,老时几无毛,具皮孔。叶椭圆形或倒卵形,长12~26cm,宽7~17cm,顶端圆形,有小尖头,基部宽楔形;侧脉10~12条,弯拱斜升至叶缘网结;叶柄长1.5~5cm。聚伞状花序顶生;花萼5裂至萼筒中部,裂片覆瓦状排列。蓇葖长圆筒形,长34cm,直径1.2cm;种子顶端具白色绢质种毛。花期夏季,果期秋冬季。

生于山地密林中。分布于云南西南部。

【药用经验】　阿昌族　用于风湿关节痛、外伤出血、骨折(《德宏药录》)。傣族　效用同阿昌族(《滇药录》)。德昂族　效用同阿昌族(《德宏药录》)。景颇族　效用同阿昌族(《德宏药录》)。佤族　效用同阿昌族(《滇药录》)。

(黄德红　焦　玉)

173. *Chonemorpha megacalyx* (长萼鹿角藤)

【民族药名】　大萼鹿角藤(藤茎通称);"杜仲"(傣族);"些寒斯争燕"(彝族)。

【来源】　夹竹桃科植物长萼鹿角藤 *Chonemorpha megacalyx* Pierre 的藤茎、茎皮。全株有毒。夏季、秋季采收,洗净,切断,晒干或鲜用。

粗壮木质藤本,长 15~20m,具乳汁,植株各部被棕黄色绒毛。叶对生,倒卵形至卵状椭圆形,长 17~29cm,宽 11~22cm;侧脉每边 8~12 条。花红色;组成顶生的聚伞花序,总花梗被长硬毛,下部无小苞片;花萼具明显的萼筒,长 2~2.2cm,被绒毛,顶端具 5 裂齿;花冠裂片 5 枚,向右覆盖,张开时直径 4cm 以上。蓇葖果双叉生,圆柱形,长 16~34cm,宽 2cm;种子扁平,顶端具白色绢质种毛。花期春夏季,果期秋冬季。

生于海拔 900~1500m 的山地疏林及沟谷中。分布于云南南部。

【药用经验】　傣族　茎藤:用于消化道出血(《德民志》)。彝族　茎皮:用于骨折、脱位、外伤出血(《滇药录》)。

【中毒与解毒】　全株和毛茸有毒,其毒性主要有刺激作用,皮肤接触可引起痛痒、红肿,局部有皮疹。解毒措施:(1)用清水洗涤皮肤,或用炉甘石外擦。(2)口服赛庚啶 4mg,每日 3 次;或静注 10% 葡萄糖酸钙 10ml,每日 1 次;或肌注苯海拉明 25mg,以抗过敏治疗。(3)应用组织胺药物效果不佳时,可给予地塞米松 10~20mg,加入液体中静脉滴注,以抗炎、抗过敏,减轻皮肤过敏症状。(4)中药解毒:当归 10g、川芎 6g、赤芍 9g、生地 9g、蛇床子 6g、地肤子 9g、白鲜皮 9g、金银花 15g、甘草 9g,水煎服;或绿豆 30g、地肤子 9g、防风 9g、蝉蜕 6g、甘草 15g,水煎服。每日 1 剂[1]。

参 考 文 献

[1]孟昭泉,苑修太.实用急性中毒急救.济南:山东科学技术出版社,2009:715

(王德彬)

174. *Cicuta virosa* (毒芹)

【民族药名】　毒芹(通称);"浩日图-朝高日"、"高勒因-浩日"(蒙古族)。

【来源】　伞形科植物毒芹 *Cicuta virosa* L. 的根茎及根。有大毒。春季、秋季采挖,鲜用。

多年生草本,高 50~120cm,无毛;根茎绿色,节间相接,内部有横隔;茎粗,中空,分枝。叶矩圆形至三角状卵形,长 10.5~30cm,二至三回羽状复叶;小叶矩圆披针形,长 4~8cm,边缘有粗锯齿至缺刻;叶柄长 1.5~4.5cm。复伞形花序顶生,直径 8~11cm;总花梗长 4~15cm;无总苞或有 1~2 片,披针形;伞幅多数,近等长;小总苞片数个,条形;花梗 10~12;花白色。双悬果卵形,长及宽各 2~3mm,接合面缢缩,棱较深色的槽窄。花期 7~8 月。

生于海拔 400~2900m 的杂木林下、沟边、沼泽地、湿地。分布于东北、华北及陕西、甘肃、四川、新疆等地。

【药用经验】 蒙古族 外用于化脓性骨髓炎;亦可用于灭臭虫(《蒙植药志》)。

【使用注意】 根茎及根有大毒,内服可引起中毒,甚至死亡。毒芹毒素(cicutoxin)静脉注射人致死量为 120~300mg;毒芹碱(cicutin)内服致死量为 150mg[1]。

【中毒与解毒】 中毒者临床表现出口吐白沫、频繁的阵发性抽搐、角弓反张、呼吸困难、意识不清、全身多汗和四肢厥冷等不同程度的中毒性脑水肿症状。个别中毒者出现血尿、心律不齐等肾、心肌损害体征。过量服用严重者表现为全身呈紫蓝色、瞳孔散大、呼吸慢而表浅不规则、血压下降、四肢发凉、多脏器损害、呼吸衰竭死亡[1,2]。解救方法:(1)立即用 1:2000 的高锰酸钾或 3%~5%鞣酸溶液洗胃,并服硫酸镁导泻。(2)呼吸衰竭时应用呼吸兴奋剂与氧气吸入等治疗。(3)对脱水、呕吐不能进食者,宜补足液体,必要时输血。(4)对于四肢麻痹者,可用新斯的明 1~2mg 皮下注射,也可试行针刺疗法。(5)水毒芹中毒可用巴比妥类药物或安定等镇静止痉。(6)用生绿豆 250g、甘草 60g,将绿豆泡水中磨碎榨汁,用甘草煎汤与绿豆汁混合同服[1]。

【药材鉴定】 性状 根茎粗大,短柱状或块状,长 2~4(~5)cm,直径 2~3.5cm。表面棕黄色或枯草黄色,纵切面可见髓部中空,并具若干横隔;顶端连接粗大茎基,茎中空,节处有横隔;条状须根多数,生块茎上者簇生,生茎基上者于节部轮生,长 8~15cm,直径 2~4mm,表面黄棕色,具纵皱纹,并见支根或支根痕。质松,易折断,断面黄白色,皮部多见裂隙及多数棕色细点状油室,木部圆形,亦见径向裂隙。气特异而久贮转微弱,味微辛。

显微特征 (1)肥大不定根横切面:木栓层细胞数列,扁方形,棕色或暗棕色。栓内层中可见油管。韧皮部宽厚,具多数油管,圆形;韧皮射线先端弯曲;裂隙较多。初生木质部常为四原型;次生木质部中木质束的外侧部分导管密集且伴有非木化纤维。(2)粉末:木栓层细胞多角形或方形,棕色或暗棕色,直径 29~47μm,油管圆形,宽大,直径 65~179μm,上皮细胞 10 余个至 20 余个。导管多为梯纹型,亦见网纹或螺纹型,直径 15~34μm。

【化学成分】 根茎中含生物碱类和挥发油类成分。生物碱类有毒芹碱(cicutin)[2,3]、γ-去氢毒芹碱(γ-coniceine)、羟基毒芹碱(conhydrine)、伪羟基毒芹碱(pseudo-conhydrine)、N-甲基毒芹碱(N-methylconiine)[3]。全草含毒芹毒素(Cicutoxin)、毒芹甲素、毒芹乙素、毒芹丙素、毒芹醇(cicutol)[3]。全草精油含有 γ-萜品烯(γ-terpinene)、对伞花烃(p-cymene)和 cumin aldehyde[4]。另从毒芹的变种宽叶毒芹 Cicuta virosa L. var. latisecta Celak 中分离出豆甾醇(stigmasterol)、发卡二醇(falcarindiol)、胡萝卜甾醇(daucosterol)等成分[5]。其中毒芹碱和毒芹毒素是毒芹主要有毒物质。

【药理毒理】 1. 抗菌作用:毒芹变种宽叶毒芹中 Cicuta virosa L. var. latisecta Celak 分离的精油成分对黄曲霉菌、米曲霉、黑曲霉和交链孢霉有较强的抑菌作用[4]。2. 其他作用:毒芹根中所含毒芹素有印防己素毒样作用,很小量能抑制中枢神经,有镇静作用,使血压降低,尿量增加,大量则导致痉挛[6]。3. 毒性:毒芹碱是神经毒,主要是麻痹运动神经末梢及运动中枢,对延脑中枢也有抑制作用,服量大时能因呼吸中枢和迷走神经麻痹而致死,致死量为 0.15g。毒芹毒素猫静脉注射致死量为 5.36mg/kg;灌胃的致死量为 7mg/kg;小鼠腹腔注射的致死量为 48.3μg/kg;人的致死量为 120~130mg。此毒素对热稳定,在 0~5℃时保存 8 个月毒力不变[1]。

【附注】 本品根茎及根、全草均有大毒,根茎及根毒性更大。动物等中毒症状表现为不反刍、流涎、瘤胃鼓气。并出现神经症状,头颈部至全身肌肉阵发性或强直性痉挛。全身颤抖、瞳孔散大、角弓反张、呼吸迫促等。过量时因呼吸中枢麻痹而死亡。文献报道的解救方法有及时灌服 200ml 碘液。还有每 2L 水加 50~100g 木炭末或每 2L 水加食醋 150ml 灌服[7]。

参 考 文 献

[1] 周立国. 中药毒性机制及解毒措施. 北京：人民卫生出版社，2006：325，326
[2] 聂晶，孙晓红，罗侃，等. 误食新鲜毒芹根茎中毒分析. 中华预防医学杂志，2005，39(5)：368
[3] 谢宗万. 全国中草药汇编(上册). 第 2 版. 北京：人民卫生出版社，2000：611，612
[4] Jun Tian, Xiaoquan Ban, Hong Zeng, et al. Chemical composition and antifungal activity of essential oil from *Cicuta virosa* L. var. latisecta Celak. International Journal of Food Microbiology，2011，145(2)：464-470
[5] 李振麟，钱士辉，濮社班. 兴化蒔萝化学成分研究. 中国中药杂志，2009，34(6)：705-707
[6]《中华本草》编委会. 中华本草(第 5 册). 上海：上海科学技术出版社，1999：928
[7] 秦宝亮，刘文志，陈大伟. 绵羊毒芹中毒诊治. 内蒙古畜牧科学，2001，22(4)：48

（杨芳云）

175. *Cimicifuga acerina*（小升麻）

【民族药名】 棉花七、米升麻(土家族)。

【来源】 毛茛科植物小升麻 *Cimicifuga acerina*(Sieb. et Zucc.) Tanaka. 的根茎。有小毒。夏季、秋季采挖，洗净，晒干。

多年生草本，高 25~100cm。根茎横走，黑褐色，有多数直立向上的茎残基，须根多，铁丝状。茎上部密生灰色短柔毛。三出复叶 1~2 片，近基生；叶柄长达 32cm，小叶柄与小叶片近等长；小叶卵状心形，长 5~20cm，宽 4~18cm，7~9 不规则掌状浅裂，边缘具锯齿，侧生小叶常稍小。花序细长穗状，长 10~25cm，具多数花，花序轴密被微柔毛；花白色，直径约 4mm，近无梗；萼片 5，椭圆形，长 3~5mm；退化雄蕊倒卵形，长约 4.5mm，基部具蜜腺，雄蕊多数；心皮 1~2，无毛。蓇葖果长约 10mm；种子多数，浅褐色。花期 8~9 月，果期 10 月。

生于山坡林边或林下。分布于山西、陕西、甘肃、安徽、浙江、河南、湖北、湖南、广东、四川、贵州等省。

【药用经验】 土家族 用于咽喉干痛、跌打、劳损、风湿腰腿痛、疖肿(《土家药志下》)。

【药材鉴定】 性状 呈不规则块状，分枝多，呈结节状，长 4~10cm，直径 0.5~1.2cm。表面灰褐色或灰黄色，较平坦，上面有圆洞状或稍凹陷茎基痕，直径 2~6cm，高 1.5~4cm；下面有坚硬的残存须根。体实质坚韧，不易折断，断面稍平坦，稀中空，粉性，木部灰褐色或黄褐色，髓部黄绿色。气微香，味微苦而涩。

显微特征 (1)根茎横切面：后生皮层细胞 1 列，外壁木栓化增厚，有的外平周壁及垂周壁具乳头状增厚，突入胞腔。皮层细胞 17~23 列，有时可见根迹维管束。中柱鞘纤维束为 15~50 个纤维，纤维多角形。维管束约 28 个，环列，外韧性。韧皮部细胞径向排列较整齐。形成层环明显，呈五至八角形。木质部导管多 2~7 个成群，直径 23~48μm。内侧有非木化的薄壁细胞群，其间有小导管。射线宽 8~27 列细胞。髓部大，占横切面的 1/2。薄壁细胞充满淀粉粒。(2)粉末：黄褐色。木纤维略呈长梭形，有的稍弯曲，末端斜尖、长尖，具指状凸起或钝圆，有的二叉状或钩状，直径 9~41μm，长 245~374μm，壁厚 5~10μm，木化，纹孔斜裂缝状或“十”字形、“人”字形。纤维细长梭形，末端钝圆或斜尖，直径 29~57μm，长 204~408μm，壁厚 7~14μm，木化纹孔圆点状，孔沟明显。导管多为具缘纹孔导管，也有网纹、梯纹、螺纹导管，直径 26~60μm，有的含黄色分泌物。木薄壁细胞长圆形或类三角形，纹孔明显，多呈狭缝状。后生皮层细胞黄棕色，表面观类多角形，壁稍厚。淀粉粒多聚集成团,单粒类圆形,直径 3~19μm;复粒由 2~3 分粒组成。

【化学成分】 根茎含升麻环氧醇(cimigenol)、25-O-甲基升麻环氧醇(25-O-methyl cimigenol)、15-O-甲基升麻环氧醇(15-O-methyl cimigenol)、去羟-15-O-甲基升麻环氧醇(de-hydroxy 15-O-methyl cimigenol)、25-O-乙酰升麻环氧醇(25-O-acetyl cimigenol)、15,24-双异升麻环氧醇(cimigol)、兴安升麻醇(dahurinol)、异兴安升麻醇(isodahurinol)、25-O-甲基异兴安升麻醇(25-O-methyl isodahurinol)、金龟草二醇(acerinol)、25-O-甲基金龟草二醇(25-O-methyl acerinol)、金龟酮醇(acerionol)、24-O-乙酰金龟草酮醇(24-O-acetyl acerionol)、O-甲基金龟草醇(O-methyl cimiacerol),也含有 15,24-双异升麻环氧醇、兴安升麻醇、异兴安升麻醇、升麻二烯醇(cimicifugenol)、升麻二烯醇酯、25-O-乙酰升麻环氧醇木糖苷(25-O-acetyl cimigenoside)、25-O-甲基升麻环氧醇木糖苷、升麻苷(cimicifugoside)、升麻新醇木糖苷(shenfgmanolxyloside)、乙酰升麻新醇木糖苷及 24-乙酰基水合升麻新醇木糖苷(24-acetylhydroshengmanolxyloside)等[1]。还含有环菠萝蜜烷型三萜类[2~4]如(22R)-22-hydroxycimigenol、(22R)-22-hydroxy-24-O-acetylhydroshengmanol 3-O-β-D-xylopyra-noside、dahurinol、24-epi-24-O-acetyl-7,8-didehydroshengmanol 3-O-β-D-xylopyranoside、25-acetyl-7,8-didehydrocimigenol 3-O-β-D-xylopyranoside、3'-O-acetyl cimigenol 3-O-β-D-xyloside、acerinol、25-O-乙酰升麻醇、25-脱水升麻醇-3-O-β-D-吡喃木糖苷、22-羟基升麻醇木糖苷等。

【药理毒理】 抗骨质疏松作用:环菠萝蜜烷型三萜和皂苷类具有抗骨质疏松作用。

参考文献

[1]《中华本草》编委会. 中华本草(第 3 册). 上海:上海科学技术出版社,1999:174,175
[2] Zhang Q W,Ye W C,Che C T,et al. Cycloartane triterpenes and glycosides from *Cimicifuga acerina*. Yao Xue Xue Bao,2011,36(4):287-291
[3] Zhang Q W,Ye W C,Che C T,et al. A new cycloartane saponin from *Cimicifuga acerina*. J Asian Nat Prod Res,1999,2(1):45-49
[4] 张庆文,叶文才,赵守训,等. 小升麻的化学成分研究. 中草药,2000,31(4):252,253

(黄德红 焦 玉)

176. *Cimicifuga dahurica*(升麻)

【民族药名】 "布日叶-额布斯"、"布如木-萨瓦"、"恒安-札贝"(蒙古族)。

【来源】 毛茛科植物兴安升麻 *Cimicifuga dahurica*(Turcz.)Maxim. 的根茎。根茎有毒。秋季采挖,除去泥沙,晒至须根干时,燎去或除去须根,晒干。

多年生草本。根茎粗壮,多弯曲,表面黑色,有许多下陷圆洞状的老茎残基。茎高达 1m 余,微有纵槽,无毛或微被毛。下部茎生叶为二回或三回三出复叶;叶片三角形,宽达 22cm;顶生小叶宽菱形,长 5~10cm,宽 3.5~9cm,3 深裂,基部通常微心形或圆形,边缘有锯齿,侧生小叶长椭圆状卵形,稍斜,表面无毛,背面沿脉疏被柔毛;叶柄长达 17cm。茎上部叶似下部叶,但较小,具短柄。花序复总状,雌雄异株,雄株花序大,长达 30cm 以上,具 7~20 余条分枝,雌株花序稍小,分枝也少;轴和花梗被灰色腺毛和短毛;苞片钻形,渐尖;萼片宽椭圆形至宽倒卵形,长 3~3.5mm;退化雄蕊叉状 2 深裂,先端有 2 个乳白色的空花药;花药长约 1mm,花丝丝形,长 4~5mm;心皮 4~7,疏被灰色柔毛或近无毛,无柄或有短柄。蓇葖生于长 1~2mm 的心皮柄上,长 7~8mm,宽 4mm,顶端近截形,被贴伏的白色柔毛;种子 3~4,椭圆形,长约 3mm,褐色,四周生膜质鳞翅,中央生横鳞翅。花期 7~8 月,果期 8~9 月。

生于海拔 300~1200m 的山林中或林边。分布于山西、河北、内蒙古和东北。

【药用经验】　蒙古族　用于风热头痛、齿龈肿痛、麻疹不透、胃下垂、久泻、脱肛、子宫脱垂、慢性苯中毒性血小板减少《蒙药》。

【使用注意】　阴虚阳浮、喘满气逆及麻疹已透之证忌服。使用剂量应控制,煎汤用量不得超过 15g,散剂日用量不得超过 9g;中毒量 30g 以上[1]。

【中毒与解毒】　服用过量可产生腹痛、腹胀、腹泻、恶心呕吐、头晕、震颤、四肢拘挛等症;量大可致心脏抑制、血压下降、呼吸困难、谵语,可因呼吸麻痹而死亡。升麻外用能使皮肤充血乃至形成溃疡[2]。

【药材鉴定】　性状　本品为不规则的长形块状,多分枝,呈结节状,长 10~20cm,直径 2~4cm。表面黑褐色或棕褐色,粗糙不平,有坚硬的细须根残留,上面有数个圆形空洞的茎基痕,洞内壁显网状沟纹;下面凹凸不平,具须根痕。体轻,质坚硬,不易折断,断面不平坦,有裂隙,纤维性,黄绿色或淡黄白色。气微,味微苦而涩。

显微特征　根茎横切面:后生皮层细胞 1 列,壁稍增厚,无纹理。皮层石细胞长条形或不规则形,壁较薄,纹孔可见;皮层还具纤维束。韧皮部外侧有纤维群,壁木化或非木化。维管束外韧型,约 30 个,环列。形成层可见。木质部导管较少,木纤维多非木化。射线宽 2~14 列细胞。中央为髓。薄壁组织有树脂块,薄壁细胞含淀粉粒。

薄层色谱　取本品粉末 1g,加乙醇 50ml,加热回流 1 小时,滤过,滤液蒸干,残渣加乙醇 1ml 使溶解,作为供试品溶液。另取阿魏酸、异阿魏酸对照品,加乙醇制成每 1ml 各含 1mg 的溶液,作为对照品溶液。吸取上述 3 种溶液各 10μl,分别点于同一硅胶 G 薄层板上,以苯-三氯甲烷-冰醋酸(6:1:0.5)为展开剂,展开,取出,晾干,置紫外光灯(365nm)下检视。供试品色谱中,在与对照品色谱相应的位置上,显相同颜色的荧光斑点。

【化学成分】　根茎含阿魏酸(ferulic acid)、异阿魏酸(isoferulic acid)[3]、咖啡酸(caffeic acid)、[E]-3-(3′-甲基-2′-亚丁烯基)-2-吲哚酮〔[E]-3-(3′-methyl-2′-butenylidene)-2-indokinone〕、[Z]-3-(3′-甲基-2′-亚丁烯基)-2-吲哚酮、升麻精(cimifugin)、齿阿米素(visnagin)、去甲齿阿米素(norvisnagin)、齿阿米醇(visamminol)、北升麻萜(cimicilen)、12-羟升麻环氧醇阿拉伯糖苷(12-hydroxy cimigenol arabinoside)及 β-谷甾醇(β-sitosterol)[4]、升麻环氧醇(cimigenol)、升麻环氧醇木糖苷(cimigenyl xyloside)、兴安升麻醇(dahurinol)为苷元的糖苷,以及升麻苷(cimicifugoside)、升麻新醇木糖苷(shengmanol xyloside)、乙酰升麻新醇木糖苷、24-乙酰基水合升麻新醇木糖苷(24-acetyl hydroshengmanol xyloside)。兴安升麻鲜根茎中不含升麻环氧醇木糖苷、25-O-乙酰及 25-O-甲基升麻醇木糖苷,它们是在分离成分过程中产生的人工矫作物[5~7]。

【药理毒理】　1. 解热、降温作用:其成分异阿魏酸 1~2g/kg 灌服,可使大鼠正常体温降低,且对伤寒混合疫苗所致大鼠发热亦有解热作用。2. 镇痛作用:本品提取物 11g/kg、5g/kg 小鼠灌服,均能明显抑制醋酸所致扭体反提示其有镇痛作用。3. 镇静、抗惊厥作用:醇提物对樟脑或士的宁所致惊厥有抑制作用。4. 抗炎作用:本品以及有效成分异阿魏酸 2g/kg 大鼠灌服时,对角叉菜胶或右旋糖酐所致足肿胀有抑制作用。对乳酸或醋酸所引起的大鼠肛门溃疡。有使溃疡面积缩小趋势。5. 对免疫功能的影响:升麻三萜类化合物能增强淋巴细胞的活性,对植物血凝素(PHA)引起的淋巴细胞转化有很强的抑制作用。6. 抗肿瘤作用:从兴安升麻提取的 24-O-乙酰升麻醇-3-O-β-D-木糖苷,可有效抑制人肝癌细胞株 HepG2 的增殖,并且可将其阻滞在 G$_2$/M 期。升麻总苷对人肝癌细胞株 HepG2 具有较强的抑制作用;还可明显抑制小鼠肝癌 H22

的生长,具有良好的抗肿瘤活性,并呈现一定的剂量依赖性[8,9]。7. 解痉作用:本品根茎的50%甲醇提取物能对抗乙酰胆碱、组胺、氯化钡引起的豚鼠离体空肠的收缩作用。8. 其他:升麻对离体肠肌和妊娠子宫有抑制作用,对未孕子宫及膀胱呈兴奋效应[10]。9. 毒性:小鼠腹腔注射兴安升麻全草氯仿提取物500mg/kg,出现翻正反射消失、呼吸弱、瘫痪,最后死亡[1]。

【附注】 同属植物大三叶升麻 Cimicifuga heracleifolia Kom. 的根茎在蒙古族与兴安升麻同等入药,效用相同(《蒙药》)。此外大三叶升麻、兴安升麻与同属植物升麻 Cimicifuga foetida L. 的根茎为中药升麻,收入中国药典(2015年版)一部。其根茎均有毒。

参 考 文 献

[1] 夏丽英. 现代中药毒理学. 天津:天津科技翻译出版公司,2005;55
[2] 杨仓良. 毒药本草. 北京:中国中医药出版社,1993;199
[3] 国家药典委员会. 中国药典(2015年版)一部. 北京:中国医药科技出版社,2015;73-74
[4] 潘瑞乐,陈迪华,斯建勇,等. 升麻地上部分皂苷类成分研究. 药学学报,2002,37(2):117-120
[5] 李从军,李英和,肖培根,等. 升麻甙F</SPAN>的分离和结构. 药学学报,1994,29(2):288,289
[6] 赵晓,陈迪华,斯建勇,等. 中药升麻酚酸类化学成分研究. 药学学报,2002,37(7):535-538
[7] 孙丽荣,李晓文,李树基,等. 升麻根茎的化学成分研究. 景德镇高专学报,2011,26(2):1-3
[8] 吴德松,卿晨. 升麻药理学活性研究进展. 医学综述,2009,15(6):918
[9] 曹丽,杨卫彬,潘瑞乐,等. 兴安升麻总苷抗肿瘤药效研究. 中国中医药信息杂志,2008,15(12):31
[10] 谢宗万. 全国中草药汇编(上册). 第2版. 北京:人民卫生出版社,2000:223-225

(彭 方)

177. *Cimicifuga foetida*(升麻)

【民族药名】 "土堵子"(傈僳族);"贾子豆洛"(藏族);"七鸡丹"、"施玛"(彝族)。

【来源】 毛茛科植物升麻 *Cimicifuga foetida* L. 的根茎、全草。根茎有小毒。根茎秋季采挖,除去泥沙,晒至须根干时,燎去或除去须根,晒干。

多年生草本;根茎粗壮。茎高1~2m,上部常分枝,有短柔毛。基生叶和下部茎生叶为二至三回三出近羽状复叶;小叶菱形或卵形,长达10cm,宽达7cm,浅裂,边缘有不规则锯齿;叶柄长达15cm。花序圆锥状,长达45cm,分枝3~20条,密生灰色腺毛和短柔毛;萼片白色,倒卵状圆形,长3~4mm;退化雄蕊宽椭圆形,长约3mm,顶端微凹或2浅裂;雄蕊多数;心皮2~5,密生短柔毛,具短柄。蓇葖果长0.8~1.4cm。花期7~9月,果期8~10月。

生于山地林边或草坡上。分布于云南、四川、青海、甘肃、陕西、河南和山西南部。

【药用经验】 傈僳族 根茎:用于风热头痛、齿龈肿痛、咽痛口疮、麻疹不透、胃下垂、久泻、脱肛、子宫脱垂(《怒江药》)。蒙古族 根茎:用于风热头痛、齿龈肿痛、麻疹不透、胃下垂、久泻、脱肛、子宫脱垂、慢性苯中毒性血小板减少(《蒙药》)。藏族 全草:用于流行性感冒、皮肤瘙痒、皮肤病、热病发斑、创伤伤口久溃不愈、肉瘤(《藏本草》)。根茎:用于解毒、退烧、强心(《青藏药鉴》)。彝族 根:用于高热、伤风感冒、头痛(《滇药录》)。

【使用注意】 同"*Cimicifuga dahurica*(升麻)"条。

【中毒与解毒】 同"*Cimicifuga dahurica*(升麻)"条。

【药材鉴定】 性状 同"*Cimicifuga dahurica*(升麻)"条。

显微特征 根茎(直径约1cm)横切面:后生皮层为1列类圆形或长方形的细胞,细胞壁增厚,有明显的纹理。内侧为 1 列石细胞,单个散在或多个成群,类方形,壁较厚,壁孔明显。皮层为 10 余列薄壁细胞。韧皮部外侧有木化纤维群,由数十个纤维组成;维管束外韧型,射线宽广;木质部宽狭不一,呈连珠状,由导管及木纤维组成,均木化。髓部较小,偏心,有的成空洞。薄壁组织有大量的树脂块,薄壁细胞充满淀粉粒。

薄层色谱 同"*Cimicifuga dahurica*（升麻）"条。

【化学成分】 含乙酰升麻醇-3-*O*-α-L-阿拉伯糖苷、乙酰升麻醇-3-*O*-β-D-木糖苷（24-*O*-acetyl cimigenol-3-*O*-β-D-xylopyranoside）、25-脱水升麻醇-3-*O*-β-D-木糖苷、升麻醇-3-*O*-α-L-阿拉伯糖苷、升麻醇-3-*O*-β-D-木糖苷[1]、阿魏酸（ferulic acid）、3-乙酰氧基咖啡酸、升麻素（cimifugin）、升麻素葡萄糖苷（prim-*O*-glucosylcimifugin）、6-异次黄嘌呤核苷、北升麻宁（cimidahurinine）、葡萄糖和蔗糖[2]。还含升麻酸（cimicifuge acid）、咖啡酸甲酯（methyl caffeate）、4-氧-乙酰基咖啡酸、介子酸（sinaic acid）、异阿魏酸（isoferulic acid）[3,4]。

【药理毒理】 1. 解热、降温作用:其成分异阿魏酸 1~2g/kg 灌服,可使大鼠正常体温降低,且对伤寒混合疫苗所致大鼠发热亦有解热作用。2. 镇痛作用:升麻水煎液相当于生药 17.5g/kg 小鼠灌服,能明显抑制醋酸所致扭体反应,提示其有镇痛作用。3. 镇静、抗惊厥作用:升麻水煎液能使小鼠自主活动减少,呈现镇静作用。4. 对免疫功能的影响:升麻三萜类化合物能增强淋巴细胞的活性,对植物血凝素（PHA）引起的淋巴细胞转化有很强的抑制作用。5. 护肝作用:升麻的甲醇提取物、升麻醇木糖苷对四氯化碳所致小鼠肝损伤有明显的抑制作用。6. 解痉作用:升麻对离体肠肌和妊娠子宫有抑制作用,对未孕子宫及膀胱呈兴奋效应[4]。7. 抑制核苷酸转运:从升麻根茎分离的 24 个三萜类化合物,能抑制植物血凝素刺激的淋巴细胞的核苷酸转运。其中以化合物升麻苷的抑制活性最强,在 4 L 浓度时可导致 50% 的核苷转运被抑制,表现出了较强的抑制核苷酸转运的作用[5]。8. 其他:升麻治带状疱疹、麻疹、流感有效,提示其可能有抗病毒作用;此外还有类雌激素、抗骨质疏松作用[5]。9. 毒性:小鼠腹腔注射石油醚提取物 1000mg/kg,出现活动减少,部分动物瘫痪、死亡;氯仿提取物 1000mg/kg,动物活动减少,部分动物惊厥死亡[6]。升麻所含升麻碱属树脂类物质,可使皮肤充血甚至形成溃疡,内服对胃有刺激性,可引起胃肠炎,严重时可发生呼吸困难、谵语。所含升麻素（升麻苦味素）,人服过量时可使肌肉松弛、头晕目眩、颤栗、脉息减弱,对胃有刺激,可引起呕吐[6~8]。

【附注】 本种的根茎为中药升麻来源之一,与本种同等入药的还有同属植物大三叶升麻 *Cimicifuga heracleifolia* Kom. 和兴安升麻 *Cimicifuga dahurica*（Turcz.）Maxim. 的根茎。三者均为中药升麻的来源,收入中国药典 2015 年版一部。根茎均有小毒。

参 考 文 献

[1] 潘瑞乐,陈迪华,斯建勇,等. 升麻地上部分皂苷类成分研究. 药学学报,2002,37(2):117-120

[2] 李从军,李英和,肖培根,等. 升麻甙 F</SPAN>的分离和结构. 药学学报,1994,29(2):288,289

[3] 赵宏宏,陈迪华,斯建勇,等. 中药升麻酚酸类化学成分研究. 药学学报,2002,37(7):535-538

[4] 谢宗万. 全国中草药汇编(上册). 第 2 版. 北京:人民卫生出版社,2000:223-225

[5] 吴德松,卿晨. 升麻药理学活性研究进展. 医学综述,2009,15(6):918

[6] 夏丽英. 现代中药毒理学. 天津:天津科技翻译出版公司,2005:55

[7] 杨仓良. 毒药本草. 北京:中国中医药出版社,1993:199

[8] 孙丽荣,李晓文,李树基,等. 升麻根茎的化学成分研究. 景德镇高专学报,2011,26(2):1-3

（彭 方）

178. *Cinchona ledgeriana*（金鸡纳树）

【民族药名】 奎宁树（阿昌族）；"南骚拍"（德昂族）。

【来源】 茜草科植物金鸡纳树 *Cinchona ledgeriana*（Howard）Moens ex Trimen 的树皮、枝皮和根皮。有小毒。主要采用截枝法采集：自地面上将树砍倒，剥取树皮，使残留的树干基部发生不定枝条，并留 1~2 枝任其生长，待树枝长大后，再将树皮剥下，晒干或烘干。

常绿乔木，高达 3m；幼枝四棱形，被褐色短柔毛。叶对生，矩圆状披针形或椭圆状矩圆形，长 7~12cm，顶端钝或短尖，基部楔尖，下面沿叶脉被短柔毛；叶柄长 1~1.5cm；托叶早落，具条形痕迹。聚伞花序腋生或顶生，常为圆锥花序式排列，与花梗同被褐色短柔毛；花 5 数，有强烈的气味，被浅褐色绒毛；萼筒陀螺形，长约 2mm，裂片三角形；花冠白色，筒状，长 1cm，裂片披针形，长为筒的 1/2，边缘被白色长柔毛；雄蕊内藏。蒴果椭圆形，长约 12mm，室间开裂；种子小，具翅。花果期 6 月至翌年 2 月。

云南、台湾有引种。

【药用经验】 阿昌族 用于疟疾、高热（《德宏药录》）。德昂族 效用同阿昌族（《德宏药录》）。景颇族 效用同阿昌族（《德宏药录》）。

【使用注意】 本品有一定副作用，服用后会出现头痛、耳鸣、眼花、恶心、呕吐、视力及听力减退（称金鸡钠反应），停药后可恢复；特异体质者可有急性溶血、皮炎、瘙痒、血管神经性水肿及支气管哮喘等；本品中的奎宁对心脏有抑制作用，应严密观察心脏功能，心肌病患者不宜用；本品可降低骨骼肌兴奋性，重症肌无力者禁用。孕妇禁用，月经期慎用。一般用量为 3~6g[1]。

【中毒与解毒】 奎宁、奎尼丁和其他金鸡勒碱常见有金鸡纳反应：恶心、呕吐、耳鸣、视力及听力下降、头晕、头痛，停药后一般可恢复。奎宁剂量过大尚可损害神经，引起复视或弱视。奎宁可引起皮疹、哮喘、血管神经性水肿等过敏反应，个别特异质者小量奎宁可致严重的急性溶血（黑尿热）而死亡。静脉给药一般无心血管不良反应，但给药过快可致心脏抑制、血压下降甚至死亡。对孕期子宫平滑肌有收缩作用，孕妇忌用。静脉注射奎宁也可引起低血糖，这可能与其刺激胰岛细胞释放胰岛素有关。营养不良的儿童和孕妇还易于发生特殊不眠症（special vigilance）。奎尼丁除有金鸡纳反应外，腹泻是治疗时最常见的副反应，尚可见恶心、呕吐等消化道反应。奎尼丁也可引起皮疹、药热、血小板减少性紫癜等过敏反应。奎尼丁还可引起心血管反应，当窦房结功能低下伴有异位起搏时，使用奎尼丁可出现心动过缓或停搏，患者原有房室传导阻滞及剂量过大时更易出现；心房颤动、扑动或阵发性室上性心动过速者，可因奎尼丁抗胆碱作用而出现心动过速；中毒量的奎尼丁可产生室性早搏、室性心动过速、甚至出现奎尼丁昏厥。奎尼丁抑制心肌收缩力，并阻断 α 受体，易使血压下降，另外个别房颤患者用奎尼丁后，心房收缩有力，可使心房内血栓脱落，导致脑等其他器官血管栓塞[1,2]。中毒时有发热、烦躁及谵妄等症状，严重者可致体温及血压下降，最后呼吸麻痹而死。应用本品期间，因其含奎尼丁，患者如出现尖端扭转型室性心动过速，需立即抢救，并用乳酸钠或碳酸氢钠碱化血液，可增加奎尼丁与血浆蛋白的结合，降其毒性，同时可适量用异丙肾上腺素[1]。

【药材鉴定】 性状 树皮呈筒状卷片。外表面暗灰色或暗棕色，较粗糙；横裂纹较多且较不明显，时有明显的纵脊纹及红色疣状突起。气微，味苦、不甚涩。

显微特征 粉末：棕色。纤维粗大，常单个散在，梭形，末端钝圆、稍尖或几近平截，长 294~1030μm，直径 24~96μm，壁厚 30~40μm，木化，层纹细密，孔沟有时可见，少数纤维有纵长裂纹，几达至两端，宛如将壁分成内外两部分。草酸钙砂晶极微细，三角形或类方形。木栓细胞红棕色或棕色,胞腔内常含色素。

薄层色谱 取本品粉末适量,置三角烧瓶中,加 0.05mol/L 硫酸溶液 20~30ml,移入沸水浴加热 1 小时,冷却,上清液用浓氨水碱化后用乙醚提取数次,合并乙醚液,浓缩后作为供试品溶液。另取奎宁、奎宁丁、辛可宁和辛可尼丁对照品,配制成混合对照品溶液,分别点样于同一硅胶 HF$_{254}$ 薄层板上,以氯仿-丙酮-二乙胺(50∶40∶10)为展开剂,展开,取出,晾干,置紫外光灯下检视。供试品色谱在与对照品色谱相应的位置上,显相同颜色的斑点。

【化学成分】 含生物碱总量为 15%,其中奎宁(quinine)10% 以上,奎尼丁(quinidine)0.08%~0.44%,金鸡尼丁(cinchonidine)0.1%~0.45%,金鸡宁(cinchonine)0.08%~0.38%。还含二氢金鸡宁(dihydrocinchonine)、二氢金鸡尼丁(dihydrocinchonidine)、二氢奎宁(hydroquinine)、二氢奎尼丁(hydroquinidine)、奎胺(quinamine)、金鸡尼酮(cinchoninone)等。叶中生物碱除奎宁、奎尼丁、金鸡宁、金鸡尼丁外,还有奎胺、3-表奎胺、二氢奎宁、二氢奎尼丁、10-甲氧基金鸡勒胺、马蹄叶碱(aricine)、莱氏金鸡勒胺(cinchophyllamine)、民莱氏奎鸡勒胺(isocinchophyllamine)、3α,17β-莱氏金鸡勒碱(3α,17β-cinchophylline)、3β,17α-莱氏金鸡勒碱(3β,17α-cinchophylline)、17,4′,5′,6′-四去氢-3α-莱氏金鸡勒碱(17,4′,5′,6′-tetradehydro-3α-cinchophylline)、17,4′-去氢-3α-莱氏金鸡勒碱(17,4′-dehydro-3α-cinchophylline)、18,19-二氢-3β,17β-莱氏金鸡勒碱(18,19-dihydro-3β,17β-cinchophylline)[4,5]等;蒽醌类:茜草素(alizarin)、茜草素-1-甲醚(alizarin-1-methyl ether)、甲基异茜草素(rubiadin)、1,8-二羟基蒽醌(1,8-dihydroxy anthraquinone)、1-羟基-2-羟甲基蒽醌(1-hydroxy-2-hydroxymethyl anthraquinone)、紫茜素(purpurin)、蒽桐酚-1,2-二甲(anthragallol-1,2-dimethyl ether)、蒽棓酚-1,3-二甲醚(anthragallol-1,3-dimnethyl ether)、1-羟基甲基蒽醌(1-hydroxy-2-methyl anthraquinone)、2-羟基-1,3,4-三甲氧基蒽醌(2-hydroxy-1,3,4-trimethoxy anthraquinone)、4-甲氧基-1,3,5-三羟基蒽醌(4-methoxy-1,3,5-trihydroxy anthraquinone)、1,4-二甲氧基-2,3-亚甲二氧基蒽醌(1,4-dimethoxy-2,3-methylene-dioxy anthaquinone)、1,3-二羟基-4-甲氧基蒽醌(1,3-dihydroxy-4-methoxy anthraquinone)、1,3-二羟基-2,5-二甲氧基蒽醌(1,3-dihydroxy-2,5-dimethoxy anthraquinone)、蒽棓酚-1,2,3-三甲醚(anthragallol-1,2,3-trimethyl ether)、1,4,5-三羟基-2-甲基蒽醌(1,4,5-trihydroxy-2-methyl anthraquinone)、5-羟基-2-甲基蒽醌(5-hydroxy-2-methyl anthraquinone)、1,5-二甲氧基-2,3-亚甲二氧基蒽醌(1,5-dimethoxy-2,3-methylenedioxy anthraquinone)、2,4,6-三羟基-1,3-二甲氧基蒽醌(2,4,6-trihydroxy-1,3-dimethoxy anthraquinone)、1,2,5,6-四甲氧基蒽醌(1,2,5,6-tetramethoxy anthraquinone)等;黄酮类有:瑞诺苷(reynortrin)即槲皮素-3-木糖苷(quercetin-3-xyloside)、槲皮素(quercetin)、山柰酚(kaempferol)、飞燕草素(delphinidin)[1,2]。

【药理毒理】 1. 抗疟作用:能杀灭各种疟原虫红内期的裂殖体,较快控制症状。以对间日疟作用较好,对恶性疟、三日疟作用较差。2. 对心脏的作用:奎尼丁作为抗心律失常药,能与细胞膜脂蛋白结合发生构型变化,阻止 Na$^+$、Ca^{2+} 内流。3. 对肌肉的作用:奎宁可使蟾蜍腹直肌产生缓慢而持久性挛缩,奎尼丁对蛙和蟾蜍离体胃平滑肌细胞有选择性 K$^+$ 通道阻断作用,随浓度增加,作用加强。奎宁可拮抗毒扁豆碱对骨骼肌的作用,缓解先天性肌强直症状。但另一方面,奎宁可加重重症肌无力症状,产生严重的呼吸窘迫症和吞咽困难。4. 对神经系统的影响:奎宁可抑制神经元的钙通道,阻断多巴胺 D$_2$ 受体激活的 K$^+$ 通道。5. 其他作用:去脊髓正常血压的大鼠实验及体外放射配体结合试验表明,奎宁和奎尼丁均有阻断 α$_1$ 和 α$_2$ 肾上腺素受体的作用。奎尼丁作用较强。奎宁和奎尼丁降压作用与它们阻断血管 α$_1$、α$_2$ 受体有关,还可显著降低收缩压、舒张压。6. 毒副作用:药理浓度的奎宁可抑制人自然杀伤细胞对呱 K562 靶体细胞的作用。从 13 位奎尼丁或奎宁敏感的患者血清中,其中 10 位含有对血小板膜糖蛋白 GP Ⅰ b/2 X 和 GP Ⅱb/ Ⅱa 均特异的 IgG 抗体。可见,药物诱导的血小板免疫性减少反应是由 GP Ⅰ b/2X 和 GP Ⅱb/ Ⅱa 抗原决定簇决定的反应。小鼠给予奎尼丁可引起变应性光敏反应。

【附注】　同属植物鸡纳树 Cinchona succirubra Pav. ex Klotzsch 的树皮、枝皮、根皮在傣族也用于抗疟、退热(《傣医药》)。其化学成分及药理作用相似。亦有小毒,使用时应注意。中毒现象与解毒方法同金鸡纳树。

参 考 文 献

[1] 夏丽英. 现代中药毒理学. 天津:天津科技翻译出版公司,2005:150
[2] 谢宗万. 全国中草药汇编(下册). 第 2 版. 北京:人民卫生出版社,2000:391

(彭　方)

179. *Cinnamomum camphora*(樟)

【民族药名】　"麻庄晃"(傣族);"松巴多妞"(哈尼族);"计祸边"(京族);"美高"、"美考办"(毛南族);"都飘"、"豆牧"、"头旱"、"枳梭"(苗族);水里樟、樟柴根(畲族);"女梅共弄"、香樟(水族);"嘎菩"、"阿玛尔"、"嘎布尔"(藏族);"母抛卡"(土家族);"棵尚旦"(瑶族);"昧嫩腮"、"妹能赛"(彝族);"美照木"(壮族)。

【来源】　樟科植物樟 *Cinnamomum camphora*(L.)Presl. 的根、茎木、茎皮、叶、果实,以及以根、茎、叶为原料经水蒸气蒸馏精制而得的结晶物质樟脑。樟脑有毒。根、茎木、茎皮、叶全年可采,除去杂质,晒干;果实成熟时采集。

乔木,高达 30m;枝和叶都有樟脑味。叶互生,薄革质,卵形,长 6~12cm,宽 3~6cm,下面灰绿色,两面无毛,有离基三出脉,脉腋有明显的腺体。圆锥花序腋生,长 5~7.5cm;花小,淡黄绿色;花被片 6,椭圆形,长约 2mm,内面密生短柔毛;能育雄蕊 9,花药 4 室,第三轮雄蕊花药外向瓣裂;子房球形,无毛。果球形,直径 6~8mm,紫黑色;果托杯状。花期 4~5 月,果期 8~11 月。

生于山坡或沟壑中,但常有栽培。分布于长江以南及西南。

【药用经验】　傣族　木材:用于心腹胀痛、脚气、痛风、疥癣、跌打损伤。根:用于吐泻、心腹胀痛、风湿痹痛。果实:用于心腹冷痛、反胃呕吐(《滇省志》)。哈尼族　全株:用于扁桃腺炎、咽喉炎、疟疾、风湿骨痛、接骨(《哈尼药》)。京族　根茎、叶、果实:用于胃寒痛、风湿痛、急性胃肠炎、胃痛(《桂药编》)。毛南族　效用同京族(《桂药编》)。苗族　树皮:用于脘腹饱胀、翻胃呕吐、胃痛、风湿麻木(《苗医药》)。畲族　根、皮:用于胃痛、急性胃肠炎、风湿骨痛、跌打损伤(《畲医药》)。水族　根、果实:用于乳蛾(《水族药》)。藏族　木材:用于心腹胀痛、脚气、痛风、疥癣、跌打损伤。根:用于吐泻、心腹胀痛、风湿痹痛。果实:用于心腹冷痛、反胃呕吐(《滇省志》)。从根、茎、叶等部位提炼而得的结晶,用于热性病(《藏本草》)。心材:用于心热病、妇科诸病(《中国藏药》)。土家族　全株:用于心腹冷痛、痛经、关节痛、腰腿痛、跌打损伤(《土家药》)。瑶族　效用:同京族(《桂药编》)。根、皮、叶:用于风湿腰腿痛、扭挫伤、感冒头痛、胃寒腹痛、驱蚊(《湘蓝考》)。彝族　效用同傣族《滇省志》。果实:用于胃腹冷痛、食滞、腹胀、胃肠炎(《滇药录》)。壮族　根茎、叶、果实:用于胃寒痛、风湿痛、急性胃肠炎、胃痛(《桂药编》)。

【使用注意】　樟脑有毒,内服入丸、散剂,0.06~0.15g,不入煎剂;气虚及孕妇禁服。外用适量,皮肤过敏者慎用[1]。

【中毒与解毒】 大剂量服用本品粉剂或樟树油后不久即产生口渴、上腹部烧灼感、恶心、呕吐,轻者有中枢兴奋、烦躁不安、头痛、头昏、耳鸣、前庭功能紊乱、幻觉、幻想、如酒醉样酩酊状态,继出现腱反射亢进、瞳孔放大、眼球震颤、共济失调、阵发性抽搐和肌肉强直,有的患者出现颜面潮红、脸色苍白或淡蓝、体温升高、血压升高、猩红热样皮疹、脉搏加快,严重者出现意识丧失和癫痫样惊厥,随即转为昏迷、休克、皮肤冰冷、呼吸浅而慢,最终因呼吸或循环衰竭而死亡。还有排尿时有烧灼痛,甚至尿失禁和出现血尿;少数患者可出现荨麻疹样皮疹。解救措施:(1)立即用 5%乙醇洗胃,至胃液澄清无樟脑味为止。洗胃后给予内服活性炭 20g,以吸附未被洗出的毒物。再服硫酸镁 30g 导泻。(2)静脉补液,并注意血压和呼吸的变化。出现惊厥,可采用乙醚或溴化钠 4~10g 灌肠。(3)忌服油剂和乳汁、酒类,因其能溶解未泻的樟脑而促进其重吸收。(4)静脉滴注 5%葡萄糖盐水。(5)对症治疗:抽搐时可用速效的巴比妥类或安定、水合氯醛等。(6)如有呼吸障碍可给氧,必要时做人工呼吸,但不可用阿片类药物,以免加重对呼吸中枢的抑制。(7)中药对症治疗:制南星 9g、全虫 6g、蜈蚣 2 条、僵蚕 9g、甘草 6g,加水煎煮 2 次,合在一起,每 4~6 小时服 1 次,2 次服完,连服 3~4 剂;或当归 9g、大黄 9g(后下)、玄明粉 9g(冲服)、龙骨 9g、滑石 15g、甘草 6g,水煎服[2]。

【药材鉴定】 性状 (1)樟木:为性状不规则的段或小块。外表红棕色至暗棕色,纹理顺直。横断面可见年轮。质重而硬。有强烈的樟脑香气,味辛有清凉感。(2)樟脑:为白色的结晶性粉末或为无色透明的硬块,粗制品则略带黄色,有光亮,在常温中易挥发,火试能发生有烟的红色火焰而燃烧。取本品加少量乙醇、乙醚或氯仿则易研成白色粉末状。气芳香特异,味辛辣而后清凉[1]。

【化学成分】 茎含挥发油 3%~5%,主要成分为樟脑(camphor),尚含 1,8-桉叶素(1,8-cineole)、芳樟醇、α-蒎烯(α-pinene)、樟烯(camphene)、柠檬烯(limonene)、黄樟醚(safrole)、α-松油醇(α-terpineol)、香荆芥酚(carvacrol)、丁香油酚(eugenol)、荜澄茄烯(cadinene)、甜没药烯(bisabolene)、α-樟脑烯(α-camphorene)、薁(azulene)等。心材中还含 5-十二烷基-4-羟基-4-甲基-2-环戊烯酮(5-dodecanyl-4-hydroxy-4-methyl-2-cyclopent-enone)。叶含挥发油,油中的主要成分为樟脑[1,3]。

【药理毒理】 1. 镇痛止痒作用:临床上用樟脑擦剂有镇痛、止痒作用。2. 对中枢神经系统的作用:樟脑的全身作用主要是兴奋中枢神经系统,作用于大脑皮层运动区及脑干,引起癫痫样惊厥。一般剂量的樟脑对呼吸无明显作用,在极度抑制情况下,可看到呼吸的兴奋,主要是由于皮下注射时刺激感受器所引起的反射性兴奋。3. 促渗作用:樟脑和薄荷脑对尼莫地平均有促渗作用,薄荷脑的促渗时滞明显短于樟脑,两者合用,促渗效果有一定的提高[4]。4. 强心作用:樟脑制剂曾一度作为强心药使用,但各家报告结果很不一致而无定论。它无洋地黄或肾上腺素样作用。对正常心肌无作用,高浓度抑制。在离体心脏上,只有在造成衰竭时,方见兴奋作用。对血管运动中枢只有在其机能极度低下时,方见有兴奋作用,内脏血管收缩而皮肤血管舒张,血压上升。故认为对循环性虚脱或急性心功能衰竭者有效;但也有人对其疗效持怀疑或否定态度。樟脑在动物体内的水溶性代谢产物氧化樟脑具有明显的强心、升压和兴奋呼吸的作用。5. 体内过程:樟脑经黏膜、皮下、肌肉吸收。口服吸收快,在肝中氧化成樟脑醇,与葡萄糖醛酸结合后从尿液中排出。6. 其他作用:天然樟脑与山楂果提取物合用对被动体位性低血压疗效明显;内服适量樟脑制剂可刺激肠黏膜反射性增加肠蠕动,使胃有温热和舒适感;樟脑油还具有驱蚊、抑菌和良好的体外抗蠕形螨的作用,其机制是可能通过直接触杀作用和神经肌肉毒性作用完成[5]。7. 降低线粒体呼吸作用:樟脑可以降低植物线粒体、大肠杆菌线粒体、离体青蛙心脏线粒体的呼吸;通过雄性 Wistar 大鼠实验证明樟脑可以减少大鼠肝脏、肾线粒体的氧消耗量[1]。8. 调节肝药酶作用:樟脑可以调节在第一阶段和第二阶段的药物代谢有关肝脏酶的活动。樟脑可以使 P450、细胞色素 b_5、芳基烃羟化酶和谷胱甘肽 S-转移酶的活动大量增加,提高肝脏中谷胱甘肽水平[4]。9. 毒性:内服樟脑 0.5~1.0g 可引起眩晕、头痛、温热感、兴奋、谵妄等;内服 2.0g 以上时先出现暂时性的镇静状态,随后即出现大脑皮层的兴奋、癫痫样痉挛,最后由于呼吸衰竭导致死亡[1]。大鼠口服的 LD_{50} 为 1.93mg/kg,以 0.2g/kg 在 3 周内给犬喂饲 10次,未见不良反应,一次 0.25g 有时可引起呕吐,0.5g/kg 可致死亡。黄樟醚给犬 0.75g 则致吐;家兔口服 MLD 为 1.0g/kg,犬口服或皮下注射的 MLD 为 1.0g/kg[2]。

参 考 文 献

[1]《中华本草》编委会. 中华本草(第 3 册). 上海:上海科学技术出版社,1999:29-34
[2] 周立国. 中药毒性机制及解毒措施. 北京:人民卫生出版社,2006:485,486
[3] 王坚,罗永明,刘贤旺. 樟科樟属植物樟的化学成分与组织培养研究. 江西中医学院学报,2004,16(2):69,70
[4] 吴雪茹,涂兴明. 樟脑的药学研究进展. 检验医学与临床,2009,12(6):999-1001
[5] 丁元刚,马红梅,张伯礼. 樟脑药理毒理研究回顾及安全性研究展望. 中国药物警戒,2012,9(1):38-42

（孙荣进　陈吉炎　马丰懿　陈树和）

180. *Circaea cordata*（牛泷草）

【民族药名】　"锐转欲"、兰竹华、"睡喇蜜"（苗族）;"甲班区孜"（藏族）。

【来源】　柳叶菜科植物露珠草(牛泷草)*Circaea cordata* Royle(*Circaea cordiophylla* Makino)的全草。有小毒。秋季采收,鲜用或晒干用。

多年生草本,高 40~70cm;茎绿色,密被短柔毛。叶对生,卵形,基部浅心形,长 5~9cm,宽 4~8cm,边缘疏生锯齿,两面都被短柔毛;叶柄长 4~8cm,被毛。总状花序顶生,花序轴密被短柔毛;苞片小;花两性,白色;萼筒卵形,裂片 2,长 1.5~2mm;花瓣 2,宽倒卵形,短于萼裂片,顶端凹缺;雄蕊 2;子房下位,2 室。果实坚果状,倒卵状球形,长 2.5~3mm,直径约 2.5mm,外被浅棕色钩状毛;果柄被毛,稍短于果实或近等长。花期 6~8 月,果期 7~10 月。

生于林下阴湿处。分布于东北、河北、山西、陕西、湖北、四川、重庆、贵州、云南、江西、安徽、浙江和台湾。

【药用经验】　苗族　外用治疗疮、脓疮、刀伤(《苗医药》)。藏族　用于疮疖、痈肿、创伤、刀伤(《藏本草》)。

（王德彬）

181. *Cissus kerrii*（鸡心藤）

【民族药名】　"阿甫阿奴"（阿昌族）;"核们"（傣族）;"别苦戛"（德昂族）。

【来源】　葡萄科植物鸡心藤 *Cissus kerrii* Craib(*Cissus modeccoides* Planch. var. *subintegra* Gagn.)的根、藤、叶、全草。藤、叶有小毒。

草质藤本。小枝钝 4 棱形,有纵棱纹,被白粉,全株无毛。卷须不分枝,相隔 2 节间断与叶对生。叶心形,长 5~11cm,宽 4~8cm,顶端渐尖,基部心形,边缘每侧有 18~32 个细锯齿,上面绿色,下面浅绿色,两面无毛;基出脉5,中脉有侧脉3~4对,叶柄长1.5~7.5cm,托叶膜质,淡褐色,卵圆形,长3~4mm,宽1.5~2mm。花序顶生或与叶对生,二级分枝通常3,集生成伞形,花序梗长0.7~2cm,花梗长2~4mm;萼碟形,边缘全缘;花瓣4,椭圆形,高0.7~1.2mm,雄蕊4,花药卵圆形;花盘明显,波状4浅裂;子房下部与花盘合生,花柱钻形。果实近球形,直径约1cm,有种子1颗;种子椭圆形,顶端圆形,基部有短喙,种脊突出,腹面中棱脊突出。花期6~8月,果期9~10月。

生于海拔100~200m的田边、草坡、灌丛和林中。分布于福建、台湾、广东、广西、海南、云南。

【药用经验】 阿昌族 用于颈淋巴结核、扭伤骨折、腰肌劳损(《德宏药录》)。傣族 藤茎:用于风湿病、骨折(《滇省志》),以及风湿病、骨折(《德民志》)。德昂族 效用同阿昌族(《德宏药录》)。景颇族 效用同阿昌族(《德宏药录》)。

【使用注意】 孕妇忌服。

（黄德红 焦 玉）

182. *Claoxylon indicum*（丢了棒）

【民族药名】 丢了棒(壮族)。

【来源】 大戟科植物白桐树 *Claoxylon indicum*（Reinw. ex Bl.）Hassk. ［*Claoxylon polot*（Burm. f.）Merr.］的全株。有小毒。夏季、秋季采集,除去杂质,晒干。

小乔木或灌木,高3~12m;嫩枝被灰色短绒毛,小枝粗壮,密被白色短柔毛,具散生皮孔。叶纸质,干后有时淡紫色,通常卵形或卵圆形,长10~22cm,宽6~13cm,顶端钝或急尖,基部楔形或圆钝或稍偏斜,两面沿脉被疏柔毛后脱落,边缘具不规则的小齿或锯齿;叶柄长5~15cm,顶部有2枚不明显的小腺体。花小,单性,雌雄异株,无花瓣;总状花序腋生,花序枝及花柄密被茸毛,苞片三角形,长约2mm;雄花序长10~30cm,雄花3~7朵簇生于苞腋,花梗长约4mm,雄花花萼裂片3~4裂,裂片镊合状,长3mm,外面被锈色短柔毛,雄蕊15~25枚,花丝长约2mm,花粉囊上端分离,直立;花盘腺体片状,被毛,无退化雌蕊;雌花序长5~20cm,雌花通常1朵生于苞腋,花萼3~4裂,近三角形,长1.5mm,被绒毛;花盘3裂或边缘浅波状;子房2~3室,密被灰白色短茸毛;花柱3枚,长约2mm,具羽毛状突起。蒴果密被茸毛,三角状扁球形,直径7~8mm;种子近球形,直径4mm,外种皮红色。花果期3~12月。

生于海拔20~400m的平原、山谷或河谷疏林中。分布于广东、海南、广西西南部、云南南部。

【药用经验】 壮族 用于痹证、腰腿痛、跌打肿痛、小便不通等(《民毒药研用》)。

【使用注意】 孕妇忌服[1]。

【中毒与解毒】 民间用其叶捣烂后热酒冲服或泡酒服可止痛,但使用不当易发生中毒。中毒初期表现为为消化道症状,如恶心、呕吐、腹痛等,继之全身乏力、倦怠,并有头痛和微热。当日即可出现皮肤和巩膜黄染,严重者可有血红蛋白尿及腰痛。可发现心尖区有轻度的收缩期吹风样杂音,肝、脾轻度肿大,眼底及视网膜出血,束臂试验阳性。救治方法:(1)口服不久可给予催吐、洗胃及导泻。(2)静脉补液,给予B族维生素、维生素C、维生素K等[2]。(3)发生溶血出现贫血时,酌情输血,并碱化尿液。此外在治疗过程中注意纠正电解质紊乱和酸碱平衡,防止酸中毒[3]。

【药材鉴定】 性状 根呈圆柱状,大小悬殊,直径0.3~4.0cm。表面粗糙,外表面黄褐色,有的附着地衣斑;有细纵纹及大型圆形皮孔,有须根痕。质硬,不易折断,断面皮部黄褐色,木部黄白色[4]。叶淡绿色,向叶面皱卷,叶片展开长12~22cm,宽7~14cm,两面具疏毛,叶脉于叶两面突起;叶柄长4~7cm;叶质脆而易碎[5]。

显微特征 (1)根横切面:木栓层为10数列细胞,外有落皮层,栓内层薄壁细胞含多数草酸钙簇晶。中柱鞘纤维微木化,数个成束,与石细胞断续排列成环。韧皮部草酸钙柱晶多。形成层成环。木质部发达,射线1~3列细胞,导管单个散在或2~3个相连,呈放射状排列,有的含淡黄色物。薄壁细胞含淀粉粒,有的含柱晶[4]。(2)叶横切面:表皮细胞1列,类方形,叶外表皮具薄角质层及较多单细胞非腺毛。栅栏组织细胞1列,长圆柱形;叶肉薄壁细胞内散在较多草酸钙簇晶。中脉维管束7~9束,围成半圆形或近圆形。中脉处上表皮下方和下表皮上方有3~5列厚角组织细胞[4]。(3)根粉末:黄白色。石细胞淡黄绿色,单个散在或数个成群,类方形、长方形,直径20~50μm,壁厚,孔沟明显。草酸钙簇晶散在或存在于薄壁细胞中,直径8~20μm;草酸钙柱晶直径5~10μm。淀粉粒类圆形,脐点点状、裂缝状。导管为网纹和具缘纹孔导管[4]。(4)叶粉末:黄绿色。非腺毛为单细胞,长120~260μm。导管为网纹和螺纹导管,直径15~30μm。草酸钙簇晶较多,直径15~22μm,棱角尖锐。叶表皮细胞表面观多角形。部分薄壁细胞中含草酸钙簇晶[4]。

参 考 文 献

[1] 谢宗万.全国中草药汇编(下册).第2版.北京:人民卫生出版社,1996:257
[2] 贝新法,江凤鸣.有毒中草药的鉴别与中毒救治.北京:中国中医药出版社,1997:189
[3] 焦万田.中药不良反应与治疗.北京:人民军医出版社,1996:148
[4] 焦爱军,冯洁.丢了棒根的生药学研究.广西医科大学学报,2011,29(1):37,38
[5] 韦松基,刘寿.有毒药用植物的生药学研究.广西中医药,2003,26(2):55

(王 静 徐 燃)

183. *Clausena dunniana*(假黄皮)

【民族药名】 "来艾阿儿"(阿昌族);"匹番"、"迫反"、"迫汉囡"、"哥故满"(傣族);"撒反"(德昂族);"亚窝善奶"、"亚窝三奈"(基诺族);"撒反"(景颇族);假黄皮(拉祜族);小黄皮、臭麻木(佤族);臭麻木(彝族)。

【来源】 芸香科植物假黄皮(齿叶黄皮)*Clausena dunniana* H. Lév.(*Clausena excavata* Burm. f.)的根、树皮、嫩枝、叶。根有小毒。夏季、秋季采集,除去杂质,鲜用,或切段晒干用。

常绿灌木,高2~3m,具有强烈臭味。枝、叶都有毛。叶互生,单数羽状复叶,叶柄长2~4cm;小叶5~11对,近对生,有短柄,小叶片膜质,卵形至卵状披针形,长3~4cm,宽1~1.5cm,先端渐尖,基部偏斜,边缘有不明显的圆钝齿,具透明油腺点。夏季开白色小花,圆锥花序顶生,花梗短,花茎约4mm,4数。浆果长方卵形,黄绿色,长约1.6cm,先端有小突尖;种子多数。花期4~5月及7~8月,稀至10月仍开花;盛果期8~10月。

生于湿热河谷、山地、杂木林或灌木丛中。分布于福建、台湾、广西、广东、云南等省区。

【药用经验】 阿昌族 用于流行性感冒、急性肠胃炎、湿疹(《德宏药录》)。傣族 根、叶:用于感冒发热、咳嗽气喘、疟疾、痢疾、急性胃肠炎、腹泻、尿路感染、风湿水肿、皮癣、湿疹、疮疡(《傣药录》)。叶、嫩枝:用于虚汗、疲惫乏力、消化不良(《滇药录》)。叶:用于皮肤过敏、湿疹瘙痒(《傣药志》《傣医药》)。**德昂族** 效用同阿昌族(《德宏药录》)。**景颇族** 效用同阿昌族(《德宏药录》)。**基诺族** 根及叶:用于感冒、疟疾、急性胃肠炎。外治湿疹(《基诺药》)。**拉祜族** 根、叶:用于感冒发热、疟疾(《拉祜医药》)。**佤族** 根、叶:用于感冒发热、咳嗽气喘、疟疾、痢疾、急性肠胃炎、腹泻、尿路感染、风湿水肿、疥癣、湿疹、疮疡(《中佤药》)。**彝族** 根、叶:用于感冒、发热、咳嗽、气喘、疟疾、痢疾、急性胃肠炎、腹泻、尿路感染、风湿、水肿、疥癣、湿疹、溃疡(《滇药录》)。

【使用注意】 本品果有毒,多食引起头晕等症状。早期可洗胃,晚期可导泻,并可对症治疗[1]。

【药材鉴定】 显微特征 叶上、下表皮细胞表面观类多角形或不规则形,垂周壁平直或弯曲,或弯曲呈微波浪状;栅栏组织细胞 1 列,占叶肉组织的 2/5,海绵组织细胞排列极疏松;中脉维管束类圆形,2 束,约占主脉直径的 1/3[2]。

【化学成分】 枝和叶含有 clauslactones K-N、excavatines A-M、7-hydroxycoumarin、excavacoumarin A、excavacoumarin B、excavacoumarin H。根皮含 claucavatin A、claucavatin B、clausenidin、kenocoumarin、黄皮香豆精(clausarin)、去甲齿叶黄皮素(nordentatin)、欧前胡内酯(imperatorin)、齿叶黄皮素(dentatin)[3,4]。

【药理作用】 1. 保肝作用:由同属植物黄皮叶和黄芪组成的成药"息肝宁"对实验性肝损害有保护作用。2. 降血脂作用:同属植物黄皮叶对降低三酸甘油酯作用极其明显,并能有效地降低血清中总胆固醇和 β 脂蛋白含量。3. 解痉作用:5 种黄皮属植物 50% 乙醇组提取物对离体豚鼠回肠有不同程度的解痉活性。4. 抑菌作用:黄皮亭浓度在 10ppm 时,对微生物如支气管败血性博氏杆菌、枯草杆菌 6633、肺炎球菌、金葡萄球菌、绿脓杆菌 NCTC/0490 显示有抑制作用。5. 毒性:齿叶黄皮的毒性试验表明,其所含的白茅苷(imperatorin)比佛手苷内酯的毒性大,比花椒毒性小,白茅苷慢性毒性有胃肠刺激、脾及肾上腺出血、肝的浑浊肿胀、脂肪变性及坏死[3]。

参 考 文 献

[1] 王国强. 全国中草药汇编(第 2 卷). 北京:人民卫生出版社,2014:814
[2] 高成芝,冯恒光,赖其瑞. 广西黄皮属六种叶片的比较解剖观察. 广西植物,1988(4):329-334
[3] 《中华本草》编委会. 中华本草(第 4 册). 上海:上海科学技术出版社,1999:917
[4] 潘瑞乐,朱兆仪. 黄皮属药用植物研究进展. 国外医药·植物药分册,1990,5(6):243-247

(孙荣进 陈吉炎 马丰懿 陈树和)

184. *Claviceps purpurea*(麦角)

【民族药名】 "酒哇嘎"(藏药)。
【来源】 麦角菌科真菌麦角菌 *Claviceps purpurea*(Fr.)Tul. 在寄主植物(禾本科)上所形成的菌核。有毒。夏季、秋季麦穗黄熟时采收,阴干或烘干。

麦角菌的菌丝侵入黑麦子房形成菌核,菌核为一略具三棱形的圆柱体,稍弯曲,两端稍窄,长 1~2cm,其大小因寄生不同而异,人工接种所形成的麦角,长 2~4cm,径 2~5mm,表面紫褐色或黑褐色,具有多数纵裂纹,质脆,易折断,断面平滑略呈三角形,内层灰白色,味略腥臭。菌核背部丛生 10~30 个子座,子座有粗长柄,暗褐色,头部近球形,径 1~2mm,红褐色,内生多数子囊壳,壳内有多数长圆柱状子囊,囊内有 8 个线形孢子。

麦角的寄主主要为黑麦,也生在小麦和大麦及其他野生禾木科植物上。我国大部分地区均有分布。

【药用经验】 藏族 用于偏头痛、产后出血过多及加速子宫恢复(《藏本草》)。

【使用注意】 本品有毒,内服制成流浸膏,每次 0.5~2ml[1]。孕妇、临产及胎盘尚未完全排出时禁用。肝脏病及周围血管病患者慎服[1]。

【中毒与解毒】 中毒症状起初表现为口渴、上腹部烧灼感、呕吐、流涎等,大剂量服用中毒引起心慌、血压上升、头痛、意识丧失、昏迷等,少数人还会出现皮疹、瘙痒等过敏反应。最后可因呼吸麻痹和心力衰竭而死亡。慢性麦角中毒有坏疽和痉挛两种,两者早期均有以上症状。坏疽型以四肢剧痛开始,最后可因长期脓毒败血症而死亡;痉挛型的特征为阵发性强直性痉挛。孕妇多发生子宫收缩而流产。最后可因呼吸麻痹和心力衰竭而死亡。解救方法[1]:(1)用活性炭及硫酸钠洗胃或高锰酸钾溶液洗胃,注射吗啡可催吐。(2)慢性中毒、血管痉挛者,可用扩血管药,肌肉注射妥拉唑林 25mg,每日 4~6 次。(3)皮下注射硫酸阿托品 0.5~1.0mg,每日 4~5 次,盐酸罂粟碱 30~60mg,皮下注射,每日 4 次或 60mg 加入葡萄糖溶液 200ml 中静脉滴注。(4)低分子右旋糖酐或小分子右旋糖酐 500ml 静脉滴注,每日 1~2 次。(5)鲜凤尾草 100g,捣汁,开水冲服。(6)鲜过路黄 90g,捣汁,冲服,或用干品 60g,水煎服。(7)服浓茶或荸荠汁[2]。

【药材鉴定】 性状 菌核长纺锤形,平直或略弓状弯曲,具 3 条钝棱,长 1~4cm,宽 2~7mm,外表皮灰紫色至黑紫色,有细小横裂纹及纵沟。质硬脆,易折断,断面平坦,略呈钝三角形,其边缘为一薄层暗紫色组织,内部淡棕白色至淡红色,中央部分有时可见星状暗纹。气特异而微弱,味先微甜,后辛[1]。

显微特征 横切面:略呈三角形,外层为数列排列紧密的深紫色菌丝细胞,细胞壁及内含物遇酸呈血红色,遇碱呈青紫色,内部由粗细不等的无色菌丝细胞组成,直径 3~12μm,壁厚,具强折光性,中央部分细胞疏松而有间隙,细胞壁由甲壳质构成。不含淀粉粒及草酸钙结晶[1]。

【化学成分】 麦角含三组不同生物碱类化学成分:麦角新碱组包括左旋性麦角新碱(ergometrine)和右旋性麦角异新碱(ergometrinine);麦角胺组有左旋性麦角胺(ergotamine)、麦角生碱(ergosine)、右旋性麦角异胺(ergotaminine)、麦角异生碱(ergosinine);麦角毒碱组为左旋性麦角克碱(ergocristine)、麦角开碱(ergocryptine)、麦角科林碱(ergocornine)、右旋性麦角异克碱(ergocristinine)、麦角隐宁碱(ergokryptinine)和麦角异高碱(ergocorninine)。另含酪胺(tyramine)、组胺(histamine)、异戊胺、三甲胺等胺类及乙酰胆碱(acetylcholine)、麦角红色素(scleroerythrin)等[3]。此外,麦角中尚含麦角甾醇、麦角硫因(ergothioneine)、黑麦酮酸 A(secalonic acid A)、黑麦酮酸 B(secalonic acid B)、黑麦酮酸 C(secalonic acid C)、黑麦酮酸 D(secalonic acid D)、金黄麦角酸(chrysergonic acid)和麦角黄质(ergoxanthin)等[1]。

【药理毒理】 1. 兴奋子宫平滑肌:麦角类药物中麦角新碱和麦角胺能使子宫呈节律性收缩,大剂量可引起其强制性收缩[2]。2. 收缩脑血管:麦角胺和麦角毒均有收缩脑血管的作用,故对因脑血管扩张所引起的偏头痛有治疗作用[2]。3. 神经系统作用:大量麦角胺等麦角毒能阻断肾上腺素能受体,引起肾上腺素升压作用的翻转,但不能阻断交感神经介质的释放;有一定的增强巴比妥等镇静催眠的作用[1]。4. 毒性:小量麦角可以兴奋延脑中枢,大量可致延脑麻痹而死亡[1]。同时麦角胺能伤害血管内皮细胞,导致坏疽的形成[2]。麦角中毒致死量为 5~10g,成人口服麦角的最小致死量为 1g[2]。

参 考 文 献

[1]《中华本草》编委会. 中华本草(第 1 册). 上海:上海科学技术出版社,1999:489-491

[2] 周立国. 中药毒性机制及解毒措施. 北京：人民卫生出版社,2006；28-30
[3] 谢宗万. 全国中草药汇编(上册). 第2版. 北京：人民卫生出版社,2000；126,127

（杨芳云）

185. *Clematis aethusifolia*（芹叶铁线莲）

【民族药名】 "特木日-敖日秧古"、"那林-那布其特-敖日雅阁木格"、"查干-依孟"、"昭格都尔-额布斯"（蒙古族）；"依蒙嘎布"、"叶芒尕保"、"叶芒嘎保"（藏族）。

【来源】 毛茛科植物芹叶铁线莲 *Clematis aethusifolia* Turcz. 的地上部分或全草。有毒。6~7月采割,除去枯枝,洗净,晒干。

藤本；分枝、叶柄和花梗疏生短柔毛,后变无毛。叶对生,为羽状复叶,长7~14cm；羽片3~5对,长1.5~5cm,二回细裂,末回裂片倒披针形或披针状条形,宽0.5~2mm；叶柄长1~2cm。聚伞花序腋生,具1~3花；花序梗长2.5~6.5cm；苞片叶状；花萼钟形,淡黄色,萼片4,狭卵形,长约2cm,边缘密生短绒毛；无花瓣；雄蕊多数,长度为萼片之半,花丝条状披针形,有疏柔毛,花药无毛；心皮多数。瘦果倒卵形,扁,长约2mm,羽状花柱长约1cm。花期7~8月,果期9月。

生于山坡灌丛中。分布于青海、甘肃、陕西、山西、河北、内蒙古和东北。

【药用经验】 蒙古族 地上部分用于消痞块、调温燥（"希日乌素"）、止腐、消肿、止泻《蒙标》。根用于劳伤久咳、浮肿、白带、月经不调、瘰疬、疮疔、毒蛇咬伤（《滇药录》）。藏族 地上部分用于"培根"病、胃部寒性痞块、寒性水肿、慢性胃病、腹部痞块、消化不良、呕吐、肠痈、炭疽病、包囊虫病。外用治疮疡久溃不敛、流黄水、脓液（《藏本草》）。全草用于消化不良、呕吐、肠痈、胃和肝包囊虫病。外用除疮、排脓（《青藏药鉴》）。茎枝或全草用于寒性"培根"病、炭疽、浮肿、皮肤病、黄水疮（《中国藏药》）。

【药材鉴定】 性状 茎细而缠绕,直径0.5~2.5cm,表面灰黄绿色至红棕色,断面灰白色。叶为二至三回羽状复叶,叶柄较短；裂片细小,倒披针形或披针形条状,宽0.5~2mm,全缘。气微香而特异,味淡[1]。

显微特征 叶横切面：叶柄近轴面中部凹陷,两边角隅处略凸起呈脊状；表皮细胞1列,可见气孔、非腺毛和腺毛,维管束9~11个,近轴面5~7个,远轴面3~4个。叶片为异面叶,上表皮气孔及毛茸较少,下表皮较多；栅栏细胞1~2列；海绵组织细胞类圆形,细胞间隙较大[1]。

【化学成分】 花、叶含槲皮素（quercetin）、山奈酚（kaempferol）等黄酮类化合物[1]。地上部分含挥发油,其含量达3%以上者有苯甲醛（benzaldehyde）、苯乙醇（benzeneethanol）、4-乙烯基-2-甲氧基酚（2-methoxy-4-vinylphenol）、石竹烯（caryophyllene）和大牻牛儿烯D（germacrene D）[2]。还含咖啡酸（caffeic acid）、阿魏酸（ferulic acid）、芹菜素（apigenin）、木犀草素-3′-O-葡萄糖苷（luteolin-3′-O-glucoside）、槲皮素-3-O-葡萄糖苷（quercetin-3-O-glucoside）、槲皮素-3-O-鼠李糖基（1→6）葡萄糖苷［quercetin-3-O-rhamnosyl（1→6）glucoside］、山奈酚-3-O-鼠李糖基（1→6）葡萄糖苷［kaempferol-3-O-rhamnosyl（1→6）glucoside］、芹菜素-7-O-（p-香豆酰基）葡萄糖苷［apigenin-7-O-(p-coumaric acyl)glucoside］、芹菜素-6-C-6″（p-香豆酰基）葡萄糖碳苷［apigenin-6-C-6″-(p-coumaric acyl)glucoside］、邻苯二甲酸异二丁酯（diisobutyl phthalate）、邻苯二甲酸二丁酯（dibutyl phthalate）[3]。

【药理毒理】 1. 抗氧化作用：其提取物具有抗氧化作用[3]。2. 抑菌作用：实验发现芹叶铁线莲的黄酮提取物有良好的抑菌效果[4]。

【附注】 同属植物长瓣铁线莲 *Clematis macropetala* Ledeb. 的地上部分在藏族也作药用，称谓相似（"依蒙那布"、"叶芒那保"），疗效应用也基本与芹叶铁线莲的地上部分相同：用于"培根"病、胃部寒性痞块、寒性水肿、慢性胃病、腹部痞块、消化不良、呕吐、肠痈、炭疽病、包囊虫病、黄水病。外用治疮疡久溃不敛（《藏本草》）。用于黄水病、寒性肿瘤、浮肿（《中国藏药》）。排脓，除疮，消痞块（《青藏药鉴》）。亦有毒。

参 考 文 献

[1]《中华本草》编委会. 中华本草. 第三册. 上海：上海科学技术出版社，1999：183，184

[2] 巩江，倪士峰，赵婷，等. 芹叶铁线莲挥发物质气相色谱-质谱研究. 安徽农业科学，2010，38（18）：9525，9526

[3] 付明海. 蒙药材芹叶铁线莲生物活性成分研究. 内蒙古民族大学硕士学位论文，2011：5-8

[4] 丁存宝，李桂秋，刘海燕，等. 几种野菜中黄酮的提取及抑菌作用研究. 食品工业，2012，10（33）：117-119

（王雪芹　陈吉炎　马丰懿　陈树和）

186. *Clematis apiifolia* var. *argentilucida*（钝齿铁线莲）

【民族药名】 "花木通"（瑶族）；"鱼屋利"（彝族）

【来源】 毛茛科植物钝齿铁线莲 *Clematis apiifolia* DC. var. *argentilucida*（H. Lév. et Vaniot）W. T. Wang[*Clematis apiifolia* DC. var. *obtusidentata* Rehd et Wils.]的全株。有小毒。秋季采集，刮去藤茎外皮，切片（段）晒干。

木质藤本。枝密被贴伏短柔毛。叶为三出复叶；小叶纸质，卵形、菱状卵形或狭卵形，长 5～11.5cm，宽 2.5～7cm，顶端渐尖或急尖，基部截状心形或圆形，常 3 浅裂，稀不裂，边缘有少数粗牙齿，稀全缘，上面疏被贴伏短柔毛，背面通常密被短柔毛，有时被短绒毛；叶柄长 3～12cm。聚伞花序腋生和顶生，通常具多数花；花序梗长（2～）4～9cm；苞片为三出复叶，或为单叶，卵形，3裂；花梗长 0.8～1.8cm，密被短柔毛；萼片 4，平展，白色，倒卵状长圆形或长圆形，长约 7mm，宽 2.8～3mm，顶端微钝，外面密被短绒毛，内面被贴伏短柔毛；雄蕊无毛，花药长圆形，长约 1.2mm，顶端钝。瘦果长卵形，长约 4.5mm，被短柔毛，羽毛状宿存花柱长约 2.5cm。花期 7 月。

生于山坡林中或沟边。分布于云南、四川、甘肃和陕西南部、贵州、广西北部、广东北部、湖南、湖北、江西、浙江、江苏南部、安徽大别山以南。

【药用经验】 瑶族　用于风湿骨痛（《湘蓝考》）。彝族　用于急慢性膀胱炎、尿道炎（《彝药志》）。用于急慢性膀胱炎、尿道炎、小便闭塞（《楚彝本草》）。

【使用注意】 孕妇慎用。

【药材鉴定】 性状　茎藤呈细长圆柱形，略扭曲，直径 1～4mm；表面黄绿色或绿褐色，有纵棱及节，质脆易折断。叶对生，为三出复叶，具长柄；小叶片黄绿色或灰绿色，密被柔毛，边缘有疏锯齿。气微，味微苦。

（彭　方）

187. *Clematis brevicaudata*（短尾铁线莲）

【民族药名】 "梢都古日-奥绕木格"（　蒙古族）；"依蒙那布"、"叶芒嘎保"（藏族）

【来源】 毛茛科植物短尾铁线莲 *Clematis brevicaudata* DC. 的茎枝或全草。有小毒。全年可采，晒干。

藤本;枝条褐紫色,疏生短毛。叶对生,为二回三出或羽状复叶,长达 18cm;小叶卵形至披针形,长 1.5~6cm,先端渐尖或长渐尖,基部圆形,边缘疏生粗锯齿,有时 3 裂,近无毛;叶柄长 2~4.5cm,有微柔毛。圆锥花序顶生或腋生,腋生花序长 4~11cm,较叶短;总花梗长 1.5~4.5cm;花直径 1~2cm;萼片 4,展开,白色,狭倒卵形,长约 8mm,两面均有短绢状柔毛,毛在内面较稀疏;无花瓣;雄蕊和心皮均多数。瘦果卵形,长约 3mm,密生短柔毛,羽状花柱长达 2.8cm。花期 7~9 月,果期 9~10 月。

生于山地灌丛中或疏林中。分布于四川、甘肃、陕西、河南、山西、山东、河北、内蒙古和东北。

【药用经验】 蒙古族 利尿,消肿。用于浮肿、小便不利、尿血(《蒙中草药》)。藏族 地上部分:用于"培根"病、胃部寒性痞块、寒性水肿、慢性胃病、腹部痞块、消化不良、呕吐、肠痈、炭疽病、包囊虫病。外用治疮疡久溃不敛(《藏本草》)。茎枝或全草:用于寒性"培根"病、炭疽、浮肿、皮肤病、黄水疮(《中国藏药》)。

【使用注意】 孕妇禁服。

【药材鉴定】 性状 茎藤长达数米,缠绕或切成段,细长圆柱形,直径 2~5mm,表面绿褐色或褐紫色,具纵棱,嫩藤可见柔毛,质脆,易折断,断面类白色。有的具叶,叶对生,叶柄较长,可达 4cm,二回三出复叶,完整的小叶先端渐尖。基部圆形,边缘疏尘粗锯齿,有时 3 裂,枯绿色。气微,味微苦、涩。

【化学成分】 花、叶含槲皮素(quercetin)[1]、山奈酚(kaempferol)等黄酮类化合物。

【附注】 同属植物粉绿铁线莲 *Clematis glauca* Willd. 的地上部分有小毒,在藏族也称"依蒙那布"。同样用于"培根"病、胃部寒性痞块、寒性水肿、慢性胃病、腹部痞块、消化不良、呕吐、肠痈、炭疽病、包囊虫病;外用治疮疡久溃不敛(《藏本草》)。粉绿铁线莲化学成分主要有黄酮类化合物[2]和挥发油类[3]。

参 考 文 献

[1] 任文栓,白图雅,常福厚. 高效液相色谱法测定短尾铁线莲中槲皮素的含量. 中国民族医药杂志,2010,2(2):50,51
[2] 艾木拉古丽·阿布拉,古丽巴哈尔·阿巴拜克力. 不同季节粉绿铁线莲总黄酮含量变化研究. 新疆师范大学学报(自然科学版),2011,30(1):42,43
[3] 刘正信,高海翔,郑培清,等. 粉绿铁线莲挥发油成分分析. 天然产物研究与开发,2001,13(5):25-27

（彭　方）

188. *Clematis chinensis*（威灵仙）

【民族药名】 "教素昆"、"教昆"、"教荡灭"、"骂巴亮"(侗族);"特木日-伊热给"、"巴日森-萨哈勒"、"哈代仁-查干-额布斯"、(蒙古族);九里火、百条根、灵仙藤、威灵陈、南胶藤(畲族);"拦卡得卜儿那"(土家族);"谜姜"(瑶族)。

【来源】 毛茛科植物威灵仙 *Clematis chinensis* Osbeck. 的根及根茎、藤茎、全株。全株有小毒,根及根茎毒性较强。秋季采挖,除去泥沙,晒干。

藤本,干时变黑;茎近无毛。叶对生,长达 20cm,为一回羽状复叶;小叶 5,狭卵形或三角状卵形,长 1.2~6cm,宽 1.3~3.2cm,先端钝或渐尖,基部圆形或宽楔形,近无毛;叶柄长 4.5~6.5cm。花序圆锥状,腋生或顶生,具多数花;花直径约 1.4cm;萼片 4,白色,展开,矩圆形或狭倒卵形,长约6.5mm,外面边缘密生短柔毛;无花瓣;雄蕊多数,无毛,花药条形;心皮多数。瘦果狭卵形,扁,长约3mm,疏生紧贴的柔毛,羽状花柱长达1.8cm。花期5~7月,果期6~9月。

生于山谷、山坡林边或灌丛中。分布于长江流域中、下游及以南各地。

【药用经验】 侗族 全株:用于"宾罢来现癸"(咽炎)、风湿骨痛、鱼骨刺喉(《侗医学》);根茎:用于鱼骨卡喉(《民族药志要》)。蒙古族 根:用于风寒湿痹、关节不利、四肢麻木、跌打损伤、扁桃体炎、黄疸型急性传染性肝炎、鱼骨鲠喉、食道异物、丝虫病。外用于牙痛、角膜溃疡(《蒙药》)。畲族 全株:用于风湿痛、腹中冷气、跌打损伤(《畲医药》)。土家族 根:用于关节痛、腰腿痛、头颤、头风、跌打损伤(《土家药》)。瑶族 藤及根:用于跌打、风湿痛、骨鲠咽喉、便秘、偏头痛(《湘蓝考》)。

【使用注意】 气血亏虚及孕妇慎服。

【中毒与解毒】 内服常用量为6~9g,超量易中毒。一般剂量可引起胃肠刺激、腹痛、少尿等症状。嫩汁接触皮肤或黏膜后引起接触性皮炎,表现为皮肤灼热、疼痛、瘙痒、丘疹、斑疹、充血、发泡、溃烂等。中毒症状首先表现为口腔灼热、肿胀、咀嚼困难、剧烈腹痛腹泻,排出黑色腐臭粪便,便中带血。重症患者有脉缓、血压下降、呼吸困难、瞳孔散大。严重者10小时内即可死亡[1]。解救方法:皮肤或黏膜中毒者,可用清水、硼酸水、鞣酸溶液洗涤。内服中毒者,催吐,洗胃,口服蛋清、冷面糊或活性炭等。血压下降时,阿拉明加入葡糖糖盐水中静点。剧烈腹痛时,皮下注射阿托品[2]。心力衰竭时可用西地兰等药。配合中药治疗:剧烈腹痛、腹泻时,用焦地榆15g、盐黄柏、炙甘草各9g,罂粟壳6g,水煎服[3]。

【药材鉴定】 性状 根茎呈柱状,长1.5~10cm,直径0.3~1.5cm;表面淡棕黄色;顶端残留茎基;质较坚韧,断面纤维性;下侧着生多数细根。根呈细长圆柱形,稍弯曲,长7~15cm,直径0.1~0.3cm;表面黑褐色,有细纵纹,有的皮部脱落,露出黄白色木部;质硬脆,易折断,断面皮部较广,木部淡黄色,略呈方形,皮部与木部间常有裂隙。气微,味淡。

显微特征 根横切面:表皮细胞外壁增厚,棕黑色。皮层宽,均为薄壁细胞,外皮层切向延长;内皮层明显。韧皮部外侧常有纤维束及石细胞,纤维直径18~43μm。形成层明显。木质部全部木化。薄壁细胞含淀粉粒。

薄层色谱 取本品粉末1g,加乙醇50ml,加热回流2小时,滤过,滤液浓缩至20ml,加盐酸3ml,加热回流1小时,加水10ml,放冷,加石油醚(60~90℃)25ml振摇提取,石油醚蒸干,残渣用无水乙醇10ml使溶解,作为供试品溶液。另取齐墩果酸对照品,加无水乙醇制成每1ml含0.45mg的溶液,作为对照品溶液。吸取上述2种溶液各3μl,分别点于同一硅胶G薄层板上,以甲苯-乙酸乙酯-甲酸(20∶3∶0.2)为展开剂,薄层板置展开缸中预饱和30分钟,展开,取出,晾干,喷以10%硫酸乙醇溶液,在105℃加热至斑点显色清晰。供试品色谱中,在与对照品色谱相应的位置上,显相同颜色的斑点[4]。

【化学成分】 根含原白头翁素(protoanemonin)[5]、常春藤皂苷元(hederagenin)、表常春藤皂苷元(epihederagenin)和齐墩果酸(oleanoic acid)为苷元的皂苷:威灵仙-23-O-阿拉伯糖皂苷CP_0、威灵仙单糖皂苷CP_1(prosapogenin CP_1)、威灵仙二糖皂苷CP_2(prosapogenin CP_2)、威灵仙三糖皂苷CP_3~CP_6(prosapogenin CP_3-CP_6)、威灵仙四糖皂苷CP_7~CP_8(prosapogenin CP_7-CP_8)、威灵仙五糖皂苷CP_9、威灵仙-23-O-葡萄糖皂苷CP_{2a}、威灵仙表二糖皂苷CP_{3a}、威灵仙四糖皂苷CP_{7a}~CP_{8a}、威灵仙五糖皂苷CP_{9a}~CP_{10a}、威灵仙二糖皂苷CP_{2b}、威灵仙二糖皂苷CP_{3b}等。另含微量元素锌(Zn)、铜(Cu)、铁(Fe)、镍(Ni)、钙(Ca)、镁(Mg)[2]。

【药理毒理】 1. 镇痛作用:热板法实验表明,腹腔注射威灵煎剂2.5g/kg,能提高小鼠痛阈。2. 利胆作用：100%威灵仙煎剂和200%醇提取物3~4ml/kg灌胃，均能促进大鼠胆汁分泌。200%醇提取物0.5~1ml/kg静脉注射能迅速促进麻醉犬胆汁分泌及松弛总胆管末端的括约肌，更有利于胆汁分泌。3. 对平滑肌作用：麻醉犬灌服威灵仙煎剂，可使食管蠕动节律增强，频率加快，幅度增大。对离体兔肠平滑肌，有对抗组胺的兴奋作用[5]。醇提取物能直接松弛豚鼠离体回肠平滑肌，并对抗乙酰胆碱和组胺引起的回肠收缩[5]。4. 引产作用：稀醇提取物15g（生药）/kg，肌肉注射，连续5天，对小鼠中期妊娠有引产作用，完全产出者占80%以上。5. 抗微生物作用：本品100%煎剂对金黄色葡萄球菌、志贺痢疾杆菌有抑制作用。抗菌有效成分可能是原白头翁素及其聚合物白头翁素。原白头翁素对革兰阳性及阴性细菌和真菌都有较强的抑制作用，对链球菌的有效浓度为1：60000；对大肠杆菌为1：83000~1：33000；对白色念珠菌为1：10000。威灵仙水浸剂（1：3）体外对奥杜益小芽孢癣菌有抑制作。此外，其根茎与须根煎剂均有抑制伯氏鼠疟原虫的作用[5]。6. 其他作用：威灵仙对离体蟾蜍心脏有先抑制后兴奋作用，浸剂的药效比煎剂大3~5倍。煎剂可使麻醉狗的血压下降，肾容积缩小，其煎剂药效比浸剂弱1/2倍；威灵仙浸剂与煎剂对小鼠、大鼠和豚鼠均有显著抗利尿作用，浸剂与煎剂的作用大致相似，50%威灵仙煎剂0.2ml其效价相当于垂体后叶素的抗利尿效果，但作用时间较后者为长。威灵仙乙醇提取物对角叉菜胶引起的足肿胀有抑制作用[5]。7. 毒性：原白头翁素具刺激性，接触过久可使皮肤发泡，黏膜充血，原白头翁素易聚合成白头翁素，白头翁素为威灵仙有毒成分，服用过量可引起中毒[1]。白头翁素小鼠腹腔注射的LD_{50}为150mg/kg[6]。

【附注】　本种为中药威灵仙的来源之一，收载于中国药典（2015年版）一部。

参 考 文 献

[1]朱亚峰. 中药中成药解毒手册. 第3版. 北京：人民军医出版社，2009：270
[2]夏丽芙. 现代中药毒理学. 天津：天津科技翻译出版公司，2005：263
[3]高渌文. 有毒中药临床精要. 北京：学苑出版社，2006：335
[4]国家药典委员会. 中国药典（2015年版）一部. 北京：中国医药科技出版社，2015：250-251
[5]谢宗万. 全国中草药汇编（上册）. 第2版. 北京：人民卫生出版社，2000：630
[6]周立国. 中药毒性机制及解毒措施. 北京：人民卫生出版社，2006：366

（彭　方）

189. *Clematis intricata*（黄花铁线莲）

【民族药名】　狗肠草（回族）；"昔日-奥日牙木格"（蒙古族）；"汞门"（羌族）；"依蒙赛布"、"叶芒那保"（藏族）。

【来源】　毛茛科植物黄花铁线莲 *Clematis intricata* Bunge 的嫩茎、带花叶枝条、叶、全草。有小毒。夏季、秋季采割或采摘，鲜用或晒干用。

草质藤本。茎纤细，多分枝，有细棱，近无毛或有疏短毛。一至二回羽状复叶；小叶有柄，2~3全裂或深裂、浅裂，中间裂片线状披针形、披针形或狭卵形，长1~4.5cm，宽0.2~1.5cm，顶端渐尖，基部楔形，全缘或有少数牙齿，两侧裂片较短，下部常2~3浅裂。聚伞花序腋生，通常为3花，有时单花；花序梗较粗，长1.2~3.5cm，有时极短，疏被柔毛；中间花梗无小苞片，侧生花梗下部有2片对生的小苞片，苞片叶状，较大，全缘或2~3浅裂至全裂；萼片4，黄色，狭卵形或长圆形，顶端尖，长1.2~2.2cm，宽4~6mm，两面无毛，偶尔内面有极稀柔毛，外面边缘有短绒毛；花丝线形，有短柔毛，花药无毛。瘦果卵形至椭圆状卵形，扁，长2~3.5mm，边缘增厚，被柔毛,宿存花柱长 3.5~5cm,被长柔毛。花期 6~7 月,果期 8~9 月。

生于山坡草地或灌丛中。分布于青海东部、甘肃南部、陕西、山西、河北、辽宁(凌源)、内蒙古西部和南部。

【药用经验】 回族 嫩茎和叶:外敷用于风湿性关节炎(《民族药志三》)。蒙古族 温中,破痞,助消化,祛巴达干。用于胃痞、石痞、大肠痞、食痞等寒性痞症(《中本草蒙卷》)。羌族 嫩枝:捣烂外敷用于各种顽癣、神经性皮炎等。藏族 地上部分:用于风湿筋骨疼痛、胃寒腹痛、胃腹痞块。外用治疮疖痈肿、久溃不愈(《藏本草》)。全草:用于胃寒、消化不良、痞瘤、黄水病、寒性肿瘤、浮肿(《中国藏药》)。

【中毒与解毒】 外敷时不宜久敷,敷药时间较长者可能出现局部肿胀,起水泡时用针刺破放水[1]。

【药材鉴定】 性状 (鲜品)茎圆柱形,纤细,直径约 1mm,表皮黄绿色或灰绿色,具纵沟棱,近无毛或有疏短毛,断面中央有白色髓。一至二回羽状复叶,绿色或灰绿色;小叶 3~5,稍革质,2~3 全裂或深裂,中间裂片线状披针形、披针形或狭卵形,顶端渐尖,基部楔形,全缘或有少数牙齿及浅裂,两侧裂片较短,中、下部常有 1~2 浅裂;仅主脉及 1~2 侧脉明显;叶柄较长。气微,味淡[1]。

显微特征 (1)嫩茎横切面:类圆形,具棱脊。表皮细胞 1 列,长方形,排列整齐,切向延长,外被角质层。皮层较窄,由 3~6 列薄壁细胞组成,在棱脊处排列紧密,类长方形或矩圆形,在棱间排列疏松,类圆形,细胞间隙较大。维管束外韧型,10~12 个,呈断续环状排列,其中有两个维管束较小;韧皮部细胞形状不规则;木质部较宽,导管排列略呈扇形,木化。每个维管束的外侧有帽状的厚壁组织,由 6~12 列厚壁细胞组成,木化。髓射线由 5~7 列细胞组成,径向延长,微木化。髓细胞类圆形。薄壁细胞中可见草酸钙方晶[1]。(2)老茎横切面:与嫩茎不同在于:内皮层明显,为 1 列类长方形细胞组成,切线向延长,凯氏点可见。中柱鞘为 2 列类方形薄壁细胞,切线向排列。韧皮部两侧角隅处各具韧皮纤维 1 列。(3)叶横切面:上表皮细胞扁平长方形,较大,上、下表皮外被角质层,具气孔。栅栏组织细胞 2~3 列,排列较整齐。海绵组织细胞多角形或不规则形。维管束外韧型,木质部导管排列不整齐。中脉下表面稍突起。草酸钙方晶存在于薄壁细胞中[1]。(4)茎、叶粉末:呈黄绿色。叶表皮细胞呈多角形,较平直。上、下表皮均有气孔及非腺毛。气孔为不定式或不等式,副卫细胞 4~8 个。非腺毛单细胞或多细胞,长 210~400μm,先端渐尖,顶端细长,基部细胞甚短,2~3 个。螺纹导管多见,直径 10~20μm,偶见环纹、网纹导管。茎纤维黄色,细长,常成束,直径 10~30μm。草酸钙方晶散在,形状多不规则,直径 10~30μm[1]。

【化学成分】 从新鲜全草中分离得到化合物有正二十八烷醇(n-octacosanol)、β-谷甾醇(β-sitosterol)、东莨菪素(scopoletin)、阿魏酸(ferulic acid)、2-甲氨基苯甲酸、水杨酸(salicylic acid)和甘露醇(mannitol)等[2]。从地上部分还分离到的化合物有三十烷醇(1-triacontanol)、咖啡酸(caffeic acid)、肌醇(inositol)[3]以及山奈酚(kaempferol)、槲皮素(quercetin)、硝酸钾[4]。

【药理毒理】 抗炎、镇痛等作用:本品具有抗炎与镇痛活性[5]。阿魏酸具有抗血小板聚集、抑制血小板 5-羟色胺释放、抑制血小板血栓素 a2 的生成、增强前列腺素活性、镇痛、缓解血管痉挛等作用[5]。

参 考 文 献

[1] 曾育麟. 中国民族药志(第三卷). 成都:四川民族出版社,2007:450-454

[2] 杨晓军,涂院海.黄花铁线莲新鲜全草化学成分研究.天然产物研究与开发,2012,23(6):1052-1054

[3] 宋志宏,赵玉英,段京莉.黄花铁线莲的化学成分研究.中国中药杂志,1995,20(10):613,614

[4] 石钺,王慧丽.黄花铁线莲化学成分研究.中草药,1997,28(6):329,330

[5] 涂院海,杨晓军.黄花铁线莲化学成分及阿魏酸对类风湿关节炎的治疗作用.延安大学学报(医学科学版),2011,12(4):22-24

（王　静　胡吉清）

190. *Clerodendrum bungei*（臭牡丹）

【民族药名】　牡丹南(阿昌族);"蓄普他"、"雅则纳"、"雅则木"、"处母大"(白族);"德药"、"德茬"(布朗族);"戈兵"、"兵蒿"、"肥西介良"(傣族);"拉布然"(德昂族);"美思嫩"、"巴邦"、"化忍"(侗族);"波络取"(哈尼族);"帕梅"(基诺族);"腊埋"(京族);"发习盖娘"(景颇族);"凯六吗"、"凯内妈"、"开奴马"(拉祜族);"腻破莫"(傈僳族);"罗朋必"(毛南族);"秋美栽"、"场蛀"、"罗朋必"、"锐假懒"、"窝项嘎"、"蛙巷进"、"窝嘉待"、"都文补"、"过榜必"、"罗青盒"、"乌汗"(苗族);"雅则纳"、"雅则木"(纳西族);龙船花、野珠桐、臭桶盆(畲族);"乌马"(水族);八宝莲、头晕丹(土家族);"辣异"、"辣弄"(佤族);"咖茎"、牡丹细、"大髻婆"、"榜必连"、"来古罪"(瑶族);"吸吃基"、"萼必纳"(彝族);龙船花、小将军、"棵榜必"、"棵扑背"、"扑培丁"(壮族)。

【来源】　马鞭草科植物臭牡丹 *Clerodendrum bungei* Steud. 的根、根茎、茎、叶、花、全株。有小毒。秋季采挖根、根茎,洗净,切片,晒干。夏季、秋季采集茎、叶、花或全株,鲜用或切段晒干。

小灌木,高1~2m,嫩枝稍有柔毛,枝内白色中髓坚实。叶有强烈臭味,宽卵形或卵形,长10~20cm,宽5~15cm,顶端尖或渐尖,基部心形或近截形,边缘有大或小的锯齿,两面多少有糙毛或近无毛,下面有小腺点。聚伞花序紧密,顶生,苞片早落,花有臭味;花萼紫红色或下部绿色,长3~9mm,外面有绒毛和腺点;花冠淡红色、红色或紫色,长约1.5cm;花柱不超出雄蕊。核果倒卵形或球形,直径0.8~1.2cm,成熟后蓝紫色。花果期5~11月。

生于海拔2500m以下的山坡、林缘、沟谷、路旁、灌丛湿润处。分布于华北、西北、西南各省区。

【药用经验】　阿昌族　根:用于风湿关节痛、高血压病(《德宏药录》)。白族　根:用于风湿性关节炎、腰腿痛、高血压、脱肛(《滇省志》)。根茎:用于风湿疼痛、月经不调、白带。茎、叶:主用于风疹、湿疹、皮肤瘙痒;花用于蜂窝疮(《滇药录》)。　茎、叶:用于痈疽疔疮、胃火牙痛、湿疹、乳腺炎、痔疮、脱肛等(《民毒药研用》)。布朗族　根茎:用于风湿疼痛(《滇药录》《民族药志二》)。傣族　根:助消化。鲜叶:用于风湿性关节炎(《滇省志》)。叶、根:用于食物中毒、火眼、产妇食欲不振、口苦舌燥(《版纳傣药》)。叶:用于风湿关节痛、脾肿大(《滇药录》)。全株:配伍用于全身肿痛(《德傣药》)。德昂族　根:用于风湿关节痛、高血压病(《德宏药录》)。侗族　根茎:用于小儿疳积、风湿关节痛、下颌脱位、肠炎痢疾、肺结核、阳痿、月经不调、子宫脱垂、闭经、风湿腰痛、脱肛、跌打损伤。枝、叶:用于尿路感染、水肿、跌打肿痛、皮肤瘙痒。花:用于内痔大便出血。全株:用于脱肛、子宫脱垂、风湿疼痛、跌打损伤、白浊(《桂药编》)。根茎:用于病后体虚(《民族药志二》)。哈尼族　根茎:用于月经不调、白带、子宫脱垂(《滇药录》)。基诺族　根:用于风湿骨痛、痔疮(《滇省志》)。京族　根茎:用于子宫脱垂、闭经。叶:外用于疮疥(《民族药志二》)。景颇族　根:效用同阿昌族(《德宏药录》)。用于风湿关节痛、腰痛(《滇省志》)。拉祜族　根、叶:用于肝炎、腹泻、关节炎、牙痛、乳腺炎、小儿疳积、高血压。叶:用于脓肿、大疮、蛔虫病（《滇省志》）。根：用于腹泻。叶：用于蛔虫症、脓肿大疮《拉祜药》。全株：用于水肿、食物中毒、吐血、腹泻腹胀、消化不良、驱虫（《滇药录》）。**傈僳族**　叶、根：用于痈疽疔疮、乳腺炎、关节炎、湿疹、牙痛、痔疮、脱肛（《怒江药》）。根茎：用于头痛、风疹、关节炎（《滇药录》）。**毛南族**　枝、叶：用于皮肤瘙痒《民族药志二》。**苗族**　根：用于小儿疳积、身体虚弱、月经不调、血崩、跌打损伤（《滇省志》）。根、茎、叶：用于病后体虚（《苗医药》）。茎、叶：主用于外阴瘙痒及外阴撕伤、跌打肿痛、外伤出血。全株：用于子宫脱垂（《民族药志二》）。**纳西族**　根：用于风湿疼痛、月经不调、白带（《滇省志》）。根茎：用于风湿疼痛、月经不调、白带。茎、叶：主用于风疹、湿疹、皮肤瘙痒。花：外用于蜂窝疮（《民族药志二》）。**畲族**　根、叶：用于关节风痛、四肢酸软、痈肿（《畲医药》）。根茎：用于风湿性关节炎、偏头痛（《民族药志二》）。**水族**　根茎的皮：用于烈日晒所致头晕恶心。花：用于胎动不安（《民族药志二》）。**土家族**　根皮：用于体虚、头晕、摆白、脱肛《土家药》。效用：同水族（《民族药志二》）。**佤族**　根茎：用于发热身痛、疟疾。花：用于头痛《民族药志二》。**瑶族**　效用同侗族（《桂药编》）。根茎：主用于子宫脱垂、风湿腰痛、肺结核、阳痿。枝、叶：用于尿路感染、水肿。花：用于内痔大便出血（《民族药志二》）。全株：用于疮疖、痔疮、脱肛、跌打、风湿（《湘蓝考》）。**彝族**　全株：用于虚劳骨蒸、气肿、黄疸、脚弱、膨胀、腹痛、疝气、脱肛、痔疮、子宫脱垂、崩漏、白带、虚咳、头晕、荨麻疹、乳腺炎、肺脓疡、高血压、风湿病、痈疽疮毒、毒蛇咬伤（《楚彝本草》）。根、花、果实：用于脱肛、疝气、水肿病、咳嗽（《滇省志》）。花、果实、根：用于遗尿、水肿病、咳喘、气上冲心、时肿时消（《滇药录》）。**壮族**　效用同侗族（《桂药编》）。根茎或全株：主用于风湿关节痛、腰腿痛、跌打内伤、白浊、子宫脱垂、下颌脱位。叶：主用于子宫脱垂、产后头晕、痈疮、跌打损伤（《民族药志二》）。

【**药材鉴定**】　性状　根茎呈圆柱形，长短不一，直径 0.3~1cm，外表灰黄色，稍扭曲，具纵皱纹，分枝状，常附有细小的侧根；质坚硬，不易折断；断面皮部窄棕黄色，木质部较宽，乳白色，中央有较小的髓；气微，味淡[1]。小枝呈长圆柱形，直径 3~12mm，表面灰棕色至灰褐色，皮孔点状或稍呈纵向延长，节处叶痕呈凹点状；质硬，不易折断，切断面皮部棕色，菲薄，木部灰黄色，髓部白色，气微，味淡。叶片多皱缩破碎，完整者展平后呈宽卵形，长 7~20cm，宽 6~15cm，先端渐尖，基部截形或心形，边缘有细锯齿；上表面棕褐色至棕黑色，疏被短柔毛；下表面色稍淡，无毛或仅脉上有毛，基部脉腋处可见黑色疤痕状的腺体；叶柄黑褐色，长 3~6cm；气臭，味微苦、辛[2]。

显微特征　叶粉末绿色。非腺毛众多，由 2~8 细胞组成，常弯曲，长 40~150μm，基部直径约 28μm，先端渐尖。腺毛为多细胞腺头，由 2~8 个细胞组成，直径 22~35μm；腺柄部单细胞。气孔不定式，副卫细胞 3~4 个，垂周壁微弯曲[1]。

【**化学成分**】　从本品中分得有机酸、甾醇、挥发油、黄酮类、苯乙醇苷等化合物。如琥珀酸（即丁二酸 succinic acid）、茴香酸（anisic acid）、赪桐甾醇（clerosterol）、赪桐甾醇 3-β-O-β-D-吡喃葡萄糖苷、苯乙醇、芳樟醇（linalool）、二乙基卡必醇（ethyl carbitol）、clerodendronoside、洋丁香酚苷（acteoside）、异洋丁香酚苷（isoacteoside）、江户樱花苷（prunin）、柚皮素-7-芸香糖苷（即柚皮芸香苷 naringenin-7-rutinoside）、香蜂草苷（didymin）等[3]。

【**药理毒理**】　1. 抗肿瘤作用：根、叶提取物均有抑制肿瘤细胞增殖作用。根提取物中分离出的二萜类化合物钩状酮（uncinatone）具有中度细胞毒性，可抑制肿瘤细胞增殖，并诱导细胞周期阻滞在 G2/M 期。其他化合物对人子宫癌 HeLa 细胞株有抑制作用（IC$_{50}$：3.5~8.7μm），但较阳性对照药阿霉素［IC$_{50}$：(0.026±0.001)μm］弱[3]。2. 抗炎镇痛作用：臭牡丹提取物能显著抑制小鼠腹腔毛细血管炎性渗出及二甲苯所致小鼠耳郭肿胀，发挥抗炎作用[3]。通过观察热刺激诱发小鼠的舔后足反应、冰醋酸诱发小鼠的扭体反应、角叉菜胶引起大鼠炎痛因子,发现臭牡丹根正丁醇提取物对小鼠疼痛阈值的提高在不同时间点存在明显的剂量-效应关系,可以显著提高冰醋酸致痛鼠的阈值,并呈剂量依赖性地抑制由角叉菜胶诱发炎性肿胀的前列腺素生成,其镇痛作用与阿片受体无关,而与抑制前列腺素合成有关[3]。3. 对免疫功能的影响:根水煎液对胸腺指数没有显著影响,但臭牡丹根常规剂量(3g/d)对脾指数有一定的影响。臭牡丹根水煎液对白细胞介素-6(IL-6)有显著的影响,提示有增强细胞免疫的作用[4]。臭牡丹注射液能显著提高小鼠中性白细胞吞噬指数及吞噬百分率[5]。4. 其他作用:有抗气道高反应作用、镇静催眠、局麻、增强子宫圆韧带收缩、抑菌等作用。臭牡丹根丙酮提取部位可通过抑制溶血活性达到抑制补体经典途径,达到抗补体活性作用[3]。

参 考 文 献

[1] 曾育麟. 中国民族药志(第二卷). 北京:人民卫生出版社,1990:424-430
[2]《中华本草》编委会. 中华本草(苗药卷). 贵阳:贵州科学技术出版社,2005:455,456
[3] 陈思勤,朱克俭,程晓燕,等. 臭牡丹化学成分及其药理作用研究进展. 湖南中医杂志,2012,28(2):141,142
[4] 杨卫平,梅颖,邓鑫,等. 苗药臭牡丹对大鼠免疫功能影响的实验研究. 中国民族医药杂志,2012,7:52,53
[5] 田代华. 实用中药辞典(下). 北京:人民卫生出版社,2002:1587,1588

（王 静 徐 燃）

191. *Clerodendrum serratum*（三对节）

【民族药名】 "雄仲叉"(阿昌族);"法三造"、"光三哈"、"岩甩"、"慢养"(傣族);"牙矮岁"、"者牙"、"堵牙"(德昂族);"蛤烘碟才"、"盘着着车"、"盘嘴嘴读"、"松拔鲁路"、"哈叶叶哈"、"李牙"(哈尼族);"拉巴"、"拿巴根"(景颇族);"亚杀标"(基诺族);"努底克"(拉祜族);"捭台板"(苗族);"考累西努"、三对节、大常山(佤族);三台放、三台万丈、三台(瑶族);三朵、三对节(壮族)。

【来源】 马鞭草科植物三对 *Clerodendrum serratum*(L.)Moon 的根、茎、叶或全株。全株有小毒。全年可采,洗净,切碎,鲜用或晒干用。

灌木,高可达3m。根略粗壮,灰褐色。茎圆形或有棱,节膨大,幼枝四棱形,具白色皮孔,通常被毛。叶2~4片轮生与对生,但以3片轮生为多,无柄;叶片倒披针形至长椭圆形,长15~28cm,宽4~10cm,基部通常下延,稍抱茎,边缘有疏锯齿,主脉紫色或绿色,背面突起,两面均被短柔毛。总状圆锥花序顶生,密被淡褐色短毛,每轮分枝基部有2~3片大形叶状苞片,小苞片倒卵形,常带粉红色;花萼杯状,顶端平截,内面有腺体;花冠淡蓝紫色或白色,管部圆柱形,裂片5,略不等大;雄蕊4,伸出花冠之外,花丝基部被密毛;花柱稍长于雄蕊,柱头不裂。核果扁球形,包于宿萼内。花果期6~12月。

生于山坡疏林下或路边草地。分布于广东、广西、云南、贵州等省区。

【药用经验】 阿昌族 根:用于疟疾、痢疾、脾肿大(《德民志》、《滇药录》)以及风湿性关节炎、骨折跌打损伤(《德宏药录》)。傣族 根、茎、叶:配伍用于退热(《德傣药》)。根、叶或全株:用于咽喉肿痛、月经不调、痛经、乳腺囊性增生、泄泻、痢疾、水肿病、尿淋、跌打、骨折、风湿、荨麻疹(《滇药材标准傣药》、《版纳傣药》、《傣医药》、《傣药录》、《民族药志二》)。德昂族 根:效用除同阿昌族(《德宏药录》)外,还用于闭经、咽喉疼痛(《民族药志二》)。哈尼族 根、叶:用于风湿骨痛、腰肌劳损、跌打损伤、肺结核咳嗽、疮疖肿痛(《哈尼药》)。全株:用于胃痛、急性胃肠炎、重感冒、头痛、跌打。根和茎皮:用于疟疾、避孕(《滇药录》)。全株或根:用于疟疾、咽喉炎、扁桃腺炎、跌打损伤、风湿骨痛、感冒咳嗽(《民族药志二》)。景颇族　根:效用同阿昌族(《德宏药录》)。基诺族　根:用于疟疾、肝炎、扁桃体炎。鲜叶外敷用于跌扑损伤。拉祜族　全株:用于感冒、疟疾、咳嗽(《滇药录》)及疟疾、痈疽发背、扁桃体炎、咽喉炎、跌打损伤、风湿骨痛(《民族药志二》)。苗族　根皮:用于风湿骨痛、跌打损伤、痈疖肿毒(《滇药录》),以及骨折(《民族药志二》)。佤族　根:用于疟疾、肝炎、骨折、跌打损伤(《中佤药》)。全株:用于疟疾(《民族药志二》)。瑶族　根:用于风湿骨痛、跌打损伤、骨折(《民族药志二》)。壮族　根皮:用于风湿骨病、跌打损伤、痈疖肿毒(《滇药录》),以及风湿骨痛、骨折(《民族药志二》)。

【使用注意】　根的用量为 5~10g。孕妇慎服[1]。

【药材鉴定】　性状　根呈细长圆柱形,常弯曲或分枝,表面淡棕色,具纵皱纹及侧根,外皮常层状或片状脱落。商品多切成片状,厚 1~5mm,直径 0.5~1.5cm,皮部与木部常分离,表面棕褐色,粗糙,具细纵纹及不规则裂隙,外皮脱落处显棕红色。断面皮部棕黄色,颗粒性,木部外层为淡棕色,内层为棕黄色,年轮明显。质硬。气微,味苦、涩、微辛[1]。

显微特征　(1)根横切面:木栓层细胞 10 余列。皮层细胞数 10 列,细胞呈卵形或长椭圆形,切向排列疏松,内含淀粉粒及草酸钙针晶。皮层及韧皮部有石细胞单个散在或成群,韧皮部外侧有纤维束。维管束外韧型,排列成环状,形成层明显,导管呈卵形或类圆形,木纤维细胞壁厚。木射线细胞 1~4 列,细胞呈类方形或类长方形,壁薄或增厚,孔沟明显,径向排列。木纤维细胞及射线细胞内含大量的淀粉粒。(2)根粉末:灰白色。石细胞众多,单个散在或成群,类圆形、类方形或类长方形,直径 20~60μm,壁厚 9~30μm,胞腔及孔沟明显。淀粉粒较多,类圆形或卵圆形,直径 2~10μm,脐点及层纹不明显。具缘纹孔或孔纹导管直径 30~70μm。纤维梭形成一端平截,直径 20~40μm,壁厚 4~25μm,壁木化。尚可见木栓细胞及草酸钙针晶。

薄层色谱　取本品根粉末 2g,加乙醇 20ml,超声处理 30 分钟,滤过,滤液蒸干,残渣加甲醇 1ml 使溶解,作为供试品溶液。另取三对节根对照药材 2g,同法制成对照药材溶液。吸取上述 2 种溶液各 10μl,分别点于同一硅胶 G 薄层板上,以正丁醇-冰醋酸-水(7:1:2)为展开剂,展开,取出,晾干,喷以 2% 三氯化铁乙醇溶液。供试品色谱在与对照药材色谱相应的位置上,显相同颜色的斑点。

【化学成分】　全株含有黄酮、苯丙素苷类、三萜类、环烯醚萜苷类等成分。黄酮类有 5,7,4′-三羟基黄酮;苯丙素苷类有 acteoside[2]。根皮含多种三萜皂苷类成分,其皂苷元为齐墩果酸(oleanolic acid)、栎焦油酸(queretaroic acid)、三对节酸(serratagenic acid)[3]。另叶含木犀草素(luteolin)、芹菜素(apigenin)、黄芩苷元(baicalein)、高山黄芩素(scutellarein)、咖啡酸(caffeic acid)等[1]。环烯醚萜苷类成分有:coumaroyloxyugandoside,7-O-cinnamoyloxy-ugandoside[4]。

【药理毒理】　1. 预防蛋清引起的过敏反应:给豚鼠肌肉注射三对节皂苷 20mg/kg,连续 20 天,可预防蛋清引起的过敏反应[3]。2. 抗组织胺作用:给药的豚鼠肺浸出液有抗组织胺的作用,可以对抗由组织胺引起的离体回肠的收缩[3]。

【附注】　本种的变种三台花 Clerodendrum serratum(L.)Moon var. amplexifolium Moldenke. 相应药用部位在上述民族同等入药[5]。有小毒。全株含黄酮、苯丙素苷类和三萜类成分。黄酮类有 5,7,4′-三羟基黄酮;苯丙素苷类有 acteoside[2]。根皮含有 5 种三萜皂苷,其皂苷元为齐墩果酸(oleanolic acid)、栎焦油酸(queretaroic acid)、三对节酸(serratagenic acid)[6]。

参 考 文 献

[1]《中华本草》编委会. 中华本草(第 6 册). 上海:上海科学技术出版社,1999;574,575

[2] 范菊娣,龙庆德,杨军,等.三台红花化学成分的研究.时珍国医国药,2008,19(8):1894,1895

[3] 谢宗万.全国中草药汇编(上册).第2版.北京:人民卫生出版社,2000:31

[4] 魏小梅,朱启秀.三对节中两个新环烯醚萜苷的研究.高等学校化学学报,2000,21(11):1675-1678

[5] 曾育麟.中国民族药志(第2册).北京:人民卫生出版社,1990:7-12

[6] 范菊娣,龙庆德,杨军,等.三台红花化学成分的研究.时珍国医国药,2008,19(8):1894,1895

（杨芳云）

192. *Clintonia udensis*（七筋姑）

【民族药名】 "害窝比莫"(傈僳族);"所山虎"(藏族)。

【来源】 百合科植物七筋姑 *Clintonia udensis* Trautv. et Mey. 的根、全草。有小毒。夏季、秋季采收,洗净,鲜用或晾干。

多年生直立草本。根茎短,质硬,簇生多数细瘦须根,顶端残存撕裂成纤维状的枯死鞘叶。花葶直立,密生短柔毛,长 10~20cm,果期伸长可达 60cm。叶较大,3~4 枚基生,椭圆形至倒卵状矩圆形,长 8~25cm,宽 3~16cm,纸质至厚纸质,通常无毛,直脉较细而多数,有横脉,顶端骤短尖,基部楔形下延成鞘状抱茎或成柄状。总状花序顶生,有花 5~12 枚,花梗密生柔毛,向上,后期可长达 7cm,总花轴也可延伸;苞片披针形,早落;花常白色,漏斗状,花被片 6,斜出,长 7~12mm,顶端钝圆;花药长 1.5~2mm。果初为浆果状,后自顶端开裂,蓝或蓝黑色,球形至短矩圆形,长 7~14mm,每室含种子 6~12 枚。花期 5~7 月,果期 6~9 月。

生于高山林下。分布于东北及河北、山西、河南、陕西、甘肃、四川、重庆、湖北、贵州、云南、西藏。

【药用经验】 傈僳族 全草:用于跌打损伤、劳伤(《怒江药》)。蒙古族 全草:用于跌打损伤、劳伤倦怠、骨软痿弱(《蒙植药志》)。藏族 根:用于跌打损伤、劳伤,宜单味药服用(《藏本草》)。

【使用注意】 用量 0.3~0.9g,泡酒服。此药宜单独使用,不宜与它药合用;脾虚便溏者禁服。

【中毒与解毒】 服药过量会引起腹泻[1]。

【药材鉴定】 性状 全草皱缩,有短根茎及细须根。具叶 3~4 片。完整叶片椭圆形或卵状长圆形,长 8~25cm,宽 3~16cm。先端骤短尖,基部楔形并下延;全缘。纵行叶脉多而细,并可见横脉。通常两面无毛。纸质至厚纸质。

【化学成分】 地上部分含三萜皂苷元:薯蓣皂苷元(diosgenin),根亦具有皂苷反应,其溶血指数为 200~400[2]。

参 考 文 献

[1]《中华本草》编委会.中华本草(第8册).上海:上海科学技术出版社,1999:78,79

[2] 吉林省中医中药研究所.长白山植物药志.长春:吉林人民出版社,1982,1334

（王德彬　胡吉清）

193. *Cnidium monnieri*（蛇床）

【民族药名】 "呼希格图-乌日"、"毛盖达西"、"拉拉普德"(蒙古族);"拉拉普"(藏族);

山几子(土家族)。

【来源】 伞形科植物蛇床 *Cnidium monnieri* (L.) Cuss. 的果实。有小毒。夏季、秋季果实成熟时采收,除去杂质,晒干。

一年生草本,高 30~80cm;茎有分枝,疏生细柔毛。基生叶矩圆形或卵形,长 5~10cm,二至三回三出式羽状分裂,最终裂片狭条形或条状披针形,长 2~10mm,宽 1~3mm;叶柄长 4~8cm。复伞形花序;总花梗长 3~6cm;总苞片 8~10,条形,边缘白色,有短柔毛;伞幅 10~30,不等长;小总苞片 2~3,条形;花梗多数;花白色。双悬果宽椭圆形,长 2.5~3mm,宽 1.5~2mm,背部略扁平,果棱呈翅状。花期 4~7 月,果期 6~10 月。

生于原野、路旁潮湿地。几乎全国皆有分布。

【药用经验】 蒙古族 用于食积、腹胀、嗳气、胃寒、皮肤瘙痒、阴道滴虫病、痔疮、湿疹、"青腿病"、游痛症、关节疼痛(《蒙植药志》)。还用于紫癜、阴痒、阴道滴虫、湿疹、皮肤瘙痒、阳痿(《蒙药》)。藏族 用于胃寒病、虫病(《中国藏药》)。土家族 用于身痒、顽癣、青水疮、阴痒(《土家药》)。

【中毒与解毒】 少数患者服用蛇床子总香豆素后有轻微口干、嗜睡及胃部不适,停药后自然消失,饭后服用可避免。蛇床子、百部浸液外搽,少数患者出现皮肤潮红、瘙痒剧烈。解毒方法:口服赛庚啶片,外搽丙酸培履美松霜[1]。

【药材鉴定】 性状 双悬果细小,椭圆形,长 1.8~3.2mm。直径约 2mm。表面灰棕色或黄褐色,顶端有 2 枚向外弯曲的花柱基,基部有的具小果柄。分果背面有翅状突起的纵棱 5 条,接合面平坦,略内凹,中间有纤细的心皮柄附着(心皮柄 2 分裂达到基部)。果皮松脆,揉搓易脱落,种子细小,显油性。气香,特异,味辛,嚼之有麻舌感[1]。

显微特征 (1)分果横切面:外果皮为 1 列扁平表皮细胞,常皱缩;外被角质层。中果皮较厚,纵棱异常突出,中部有维管束,其周围有厚壁木化纹孔细胞,其间夹有条状网纹及孔纹细胞,以维管柱内侧为多;油管 6 个椭圆形,在接合面 2 个,背面每 2 个纵棱间 1 个,油管扁长圆形,切向径约至 110μm;维管柱位于果棱中部,木质部导管类圆形或多角形,并伴有少数纤维,韧皮部位于束柱两侧。内果皮为 1~2 列扁长形细胞,长短不一。种皮细胞常颓废;有细小种脊维管束。内胚乳细胞含脂肪油及糊粉粒,糊粉粒中含细小簇晶。(2)粉末:黄褐色。外果皮表皮细胞表面观,类长方形或类多角形,垂周壁微波状或深波状弯曲,表面具角质纹理,气孔不等式,副卫细胞 4 个。网纹细胞类方形或类圆形,壁稍厚,部分为木化,具条状或网状增厚。油管碎片黄棕色,有的可见横隔。镶嵌层(内果皮)细胞壁有的呈念珠状增厚。另可见内胚乳细胞和脂肪油滴[1]。

【化学成分】 含香豆素类化合物蛇床子素(osthole)、香柑内酯(佛手柑内酯,bergapten)、欧芹素乙(imperatorin)、欧山芹素(oroselone)、花椒毒素(xanthotoxin)、花椒毒酚(xanthotoxol)、异虎耳草素(isopimpinelline)、水合橙皮内酯(meranzinhydrate)、哥伦比亚内酯、拱当归素、*O*-异戊酰哥伦比亚苷元、2′-乙酰白芷素(2′-acetylangelicin)、*O*-乙酰哥伦比亚苷元(*O*-acetyl-columbianetin)、蛇床定(cnidiadin)、爱得尔庭(edultin)、*O*-乙酰异蛇床素 A(cniforin A)、哥伦比亚苷元(columbianetin)等[2~7]。还含有 2-*O*-β-D-吡喃葡糖基-2-羟基-4-氧基-4,5-呋喃-苯丙酸、2-*O*-β-D-吡喃葡糖基-2-羟基-3-甲氧基-4-氧基-4,5-呋喃-苯丙酸、2-羟基-3-甲氧基-4-氧基-4,5-呋喃-苯丙酸、3-*O*-β-D-吡喃葡糖基-8-羟基沉香醇、6-β-羟基沉香醇氧化物[8]。还含有柠檬烯(limonene)、α-蒎烯(α-pinene)、乙酸龙脑酯(bornyl acetate)、莰烯(camphene)、棕榈酸、谷甾醇、5-甲基尿嘧啶(5-methyuracil)、6-氧嘌呤(6-hydroxypurine)、尿嘧啶、L-(+)-撷氨酸、苯丙氨酸[9]

等成分。

【药理毒理】 1. 抗病原微生物作用:蛇床子提取物在试管内对絮状表皮癣菌、石膏样小芽孢菌、羊毛状小芽孢菌有抑制作用[1]。2. 祛痰、平喘作用:蛇床子总香豆精对豚鼠平滑肌有直接扩张作用,对豚鼠吸入致痉剂所致的药物性哮喘有明显保护作用;在体外能松弛组胺致痉的气管平滑肌,增加豚鼠灌流量,其作用强于氨茶碱[10],并有一定的祛痰作用[1]。3. 抗炎作用:蛇床子香豆素、蛇床子素、花椒毒酚有明显的抗炎作用[11~14]。4. 抗过敏作用:蛇床子总香豆素具有抑制小鼠的皮肤过敏反应的作用。蛇床子素能明显抑制小鼠迟发性超敏反应[11]。5. 益智作用:蛇床子香豆素可明显改善东莨菪碱引起的小鼠记忆获得障碍和亚硝酸钠引起的记忆巩固障碍[2],但对记忆再现障碍的影响不明显[15,16]。6. 毒性作用:小鼠口服蛇床子总香精的LD_{50}为(2.44 ± 0.05)g/kg,100% 蛇床子提取液 20ml/kg 腹腔注射,30 分钟内小鼠活动减少,48 小时未见小鼠死亡。兔角膜试验,未见结膜红肿充血[1]。

参 考 文 献

[1]《中华本草》编委会. 中华本草(第 5 册). 上海:上海科学技术出版社,1999:5109,5110

[2] 秦清之,小泽贡,马场きみ江. 中国产蛇床子およびハマゼリン成分について. 药学杂志(日),1972,92(Ⅱ):1289-1294

[3] Cai Jinna, Bashet Purusotam, Wang Zhengtao, et al. Coumarins from the fruits of *Cnidium monnieri*. J Nat Prod, 2000, 63(4):485-488

[4] 向仁德. 蛇床子化学成分的研究(Ⅰ). 中草药,1984,15(9):14-17

[5] 向仁德. 蛇床子化学成分的研究(Ⅱ). 中草药,1986,17(2):6-10

[6] 蔡金娜,王铮涛,徐国钧,等. 蛇床子中一新的角型呋喃香豆素. 药学学报,1996,31(4):267-270

[7] 蔡金娜,张亮,王峰涛,等. 蛇床果实中香豆素类成分的变异及其规律. 药学学报,1999,34(10):767-771

[8] Yahayas. 蛇床子成分的研究. 国外医学(中医中药分册),1993,47(1):74-78

[9] 连其深. 蛇床子的化学成分及药理作用研究进展. 中药材,2003,26(2):141-144

[10] Wang Z T, Cai J N, Xu G J, et al. A novel angular furanocoumarin isolated from *Cnidium monnieri* Fruit. Journal of Chinese Pharmaceutical Sciences,1997,6(4):187-191

[11] 陈志春,王凤翔,姜红. 蛇床子总香豆素药理研究. 中药通报,1986,11(2):50-53

[12] 张晓辉,徐敏. 蛇床子香豆素的药理研究进展. 广西中医药,2005,28(1):5-8

[13] 连其深,周俐,叶和扬,等. 蛇床子素抗炎作用的实验研究. 赣南医学院学报,1999,19(3):165

[14] 张志祖,胡晓,周俐,等. 蛇床子总香豆素的抗炎作用. 赣南医学院学报,1995,15(2):87

[15] 连其深,张志祖,胡晓,等. 花椒毒酚抗炎作用的实验研究. 中草药,1998,29(2):102

[16] 沈丽霞,张丹参,张力,等. 蛇床子素对学习记忆的影响及其机制分析. 药学学报,1999,34(6):405-409

（王雪芹　陈吉炎　马丰懿　陈树和）

194. *Colocasia antiquorum*（野芋）

【民族药名】 水玉、睡猴、野芋头(瑶族)。

【来源】 天南星科植物野芋 *Colocasia antiquorum* Schott 的块茎。有小毒。夏季、秋季采挖,鲜用或切片晒干。

多年生草本,高 20~50cm。块茎通常卵形,节上有鳞叶的残留物。叶基生,2~5 片或稍多;叶柄盾状着生,长 20~50cm,基部扩大成鞘状,绿色或淡紫色,叶片卵形,长 12~45cm,基部箭形,具两耳,先端钝或短渐尖,全缘,上面绿色被角质,下面灰绿色。肉穗花序藏于佛焰苞内;佛焰苞宽披针形,长约 20cm,绿色,内卷,钝尖或渐尖;雄花生于花序轴上部,雌花生于下部。浆果倒卵形或长椭圆形。

生于山谷林下阴湿处或水沟边。分布于陕西、湖北、江西、福建等省。

【药用经验】 瑶族 块茎用于乳痈、肿毒、麻风、疥癣、跌打损伤、蜂蛰伤(《湘蓝考》)。

【使用注意】 本品有毒,禁生服,一般不作内服。

【中毒与解毒】 服用生品,对消化道黏膜有刺激性和腐蚀性,表现为舌喉发痒、肿胀、流涎、恶心、呕吐、腹泻及胃肠烧灼痛、惊厥,严重者窒息,心脏麻痹而死[1]。若口服出现中毒,可采用催吐或用1%醋酸洗胃,轻者饮蛋清、乳汁、面糊、米醋及姜汁,同时导泻、补液及对症治疗[1]。

【化学成分】 块茎中含有4个植物凝聚素(lectin),还含多糖(polysaccharide),包括[1]:中性糖(neutral sugar)类、阴离子糖类等。从块茎中还分离得25-甲基三十烷酮(25-methyltriacontone)、10-二十八碳烯-1,12-二醇(octacos-10-en-1,12-ol)、25-甲基三十三碳-21-烯 1,9,11-三醇(25-methyltritriacont-21-en-1,9,11-triol)、二十九烷(nonacosane)、β-谷甾醇(β-sitosterol)、豆甾醇(stigmasterol)、矢车菊素-3-葡萄糖苷(cyanidin-3-glucoside)。

【药理毒理】 溶血作用:野芋含有的酸性毒皂苷能与红细胞膜的胆固醇结合形成不溶性化合物而引起溶血[1]。

参 考 文 献

[1]《中华本草》编委会 . 中华本草(第 3 册). 上海:上海科学技术出版社,1999:494,495

(王德彬)

195. *Colocasia esculenta*(芋头)

【民族药名】 "满喃"(傣族);"家芋"(瑶族)。

【来源】 天南星科植物芋 *Colocasia esculenta*(L.)Schott. 的块茎。有小毒。秋季采挖,去净须根及地上部分,洗净,鲜用或晒干用。

块茎通常卵形。叶盾状着生,卵形,长 20~60cm,基部 2 裂片合生,长度为裂片基部至叶柄着生处的 1/2~2/3,具 4~6 对侧脉;叶柄绿色或淡紫色,长 20~90cm。很少开花,总花梗短于叶柄,佛焰苞长达 20cm,下部成筒状,长约 4cm,绿色,上部披针形,内卷,黄色;肉穗花序下部为雌花,其上有一段不孕部分,上部为雄花,顶端具附属体,附属体甚短至约为雄花部分之半。花期 2~4 月(云南)至 8~9 月(秦岭)。

我国南方广泛栽培。

【炮制】 通过炮制以减轻毒性,增加收敛、散结开胃、补肝肾作用。土家族 白矾、生姜制:取芋头 1 个,拌石灰搓去外皮,置清水中漂洗净,加白矾及水适量浸 3 天,捞出后放入锅中同生姜煮至无白心时,取出,切片,晒干[1]。

【药用经验】 傣族 用于清热(《傣医药》)。瑶族 用于瘰疬、肿毒、腹中癖块、牛皮癣、烫火伤(《湘蓝考》)。

【药材鉴定】 性状 块茎呈椭圆形、卵圆形或圆锥形,大小不一。有的顶端有顶芽,外表面褐黄色或棕黄色,有不规则的纵向沟纹,并可见点状环纹,环节上有许多毛须,或连成片状,外皮栓化,易撕裂。横切面类白色或青白色,有黏性,质硬。气特异,味甘微涩,嚼之有黏性。

显微特征 (1)根茎横切面:最外为数列栓化细胞。皮层较薄。薄壁组织中散有周木型维管束,并有大型黏液腔散在,其直径 140~400μm,薄壁细胞类球形或椭圆形,内含淀粉粒,并含有草酸钙针晶束的黏液细胞。(2)粉末:类白色,淀粉粒众多,单粒类圆形或椭圆形,脐点点状、裂缝状或"人"字形,直径 4~10μm。草酸钙簇晶可见,直径 16~48μm,棱角较钝或端尖。导管以螺纹型为主,也有环纹导管。

【化学成分】 块茎含蛋白质、淀粉、脂类及钙、磷、铁等元素。另含多糖,主要成分为葡萄糖(glucose)及小部分半乳糖(galactose)、鼠李糖(rhamnose)、阿拉伯糖(arabinose)、甘露糖(mannose)和半乳糖醛酸(galacturonioc acid)。还含硫胺素(thiamin)、核黄素(riboflavin)、烟酸(nicotinic acid)等[2]。

参 考 文 献

[1] 田华咏. 中国民族药炮制集成. 北京:中医古籍出版社,2000:186
[2] 《中华本草》编委会. 中华本草(第3册). 上海:上海科学技术出版社,1999:495-497

（王德彬）

196. *Colocasia gigantea*（大野芋）

【民族药名】 "脉络"（彝族）。

【来源】 天南星科植物大野芋 *Colocasia gigantea*（Blume）Hook. f. 的根茎、叶柄。有毒。秋季采挖,除去茎叶及须根,洗净,鲜用。

多年生常绿草本,根茎倒圆锥形,粗 3~5(9)cm,长 5~10cm,直立。叶丛生,叶柄淡绿色,具白粉,长可达 1.5m,下部 1/2 鞘状,闭合;叶片长圆状心形、卵状心形,长可达 1.3m,宽可达 1m,有时更大,边缘波状,后裂片圆形,裂弯开展。花序柄近圆柱形,常 5~8 枚并列于同一叶柄鞘内,先后抽出,长 30~80cm,粗 1~2cm,每一花序柄围以 1 枚鳞叶;鳞叶膜质,披针形,渐尖,长与花序柄近相等,展平宽 3cm,背部有 2 条棱凸。佛焰苞长 12~24cm;管部绿色,椭圆状,长 3~6cm,粗 1.5~2cm,席卷;檐部长 8~19cm,粉白色,长圆形或椭圆状长圆形,基部兜状,舟形展开,直径 2~3cm,锐尖,直立。肉穗花序长 9~12cm;雌花序圆锥状,奶黄色,基部斜截形;不育雄花序长圆锥状,长 3~4.5cm,下部粗 1~2cm;能育雄花序长 5~14cm,雄花棱柱状,长 4mm,雄蕊 4。附属器极短小,锥状。浆果圆柱形,长 5mm;种子多数,纺锤形,有多条明显的纵棱。花期 4~6月,果 9月成熟。

生于海拔 100~700m 的林下湿地或石缝中,特别是石灰岩地区。分布于云南、广西、广东、福建、江西;浙江、上海、安徽、四川等地的庭园、寺庙常有栽培。

【药用经验】 彝族 用于小儿高热不退、神志不清、抽搐痉挛(《哀牢》)。壮族 用于痢疾、无名肿毒、烧烫伤、白喉(《桂药编》)。

（黄德红　焦　玉）

197. *Consolida ajacis*（飞燕草）

【民族药名】 "节得瓦尔印地"、"再地瓦尔"、"麻排日温"（维吾尔族）。

【来源】 毛茛科植物飞燕草 *Consolida ajacis*（L.）Schur 的根、种子。有毒。根于夏季、秋季采集,洗净,鲜用。种子秋季成熟时采集。

一年生草本,高 30~60cm。茎被弯曲的短柔毛;中部以上分枝。茎下部叶在开花时多枯萎,有长柄;叶片卵形,长 2~3cm,宽 1.5~2.5cm,掌状细裂,末回小裂片宽 0.4~1mm,两面有短柔毛。总状花序顶生或生分枝顶端;下部苞片叶状;花梗长 0.7~2.8cm;轴与花梗密被黄色短腺毛;小苞片生花梗中部或下部;花两性,两侧对称;萼片 5,宽卵形,长约 1.2cm,紫色、蓝紫色或粉紫色,外面被短柔毛,距长约 1.6cm;花瓣 2,合生,上部变宽,不等 2 裂,与萼片同色,有距;无退化雄蕊;雄蕊多数;心皮 1。蓇葖果长 1~1.8cm,密被短柔毛。花期 6~9 月,果期 7~10 月。

原产欧洲南部。现国内各城市多有栽培。

【药用经验】 维吾尔族 生干生热,祛寒止痛,消炎退肿,消除"乃孜来",补脑强心,消癔除癫,强筋健肌,防疫解毒,增强性欲,利尿排石。用于湿寒性或黏液质性疾病,如各种寒性疼痛、腋下肿痛、颈淋巴结核、咽喉肿痛、扁桃腺肿痛、感冒"乃孜来"、瘫痪、筋肌松弛、癔病、小人癫痫、鼠疫、霍乱、性欲低下、寒性尿闭、各种结石(《中本草维卷》)。

【使用注意】 本品有毒,内服煎汤用量 0.9~1.5g;种子毒性最大,一般作外用。

【中毒与解毒】 本品中毒对热性气质者有害,可引起头痛和肠道溃疡,可服用新鲜牛乳、大麦煎汁矫正。本品主要含有生物碱,误食后会引起神经系统中毒,中毒后呼吸困难、血液循环障碍,以及肌肉、神经麻痹或产生痉挛现象。

【药材鉴定】 性状 根长圆柱形,长 2~7cm,直径 1~3mm;表面深棕色,有明显的横纹;折断面黄色。种子倒圆锥状四面体形。气微,味苦。

【化学成分】 种子含生物碱约 1%,主要为洋翠雀碱(ajacine)、洋翠雀康宁(ajaconine)、洋翠雀枯生碱(ajacusine)、洋翠雀定碱(ajadine)、硬飞燕草碱(delsoline)、硬飞燕草次碱(delcosine)即翠雀胺(delphamine)、乙酰基硬飞燕草次碱(acetyldelcosine)、二甲基乙酰基硬飞燕草次碱(dimethylacetyldelcosine)、三甲基乙酰基硬飞燕草次碱(trimethylacetyldelcosine)、高硬飞燕草碱(elatine)等[1],又含固定油(fixed oil)39%、类脂(lipid)、飞燕草苷(delphin)。花含洋槐苷(robinin)、山奈酚-3-芸香糖苷(kaempferol-3-rutinoside)、山奈酚-7-鼠李糖苷(kaempferol-7-rhamnoside)等黄酮类成分[2]。全草含谷甾醇(sitosterol)、豆甾醇(stigmasterol)、菜油甾醇(campesterol)、4α-甲基豆甾-7,24(28)-二烯醇(24-ethylidenelophenol)、7-豆甾-烯醇(stigmast-7-enol)等甾醇类成分。

【药理毒理】 1. 杀虫作用:种子中的脂肪油有杀虫作用。2. 肌松作用:欧洲产高飞燕草(Delphinium elatum)含生物碱高飞燕草碱及巴比翠雀碱(eldaline)。前者有箭毒样作用(竞争型肌肉松弛剂),并有神经节阻断作用,可用于肌紧张或运动过多症[1]。3. 抗炎作用:乙醇回流提取所得飞燕草总黄酮(0.5~1.5g/kg)对醋酸致毛细血管通透性增高急性炎症有明显的消炎作用[2]。4. 毒性:叶、种子可引起皮炎,种子的毒性较其他部分为大。中毒动物表现为步伐困难(特别是后肢)、脉搏、呼吸皆变慢,体温有所降低;食欲则良好。更严重时可有肌肉抽搐,乃至运动失调,最后发生全身性痉挛收缩、呼吸衰竭而死。

参 考 文 献

[1] 江苏新医学院. 中药大辞典(上册). 上海:上海科学技术出版社,1977:278
[2] 徐力. 飞燕草总黄酮提取物对小鼠炎症抑制作用的研究. 中国当代医药,2011,18(32):14

(任永申)

198. *Convallaria majalis* (铃兰)

【民族药名】 铃兰(通称)

【来源】　百合科植物铃兰 *Convallaria majalis* L. 的全草或根。有毒。夏季果实成熟时采收全草或根,除去泥土,晒干。

多年生草本,植株全部无毛,高18～30cm,常成片生长。根茎细长,匍匐生长。叶2枚,叶椭圆形或卵状披针形,长7～20cm,宽3～8.5cm,先端近急尖,基部楔形;叶柄长8～20cm。花葶高15～30cm,稍外弯;苞片披针形,短于花梗;花梗长6～15mm,近顶端有关节,果熟时从关节处脱落;花白色,长宽各5～7mm;裂片卵状三角形,先端尖锐,有1脉;花丝稍短于花药,向基部扩大,花药近矩圆形;花柱柱状,长2.5～3mm。浆果直径6～12mm,熟后红色,稍下垂。种子扁圆形或双凸状,表面有细网纹,直径3mm。花期5～6月,果期7～9月。

生于海拔850～2500m的阴坡林下潮湿处或沟边。分布于东北、华北及山东、山西、河南、陕西、甘肃、宁夏、浙江和湖南。

【药用经验】　蒙古族　强心,利尿。用于充血性心力衰弱、心房纤颤、浮肿、劳伤、崩漏、白带、跌打损伤(《蒙植药志》)。

【使用注意】　本品有毒,切勿过量使用。急性心肌炎、心内膜炎患者忌用。

【药材鉴定】　性状　全草长10～30cm。根茎细长,匍匐状,具多数须根。叶通常2枚。完整叶片椭圆形或椭圆状披针形,长7～20cm,宽3～8cm,全缘,先端急尖,基部楔形,叶脉弧形。叶柄长8～20cm,稍呈鞘状。总状花序,花白色,约10朵,下垂,有香气。

【化学成分】　全草含卡烯内脂(cardenolides)、铃兰毒苷(convallatoxin)、葡萄糖铃兰毒原苷(glucoconvalloside)、铃兰毒原苷(convalloside)、去葡萄糖墙花毒苷(deglucocheirotoxin)、铃兰毒醇苷(convallatoxol)、铃兰种苷(majaloside)。单糖苷类成分有异鼠李素-3-半乳糖苷(isorhamnetin-3-galactoside)、槲皮素-3-半乳糖苷(quercetin-3-galactoside)、山奈酚-3-半乳糖苷(kaempferol-3-galactoside);二糖苷类有异鼠李素-3-半乳鼠李糖苷(isorhamnetin-3-galactorhamnoside)、槲皮素-3-半乳鼠李糖苷(quercetin-3-galactorhamnoside)及山奈酚-3-半乳鼠李糖苷(kaempferol-3-galactorhamnoside);三糖苷类有异鼠李素-3-半乳糖二鼠李糖苷(isorhamnetin-3-galactodirhamnoside)、槲皮素-3-半乳糖二鼠李糖苷(quercetin-3-galactodirhamnoside)及山奈酚-3-半乳糖二鼠李糖苷(kaempferol-3-galactodirhamnoside)。还含杠柳-6-脱氧古洛糖葡萄糖苷(glucoperigulomethyloside)、毕平多苷元-6-脱氧古洛糖苷(bipindogulomethyloside)、毕平多苷元-6-脱氧古洛糖葡萄糖苷(glucobipindogulomethyloside)、毕平多苷元-3-O-6′-去氧-β-D-古洛糖苷(bipindogenin 3-O-6′-deoxy-β-D-guloside)、毕平多苷元 3-O-α-L-鼠李糖基-6′-去氧-β-D-阿洛糖苷(bipindogenin 3-O-α-L-rhamnosyl 6′-deoxy-β-D-alloside)、毕平多苷元 3-O-α-L-阿洛糖苷(bipindogenin-3-O-α-L-alloside)、沙门托洛苷元-3-O-α-L-鼠李糖苷(sarmentologenin 3-O-α-L-rhamnoside)、沙门托洛苷元 3-O-6′-去氧-β-D-古洛糖苷(sarmentologenin 3-O-6′-deoxy-β-D-guloside)、沙门托洛苷元 3-O-6′-去氧-β-D-阿洛糖苷(sarmentologenin 3-O-6′-deoxy-β-D-alloside)、沙门托西苷元 3-O-α-L-鼠李糖苷(sarmentosigenin 3-O-α-L-rhamnoside)、沙门托西苷元 3-O-6′-去氧-β-D-阿洛糖苷(sarmentosigenin 3-O-6′-deoxy-β-D-alloside)、沙门托西苷元-3-O-6′-去氧-β-D-古洛糖苷(sarmentosigenin-3-O-6′-deoxy-β-D-guloside)、类胡萝卜素(crarotenoid)[1]。

【药理与毒理】　1.强心作用:铃兰叶、茎或全草的乙醇提取液均有洋地黄样强心作用,能加强心肌收缩力,对心力衰竭性心肌作用更显著,能减慢心率,抑制传导,表现为强心苷样的作用特点[2]。铃兰各个药用部位的强心效价,可因采集期和干燥程度不同而有所差异。5月下旬采集的黑龙江产铃兰,自然干燥,按鸽法测其效价,结果以叶柄最高,相当于30.98洋地黄国际单位,根为19.95,叶为11.09,花为20.29[3]。铃兰浸剂容易水解,影响保存和效价的稳定,口服时效果不佳[4]。在果实形成期,根的强心苷含量最高,叶、叶柄及花等在花蕾期和始花期含量最高,种子则在黄果期和红果期含量最高,果实与种子的含量相似。采用生物效价(鸽法)测定 5 月中旬采集的东北玉泉铃兰叶、茎生物效价,结果相当于洋地黄的 3 倍之多;放置 1 年后采用鼠法测定其效价为洋地黄的 2 倍左右[2]。铃兰毒苷(CVT)的强心作用与毒毛花苷相似,是目前已知植物强心苷中最强的种之一[2]。蛙腿淋巴囊注入 CVT 1.5mg/kg,8~20 分钟后,蛙心停止于收缩期。麻醉猫脉滴注 CVT4 * 10(-4)溶液 1ml/min,心率逐渐增加,心跳振幅变大,血压微升;20 分钟时,心跳振幅增至最大,较给药前平均增加 65 %,血压也升至最高,平均增加 70%;30 分钟后振幅变小,平均 47 分钟时心跳停止[5]。国产铃兰毒苷注射液(每 1ml 含 0.1mg)成人饱和量为 0.2~0.3mg,静注后 20~25 分钟生效,平均疗效可维持 8~15 小时,饱和量最好分 2~3 次给予,总剂量达 0.4mg 时作用显著,维持量 0.05~0.1mg[4],可作为毒毛花苷的国产代用品;也有人认为对某些严重病例仍不能完全代替[6]。采用小鼠心肌对^{86}铷摄取的方法证明,静注小剂量 CVT 可使心肌微血管床面积增大,心肌营养性血流增加;中毒剂量则使微血管床面积缩小,心肌营养性血流减少,部分小鼠引起心律失常[1,6]。给犬静注 CVT 0.03mg/kg,有明显的正性肌力作用,此作用不被晋萘洛尔所削弱或对抗;无论采用 CVT 静注治疗或中毒剂量,豚鼠及大鼠心肌细胞的 cAMP 含量均无明显改变,提示 CVT 的正性肌力作用不是通过 cAMP 实现的[1]。CVT 对家兔实验性急性冠脉功能不足的循环紊乱,具有一定的改善[2]。大鼠静注 CVT 1mg/kg,可明显减少心脏中去甲肾上腺素含量[1]。2. 镇静作用:铃兰在临床上能使患者安静,改善睡眠,减少不安情绪。全草的浸剂及配制制剂可增强戊巴比妥钠对小鼠的浅麻醉作用[2]。用条件反射法证明 CVT 对大鼠皮层有抑制作用,可使条件反射潜伏期延长,条件反射量降低,大剂量可使非条件反射受到抑制,这可能是药物抑制作用扩散至皮层下中枢的结果[5]。镇静的有效成分主要是其苷元。CVT、去葡萄糖墙花毒苷(deglucocheirotoxin)以及苷元均能抑制大鼠的自发活动,但铃兰毒醇苷(convallatoxol)则并无镇静作用[2]。3. 利尿作用:铃兰有明显的利尿作用,对心力衰竭患者的利尿效果优于洋地黄及毒毛旋花子苷,对后 2 种药物不能消退的水肿,采用铃兰制剂常可获得较满意的效果[2]。给狗行人工尿瘘后皮下注射 CVT 0.01mg/kg,可使尿量增加 5.8%~16%。给大鼠每日皮下注射 1 次 CVT,6~8 天后,其尿量和每日排出 Na$^+$、K$^+$ 总量均增加,其利尿作用与减少肾小管再吸收有关,并非由于肾小球过滤增加[1]。将 CVT 直接注入麻醉狗左肾动脉,亦有利尿作用,Na$^+$ 和 Cl$^-$ 排出增加,肾小球滤过和 K$^+$ 排出无大改变。提示 CVT 对肾脏有直接作用[1]。4. 其他作用:铃兰地上部分所含的黄酮类化合物具有消炎、利胆作用,能减轻家兔的四氯化碳性肝炎的病理变化,缩短恢复期[1]。铃兰叶总苷的试制剂可收缩冠状血管,延长家兔的凝血时间和凝血酶原时间,CVT 和铃兰苦苷(convallamarin)无此作用。总苷还能降低兔血浆中 V 因子浓度及血小板致活酶的活力,这与毒毛花苷的作用相反[2]。5. 体内过程:铃兰口服制剂稳定性差,吸收不佳,在肠道内容易破坏,药效显著降低,作用不及洋地黄。注射剂皮下注射作用出现缓慢,药效强度较小[2]。国产铃兰制剂豚鼠十二指肠给药,6 小时仅吸收 50% 左右。CVT 也是静注活性最高,肠道给药活性最低。在体内破坏迅速,排泄也快,蓄积作用比洋地黄小。铃兰毒原苷(convalloside)给药 3 天后已大部排泄,6 天后几乎全部排泄。每一天可排出 CVT 给药量的 50%,5 天排完,亦有报道 48 小时已完全从体内消失者,在肝脏中 2~4 小时可破坏 34%,消除速度为每小时 0.0019~0.0022mg/kg,较洋地黄毒苷快 2.1 倍。CVT 在大鼠离体小肠的灌流中可代谢为铃兰毒醇苷(convallataxol)。去葡萄糖墙花毒苷蓄积性也很低,它与铃兰毒醇苷在肝脏中均不受到破坏,常以原形与胆汁同时排出[2]。6. 毒性:给不麻醉猫静注 CVT,其中毒症状表现为流涎、呕吐、共济失调、呼吸急促及惊厥等。猫的最小中毒量为

0.6μ/kg,最大耐受量为 0.5μ/kg。猫口服、皮下注射和静注 CVT 的 LD$_{50}$分别为 1.09mg/kg、1.08mg/kg 和 0.043 2mg/kg[5]。小鼠腹腔注射铃兰毒苷的 LD$_{50}$为(1.61±0.1238)mg/kg[2]。

参 考 文 献

[1]《中华本草》编委会. 中华本草(第 8 册). 上海:上海科学技术出版社,1999:79
[2] 江苏新医学院. 中药大辞典(下册). 上海:上海科学技术出版社,1977:1866
[3] 孙玉林,周玉贞. 关于铃兰强心效价研究初步报告. 药学通报,1959,7(9):461
[4] 孙侃. 铃兰的药理与临床应用. 医药工业,1973(4):2
[5] 吉林省中医中药研究所. 长白山植物药志. 长春:吉林人民出版社,1982:1336
[6] 石琳,吴婵群,王道生,等. 铃兰毒甙和哇巴因对心肌微血管床的影响. 药学学报,1982,17(4):241-244

(孙荣进　马丰懿　陈吉炎)

199. *Convolvulus arvensis*（田旋花）

【民族药名】　田旋花(蒙古族);"波尔穷"、"波日青"(藏族)。

【来源】　旋花科植物田旋花 *Convolvulus arvensis* L. 的全草、花。有毒。全草夏季、秋季采收,洗净,鲜用或切段晒干。花在 6~8 月开放时摘取,鲜用或晾干。

多年生草本。根茎横走。茎蔓性或缠绕,具棱角或条纹,上部有疏柔毛。叶互生,戟形,长 2.5~5cm,宽 1~3.5cm,全缘或 3 裂,侧裂片展开,微尖,中裂片卵状椭圆形、狭三角形或披针状长椭圆形,微尖或近圆;叶柄长 1~2cm。花序腋生,有 1~3 花,花梗细弱,长 3~8cm;苞片 2,线形,与萼远离;萼片 5,光滑或被疏毛,卵圆形,边缘膜质;花冠漏斗状,长约 2cm,粉红色,顶端 5 浅裂;雄蕊 5,基部具鳞毛;子房 2 室,柱头 2 裂。蒴果球形或圆锥形;种子 4,黑褐色。

生于耕地及荒地上。分布于吉林、黑龙江、河北、河南、山西、陕西、甘肃、宁夏、新疆、内蒙古、山东、四川、西藏。

【药用经验】　蒙古族　全草:用于风湿性关节疼痛、神经性皮炎。鲜花:与胡椒(3:1)研末混匀,用棉签蘸药粉塞于蛀牙孔内或置病牙上咬紧(勿咽下)治牙痛(《蒙植药志》)。藏族　全草:用于瘟疫、陈热病、虫病(《中国藏药》)。用于风湿性关节炎、风湿疼痛、风寒湿痹、消化不良、痛经(《藏本草》)。

【中毒与解毒】　中毒症状有:头晕头疼、大量呕吐、剧烈腹痛、腹泻、大便有黏液血、血尿、言语障碍,严重者导致昏迷。解毒方法:催吐洗胃;口服蛋清、牛奶等;绿豆 120g 煎汤代茶饮;导泻;抗休克;对症治疗[1]。

【药材鉴定】　性状　全草多皱缩卷曲成团状。根茎细长,具须根。茎细圆柱形,具棱角及条纹,上部被疏毛。叶互生,多卷曲或脱落,完整者展平后呈三角状卵形、卵状长圆形或狭披针形,长 2.8~7cm,宽 0.4~3cm,先端钝圆,具小尖头,基部戟形、心形或箭形,全缘;叶柄长 1~2mm。花序腋生,花 1~3 朵;花冠宽漏斗状,白色或粉红色,花梗细弱,长 3~8cm。蒴果类球形。种子 4 颗,黑褐色。气微,味咸[2]。

显微特征　(1)茎横切面:表皮由 1 列切向延长的长方形细胞组成,细胞排列紧密,外壁具角质膜;皮层细胞多列。维管束双韧型,呈环状排列,木质部外侧的韧皮部呈环状连续分布,内侧的韧皮部则呈束状分布,内韧皮部较外韧皮部发达。外韧皮部和木质部间有环状的形成层,内韧皮部束和木质部间也有分生组织存在。髓射线不明显,髓由大型薄壁细胞组成。(2)叶横切面:上下表皮均由 1 列较大的扁平细胞组成,外壁有角质膜,气孔与表皮细胞在同一水平,气孔内有较大的孔下室。叶肉栅栏组织细胞短柱状,海绵组织细胞 3~4 列。主脉维管束周韧型,在韧皮部与木质部之间尚有形成层的存在,主脉外围为薄壁组织。(3) 全草粉末:为淡绿色。粉末中含有纤维、导管、茎表皮细胞、叶表皮细胞及气孔、非腺毛、花粉粒等。其中螺纹导管直径为 8~38μm;纤维直径为 15~45μm;茎表皮细胞类长方形或不规则形;叶上表皮细胞壁较平直,下表皮细胞壁较微波状弯曲,气孔均为不定式;非腺毛直径 13~25μm。花粉粒类圆形,长 48~73μm,宽为 35~70μm[3]。

【化学成分】 全草含 β-甲基马栗树皮素(β-methylaesculetin)[2,4]。也含托品烷生物碱类托品碱(tropine)、伪托品碱(pseudotropine)、托品酮(tropinone);吡咯烷生物碱类古豆碱(hygrine)。香豆素类伞形花内酯(umbelliferone)、东莨菪素(scopoletin)[4]。地上部分含黄酮苷,苷元为槲皮素(quercetin)、山奈酚(kaempferol),也含正烷烃(n-alkane)、正烷醇(n-alkanol)、α-香树脂醇(α-amyrin)、菜油甾醇(campesterol)、豆甾醇(stigmasterol)及 β-谷甾醇(β-sitosterol)。地下部分含咖啡酸(caffeic acid)、红古豆碱(cuscohygrine)[2,4]。

【药理毒理】 1. 对心血管系统的影响:静脉注射地上部分的 70% 乙醇提取物 10mg/kg,能使麻醉猫血压下降 25%~50%,持续 1 小时。并扩张离体兔耳血管,减慢心率。对垂体后叶素引起的高血压家兔,静脉注射乙醇提取物 10mg /(kg·d),连续 10~12 天,可使血压恢复正常。在麻醉猫(冠状窦法)身上,10~50mg/kg 可增大冠脉流量 33%。从其中提取的总生物碱也具有降压作用,但对冠脉流量无影响。黄酮部分对心血管无明显作用。2. 其他作用:田旋花能对抗大鼠的电惊厥,但不能对抗五甲烯四氮及士的宁引起的惊厥[2,4]。3. 毒理:其所含的树脂对肠道有刺激性,可增加肠蠕动,引起肠黏膜充血,分泌增加,呈泻下作用。经体内吸收后可引起肾脏及中枢神经系统损害,甚至发生休克[1]。

参 考 文 献

[1] 杨仓良. 毒药本草. 北京:中国中医药出版社,1993:1067

[2] 《中华本草》编委会. 中华本草(第 6 册). 上海:上海科学技术出版社,1999:499,500

[3] 石峰,杨伟俊,于睿,等. 田旋花药材质量标准的研究. 时珍国医国药,2009,20(10):2542,2543

[4] 江苏新医学院. 中药大辞典(上册). 上海:上海科学技术出版社,2006:911,912

(孙荣进　陈吉炎　马丰懿)

200. *Corallodiscus flabellatus*(石胆草)

【民族药名】 "亚挤莫"(傈僳族);"渣加哈窝"(藏族)。

【来源】 苦苣苔科植物石胆草(石花) *Corallodiscus flabellatus*(Craib) Burtt 的全草。有小毒。秋季、冬季采收,洗净,鲜用或晒干用。

多年生草本。叶基生,长达 4cm,外部的有柄,内部的无柄;叶片菱状宽倒卵形或扇状菱形,长宽均 1.1~2.2cm,边缘有浅钝齿,上面有长柔毛,下面有淡褐色绵毛,脉上面强烈下陷,在下面隆起;叶柄扁,长达 2cm。花葶 2~4 条,高 7~12cm,有锈色柔毛;聚伞花序有 4~8 花;苞片叶状,但极小;花萼长约 3mm,5 裂近基部,裂片披针形;花冠淡蓝紫色,长约 11mm,上唇 2 浅裂,下唇 3 深裂;能育雄蕊 2 对,花药成对连着,退化雄蕊 1;雌蕊无毛。蒴果近条形,长 1.4~2cm。花期 6~7 月,果期 8 月。

生于海拔 2000m 左右山地石上。分布于云南(昆明以北)、四川西部。

【药用经验】 傈僳族　用于月经不调、白带过多、心悸、心口痛、湿热痹症、小儿疳积。外用治刀伤、疮痈、顽癣（《怒江药》）。藏族　用于早泄、肾痛、遗精、肉食或乌头中毒（《滇药录》）。

【药材鉴定】 性状　向心性卷曲呈团块状。根须状，黄褐色，地下根与地上茎之间被有众多白色绒毛，晒干后不易碾碎成粉末。叶片质脆，易碎断，叶柄扁。无臭、味苦[1]。

显微特征　（1）叶柄横切面：表皮由1列横向延长的细小细胞组成，被众多非腺毛，非腺毛多由2个细胞组成，厚角细胞2~5列，叶背处的厚角细胞细小密集，呈多角形。叶肉细胞6~7列，内含有棕色物质。维管束7~9个，外韧型，多以马蹄形排列，中间1个较大；维管束由韧皮部、木质部组成，木质部可见导管和纤维，韧皮部由细小的薄壁多角形细胞构成，形成层不明显[1]。（2）粉末：导管众多，多为螺纹导管，直径约13μm。纤维众多，直径约8μm，多成束，壁较薄。薄壁细胞类长方形，含有棕色物质。气孔副卫细胞3个。非腺毛长约至304μm，直径约22μm，多为2个细胞组成，极少为单细胞或由多细胞组成，平直或弯曲，表面光滑[1]。

【化学成分】 全草含香草酸（vanillic acid）、丁香酸（syringic acid）、咖啡酸（caffeic acid）、异类叶升麻苷（isoacteoside）、阿魏酸（ferulic acid）[2]；尚含黄酮碳苷类成分[3]和苯乙醇苷类成分，苯乙醇苷类化合物主要有1′-O-β-D-(3,4-二羟基苯乙基)-4′-O-咖啡酰基-葡萄糖（calceolarioside A）、1′-O-β-D-(3,4-二羟基苯乙基)-6′-O-咖啡酰基-葡萄糖苷（calceolarioside B）、1′-O-β-D-(3,4-二羟基苯乙基)-6′-O-咖啡酰基-β-D-芹菜糖(1→3′)-葡萄糖苷（nuomioside A）、1′-O-β-D-(3,4-二羟基苯乙基)-4′-O-咖啡酰基-β-D-芹菜糖(1→3′)-葡萄糖苷（isonuomioside B）、1′-O-β-D-(3,4-二羟基苯乙基)-4′-O-咖啡酰基-β-D-葡萄糖(1→6′)-葡萄糖苷（lugrandoside）、1′-O-β-D-(3,4-二羟基苯乙基)-3′-O-咖啡酰基-β-D-葡萄糖(1→6′)-葡萄糖苷（isolugrandoside）[4]。

【药理毒理】 抗菌和抗病毒活性；全草水煎液具有较好的抗菌和抗病毒活性[1]。

参 考 文 献

[1] 朱成兰,张庆芝,郑丽云. 石胆草的生药学研究. 昆明中医药杂志,2005,26(1):34,35
[2] 郑晓珂,李军,冯卫生,等. 石胆草化学成分的研究. 中国中药杂志,2002,27(12):926-928
[3] 冯卫生,郑晓珂,刘云宝,等. 石胆草中黄酮碳苷的分离与结构鉴定. 药学学报,2004,39(2):110-115
[4] 郑晓珂,李军,冯卫生,等. 石胆草中苯乙醇苷的分离与结构鉴定. 药学学报,2003,38(20):116-119

（王德彬）

201. *Corallodiscus kingianus*（卷丝苣苔）

【民族药名】 "渣加哈窝"（藏族）。

【来源】 苦苣苔科植物卷丝苣苔 *Corallodiscus kingianus*（Craib）Burtt［*Corallodiscus grandis*（Craib）Burtt］的全草。有小毒。春季、夏季采收，洗净，鲜用或晒干用。

多年生草本。叶多数，均基生，外部的有柄，内部的无柄；叶片厚，菱状狭卵形，长2~5.5cm，宽1.4~3cm，边缘有浅钝齿，下面密被锈色柔毛；叶柄宽而扁，长达4.5cm。花葶2~6条，长6~11cm，密被锈色柔毛；聚伞花序伞状，有5~20花；花萼长约2.5mm，与花梗密被锈色柔毛，5浅裂；花冠紫蓝色，长10~14mm，外面无毛，上唇较短，2裂，下唇较长，3裂；能育雄蕊2对，花药成对连着，退化雄蕊1；雌蕊无毛。蒴果宽条形，长约1cm，无毛。花期6~8月。

生于海拔2800~4600m的山坡、林下岩石上。分布于西藏、青海（囊谦）、四川西南部及云南西北部。

【药用经验】　藏族　用于早泄、肾痛、遗精、肉食或乌头中毒(《滇省志》)。用于热性腹泻、肉食或乌头中毒、肾虚早泻、疮疖痈毒(《藏本草》)。

【化学成分】　全草脂溶性部分含辛酸甲酯、(E,E)-2,4-癸二烯醛、2,4-癸二烯醛、月桂酸甲酯(methyl laurate)、肉豆蔻酸甲酯(methyl myristate)、十五烷酸甲酯、6,10,14-三甲基-2-十五烷、邻苯二甲酸二异丁酯(diisobutyl phthalate)、14-甲基十五烷酸甲酯、(Z)-棕榈油酸甲酯、棕榈酸甲酯(methyl palmitate)、邻苯二甲酸二正丁酯、14-甲基棕榈酸甲酯、十七酸甲酯、(Z)-6-十八碳烯酸甲酯、9,12-亚油酸甲酯、亚麻酸甲酯(linolenic acid methyl ester)、叶绿醇(phytol)、硬脂酸甲酯(methyl stearate)、亚油酸乙酯(ethyl linoleate)、油酸乙酯(ethyl oleate)、14-十五碳烯酸、十九酸甲酯、11-二十碳酸烯酸甲酯、二十酸甲酯、1,2,3,4,4a,9,10,10a-八氢-1,4a-二甲基甲基-7-(1-乙基)-1-菲甲酸甲酯、二十一烷酸甲酯、维生素 E(vitamin E)、二十二酸甲酯、邻苯二甲酸、二十五碳酸甲酯、二十四碳酸甲酯[1]，含三萜类化合物 3β-hydroxy-9(11),12-oleanadien-28-oic acid、castanopsol 2,3,7-trihydroxy-6-oxo-1,3,5(10),7-tetraene-24-nor-friedelane-29-oic acid methylester、3-epicyclomusalenol，另含黄酮类化合物 5-羟基-7,4′-二甲氧基黄酮、5,7-二羟基-6,4′-二甲氧基黄酮[2]。

【药理毒理】　抗氧化作用:卷丝苣苔甲醇提取物具有较好的抗氧化能力。卷丝苣苔脂肪酸可能是具有脂类代谢调节、心血管功能调节、血糖浓度调节、癌细胞调控、免疫调节作用的有效成分[3,4]。

参 考 文 献

[1]　臧鑫炎．勐醒．芒毛苣苔和卷丝苣苔化学成分研究．河南大学硕士学位论文,2008:62,63
[2]　康文艺．卷丝苣苔三萜类化学成分研究．中国中药杂志,2009,34(20):2607-2609
[3]　康文艺,李彩芳,张丽．卷丝苣苔和勐醒芒毛苣苔抗氧化活性研究．天然产物研究与开发,2009,21:470-472
[4]　康文艺,姬志强,王金梅．卷丝苣苔和勐醒芒毛苣苔脂肪酸成分的研究．天然产物研究与开发,2009,21:203-207

(孙荣进　陈吉炎　马丰懿)

202. *Coriaria nepalensis*(马桑)

【民族药名】　"美登超"、"美兑介"(侗族);野马桑、"枝锡"(彝族);"几子"、"知席掰"(傈僳族);"都岩染"、"豆雨"、"豆啊"、"阿咱"(苗族);"梅晒"(水族);"马桑卡蒙"(土家族)。

【来源】　马桑科植物马桑 *Coriaria nepalensis* Wall. (*Coriaria sinica* Maxim.)的根、茎、绿色茎皮、叶或全株。有剧毒。根冬季采挖,刮去外皮,晒干;叶 4~5 月采收,鲜用或晒干用[1];茎与茎皮适时采收,干燥。

落叶灌木,有时高达 6m;枝条斜展,幼枝有棱。单叶对生,纸质至薄革质,椭圆形至宽椭圆形,长 2.5~8cm,顶端急尖,基部近圆形,全缘,两面都无毛或仅下面沿脉有细毛,基出 3 主脉;叶柄粗,长 1~3mm,通常紫色。总状花序侧生于前年生枝上,长 4~6cm;花杂性,雄花序先叶开放;萼片及花瓣各 5;雄蕊 10;心皮 5,分离。浆果状瘦果,5 个,成熟时由红色变紫黑色,直径约 6mm,外被肉质花瓣所包。花期 4~5 月,果期 5~7 月。

多生于海拔 400~2100m 的灌丛中。分布于华北、西北、西南及华中。

【药用经验】　侗族　根及其寄生物:用于宁癫(精神分裂症)(《侗医学》)。傈僳族　根、叶:用于淋巴结核、牙痛、跌打损伤、风湿关节痛。外用于头癣、湿疹。绿色茎皮:用于骨折(《滇药志》)。苗族　根及叶:用于疗癫、头癣、羊癫疯,还用于蚂蚱症、止痒、收黄水(《苗医药》《苗药集》)。水族　根、叶:用于黄水疮(《水族药》)。土家族　茎叶:用于头癣、体癣、皮肤痒疹、烧烫伤、精神分裂症(《土家药》)。瑶族　全株:用于烧烫伤(《湘蓝考》)。彝族　用于跌打损伤、骨折肿痛、风湿麻木、手足拘挛、水火烫伤、皮肤瘙痒(《哀牢》)。茎叶:外治用于疥癫疮癣、皮肤瘙痒。内服:用于癫狂、风湿痹痛。

【使用注意】　马桑果毒性剧烈,临床不用,更要防止儿童误食;马桑叶一般仅供外用,不作内服;马桑根刮去外皮按规定剂量煎服,不可超量[2]。小儿、孕妇、体弱者禁用。服后忌食豆类[3]。

【中毒与解毒】　马桑有剧毒,中毒反应则主要表现在神经系统、消化系统以及骨骼。(1)神经系统:先后出现精神差、表情淡漠、不愿讲话、软弱无力、神志恍惚、全身发麻、突发惊厥、昏迷,继则出现阵发性抽搐、眼上翻、牙关紧闭、角弓反张、口吐白沫等症状似癫痫样发作,以及瞳孔缩小散大、对光反射迟钝、角膜及腹壁反射消失、大小便失禁。昏迷者常并发脑水肿、急性呼吸衰竭等。(2)消化系统:初期症状是在食后0.5~3小时内出现,有口角流涎、恶心、呕吐、腹痛、肠鸣音亢进。呕吐剧烈者可引起少量胃出血,呕吐物呈咖啡色。部分有肝功能改变、肝肿大,但少有黄疸及肝区疼痛等急性中毒性肝炎表现。(3)心血管系统:脉搏细弱、甚至无脉、血压下降、心电图检查出现窦性心律不齐,窦性心动过速伴频发性室性期前收缩。(4)运动系统:用药后,部分患者在癫痫发作时可引起下颌及肩关节脱臼、胸椎压缩骨折、门齿松动。(5)泌尿系统:尿中检查有少量红细胞、白细胞和微量蛋白。解毒措施:洗胃,导泻,灌肠,静脉点滴糖盐水及维生素C,促进毒物排泄,并注意纠正电解质紊乱。其他对症治疗:出现惊厥者,用安定10~20mg或苯巴比妥钠0.2g肌肉注射,必要时静脉缓慢注射;也可用水合氯醛灌肠对抗惊厥,若抽搐不止者可吸入少量乙醚(成人量为5~15ml)。如心脏搏动缓慢或有虚脱现象时,可用苯甲酸钠、咖啡因、阿托品等,必要时给氧。此外,禁用吗啡类麻醉剂和酊剂及其他含酒的药物来解毒[4]。民间解救方法[2]:(1)用连翘、银花、绿豆适量煎服。(2)黑豆30g,莲蓬蒂15g,水煎即服。(3)紫河车60g,研为细末,分6次冲服。(4)甘草60g,水煎服。(5)知母9g、生石膏60g、甘草24g、粳米12g,水煎分2次服,4小时1次。(6)鼻饲甘草、石膏水。

【药材鉴定】　性状　(1)根:呈圆柱形,长短不一,直径1~5cm,表面灰棕色,粗糙,多结节皱纹,质坚硬,不易折断。断面皮部淡棕黄色,木部淡黄白色。气微香,味淡而涩。(2)茎:呈圆柱形,多分枝,直径0.5~2.5cm,表面暗棕绿色至紫褐色,具纵皱纹及皮孔点状突起;小枝略具四狭翅。质硬,断面黄绿色,中央髓部黄白色至棕色。气微,味微涩。(3)叶:多脱落皱缩、破碎,完整叶片展平呈椭圆形至阔卵圆形,长2~7cm,宽1~4cm,先端急尖,基部楔形,全缘,绿色,基部三出脉明显向背面凸起,叶柄短,近革质而脆。气微香。

显微特征　根横切面:木栓层为数列至10数列扁长细胞,有的翘起。皮层组织宽广,细胞斜向延长,薄壁细胞中含草酸钙方晶及淀粉粒。韧皮部与皮部近等宽,具众多的单个纤维散在;常在射线开口处具纤维群。韧皮射线不明显,木质部宽广,导管类圆形,多单个或2~4个成群,有的导管中具内含物,木射线为3~9列细胞。

薄层色谱　(1)取根粉末2g,加水适量煎煮2次,每次1小时,滤过,滤液加稀盐酸调pH2~3,用乙醚15ml、15ml、15ml分次振摇提取,合并提取液,挥干,残渣加无水乙醇1ml使溶解,作为供试品溶液。另取马桑根对照药材2g,同法制成对照药材溶液。再取没食子酸加无水乙醇制成每 1ml 含 2mg 的溶液。吸取上述 3 种溶液各 3μl,分别点于同一含羧甲基纤维素钠为黏合剂的硅胶 G 薄层板上,以苯-乙酸乙酯-甲醇-甲酸(10:5:2:0.5)为展开剂,展开,取出,晾干,置紫外光灯(365nm)下检视,供试品与对照药材色谱相应的位置上显同色荧光斑点;再喷以 5% 三氯化铁乙醇溶液。供试品色谱分别在与对照药材和对照品色谱相应的位置上,显相同颜色的斑点。(2)取茎或叶粉末 0.4g,加乙醇 10ml,超声处理 30 分钟,滤过,滤液蒸干,残渣加水 10ml 使溶解,用乙酸乙酯提取 2 次,每次 10ml,合并乙酸乙酯液,蒸干,残渣加甲醇 1ml 使溶解,作为供试品溶液。另取野马桑对照药材(茎或叶)0.4g,同法制成对照药材溶液。吸取上述 2 种溶液各 5μl,分别点于同一硅胶 G 薄层板上,以三氯甲烷-甲醇-水(8:2:0.3)为展开剂,展开,取出,晾干,喷以 2% 香草醛硫酸溶液,在 105℃ 加热至斑点显色清晰。供试品色谱在与对照药材色谱相应的位置上,显相同颜色的斑点。

【化学成分】 全株均含有毒成分马桑碱;果实含有毒成分为马桑内酯(马桑毒素,coriamrtin,$C_{15}H_{18}O_5$)、吐汀内酯(羟基马桑内酯,tutin)、马桑亭(coriatin)。茎枝含鞣质、没食子酸及山奈素(kaempferol),亦含有毒成分,以嫩叶及未成熟果最毒[3]。马桑叶中主要含有黄酮类和三萜酸类化合物[5],黄酮类成分有山奈酚(kaempferol)、山奈酚-3-O-α-L-鼠李糖(kaempferol-3-O-α-L-rhamnoside)、山奈酚-3-O-β-D-半乳糖(kaempferol-3-O-α-L-galactoside)、山奈酚-3-O-α-L-阿拉伯糖(kaempferol-3-O-α-L-arabinoside)、槲皮素(quercetin)、槲皮素-3-O-α-L-阿拉伯糖(quercetin-3-O-α-L-arabinoside)、槲皮素-3-O-α-L-半乳糖(quercetin-3-O-α-L-galactoside)、槲皮素-3-O-β-D-葡萄糖(quercetin-3-O-β-D-glucoside)[8]。

【药理毒理】 1. 对心血管作用:吐汀内酯(tutin,即羟基马桑内酯)能使心率减慢;静脉注射 0.1~0.2mg/kg,可引起兔、猫血压的持续上升[1]。2. 抗菌作用:马桑叶粉的 30 倍水浸液对马铃薯晚疫病孢子发芽有抑制作用;30 倍水煮液对棉苗轮纹斑病菌和楔顶病菌孢子发芽也有抑制作用[6]。3. 对神经系统作用:吐汀内酯会引起惊厥,并可使海马脑片锥体细胞兴奋活动增强,具有致痫作用;兴奋性谷氨酸受体尤其是非 NMDA 受体可能介导 tutin 的致痫作用[7]。马桑内酯(马桑毒素,coriamrtin)对巴比妥类催眠药有良好的拮抗作用。4. 毒性:马桑内酯可兴奋大脑、延脑呼吸中枢、血管中枢、血管运动中枢及迷走神经中枢,增强脊髓反射,并产生惊厥,最后呼吸窒息死亡;有毒成分在体内破坏较快,故控制惊厥后,患者可以较快恢复;一次服大量者,可因迷走神经中枢过度兴奋使心搏骤停[1]。

参 考 文 献

[1]《中华本草》编委会. 中华本草(第 2 册). 上海:上海科学技术出版社,1999:70,71

[2] 朱亚峰. 中药中成药解毒手册. 第三版. 北京:人民军医出版社,2009:326-328

[3] 谢宗万. 全国中草药汇编(下册). 第 2 版. 北京:人民卫生出版社,2000:54

[4] 周立国. 中药毒性机制及解毒措施. 北京:人民卫生出版社,2006:161-164

[5] 张雁冰,王克让,刘宏民. 马桑叶中总三萜酸的含量测定. 时珍国医国药,2006,17(4):529

[6] 周莉君,宋良成,侯若彤,等. 马桑提取物的抑菌作用和抑菌机理的初步研究. 四川大学学报,2006,43(5):1165-1169

[7] 周华,郑煜,唐玉红. 羟基马桑毒素所致的大鼠海马锥体细胞痫样放电活动. 生理学报,2004,56(3):341-346

[8] 李玲. 马桑化学成分研究及马桑中黄酮的生物活性研究. 郑州:郑州大学,2005

(王德彬　胡吉清)

203. *Corydalis dasyptera*（迭裂黄堇）

【民族药名】 "赛吾勾斋满巴"、"格周"、"格周丝哇"、"格周色布"（藏族）。

【来源】 罂粟科植物迭裂黄堇 *Corydalis dasyptera* Maxim. 的全草。有毒。7～8月盛花期采集全草，洗净根部泥土，除去枯枝，晒干。

草本，无毛。直根圆柱形，粗达1cm。茎1～3条，高4.5～48cm。基生叶5～8，长4～20cm，具长柄；叶片蓝绿色，肉质，轮廓狭椭圆形或狭矩圆形，长2～9.5cm，宽1.7～2.5cm，羽状全裂，一回裂片3～8对，互相覆压或分开，2或3裂或不分裂，小裂片卵形或倒卵形，全缘，常互相覆压。茎生小叶，具短柄，裂片宽卵形至条形。总状花序长2～8cm；下部苞片羽状分裂，上部的不裂；花瓣淡黄色，上面花瓣具紫纹，长1.4～1.9cm，距圆筒形，长7～9mm，末端圆，内面花瓣上部具紫黑色斑点。

生于海拔2800～4800m的高山草地、岩隙中或疏林下。分布于西藏、四川西北部、青海和甘肃。

【药用经验】 藏族 用于胃肠炎、胃痛、感冒、肉食中毒；外用治疮疡久溃不愈（《藏本草》、《青藏药鉴》）。还用于瘟疫、腑热病、创伤（《中国藏药》）。用于热性病、黄疸型肝炎、肉食中毒（《民族药》）。

【药材鉴定】 性状 根呈长圆柱状或圆锥状，由数条至10余条细根扭结而成，长6～15cm粗0.3～1.2cm，弯曲，表面及细根间包被或夹杂着灰褐色或黑褐色的栓化组织碎片。除净附属物，可见细根表皮呈棕黄色，有纵沟纹，直径约2mm，互相纠缠或套结成发辫状或网眼状，或各根部分合生，或又分离，再与其他细根合生。质松脆，易折断，断面类黄色或类白色，显粉性。根茎部残留多数灰褐色或棕褐色条状叶基残痕，剥去叶痕，可见由数个披针形苞片包被的黄白色圆锥状冬芽。地上部分皱缩，茎圆柱形，具条棱，中空。叶皱缩或破碎，水浸展平后可见基生叶具长柄，叶片稍厚，羽状全裂，一回裂片互相覆压或稍分开。花暗黄色，总状花序密集成头状，苞片二型，下部者羽状分裂，上部者不裂；外轮花瓣唇形，具紫色条纹和鸡冠状突起，距圆筒形，略长于瓣片，内轮花瓣矩形，先端具紫色斑点和鸡冠状突起。蒴果长椭圆形，种子圆肾形，亮黑色。气微，味苦。

显微特征 （1）根横切面：近圆形、长圆形或三角圆形。皮层外侧为木栓细胞层。皮层甚窄于中柱，细胞挤压破碎成条状，一侧有根迹维管束导管分布。内皮层明显。中柱外围多裂隙，异型维管束2个至数个，各自分离或大小相套，束间散在导管分子并形成条状裂隙。（2）茎横切面：三角形或类圆形，棱角不规则。表皮细胞1列，棱角下有厚角组织。维管束10～16个，大小不等，环状排列，具束帽。本品皮层及髓部分布有含灰黑色物质的小细胞。（3）叶表皮：上表皮细胞多角形，气孔不定式。下表皮细胞特大，长条形，壁厚达17～34μm。上、下表皮细胞含砂晶、方晶或球晶，细胞壁厚，垂周壁沟孔密集，平周壁有环状、网状或条状纹理，核明显。（4）粉末：深黄绿色。有节乳管随时可见，细胞长类方形，略弯曲，含有棕黄色的颗粒状物质。薄壁细胞类方形、类长方形，细胞壁不规则波状弯曲，微厚化、木化。花粉粒类圆球形，表面具有不规则网状纹理，萌发孔3个，直径约32μm。叶上表皮成片，细胞多角形，分布有不定式气孔，副卫细胞5个；下表皮细胞不规则条形，细胞壁均厚化并重叠，可达17～34μm，有小的棒状、球状、砂粒状结晶附着，直径5～7μm。晶体多见，方晶较大，直径为14～40μm。淀粉粒众多，多为复粒，由2～6小粒组成；单粒圆球形、类圆形，脐点"人"字形，点状，裂隙状，层纹不清。

【化学成分】 全草含黄连碱（coptisine）、四氢紫堇萨明（tetrahydrocorysamine）、四氢黄连碱

（tetrahydrocoptisine）、紫堇球茎碱（corytuberine）、紫堇萨明（corysamine）[1]。

【药理毒理】　所含黄连碱有抗菌杀虫、抗癌、抗肾炎、平滑肌松弛的作用,其他生物碱有镇痛、镇静的作用[2]。用水漂毒后有解热镇痛作用[3]。

参 考 文 献

[1]王恒山,杨海荣.迭裂紫堇生物碱的研究.天然产物研究与开发,1997,9(1):37

[2]吕芳,徐筱杰.紫堇属藏药中生物碱成分及生物活性研究进展.时珍国医国药,2007,18(4):779,780

[3]若尔盖县革命委员会生产指挥组.高原中草药治疗手册.若尔盖县革命委员会生产指挥组,1971:357

（孙荣进　陈吉炎　马丰懿）

204. *Corydalis davidii*（南黄堇）

【民族药名】　"莫夺慈"（傈僳族）;"当日丝哇"（藏族）。

【来源】　罂粟科植物南黄堇 *Corydalis davidii* Franch. 的根茎、全草。有毒。春季、夏季采,洗净或除去杂质,晒干或鲜用。

多年生全草本,高50~75cm,无毛。根茎斜生,有分枝,茎直立。叶互生;叶柄短;叶片轮廓三角形,长5~12cm;三至四回羽状全裂,一回裂片常为3对,具细柄,末回裂片无柄,倒卵形至卵形,长10~20mm,先端圆钝,具短尖,全缘。总状花序顶生,长6~10cm,疏生花数朵;苞片狭,长2~5mm;花梗较苞片略长;花冠黄色,长18~22mm,外轮上瓣距细长,占全瓣长的2/3,平直或微向上弯。蒴果近条形或狭倒披针形,长10~15mm,宽约2mm,略有浅溢数道。种子1列,4~5枚。花果期4~10月。

生于海拔2000~2800m的草坡林下。分布于四川南部、贵州西北部、云南东北部。

【药用经验】　傈僳族　根茎:用于骨折、跌打损伤（《怒江药》）。藏族　全草:用于一切热性病、热性传染病、胃炎、胃溃疡、感冒发热、伤寒。外敷治疮疖肿痛（《民族药志要》）。

【使用注意】　本品有毒,研末内服用量2~3g[1]。

参 考 文 献

[1]《中华本草》编委会.中华本草（第3册）.上海:上海科学技术出版社,1999:2240

（孙荣进　陈吉炎　马丰懿）

205. *Corydalis decumbens*（夏天无）

【民族药名】　岩黄连（苗族）。

【来源】　罂粟科植物夏天无（伏生紫堇）*Corydalis decumbens*（Thunb）. Pers. 的块茎。有小毒。茎叶变黄时挖掘块茎,除去须根,洗净泥土,晒干或鲜用。

草本无毛;块茎近球形或椭圆球形,直径达6mm。茎细弱,长17~30cm,不分枝。基生叶通常1个,长达16cm,具长柄;叶片下面有白粉,轮廓近正三角形,长约6cm,二回三出全裂,末回裂片具短柄,通常狭倒卵形。茎生叶2~3,生茎下部以上或上部,似基生叶,但较小,具稍长柄或无柄。总状花序长1.7~4cm;苞片卵形或狭倒卵形,长5~7mm,全缘;下部花梗长达1.2cm;花瓣紫色,上面花瓣1.4~1.7cm,瓣片近圆形,顶部微凹,边缘波状,距圆筒形,长6~8mm,直或稍向上弯曲。花期4月。

生于丘陵或低山山坡草地。分布于湖南、福建、台湾、浙江、江苏和安徽。

【药用经验】 苗族 用于高血压、偏瘫、腰肌劳损、风湿性关节炎、坐骨神经痛及小儿麻痹症等[1]。

【使用注意】 本品有小毒，要注意使用量。

【中毒与解毒】 长期服用可能有胃部不适、恶心。急性中毒可有头昏、面色苍白、血压下降、呼吸困难、嗜睡、肌肉僵硬、抽搐等。解毒措施：(1)中毒早期以 1：4000 高锰酸钾溶液或 0.5%~1% 鞣酸溶液洗胃，再口服泻药导泻。(2)静脉滴注 5% 葡萄糖氯化钠溶液，以促进毒物排泄。(3)出现强直性惊厥现象时，可肌肉注射或皮下注射苯丙胺 10mg，每日 2~3 次。血压下降时应用强心剂及升压药。(4)中药治疗：金银花 15g，甘草 21g，半边莲 15g，防风 9g，水煎 2 次，合并水煎液，分 2 次口服，连服 4~5 剂；出现呼吸困难时，可口服生脉饮(人参方)或肌肉注射、静脉注射生脉注射液[2]。

【药材鉴定】 性状 块茎类球形、长圆形或呈不规则块状，长 0.5~3cm，直径 0.5~2.5cm。表面灰黄色、暗绿色或黑褐色，有瘤状突起和不明显的细皱纹，上端钝圆，可见茎痕，四周有淡黄色点状叶痕及须根痕。质硬，断面黄白色或黄色，颗粒状或角质样，有的略带粉性。气无，味苦。

显微特征 块茎横切面：后生皮层细胞扁平，3 列至数列，淡黄色，常具纹孔。维管束外韧型，4~7 束，呈放射状排列。韧皮部宽广。木质部导管细小。中央有髓。薄壁细胞中淀粉粒已糊化[3]。

【化学成分】 块茎含夏无碱（decumbenine）、罂粟碱（papaverine）、紫堇米定碱（corlumidine）、比枯枯灵碱（bicuculline）、掌叶防己碱（palmatine）、α-别隐品碱（α-allocryptopine）、小檗碱（berberine）、药根碱（jatrorrhizine）、α-四氢掌叶防己碱（α-tetrahydropalmatine）、空褐鳞碱（bulbocapnine）、山缘草定碱（adlumidine）、夏无新碱（decumbensine）、表-α-夏无新碱（epi-α-decumbensine）、羟白毛茛碱（hydroxyhydrastine）、延胡索乙素（tetrahydropalmatine）、紫堇碱（corydaline）、夏无碱丙素（decumbenine C）、二氢巴马亭（dihydropalmatine）、白毛茛碱宁（hydrastinine）、3,4-去氢白毛茛碱宁（3,4-dehydrohydrastinine）、去氢紫堇碱（dehydrocorydaline）、蝙蝠葛碱（menisperine）、原阿片碱（protopine）、别隐品碱（allocryptopine）、隐品碱（cryptopine）、隐品巴马亭（muramine）、延胡索单酚碱（kikemanine）、斯阔任（scoulerine）、咖诺定（capnoidine）等生物碱[4~8]。此外尚含 β-谷甾酸（β-sitosterol）、棕榈酸（palmitic acid）、阿魏酸（ferulic acid）[9]。

【药理毒理】 1. 对中枢神经系统的作用：空褐鳞碱可引起动物产生"僵住症"（Catalepsy），即动物出现持久性的木僵、嗜睡、肌肉僵硬姿态，可能是空褐鳞碱作用于基底神经节的结果，苯丙胺可产生拮抗作用[2]。2. 抗心律失常作用：夏天无总碱对氯仿诱发的小鼠室颤、肾上腺素所致的家兔心律失常，氯化钙引起的大鼠室颤和乌头碱导致的大鼠心律失常均有明显的预防和治疗作用[4]。3. 抗凝血作用：夏天无具有抗凝血作用，其作用机制主要为抑制血栓形成和血小板黏附[4,5,9]。4. 解痉、止痛作用：夏天无对化学刺激和电刺激所致的疼痛有明显的镇痛作用[4,5,9]；并且能够兴奋平滑肌、对解除肌肉痉挛也有明显效果。夏天无原阿片碱能显著抑制组胺、乙酰胆碱引起的豚鼠离体气管收缩；夏天无原阿片碱对离体猫睫状肌具有解痉作用[4,5,9]。5. 抗炎作用：夏天无对角叉菜胶和鸡蛋清引起的大鼠足跖肿胀、二甲苯引起的小鼠耳壳肿胀和大鼠皮下植入纸片引起的肉芽肿增生均有较好的抑制作用[4,5,9]。6. 益智作用：夏天无总碱可使大鼠学习记忆障碍显著改善[9]。7. 对脑血管和下肢血管的扩张作用：夏天无总碱对脑血管和下肢血管具有扩张作用[4,5,9]。8. 护肝作用：夏天无中原阿片碱用药 50mg/kg 及 100mg/kg

2次,对 CCl_4、硫代乙酰胺、对乙酰氨基酚所致的小鼠肝损伤均有保护作用,降低血清天门冬氨酸转移酶和丙氨酸氨基转移酶水平[3,4]。9. 抗疟作用:夏天无的原阿片碱有效衍生物的抗疟作用机制,可能是喹啉环有效基团与疟原虫体 DNA 环核苷酸中碱基相结合,形成分子复合物干扰核酸的合成,导致疟原虫代谢发生障碍,最终被机体所消灭[4,5,9]。10. 其他作用:夏天无总生物碱有较强的抑制胆碱酯酶活性的作用[6]。总生物碱在体内外对以二磷酸腺苷(ADP)和花生四烯酸(AA)诱导的血小板聚集有明显的抑制作用[7];夏天无能够有效地抑制血流高剪切应力所诱导的血小板聚集(SIPA)。夏天无中四氢巴马亭对突触体摄取[^{3}H]AD 有抑制作用。11. 毒性:急性毒性实验表明,本品对小鼠的 LD_{50} 为 (8.96 ± 0.42) mg/kg,均在给药后不久发生强直性惊厥而迅速死亡。慢性毒性实验表明,夏天无总生物碱 40mg/kg 已经达到小鼠灌服 LD_{50} 的 1/2 剂量,连续灌服给药 14 天,纳络酮催促后,小鼠未出现跳跃反应,且体重未见明显下降[10~12]。

参 考 文 献

[1] 赵冰清,李青,陈卫平. 湖南少数民 10 种常用药. 中国民族民间医药杂志,2001(49):101
[2] 朱亚峰. 中药中成药解毒手册. 北京:人民军医出版社,2009:130
[3]《中华本草》编委会. 中华本草(第 3 册). 上海:上海科学技术出版社,1999:625-627
[4] 曾文亮. 夏天无植物化学成分及生物活性研究. 山东大学硕士学位论文,2005
[5] 刘梅,王永刚,张文惠. 夏天无的研究概况. 江西中医学院学报,2004,16(1):56,57
[6] 徐丽华. 夏天无总碱中抗胆碱酯酶活性成分的研究. 药学学报,2003,37(11):902
[7] 曾文亮,张玲,尚立霞. 夏天无化学成分的研究. 中草药,2005,36(5):665,666
[8] 陈荣,杨少华,唐晓玲. 夏天无研究进展. 中草药,2000,31(12):948,949
[9] 马宏达,史红兵. 夏天无药理作用研究进展. 中国药房,2008,19(36):2867-2869
[10] 苗明三. 实用中药毒理学. 上海:第二军医大学出版社,2007:459
[11] 梁素英. 夏天无的成分及药理研究概况. 华夏医学,2008,20(2):419-421
[12] 黄云,肖艳萍,李娟,等. 夏天无有效成分的分离和确证. 湖南中医杂志,2005,21(4):81,82

(王雪芹　陈吉炎　马丰懿　陈树和)

206. *Corydalis edulis*（紫堇）

【民族药名】　"崩崩迟贺"(白族);"苯之多七"(彝族)。

【来源】　罂粟科植物紫堇 *Corydalis edulis* Maxim. 的根、全草。有毒。春季、夏季采挖,除去杂质,阴干或鲜用。

一年生无毛草本,具细长的直根。茎高 10~30cm,常自下部起分枝。叶基生并茎生,具细柄;叶片轮廓三角形,长 3~9cm,二或三回羽状全裂,一回裂片 2~3 对,二或三回裂片轮廓倒卵形,不等地近羽状分裂,末回裂片狭卵形,顶端钝。总状花序长 3~10cm;苞片卵形或狭卵形,全缘或疏生小齿;萼片小;花瓣紫色,上面花瓣长 1.5~1.8cm,距长达 5mm,末端稍向下弯曲。蒴果条形,长约 3cm,宽约 1.5mm;种子黑色,扁球形,直径约 1.2mm,密生小凹点。花期 3~6 月,果期 5~9 月。

生于丘陵林下、沟边和多石处。分布于长江中、下游各省,北达河南和陕西南部。

【药用经验】　白族　根或全草:清热解毒,止痒,收敛(《民族药志要》)。彝族　根:用于产后缺乳、咽喉炎、中暑腹痛、肺结核咯血、脱肛、疮疡肿毒、化脓性中耳炎、蛇咬伤(《楚彝本草》)。根:用于产后缺乳、咽喉炎(《彝药志》)。

【使用注意】　有毒,用量不宜过大。

【药材鉴定】 性状 根椭圆形、长圆柱形或连珠形,长 1～5cm,直径 0.5～2.5cm 除去栓皮者表面类白色或黄白色,凹陷处有棕色栓皮残留;未去棕红色栓皮者,有明显纵槽纹和少数横长皮孔。质脆,易折断,断面粉性,皮部类白色,木部淡黄色,有放射状纹理;长圆柱状者纤维性较强。气微,味微甘、辛,有紫堇刺激性。

显微特征 (1)根横切面:残存木栓层为数列木栓细胞。皮层狭窄,散有类圆形、类三角形、类方形、长方形或多角形的厚壁细胞,并有乳汁管。韧皮部宽阔,近形成层处筛管群较明显;有乳汁管。形成层成环。木质部导管单个散在或数个至 10 余个相聚,放射状排列;射线宽 2～10 余列细胞,亦有少数乳汁管分布。本品薄壁细胞含淀粉粒。(2)粉末:类白色。淀粉粒单粒球形或半圆形,直径 5～34μm,脐点点状、裂缝状或星状;复粒由 2～8 分粒组成。无节乳管含淡黄色微细颗粒状物。厚壁细胞长方形、棱形、类三角形或多角形,壁微木化或非木化。具线纹孔导管多见,常伴有纤维束。

【化学成分】 全草含丰富的异喹啉类生物碱以及其他生物碱类[1,2]。根茎含多种生物碱,如延胡索碱(corydaline)、原阿片碱(protopine)、清风藤碱(sinomenine)、血根碱(sanguinarine)[3]。

【药理毒理】 1. 抗菌作用:体外实验证明,25% 紫堇煎液对试管内金黄色葡萄球菌有显著的抑制作用,对大肠杆菌、绿脓杆菌作用次之。2. 抗氧化作用:紫堇能有效清除活性氧自由基,对卵磷脂脂质过氧损伤有显著抑制作用[1]。3. 降血压作用:静脉注射紫堇总生物碱可引起动脉血压降低[2]。4. 抗病毒作用:异喹啉生物碱对诱导的 EB 病毒早期抗原活性有抑制作用[4]。5. 其他作用:紫堇提取物具有抗心律失常、保肝等药理活性[5]。

参 考 文 献

[1] 贝玉祥,董秀华,李干鹏,等. 紫堇中总生物碱体外清除活性氧自由基及抗氧化作用研究. 食品科技,2008(9):189-191
[2] 侯天德,刘阿萍,张继,等. 紫堇总生物碱对血压和离体主动脉平滑肌张力的影响. 西北师范大学学报(自然科学版),2004,40(4):71-73
[3] 李志勇. 中国少数民族地区有毒药物研究与应用. 北京:中央民族大学出版社,2011:355
[4] Ito C,Itoigawa M,Tokuda H,et al. Chemopreventive acitivity of isoquinoline alkaloids from *Corydalis* plants. Planta Med,2001,67(5):473-475
[5] 郑建芳,秦民坚. 紫堇属植物生物碱类化学成分与药理作用. 国外医药. 植物药分册,2007,22(2):55-59

（王德彬 胡吉清）

207. *Corydalis linarioides*（条裂黄堇）

【民族药名】 "贾大丝哇"、"申打丝哇"(藏族)。

【来源】 罂粟科植物条裂黄堇 *Corydalis linarioides* Maxim. 的全草。块根有毒。夏季采全草,除去泥土杂质,洗净,晒干。

草本无毛;块根 3～6,纺锤形,长约 1.5cm,粗约 4mm。茎高 12～38cm,不分枝,在中部以上疏生数叶。基生叶通常不存。茎生叶具短柄或近无柄;叶片长 1.5～6.5cm,羽状全裂,裂片条形,长 1～4.5cm,宽 1～2.5mm。总状花序长 2～9cm;苞片狭披针形或条形,有时狭卵形,全缘或疏生小裂片;萼片极小;花瓣黄色,上面花瓣长 1.2～2.2cm,距近圆筒形,长 0.6～1.5cm,末端圆形,稍向下弯,下面花瓣基部囊状。花果期 6～9 月。

生于海拔 2800～4100m 的山坡草地或灌丛下。分布于四川西北部、青海东部和甘肃。

【药用经验】　藏族　用于瘟病时疫、火烧伤、赤巴病之热症(《中国藏药》)。用于跌打损伤、风湿疼痛、劳伤扭伤、皮肤风痒(《民族药志要》)。

【药材鉴定】　性状　根纺锤形,长0.7~1.5cm,直径3~5mm;表面暗黄棕色至黄褐色,皱缩,略具3~5条纵棱,质稍硬,断面较平整,具粉性,黄白色,中心木质部色较深。气微,味苦。

显微特征　根横切面:呈多棱(3~5)圆形。木栓细胞数列,扁长形,切向延长,壁略呈波状;栓内层为5~10列长椭圆形薄壁细胞,细胞内含极少量淀粉粒。韧皮部宽广,薄壁细胞充满淀粉粒。木质部小,由导管、木薄壁细胞组成;初生木质部2~4原型。

【化学成分】　全草主要含有紫堇醇灵碱(corynoline)、右旋山缘草碱(adlumine)、右旋紫堇米定碱(d-corlumidne)。原阿片碱(protopine)、山缘草定碱(adlumidine)等[1]。

【药理毒理】　原阿片碱具有较强的扩张支气管的作用以及抗心率失常、抗心肌缺血、镇痛、降压、抗疟活性[2]。

参 考 文 献

[1]《中华本草》编委会. 中华本草(第3册). 上海:上海科学技术出版社,1999:633,634
[2]吕芳,徐筱杰. 紫堇属藏药中生物碱成分及生物活性研究进展. 时珍国医国药,2007,18(4):778,779

(王德彬)

208. *Corydalis ophiocarpa*(蛇果黄堇)

【民族药名】　"莫害夺"(傈僳族);"帕夏嘎"、"帕夏嘎曼巴"、"耶冬赛果"、"巴夏哇"(藏族)。

【来源】　罂粟科植物蛇果黄堇 *Corydalis ophiocarpa* Hook. f. et Thoms. 的根、全草,有毒。

草本无毛。茎高约达40cm,分枝。基生叶在开花时枯萎;茎生叶长达20cm,下部的具较长柄;叶片轮廓通常狭卵形,长达14cm,二回羽状全裂,一回裂片约5对,具短柄,轮廓狭卵形,二回裂片羽状深裂或浅裂,有时不裂。总状花序长达26cm;苞片钻形,长2~5mm;花梗长1~4mm;萼片三角形,长渐尖,边缘具小牙齿;花瓣淡黄色,上面花瓣长0.8~1.1cm,距长3~4mm,内面花瓣上部红紫色。蒴果条形,波状弯曲,长1.5~2.5cm。花果期5~7月。

生于海拔200~2800(4000)m的山沟边草地。分布于西藏、云南、贵州、四川、青海、甘肃、宁夏、陕西、山西、河北、河南、湖北、湖南、江西、安徽、台湾。

【药用经验】　傈僳族　全草:用于跌打损伤、气血不调、坐板疮、风痒症(《怒江药》)。藏族　全草:用于肝、胆及血分实热、血热头痛(《滇省志》)。全草:用于肝胆病、肝胆实热血分热症、血热引起的头痛、高血压、跌打瘀痛。根:用于偏瘫(《藏本草》)。全草:用于热性诸症(《中国藏药》《民族药志三》)。用于瘫痪、高血压、肝炎、胆囊炎、流感、跌打损伤。外敷疮疖肿毒(《民族药志要》)。

【化学成分】　全草含别隐品碱(allocryptopine)、原阿片碱(protopine)、左旋蛇果黄堇碱(ophiocarpine)、左旋四氢小檗碱(canadine)、小檗碱(berberine)、左旋紫堇杷明碱(corypalmine)、山缘草碱(adlumine)、隐品碱(cryptopine)、左旋金罂粟碱(stylopine)、血根碱(sanguinarine)、去甲氧化白毛茛分碱(noroxyyhydrasinine)、左旋异紫堇杷明碱(isocorypalmine)、碎叶紫堇碱(cheilanthifoline)、紫堇杷灵(corypalline)、去氢碎叶紫堇碱及其氯化物、去氢紫堇杷灵及其氯化物、胆碱(choline)及其氯化物、小檗碱氯化物、黄连碱氯化物(coptisinechloride)、

13β-羟金罂粟碱(13β-hydroxy-stylopine)、黄连碱、左旋蛇果黄堇碱-*N*-氧化物(ophiocarpine-*N*-oxide)、白屈菜红碱(chelerythrine)及刻叶紫堇明碱(corysamine)等生物碱[1]。

【药理毒理】　所含原阿片碱有扩张气管、抗心律失常、抗心肌缺血、镇痛、降压、抗疟作用；黄连碱有抗菌杀虫、抗癌、抗肾炎、平滑肌松弛作用；小檗碱有镇静、镇痛、局麻、抗癌、抗微生物、抗炎、降糖、利尿、解热等作用；其他生物碱还有抗心律失常、兴奋子宫、抗血小板凝聚及中枢神经作用[2]。

参 考 文 献

[1]《中华本草》编委会. 中华本草(第3册). 上海:上海科学技术出版社,1999:635
[2] 吕芳,徐筱杰. 紫堇属藏药中生物碱成分及生物活性研究进展. 时珍国医国药,2007,18(4):779,780

（孙荣进　陈吉炎　马丰懿）

209. *Corydalis racemosa*（小花黄堇）

【民族药名】　黄花五味草(土家族)。

【来源】　罂粟科植物小花黄堇 *Corydalis racemosa* (Thunb.)Pers. 的根或全草。有毒。夏季采收,洗净晒干。

一年生草本,具细长的直根,无毛。茎高 10~55cm,常自下部分枝。叶片轮廓三角形,长 3~12cm,二或三回羽状全裂,一回裂片 3~4 对,二回或三回裂片轮廓卵形或宽卵形,浅裂或深裂,末回裂片狭卵形至宽卵形,顶端钝或圆形。总状花序长 3~10cm;苞片狭披针形或钻形,长 1.5~5mm;萼片小,卵形;花瓣黄色,上面花瓣长 6~9mm,矩囊状,长 1~2mm,末端圆形。蒴果条形,长 2~3cm,宽约 1.5mm;种子黑色,扁球形,直径约 1mm,密生小凹点。

生于多石处、墙边或山地沟边湿草地。分布于珠江流域和长江流域中、下游诸省,北达陕西南部和河南西南部。

【药用经验】　土家族　用于疥癣、疮毒肿痛、目赤、流火、暑热泻痢、肺病咳血、小儿惊风(《土家药志下》)。

【药材鉴定】　性状　茎光滑无毛。叶二至三回羽状全裂,末回裂片近卵形,浅裂至深裂。总状花序;花黄棕色,上花瓣延伸成距,末端圆形。蒴果条形。种子黑色,扁球形。味苦。

【化学成分】　全草含原阿片碱(protopine)、延胡索乙素(tetrahydropalmatine)[1]。

【药理毒理】　小花黄堇中的延胡索乙素有镇痛、镇静、催眠及降血压作用[2]。

参 考 文 献

[1]《中华本草》编委会. 中华本草(第3册). 上海:上海科学技术出版社,1999:636,637
[2] Chan P,Chiu W T,Chen Y J,et al. Calcium influx inhibition:possible mechanism of the negative effect of tetrahydropalmatine on left ventricular pressure in isolated rat heart. Planta Med,1999,65(4):340-342

（黄德红　焦　玉）

210. *Corydalis taliensis*（金钩如意草）

【民族药名】　"阿亚舞"(傈僳族);"巴日巴达曼巴"、"札桑丝哇"(藏族);"苯户多七"(彝族)。

【来源】　罂粟科植物金钩如意草 Corydalis taliensis Franch. 的根、全草。有小毒。夏季采收,洗净,晒干。

草本无毛,具长直根。茎高 12~40cm,常自下部分枝。基生叶数个或较多,茎生叶 4~6,均具长柄;叶片轮廓宽卵形,长 2~5cm,二回三出全裂,一回裂片具细柄,二回裂片 2 或 3 深裂,小裂片狭卵形或近倒梯形,顶端钝,圆形或近截形。总状花序长约 7cm;下部苞片大,3 裂,其他的小,倒卵形或匙形,3 浅裂或不裂;下部花梗长 1~2cm;萼片小,心状卵形,长渐尖;花瓣紫色,上面花瓣长 1.7~2cm,距近圆筒形,长约 1cm,末端圆形,稍向下弯曲。蒴果条形,长约 1.5cm,宽约 1.6mm。种子肾形至近圆形,直径约 1.5cm,黑色,具光泽,有极细的网纹。花果期 3~11 月。

生于海拔 1700~2600m 的山地林下或溪边。分布于云南和贵州西部。

【药用经验】　傈僳族　全草:用于风湿痛、经络痛、筋骨痛、肺痨咳嗽、发热、痰火(《怒江药》)。藏族　全草:用于"赤巴"病、"赤巴"热病、血热、瘟病时疫、肝炎、感冒、食物中毒(《藏本草》)。用于胃痛、瘫痪、跌打损伤、痈疖肿毒、刀伤、枪伤(《民族药志要》)。彝族　根、全草:用于咽喉痛、催乳(《滇药录》)。

【使用注意】　煎汤内服用量 9~15g;不可过量。

【化学成分】　金钩如意草含乙酰紫堇醇灵碱(acelylcorynoline)、(±)-紫堇醇灵碱(corynoline)、(−)-紫堇醇灵碱、比枯枯灵碱(bicuculline)、紫堇文碱(corycavine)、原阿片碱(protopine)和刻叶紫堇胺盐酸盐(corydamine hydrochloride)[1]。

参 考 文 献

[1]《中华本草》编委会. 中华本草(第 3 册). 上海:上海科学技术出版社,1999:641

（黄德红　焦　玉）

211. *Costus speciosus*（闭鞘姜）

【民族药名】　大石笋(阿昌族);"硬倒"、"热摆"、"干恩"、"恩岛"、"垫摆"(傣族);"棵朱"(瑶族);"嘎喇丫莫"(哈尼族);"摆且柯坡"(基诺族);"贝起干"(景颇族);水蕉花(佤族);串盘姜、歪根、"什病态"(壮族);

【来源】　姜科植物闭鞘姜 Costus speciosus (Koenig) Smith. 的干燥根茎、全草。根茎有小毒。四季可采,以秋末为宜,洗净切片,蒸熟晒干;全草夏季、秋季采收。

多年生草本,高 1~2m,顶部常分枝。叶片矩圆形或披针形,长 15~20cm,宽 6~7cm,顶端渐尖或尾状渐尖,基部近圆形,下面密被绢毛;叶鞘不开裂。穗状花序顶生,椭圆形或卵形,长 5~13cm;苞片卵形,长约 2cm,红色,具锐尖头;花萼长 1.8~2cm,3 裂;花冠管长 1cm,裂片矩圆状椭圆形,长约 5cm;唇瓣宽倒卵形,长 6.5~9cm,白色,顶端具裂齿且呈皱波状;雄蕊花瓣状,长约 4.5cm,白色,基部橙黄。蒴果稍木质,长 1.3cm,红色。花期 7~9 月,果期 9~11 月。

生于疏林下、山谷荫湿地,或栽培。分布于台湾、广东、广西、云南。

【炮制】　傣族　用火燎毛,略烘烤,可降低毒性。取根茎用火燎毛后捣汁内服(《民族药炮制集成》)。

【药用经验】　阿昌族　用于利尿(《德宏药录》)。傣族　根茎:用于咽炎、喉炎、脾肿大(《版纳傣药》、《滇药录》、《傣药录》、《民族药志二》)。用于腹胀(《滇药录》、《民族药志二》)。用于利尿(《德宏药录》)。用于清热解毒、散瘀消肿(《傣医药》)。哈尼族　根茎:用于小儿肺炎、咽喉炎、黄疸肝炎（《哈尼药》）。**基诺族**　根茎或全草:用于结石、泌尿系统感染、水肿、荨麻疹、疮疖、肿毒、中耳炎（《基诺药》）。**景颇族**　全草:用于小便不通（《滇药录》《滇省志》《德民志》《德宏药录》《民族药志二》）;配伍用于高热惊厥（《德傣药》）。**拉祜族**　根茎:用于肾炎水肿、膀胱热淋、肝硬化腹水、眼睛红肿热痛（《拉祜医药》）。**佤族**　根茎:用于急肠胃炎、肾炎水肿、膀胱炎（《中佤药》）。**瑶族**　根茎:用于胃痛、阳痿、噤口痢、骨折（《桂药编》《民族药志二》）。**壮族**　根茎:用于胃痛、胃气痛、阳痿、噤口痢、骨折（《桂药编》）。用于胃气痛、阳痿、噤口痢、百日咳、肾炎水肿、尿路感染、荨麻疹、无名肿毒（《民族药志二》）。

【使用注意】　孕妇及体虚者忌服。

【中毒与解毒】　过量服用或用鲜品易发生中毒,出现头晕、呕吐、下泻等症状。用甘草20 g水煎服可解毒（《民族药炮制集成》）。

【药材鉴定】　**性状**　根茎呈指状分枝,表面浅黄棕色,具明显的环节,节间有鳞片样叶柄残基,有的有根和干瘪的须根。饮片多为纵切、斜切或横切片,长 4～7cm,直径 2～5cm,厚 2～3cm,外皮棕褐色,具纵皱,有须根及圆点状的根痕和环节。切面淡灰黄色,粗糙,有深棕黄色环及点状突起的维管束。气微,味淡、微苦。

显微特征　(1)根茎横切面:木栓层为数列木栓细胞,其外可见残存的落皮层。皮层薄壁组织中散有分泌细胞,呈黄棕色;叶迹维管束众多,散在。内皮层明显。中柱内散有众多外韧型维管束,其周围常见纤维群。薄壁细胞含淀粉粒及草酸钙方晶。(2)粉末特征:黄棕色。淀粉粒极多,长椭圆形、长棒形、长卵形或类圆形,有时一侧突起,直径 7～24μm,长 10～55μm,脐点、层纹多不明显。纤维多成束,直径 14～26μm,胞腔明显,可见稀疏十字交叉状纹孔。草酸钙方晶多见,散在或存在于薄壁细胞中,直径 3～14μm,常有少量砂晶伴存。梯纹导管直径 52～114μm,常破碎,螺纹导管直径约 26μm。

【化学成分】　根茎和根含 3-(4-羟基苯基)-(E)-2-丙烯酸甲酯［methyl-3-(4-hydroxyphenyl)-2(E)-propenoate］、姜黄素（curcumin）、邻苯二甲酸双(2-乙基己醇)酯［bis(2-ethylhexyl)phthalate］、5α-9(11)-豆甾烯-3β-醇［5α-stigmast-9(11)-en-3β-ol］、13-甲基-十五(烷)酸十四醇酯（tetradecyl-13-methlpentadecanoate）、11-甲基十三酸十四醇酯（tetradecy-11-methyl-tridecanoate）、14-氧代二十七(烷)酸（14-oxoheptacosanoic acid）、14-氧代二十三(烷)酸（14-ox-otricosanoic acid）、15-氧化二十八(烷)酸（15-oxooctacosanoic acid）、三十(烷)酸（triacontanoic acid）、三十(烷)醇（triacontanol）、31-去甲环木菠萝烷酮（31-norcycloartanone）、环木菠萝烷醇（cycloartanol）、环木菠萝烯醇（cycloartenol）、环鸦片甾烯醇（cyclolaudenol）、8-羟基三十烷-25-酮（8-hydroxytriacontan-25-one）、24-羟基三十一烷-27-酮（24-hydroxyhentriacontan-27-one）、24-羟基-三十烷-26-酮（24-hydroxytriacontan-26-one）、β-谷甾醇（β-sitosterol）及其 β-D-葡萄糖苷（β-D-glucoside）、胆甾醇（cholesterol）、菜油甾醇（campesterol）、豆甾醇（stigmasterl）、羊毛甾醇（lanosterol）等。另含薯蓣皂苷元（diosgenin）、替告皂苷元（tigoge nin）、甲基原薯蓣皂苷（methylprotodioscin）、薯蓣皂苷的前皂苷元（prosapogenin of dioscin）A 和 B、薯蓣皂苷（dioscin）、纤细薯蓣皂苷（gracillin）、葡萄糖（glucose）、鼠李糖（rhamnose）和多种生物碱和挥发油[1]。

【药理毒性】　1. 抗炎作用:本品所含的皂苷元对大鼠角叉菜胶性、甲醛性足部急性炎症有"抗炎"及"抗关节炎"作用,并显著抑制大鼠巴豆油引起的肉芽囊性炎症渗出及棉球肉芽囊的形成[2];2. 对生殖系统的影响:根茎的汁液可加强兔、豚鼠及人离体子宫的收缩;其提取物对不同生理状态的离体大鼠子宫皆有强烈兴奋作用,特别对妊娠及产后离体子宫;对人离体子宫及圆韧带亦有兴奋作用。闭鞘姜皂苷有雌激素样作用,可使大鼠子宫增重,上皮增高,喂服 16 天可减少妊娠机会[3];3. 抗菌作用:闭鞘姜挥发油金对黄色葡萄球菌、溶血性链球菌、霍乱弧菌、伤寒杆菌、变形杆菌、绿脓杆菌、痢疾杆菌等有抑制作用。4. 对消化系统的作用:闭鞘姜皂苷还可使大鼠、豚鼠和兔的离体回肠痉挛,而闭鞘姜生物碱则对回肠、子宫和气管均有解痉作用。5. 对心血管系统的作用:醇水提取物能降低狗血压;皂苷能使狗血压降低和心搏徐缓;生物碱能增加狗胆汁分泌,并有利尿作用[3]。6. 毒副作用:小鼠腹腔注射醇水(1∶1)提取物 LD_{50} 为 500mg/kg,皂苷的 LD_{50} 大于 100mg/kg,生物碱对大鼠 LD_{50} 为 750mg/kg[3]。乙醇提取物还可使蛔虫瘫痪。

【附注】 过量内服或用鲜品内服易中毒,出现头晕、呕吐、下泻等症状,可给冷粥服食,或用甘草 6~15g,水煎服。

参 考 文 献

[1]《中华本草》编委会. 中华本草(第 8 册). 上海:上海科学技术出版社,1999:623-625

[2] 江苏新医学院. 中药大辞典(下册). 上海:上海科学技术出版社,1977:2596

[3] 毕培曦,江润祥,吴德邻. 姜科药用植物的化学、药理和经济用途(一)闭鞘姜,中药材科技,1984(4):37

(赵湘培　邓旭坤)

212. *Cotoneaster microphyllus*(小叶栒子)

【民族药名】 "察尔列"(藏族)

【来源】 蔷薇科植物小叶栒子 *Cotoneaster microphyllus* Wall. ex Lindl 的枝叶、果实。叶有毒。枝叶夏季、秋季采集,嫩枝及叶适时采集,鲜用或晒干用;果实于成熟时采收。

常绿矮生灌木,高约 1m;小枝红褐色至黑褐色,幼时有黄色柔毛,后脱落。叶倒卵形至矩圆状倒卵形,长 4~10mm,宽 3.5~7mm,先端圆钝,少数有凹缺或急尖,基部宽楔形,上面无毛或具稀疏柔毛,下面被带灰白色的短柔毛;叶柄长 1~2mm,有短柔毛。花常单生,少数有 2~3 朵;花梗甚短;花白色,直径约 1cm;萼筒钟状,外面有疏短柔毛,裂片卵状三角形;花瓣平展,近圆形。梨果球形,直径 5~6mm,红色,常有 2 小核。花期 5~6 月,果期 8~9 月。

生于海拔 2500~4100m 的多石山坡地或灌木丛中。分布于四川、云南、西藏。

【药用经验】 藏族 果实、枝叶:用于关节炎、黄水病、鼻衄、牙龈出血、月经过多(《滇省志》)。嫩枝及叶:用于鼻衄、妇科血症(《青藏药鉴》、《藏本草》)。

【化学成分】 叶含月桂樱苷(prulaurasin)。

(赵湘培　邓旭坤)

213. *Cremastra appendiculata*(山慈菇)

【民族药名】 毛慈菇、山慈菇(通称);"鬼头蒜"(苗族)

【来源】 兰科植物杜鹃兰 *Cremastra appendiculata* (D. Don)Makino 的假鳞茎。有小毒。夏季、秋季采挖,除去茎叶、须根,洗净,蒸后晾至半干,再晒干。

多年生草本。假鳞茎聚生,近球形,粗 1~3cm,顶生 1 叶,很少具 2 叶。叶片椭圆形,长达 45cm,宽 4~8cm,顶端急尖,基部收窄为柄。花葶侧生于假鳞茎顶端,直立,粗壮,通常高出叶外,疏生 2 枚筒状鞘;总状花序疏生多数花;花偏向一侧,紫红色;花苞片狭披针形,等长于或短于花梗(连子房)；花被片呈筒状，顶端略开展；萼片和花瓣近相等，倒披针形，长 3.5cm 左右，中上部约宽 4mm，顶端急尖；唇瓣近匙形，与萼片近等长，基部浅囊状，两侧边缘略向上反折，前端扩大并为 3 裂，侧裂片狭小，中裂片矩圆形，基部具 1 个紧贴或多少分离的附属物；合蕊柱纤细，略短于萼片。花期 5~8 月，果期 9~12 月。

生于山坡林下阴湿处。分布于甘肃、山西、陕西和长江流域及以南各省区。

【药用经验】 苗族 清热解毒，消肿散结。用于痈疽恶疮、瘰疬结核、咽痛喉痹、蛇虫咬伤（《中本草苗卷》）。

【使用注意】 内服用量 3~9g；气虚体弱者慎服。

【药材鉴定】 性状 假鳞茎呈不规则扁球形或圆锥形，长 1.8~3cm，基部膨大，直径 1~2cm，顶端渐尖，具叶柄痕，有的可见茎残基，底部有圆盘状疤痕，有须根及须根痕。表面黄棕色或棕褐色，凹凸不平，有皱纹或纵沟纹，膨大部分有 2~3 条微突起的环节，节上残留有纤维状的维管束。质坚硬，难折断。断面灰白色，略呈粉性；加工品表面及断面呈黄白色，角质样。气微，味淡，带黏性。

显微特征 (1)横切面：表皮细胞 1 列。其内有 2~3 列厚壁细胞，淡黄色。基本薄壁细胞类圆形，含黏液质或淀粉粒。淀粉粒单粒，圆球形、半圆球形或类长圆形，偶有 2~3 分粒组成的复粒，直径 12~72μm，脐点点状或裂缝状，位于中央，层纹不明显(加工品淀粉粒已糊化)。近表皮处薄壁细胞中多含草酸钙针晶束，长 70~15μm，维管束外韧型，散在。(2)粉末：淡黄白色。黏液细胞类圆形或类椭圆形，直径 45~114μm，细胞中充满细小颗粒状黏液质。草酸钙针晶束存在于黏液细胞中，少数散在，针晶长 40~90μm。后生表皮细胞呈块片状，表面观呈多角形，壁略增厚黄棕色，有稀疏的细小壁孔。螺纹及网纹导管直径 16~27μm，壁微木化。淀粉粒多已糊化。

【化学成分】 假鳞茎含菲类化合物 2-hydroxy-4,7-dimethoxy-1,1′-dimethoxyphenanthrene、4-甲氧基菲-2,7-二醇（flavanthrinin）、7-羟基-4-甲氧基菲-2-*O*-β-D-葡萄糖、1-hydroxy-4,7-dimethoxy-1-(2-oxopropyl)-1H-phenanthrene-2-one、1,7-dihydroxy-4-methoxy-1-(oxo-propyl)-1H-phenanthrene-2-one、isohircinol、2,7,2′-trihydroxy-4,4′,7′-trimethoxy-1,1′-biphenanthrene、2,2′-di-hydmxy-4,7′,4′,7′-tetramethoxy-1,1′-biphenanthrene、cirrhopetalan-thin、2,7,2′,7′,2′-pentahydroxy-4,4′,4′,7′-tetramethoxy-8,1′,1′-triphenanthrene[1]，含简单芳香化合物及其苷类：对羟基苯乙醇、3,4-二羟基苯乙醇、4-(2-羟乙基)-2-甲氧基苯-1-*O*-β-D-吡喃葡萄糖、对羟基苯甲醛、对羟基苯乙醇 8-*O*-β-D-吡喃葡萄糖，含二氢异黄酮类化合物 5,7-dihydroxy-3-(3-hydetxy-4-methoxybenzyl)-6-methoxychmman-4-one（homoisoflavanone）[2]，异赫尔西酚（isohircinol）[3]、va-nilloloside[4]、cremastrine[5]、杜鹃兰素Ⅰ~Ⅱ（cremastosine Ⅰ-Ⅱ）[6]，也含 5-羟甲基糠醛、3′,5′,3″-三羟基联苄、3,3′-二羟基-2-(p-羟苄基)-5-甲氧基联苄、3′,5-二羟基-2-(p-羟苄基)-3-甲氧基联苄[7]、β-谷甾醇（β-sitosterol）、腺苷（adenosine）、胡萝卜苷（daucosterol）、1,4-二［4-(葡萄糖氧)苄基]-2-异丁基苹果酸酯（militarine）、loroglossin、原儿茶酸（p rotocatechuic acid）、丁二酸（succinic acid）、天麻苷（gastrodin）[8]。尚含 7-羟基-2,4-二甲氧基菲、24-甲基环菠萝蜜醇（cy-cloloudanol）、N-(N-苯甲酰基-L-苯丙氨酰基)-O-乙酰基-L-苯丙氨醇（aurantiamide acetate）、1-(4-羟苄基)-2,7-二羟基-4-甲氧基菲[9]。

【药理毒理】 1. 抗肿瘤作用：假鳞茎乙醇提取物中分离出的 cirrhopetalanthrin 对人结肠癌（HCT 28）、肝癌（Be17402）、胃癌（BGC2823）、肺癌（A 549）、乳腺癌（MCF27）和卵巢癌癌（A 22780）细胞表现出非选择性中等强度的细胞毒活性，其 IC50 依次为 11.24μmol/L、

8. 37μmol/L、10. 51μmol/L、17. 79μmol/L、12. 45μmol/L、13. 22μmol/L[4]，这与山慈菇的传统抗肿瘤药效相吻合。2. 抗血管生成活性：从假鳞茎的乙醇提取物中分离出 7-dihydroxy-3-(3-hydetxy-4-methoxybenzyl)-6-methoxychmman-4-one，在体外、体内试验中都有很强的抗血管生成活性。在体外试验中，它对基本纤维母细胞生长因子(bFGF)诱导的人类脐带血管内皮细胞(HUV Ecs)增殖表现出较强的抑制作用，其活性大小与剂量呈依赖关系，在提取物浓度为 0. 5μmol/L 时仍有抑制作用；而在没有 bFGF 存在情况下，则不抑制 HUV ECs 的增殖。同时该成分可以抑制 bFGF 诱导的 HUV ECs 毛细血管的生成，抑制程度呈剂量依赖关系，且在任何浓度下都未表现出细胞毒性。在体内试验中，用该成分处理成长的鸡胚胎绒毛尿囊膜，根据浓度不同，则表现出不同程度的抑制毛细血管生成的作用[2]。3. 毒覃碱 M3 受体阻断作用：用活性跟踪法发现从杜鹃兰 70% 乙醇提取物中分离出的 cremastrine 可以选择性的阻断 M3 受体[5]。在实验中，其阻断氚标记的东莨菪碱([3H]-NMS)同 M3 受体结合的 IC$_{50}$为 594nmol/L，同时没有类似阿托品作为 M3 受体拮抗剂带来的中枢神经系统的副作用。4. 降压作用：从杜鹃兰全草中提取出的 cremastosine Ⅰ 和 cremastosine Ⅱ 具有较强的降压活性[6]。5. 抗菌作用：杜鹃兰对饲料中分离出的短帚菌、总状共头菌、互隔交链孢霉、腊叶芽枝霉、柔毛葡柄霉、葡萄孢霉等 16 株霉菌的最低抑制浓度(MIC)为 6. 25~25mg/ml；在 25mg/ml 的浓度下对所有受试菌株均有抗菌活性[10]。6. 对酪氨酸酶的激活作用：研究杜鹃兰等 21 味中药对酪氨酸酶活性的影响时，用 50% 乙醇提取中药有效成分，利用可见分光光度法测定酶促反应速率，结果有 13 味中药对酪氨酸酶活性呈一定的激活作用($P<0.01$)，其中黄芩、杜鹃兰对酪氨酸酶的激活作用最好[11]。

【附注】 除杜鹃兰外，中国药典收载的"山慈菇"还有兰科植物独蒜兰 *Pleione bulbocodioides*(Franch.)Rolfe、云南独蒜兰 *Pleione yunnanensis* Rolfe 的干燥假鳞茎，习称"冰球子"(四川、贵州)，分布于四川、贵州、云南。

参 考 文 献

[1] Xue Z,Li S,Wang S J,et al. Mono-,bi-,and triphenanthrenes from the tubers of *Cremastr aappendiculata*. JN at Prod(天然产物杂志),2006,69(6):907-913

[2] Joong S S,Jin H K,Jiyong L,et al. Antiangiogenic activity of a homoisoflavanone from *Cremastr aappendicu lata*. Planta Med,2004,70(2):171-173

[3] 薛震,李帅,王素娟,等. 山慈菇 *Cremastraap pendiculata* 化学成分. 中国中药杂志,2005,30(7):511-513

[4] 夏文斌,薛震,李帅,等. 杜鹃兰化学成分及抑瘤细胞毒活性研究. 中国中药杂志,2005,30(23):1827-1829

[5] Yo sh itaka I,H ikaru N,Tamotsu F,et al. Cremastrine,apyrrolizidinealkaloid from *Cremastraap pendiculata*. JN at Prod(天然产物杂志),2005,68(4):5722-5731

[6] Fujisawa Pharmaceutical Co1,L td. Antihypertensive cremastosine Ⅰ and Ⅱ isolation 1 JP:57035518,19822022261

[7] 张金超,申勇,朱国元,等. 杜鹃兰 *Cremastraap pendiculata* 化学成分研究. 河北大学学报(自然科学版),2007,27(3):262-264

[8] 刘净,于志斌,叶蕴华,等. 山慈菇的化学成分. 药学学报,2008,43(2):181-184

[9] 秦新英,申勇. 杜鹃兰 *Cremastra appendiculata* 化学成分的分离. 河北大学学报(自然科学版),2011,31(4):393-396

[10] 孙红祥. 一些中药及其挥发性成分抗霉菌活性研究. 中国中药杂志,2001,26(02):99-102

[11] 闫军,李昌生,陈声利,等. 21 味中药对酪氨酸酶活性影响的研究. 中药材,2002,25(10):24-726

(孙荣进 陈吉炎 马丰懿)

214. *Crepis napifera*(芜菁还阳参)

【民族药名】 "刚肌忧"、"疮基优"(白族)；"克拉秋莫"、"史考金"(傈僳族)；"阿扎白嘎

"米"（苗族）；"扎呱"（普米族）；"阿斯爸滋"、"塔路娃"（彝族）。

【来源】　菊科植物芜菁还阳参（丽江一支箭）*Crepis napifera*（Franch.）Babc. 的根、全草。根有小毒。夏季、秋季采收，洗净，鲜用或晒干用。

多年生草本，高 40~150cm。根圆柱形，粗壮。茎直立，木质，不分枝或上部分枝。基生叶丛生，近革质，椭圆形或倒披针形，长 7~26cm，宽 2.5~6.5cm，有细齿，浅波状至粗倒齿或浅裂，裂片宽三角形或圆形，两面有短毛；叶柄短或长。头状花序小，有 5~10 朵小花，排成密集圆锥状，花梗长 2~5mm，有小苞叶；总苞圆柱形，长 7~9mm；外层总苞片 6~8，长为内层的 1/3~1/2，内层总苞片 5~6，条状披针形；舌状花黄色，长约 11mm，顶端有 5 齿裂。瘦果近圆柱形，暗褐色，长 3.5~4.5mm，有不明显的 10 条肋；冠毛黄白色。花果期 6~10 月。

常生于松林或开旷的草地。分布于云南、四川、西藏。

【药用经验】　白族　根、全草：用于支气管炎、百日咳、咳嗽、刀枪伤、骨折、疮疡（《滇药录》、《滇省志》）。根：用于疳积、食积、单纯性消化不良、肺热咳嗽、痢疾、淋病、蛔虫病（《大理资志》）。傈僳族　根：用于夜盲症、支气管炎、百日咳、肺虚久咳。全草：外用治刀枪伤、开放性骨折（《怒江药》）。根：用于腹胀、腹痛、腹绞痛（《滇药录》、《滇省志》）。苗族　根：用于食积腹胀、胃肠绞痛、泻痢（《滇药录》、《滇省志》）。普米族　根：用于咽喉肿痛、乳腺炎、大叶性肺炎、百日咳、肝脾疼痛、小儿疳积、子宫脱垂、跌打损伤、毒蛇咬伤（《滇药录》、《滇省志》）。彝族　根：用于湿热口疮、口臭（《大理资志》）。用于胃痛、支气管炎、咽喉炎、跌打损伤（《彝药志》）。用于胃痛、支气管炎、咽喉炎、百日咳、跌打损伤（《楚彝本草》）。

【化学成分】　根含乙酰蒲公英甾醇（taraxasterol acetate）、taraxinic acid-1′-*O*-β-D-glucopyranoside、11,13-dihydro-taraxinic acid-1′-*O*-β-D-glucopyranoside[1]。

【药理毒理】　具保护胃黏膜、抗胃溃疡的作用[1]。

参 考 文 献

[1]吴少华，罗晓东，马云保，等．一支箭中抗胃溃疡的倍半萜内酯苷．药学学报，2002,37(1):33-36

（彭　方）

215. *Crinum asiaticum* var. *sinicum*（文殊兰）

【民族药名】　"里噜"、"里罗聋"（傣族）；"骂龙"（侗族）；"我缅"（哈尼族）；"削悄鼓懋"（基诺族）；"发马"（毛南族）；"仰列孟"（苗族）；"洞欢"、"姐巩棒"、"公管"（瑶族）；"大蕉"（壮族）。

【来源】　石蒜科植物文殊兰 *Crinum asiaticum* L. var. *sinicum* Bak. 的鳞茎及根、茎皮、叶、全草。鳞茎和叶有小毒。全年可采，多用鲜品或洗净晒干。

植株粗壮，鳞茎直径 10~15cm。叶条状披针形，长可达 1m，宽 7~12cm，渐尖，边缘波状，暗绿色。花葶直立，高约与叶等长；伞形花序通常具花 10~24 朵；总苞片 2，披针形，外折，长 6~10cm，白色，膜质；苞片多数，狭条形，长 3~7cm；花梗长 0.5~2cm；花被高脚碟状，白色，芳香，筒部纤细，伸直，长 4~10cm，直径 1.5~2mm；裂片条形，长 4.5~9cm，宽 7~9mm，向顶端逐渐狭窄；花丝比花被裂片短，上部淡紫红色，花药黄色，狭条形，长 1.5cm 或更长。蒴果近球形，直径约 5cm。花期 7~8 月。

常生于海滨地区或河旁沙地。分布于广东、福建、台湾。

【药用经验】 傣族 全草:用于咽喉炎、跌打损伤、痈疖肿痛、蛇咬伤(《版纳傣药》《滇药录》《傣医药》《滇省志》)。侗族 全草:用于"北刀"(跌伤)(《侗医学》)。哈尼族 叶、茎皮、根:用于肝炎、风湿性关节炎、胃痛(《哈尼药》)。基诺族 用于咽喉炎、跌打损伤、骨折、疮疖肿痛、蛇虫咬伤(《基诺药》)。毛南族 鳞茎、叶:用于疮疖、无名肿毒、尿潴留、跌打肿痛、骨折、关节扭伤、脱臼、鹤膝风和甲状腺机能亢进(《桂药编》)。苗族 效用同毛南族(《桂药编》)。瑶族 效用同毛南族(《桂药编》)。壮族 效用同毛南族(《桂药编》)。

【使用注意】 全草有毒,以鳞茎毒性最大,内服宜慎,服用不当可引起中毒。鳞茎、叶煎汤内服用量 3~10g。

【中毒与解毒】 中毒症状有腹部疼痛,先便秘,后剧烈下泻、脉搏增速、呼吸不整、体温上升。解救方法:(1)早期可洗胃,服浓茶或鞣酸,应特别注意发生休克。(2)白米醋120g、生姜汁60g,轻者含漱,重者内服[1]。

【化学成分】 全草主要含生物碱类成分。其中全草和鳞茎含石蒜碱(lycorine)、多花水仙碱(tazettine)等多种生物碱,以鳞茎中含量较高[1]。文殊兰及同属植物西南文殊兰 Crinum latifolium L. 含有多种生物碱类成分,如石蒜碱、palmilycorine、crifoline、crifolide、文殊兰胺(crinamine)[2,3]。石蒜碱和文殊兰胺具有细胞毒性。

【药理毒理】 1. 抗菌、抗病毒作用:从文殊兰中分得的石蒜碱具有抗真菌和抗病毒活性,其与 palmilycorine 都能抑制微生物和寄生虫生长[2]。2. 镇痛作用:文殊兰属植物中的一些生物碱类似于吗啡、可待因,具有止痛功效。新分得的生物碱中,母核结构为Ⅱ型、Ⅳ型、Ⅵ型的生物碱较Ⅴ型具有更强的止痛作用和更小的毒性[2]。3. 抗肿瘤作用[4]:石蒜碱具有抑制肿瘤细胞的活性。4. 毒性:本品生物碱希帕定对鼠生育力有可逆性抑制作用,抑制蛋白质和 DNA 的合成[1]。

参 考 文 献

[1] 谢宗万. 全国中草药汇编(上册). 第2版. 北京:人民卫生出版社,2000:141,142
[2] 沙美,丁林生. 文殊兰属植物中生物碱的研究进展. 国外医药(植物药分册),2001,16(5):193-196
[3] 温倩. 西南文殊兰(Crinum Latifolium L.)化学成分研究. 药学实践杂志,2010,28(3):225-227
[4] 陈建荣,杨扬,杨月. 文殊兰抗肿瘤研究进展. 医学综述,2010,16(22):3423-3425

(杨芳云)

216. *Croomia japonica*(黄精叶钩吻)

【民族药名】 金刚大(通称)

【来源】 百部科植物黄精叶钩吻 Croomia japonica Miq. 的根茎及根。有毒。夏季采收,洗净,晒干或鲜用。

多年生草本。根茎横走,节多而密。茎直立,不分枝,高14~40cm,基部有鞘。叶3~5枚,互生于茎上部,卵形或卵状矩圆形,长5~11cm,宽3.5~8cm,顶端近急尖,基部浅心形而略向叶柄下延,主脉7~9条,小脉网状和近于横出平行;叶具柄。花小,单生或2~4朵排成总状花序;总花梗丝状,下垂,长1.5~2cm;花梗长8~15mm;苞片小,丝状;花被片4,黄绿色,宽卵形至卵状矩圆形,大小几相等,长3mm或更长,宽2.5~3mm,边缘反卷;雄蕊4;花丝粗短;花药黄色,椭圆状拱形,斜内向;子房卵形而扁,具胚珠数枚。

生于山谷林下。分布于浙江、安徽、江西、福建等省。

【药用经验】　瑶族　用于祛风解毒（《湘蓝考》）。

【使用注意】　本品毒性较强，人舌舐其叶有力割破裂之感[1]。内服用量 1.5~3g，嚼服或磨开水冲服[2]。

【化学成分】　根含有粉蕊黄杨胺 A（pachysamine A）、金刚大啶（croomionidine）、金刚大碱（croomme）、脱氢金刚大碱（didehydrocroomine）和 β-谷甾醇[3]。

参 考 文 献

[1] 牧野富太郎. 日本植物图鉴(增补版). 北隆馆,1973;762
[2] 陈冀胜,郑硕. 中国有毒植物. 北京:科学出版社,1987:577
[3] 谢宗万. 全国中草药汇编(下册). 第 2 版. 北京:人民卫生出版社,2000;863

（赵湘培　邓旭坤）

217. *Crotalaria assamica*（大猪屎豆）

【民族药名】　"咯咯生懋"（基诺族）；马铃根、大狗响铃（佤族）；"当得丁"（瑶族）；"水零龙"（壮族）。

【来源】　豆科植物大猪屎豆 *Crotalaria assamica* Benth. 的根、茎、全草。有毒。夏季、秋季采收根、茎、全草，除去荚果、种子及杂质，晒干或鲜用。

直立高大草本，高达 1.5m。茎枝粗壮，圆柱形，被锈色柔毛。托叶细小，线形，贴伏于叶柄两旁；单叶，叶片质薄，倒披针形或长椭圆形，先端钝圆，具细小短尖，基部楔形，长 5~15cm，宽 2~4cm，上面无毛，下面被锈色短柔毛；叶柄长 2~3mm，总状花序顶生或腋生，有花 20~30 朵；苞片线形，长 2~3mm，小苞片与苞片的形状相似，通常稍短；花萼二唇形，长 10~15mm，萼齿披针状三角形，约与萼筒等长，被短柔毛；花冠黄色，旗瓣圆形或椭圆形，长 15~20mm，基部具胼胝体 2 枚，先端微凹或圆，翼瓣长圆形，长 15~18mm，龙骨瓣弯曲，几达 90℃，中部以上变狭形成长喙，伸出萼外；子房无毛。荚果长圆形，长 4~6cm，直径约 1.5cm，果颈长约 5mm；种子 20~30。花果期 5~12 月。

生于海拔 50~3000m 的山坡路边及山谷草丛中。分布于台湾、广东、海南、广西、贵州、云南。

【药用经验】　基诺族　根；用于风湿骨痛、肾炎、膀胱炎、尿道炎、扁桃体炎、疳积（《基诺药》）。佤族　根、茎；用于尿道感染、膀胱炎、肾结石、慢性支气管炎（《中佤药》）。全草；用于膀胱炎（《滇药录》）。瑶族　用于急性肾炎、肝炎浮肿、小儿消化不良、肾炎水肿（《桂药编》）。壮族　效用同瑶族（《桂药编》）。

【药材鉴定】　性状　茎枝直径 4~8mm，有稍凸起的纵棱。叶多破碎，上面灰褐色或灰绿色，背面灰色。枝上尚可见宿存的小托叶，色黄，贴伏于叶柄下两旁。气微，味淡。

【使用注意】　本品内服对肝脏有损害，肝病和肾病患者禁服，孕妇忌内服[1]。

【中毒与解毒】　猪屎豆用量过大或肌肉注射、静脉注射野百合碱制剂，皆可引起中毒。中毒表现：恶心、呕吐、厌食、腹胀、全身无力及头痛、头晕，继之可有肝大、黄疸，严重者引起肝昏迷，导致不可逆的肝损伤而死亡。解毒措施：中毒后可用中西医结合救治原则进行对症处理。严重者取 10% 葡萄糖注射液 500ml，加入维生素 B$_6$100ml、三磷酸腺苷 20ml、辅酶 A50U、胰岛素

10U、每日1~2次,并给静注利尿酸钠25~50mg及其他对症处理。中药救治可用甘草15g,水煎服,能起保肝作用,亦可降低猪屎豆的毒性[2]。

【化学成分】 根、茎、叶含野百合碱(monocrotaline)、大叶猪屎青碱(monocrotaline);种子含野百合碱、大猪屎豆碱(assamicadine)[1]、猪屎豆碱(mucronatine)、次猪屎豆碱(mucronatinine)、光萼猪屎豆碱(usaramine)、尼勒吉扔碱(nilgirine)、猪屎青碱(crotastriatine)和全缘叶千里光碱(integerrimine)等生物碱。尚含β-谷甾醇(β-sitosterol)、木犀草素(luteolin)、牡荆素(vitexin)、牡荆素木糖苷(vitexin-O-xyloside)以及植物凝集素等。野百合碱为有毒成分。

【药理作用】 1.抗肿瘤作用:野百合碱具显著抗肿瘤作用,对人体肝癌细胞株BEL-7402、KB细胞等均有显著细胞毒作用。其抗肿瘤作用机制可能与其在肝脏内代谢转变为具有很强烷化能力的双稠吡咯啶衍生物有关。野百合碱经临床试用,对鳞状上皮癌、宫颈癌和白血病等的近期疗效较好,但对肝脏有一定毒性,故未能在临床得到广泛应用。全缘叶千里光碱也具有抗癌活性[3]。2.对呼吸系统的影响:给犬静注野百合碱2~6μmg/ml,可暂时轻度抑制呼吸频率和深度。3.对平滑肌的作用:野百合碱10~20μmg/ml,可使离体家兔和豚鼠回肠的收缩张力和收缩幅度增大,豚鼠和大鼠的子宫收缩力增强。野百合碱50~100μmg/ml,对犬气管呈现迅速而持久的收缩作用。4.毒性:野百合碱对肝脏有直接损害,对骨髓、肾脏也有损害作用[2]。大叶猪屎青碱给小鼠腹腔注射的LD_{50}为(700±57.3)mg/kg,亚急性LD_{50}为(341.7±17.8)mg/kg。对小鼠及犬的各种检查显示,其主要毒性为对肝脏的损害。野百合碱对狗的亚急性毒性主要表现为肝损害,动物不进食,肝功能衰竭。毒性潜伏期较长,常于停药后出现[4]。从猪屎豆(野黄豆、美丽猪屎豆、大猪屎豆、小苞叶猪屎豆、中华猪屎豆、光叶猪屎豆、箭形猪屎豆等)中能分离出25种以上的生物碱,均为双稠吡咯啶的衍生物,对人畜都有毒性[5]。

参 考 文 献

[1]《中华本草》编委会.中华本草(第4册).上海:上海科学技术出版社,1999:422,423
[2] 杨仓良.毒药本草.北京:中国中医药出版社,1993:325-327
[3] 连文琰.猪屎豆属药用植物的调查.中药材,1986,9(6):19-22
[4] 李志勇.中国少数民族地区有毒药物研究与应用.北京:中央民族大学出版社,2011:186,187
[5] 张景起,郭云鹏.猪屎豆中毒的症状与防治方法.养殖技术顾问,2008(9):52

(王雪芹 陈吉炎 马丰懿 陈树和)

218. *Crotalaria sessiliflora*(野百合)

【民族药名】 "磨弄溜觅"(瑶族)。

【来源】 豆科植物野百合 *Crotalaria sessiliflora* L. 的地上部分。有大毒。夏季、秋季采收全草,鲜用或切段晒干。

直立草本,高20~100cm;茎有平伏长柔毛。叶条形或条状披针形,长3~8cm,宽0.5~1cm,两端狭尖,下面有平伏柔毛。总状花序顶生或腋生,有花2~20朵,紧密;花梗短,结果时下垂;萼长1~1.4cm,有棕黄色长毛;花冠紫色或淡蓝色,与萼等长;雄蕊10,合生成一组,花药二型;子房无毛。荚果圆柱形,与萼等长;种子10~15。花期夏季。

生于山坡草地、路边或灌丛中。分布于长江以南各省区。

【药用经验】 瑶族 用于皮肤癌、耳鸣耳聋、头晕目眩(《湘蓝考》)。

【使用注意】 本品有毒。肝脏、肾脏疾病患者禁服[1]。

【中毒与解毒】 中毒后出现食欲减退、肝坏死、转氨酶显著升高、尿中有红白细胞及管型细胞等,严重者可致肾坏死。解毒措施:(1)静脉滴注 10% 葡萄糖液,内加维生素 B_6 100mg、ATP20mg、辅酶 A50U、胰岛素 10U、氯化钾 1g,配合静脉点滴,每日 1~2 次。(2)静脉注射利尿酸钠 25~50mg。(3)抗感染:首选对肾脏损害小的抗生素,如青霉素、氯霉素、红霉素等。(4)保肝护肝:口服保肝药,如维生素 B_1、维生素 B_2、维生素 B_6、维生素 C、肝泰乐、肌苷等,其他对症治疗。(5)口服中成药牛黄清心丸,每次 1 丸,每日 3 次。(6)甘草 15g,水煎服(甘草所含的甘草酸和葡萄糖醛酸有保肝作用,并能降低野百合碱的毒性),或选用茵陈 30g、栀子 9g、黄柏 9g、大黄 9g(后下)、白术 9g、茯苓 12g、泽泻 12g、滑石 18g、板蓝根 15g、甘草 3g,水煎服[2]。

【药材鉴定】 性状 茎圆柱形,稍有分枝,表面灰绿色,密被灰白色茸毛。单叶互生,叶全缘,叶片多皱缩卷曲,完整者线形或线状披针形,暗绿色,下表面有柔毛。荚果长圆柱形,长 1~1.4cm,包于宿存花萼内,宿萼 5 裂,密被棕黄色或白色长柔毛。种子细小,肾形或心形而扁,成熟时棕色,有光泽。气无,味淡[1]。

显微特征 (1)茎的横切面:表皮细胞 1 列,细胞类方形或略切向延长,外被角质层,具两个细胞组成的非腺毛。皮层细胞 3~5 列,壁薄,细胞间隙较大,皮层外侧近表皮处有黏液细胞。内皮层明显。中柱鞘纤维壁稍厚,排列成断续的环状,微木化。木质部由导管、木纤维及木薄壁细胞组成,木化。髓薄壁细胞纹孔明显[1]。(2)叶表面观:表皮细胞垂周壁稍弯曲。上下表面均有气孔,多为不等式,也可见不定式。非腺毛多见于下表皮,由两个细胞组成,壁具疣状突起,顶面观类似单细胞非腺毛,侧面观基部有一短基部细胞,非腺毛基部的表皮细胞呈放射状排列。叶肉组织中有类圆形黏液细胞,遇钌红试液呈红色[1]。

薄层色谱 取本品粗粉 40~50g,加含 2% 乙酸的乙醇溶液 250ml,冷浸 4 小时,时时振摇,滤过。滤液减压浓缩后移入分液漏斗中,用2% 乙酸的乙醇溶液洗涤原容器,洗液并入分液漏斗中,加适量氯仿,振摇,待分层后弃去氯仿层,酸水层加入适量氨水调节 pH 至 10,再加少量氯仿萃取 2 次,合并氯仿提取液,作为供试品溶液。另取野百合碱对照品适量,加氯仿制成对照品溶液。吸取上述 2 种溶液,分别点于同一含有 0.5%CMC 溶液的硅胶 H 薄层板上,以氯仿-甲醇-氨水(85∶14∶1)为展开剂,展开,取出,晾干,喷以改良碘化铋钾试液显色。供试品色谱在与对照品色谱相同位置上,显相同颜色的斑点[1]。

【化学成分】 种子含野百合碱(农吉利甲素,monocrotaline)、全缘叶千里光碱(integerrimine)、毛束草碱(trichodesmine)[1]、2′,4′,5,7-四羟基异黄酮(2′,4′,5,7-tetrahydroxy-isoflavone)、2′,4′,7-三羟基异黄酮(2′,4′,7-trihydroxyisoflavone)、4′,7-二羟基异黄酮(4′,7-di-hydroxyisoflavone)、异牡荆素(isovitexin)、对苯二酚(hydroquinone)、红果酸(eucomic acid)、羟基红果酸(hydroxyeucomic acid)、圣草酚-7-*O*-β-D-葡萄糖苷(eriodictyol-7-*O*-β-D-glucopyranoside)、牡荆素(vitexin)、荭草苷(orientin)、异荭草苷(isoorientin)、7,2′,4′-三羟基异黄酮-4′-*O*-β-D-葡萄糖苷(7,2′,4′-trihydroxyisoflavone-4′-*O*-β-D-glucopyranoside)等[3~6]。还发现一个由下向千里光次碱(retronecine)和阔叶千里光次酸(platynecic acid)组成的双稠吡咯啶生物碱[7]。

【药理作用】 1. 抗肿瘤作用:本品所含野百合碱有显著的抗肿瘤作用,实验表明其对人体肝癌细胞株 BEL-7402、KB 细胞等均有显著的细胞毒作用,1.0mg/ml 浓度作用 5 天可使 BEL-7402 细胞形态显著改变,表现为细胞体积增大,大小不均,排列紊乱,巨噬细胞和畸形细胞增多,且随浓度增大和作用时间延长,上述变化更为突出,并可见细胞内空泡、嗜伊红小体、核固缩以及出现未完成的无丝分裂和异常的有丝分裂,细胞有丝分裂指数下降。体内试验,野百合碱对 S180、W256 等多种瘤株有显著的抑制作用,2~3.4mg/ml 腹腔注射对小鼠 S180 的抑制率为

59%~70%;静脉注射、腹腔或肌肉注射 1 次或每日 1 次,连续 3~5 次,对 W256 的抑制率为 70%~100%,ED≌8.6~9.8mg/kg,化疗指数大于 16。对淋巴瘤腹水型 L1、S37、L615、L1210 艾氏腹水癌、Lcwis 肺癌转移型、黑色素瘤 B16 以及地鼠浆细胞瘤和腺癌均有显著抑制作用。对皮肤癌、宫颈癌也有显著疗效,国内外动物试验资料也发现有较高的抑瘤率[8]。对多种内脏肿瘤,则有缓解和止痛等作用。2. 对呼吸的影响:给犬静脉注射野百合碱 2~6μg/ml,可暂时轻度抑制呼吸频率和深度。3. 抗氧化作用:羟基红果酸、荭草苷、异荭草苷等具有抗氧化活性,羟基红果酸对自由基的清除效果与儿茶素相当[4]。4. 对平滑肌的作用:野百合碱 10~20μg/ml,可使离体家兔和豚鼠回肠的收缩张力和收缩幅度增大,豚鼠和大鼠的子宫收缩力增强。野百合碱 50~100μg/ml,对犬气管呈现迅速而持久的收缩作用。5. 其他作用:野百合碱与大鼠肝细胞膜能迅速特异性结合,此结合可为过量的非标记野百合碱所替代,在体外 3 分钟即可达结合之最高值,并具饱和性。体外野百合碱 0.1~0.5mg/ml 可抑制兔心搏动,高浓度可使心跳停止。此外野百合碱还有抗柞蚕病毒作用。野百合碱腹腔注射 125mg/kg,12 天可引起小鼠肝、肺、子宫 cAMP 浓度显著降低,给药 12 小时及给药 10 天对 S180 细胞无明显影响,但给药 6 天对子宫却可致 cAMP 升高[1]。此外,还有降血压作用[6,9]。6. 毒性:野百合碱对肝脏有直接损害,对骨髓、肾脏也有损害作用[10]。

参 考 文 献

[1]《中华本草》编委会. 中华本草(第 4 册). 上海:上海科学技术出版社,1999:427,428

[2] 朱亚峰. 中药中成药解毒手册. 北京:人民军医出版社,2009:111

[3] Yoo H S,Lee J S,Kim C Y,et al. Flavonoids of *Crotalaria sessiliflora*. Archives of Pharmacal Research,2004,27(5):544-546

[4] Munim A,Negishi O,Ozawa T. Antioxidative compounds from *Crotalaria sessiliflora*. Bioscience,Biotechnology,and Biochemistry,2003,67(2):410-414

[5] Abdul Mun'im,Hiroko Isoda,Mariko Seki,et al. Estrogenic and acetylcholinesterase-enhancement activity of a new isoflavone,7,2′,4′-trihydroxyisoflavone-4′-O-β-D-glucopyranoside from*Crotalaria sessililflora*. Cytotechnology,2003,43:127-134

[6] 樊轻亚. 农吉利中有效成分的提取分析研究. 广东药学院硕士学位论文,2009:2,3

[7] 黄量,吴克美,薛智. 农吉利抗癌有效成分的分离及其衍生物的合成. 药学学报,1980,5(15):278-283

[8] 青岛医学院. 农吉利对小白鼠 S180 瘤组织核酸含量及32P 参入量的影响. 青岛医学院学报,1974,1:3-7

[9] Sang Bum Koh,Myung Hwa Kang,Tae Su Kim,et al. Endothelium-Dependent Vasodilatory and Hypotensive Effects of *Crotalaria Sessiliflora* L. in Rats. Biol. Pharm. Bull. ,2007,30(1):48-53

[10] 杨仓良. 毒药本草. 北京:中国中医药出版社,1993:325-327

(王雪芹　陈吉炎　马丰懿　陈树和　李路扬)

219. *Croton caudatus* var. *tomentosus*(毛巴豆)

【民族药名】 "沙埂"、"牙杂乱"(傣族)。

【来源】 大戟科植物毛叶巴豆 *Croton caudatus* Geisel. var. *tomentosus* Hook. 的果实。有小毒。果实成熟时采收,晒干。

灌木或乔木,高 2~10m。皮灰褐色。多分枝,枝顶端淡黄色柔毛。单叶互生,叶柄基部有腺体 2 枚;叶阔卵形或椭圆形,长 8~15cm,宽 4~9cm,先端钝或短渐尖,基部圆或阔楔形,边缘具残齿,两面均被毛,下面密被白色糙毛,基出脉 5 条,有香气。花单性异株;雄花组成圆锥花序;雌花组成总状花序。果近圆球形,密被黄色星状毛,稍肉质。

野生或栽培。分布于云南等地。

【药用经验】 傣族 温中散寒,祛风活络,退热止痛,镇静《傣医药》。用于疟疾高热不退、惊痫抽搐(《滇省志》)。用于头痛、腹痛(《版纳傣药》)。用于急性肠胃炎、呕吐、头皮疹、口角疮(《滇药录》)及"儿接儿赶"(胸胁满闷)、"习更"(便秘)和"拢蒙沙喉"(肢体关节红肿酸麻疼痛、屈伸不利)(《傣医药彩图》)。

【使用注意】 体虚者及孕妇禁服。

【中毒与解毒】 内服过量致腹泻;外用刺激皮肤[1]。未见解毒方法记载。

【化学成分】 全株含毛叶巴豆萜(crotocaudin)、山藿香定(teucvidin)、蒲公英赛酮(taraxerone)、蒲公英赛醇(taraxerol)、蒲公英赛醇乙酸酯(taraxerol acetate)。茎皮含异毛叶巴豆萜(isocrotocaudin)[1]。茎含黄酮类成分,如3,5,6,7,8,3′,4′-七甲氧基黄酮(3,5,6,7,8,3′,4′-heptamethoxyflavone)、橘皮素(tangeretin)、川陈皮素(nobiletin)、四甲氧基黄酮(5,6,7,4′-tetramethoxyflavone)、橙黄酮(sinensetin)、山柰酚(kaempferol)、银椴苷(tiliroside)、山柰酚-3-*O*-*β*-D-香糖苷(kaempferol-3-*O*-*β*-D-rutinoside)、芦丁(rutin)[2]。

【附注】 本变种学名(*Croton caudatus* Geisel. var. *tomentosus* Hook.)在药学文献中普遍应用,中国药典(2005年版、2010年版)收载的"毛巴豆"的来源即为此变种,中文植物名为"毛叶巴豆"。但在中国植物志中只有其正种卵叶巴豆 *Croton caudatus* Geisel.,在一般植物学文献上未见本变种的记载。

参 考 文 献

[1]《中华本草》编委会. 中华本草(第4册). 上海:上海科学技术出版社,1999:767

[2] Zou G A,Su Z H,Zhang H W,et al. Flavonoids from the stems of *Croton caudatus* Geisel. var. *tomentosus* Hook. Molecules,2010,15(3):1097-1102

(黄德红 焦 玉)

220. *Croton lachnocarpus*(毛果巴豆)

【民族药名】 "秋噜杯冉"(哈尼族);"串珠林"(瑶族)。

【来源】 大戟科植物毛果巴豆 *Croton lachnocarpus* Benth. 的茎皮、全株。有小毒。全年可采,除去杂质,晒干或鲜用。

灌木,高1~2cm;幼枝被灰黄色星状毛。叶互生,矩圆形或卵状矩圆形,长4~10cm,宽1.5~4cm,顶端锐尖,基部下面近叶柄处有2具柄的盘状腺体,两面被星状毛,老时上面无毛,边缘有钝锯齿,并有具柄的小腺体。总状花序顶生,雄花花瓣矩圆形,有雄蕊10~12;雌花花瓣小,钻形,子房被曲柔毛,花柱3,2裂。蒴果扁球形,直径6~10mm,有星状毛和长柔毛。花期4~5月。

生于山坡、溪边灌丛中。分布于福建、台湾、湖南、广东、广西、四川、贵州等省区。

【药用经验】 哈尼族 全株:用于尿道炎、膀胱炎、支气管炎、肺炎、哮喘(《哈尼药》)。瑶族 茎皮:水煎冲酒服用于毒蛇咬伤(《桂药编》)。

【使用注意】 有毒,内服宜慎。内服煎汤用量9~15g,不可过量;外用适量。孕妇忌服[1]。

【中毒与解毒】 服用过量引起中毒。中毒者可发生剧烈腹痛、水泻或黏液血便、脉搏快而弱、血压下降、面色青紫,甚至出现休克。解救方法:用大豆煮汁或芭蕉叶捣烂取汁饮服[1]。

【药材鉴定】 性状 根多斩成不规则的圆柱形斜片,长约3.5cm,直径约3cm。表面灰黄色或灰褐色,具不规则的纵皱纹,皮孔呈稍横向点状凸起,灰白色;横切面显同心环纹,微具放射状纹理,木部淡黄色,皮部灰黄白色或灰棕色,易剥离,嚼之有灼舌感。气微、味辛苦。叶片纸质,多卷缩,展开后呈椭圆形或卵状椭圆形,长4~8cm或更长,宽2~3cm或过之。叶面暗红色,秃净或略被毛,叶背黄色,被毛,边缘微有锯齿。基出3脉,侧脉羽状,每边3~4条;近叶柄处有2个腺点。气微,味辛苦[2]。

显微特征　(1)叶主脉中段处横切面:上表皮细胞方形;下表皮细胞较大,切向延长,具气孔。上下表皮均被星状毛。叶肉栅栏组织由1列长柱状的栅栏细胞组成,栅栏细胞及海绵组织细胞均常含草酸钙簇晶。大型分泌细胞通常散布于上下表皮内侧,内含油状物。主脉维管束外韧型,木质部的导管单行径向排列,由于部位的不同,整个木质部的形状也不一致,主脉中部以下,木质部通常围成半圆筒状,中央为薄壁细胞;主脉中部以上,木质部分成上下2组,上部一字形,下部弯月形,形成上下2个相对的外韧型维管束,两维管束之间为薄壁细胞;韧皮部不发达,外侧伴以纤维群。上下表皮内侧为3~5列厚角细胞。薄壁细胞常含草酸簇晶[2]。(2)根横切面:木栓组织细胞10~50列。皮层的薄壁细胞切向延长,3~7列或更多。中柱鞘纤维木质化,三五成群,多见散布于射线末端。韧皮部纤维少数。形成层细胞2~4列排成环状。木质部不规则形,偏心性,边缘呈不规则波浪状;导管较大,直径18~67μm,单列径向散列,内含黄棕色物质;木薄壁细胞、木射线细胞较小,均为方形,壁厚,具壁孔。射线弯曲,宽1~3个细胞,长短不一。皮层和韧皮部散布众多草酸钙簇晶;薄壁细胞含淀粉粒[2]。(3)叶粉末:淀粉粒圆形或类圆形,直径2~7μm,脐点点状,层纹不明显;木栓组织碎片其细胞多角形,胞壁薄而略弯曲;纤维细长,直径15~46μm,壁薄,具壁孔,也有厚壁纤维,层纹隐约可见,有时可见分枝状的纤维;草酸钙簇晶众多,大小相差悬殊,直径16~74μm;气孔直轴式;星状毛基部由7~9列细胞组成,顶部细胞在同一平面上分生出7~9个长短不一的单细胞毛状体,形成芒星状[2]。

【化学成分】　根显生物碱、酚类、三萜类化合物的反应[3]。

参 考 文 献

[1]《中华本草》编委会. 中华本草(第4册). 上海:上海科学技术出版社,1999:768
[2] 广东中药志编辑委员会. 广东中药志(第2卷). 广州:广东科技出版社,1996:300-303
[3] 谢宗万. 全国中草药汇编(上册). 第2版. 北京:人民卫生出版社,2000:90

(杨芳云　张　飞)

221. *Croton tiglium*(巴豆)

【民族药名】　巴豆(阿昌族);"麻华"、"麻项"、"麻黄"(傣族);"格拉许"(德昂族);"娜虎中哥"(哈尼族);"丹-如克"、"丹如格"(蒙古族);"丹饶合"、"旦达"(藏族);"逼倍卡荡"(瑶族);八百力、九龙川(壮族)。

【来源】　大戟科植物巴豆 *Croton tiglium* L. 的根、叶、树皮、果实、种子。有毒,其中果实及种子有大毒。根和叶全年可采,根切片晒干,叶晒干。果实于秋季成熟时采收,堆置2~3天,摊开,干燥,或再去壳,收集种子。

灌木或小乔木,高2~7m;幼枝绿色,被稀疏的星状毛。叶卵形至矩圆状卵形,顶端渐尖,长5~13cm,宽2.5~6cm,掌状3出脉,两面被稀疏的星状毛,基部两侧近叶柄各有1无柄的腺体;叶柄长2~6cm。花小,单性,雌雄同株;顶生总状花序,长8~14cm,雌花在下,雄花在上;萼片5;

雄花无退化子房;雄蕊多数,花丝在芽内弯曲;花盘腺体与萼片对生;雌花无花瓣,子房 3 室,密被星状毛,每室 1 胚珠。蒴果矩圆状,长 2cm,宽 1~1.5cm;种子长卵形。花期 3~5 月,果期 7~10 月。

生于山野、丘陵地,房屋附近,常见栽培。分布于西南及福建、湖北、湖南、广东、广西等地。

【炮制】 种子内服时去油用霜,可减低毒性并缓和峻泻作用[1]。巴豆仁经沉香煎煮液浸泡后,引经入药;经大黄煎煮液浸泡后,使巴豆仁缓和药性。煨制降低毒性,增加收敛性[2]。回族 沉香水制法:取净巴豆仁置在沉香水煎煮液中浸泡 4 小时,取出,晾干。大黄水制法:取净巴豆仁,置大黄煎煮液中浸泡,取出,晾干。蒙古族 制霜法:取净巴豆仁,碾碎,用吸油纸包裹,用热砖压榨出油,至油尽为度,取出,碾碎,过筛成粉;或用多层吸油纸包裹,置在炉火边加热,上压重物,使油渗出,每日换纸 2~3 次,至油尽为度,去纸,碾碎,过筛成粉。藏族 酒炒法:取净巴豆仁,置在青稞酒中浸泡后,取出巴豆仁,再将巴豆仁置入锅内,用文火炒热,取出,放凉。土家族 煨巴豆:取大皂角 1 个,去其籽,然后将砂糖和巴豆放角夹夹好,用盐泥巴煨煅存性研末。用于头癣。维吾尔族 煨制法:取净巴豆仁,另取面粉适量,调成面团,再将面团制成面皮,在面皮上面散放一层玫瑰花,洋茴香及小茴香,将巴豆仁放置上面,抱成包子团,置在壤坑里或土灶里烧至包子团外面呈焦黄色,取出,剥去面皮,取仁,放凉。

【药用经验】 阿昌族 种子、根用于跌打肿痛(《德宏药录》)。傣族 果实温中散寒,祛风通络(《民族药炮制集成》)。果实泻寒积,通关窍,行水,杀虫,逐痰(《傣医药》)。果实配伍用于劳伤(《德傣药》)及胸腹胀满、便秘、风湿性关节炎、跌打肿痛、毒蛇咬伤(《民族药炮制集成》)。种子用于胸腹痞积、便秘(《滇药录》、《版纳傣药》、《傣药录》、《滇省志》)。德昂族 种子、根用于跌打肿痛(《德宏药录》)。哈尼族 全株用于寒积停滞、胸腹胀满、水肿;种子用于神经性皮炎;叶用于跌打损伤、腰肌劳损(《滇药录》、《滇省志》)。蒙古族 果实峻下积滞,逐水消肿,通关窍,杀虫,"祛巴达干"(《民族药炮制集成》)。种子用于寒积停滞、胸腹胀痛、喉风、喉痹;外用于疮癣、疣、痣(《蒙药》)。藏族 果实用于不消化症(《中国藏药》)。维吾尔族 果实排泄痰津及黑胆津,散气消肿。用于皮肤干裂、斑秃。瑶族 根浸酒捺患处用于跌打损伤、风湿疼痛;树皮浸酒捺患处用于跌打损伤,水煎洗用于湿疹、疮疖,与牛膝浸酒服可下胎(妊娠 2 个月可用)(《桂药编》)。壮族 根、树皮效用同瑶族(《桂药编》)。

【使用注意】 巴豆油(种仁)毒性较大。内服种子须去种皮去油("巴豆霜"),用量 15~0.3g;外用适量。根用量 3~9g[1]。巴豆霜不宜用热开水送服,以免加剧泻下。服巴豆后如泻下不止,可用黄连、黄柏适量煎汤服或食冷粥以缓解。体弱和孕妇忌服;不能与牵牛子同用[2]。

【中毒与解毒】 一般皮肤接触后能引起急性炎症,24 小时后发疱,感到灼痛;眼鼻等接触后亦引起急性炎症[3]。过量服用后 0.5~2 小时出现中毒症状:早期咽喉部肿胀、食道灼热、充血、剧烈呕吐、腹痛腹泻、头晕、血压下降,同时由于脱水和休克可引起肾功能衰竭而表现少尿、无尿、肾功能异常,部分患者表现肝肿大、黄疸等中毒性肝炎症状[3]。解毒方法:(1)洗胃,服生蛋清、牛乳等[4]。(2)补液,纠正电解质紊乱及脱水,尿量增加后补钾[4]。(3)呼吸抑制时,给予呼吸兴奋剂,如苯甲酸钠咖啡因、山梗菜碱、尼可刹米等[4]。(4)外用或接触致皮肤发疱时,可用 3% 硼酸水外敷,或用黄连煎水外洗。鼻黏膜及眼结膜接触发炎时,可用 5% 黄连浸出液冲洗。(5)菖蒲 30g、黑豆 15g,水煎顿服。或桔梗 30g,煎汤内服。另可用芦根 120g、白茅根 30g、金银花 15g,水煎服[4]。(6)生绿豆 90g、甘草 9g、黄柏 9g,水煎 2 次合并,每 3 小时一次,2 次服完,连服 2~4 剂[3]。(7)土白术 9g、蕃稔干 9g、石榴皮 9g,加清水 1 碗半煎成 1 碗顿服[3]。(8)板蓝根 120g,水煎即服[3]。

【药材鉴定】 性状 果实呈卵圆形,一般具三棱,长 1.8~2.2cm,直径 1.4~2cm。表面灰黄色或稍深,粗糙,有纵线 6 条,顶端平截,基部有果梗痕。破开果壳,可见 3 室,每室含种子 1粒。种子呈略扁的椭圆形,长 1.2~1.5cm,直径 0.7~0.9cm,表面棕色或灰棕色,一端有小点状的种脐和种阜的疤痕,另端有微凹的合点,其间有隆起的种脊;外种皮薄而脆,内种皮呈白色薄膜;种仁黄白色,油质。气微,味辛辣。

显微特征 果实横切面:外果皮为表皮细胞 1 列,外被多细胞星状毛。中果皮外侧为 10 余列薄壁细胞,散有石细胞、草酸钙方晶或簇晶;中部有约 4 列纤维状石细胞组成的环带;内侧为数列薄壁细胞。内果皮为 3~5 列纤维状厚壁细胞。种皮表皮细胞由 1 列径向延长的长方形细胞组成,其下为 1 列厚壁性栅状细胞,胞腔线性,外端略膨大。

薄层色谱 取本品种仁,研碎,取 0.1g,加石油醚(30~60℃)10ml,超声处理 20 分钟,滤过,滤液作为供试品溶液。另取巴豆对照药材 0.1g,同法制成对照药材溶液。吸取供试品溶液 10μl、对照药材溶液 4μl,分别点于同一硅胶 G 薄层板上,以石油醚(60~90℃)-乙酸乙酯-甲酸(10:1:0.5)为展开剂,展开,取出,晾干,喷以 10% 硫酸乙醇溶液,在 105℃加热至斑点显色清晰。供试品色谱中,在与对照药材色谱相应的位置上,显相同颜色的斑点。

【化学成分】 种仁含有蛋白质,包括一种毒性球蛋白巴豆毒素(crotin)。另含有巴豆苷(crotonoside)、精氨酸(arginine)、赖氨酸(lysine)、解脂酶以及一种类似蓖麻碱的生物碱。还含有脂肪油(巴豆油),油中含巴豆树脂(croton resin)以及辅致癌物 A_1(cocarcinogenA_1)、致癌物 B_1(cocarcinogenB_1)和致癌物 B_2(cocarcinogen B_2)[1]。另从其同属各植物中分离出来各种二萜类成分,包括多环二萜、新克罗烷型、贝壳杉烷型、半日花烷型等[5]。

【药理毒理】 1. 对胃肠道作用[1]:巴豆油能刺激肠道蠕动而致泻。2. 镇痛作用[1]:极少量的巴豆油口服、腹腔注射或皮下注射对小鼠热板法和大鼠压尾致痛实验均呈现镇痛作用。3. 抑菌作用[1]:巴豆油浸剂对金黄色葡萄球菌、白喉杆菌有较强的抑菌作用,对流感杆菌和绿脓杆菌也有一定的抑菌作用。4. 对循环系统作用[1]:巴豆油能反射性地升高动物血压;巴豆毒素能溶解兔、猪的红细胞,对牛羊的血细胞有凝集作用,同时巴豆油的活性成分 DMA 有促进血小板凝集的作用。5. 抗肿瘤作用[1]:巴豆油提取物对小鼠 S180 肉瘤、S180 腹水瘤、宫颈癌U14 实体瘤等均有明显的抑制作用,同时对白血病和皮肤癌有一定的抑制作用。6. 促肿瘤发生作用[6]:巴豆油有弱致癌性,并能增强某些致癌物质的致癌作用。小鼠服用巴豆油可引起前胃部乳头状瘤及癌,也可增加甲基胆蒽的致癌作用。促癌的主要活性成分为 12-O-十四烷酰巴豆醇-13-乙酸酯。7. 对皮肤、黏膜有刺激性[1]:巴豆油会引起局部释放组织胺。8. 抗炎及免疫功能的作用[6]:巴豆霜灌胃,对小鼠耳肿胀、腹腔毛细血管通透性、大鼠白细胞游走及对热疼痛反应均有显著的抑制作用;能明显减少小鼠胸腺和脾指数及腹腔巨噬细胞的吞噬功能。9. 毒性:巴豆具有杀灭田螺作用[7],以种仁效力最强,内壳次之,外壳则无效。此外,巴豆的丙酮提取物对金鱼毒性很大。巴豆油及巴豆霜的大剂量组动物在给药后立即出现中毒现象:活动减少,躺卧不起,约半小时出现死亡。个别动物死前痉跳[8]。巴豆油、巴豆树脂、巴豆醇酯类均有促使化学致癌剂的致癌作用;巴豆油对单纯疱疹病毒诱发小鼠宫颈癌和阴道癌有促进作用;大量的巴豆油可引起剧烈泻下,甚至导致死亡;巴豆油毒性较大,内服巴豆油一滴立即出现中毒症状,20 滴(20 滴 =1g)巴豆油可致死[1]。巴豆毒素兔皮下注射的 LD_{50} 为 50~80mg/kg。巴豆油酸大鼠口服的 LD_{50} 为 1.0g/kg,豚鼠皮下注射的 LD_{50} 为 600mg/kg。也有报道,巴豆 8~10 粒给犬灌胃可致死。巴豆油主要含有毒性球蛋白,能溶解红细胞,使局部细胞坏死。皮肤接触巴豆油,会损害皮肤,先发红,后生红疹或水疱,甚至形成脓疱[3]。内服使消化道腐蚀出血,并损坏肾脏,出现尿血;外用过量能引起急性皮炎[8]。

参 考 文 献

[1] 谢宗万. 全国中草药汇编(上册). 第2版. 北京:人民卫生出版社,2000:187-189
[2] 田华咏,瞿显友,熊鹏辉. 中国民族药炮制集成. 北京:中医古籍出版社,2000:116,117
[3] 朱亚峰. 中药中成药解毒手册. 北京:人民军医出版社,2009:196,197
[4] 高渌汶. 有毒中药临床精要. 北京:学苑出版社,2006:210,220
[5] 王媛,邹忠梅. 巴豆属植物中二萜类成分研究概况. 国际中医中药杂志,2006,28(1):17-26
[6] 《中华本草》编委会. 中华本草(第4册). 上海:上海科学技术出版社,1999:769-774
[7] 吴新安,赵毅民. 巴豆属植物化学成分及药理作用研究进展. 天然产物研究与开发,2004,16(5):467-472
[8] 万莉,周振海. 巴豆的药理研究进展. 江苏中医药,2003,24(11):60,61

（杨芳云）

222. *Cryptolepis buchananii*(古钩藤)

【民族药名】 "资夺阿能"(基诺族);"阿齐那"、"夹诺起"、"业业可起"(黎族);"那簸爪"(傈僳族);"美金"(仫佬族);"约立"(佤族);"敌苏"(瑶族);阿齐那、业业可起、夹诺起(彝族);"棵么毫"、"棵拉磨"、"钩突"、"南灭"(壮族)。

【来源】 萝藦科植物古钩藤 *Cryptolepis buchananii* Roem. et Schult. 的根、叶、全株、茎汁液。有毒。根、全株全年可采,切片晒干或鲜用;叶或汁液适时采收。

木质藤本,具乳汁;茎皮红褐色有斑点,小枝灰绿色,无毛。叶对生,矩圆形或椭圆形,长10~18cm,宽4.5~7.5cm,顶端圆形具小尖头,基部宽楔形,上面绿色,下面苍白色,无毛;侧脉近水平横出,每边约30条。聚伞花序腋生,比叶为短;花蕾矩圆形,顶端尾状渐尖;花萼5裂;花冠黄白色,花冠筒短,裂片披针形,向右覆盖;副花冠卵形,生于花冠筒内面;雄蕊5枚,载粉器匙形,每室1个。蓇葖果叉生成直线,长6.5~8cm,直径1~2cm;种子顶端具白绢质种毛。花期3~8月,果期6~12月。

生于海拔500~1500m的林中。分布于云南、贵州、广西、广东等省区。

【药用经验】 基诺族 藤汁:用于乳腺炎;叶用于腰痛、腹痛、跌打损伤、骨折、痈疮、癣(《基诺药》)。傈僳族 根:用于腰痛、腹痛、跌打损伤、骨折、痈疮(《怒江药》)。仫佬族 根、叶:用于脚软(或小儿四五岁不会走路)、产后缺乳、大便燥结不通、乳腺炎、无名肿毒、疮疖拔脓(《桂药编》)。佤族 全株:用于泌尿系统感染、淋巴结核、疔、脓疱疹(《滇药志》《滇省志》)。瑶族 根、叶:效用同仫佬族(《桂药编》)。彝族 根:用于跌打损伤、骨折、腰痛、腹痛、水肿、催生、引产(《楚彝本草》)。根、叶:用于脚软(或小儿四五岁不会走路)、产后缺乳、大便燥结不通、乳腺炎、无名肿毒、疮疖拔脓(《桂药编》)。根:用于催生、引产(《彝药志》)。全株:用于热性病中伤津、口渴、肺燥咳嗽、肠胃津枯之大便秘结(《滇药录》《滇省志》)。壮族 根、叶:效用同彝族(《桂药编》)。

【使用注意】 内服勿过量,用量0.3g,研末冲服或泡酒服;外用适量。

【化学成分】 根含强心苷白叶藤苷(cryptolepisin)[1]。

【药理毒理】 1. 强心作用:古钩藤所含白叶藤苷具有洋地黄样强心作用。0.5mg的白叶藤苷由蛙腿淋巴囊注入后,使蛙心停止于收缩状态,使在位兔和离体豚鼠的心脏收缩力加强,心率减慢,中毒时出现心律不齐,最后停止于收缩状态,豚鼠的心电图观察表现为典型的强心苷作用[1]。2. 抗炎镇痛作用:古钩藤醇提液及水煎液均具有明显的抗炎镇痛作用,均能显著提高小鼠痛阈值,降低毛细血管通透性,抑制由二甲苯所致的炎症反应,可显著减轻小鼠耳郭肿胀[2,3]。3. 降血糖作用:古钩藤水提液对正常小鼠血糖水平无明显影响,而对葡萄糖所致高血糖小鼠均有降血糖作用[4]。4. 毒性:白叶藤苷对鸽的最小致死量为(2.914±0.037)mg/kg,与侧金盏花接近。体内消除速率介于洋地黄毒苷及毒毛花苷 G 之间[1]。

参 考 文 献

[1]《中华本草》编委会. 中华本草(第 1 册). 上海:上海科学技术出版社,2000:5649,5650
[2] 张兴燊,文丽艳,秦红玲,等. 古钩藤醇提液镇痛抗炎药理作用的实验研究. 时珍国医国药,2009,20(11):2735,2736
[3] 张兴燊,周芳,廖月葵,等. 古钩藤镇痛抗炎药理作用的实验研究. 时珍国医国药,2007,18(7):1603,1604
[4] 张兴燊,黄昕,潘能玉. 古钩藤水提液对正常小鼠血糖影响的实验研究. 时珍国医国药,2010,21(10):2699,2700

(赵湘培　邓旭坤)

223. *Cryptolepis sinensis*(白叶藤)

【民族药名】 "啊铺啊"、"华啊奴"(阿昌族);"拉不拉"(德昂族)。

【来源】 萝藦科植物白叶藤 *Cryptolepis sinensis*(Lour.)Merr. 的全株。茎、叶和乳汁有毒。夏季、秋季采收,鲜用或晒干用。

木质藤本,具乳汁;小枝通常红褐色,无毛。叶对生,矩圆形,长 1.5~6cm,宽 0.8~2.5cm,两端圆形,顶端具小尖头,上面深绿色,下面苍白色,无毛;侧脉每边 5~9 条。聚伞花序顶生或腋生,比叶为长;花蕾矩圆形,顶端尾状渐尖;花萼 5 裂,内有 10 枚腺体;花冠淡黄色,裂片条状披针形,比花冠筒长 2 倍,向右覆盖;副花冠生于花冠筒内面,卵圆形,雄蕊 5 枚,载粉器匙形,每室 1 个。蓇葖果长披针形,长达 12.5cm,直径 0.6~0.8cm;种子顶端具种毛。花期 4~9 月,果期 6 月至翌年 2 月,

生于丘陵山地灌木丛中。分布于贵州、云南、广西、广东和台湾等省区。

【药用经验】 阿昌族 用于胃出血、毒蛇咬伤、疮毒、溃疡、跌打损伤(《德宏药录》)。德昂族 效用同阿昌族(《德宏药录》)。景颇族 效用同阿昌族(《德宏药录》)。

【使用注意】 鲜品煎汤内服用量 9~15g,不可过量[1]。

【中毒与解毒】 本品服用过量时产生腹痛等副作用[2]。中毒症状与解毒方法同洋地黄类[3]。

【药理毒理】 茎、叶和树液(乳白色)均有强烈的毒性[3]。毒性成分为强心苷白叶藤苷。

参 考 文 献

[1]《中华本草》编委会. 中华本草(第 6 册). 上海:上海科学技术出版社,1999:328,329
[2] 谢宗万. 全国中草药汇编(下册). 第 2 版. 北京:人民卫生出版社,1996:195
[3] 朱亚峰. 中药中成药解毒手册. 第 3 版. 北京:人民军医出版社,2009:443

(黄德红　焦　玉)

224. *Cucumis melo*(甜瓜)

【民族药名】 "阿木塔图-合莫合"(蒙古族)。

【来源】　葫芦科植物香瓜（甜瓜）*Cucumis melo* L. 的果梗（瓜蒂）、种子。果梗有毒。甜瓜盛产期采收瓜，剪取青绿色果梗，阴干；种子于果实成熟时采集。

一年生蔓生草本；茎被短刚毛。卷须不分叉；叶柄有短刚毛；叶片近圆形或肾形，长宽均 8~15cm，3~7 浅裂，两面有柔毛，下面脉上有短刚毛，边缘有锯齿。雌雄同株；雄花常数朵簇生，雌花单生；花萼裂片钻形，花冠黄色，裂片卵状矩圆形，急尖，长约 2cm；雄蕊 3，药室"S"形折曲，药隔顶端引长；子房长椭圆形，花柱极短，柱头 3，靠合。果实的形状、颜色因品种而异，有香味，果皮平滑；种子污白色。花果期 7~8 月。

广泛栽培于温带至热带地区；我国各地栽培。

【药用经验】　蒙古族　种子：用于慢性支气管炎、阑尾炎。果梗（瓜蒂）：用于食积、胃脘痞块、急性和慢性肝炎（《蒙药》）。瑶族　种子、果梗：用于食物中毒、痰涎不化、癫痫（《湘蓝考》）。

【使用注意】　瓜蒂一般内服，煎汤常用量为 2.4~4.5g，散剂 0.3~0.9g。内服 20~60g 即可引起中毒[1]。体弱及心脏病患者忌用。

【中毒与解毒】　中毒者主要表现为头晕眼花、脘腹不适、呕吐、腹泻，严重者可因脱水造成电解质紊乱，终致循环衰竭及呼吸中枢麻痹而死亡[2]。具体中毒症状为：(1)消化系统：瓜蒂对胃黏膜有刺激作用，服用剂量大时，多于服用后半小时即觉不适，有恶心、频繁呕吐、腹痛、腹泻，严重时可引起应激性溃疡，导致急性胃黏膜病变，出现大量呕血、便血、口唇发绀等上消化道出血症状。(2)神经系统：中毒后可出现头昏、头痛、咽部有麻木感、灼热感、烦躁不安、额头冷汗，严重时引起抽搐、昏迷。尚有报道服用甜瓜蒂引起中毒性视神经损害者。(3)心血管系统：对心肌有损害作用，中毒后可引起心慌、胸闷、心音低弱、窦性心动过速、传导阻滞、血压下降、严重时可因甜瓜素直接作用于延髓中枢，引起循环、呼吸中枢麻痹而导致循环衰竭、呼吸衰竭而死。(4)其他：瓜蒂大剂量服用，对呼吸、肝、肾也有毒性作用，可引起肾功能障碍，转氨酶升高等表现[1]。解毒措施：(1)发现中毒后，应立即催吐，给予 1：5000 高锰酸钾溶液洗胃。(2)口服药用炭 20g、蛋清 5 个、牛乳 300ml[3]。(3)应用活性炭，以 0.5% 混悬液口服，输入 5%~10% 葡萄糖液加入维生素 C。(4)其他对症治疗：当频繁呕血、便血引起失血性休克时，应立即吸氧、止血、补液扩容、升压、纠正酸中毒。静脉滴注加入 H_2 受体阻滞剂西咪替丁对胃、十二指肠黏膜出血有效。维持血压可用间羟胺 100mg 肌肉注射或静脉滴注，亦可用血管扩张药如阿托品、山莨菪碱。呼吸困难者，输氧、肌注尼可刹米 1.5mg、二甲弗林 8mg 或加入 50% 葡萄糖 20 静脉注射。出血者，给予止血剂如卡巴克洛、维生素 K、并输入低分子右旋糖酐及适量输血。给予氢化可的松 100mg 或地塞米松 5~10mg，静脉滴注以缓解毒素对组织器官的毒害反应。如有心力衰竭，用西地兰 0.4mg 或毒毛旋花素 K 0.25mg 溶于 50% 葡萄糖 40mg 静脉注射。尿少或无尿，有肾衰竭者，用速尿及高渗葡萄糖并注意纠正酸中毒[1]。(5)对重症中毒者，可按氰化物中毒治疗[3]。

【药材鉴定】　性状　(1)果梗细圆柱形，常扭曲，长 3~6cm，直径 0.2~0.4cm，连接瓜的一端略膨大，直径约 8mm，有纵沟纹；外表面灰黄色，有稀疏短毛茸。带果皮的果梗较短，长 0.3~2.6cm，略弯曲或扭曲，有纵沟纹，果皮部分近圆盘形，直径约 2cm，外表面暗黄色至棕黄色，皱缩，边缘薄而内卷，内表面黄白色至棕色。果梗质轻而韧，不易折断，断面纤维性，中空，气微，味苦。(2)种子：呈扁平长卵形，长 5~9mm，宽 2~4mm。表面黄白色、浅棕红色或棕黄色，平滑，微有光泽。一端稍尖，另端钝圆。种皮较硬而脆，内有膜质胚乳和子叶 2 片。气微，味淡。

显微特征　(1)果梗横切面：表皮外被角质层。皮层有一圈由数列厚壁细胞组成的环，细胞多角形,腔大。维管束双韧型,木质部外侧的导管较大。髓部常破碎成空洞状。(2)果梗粉末:灰黄色。腺毛较少,头部 6 细胞,含黄色物质。分枝状非腺毛 3~4 细胞,每一细胞长 120~250μm,直径 12~18μm;非腺毛 2~8 细胞,长 170~465μm,直径约 28μm,壁具短条状突起。石细胞类圆形或类方形,壁厚或稍薄,孔沟明显。此外,皮层纤维长可达 1mm 以上,直径约 40μm,木化,腔大,具斜壁孔,边缘常微波状,多碎断。(3)种子粉末:黄棕色。种皮外侧石细胞,淡黄绿色或近无色,多延长呈长方形、长条形或不规则形,壁波状弯曲或呈瘤状突起。种皮内侧石细胞金黄色,表面观呈类长方形,壁深波状弯曲。星状细胞不规则形,具多个短分枝状突起,直径约 25μm,壁稍厚,木化。种皮下皮细胞表面观长方形或不规则形,壁波状弯曲或呈短小突起,与邻细胞相接形成明显的圆形细胞间隙,纹孔稀疏,有的具网状增厚。子叶细胞含糊粉粒。内胚乳细胞界限不明显,有横条纹和较密的交错纹理。

薄层色谱 取本品(瓜蒂)粉末 2g,加乙醚 20ml,置水浴上回流 1 小时,滤过。滤液挥干,残渣加甲醇 2ml 使溶解,作为供试品溶液。另取甜瓜蒂对照药材 2g,同法制成对照药材溶液。吸取上述 2 种溶液各 10μl,分别点于同一硅胶 G 薄层板上,以石油醚-乙酸丁酯(85:15)为展开剂,展开,取出晾干,置紫外光灯(365nm)下检视。供试品色谱在与对照药材色谱相应的位置上,显相同颜色的荧光斑点。再喷以 5% 磷相酸乙醇溶液,105℃ 加热至斑点显色清晰。供试品色谱在与对照药材色谱相应的位置上。显相同颜色的斑点。

【化学成分】 未熟瓜蒂含有结晶性苦味素喷瓜苦素(elaterin),又名甜瓜毒素(melotoxin)。另含有多种四环三萜成分:葫芦素 B(curcubitacin B)、葫芦素 E(curcubitacin E)、葫芦素 D(curcubitacin D)和异葫芦素 B、葫芦素 B 葡萄糖苷等[4]。尚含甾醇、皂苷及氨基酸。其中葫芦素类成分具有细胞毒性[4],甜瓜毒素是一种氰苷类植物毒[1]。

【药理毒理】 1. 催吐作用:口服甜瓜素有强烈的催吐作用,但皮下或静脉给药则无作用[4]。 2. 护肝作用:葫芦素对四氯化碳引起的大鼠中毒性肝炎有保护作用,使 GPT 明显降低。另外其有效成分葫芦素 B、葫芦素 E,能明显恢复肝损伤模型的谷丙转氨酶(sGPT)异常和肝细胞疏松、空泡、坏死等病理改变,并能抑制脂肪肝和肝纤维化的发生,因而有文献记载以瓜蒂经鼻黏膜给药治疗顽固性黄疸[5]。 3. 免疫作用:瓜蒂对细胞免疫低下或缺陷者有提高细胞免疫的作用[4]。 4. 瓜蒂赤小豆合用(瓜蒂散)可用于戒酒[6]。 5. 细胞毒与抗癌作用:葫芦苦素 B、D、E 与 I 对 KB 细胞(人鼻咽癌)和 HeLa 细胞(人宫颈癌)均有强效细胞毒作用,有一定的肿瘤抑制效果[7]。 6. 心血管系统作用:葫芦苦素 D 能增加大鼠毛细血管通透性,使血容量减少,心动缓慢[7]。 7. 毒性:本品毒性成分甜瓜毒素是一种苦味物质,不溶于水。当食入胃后刺激胃黏膜的感觉神经,反射性的引起呕吐中枢兴奋,而易引起剧烈呕吐,使有效的循环血容量不足,从而引起代谢性酸中毒和心肌损害脑部缺血等[1]。本品最小中毒量一般为 3.5g。葫芦素 B 小鼠一次灌胃、皮下注射和 6 次皮下注射的 LD_{50} 分别为 14mg/kg、1.0mg/kg 和 2.2mg/kg。葫芦素 B、混合物小鼠一次皮下注射的 LD_{50} 为 6.6mg/kg。葫芦素 D 小鼠灌胃、皮下注射、腹腔注射和静脉注射的 LD_{50} 分别为 6.3mg/kg、4.6mg/kg、1.75mg/kg 和 0.96mg/kg。甜瓜毒素 0.02g/kg 以上的剂量给犬口服,立即引起强烈呕吐,终至呼吸麻痹而死。以 2.5mg/kg 静脉注射于家兔,亦可致死。有报道内服 20~60g 可引起中毒死亡[1]。

参 考 文 献

[1] 周立国. 中药毒性机制及解毒措施. 北京:人民卫生出版社,2006:233-235
[2] 刘小河. 瓜蒂的临床应用与中毒的认识. 甘肃中医,2008,21(7):7-9

[3] 董崇娟,于海燕,王永强,等. 瓜蒂中毒致小儿死亡一例. 中国小儿急救医学,2010,17(2):137
[4] 谢宗万. 全国中草药汇编(上册). 第2版. 北京:人民卫生出版社,2000:311,312
[5] 贾建伟,杨积明,袁桂玉,等. 甜瓜蒂经鼻黏膜给药治疗顽固性黄疸. 天津医药,2004,32(6):345,346
[6] 卢佼佼. 瓜蒂散的临床应用与实验研究. 浙江中西医结合杂志,2009,19(7):439,440
[7]《中华本草》编委会. 中华本草(第5册). 上海:上海科学技术出版社,1999:516,517

（杨芳云　胡吉清）

225. *Curculigo capitulata*（大叶仙茅）

【民族药名】　大叶仙茅(阿昌族);"爬借玉娃"(傣族);"格巴喋"(德昂族);"龙偏匹"(哈尼族);"乌奢怕来"、"鸟诗怕赖"(基诺族);"路匹"、"乌吸"(拉祜族);"西拉瓜"(傈僳族);"布刷"(佤族);"冬乒"、叶船草(瑶族)。

【来源】　石蒜科植物大叶仙茅 *Curculigo capitulata*(Lour.)Kuntze. 的根茎、根、全草。根茎、根有小毒。夏季、秋季采集,除去杂质,晒干或切片(根、根茎)晒干。

多年生草本;根茎块状,粗厚。叶基生,通常5~6枚,矩圆状披针形,长30~90cm,宽7~15cm,具折扇状脉,全缘,光滑或下面脉上有疏毛,叶柄长30~60cm,有槽。花葶从叶腋发出,常短于叶,高10~20cm,密被褐色长柔毛,顶端稍俯垂;花聚生成直径2.5~5cm的头状花序,苞片披针形,被长柔毛;花被裂片6,卵形,长6~8mm,有毛;雄蕊6,花丝长不及1mm;子房顶端无喙,浆果球形,直径4~5mm。花期5~6月,果期8~9月。

生于林下或阴湿处。分布于江西、福建、台湾、广东、广西、贵州、四川、云南。

【药用经验】　阿昌族　用于肾虚喘咳、腰膝酸痛、遗精《德宏药录》。傣族　全草:用于肾炎、肾炎水肿、膀胱炎、肾结石、尿路感染、高血压、风湿性关节痛(《傣医药》)。根:用于胸胁痞满、腹中包块、消化不良、腹胀、小儿鹅口疮(《滇药录》、《滇省志》、《版纳傣药》)。根:用于肾炎水肿、膀胱炎、肾结石、尿路感染、高血压、风湿性关节炎(《傣药录》)。德昂族　效用同阿昌族(《德宏药录》)。哈尼族　用于关节肿痛、跌打损伤、皮肤瘙痒(《哈尼药》)。景颇族　效用同德昂族《德宏药录》。基诺族　根茎:用于喘咳、痰多、腰膝酸痛、遗精、白带多、膀胱炎,肾结石、肾炎水肿、尿路感染。鲜叶:外治生疮、脓肿(《基诺药》)。根茎:用于膀胱炎、肾结石、肾炎水肿、尿路感染(《民族药志要》)。拉祜族　根:用于肾炎水肿、尿路感染、月经过多(《滇药录》)。用于枪伤、无名肿毒(《拉祜药》)。傈僳族　根:用于胸胁痞满、腹中包块、消化不良、腹胀、小儿鹅口疮(《滇药录》)。佤族　根:用于慢性支气管炎、肾炎水肿、肺气肿、肺结核(《滇药录》)。瑶族　根和全草:用于脱肛、胃下垂、风湿(《桂药编》)。

【使用注意】　本品用于治疗慢性气管炎时,取大叶仙茅根茎制成蜜丸或片剂口服,少数患者在服药后1~2天有轻微头昏或轻度下肢酸软;有胃溃疡者,服药后有轻度疼痛。

（彭　方）

226. *Curculigo orchioides*（仙茅）

【民族药名】　"那康啊麦"(阿昌族);仙人叶(白族);"爬拉金汪"(傣族);土虫草、"革巴热"(德昂族);"纯庙"、"娘送留"、"娘矛"、"尚岁堆"、"拿送央"(侗族);"热支支燃"、"东鲁八鲁"(哈尼族);"多婆乌立"(基诺族);"细莫图-温都苏"(蒙古族);"锐加扫棍"、"加正超幼"、"蛙就半"、地生根(苗族);山棕(畲族);仙茅参、野猫草(佤族);"一马丝豆的"、"玉马斯斗的"

（彝族）；"中霞"（壮族）。

【来源】　石蒜科植物仙茅 *Curculigo orchioides* Gaertn. 的根茎。有小毒。秋季、冬季采挖，除去根头和须根，洗净，干燥。

多年生草本，高 10~40cm；根茎圆柱形，向下直生，粗约 1cm。叶基生，3~6 枚，披针形，长 15~30cm，宽 6~20mm，有时散生长柔毛。花葶极短，隐藏于叶鞘内；苞片披针形，膜质；花黄色；花被有疏长毛，筒部线形，长约 2.5cm，裂片 6，披针形，长 8~12mm；雄蕊 6；子房下位，有长毛，花柱细长，柱头棒状；浆果长矩圆形，长约 1.2cm，顶端宿存有细长的花被筒，呈喙状。花期 5~7 月，果期 7~9 月。

生于海拔 1600m 林下草地或荒坡上。分布于长江以南各省区。

【炮制】　糯米蒸制以缓和药性[1]。苗族　糯米蒸制：取鲜仙茅，淘净泥土，刮去皮，每 50kg 用糯米 10 kg 混合，蒸至透心（断面无白心）时，取出，除去糯米，晒干。

【药用经验】　阿昌族　用于遗精、慢性胃炎、更年期高血压病（《德宏药录》）。白族　用于慢性肾炎、腰膝酸痛、风湿性关节炎、胃腹冷痛、更年期高血压（《滇药录》）。傣族　用于肝炎（《滇药录》）。德昂族　效用同阿昌族（《德宏药录》）。侗族　用于子宫脱垂、脱肛、胃下垂、肾虚阳痿、肾虚腰痛、治乳糜尿、治腰跌伤（《桂药编》），以及疝气痛、"吓谬吕"、"崩形"（小产流血）、飞疗（《侗医学》）。哈尼族　用于肾虚、阳痿、慢性肾炎、风湿性关节炎、痈疮肿毒（《滇省志》）。景颇族　效用同阿昌族（《德宏药录》）。基诺族　用于肾虚、阳痿、遗精、遗尿、慢性肾炎、风湿关节痛，泡酒用于肚子痛。外敷用于刀伤（《基诺药》）。蒙古族　用于肾虚、阳痿、遗精、遗尿、腰膝冷痛、四肢麻痹、风湿性关节炎（《蒙药》）。苗族　用于肾亏遗精、肾虚腰痛、腰脚风冷、腰膝酸冷（《苗医药》）。畲族　用于肾虚、阳痿、遗精、遗尿、慢性肾炎、腰膝酸痛、风湿性关节炎、痢疾（《畲医药》）。佤族　用于肾虚、阳痿、慢性肾炎、风湿性关节炎、心腹冷痛（《中佤药》）。彝族　用于脾肾阳虚、遗精阳痿、中气不足（《滇药录》），以及肾虚、阳痿、慢性肾炎、风湿性关节炎、痈疮肿毒（《滇省志》）。壮族　效用同侗族（《桂药编》）。

【使用注意】　本品有小毒，煎剂用量每天不宜超过 12g；阴虚火旺者忌服[2]。忌生冷豆类。

【中毒与解毒】　过量服用引起中毒，表现为全身出冷汗、四肢厥逆、麻木、舌肿胀吐露于口外、烦躁，继而昏迷等。解救方法：(1)洗胃、导泻、输液，并给予中枢兴奋剂可拉明等。(2)服用大黄或三黄汤。(3)服用中药六一散或绿豆汁、甘草汁[2]。

【药材鉴定】　性状　呈圆柱形，略弯曲，长 3~10cm，直径 0.4~1.2cm。表面棕色至褐色，粗糙，有细孔状的须根痕和横皱纹。质硬而脆，易折断，断面不平坦，灰白色至棕褐色，近中心处色较深。气微香，味微苦、辛。

显微特征　(1)根茎横切面：木栓细胞 3~10 列。皮层宽广，偶见根迹维管束，外侧皮层有的细胞含草酸钙方晶。内皮层明显。中柱维管束周木型及外韧型，散列。薄壁组织中散有多数黏液细胞，类圆形，直径 60~200μm，内含草酸钙针晶束，长 50~180μm。薄壁细胞充满淀粉粒。(2)根茎粉末：灰棕色。草酸钙针晶众多，散在或成束，长 43~188μm。单粒淀粉粒类圆形，直径 1~90μm，脐点不明显，复粒由 2~5 分粒组成。黏液细胞众多，类圆形或椭圆形，直径 56~399μm，富含草酸钙针晶。木栓细胞类多角形，壁增厚。

薄层色谱　取本品粉末 2g，加乙醇 20ml，加热回流 30 分钟，滤过，滤液蒸干，残渣加乙酸乙酯 1ml 使溶解，取上清液作为供试品溶液。另取仙茅苷对照品，加乙酸乙酯制成每 1ml 含 0.1mg 的溶液，作为对照品溶液。吸取上述 2 种溶液各 2μl，分别点于同一硅胶 G 薄层板上，以乙酸乙酯-甲醇-甲酸（10∶1∶0.1）为展开剂，展开，取出，晾干，喷以 2% 铁氰化钾溶液-2% 三氯化铁溶液(1∶1)的混合溶液。供试品色谱在与对照品色谱相应的位置上,显相同的蓝色斑点。

【化学成分】 根茎含酚苷、木脂素苷、黄嘌呤、甾体苷、生物碱类化合物。其中酚苷为主要化学成分[3],如仙茅苷(curculigoside)、苔黑酚葡萄糖苷(orcinol glucoside)以及仙茅素 A、B、C(curculigineA、B、C)[4]。尚含皂苷类化合物:curculigosaponin A、B、C、D、E、F、K、L、M[4]。生物碱类物质有石蒜碱等。另含环木菠萝烷型三萜及其糖[5]。

【药理毒理】 1. 抗炎作用:本品醇浸液对巴豆油所致的小鼠耳郭肿胀性炎症有明显抑制作用[6]。2. 雄激素样作用:仙茅醇浸液能使去势大鼠精囊腺重量明显增加[6];文献报道仙茅素A 具有一定的补肾壮阳作用[7]。3. 免疫作用:本品能使小鼠腹腔巨噬细胞吞噬百分率和吞噬指数明显提高,对环磷酰胺所致免疫功能受抑小鼠的 T 淋巴细胞的降低有明显的升高作用,但对正常小鼠则无此功能。4. 辛热药作用:仙茅可能通过调节 cAMP-PICA 信号通路影响药物代谢酶水平,从而对虚寒机体表现出生物学效应,这可能是仙茅改善虚寒状态的分子生物学机制之一[8]。5. 抗氧化活性:仙茅提取物酚类及黄酮类大极性物质有较强的体外抗氧化活性和清除自由基的活性[9]。6. 其他作用:(1)本品醇浸液对小鼠有明显的抗缺氧和抗高温作用[6];(2)醇浸液能明显延长戊巴比妥钠对小鼠的睡眠时间,能明显推迟印防己毒素所致小鼠惊厥的潜伏期[6];(3)文献报道仙茅在临床上应用于乳腺癌化疗性闭经的患者,可以显改善患者潮热、出汗、烦躁等绝经期症状,使患者恢复正常月经周期的可能性同时增加,且不同剂量的仙茅无明显促乳腺癌 MCF-7 细胞增殖的作用,应用于乳腺癌患者是安全的[10]。

参 考 文 献

[1] 田华咏,瞿显友,熊鹏辉. 中国民族药炮制集成. 北京:中医古籍出版社,2000:165
[2] 苗明三,朱飞鹏,朱平生. 实用中药毒理学. 上海:第二军医大学出版社,2007:600
[3] 李宁,赵有兴,贾爱群,等. 仙茅的化学成分研究. 天然产物研究与开发,2003,15(3):208-211
[4] 黄有霖. 仙茅的研究进展. 华西药学杂志,2007,22(2):191-193
[5] 钟捷,陈艳,周德生. 仙茅等重要致药物中毒性周围神经病 1 例. 现代中西医结合杂志,2010,19(24):3107,3108
[6] 谢宗万. 全国中草药汇编(上册). 第 2 版. 北京:人民卫生出版社,2000:281,282
[7] 张梅,宋芹,郭平. 仙茅补肾壮阳有效成分的初步研究及仙茅素 A 的含量测定. 华西药学杂志,2007,22(2):191-193
[8] 李敏,张冰,刘小青,等. 辛热药仙茅作用于药物代谢酶 CYP3A 的药性表达研究. 北京中医药大学学报,2010,33(11):745-757
[9] 张振东,吴兰芳,杨娟,等. 仙茅提取物体外抗氧化活性研究. 中国老年学杂志,2009,29(24):3201-3203
[10] 郭海萍,刘晓雁,刘鹏熙,等. 仙茅、淫羊藿颗粒剂对乳腺癌 MCF-7 细胞增殖的影. 中药材,2008,31(5):731-733

（杨芳云）

227. *Cyananthus macrocalyx*（蓝钟花）

【民族药名】 "右辛"、"俄阿杂热"、"割毒"、"休心巴结辛"、"翁布"(藏族)。

【来源】 桔梗科植物光萼蓝钟花 *Cyananthus macrocalyx* Franch.［*Cyananthus leiocalyx*(Franch.)Cowan］的全草。有小毒。夏季采收,洗净晾干[1]。

多年生草本,高 5~15cm。根肥厚,近萝卜形。茎纤细丛生,稀分枝,直立或斜上升,被白色短柔毛。叶互生,上部叶较密,花下叶近轮生,基部近鳞片状,向上逐渐增大,叶片卵形,长 4~6mm,宽 3~4mm,先端钝圆急尖,基部广楔形,全缘,表面亮绿色,无毛,背面灰绿色,密被白色倒伏毛;叶柄短,长 2~3mm,被毛。花单一顶生,花梗细,长约 1cm,被毛;花蓝紫色,花萼近钟状,长 6~9mm,下窄上宽,脉明显,无毛,裂片 5,长卵形或钝三角形,具缘毛;花冠管状,长 2~

2.5cm,裂片长卵形,直立或开展,内面喉部被毛;子房上位,无毛。花期6~8月[1]。

生于海拔3000~5000m的山坡草地。分布于西藏、四川、云南、青海等省区。

【药用经验】 藏族 用于敛黄水、缓泻、胆病,下引诸病(《中本草藏卷》)。用于眼病、水肿病[2]。

【使用注意】 有轻微毒性,饭后服用[1]。

【药材鉴定】 性状 本品多皱缩,折断。主根细长,茎丛生,疏被短柔毛,有的茎下部呈鳞状叶。叶互生,上部叶较密,花下叶近轮生,基部近鳞片叶,向上逐渐增大,叶完整者展开后呈倒卵状菱形或匙形,长4~7mm,宽3~4(6)mm,突变狭成柄,边缘有少数钝牙齿,两面被毛。花紫黑色,棒槌状,花萼淡绿色,5裂,外被淡褐黄色短毛;花冠筒长,先端5裂,外面无毛,内面和喉部有密毛。气微,味微苦涩[1]。

【附注】 藏族将同属植物美丽蓝钟花 *Cyananthus formosus* Diels 的全草也做药用,药名"莪布",用于黄水疮(《中国藏药》)。全草亦有小毒。

参 考 文 献

[1]《中华本草》编委会. 中华本草(藏药卷). 上海:上海科学技术出版社,2002:332,333
[2] 中国科学院西北高原生物研究所. 藏药志,西宁:青海人民出版社,1991:71,72

(王雪芹　陈吉炎　马丰懿　陈树和)

228. *Cycas revoluta*(苏铁)

【民族药名】 "故拉"(傣族);凤凰尾(苗族);裸空(壮族)。

【来源】 苏铁科植物苏铁 *Cycas revoluta* Thunb. 的根、种子。种子有小毒。根全年可采,种子秋季、冬季采集,晒干。

常绿树,不分枝,高1~4(20)m,密被宿存的叶基和叶痕。羽状叶长0.5~2m,基部两侧有刺;羽片达100对以上,条形,质坚硬,长9~18cm,宽4~6mm,尖端锐尖,边缘向下卷曲,深绿色,有光泽,下面有毛或无毛。雄球花圆柱形,长30~70cm,直径10~15cm,小孢子叶长方状楔形,长3~7cm,上端宽1.7~2.5cm,有急尖头,有黄褐色绒毛;大孢子叶扁平,长14~22cm,密生黄褐色长绒毛,上部顶片宽卵形,羽状分裂,其下方两侧着生数枚近球形的胚珠。种子卵圆形,微扁,顶凹,长2~4cm,熟时朱红色。花期6~7月,种子10月成熟。

分布于福建、台湾、广东,现普遍栽培。

【药用经验】 傣族 根:解毒,收敛,通经,健胃,止咳,祛瘀(《傣医药》)。苗族 根:与猪脚煲服用于咳嗽。种子:与猪胃煎服用于胃痛(《桂药编》)。壮族 效用同苗族(《桂药编》)。

【药材鉴定】 性状 根细长圆柱形,略弯曲,长10~35cm,直径约2mm。表面灰黄色至灰棕色,具瘤状突起;外皮易横断成环状裂纹。质略韧,不易折断,断面皮部灰褐色,木部黄白色。气微,味淡[1]。

【中毒与解毒】 种子中毒患者均出现中上腹疼痛不适且伴有较重呕吐症状,同时头晕、乏力。大量口服,尤其是对有严重胃疾患(如消化性溃疡)的患者,可能会引起消化道大出血。另外长期食用可能会导致肝肾癌变。解救方法:(1)间断快速饮温开水2000ml,并催吐以减少毒物的吸收,随后给予20%甘露醇125ml口服,促进毒物排泄。(2)给予胃复安10mg肌肉注射,雷尼替丁 100mg 及维生素 $B_6$0. 2g 分别加于 5%GS500ml 中静脉滴注[2]。

【化学成分】 叶含双黄酮类化合物：苏铁双黄酮（sotetsuflavone）、扁柏双黄酮（hinokifla-vone）、2,3-二氢扁柏双黄酮（2,3-dihydrohinokiflavone）、穗花杉双黄酮（amentoflavone）、2,3-二氢穗花杉双黄酮（2,3-dihydroamentoflavone）等[1]；氧化偶氮类苷：苏铁苷（cycasin）、新苏铁苷 A（neocycasin A），新苏铁苷 B（neocycasin B）。茎含木糖、葡萄糖、半乳糖等糖类[3]。种子含苏铁苷和新苏铁苷 A、B、C、D、E、F、G，以及昆布二糖、葫芦巴碱（trigonelline）、大泽明素（macrozamin）、甲基氧化偶氮甲醇（methylazoxymethanol）[1]等。另苏铁还含(3R,3′)-玉蜀黍黄质[(3R,3′R)-zeaxanthin]。其中氧化偶氮类苷为具有肝脏毒性[1]。

【药理毒理】 毒副作用：(1)致癌作用：苏铁中所含苏铁苷、新苏铁苷 A 和新苏铁苷 B 等致癌原系化合物长期或一次喂饲或灌肠，可致大鼠乳癌、肝癌、肾癌和肠癌[1]。(2)神经毒性：生食铁树种子可引起麻痹，且常发生肌萎缩性脊髓侧索硬化，大鼠在 13~15 个月后出现神经胶质瘤[1]。(3)本品中氧化偶氮类苷经肠道细菌转化为肝毒和致癌的配质，具有肝脏毒性，口服会导致呼吸麻痹而致死[4]。(4)本品有毒成分苏铁苷对小鼠的半数致死量 LD_{50} 为 1. 67mg/g，对豚鼠的 LD_{50} 为 1g/kg。中毒后动物呈现肝脏脂肪性病变，同时肺脏、脾脏、肾脏均出现退行性变化[3]。

参 考 文 献

[1]《中华本草》编委会. 中华本草(第2册). 上海：上海科学技术出版社,1999：273-275
[2] 赖维远,孙皓. 铁树果中毒30例临床分析. 现代临床医学,2010,36(2)：141
[3] 谢宗万. 全国中草药汇编(上册). 第2版. 北京：人民卫生出版社,2000：450,451
[4] 周燕,张晓瑢,彭树林,等. 苏铁植物研究概况. 世界科学技术—中药现代化,2001,3(1)：47-50

（杨芳云）

229. *Cyclea barbata*（毛叶轮环藤）

【民族药名】 "秒丙郎娃"（仫佬族）；蛮天牛（土家族）；"细佛佘"（瑶族）。

【来源】 防己科植物毛叶轮环藤 *Cyclea barbata* Miers 的根、全草。有小毒。根全年可采，去净泥土，切片晒干。

缠绕草质藤本。根长条形，常扭曲似鸡肠，褐黑色，味极苦。茎纤细，有纵条纹，老枝无毛，嫩枝被长柔毛。叶互生，叶柄细长被毛；叶片盾状着生，三角状宽卵形，长 4~10cm，宽 2. 5~8cm，先端渐窄渐尖，基部平截，全缘，掌状脉 9~10 条，两面被柔毛，尤以边缘毛较多。花腋生，单性异株，雄花序直立，密伞花序排列成圆锥状，花萼、花冠全为基部连合，上部 4 裂，雄蕊聚药；雌花序下垂，密伞花序排列成总状，花萼 2，花瓣 2，子房密被硬毛。核果扁圆形，背部有 2 行疣状突起。花期秋季，果期冬季。

生于潮湿山地、林边、路旁及丘陵灌木丛中。分布于广东、海南、广西等地。

【药用经验】 仫佬族 根、全草：水煎含咽用于白喉、咽喉痛，水煎服用于胃痛、便秘、小便短赤（《桂药编》）。 土家族 根：用于湿气骨节痛、旧伤复发疼痛、痨伤（《土家药》）。 瑶族 效用同仫佬族（《桂药编》）。

【使用注意】 有毒，内服煎汤用量 3~15g，研末用量 1. 5~3g[1]。

【化学成分】 根主要含生物碱类成分：粉防己碱（tetrandrine）、异粉防己碱（isotetrandrine）、高阿莫林碱（homoaromoline）、小檗胺（berbamine）、立马辛（limacine）、dl-去甲粉

防己碱(dl-demethyltetrandrine)、d-异去甲粉防己碱(d-isodemethyltetrandrine)、异粒枝碱(isoch-ondrodendrine)、单甲基粉防己季铵碱氯化物(monomethyl-tetrandrinium chloride)、α-轮环藤酚碱(α-cyclanoline)和 β-轮环藤酚碱(β-cyclanoline)、左旋箭毒碱((−)-curine)、异谷树碱等(isoch-ondrodendrine)[2]。还有(−)-2′-norlimacine、(+)-cycleabarbatine、(+)-thalrugosine、左旋轮环藤派亭碱[(−)-cycleapeltine]、(−)repandine、(+)-cycleanorine、(+)-daphnandrine、(+)-乌药碱[(+)-coclaurine]、(−)N-甲基乌药碱[(−)-N-methylcoclaurine][3,4]

【药理毒理】 1. 横纹肌松弛作用:左旋箭毒碱、粉防己碱、高阿莫林碱及异粒枝碱等生物碱的碘甲烷衍生物具有不同程度的横纹肌松弛作用,其中左旋箭毒碱的作用最强。其作用部位主要在神经肌肉接头突触后膜上的乙酰胆碱受体,作用为可逆性。2. 镇痛作用:本品所含异谷树碱的盐酸盐具有镇痛作用。3. 降压作用:左旋箭毒碱给麻醉猫快速静脉注射,有降压和组织胺释放作用[2]。4. 其他作用:研究表明毛叶轮环藤提取物中的 5 种双苄基异喹啉生物碱具有细胞毒性和抗疟活性[4]。

参 考 文 献

[1]《中华本草》编委会. 中华本草(第 3 册). 上海:上海科学技术出版社,1999:350,351

[2]谢宗万. 全国中草药汇编(上册). 第 2 版. 北京:人民卫生出版社,2000:200

[3] Guinaudeau H. Bisbenzylisoquinoline alkaloids from *Cyclea barbata*. Journal of Natural Products,1993,56(11):1989-1992

[4] Lin L Z. Cytotoxic and antimalarial bisbenzylisoquinoline alkaloids from*Cyclea barbata*. The Journal of Natural Products,1993,56(1):22-29

(杨芳云 张 飞)

230. *Cyclea racemosa*(小青藤香)

【民族药名】 "教荡丽"、"教任素荡"(侗族)。

【来源】 防己科植物轮环藤 *Cyclea racemosa* Oliv. 的根。有小毒。秋季采挖,除去须根,洗净,切段,鲜用或晒干用。

缠绕藤本;枝初有柔毛,以后无毛。叶膜质,互生,卵状三角形,长 5~6cm,宽 3~5cm,顶端急尖或略钝,基部截形或微心形,全缘,上面有时具疏柔毛,下面浅灰色,脉部有疏柔毛,掌状脉 5~7 条;叶柄盾状着生,长 4~5cm。花单性,雌雄异株;雄花序为短而有少花的聚伞花序及单花再组成的近总状花序,总状花序单生,或 2~3 簇生;苞片及花梗密生长柔毛;花梗长 1.5~2mm;雄花花萼坛状钟形,上有 4~5 裂片,无毛,绿色或浅紫色,直径 3~4mm;花瓣长约 0.6mm;聚药雄蕊合生,柱状,长 2.5mm。核果扁圆形,长 4mm,有长糙硬毛。花期 4~5 月,果期 8 月。

生于山地林中。分布于湖北、四川、贵州和广东。

【药用经验】 侗族 用于"耿胧寸"(心口胃痛)、"兜隋啃"(毒蛇咬伤)《侗医学》。

【药材鉴定】 性状 长条状,略弯曲,直径 0.5~3cm。表面淡棕色至棕色,有纵向沟纹及突起的支根痕,弯曲处有横向裂纹。质坚,断面有射状纹理。气微,味苦。

显微特征 (1)横切面:木栓层由数列细胞组成。中柱鞘为断续石细胞环带。韧皮部狭窄。木质部发达,占根大部,偏心性;导管多单个分布,少数 2 个相连,其周围有木纤维,间有木薄壁细胞。射线宽窄不一。本品薄壁细胞、石细胞含草酸钙小方晶,偶见呈小棒状。(2)粉末:灰黄色。石细胞甚多,黄色,类圆形、类方形、条形或不规则形,长径至 75μm,短径至 49μm,成群或散在,孔沟明显。淀粉粒众多,多数为复粒,由 2~5 分粒组成,少数为单粒圆形。导管为具缘纹孔导管。纤维直径至 15μm,壁念珠状增厚,两端多呈梭形。木栓层黄棕色。可见散在草酸钙棒晶或小方晶。

薄层色谱　取本品粉末 4g,加 0.1% 硫酸 80ml,冷浸过夜。滤液倾入苯乙烯磺酸钠型树脂柱(1cm×22cm),倒出树脂,用蒸馏水洗数次后,使干燥至水分不超过 60%,加入 10% 氨水碱化,静置 20 分钟,置索氏提取器中以氯仿提取。氯仿液用水洗至中性,加无水硫酸钠脱水。滤液蒸干,加氯仿 1ml 使溶解,即为脂溶性总生物碱供试液。上述用氯仿回流过的树脂挥尽氯仿后,加乙醇回流洗脱,乙醇液减压蒸干,甲醇 1ml 溶解,为水溶性总生物碱供试液。另以异谷树碱、箭毒碱、高阿罗莫林、去甲粉防己碱及轮环藤碱为对照品制备成混合对照品溶液。吸取上述二供试液各 0.6μl,对照品液适量,分别点样于碱性硅胶 G 薄层板上,脂溶性总生物碱用氯仿-甲醇(10∶1)展开,水溶性生物碱部分用氯仿-甲醇-氨水(15∶4∶1)展开。晾干后,置紫外光灯下观察,供试品色谱在与对照品色谱的相应位置有相同颜色的荧光斑点。

【化学成分】　根含环藤宁碱(cycleanine)、岛藤碱(insularine)、左旋箭毒碱(curine)、异谷树碱(iscochondrodendrine)、小檗胺(berbamine)、异粉防己碱(isotetrandrine)、木兰花碱(magnoflorine)、轮环藤酚碱(cyclanoline)、高阿罗莫灵碱(homoaromoline)及轮环藤新碱(cycleaneonine)等生物碱[1]。

【药理毒理】　1. 广谱抑菌作用:本品中分得的轮环藤新碱,初步药理试验证明具有广谱抑菌活性。2. 抗肿瘤作用:轮环藤新碱对人体胃腺癌细胞(Sca-7901)有显著抑制作用和细胞毒作用。3. 肌肉松弛作用:轮环藤酚碱有肌肉松弛作用,左旋箭毒碱制成的左旋箭毒碱碘甲烷化物及二甲基左旋箭毒碱碘甲烷化物均有很强的肌松作用,新斯的明能拮抗其肌松作用[1]。

参 考 文 献

[1]谢宗万. 全国中草药汇编(上册). 第 2 版. 人民卫生出版社,2000:277

（彭　方）

231. *Cymbidium faberi*（蕙兰）

【民族药名】　兰草(土家族);草松筋、黑水松筋(瑶族)

【来源】　兰科植物蕙兰 *Cymbidium faberi* Rolfe 的根。有小毒。花将开放时采收,鲜用或晒干用。

叶 7~9 枚丛生,直立性强,长 25~80(120)cm,宽约 1cm,中下部常对褶,顶端渐尖,基部关节不明显,边缘有细锯齿,具明显透明的脉。花葶直立,高 30~80cm,绿白色或紫褐色,被数枚长鞘;总状花序具 6~12 朵或更多的花;花苞片常比子房连花梗短,最下面 1 枚较长,长达 3cm;花浅黄绿色,萼片近相等,狭披针形,长 3~4cm,宽 6~8mm,顶端锐尖;花瓣略小于萼片;唇瓣不明显 3 裂,短于萼片,侧裂片直立,有紫色斑点,中裂片椭圆形,上面具透明乳突状毛,边缘具缘毛,有白色带紫红色斑点,唇盘从基部至中部有 2 条稍弧曲的褶片。花期 4~5 月。

野生于林下阴湿处。分布于华东、中南、西南、陕西。

【药用经验】　土家族　清热利湿。用于白带白浊、肺痨咳嗽。瑶族　用于咳嗽、蛔虫病、头虱(《湘蓝考》)。

（赵湘培　邓旭坤）

232. *Cynanchum auriculatum*(牛皮消)

【民族药名】 隔山消(通称);"蒙哥鲁"、"妥浆撒"(苗族);松筋藤(瑶族)。

【来源】 萝藦科植物耳叶牛皮消 *Cynanchum auriculatum* Royle ex Wight 的根、藤茎、全草。有小毒。秋季采根,洗净泥土,晒干;夏季、秋季采收全草,晒干。

蔓性半灌木,具乳汁;茎被微柔毛。根肥厚,呈块状。叶对生,膜质,心形至卵状心形,长 4~12cm,宽 3~10cm,上面深绿色,下面灰绿色,被微毛。聚伞花序伞房状,有花达 30 朵;花萼裂片卵状矩圆形;花冠白色,辐状,裂片反折,内面被疏柔毛;副花冠浅杯状,顶端具椭圆形裂片,钝头,肉质,每裂片内面中部有三角形的舌状鳞片;花粉块每室 1 个,下垂;柱头圆锥状,顶部 2 裂。菁葵果双生,刺刀形,长 8cm,直径 1cm;种子卵状椭圆形,顶端具白绢质种毛。花期 6~9 月,果期 7~11 月。

生于林缘及灌丛中或沟边湿地。广布于西北(除新疆)、西南、中南、华中、华东及华北各省区。

【炮制】 米炒能增强疗效及降低毒副作用。**土家族** 米炒制:将锅烧热,加入大米,用中火炒至冒烟时,投入饮片生品,拌炒至米呈焦黄或焦褐色,饮片表面呈黄白至浅黄褐色时,及时取出,筛去大米,放凉。每 100kg 牛皮消生品饮片,用大米 30kg[1]。

【药用经验】 **苗族** 根:用于胃出血、胃胀痛、消化不良(《桂药编》)及阴虚潮热、热病后期低热不退、支气管炎、风湿性腰腿痛、尿路感染(《滇省志》)。**瑶族** 全草:用于神经衰弱、腹痛、胃痛、消化不良、妇人白带、蛇伤、疥疮(《湘蓝考》)。根:用于胃出血、胃胀痛、消化不良(《桂药编》)。藤茎:用于风湿痛、跌打损伤(《民族药志要》)。**彝族** 全草:用于头昏眼花、须发早白、失眠健忘、筋骨无力、胸胁闷痛、胃脘痞满、食少纳差、腰膝酸软(《哀牢》)。

【使用注意】 本品有毒,煎汤内服用量 6~9g;外用捣服或磨汁涂[2]。

【中毒与解毒】 本品中毒量为 60~120g,中毒潜伏期 2~4 小时[2]。中毒症状有流涎、呕吐、癫痫性痉挛、强烈抽搐、心跳缓慢等。解救方法:(1)在未出现痉挛前,可催吐、洗胃及导泻。(2)内服蛋清、牛奶或活性炭,并服用镇静剂预防痉挛发生;如已经发生痉挛,则可针刺人中、合谷、涌泉等穴位,注射苯巴比妥或可乐静,用水合氯醛灌肠,同时静脉滴注 5% 葡萄糖盐水,必要时给氧和对症治疗[2]。(3)痉挛时可用姜虫 9g、全虫 6g、蜈蚣 3 条、磁石 15g、厚朴 9g、赭石 15g,水煎至 300ml,每隔 2 小时服 100ml[3]。(4)甘草 90g,煎汤当茶饮[2]。

【药材鉴定】 **性状** 根呈长圆柱形、长纺锤形或结节状圆柱形,稍弯曲,长 7~15(50)cm,直径 0.8~4cm。表面黄褐色或淡黄棕色,有时残留棕色至棕黑色的栓皮,有明显的纵皱纹及横长皮孔。质坚硬而脆易折断,断面较平坦,类白色或黄白色,粉性,可见众多呈放射状排列的黄色小孔。气微,味微甘而后苦。

显微特征 (1)根横切面:木栓层为数列至数十列棕黄色的细胞。皮层较窄,外侧皮层有 2 列至数列石细胞,断续排列成环或几连成环;其内侧也散有石细胞或石细胞群。皮层可见较多乳汁管,多为呈切向延伸的长条形,有的有分枝;也有呈类圆形(纵向乳汁管的横切面)。维管束外韧型。形成层环可见。木质部宽广,木质部束导管单个散在至 10 余个相聚,呈径向断续排列;射线宽广。薄壁细胞中含众多淀粉粒。皮层、韧皮部及木质部射线均有少量草酸钙簇晶。韧皮部与射线中也散有乳汁管。射线中偶有石细胞。(2)根粉末:黄白色。石细胞多,单个散在或数个至 10 余个聚集成群,呈类长方形、类方形、不规则椭圆形、圆多角形或不规则多角形,直径 15~63μm,长可达 100μm,多呈鲜黄色或淡黄色,壁厚,孔沟清晰且有的有分枝。乳汁管多破碎，多存在于薄壁组织碎块中，有的有分枝，直径 2~20μm，管内充满灰色分泌物。木栓细胞侧面观呈长方形，排列整齐；表面观呈类方形、类长方形或不规则多角形。网纹、具缘纹孔和螺纹导管直径 20~50μm，有的可达 230μm。淀粉粒众多，单粒呈类圆形、卵圆形或盔帽状，直径 3~23μm，脐点点状、裂缝状、"人"字形或"U"形；复粒少，由 2~3 分粒组成。草酸钙簇晶较多，直径 12~50μm，棱角稍钝。

薄层色谱　取本品粉末 1g，加三氯甲烷 10ml，超声处理 30 分钟，滤过，弃去三氯甲烷液，残渣加乙醇 10ml，超声提取 30 分钟，滤过，滤液浓缩至 1ml，作为供试品溶液。另取牛皮消对照药材 1g，同法制成对照药材溶液。吸取上述 2 种溶液各 5μl，分别点于同一以羧甲基纤维素钠为黏合剂的硅胶 G 薄层板上，以三氯甲烷-丙酮-水（3：1：0.2）为展开剂，展开，取出，晾干，喷以 10% 硫酸乙醇溶液，105℃加热至斑点显色清晰，分别在日光及紫外光灯（365nm）下检视。供试品色谱在与对照药材色谱相应位置上，显相同颜色的斑点和荧光斑点。

【化学成分】　根除含较多一般营养性成分外，主要含 C_{21} 甾体成分，如告达庭（caudatin）、凯德苷元（kidjolanin）、萝藦苷元（metaplexigenin）、萝藦胺（gagamine）和隔山消苷 C_3N、C_1N、C_1G、K_1N（wilfoside C_3N，C_1N，C_1G，K_1N），以及白首乌苷 A、B、C（cynauricuoside A，B，C）和白首乌新苷 A~E（cynanauriculoside A，B，C，D，E）、青阳参苷 L（otophylloside L）。另还含有磷脂 PC、PE、PA、PG、DPG；多糖类化合物如杂多糖 AC-A、AC-B、AC-C 等；以及白首乌二苯酮（baishou-wubenzophenone）[4,5]、萝藦毒素（cynanchotoxin）[2]。还含有去酰基萝藦苷元（deacylmetaplexige-nin）和 Cynandione A、B、D、E，以及 Bungeiside A-D、acetoveratrone、熊果酸（ursolic acid）、香荚兰乙酮（acetovanillone）、针枞酚（piceol）、2,4-二羟基苯乙酮（2,4-dihydroxyacetophenone）、2,5-二羟基苯乙酮（2,5-dihydroxyacetophenone）、3,4-二羟基苯乙酮（3,4-dihydroxyacetophenone）、六羟基胆甾烷-7-烯-6-酮、β-香树脂醇乙酸酯（β-amyrin acetate）、齐墩果酸-3-乙酸酯（oleanolic acid-3-acetate）、壬二酸（azelaic acid）、二丙烯酸碳酸酯（diallyl carbonate）[6]等。

【药理毒理】　1. 抗肿瘤作用：牛皮消总甾体皂苷在体外人体肿瘤细胞株细胞毒试验和荷瘤小鼠体内肿瘤生长抑制试验显示了显著的抗肿瘤活性[6,8]。2. 神经保护作用：本品中苯乙酮化合物 cynandione A 具有显著的抗 L-谷氨酸诱导神经兴奋毒性作用和抗 H_2O_2 诱导的神经损伤作用[6]。3. 胃保护作用：牛皮消氯仿部位即总甾体皂苷具有显著的胃保护活性，能抑制胃酸分泌活性[6]，另有文献报道耳叶牛皮消颗粒对慢性萎缩性胃炎大鼠有较好的治疗作用[7]。4. 免疫调节作用：白首乌可明显增强荷瘤动物的免疫功能，增加白细胞、淋巴细胞和巨噬细胞数量和功能[8]。5. 抗衰老作用：白首乌能清除超氧阴离子自由基和羟基自由基，抑制过氧化脂质生成，另对单胺氧化酶活性也有抑制作用[2,8]。6. 降脂作用：白首乌有明显的降低血清胆固醇的作用，并且其降脂作用与剂量呈正相关[8]。7. 细胞保护作用：研究表明白首乌对脑细胞、心脏细胞和肝脏都具有较好的保护作用[8]。8. 强心作用：白首乌总磷脂对离体蛙心有明显的强心作用[2]。9. 毒性：牛皮消对小菜蛾 3 龄幼虫 72 小时触杀活性的致死浓度（LC_{50}）为 2.13g/L，其可能的毒性物质为甾醇类、麦角甾烷类或 β-谷甾醇[9]。

【附注】　土家族用于降低本品根毒性的炮制方法还有土炒、麸炒法。实验研究表明以米炒的炮制效果较好[1]。

参 考 文 献

[1] 王静，梅之南，万定荣. 牛皮消及炮制品 HPLC 指纹特征及含量测定研究. 中华中医药杂志，2011，26(2)：330-333
[2] 周立国. 中药毒性机制及解毒措施. 北京：人民卫生出版社，2006：480

[3] 谢宗万. 全国中草药汇编(上册). 第2版. 北京:人民卫生出版社,2000:72,73

[4] 单磊,张卫东,李廷钊,等. 耳叶牛皮消的化学和药理研究进展. 药学实践杂志,2004,22(5):260-263

[5] Qing-Xiong Yang. Cynanuriculoside C-E,three new antidepressant pregnane glycosides from *Cynanchum auriculatum*. Phytochemistry Letters,2011,4(2):170-175

[6] 单磊. 耳叶牛皮消化学成分和活性研究. 第二军医大学博士学位论文,2008:Ⅰ-Ⅵ,21-24.

[7] 何行玲,彭传芬,黄祖明,等. 耳叶牛皮消颗粒对慢性萎缩性胃炎大鼠 p53 及 PCNA 蛋白表达的影响. 时珍国医国药,2010,21(9):2390,2391

[8] 王冬艳,张洪泉. 江苏产地药白首乌的研究现状及进展. 中国野生植物资源,2005,24(4):13-15

[9] 马晓梅,王丽婷,杨敏丽,等. 牛皮消对小菜蛾的活性测试及活性成分分析. 农药,2009,48(4):262-264

（杨芳云　张　飞）

233. *Cynanchum decipiens*（豹药藤）

【民族药名】　"阿么么这"（彝族）。

【来源】　萝藦科植物豹药藤 *Cynanchum decipiens* Schneid. 的根。有毒。7~11月采收,鲜用。

攀援灌木。茎灰白色,被单列微毛。叶对生,薄纸质,卵形,长5~8cm,宽2~4cm,顶端渐尖,基部心形,两面均被微毛;叶柄长1~3cm;通常有叶状托叶。伞形或伞房状聚伞花序腋生,长3~15cm,有花多达25朵;花萼被微毛,5深裂;花冠白色或水红色,开展,裂片矩圆形;副花冠双轮,外轮杯状,近肉质裂片三角形,极短,内轮有卵圆的肉质舌状片;花粉块每室一个,下垂;柱头隆起,顶端2裂。菁葵果单生,条状披针形,长11cm,直径1.2cm,外果皮灰白色,有直纹;种子矩圆状匙形,顶端具白色绢质长2cm的种毛。花期5~7月,果期7~10月。

生于海拔2000~3500m的山地沟谷、山坡及路旁的灌木丛中或林中向阳处。分布于云南、四川。

【药用经验】　彝族　用于劳伤久咳、浮肿、妇女白带、月经不调、瘰疬、疮疔、毒蛇咬伤（《滇药录》）。

【药理毒理】　1. 抗惊厥作用:根中提取的总皂苷可增强苯巴比妥钠和苯妥因钠对小鼠的抗惊厥作用,并对大鼠的生源性惊厥发作(AS)有拮抗作用[1]。2. 镇静、镇痛作用:根中提取的总皂苷有镇静和提高小鼠对热板刺激的痛阈[1]。3. 毒性:豹药藤根中提取的总皂苷腹腔注射,对小鼠、雄性大鼠、雌性大鼠的 LD_{50} 分别为 496.2mg/kg、349.0mg/kg、265.2mg/kg。中毒表现主要为自发性活动减少,继而步态不稳、阵挛性惊厥和强直性惊厥,惊厥反复发作可持续10小时并进入惊厥持续状态而死亡。试验动物惊厥时伴有嘶叫、大量流涎等现象[2]。

参 考 文 献

[1] 南京中医药大学. 中药大辞典(下册). 第2版. 上海:上海科学技术出版社,2006:2666

[2] 《中华本草》编委会. 中华本草(第6册). 上海:上海科学技术出版社,1999:339

（王雪芹　陈吉炎　马丰懿）

234. *Cynanchum fordii*（山白前）

【民族药名】　"奥豆毛娘"（藏族）;"了刁藤"（壮族）。

【来源】　萝藦科植物山白前 *Cynanchum fordii* Hemsl. 的根、全草。根有小毒。

　　缠绕柔弱藤本,全株被短柔毛,老时脱落。叶对生,纸质,卵状矩圆形或卵形,长 3~6cm,宽 1.5~3cm(最大的 7cm×3cm),顶端急尖,基部截形,稀近心形,上面有柔毛,下面毛较密;侧脉每边约 4 条。伞形聚伞花序腋生,长达 4cm;花萼外面有柔毛,裂片 5 枚,卵形;花冠绿白色,辐状,直径 5~8mm;副花冠 5 深裂,几与花药等长;花药顶端具近菱形的膜片,花粉块每室 1 个,下垂;柱头扁平。蓇葖果单生,短刺刀形,长 5.5cm,直径 1cm;种子顶端具白绢质的种毛。花期 5~8 月,果期 8~12 月。

　　生于海拔 300m 以下的山地林缘、山谷疏林或路旁灌丛向阳处。分布于福建、湖南、广东、云南。

　　【药用经验】　藏族　全草:用于风湿性关节炎、腹泻(《青藏药鉴》)。壮族　根:用于肝大、肝硬化(《桂药编》)。

（黄德红　焦　玉）

235. *Cynanchum inamoenum*（竹灵消）

　　【民族药名】　"莪图木娘"、"莪图木绒"、"杜摩牛"(藏族)。

　　【来源】　萝藦科植物竹灵消 *Cynanchum inamoenum*(Maxim.) Loes. 地上部分或全草。有小毒。夏季、秋季采集,除净泥土杂质,晒干。

　　直立草本,基部分枝甚多,茎中空,被单列柔毛。根须状。叶对生,薄膜质,卵形,长 4~5cm,宽 1.5~4cm,顶端急尖,基部近心形,仅叶脉上被微毛或近无毛,叶缘有睫毛;侧脉每边约 5 条。伞形聚伞花序在茎上部互生,有花 8~10 朵;花黄色,长和直径均约 3mm;花萼裂片 5 枚,披针形,近无毛;花冠辐状,无毛,花冠裂片 5 枚,卵状矩圆形,钝头;副花冠较厚,裂片三角形,急尖;花药顶端具圆形膜片,花粉块每室 1 个,着粉腺近椭圆形;柱头扁平。蓇葖果双生,狭披针形,长 5cm,直径 5mm;种子顶端具白绢质种毛。花期 5~7 月,果期 7~10 月。

　　生于海拔 100~3500m 的灌丛或草地。分布于辽宁、华北、安徽、浙江、湖北、陕西、甘肃、西藏、四川、贵州。

　　【药用经验】　藏族　地上部分:用于胆病引起的头痛、发热、腹泻、厌油或食肉后腹泻、恶心呕吐、脓血便、腹痛等(《民族药志二》)。用于痢疾,胆病引起的头痛、发热、腹泻、厌油、纳呆(《中国藏药》)。全草:清热利胆,止痢。用于"赤巴"病、肝胆病、胆病引起的头痛、发热、腹泻、腹痛、热痢、恶心呕吐、风湿性关节炎(《藏本草》)。

　　【使用注意】　全株有毒,根的毒性较强。用量 3~9g。

　　【药材鉴定】　性状　根茎粗短,多分枝,略呈块状,长 2~3cm,直径 5~10mm,其下方簇生多数细长的细圆柱形根。根多弯曲,长 10~15cm,直径 0.7~1.5mm,表面黄棕色,稍有皱纹;质脆,易折断,断面略平坦,黄白色,中央具细小的黄色木心。气微,味淡。茎圆柱形,长 17~39cm,直径 2~4mm,表面绿色或黄绿色,基部淡紫红色,有的被污褐色斑点,具细纵棱,有单列白色柔毛;质稍韧,易折断,断面中空。叶多皱缩破碎,完整者展平后呈广卵形、卵形或长卵形,长 3~6cm,浅绿色至黄绿色,主脉于下面明显凸起,两面脉上均有白柔毛。蓇葖果长角状,长 3~6cm,直径 4~8mm,黄绿色或黄褐色,具纵皱纹及纵棱,先端长渐尖,中部膨大,基部有宿萼。种子卵形或阔卵形,黄棕色,扁而薄,长 7~8mm,宽约 5mm,边缘具翅,顶有一撮白色绢质毛,长约 1.6cm。气微清香,味微甜。

　　显微特征　(1)茎横切面:表皮细胞 1 列,栓化,可见多细胞非腺毛及其残基,非腺毛由 1~

5(10)细胞组成,有的先端稍弯曲。下皮细胞 1~2 列,切向排列,壁稍厚,皮层稍宽,纤维束断续排列成环,浅黄色,非木化。维管束双韧型。韧皮部较窄,内生韧皮部稍宽。形成层不明显。木质部较宽,导管单列径向排列,木射线多 1 列细胞。髓较大。薄壁组织中散有乳汁管,薄壁细胞含淀粉粒及草酸钙簇晶[1]。(2)叶横切面:上、下表皮可见非腺毛及其残基,有 3~10 细胞,有的先端弯曲,主脉上表皮非腺毛较多,气孔常见于下表皮。栅栏组织 1~3 列细胞,海绵组织细胞排列疏松。主脉向上下凸出,维管束 1~2 个,双韧型,可见乳汁管散在。主脉上、下表皮内侧均有厚角组织。薄壁细胞含草酸钙簇晶。(3)粉末:黄绿色。淀粉粒众多,圆球形、卵圆形、盔帽形,直径 3.5~10μm,脐点点状、裂缝状、飞鸟状、新月形及星状,有的层纹隐约可见;复粒 2~6(20)分粒组成。皮层纤维多断碎,单个散在或成束,淡黄色,直径约 24μm。木纤维碎片浅绿色,长 178~400μm,直径 14~17μm,壁孔明显。草酸钙簇晶易见,直径 21~42μm。叶表皮组织碎片黄绿色,可见不定式、不等式气孔,副卫细胞 4~5 个。非腺毛断碎,直径约 17μm。导管有具缘纹孔、网纹、螺纹及环纹等导管,具缘纹孔导管直径 21~72μm,长约 38μm。乳汁管少见。

【化学成分】 根中含直立白薇苷 A(cynatratoside A)、茶叶花宁(apocynin)、2,4-二羟基苯乙酮(2,4-dihydroxyacetophenone)、对羟基苯乙酮(p-hydroxyacetophenone)、胡萝卜苷(daucosterol)、β-谷甾醇(β-sitosterol)[2]、白薇苷 C、白薇苷 E[3]。

【药理毒理】 1. 抗肿瘤作用:白薇苷 A 对小鼠移植性宫颈癌和肝癌具有抑制作用,剂量为 20mg/kg 时,灌胃给药的抑瘤率分别为 53.0% 和 58.5%;腹腔给药分别为 65.2% 和 55.9%[2]。2. 毒性:全株有毒,根的毒性较强,对小鼠腹腔注射氯仿提取物 600~1000mg/kg,出现行动迟缓、眼睑下垂、耳廓反射消失、瘫痪、4~24 小时内相继死亡。

参 考 文 献

[1] 周海钧,曾育麟. 中国民族药志. 第二卷. 北京:人民卫生出版社,2007:200-206
[2] 吴振洁,丁林生,赵守训,等. 竹灵消的化学成分研究(Ⅰ). 中国药科大学学报,1990;21(6):339-341
[3] 吴振洁,丁林生,赵守训,等. 竹灵消的化学成分研究(Ⅱ). 中草药,1997,28(7):397,398

(彭 方)

236. *Cynanchum mongolicum*(华北白前)

【民族药名】 "奥木拉图因 特莫 呼呼"(蒙古族);"豆胃娘"、"图木绒"(藏族)。

【来源】 萝藦科植物华北白前 *Cynanchum mongolicum*(Maxim.)Hemsl.[*Cynanchum hancockianum*(Maxim.)Al. Iljinski]的全草、种子。有毒。全草夏季、秋季采收,切断,晒干;种子成熟时采集。

直立多年生草本,高达 50cm。根须状。单茎或略有分枝,茎被单列短柔毛及幼嫩部分有微毛外,其余无毛。叶对生,薄纸质,卵状披针形,长 3~7cm,宽 1~3cm,顶端渐狭,基部宽楔形;侧脉每边各 4 条,近叶缘网结;叶柄顶端有丛生腺体。伞形聚伞花序腋生,长约 2cm,比叶为短,着花不到 10 朵;花萼 5 深裂,内面基部有小腺体 5 个;花冠紫红色,花冠裂片卵状矩圆形;副花冠肉质,龙骨状,在花药基部贴生;花粉块每室 1 个,下垂;柱头圆形,略为突起。蓇葖果双生,尖刺刀形,长约 7cm,直径 5mm,顶端长渐尖,基部紧窄,外果皮有细直纹;种子扁平,矩圆形,顶端具白绢质长 2cm 的种毛。花期 5~7 月,果期 6~8 月。

生于旷野。分布于内蒙古、甘肃、陕西、河北、山西、四川等省区。

【药用经验】　藏族　种子：用于胆囊炎（《青藏药鉴》）。清热、利胆、止泻。用于"赤巴"病、肝胆病、发热、热性腹泻、痢疾（《藏本草》）。蒙古族　全草：外用治各种关节疼痛、牙痛、秃疮（《蒙植药志》）。

【使用注意】　本品有毒,内服宜慎[1]。

【药材鉴定】　性状　全草长 30~50cm,根须状,黄白色,簇生于短小根茎之上。茎自基部密丛生,少分枝,圆柱形,具纵皱纹,基部常带红紫色。单叶对生,近纸质,叶片多脱落或破碎,完整叶片展平后呈卵状披针形,先端锐尖或渐尖,全缘,基部楔形,具短柄。花细小,紫红色。蓇葖果长角状纺锤形。气微,味苦。

【化学成分】　根含生物碱 7-去甲氧基异娃儿藤碱（7-demethoxytylophorine）、6-羟基-2,3-二甲氧基菲并吲哚里西定（6-hydroxy-2,3-dimethoxy phenanthroindolizidine）,含甾体化合物白前苷元（glaucogenin）A 和 C、脱水何拉得苷元（anhydrohirundigenin）、华北白前苷元（hancogenin）B、华北白前苷 A（hancoside A）,又含华北白前新苷（neohancoside）A 和 B、4-对孟烷-1,7,8-三醇（4-p-menthane-1,7,8-triol）、4-对孟烷-1,8,9-三醇（4-p-menthane-1,8,9-triol）、1-对孟烯-8,9-二醇（1-p-menthene-8,9-diol）、3-*O*-β-吡喃木糖基（1→6）-β-D-吡喃葡萄糖基-芳樟醇［3-*O*-β-D-xylopyranosyl-(1→6)-β-D-glucopyranosyl-linalool］、华北白前醇（hancockinol）、新白前醇（hancolupenol）、新白前酮（hancolupenone）,新白前醇二十八烷酸酯（hancolupenol octacosaoate）,4-羟基-3-甲氧基苯乙酮（4-hydroxy-3-methoxy-acetophenone）、正三十二烷酸（*n*-dotriacontanoic acid）、咖啡酸（caffeic acid）、琥珀酸（succinic acid）、原儿茶酸（protocatechuic acid）,壬二酸（azelaic acid）、芥子酸（sinapic acid）,以及槲皮素-7-*O*-α-L-鼠李糖苷（quercetin-7-*O*-α-L-rhamnoside）、直立白薇苷（cynatratoside）A、胡萝卜苷（daucosterol）、β-谷甾醇（β-sitosterol）、蔗糖（sucrose）[2]。

【附注】　蒙古族将同属植物老瓜头 *Cynanchum komarovii* Al. Iljinski 的根茎与华北白前根茎一同药用,亦有毒。用量 3~6g。

参 考 文 献

[1] 陈冀胜,郑硕. 中国有毒植物. 北京:科学出版社,1987:118
[2] 谢宗万. 全国中草药汇编(下册). 第 2 版. 北京:人民卫生出版社,2000:147

（赵湘培　邓旭坤）

237. *Cynanchum officinale*（朱砂藤）

【民族药名】　"鸣不那"、"阿咱劳伤"（苗族）;"肉已勒七"（彝族）。

【来源】　萝藦科植物朱砂藤 *Cynanchum officinale*（Hemsl.）Tsiang et Zhang 的根。有小毒。秋季、冬季采根,洗净,晒干。

藤状灌木。主根圆柱状,单生或顶端 2 分叉,干后暗褐色。嫩茎具单列毛。叶对生,薄纸质,卵形或卵状矩圆形,长 5~12cm,基部宽 3~7.5cm,顶端渐尖,基部耳形,无毛或下面具微毛;叶柄长 2~6cm。伞形聚伞花序腋生,长 3~8cm,有花约 10 朵;花萼裂片外面具微毛,内面基部有腺体 5 枚;花冠淡绿色或白色;副花冠肉质,深 5 裂,裂片卵形,内面中部具 1 圆形的舌状片;花粉块每室 1 个,矩圆形,下垂;子房无毛,柱头略隆起,顶端 2 裂。蓇葖果通常单生,顶端渐尖,长 11cm,直径 1cm;种子矩圆状卵形,顶端具白色绢质种毛。花期 5~8 月,果期 7~10 月。

生于沟谷水边、灌丛或疏林下。分布于安徽、江西、湖北、湖南、广西、云南、贵州、四川、重庆、陕西、甘肃。

【药用经验】　苗族　用于胃痛、胃出血、十二指肠溃烂、产后缺乳（《桂药编》）。消炎止血，活血化瘀。用于跌打损伤（《滇药志》《滇省志》）。彝族　用于腰肌劳损、关节炎（《滇药志》、《滇省志》）。

【使用注意】　全草有毒，根的毒性较大。服用时忌吃酸辣食物。

（赵湘培）

238. *Cynanchum otophyllum*（青羊参）

【民族药名】　"嘟巴优"、"抖磅优"、"该子该母爸"、"革须面走"、"稀呼生"（白族）；"阿奶阿不爪"（傈僳族）；"滋炎"、大白药根、白药根（纳西族）；"肉已勃齐"、"优呢卡堵"、"矢波堵奶驰"（彝族）。

【来源】　萝藦科植物青羊参 *Cynanchum otophyllum* Schneid. 的根。有小毒。秋季采挖，洗净，切片，晒干。

生于海拔 1500～2800m 的山坡、溪谷疏林中或山坡路边。分布于西南及湖南、广西、西藏等地。

多年生草质藤本。根圆柱状，径约 8mm，灰黑色。茎被两列毛。叶对生，膜质，卵状披针形，长 7～10cm，基部宽 4～8cm，顶端长渐尖，基部深耳垂状心形，垂片圆形，下垂，叶两面均被微毛。伞形聚伞花序腋生，有花 20 余朵；花萼裂片外面被微毛，内面基部有 5 个腺体；花冠白色，裂片矩圆形，内被微毛；副花冠杯状，比合蕊柱略长，副花冠裂片中间有 1 小齿，或有褶皱或缺；花粉块每室 1 个，下垂；柱头顶端略 2 裂。蓇葖果双生或单生，短刺刀形，长约 8cm，直径 1cm，外果皮有直纹；种子卵形，顶端有白绢质长 3cm 的种毛。花期 6～10 月，果期 8～11 月。

生于海拔 1500～2800m 疏林中或山坡路旁。分布于湖南、广西、贵州、云南、西藏。

【炮制】　蜜制可消除毒性，增加滋补作用[1]。彝族、纳西族　蜜制：将青洋参生品饮片放入清水中洗净，按 1kg 青洋参加 0.2～0.3kg 蜂蜜的比例，在蜂蜜中加开水适量使烊化，与饮片拌匀，稍闷，放入锅内，以火炒至黄色，以不黏手为度，取出，放冷。

【药用经验】　白族　用于风湿骨痛、腰肌劳损、体弱神衰、小儿疳积、慢惊、狂犬咬伤、脾胃虚寒（《民族药志一》、《滇药录》、《滇省志》）及风湿冷痛、体虚神衰（《大理资志》）。傈僳族　用于风湿骨痛、风疹瘙痒、癫痫（《怒江药》）。纳西族　用于疳积、慢惊风、犬咬伤（《大理资志》）和虚咳、食积、胃腹胀痛、小儿疳积、惊风、风湿关节病、毒蛇咬伤、狂犬咬伤、癫痫、肾虚、虚肿、中气不足、经期腰痛及驱虫（《滇药录》、《滇省志》、《民族药志一》）。彝族　用于骨折、腰肌劳损、跌扑闪挫（《彝药志》）及腰痛、头晕、耳鸣、癫痫、毒蛇咬伤、狂犬咬伤、荨麻疹、心慌心跳（《楚彝本草》）。根用于风寒痹痛（《大理资志》）及肝胆湿热、头晕耳鸣、胃腹胀满、气滞腹痛、痈疽肿毒、毒蛇咬伤（《哀牢》）。

【使用注意】　内服用量 3～6g[2]。

【药材鉴定】　性状　根呈圆柱形，稍弯曲，长 20～40cm，直径 1.5～3cm。头部膨大，具残留的茎基及茎残迹突起，其上着生横向地下茎；根外表黄褐色至棕褐色，有明显的纵皱纹和纵沟槽，具横长皮孔，皮孔长 5～15mm；表皮脱落处显黄褐色。质硬，易折断，折断时有粉尘，断面类白色，可见淡黄色小孔，散列呈不连续的二环，中心亦有小孔散在。气辛香，味苦、微甜[2]。

显微特征　（1）根横切面：木栓层由数层长方形木栓细胞组成。皮层较狭窄，外侧的石细胞群断续排列成环。韧皮部较宽阔,筛管群明显,形成层不明显。木质部由导管、木纤维、木射线组成,导管群排列不规则,木射线宽广。薄壁组织中均有淀粉粒及草酸钙簇晶。(2)粉末:淡黄色。石细胞黄色,类方形、椭圆形、多边形,直径 $20 \sim 45 \mu m$,孔沟明显。草酸钙簇晶直径 $10 \sim 35 \mu m$,棱角尖或钝尖。淀粉粒类圆形、多边形,可见点状、裂隙状、飞鸟状的脐点,层纹不明显,直径 $5 \sim 13 \mu m$。导管为具缘纹孔,纹孔椭圆形,排列稍密。木纤维黄绿色,木化,常为断节,纹孔明显;栓皮细胞多角形,淡绿色。

【化学成分】 根含 C_{21} 甾体苷及其苷元:告达庭（caudatin）、青洋参苷元（qingyanshengenin）、罗素它命（rostratamine）、洋地黄毒糖（digitoxose）、软脂酸甲酯（palmatic acid methyl ester）[3]、青阳参苷元 A、B（otophylloside A,B）[2]。另含香草酸（vanillic acid）等[2]。

【药理毒理】 1. 抗惊厥作用:青洋参氯仿提取物中总苷能明显抑制脑内天冬酰胺酶活性,同时保护谷氨酸脱羧酶活性,因此腹腔注射在一定剂量下又有显著的抗惊厥作用[2]。2. 抗癫痫作用:青洋参氯仿提取物对硫酸亚铁所致家兔慢性癫痫模型有显著治疗效果[2]。3. 镇痛、镇静作用:本品总苷有一定镇静、镇痛作用,其主要镇痛作用部位在脊髓以上中枢[2]。4. 免疫作用:C_{21} 甾体酯苷类化合物 70mg/kg 肌注对一次注射大剂量环磷酰胺所致小鼠 ANAE 淋巴细胞数的下降有明显保护作用,并对淋巴细胞 DNA 有保护作用[2]。5. 毒性:青洋参粗苷给小白鼠腹腔注射的 LD_{50} 为（252 ± 4.0）mg/kg;半惊厥量为（156 ± 3.1）mg/kg;静脉注射一公猴和一母猴,剂量分别为 21mg/kg 和 30mg/kg,分别在 6 小时、4 小时后表现恶心呕吐,活动减少的症状[4]。

【附注】 本品根对家畜、家禽有毒,误服可致死[1]。本品藤茎有大毒。

参 考 文 献

[1] 田华咏,瞿显友,熊鹏辉. 中国民族药炮制集成. 北京:中医古籍出版社,2000:433
[2]《中华本草》编委会. 中华本草(第 8 册). 上海:上海科学技术出版社,1999:343-345
[3] 谢宗万. 全国中草药汇编(上册). 第 2 版. 北京:人民卫生出版社,2000:491,492
[4] 曾育麟,周海钧. 中国民族药志(第一卷). 北京:人民卫生出版社,1984:312-316

（杨芳云）

239. *Cynanchum paniculatum*（徐长卿）

【民族药名】 "巴笨尚"、"让桑木"、药王(侗族);对叶莲、"玛蒙罕仰背列"、杀人大将、"加嘎陇给"、"弯奶马"、竹叶老君须(苗族);"百拟项"、竹叶土细辛(水族);"母尔他几那"(土家族);"蛮厅旦"(瑶族);毛草细辛(壮族)。

【来源】 萝藦科植物徐长卿 *Cynanchum paniculatum*（Bge.）Kitag. 的根、根茎、全草。有小毒。秋季采挖,除去杂质,阴干。

多年生直立草本,高达 1m;根须状,多至 50 余条;茎不分枝,稀从根部发生几条,无毛或被微毛。叶对生,纸质,披针形至条形,长 $5 \sim 13cm$,宽 $5 \sim 15mm$,两端锐尖,两面无毛或上面具疏柔毛,叶缘有睫毛;侧脉不明显,叶柄长约 3mm,圆锥状聚伞花序生于顶生的叶腋内,长达 7cm,着花 10 余朵;花萼内面腺体有或无;花冠黄绿色,近辐状,裂片长达 4mm,宽 3mm;副花冠裂片 5枚,基部增厚,顶端钝;花粉块每室 1 个,下垂;子房椭圆状;柱头五角形,顶端略突起。蓇葖果单生,刺刀形,长 6cm,直径 6mm;种子矩圆形,长 3mm,顶端具白色绢质长 1cm 的种毛。花期 $5 \sim 7$月,果期 $9 \sim 12$ 月。

生于向阳坡及草丛中。分布于辽宁、山东、河北、陕西、西南、中南、华东。

【药用经验】　侗族　根:用于白带(《侗医学》)。根、全草:用于胃痛、遗精、痛经、风湿骨痛、腹泻、消化不良、毒蛇咬伤、痢疾、肠胃炎、跌打损伤(《桂药编》)。苗族　根、全草:效同侗族(《桂药编》)。根:用于月经、白带过多、面部湿疹、牙痛、皮肤瘙痒(《苗医药》)。全草:用于月经不调、湿疹(《苗药集》)。蒙古族　根及根茎:用于风湿痹痛、腰腿痛、牙痛、痛经、跌打损伤、毒蛇咬伤;外用于顽癣、荨麻疹、皮肤瘙痒(《蒙植药志》)。水族　根:配伍用于各种蛇咬伤(《水族药》)。土家族　全草:用于毒蛇咬伤、跌打损伤、寒气伤骨等(《土家药》)。瑶族　根、全草:效用同侗族(《桂药编》)。根及根茎:用于风湿痹痛、胃痛胀满、牙痛、痛经、跌打肿痛(《湘蓝考》)。彝族　全草:用于胃脘冷痛、胸腹胀满、肠痛痢疾、经闭腹痛、瘀血水肿、疮疡肿痛(《哀牢》)。壮族　根、全草:效用同侗族(《桂药编》)[1]。

【使用注意】　入汤剂应后下。体弱者和孕妇慎用[2]。

【中毒与解毒】　本品注射液治疗中耳炎时,注射局部出现脱皮。其有毒成分主要是丹皮酚,毒性较小,临床对症治疗即可[3]。

【药材鉴定】　性状　根茎呈不规则柱状,有盘节,长 0.5~3.5cm,直径 2~4mm。有的顶端带有残茎,细圆柱形,长约 2cm,直径 1~2mm,断面中空;根茎节处周围着生多数根。根呈细长圆柱形,弯曲,长 10~16cm,直径 1~1.5mm。表面淡黄白色至淡棕黄色或棕色,具微细的纵皱纹,并有纤细的须根。质脆,易折断,断面粉性,皮部类白色或黄白色,形成层环淡棕色,木部细小。气香,味微辛凉。

显微特征　粉末:浅灰棕色。外皮层细胞表面观类多角形,垂周壁细波状弯曲,细胞间有一类方形小细胞,木化;侧面观呈类长方形,有的细胞径向壁有增厚的细条纹。草酸钙簇晶直径 7~45μm。分泌细胞类圆形或长椭圆形,内含淡黄棕色分泌物。内皮层细胞类长方形,垂周壁细波状弯曲。

薄层色谱　(1)取本品粉末 1g,加乙醚 10ml,密塞,振摇 10 分钟,滤过,滤液挥干,残渣加丙酮 1ml 使溶解,作为供试品溶液。另取丹皮酚对照品,加丙酮制成每 1ml 含 2mg 的溶液,作为对照品溶液。吸取供试品溶液 5μl、对照品溶液 10μl,分别点于同一硅胶 G 薄层板上,以环己烷-乙酸乙酯(3:1)为展开剂,展开,取出,晾干,喷以盐酸酸性 5% 的三氯化铁乙醇溶液,加热至斑点显色清晰。供试品色谱在与对照品色谱相应的位置上,显相同的蓝褐色斑点。(2)取本品粉末 1g,加乙醚 10ml,密塞,振摇 10 分钟,滤过,滤液蒸干,残渣加丙酮 1ml 使溶解,作为供试品溶液。另取徐长卿对照药材 1g,同法制成对照药材溶液。吸取上述 2 种溶液各 5μl,分别点于同一硅胶 G 薄层板上,以环己烷-三氯甲烷乙酸乙酯(10:2:0.8)为展开剂,展开,取出,晾干,喷以 10% 硫酸乙醇溶液,在 105℃ 加热至斑点显色清晰,分别置日光和紫外光灯(365nm)下检视。供试品色谱在与对照药材色谱相应的位置上,显相同颜色的斑点或荧光斑点。

【化学成分】　全草含丹皮酚(paeonol)约 1%。根含黄酮苷、多糖、氨基酸等[5,6]。此外还含甾体化合物芫花叶白前苷元 D(glaucogenin D)、徐长卿苷(cynapanoside)A~C、新徐长卿苷(neocynapanoside)A、直立白薇苷 B(cynatratoside B)等[4,5]。

【药理毒理】　1. 抗炎镇痛作用:水煎剂可使棉球植入所致慢性炎症小鼠的肉芽肿重量明显减轻,2 小时痛阈值明显延长,扭体反应潜伏期延长,扭体次数明显较少,表明水煎剂具有一定的抗炎和镇痛作用[6]。2. 对心血管作用:徐长卿内关穴位注射可减轻心肌细胞内钙超载而改善心脏功能,有抗心肌缺血再灌注损伤的作用。可显著升高因缺血再灌注损伤所致大鼠动脉压和左心室内压下降,降低异常升高的左室舒张末压(LVEDP)和变化速率($-\mathrm{d}p/\mathrm{d}t_{\max}$)值,减轻心肌细胞内钙超载。其对心肌舒张功能和钙离子作用与维拉帕米注射液相仿[7]。对喂食胆固醇的高血脂症兔每日给本品 3g/kg,在第 5 周和第 9 周的血清总胆固醇和 β-脂蛋白均明显降低,嗜碱性粒细胞升高,同时可见动脉粥样斑块形成及小动脉脂质沉积较轻[8]。3. 抗菌作用:煎剂对福氏痢疾、杆菌、伤寒杆菌、绿脓杆菌、大肠杆菌、甲型链球菌、金黄色葡萄球菌有抑制作用[4]。4. 其他作用:徐长卿多糖灌胃给药对小鼠移植性腹水癌 H22、EAC 和实体瘤 S180 生长具有抑制作用[9]。徐长卿提取液 10g/kg 腹腔注射,对甲氨蝶呤(CTX)所致小鼠心脏毒性有明显减毒作用[10]。5. 毒性:致毒成分主要为丹皮酚。丹皮酚小鼠灌胃、腹腔注射、静脉注射给药,其 LD_{50} 分别为 3430mg/kg、781mg/kg、196mg/kg。口服丹皮酚 0.7g/kg 可使眼分泌物稍增加,眼黏膜充血。丹皮酚磺酸钠、油剂给小鼠腹腔单次注射的 LD_{50} 分别为 6.9(5.3～9.0)g/kg、735(608～889)mg/kg,中毒表现为活动减少,30 分钟后出现间断抽搐,伴有竖尾、卧趴在地,眼紧闭,翻正反射消失,呼吸频率明显减低,最后呼吸停止导致死亡[3]。

参 考 文 献

[1] 贾敏如,李昆炜. 中国民族药志要. 北京:中医医药科技出版社,2005:205
[2] 张民庆. 现代临床中药学. 上海:上海中医药大学出版社,2002:219
[3] 夏丽英,马明. 现代中药毒理学. 天津:天津科技翻译出版公司,2005:293-295
[4] 田代华. 实用中药辞典(下卷). 北京:人民卫生出版社,2002:1593-1596
[5] 曾粤. 徐长卿的研究进展. 内蒙古中医药,2012,11:125,126
[6] 许青松,张红英,李迎军,等. 徐长卿水煎剂抗炎及镇痛作用的研究. 时珍国医国药,2007,18(6):1407,1408
[7] 孙平龙,朱晓梅,卫洪昌,等. 徐长卿内关穴位注射对大鼠心肌缺血再灌注损伤的影响. 药学实践杂志,2000,18(4):212-215
[8] 《中华本草》编委会. 中华本草(苗药卷). 贵阳:贵州科学技术出版社,2005:231-234
[9] 林丽珊,蔡文秀,许云禄,等. 徐长卿多糖抗肿瘤活性研究. 中药药理与临床,2008,24(5):40-42
[10] 林丽珊,许云禄,刘广芬,等. 徐长卿对舟山眼镜蛇毒心脏毒素和神经毒素毒性的影响. 福建医科大学学报,2003,37(3):301-303

（王　静）

240. *Cynanchum wilfordii*（隔山消）

【民族药名】　"百克哈苏热"(朝鲜族);见食消(土家族)。

【来源】　萝藦科植物隔山消 *Cynanchum wilfordii*(Maxim.)Hemsl. 的块根。有毒。秋季采挖,洗净,切厚片,晒干。

草质藤本;肉质根近纺锤形,灰褐色,长约 10cm,径约 2cm;茎被单列毛。叶对生,薄纸质,卵形,长 5～6cm,宽 2～4cm,先端短渐尖,基部耳垂状心形,两面被微柔毛;基脉 3～4 条,放射状,侧脉每边 4 条。近伞房状聚伞花序半球形,有花 15～20 朵,花序梗被单列毛;花萼外面被柔毛;花冠淡黄色,辐状,裂片矩圆形,外面无毛,内面被长柔毛;副花冠裂片近四方形,比合蕊柱短,先端截形,基部紧狭;花粉块每室 1 个,长圆形,下垂,花柱细长柱状略突起。蓇葖果单生,刺刀形,长达 12cm,直径约 1cm;种子卵形,顶端具长约 2cm 的白色绢质种毛。花期 5～9 月,果期 7～10 月。

生于海拔 1700m 以下的林缘、沟边或路旁草灌丛中。分布于辽宁、山东、江苏、河南、湖北、湖南、四川、山西、陕西、甘肃。

【药用经验】　朝鲜族　用于肾虚、阳痿、遗精、腰酸无力、心悸怔忡、失眠、带下、须发早白、便秘(《民族药志三》)。土家族　用于疳积、食积、腹胀满、胃痛(《土家药》)。

【中毒与解毒】　本品超剂量服用可致中毒,中毒量 60～120g,小剂量可兴奋呼吸中枢,大剂量时可引起癫痫痉挛及呼吸困难,并能抑制心脏使心搏变慢。中毒潜伏期 2~4 小时,中毒表现为恶心、呕吐、流涎、癫痫样痉挛、心跳缓慢、血压下降、呼吸困难等[1]。救治措施[1]:早期可催吐、洗胃、导泻,给予蛋清、牛乳或阿拉伯胶以保护胃黏膜,可静脉注射 5% 葡萄糖生理盐水促进毒药的排泄,服用镇静剂预防痉挛发生。如果痉挛已发生,肌肉注射苯巴比妥钠或氯丙嗪等。中药可用甘草 90g 煎汤当茶饮。

【药材鉴定】　显微特征　(1)根横切面:木栓层多已脱落。皮层外围木化石细胞群断续排列成环,皮层细胞类圆形、长圆形或类方形。形成层明显。导管和木纤维连接成群,导管直径 15~95μm,射线宽广。皮层、射线及髓部均可见有草酸钙簇晶。(2)粉末:米黄色。淀粉粒极多,单粒类圆形、长圆形或椭圆形,脐点不明显,复粒由 2~6 个分粒组成。石细胞众多,壁厚,纹孔明显。导管为网纹或梯纹导管。木栓细胞表面观多角形,纵面观呈类长方形,排列整齐。草酸钙簇晶直径 9~35μm,棱角大而钝。

【化学成分】　块根含磷脂(phospholipid)和 C_{21} 甾体酯苷(C_{21} steroid ester glycoside)。经碱水解得到肉珊瑚苷元(sarcostin)、去酰基牛皮消苷元(lineolone)、桂皮酸(cinnamic acid)、去酰基萝藦苷元(deacylmetaplexigenin)、β-谷甾醇(β-sitosterol);总苷酸水解得到本波苷元(penupogenin)、告达庭(caudatin)、开德苷元(kidjolanin)及隔山消苷元(wilforin)[2]。

【药理毒理】　1. 对学习记忆障碍的作用:本品对于药物所致的空间学习记忆障碍有明显的改善作用[3]。2. 抗真菌作用:本品在体内有显著的抗真菌活性[4]。

【附注】　本品在吉林省也作何首乌药用[5]。本种在国内许多地区又常与同属植物耳叶牛皮消 Cynanchum auriculatum Royle ex Wight 的块根一同作为中药"白首乌"(戟叶牛皮消 Cynanchum bungei Dence. 的块根)地方习用品。三者均有毒。

参 考 文 献

[1] 周立国. 中药毒性机制及解毒措施. 北京:人民卫生出版社,2006:479,480
[2] 曾育麟. 中国民族药志(第3卷). 成都:四川民族出版社,2007:515
[3] 徐颖,左科,甘曼,等. 隔山消对药物所致小鼠学习记忆障碍的影响. 时珍国医国药,2006,17(2):202,203
[4] Mi-Young Yoon,Nam Hee Choi,Byung Sun Min,at al. Potent in Vivo Antifungal Activity against Powdery Mildews of Pregnane Glycosides from the Roots of Cynanchum wilfordii. Journal of Agricultural and Food Chemistry,2011,59:12210-12216
[5] 田代华. 实用中药辞典(上卷). 北京:人民卫生出版社,2002:595

(胡　婧)

241. *Cypripedium franchetii*(毛杓兰)

【民族药名】　"库秀巴"(藏族)。

【来源】　兰科植物毛杓兰 *Cypripedium franchetii* Wils. 的全草。根及根茎有小毒。夏季、秋季采集,洗净,晒干。

陆生兰,高 20~35cm。茎直立,密被长柔毛,上部尤密。叶 3~4 枚,互生,菱状椭圆形或近宽椭圆形,长达 16cm,宽 4~6.5cm,急尖或短渐尖,边缘具细缘毛。花苞片叶状,椭圆状披针形,具细缘毛;花单生,褐色而具紫色条纹;中萼片近卵形,长 4~5.5cm,宽 2.5~3cm,渐尖,背面主脉上被短柔毛,边缘具细缘毛,合萼片椭圆形,稍短,宽只为其 2/3,顶端 2 齿,亦具类似的短柔毛及细缘毛;花瓣披针形,长 5~6cm,宽 1~1.5cm,内面基部具长柔毛;唇瓣口径与花瓣长度相等,具明显紫斑点,口部前面内弯边缘甚宽,达 5mm,内折侧裂片呈三角状,囊底具长柔毛;退化雄蕊箭形或近卵形,长 1~1.5cm,基部具柄及耳;子房被毛。花期 5~7 月。

生于海拔 1500~3700m 的林下潮湿处。分布于湖北、四川、甘肃、陕西、河南、山西。

【药用经验】　藏族　全草用于舒脉络、通尿闭(《中国藏药》)。

（徐　菁）

242. *Cypripedium japonicum*（扇子七）

【民族药名】　扇子七（土家族）

【来源】　兰科植物扇脉杓兰 *Cypripedium japonicum* Thunb. 的根及根茎。有毒。全年可采，洗净晒干或用米泔水漂后，晒干。

陆生兰，高 35~55cm。根茎横走。茎和花葶均被褐色长柔毛，但前者较密。叶通常 2 枚，近对生，极少 3 枚而互生，菱圆形或横椭圆形，长 10~16cm，宽 10~21cm，上半部边缘呈钝波状，基部宽楔形，具扇形脉。花苞片叶状，菱形或宽卵披针形，边缘具细缘毛；花单生，直径 6~7cm，绿黄色、白色，具紫色斑点；中萼片近椭圆形，长 5cm；合萼片卵状披针形，稍较宽，顶端具 2 小齿；花瓣斜披针形或半卵形，长 4cm，内面基部有毛；唇瓣长 4.5cm，基部收狭而具短爪，囊内基部具长柔毛；退化雄蕊宽椭圆形，长 10mm，宽约 8mm，基部具耳；子房条形，密被长柔毛。花期 4~6 月，果期 7~10 月。

生于海拔 1000~2000m 的林下、灌丛下及竹林下。分布于浙江、安徽、江西、湖南、湖北、陕西、四川、重庆、贵州。

【药用经验】　土家族　用于跌打损伤、劳伤、身痛、腹痛(《土家药》)。

【使用注意】　内服本品后，半日内禁忌热酒、热饭。

【药材鉴定】　性状　根细长，圆柱形，略扭曲，长 5~10cm，直径 0.9~1.2mm；表面棕黄色或棕褐色，具细纵皱纹，下端略细。质脆，易折断，断面较平坦，皮部黄白色，木部浅棕色或棕色。气清香，味淡回甜。

显微特征　(1)根(直径约 1mm)横切面[1]：表皮细胞 1 列，外被棕黄色角质层。其内为皮层，皮层由数列薄壁细胞组成。有的薄壁细胞中含有草酸钙针晶束。薄壁细胞中还含有众多细小的淀粉粒，脐点不明显，直径 1~3μm。内皮层为 1 列近方形细胞，呈马蹄形增厚。中柱初生木质部六原型，韧皮部束位于木质部束弧角区，木质部全部木化。(2)粉末：土黄色。木纤维大多成束或与导管连在一起，少数单个存在，较长，壁薄，直径 35~50μm，先端渐尖或斜尖，木化。淀粉粒较多，细小的有时聚集成团，单粒圆形或卵圆形，直径 1~3μm。复粒由 2~4 分粒组成，层纹不明显，脐点有的点状、十字状。草酸钙针晶较多，长 77~133μm，存在于薄壁细胞中。导管为螺纹、网纹导管，直径 48~62μm。表皮细胞表面观排列整齐，细胞类圆形、类长方形，内含黄棕色物质。

参 考 文 献

[1]王兵娥,杜双全,黄德红. 扇子七生药特征研究. 中国民族民间医药杂志,2004(总 69):237,238

（丁　奇　赵湘培　邓旭坤）

243. *Cypripedium macranthum*（大花杓兰）

【民族药名】　"陶木　萨德根-其其格"（蒙古族）、"枯久巴"、"敦布江曲"、"固夏酒鲁"、

"家村牛固"、"枯久杂江"(藏族)

【来源】　兰科植物大花杓兰 *Cypripedium macranthum* Sw. 的全草。根及根茎有小毒。

陆生兰,高 25~50cm。被短柔毛或几乎无毛,具 3~4 枚叶。叶互生,椭圆形或卵状椭圆形,长达 15cm,宽达 8cm,边缘具细缘毛。花苞片叶状,椭圆形,边缘具细缘毛。花单生,少为 2 朵,紫红色,极少为白色;中萼片宽卵形,长 4~5cm;合萼片卵形,较中萼片短而狭,急尖具 2 齿;花瓣披针形,较中萼片长,内面基部具长柔毛;唇瓣几乎与花瓣等长,紫红色,囊内底部与基部具长柔毛,口部的前面内弯,边缘宽 2~3mm;退化雄蕊近卵状箭形,色浅,子房无毛。花期 6~7 月,果期 8~9 月。

分布于东北、内蒙古、河北、山西。

【药用经验】　蒙古族　全草:通脉,利尿,破石痞,滋补,止血。用于膀胱结石、水肿、外伤、月经淋漓、鼻衄、呕血。藏族　通脉、利尿、排石。用于下肢水肿、浊淋、结石症(《中本草藏卷》)。

【化学成分】　含酚性物质、甾醇三萜、酯类等[1]。

【药理毒理】　利尿作用:大花杓兰提取物 1g/100g 剂量给药后,大鼠尿量明显增多,对尿中的 Na^+、K^+ 的排量也明显增加[2]。

参 考 文 献

[1] 谢宗万. 全国中草药汇编(下册). 第 2 版. 北京:人民卫生出版社,1996:645,646
[2] 秦瑀. 大花杓兰对大鼠尿量及尿中离子浓度的影响. 通化师范学院学报,2003,24(2):58,59

(赵湘培　邓旭坤)

244. *Cypripedium margaritaceum*(斑叶杓兰)

【民族药名】　"平胆死多"(阿昌族);"格巴菠"(德昂族);

【来源】　兰科植物斑叶杓兰 *Cypripedium margaritaceum* Franch. 的全草。有小毒。夏季采集,鲜用或晒干用研粉。

陆生兰,高约 10cm。茎很短,具 2 枚叶。叶近对生,宽卵形、宽椭圆形或近圆形,长 10~15cm,上面暗绿具紫色斑块,背面色较浅,叶脉在背面隆起。花单生,近悬垂,不具苞片,紫红色而具暗紫色斑点;中萼片宽卵状椭圆形或近圆形,长 4cm 或过之,背面脉上被短柔毛,边缘具缘毛;合萼片略较小,舟状,卵椭圆形,有类似短柔毛及缘毛;花瓣狭卵形,两侧稍不对称,几与中萼片等长,宽为它的 1/2,基部斜歪并具一披针形的耳,背面近边缘处被棕色长柔毛,具紫色斑点;唇瓣浅杓状,倒卵形,略短于合萼片,具膜质的基侧片,表面有疣点,口部狭长;退化雄蕊近于圆形或方形,基部具方形耳,子房短椭圆形,与花茎垂直,无毛。花期 5~6 月。

生于海拔 2000~3000m 的林下或开旷的山坡上。分布于云南、四川、湖北。

【药用经验】　阿昌族　用于角膜云翳、夜盲、水肿(《德宏药录》)。德昂族　用于角膜云翳、夜盲、水肿(《德宏药录》)。景颇族　用于角膜云翳、夜盲、水肿(《德宏药录》)。

(赵湘培　邓旭坤)

245. *Cyrtomium fortunei*(小贯众)

【民族药名】　"靠介朗浓"、"靠贯众"(侗族);"窝汉嘎相"、"下架"、"窝吼嘎抖"(苗族);

热惹（藏族）。

【来源】 鳞毛蕨科植物贯众（小贯众）*Cyrtomium fortunei* J. Smith 的根茎及叶柄残基、叶、全草。有小毒。根茎及叶柄残基四季可采，以秋季采收较好，除去须根和部分叶柄，晒干备用；叶、全草适时采集。

根茎短，直立或斜升，连同叶柄基部有密的阔卵状披针形黑褐色大鳞片。叶簇生；叶柄长15~25cm，禾秆色，有疏鳞片；叶片阔披针形或矩圆披针形，纸质，长25~45cm，宽10~15cm，沿叶轴和羽柄有少数纤维状鳞片，单数一回羽状；羽片镰状披针形，基部上侧稍呈耳状凸起，下侧圆楔形，边缘有缺刻状细锯齿。叶脉网状，有内藏小脉1~2条。孢子囊群生于内藏小脉顶端，在主脉两侧各排成不整齐的3~4行。囊群盖大，圆盾形，全缘。

生于海拔400~2300m的石灰岩缝、路边或墙缝。广布于华北、西北和长江以南各省区。

【药用经验】 侗族 根茎、叶：用于"逗亮燔"（着寒着热）、"代喉老"（老年咳嗽）（《侗医学》）。苗族 根茎：用于中耳炎、血尿（《苗医药》）及中耳炎、筋骨疼痛、高热不退、血尿（《苗药集》）。藏族 全草：用于食物中毒、肉食中毒、跌打瘀痛、筋骨疼痛、肾虚耳鸣、胎衣不下（《藏本草》）。

【使用注意】 本品有小毒，内服煎汤用量9~15g；外用适量。孕妇忌服[1]。

【药材鉴定】 性状 根茎带叶柄残基，呈块状圆柱形或一段略细，微弯曲，长10~30cm，直径2~5cm。表面棕褐色，密集多数叶柄残基，倾斜的作覆瓦状围绕于根茎，并被有红棕色膜质半透明的鳞片；下部着生黑色较硬的须根。叶柄残基长2~4cm，直径3~5mm，棕黑色，有不规则的纵棱。根茎质较硬，折断面鲜品绿棕色，干品红棕色，有4~8个类白色维管束小点排列成环；叶柄残基断面略呈马蹄形，红棕色，有3~4个类白色维管束小点角隅排列。气微，微涩微甘，易引起恶心[1]。

显微特征 （1）根茎横切面：表皮细胞1列，细胞类圆形，棕色，外被鳞片。外皮层由棕褐色壁稍厚的细胞组成。皮层薄壁细胞无间隙，细胞内含淀粉粒和黄褐色块状树脂。中柱由4~8个较大的维管束断续排列成环，外侧有3~5个小型叶迹维管束，每一维管束周围有内皮层环，细胞内含淀粉粒或树脂块。薄壁细胞内亦含淀粉粒和树脂块。（2）叶柄基部横切面：表皮细胞1列，细胞扁方形或类圆形，暗棕色。下皮层内有7~8列厚壁细胞，类圆形或多角形，木化，棕褐色，无间隙，细胞中含淀粉粒和树脂块。维管束3~4个，周韧型，周围各有内皮层细胞1列，细胞内含淀粉粒和树脂块。薄壁组织细胞内含淀粉粒和树脂块。

【化学成分】 根茎及叶柄含黄绵马酸（flavaspidic acid）。叶含黄酮苷类：贯众明（cyrtomine）、异槲皮苷（isoquercitrin）、紫云英苷（astragalin）及冷蕨灵（cyrtopterin）等[1-2]。

【药理毒理】 1. 驱虫作用：本品煎剂能驱猪蛔虫[2]。 2. 对平滑肌的作用：煎剂具有增强离体、在体家兔子宫收缩的作用[2]。 3. 止血作用：水煎剂或流浸膏有止血作用，临床应用药后，咳血、呕血、便血显著减少。 4. 其他：本品具镇静、催眠、收涩作用。

【附注】 同属植物刺齿贯众 *Cyrtomium caryotideum*（Wall.）Presl 的根茎有毒。傈僳族称为"打俄枯比"，用于跌打损伤、崩漏、蛇伤，预防感冒、麻疹（《怒江药》）。

参 考 文 献

[1]《中华本草》编委会. 中华本草（第3册）. 上海：上海科学技术出版社，1999：190
[2] 谢宗万. 全国中草药汇编（上册）. 第2版. 北京：人民卫生出版社，2000：93，94

（赵湘培 杨芳云 邓旭坤）

246. *Dactylicapnos scandens*（紫金龙）

【民族药名】 "努妙"、"奴其阿歪苗"（阿昌族）；"兹坚噜"、"兹坚八鲁"、串枝连（白族）；豌豆七、"牙来喊方"（傣族）；豌豆根、豌豆夕（德昂族）；豌豆跌打、大麻药、野豌豆、"婀逋池"（哈尼族）；"那些少马"、"沙裸所玛"、"砂耨克玛"、"特德特"、豌豆跌打（拉祜族）；"莫箭儿儿"（傈僳族）；"压来母"、紫金龙、大麻药（佤族）；"乌给女"、豌豆跌打、"农叠高叠若"（彝族）。

【来源】 罂粟科植物紫金龙 *Dactylicapnos scandens*（D. Don）Hutch. 的根。根有毒。秋季采挖，洗净、切片、晒干或研粉备用。

多年生草质藤本，长约4m。根木质，圆柱形，粗可达5cm，多分枝，干时外皮茶褐色，有斜向沟纹。茎枝柔弱，攀援向上，绿色，有纵沟，多分枝。复叶互生，具小叶3片，顶生小叶卷须状，先端分叉，小叶片卵圆形，长1.5~2.5cm，宽0.8~1.5cm，先端钝，全缘，无毛，有时茎、叶微带紫色。夏季开粉红色或淡紫红色花，总状花序与叶对生；花冠左右对称，外面2片花瓣基部囊状，内部2片顶部多少黏合；雄蕊6，合生成2束。蒴果长圆形，熟时紫红色，2瓣裂，顶端一侧有宿存花柱。花期7~10月，果期9~12月。

生于阴湿的水沟边、低洼草地、沟谷、竹林及杂木林下。分布于云南、西藏。

【炮制】 盐制、蒸制后降低毒性，增强疗效[1]。普米族、白族 盐制：取鲜根，用20%盐水溶液浸泡10~12天，口尝微有麻舌感时，取出，用清水洗净，切厚片，晒干。

【药用经验】 阿昌族 用于跌打疼痛（配苏木、红花）、身体虚弱（炖肉服）（《滇药录》、《民族药志一》、《滇省志》）。白族 用于胃痛、神经性头痛、牙痛、外伤肿痛、外伤出血（《大理资志》、《滇药录》、《民族药志一》、《滇省志》）。布朗族 用于神经性头痛、牙疼（《滇药录》）。傣族 配方用于跌打损伤（《德傣药》）及风湿、劳伤（《滇药录》、《滇省志》、《民族药志一》）。德昂族 用于跌打内外伤疼痛、妇女干血痨（《滇省志》、《民族药志一》）及风湿疼痛（《滇药录》）。哈尼族 用于神经性头疼、胃痛、痧症、关节疼痛、牙痛、外伤出血、跌打损伤（《滇省志》、《民族药志一》），及跌打肿痛、急性胃肠炎（《滇药录》）。用于痛经、痢疾、痧症、外伤出血（《滇药录》）。拉祜族 用于神经性头痛、牙痛、外伤出血、药物中毒（《滇省志》）及胃痛、痧症、跌打损伤（《滇药录》）。还用于发热、肚痛、胃痛（《民族药志一》）。傈僳族 用于各种疼痛、跌打损伤、高血压；外用于外伤出血（《怒江药》）。佤族 用于各种头痛、内外伤出血及产后出血（《滇省志》、《滇药录》、《民族药志一》）。根用于外伤出血、跌打损伤、神经性头痛、牙痛、关节痛、胃疼、痧症（《中佤药》）。彝族 用于胸胁闷满、胃脘隐痛、肠鸣腹泻、跌打损伤（《哀牢》）及各种疼痛、跌打损伤、牙疼、内外伤出血、妇女血崩、高血压、红白带、肠胃炎、痢疾、痧症（《楚彝本草》、《滇药录》、《民族药志一》、《彝药志》）。用于肚脐周围疼痛、牙痛、偏头痛、肠胃炎、出血外伤、跌打损伤（《滇省志》）。

【使用注意】 本品有毒，用量0.9~1.5g，生用不宜超过2g，制品不宜超过5g；外用根适量研粉撒患处[2]。孕妇忌服[1]。

【中毒与解毒】 服用本品过量易引起中毒。中毒症状表现为胃有灼烧感，言语困难，视、听力减退，血压降低，舌发麻，心律不齐，严重者神志不清，呼吸及心脏麻痹而死。解毒方法：轻、中度中毒用甘草绿豆汤内服，重症静脉滴注葡萄糖盐水，肌肉注射阿托品及对症处理[1]。

【药材鉴定】 性状 根圆柱形，略弯曲或有少数分枝，长5~30cm或更长，直径0.5~4cm。根头部稍粗大而扭曲，有数个残留茎基，表面暗棕色至紫褐色，有明显沟纹。质硬而脆，折断时有粉粒飞扬，断面灰棕色至暗紫褐色，可见放射性纹理及小圆孔。气微，味苦、稍麻。

显微特征　(1)根横切面:木栓层为数列含棕色物质的木栓细胞。皮层稍宽。韧皮部除筛管群外,均为薄壁细胞。形成层成环,细胞色稍深。木质部导管类圆形,多单个径向排列成行,少数聚成群。薄壁细胞含众多淀粉粒。(2)根粉末:淡棕色。淀粉粒众多,椭圆形、类圆形、类三角形,直径 6~55μm,脐点点状、裂缝状、飞鸟状,可见层纹,多为单粒,少复粒,复粒由 2~4 分粒组成。导管为具缘纹孔导管,非木化,直径 20~120μm。石细胞少见,呈类圆形、类方形、类长方形,直径 165~440μm[3]。

【化学成分】　根主要含生物碱类化合物,如原阿片碱(protopine)、右旋异紫堇碱(d-isoc-orydine)、(+)紫堇定(corydine)[4]、(+)海罂粟碱[(+)glaucine]、原鸦片碱、demethylsonodione、二氢血根碱(dihydrosanguinarine)、N-methylisocorydine、magnoflorine、haitinosporine[5]。另含脂溶性化学成分,如甾醇和脂肪酸酯类[6]。其生物碱类为毒性物质。

【药理毒理】　1. 镇痛作用:原鸦片碱对电刺激小鼠尾根部产生的疼痛有镇痛作用,其总生物碱既具有外周镇痛作用,又具有中枢镇痛作用,可能作用于阿片受体以外的疼痛相关受体[2,7]。2. 解痉作用:原鸦片碱对离体肠平滑肌有解痉作用[2];异紫堇定对离体兔主动脉、兔门静脉条和牛冠状动脉条也有解痉作用[2]。3. 平滑肌松弛作用:异紫堇定对豚鼠回肠、胆总管、胆囊、子宫、兔十二指肠和大鼠子宫等离体内脏平滑肌具有非特异性的松弛作用[2]。4. 盐酸异紫堇定对电场刺激小鼠输精管所致的收缩表现为低浓度兴奋,高浓度抑制,对去甲肾上腺素所激发的小鼠输精管的节律性收缩有增强作用[2]。5. 抗乙酰胆碱作用:原鸦片碱有抗乙酰胆碱作用[2]。6. 止血和镇痛作用:紫金龙总生物碱有止血和镇痛作用[2]。7. 其他作用:异紫堇定能明显抑制肾上腺素诱发的兔心乳头肌自律性作用及延长有效不应期[2];异紫堇定使未孕家兔输卵管峡部平滑肌自发性收缩波的张力和频率明显下降,并能拮抗去甲肾上腺素对输卵管峡部平滑肌的作用,明显延缓兔卵在输卵管的运行[2];异紫堇定对去甲肾上腺素诱发的家兔心律失常有对抗作用[2]。8. 毒副作用:本品所含原阿片碱盐酸盐小鼠灌胃的 LD_{50} 为(195±4. 3)mg/kg;右旋异紫丁盐酸盐小鼠灌胃的 LD_{50} 为(53±8)mg/kg。剂量相当生药5g/kg 时死亡[3]。

参 考 文 献

[1] 田华咏,瞿显友,熊鹏辉. 中国民族药炮制集成. 北京:中医古籍出版社,2000:456
[2] 谢宗万. 全国中草药汇编(上册). 第 2 版. 北京:人民卫生出版社,2000;865
[3] 曾育麟,周海钧. 中国民族药志(第一卷). 北京:人民卫生出版社,1984:507-510
[4] 钱金栿,周粤. 白族草药紫金龙成分的研究. 西北药学杂志,2000,15(2):57,58
[5] 吴颖瑞,赵友兴,刘玉清,等. 紫金龙的生物碱成分研究. 天然产物研究与开发,2008,20(4):622-626
[6] 罗建蓉,钱金栿,周浓. 紫金龙脂溶性化学成分的研究. 西北药学杂志,2010,25(1):19,20
[7] 昊勐,王银叶,艾铁民. 紫金龙总生物碱的镇痛作用及其机制初探. 中草药,2003,34(11):1022-1025

（杨芳云）

247. *Dalbergia hupeana*（黄檀）

【民族药名】　倒钩藤(土家族)。

【来源】　豆科植物黄檀 *Dalbergia hupeana* Hance 的根、叶。根有小毒。根于夏、秋季采挖,洗净,切碎晒干;叶夏季、秋季采集,鲜用。

乔木,高 10~17m;树皮灰色。羽状复叶;小叶 9~11,矩圆形或宽椭圆形,长 3~5.5cm,宽1.5~3cm,先端钝,微缺,基部圆形;叶轴及小叶柄有白色疏柔毛;托叶早落。圆锥花序顶生或生在上部叶腋间;花梗有锈色疏毛;萼钟状,萼齿5,不等,最下面1个披针形,较长,上面2个宽卵形,连合,两侧2个卵形,较短,有锈色柔毛;花冠淡紫色或白色;雄蕊(5+5)二组。荚果矩圆形,扁平,长3~7cm;种子1~3粒。花期5~7月,果期8~9月。

生于多石山坡灌丛中。分布于安徽、江苏、浙江、江西、福建、湖北、湖南、广东、广西、贵州、四川。

【药用经验】 土家族 根:用于细菌性痢疾、风湿骨痛。鲜叶:捣烂敷患处用于疔疮肿毒、咳嗽多痰(《土家药志下》)。

【化学成分】 树皮含黄酮类和三萜类成分[1]。黄酮类有右旋来欧卡品(leiocarpin)、左旋来欧辛(leiocin)、芹菜素(apigenin)、异鼠李素(isorhamnetin)。三萜皂苷类有3β,22β-二羟基-12-齐墩果烯-29-酸-3-O-α-L-吡喃鼠李糖基-(1→2)-β-D-吡喃半乳糖基-(1→2)-β-D吡喃葡萄糖醛酸苷[3β,22β-di-hydroxyolean-12-en-29-oic acid-3-O-α-L-rhamnopyranosyl-(1→2)-β-D-galacto-pyranosyl-(1→2)-β-D-glucuronopyranosiduronic acid]、3β,21β,22β-三羟基-12-齐墩果烯-29-酸-3-O-α-L-吡喃鼠李糖基-(1→2)-β-D-吡喃半乳糖基-(1→2)-β-D-吡喃葡萄糖醛酸苷[3β,21β,22β-tri-hydroxyolean-12-en-29-oic acid-3-O-α-L-rhamnopyranosyl-(1→2)-β-D-galacto-pyranosyl-(1→2)-β-D-glucuronopyranosiduronic acid]及槐花皂苷Ⅲ(kaikasaponin Ⅲ)等。

参 考 文 献

[1]《中华本草》编委会. 中华本草(第4册). 上海:上海科学技术出版社,1999:434,435

(黄德红 焦 玉)

248. *Daphne acutiloba*(金腰带)

【民族药名】 "金腰带"(土家族)。

【来源】 瑞香科植物尖瓣瑞香 *Daphne acutiloba* Rehd. 的茎皮。有毒。夏季、秋季采集,剥取茎皮,晒干。

常绿灌木,高0.2~2m。嫩枝疏被灰黄色短柔毛,老枝深紫色或红棕色,无毛。叶互生,革质,矩圆状披针形至椭圆状倒披针形,长4~8cm,宽1~2.5cm,顶端短渐尖、钝或微凹,无毛。花白色,常5~7朵成顶生头状花序;苞片卵形,早落;花梗极短,被短柔毛;花被筒状,长16~18mm,宽2mm,无毛;裂片4,长5~6mm,卵状长椭圆形,顶端渐尖或锐尖,无毛;雄蕊8,2轮,分别着生于花被筒中部及上部;花盘环状;子房卵状,无毛。核果近球状,深红色。花期4~5月,果期7~9月。

生于海拔1200~3000m的山地。分布于湖北西部、云南东部及重庆。

【药用经验】 土家族 用于腰腿及周身疼痛、四肢麻木、跌打损伤、心胃气痛、感冒等[1]。

【药材鉴定】 性状 呈带状,边缘内卷呈筒状,长20cm以上,厚约2mm。外表面棕黄色或灰棕色,具纵皱纹及1~2条纵棱,横向皮孔明显,有根痕或茎枝痕;内表面淡黄色,较平滑,有细纵纹。质坚韧,不易折断,断面富纤维性,黄白色。气微,味微辛[2]。

显微特征 (1)茎皮横切面:木栓细胞6~10列。皮层较宽,皮层外侧有5~6列厚角细胞,皮层有少量石细胞散在,薄壁细胞含细小的草酸钙簇晶。中柱鞘纤维群排列成断续的环状,韧皮纤维众多,单个散在或数个成群,射线细胞1~2列。(2)粉末:灰棕色。韧皮纤维成束或散在,多碎断,末端渐尖或斜尖,外壁稍弯曲,长180~920μm,直径5~13μm,壁厚2~5μm。中柱鞘纤维多成束,少数散在,末端渐尖或斜尖,外壁较平直,长 200~800μm,直径 20~36μm,壁厚 5~10μm,非木化。木栓细胞黄棕色,表面观呈类长方形或类多角形。石细胞黄绿色,呈长方形或类多角形,孔沟较密。草酸钙簇晶细小,直径 4~16μm。淀粉粒少见[2]。

【化学成分】 茎皮含 1,2-二氢瑞香毒素(1,2-dihydrodaphnetoxin)[3]、瑞香辛(odoracin)、伞形花内酯(umbelliferone)、瑞香素(daphnetin)、瑞香黄烷素 B(daphnodorin B)[4]。茎含有 wikstroelide M、vesiculosin、prostratin、7-羟基香豆素(7-hydroxycoumarin)、7,8-二羟基香豆素(7,8-dihydroxycoumarin)、isodaphnoside、daphnorine、rutamontine、daphnolin、瑞香替西(daphneticin)、松脂醇-β-D-葡萄糖苷((+)-pinoresinol-β-D-glucoside)、oleodapnone、oleodaphnal、过氧化麦角甾醇(ergosterol peroxide)、cholest-5-en-3β-ol[5]和毛瑞香素 A~C(daphnodorin A - C)、毛瑞香素 E 和 F(daphnodorin E,F)、毛瑞香素 H(daphnodorin H)、毛瑞香素 K(daphnodorin K)、毛瑞香素 C′(daphnodorin C′)、毛瑞香素 D₁(daphnodorin D₁)、毛瑞香素 K′(daphnodorin K′)、荛花醇(wikstrol A)、异狼毒素(*iso*-chamaejasmin)、狼毒素((+)-chamaejasmin)、3-甲氧基-毛瑞香素 H(3-methoxyl daphnodorin H)[6]、daphnediterp A[7]、daphnenin、daphnetone、咖啡酸-正十八烷基酯(caffeic acid *n*-octadecyl ester)[8]、acutilobins A-G、genkwanineⅧ、gniditrin、daphnetoxin、kirkinine、excoecariatoxin[9]等。根含赫雷毒素(huratoxin)、芫花灵(genkwadaphnin)、原赫雷毒素(prohuratoxin)[3]、毛瑞香素 M(daphnodorin M)、毛瑞香素 N(daphnodorin N)、毛瑞香素 D₂(daphnodorin D₂)、毛瑞香素 J(daphnodorin J)、松脂醇(pinoresinol)、松脂醇-β-D-葡萄糖苷(pinoresinol-β-D-glucopyranoside)[10]、

【药理作用】 1. 抗艾滋病毒作用:抗 HIV-1 病毒活性化合物 daphnediterp A 的治疗指数大于 31.4[8],化合物 daphnenin、caffeic acid n-octadecyl ester、genkwanineⅧ 的半最大效应浓度(EC₅₀)分别为 0.39μg/ml、0.16μg/ml、0.17nmol/L,acutilobins A-G 等 7 种化合物的 EC₅₀ 低于 1.5nmol/L,选择性指数(半抑制浓度/半最大效应浓度)大于 10.000,genkwanineⅧ 化合物选择性指数值为 187.000[9,10];2. 抗肿瘤作用:acutilobins A-G、genkwanineⅧ 等化合物对人早幼粒白血病细胞 HL-60、人肝癌细胞 SMMC-7721、人肺癌细胞 A-549、人乳腺癌细胞 MCF-7、人结肠癌细胞 SW480 等 5 种人癌细胞株有细胞毒性作用[9]。

【附注】 土家族尚将同属植物毛瑞香 *Daphne kiusiana* Miq. var. *atrocaulis*(Rehd.) F. Maekawa(*Daphne odora* Thunb. *atrocaulis* Rehd.)、唐古特瑞香(甘肃瑞香)*Daphne tangutica* Maxim. 的茎皮一同作"金腰带"药用[1],均有毒。

参 考 文 献

[1] 万定荣,钱赪,雷永恕,等. 鄂西土家族常用抗风湿类植物药. 中国中药杂志,1993;582

[2] 王兵娥,王洪军. 金腰带的性状与显微鉴别. 中药材,2005,28(4):284,285

[3]《中华本草》编委会. 中华本草(第5册). 上海:上海科学技术出版社,1999;400,401

[4] 冀春茹,丁岗,刘延泽. 尖瓣瑞香脂溶性成分的研究. 河南科学,1997,15(4):402-404

[5] 黄圣卓,马青云,刘玉清,等. 尖瓣瑞香化学成分研究. 中国中药杂,2013,38(1):64

[6] 黄圣卓,马青云,刘玉清,等. 尖瓣瑞香茎中双烷酮类成分研究. 中草药,2013,44(14):1887

[7] Xu,Y R,Li,Y K,Cao J L,et al. A New Daphne Diterpenoids from *Daphne acutiloba* Rehd. Asian Journal of Chemistry,2010,22(8):6371-6374

[8] Sheng Zhuo Huang,Xing Jie Zhang,Xing Yao Li,et al. Phenols with Anti-HIV Activity from *Daphne acutiloba*. . Planta Medica,2012,78(2):182-185

[9] Sheng Zhuo Huang,Xing Jie Zhang,Xing Yao Li,et al. Daphnane-type diterpene esters with cytotoxic and anti-HIV-1 activities from *Daphne acutiloba* Rehd. Phytochemistry,2012(75);99-1017

[10] Taniguchi M,Fujiwara A,Baba K,et al. Two biflavonoids from *Daphne acutiloba*. Phytochemistry,1998,49(3):863-867

（王雪芹　陈吉炎　马丰懿　张　飞）

249. *Daphne genkwa*（芫花）

【民族药名】　芫花（花蕾通称）；"涩朵背"（瑶族）。

【来源】　瑞香科植物芫花 *Daphne genkwa* Sieb. et Zucc. 的花蕾、根。有毒。花蕾于春季花未开放时采收,除去杂质,干燥;根全年可采挖,洗净,晒干。

落叶灌木,高 30~100cm;幼枝密被淡黄色绢状毛,老枝无毛。叶对生或偶为互生,纸质,椭圆状矩圆形至卵状披针形,长 3~4cm,宽 1~1.5cm,幼叶下面密被淡黄色绢状毛,老叶除下面中脉微被绢状毛外其余部分无毛。花先叶开放,淡紫色或淡紫红色,3~6 朵成簇腋生;花被筒状,长约 15mm,外被绢状毛,裂片 4,卵形,长 5mm,顶端圆形;雄蕊 8,2 轮,分别着生于花被筒中部及上部;花盘环状;子房卵状,长 2mm,密被淡黄色柔毛。核果白色。花期 3~6 月,果期 4~7 月。

分布于长江流域及山东、河南、陕西。

【炮制】　醋制（醋灸）能降低毒性[1];苯制用可使芫花致泻作用基本消除,其他副作用也大为减轻和减少,但仍保持其祛痰、镇咳、平喘作用[2]。醋制（醋灸）:将原药材拣净,加醋拌匀,闷透,置锅内,炒至将醋吸尽并呈微黄色时取出,晾干（每 10kg 芫花,用醋 3kg）。苯制:将干燥的芫花粉末用苯加热回流,抽提至几乎除尽青褐色油状、树脂状物为止,60℃左右烘干,以除尽苯（内服芫花不得含有微量苯）。

【药用经验】　瑶族　用于疟疾、狂犬病、水肿、跌打损伤、骨折疼痛、吐血、疮疡、痈疽流注（《湘蓝考》）。

【使用注意】　本品有毒,药典记载花蕾的用量 1.5~3g。醋芫花研末吞服,一次 0.6~0.9g,一日 1 次。外用适量。孕妇禁用;不宜与甘草同用。

【中毒与解毒】　全株均有毒,果实及树皮毒性较大,过量服用易引起中毒。中毒症状[3]:对于消化系统,芫花对胃肠黏膜能引起肿胀、充血;严重时可引起上消化道出血、急性胃扩张,表现为腹痛、腹胀、腹泻、恶心、呕吐,血压下降等,严重可脱水造成周围循环衰竭而死亡。心血管系统可发生心律失常,表现为心率缓慢、有间歇,心电图出现文氏房室传导阻滞,频发结性逸搏等改变。神经系统表现为头晕、头晕、耳鸣及四肢疼痛、发热,严重者导致痉挛、抽搐及昏迷,可因惊厥、呼吸中枢麻痹而死亡。此外,芫花对肝肾亦有一定的损害作用。解救方法[3]:(1)早期立即用 1:5000 高锰酸钾溶液漱口和洗胃。(2)静脉滴注 5% 葡萄糖盐水 1000~2000ml,加维生素 C₁ 3g。(3)口服黏膜保护剂,如阿拉伯胶、鞣酸蛋白、蛋清水等。(4)腹痛剧烈者,肌肉注射盐酸吗啡 15mg,佐以 0.5mg 硫酸阿托品。(5)上消化道出血者给予仙鹤草素、维生素 K 等止血剂,并用 H₂ 受体阻滞剂西咪替宁静脉滴注。(6)急性胃扩张者,立即胃减压,盐水洗胃,用胃管抽取胃液。(7)呼吸抑制者,给予吸氧及呼吸兴奋剂。痉挛可用巴比妥类镇静剂。(8)中药治疗:黄连 6g、甘草 6g、山栀 9g、黄芩 30g,水煎,每 2~3 小时服一次;白及粉 9g,研末一次冲服。

【药材鉴定】　性状　花蕾常 3~7 朵簇生于短花轴上,基部有苞片 1~2 片,多脱落为单朵。单朵呈棒槌状,多弯曲,长 1~1.7cm,直径约 1.5mm;花被筒表面淡紫色或灰绿色,密被短柔毛,先端 4 裂,裂片淡紫色或黄棕色。质软。气微,味甘、微辛。

显微特征　花蕾粉末:灰褐色。花粉粒黄色,类球形,直径 23~45μm,表面有较明显的网状雕纹,萌发孔多数,散在。花被下表面有非腺毛,单细胞,多弯曲,长 88~780μm,直径 15~

23μm,壁较厚,微具疣状突起。

薄层色谱　取本品花蕾粉末 1g,加甲醇 25ml,超声处理 10 分钟,滤过,滤液蒸干,残渣加乙醇 1ml 使溶解,作为供试品溶液。另取芫花对照药材 1g,同法制成对照药材溶液。再取芫花素对照品,加甲醇制成每 1ml 含 2mg 的溶液,作为对照品溶液。吸取上述 3 种溶液各 4μl,分别点于同一硅胶 G 薄层板上,以甲苯-乙酸乙酯-甲酸(8∶4∶0.2)为展开剂,展开,取出,晾干,置紫外光灯(365nm)下检视。供试品色谱在与对照药材色谱和对照品色谱相应的位置上,显相同颜色的荧光斑点。

【化学成分】　花及花蕾、根、叶中主要含香豆素类、木脂素类、黄酮类、二萜原酸酯类等。香豆素类有伞形花内酯(umbelliferone)、西瑞香素(daphnoretin)、瑞香苷(daphnin)和异西瑞香素(isodaphnoretin)。木脂素类为松脂醇(pinoresinol)、落叶松脂素(lariciresinol)、罗汉松脂素[(+)-matairesinol]等[2]。黄酮类有芫花素(genkwanin)、3-羟基芫花素(3-hydroxygenkwanin)、芹菜素(apigenin)、芫根苷(yuenkanin)、木犀草素(luteolin)、木犀草素-7-O-β-D-吡喃葡萄糖(luteolin-7-O-β-D-glucopyranside)、异槲皮苷(isoquercetrin)、瑞香素 B(daphnodorin B)、银椴苷(tiliroside)等。二萜原酸酯类主要是活性强的芫花酯甲(yuanhuacine)、乙、丙、丁、戊,芫花瑞香宁(genkwadaphnin)等。芫花素等为毒性成分。

【药理毒理】　1. 镇咳、祛痰作用:醋制芫花具有一定镇咳作用,其主要有效成分为羟基芫花素和木犀草素-7-O-β-D-吡喃葡萄糖[2]。2. 镇痛、镇静、抗惊厥作用:芫花根总黄酮具较好镇痛效果,其机制可能和抑制 PGE_2 生成,提升 SOD 活力有关[2]。3. 抗炎作用:芫花根醇提物弱极性组分中的苯甲酸酯衍生物、甾族化合物和齐墩果烷衍生物具有抗炎活性[4,5]。4. 抗肿瘤作用:芫花烯和芫花酯甲能影响 DNA 和蛋白质的合成而具有一定的抗肿瘤活性[2]。5. 免疫调节作用:芫花根总黄酮对小鼠的细胞免疫功能具有调节作用,且含药血清能增强正常小鼠细胞免疫功能[2]。6. 酶抑制作用:木犀草素、木犀草素-7-甲醚和椴苷为 cAMP 磷酸二酯酶抑制剂,其中椴苷活性最强[2]。7. 抑菌作用:醋制芫花及苯制芫花醇水提液 1∶50 时对肺炎球菌、溶血性链球菌、流行性感冒杆菌有抑菌作用[2]。8. 杀虫、抗寄生虫作用:芫花酯甲具有杀线虫驱肠虫的作用[2]。9. 引产抗生育作用:芫花中的二萜原酸酯类成分能使脱膜细胞变性坏死,因而对妊娠中期引产作用良好[2]。10. 利尿泻下作用:芫花不同炮制品均有利尿作用,但其效果具有显著差异[2]。11. 毒性:芫花含芫花素等以及刺激性油状物质,能刺激胃黏膜,引起胃神经反射性麻痹,同时大量胃液分泌,致急性胃扩张。超剂量易中毒,对胃肠道及皮肤黏膜有强烈的刺激作用,可引起剧烈的腹痛和腹泻。芫花煎剂大鼠腹腔注射 LD_{50} 为 9.25g/kg,醋制或苯制芫花醇提液,小鼠灌服 LD_{50} 为(8.48±1.18)~(14.50±2.03)g/kg。芫花和醋制芫花的醇浸液小鼠腹腔注射 LD_{50} 分别为 1.0g/kg 及 7.07g/kg,而水浸剂 LD_{50} 分别为 8.30g/kg 和 17.78g/kg。芫花萜乳剂和醇剂给小鼠腹腔注射的 LD_{50} 分别为 1.8mg/kg 和 1.9mg/kg。芫花根碳酸钠提取液,给猫注射的 MID 为(119±40)mg/kg。芫花萜醇剂给孕猴每日注射 20~100mg/kg,连续 10 天,可见主要脏器有明显病变,因弥漫性血管内凝血而死亡[3]。

【附注】　本植物的根可毒鱼,全株可作农药,煮汁可杀虫,灭天牛虫效果良好。

参 考 文 献

[1] 田华咏,瞿显友,熊鹏辉. 中国民族药炮制集成. 北京:中医古籍出版社,2000;227,228

[2] 谢宗万. 全国中草药汇编(上册)第 2 版. 北京:人民卫生出版社,2000;459,460

[3] 周立国. 中药毒性机制及解毒措施. 北京:人民卫生出版社,2006;248-250

[4] 李玲芝,宋少江,高品一,等. 芫花的化学成分及药理作用研究进展. 沈阳药科大学,2007,24(9):587-592
[5] 郑维发,石枫,王莉,等. 芫花根醇提物弱极性组分化学成分及抗炎活性研究. 解放军药学学报,2004,20(1):18-21

（杨芳云　胡吉清）

250. *Daphne giraldii*（祖师麻）

【民族药名】 祖师麻(通称);麻药子、麻豆豆(回族);"森星那玛"(藏族)。

【来源】 瑞香科植物黄瑞香 *Daphne giraldii* Nitsche 的根、根皮、茎皮、果、花。有小毒。秋季连根拔起,去掉枝叶,剥取外皮,晒干;花、果实适时采收。

生于山地疏林中。分布于陕西、甘肃、青海、四川等地。

落叶灌木,高45~70cm;幼枝无毛,浅绿而带紫色,老枝黄灰色。叶互生,纸质,常集生于小枝梢部,倒披针形,长3~6cm,宽7~12mm,顶端圆或锐尖,常有一凸尖,基部楔形,上面绿色,下面淡绿带灰白色,两面均无毛。花黄色,有微香,常3~8朵成顶生头状花序,无苞片;花梗短,无毛;花被筒状,长11~13mm,裂片4,近卵形,顶端渐尖,长3~4mm。核果卵状,红色。花期5月,果期6~7月。

生于海拔1600m山地。分布于陕西、甘肃、四川、青海。

【药用经验】 回族　根皮及茎皮:用于风湿痹痛、关节炎、类风湿性关节炎、头痛、胃痛(《民族药志三》)。藏族　果、花、皮及根:用于梅毒性鼻炎及下疳、脓肿、骨痛、关节积黄水(《藏本草》)。

【使用注意】 用量3~9g。孕妇忌服[1]。

【中毒与解毒】 外敷用药局部可出现氧感、热感、红丘症,部分伴有发热、嗜睡,还有部分引起过敏反应。出现过敏反应时,可口服或肌肉注射非拉根、氯苯那敏,或静脉注射葡萄糖酸钙。重症可用0.1%肾上腺素1ml皮下注射或静脉滴注氢化可的松或地塞米松[2]。

【药材鉴定】 性状　根皮呈不规则长条状,卷曲,长10~60cm,宽0.5~2cm,厚1~3mm。外表面棕黄色或灰黄色,有皱纹,具多数横长突起的皮孔,可见残留须根。内表面黄白色,略光滑,有细纵纹。质硬、韧,不易折断,断面显绢毛状纤维性,灰白色。气特异,味微苦,而后具持久的麻舌感。茎皮呈不规则条状,厚0.5~1.5cm。外表面灰褐色至灰棕红色,表皮易剥落,剥落处呈黄绿色,光滑或稍粗糙,具叶或小枝脱落的圆形或椭圆形疤痕及残留芽苞和幼枝。内表面淡灰绿色,有细纵纹。质韧,不易折断,断面具柔毛状纤维,灰白色。气微苦,味微苦并具麻舌感。

显微特征　(1)根皮横切面:木栓层由10~20余列长方形或类长方形细胞组成,壁薄,木栓化。皮层狭窄,由2~6列切向延长的长方形或不规则细胞组成,壁较厚,其中有油滴和淀粉粒散布。韧皮部宽广,具大量纤维及纤维群,纤维壁薄,非木化,腔形不规则,暗视野下纤维壁呈现银灰色光泽;韧皮射线细胞多单列稀双列,中部向外常弯曲。薄壁细胞内含油滴及小而众多的淀粉粒。(2)茎皮横切面:与根皮不同点为韧皮部外侧纤维群断续排列成环,纤维壁厚,具珠光色泽。皮层细胞、韧皮射线细胞及薄壁细胞中有黄绿色内含物填充;油滴及淀粉粒较少。(3)粉末:根、茎皮粉末黄白色至灰白色,研磨时有粉尘飞扬,对鼻及口腔黏膜具辛辣而持久的刺激感。纤维众多,散离或成束,甚长,先端渐尖,多已碎断,直径15~30μm;薄壁组织中可见油滴,油滴呈椭圆形或球形,直径17~33μm;木栓细胞浅棕黄色,壁薄,栓化;淀粉粒小而众多,单粒,圆球形。

【化学成分】 根茎含香豆素类化合物：daphgilin、daphjamilin、rutarensin[3]、瑞香素（daphne-tin）、瑞香苷（daphnin）、7-羟基香豆素（umbelliferone）、7-羟基-8-甲氧基香豆素（hydragetin）、7-甲氧基-8-羟基香豆素（7-methoxy-8-hydroxycoumarin）、7,8-二甲氧基香豆素（7,8-dimethoxycoumarin）。另含活性较强的二萜类成分：瑞香毒素（daphnetoxin）、12-羟基瑞香毒素（12-hydroxy-daphnetoxin）、黄瑞香甲素（daphnegiraldicin）、黄瑞香乙素（daphnegiraldidin）、黄瑞香丙素（daph-negiraldifin）[4]。尚含紫丁香苷（syringin）、齐墩果酸（oleanolic acid）、白桦酸（betulinic acid）、木犀草素（luteolin）[5]、齐墩果瑞香醛（oleodaphnal）[6]。茎皮中含黄酮类化合物：芫花素（genkwa-nin）、3′,4′-二羟基-7-甲氧基黄酮-5-*O*-β-D-葡萄糖苷、5,4′-二羟基-7,3′-甲氧基黄酮（5,4′-di-hydroxy-7,3′-dimethoxy flavone）、sakuranin、5,4′-二羟基黄烷-3-醇-7-*O*-β-D-葡萄糖苷等[7]。

【药理毒理】 1. 镇痛作用：二萜原酸酯类（如 gniditrin、gnidicin、瑞香毒素）具有较强的镇痛活性[7]。2. 抗肿瘤作用：体外抗肿瘤活性研究表明，其二萜原酸酯化合物及香豆素类都具有强抗肿瘤活性[8]。瑞香素在 $1\sim4mg/(kg\cdot d)$ 剂量范围内对小鼠移植性肿瘤 S180 有明显的抑制作用。3. 免疫作用：瑞香素能明显增强荷 S180 瘤小鼠的细胞免疫、非特异性免疫和红细胞免疫功能[9]。4. 抗炎作用：瑞香素对蛋清及右旋糖酐所致的 2 种大鼠急性实验性关节炎模型均有明显的抑制作用[10]。5. 对中枢神经系统作用：瑞香素具有一定的镇痛、镇静和催眠作用，能使小鼠或家兔自发活动减少，疼痛反射消失[10]。6. 对心血管作用：瑞香素具有抗心肌缺血、强心、增加心输出量、降压等多种作用[10]。7. 毒副作用：黄瑞香为发泡剂，可使皮肤发炎、起泡，且穿透力强，从而引起过敏。本品 70% 乙醇提取物小鼠腹腔注射与灌服的 LD_{50} 分别为 $(2.97\pm0.51)g/kg$ 及 $(3.67\pm0.75)g/kg$，大鼠腹腔注射为 $(3.91\pm1.26)g/kg$。祖师麻甲素小鼠灌服、腹腔注射及静脉注射的 LD_{50} 分别为 $(3.66\pm0.28)g/kg$、$0.48g/kg$ 及 $0.33g/kg$[2]。

【附注】 黄瑞香的干燥根皮、茎皮为中药"祖师麻"，收载于中国药典 2015 年版第四部；中国药典 1977 年版收载的祖师麻基源还有同属植物凹叶瑞香 *Daphne retusa* Hemsl.、唐古特瑞香（甘肃瑞香、陕甘瑞香）*Daphne tangutica* Maxim.。

参 考 文 献

[1] 谢宗万. 全国中草药汇编(上册). 第 2 版. 北京:人民卫生出版社,2000:611,612
[2] 周立国. 中药毒性机制及解毒措施. 北京:人民卫生出版社,2006:291,292
[3] 张强,蒋建勤. 黄瑞香中的一个新双香豆素—Daphgilin. 中国天然药物,2007,5(4):251-254
[4] 王明伟,李成义,李波. 祖师麻生药学研究进展. 湖南中医药大学学报,2007,27(1):80-84
[5] 周光雄,王国平,杨永春. 黄瑞香茎皮的化学成分研究. 中草药,2007,38(3):327-329
[6] 苏娟,吴志军,沈云亨,等. 黄瑞香的化学成分研究. 中草药,2008,39(12):1781-1783
[7] 张薇,苏娟,张卫东,等. 中药祖师麻的三种基源植物的化学及药理活性. 中国医药工业杂志,2007,38(3):233-238
[8] 周光雄,杨永春,石建功. 祖师麻活性化学成分研究. 中国中药杂志,2006,31(7):555,556
[9] 舒奇. 瑞香素抗肿瘤及免疫调节作用研究. 南昌:南昌大学医学院,2009
[10] 张文亮,李荣亨. 瑞香素药理作用研究现状. 实用中医药杂志,2007,23(6):402,403

（杨芳云）

251. *Daphne kiusiana* var. *atrocaulis*（毛瑞香）

【民族药名】 "可莫哭那"、"金腰带"（土家族）；"雪冻花"、"大鸡架"、"姜粒"、"暖骨风"、"铁牛皮"、"山一身保暖"、山瑞香（瑶族）。

【来源】　瑞香科植物毛瑞香 *Daphne kiusiana* Miq. var. *atrocaulis*(Rehder)F. Maek.(*Daphne odora* Thunb. var. *atrocaulis* Srehd.)　的根(根皮)、茎皮、花、全株。有小毒。夏季、秋季采集,洗净,鲜用或切片晒干。

常绿灌木,高 0.5~1m;幼枝与老枝均深紫色或紫褐色,无毛。叶厚纸质,椭圆形至倒披针形,长 5~10cm,宽 1.5~3.5cm。花白色,芳香,常 5~13 朵组成顶生头状花序,无总花梗,基部具数枚早落苞片;花被筒状,长约 10mm,外侧被灰黄色绢状毛,裂片 4,卵形,长约 5mm;雄蕊 8,2 轮,分别着生花被筒上部及中部;花盘环状,边缘波状,外被淡黄色短柔毛;子房长椭圆状,无毛。核果卵状椭圆状,红色。花期 3~5 月,果期 4~6 月。

浙江、安徽、江西、湖北、湖南、四川、台湾、广东、广西有栽培。

【药用经验】　土家族　将根皮或鲜茎皮浸入童便内,7 天后取出,流水中漂洗 2 次,搓编成腰带,贴肉而系,治湿气骨节痛、跌打损伤,时间愈长,疗效愈好(《土家药》)。茎皮用于腰腿及周身疼痛、四肢麻木、跌打损伤、心胃气痛、感冒(《民族药志要》)。瑶族　根或茎皮用于跌打损伤、咽喉炎(《湘蓝考》)。用于脾胃虚寒、产后腹痛、月经不调、贫血(《民族药志要》)。

【使用注意】　本品有毒,孕妇慎用。

【药材鉴定】　性状　(1)主根:呈类圆柱形或圆锥形,有分枝,直径 10~20mm。表面灰黄色至棕黄色,有细纵纹和横长突起的黄色皮孔。质坚韧,不易折断,断面不整齐,白色,木部与皮部常分离,皮部纤维性强,似绵毛状。(2)茎皮:呈长带状,长短、宽窄不一,常扎成小把,皮厚约 1mm。表面棕黑色至棕红色,摩擦后显光泽,有纵皱纹、叶柄残痕和横长皮孔;内表面黄白色,有细纵纹,显纤维性。质坚韧,难折断。气微,味辛辣。

显微特征　(1)根横切面:木栓层细胞 10~30 列,其外侧细胞均栓化;皮层由数列薄壁细胞组成。韧皮部韧皮纤维众多,成束存在者腔大壁薄,微木化或非木化,单个存在者胞腔小,壁强增厚,层纹隐约可见,木化。形成层明显。木质部发达,导管常数个成群分布,木射线宽 1~2 列细胞,有的纹孔明显,壁木化;年轮明显。薄壁细胞中含淀粉粒及少量方晶。(2)茎皮横切面:木栓层细胞 10 数列。皮层由 10 数列薄壁细胞组成,有纤维散在。韧皮部的纤维较多,成片或单个散在,多数纤维壁胞腔大,微木化或非木化,偶见胞腔极狭小、壁极厚且强烈木化的纤维。(3)粉末:呈灰绿色。淀粉粒众多,单粒呈类圆形,脐点大多明显,点状或圆圈状,直径 3~12μm,复粒少见。韧皮纤维胞腔小,壁厚,木化,直径 4~10μm。木纤维直径约 25μm,壁木化,胞腔较大,有的呈分叉状并具单纹孔。导管为具缘纹孔和梯纹导管,多破碎,直径 16~33μm。木射线细胞呈方形,纹孔和壁孔明显,壁木化。木栓细胞表面观呈长方形。

【化学成分】　根含瑞香醇酮(daphneolone)、西瑞香素-7-*O*-葡萄糖苷(daphneretin-7-*O*-glucoside)、芫花苷(D-primeversyl genkwanine)、瑞香黄烷 D_1(daphnodorin D_1)、瑞香黄烷 D_2(daphnodorin D_2)、紫丁香苷(syringin)[1],以及 β-谷甾醇(β-sitosterol)、对羟基苯甲酸乙酯(4-hydroxy ethylbenzoate)、反式-2-丙烯酸-3(3,4-二羟基苯基)-二十二烷酯[(2E)-2-propenoic acid-3-(3,4-dihydroxyphenyl)-decosylester)]、2,4-二羟基嘧啶(2,4-dihydroxypyrimidine)、瑞香素(daphnetin)、双白瑞香素(daphnoretin)、5,7,4-三羟基黄酮-3-醇(5,7,4-trihydroxyflavone-3-ol)、β-胡萝卜苷(daucosterol)[2]。

【药理毒理】　毒性:小鼠腹腔注射根皮的氯仿提取物 100mg/kg,75 分钟出现正反射消失,4 小时全部死亡[3]。

【附注】　同属植物尖瓣瑞香 *Daphne acutiloba* Rehd. (*Daphne. feddei* Levl.)或唐古特瑞香、(甘肃瑞香)*Daphne tangutica* Maxim. 的茎皮在土家族与本种茎皮同等入药,均称为"金腰带",用于腰腿及周身疼痛、四肢麻木、跌打损伤、心胃气痛、感冒。有毒慎用。

参 考 文 献

[1] 张薇,张卫东,李廷钊,等.毛瑞香酚性成分研究.天然产物研究与开发,2005(17):26-28
[2] 张薇,张卫东,李廷钊,等.毛瑞香化学成分研究.中国中药杂志,2005,30(7):513-515
[3] 陈冀胜,郑硕.中国有毒植物.北京:科学出版社,1987:589,590

（赵湘培　邓旭坤）

252. *Daphne papyracea*（白瑞香）

【民族药名】　"山一身保暖"、"野盘详"（瑶族）

【来源】　瑞香科植物白瑞香 *Daphne papyracea* Wall. ex Steud. 的干燥根皮、叶或全株。全株有毒。夏季、秋季挖取全株,分别剥取根皮和叶,除去杂质,晒干。

常绿灌木,高 1~1.5m,稀达 4m;枝灰色至灰褐色,稀淡紫褐色,无毛。叶互生,纸质,矩圆形或矩圆状披针形,稀长矩圆状倒披针形,长 9~14cm,宽 1.2~4cm,顶端渐尖,基部楔形,两面均无毛。花白色,有芳香,数朵簇生枝顶,近于头状,苞片外侧有绢状毛;总花梗短,密被短柔毛;花被筒状,长 16mm,被淡黄色短柔毛,裂片 4,卵形或短矩形,长 5mm;雄蕊 8,2 轮,分别着生于花被筒上部及中部;花盘环状,边缘波状;子房矩圆形,长 3~4mm,无毛。果卵状球形。花期 11 月至翌年 1 月,果期 4~5 月。

分布于广东、广西、云南、贵州、四川、湖南。

【药用经验】　瑶族　用于不孕症、月经不调、产后恶露过多、贫血、风湿疼痛、跌打肿痛、神经痛、扭挫伤、关节脱臼、胃疼(《桂药编》)。

【化学成分】　根含瑞香因子(daphnefactor)P1 及 P2、瑞香素(daphnetin)、瑞香素-8-β-葡萄糖苷(daphnetin-8-β-glucoside)。地上部分含蒲公英赛酮(taraxerone)、蒲公英赛醇(taraxerol)、蒲公英赛醇乙酸酯(taraxerol acetate)、蒲公英赛酸(taraxericacid)、β-谷甾醇-D-葡萄糖苷(β-sitosterol-D-glucoside)等三萜类成分;还含黄酮类成分芫花素(genkwanin)及香豆素类化合物瑞香素[1]。

【药理毒理】　毒性:小鼠腹腔注射根皮的氯仿提取物 100mg/kg,出现翻正反射消失、瘫痪,最后死亡;腹腔注射石油醚提取物 100mg/kg,2/3 小鼠死亡[2]。

参 考 文 献

[1]《中华本草》编委会.中华本草(第 1 册).上海:上海科学技术出版社,2000:4430,4431
[2] 谢宗万.全国中草药汇编(下册).第 2 版.北京:人民卫生出版社,1996:746

（赵湘培　邓旭坤）

253. *Daphne tangutica*（祖师麻）

【民族药名】　祖师麻(通称);麻药子、麻豆豆(回族);"森星那玛"、"深香那玛"(藏族);金腰带(土家族)。

【来源】　瑞香科植物唐古特瑞香(甘肃瑞香、陕甘瑞香)*Daphne tangutica* Maxim. 的根皮、茎皮、枝叶、花、果实。根皮、茎皮有小毒。秋季采挖,洗净,剥取茎皮和根皮,切碎,晒干;其他药用部位适时采收。

常绿灌木,高 0.6～2m;枝粗壮,幼枝疏生黄色短柔毛,老枝无毛。叶互生,革质,条状披针形或倒披针形,长 3～8cm,宽 0.8～1.7cm,顶端钝形或稀具凹缺,基部楔形或渐狭,边缘常反卷,两面均无毛。花外面浅紫色或紫红色,内面白色,有芳香,常数花成顶生头状花序,具总苞;苞片边缘有睫毛,长卵形或卵状披针形,长 5～7mm;花被筒状,长约 20mm,无毛,裂片 4,卵形或卵状披针形,长约 8mm,顶端钝;雄蕊 8,2 轮,分别着生花被筒上部及中部;环状花盘边缘有不规则浅裂;子房矩圆状倒卵形。核果卵形,红色,柄有毛。花期 4～5 月,果期 5～7 月。

生于海拔 1500～3000m 山地。分布于陕西、甘肃、重庆、四川、云南等省市。

【药用经验】 回族 根及茎皮:用于风湿痹痛、关节炎、类风湿性关节炎、头痛、胃痛(《民族药志三》)。藏族 果实:用于消化不良、虫病;枝叶熬膏用于虫病。茎皮:熬膏用于湿痹、关节积黄水(《部藏标》《中国藏药》),及胃寒、龋齿(《滇省志》)。果实、叶、皮:熬膏用于驱虫、梅毒性鼻炎及下疳。花:用于肺脓肿。根皮:用于骨痛、关节积黄水(《青藏药鉴》)。根、茎叶:煎膏用于骨疼、鼻炎、皮炎。土家族 茎皮:用于腰腿及周身疼痛、四肢麻木、跌打损伤、心胃气痛、感冒[1]。

【中毒与解毒】 同 "Daphne giraldii(祖师麻)" 条。

【化学成分】 全株含有木脂素类、二萜类、香豆素类等化合物。木质素类化合物如(±)-丁香树脂醇[(±)-syringaresinol]、(-)-二氢芝麻素[(-)-dihydrosesamin]、(-)-落叶松树脂醇[(-)-lariciresinol]、香豆木质素(daphneticin)[1,2];香豆素类如瑞香素(daphnetin)、西瑞香素(daphnoretin)[2,3];二萜类化合物如 15,16-双氢瑞香毒素(15,16-dihydrodphnetoxin)、土沉香毒素(exeoecariatoxin)、唐古特瑞香甲素(tanguticacin)、唐古特瑞香乙素(tanguticadin)、唐古特瑞香丙素(tanguticafin)、唐古特瑞香己素(tanguticakin)[3]。尚含 β-胡萝卜苷、蛇床子素、(+)-medioresinol 等[2]。

【药理毒理】 1. 抗炎作用:本品瑞香素对蛋清及右旋糖酐所致的 2 种大鼠急性实验性关节炎模型均有明显的抑制作用[4]。2. 中枢神经系统作用:瑞香素具有一定的镇痛和镇静催眠的作用,能使小鼠或家兔自发活动减少,疼痛反射消失[4]。3. 对心血管作用:瑞香素具有抗心肌缺血、强心、增加心输出量、降压等多种作用[4]。4. 免疫活性:瑞香素等成分能显著促进小鼠腹腔巨噬细胞吞噬功能,增加吞噬百分率和吞噬指数[4]。5. 灭虫作用:本品叶抽提物具有一定的杀虫活性,其严重影响了试虫的取食行为,致使部分试虫无法取食,饥饿而死[5,6]。6. 毒性:根皮和茎皮为发泡剂,可使皮肤发炎、起泡,且穿透力强,从而引起过敏。70% 乙醇提取物小鼠腹腔注射与灌服的 LD_{50} 分别为(2.97±0.51)g/kg 及(3.67±0.75)g/kg,大鼠腹腔注射的 LD_{50} 为(3.91±1.26)g/kg。祖师麻甲素小鼠灌服,腹腔注射及静脉注射的 LD_{50} 分别为(3.66±0.28)g/kg、0.48g/kg 及 0.33g/kg[7]。

【附注】 1. 瑞香科植物凹叶瑞香 Daphne retusa Hemsl. 在藏族也称为"深香那玛",其根皮、枝叶、果实入药,有小毒。其中果实用于消化不良、虫病;叶、枝熬膏用于虫病;根皮用于湿痹、关节积黄水(《中国藏药》)。2. 唐古特瑞香(甘肃瑞香、陕甘瑞香)Daphne tangutica Maxim.、凹叶瑞香 Daphne retusa Hemsl.、黄瑞香 Daphne giraldii Nitsche 的干燥根皮、茎皮为中药"祖师麻",曾收载于中国药典 1977 年版;中国药典 2015 年版收载的祖师麻则仅有黄瑞香一种。

参 考 文 献

[1] 万定荣,钱赪,雷永恕. 鄂西土家医常用抗风湿类民族药. 中国中药杂志,1993,18(10):581-584

［2］袁小红,徐春霞,张秀云,等.唐古特瑞香的化学成分研究.天然产物研究与开发,2007,19(1):55-58

［3］王明伟,李成义,李波.祖师麻生药学研究进展.湖南中医药大学学报,2007,27(1):80-84

［4］张文亮,李荣亨.瑞香素药理作用研究现状.实用中医药杂志,2007,23(6):402,403

［5］陈立,徐汉虹.唐古特瑞香对菜粉蝶幼虫的拒食和胃毒作用.天然产物研究与开发,2000,12(6):22-26

［6］陈立,徐汉虹,孙洪发,等.唐古特瑞香提取物对菜粉蝶幼虫的毒杀作用.昆虫学报,2000,43(4):364-371

［7］周立国.中药毒性机制及解毒措施.北京:人民卫生出版社,2006:291,292

（杨芳云）

254. *Daphniphyllum calycinum*（牛耳枫）

【民族药名】　"常四青"、"黑猴泼"、"跌打双"(侗族);"美结列"、羊屎木(苗族);"丕妹"(彝族)。

【来源】　虎皮楠科植物牛耳枫 *Daphniphyllum calycinum* Benth. 的根、茎皮、果实或全株。根、茎皮、全株有小毒;　果实有毒。根、树皮、全株全年可采,晒干用或鲜用;果实秋后成熟时采收,晒干备用。

　　常绿灌木,高 1~5m。单叶互生,革质,宽椭圆形至倒卵形,长 10~15cm,宽 3.5~9cm,先端钝或近圆形,有时急尖,基部宽楔形,边缘全缘,下面有白色细小乳头状突起;叶柄长 3~15cm。花小,雌雄异株,排成腋生的总状花序;花被萼状,宿存;雄花花梗长 1.2cm,花被片 3~4,雄蕊 9~10,长约 4mm,花丝极短,药隔发达,大于花药;雌花花梗长 5~6mm,花被片同雄花,子房不完全的 2 室,花柱短,柱头 2,核果卵圆形,长约 1cm,被白粉。

　　生于灌丛中或小溪两岸的疏林中。分布于江西、广东、广西、云南。

【药用经验】　侗族　根:捣烂敷患处用于乳腺炎,水煎洗皮肤用于皮炎(《桂药编》)。苗族　根:捣烂敷患处治乳腺炎(《桂药编》)。瑶族　果实:用于慢性痢疾、无名肿毒(《湘蓝考》)。彝族　树皮、果实:用于跌打损伤、痢疾、崩漏、风湿瘫痪、半身不遂、高血压(《楚彝本草》)。壮族　全株:用于痧病发热、风湿骨痛、跌打肿痛、毒蛇咬伤、疮疡肿毒等(《民毒药研用》)。

【使用注意】　孕妇禁用。

【药材鉴定】　性状　根类圆柱形,弯曲有分枝,直径 5~50mm。表面棕褐色,具细点状皮孔,在弯曲处常见横皱纹,质坚硬,不易折断,断面灰黄色或浅紫色,木质细密,常见受虫蛀形成的空洞。气微腥,味苦涩。茎表面灰黄色或黑褐色,有细小的点状突起,可见叶痕,无横皱纹,髓部疏松易成空隙。其余与根类同。叶片略皱缩,宽椭圆形或倒卵形,长 10~15cm,宽 3~9cm,先端钝或近圆形,有时急突,基部宽楔形或近圆形,全缘。叶柄长 3~15cm,中脉于下表面显著突起,侧脉明显。上表面灰绿色、黄棕色或红棕色;下表面淡灰色或灰褐色。革质。气微,味苦涩。核果卵圆形或卵形,长 7~10mm,直径 5~6mm。表面蓝黑色,有时附有浅灰色粉末,具不规则皱纹或多数疣状突起,先端有短小 2 歧的柱头残基,基部有凹入的果柄痕,有时可见果柄和宿萼。果皮较薄而脆,易碎。种子 1 粒,棕色或棕黑色,不饱满。气微,味苦。

　　显微特征　(1)根横切面:木栓层为数列扁长细胞;皮层窄,为数列至 10 余列细胞;中柱鞘部位可见单个或 2~5 个成群的石细胞。韧皮部窄,约占皮部切面的 1/3。形成层明显。木质部宽广,导管较小,仅比木薄壁细胞稍大,类方形或多角形,多单个或 2~3 个径向排列,木射线宽 1~3 列细胞。木品薄壁细胞中含众多的草酸钙簇晶。(2)茎横切面:中柱鞘部位具纤维束及石细胞,常横排成不连续的环。髓部薄壁细胞类圆形,中央多成空隙。(3)叶横切面:上表皮细胞类方形或长方形,外被角质层;下表皮细胞略小,部分外壁呈乳头状突起。栅栏细胞1~2列,海绵组织排列疏松。主脉维管束外韧型,排列成环状或半圆形,中柱鞘纤维呈断续的环状。主脉上、下表皮内侧有1至数列厚角细胞。薄壁细胞含草酸钙簇晶。(4)核果横切面:外果皮为1列表皮细胞。中果皮薄壁组织中散有单个或成群石细胞,并有较多裂隙;薄壁细胞含有草酸钙簇晶。内果皮由外侧的石细胞环带及内侧的纤维环带构成。内果皮内侧常可见不育胚珠,呈纺锤形,种子胚乳异常发达[2]。(5)叶粉末:灰绿色。上表皮细胞垂周壁呈波状弯曲,内含草酸钙簇晶,常2~4个含晶细胞并列。下表皮细胞垂周壁较直,外壁有乳头状突起,表面观呈小圆圈状,气孔平轴式,草酸钙簇晶较多,常2~4个含晶细胞并列。石细胞类圆形、类长多角形,有的一端延长渐尖。纤维壁稍薄,两端尖。纤维管胞具长圆形纹孔。

薄层色谱 取本品茎枝粗粉5g,加1%盐酸乙醇溶液50ml,超声处理30分钟,滤过,滤液置水浴上上蒸干,残渣加水10ml使溶解,:滤过,滤液用氨试液调pH至10~11,用三氯甲烷10ml振摇提取,分取三氯甲烷层,置水浴上蒸干,残渣加甲醇1ml使溶解,作为供试品溶液。另取牛耳枫茎枝对照药材5g,同法制成对照药材溶液。吸取上述2种溶液各3μl,分别点于同一硅胶G薄层板上,以三氯甲烷-乙酸乙酯-甲醇-水(30:40:20)10℃以下放置的下层溶液为展开剂,展开,取出,晾干,喷以稀碘化铋钾试液。供试品色谱在与对照药材色谱相应位置上,显相同颜色的斑点。

【化学成分】 树皮及叶含生物碱:牛耳枫碱(calycine)、灰青碱(glaucescine)、灰青次碱(glaucescinine)。叶也含β-谷甾醇(β-sitosterol)。种子含脂肪油约38.6%、牛耳枫林碱(daphnicaline)、牛耳枫定碱(daphnicadine)、牛耳枫明碱(daphnicamine)乙、丙及有机酸反丁烯二酸。种仁含油38.6%和总生物碱1.2%。,分离出牛耳枫林碱、牛耳枫定碱、牛耳枫明碱,还含少量延胡索酸(fumaricacid)[1]。

参 考 文 献

[1]《中华本草》编委会. 中华本草(第4册). 上海:上海科学技术出版社,1999;865-866

(徐 箐 聂 晶)

255. *Datura metel*(白花曼陀罗)

【民族药名】 洋金花(花通称);"嘎渣唧"、"戈克把"(傣族);"恒公剥裸"(傈僳族);正天雷、"加米给"、"蛙米官"、"嘎秋奶"(苗族);闹羊花(仫佬族);闹羊花(壮族)。

【来源】 茄科植物白花曼陀罗 *Datura metel* L. 的根、叶、花、种子、全草。全草有毒,花和种子有大毒。花于4~11月初开时采收,晒干或低温干燥;其他部位适时采集,晒干。

全体近无毛,高0.5~2m。叶互生或在茎上部呈假对生,卵形或宽卵形,顶端渐尖,基部不对称楔形,长5~13cm,宽4~6cm,全缘或有波状短齿;叶柄长2~3cm。花单生,直立;花萼筒状,稍有棱纹,长4~6cm,顶端5裂,不紧贴花冠筒;花冠漏斗状,长14~17cm,径6~8cm,白色、紫色或淡黄色,典型的花冠檐部5裂,在栽培的情况下,常常有重瓣,而内花冠5~10裂;雄蕊5,或变态至15枚且附有瓣片;子房球形。蒴果近球状或扁球状,直径约3cm,表面的刺疏而短,4瓣裂;宿存的萼筒部分呈浅盘状。花果期3~10月。

广布于温、热带地区;我国各地有栽培或野生。

【炮制】 种子炒后降低毒性,易于煎出有效成分[1]。傣族 炒制:将种子置锅中,文火炒至种子发出爆裂声时,取出,放凉。

【药用经验】　布朗族　全草:用于麻醉止痛、骨折、跌打损伤。傣族　花、叶、种子:用于跌打损伤(《德傣药》)。果实:用于神经性皮炎(《滇药录》《版纳傣药》《傣医药》《滇省志》)。傈僳族　花:用于哮喘、惊痫、风湿痹痛、脚气、疮疡疼痛;另用作外科手术麻醉剂(《怒江药》)。苗族　花:用于牙周炎、牙痛麻醉剂、风湿性腰痛(《苗医药》)。仫佬族　根、花:用于风湿性关节炎(《桂药编》)。壮族　根、花:用于跌打肿痛(《桂药编》)。

【使用注意】　全草有毒,而以种子最毒。一般种子口服常用量 0.15~0.3g;干花口服煎汤用量 0.3~0.6g;粉剂一日量 0.09~0.15g。过量易中毒[1];作卷烟吸,分次用,每日不超过 1.5g[2];外用适量,煎水洗或研末调敷[2]。中国药典记载孕妇、外感及痰热咳喘、青光眼、高血压及心动过速患者慎用。

【中毒与解毒】　中毒出现很快,食后 1.5~3 小时发病,主要表现为精神神经系统症状及副交感神经受抑制所见周围神经系统症状。具体症状:神经系统早期症状为口咽干燥、声音嘶哑、面部及皮肤潮红或有红斑疹、眼结膜充血、脉率增快、呼吸急促、头晕,继之出现精神症状,可见烦躁不安、意识不清、谵妄、幻听、不自由活动、阵发性痉挛、抽搐,可见病理性神经反射、瞳孔散大、对光反射消失。严重者很快进入昏迷状态、抽搐痉挛、血压下降、循环及呼吸衰竭而死亡。消化系统可见恶心呕吐、膨隆、肠鸣音减少、二便闭结。心血管系统会有心慌心悸、心动过速、心律不齐、皮肤毛细血管扩张。特殊感官偶有发生复视、球结膜充血、斜视、眼压升高、视力和听力障碍。解毒方法:(1)清除肠道剩余毒物,防止再吸收、促进排泄。用 1:2000 高锰酸钾或 4% 鞣酸洗胃。儿童洗胃困难可皮下注射吗啡,并用硫酸镁导泻及生理盐水高位灌肠,严重者应予补液。(2)特异性解毒剂。毛果芸香碱为阿托品对抗剂,能兴奋副交感神经,使用时宜小剂量皮下注射,慎重行之。中等中毒每 6 小时一次,每次 5~10mg,严重中毒每 15 分钟至 30 分钟一次,直至口干,精神症状消失。用新斯的明、毒扁豆碱效果亦同。(3)对症治疗:烦躁不安、抽搐者可加用镇静剂,用 10% 水合氯醛保留灌肠、肌注氯丙嗪、安定等[3]。(4)用绿豆皮 200g、银花 100g、连翘 50g、甘草 10g、清水 1000ml,煎至 200ml,每 2 小时服一次,50ml/次[4]。(5)轻症多食米醋,口含米醋[4]。(6)防风 6g、桂枝 6g 煎服[1]。(7)茶叶 30g 煎浓汁调豆腐 250g,一次服下[4]。(8)复方大青叶注射液 4ml,肌肉注射[4]。

【药材鉴定】　性状　(1)干燥花:多皱缩成条状,完整者长 9~15cm。花萼呈筒状,长为花冠的 2/5,灰绿色或灰黄色,先端 5 裂,基部具纵脉纹 5 条,表面微有茸毛;花冠呈喇叭状,淡黄色或黄棕色,先端 5 浅裂,裂片有短尖,短尖下有明显的纵脉纹 3 条,两裂片之间微凹;雄蕊 5,花丝贴生于花冠筒内,长为花冠的 3/4;雌蕊 1,柱头棒状。烘干品质柔韧,气特异;晒干品质脆,气微,味微苦。(2)种子:呈类扁肾形,直径约 4mm。表面光滑,边缘稍隆起,淡黄色或棕黄色。剖面灰黄白色,油质,有胚乳。无臭,味微辛、麻。

显微特征　粉末:花粉粒类球形或长圆形,直径 42~65μm,表面有条纹状雕纹。花萼非腺毛 1~3 细胞,壁具疣突;腺毛头部 1~5 细胞,柄 1~5 细胞。花冠裂片边缘非腺毛 1~10 细胞,壁微具疣突。花丝基部非腺毛粗大,1~5 细胞,基部直径约至 128μm,顶端钝圆。花萼、花冠薄壁细胞中有草酸钙砂晶、方晶及簇晶。

薄层色谱　取本品(花、种子)粉末 1g,加浓氨试液 1ml,混匀,加三氯甲烷 25ml,摇匀,放置过夜,滤过,滤液蒸干,残渣加三氯甲烷 1ml 使溶解,作为供试品溶液。另取硫酸阿托品、氢溴酸东莨菪碱对照品,加甲醇制成每 1ml 各含 4mg 的混合溶液,作为对照品溶液。吸取上述 2 种溶液各 10μl,分别点于同一硅胶 G 薄层板上,以乙酸乙酯-甲醇-浓氨试液(17:2:1)为展开剂,展开,取出,晾干,喷以稀碘化铋钾试液。供试品色谱中,在与对照品色谱相应的位置上,显相同颜色的斑点。

【化学成分】　花中主要含黄酮类、酚酸类和生物碱类化合物。黄酮类成分有:山柰酚(kaempferol)、7-*O*-α-L-鼠李吡喃糖基-山柰酚、7-*O*-β-D-葡萄吡喃糖-山柰酚、3-*O*-[β-D-葡萄吡喃糖基(1→2)]-β-D-葡萄吡喃糖基-山柰酚等[5]。酚酸类成分有:托品酸甲酯、托品酸(tropic acid)、苯甲酸甲酯(methyl benzoate)、4-羟基苯乙酮等[6]。生物碱类成分有:曼陀罗碱(meteloidine)、莨菪碱(hyoscyamine)、去水阿托品(apoatropine)、山莨菪碱(anisodamine)、东莨菪碱(hyoscine)和 norharman[7]。主要毒性成分为莨菪碱、阿托品及东莨菪碱[4]。

【药理毒理】　1. 对中枢神经系统的作用:对大脑以抑制作用为主,随剂量加大,脊髓的兴奋作用更为明显。尚有一定的镇痛平喘作用[2]和增强其他镇痛药的作用。洋金花的麻醉作用可能与所含的东莨菪碱有关。另还具有抑制胆碱能神经作用,可以缓解肌肉痉挛、减轻疼痛[8,9]。2. 呼吸兴奋作用:对人或犬均有强烈的呼吸兴奋作用[8]。3. 对循环系统的作用:本品能使动物(犬)心律显著加快,但对血压影响不大。其他可出现一系列胆碱能神经效应被阻断的表现[[8]。4. 其他作用:东莨菪碱能使实验性家兔瘫痪模型基本痊愈[8];洋金花总碱对出血性休克狗在配合输血时情况下,能使心输出量增加,外周血管总阻力下降,平均动脉压上升,有助于改善微循环血液灌流[8];洋金花治疗银屑病有效部位具有明显促进皮肤鳞片角化、对抗有丝分裂等作用[10]。5. 毒性:毒性主要为所含莨菪碱、阿托品及东莨菪碱[4]。20%东莨菪碱在皮下注射于未麻醉猫,能出现癫痫症状[8];洋金花注射液小鼠静注的 LD_{50} 为 8.2mg/kg[2];洋金花总碱犬静注的 MLD 为 75~80mg/kg[2];东莨菪碱对成人的 MLD 约为 100mg,幼儿约为 10mg[2]。

【附注】　白花曼陀罗的干燥花又为中药"洋金花",收载于历版中国药典。

参考文献

[1] 田华咏,瞿显友,熊鹏辉. 中国民族药炮制集成. 北京:中医古籍出版社,2000:154
[2] 高渌汶. 有毒中药临床精要. 北京:学苑出版社,2006:113
[3] 周立国. 中药毒性机制及解毒措施. 北京:人民卫生出版社,2006:207-210
[4] 刘莉,王红,张骏. 误食中药洋金花种子中毒调查救治报告. 时珍国医国药,2006,17(9):1846
[5] 杨炳友,唐玲,太成梅. 洋金花化学成分研究(I). 中草药,2006,37(8):1147-1149
[6] 李振宇,匡海学,夏永刚,等. 洋金花的化学成分研究(Ⅳ). 中医药信息,2010,27(6):13,14
[7] 李振宇,匡海学,夏永刚,等. 洋金花中生物碱类成分的分离与鉴定. 中医药学报,2010,38(5):92,93
[8] 谢宗万. 全国中草药汇编(上册). 第2版. 北京:人民卫生出版社,2000:803-805
[9] 张红星,祁青. 洋金花的镇痛作用及临床应用研究. 湖北中医杂志,2010,32(2):29-31
[10] 王秋红,肖洪彬,杨炳友,等. 洋金花治疗银屑病有效部位的药理作用研究(Ⅱ). 中国实验方剂学杂志,2008,14(11):32-34

(杨芳云　胡吉清)

256. *Datura stramonium*(曼陀罗)

【民族药名】　曼陀罗(通称);丑本善、"楚摆筛"、"楚构"、"楚嘟嘟"、"梳五斗"、"楚喝脂"(白族);"麻喝巴"、"坚麻喝巴"、"嘎渣拉"、"麻克曼"(傣族);"克巴当"(德昂族);"化茄居"(侗族);"剥罗起"(傈僳族);醉仙桃(苗族);"爸巴子"(纳西族);大独惹、"索玛仁杂"、"索玛拉扎"(藏族);"片败薄"、"失果则"、"阿柯失欺苦佩"(彝族)。

【来源】　茄科植物曼陀罗 *Datura stramonium* L. 的根、叶、花、果实、种子、全株。花、叶、种子及植株有大毒,种子毒性最大。全株全年可采,多用鲜品或洗净晒干;其他部位适时采集。

直立草本,高 1~2m。叶宽卵形,长 8~12cm,宽 4~12cm,顶端渐尖,基部不对称楔形,缘有不规则波状浅裂,裂片三角形,有时有疏齿,脉上有疏短柔毛;叶柄长 3~5cm。花常单生于枝分叉处或叶腋,直立;花萼筒状,有 5 棱角,长 4~5cm;花冠漏斗状,长 6~10cm,径 3~5cm,下部淡绿色,上部白色或紫色;雄蕊 5;子房卵形,不完全 4 室。蒴果直立,卵状,长 3~4cm,径 2~3.5cm,表面生有坚硬的针刺,或稀仅粗糙而无针刺,成熟后 4 瓣裂。花期 5~6 月,果期 7~9 月。

广布于温带至热带地区;我国各省区均有分布。

【炮制】 炒制能降低曼陀罗种子毒性,但有效成分有所减少。维吾尔族 炒制:取本品种子 100g,置不锈钢锅内,边炒边喷 35% 饱和盐水 25ml,直至闻到药味[1]。

【药用经验】 白族 全草:麻醉,止痛,止咳平喘,杀虫。还用于跌打损伤、关节疼痛(《滇药录》)。果实、花、叶:用于哮喘、风湿痛、慢性气管炎、跌打损伤、疮疖(《大理资志》)。傣族 根、叶:用于惊痫风寒、湿痹。种子:平喘,祛风,止痛(《傣医药》)。叶、果实:用于乳腺炎、顽癣、香港脚、烂疮(《版纳傣药》《滇药录》《滇省志》)。花、叶、种子:配伍用于跌打损伤(《德傣药》)。德昂族 用于支气管哮喘、慢性气管炎、胃痛、牙痛、风湿痛、损伤疼痛(《德宏药录》)。侗族 叶、花、种子:用于"喉老"(哮喘)、"雷雷呀"(烂脚丫)(《侗医学》)。景颇族 效用同德昂族(《德宏药录》)。傈僳族 花:用于哮喘、惊痫、风湿痹痛、脚气、疮疡疼痛;作外科手术麻醉剂(《怒江药》)。纳西族 果实、花、叶:用于哮喘、风湿痛、慢性气管炎、跌打损伤、疮疖(《大理资志》)。藏族 叶、花、种子:镇静、镇痛,以及用于麻醉、牙痛、喘咳(《滇省志》《滇药录》)。种子:用于烫伤、烧伤、黄水疮(《青藏药鉴》)及麻风病、皮肤病、烧伤、黄水病(《中国藏药》)。瑶族 根、叶、全草:用于跌打、风湿、类风湿、胃痛、腹痛。种子:用于痛症(《桂药编》)。花:用于哮喘咳嗽、胃痛(《湘蓝考》)。彝族 花:配方用于心口痛、隔食(《滇省志》)。果仁、花:用于牙痛、支气管炎、哮喘(《大理资志》)。

【使用注意】 全株有毒,而以种子最毒,给药剂量不当会引起中毒。用于支气管哮喘、手术麻醉等用量为 0.3~0.6g,平喘用量最多 0.06~0.24g,不可过量,以防中毒,儿童忌用[2]。

【中毒与解毒】 服用曼陀罗中毒时症状为口干、皮肤干燥、瞳孔散大、脉快、颜面潮红,严重则使血压下降致死。解毒方法:内服吐剂,洗胃并服鞣酸制剂,后给以盐类泻剂、强心剂、镇静剂。亦有用绿豆皮 120g、金银花 60g、连翘 30g、甘草 15g,用水 1000ml,煎至 200ml,一次服,每 2 小时服一次[2]。

【药材鉴定】 性状 (1)叶:干燥叶呈灰绿色至深绿色,多皱缩、破碎。完整叶片展平后呈菱状卵形,长 8~20cm,宽 4~15cm,先端渐尖,基部楔形不对称,边缘有不规则重锯齿,齿端渐尖,两面均无毛。质脆,易碎。气微,味苦、涩。(2)种子:呈肾形,略扁,长 3~4mm,宽 2.5~3.2mm。表面黑色或棕黑色,具隆起的网纹,遍布小凹点。种脐位于一侧,平坦。气微,味辛辣。

显微特征 (1)叶横切面:表皮细胞 1 列,外被角质层,有气孔及腺毛及非腺毛。栅栏细胞 1 列。在近栅栏细胞层的海绵组织细胞常含草酸钙簇晶,薄壁细胞尚含方晶和砂晶。维管束周韧形。近上下靠表皮细胞处可见厚角组织。(2)种子横切面:外种皮呈类方形,常为底和侧面增厚。内层为数列切线延长的棕色薄壁细胞。外胚乳细胞呈扁矩形,切线延长。在种皮内层与外胚乳之间夹有颓废层。内胚乳细胞多角形,较大,内含脂肪油滴及蛋白质粒。(3)叶粉末:黄绿色。非腺毛由 2~4 个细胞组成;腺毛由 1~2 个细胞柄及 1~8 个细胞头组成。薄壁细胞中含簇晶、方晶和砂晶。气孔不定式,副卫细胞 3~4 个。导管为螺纹、环纹导管。

薄层色谱 取本品叶粉末 0.2g,加 50% 乙醇 20ml,浸泡 1 小时,时时振摇,滤过,滤液挥去乙醇,加水 10ml,用氨试液调 pH 至 8 ~ 9,用三氯甲烷振摇提取两次,每次 15ml,合并三氯甲烷液,置水浴上蒸干,残渣加甲醇 0.5ml 使溶解,作为供试品溶液。另取曼陀罗叶对照药材 0.2g,同法制成对照药材溶液。再取硫酸阿托品加甲醇制成每 1ml 含 2mg 的溶液,作为对照品溶液。吸取供试品溶液和对照药材溶液各 4μl 与对照品溶液 2μl,分别点于同一用羧甲基纤维素钠为黏合剂的硅胶 G 薄层板上,以乙酸乙酯-甲醇-浓氨试液(10:2:1)为展开剂,展开,取出,晾干,喷以稀碘化铋钾试液。供试品色谱在与对照药材和对照品色谱相应的位置上,分别显相同颜色的斑点。

【化学成分】 叶和枝梢部分主要含莨菪碱(l-hyoscyamine)、东莨菪碱(l-scopolamine);种子含生物碱、脂肪油、蛋白质等。曼陀罗的主要有毒成分莨菪碱、阿托品(atropine)及东莨菪碱等生物碱类[3]。

【药理毒理】 本品的药理作用主要是莨菪碱和东莨菪碱的作用[2]。1. 对中枢神经系统作用:对大脑以抑制为主,随剂量加大,脊髓的兴奋作用更为明显,此外尚有一定的镇痛作用和增强其他镇痛药的作用。曼陀罗的麻醉作用可能与所含的东莨菪碱有关。2. 呼吸兴奋作用:对人或犬均有强烈的呼吸兴奋作用[2]。3. 对循环系统的作用:经动物(犬)试验能使心律显著加快,但对血压影响不大[2];曼陀罗总碱对出血性休克犬在配合输血时情况下,能使心输出量增加,外周血管总阻力下降,平均动脉压上升,有助于改善微循环血液灌流[2]。4. 东莨菪碱能使实验性家兔瘫痪模型基本痊愈[2]。5. 抑菌作用:曼陀罗的水浸提液对大肠杆菌、金葡萄球菌、枯草杆菌、曲霉菌、青霉菌等革兰氏阳性菌和革兰氏阴性菌都有一定程度的抑制作用,抑菌作用的强弱随浸提液浓度的增大而增加,而对芽孢杆菌的抑制作用较弱[4]。6. 毒副作用:曼陀罗中毒小鼠均表现出兴奋作用,活动增加,随后活动减少,部分小鼠眼睑下垂,呼吸急促;死亡小鼠死亡前出现腹式呼吸、俯卧、皮肤紫绀、运动失调、正位反射消失,死亡前大多尿失禁[2]。阿托品有抗胆碱能作用,引起视力模糊、流涎症、血管舒张、增加心率、引起精神错乱、减少震颤(性)麻痹的硬度[5]。20% 东莨菪碱在皮下注射于未麻醉猫,能出现癫痫症状[1]。东莨菪碱对小鼠的毒杀作用的 LD_{50} 为 60.89mg/kg[6],对成人的 MLD 约为 100mg,幼儿约为 10mg[7]。

参 考 文 献

[1] 热比姑丽·伊斯拉木,艾西木江·买买提,闫明. 新疆曼陀罗子炮制品一般毒性研究. 中国基层医药,2010,17(19): 2595-2597
[2] 谢宗万. 全国中草药汇编(上册). 第 2 版. 北京:人民卫生出版社,2000:803-805
[3] 李名建,阿布都吉力力,闫明,等. 曼陀罗子提取物小鼠急性毒性实验研究. 中国民族医药杂志,2010,16(5):41,42
[4] 张宏利,杨学军,刘文国,等. 曼陀罗化学成分与生物活性研究现状及展望. 西北林学院学报,2004,19(2):98-102
[5] 艾克白尔·买买提,热比姑丽,伊斯拉木,等. 曼陀罗及其主要化学成分研究进展. 中国民族医药杂志,2009,9:61,62
[6] 张宏利,韩崇选,程明,等. 30 种植物杀鼠活性研究. 西北植物学报,2007,27(12):2545-2550
[7] 高渌汶. 有毒中药临床精要. 北京:学苑出版社,2006:113

(杨芳云)

257. *Daucus carota*(野胡萝卜)

【民族药名】 野胡萝卜子、南鹤虱(果实通称);"且嗷"(基诺族);"囊格章古"(蒙古族);"加永"(藏族);"杜阔"(维吾尔族)。

【来源】 伞形科植物野胡萝卜 *Daucus carota* L. 的根、茎皮、果实。果实有小毒。秋季果实成熟时割取果枝,晒干,打下果实,除去杂质;根、茎皮适时采集。

二年生草本,高 20~120cm,全体有粗硬毛;根肉质,小圆锥形,近白色。基生叶矩圆形,二至三回羽状全裂,最终裂片条形至披针形,长 2~15mm,宽 0.5~2mm。复伞形花序顶生;总花梗长 10~60cm;总苞片多数,叶状,羽状分裂,裂片条形,反折;伞幅多数;小总苞片 5~7,条形,不裂或羽状分裂;花梗多数;花白色或淡红色。双悬果矩圆形,长 3~4mm,具 4 条次棱,棱有翅,翅上具短钩刺。花期 6~7 月,果期 7~8 月。

生于路旁、原野、田间。分布于安徽、江苏、浙江、江西、湖北、四川、贵州等省。

【药用经验】 基诺族 根或茎皮:用于风湿性关节炎(《基诺药》)。蒙古族 果实:用于蛔虫病、虫积腹痛、慢性痢疾(《蒙药》)。藏族 根:用于痹症、肾寒病、黄水病(《中国藏药》)。维吾尔族 果实:用于止顽咳、除胸堵、健胃、壮阳、益精、祛风和痰质性浓津、开窍、化肾和膀胱结石、利尿、通经、净子宫、助孕易产、强关节止痛、止小儿腹痛、消中风性水肿、解毒虫蜇毒(《维药志》)。瑶族 果实:用于蛔虫病、虫积腹痛、慢性痢疾(《湘蓝考》)。

【使用注意】 下焦有湿热,或肾阴不足、相火易动以及精关不固者忌服。

【药材鉴定】 性状 果实为双悬果,呈椭圆形,多裂为分果,分果长 3~4mm,宽 1.5~2.5mm。表面淡绿棕色或棕黄色,顶端有花柱残基,基部钝圆,背面隆起,具 4 条窄翅状棱线(次棱),翅上密生 1 列黄白色钩刺,刺长约 1.5mm,棱线间的凹下处有不明显的主棱,其上散生短柔毛,接合面平坦,有 3 条脉纹,上具柔毛。种仁类白色,有油性。体轻。搓碎时有特异香气,味微辛、苦。

显微特征 分果横切面:外果皮细胞 1 列,主棱处有分化成单细胞的非腺毛,毛长 86~390μm。中果皮有大型油管,在次棱基部各 1 个,接合面 2 个,扁长圆形,直径 50~120μm,内含黄棕色油滴;主棱内侧有细小维管束。内果皮为 1 列扁平薄壁细胞。种皮细胞含红棕色物质。胚乳丰富,薄壁细胞多角形,壁稍厚,含脂肪油及糊粉粒,糊粉粒中含有细小草酸钙簇晶。

薄层色谱 取本品果实粉末 1g,加乙醚 20ml,浸渍过夜,滤过,滤液挥干,残渣加乙醚 1ml 使溶解,作为供试品溶液。另取南鹤虱对照药材 1g,同法制成对照药材溶液。吸取上述 2 种溶液各 1~2μl,分别点于同一硅胶 G 薄层板上,以苯-乙酸乙酯-甲酸(8:1:1)为展开剂,展开,取出,晾干,置紫外光灯(365nm)下检视。供试品色谱中,在与对照药材色谱相应的位置上,显相同颜色的荧光斑点;再喷以 5% 香草醛硫酸溶液,加热至斑点显色清晰,供试品色谱中,在与对照药材色谱相应的位置上,显相同颜色的斑点。

【化学成分】 野胡萝卜果实含挥发油,油中含南鹤虱醇(carotol)、巴豆酸(tiglic acid)、细辛酮、甜没药烯(bisabolene)、胡萝卜萜烯(daucene)、胡萝卜醇(daucol)、α-蒎烯(α-pinene)、莰烯、β-蒎烯(β-pinene)、β-月桂烯(β-myrcene)、苎烯、4-萜品醇、(E)-6-甲基-3,5-庚二烯-2-酮、1-亚环己基-2-丙酮、6,6-二甲基-2-亚甲基-二环[3,1,1]-3-庚醇、反香芹酚、α,α,4-三甲基-3-环己烯-1-甲醇、1-甲氧基-4-(1-丙烯基)-苯、石竹烯、2,6-二甲基-6-(4-甲基-3-戊烯基)-二环[3,1,1]庚-2-烯、α-反式香柠檬烯、α-顺式香柠檬烯、α-芹子烯(α-selinene)、α-古芸烯(α-gurjunene)、β-红没药烯、β-姜黄烯、香柠檬醇、乙酸柏木酯、香柠檬醇乙酸酯、细辛脑、罗汉柏二烯、γ-榄香烯[1]。还含细辛醛(asarylaldehyde)和胡萝卜苷(daucosterol)。根含十七碳-1,9-二烯-4,6-二炔-3,8-二醇[1~3]。

【药理毒理】 1. 灭虫作用:果实有杀死钩虫的效力,其作用机制是使钩虫先兴奋后麻痹,而后被杀死。2. 对心血管系统的作用:果实的热乙醇提取物对离体猫心有扩张冠状动脉的作用。3. 对平滑肌的作用:果实所含苷性成分对麻醉犬有短暂的降压和抑制呼吸作用,能松弛大鼠、兔小肠及未孕子宫。果实醇提取物的水溶性提取部分对离体豚鼠、大鼠小肠、大鼠子宫、猫支气管、离体蛙心等均显示有罂粟碱样作用。对豚鼠由组织胺诱发的回肠收缩有抑制作用。4.抗生育作用：果实的乙醇和水提取物对雌性大鼠有抗生育作用。其挥发油对小鼠有抗着床、抗早孕、中期引产和晚期引产等多种作用[3]。

【附注】 本种果实为较常用中药，以"南鹤虱"为名收入《中国药典》2015年版（一部）。

参 考 文 献

[1] 王锡，孙玉泉. 南鹤虱挥发油化学成分的分析. 光谱实验室，2003，20（4）：530-532
[2] 崔兆杰，邱琴，刘廷礼，等. 南鹤虱挥发油化学成分的气相色谱/质谱分析. 分析化学来稿摘登，2001，29：1114
[3] 谢宗万. 全国中草药汇编（上册）. 第2版. 北京：人民卫生出版社，1996：937，938

（何思文）

258. *Delphinium delavayi*（滇川翠雀花）

【民族药名】 "夺乃俄"（傈僳族）；"恰羔贝"（藏族）。

【来源】 毛茛科植物滇川翠雀花 *Delphinium delavayi* Franch. 的块根，地上部分也入药。有毒。秋季采挖，除去泥土，晒干。

多年生草本。茎高60~100cm，粗3~7mm，有反曲的短硬色，等距地生叶。茎下部叶具长柄；叶片轮廓五角形，长4.5~6cm，宽7.5~11cm，基部深心形，3深裂，裂片边缘具小裂片和牙齿。总状花序狭长，花序轴和花梗被反曲的白色短毛和伸展的黄色腺毛；小苞片与花邻接或近邻接，披针形；萼片5，紫蓝色，椭圆形，长1~1.2cm，距钻形，长1.6~2.1cm；退化雄蕊2，瓣片蓝色，2裂，有白色髯毛；雄蕊多数；心皮3。种子密生鳞状横翅。花期7~11月。

生于海拔2650~3650m的山地林边或疏林中。分布于云南、四川。

【炮制】 通过炮制以降低毒性。取原药材，除去杂质，放入石灰水中浸泡1~2天，取出，洗净石灰，晒干。

【药用经验】 傈僳族 块根：用于风湿性关节炎、畏寒疼痛、跌打损伤、小儿惊风、肺炎、蛔虫（《怒江药》）。藏族 地上部分：用于瘟病时疫、毒热、"赤巴"病、皮肤病（《藏本草》）。彝族 根：祛风湿，止痛，定惊。用于风寒湿痹、胃痛、癫痫、小儿惊风、跌打损伤[1]，以及火烟呛着咳嗽不停[2]。

【使用注意】 本品毒性与草乌相似，内服宜慎。内服煎汤用3~6g；研末用0.3~0.6g。外用适量，研末调敷或泡酒搽。

参 考 文 献

[1] 阿子阿越. 彝族医药. 北京：中国医药科技出版社，1993：503
[2] 黎光南. 云南中药志. 昆明：云南科学技术出版社，1990：112

（帅　丽）

259. *Delphinium grandiflorum*（翠雀花）

【民族药名】 "玉隆巴"（藏族）。

【来源】 毛茛科植物翠雀花 *Delphinium grandiflorum* L. 的全草。有大毒。夏季采全草，去杂质,切段,晒干;秋季采根和种子,除去泥土或杂质,晒干。

多年生草本。茎高 35~65cm。基生叶和茎下部叶具长柄;叶片多圆肾形,长 2.2~6cm,宽 4~8cm,3 全裂,裂片细裂,小裂片条形,宽 0.6~2.5mm。总状花序具 3~15 花,轴和花梗被反曲的微柔毛;小苞片条形或钻形;萼片 5,蓝色或紫蓝色,长 1.2~1.5(1.8)cm,距通常较萼片稍长,钻形,长 1.7~2(2.3)cm;花瓣 2,有距;退化雄蕊 2,瓣片宽倒卵形,微凹,有黄色髯毛;雄蕊多数;心皮 3。花期 5~10 月。

生于山地草坡。分布于云南北部、山西、河北、宁夏、内蒙古、东北。

【药用经验】 藏族 清小肠热,干黄水,愈疮疡,止痢疾。用于热痢(《中国藏药》)。

【中毒与解毒】 全草有大毒,中毒后出现呼吸困难,血液循环障碍,肌肉、神经麻痹或产生痉挛现象,最后死于呼吸衰竭[1]。救治方法:(1)洗胃、导泻;(2)静脉输液;(3)生白蜜 120g 加凉开水搅匀徐徐咽下,或频饮绿豆汤;(4)生姜、生甘草各 15g,银花 18g,水煎服;(5)慈竹叶 60g,水煎放冷服[2]。

【药材鉴定】 性状 根圆锥形,长 2~8cm,直径 1~5mm。表面黄棕色至棕褐色,微具网状纹理;根头残留叶柄残基及中空的茎基。质硬脆,易折断,断面黄白色。气微,味辛、苦。茎青黄色,具纵棱,表面被反曲而贴伏的短柔毛。叶柄长,基部具鞘;叶片黄绿色,展平后呈圆五角形,长 2~6cm,宽 4~8.5cm,3 全裂,裂片再一至二回细裂。总状花序有 3~15 朵花;下部苞片叶状,其他苞片线形;萼片 5,紫蓝色,椭圆形,距钻形;花瓣 2,蓝色;退化雄蕊瓣状,蓝色,具黄色髯毛;子房密被短柔毛。蓇葖果长 1.4~2cm。种子倒卵状四面体形,沿棱有翅。质脆。气微,味苦[3]。

【化学成分】 含二萜生物碱,为活性及毒性成分。有牛扁次碱(lycoctonine)及甲基牛扁碱(methyl lycaconitine)。又从该植物中发现的主要成分有 4′,7-二甲氧基-5-羟基黄酮(4′,7-dimethoxy-5-hydroxyflavone),1-O-去甲基塔拉萨敏(isotalatizidine),甲基牛扁亭(methyllycaconitine)、翠雀胺(delcosine)、翠雀固灵(delsoline)、大花翠雀素(grandiflorine)、氨茴酰牛扁碱(anthranoyllycoctonine)、牛扁碱(1ycoctonine)、去氧牛扁碱(deoxylycoctonine)、草地乌头碱(umbrosine)、氮-肉桂酰-2-苯基乙胺(N-cinnamoyl-2-phenylethylamine)等[4,5]。

【药理毒理】 1. 镇静作用:本品醇提取物可明显减少小鼠自发活动,可显著延长戊巴比妥钠所致的睡眠时间,能明显提高阈下剂量的戊巴比妥钠睡眠率。2. 镇痛作用:其醇提取物可明显减少醋酸所致的小鼠扭体次数,可明显提高痛阈。3. 其他:雀翠花中分离得到的牛扁次碱和甲基牛扁碱均具有肌肉松弛作用[1]。

【附注】 1. 据文献记载,本植物的全草、根、种子均有大毒[1]。2. 本种的变种裂瓣翠雀 *Delphinium grandiflorum* L. var. *mosoynense* (Franch.) Huth 的根有大毒,纳西族与彝族作药用。纳西族用于疥疮、头虱子、牙痛、疥癣等(《民族药志要》)。彝族称为"黑若每里薄",用于风湿关节痛、跌打损伤、胃痛、小儿疳积、小儿肺炎、小儿腹泻、腹胀(《滇省志》)。所含二萜生物碱有肌松作用的牛扁次碱及甲基牛扁碱。3. 同属植物丽江翠雀花 *Delphinium likiangense* Franch 的根在纳西族与裂瓣翠雀同等药用,有大毒。本属植物中毒现象与解救方法参照翠雀花 *Delphinium grandiflorum* L.。

参 考 文 献

[1] 谢宗万. 全国中草药汇编(下册). 第 2 版. 北京:人民卫生出版社,2000:49
[2] 朱亚峰. 中药中成药解毒手册. 北京:人民军医出版社,2009:192

[3]《中华本草》编委会. 中华本草(第3册). 上海:上海科学技术出版社,1999:1826

[4]韩毅丽,高黎明,朱开礼,等. 大花翠雀化学成分的研究. 西北师范大学学报(自然科学版),2007,43(2):60-63

[5]韩毅丽,高黎明,朱开礼,等. 大花翠雀中生物碱成分的研究. 中草药,2007,38(2):182,183

(帅　丽　王　静)

260. *Delphinium tongolense*(川西翠雀花)

【民族药名】 "雀冈"、"恰冈"(藏族)。

【来源】 毛茛科植物川西翠雀花 *Delphinium tongolense* Franch. 的地上部分或全草。有毒。

多年生植物。茎高50~160cm,无毛,上部分枝,等距地生叶。茎下部叶在开花时枯萎。中部叶片五角形,长7~9cm,宽8~12cm,3深裂至距基部约8mm处,中央深裂片菱形,渐尖,中部以上3浅裂,边缘有小裂片和牙齿,侧深裂片斜扇形或斜菱形,不等2深裂,两面疏被短糙毛或近无毛;叶柄约与叶片等长。茎上部叶渐变小。总状花序生茎或分枝顶端,下部苞片叶状,其他苞片线形或丝形;花梗长1.8~7cm,与轴多少密被开展的黄色腺毛;小苞片生花梗上部,小,近丝形,长4~7mm;萼片蓝紫色,外面疏被短毛,上萼片宽椭圆形,长1.3~1.7cm,距钻形,长1.5~2.4cm,直或向下呈镰状弯曲;花瓣紫色,无毛;退化雄蕊紫色,瓣片2裂至中部,腹面有黄色髯毛;雄蕊无毛;心皮3,子房疏被短毛。蓇葖长1.4~2.1cm;种子黑褐色,倒卵球形,密生横狭翅。花期7~8月。

生于海拔2100~3900m的山地林边草坡或丛林中。分布于云南北部、四川西部。

【药用经验】 藏族 地上部分:用于肝胆疾病、肠热腹泻、痢疾(《藏本草》)。全草:用于肝胆疾病、肠热腹泻(《滇省志》)。

【附注】 本种与螺距翠雀花 *Delphinium spirocentrum* Hand.-Mazz. 形态相近,区别在萼距螺旋状弯曲,茎被短硬毛,花序被反曲的短毛和伸展的腺毛。螺距翠雀花在藏族称为"雀果贝",其花用于时疫瘟病及皮肤病(《滇省志》)。有毒。

(王兵娥　焦　玉)

261. *Delphinium yunnanense*(云南翠雀花)

【民族药名】 "诺嘟西哩"(彝族)

【来源】 毛茛科植物云南翠雀花 *Delphinium yunnanense* Franch. 的块根。秋季采挖,除去泥土,放入石灰水浸泡1~2日取出,洗净石灰,晒干。根有毒。

多年生草本。茎高40~90cm,下部有柔毛,而上部无毛,分枝,约生4叶。茎下部叶具长柄;叶片五角形,长3.6~5.8cm,宽5.5~10cm,3深裂,中央裂片再3裂,二回裂片狭三角形或披针形,急尖,全缘或具1~2个小裂片,疏生微柔毛。总状花序狭长,具3~10花;小苞片生花梗上部近花处,钻形;萼片5,蓝色,倒卵形,长0.9~1.4cm,距钻形,长1.7~2.4cm;花瓣2,有距;退化雄蕊2,蓝色,瓣片2裂,有黄色髯毛;雄蕊多数;心皮3。种子金字塔形,沿棱生狭翅。花期8~10月。

生于海拔1000~2400m的山坡草地。分布于云南和贵州西部。

【药用经验】 藏族 用于风湿关节痛、胃寒疼痛、跌打损伤、小儿口腔炎、肺结核、咳嗽(《滇省志》)。彝族 用于风寒湿痹、胃寒疼痛、跌打损伤、瘀积肿痛(《哀牢》)。用于气管炎、肺结核(《峨彝药》)及胃痛(《滇药录》)。用于风湿关节痛、胃寒疼痛、盗汗(《民族药志三》)。

【使用注意】 本品有毒,日用量1~3g,不可多服。

【中毒与解毒】 如中毒,民间用绿豆、芫荽、姜各适量,水煎,酌加猪油及红糖服;或用淡豆豉及黄豆煮汤服,中毒时不能洗胃灌肠[1]。

【药材鉴定】 性状 呈不规则的纺锤形,多有分枝,长2~6cm,直径1.5~9cm。顶端稍尖(残留根茎),向下有2~3个分枝,分枝的末端具短尖。外表黄白色,偶有残留的棕黑色外皮,可见须根痕,全体具纵沟,有的纵沟呈裂缝状,在中部或下部有时可见棕色环纹。质坚脆,易折断。断面米黄色,呈角质状,中心(木质部)黄白色,有时中空,生品断面呈白色,粉质。无臭,味苦[1]。

显微特征 (1)横切面:表皮细胞由1~2列细胞组成。具后生皮层,内皮层不明显。韧皮部宽广,筛管群散列。形成层组成明显的马蹄形,马蹄形内及马蹄形环绕的中部具4束导管,放射状排列,薄壁细胞内充满糊化淀粉块及少数淀粉粒。(2)粉末:类白色,薄壁细胞碎块中含大量糊化淀粉粒,淀粉粒圆形、类圆形或盔形,直径2~15μm,复粒由2~4分粒组成,脐点点状、条状、飞鸟状或"人"字状,层纹细密。导管为梯纹、网纹导管,偶有具缘孔纹导管[1]。

【化学成分】 根含有镇痛作用的二萜生物碱,包括飞燕草碱(delcosine)、yunnadelphinine、deletatine、德尔色明甲(delsemine A)、德尔色明乙(delsemine B),地上部分含有甲基牛扁亭碱(methyl lycaconitine)[2]。

参 考 文 献

[1] 曾育麟. 中国民族药志(第3卷). 成都:四川民族出版社,2000:422-425
[2] 梁妍,郝小燕,杨小生. 云南翠雀花中生物碱成分的研究. 中成药,2009,5:795,796

(帅 丽)

262. *Derris elliptica* (毛鱼藤)

【民族药名】 "温屯藤"(黎族)。

【来源】 豆科植物毛鱼藤 *Derris elliptica* (Wall.)Benth. 的根、全草。有毒。

粗壮攀援状灌木,高7~10m;嫩枝密被棕褐色毛,老枝无毛,散生棕褐色皮孔。羽状复叶长20~35mm;叶柄、叶轴上面有槽沟,密被棕褐色柔毛;小叶4~6对,厚纸质,长椭圆形、倒卵状长椭圆形至倒披针形,长6~15cm,宽2~4cm,先端短渐尖,钝头,基部楔形或宽楔形,上面无毛或仅沿叶脉被毛,下面粉绿色,薄被棕褐色绢毛;小叶柄密被棕褐色柔毛。总状花序腋生,长15~25cm;花序轴、总花梗和花梗密被棕褐色柔毛,总花梗长8~12mm或更长,花梗长6~8mm,稍聚生;花萼浅杯状,长约4mm,宽6~7mm;花冠淡红色或白色,长15~18mm,外面被黄褐色柔毛,内面无毛,旗瓣近圆形,宽12~15mm,先端2裂,基部内侧有附属体2;雄蕊单体;子房密被黄褐色柔毛,有胚珠3~4粒,花柱无毛。荚果长椭圆形,长3.5~8cm,宽1.7~2cm,扁平,幼时被柔毛,老时无毛,腹缝翅宽约2mm,背缝翅宽约0.5mm,种子1~4粒。花期4~5月。

广东和广西有栽培。

【药用经验】 黎族 全草:用于皮肤瘙痒、脓疮疹、疥癣、湿疹等。根:用于骨折、筋伤等[1]。

【中毒与解毒】 经常接触其粉末可致肝损伤(脂肪病变)。鱼藤酮中毒能引起呕吐、呼吸抑制、惊厥,最后呼吸麻痹而死亡[1]。未见解救方法记载。

【化学成分】 本品含鱼藤酮(rotenone)、鱼藤素(deguelin)、灰叶素(tephrosin)等多种异黄酮化合物[1]。还分离到异黄酮类成分樱黄素(prunetin)、芒柄花黄素(formononetin)、pseudobop-tigen、3′-甲氧基大豆素(3′-methoxydaidzein)、染料木素(genistein)、大豆素(daidzein)、二氢大豆素(dihydrodaidzein)、demethylvestitol[2]。根中还分离到鱼藤酮类化合物:6a,12a-dehydro-α-toxicarol、6a,12a-dehydro-β-toxicarol、villosol(6a,12a-dehydrosumatrol)、6-oxo-6a,12a-dehydrodeguelin、rotenonone、13-homo-13-oxa-6a,12a-dehydrodeguelin[3]。

【药理毒理】 1. 抗炎镇痛作用:对巴豆油、甲醛及角叉菜胶所致炎症有显著消肿作用,对热刺激和甲醛所致小鼠疼痛有明显的镇痛作用[1]。2. 抗菌活性:叶、茎提取物具有广谱抗菌活性,但无抗真菌活性[2]。3. 毒性:鱼藤酮能诱发动物中枢神经系统退行性病变,并具有杀虫活性,可有效控制蚜虫类如甘蓝蚜等害虫[4,5],对鱼的毒性也很强,对哺乳动物毒性较轻[1]。鱼藤酮配制成花生油溶液给雌、雄小鼠灌胃的 LD_{50} 分别为 50.1mg/kg 和 58.4mg/kg。豚鼠经皮染毒后,即表现为活动减少,体毛耸立,中毒重者出现体形消瘦,全身瘫软,继而昏迷、死亡。鱼藤酮对雌、雄豚鼠的急性经皮毒性 LD_{50} 分别为 501mg/kg 和 926mg/kg[1]。

参 考 文 献

[1]刘明生. 黎药学概论. 北京:人民卫生出版社,2008:42,43

[2]卢海英,梁敬钰,余平,等. 毛鱼藤根中的异黄酮类成分及其衍生物. 中国天然药物,2008,6(4):265-267

[3]卢海英,梁敬钰,陈燕,等. 毛鱼藤根中的鱼藤酮类成分 I. 中国药科大学学报,2008,39(2):108-110

[4] Moyo M,Nyakuda I w,Katsvangaca et al. Efficacy of the botanical pesticides,*Derris elliptica*,*Capsicum frutescens* and *Tagetes minuta* for the control of Brevicoryne brassicae in vegetables. J Sustai Dev Africa,2006(1):216-222

[5] Hu MY,Zhong G H,Sun ZhT,et al. Insecticidal activities of secondary metabolites of endophytic *Pencillium* sp. in*Derris elliptica* Benth. J Appl Entomol,2005,129(8):413-417

(王 静 胡吉清)

263. *Desmodium sequax*(波叶山蚂蝗)

【民族药名】 "佛居"、"福基"(白族);"细米油珠"、"哈芽派"(傣族);"求帮"、"尚美咪岑"(侗族);"得若耐"、"德糯耐"(拉祜族);"秀"(苗族);"哇北仓"(壮族)。

【来源】 豆科植物长波叶山蚂蝗(波叶山蚂蝗)*Desmodium sequax* Wall. [*Desmodium sinuatum*(Miq.)Bl. ex Baker]的根、茎皮、全株。有小毒。夏季、秋季采集,切断晒干,根洗净后切断晒干。

灌木,高达 2m。枝有淡黄色短柔毛。小叶 3,顶生小叶卵状菱形,长 4~10cm,宽 3~7cm,先端急尖,基部宽楔形,边缘波状,两面有白色柔毛,侧生小叶较小;叶柄有毛;托叶长椭圆形,长约 6mm,宽约 1mm,有淡黄色柔毛。总状花序顶生和腋生,花序轴和花梗有柔毛;花萼阔钟状,萼齿三角形,有短柔毛;花冠紫色。旗瓣无爪,与翼瓣、龙骨瓣近等长;子房有短柔毛。荚果串珠状,稍弯,密生开展褐色短柔毛,有 5~10 荚节,荚节长宽约 3mm。花期 7~9 月,果期 9~11 月。

生于海拔 1000~2800m 的山地草坡或林缘。分布于湖北、湖南、广东西北部、广西、四川、贵州、云南、西藏、台湾等地。

【药用经验】 白族 全株:外用于毒蛇咬伤、跌打损伤、皮炎、烫火伤。根:用于腮腺炎、乳腺炎、淋巴结炎、肺结核、腹泻、痢疾、小儿疳积、蛔虫病。果实:用于外伤出血(《滇省志》)。茎

皮：用于水肿、内伤出血、咳嗽（《滇药录》）。傣族　根：配伍用于尿道炎（《德傣药》）。侗族
全株：用于白寸榜（寸白虫）（《侗医学》）。拉祜族　根：用于肺炎高热、肺结核久喘、胃痛、月经
不调、跌打损伤（《滇省志》）。根、全株：用于闭经、肝炎、心脏病、体虚、消瘦、贫血、内伤出血
（《滇药录》）。苗族　全株：用于腹痛、腹泻（《桂药编》）。壮族　效用同苗族（《桂药编》）。

【药材鉴定】　性状　根呈圆柱形，长约7cm，直径6~14mm，表面灰褐色或棕褐色，粗糙，有
纵纹。质坚硬，不易折断，断面黄白色，具同心性维管束圆环，纤维性较强。气微，味苦、涩。

显微特征　根中段横切面：木栓层为数列细胞，类圆形，外被有落皮层；皮层为数列细胞，可
见裂隙。维管束数轮，环状排列，木质部由少数导管和大量木纤维组成；形成层断续呈环状，有
的不明显，细胞1~6列；薄壁细胞内含有砂晶、方晶和草酸钙簇晶[1]。

【附注】　同属植物圆锥山蚂蝗 *Desmodium elegans* DC. 的根有小毒。彝族作药用，称为"你
凿别沿惊"、"你作别缘惊"。用于跌打损伤、骨折脱位（《滇省志》《滇药录》）。

参 考 文 献

[1] 韦群辉,左爱华,杨晶,等. 民族药波叶山蚂蝗的生药学研究. 中国民族医药杂志,2007(7):49

（徐　菁　何思文）

264. *Desmos chinensis*（假鹰爪）

【民族药名】　"彩骨"、"灯笼"、"实乒"、"棵漏挪"（壮族）。

【来源】　番荔枝科植物假鹰爪 *Desmos chinensis* Lour. 的根、叶及全株。有小毒。全年可
采，洗净，切碎，晒干。

直立或攀援灌木，有时上枝蔓延，除花外，全株无毛；枝皮粗糙，有纵条纹，有灰白色凸起的
皮孔。叶薄纸质或膜质，长圆形或椭圆形，少数为阔卵形，长4~13cm，宽2~5cm，顶端钝或急
尖，基部圆形或稍偏斜，上面有光泽，下面粉绿色。花黄白色，单朵与叶对生或互生；花梗长2~
5.5cm，无毛；萼片卵圆形，长3~5mm，外面被微柔毛；外轮花瓣比内轮花瓣大，长圆形或长圆状
披针形，长达9cm，宽达2cm，顶端钝，两面被微柔毛，内轮花瓣长圆状披针形，长达7cm，宽达
1.5cm，两面被微毛；花托凸起，顶端平坦或略凹陷；雄蕊长圆形，药隔顶端截形；心皮长圆形，长
1~1.5mm，被长柔毛。果有柄，念珠状，长2~5cm，内有种子1~7枚；种子球状，直径约5mm。
花期夏至冬季，果期6月至翌年春季。

生于丘陵山坡、林缘灌木丛中或低海拔旷地、荒野及山谷等地。分布于广东、广西、云南和
贵州。

【药用经验】　壮族　根：用于风湿骨痛、产后腰痛。全株：用于风湿关节痛，加酸醋煎服治
鱼骨鲠喉（《桂药编》）。叶：用于痹病、水肿、产后腹痛、跌打损伤、风疹、癣（《桂壮药标准一》）。

【药材鉴定】　性状　根圆柱形，稍弯曲或有分枝，直径0.5~2cm。表面棕黑色，具细皱
纹。质硬，不易折断，断面皮部暗黄棕色，木部淡黄棕色。气微香，味淡、微涩。叶稍卷曲或破
碎，灰绿色至灰黄色。完整叶片长圆形至椭圆形，长4~13cm，宽2~5cm，先端短渐尖，基部阔楔
形，全缘；叶柄长约5mm。薄革质而脆。气微，味苦[1]。

显微特征　（1）根横切面：木栓层为数列红棕色木栓细胞。韧皮部宽厚；韧皮射线呈漏斗
状，有的细胞含橙皮苷结晶；韧皮纤维与薄壁组织相间排列。形成层明显。木质部占半径的
1/2，导管单个散在或数个径向相连。射线细胞含草酸钙方晶和淀粉粒。（2）叶表面观：上表皮

细胞多角形,垂周壁平直;部分细胞较大,类圆形,含草酸钙簇晶。下表皮细胞不规则多角形,含细小簇晶;非腺毛 2(~3)细胞,长 100~130mm,直径约 12mm,先端细胞长,胞腔常含黄色物质;气孔平轴式[1]。(3)叶横切面:上表皮细胞 1 列,细胞长方形、类方形或类圆形,可加大型细胞,内含草酸钙簇晶或方晶。中脉上表皮下方有纤维束散在;下表皮细胞 1 列,细胞较小多呈类圆形。栅栏组织 1~2 列,不通过中脉;海绵组织排列疏松,常含有草酸钙簇晶。分泌细胞类圆形,分布于主脉薄壁细胞和叶肉细胞中,较周围的薄壁细胞大,有的含有草酸钙簇晶。中脉维管束微心形,由 1~3 列纤维包围。中间具髓部。

　　薄层色谱　取本品叶粉末 1g,加乙醇 10ml,加热回流提取 1 小时,滤过,滤液作为供试品溶液。另取假鹰爪叶对照药材 1g,同法制成对照药材溶液。吸取上述 2 种溶液各 2μl,分别点于同一硅胶 G 薄层板上,以环己烷-三氯甲烷-乙酸乙酯-甲酸(20:5:8:1)为展开剂,展开,取出,晾干。喷以 10% 硫酸乙醇溶液,在 105℃加热至斑点显色清晰。供试品色谱在与对照药材色谱相应的位置上,显相同颜色的斑点。

　　【化学成分】　主要为黄酮、生物碱、挥发油、有机酸、三萜和植物甾醇等。已从假鹰爪属植物中分离得到 20 多种黄酮,分属于黄酮、黄酮醇、二氢黄酮、二氢黄酮醇、异黄酮和高异黄酮等[2]。假鹰爪叶中含(2R,3R)5,7,3′,4′-四羟基二氢黄酮醇-3-O-α-L-吡喃鼠李糖苷(astilbin)、5,7-二羟基色原酮-3-O-α-L-吡喃鼠李糖苷(eucryphin)、莕宁黄酮(mosloflavone)、黄芩素-7-甲醚(negletein)[3]。假鹰爪属植物中还有大量挥发油类,包括苯甲酸苯甲酯、水杨酸苯甲酯、苯甲酸等[1]。另还含三萜、豆甾烷-3,6-二酮、β-谷甾醇、豆甾醇等[1]。从假鹰爪鲜花挥发油中分离出芳樟醇(linalool)、香茅醇(citronellal)、反香叶醇、香叶酸甲酯、(2Z)-3,7-二甲基-2,6-辛二烯酸乙酯、β-石竹烯、α-石竹烯、大根香叶烯 D、匙叶桉油烯醇、α-石竹烯氧化物[4]。假鹰爪种子中含有尿囊素(allantion)、琥珀酸(succinic acid)、胡萝卜苷(daucosterol)、硬脂酸(stearic acid)等[5]。假鹰爪根中含有 5,7-二羟基-6-甲酰基-8-甲基双氢黄酮(lawinal)、5,7-二羟基-6-甲酰基-8-甲基黄酮(isounonal)、4,7-二羟基-5-甲氧基-6-甲基-8-甲酰基黄烷[6]。

　　【药理毒理】　1. 抑制酪氨酸激酶作用:能抑制表皮生长因子(EGF)过度表达的 NIH3T3细胞内酪氨酸的磷酸化,可抑制 EGF 诱导的 ER12 细胞骨架变化和 EGF 诱导的肌糖磷酸盐的形成[2]。2. 抗 HIV 作用:我国产的 4 种假鹰爪属植物的有机提取物均具有明显的抗 HIV 活性[2]。3. 强心作用:采用蟾蜍离体心脏常规法可证实,毛叶假鹰爪的叶中分离的 7-甲氧基黄芩素有显著的强心作用[2]。4. 抑菌作用:假鹰爪 95% 乙醇提取物的氯仿部位具有明显的抗菌活性,能显著抑制链球菌和 A 型沙门氏菌。该属植物的苯甲酸类成分也显示有抑菌活性[2]。

参　考　文　献

[1]《中华本草》编委会. 中华本草(第 3 册). 上海:上海科学技术出版社,1999:1589
[2] 谢红刚,邹忠梅,徐丽珍. 假鹰爪属植物化学成分和药理活性. 国外医药·植物药分册,2006,21(1):14-16
[3] 施敏锋,潘勤,闵知. 假鹰爪叶的化学成分研究. 中国药科大学学报,2003,34(6):503-505
[4] 宋晓虹,熊原,周钶达,等. 假鹰爪鲜花挥发油成分研究. 天然产物研究与开发,2008,20:846-851
[5] 鞠建华,余竞光. 假鹰爪种子化学成分的研究. 中国中药杂志,1999,24(7):418-421
[6] 廖时萱,韩公羽,张韵茹,等. 假鹰爪化学成分的研究. 药学学报,1989,24(2):110-113

(帅　丽)

265. *Deutzia setchuenensis*(四川溲疏)

【民族药名】　夜胡椒、"黑胡崽"(瑶族)。

【来源】 虎耳草科植物四川溲疏 *Deutzia setchuenensis* Franch. 的果实。有小毒。夏季秋季果实成熟时采集。

灌木，高达 2m。小枝疏生有紧贴的星状毛。叶对生，具短柄；叶片狭卵形或卵形，长 2.2~7.5cm，宽 1~2.4cm，基部圆形，先端渐尖或尾状渐尖，边缘有小齿，两面有星状毛，上面的毛有 4~6 条，下面的毛有 4~7 条辐射线。聚伞花序伞房状；花梗疏生紧贴的星状毛；花萼密生白色星状毛，萼筒长约 1.2mm，裂片 5，正三角形，长约 0.6mm；花瓣 5，白色，矩圆状倒卵形，长约 7mm；雄蕊 10，外轮花丝上部具 2 齿，内轮花丝的齿合生呈舌状并且比花药长；子房下位，花柱 3。花期 4~7 月，果期 6~9 月。

生于山地灌丛中。分布于四川、重庆、湖北、贵州、湖南、江西、福建、广东和广西北部。

【药用经验】 瑶族 用于妇女崩漏、疮疖痈肿（《湘蓝考》）。

【药材鉴定】 性状 果实近球形，直径约 4mm，黑红色。气微。味苦[1]。

【化学成分】 果实化学成分未见报道。全草含有 β-谷甾醇（β-sitosterol）、白桦酯醇（betulin）、hydrangetin、齐墩果酸（oleanolic acid）、肉桂酸（cinnamic acid）、齐墩果酸-3-*O*-β-D-吡喃葡萄糖醛酸苷（oleanolic-acid 3-*O*-β-D-glucuronopyranoside）、β-胡萝卜苷（β-daucosterol）、齐墩果酸-3-*O*-（β-D-吡喃葡萄糖醛酸-6-正丁酯）[oleanolic acid-3-*O*-（β-D-glucuronopyranoside-6-*O*-butyl ester）]和齐墩果酸-3-*O*-β-D-吡喃葡萄糖醛酸-28-*O*-β-D-吡喃葡萄糖（oleanolic acid 3-*O*-β-D-glucuronopyranosyl-28-3-*O*-β-D-glucopyranoside）[2]。

参 考 文 献

[1]《中华本草》编委会. 中华本草（第 4 册）. 上海：上海科学技术出版社，1999：17，18
[2] 李昌松，余红伟，陈晓珍，等. 四川溲疏的化学成分研究. 天然产物研究与开发，2012，24：465

（王雪芹　陈吉炎　马丰懿）

266. *Dianella ensifolia*（山菅兰）

【民族药名】 "鸭竹号"（傣族）；"儿塔补补"（基诺族）。

【来源】 百合科植物山菅兰 *Dianella ensifolia*（L.）DC. 的根茎或全草。根茎有大毒，全草有毒。

草本，具根茎。茎直立，连同花序高 1~2m。叶 2 列状排列，条状披针形，长 30cm 以上，宽 1.2~3cm，基部鞘状套折，顶端长渐尖，边缘和沿叶背中脉具细锐齿。总状花序组成顶生圆锥花序，分枝疏散；花淡黄色、绿白色至淡紫色，具长短不一的花梗；花被片 6，矩圆状披针形，长 8~10mm，宽 2~3mm，开展，内轮的具 5 脉，外轮的具 5~7 脉；雄蕊长 6~7mm；花药条形，长 3~4mm，顶端孔裂；花丝呈膝状变曲，顶端膨大，膨大部分长约 1mm；子房球形，长约 2mm，每室有 6 胚珠。浆果紫蓝色，直径约 8mm。花果期 3~8 月。

生于山地、草坡和灌木林内。分布于广东、广西、云南、贵州、江西、福建、台湾、浙江。

【药用经验】 傣族 用于四肢无力、贫血（《傣医药》《傣药录》）。基诺族 全草：用于肝炎。根：外用治疥癣、淋巴结核、淋巴腺炎（《基诺药》）。

【使用注意】 本品有毒，内服宜慎。有文献记载禁内服[1]。

【中毒与解毒】 全草有毒。家畜中毒可致死。中毒症状为"反胃作闷、断肠"[2]。人误食其果可引起呃逆，甚至呼吸困难而死。解救方法：可按中毒急救一般原则处理，并对症治疗。民间通过灌服鲜鸭血或鲜羊血直至呕吐,将毒物吐出[1]。

【化学成分】 根含酸模素即山猫儿素(musizin,dianellidin)、2,4-二羟基-3,5,6-三甲基苯甲酸甲酯(methyl 2,4-dihydroxy-3,5,6-trimethylbenzoate)、2,4-二羟基-3,6-二甲基苯甲酸甲酯(methyl 2,4-dihydroxy-3,6-dimethylbenzoate)、2,4-二羟基-6-甲基苯甲酸甲酯即苔色酸甲酯(methyl 2,4-dihydorxy-6-methylbenzoate,methylorsellinate)、2,4-二羟基-6-甲基氧-3-甲基苯乙酮(2,4-dihydroxy-6-methoxy-3-methylacetophenone)、5,7-二羟基-2,6,8-三甲基色酮(5,7-dihydroxy-2,6,8-trimethylchromone)、5,7-二羟基-2,8-二甲基色酮即O-去甲基异甲基丁香色原酮(5,7-dihydroxy-2,8-dimethylchromone,isoeugenitol)、1-(2,4-二羟基苯基)-3-(2,4-二甲氧基-3-甲苯基)-丙烷(1-(2,4-Dihydroxyphenyl)-3-(2,4-dimethoxy-3-methylphenyl)propane)[2~4]。

【药理毒理】 1. 抑制酪氨酸酶的作用:从山菅兰中分离提取的1-(2,4-二羟基苯基)-3-(2,4-二甲氧基-3-甲苯基)-丙烷具有显著的抑制酪氨酸酶的作用[4]。2. 抑制自由基:1-(2,4-二羟基苯基)-3-(2,4-二甲氧基-3-甲苯基)-丙烷同样具有显著的抑制自由基以及UV-C导致的脂质氧化作用[5]。

参 考 文 献

[1] 谢宗万. 全国中草药汇编. 下册. 第2版. 北京:人民卫生出版社,2000:66

[2] 朱亚峰. 中药中成药解毒手册. 第3版. 北京:人民军医出版社,2009:418

[3] Nesterov A,Zhao J,Minter David,et al. 1-(2,4-Dihydroxyphenyl)-3-(2,4-dimethoxy-3-methylphenyl)propane,a novel tyrosinase inhibitor with strong depigmenting effects. Chem. Pharm. Bull. ,2008,56(9):1292-1296

[4] 《中华本草》编委会. 中华本草(第8册). 上海:上海科学技术出版社,1999:7158

[5] Mammome T,Muizzuddin N,Declercq L,et al. Modification of skin discoloration by a topical treatment containing an extract of *Dianella ensifolia*:a potent antioxidant. J Cosmet Dermatol. ,2010,9(2):89-95

(帅 丽)

267. *Dichroa febrifuga*(常山)

【民族药名】 常山(通称);"黑恩舍恩"(阿昌族);"果拜扭"、"子那夏马"(傣族);"骂杀骂"(侗族);"过摆留"、"俄比比尼"(哈尼族);"迷帕帕懋"(基诺族);"子那夏马"(拉祜族);"舒鲁赫-毛都"、"舒鲁赫-额莫"((蒙古族);"都乌务"、"阿兰五"(苗族);鸡骨常山、甜柴、流痰柴(畲族);黄常山(佤族);"法哈灭"、"敢哈美"、人骨风、"野郎虎"、"母通门"(瑶族);"杰尼莫"(彝族)。

【来源】 虎耳草科植物常山 *Dichroa febrifuga* Lour. 的根、茎、叶、全草。根有小毒。栽种3~4年后于8月挖根,洗净晒干。枝叶于夏季采集。

落叶灌木,高1~2m;主根木质化,粗达1.5cm,断面黄色。小枝常有4钝棱,疏生黄色短毛或近无毛。叶对生,通常椭圆形或倒卵状矩圆形,长8~25cm,宽4~8cm,边缘有锯齿,下面无毛或疏生短柔毛;叶柄长1.5~5cm,有时疏生短柔毛。伞房状圆锥花序顶生,或也生于上部叶腋;花序轴与花梗都有毛;花两性,一型,蓝色,花芽时近球形,盛开时直径约1cm,无放射花;萼筒5~6齿裂;花瓣5~6,长5~6mm;雄蕊10~20;花柱4~6,棒状,初时基部连合。浆果几完全下位,蓝色,直径5mm,有宿存萼齿及花柱;种子极多数。花期6~7月,果期9月。

生于海拔200~2000m的林下、路旁或溪边。分布于长江以南各省区及甘肃南部、陕西南部。

【炮制】 酒制、醋制或麸炒均可减轻其催吐副作用,增强抗疟作用。阿昌族 (1)酒炙:取常山(根)片置锅内加热炒,边炒边洒白酒,炒至淡黄色取出,晾冷(每常山 100kg 加白酒 10kg)。或取常山片,加酒喷淋,稍闷,置锅文火炒至色变深,取出,放凉。(2)清炒:取常山片用文火炒至微焦为度,取出,放凉。**彝族** (1)麸炒:常山片 1000g,麦麸 400g,先将锅烧热(180℃),撒入麦麸至冒烟时加入常山,急炒至黄,筛去麸即得。(2)醋制:常山片 1000g,置锅内炒热,醋 250g 分次洒入再炒,焙干。

【药用经验】 阿昌族 根:用于疟疾(《德宏药录》)。傣族 全草:用于疟疾、癣(《滇药录》)。根、鲜叶:用于感冒、发热、疟疾、风湿骨疼,外用于骨折(《滇省志》)。德昂族 效用同阿昌族(《德宏药录》)。侗族 根:用于疟疾。叶:捣烂调洗米水服治薅中毒和磷化锌中毒(《桂药编》)。根:用于畏疟(打摆子)(《侗医学》)。哈尼族 根、叶:用于疟疾(《滇药录》)。根、叶:效用同傣族(《滇省志》)。基诺族 茎叶:用于疟疾、间日疟(《基诺药》)。拉祜族 根、叶:效用同傣族(《滇省志》)。苗族 根:用于疟疾;捣烂敷患处用于跌打损伤、刀伤出血(《桂药编》)。蒙古族 根:用于间日疟、三日疟、恶性疟疾(《蒙药》)。畲族 根、叶:用于疟疾、咳嗽、丹毒(《畲医药》)。佤族 根:用于疟疾、瘰疬(《中佤药》)。瑶族 全草:捣烂加盐少许,冲开水服用于淋巴结炎、咽喉炎(《桂药编》)。用于疟疾、支气管炎、小儿惊风、咽炎(《民族药志要》)。根:用于疟疾、瘰疬(《湘蓝考》)。彝族 效用同傣族(《滇省志》)。茎、叶:用于痰湿阴滞、胸肋胀满、皮肤过敏、奇痒难忍(《哀牢》)。

【使用注意】 本品苦寒,脾胃虚寒者不宜服,老人和久病者忌服;有催吐副作用,用量不宜过大;孕妇慎用[1]。

【中毒与解毒】 常山服后能刺激胃肠道及作用于呕吐中枢而引起呕吐,应配合镇吐药一并服用。中毒后出现恶心呕吐、腹痛腹泻、便血,严重时导致胃肠黏膜充血或出血,并能抑制循环中枢,引起心悸、心律失常、发绀及血压下降,最后死于循环衰竭。动物尸解发现其肝、肾呈黄色。救治措施:大量呕吐时,肌肉注射氯丙嗪 25~50mg,每日 2 次,静脉输入葡萄糖盐水,血压下降时静脉滴注去甲肾上腺素 2mg。心功能不全给予强心药物,口服维生素 B$_1$、维生素 C、维生素 K 等,必要时给氧[1]。

【药材鉴定】 性状 根呈圆柱形,常弯曲扭转,或有分枝,长 9~15cm,直径 0.5~2cm。表面棕黄色,具细纵纹,外皮易剥落,剥落处露出淡黄色木部。质坚硬,不易折断,折断时有粉尘飞扬;横切面黄白色,射线类白色,呈放射状。气微,味苦。

显微特征 (1)根横切面:木栓细胞数列。栓内层窄,少数细胞内含树脂块或草酸钙针晶束。韧皮部较窄,草酸钙针晶束较多。形成层呈不规则波状环。木质部占主要部分,均木化,射线宽窄不一;导管多角形,单个散在或数个相聚,有的含黄色侵填体。薄壁细胞含淀粉粒。(2)粉末:淡棕黄色。淀粉粒较多,单粒类圆形或长椭圆形,直径 3~18μm,复粒少,由 2~3 分粒组成。草酸钙针晶成束,存在于长圆形细胞中,长 10~50μm。导管多为梯状具缘纹孔导管,直径 15~45μm。木纤维细长,直径 10~43μm,壁稍厚。木薄壁细胞淡黄色,类多角形或类长多角形,壁略呈连珠状。

薄层色谱 取本品粉末 5g,加 2% 盐酸溶液 50ml,超声处理 30 分钟,滤过,滤液加浓氨试液调节 pH 至 10,用三氯甲烷振摇提取 3 次,每次 40ml,合并三氯甲烷液,回收溶剂至干,残渣加甲醇 0.5ml 使溶解,作为供试品溶液。另取常山对照药材 5g,同法制成对照药材溶液。照薄层色谱法试验,吸取 2 种溶液各 5μl,分别点于同一硅胶 GF$_{254}$ 薄层板上,以三氯甲烷-甲醇-浓氨试液(9:1:0.1)为展开剂,展开,取出,晾干,置紫外光灯(254nm)下检视。供试品色谱中,在与对照药材色谱相应的位置上,显相同颜色的主斑点。

【化学成分】 根及叶含三个互变异构体常山碱甲(α-dichroine)、常山碱乙(β-dichroine)、常山碱丙(γ-dichroine)入,并含有常山次碱(dichroidine),尚含 4-喹唑酮(4-quinazolone)及 2 种中性荧光性物质常山素 A(dichrin A)及常山素 B(dichrin B)、β-谷甾醇、豆甾醇、胡萝卜苷。叶并含少量三甲胺[2,3]。常山碱类为毒性成分。

【药理毒理】 1. 抗疟作用:常山水浸膏在 1g/kg 的剂量即呈显著的抗疟作用。常山碱甲、乙、丙为三种抗疟有效成分,有抗鸡疟、鸟疟、鸭疟的作用,尤以常山碱丙的抗疟效果最好。2. 抗阿米巴原虫作用:水浸剂对甲型流感病毒 PR8 有抑制作用,煎剂对钩端螺旋体有抑制作用,有消炎、止血、止痛等作用。3. 解热作用:常山煎剂经口给予实验性发热的家兔,结果证明有解热作用。4. 平滑肌作用:常山碱甲、乙、丙对麻醉犬有降低血压、抑制犬心脏和扩张血管的作用。5. 抗病毒作用:体外实验发现对甲型流行感冒病毒 PR2 有抑制作用。6. 致吐作用:对鸽有致吐作用[1,2]。7. 毒性:小鼠口服各种常山碱的 LD_{50} 分别为:常山碱甲 5.07mg/kg;常山碱乙 6.57mg/kg;常山碱丙 6.45mg/kg(有报道为 2.74mg/kg)。总生物碱为 7.79mg/kg,常山碱丙静脉注射的 LD_{50} 为 10mg/kg,说明口服毒性较静脉注射毒性大。常山碱乙的毒性比奎宁约大 150 倍,总碱的毒性约为奎宁的 123 倍。常山碱乙和丙各每日 0.75mg/kg、0.25mg/kg、0.075mg/kg 给小鼠连续灌胃 14 天,可使其生长受抑制。小鼠口服常山碱一般均可引起腹泻,甚至便血,剖检发现胃肠道黏膜充血或出血,肝、肾呈黄色。另有报道,重复给小鼠服用常山碱丙可引起肝水肿样变性,并死于肝坏死。但亦有报道,以常山碱提取物加生理盐水配成 2mg/ml 注射液,每日给大鼠腹腔注射 2 次,每次 0.5ml/10g,未发现谷丙转氨酶(ALT)和谷草转氨酶(AST)活力升高现象,提示常山总碱提取物对实验动物肝脏无明显影响。小鼠腹腔注射常咯啉的 LD_{50} 为 377mg/kg。常山不同炮制品按 0.7mg/20g 给小鼠灌胃,其毒性大小顺序:生常山>酒炒常山>浸常山>炒常山。动物实验证明,常山碱乙的催吐机制是刺激胃肠道的迷走神经及交感神经末梢,反射地引起呕吐,并能破坏毛细血管而发生胃肠黏膜充血出血,使胃肠道黏膜受刺激,并损害肝肾、升高血糖等。

【附注】 1. 本品根以常山为名收入《中国药典》2015 年版(一部)。2. 常山服后能刺激胃肠道及作用于呕吐中枢而引起呕吐,应配合镇吐药一并服用。

参 考 文 献

[1] 朱亚峰. 中药中成药解毒手册. 第 3 版. 北京:人民军医出版社,2009:155,156
[2] 谢宗万. 全国中草药汇编(上册). 北京:人民卫生出版社,2000:440
[3] 张雅,李春,雷国莲. 常山化学成分研究. 中国实验方剂学杂志,2010,16(5):40-42

(何思文 胡吉清)

268. *Dichrocephala chrysanthemifolia*(菊叶鱼眼草)

【民族药名】 "啰高雌帕懋"(基诺族);"日改夏"(佤族);"翁天毒"(彝族)。

【来源】 菊科植物菊叶鱼眼草 *Dichrocephala chrysanthemifolia*(Bl.)DC. 的全草。有毒。夏季采收,除去杂质,鲜用或晒干用[1]。

一年生草本,多分枝;分枝斜升、开展或分枝末端稍外倾;茎枝较坚硬,被白色短绒毛或柔毛或粗毛。叶长圆形或倒卵形,长 3~5cm,宽 0.8~2cm,羽状半裂、深裂或浅裂;侧裂片 2~3 对,长圆形或披针形或三角状披针形,边缘一侧或两侧有 1~2 个细小尖锯齿或无锯齿,中部叶的侧裂片较大,下部叶的侧裂片较小或锯齿状;茎上部的叶渐小,紧接花序下部的叶线形,全缘或有1~2对细尖齿。全部叶基部扩大,圆耳状抱茎,叶两面被白色柔毛,下面及下面沿脉的毛较密。头状花序球形或长圆状,果期明显增大,直径达7mm,单生于茎枝上部的叶腋处,近总状花序式排列;花序梗密被短柔毛或尘状绒毛,果期伸长且变粗硬,长达5cm,有1~3个线形或披针形苞叶;总苞片1~2层,边缘白色膜质,稍不等长,长约1.5mm。外围雌花多层,花冠紫色,短漏斗形,长0.7mm,上部3~5深裂齿;中央两性花少数,管状,长约1mm,上部4~5裂齿,外面有稀疏黏质黄色腺点和柔毛。瘦果压扁,倒披针状,边缘脉状加厚;无冠毛,或两性花瘦果顶端有1~2个细毛状冠毛。

生于海拔2900m的山坡路旁草丛中。分布于西藏(亚东)、云南。

【药用经验】　基诺族　全草外用于疮疡、蛇咬伤、皮炎、湿疹、脱肛、杀蛆(《基诺药》)。佤族　全草用于尿路感染、口腔溃疡、子宫炎、疔疮、皮肤感染(《滇药录》)。彝族　全草用于腹泻、毒蛇咬伤(《滇药录》)。用于目赤肿痛、云翳胬肉、口舌糜烂、乳痈淋漓、肝胆湿热、肠痈泻痢、浊白带下、外阴瘙痒(《哀牢》)[2]。

【使用注意】　本品有毒,慎用。

【化学成分】　全草含挥发油,其中主要成分有柠檬烯(limonene)、α-蒎烯(α-pinene)、β-蒎烯(β-pinene),三种成分总含量约占22.6%[3]。尚含 Fe、Zn、Cu、Mn 等无机元素[4]。

【药理毒理】　毒性:据文献记载,全草毒性强,因曾引起家畜流产,故认为其作用性质类似麦角,但未经证实。此流产可能因动物食后发生急性胃肠炎,反射性的引起盆腔充血所致[5]。

参　考　文　献

[1]《中华本草》编委会. 中华本草苗药卷. 贵阳:贵州科学技术出版社,2005;384,385
[2] 贾敏如,李昆炜. 中国民族药志要. 北京:中医医药科技出版社,2005;222
[3] 吴泃凤,尹复元,蔡锋. 菊叶鱼眼草的挥发油成分研究. 云南中医学院学报,1993,16(1);27,28
[4] 朱兆云. 云南天然药物图鉴(第1卷). 昆明:云南科学技术出版社,2004;402
[5] 杨世林. 基诺族医药. 昆明:云南科学技术出版社,2001;166

（王　静）

269. *Dictyophora multicolor*（黄裙竹荪）

【民族药名】　"念知"(苗族)。

【来源】　鬼笔科真菌黄裙竹荪(杂色竹荪)*Dictyophora multicolor* Berk. et Br. 的子实体。有毒。夏季、秋季采收,洗净,鲜用或晒干用。

子实体高6~16.5cm。菌盖钟形,高2.2~2.8cm,宽1.9~2.2cm。有显著的网络状凹穴,橘黄色,内有暗青褐色的黏性孢体,顶端平,中部具穿孔。菌裙柠檬黄色至橘黄色,长6.5~7.5cm,直径2~5cm,网眼多角形。菌柄近白色或淡橙黄色,海绵状,中空,粗1.6~2.3cm。菌托带淡紫色,(2.5~4)cm×(2~3.5)cm。孢子椭圆形,(3.5~4.5)μm×(1.5~2)μm;壁光滑,透明。

生于竹林下或阔叶混交林下,夏季、秋季单生或群生。分布于江苏、安徽、福建、台湾、湖南、广东、贵州、云南等地。

【药用经验】　苗族　用于子宫脱出、小儿脱肛(《滇药录》)。

【使用注意】　本品有毒,不可内服。外用适量[1]。

【药材鉴定】　性状　子实体呈长伞状,长6~16.5cm,表面黄白色至橘黄色。菌盖钟形,橘黄色,高 2.2~2.8cm,直径 1.9~2.2cm,有明显的凹陷呈网格状分布,顶端平截,中心呈一小孔。菌裙长 6.5~7.5cm,直径 2~5cm,橘黄色,网眼呈多角形。菌柄黄白色或淡橘黄色,直径 1.6~2.3cm。断面海绵状,中空,菌托稍膨大,呈类圆形,淡紫色。质柔韧。气香,味淡[1]。

参 考 文 献

[1]《中华本草》编委会. 中华本草(第 1 册). 上海:上海科学技术出版社,1999:603,604

(王雪芹　陈吉炎　马丰懿)

270. *Didymocarpus yunnanensis*(新香草)

【民族药名】　亚麻罗布、臭耳朵叶(哈尼族);"米杏乃"、"思诺祁"、"斯若郝"(彝族)。

【来源】　苦苣苔科植物云南长蒴苣苔 *Didymocarpus yunnanensis*(Franch.)W. W. Smith 的全草。有毒。夏季、秋季采收,除去杂质,鲜用或晒干用。

多年生草本,高 15~35cm。茎长 5~17cm,有极短的小毛,不分枝。叶对生,2 对通常聚生茎顶部,长达 28cm;叶片稍斜,卵形,长 5~16.5cm,宽 3~10.5cm,基部浅心形,边缘有浅钝齿,上面有极短的小毛,下面几无毛,绿白色;叶柄长 3~12cm。聚伞花序伞房状,1~3 次分枝,有长梗;苞片圆卵形,长达 1.6cm,边缘有小齿;花萼钟状,长约 5mm,疏生小毛,5 浅裂,裂片三角形,长 1~1.5mm;花冠紫红色,长约 3cm,疏生短毛,筒细,上唇 2 裂,下唇 3 裂;能育雄蕊 2,花药连着;雌蕊无毛。蒴果细,长 3.2~4.8cm。花期 8~10 月。

生于山地石上。分布于云南、四川西南部。

【药用经验】　彝族　用于跌伤腰疼、瘀血肿痛(《楚彝本草》、《滇省志》)。用于劳伤腰痛、瘀血肿痛;外治刀、枪伤、跌打骨折(《彝药志》)。用于腰痛、风湿痛、风寒(《滇药录》)。哈尼族　用于消疳积(《哈尼药》、《滇省志》)。

【使用注意】　本品有毒,内服宜慎,内服用量 3~6g,服药期间忌食豆类;外用适量研末用。

【药材鉴定】　性状　茎不分枝,被极短的毛。叶对生,2 对,通常聚生于茎顶部;叶片卵形,先端尖,基部浅心性,边缘有浅钝齿,被短毛,下面几无毛,侧脉每边 7~9 条。

(徐　箐)

271. *Dioscorea bulbifera*(黄独)

【民族药名】　黄药子(块茎通称);"不劳阿巴"(德昂族);"门给刮蛮"、"门蛮野"(侗族);"腊乌腊嘎"、"乌腊嘎"(基诺族);、"尼勒狂"(傈僳族);"嘎格查-沙日"、"沙日-囊-查干"(蒙古族);"比郎棍"、"真贵嗟"(苗族);"满巴"(仫佬族);桃风李(畲族);蓑衣包(佤族)。

【来源】　薯蓣科植物黄独 *Dioscorea bulbifera* L. 的块茎、叶。块茎有小毒。块茎于夏末至冬初采挖,以 9~11 月产者为佳,除去外表须毛,洗净,润透,切片,干燥。或取干燥块茎用水浸泡 2 小时,捞出,放置 12 小时,切成厚 4cm 的圆片,晒干。叶适时采集。

缠绕藤本;块茎卵圆形或梨形,近于土面,棕褐色,表面长满细长须根。茎圆柱形,左旋。叶腋内有大小不等的紫棕色的球形或卵圆形珠芽(或称零余子)。单叶互生,叶片宽心状卵形,顶端长尾状,全缘或微波状,两面光滑无毛。雄花序穗状下垂,常数个丛生于叶腋;花单生密集,基部有 2 卵状苞片;花被片 6,线状披针形;雄蕊 6,着生于花被基部,花丝与花药近于等长。蒴果反曲,翅长圆形,长 2~3cm,宽 0.5~0.8cm,成熟时草黄色,表面密生紫色小斑点;种子深褐色,着生于果实每室顶端,翅向基部延长成矩圆形。花期 6~8 月,果期 9~10 月。

生于海拔 2000m 以下的山谷阴沟或林缘。分布于西南、华南、华中、华东、台湾、陕西。

【炮制】 炒黄降低毒副作用;尿制降低毒副作用,增强滋阴降火、消肿之功效;醋制降低毒副作用,增强解毒消肿作用。土家族　(1)尿制:取黄药子用尿浸 1 夜,取出晒干炒黄;取净黄药子片,置锅中文火慢炒至表面微有黄色时,取出。(2)醋灸:取黄药子片置锅中炒热后,淋入食醋拌炒至干,取出,放晾。壮族　酒制:取黄药子根 500g,水煎两次,过滤,滤液合并,再加白酒 400ml,共制成 2400ml,每次口服 5ml。

【药用经验】 德昂族　块茎:用于甲状腺肿大、吐血、癌肿(《德宏药录》)。侗族　块茎:用于"份候舍"(大脖子)、"降吥"(内伤)(《侗医学》)。景颇族　块茎:效用同德昂族(《德宏药录》)。基诺族　块茎:用于地方性甲状腺肿、淋巴结核、痈肿疮疖(《基诺药》)。捣烂外敷用于下腹疼痛、甲状腺肿痛、淋巴结核、肿瘤。拉祜族　块茎:用于恶疮肿毒、百日咳、化脓性炎症(《拉祜医药》)。傈僳族　块茎:用于吐血、衄血、喉痹、瘿气、疮痈瘰疬(《怒江药》)。蒙古族　块茎:用于甲状腺肿大、淋巴结结核、咽喉肿痛、吐血、咯血、百日咳、癌肿。外用治疮疖(《蒙药》)。苗族　块茎:用于疮毒、癀、天疱水疮(《苗医药》)。仫佬族　块根:用于羊癫、淋巴腺炎(《桂药编》)。畲族　块茎:用于甲状腺肿大、颈淋巴结核、咽喉肿痛、百日咳、跌打损伤、疮疖(《畲医药》)。佤族　块根、叶:用于恶疮肿毒、咽喉肿痛、百日咳、全身浮肿(《中佤药》)。瑶族　块茎:用于吐血、咯血、肿疮疖、百日咳、地方性甲状腺肿、疝气、淋巴结核、肿瘤(《湘蓝考》)。

【使用注意】 本品块茎内服常用量为 10~15g,中毒量为 30~60g。不宜久服,过量引起恶心呕吐、腹泻等消化道症状,并对肝功能有影响,故脾胃虚弱和有肝病者慎用。

【中毒与解毒】 块茎误食和服用过量可引中毒。中毒时消化系统的症状表现为恶心、呕吐、腹痛、腹泻、食欲不振、厌油腻、乏力、肝脾肿大触痛,实验检查可见黄疸指数、胆红素、转氨酶升高等肝损害表现,严重时引起肝昏迷,导致死亡。神经系统的症状表现为头昏、低热,或畏寒发热、口舌及喉烧灼痛、流涎、瞳孔缩小,严重者出现昏迷、呼吸困难和心脏麻痹而死亡[1]。解毒措施:(1)早期常规处理,以 0.025% 高锰酸钾溶液洗胃;呕吐腹泻严重者,不需催吐导泻;继服鞣酸蛋白、药用活性炭和蛋清、牛乳、面糊等。(2)腹痛剧烈者,可口服硫酸阿托品 0.6mg/次,或口服颠茄酊 1ml/次,每日 3 次。(3)用 0.5% 鞣酸或 0.02% 高锰酸钾漱口、一边漱一边少量徐徐咽下,或漱后再服入 50ml。(4)呼吸及循环麻痹可吸氧,注射呼吸兴奋剂和强心剂,如尼可刹米、洛贝林、西地吐等。(5)孕妇中毒要设法保胎.用中药黄芩、白术、杜仲、川断、茜草炭,以及抑制子宫收缩的药物,如香附、杜仲、芍药等,水煎内服,并卧床休息,输入能量合剂。(6)进行保肝治疗,酌用保肝药,可参照下述慢性积蓄性中毒的处理措施[1]。慢性(蓄积)中毒的处理:(1)及时停药进行治疗。(2)保肝治疗。(3)出现黄疸兼腹满者用茵陈蒿汤(茵陈、栀子、大黄),兼皮肤瘙痒者用麻黄连翘赤小豆汤(麻黄、连翘根、梓树皮、杏仁、赤小豆、生姜等),根据辨证也应用茵陈五苓散等。(4)出现肝昏迷者,选用左旋多巴,口服或鼻饲,每日 3~5g,剂量先小后大;或每次 1~1.5g,每日 3 次。28.7% 谷氨酸钠每日 60~120ml,加于 5%~10% 葡萄糖溶液 500~1000ml 静脉点滴,或乙酰谷氨酰胺 0.6~1g,加入 5% 葡萄糖溶液静脉点滴,有碱中毒情况忌用。精氨酸(25%)溶液每日 100~120ml,加入 5% 葡萄糖溶液 500ml,静脉点滴,一次给予,同时肌肉注射三磷腺苷 20mg 和 25% 硫酸镁 2~3ml,有利于血氨合成尿素,使用时要注意防止高血钾的发生[1]。

【药材鉴定】 **性状** 多为横切厚片,圆形或近圆形,直径 2.5~7cm,厚 0.5~1.5cm。表面棕黑色,皱缩,有众多白色、点状突起的须根痕,或有弯曲残留的细根,栓皮易剥落;切面黄白色至黄棕色,平坦或凹凸不平。质坚脆,易折断,断面颗粒状,并散有橙黄色麻点。气微,味苦。

显微特征 (1)块茎横切面:木栓细胞壁微木化,内侧石细胞断续排列成环。近外方的基本组织有分泌道。维管束外韧型,散在。黏液细胞多数,含草酸钙针晶束。薄壁细胞含淀粉粒。(2)粉末:石细胞长棱形而两端钝圆,或不规则椭圆形、卵状三角形,孔沟密集。淀粉粒长圆形、卵形、贝壳形或不规则条形,短径 5~12μm,长径 15~21μm,脐点点状。黏液细胞类圆形,短径 95~160μm,长径 150~300μm,含草酸钙针晶束,长 50~117μm。分泌道含树脂状物。

薄层色谱 取本品块茎粗粉 5g,加乙醇 30ml,在水浴上回流提取 2 小时,滤过,滤液浓缩后作为供试液。另取黄药子乙素对照品制备对照品溶液。分别吸取上述 2 种溶液约 5μl,点样于同一硅胶 G-CMC 薄层板上,以乙酸乙酯-无水乙醇-环己烷(20:1:5:1)为展开剂,展开,取出,晾干,喷以对二甲氨基苯甲醛试液,110℃加热 10 分钟后置日光下检视。供试液色谱在与对照品色谱相应位置上,显相同的樱红色斑点。

【化学成分】 块茎含甾类、二萜内酯类、黄酮类、酚类、有机酸、糖、苷类及生物碱等成分。甾类化合物有:薯蓣皂苷元(diosgenin)、豆甾醇(stigmasterol)、薯蓣次苷甲(prosapogenin A of dioscin)、箭根薯皂苷(taccaoside)、胡萝卜苷(daucosterol)、β-谷甾醇(β-sitosterol)。二萜内酯类化合物有:黄独素(diosbulbin)A~H、8-表黄独素 E 乙酸酯(8-epidiosbulbin E acetate)。黄酮类成分主要有:3,7-二甲氧基山奈酚(3,7-dimethoxykaempferol)、3,7-二甲氧基槲皮素(3,7-dimethoxyquercetin)、山核桃素(caryatin)、3,5-二甲氧基山奈酚(3,5-dimethoxykaempferol)、3,5,3′-三甲氧基槲皮素(3,5,3′-trimethoxyquercetin)、杨梅树皮素(myricetin)、杨梅树皮素-3-O-β-D-吡喃半乳糖苷(myricetin-3-O-β-D-galactopyranoside)、杨梅树皮素-3-O-β-D-吡喃葡萄糖苷(myricetin-3-O-β-D-glucopyranoside)、金丝桃苷(hyperoside)、山奈酚-3-O-β-D-吡喃半乳糖苷(kaempferol-3-O-β-D-galactopyranoside)、(+)-儿茶素[(+)-catechin]、(+)-表儿茶素[(+)-epicatechin]。其他酚类、有机酸化合物有:去甲基山药素 Ⅳ(demethylbatatasin Ⅳ)、二氢白藜芦醇(dihydroresveratrol)、2,4,5,6-四羟基菲(2,4,5,6-tetrahydroxyphenanthrene)、2,4,6,7-四羟基-9,10-二氢菲(2,4,6,7-tetrahydroxy-9,10-dihydro-phenanthrene)、原儿茶酸(protocatechuic acid)、香草酸(vanillic acid)、异香草酸(isovanillic acid)、琥珀酸(succinic acid)、莽草酸(shikimic acid)、棕榈酸。糖及苷类衍生物:D-山梨糖醇(D-sorbitol)、甲基-O-α-D-呋喃果糖苷(methyl-O-α-D-fructofuranoside)、丁基-O-α-D-呋喃果糖苷(butyl-O-α-D-fructofuranoside)、乙基-O-β-D-吡喃果糖苷(ethyl-O-β-D-fructopyra-noside)、丁基-O-β-D-吡喃果糖苷(butyl-O-β-D-fructopyranoside)。还含有苄基-O-β-D-吡喃葡萄糖苷(benzyl-O-β-D-glucopyranoside)、2-(4-甲氧基苯基)乙基-O-β-D-吡喃葡萄糖苷[2-(4-methoxyphenyl)ethyl-O-β-D-glucopyranoside]、3-苯基-2-烯丙醇基-O-β-D-吡喃葡萄糖苷(3-phenyl-2-propenol-O-β-D-glucopyranoside)等。生物碱有二氢薯蓣碱(dihydrodioscorine)[2,3]。

【药理毒理】 1. 对甲状腺的影响:对 0.1%硫氰酸钾造成的轻度甲状腺肿有对抗作用,对缺碘食物所致的甲状腺肿有一定的治疗作用,表现在肿大的甲状腺重量减轻、腺组织和血清蛋白结合碘增加。对大白鼠自发性甲状腺肿亦能改善,此项治疗作用可能是其中含碘所致。2. 抗肿瘤作用:黄独对体内外肿瘤细胞均有抑制作用;采用有机溶剂提取比传统水提法治疗恶性肿瘤有效率高,副作用少[4]。3. 对心脏及平滑肌的作用:黄独酊剂与煎剂对离体蛙心和在位蛙心均有抑制作用;对离体兔肠亦表现抑制;对未孕家兔与豚鼠子宫有兴奋作用,出现强直性收缩与节律性收缩,对子宫的兴奋作用,可被苯海拉明所取消。上述作用酊剂较煎剂强而快。
4. 其他作用:根茎的丙酮提取物注射于大鼠腹腔,可抑制进食。干的气性球根含皂苷,对豚鼠血的溶血指数为1:30。提取物0.1mg/ml浓度滴眼,对实验性兔单纯疱疹毒角膜病变有一定疗效[2~4]。5. 毒性[1]:其有毒成分主要为薯蓣皂苷及薯蓣毒皂苷,对心脏有抑制作用。黄独最突出的不良反应是引起中毒性肝炎,中毒量为15~30g。其直接毒性作用是该药或其代谢产物在肝内达到一定浓度时干扰细胞代谢的结果。据实验报道,一般日服30g,7天后可引起中毒性肝炎。黄独对肝肾组织都有一定的损害,其程度与给药的剂量和时间密切相关,对肾组织的损害时间稍长。黄独皂苷的半数致死量为1.438g/kg。给小鼠注射黄独氨基酸,1小时后活动减少、竖毛、精神萎靡,3天内陆续死亡。小鼠腹腔给药的LD_{50}为25.49g/kg,口服给药LD_{50}为79.98g/kg。重复给药毒性试验,病检见心肌充血、坏死,肾小管上皮坏死、脾充血、增生等,说明黄独皂苷及氨基酸对皮肤、肌肉有较大刺激性。薯块及小薯均有毒,主要有毒成分为薯蓣皂苷及薯蓣毒皂苷,有认为黄独块茎含黄药子萜A、B、C等,为呋喃去甲基二萜类化合物。人内服常用量10~15g,中毒剂量为30g以上,累积剂量600g以上,可以引发蓄积性中毒。

参 考 文 献

[1] 周立国. 中药毒性机制及解毒措施. 北京:人民卫生出版社,2006:359-362
[2]《中华本草》编委会. 中华本草(第8册). 上海:上海科学技术出版社,1999:224-226
[3] 张骥鹏,高旺,高慧媛. 中药黄独的研究进展. 中国现代中药,2008,10(2):34-37
[4] 李建恒,潘颖,于炳旗. 黄独不同溶剂提取物治疗恶性肿瘤临床疗效对比研究. 河北职工医学院学报,2002,19(4):1,2

（何思文　胡吉清）

272. *Dioscorea cirrhosa*（薯莨）

【民族药名】　"抱勒"、金花果、"保勤"(傣族);"格靠虎"(德昂族);"莫嘎边"、"莫撒八"、"帕嘎乃"(仡佬族);金花果(拉祜族);"红解"、"拿有"、"加给"(苗族);薯郎、红孩儿(畲族);牛血莲(土家族);"冬"、"奴当"、薯莨(佤族)。

【来源】　薯蓣科植物薯莨 *Dioscorea cirrhosa* Lour. 的块茎、果实。块茎有小毒。块茎于5~8月采挖,洗净,鲜用或切薄片晒干;果实成熟时采摘。

藤本,粗壮,长可达20m左右。块茎一般生长在表土层,为卵形、球形、长圆形或葫芦状,外皮黑褐色,凹凸不平,断面新鲜时红色,干后紫黑色,直径大的甚至可达20cm以上。茎绿色,无毛,右旋,有分枝,下部有刺。单叶,在茎下部的互生,中部以上的对生;叶片革质或近革质,长椭圆状卵形至卵圆形,或为卵状披针形至狭披针形,长5~20cm,宽(1)2~14cm,顶端渐尖或骤尖,基部圆形,有时呈三角状缺刻,全缘,两面无毛,表面深绿色,背面粉绿色,基出脉3~5,网脉明显;叶柄长2~6cm。雌雄异株;雄花序为穗状花序,长2~10cm,通常排列呈圆锥花序,圆锥花序长2~14cm或更长,有时穗状花序腋生;雄花的外轮花被片为宽卵形或卵圆形,长约2mm,内轮倒卵形,小;雄蕊6,稍短于花被片;雌花序为穗状花序,单生于叶腋,长达12cm;雌花的外轮花被片为卵形,厚,较内轮大。蒴果不反折,近三棱状扁圆形,长1.8~3.5cm,宽2.5~5.5cm;种子着生于每室中轴中部,四周有膜质翅。花期4~6月,果期7月至翌年1月仍不脱落。

生于海拔350~1500m的山坡、路旁、河谷边的杂木林中、阔叶林中、灌丛中或林边。分布于浙江南部、江西南部、福建、台湾、湖南、广东、广西、贵州、四川南部和西部、云南、西藏(墨脱)。

【药用经验】　傣族　块茎:用于痢疾、腹泻、腹痛、烧伤(《滇药录》、《版纳傣药》)。用于痢疾、腹泻、腹痛、烧伤(《滇省志》)。清热解毒,凉血,收敛(《傣医药》)。德昂族　块茎:用于功能性子宫出血、产后出血、腹泻、烧伤(《德宏药录》)。仡佬族　块茎:适量捣烂如泥,加陈酒加热包患处,用于外伤血肿。景颇族　块茎:效用同德昂族(《德宏药录》)。拉祜族　块茎:用于痢疾、胃及十二指肠出血和溃疡(《拉祜医药》)。苗族　块茎:用于泄泻、痢疾(《苗医药》)。用于咳嗽咳血、月经不调(《苗药集》)。畲族　块茎:用于功能性子宫出血、产后出血、咯血、吐血、便血、尿血、腹泻、带状疱疹、鱼虾中毒(《畲医药》)。土家族　块茎:用于内伤出血、紫斑、亏血(《土家药》)。佤族　块茎及果实:用于痢疾、腹泻、妇女血崩(《滇药录》)。块茎:用于痢疾、腹泻、胃、十二指肠溃疡(《中佤药》)。瑶族　块茎:用于崩漏、产后出血、咯血、尿血、消化道出血、贫血(《湘蓝考》)。

【使用注意】　本品有小毒,内服用量不宜过大。孕妇慎服。

【药材鉴定】　性状　块茎呈不规则圆球形或结节块状,长 10~15cm,直径 5~10cm。表面深褐色或棕褐色,凹凸不平,有点状突起的须根痕。商品通常纵切或斜切成块片,呈卵圆形或不规则圆形,宽 1.5~12cm,厚 0.2~0.7cm,外皮皱缩,切面暗红色或棕红色,有多数黄色斑点或斑纹。质硬而实,断面多呈颗粒状突起,显暗红色与黄色交错的花纹,有的可见亮星。气微,味涩、苦。

显微特征　(1)块茎(直径 4cm)横切面[1]:木栓层细胞数列,细胞内含红棕色物,壁微木化。皮层薄壁细胞 10 余列,类圆形,排列紧密,有大量分泌细胞散在,长 54~102μm,细胞中单宁团块椭圆形;内皮层为 1 列切向延长的扁小细胞。中柱薄壁细胞中外韧型维管束稀疏散列,靠外侧的维管束排列较密;韧皮部细胞极小,多皱缩;木质部导管类圆形,直径仅 6~38μm,周围有众多木薄壁细胞。薄壁细胞中含淀粉粒。(2)块茎粉末:黄棕色。淀粉粒众多,单粒,呈类圆形、卵圆形、椭圆形、类三角形或不规则形,直径 14~48μm,脐点点状,常偏于一端。分泌细胞椭圆形,直径 54~102μm,内含单宁团块,具明显的纹理。黏液细胞含草酸钙针晶束,长约 50μm。木薄壁细胞淡黄色或黄色,呈不规则椭圆形,长 48~144μm,纹孔及孔沟较密,壁厚 2~4μm,微木化。红棕色块状物大小不一,直径 12~180μm。

【化学成分】　本品主要含缩合鞣质及苷类:酚性糖苷有 3,4-二羟基苯乙醇葡萄糖苷、根皮酚葡萄糖苷(phlorin);鞣质有右旋儿茶精[(+)-catechin]、左旋表儿茶精[(-)-epicatechin]、原花青色素(procyanidin)、原矢车菊素 B-1、原矢车菊素 B-2、原矢车菊素 B-5、三聚体原矢车菊素 C-1、儿茶精(4α-6)-表儿茶精-(4β-8)-表儿茶精、表儿茶精(4β-6)-表儿茶精(4β-8)-儿茶精、四聚体表儿茶精-(4β-8)-表儿茶精-(4β-8)-表儿茶精(4β-8)-表儿茶精[2];又含 9,12-十八碳二烯酸(亚油酸)、十六酸(棕榈酸)等脂肪酸类成分;还含甲基苯酚、苯酚、2-甲基苯酚等挥发油类成分[3];另含有酚类、蛋白质、糖类、黏液质、淀粉及维生素 C 等成分。

【药理毒理】　1. 抑菌作用:本品酊剂或煎剂对金黄色葡萄球菌、甲型副伤寒杆菌、宋内氏痢疾杆菌、皮肤浅部真菌均有一定的抑制作用[1]。2. 止血作用:本品提取液有类似血小板的促凝作用,能提高纤维蛋白原的含量[1]。3. 兴奋子宫作用:本品 20%酊剂对小鼠离体子宫有明显的兴奋作用,张力、振幅和频率均有所增强[1]。4. 其他作用:本品还有抗变态反应、驱虫、降血压、抗疟疾等作用[4]。　5. 毒性:本品煎剂小鼠皮下注射 LD_{50} 为(68.8±9.1)g/kg,醇浸剂对离体蟾蜍心脏有抑制作用[5]。又有记载煎剂小鼠皮下注射的 LD_{50} 为 99.9g/kg[1]。

参 考 文 献

[1] 万定荣,陈家春,余汉华. 湖北药材志(第一卷). 武汉:湖北科学技术出版社,2002;599-602

[2] 邱德文,杜江.中华本草(苗药卷).贵阳:贵州科技出版社,2005,598,599
[3] 李晓菲,宋文东,纪丽丽,等.薯莨块茎脂肪酸和挥发油成分的 GC-MS 分析.中国实验方剂学杂志,2012,18(4):129-131
[4] 王庆蓉,马丽,雷呈祥.薯莨的药用价值.职业与健康,2009,25(6):647-649
[5] 夏丽英.现代中药毒理学.天津:天津科技翻译出版公司,2005;451,452

（胡　婧）

273. *Dioscorea hispida*（白薯莨）

【民族药名】　"小乖"、"拉洒国那此"(拉祜族);土茯苓(毛南族);白薯莨、山薯、老虎脱腰(佤族);"扒赖鸾"、"棵楼蒿"(壮族)。

【来源】　薯蓣科植物白薯莨 *Dioscorea hispida* Dennst. 的块茎。有毒。秋季、冬季采挖,除去茎叶及须根,洗净,切片晒干或鲜用。

有刺藤本;块茎大小不一,卵形或长卵圆形,外表褐色,散生细长须根,断面新鲜时白色或微带蓝色,干后黄棕色。茎粗壮,圆柱形,高达 30m。掌状复叶,有长柄,小叶 3;中间小叶片椭圆形或矩圆形,两侧小叶较小,极偏斜,纸质,网状支脉明显,两面有疏柔毛,很少无毛。雌雄异株;雄花序长 15~50cm,密被柔毛,有花约 40 朵;苞片短于花,外轮花被片圆形,长不及 1mm,内轮花被片较大而厚,外面均密生柔毛;雄蕊 6,不全部发育。蒴果反曲,长 4~6cm,宽 2.5~4cm,密生柔毛;种子迭生于果实每室顶端,翅向基部延伸,呈矩圆形。花期 4~5 月,果期 7~9 月。

生于海拔 1500m 以下的沟谷边灌丛中或林边。分布于福建、广东、广西、云南。

【药用经验】　拉祜族　外用治各种无名肿毒、疔疮、梅毒(《滇省志》)。毛南族　用于痢疾、疮疡肿毒、皮癣(《桂药编》)。苗族　用于痈疽、大疱(《滇药录》)。佤族　外用捣烂敷患处或煎水洗或熬膏贴用于骨折、跌打损伤(《中佤药》)。壮族　效用同毛南族(《桂药编》)[1]。

【使用注意】　本品有毒,刺激肠胃道,抑制呼吸中枢,麻痹心血管,可引起痉挛。禁内服[2,3]。

【中毒与解毒】　误食可引起口、舌、喉等处烧灼痛、流涎、恶心、呕吐、腹痛、腹泻、瞳孔缩小,严重的出现昏迷、呼吸困难和心脏麻痹而死亡。解救方法:考虑洗胃,导泻,内服蛋清或葛粉糊及活性炭,饮糖水或静脉滴注葡萄糖盐水。对症治疗:如出现昏迷,可注射强心兴奋剂,给氧;腹部剧痛可用复方樟脑酊止痛。民间疗法:(1)生姜 30g 榨汁,和米醋 60g、甘草 9g,用清水 1 碗半,煎至 1 碗,先含漱,后内服。(2)岗梅 250g,用清水 5 碗煎至 2 碗,饮服[2]。

【化学成分】　含白薯蓣碱(dioscorine)等生物碱。

【药理毒理】1. 中枢兴奋作用:所含薯蓣碱对大鼠、小鼠均可引起印防己毒素样惊厥,表现阵挛性和不协调的惊厥形式,大剂量可产生强直-阵挛性发作,在接近惊厥剂量时有某些催醒作用。2. 其他作用:薯蓣碱皮内注射对豚鼠有局部麻醉作用,能增强肾上腺素对麻醉猫的升压作用,而对离体豚鼠回肠则有对抗乙酰胆碱作用;对正常大鼠有抗利尿作用,1mg 相当于垂体后叶素 100U[2]。

参 考 文 献

[1]谢宗万.全国中草药汇编(下册).第 2 版.北京:人民卫生出版社,2000;206
[2]《中华本草》编委会.中华本草(第八册).上海:上海科学技术出版社,1999;7288

[3] 朱亚峰. 中药中成药解毒手册. 第 3 版. 北京: 人民军医出版社, 2009: 275

（帅　丽）

274. *Diphylleia sinensis*（江边一碗水）

【民族药名】　江边一碗水（土家族）。

【来源】　小檗科植物南方山荷叶 *Diphylleia sinensis* H. L. Li 的根茎及根。有毒。秋季采挖，洗净，去残茎及须状根，晒干或阴干。

多年生草本，高达 1m。根茎粗壮，横生，具节，节间有近圆形的碗状小凹，根茎上着生多数须根。茎直立，无毛，基部被棕色大鳞片。茎生叶 2 片，有时 3 片，宽肾形，2 深裂，基部深心形，边缘具大小不等的牙齿，有时呈浅裂。伞房花序顶生；花白色；萼片 6，卵圆形，早落；花瓣 6，椭圆形，长 0.6cm，宽 0.3cm；雄蕊 6，长约 0.3cm，花丝长约为花药之半；雌蕊 1，由 1 心皮组成，子房有 4~6 胚珠，柱头盾状。浆果蓝黑色，种子数枚。花期 5~6 月，果期 7~8 月。

生于海拔 1800~3300m 林下或山坡阴湿处。分布于甘肃、陕西、云南西北部、四川和湖北。

【炮制】　童便制以增强散瘀消肿作用，并降低其毒性[1]。土家族　童便制：取净品，置童便中浸泡 7 天，取出，晒干。

【药用经验】　土家族　活血散瘀，止痛。用于跌打损伤、腰肌劳损、风气病、毒蛇咬伤；民间还用于肚子疼、月经不调、痛经、疱疮肿毒等症（《土家药志上》）。

【使用注意】　煎汤内服用量 3~9g。勿超量服用和长期服用（一般连续用量不超过 3 天）；孕妇及月经过多者禁服[1]。

【中毒与解毒】　本品口服可出现胸骨前区疼痛，伴有双侧前臂疼痛、呕吐等症[1]。内服鬼臼毒素或鬼臼树脂可刺激小肠，产生大量水泻，常伴有腹痛，甚至出现血便，或导致严重性衰竭虚脱。注射鬼臼毒素药毒性更大，表现为中枢神经系统的刺激作用[1]。解毒方法：给予洗胃、灌肠、抗感染、促醒、改善微循环、补液等对症支持治疗[2]。

【药材鉴定】　性状　根茎呈扁平的结节状长条形，有的弯曲或稍有分枝，长 3~7.5 cm，直径 0.5~1.5cm。表面黄棕色至深棕色，皱缩不平；上侧有多个呈盘碟状或碗状凹陷的茎基痕，每一碗口向顶端方向收缩呈桃尖形，碗口自下而上有重叠或向上一节突出。节间长 0.5~1.5cm，茎痕的两侧偶见圆盘状突起的侧芽痕；碗口直径占根茎同部位直径的比例为 42%~100%；下侧密生环纹，并残留有多数点状突起的须根痕或具有淡黄棕色的支根。顶端稍膨大，有茎残基及红棕色鳞叶，末端渐细，钝圆。质坚实，易折断，断面黄白色或淡灰棕色。气无，味极苦而麻，麻味持久[3]。

显微特征　（1）根横切面：表皮细胞 1 列，呈类多角形，直径 28~52μm，外壁及径向壁稍增厚，微木化。皮层宽广，细胞 16~22 列，皮层宽度约为中柱直径的 2 倍；细胞壁稍增厚，有的细胞纹孔明显；内皮层细胞 1 列，细胞呈切向延长，长 38~42μm，直径 13~20μm，凯氏点明显。中柱仅占根横切面的 1/3，中柱鞘细胞 1 列，维管束辐射型，木质部 4~5 原型，导管大多径向排列，直径 16~52μm，木化；木薄壁细胞大多非木化；韧皮部较小，位于木质部辐射角的凹陷处。薄壁细胞中含大量淀粉粒。（2）根茎横切面：木栓细胞 4~8 列，呈切向延长，长 30~81μm，内含红棕色物质。皮层宽广，细胞类圆形或椭圆形，略呈切向延长；内皮层不明显。外韧型维管束排列呈断续的环状。韧皮部较窄。形成层环明显。木质部导管呈径向排列，直径 18~40μm。髓射线细胞数列至 10 余列，细胞呈径向延长。

髓部宽广。有的薄壁细胞内含棕色物质。

薄层色谱　取本品粗粉约 0.2g,加乙醇 20ml,加热回流 30 分钟,滤过,滤液蒸干,加甲醇溶解定容至 10ml 量瓶中,作为供试品溶液。另取鬼臼毒素对照品适量,加甲醇制成每 1ml 含 0.1mg 的对照品溶液。吸取上述 2 种溶液各 10μl,分别点于同一以羧甲基纤维素钠为黏合剂的硅胶 G 薄层板上,以氯仿-乙醇(9∶1)为展开剂,展开,取出,晾干,喷以硫酸乙醇溶液(1∶1),置 105℃加热至斑点显色清晰。供试品色谱中,在与对照品色谱相应的位置上,显相同颜色的斑点。

【化学成分】　主要含木脂素类成分。从根茎中分得苦鬼臼素-1-乙基醚(picropodophyllin-1-ethyl ether)、鬼臼毒素(podophyllotoxin)、异苦鬼臼酮(isopicropodophyllone)、去氢鬼臼毒素(dehydropodophyllotoxin)、山荷叶素(diphyllin)、鬼臼苦素(picropodophyllin)、鬼臼酯酮(podophyllotoxone)、4′-去甲基鬼臼毒素(4′-demethylpodophyllotoxin)、鬼臼苦素葡萄糖苷(picropodophyllin glucoside)等[4]。

【药理毒理】　1. 对平滑肌的作用:鬼臼毒素兴奋离体豚鼠小肠和结肠,抑制大鼠离体十二指肠使其结肠收缩;拮抗乙酰胆碱对大鼠十二指肠的作用,加强组胺对豚鼠回肠的作用。2. 抗癌作用:鬼臼毒素对实验性肉瘤及癌细胞很敏感,但对人体正常细胞的毒性太大,故不作抗癌剂(鬼臼毒素的衍生物在临床上用作抗癌剂)。3. 免疫抑制作用:鬼臼毒素有免疫抑制作用。4. 毒副作用:动物对注射鬼臼毒素的敏感性各不相同,猫最敏感,易引起吐泻,大鼠、豚鼠、犬则较不敏感。鬼臼毒素对小鼠腹腔注射的 LD_{50} 为 30~35mg/kg[1]。

参 考 文 献

[1]《中华本草》编委会. 中华本草(第 3 册). 上海:上海科学技术出版社,1999;301,302
[2] 于萍,陈吉炎,陈师西,等. 口服鬼臼类中药中毒 46 例分析. 医药导报,2010,29(11):1518-1520
[3] 赵祖兴. 江边一碗水的质量控制研究. 湖北中医药大学硕士学位论文,2010
[4] 马辰,杨峻山,罗淑荣. 山荷叶中木脂素成分的研究. 药学学报,1993,28(9):690-694

（王兵娥　焦　玉）

275. *Dipterocarpus turbinatus*（油树）

【民族药名】　"埋狼满痒"(傣族);通窍(苗族);"嘎吾尔"(藏族)。

【来源】　龙脑香科植物羯布罗香(油树)*Dipterocarpus turbinatus* Gaertn. f. 的叶、树干或树脂的蒸馏物。叶有毒。

大乔木,高约 35m,含芳香树脂;树皮灰白色或深褐色,纵裂。枝条密被灰色茸毛,有时无毛,有环状托叶痕。叶革质,全缘或波状、卵状长圆形,长 20~30cm,宽 8~13cm,先端渐尖或短尖,基部圆形或微心形,侧脉 15~20 对,在下面明显突起,被星状毛,上面无毛或被星状疏毛;叶柄长 2~3cm,密被灰色绒毛或变无毛;托叶长 2~6cm,密被深灰色或暗黄色绒毛。总状花序腋生,花 3~6 朵;花萼裂片 2 枚为线形,另 3 枚较短,均无毛,外面被白色粉霜;花瓣粉红色,线状长圆形,外面被灰色的长绒毛;子房密被毛,花柱圆柱状,中部以下被银灰色的绒毛。坚果卵形或长卵形,密被贴生绒毛;果萼管无毛,被白色粉霜,增大的 2 枚花萼裂片为线状披针形。花期 3~4 月,果期 6~7 月。

分布于云南西部及南部、西藏东南部。

【药用经验】　傣族　叶：用于过敏性皮炎、疔疮、刀伤、出血（《傣医药》）。用于过敏性皮炎、疔疮、刀伤出血（《滇药录》《版纳傣药》《傣药录》）及"兵洞飞暖龙"（疔疮疱疹）（《傣医药彩图》）。苗族　叶：通窍，消肿止痛，杀虫《苗医药》。藏族　树干或树脂的蒸馏物：用于龙热病、陈热病（《中国藏药》）。

【使用注意】　气血虚者及孕妇禁服。

【化学成分】　油树中含龙脑香醇酮（dipterocarpol）[1]。

参 考 文 献

[1]《中华本草》编委会. 中华本草（第3册）. 上海：上海科学技术出版社，1999：550，551

（王兵娥　焦　玉）

276. *Dodonaea viscosa*（车桑子）

【民族药名】　"虎排儿打打"（纳西族）；明油果树根（彝族）。

【来源】　无患子科植物车桑子 *Dodonaea viscosa*（L.）Jacq. 的根、叶、花、全株。有毒。根、叶、全株全年均可采，鲜用或晒干用；花于秋末开放时收集，晒干。

常绿灌木，高1～3m，有胶状物质；小枝纤弱，稍呈蜿蜒状，有棱角。单叶互生，薄纸质，椭圆状披针形至狭披针形或条状披针形，长4～15cm，宽1～3cm，基部狭楔形延长成柄，全缘，稍反卷，两面均光滑无毛，侧脉多而明显。圆锥花序或总状花序通常顶生而短，或退化为腋生的花束；花小，杂性或单性，雌雄异株，绿黄色，长2～3mm；花梗纤细，长2～5mm，结果时伸长；萼片4，无花瓣，雄蕊8。蒴果近圆形，直径约2.2cm，具3片膜质的翅；种子暗灰色，圆形。花期秋末，果期冬末春初。

生于海拔1800m左右的草坡和疏林中。分布于西南和华南。

【药用经验】　纳西族　全株：用于风湿（《滇药录》）。彝族　根：用于湿热疱疹、皮肤瘙痒、瘀血肿痛（《哀牢》）。花、叶：用于外伤出血、关节扭伤、软组织损伤致肿痛、食物及菌类中毒（《滇药录》）。

【使用注意】　全株有毒，含微量的氢氰酸。误食其叶引起腹泻等症状[1]。

【化学成分】　根皮含异鼠李素（isorhamnetin）、槲皮素（quercetin）。茎含豆甾醇（stigmasterol）、21,22-二当归酰玉蕊皂苷元（21,22-diangeloyl-barringtogenol）C、21,22-二当归酰-R′-玉蕊醇（21-angeloyl-R′-barrigenol）、黄花菜木脂素A和C（cleomiscosinA，C），4-羟基-3,5-二异戊（间）二烯苯甲醛（4-hydroxy-3,5-diprenyl-benzaldehyde）、β-谷甾醇（β-sitosterol），硬脂酸（stearic acid）、丁香酸（syringic acid）、秦皮素（fraxetin）、β-谷甾醇-β-D-葡萄糖苷[2]。地上部分含对映-半日花烷（ent-labdane）、樱花素（sakuranetine）、车桑子酸（hautriwaic acid）、6-羟基山柰酚-3,7-二甲基醚（6-hydroxykaemferyl-3,7-dimethyl ether）、1-L-1-O-甲基-2-乙醚基-3-对香豆酰-肌醇（1-L-1-O-methyl-2-acetyl-3-p-coumaryl-myoinositol），以及多种黄酮类化合物：5-羟基-3,6,7,4′-四甲氧基黄酮（5-hydroxy-3,6,7,4′-tetramethoxyflavone），生松黄烷酮（pinocembrin），5,7-二羟基-3′-（3-羟甲基丁基）-3,6,4′-三甲氧基黄酮）[5,7-dihydroxy-3′（3-hydroxymethylbutyl）-3,6,4′-TrimethOxyflavone]、5,7,4'-三羟基-3′-（3-羟甲基丁基）-3,6-二甲氧基黄酮[5,7,4′-trihydroxy-3′-（3-hydroxy-methyl-butyl）-3,6-dimethoxyflavone]、5,4-二羟基-3,6,7-三甲氧基黄酮（penduletin）、5，

7,4′-三羟基-3,6-二甲氧基黄酮（5,7,4′-trihydroxy-3,6-dimethoxyflavone）、5,4′-二羟基-3′-（3-羟甲基丁基）-3,6,7-三甲氧基黄酮［5,4′-dihydroxy-3′-（3-hydroxymethylbutyl）-3,6,7-trimethoxyflavone］、3′-（3-羟甲基丁基）-3,5,6,7,4′-五甲氧基黄酮［3′-（3-hydroxymethylbutyl）-3,5,6,7,4′-pentamethoxylflavone］，以及坡柳酸（dodonic acid）、肌醇单甲酯（inositol monomethyl etaher）、β-谷甾醇-β-D-葡萄糖苷、豆甾醇、β-谷甾醇。花的挥发油含戊醇（pentanol）、β-蒎烯（β-pinene）、月桂烯（myrcene）、柠檬烯（limonene）、γ-松油醇（γ-terpinoeol）、牻牛儿醇（geraniol）、α-菠菜甾醇（α-spinasterol）、对聚伞花素（p-cymene）、香茅醛（citronellal）、芳樟醇（linalool）、乙酸芳樟酯（linalylacetate）。种子中含有油酸（oleinic acid）、棕榈酸（palmitic acid）及少量的花生酸（arachidic acid）和亚麻酸（linolenic acid）[2]。

【药理毒理】　抗肿瘤作用：从中提取的三萜皂苷成分对人类卵巢癌细胞株 A2780 具有抗增殖的作用[3]。

参 考 文 献

［1］王国强．全国中草药汇编．卷三．第 3 版．北京：人民卫生出版社，2014：117

［2］《中华本草》编委会．中华本草（第 5 册）．上海：上海科学技术出版社，1999：3977

［3］Cao S，Brodie P，Callmander M，et al. Antiproliferative Triterpenoid Saponins of *Dodonaea viscosa* from the Madagascar Dry Forest. J Nat Prod，2009，72（9）：1705-1707

（帅　丽）

277. *Dolichos trilobus*（大麻药）

【民族药名】　大麻药（根通称）；"遭热奴"、"拆嘿"（阿昌族）；"黑托闷"、灰白藤、"赫图"、"散兜莨"（傣族）；"瓦米"（德昂族）；"酱及"（侗族）；麻药、麻药根（哈尼族）；"旺门麻起"、"志模契"（景颇族）；"齿裸索嘛"、"糯校妈"、"疤蒴麻"（拉祜族）；"鲁起莫"（傈僳族）；"娘不"（佤族）；"家都令"（瑶族）；麻藤根（彝族）；"王朵"（壮族）。

【来源】　豆科科植物镰扁豆 *Dolichos trilobus* L.（*Dolichos falcatus* Wild.）的根、叶。根有毒。根于秋季、冬季采挖，洗净，鲜用或晒干用；叶夏季、秋季采收。

多年生草质藤本，长 1~2m。根粗壮，纺锤形或圆柱形，外面棕色，有较多纤维和淀粉。茎缠绕，有棱，无毛或近无；三出复叶；具长柄，叶柄长 2~5cm，基部弯曲如镰；卵状披针形托叶 2，有线纹，中间小叶菱状宽卵形，较大，两侧小叶斜卵形，长 2~6cm，宽 2~4cm，先端渐尖，基部宽而钝，全缘或稍波状，两面疏被短硬毛，小叶柄短，被毛；小托叶窄细，刺状，有一条线纹。短总状花序腋生，有花 1~4 朵；小苞片长仅 1mm；花萼宽钟状；蝶形花冠白色，长约 1.2cm，旗瓣圆形，基部有 2 枚三角形附属体，翼瓣较旗瓣稍长。荚果窄长，呈线状长椭圆形，长 5~6cm，稍弯，先端有喙，无毛。种子 6~7 粒，具紫斑。花期 10 月至翌年 3 月。

生于山坡草地、灌丛疏林之中。分布于广东、海南和云南等地。

【药用经验】　阿昌族　根：用于跌打、癌症（《滇药录》）。用于咽喉痛、外伤出血（《德宏药录》）。用于风湿疼痛、跌打损伤（《滇省志》）。用于跌打损伤、骨折（《民族药志二》）。傣族　根：用于喉痛、吞咽困难（《滇药录》）。用于咽喉肿痛（《德傣药》）。用于咽喉痛、外伤出血（《德民志》、《滇省志》）。用于喉痛、胃痛、乳腺炎、风湿筋骨痛（《民族药志二》）。德昂族　根：用于咽喉痛、外伤出血（《德宏药录》）。侗族　叶：用于外伤出血（《民族药志二》）。哈尼族　根：用于风湿跌打、骨折、外伤出血(《滇药录》)。用于风湿疼痛、跌打损伤(《滇省志》)。用于跌打损伤、骨折疼痛(《民族药志二》)。**景颇族** 根:用于跌打损伤、骨折、胃疼、血痢、痢疾(《滇药录》)。用于咽喉痛、外伤出血(《德宏药录》)。用于胃疼、痢疾(《滇省志》)。用于痢疾、跌打损伤、骨折、胃痛(《民族药志二》)。**拉祜族** 用于跌打损伤、骨折、外伤出血、风湿疼痛、疮疡肿疖、胃疼(《滇药录》)。根:用于跌打损伤、风湿性关节炎、胃疼、腮腺炎、疮疡肿痛、吐血、便血、衄血(《滇省志》)。用于跌打损伤、骨折、外伤出血、风湿关节炎、疮疡肿痛、胃痛(《民族药志二》)。**傈僳族** 根:用于骨折、跌打损伤、风湿疼痛;外用于外伤出血(《怒江药》)。**佤族** 根:用于外伤出血、风湿疼痛(《滇药录》)。叶、块根:用于风湿痛、跌打损伤、骨折、外伤出血(《中佤药》)。根:用于膀胱炎、牙痛、口角溃疡(《滇省志》、《民族药志二》)。**瑶族** 根:用于风湿疼痛、跌打损伤(《滇药录》)。根:用于风湿疼痛、跌打损伤(《滇省志》、《民族药志二》)。**彝族** 根:用于子宫脱垂、创伤出血、骨折疼痛(《哀牢》)。**壮族** 根:用于风湿疼痛、跌打损伤(《滇药录》、《民族药志二》)。

【使用注意】 内服宜慎。中毒症状主要有恶心、呕吐、腹泻、便血等胃肠道症状[1]。

【化学成分】 根含苜蓿酸-3-O-β-D-葡萄糖苷(medicagenic acid-3-O-β-D-glucopyranoside)、大麻药苷 A(doliroside A)[2]、(2S)-5,2′,6′-三羟基-8-异戊烯基-6,7-(3-异戊烯基-2,2-二甲基-1-酮-环己二烯)-二氢黄酮、(2S)-5,2′,6′-三羟基-8-异戊烯基-6,7-(3-异戊烯基-2,2-二甲基吡喃)-3′,4′-2,2-二甲基-1-酮-环己二烯-二氢黄酮、stigmast-7,22-dien-3β-ol、stigmast-7,24-dien-3β-ol-3-O-β-D-glucoside、十六碳酸、二十五碳酸、尿囊素、胡萝卜苷等化学成分[2,3]。

【药理毒理】 1. 抗癌作用:根有显著抗癌作用,体外试验中水提物 20mg/ml 能明显抑制小鼠艾氏腹水癌、肉瘤 S180、肉瘤 S37 及子宫颈癌 U14 等细胞的呼吸;醇提取物于 40mg/ml 对艾氏腹水癌、肉瘤 180 有显著抑制作用,总碱无效,皂苷为主要有效成分,粗皂苷 0.2mg/ml 即有明显抑制效果。腹腔注射时,水提取物可显著抑制 S37 组织耗氧量,粗皂苷皮下注射对艾氏腹水癌细胞的耗氧量抑制率为 62.5%。本品总皂苷在体外对 S37 癌细胞有直接杀伤作用,8mg/kg 腹腔注射连续 10 天对 S37 的抑制率为 34.9%~43.6%,但对 S180、U14、艾氏腹水癌腹水型(EAC)及艾氏腹水癌实体型(ESC)无明显作用。本品总皂苷 100mg/kg 肌注,对大鼠腹腔巨噬细胞吞噬活性无明显影响。2. 利尿作用:给大鼠皮下注射大麻药煎剂 250mg/kg、大麻药皂苷 10mg/kg,或麻醉犬静注大麻药皂苷 10 mg/kg 后,均或产生显著的利尿作用;用大麻药皂苷 200mg/kg 给大鼠灌胃后亦可产生显著的利尿作用。3. 毒性:本品毒性较小,总皂苷对小鼠灌服的 LD_{50} 为(510±40)mg/kg,腹腔注射为(14.9±1.4)mg/kg,麻醉犬静注 10mg/kg 对血压、呼吸无明显影响;8mg/kg 小鼠腹腔注射 14 天或 10mg/kg 大鼠皮下注射 14 天无明显毒性[4]。

参 考 文 献

[1] 王国强. 全国中草药汇编(卷二). 第3版. 北京:人民卫生出版社,2014:94
[2] 王琼,王真. 大麻药化学成分研究. 云南大学学报,2011,33(5):583-585
[3] 彭金咏,许丽娜,韩旭,等. 大麻药中两个新异戊烯基黄酮的高速逆流色谱分离制备. 分析化学研究报告,2007,35:1444-1448

[4]《中华本草》编委会. 中华本草(第 4 册). 上海:上海科学技术出版社,1999:462,463

（何思文）

278. *Dregea volubilis*（南山藤）

【民族药名】 "哈黑吻牧"、"帕格牙姆"、"帕空耸"、"纹母"、"嘿帕俄"、"帕赫辱"(傣族);
"波腮腮"(德昂族);"芽节"、治病药(景颇族)。

【来源】 萝藦科植物南山藤 *Dregea volubilis*（L. f.）Benth. ex Hook. f. 的根、茎、叶、果皮、全株。有小毒。

粗壮大藤本,茎具皮孔。叶对生,宽卵形或近圆形,长 8～15cm,宽 5～12cm,顶端短尖,基部浅心形或截形,几无毛。伞形状聚伞花序腋生,倒垂;花冠黄绿色,夜有清香,5 裂,裂片有睫毛;副花冠生于花药背面,肉质膨胀;花粉块每室 1 个,直立;子房具疏柔毛。蓇葖果披针形,长12cm,宽约 3cm,外果皮被白粉,具皱纹棱条;种子宽卵形,扁平,有边缘,长 1.2cm,宽 6mm,顶端具白色绢质长 4.5cm 的种毛。花期 4～9 月,果期 7～12 月。

生于海拔 500m 以下山林中。分布于贵州、云南、广西、广东、台湾。

【药用经验】 阿昌族 用于胃痛、神经衰弱、食欲不振、便秘(《德宏药录》)。傣族 茎及叶:用于痢疾便血、风湿关节痛、腰痛、癫痫、偏瘫(《傣药志》)。用于痢疾、便血、风湿、关节痛、腰痛、癫痫、偏瘫(《傣医药》)。用于祛风除湿、止痛(《傣医药》)。全株:用于胃热、胃痛。根:用于催吐;茎用于利尿、止痛、除郁湿;果皮作兽药。根:用于面黄(《滇药录》)。根、藤茎:用于痢疾便血、风湿关节痛、腰痛、癫痫、偏瘫等(《滇省志》)。德昂族 效用同阿昌族(《德宏药录》)。景颇族 根:用于胃痛、便秘、食欲不振、神经衰弱(《德民志》《滇省志》)。

【药材鉴定】 性状 茎具皮孔,枝条具小瘤状突起。叶对生,叶片宽卵形或近圆形,先端急尖或短渐尖,基部截形或浅心性,几无毛。伞形状聚伞花序腋生,倒垂。

【化学成分】 种子中含有南山藤皂苷元 A、B、D(drevogenin A、B、D)。茎中含有南山藤苷A(dregoside A)和南山藤属苷(dregeoside)Ap_1、Ao_1、Aa_1、A_{II}、C_{II}、Kp_1、Ka_1、H、Dp_1、Da_1、Gp_1、Ga_1。从根中分离得到 α-甲基茯苓双糖苷(α-methylpachybioside)、α-甲基牙节双糖苷(α-methyl dredehongbioside)[1]。

【药理毒理】 抗肿瘤作用:南山藤属苷(dregeoside)Ap_1 和 Ao_1 具抗癌活性

参 考 文 献

[1]《中华本草》编委会. 中华本草. 上海:上海科学技术出版社,1999:359

（徐 菁）

279. *Drosera peltata* var. *multisepala*（茅膏菜）

【民族药名】 珍珠草(通称);"茂脂粗"、"省巫脂"(白族);地下明珠、"骂淹力"(侗族);"古茨契"(景颇族);眼泪王(苗族);"答悟"、"栽伟丹"(仫佬族);"没露蛋子"(纳西族);"扎孜友蒂"、"扎子容底"(普米族);老虎尿、食虫草、一粒珠(畲族);栽伟丹、"答悟"(藏族);"俩蕊"(佤族);地下明珠、倒明珠(瑶族);筋骨草、一粒金丹、"痛摸堵失"(彝族);"忆羞兄"(壮族)。

【来源】 茅膏菜科植物茅膏菜 *Drosera peltata* Smith var. *multisepala* Y. Z. Ruan［*Drosera peltata* Smith var. *lunata* auct. non C. B. Clarke］的全草、块茎。叶及全草有毒。5~6月采,鲜用或晒干用。

多年生草本。球茎直径约1cm。茎高10~32cm,通常2至多分枝,无毛。叶互生,具细柄;叶片半月形或半圆形,宽2.5~4mm,边缘密生长腺毛,毛顶端膨大;叶柄盾状着生,长0.8~1.3cm。蝎尾状聚伞花序生茎或分枝顶端,具少数花;花萼钟形,长4mm,裂片5~7,歪斜,具角披针形或卵形,背面或边缘被腺毛;花瓣5,白色、淡红色或红色,楔形;雄蕊5;子房无毛,1室,侧膜胎座3,胚珠多数,花柱3~5(6),细裂。蒴果长约2mm,室背开裂。花期5~6月。

生于海拔1200~3650m的疏林下、草丛或灌丛中。分布于云南、四川西南部和西藏南部。

【药用经验】 白族 块茎及全草:用于跌打损伤(《大理资志》)。全草:用于小儿疳积、小儿腹泻、跌打劳伤、腰肌劳损、风湿性关节痛、淋巴结核(《滇药录》)。用于风湿(《滇省志》)。全草:用于食积腹胀、胃痛、跌打损伤、腰肌劳损、风湿性关节炎、腰痛。块茎:用于小儿疳积、角膜云翳(《民族药志一》)。侗族 块茎:用于小儿惊风(《桂药编》)。全草:用于"兜惰啃"(蛇咬伤)(《侗医学》)。块茎:用于翳状胬肉(《民族药志一》)。景颇族 全草:用于风湿(《滇省志》《民族药志一》)。苗族 块茎:用于风湿性关节炎、损伤肿痛、痢疾;外用于颈部肿块、淋巴结核(《滇省志》)。块茎:用于风湿性关节炎、损伤肿痛、皮下肿块、淋巴结核、痢疾、颈部肿块(《民族药志一》)。仫佬族 块茎:用于小儿破伤风(《桂药编》《民族药志一》)。纳西族 块根及全草:用于跌打损伤(《大理资志》)。用于小儿惊风、风湿(《滇省志》《民族药志一》)。普米族 块茎:用于风湿、跌打劳伤、胃痛、痢疾、白带、血崩(《滇省志》《民族药志一》)。畲族 全草:用于跌打损伤、风湿关节痛、湿疹、神经性皮炎、淋巴结核(《畲医药》)。藏族 全草:用于急性胃腹疼痛、跌打瘀痛、妇女月经不调或月经流血过多(《中国藏药》)。全草:用于抗衰老、补虚弱。块茎:用于痢疾(《滇省志》)。全草:用于月经不调、流血过多、风湿疼痛;外用疮疡痈肿(《藏本草》)。用于月经不调、流血过多(《民族药志一》)。用于月经不调、风湿骨痛、旧伤复发、瘰疬和用于抗衰老。佤族 全草:用于便秘(《滇省志》《民族药志一》)。瑶族 块茎及全草:用于痢疾、筋骨冷痛、跌打损伤、瘰疬等症(《湘蓝考》)。彝族 全草:用于水火烫伤及牙痛(《大理资志》)。块根:用于食积不化、水膈呃逆、胸腹痞满、睾丸肿痛(《哀牢》)。全草:用于淋病、尿涩(《滇省志》)。带根全草:用于食积、小儿惊风、抽风、跌打损伤、劳伤、肺炎、腹泻、感冒、淋病、尿涩、风湿痛、九子疡诸症(《彝植药》)。全草:用于淋病、尿涩。块茎:用于小儿惊风、肺炎、感冒(《民族药志一》)。壮族 全草:用于小儿疳积、神经衰弱、风湿性关节炎、腰痛。块茎:用于急慢性角膜炎、虚弱、肾阴虚(《民族药志一》)。

【使用注意】 有毒[1],慎内服。

【中毒与解毒】 叶含有2种腐蚀性色素及氢氰酸。叶的水汁触及皮肤,引起皮肤灼痛和发炎,误食后出现麻痹、泻下及孕妇流产等氢氰酸中毒症状。解救方法:皮肤接触中毒,用水或鞣酸液洗涤;糜烂时敷硼酸软膏。误食可照氢氰酸中毒解救方法,对症治疗。

【药材鉴定】 性状 全草纤细,长5~25cm。块茎球形,直径3~8mm;表面灰黑色,粗糙,先端可见凹点状茎痕;质轻,断面粉性,黄色至棕黄色,可见排列不规则的维管束小点。茎圆形,直径0.5~1mm,表面棕黑色,具纵棱,多中空。叶片半月形,边缘有多数棕色的丝毛状物;叶柄细长。茎顶常具花或小蒴果。气微,味甘。

显微特征 (1)茎横切面:表皮细胞类方形,少数向外突起;外被角质层。皮层较窄,内侧为约3列厚壁细胞环带,壁木化。维管束周木型;导管壁木化,韧皮部压缩状,有单个或成束的纤维,壁厚木化,胞腔内多含棕黑色物。髓周薄壁细胞类圆形或多边形,中央多已中空。(2)粉末:灰褐色。淀粉粒甚多,单粒椭圆形或类三角形,少数具点状脐点,直径 5~33μm。纤维碎片多见,侧壁平滑,端壁平钝,胞腔内含棕黑色物,直径 6~20μm,壁木化。具缘纹孔导管多见,梯纹、螺纹和环纹导管较少,直径 13~37μm。花瓣表皮碎片可见多数气孔。花粉粒常数个相聚,表面有刺状突起,萌发孔不明显,直径 30~33μm。腺毛的头部和柄部均为多细胞,棕黄色,直径100~115μm。

薄层色谱　取本品粗粉加水浸渍过夜,再加热蒸馏,收集黄色蒸馏液,取蒸馏液约 70ml,用乙醚 20ml 振摇提取,分取乙醚溶液,蒸干,残渣用 0.5ml 乙醇溶解作为供试液,以矾松素乙醇液作为对照液,吸取上述 2 种溶液各 5μl,点于同一硅胶 G 薄层板上,用苯-无水乙醇(8∶2)或环乙烷-氯仿-乙醇(20∶2.5∶1)展开,晾干后在日光下检视,供试品色谱在与对照品色谱相应的位置上显相同的黄色斑点,喷 5% 氢氧化钠溶液后则在与对照品相应的位置上出现相同的红色斑点[2]。

【化学成分】　全草主要含矾松素(plumbagin)、茅膏醌(droserone)、羟基茅膏醌(hydroxy-droserone)、谷甾醇(sitosterol)、豆甾醇(stigmasterol)等成分[1,3]。叶含两种腐蚀性色素及氢氰酸。氢氰酸、矾松素均为毒性成分。

【药理毒理】　1. 抗菌作用:茅膏菜所含的矾松素具有广谱抗菌作用,对结核杆菌有明显抗菌作用。2. 对中枢神经系统的作用:矾松素对蛙、小鼠及兔的中枢神经系统有兴奋作用,大剂量时由兴奋转入麻痹。3. 平滑肌作用:矾松素对离体小肠及子宫小剂量时有兴奋作用,中剂量时先兴奋后麻痹,大剂量时则一开始即呈麻痹作用。妊娠子宫特别敏感,妊娠大鼠腹腔注射适当剂量可致胎仔死亡及续发性卵巢功能紊乱。4. 其他作用:茅膏菜全草的甘油提取液及甲醇提取液注入蛙胸部淋巴囊及大腿肌肉内,10 小时以后检查局部有出血性坏死。5. 毒性:矾松素小鼠口服的 LD_{50} 为 164mg/kg,小鼠口服的 LD_{50} 为 65mg/kg。矾松素小量对蛙、小鼠、兔的中枢神经系统有兴奋作用,大剂量则由兴奋转入麻痹,其最小致死量蛙为 0.5mg/kg,小鼠为0.1mg/kg,兔为 10mg/kg[4]。

【附注】　茅膏菜的另一变种光萼茅膏菜 *Drosera peltata* Smith var. *glabrata* Y. Z. Ruan［*Drosera peltata* Smith var. *lunata* auct. non C. B. Clarke］也作“茅膏菜”入药(全草有毒)。分布于华东和华南地区。此 2 个变种过去往往都鉴定为茅膏菜(*Drosera peltata* Smith var. *lunata* auct. non C. B. Clarke)。上述【药用经验】项下有的少数民族所用的实际上是光萼茅膏菜。

参 考 文 献

［1］谢宗万. 全国中草药汇编(上册). 第 2 版. 北京:人民卫生出版社,1996;525,526

［2］《中华本草》编委会. 中华本草(第 3 册). 上海:上海科学技术出版社,1999;610-612

［3］汪秋安,苏镜娱,曾陇梅. 西藏产茅膏菜化学成分的研究. 中国中药杂志,1998,23(11):683-686

［4］周立国. 中药毒性机制及解毒措施. 北京:人民卫生出版社,2006:383

（何思文　万定荣）

280. *Drymaria diandra*(荷莲豆草)

【民族药名】　“才为臭”、“哈煮马哈”、“菜菱丑”(白族);“牙节环”、“哈煮马哈”、“牙修欢”(傣族);“多骂”、“交恩南”、“马雪解虽”(侗族);“鸭给槐”(哈尼族);“咪阔补补”(基诺族);"念努莫"(傈僳族);二蕊荷莲豆、野豌豆菜(佤族);"别仁怀"、"甲驳"、"夹冠"(壮族)。

【来源】 石竹科植物荷莲豆草 *Drymaria diandra* Bl. 的全草。有小毒。夏季采收,晒干备用。

一年生草本,长 60~90cm。根纤细。茎匍匐,丛生,纤细,无毛,基部分枝,节常生不定根。叶片卵状心形,长 1~1.5cm,宽 1~1.5cm,顶端凸尖,具 3~5 基出脉;叶柄短,托叶数片,小形,白色,刚毛状。聚伞花序顶生;苞片针状披针形,边缘膜质;花梗细弱,短于花萼,被白色腺毛;萼片披针状卵形,长 2~3.5mm,草质,边缘膜质,具 3 条脉,被腺柔毛;花瓣白色,倒卵状楔形,长约2.5mm,稍短于萼片,顶端 2 深裂;雄蕊稍短于萼片,花丝基部渐宽,花药黄色,圆形,2 室;子房卵圆形;花柱 3,基部合生。蒴果卵形,长 2.5mm,宽 1.3mm,3 瓣裂;种子近圆形,长 1.5mm,宽1.3mm,表面具小疣。花期 4~10 月,果期 6~12 月。

生于海拔 200~1900(~2400)m 的山谷、杂木林缘。分布于东南沿海及西南等区。

【药用经验】 白族 用于黄疸、疟疾、腹水、骨折、疮痈、翳状胬肉(《滇省志》)。傣族 效用除同白族外,鲜品捣敷治疗疖(《滇省志》)及用于消肿(《滇药录》)。侗族 用于肾炎、肠炎,挂胸部用于小儿疳积,捣烂敷患处用于跌打扭伤、蛇伤、皮炎,加洗米水浸滤取液涂患处用于烧烫伤(《桂药编》)。哈尼族 效用除同白族外(《滇省志》),尚用于咽喉肿痛、吐血(《傣药录》)。基诺族 用于黄疸性肝炎、慢性肾炎、消化不良(《基诺药》)。傈僳族 用于疮痒肿毒、黄疸、疟疾、风湿脚气(《怒江药》)。佤族 用于肝炎、痢疾、跌打损伤、毒蛇咬伤(《中佤药》)。彝族 用于肠痛胃热、疬癣疮疡(《哀牢》)。壮族 用于肾炎、肠炎;口含漱用于口腔炎;挂胸部用于小儿疳积;捣烂敷患处用于跌打扭伤、蛇伤、皮炎、痛疖;加酒精调匀搽身用于小儿发热(《桂药编》)。

【药材鉴定】 性状 全草长 60~90cm。茎光滑,纤细,下部有分枝。叶对生,完整者卵圆形至近圆形,长 1~1.5cm,宽 1~1.2cm,叶脉 3~5 条;膜质,具短叶柄。顶生或腋生绿色小花。气微,味微涩。

【化学成分】 全草含荷莲豆素(cordacin)、琥珀酸(succinic acid)、棕榈酸(palmitic acid)、α-菠菜甾醇(α-spinasterol)、肉豆蔻酸(myristic acid)、对羟基桂皮酸(*p*-hydroxy cinnamic acid)、亚麻酸(linolenic acid)、荷莲豆碱(cprdatamine)[1]。

【药理毒理】 1. 镇痛作用:全草的乙醇提取物有镇痛作用[2]。2. 抗白血病作用:荷莲豆素有抗白血病作用,对人类白血病细胞和上皮细胞组织培养的 MIC 分别为 0.25μg/ml 和10μg/ml,并能延长白血病小鼠的半数生存时间,毒性低且无蓄积[1]。

【附注】 荷莲豆糖浆用于急性黄疸型病毒性肝炎,治疗组基本痊愈,未发现毒性反应及其他严重副反应[1]。

参 考 文 献

[1]《中华本草》编委会.中华本草(第 2 册).上海:上海科学技术出版社,1999:773,774

[2] Barua C C,Roy J D,Buraqohain B,et al. Analgesic and anti-nociceptive activity of hydroethanolic extract of *Drymaria cordata* Willd. Indian J Pharmacol,2011,43(2):121-125

(王兵娥 焦 玉)

281. *Dryopteris crassirhizoma*（绵马贯众）

【民族药名】　"翁的耐"（阿昌族）；"洼布朗"（德昂族）；"那日苏 - 额布斯"、"敦布热日勒"（蒙古族）；"玉周曲哇"（藏族）；"桑别则"（土家族）。

【来源】　鳞毛蕨科植物粗茎鳞毛蕨 *Dryopteris crassirhizoma* Nakai. 的根茎和叶柄残基。有小毒。秋季采挖，削去叶柄、须根，除去泥沙，晒干。

根茎直立，连同叶柄基部密生褐棕色、卵状披针形大鳞片。叶簇生；叶柄长 10~25cm，基部以上直达叶轴密生棕色条形至钻形狭鳞片；叶片倒披针形，草质，长 60~100cm，中部稍上处宽 20~25cm，羽片两面有纤维状鳞毛，二回深羽裂；中部羽片长 10~15cm，宽 2~2.5cm；裂片密接，近长方形，圆头或圆截头，近全缘或顶部有浅缺刻。侧脉羽状分叉。孢子囊群仅分布于叶片中部以上的羽片上，生于小脉中部以下，每裂片 2~4 对；囊群盖圆肾形。

生于海拔 300~1200m 山地林下。分布于东北、华北。

【药用经验】　阿昌族　用于流行性乙型脑炎、流行性感冒（《德宏药录》）。德昂族　效用同阿昌族（《德宏药录》）。景颇族　用于流行性乙型脑炎、流行性感冒（《德宏药录》）。蒙古族　用于胃脘胀满、干呕、疼痛、视物昏花、头晕、食物中毒、毒热扩散、"热希拉"病、外伤（《百科全书蒙医学》）。藏族　用于肉食中毒、食物中毒（《中国藏药》）。土家族　用于痢疾、腹泻、蛔虫、便血（《土家药》）。

【使用注意】　内服用量 4~9g。阴虚内热及脾胃虚寒者忌用，孕妇慎用。

【中毒与解毒】　过量服用可引起中毒。潜伏期 1~4 小时，早期可出现眩晕、头痛、恶心、呕吐、腹痛、腹泻、呼吸困难、黄视或短暂失明。严重者有谵妄、肌肉抽搐、惊厥、昏迷、黄疸，甚至肝坏死、肾功能损害、永久性失明，最终死于呼吸或心力衰竭。可以催吐、洗胃、用硫酸镁导泻，内服活性炭末，勿用油脂类泻下剂，以免促进毒素吸收。也可补液，加入维生素 C 1~2g。有谵妄、抽搐或惊厥者，给予苯巴比妥钠，忌用吗啡以免抑制呼吸。

【药材鉴定】　性状　本品呈长倒卵形，略弯曲，上端钝圆或截形，下端较尖，有的纵剖为两半，长 7~20cm，直径 4~8cm。表面黄棕色至黑褐色，密被排列整齐的叶柄残基及鳞片，并有弯曲的须根。叶柄残基呈扁圆形，长 3~5cm，直径 0.5~1.0cm；表面有纵棱线，质硬而脆，断面略平坦，棕色，有黄白色维管束 5~13 个，环列；每个叶柄残基的外侧常有 3 条须根，鳞片条状披针形，全缘，常脱落。质坚硬，断面略平坦，深绿色至棕色，有黄白色维管束 5~13 个，环列，其外散有较多的叶迹维管束。气特异，味初淡而微涩，后渐苦、辛。

显微特征　叶柄基部横切面：表皮常脱落。下皮纤维 10 数列，纤维多角形，壁非木化。基本薄壁组织细胞类圆形，排列疏松，有大形细胞间隙，内生单细胞间隙腺毛，头部类球形，含分泌物，柄极短。分体中柱 5~13 个，环列。每 1 分体中柱最外层为内皮层，凯氏点明显，木质部居中，由多角形管胞组成，周围为韧皮部。根茎的薄壁组织间隙中，也有间隙腺毛。

薄层色谱　取本品粉末 0.5g，加环己烷 20ml，超声处理 30 分钟，滤过，取续滤液 10ml，浓缩至 5ml，作为供试品溶液。另取绵马贯众对照药材 0.5g，同法制成对照药材溶液。照薄层色谱法试验，吸取供试品溶液 4μl、对照药材溶液 5μl，分别点于同一硅胶 G 薄层板上［取硅胶 G10g、枸橼酸-磷酸氢二钠缓冲液（pH7.0）10ml、维生素 C60mg、羧甲基纤维素钠溶液 20ml，调匀，铺板，室温避光晾干，50℃活化 2 小时后备用］，以正己烷-三氯甲烷-甲醇（30：15：1）为展开剂，薄层板置展开缸中预饱和 2 小时，展开，展距 8cm 以上，取出，立即喷以 0.3% 坚牢蓝 BB 盐的稀乙醇溶液，在 40℃放置 1 小时。供试品色谱中，在与对照药材色谱相应的位置上，显相同颜色的斑点。

【化学成分】 富含间苯三酚、萜类及黄酮类成分。含间苯三酚衍生物绵马精(filmarone),其性质不稳定,能缓慢分解产生绵马酸类,包括绵马酸(filixic acid)ABA、BBB、PBB、PBP、ABB、ABP,黄绵马酸(flavaspidic acid)AB、BB、PB,白绵马素(albaspidins)AA、AP、BB、PP,去甲绵马素(desaspidins)AB、BB、PB,以及绵马酚(aspidinol)、绵马次酸(filicinic acid),还含东北贯众素(dryocrassin)ABBA 等。地上部分含异槲皮苷(isoquercitrin)、紫云英苷(astragalin)、冷蕨苷(cyrtopterin)、贯众苷(cvrtomin)、杜鹃素(farrerol)、绵马酚(aspidinol)、绵马次酸(filicinic acid)、荼烯-b、铁线蕨酮(adiantone)等[1,2]。

【药理毒理】 1. 驱虫作用:粗茎鳞毛蕨所含绵马素类物质对绦虫具有强烈毒性,对动物血吸虫病的实验治疗有显著疗效,有抗日本血吸虫作用,对猪蛔虫、绵羊肺线虫、肝吸虫的活动有不同程度的抑制作用,能驱除牛肝蛭等。2. 抗白血病作用:研究采用体外甲基纤维素培养法与L-651 白血病小鼠体内实验法,并用柔红霉素和环磷酰胺作了对比研究,结果表明不仅在体外,而且在体内对白血病细胞具有明显的抑制作用,可明显延长 L-651 小鼠生存期。3. 对子宫平滑肌的作用:粗茎鳞毛蕨对家兔离体及在体子宫平滑肌有显著的兴奋作用,收缩增强,张力提高。4. 止血作用:炒炭后止血作用增强,出血时间和凝血时间比生品明显缩短。5. 其他作用:粗茎鳞毛蕨有效组分对实验性肝损伤有恢复作用。6. 毒性:本品注射液给麻醉兔静注 2ml,对呼吸、血压无明显影响,其对小鼠 LD_{50} 为(1.7±0.021)g/kg,较大剂量连续多日注射于兔,也未见对主要脏器有明显影响。粗茎鳞毛蕨抗肿瘤有效部分贯众 B 小鼠灌胃的 LD_{50} 为 853mg/kg,绵马酸灌胃的 LD_{50} 为 298mg/kg,粗茎鳞毛蕨提取物小鼠皮下给药和口服给药的 LD_{50} 分别为 420mg/kg 和 670m/kg。狗急性毒性试验表明,该提取物对周围血象无任何影响,除个别狗的肝肾功能稍有损伤外,大多数实验狗均正常[3,4]。

【附注】 1. 本品又为常用中药材,以"绵马贯众"为名收入《中国药典》2015 年版(一部)。2. 同属植物多鳞鳞毛蕨 *Dryopteris barbigera* (T. Moore et Hook.)O. Ktze. 在藏族称为"热热尔"、"热惹",并将根茎及叶柄残基(有小毒)、全草供药用。根茎及叶柄残基用于食物中毒(《青藏药鉴》)。全草用于食物中毒、肉食中毒、跌打瘀痛、筋骨疼痛、肾虚耳鸣、胎衣不下(《藏本草》)。

参 考 文 献

[1] 张丽霞.东北贯众中活性成分的研究.黑龙江大学硕士学位论文,2009:22-30

[2] 齐峰,王娥丽.常用药材绵马贯众活性成分研究.天津医科大学学报,2007,13(2):191-193

[3] 高增平,陆蕴如,李国福.绵马贯众抗疟活性筛选.北京中医药大学学报,2002,25(4):45,46

[4] 宋伟.贯众的药理作用.黑龙江医药,2010,23(3):429-431

(何思文)

282. *Dryopteris filix-mas* (欧洲鳞毛蕨)

【民族药名】 "斯孜个塔拉克"(哈萨克族);"沙拉哈斯"(维吾尔族)。

【来源】 鳞毛蕨科植物欧洲鳞毛蕨 *Dryopteris filix-mas* (L.)Schott 根茎。有小毒。春季、秋季采挖,洗净泥土,削去须根及叶柄(仅留残基),晒干。

植株高 60~100cm。根茎粗壮,直立或斜生,坚硬,连同叶柄基部密被灰褐色、阔披针形鳞片。叶簇生;叶柄长 15~30cm,上部的鳞片狭披针形;叶片厚纸质,卵状披针形,长 40~70cm,宽

20~30cm,短渐尖,羽片两面及叶轴被黑褐色、披针形膜质鳞片,二回羽状全裂或深裂;羽片披针形,先端渐尖,宽 2~4cm,深裂至叶轴;裂片密集,钝头,全缘或有锯齿;下部的羽片为二回羽状;小羽片稍延长;叶脉分叉。孢子囊群大,背生于中脉两侧排成 1~3 行;囊群盖圆肾形,凹部较深。

生于海拔 1500~1900m 的林下阴湿处。分布于新疆北部地区。

【药用经验】 哈萨克族 用于脑膜炎、功能性子宫出血、驱绦虫和预防感冒(《维药志》)。维吾尔族 用于胆质引起的热症,对肾和尿路感染有消炎作用,同服葫芦子驱肠道寄生虫(《维药志》)。用于胆热症、肾和尿道感染(《民族药志要》)。

【化学成分】 根茎含多种间苯三酚衍生物,主要有毒成分是绵马酸,也含去甲绵马素(desaspidin)、三去甲绵马酚 (3-idesaspidin)、去甲绵马酚 (desaspidinol)、黄绵马酸、副绵马素(paraaspidin)、白绵马素(albaspidin)、绵马次酸(filicinic acid)、间苯三酚苷类 (phloroglucides)以及间苯三酚酮(phloropyrone)等,还含有大环化合物新绵马素(filixic acid),又含绿原酸(chlorogenic acid)、绵马素、黄三叉蕨酸、低三叉蕨素(desaspidin)、三叉蕨素(aspidin)、三叉蕨宁(aspidinin)、黄三叉蕨宁(flavaspidinin)、低三叉蕨酚(desaspidinol)及绵马次酸等成分[1,2]。

【药理毒理】 主要有驱虫、抗细菌、抗真菌、抗病毒、抗生育、止血及抗肿瘤等作用。此外,从欧洲鳞毛蕨中提取的 flavon-3-ol 包括其苷可作为组氨酸去碳酶抑制剂,治疗消化性溃疡和遗传性过敏皮肤炎等疾病。

参 考 文 献

[1] 谢宗万. 全国中草药汇编(下册). 第2版. 北京:人民卫生出版社,1996;514-519
[2] 周贤春. 新疆欧洲鳞毛蕨中活性成分——生物碱的初步研究. 新疆大学硕士学位论文,2007;30-34

（何思文）

283. *Duchesnea indica*（蛇莓）

【民族药名】 "嘿呼领"、"嘛喔打"(傣族);"登惰"(侗族);"打果里神戈"(傈僳族);蛇波、蛇莓草、老蛇果(畲族);"董戛"(水族);儿婆蛇、蛇泡草、龙吐珠(土家族);蛇泡(瑶族);"舍利次"、"合丁欢"(彝族)。

【来源】 蔷薇科植物蛇莓 *Duchesnea indica*(Andr.)Focke. 的全草。有小毒。夏季、秋季采收,鲜用或洗净晒干。

多年生草本,具长匍匐茎,有柔毛。三出复叶,小叶片近无柄,菱状卵形或倒卵形,长 1.5~3cm,宽 1.2~2cm,边缘具钝锯齿,两面散生柔毛或上面近于无毛;叶柄长 1~5cm;托叶卵状披针形,有时 3 裂,有柔毛。花单生于叶腋,直径 1~1.8cm,花梗长 3~6cm,有柔毛;花托扁平,果期膨大成半圆形,海绵质,红色;副萼片 5,先端 3 裂,稀 5 裂;萼裂片卵状披针形,比副萼片小,均有柔毛;花瓣黄色,矩圆形或倒卵形。瘦果小,矩圆状卵形,暗红色。花期 4~6 月。

分布于辽宁南部以南各省区。

【药用经验】 傣族 用于感冒发热、急性扁桃腺炎、气管炎、腮腺炎、黄疸性肝炎、吐血、鼻衄、阴缩;外用于烧烫伤、蛇咬伤、疔疮、湿疹;根用于痢疾、腹泻、吐血、眼结膜炎(《滇省志》)。侗族 用于小儿疳疔、"闷高温扁"(头晕昏倒)(《侗医学》)。傈僳族 用于热病、惊痫咳嗽、吐血、咽喉肿痛、痢疾、痈肿、疔疮、蛇虫咬伤(《怒江药》)。朝鲜族 用于胃癌、鼻癌、肺癌、宫颈癌

(《图朝药》)。畲族　用于感冒、发热、咳嗽、咽喉肿痛、白喉、痢疾、月经不调、疮肿毒(《畲医药》)。水族　用于痢疾(《水医药》)。土家族　用于伤风感冒、风坨、痒疹、皮风、癞、癣、蛇板疮(末梢神经炎)腰带疮(《土家药》)。瑶族　用于痢疾、血尿(《桂编》)。彝族　用于蜈蚣咬伤、肢体潮红、皮肤瘙痒、痛疽疔疮(《哀牢》)。用于虫蛇咬伤、痄腮、乳痈、疮疖、月经不调、血崩(《楚彝本草》)。用于毒蛇咬伤(《滇药录》)。用于虫蛇咬伤、痄腮、乳痈、疮疖(《彝药志》)。外用于虫蛇咬伤、腮腺炎、乳痈、疮疖(《滇省志》)。

【使用注意】　全草有小毒,果实有毒,用时须谨慎。孕妇、年老体弱、虚寒体质者忌用。

【中毒与解毒】　误食或超量服用蛇莓后,首先皮肤出现紫癜、鼻出血;严重者呼吸急促、紫癜遍布全身,鼻出血频繁,甚至口中大量涌血、血细胞、血小板、血红蛋白等大量损失。体检面色苍白、心率加快、心音低钝,心尖区可闻Ⅰ～Ⅱ级收缩期杂音,脉细弱,两肺可闻干性啰音,腹胀,病情危重。可催吐、洗胃、导泻,静脉滴入10%葡萄糖液加氢化可的松,用止血药并输血,用能量合并剂并吸氧,其他对症治疗并加强护理。

【药材鉴定】　性状　全草多缠绕成团,被灰白色毛茸。根细,褐红色。匍匐茎细长,节上生细根。掌状复叶具长柄,基生或互生。小叶3片,多皱缩,完整者倒卵形,长1.5～4cm,宽1～3cm,基部偏斜,边缘有钝齿,表面黄绿色,上面近无毛,下面被疏毛。花单生于叶腋,具长柄。聚合果棕红色,瘦果小,花萼宿存。气微,味微甘、酸[1]。

显微特征　(1)根(直径0.8mm)横切面:表皮细胞1列,排列整齐,壁木栓化。皮层由5～6层薄壁细胞组成,靠近表皮处有一圈排列整齐的厚角细胞。薄壁细胞中有草酸钙簇晶。维管束外韧型,射线由3～4列细胞组成;韧皮部窄,由薄壁细胞及少量筛管群组成;形成层不明显;木质部宽阔,导管呈径向排列。近中心处有少量的薄壁细胞[1]。(2)茎(直径1.2mm)横切面:表皮细胞呈类圆形,排列紧密,细胞壁略增厚,皮层由3～4层排列疏松的薄壁细胞组成,内含草酸钙簇晶。内层细胞排列整齐。韧皮部外缘有数列纤维排列成环,形成中柱鞘。维管束外韧型,7～8束成环状排列,射线宽窄不一。韧皮部窄,可见筛管群。形成层不明显。木质部导管径向排列。髓部较宽,其中有草酸钙簇晶分布。(3)叶表面观:上表皮细胞类多角形,下表皮细胞略波状弯曲,垂周壁念珠状增厚。下表皮非腺毛及腺毛较上表皮为多,非腺毛单细胞,长166～900μm,基部直径18～38μm,壁厚6～12μm,表面有螺状纹理;腺毛头部2细胞,直径25～32μm;柄部2～3细胞。下表皮气孔不定式或不等式,副卫细胞4～5个。叶肉细胞有的含草酸钙簇晶。(4)全草粉末:灰绿色。非腺毛较多,均为单细胞,长80～900μm,宽5～30μm。具腺毛,腺头多为单细胞,腺柄2～6个细胞。螺纹或梯纹导管直径22～98μm。草酸钙簇晶较多,直径35～100μm,棱角大多短钝。有散在的小方晶。叶表皮细胞壁略弯曲,气孔不定式。淀粉粒较多,以单粒居多。

薄层色谱　取本品粉末1g,加甲醇10ml,超声处理30分钟,滤过,滤液作为供试品溶液。另取蛇莓对照药材1g,同法制成对照药材溶液。吸取上述2种溶液各5μl,分别点于同一硅胶G薄层板上,以甲苯-乙酸乙酯-甲酸(3:2:1)为展开剂,展开,取出,晾干,喷以2%铁氰化钾-2%三氯化铁试剂。供试品色谱在与对照药材色谱相应的位置上,显相同颜色的斑点。

【化学成分】　主要含酚酸类和三萜类。酚酸及酚酸酯类有没食子酸(gallic acid)、咖啡酸甲酯(methyl caffeate)、原儿茶酸(protocatechuic acid)、赤勺素(pedunculagin)、短叶苏木酚酸(brevifolincarboxylic acid)、蛇莓苷A(ducheside A)、蛇莓苷B(ducheside B)、短叶苏木酚(brevifolin)、没食子酸。三萜类主要有熊果酸(ursolic acid)、委陵菜酸(tomentic acid)、野蔷薇苷(rosamultin)、Kaji-ichigeside F1、蓝花楹酸(euscaphic acid)、坡模醇酸(pomolic acid)。黄酮类化合

物有洋芹素-6-*C*-β-D-葡萄糖苷、金合欢素-7-*O*-α-L-鼠李糖基-(1→6)-β-D-葡萄糖苷、山奈素-3-*O*-β-D-半乳糖苷、芦丁、异槲皮苷和金丝桃苷。除以上成分外还有富马酸(fumaric acid)、富马酸甲酯(fumaric acid methylester)、胡萝卜苷(daucosterol)、β-谷甾醇、甲氧脱氢胆固醇(methoxydehydracholesterol)[2]。

【药理毒理】 1. 抗肿瘤作用:体内和体外研究均表明,蛇莓具有较强的抗肿瘤活性。2. 抗诱变活性:蛇莓水煎液具有抗诱变作用,在鼠伤寒沙门氏菌/哺乳动物微粒体酶试验中,可抑制由苯并芘诱导的突变。3. 抑制中枢神经系统的作用:蛇莓醇提物和水提物灌胃后,对小鼠中枢神经系统具有明显的抑制作用,醇提物的作用强于水提物。4. 抑菌作用:蛇莓对7种常见致病菌,包括金黄色葡萄球菌、肺炎球菌、痢疾杆菌、甲型副伤寒杆菌、变形杆菌、枯草杆菌、绿脓杆菌具有明显的和不同程度的抑制作用,最低抑菌浓度在1:32~1:1024。蛇莓对金黄色葡萄球菌和变形杆菌的抑菌作用最强。5. 降压作用:蛇莓浸膏对麻醉狗、成年兔有短暂的降压作用,并与剂量有关,此作用不被注射阿托品或切断两侧迷走神经所减弱。对心脏收缩和心率有抑制作用,并有增强冠脉流量作用[3~5]。

参 考 文 献

[1] 万定荣,陈家春,余汉华. 湖北药材志. 第一卷. 武汉:湖北科学技术出版社,2002:490
[2] 许文东,林厚文,邱峰,等. 蛇莓黄酮苷类化学成分的研究. 中国药学杂志,2007,42(13):981-983
[3] 王予祺,常琪,唐劲天. 蛇莓化学成分和药理作用的研究进展. 世界科学技术——中医药现代化,2007,9(2):107-111
[4] 袁晓环,夏清平,贾艳梅. 中药蛇莓的研究及应用进展. 中国林副特产,2008,10(5):92,93
[5] 王海英,张翠. 蛇莓的药用研究进展. 上海医药,2009,30(2):67-70

(何思文)

284. *Dysosma difformis*(小八角莲)

【民族药名】 荷叶莲、药中王(苗族);包袱七(土家族);红八角莲(瑶族);"憋糯亮"(壮族)。

【来源】 小檗科植物小八角莲 *Dysosma difformis*(Hemsl. et Wils.)T. H. Wang ex Ying 的根茎及根、全草。根茎及根有毒。春季、夏季采挖,洗净,晒干。

多年生草本。根茎粗短,横生,顶端伸出1茎;茎高10~20cm,细弱,无毛。茎生叶通常2,互生,少有3,小,最上的对生,不等大,多形,偏心盾状着生,长5~11cm,宽7~15cm,薄纸质,无毛,顶端为宽截形或有时多少分裂,基部多少呈圆形,稍向内弯,边缘有稀疏的小齿状突尖;叶柄长3~11cm。伞形花序有花2~5朵,生于离叶不远的叶柄近顶处,无总花梗;花梗长常不到2cm,下弯,有长柔毛;花瓣6,淡赭红色,矩圆状条形,长约1.5cm;雄蕊6,长为花瓣之半,内弯,花药有长尖头,花丝长仅为花药之半。果小,圆球形。花期4~6月,果期6~9月。

生于山地密林下。分布于湖北西部和四川、湖南。

【药用经验】 苗族 根茎:用于疔疮、肿毒、瘰疬、喉痛、带状疱疹、跌打损伤、毒蛇咬伤、避孕、虚汗、盗汗、死胎不下(《民族药志一》)。土家族 根茎:用于腹痛、毒蛇咬伤、痈疱、流痰(《土家药》)。瑶族 根茎及根:用于散风、祛痰、解毒(《湘蓝考》)。壮族 全草:用于角膜炎、喉头炎、鼻腔炎(《民族药志一》)。

【使用注意】 本品有毒,内服慎用,煎汤用量6~12g。烂根不可药用。

【药材鉴定】 性状 根茎结节状,结节膨大,类圆形,长3~6cm,直径0.7~1.5cm,表面棕褐色或灰褐色。下部有多数须根,顶芽端周围有黄棕色膜质鳞片包被。顶端有残茎和芽以及下凹的茎痕。根及根茎的断面均呈黄白色,不平坦,质硬而脆,易折断。气微,味苦。

　　显微特征　(1)根的横切面:表皮细胞1列,类圆形或不规则形,外壁及径向壁明显增厚,有的表皮细胞向外突起形成长短不一的根毛。皮层宽广,石细胞单个散在,胞腔大小不一,壁厚,木化,层纹、纹孔和孔沟均明显。内皮层细胞1列,凯氏点明显。中柱鞘由1列薄壁细胞组成,较内皮层细胞稍小。韧皮部与木质部呈辐射状排列,维管束4~5原型;导管类圆形,壁木化。中央有木纤维,壁强烈增厚,层纹明显,木化。薄壁细胞内含大量淀粉粒,有的细胞中含草酸钙簇晶[1]。(2)根茎横切面:木栓组织为数列淡黄棕色、排列不整齐的细胞组成。皮层细胞呈不规则长方形,有单个石细胞散在,胞腔小,壁厚,具层纹,孔沟明显,木化。维管束外韧型,排列分撒,断续成环;韧皮部细胞多压缩,其外侧有石细胞群;木质部由导管和木薄壁细胞组成,其内侧多有石细胞群。髓部宽广,细胞呈多角形,偶有石细胞。本品薄壁细胞含有大量的草酸钙簇晶和淀粉粒[1]。

　　【化学成分】　根茎含鬼臼毒素(podophyllotoxin)、4′-去甲基鬼臼毒素(4′-demethylpodophyl-lotoxin)、山奈酚(kaempferol)、槲皮素(quercetin)、槲皮苷(quercitroside)和芦丁(rutin)[2]。

参 考 文 献

[1] 周海钧,曾育麟. 中国民族药志(第1卷). 北京:人民卫生出版社,1984:27-31
[2] 张杰,周春山. 小八角莲化学成分研究. 中草药,2007,38(4):517,518

（王璐瑶）

285. *Dysosma majorensis*（乌云伞）

　　【民族药名】　血丝金盆、乌云伞(土家族)。

　　【来源】　小檗科植物贵州八角莲(乌云伞)*Dysosma majorensis*（Gagnep.）Ying［*Podophyllum majorense* Gagnep. ;*Dysosma lichuanensis* Cheng sp. nov. Ined.］的根茎及根。有毒。秋后采收,洗净,鲜用或切片晒干。

　　多年生草本,植株高约50cm。根茎粗壮,横生,结节状,棕褐色,多须根;茎直立,具纵条棱,被细柔毛。叶薄纸质,二叶互生,盾状着生,叶片轮廓近扁圆形,长10~20cm,宽约20cm,4~6掌状深裂,裂片顶部3小裂,上面暗绿色或有紫色云晕,背面带灰紫色,被细柔毛,边缘具极稀疏刺齿;叶柄长4~20cm。花2~5朵排成伞形状,着生于近叶基处;花梗长1~3cm,被灰白色细柔毛;花紫色;萼片6,不等大,椭圆形,长7~15mm,淡绿色,无毛;花瓣6,椭圆状披针形,长达9cm,宽约1.5cm;雄蕊6,长约1.8cm,花丝与花药近等长,有时花丝短于花药,药隔先端延伸,呈尖头状;子房长圆形,基部和顶部缢缩,柱头盾状,半球形,直径约1.5mm。浆果长圆形,成熟时红色。花期4~6月,果期6~9月。

　　生于海拔1300~1800m的密林下、竹林下。分布于贵州、重庆、湖北、广西。

　　【药用经验】　土家族　清热解毒,活血止痛。用于咽喉肿痛、咳嗽痰多、虫蛇咬伤、狗咬伤、跌打损伤、劳伤、风湿性关节痛、痈疽疮毒(《土家药志上》)。

　　【使用注意】　本品有毒。内服日用量1.5~3.0g,连续用药不应超过3天。体弱及孕妇慎用。

　　【中毒与解毒】　八角莲属(*Dysosma*)多种植物的根茎由于均含有毒成分鬼臼毒素,属鬼臼类中药来源之一,使用不当易发生中毒。中毒后出现消化系统症状:早期均出现腹痛、恶心、呕吐、腹泻等消化道症状；神经系统症状：周围神经普遍受损，表现为四肢麻木、疼痛无力；严重者出现弥漫性中枢神经系统毒性，如出现脑水肿、抽搐、嗜睡、脑疝、昏迷，中毒受损程度通常与摄入量呈正相关；心血管系统症状：心电图显示窦性心动过缓，频发室性期前收缩；血液系统症状：散在性皮肤瘀点瘀斑，凝血障碍。鬼臼毒素与患者血浆蛋白结合率较高，在对症治疗时，应尽早进行血浆置换，尽快清除患者体内毒物[1]。

【药材鉴定】 性状 根茎呈不规则结节块状，直径 1.5~2cm。表面棕色或棕红色，上方有明显下凹的茎痕，环节不甚明显，有时可见残留鳞叶，有众多须状根或点状突出的须根痕。根长可达 10cm，直径 1~1.5mm，表面棕黄色，有细纵纹。质坚硬，折断面平坦，颗粒状。根茎皮部浅棕红色，维管束环列，髓部大，黄白色；须状根皮部厚，黄白色，木部小，占直径的 1/5，棕黄色。气微，特异，味苦。

显微特征 （1）根茎横切面：表皮细胞 1 列。下皮细胞 1 列，类方形。皮层薄壁细胞有的可见纹孔，纤维单个散在或数个相聚，壁木化。维管束外韧型，内外侧均有石细胞群。髓部较宽广。薄壁细胞含淀粉粒和草酸钙簇晶。（2）根横切面：表皮细胞 1 列。皮层宽广，内皮层明显。初生木质部 4~5 原型。中央纤维类多角形，壁极厚，木化。皮层薄壁细胞含众多淀粉粒。（3）粉末：淡棕黄色。草酸钙簇晶众多，直径 19~53μm，棱角大多短钝；有的含晶细胞具菲薄横隔，形成母子细胞，每个子细胞含 1 个簇晶，簇晶纵向排列成行。石细胞成群或单个散在，鲜黄色，类圆形、长圆形、类长方形或不规则多角形，直径 35~104μm，长可达 156μm，壁厚 5~27μm，纹孔明显，孔沟较密，可见层纹。木纤维成束或单个散在，鲜黄色，直径 10~30μm，壁厚 6~10μm，木化，孔沟较密，层纹明显。厚壁细胞单个散在，长条形，末端钝圆或渐尖，完整者长可达320μm，直径 24~57μm，壁厚 2~8μm，木化，纹孔类圆形，孔沟较密，层纹明显。表皮细胞表面观长方形，长 110~210μm，宽 16~52μm，壁厚 3~5μm。下皮细胞表面观长条形，长 150~240μm，宽 17~91μm，壁稍厚，波状弯曲。导管主为网纹导管，少数为具缘纹孔导管，直径 7~40μm，具缘纹孔排列整齐紧密；导管分子端壁斜向相接，具单穿孔。淀粉粒单粒类圆形，直径 4~12μm，脐点不明显；复粒由 2~3 分粒组成[2]。

【化学成分】 根及根茎含大黄素甲醚（physcion）、β-谷甾醇（β-sitosterol）、八角莲蒽醌（dysoanthraquinone）、去甲八角莲蒽醌（demethyldysoanthraquinone）、去氢鬼臼毒素（picropodophyllin）、山荷叶素（podophyllotoxin）、鬼臼苦素（picropodophyllin）、4′-去甲鬼臼毒素（4′-demethylpodophyllotoxin）、去氧鬼臼毒素（deoxypodophy-llotoxin）、4′-去甲鬼臼毒酮（4-demethylpodophyllotoxone）、鬼臼毒酮（podophyllotoxone）、异鬼臼苦素酮（isopicropodophyllone）、鬼臼苦酮（picropodophyllone）[3]。

【药理毒理】 鬼臼毒素小鼠口服的半数致死量（LD_{50}）为 90mg/kg，小鼠腹腔注射的 LD_{50} 为 30~35mg/kg[4]。

参 考 文 献

[1] 于萍,陈吉炎,陈师西,等. 口服鬼臼类中药中毒 46 例分析. 医药导报,2010,29(11):1518-1520
[2] 徐国钧,徐珞珊,王峥涛. 常用中药材品种整理和质量研究(南方协作组. 第四册). 福州:福建科学技术出版社,2001:335
[3]《中华本草》编委会. 中华本草(第 3 册). 上海:上海科学技术出版社,1999:303,304
[4] 杨光义,杜士明,黄良永,等. 鬼臼类中药毒理学研究进展. 中国药房,2008,19(36):2872,2873

（王雪芹 陈吉炎 马丰懿 张 飞）

286. *Dysosma pleiantha*（八角莲）

【民族药名】　八角莲（通称）；八角金盘、一粒珠、千斤锤（畲族）。

【来源】　小檗科植物六角莲 *Dysosma pleiantha*（Hance）Woods. 的根茎、叶、全草。根茎有小毒。根茎于秋季采挖，洗净晒干或鲜用；叶、全草适时采收。

多年生草本，有粗壮根茎；茎直立，无毛，高10~17cm。茎生叶常为2，盾状，轮廓矩圆形或近圆形，长16~22cm，宽12~19cm，无毛，8~9浅裂，裂片宽三角状卵形，边缘有针刺状细齿；叶柄长10~15cm，无毛。花5~8朵簇生于二茎生叶柄的交叉处，下垂；花梗长达2.8cm；萼片6，卵状或椭圆状矩圆形；花瓣6，紫红色，矩圆形；雄蕊6，长2.1~2.3cm，花丝长7~8mm，花药长1.4~1.5cm；雌蕊1。浆果近球形。花期3~6月，果期7~9月。

生于山谷和山坡杂木林下阴湿地方。分布于台湾、福建、浙江、安徽、湖北、广西等省区。

【炮制】　尿渍能降低毒性。土家族　尿渍：将生品浸入童便中一周后，取出晒干。

【药用经验】　侗族　根茎：用于胃痛；外敷用于无名肿毒（《民族药志要》）。畲族　根茎、叶：用于哮喘、小儿惊风、无名肿毒、痈疮疔肿、腮腺炎（《畲医药》）。瑶族　根茎：用于胃痛。全草：外用治跌打损伤（《桂药编》）。根茎：用于蛇伤、疔疮、牙痛、胃痛、痢疾、肺热咳嗽、腮腺炎、急性淋巴结炎、跌打损伤（《湘蓝考》）。

【使用注意】　孕妇禁用。

【中毒与解毒】　参照"*Dysosma versipellis*（八角莲）"条。

【药材鉴定】　性状　根茎结节状，长2~3cm，直径5~10mm，鲜时表面浅黄色，干后呈棕黑色，茎基痕内多可见残留芽苞或刺状突起，周围有鳞叶脱落留下的环纹，表面有裂纹，下方着生须根，被稀疏微柔毛。体轻，质硬而脆，易从结节相连处折断。折断面不平坦，类白色，有裂隙，皮部较窄，维管束黄棕色，卵圆形，断续排列呈环状。髓宽。根断面黄色，中央有圆点状中柱，易与皮部剥离。气微，味淡微苦。

显微特征　（1）根横切面：表皮细胞1列，外壁及侧壁增厚，微木化，有的向外突起形成根毛，下皮细胞1列，排列紧密，类多角形，有的内含黄棕色颗粒状物。皮层由12~16列薄壁细胞组成，厚壁细胞众多，成群或散在，层纹明显，微木化；内皮层细胞切向延长，类椭圆形，有的细胞被分隔成2室，凯氏点明显。维管束辐射型。韧皮部细胞较大，内侧可见2~3个韧皮纤维，非木化。束中形皮层1~2列细胞。木质部5~6原型，导管呈径向排列，直径13~52μm，木纤维层纹和孔沟可见。薄壁细胞内含淀粉粒，有的含草酸钙簇晶。（2）根茎横切面：表皮细胞1列，外侧壁增厚，有的已部分脱落，下皮细胞类长方形，排列紧密，部分表皮及下皮细胞已发育成木栓细胞，皮层外侧为2~5列石细胞组成的环带，石细胞类方形、椭圆形或多角形，皮层由10~15列薄壁细胞组成，偶见石细胞散在，内皮层不明显。维管束外韧型，20余个断续排列成环，内外侧均有石细胞群包绕。韧皮部较窄，内侧可见2~3个壁极厚的韧皮纤维，直径约占木质部的1/2或近相等。木质部导管多径向排列，直径24~40μm，射线细胞宽可达10余列，径向延长，类椭圆形。髓宽广。薄壁细胞内含淀粉粒，有的含草酸钙簇晶。（3）粉末：棕褐色。石细胞极多，散在或成群，黄绿色，少数几无色，类圆形、类方形、类三角形、类菱形或不规则形，长64~196μm，直径42~114μm，壁厚5~40μm，孔沟多清晰多呈分枝状，纹孔极密。纤维成束或散在，黄绿色或无色，直径15~50μm，壁厚4~19μm，孔沟致密，纹孔可见，有的隐约可见细密层纹。厚壁细胞众多，无色，类长方形，末端平截或斜尖，长168~720μm，直径28~240μm，壁厚3~11μm，孔沟稀疏，单斜纹孔或呈"人"字形，木化、微木化或非木化。草酸钙簇晶散在或存在于薄壁细胞中，直径 27~42μm。表皮细胞表面观类长方形或类多角形，黄棕色，壁稍增厚，其下常附着下皮细胞，下皮细胞垂周壁略细波状。导管主要为网纹导管，少见具缘纹孔导管及梯纹、螺纹导管。淀粉粒单粒，多类圆形，直径 1 ~ 12μm，脐点点状、短条状或十字状；复粒由 2 至数十个分粒组成[1]。

薄层色谱　取供试品 1g，加乙醇适量于索氏提取器中提取至无色，挥去乙醇至约 1ml，作为供试品溶液。另取鬼臼毒素对照品适量，加乙醇制成每 1ml 含 2mg 的溶液，作为对照品溶液。吸取上述 2 种溶液各 10μl，分别点于同一硅胶 G 薄层板上，以氯仿-乙酸乙酯（60：40）为展开剂，展开，取出，晾干，喷以硫酸-乙醇（50：50）显色剂，于 120 ℃ 加热约 5 分钟至斑点显色清晰。供试品在与对照品色谱相应的位置上，显相同颜色的斑点。

【化学成分】　根茎含木脂素类、甾体化合物和糖类，其中鬼臼毒素类木脂为该类植物中的主要毒性成分。主要化学成分含鬼臼毒素（podophyllotoxin）、去氧鬼臼毒素、4′-去甲基鬼臼毒素（4′-demethylpodophyllotoxin）、4′-去甲基鬼臼毒素酮（4′-demethylpodophyllotoxone）、八角莲酮醇（dysosmajol）、八角莲蒽醌（dysoanthraquinone）、大黄素甲醚（physcion）、紫云英苷（astragalin）、β-谷甾醇（β-sitosterol）、金丝桃苷（hyperin）等成分[2,3]。

【药理毒理】　1. 抗病毒作用：鬼臼毒素是很有效的抗 DNA 病毒单体，且对单纯疱疹病毒有较好的抑制作用。2. 抗肿瘤作用：其抗癌活性的物质基础是芳基四氢萘内酯类木脂素，即鬼臼毒素类。鬼臼毒素、去氧鬼臼毒素单体对小鼠移植性肝癌（HepA）和小鼠艾氏腹水癌（EAC）均有一定的抑制作用。3. 对心血管系统的作用：六角莲根中提取的结晶性物质对离体蛙心有兴奋作用，可使心律不齐，最终停于收缩状态。对兔耳血管有扩张作用，对蛙后肢血管、家兔小肠及肾血管则有轻度的收缩作用。4. 对平滑肌的作用：六角莲结晶性物质对兔和豚鼠离体子宫有兴奋作用，对兔离体小肠平滑肌有抑制作用。5. 其他作用：尚有抗菌、抗蛇毒作用，对中枢神经系统的抑制作用等。6. 毒副作用：六角莲的毒性主要来自鬼臼毒素，内服会刺激小肠，产生大量水泻，常伴有腹痛，量大可出现血便，或导致严重性衰竭虚脱。注射毒性更大，表现为中枢神经系统刺激作用，量大更可导致死亡[4]。

【附注】　六角莲因其有效成分鬼臼毒素可以制成抗癌新药而遭到过度采挖，野生资源临近枯竭，现已被列入国家三级保护植物。

参 考 文 献

［1］丁以华，范蕾，陈琴鸣，等．有毒草药粉末六角莲的鉴定与分析．中国现代应用药学杂志，2007，24（1）：33-36
［2］时岩鹏，韦兴光，姚庆强．六角莲化学成分的研究．中草药，2005，4（36）：484-486
［3］王玮，木海鸥．药用植物六角莲国内研究概况．中药与天然药物，2010，22（11）：41-43

（何思文）

287. *Dysosma tsayuensis*（西藏八角莲）

【民族药名】　"奥毛塞蔓巴"（藏族）。

【来源】　小檗科植物西藏八角莲 *Dysosma tsayuensis* Ying 的根茎及根、果实。有小毒。

多年生草本，植株高 50~90cm。根茎粗壮，横生，多须根；茎高 35~55cm，不分枝，无毛，具纵条棱，基部被棕褐色大鳞片。茎生 2 叶，对生，纸质，圆形或近圆形，几为中心着生的盾状，直径约 30cm，上面深绿色，背面淡黄绿色，两面被短伏毛，上面尤密，叶片 5 ~ 7 深裂，几达中部，裂片楔状矩圆形,长 8~12cm,宽 4~7cm,先端锐尖,边缘具刺细齿和睫毛;叶柄长 11~25cm。花梗长 2~4cm,无毛;花 2~6 朵簇生于叶柄交叉处;花大,直径 4~5cm;萼片 6,椭圆形,早落;花瓣 6,白色,倒卵状椭圆形,长 2.7~2.8cm,宽 1~1.1cm;雄蕊 6,长约 1cm,花丝扁平;雌蕊几与雄蕊等长,子房具柄,花柱长约 2mm,柱头膨大,皱波状,胚珠多数。果柄长 3~9cm,无毛;浆果卵形或椭圆形,2~4 枚簇生于两叶柄交叉处,长约 3cm,红色,宿存柱头大,呈皱波状。种子多数。花期 5 月,果期 7 月。

生于海拔 2500~3500m 高山松林、冷杉林、云杉林下或林间空地。分布于西藏。

【药用经验】 藏族 根茎及根:用于跌打损伤、腰腿疼痛、心痛、胃痛、皮肤病、黄水疮。果实:用于血分病、胎动不安、月经不调、肾脏病(《藏本草》)。

【化学成分】 根茎含木脂素类成分:去氧鬼臼毒素(deoxypodophyllotoxin)、鬼臼毒素(podophyllotoxin)、异苦鬼臼酮(isopicropodophyllone)、去氢鬼臼毒素(dehydropodophyllotoxin)、β-足叶草素(β-peltatin)、山荷叶素(diphyllin)、苦鬼臼素(picropodophyllin)等[1]。

参 考 文 献

[1] 廖矛川,王有为,屠治本,等.西藏八角莲的化学成分研究.武汉植物学研究,2002,20(1):71-74

(王兵娥 焦 玉)

288. *Dysosma versipellis*(八角莲)

【民族药名】 一把伞(侗族);"勒铎"(毛南族);"乌培棘"、"锐奈尿"(苗族);"花不格"(仫佬族);"卞各令"(瑶族);"亥利之"(彝族);棵八国莲(壮族)。

【来源】 小檗科植物八角莲 *Dysosma versipellis*(Hance)M. Cheng ex Ying 的根茎。有小毒。秋季采挖,洗净,晒干备用或鲜用。

多年生草本。根茎粗壮、横生;茎直立,高 20~30cm,不分枝,无毛,淡绿色。茎生叶 1,有时 2,盾状,圆形,直径达 30cm,4~9 浅裂,裂片宽三角状卵圆形或卵状矩圆形,长 2.5~4cm,基部宽 5~7cm,顶端锐尖,上面无毛,下面疏生柔毛或无毛,边缘有针刺状细齿;叶柄长 10~15cm。花深红色,5~8 朵簇生于近叶柄顶部离叶基不远处,下垂,花梗细长,下弯,有毛或无毛;萼片 6,外面有疏长毛;花瓣 6,长 2cm;雄蕊 6;子房上位,1 室,柱头大,盾状。浆果椭圆形或卵形,种子多数。花期 3~6 月,果期 5~9 月。

生于阔叶林或竹林下阴湿处。分布于长江流域各省。

【药用经验】 侗族 用于胃疼;捣烂敷患处或磨醋涂患处用于痈疮肿毒(《桂药编》)。毛南族 效用同侗族(《桂药编》)。苗族 浸酒服或研粉冲酒服用于跌打损伤(《桂药编》)。仫佬族 捣烂敷患处或磨醋涂患处用于乳腺炎(《桂药编》)。瑶族 用于咳嗽、胃疼;磨酒涂伤口周围用于毒蛇咬伤(《桂药编》)。彝族 用于胃疼《桂药编》。壮族 用于胃疼;浸酒服或研粉冲酒服用于跌打损伤,磨酒涂伤口周围用于毒蛇咬伤(《桂药编》)。

【使用注意】 孕妇禁用。

【中毒与解毒】 中毒后出现口苦、口麻、恶心、呕吐、严重腹泻、全力震颤,甚至惊厥、虚脱、昏迷、死亡。用 1%~2% 鞣酸溶液或 1∶5000 高锰酸钾溶液洗胃。内服鞣酸蛋白 1~2g,一日 3次。静脉大量补液及维生素 C。血压下降者用去甲肾上腺素及阿拉明,剧烈疼痛用止痛剂。必要时给氧及人工呼吸,应用呼吸兴奋剂(如尼可刹米)。剧烈腹痛可给予蛋清水、稀藕粉、牛奶等以保护黏膜[1]。

【药材鉴定】 性状 根茎结节状,常弯曲,上下两侧呈扁平状,长5~10 cm,直径1~2 cm。表面棕褐色或灰褐色,结节类圆形,上侧有略凹陷的茎痕,直径约1 cm,茎痕周围具数个隆起的环纹,茎基的一侧常附有1~2个锥状突起的小茎痕;下侧有残存的根痕。根直径1~2mm。质坚,不易折断。断面黄白色,质略疏松,有裂隙。气微,味苦[2]。

显微特征 (1)根茎横切面:表皮细胞1列。皮层宽广,皮层外侧细胞1~3列,其下有3~5列石细胞,紧密排列成环,石细胞类圆形、类方形或切向椭圆形,壁厚,胞腔小,孔沟明显。维管束外韧型,形成层不明显,木质部导管多径向排列。髓大,髓部薄壁细胞含淀粉粒,有的含草酸钙簇晶。(2)粉末:淡黄棕色。石细胞极多,散在或成群,类方形、类圆形或不规形,壁较厚,孔沟细密,壁孔明显。木纤维成束或散在,纹孔及孔沟细密。草酸钙簇晶较多,常数个排列成行,直径29~49μm。导管多为网纹导管。薄壁细胞增厚。淀粉粒众多,多为单粒,呈圆形或椭圆形,直径4~6μm,脐点人字状或点状[2]。

薄层色谱 取本品粉末0.4g,加乙醇20ml,加热回流提取30分钟,滤过,滤液作为供试品溶液。另取鬼臼毒素对照品适量,加甲醇制成每1ml含1mg的溶液,作为对照品溶液。吸取上述2种溶液各10μl,分别点于同一硅胶G薄层板上,以二氯甲烷-甲醇(9:1)为展开剂,展开,取出,晾干,喷以10%的硫酸乙醇溶液,105℃加热到斑点显色清晰,分别置日光及紫外光灯(365nm)下检视。供试品色谱中,在与对照品色谱相应的位置上,显相同颜色的斑点和荧光斑点。

【化学成分】 主要含鬼臼毒素类,鬼臼毒素类包括鬼臼毒素(podophyllotoxin)、4′-去甲基鬼臼毒素(4′-demethylpodophyllotoxin)、去氢鬼臼毒素、鬼臼毒酮(podophyllotoxone)、苦鬼臼毒素、异苦鬼臼毒素、4′-去甲基鬼臼毒酮、4′-去甲基异鬼臼毒素、4′,5′-二去甲基鬼臼毒素(4′,5′-didemethylpodophyllotoxin)等[3~5]。八角莲挥发油含多种化合物:苯乙醛、顺氧化芳樟醇、3,7-二甲基-1,6-辛二烯-3-醇、壬醛、顺-1,3-二甲基-环己醇、苯乙醇、2,6,6-三甲基-2-环己烯-1,4-二酮、2,6-二甲基-3,7-辛二烯-2,6-二醇、2-(4-甲基-3-环己烯-1-基)丙-2-醇、E-7-十四烯醇、(E)-3,7-二甲基-2,6-辛二烯-1-醇、异戊酸香叶酯、反-Z-β-没药烯-环氧化物、13,14-环氧-Z-11-十四烯-1-醇乙酸酯、7-甲基-Z-十四碳烯-1-醇乙酸酯、1-三十七醇、十六碳二烯酸甲酯、4-(2,6,6-三甲基-2-环己烯-1-基)-3-丁烯-2-酮、1,5,9-三甲基-12-(1-甲基乙基)-4,8,13-环十四碳三烯-1,3-二醇、2,2,6-三甲基-1-(3-甲基-1,3-丁二烯基)-5-甲氧基-7-氧杂二环[4,10]-庚烷、5,5,6-三甲基-5-(3-氧代-1-丁烯基)-1-氧螺[2,5]辛-4-酮、3,7,11-三甲基-1-十二烷醇、(R)-5,6,7,7a-四氢-4,4,7a-三甲基-2(4H)-苯并呋喃酮、丙基柏木醚、2,6-二甲氧基苯甲醛氨基甲酰腙、三十二(碳)烷、(Z)-2-(9-十八烯碳基氧代)乙醇、2-[2-(十六烷氧基)羟乙基]十八烷[6]。此外还有槲皮素(quercetin)、山奈酚(kaempferol)等多种化学成分。

【药理毒理】 1. 抗病毒作用:小鼠实验研究结果显示,八角莲治疗乙型脑炎有降低病死率和减轻脑组织病理损害的作用。 2. 抗肿瘤作用:八角莲有强烈的抑制P388淋巴白血病细胞的作用。由于鬼臼素毒性太大,临床上不宜直接使用,目前以鬼臼脂素为骨架改制成为多种毒性较低、疗效较好的抗癌新药应用于临床。 3. 抑制免疫作用:八角莲的主要成分鬼臼毒素的衍生物可降低小鼠脾细胞特异抗体的产生、血清拟集素滴度和溶血素HC_{50}值,抑制小鼠中垫迟发型超敏感性反应,减轻小鼠脾和胸腺重量。 4. 抗蛇毒作用:八角莲煎剂外用或内服对多种毒蛇咬伤具有解毒作用。 5. 抑菌作用:八角莲煎剂体外对金黄色葡萄球菌有一定的抑菌作用。 6. 对心血管系统的作用:从八角莲根种提出的结晶性成分对离体蛙心有兴奋作用,可使心律不齐而停止于收缩状态。对兔耳血管有扩张作用,对蛙后肢血管、家兔小肠及肾血管有轻度收缩作用。
7. 对胃肠道作用:若将全草中提取的鬼臼脂素给猫灌服,能刺激胃肠道蠕动增强反应,引起呕吐、腹泻,甚至血便,导致严重衰竭性虚脱死亡。8. 对平滑肌的作用:八角莲结晶性物质对兔和豚鼠离体子宫有兴奋作用,对兔离体小肠平滑肌有明显的抑制作用。9. 对中枢神经系统的抑制作用:若用鬼臼脂素注射液注入动物体内,能引起中枢神经系统抑制状态的表现:即抽搐,继之嗜睡、昏迷、瞳孔散大、呼吸麻痹、心跳停搏致死亡。小白鼠腹腔内注射其半数致死量为30~35mg。10. 毒副作用:(1)鬼臼脂素注射液注入动物体内,能引起中枢神经系统抑制,表现为抽搐,继而嗜睡、昏迷、瞳孔散大、呼吸麻痹、心脏停搏致死亡。(2)全草中提取的鬼臼脂素给猫灌服能刺激胃肠道,蠕动增强,引起呕吐、腹泻,甚至血便,导致严重衰竭性虚脱死亡[7]。

【附注】 同属植物川八角莲 *Dysosma veitchii*(Hemsl. ex Wils.)Fu et Ying 的根茎在水族作药用,称为"瓦莽"、八角金盘。有小毒。与独角莲、刺揪共煎水洗患处,治背瘩、无名肿毒(《水医药》)。

参 考 文 献

[1] 高渌汶. 有毒中药临床精要. 北京:学苑出版社,1993:206
[2] 陈黎,陈吉炎,安志斌,等. 八角莲的性状与显微鉴别. 中药材,2004,8(27):558,559
[3] 吕敏,苏艳芳,郭增军,等. 八角莲属植物化学成分及生物活性研究概况. 西北药学杂志,2007,22(3):152,153
[4] 潘琦,傅承新. 八角莲的植物化学成分和组织培养研究. 中国医学生物技术应用杂志,2002,51(4):51-54
[5] 姜飞,田海妍,张建龙,等. 八角莲的化学成分的研究. 中草药,2011,42(4):634-639
[6] 倪士峰,傅承新,吴平,等. 八角莲挥发油化学成分的GC-MS研究. 中草药,2004,35(2):143,144
[7] 夏提古丽·阿不利孜,贾晓光,熊元君,等. 八角莲的研究进展. 新疆中医药,2010,28(3):69-72

(何思文)

289. *Dysphania ambrosioides*(土荆芥)

【民族药名】 "柏芸幸藤"(傣族);"骂杨游"、"锐虾请"(侗族);"义狂汉勒"(傈僳族);"锐虾请"、"加姜给"(苗族)"荆芥美"(瑶族);"鼻尼色"(彝族)。

【来源】 藜科植物土荆芥 *Dysphania ambrosioides*(L.)Mosyakin et Clemants(*Chenopodium ambrosioides* L.)的全草。有小毒。8~9月果实成熟时,割取全草,放通风处阴干。

一年生或多年生草本,高50~80cm,芳香。茎直立,有棱,多分枝;分枝细弱,有腺毛或无毛。叶矩圆状披针形至披针形,长达15cm,宽约5cm,先端渐尖,基部渐狭成短叶柄,边缘具不整齐的牙齿,下面有黄色腺点,沿脉疏生柔毛。花序穗状,腋生,分枝或不分枝;花两性或雌性,通常3~5朵簇生于苞腋,花被5裂;雄蕊5。胞果扁球形;种子横生或斜生,红褐色,光亮,直径0.7mm。花期和果期时间都很长。

生于村旁旷野、路旁、河岸和溪边等处。分布于江苏、浙江、江西、福建、台湾、湖南、广东、广西和四川,北方各省常栽培。

【药用经验】 傣族 用于风寒感冒、蛔虫、钩虫病、皮肤瘙痒、湿疹(《滇省志》)。侗族 用于"份审"(癣)(《侗族医》)。带果序的全草:驱蛔虫,钩虫,灭滴虫(《民族药志要》)。傈僳族 用于蛔虫病、钩虫病、蛲虫病;外用于皮肤湿疹、瘙痒(《怒江药》)。苗族 用于皮肤作痒及湿疹、下肢溃烂、烂脚丫(《苗医药》)。用于皮肤湿疹,下肢溃烂(《苗药集》)。瑶族 用于吹风蛇咬伤(《桂药编》)。彝族 用于外感风寒、皮肤风湿痹痛、钩虫、蛔虫、痛经、经闭、皮肤湿疹、虫蛇咬伤（《楚彝本草》）。

【使用注意】 常用量为 3~6g，本品在肠内易吸收，中毒量 20~50g，且具有蓄积性。一次大剂量服用或连续使用可中毒。其挥发油的毒性较大，成人用量为 2ml，过量易引起毒性反应。

【中毒与解毒】 土荆芥油有剧烈的刺激性，大剂量时引起恶心、呕吐，吸收后能麻痹肠肌而引起便秘。对肝脏的损害可出现肝肿大、肝功能障碍。对神经系统的作用，常出现感觉异常、头疼、眩晕、视力障碍，严重者表现为谵妄、抽搐、惊厥、瘫痪、昏迷、血压下降、呼吸中枢麻痹而死亡。如能恢复，亦往往遗留有多发性神经炎、轻度瘫痪、听力、视力障碍，可为永久性的。对肾脏的损害作用，表现为尿蛋白、血尿、尿区叩疼，甚至少尿、无尿。解毒措施：用 1∶5000 的高锰酸钾溶液洗胃，然后再服通用解毒剂。口服硫酸镁或硫酸钠 30g 导泻。静脉滴注 5%~10% 的葡萄糖生理盐水 2000~2500ml。呼吸中枢抑制时，给予呼吸中枢兴奋剂如洛贝林，每日 2 次，每次 5mg，或尼可刹米，常用其 25% 溶液，皮下或肌肉注射，每次 2ml。视力或听力障碍时，口服维生素 B_1、维生素 B_6，肌肉注射胎盘组织液 2ml，每日一次。如有肝肿大，昏迷时可口服醋酸可的松片，一日 4 次，每次 50mg；谷氨酸钠每日三次，每次 12g，加入 5% 葡萄糖溶液 500ml 中，静脉滴注；维生素 B_{12}，每次 100ml 肌肉或穴位注射[1]。

【药材鉴定】 性状 全草黄绿色，茎上有柔毛。叶皱缩破碎，叶缘常具稀疏不整齐的钝锯齿；上表面光滑，下表面可见散生油点；叶脉有毛。花着生于叶腋。胞果扁球形，外被一薄层囊状面具腺毛的宿萼。种子黑色或暗红色，平滑，直径约 0.7mm。具强烈而特殊的香气。味辣而微苦。

显微特征 （1）叶表面观：上下表皮均有囊状腺毛，头部单细胞，略呈短圆形，长 100~140μm，直径 40~56μm，柄 1~4 细胞。气孔甚密，不定式，副卫细胞 3~4 个。非腺毛 1~7 个细胞，顶端细胞长而钝圆，薄壁多扭曲，基部细胞膨大，有纵向角质纹理。叶肉组织中有草酸钙砂晶、簇晶及方晶。此外，偶见头部为 2 细胞、柄 6~9 细胞的腺毛，其基部细胞亦膨大呈锥状。（2）粉末：灰绿色。腺毛形特异，腺头大，单细胞形似鞋底状，长 110~140μm，宽约 84μm，柄由 2~4 个小扁方形细胞组成。非腺毛大多由 4~5 个细胞组成，顶端细胞钝圆，壁薄，基部细胞膨大，有纵向角质层纹理。种皮碎片红棕色，细胞多角形，方形或不规则形，壁稍厚，种皮下层色素细胞类圆形，壁薄。叶肉组织碎片内含众多草酸钙簇晶。花粉粒圆形或类圆形，表面具明显的疣状突起，直径 25~40μm。

【化学成分】 全草主要含有挥发性成分，为单萜烯类、倍半萜及其含氧衍生物等。如柠檬烯（limonene）、反式松香芹醇（trans-pinocarveol）、反式香芹醇（trans-carveol）、驱蛔素（ascaridole）、α-松油烯（α-terpinene）、对伞花烃（p-cymene）、薄荷醇（menthol）等。还含有非挥发油成分，有黄酮苷类如山奈酚-7-鼠李糖苷、土荆芥苷（ambroside），还有饱和烃烷醇、三萜皂苷、藜属皂苷等化合物[1]。

【药理毒理】 1. 杀虫作用：土荆芥油对蛔虫的作用为先兴奋，后麻痹，最后产生不可逆性强直；对滴虫有抑制和杀灭的作用；对钩虫病也有效，但略差些[2]。2. 抑菌作用：土荆芥挥发油对真菌有良好的抑制作用。对鸟型结核杆菌在体内有很轻度的抑制作用，还有抑制幽门螺杆菌的作用。3. 抗癌作用：其叶的乙醇提取物可以抑制小鼠肿瘤细胞的生长[1]。4. 毒性：致癌作用，土荆芥油中含有黄樟醚，以其全草的水提取液连续注射于大鼠皮下，58~61 个月后，半数以上的动物的注射部位发生恶性纤维间质瘤。土荆芥油为一种杀肠虫药，但其毒性较强，对呼吸系统先兴奋后麻痹，对消化道黏膜有强烈的刺激性，并可刺激肾脏，导致肾功能损害。中毒者可因延髓生命中枢麻痹而死亡。此外,还能毒害视神经和听神经,产生永久性耳聋,视力减退[3]。

参 考 文 献

[1] 聂勋才. 土荆芥的研究进展. 光明中医,2008,23(10):1635,1636
[2] 谢宗万. 全国中草药汇编. 第2版. 上册. 北京:人民卫生出版社,2000:45,46
[3] 周立国. 中药毒性机制及解毒措施. 北京:人民卫生出版社,2006:216-217

(熊姝颖)

290. *Elatostema stewardii*(庐山楼梯草)

【民族药名】 水边麻、接骨草(土家族);青山七、黄七(瑶族)。

【来源】 荨麻科植物庐山楼梯草 *Elatostema stewardii* Merr. 的根茎、茎叶、全草。有毒。夏季、秋季采集,鲜用或晒干用。

多年生草本。茎肉质,高25~50cm,有短伏毛或无毛,通常不分枝。叶无柄,斜椭圆形或斜的狭倒卵形,长5~14cm,宽2.4~6cm,基部在狭的一侧楔形,边缘通常在中部以上有牙齿,宽的一侧圆形,边缘在基部之上生牙齿,两面初疏生短柔毛,后变无毛,侧脉约达6对,钟乳体细小,长2~3mm;托叶钻状三角形。雌雄异株;雄花序托近圆形,直径达1cm,具短柄;雄花直径约2.5mm,花被片5,船形,长约2mm,具短角,雄蕊5;雌花序托通常无柄,较雄的为小;苞片狭椭圆形,有纤毛。瘦果狭卵形,长约0.8mm。花期7~9月。

生于海拔1100~1400m的山谷溪边或林下。分布于贵州、江西、浙江西部和安徽南部。

【药用经验】 土家族 全草:用于骨折、挫伤、上呼吸道感染。外治腮腺炎、皮炎(《民族药志要》)。瑶族 根茎:用于骨折。茎和叶:用于咳嗽(《湘蓝考》)。

【药材鉴定】 性状 根茎呈不规则圆柱形,多分枝,长3~10cm。表面淡紫红色,有结节,并有多数须根痕。断面暗紫红色,具6~7个维管束。

(徐 箐)

291. *Entada phaseoloides*(榼藤)

【民族药名】 榼藤子(种子通称);"拉和"(阿昌族);"马巴"(布朗族);"麻耙"、"耙里"(傣族);"黑林娘"(德昂族);"阿杯吗"(哈尼族);"坡讷阿那"(基诺族);"沙棉"、"戈畅"(景颇族);"咖拿胚"(拉祜族);"阿及呆"(傈僳药);"额利根芍沙"(蒙古族);"青巴肖夏"(藏族);大腊合(佤族);"胶孜木卡替力"(维吾尔族);镰刀风、"扭培梅"(瑶族);"新诺建马"(彝族);"棵山龙"、"棵桃邦"、蛇风、左右扭藤(壮族)。

【来源】 豆科植物榼藤 *Entada phaseoloides*(Linn.)Merr. 的根、根皮、藤茎、果壳、种子、种皮。种子、茎皮、根皮有毒。冬季、春季种子成熟时采集果实,除去果壳,种子晒干;根、根皮、藤茎全年可采。

常绿藤本。二回羽状复叶,叶轴顶端有卷须,羽片4~6个,各有小叶6~8枚,小叶椭圆矩形,长3~8.5cm,宽1.5~4cm,两侧不等,先端圆,基部楔形,革质。花白色,芳香,穗状花序腋生,或列为圆锥状,苞片线形,外有短柔毛,萼阔钟状,萼齿5,远离,长约2mm;花瓣5,矩形,长约3mm;雄蕊10,花丝丝状;子房有短柄,花柱丝状,柱头凹下。荚果扁,木质,无毛,长30~100cm,

宽 8~12cm,10~30 节,每节有种子 1 粒。种子扁,近圆形,直径 4~5cm。花期 3~4 月,果熟期 8 月下旬。

生于海拔 600~1600m 的山坡灌丛和林中。分布于台湾、福建、广东、广西、云南、西藏等省区。

【炮制】 炒制可降低毒性。藏族 砂炒:取洁净的细砂置锅内,大火加热翻动至砂粒疏松时,放入已切好的种子,不断翻动,使药材酥脆即可[1]。

【药用经验】 阿昌族 种子:用于胃痛、痔疮痛(《滇药录》《滇省志》)。种子:用于痉挛性疼痛、胃痛、痔疮(《民族药志一》)。布朗族 种子:用于疮痈(《民族药志一》)。傣族 种子:用于高热抽搐、抽搐不语、癫痫。根皮用于牙痛。果壳用于腰痛、腹痛(《滇药录》《滇省志》《民族药志一》)。德昂族 藤茎、种仁:用于胃痛(《滇省志》)。哈尼族 藤、种仁:用于风湿性关节炎、四肢麻木、跌打损伤、黄疸、脚气、水肿(《版纳哈尼药》)。藤茎:用于风湿性关节炎、跌打损伤(《滇省志》)。景颇族 种子:用于便秘(《民族药志一》)。基诺族 种子:用于腹痛(《滇省志》)。拉祜族 种仁用于疮痈(《滇省志》)。傈僳族 藤茎:用于风湿性关节炎、跌打损伤、四肢麻木。种仁用于黄疸、脚气、水肿(《怒江药》)。蒙古族 种仁:用于肾病(《民族药志一》)。种子用于肝热、肝区痛、脾湿热、肺病、痰湿、黄疸、脚气、水肿(《蒙药》)。藏族 种子:用于心脏病、肝热病、肾病、中毒症之热症、白脉病(《部藏标》)。用于心病、肾病、肝热病中毒症之热证、白脉病《中国藏药》《藏本草》)。维吾尔族 种子:用于脾胃虚寒、恶心呕吐、腹泻、小便不利、水肿、肾虚腰痛、肝气郁滞。种皮:研末制成软膏治皮肤瘙痒、燥裂、湿疹、疮疡溃烂不愈;煎水外洗用于关节痛、瘫痪、手足挛紧和寒症头痛(《维药志》)。种子:用于风湿骨痛、胃痛、痔疮(《民族药志要》)。佤族 种子:用于痔疮、牛皮癣、淋巴结核、皮炎(《中佤药》)。瑶族 根:用于腰骨痛、疯狗咬伤。老茎:用于风湿骨痛、风湿瘫痪、毒蛇咬伤。种子:用于急性肠胃炎、月经不调(《桂药编》)。种子:用于急性肠炎、胃炎、月经不调。茎:用于风湿骨痛、瘫痪、毒蛇咬伤(《民族药志一》)。彝族 种子:用于腹痛、便秘、蛔虫病(《滇省志》《民族药志一》)。壮族 根:用于腰骨痛、疯狗咬伤、胃痛。老茎:用于风湿骨痛。种子:用于急性肠胃炎(《桂药编》《民族药志一》)。

【使用注意】 种子有毒,内服常用量 1~3g,不可过量[2]。1977 年版《中国药典》规定,本品应炒熟后去壳,研粉口服,一次 1~3g,否则有中毒危险。民间有将种子供食用,但应将种子去壳切片,用稀醋酸浸 24 小时,再放入流水中浸泡 1~2 天,煮熟后方可食用[3]。

【中毒与解毒】 种子、茎皮、根皮皆有毒,过量服用后中毒发生急骤,症见头晕、呕吐、呼吸急促、血压急剧下降、心悸,甚至瞳孔放大、昏迷、抽搐、呼吸衰竭而死亡。解毒措施:洗胃,导泻;服稀醋酸或鞣酸。血压下降者,皮下注射去甲基肾上腺素或麻黄素 25~50mg;若出现循环、呼吸障碍,可用强心剂或兴奋剂,必要时给氧等对症治疗[3]。

【药材鉴定】 性状 (1)茎:块片大小不等,斜而扭曲,厚 1~2cm。外皮棕褐色或灰棕色,粗糙,具明显的纵皱纹或纵沟纹,有地衣斑、枝痕、点状的皮孔和 1 条棱脊状突起。切断面皮部深棕色,有红棕色或棕黑色树脂状物,木部棕色或浅棕色,有多数小孔,可见红棕色树脂状物环绕髓部形成偏心性的环状。髓部常有小空洞,偏于有棱脊一侧。质坚硬,不易折断。气微,味微涩。(2)种子:扁圆形,直径 4~5cm,厚 10~18mm。表面棕褐色,具光泽,有的被棕黄色粉状物,除去后可见细密的网状纹理。种脐长椭圆形,种皮坚硬,种仁乳白色,子叶两片,厚 5~7mm,子叶间中央常有空腔,近种脐处有细小的胚。气微,味淡,嚼之有豆腥味[2]。

显微特征 (1)种子横切面:外层为 1 列栅状组织,光辉带明显,其外侧无色,内侧黄色,栅状细胞外被较厚的角质层,其下为 1~3 列支持细胞,胞腔明显;其下为众多的大型厚壁细胞组织,排列疏松,胞间隙大。其内侧有的具颓废层。最内侧由多层排列紧密切向长梭形细胞组成。子叶外层为小长方形细胞,内部为大型、类方形薄壁细胞。(2)种子粉末:棕黄色。栅状细胞长约 100μm,直径约 8μm。支持细胞胞腔明显,呈类哑铃形或类圆形,细胞壁较厚。大型的色素细胞多角形,直径 60~180μm,壁较厚。梭形细胞壁较厚,长 20~40μm。子叶细胞碎片内含淀粉粒和油滴。淀粉粒类圆形、椭圆形,长径 15~60μm,脐点裂纹状[2]。

【化学成分】 种子主要含榼藤皂苷(entada saponin)、榼藤酰胺 A(entadamide A)、榼藤酰胺 A-β-D-吡喃葡萄糖苷(entadamide A-β-D-glucopyranoside)、5-羟基-苯并呋喃-2(3H)-酮[5-hydroxybenzofuran-2(3H)-one]、胡萝卜苷(daucosterol)、硬脂酸甲酯(methyl stearate)、豆甾醇(stigmasterol)、2,5-二羟基苯乙酸甲酯(methyl 2,5-dihydroxybenzene acetate)、2,5-二羟基苯乙酸乙酯等化合物(ethyl 2,5-dihydroxybenzene acetate)[4]。种仁含榼藤内酯 A(entadatin A)、6-羟基-3,4-二甲基香豆素(6-hydroxy-3,4-dimethylcoumarin)、2,5-二羟基苯乙酸乙酯、2,5-二羟基苯乙酸甲酯、2-O-β-D-葡萄糖基-5-羟基苯乙酸丁酯(butyl 2-O-β-D-glucopyranosyloxy-5-hydroxybenzene acetate)、5-羟基-苯并呋喃-2-酮、2-O-β-D-葡萄糖基-5-羟基苯乙酸甲酯(methyl 2-O-β-D-glucopyranosyloxy-5-hydroxybenzene acetate)、β-谷甾醇(β-sitosterol)、胡萝卜苷、豆甾醇、榼藤酰胺 A、硬脂酸(stearic acid)、硬脂酸甲酯[5]。藤茎皮含榼藤皂苷(entada saponin)Ⅱ-Ⅳ、表没食子儿茶素没食子酸酯(epigallocatechin gallate)、表儿茶素没食子酸酯(epicatechin gallate)、落新妇苷(astilbin)、木犀草素(luteolin)、甘草苷(liquiritin)、β-香树脂醇(β-amyrin)、日耳曼醇(germanicol)、没食子酸(gallic acid)、β-谷甾醇、胡萝卜苷、7,3′,4′-三甲氧基槲皮素(7,3′,4′-trimethoxyquercetin)、5-羟基-3,4′,7-三甲氧基黄酮(5-hydroxy-3,4′,7-trimethoxyflavone)(+)-3,3′,5′,5,7-五羟基二氢黄酮[(+)-3,3′,5′,5,7-penta-hydroxyflavanone]、(+)-二氢山柰酚[(+)-di-hydrokaempferol]、去氢双儿茶精(dehydrodicatechin)、芹菜素(apigenin)、(−)-表儿茶素[(−)-epicatechin]、儿茶素(catechin)、3-去氧苏木查耳酮(3-deoxysappanchalcone)、柚皮素(naringenin)、鼠李柠檬素(rhamnocitrin)、4′,7-二羟基黄酮(4′,7-dihydroxyflavone)、原儿茶酸(protocatechuic acid)、香草酸(vanillic acid)、5,7,4′-三羟基-3′-甲氧基黄酮(5,7,4′-trihydroxy-3′-methoxyflavone)、高良姜黄素(galangin)、芦丁(rutin)、5,7,3′,5′-四羟基二氢黄酮(5,7,3′,5′-tetrahydroxyflavanone)、5,2′,5′-trihydroxy-3,7,4′-trimethoxyflavone-2′-O-β-D-glucoside、表没食子儿茶精(epigallo-catechin)[6,7]。叶子含榼藤酰胺(entadamide)[2]。榼藤子皂苷为毒性成分。

【药理毒理】 1. 抗癌活性:榼藤子水提取物对小鼠 S180 肿瘤细胞株、人类慢性髓性白血病细胞株 K562、人类淋巴瘤细胞株 U937、人早幼粒白血病细胞株 HL60 具有较强的抑制作用,对大鼠瓦克癌、肉瘤有显著抗癌活性[8]。2. 对胃肠道的影响:茎皮浸泡液有致泄作用[4]。榼藤子生品及炮制品能明显促进正常小鼠的肠蠕动,对阿托品所致小肠运动的抑制有明显的拮抗作用,但对新斯的明所致小肠运动的亢进无明显作用[8]。榼藤子苷具有显著促进多巴胺模型小鼠胃排空作用[8]。3. 镇痛、抗炎作用:榼藤水提液对二甲苯所致的小鼠耳郭肿胀、角叉菜胶所致大鼠足肿胀以及小鼠腹腔毛细血管通透性试验均有显著的抑制作用,且剂量与抑制率呈现一定的量效关系[9]。4. 改善胰岛素抵抗作用:榼藤子总皂苷能够改善 2 型糖尿病大鼠模型的胰岛素耐受,可能是通过影响 PTP-1B 的表达水平改善肝细胞胰岛素耐受[10]。5. 其他作用:榼藤子95% 乙醇提取物可抑制 α-葡萄糖苷酶,对 HIV 病毒具有抑制活性[5]。6. 毒性:榼藤子有毒部位为种子、树皮、根皮,含毒性成分榼藤子皂苷。榼藤子皂苷主要引起哺乳动物溶血,0.5~2mg/kg 能使血压急剧下降,使肠内血流量增加,肾内流量减少,可因呼吸抑制而死亡。榼藤子水煎液

（2.1g 生药/ml）单次灌胃小鼠的最大耐受量为 62.7g 生药/kg，未测出 LD_{50}。楤藤子生品及不同炮制品对小鼠的 LD_{50} 分别 27.17g 生药/kg、35.13g 生药/kg、42.18g 生药/kg，炮制品安全性较生品高[8]。楤藤子炮制后毒性降低。单体化合物楤藤子苷和楤藤酰胺 A-β-D-吡喃葡萄糖苷的固定剂量法急性毒性研究表明，二者均无急性中毒的危险性[7]。

参 考 文 献

[1]《中华本草》编委会．中华本草（藏药卷）．上海：上海科学技术出版社,2004:305-351
[2]《中华本草》编委会．中华本草（第4册）．上海：上海科学技术出版社,1999:466,467
[3] 杨仓良．毒药本草．北京：中国中医药出版社,1993:131,132
[4] 张勇,张宏武,邹忠梅．楤藤子种仁化学成分研究．中国药学杂志,2008,43(14):1063-1065
[5] 张勇．磋藤子种仁的化学成分研究．中国医学科学院硕士研究生论文,2008:25
[6] 赵钟祥,金晶,林朝展,等．楤藤藤茎醋酸乙酯部位化学成分的研究．现代药物与临床,2012,27(3):200-203
[7] 李晓波．楤藤化学成分与药理活性研究．上海交通大学博士学位论文,2011:63,64,73-76
[8] 赵应红,肖永庆,林艳芳,等．傣药麻巴（楤藤子）的研究与应用．中国民族医药杂志,2010,06(6):52-54
[9] 韦健全,罗莹,黄健,等．楤藤的镇痛抗炎及急性毒性的实验研究．华西药学杂志,2012,27(4):461-463
[10] 王剑侠,郑涛,舒广文,等．楤藤子总皂苷改善胰岛素抵抗机制的初步研究．中国实验方剂学杂志,2012,18(20): 157-161

（王雪芹　陈吉炎　马丰懿　李路扬）

292. *Eomecon chionantha*（血水草）

【民族药名】　"巴美拉"（侗族）；瓦莲（苗族）；"度风"（瑶族）；"博鸭梅"（壮族）。

【来源】　罂粟科植物血水草 *Eomecon chionantha* Hance 的根茎及根、全草。有小毒。秋季采挖全草，将根及根状茎与茎叶分开，分别晒干。

植物无毛，含红黄色汁液；根茎横生。叶基生，具长柄；叶片卵状心形，长 3～9cm，宽 5～10cm，顶端急尖，边缘波状，下面有白粉，基出脉 5～7 条；叶柄长 10～30cm，肉质，被白粉。花葶高 20～40cm；聚伞花序伞房状，具花 3～5 朵；苞片狭卵形；花梗长 0.5～5cm；萼片 2，在下部合生，船形，长 0.6～1.5cm，顶端渐尖，早落；花瓣，白色，倒卵形，长 1.4～1.8cm；雄蕊多数，花药矩圆形，花丝丝形；子房卵形，花柱明显，顶端 2 浅裂。花期 4～5 月，果期 6～7 月。

生于海拔 700～2200m 的林下阴处。分布于四川、湖北、贵州、广西、湖南、江西和福建。

【药用经验】　侗族　全草：用于口腔溃疡（《民族药志一》）。苗族　全草：用于咽喉肿痛、内伤出血（《滇省志》）。全草或根茎：用于无名肿毒（《苗医药》）。全草：用于咽喉肿痛、毒蛇咬伤、无名肿毒、内伤出血。根：用于咽喉肿痛、下肢静脉炎所致溃疡（《民族药志一》）。瑶族　全草：用于皮肤瘙痒、湿疹、跌打、疮疖、无名肿毒、流行性结膜炎、小儿癣疥和胎毒（《湘蓝考》）。壮族　根茎及根：用于咽喉肿痛、腹痛、腹泻、出血（《民族药志一》）。

【药材鉴定】　性状　根茎呈长条形，稍扭曲，长 20～30cm，直径 1.6mm，少分枝，表面皱缩，棕褐色，近基生叶端头大节密，长 2～3cm，直径 4～8mm，残存叶柄或叶柄痕，被棕褐色鳞叶，具众多细须根，稍扁，黑褐色。其他根茎部分节间长，节上具细须根或根痕、芽或芽痕，有时可见残存鳞叶。易折断，断面粗糙，米黄色，具棕黄色斑点，排成环状，味苦而微麻[1]。

显微特征　（1）根茎横切面：横切面近圆形，由表皮、皮层、维管束及髓部组成。表皮细胞 1 列，扁平，细胞壁厚。皮层由 10～20 列类圆形薄壁细胞组成，细胞中含淀粉粒，细胞间隙较大。（2）根（直径 0.8mm）横切面：呈圆形，由表皮、皮层、内皮层、维管束组成，表皮细胞形态不规则，较小,细胞壁稍增厚。皮层由薄壁细胞组成,薄壁细胞中含淀粉粒。内皮层明显。维管束外韧型,韧皮部窄,形成层不明显,木质部圆形,导管较多,近圆形,直径 15~60μm[1]。

【化学成分】 主要化学成分为生物碱,包括白屈菜红碱(chelerythrine)、血根碱(sanguinarine)、原阿托品碱(protopine)、别隐品碱(allocryptopine)、氧化血根碱(oxysanguinarine)、白屈菜红默碱(chelerythridimerine)。此外还有三萜类羽扇豆醇乙酸酯[2]。

【药理毒理】 1. 抗菌作用:血水草醇提总生物碱溶液对金黄色葡萄球菌、八叠球菌、蜡样芽孢杆菌、大肠杆菌、短小芽孢杆菌有较好的杀灭作用。2. 镇痛作用:白屈菜红碱能明显提高痛阈,镇痛作用可以维持 4~48 小时。3. 其他作用:血根碱具有短暂麻醉作用;可兴奋猫的妊娠子宫;亦有抗炎作用,可制成牙膏治疗牙周炎;尚有灭螺作用[3]。

参 考 文 献

[1] 刘年猛,彭飞,周天达,等. 血水草的生药鉴定. 中药材,2001,24:21-24
[2] 张艳,杜方麓. 血水草的研究进展. 时珍国医国药,2005,16(3):236,237
[3] 何昱,杜方麓. 血水草及其主要成分的药理作用. 中国野生植物资源,1998,17(3):12-15

(何思文)

293. *Epilobium angustifolium* (柳兰)

【民族药名】 里兰(傈僳族);"挨母出哈"(鄂伦春族);"贡布甲班区孜"、"豆娘玛尔宝"(藏族)。

【来源】 柳叶菜科植物柳兰 *Epilobium angustifolium* L. (*Chamaenerion angustifolium* L.)的根茎、全草。有小毒。秋季采挖根茎,除去须根、泥土及杂质,晾干。夏季、秋季割取地上部分,晾干。

多年生草本植物,高 1~1.3m。茎直立,通常不分枝。叶互生,披针形,长 7~15cm,宽 1~3cm,边缘有细锯齿,两面被微柔毛,具短柄。总状花序顶生,伸长,花序轴被短柔毛;苞片条形,长 1~2cm;花大,两性,红紫色,具长 1~2cm 的花柄;萼筒稍延伸于子房之上,裂片 4,条状披针形,长 1~1.5cm,外面被短柔毛;花瓣 4,倒卵形,长约 1.5cm,顶端钝圆,基部具短爪;雄蕊 8,向一侧弯曲;子房下位,被毛。蒴果圆柱形,长 7~10cm;种子多数,顶端具 1 簇长 1~1.5cm 白色种缨。花期 7~9 月,果期 8~10 月。

生于海拔 1700~2400m 的河岸或山谷沼泽地。分布于中国西南、西北、华北至东北。

【药用经验】 傈僳族　全草:用于月经不调、骨折、关节扭伤(《怒江药》)。鄂伦春族　根茎、全草:用于月经不调、乳汁不下、肠燥便结、骨折、关节扭伤等(《民毒药研用》)。藏族　全草:用于风寒湿热、疮疹毒、皮肤瘙痒(《藏本草》)。

【化学成分】 主要含黄酮、鞣质、三萜类化合物。全草含有山奈酚(kaempferol)、槲皮素(quercetin)、咖啡酸(caffeic acid)、对香豆酸即 4-羟基桂皮酸(*p*-coumaric acid)、并没食子酸(ellagic acid)、维生素 C、二十九烷(*n*-nonacosane)、蜡醇(cerylalcohol)、谷甾醇(sitosterol)、熊果酸(ursolic acid)[1-3];尚含多酚类化合物:1-氧-没食子酰基-4,6-六羟基联苯甲酰-β-D-吡喃型葡萄糖(1-*O*-galloyl-4,6-HHDP-β-D-glucopyranose)、1,6-2-氧-没食子酰基-β-D-吡喃型葡萄糖(1,6-di-*O*-galloyl-β-D-glucopyranose)、绿原酸(3-*O*-caffeoyl-quinic acid)、没食子酸(gallic acid)[4];黄酮类化合物:金丝桃苷(quercetin-3-*O*-β-D-galactoside)、蔫蓄苷(quercetin-3-*O*-α-L-arabinoside)、槲

皮素-3-*O*-(6′-*O*-没食子酰基)-β-D-半乳糖［quercetin-3-*O*-(6′-*O*-galloyl)-β-D-galactoside］[5]；鞣质及其他酚性化合物：3-*O*-没食子酰基-D-葡萄糖（3-*O*-galloyl-D-glucose）、水杨梅丁素（gemin D）、英国栎鞣花酸（pedunculagin）、特里马素（tellimagrandin）、虾子花素（woodfordin）[6]。叶含儿茶酚鞣质、山楂酸（crategolic acid）、齐墩果酸（oleanlic acid）、2α-羟基熊果酸（2α-hydroxyyursdic acid）、柳兰萜酸（2α,3β-dihydroxyyrus-12-en-28-oic acid）[3]；五-*O*-棓酰基-β-D-葡萄糖（penta-*O*-galloyl-glacose）[7]。花中含柳兰聚酚（chancrol），为一种水溶性的毒性酚类聚合物[2,3]。根、茎中含鞣质、黏液质及果胶[1]。

【药理毒理】 1. 抗肿瘤作用：柳兰聚酚有抗肿瘤活性[3]；水提物能增强前列腺癌细胞中中性肽链内切酶的活性，抑制癌细胞的增殖[8]。2. 抗焦虑作用：柳兰地上部分提取物有抗焦虑作用[9]。3. 其他作用：叶的提取物有抗炎作用[3]。煎剂对大鼠防御性条件反射、朝向反射和诱发性激怒有抑制作用，且与氯丙嗪作用相似[3]。

参 考 文 献

［1］孙保芳，刘树民. 鄂伦春民族习惯用药. 北京：中医医药科技出版社,2007:114
［2］徐国钧. 中国药材学(下). 北京：中医医药科技出版社,1996:1487
［3］严仲铠,李万林. 中国长白山药用植物彩色图志. 北京：人民卫生出版社,1997:295
［4］王彩芳,张楠,刘延泽. 柳兰中多元酚类化学成分研究. 医药论坛杂志,2003,24(17):1,2
［5］刘延泽,王彩芳,张振中,等. 柳兰化学成分研究Ⅰ. 柳兰中的黄酮类化合物. 中草药,2002,33(4):289-291
［6］刘延泽,王彩芳,韩全斌,等. 柳兰化学成分研究Ⅱ. 鞣质及多元酚类化合物. 中草药,2003,34(11):967-969
［7］邢世瑞. 宁夏中药志(下卷). 第2版. 银川：宁夏人民出版社,2006:27
［8］A Kiss,J Kowalski,M F Melzig. Induction of neutral endopeptidase activity in PC-3 cells by an aqueous extract of *Epilobium angustifolium* L. and oenothein B. Phytomedicine,2006,13:284-289
［9］王锦军摘. 柳兰地上部分提取物的抗焦虑作用. 国外医药. 植物分册,2008,23(3):附6

（王 静）

294. *Epipremnum pinnatum*（麒麟叶）

【民族药名】 "捂帅"（傣族）。

【来源】 天南星科植物麒麟叶 *Epipremnum pinnatum*（L.）Engl. 的茎、叶、全株。全株有小毒。全年可采，鲜用或晒干用。

藤本植物，攀援极高。茎圆柱形，粗壮，下部粗2.5~4cm，多分枝；气生根具发达的皮孔，平伸，紧贴于树皮或石面上。叶柄长25~40cm，上部有长2.2cm的膨大关节；叶鞘膜质，上达关节部位，逐渐撕裂，脱落；叶片薄革质，幼叶狭披针形或披针状长圆形，基部浅心形，成熟叶宽的长圆形，基部宽心形，沿中肋有2行星散的，有时为长达2mm的小穿孔，叶片长40~60cm，宽30~40cm，两侧不等地羽状深裂，裂片线形，基部和顶端等宽或略狭，狭长渐尖。花序柄圆柱形，粗壮，长10~14cm，基部有鞘状鳞叶包围。佛焰苞外面绿色，内面黄色，长10~12cm，渐尖。肉穗花序圆柱形，钝，长约10cm，粗3cm；雌蕊具棱，长5~6mm，顶平，柱头无柄，线形，纵向；胚珠2~4，着生于胎座的近基部。种子肾形，稍光滑。花期4~5月。

附生于热带雨林的大树上或岩壁上。分布于台湾、广东、广西、云南的热带地域。福建等省有栽培。

【药用经验】 傣族 用于跌打损伤、小儿百日咳、风湿骨痛、痈肿疔疮（《傣医药》）。用于"先哈梅门"（肢体麻木）（《傣医药彩图》）。全株：用于跌打损伤、风湿骨痛、痈肿疱疖（《滇药录》)。叶:用于跌打损伤、风湿骨痛、痈肿疮疖(《版纳傣药》)。拉祜族　藤茎:用于小儿百日咳、咽喉肿痛、跌打损伤(《拉祜医药》)。彝族　茎:用于骨折刀伤、跌打损伤、腰背强直、四肢酸痛、乳痈疔肿、阴囊肿痛、鼻血不止、目赤肿痛(《哀牢》)。

【化学成分】　叶含聚醇酸碱(polyhydroxy alkaloids)[1]。

【药理毒理】　抗肿瘤作用:叶的萃取物在体外有抗癌作用[1]。本品正己烷提取物对 T-47D 乳腺癌细胞具有明显的抑制作用[2]。

参 考 文 献

[1] 肖正春. 麒麟叶治疗癌症. 中国野生植物资源,1999,18(2):42

[2] M L Tan,T S Tengku Muhammad,N Najimudin,et al. Growth arrest and non-apoptotic programmed cell death associated with the up-regulation of c-myc mRNA expression in T-47D breast tumor cells following exposure to *Epipremnum pinnatum* (L.) Engl. hexane extract. Journal of Ethnopharmacology,2005,96(3):375-383

（王兵娥　焦　玉　胡　婧）

295. *Eriosolena camposita*(毛花瑞香)

【民族药名】　"丕妹"(彝族)。

【来源】　瑞香科植物毛花瑞香 *Eriosolena camposita* (L. f.) Van. Tiegh. [*Eriosolena involucrata* (Wall.) Van Tiegh.] 的根皮、茎皮。有毒。全年均可采收,洗净,切片,晒干。

灌木,高达 1m,小枝细直,干时具条纹,无毛,褐色至灰褐色。叶互生,椭圆形至椭圆状披针形,长 5~10.5cm,宽 1.8~3.5cm,先端渐尖,基部楔形,两面均无毛,中脉在上面下凹,在下面凸出,侧脉细密,每边 10~15 条,作弧形弯曲,在下面更明显,网脉密;叶柄长 2~4mm。头状花序腋生,具花 8~10 朵,外面被 2~4 枚总苞状的圆形苞片所围绕,在花开放时即脱落,花序梗细长,长 1.4~4cm,上部被疏柔毛,花无梗,花萼白色,外面密被绢毛,花萼管长约 1.2cm,先端 4 裂,裂片卵形,长约 2mm;雄蕊 8,2 列,下列着生于花萼管中部以上,上列近喉部,花丝极短,花药长圆形,长约 1.2mm,黄色;子房椭圆形,顶部被白色长硬毛,花柱短,几为白色长硬毛所包被,柱头头状;花盘鳞片膜质,杯状,两侧不对称,一侧较长。浆果卵圆形,黑色,长约 7mm。花期 3~4 月。

喜生于海拔 1300~1750m 的林中或山坡灌丛中。分布于云南。

【药用经验】　彝族　根皮、茎皮:用于脑膜炎、口腔炎、肠胃炎、妇科炎症(《滇药录》)。

【使用注意】　内服宜慎,孕妇禁用。

【附注】　本品是云南地区的民间草药,能祛风通络,活血止痛,治疗风湿痹痛、跌打损伤。因其有毒,内服宜慎,并有活血作用,故孕妇亦应忌服[1]。

参 考 文 献

[1] 夏丽英. 现代中药毒理学. 天津:天津科技翻译出版公司,2005:290

（徐　菁）

296. *Ervatamia hainanensis*(海南狗牙花)

【民族药名】　"埋母"(傣族)。

【来源】 夹竹桃科植物海南狗牙花 *Ervatamia hainanensis* Tsiang 的根和叶。有小毒[1]。洗净,切片,晒干。

灌木,高 1~3m,具乳汁,无毛。根直而粗长,很少分枝。叶对生,纸质,干后淡黄色,倒卵状椭圆形,稀椭圆状矩圆形,长 4~9cm,宽 1.7~3.5cm,顶端短急尖。假伞房多歧聚伞花序腋生,稀假顶生;花蕾圆筒状,顶端急尖;花萼 5 裂,内面有腺体;花冠白色,花冠裂片 5 枚,矩圆状镰刀形,长 7mm,宽 4mm,向右覆盖;雄蕊 5 枚,着生在花冠筒中部,顶端达花喉部。蓇葖果双生,近180°叉开,椭圆状披针形,有长喙;种子无种毛。花果期 3~12 月。

生于海拔 100~530m 的山地密林中。分布于海南、广东、广西、云南等省区。

【药用经验】 傣族 用于咽喉肿痛、乳腺炎、风湿痛、跌打损伤、胃寒疼痛、高血压病;鲜叶用于蛇伤疮疖、跌打肿痛(《滇省志》)。

【药材鉴定】 性状 根圆柱形或圆锥形,长可达 30cm,直径约 8cm,表面灰棕色或黄棕色,具纵裂纹,皮部易剥落,而露出棕黄色木部,鲜时有乳汁溢出,干后呈棕色稠状物附着。质坚硬,不易折断,断面中央木部占大部分,淡黄色。气微,味微苦[2]。

显微特征 与药用狗牙花类同,唯木质部呈中心性,淀粉粒脐点三叉状,偏光现象明显[2]。

【化学成分】 根含多种吲哚类生物碱。包括单吲哚类生物碱如狗牙花碱、3-β-羟基乙基狗牙花碱(3-β-hydroxyethylcoroharidine)、3-氧基狗牙花碱(3-oxycoronaridine)、狗牙花碱羟基吲哚来宁(coronaridine hydroxyindolenine)、海内宁碱(heyneanine)、10-羟基海内宁碱(10-hydroxyheyneanine)、老刺木碱(vabasine)、玻里芬碱(perixine)、伊波明碱(ibogamine)、缝籽木醇(geissoschizol)、10-羟基缝籽木醇(10-hydroxygeissoschizol)、双吲哚生物碱海南狗牙花碱甲、乙和丙(errahainine A,B,C)等。海南狗牙花胺(ervahaimine)A、B、C 和海南狗牙花米定碱(ervahainamidine)A、B。种子中含有狗牙花定碱(coronaridine)[1,2]。

【药理毒理】 1. 可明显抑制实验性高脂血症大鼠的血清总胆固醇、甘油三酯、β-脂蛋白上升;可增加血清高密度脂蛋白胆固醇含量和游离胆固醇与胆固醇酯的比值。能使主动脉壁胆固醇含量降低,并可减轻动脉粥样硬化的发展[1]。2. 浸膏对金黄色葡萄球菌及大肠杆菌有一定抑制作用[2]。3. 毒性:以 60kg 的人服用生药 5g 为标准,给小鼠服 30~50 倍药量后无不良反应;用 100 倍的人的剂量后,出现呼吸抑制反应,20 分钟后逐渐恢复正常。用提取物生物碱总碱给小鼠灌胃,最大耐受量相当于原生药 60g/kg,为人用量的 100 倍;小鼠腹腔内注射最大耐受量为 30g/kg,为人用量的 50 倍[2]。

参 考 文 献

[1] 谢宗万. 全国中草药汇编(下册). 第 2 版. 北京:人民卫生出版社,2000:336
[2]《中华本草》编委会. 中华本草(第 6 册). 上海:上海科学技术出版社,1999:5604

（帅 丽）

297. *Erycibe obtusifolia*（丁公藤）

【民族药名】 "勾来"(壮族)。

【来源】 旋花科植物丁公藤 *Erycibe obtusifolia* Benth. 的根、茎、小枝、叶、花。有毒。全年均可采收,洗净,切段或切片,晒干。

攀援藤本,长可达 10m 以上。幼枝被密柔毛,老枝无毛。单叶互生;叶柄长 1~2cm;叶片革质,椭圆形、长圆形或倒卵形,长 5~15cm,宽 2~6cm,先端钝尖、急尖或短渐尖,基部楔形,全缘,两面均无毛;干时通常呈铁青色或暗绿色,下面有光泽,具小斑点,侧脉每边 5~8 条,在下面微凸起。总状聚伞花序腋生或顶生,长 2~8cm,密被锈色短柔毛;花小,金黄色或黄白色;萼片 5,卵形或阔卵形,先端圆钝,外面被褐色柔毛,宿存;花冠浅钟状,长 9~10mm,5 深裂,裂片 2 裂,外面密被紧贴的橙色柔毛;雄蕊 5,着生于花冠管上,花药卵状三角形,顶端锥尖;子房 1 室,胚珠 4。浆果球形,直径 1.5~2cm。种子 1 粒。花期 6~8 月。

生于山地丛林中,常攀援于树上。分布于广东。

【药用经验】 纳西族 全株:用于风湿(《滇药录》)。彝族 根:用于湿热疱疹、皮肤瘙痒、瘀血肿痛(《哀牢》)。花、叶:用于外伤出血、关节扭伤、软组织损伤致肿痛、食物及菌类中毒(《滇药录》)。

【中毒与解毒】 中毒时出现强烈的拟胆碱样作用,中毒动物组织病检见内脏瘀血。注射给药可引起剥脱性皮炎。中毒症状为汗出不止、唾液分泌增加、气喘腹痛、腹泻、四肢麻木、瞳孔缩小、血压下降、心搏减慢[1]。解救方法:如中毒汗出不止、四肢麻痹,按一般中毒原则处理,同时可用甘草、蜜糖内服解毒和温水洗手[2]。如为口服过量,则洗胃、导泻、输高渗糖等利尿排毒,保温,静脉输液维持水电解质平衡,且作对症处理,必要时使用阿托品对抗[3]。

【药材鉴定】 性状 茎呈圆柱形,直径 1~10cm。商品多为斜切片或短段,斜片厚 1~2.5cm,短段长 3~5cm。外皮灰黄色、灰褐色或浅棕褐色,稍粗糙,有浅沟槽及不规则细密的纵裂纹或龟裂纹,皮孔多数,黄白色,点状或呈疣状突起,老的栓皮呈薄片剥离,小枝外表面黄绿色或深黄色,具明显的断续纵棱。皮孔点状或疣状,类白色。粗茎切面灰黄色或淡黄色,皮部菲薄,木部宽广,有异形维管束排列成数个环轮或形成不规则花纹,各维管束的木质部黄白色,微突起,导管孔密集。髓小。质坚硬,不易折断。气微,味淡[2]。

显微特征 藤茎横切面:木栓层由 5~8 层切向延长的细胞组成,内平周壁明显增厚,外平周壁及垂周壁稍厚或不增厚,直径 2cm 以上的茎,其木栓组织中石细胞成断续环层存在。皮层薄壁组织中散有石细胞群和纤维束,外韧型维管束排成数环,向外渐小,其韧皮部无纤维,木质部导管密集,孔径 42~188μm,髓部外方有一环维管束,其木质部在外方,并有众多石细胞散在,壁极厚。孔沟和层纹明显。本品薄壁细胞含草酸钙方晶、簇晶及淀粉粒[4]。

薄层色谱 取本品茎粉末 3g,加乙醇 40ml,浸渍过夜,加热回流 6 小时,滤过,滤液加 6mol/L 盐酸溶液 6ml,加热回流 3 小时,蒸干,残渣加乙醇 10ml 使溶解,作为供试品溶液。另取东莨菪内酯对照品,加乙醇制成每 1ml 含 0.25mg 的溶液,作为对照品溶液。吸取上述 2 种溶液各 3μl,分别点于同一硅胶 G 薄层板上,以环己烷-三氯甲烷-乙酸乙酯-甲酸(6:10:7:1.2)为展开剂,展开,取出,晾干,置紫外光灯(365nm)下检视。供试品色谱在与对照品色谱相应的位置上,显相同的亮蓝色荧光斑点。

【化学成分】 含包公藤甲素(baogongteng A)即 2-羟基-6-乙酰氧基去甲莨菪烷(2-hydroxy-6-acetoxynortropane)、包公藤丙素(baogongteng C)即 2,6-二羟基去甲基莨菪烷(2,6-di-hydroxynortropane),包公藤乙素(baogongteng B)即东莨菪素(scopoletin)、东莨菪苷(scopolin)及微量的咖啡酸(caffeic acid)和绿原酸(chlorogenic acid)[4]。

【药理毒理】 1. 抗炎作用:丁公藤中含有的东莨菪素对蛋清、组胺、甲醛引起的大鼠急性、亚急性关节肿有明显的抑制作用;对二甲苯引起的血管通透性增加有抑制作用;对棉球肉芽肿形成有明显抑制作用。2. 对平滑肌作用:东莨菪素对组胺引起离体豚鼠回肠收缩有对抗作用,对体外妊娠大鼠子宫自发性收缩有抑制作用。3. 缩瞳作用:丁公藤甲素有显著的缩瞳作用。

4. 对心血管作用:丁公藤甲素可改善心功能,可降低家兔血压;使心率减慢,增加心收缩力[2]。
5. 镇痛作用:东莨菪素及莨菪灵有镇痛作用。6. 对眼的作用:丁公藤甲素对家兔正常眼压及水负荷高眼压都有明显降压作用。7. 增强记忆作用:小鼠迷宫和跳台试验显示丁公藤甲素类似物 8310 有促进学习记忆功能。8. 毒性:东莨菪素小鼠静脉注射一次最大耐受量 100mg/kg,观察 72 小时,未见任何毒性反应。包公藤甲素小鼠腹腔注射的 LD_{50} 为 (8.85 ± 1.2) mg/kg,6-AN 的 LD_{50} 为 6.22mg/kg。中毒症状表现为副交感神经亢进,大剂量组动物有类似氧化震颤素的中枢性震颤。阿托品和东莨菪碱为特异性解毒剂。家兔静脉注射大剂量(30g/kg)的 6-AN,可见心律失常,如窦性心动过缓、房颤、室性早搏、二联律、室颤乃至停搏,动物在 5 分钟内死亡。0.003% ~ 0.0045%浓度的 6-AN 给家兔滴眼,每日 2 次,连续 4 个月,未见眼部及全身表现有任何异常改变[4,5]。

【附注】 本种(藤茎)为中国药典收载的丁公藤药材来源之一。

参 考 文 献

[1] 谢宗万. 全国中草药汇编. 下册. 第 2 版. 北京:人民卫生出版社,2000:6
[2] 朱亚峰. 中药中成药解毒手册. 第 3 版. 北京:人民军医出版社,2009
[3] 苗明. 实用中药毒理学. 上海:第二军医大学出版社,2007
[4]《中华本草》编委会. 中华本草(第 6 册). 上海:上海科学技术出版社,1999:5867
[5] Pan R,Gao X H,Li Y,et al. Anti-arthritic effect of scopoletin,a coumarin compound occurring in *Erycibe obtusifolia* Benth stems,is associated with decreased angiogenesis in synovium. Fundam Clin Pharmacol,2010;24(4):477-490

（帅 丽）

298. *Eucalyptus globulus*（蓝桉）

【民族药名】 一口钟(果实通称);八草果(阿昌族);质扒子(傈僳族)。

【来源】 桃金娘科植物蓝桉 *Eucalyptus globulus* Labill. 的叶、果实,以及从叶中提取的挥发油。叶有毒[2]。叶全年可采收,一般鲜用,可提制桉叶油。果实于夏季或冬季成熟时采收,晒干。

大乔木;树皮成片状剥落。叶蓝绿色,常被白粉;异常叶对生,矩圆状卵形,宽 4~6cm,无柄或有短柄;正常叶厚,披针形,镰刀状,长 12~30cm,宽 2~3cm,有明显腺点。花通常单生于叶腋,直径达 4cm;萼筒长约 1.5cm,有棱及小瘤体,有蓝白色蜡被;萼帽状体较萼筒短,二层,外层平滑,早落,内层粗厚,有小瘤体,中央呈圆锥状突起。蒴果杯状,直径 2~2.5cm,有 4 棱及不明显瘤体或沟纹,果缘厚,果片4,和果缘等高。果期夏季及冬季。

我国西南部和南部有栽培。

【药用经验】 阿昌族 果实:用于感冒、发热头痛、消化不良、肠炎、腹痛(《德宏药录》)。傈僳族 叶、果实:用于预防流感、治上呼吸道感染、咽喉炎、支气管炎、肺炎、急慢性肾盂肾炎、肠炎、痢疾(《怒江药》)。瑶族 挥发油:用于神经性疼痛(《湘蓝考》)。

【使用注意】 叶有毒,内服不宜过量。孕妇及胃、十二指肠溃疡者慎服[1]。

【药材鉴定】 性状 叶呈镰刀状披针形,长 8~30cm,宽 2~7cm;革质而厚;叶端尖,叶基不对称,全缘;叶柄较短,长 1~3cm,扁平而扭转。表面黄绿色,光滑无毛,有多数红棕色斑点,对光透视可见透明小点(油室)。羽状网脉,侧脉末端有与叶缘相平行的脉纹。揉之微有香气,味稍苦而凉[1]。

显微特征 (1)叶横切面:表皮细胞呈长方形,外有较厚的角质层,上下表皮均有气孔。上下表皮内侧各有2~4列栅栏细胞,上侧较为明显;海绵组织为3~4列类多角形细胞,其间有大型溶生式油室,油室直径较大。薄壁细胞含草酸钙簇晶及方晶。中脉宽扁,维管束外韧型;木质部发达,近似呈环状;韧皮部狭窄。维管束周围有2列至多列中柱鞘纤维,壁厚。纤维周围薄壁细胞含草酸钙方晶,形成晶鞘纤维。中脉上下表皮内侧各有5~6列厚角细胞。侧脉维管束的上下两侧可见木化纤维束,侧脉处无栅栏组织和海绵组织。(2)粉末:淡绿色。表皮细胞类多角形,壁厚,外被较厚的角质层。不定式气孔副卫细胞6个以上。油室众多,完整者直径120~260μm。草酸钙簇晶众多,直径25μm。草酸钙方晶和晶鞘纤维可见[1]。

【中毒与解毒】 叶、挥发油可刺激消化道黏膜,抑制呼吸中枢。中毒症状有上腹部烧灼感、恶心呕吐、眩晕、体乏无力、皮肤苍白或发绀、四肢冷、脉搏快、昏沉欲睡、谵妄惊厥,呼气中有强烈的桉叶油气味,可持续1~2天,有时尿粪中也可闻及。解毒措施:(1)催吐、洗胃、导泻。(2)内服牛奶、活性炭或通用的解毒药。(3)静脉输液。(4)对症治疗[2]。

【化学成分】 叶中含挥发油、黄酮类、有机酸类成分。挥发油成分有 α-松油烯(α-terpmene)、蒎烯(pinene)、香橙烯(aromadendrene)、枯醛(cuminaldehyde)、松香芹醇(pinocarveol)和1-乙酰-4-异丙叉环戊烯(1-acetyl-4-isopropylidene cyclopentene)[3],以及 α-松油萜(α-plnene)、柠檬精(linonene)、γ-松油烯(γ-terpmene)、聚花伞素、菌烯(carene)、异戊酸异戊烯酯(isovaleric acid isopentyl ester)、芳樟醇氧化物(linaloloxide)、马兜铃烯(arist olene)、异喇叭茶烯(isoledene)、石竹烯(caryphy llene)、榄香烯、胡薄荷醇(pulegone)、长松叶烯(ongifolene)、α-松油醇(α-terpineol)、长松针烷(carane)、桉叶醇(eucalyptol)、乙酸香叶醇酯(acetic acid geraniol ester)、香木兰烯(aromadendrene)、伞柳醇(umbellulol)、杜松醇(cadinol)、愈创木脂醇(guaiol)、桉油烯醇(spathulenol)、α-桉叶油醇(α-eudesmol)、γ-桉叶油醇(γ-eudesmol)、香芹酚(carvacrol)、隐陡头菌醇(iludol)、别香橙烯、桉树素(eucalyptin)、蓝桉醇、表蓝桉醇[4]。叶还含芸香苷(rutin)、槲皮苷(quercitrin)、鼠李糖苷、槲皮素(quercetin)、L-高丝氨酸(L-homoserine)。另含桉树脑(eucalyptol)、柠檬油精(dipentene)等化合物。果实也含挥发油类成分,含量较多的有香橙烯(aromadendrene)、1,8-桉叶油素(eucalyptol)、金合欢醇(dodecatrienol)、α-水芹烯(α-phellandrene)、香树烯、δ-愈创木烯(δ-guaiene)、α-蒎烯(α-pinene)、β-水芹烯(β-phellandrene)、α-愈创木烯(α-guaiene)。果实中还含有桉叶苷、5-羟基-4′,7-二甲氧基-6,8-二甲基黄酮、大果桉醛A(macrocarpal A)、大果桉醛B(macrocarpal B)、云杉鞣酚(piceatannol)、丁香脂素(syringaresinol)、β-谷甾醇(β-sitosterol)、β-谷甾醇苷[5]、豆甾醇(stigmasterol)、胡萝卜苷(daucosterol)。果实尚含三萜酸等有机酸,分别为桦木酮酸(betulonic acid)、白桦脂酸(betulinic acid)、熊果酸(ursolic acid)、齐墩果酸(oleanolic acid)、没食子酸(gallic acid)、2α,3β-二羟基乌苏酸(corosolic acid)、2α,3α,19α-三羟基乌苏-12-烯-28-酸(euscaphic acid)、2α-羟基白桦脂酸(2α-hydroxybetulinic acid)、鞣花酸(ellagic acid)、3,3′,4-三甲氧基鞣花酸(3,3′,4-O-trimethylellagic acid)、3-甲氧基鞣花酸(3-O-methylellagic acid)[1,3,6,7]。

【药理作用】 1.抗菌、抗炎作用:桉叶的提取物对革兰氏阳性菌有抑制作用,在试管内对破伤风杆菌、白喉杆菌素及真菌有抑制作用。蓝桉油对 SO_2 吸入导致的大鼠细支气管炎和脂多糖引起的慢性支气管炎具有一定的抗炎作用,并能抑制其气道黏蛋白高分泌现象[8,9]。β-桉叶油醇和β-谷甾醇对稻瘟菌孢子萌发抑制中浓度(IC_{50})分别为62.9μg/ml 和141.4μg/ml;蓝桉醇对枯草芽孢杆菌和番茄疮痂病菌2种细菌的 IC_{50} 分别为737.4μg/ml 和157.9μg/ml;蓝桉醇对番茄早疫病菌、西瓜枯萎病菌、小麦赤霉病菌仔、瓜果腐霉、水稻纹枯病菌和梨黑星病菌六种植物病原真菌菌丝生长的 IC_{50} 分别为 $47.1\mu g/ml$、$114.3\mu g/ml$、$53.4\mu g/ml$、$56.9\mu g/ml$、$32.1\mu g/ml$ 和 $21.8\mu g/ml$[10]。桉叶乙醇提取物对白色念珠菌的最低抑菌浓度（MIC）为 $2.0mg/ml$。**2. 降血糖作用**：蓝桉叶的降血糖作用与胰腺及胰腺外的作用有关。在食物和饮水中分别加入桉叶提取物 $62.5g/kg$ 及 $2.5g/kg$，能使采用链脲佐菌素诱导的鼠高血糖症模型血糖和体重得到控制；在鼠腹部肌肉的试验中，$0.5g/L$ 的水提取物能使 2-右氧葡萄糖转运增加 50%、葡萄糖的转化增加 60%、葡萄糖转化为糖原增加 90%，桉叶水溶液还有促进胰岛素分泌的作用。**3. 抑制醛糖还原酶**：间苯三酚衍生物对猪醛糖还原酶有抑制作用，间苯三酚衍生物中环上的 6 个碳酰基对醛糖还原酶的抑制活性是必需的，而酰基上的链长对其活性影响不明显。醛糖还原酶与白内障、视网膜病、神经病变等糖尿病并发症有关。小鼠急性毒性试验表明，按照每千克体重的数百毫克剂量腹膜内注射醛类化合物，未见毒性反应。**4. 抗氧化作用**：在蓝桉中分离到的正三十三烷-16,18-二酮、4-羟基三十三烷-16 等化合物均有抗氧化作用。构效关系研究表明，具有长烷基侧链的 β-二酮抗氧化活性更强[3]。在桉属植物叶中的提取物抗氧化活性最强，对鼠肝微粒体中脂质过氧化反应有抑制作用。在抑制鼠肝微粒体中由 Fe^{2+} 抗坏血酸体系诱导脂质过氧化反应试验中 K 紫杉叶素、甲基鼠李黄素、鼠李亭、槲皮素和圣草酚均能抑制脂质过氧化反应，其半数有效剂量分别为 $0.08\mu g/ml$、$0.1\mu g/ml$、$0.3\mu g/ml$ 和 $0.6\mu g/ml$，活性高于维生素 C，并与剂量有关。**5. 抗肿瘤作用**：蓝桉的果实中总三萜具有抗肿瘤活性。采用携带 EB 病毒基因的人淋巴细胞以及鼠 Raji 细胞对桉属植物中蓝桉醛及相关化合物的抗 EB 病毒活性进行研究，体外评价 21 个蓝桉醛及相关化合物对 TPA 诱导的 EB 病毒早期抗原活性的抑制作用。结果表明，蓝桉醛 G1-G5、Am-2 和Ⅲ具有抑制活性；蓝桉醛 G1 和Ⅲ对由 TPA 诱导的细胞周期有显著的抑制作用；在由 DMBA 为诱导剂、TPA 为促进剂诱导的鼠皮肤肿瘤的Ⅱ期致癌作用试验中，蓝桉醛 G1 和Ⅲ显示了显著的抗肿瘤活性促进作用。进一步研究表明，在以 4-NQO 为诱导剂、8% 甘油为促进剂的鼠肺部肿瘤的Ⅱ期致癌作用试验中，蓝桉醛 G1 能减少肺部肿瘤的形成（肿瘤抑制率大于 60%），表明具有潜在的抗肿瘤活性。**6. 其他作用**：从蓝桉的叶和花萼中分离得到的大果桉醛 A~E 具有抑制 HIV 反转录酶活性；对大果桉醛 A~D、H~J 以及 eucalyptone 的研究证实，这些化合物可防止牙斑形成，具有预防龋齿的作用；从蓝桉叶中分离到的熊果酸，对酒精诱导的离体鼠肝细胞毒性有明显的预防作用[3]。

参 考 文 献

[1]《中华本草》编委会. 中华本草(第5册). 上海:上海科学技术出版社,1999:632-634
[2] 朱亚峰. 中药中成药解毒手册. 北京:人民军医出版社,2009:408
[3] 陈琳. 蓝桉的研究进展. 中国药业,2009,18(4):61,62
[4] 刘玉明,柴逸峰,吴玉田,等. 蓝桉果实挥发油成分 GC-MS 分析. 中国中药杂志,2003,28(12):1160,1161
[5] 陈斌,朱梅,邢旺兴,等. 蓝桉果实化学成分的研究. 中国中药杂志,2002,27(8):596,597
[6] 刘玉明,李素芳,吴玉田. 蓝桉研究进展. 中药材,2003,26(6):461-463
[7] 杨秀伟,郭庆梅. 蓝桉果实化学成分的研究. 中国中药杂志,2007,32(6):496,497
[8] 吕小琴,王砚,唐法娣,等. 蓝桉油对二氧化硫致大鼠细支气管炎和黏蛋白表达的影响. 中华结核和呼吸杂志,2004,27(7):486
[9] 吕小琴,唐法娣,王砚,等. 蓝桉油对脂多糖引起的大鼠慢性支气管炎及黏蛋白高分泌的影响. 中国中药杂志,2004,29(2):168
[10] 谈满良,周立刚,汪冶,等. 蓝桉果实抗菌化合物的初步研究. 中国植物病理学会2006年学术年会论文集,2006:524

（王雪芹　陈吉炎　马丰懿　李路扬）

299. *Euchresta tubulosa*（胡豆莲）

【民族药名】　胡豆莲、"多布几那"（土家族）。

【来源】　豆科植物管萼山豆根（鄂豆根）*Euchresta tubulosa* Dunn. 的根、全株。有毒。夏季、秋季采挖全株，除去泥土，晒干。

灌木。叶具小叶 3~7 枚，叶柄长 6~7cm；小叶纸质，椭圆形或卵状椭圆形，先端短渐尖至钝，基部楔形至圆形，上面无毛，下面被黄褐色短柔毛，顶生小叶和侧生小叶近等大，长 8~10.5cm，宽 3.5~4.5cm，侧生小叶柄长 2mm，顶生小叶柄长 0.6~1cm，中脉在上面平或稍凹，下面稍凸起，侧脉 5~6 对，不明显。总状花序顶生，长 8cm，总花梗长 4cm，花梗长 4mm，均被黄褐色短柔毛；花长 2~2.2cm；花萼管状，下半部狭，长 9mm，宽 2mm；基部有小囊，上半部扩展成杯状，长 6mm，裂片钝三角形，长 1~1.5mm；旗瓣折合并向背后弯曲，长 1.5cm，先端钝而微凹，上半部宽 5mm，向下渐狭成瓣柄，最基部宽 2mm，翼瓣瓣片长圆形，先端钝圆，基部平截，无耳状突出，瓣片一侧直，一侧弧曲，瓣柄于弧曲的一侧下延并略弯，龙骨瓣长圆形，下部分离，上部黏合，先端钝圆，基部有小耳突出，雄蕊管长 1.2cm；子房线形，长 5.5mm；子房柄长 1.3cm，花柱线形，长 4mm。果椭圆形，长 1.5~1.8cm，宽 8mm，黑褐色，两端钝圆而先端有一极短的小尖头。花期 5~7 月，果期 7~9 月。

生于海拔 300~1200m 的山地密林下或沟边。分布于湖北西北、湖南、四川。

【药用经验】　土家族　全株（以根为主）：用于腹痛、胆道蛔虫病、心口痛、绞肠痧及解半截烂（雪里见）中毒（《土家药》）。根：用于呼吸道炎症、咽喉肿痛、肋痛、腹泻、痢疾、鼻咽癌、胃癌、胃痛、牙痛、疮疔肿毒、口疮、火眼、长蛾子（《土家药学》）。

【使用注意】　本品内服，用量 5~10g（水煎服）或 1~1.5g（研末或磨水每次用量）。剂量过大令人呕吐。

【药材鉴定】　性状　呈长圆柱形，长短不一，直径 0.4~0.7cm，表面灰褐色或棕褐色，粗糙，有纵皱纹和细根痕，有横向皮孔和裂纹。茎有分枝，长短不一，直径 0.2~0.7cm，表面黄棕色至棕褐色，有纵皱纹和叶痕。质坚硬而脆，易折断，断面略平坦，微角质，皮部浅黄色，形成层为暗色环，木部黄色。根头部中心有髓。具豆腥气，味苦[1]。

显微特征　茎横切面：木栓层为数列细胞。皮层较宽，细胞排列较疏松。中柱鞘纤维成束，断续排列成环。韧皮部较窄。形成层不甚明显。木质部宽广，主为木纤维，导管稀少，木射线宽 1~5 列细胞，细胞较大，壁较薄，有的可见纹孔。髓部较大，中央常呈空腔。薄壁细胞中充满淀粉粒[2]。

参 考 文 献

[1]《中华本草》编委会. 中华本草（第 4 册）. 上海：上海科学技术出版社，1999：473，474
[2] 万定荣，陈家春，余汉华. 武汉：湖北科学技术出版社，2002：384-386

（王兵娥　焦　玉　丁　奇）

300. *Euonymus maackii*（丝棉木）

【民族药名】　丝绵木（土家族）；土杜仲（瑶族）。

【来源】　卫矛科植物白杜 *Euonymus maackii* Rupr. 的根、茎皮、枝、叶、果实。有小毒。根、茎皮、枝全年均可采,洗净或除去杂质,切片,晒干,叶与果实适时采集。

落叶或半常绿小乔木,高达8m;树皮灰色或灰褐色;小枝细长,灰绿色,略呈4棱,皮部有白色棉胶。单叶对生,柄细长;叶片宽卵形、长圆状椭圆形或近圆形,长4.5~7cm,宽3~5cm,先端长渐尖,基部近圆形,边缘有细锯齿,有时锯齿深而锐尖。花淡绿色,聚伞花序1~2次分枝,有3~7花;花4数,花药紫色,花盘肥大。蒴果粉红色,倒圆锥形,直径约1cm,上部4裂;种子淡黄色,外被红色假种皮,上端有小圆口,稍露出种子。花期5~6月,果期9月。

生于旷野路边、山坡林边等处。分布于辽宁、河北、河南、山西、陕西、甘肃、山东、江苏、安徽、浙江、江西、福建、湖北、四川等省。

【药用经验】　蒙古族　根及茎皮:用于风湿痹痛、腰痛、经闭、血栓闭塞性脉管炎、衄血、漆疮、痔疮(《蒙植药志》)。土家族　根、茎皮、枝叶:用于风湿性关节炎、腰痛、痔疮,外用于漆疮。叶:解毒。外用于漆疮(《土家药志上》)。瑶族　根、茎皮、枝、叶、果实:用于膝关节痛、鼻衄、漆疮(《湘蓝考》)。

【使用注意】　孕妇慎服。

【化学成分】　主要含倍半萜类和三萜类化合物[1]。茎木部分含雷公藤内酯A、B(wilforlide A,B)、齐墩果酸(oleanolic acid)、模绕酮酸(moronic acid)、3β,22α-二羟基-12-齐墩果烯-29-羧酸(3β,22α-dihydroxyolean-12-en-29-oic acid)、3β,25-环氧-3α-羟基-20(29)-羽扇豆烯-28-羧酸(benulin)和丝木棉酸(bungeanic acid)。种子含6α,12-二乙酰氧基-1β,2β,9α-三(β-呋喃羧氧基)-4α-羟基-β-二氢沉香呋喃[6α,12-diacetoxy-1β,2β,9α-tri(β-furancarbonyloxy)-4α-hydroxy-β-dihydroagarofuran]、6α,12-二乙酰氧基-1β,9α-二(β-呋喃羧氧基)-4α-羟基-2β-2-甲基-丁酰氧基-β-二氢沉香呋喃[6α,12-diacetoxy-1β,9α-di(β-furancarbonyloxy)-4α-hydroxy-2β-2-methyl-butanoyloxy-β-dihydroagarofuran]等。

【药理毒理】　1. 降血糖活性:白杜粗提物有显著降血糖活性[2]。2. 杀虫作用:种子石油醚提取物有显著杀虫作用[2]。

参 考 文 献

[1]《中华本草》编委会. 中华本草(第5册). 上海:上海科学技术出版社,1999:188,189
[2] 申大卫. 卫矛科植物成分、活性和鬼白羧酸酯类2位立体异构体EI-MS质谱研究. 兰州大学硕士学位论文,2008

(王兵娥　焦　玉)

301. *Euonymus yunnanensis*(云南卫矛)

【来源】　卫矛科植物云南卫矛 *Euonymus yunnanensis* Franch. 的根皮、茎皮。有毒。夏季、秋季剥取茎皮,秋季采根皮,除去杂质,晒干。

常绿灌木,高可达4m。根圆柱形,橙黄色,根皮断面有弹性白丝。小枝圆柱形,灰绿色,折断后亦有弹性白丝;幼枝绿色,有棱。单叶对生,叶片革质,倒卵状长圆形或长椭圆形,长4.5~13cm,宽3~6cm,先端渐尖或短尖,基部宽楔形,边缘有锯齿。夏季开淡绿黄色花,聚伞花序腋生,花稀疏,总花梗长1~3cm,花大,直径约2cm,花盘扁平。蒴果红色,有4棱。种子黑色,有橙黄色假种皮。花期4月,果期6~7月。

生于疏林中或河谷岩石坡上。分布于云南。

【药用经验】 景颇族 用于消化道出血(《德宏药录》)。

(帅 丽)

302. *Eupatorium japonicum*(华泽兰)

【民族药名】 六月雪(侗族);"呢咯戒耙"(仫佬族);斑刀箭、斑草、逢风密(瑶族)。

【来源】 菊科植物白头婆(华泽兰)*Eupatorium japonicum* Thunb.(*Eupatorium chinense* auct non L.)的根、全草。根有小毒。夏季、秋季采收全草,秋季采根,洗净或除去杂质,鲜用或晒干用。

多年生草本或半灌木,高可达1.5m。根多数,细长圆柱形,根茎粗壮。茎上部或花序分枝被细柔毛。单叶对生;有短叶柄;叶片卵形、长卵形或宽卵形,长3.5~10cm,宽2~5cm,先端急尖、短尖或长渐尖,基部圆形或截形,边缘有不规则的圆锯齿,上面无毛,下面被柔毛及腺点。头状花序多数,在茎顶或分枝顶端排成伞房或复伞房花序;总苞狭钟状;总苞片3层,先端钝或稍圆;头状花序含5~6小花,花两性,筒状,白色,或有时粉红色;花冠长5mm。瘦果圆柱形,有5纵肋,被短毛及腺点,冠毛1列,刺毛状。花期6~9月。

生于山坡、路旁、林缘、林下及灌丛中。分布于陕西、甘肃、山东、安徽、浙江、江西、福建、河南、湖北、湖南、广东、海南、广西、四川、贵州、云南等地。

【药用经验】 侗族 全草:用于月经过多、咽喉疼痛、高热(《桂药编》)。仫佬族 全草:外用治毒蛇咬伤、浮肿(《桂药编》)。瑶族 全草:效用同仫佬族(《桂药编》)。根:用于白喉、扁桃体炎、感冒高热、麻疹、肺炎、蛇伤、劳伤、血淋、风湿、无名肿毒(《湘蓝考》)。

【使用注意】 孕妇禁服[1]。

【化学成分】 地上部分含三萜类成分、β-谷甾醇(β-sitosterol)、香豆精(coumarin)、棕榈酸(palmitic acid)以及挥发油类成分,挥发油中含量较高的有丁香烯氧化物(caryophylleneoxide)和反式丁香烯(*trans*-caryophyllene)[2],也含泽兰苷A(eupatorin A)、(苏)-3-乙酰基-1-(4-羟基-3-甲氧基苯基)-2-[4-(3-羟基-1-(E)-丙烯基)-2-6-二甲氧基苯基]丙基-β-D-吡喃葡萄{(threo)-3-*O*-acetyl-1-(4-hydroxy-3-methoxyphenyl)-2-[4-(3-hydroxy-1-(E)-propenyl)-2,6-dimethoxyphenoxy]propyl-β-D-glucopyranoside}、(苏)-3-羟基-1-(4-羟基-3-甲氧基苯基)-2-[4-(3-羟基-1-(E)-丙烯基)-2,6-二甲氧基苯基]丙基-β-D-吡喃葡萄糖{(threo)-3-hydroxy-1-(4-hydroxy-3-methoxyphenyl)-2-[4-(3-hydroxy-1-(E)-propenyl)-2,6-dimethoxyphenoxy]-propyl-β-D-glucopyranoside}、百两金素A(ardisiacrispin A)、百两金素B(ardisiacrispin B)、3-(2,3-二羟基-异戊醛)-4-羟基苯基乙酮[3-(2,3-dihydroxy-isopentyl)-4-hydroxyacetophenone]、12,13-二羟基泽兰素(12,13-dihydroxy-euparin)、豆甾醇(stigmasterol)、豆甾醇-3-*O*-β-吡喃葡萄糖[stigmasterol-3-*O*-β-D-glucopy-ranoside]等11种化合物[2]。

【药材鉴定】 性状 根茎粗大呈结节疙瘩状,其上丛生多数弯曲细长的根。根直径2~3mm,表面较光滑,黄棕色或灰棕色,有横裂纹和细密的纵皱纹,皮部与木部较易分离。质坚韧,难折断。断面皮部黄棕色或黄褐色,木部黄白色,中心髓细小。略有橄榄样香气,味微苦[3]。

显微特征 (1)根横切面:表皮细胞1列,可见根毛;老根为数列木栓化细胞。皮层宽广,有多数长圆形或类圆形的厚壁细胞散在,无色或淡黄色,单个或数个相聚,壁极厚,层纹和孔沟明显;厚壁细胞周围的间隙中充满黑褐色物;皮层内侧有长圆形的分泌道排列呈断续的环状;内皮层细胞1列,凯氏点明显。中柱鞘细胞1~2列,呈切向延长。维管束外韧型,韧皮部窄;形成层不明显;木质部导管多呈径向排列,直径34~122μm;木射线细胞2~6列,呈径向延长,可见纹孔,壁木化。髓部细胞类圆形,壁稍增厚,具单纹孔。(2)粉末:厚壁细胞众多,长方形、类方形、类圆形或不规则形,淡黄色或黄绿色,成群或单个散在,直径 29~68μm,长 102~460μm,壁厚 7~15μm,层纹、纹孔及孔沟明显,木化。具缘纹孔导管直径 34~122μm,长 29~260μm,纹孔长圆形,端壁平截或偏斜。木纤维长梭形,直径 20~27μm,长 98~680μm,壁木化,可见单纹孔[3]。

【药理毒理】 1. 抑菌作用:试管稀释法研究表明,华泽兰的水煎剂(1:8~1:16)对白喉杆菌有抑制作用。给豚鼠灌胃 50% 水煎剂,每日 1ml,连续 3 天,在皮内注射白喉杆菌培养液 0.1ml,表明有防止局部炎肿坏死的作用[4]。2. 抗炎镇痛作用:华泽兰 60% 乙醇提取液(6g/kg、8g/kg、10g/kg)灌胃给药,对蛋清致大鼠足趾肿胀有显著抑制作用;华泽兰 60% 乙醇提取液(8g/kg、12g/kg、16g/kg)灌胃给药,对二甲苯引起的小鼠耳郭炎症均有较强的抑制作用,其抑制强度与阿司匹林相似;华泽兰的 60% 乙醇提取液(12g/kg、16g/kg)灌胃对醋酸所致小鼠腹腔毛细血管通透性增高有明显的抑制作用,但其抑制率小于阿司匹林(灌胃量 0.8g/kg);小鼠灌胃华泽兰的 60% 乙醇提取液(0.5g/kg、1.0g/kg、1.5g/kg)对醋酸致小鼠扭体反应均有明显的抑制作用,其抑制强度与阿司匹林相似[5]。热板法试验表明,华泽兰的 60% 乙醇提取液对小鼠有显著的镇痛作用[5]。3. 抗肿瘤作用:从华泽兰中分离得到一种物质,在体内具有抑制 Hela 细胞活性的作用[4]。4. 毒性:华泽兰的 60% 乙醇提取液给小鼠灌胃,组间剂量比值为 1:0.8,连续给药 7 天,测得 LD_{50} 为 208.75。对死亡动物及时解剖,观察心、肝、肾、脾、胃、肠等脏器,未见明显的病变[5]。

参 考 文 献

[1]《中华本草》编委会. 中华本草(第 6 册). 上海:上海科学技术出版社,1999:6870,6871
[2] 廖彭莹,王一飞,王东,等. 广东土牛膝的化学成分(英文). 云南植物研究 2010,32(2):183-188
[3] 应军,罗小萍. 广东土牛膝的性状与显微鉴别. 中药材,2004,27(9):635,636
[4] 国家中医药管理局《中华本草》编委会. 中华本草·精选本(下册). 上海:上海科学技术出版社,1998:1947-1949
[5] 刘晓燕,曾晓春,江剑东,等. 广东土牛膝抗炎镇痛的研究. 中医药学刊,2004,22(8):1566-1588

（王雪芹　陈吉炎　马丰懿　陈树和）

303. *Eupatorium odoratum*（飞机草）

【民族药名】 "管民"、"雅巴棒"、"梗西拉"(傣族);"莫腻比"(傈僳族);夜摸草(壮族)。

【来源】 菊科植物飞机草 *Eupatorium odoratum* L. 的茎、叶、全草。有小毒。春季、夏季采收,洗净或除去杂质,鲜用或晒干用。

多年生粗壮草本,高 1~1.5m。茎被灰白色柔毛,中上部的毛较密,分枝与主茎成直角射出,节间长 6~14cm。叶对生,三角形或三角状卵形,长 4~10cm,宽 3~5.5cm,两面被绒毛,下面的毛较密而呈灰白色,基出三脉,边缘有粗大钝锯齿,有长叶柄,柄长 2cm,被灰白色绒毛。头状花序生于分枝顶端和茎顶端,排成伞房花序;总苞圆柱状,长不足 1cm,紧抱小花;总苞片有褐色纵条纹;冠毛较花冠稍长。瘦果无毛无腺点。花果期 4~12 月。

云南及广东(海南)普遍生长。

【药用经验】 傣族　全草:杀虫、止血。鲜叶:揉烂涂伤口用于旱蚂蝗咬后流血不止(《傣医药》)。汁液:用于便秘。茎:用于体虚、关节痛(《滇药录》《滇省志》)。傈僳族　全草:用于跌打肿痛、外伤出血、疮疡肿毒(《怒江药》)。壮族　叶:外用于烧烫伤(《桂药编》)。

【使用注意】 一般不做内服,外用适量。

【中毒与解毒】　误食嫩叶引起头晕、呕吐。误食中毒先洗胃导泻,后服蛋清、糖水或静脉输液加维生素 C,也可用生姜汁加适量白醋饮服。叶擦皮肤引起红肿起疱时,皮肤用清水或茶水洗后,涂氧化锌软膏。

【药材鉴定】　显微特征　(1)茎横切面:类圆形。最外层为 1 列表皮细胞,类圆形或类方形,常脱落。皮层为数列薄壁细胞。维管束环状排列。韧皮部较窄,纤维束较多,单个散在或成束存在。形成层明显。木质部纤维较多,导管单个或多个成群径向排列。髓部占横切面半径的 1/3[1]。(2)粉末:淡黄绿色。叶表皮细胞碎片多见,表皮细胞的垂周壁深波状弯曲。非腺毛略弯曲,细胞竹节状,多为 3~12 个细胞。上表皮无气孔,下表皮有气孔,气孔为不定式,副卫细胞 3~5 个。纤维多见,韧皮部纤维单个散在或成束,梭形,末端斜尖或钝圆,壁增厚,细胞腔较小,孔沟明显,直径 33~63μm。木质部纤维长梭形,大多成束,纹孔一字形,直径 28~56μm。木栓细胞表面观多角形,壁稍厚。薄壁细胞碎片多见,细胞类圆形或长圆形。导管多见,多为具缘纹孔导管,直径在 55~148μm[1]。

【化学成分】　含黄酮类成分: 3-甲氧基-山柰酚(kaempferol-3-methoxy)、山柰酚-4′-甲基醚(kaempferol-4′-methyl ether)、鼠李素(rhamnetin)、柽柳素(tamarixetin)、槲皮素(quercetin)、槲皮黄素-7,4′-二甲基醚、山柰酚(kaempferol)、洋芹素(celereoin)、木犀草素(luteolin)、二氢山柰素(dihydrokaempferol)[2],此外还含飞机草素(odoratin)、五桠果素(dillenetin)、柳穿鱼黄素(pecto-linarigenin)、异樱花素(isosakuranetin)、金合欢素(acacetin)、三十二烷酸(dotriacontanoic acid)、β-谷甾醇(β-sitosterol)、胡萝卜苷(daucosterol)[3]、刺槐素(acacetin)、柑橘素-4′-甲基醚(naringe-nin-4′-methyl ether)、豆甾醇(stigmasterol)[4]。

【药理毒理】　1. 对平滑肌的作用:叶和茎的煎剂对离体豚鼠回肠有兴奋作用,水提取物(加乙醇除去沉淀者)作用较弱,煎剂对离体兔十二指肠有抑制作用。二者对离体兔子宫均无明显作用。2. 毒性:给小鼠腹腔注射煎剂和水提取物时,二者毒性均很小[5,6]。

【附注】　飞机草分泌化感物质,排挤本地植物,使草场失去利用价值,影响林木生长和更新。

参 考 文 献

[1] 田辉,李晓莉,李丹. 飞机草的显微鉴别. 广西中医药,2006,29(2):58,59
[2] 袁经权,杨峻山,缪剑华. 飞机草黄酮类成分的研究. 中药材,2007,30(6):657-660
[3] 袁经权,杨峻山,缪剑华. 飞机草化学成分的研究. 中草药,2005,36(12):1771-1773
[4] 丁智慧,张学锚,刘吉开,等. 飞草中的化学成分. 天然产物研究与开发:1994-2011,5:22-24
[5] 《中华本草》编委会. 中华本草(第 3 册). 上海:上海科学技术出版社,1999:841,842
[6] 朱亚峰. 中药中成药解毒手册. 第 3 版. 北京:人民军医出版社,2009:312

（何思文　丁　奇）

304. *Euphorbia antiquorum*（金刚纂）

【民族药名】　"克楞"(傣族);"阿桑桑"(德昂族);"麻稀拖裸"(基诺族);"恒曲"(傈僳族);"火殃勒"(佤族);"芝弄"(瑶族);"摆衣奇弱"(彝族);"当高"、骨龙须、羊怒角、霸王鞭(壮族)。

【来源】　大戟科植物火殃勒(金刚纂)*Euphorbia antiquorum* Linn. 的茎、叶、乳汁。全株有毒。

灌木,高达 1m,有白色乳汁。枝圆柱状或有不明显的 3~6 棱,小枝肉质,绿色,扁平或有 3~5 翅状棱。叶对生,倒卵形、卵状矩圆形至匙形,长 4~6cm,宽 1.5~2cm,两面无毛;托叶皮刺状,宿存,坚硬。杯状花序每 3 枚簇生或单生,总花梗短而粗壮;总苞半球形,5 浅裂,裂片边缘撕裂;总苞腺体 4,二唇形,无花瓣状附属物,上唇大,宽倒卵形,向外反曲;子房 3 室;花柱 3,基部合生,顶端不分裂。蒴果无毛,宽约 1.2mm,分果爿压扁状。花果期全年。

我国四川、贵州、云南、广西及广东多种植作绿篱或盆栽。

【药用经验】 傣族　树、叶的汁液:用于便秘(《傣药录》)。消肿、通便、杀虫(《傣医录》)。茎汁:用于便秘(《滇省志》)。德昂族　茎叶:用于急性胃肠炎(《德宏药录》)。景颇族　茎叶:用于急性胃肠炎(《德宏药录》)。基诺族　全株去叶:用于肺气肿、肺病、支气管炎(《基诺药》)。傈僳族　茎、叶:用于臌胀、急性胃肠炎、肿毒、疥癣(《怒江药》)。毛南族　茎:用于吐血、小便不通。外用治皮肤黑痣(《桂药编》)。仫佬族　茎:用于吐血、小便不通。外用拔毒消肿(《桂药编》)。佤族　茎、叶:用于急性胃肠炎、疟疾、跌打损伤、疥癣(《中佤药》)。瑶族　茎:用于吐血、小便不通、急慢性肝炎。叶:用于肝硬化(《桂药编》)。彝族　用于肾水肿、输尿管及膀胱结石、高热惊厥、抽风不省人事(《滇省志》)。全株:用于头疮、腹胀、便秘、红痢(《哀牢》)。壮族　茎:用于吐血、小便不通,外用治无名肿毒。叶:用于急性肠胃炎。外用拔竹刺(《桂药编》)。

【使用注意】 本品有毒,必须同大米炒焦方可内服,孕妇禁服,其汁胶不可入目[1]。

【中毒与解毒】 与皮肤接触引起炎症,内服刺激肠胃道,严重者麻痹呼吸中枢危及生命[2]。若皮肤与液汁接触,可引起发炎、起水泡,若液汁入眼,可致失明。误食小量可引起剧烈下泻;误食大量则刺激口腔黏膜、呕吐、头晕、昏迷、肌肉颤动等。解救方法:皮肤接触液汁应立即用清水洗涤或给予止痛剂。误食者应注意口腔的保护和清洁,静脉注射葡萄糖盐水、保温、注射兴奋剂等[2]。

【药材鉴定】 性状　茎枝肥厚,圆柱状或有 3~6 钝棱,棕绿色;小枝肉质,绿色,扁平,有 3~5 翅状纵棱。气微,味苦[1]。

【化学成分】 茎含蒲公英赛醇(taraxerol)、3-无羁萜醇(friedelan-3-ol)、蒲公英赛酮(taraxerone)。茎皮和根均含蒲公英赛醇。乳汁含大戟二烯醇(euphol)、β-香树脂醇乙酸酯(β-amyrin acetate)、大戟醇(euphorbol)、环木菠萝烯醇(cycloartenol)、3-O-当归酰巨大戟萜醇(3-O-angeloylingenol)、β-粘霉烯醇(glut-5-en-3β-ol)、巨大戟萜四乙酸酯(ingol-tetraacetate)、巨大戟新萜醇三乙酸酯(ingol-triacetate)。全草含 2,3-二甲氧基并没食子酸(2,3-dimethoxyellagicacid)、丁二酸(succinicacid)、巨大戟萜醇(ingenol)[1]。

【药理毒理】 促癌作用:小鼠背部皮肤剃毛,涂以 3-甲基胆蒽和金刚纂提取物 30 周后,背部皮肤出现数量不等的乳头样肿瘤,发生率为 10%;若单独涂以 3-甲基胆蒽,发生率为零。表明金刚纂为一较弱的促癌物质[2]。

参 考 文 献

[1]《中华本草》编委会.中华本草(第四册).上海:上海科学技术出版社,1999;3565

[2] 朱亚峰.中药中成药解毒手册.第 3 版.北京:人民军医出版社,2009;276

（帅　丽）

305. *Euphorbia esula*(乳浆大戟)

【民族药名】 "查干-塔日奴"(蒙古族);

【来源】 大戟科植物乳浆大戟 *Euphorbia esula* Linn. 的根、全草。有毒。夏季、秋季采集,晒干。

多年生草本,高 15~40cm,有白色乳汁。茎直立,有纵条纹,下部带淡紫色。短枝或营养枝上的叶密生,条形,长 1.5~3cm;长枝或生花的茎上的叶互生,倒披针形或条状披针形,顶端圆钝微凹或具凸尖。总花序多歧聚伞状,顶生,通常 5 伞梗呈伞状,每伞梗再二至三回分叉;苞片对生,宽心形,顶端短骤凸。杯状花序;总苞顶端 4 裂;腺体 4,位于裂片之间,新月形而两端呈短角状。蒴果无毛;种子长约 2mm,灰褐色或有棕色斑点。花期 3~5 月,果期 5~7 月。

生于山坡草地或砂质地上。分布于辽宁、河北、山东、江苏、浙江、安徽、湖南、湖北、四川、贵州及云南。

【药用经验】 达斡尔族 根:用于肺结核、骨结核、各种恶疮(《民族药志要》)。蒙古族全草:用于水肿、小便不利、疟疾;外用于瘰疬、肿毒、疥癣(《蒙植药志》)。

【化学成分】 乳浆大戟含二萜类成分:16-benzoyloxy-20-deoxyingenol 5-benzoate、ingenol-3,20-dibenzoate、13,16-dibenzoyloxy-20-deoxyingeno-3-benzoate[1]。

参 考 文 献

[1] 王玉波,季萍,王红兵,等. 乳浆大戟的化学成分. 中国天然药物,2010,8(2):94-96

(何思文)

306. *Euphorbia fischeriana*(狼毒)

【民族药名】 "塔日奴"、"伊和-塔日奴"(蒙古族);"热加巴"(藏族)。

【来源】 大戟科植物狼毒大戟 *Euphorbia fischeriana* Steud. 的块根。有毒。春季、秋季采挖,洗净,切片,晒干。

多年生草本,高达 40cm,有白色乳汁。根肥大肉质,分枝或不分枝,近圆柱状,外皮红褐色或褐色。近基部的叶鳞片状,褐色;中部的互生,无柄,矩圆形至矩圆状披针形,长 3~8cm,宽 1~3cm,全缘;叶状苞片 5,轮生,长卵形,基部圆形。总花序多歧聚伞状,顶生,通常 5 伞梗呈伞状,每伞梗又生出 3 小伞梗或再抽第三回小伞梗;杯状花序宽钟形,总苞顶端裂片卵状三角形,内面近无毛,外面有柔毛,边缘有睫毛;腺体肾形,两端钝圆;子房 3 室;花柱 3。蒴果宽卵形,密生短柔毛或变无毛;种子椭圆状卵形,淡褐色,长约 4mm。花果期 5~7 月。

生于草丛、灌丛、沟谷、山坡和林缘。分布于东北、内蒙古及河北。

【炮制】 蒙古族根据应用需要有多种炮制方法,可降低毒性;醋制亦可降低毒性。蒙古族 祛"巴达"肝病用牛奶浸煎晒干;破痞用白酒浸煎,晒干;杀虫用童便浸煎,晒干;治麻风病、黄水病、痛风、痹病、坏血病则用母牛溲浸煎,晒干;用于毒症、胃胀、虫病则用山羊肉汤中浸煎,晒干;血、"希拉热"、聚合症则用诃子水中浸煎,晒干。各种炮制法均用 8 倍量水浸煎,各制法均放入一块山羊肉同煎,用文火煎去 1/2 水时即可[1]。醋制:取净狼毒片,加米醋拌匀,闷透,置炒制容器内,用文火炒干。每 100kg 狼毒片,用米醋 30~50kg。

【药用经验】 蒙古族 用于"黏"症、炭疽、结喉、水肿、痈、疥、癣、脓疱疮、痛风、游痛症、炽热(《蒙植药志》)。用于白喉、肿毒、水肿、肝硬化腹水;外用于创伤出血、淋巴结结核、跌打瘀血肿痛、皮肤瘙痒、癣疥（《蒙药》）。藏族　块根用于气管炎、驱肠寄生虫、大便秘结、淋巴结核、骨结核、皮肤结核、牛皮癣、皮炎、阴道滴虫（《藏本草》）。

【使用注意】　孕妇禁服，体弱者慎用；超量内服即引起中毒。不宜与密陀僧同用。

【中毒与解毒】　皮肤接触狼毒汁可发生瘙痒、起水泡。内服早期可有口腔、咽喉肿痛、流涎，继则恶心、呕吐、腹痛、腹泻、里急后重，甚至便血、头痛、头晕、烦躁、血压下降，严重时出现精神异常、痉挛、惊厥，或见神志不清、尿闭、休克、心肌麻痹而死亡[2]。救治措施：皮肤接触用稀醋酸或醋洗涤。服药如未超过 8 小时，可用高锰酸钾溶液洗胃，口服蛋清及浓茶。补液及大量维生素 C。消化道症状可给新斯的明 1mg 肌肉注射，必要时重复 1 次。亦可用阿托品。惊厥者给予镇静剂。醋加生姜汁少许煎煮内服或含漱；杏仁 9g 煎服；甘草、干姜各 9g，绿豆 15g，水煎服。

【药材鉴定】　性状　根呈长圆锥形或圆锥形，长 7~45cm，直径 2~12cm，顶端有较短的根茎，其上有茎痕。外表灰棕色或黄棕色，栓皮成重叠的薄片状，易剥落而显棕黄色或棕红色。体轻，质脆，易折断。断面粉性，黄白色，平坦，可见暗棕色与黄白色相间形成较明显的同心环纹（异型维管束），断面水浸后有黏性，撕开可见黏丝。气微，味甘，并有刺激性辣味。

显微特征　（1）根横切面：木栓层为数列至 20 余列扁平细胞，排列整齐，栓内层与皮层间可见单个或 10 余个成群的厚壁细胞稀疏排列成断续的环。皮层较窄，有裂隙。韧皮部由韧皮薄壁细胞组成。形成层明显。木质部导管较大，直径 10~150μm，常单个或 2~3 个成群，径向排列，在次生木质部中包埋有次生韧皮部，形成多轮同心内涵韧皮部异常构造，局部有裂隙。维管射线明显。薄壁组织中随处可见乳汁管。（2）粉末：黄棕色。厚壁细胞多单个散在，稍延长，有的一端斜长，直径 118~86μm，长 86~210μm，壁薄，微木化或非木化。有节乳汁管内含黄色油滴状物及细颗粒状物，直径 12~40μm，壁稍厚，有的极薄。木栓细胞表面观多角形或类长多角形，横断面呈长方形，垂周壁稍弯曲，有的细胞含棕色或红棕色物质。导管极多，多为网纹或梯网纹导管，直径 40~78μm。淀粉粒单粒，直径 2~14~37μm，复粒由 2~7 粒组成[3,4]。

薄层色谱　取本品粗粉 2g，加乙醇 30ml，加热回流 1 小时，放冷，滤过，滤液蒸干，残渣加甲醇 2ml 使溶解，作为供试品溶液。另取狼毒（狼毒大戟）对照药材 2g，同法制成对照药材溶液。吸取上述 2 种溶液各 2μl，分别点于同一硅胶 G 薄层板上，以环己烷-乙酸乙酯（8.5∶1.5）为展开剂，展开，取出，晾干，喷以 10% 硫酸乙醇溶液，在 105℃ 加热至斑点显色清晰，置紫外光灯（365nm）下检视。供试品色谱中，在与对照药材色谱相应的位置显相同颜色的荧光斑点。

【化学成分】　含有较多的二萜类化合物，主要的结构类型为巴豆烷型、松香烷型和异海松烷型，如岩大戟内酯 A（jolkinolide A）、岩大戟内酯 B（jolkinolide B）、17-羟基岩大戟内酯（17-hydroxyjolkinolide B）、狼毒大戟甲素（fischeriana A）、狼毒大戟乙素（fischeriana B）、16α,17-二羟基阿替生-3-酮、12-deoxyphorbol-13-（9Z）-octadecanoate-20-acetate、12-deoxyphorbaldehyde-13-acetate、langduin A、langduin B、langduin C、langduin D、12-deoxyphorbol-13-hexadecanoate、12-deoxyphorbol-13-acetate（prostratin）、17-hydroxy-jolkinolide A、17-acetoxyjolkinolide A、16-hydroxypseudojolkinolide B、8β,14α-二羟基-13（15）-松香烯-16,12-内酯、13-deoxyphorbaldehyde-13-hexadecacetate、ent-11β-hydroxyabieta-8（14），13（15）-dien-16,12β-olide、3α,17-dihydroxy-ent-pimara-8（14），15-diene、3β-hydroxy-entabiet-8（14）﹣en-7-one。也含甾类化合物，有羽扇豆醇（lupeol）、3-乙酰羽扇豆醇、β-香树脂醇乙酸酯（β-amyrin acetate）、羽扇豆酮（lupenone）和羽扇豆醇乙酯（lupeol acetate）、7α-羟基甾醇、7β-羟基甾醇和 7-氧代甾醇、谷甾醇（sitosterol）、24-亚甲基-9,19-环羊毛甾酮。还含鞣质类：鞣云实素（corilagin）、tercatain、sanguiin H-5、3,4,6-三氧-没食子酰-D-葡萄糖、1,2,6-三氧-没食子酰-β-D-阿洛吡喃糖、1,3,6-三氧-没食子酰-β-D-阿洛吡喃糖、1,2,3,6-四氧-没食子酰-β-D-阿洛吡喃糖。另含其他化合物 boehmerone、O-

Acetyl-*N*-(*N*′-benzoyl-L-phenylalanyl)-L-phenylalaninol、大黄素甲醚(physcion)、阿魏酸二十八酯(octa-cosyl ferulate)、2,4-二羟基-6-甲氧基-3-甲基苯乙酮(2,4-dihydroxy-6-methoxy-3-methylacetophenone)、3,3′-二乙酰基-4,4′二甲氧基-2,2′,6,6′-四羟基二苯乙酮[5]。

【药理毒理】 1.抗癌作用:狼毒大戟对多种癌症具有抑制作用,如对实体肉瘤 180 (S180)、实体艾氏腹水癌(EAC)、大鼠瓦克癌 256(W256)、Lewis 肺癌等,临床上常用来治疗胃癌、肠癌、肺癌、肝癌等。狼毒大戟的活性成分对人肿瘤细胞系 U937(人恶性组织细胞淋巴瘤细胞株)、Hela(人子宫癌细胞株)、QRH-7701(肝癌细胞株)均有不同程度的抑制作用。狼毒大戟中的 17-乙酰氧基岩大戟内酯 B 和 12-de-oxyphorbol-13-decanoate 对人类 Burkitts 淋巴瘤 Ramos B 细胞具有强细胞毒作用。化合物 17-hydroxypseudojolkinolide B 和化合物岩大戟内酯 B 对体外培养的人红白血病细胞 K562 以及人鼻咽癌细胞 CNE2 的生长有较强的抑制作用,其中,前者对这 2 种人癌细胞的细胞增殖抑制浓度与阿霉素相当。此外,岩大戟内酯 B 在浓度接近 25g/ml 时能诱导人类前列腺癌细胞 LNCaP 的神经内分泌分化。17-乙酰氧基岩大戟内酯 B 作为 IKK 的小分子抑制剂,能够有效地抑制肿瘤坏死因子(TNF-)诱导 NF-B 激活和诱导肿瘤细胞凋亡,同时,它抑制 NF-B 的核易位,不可逆地维持 IKK 的磷酸化形式。2.抗白血病作用:狼毒大戟对白血病有较强的抑制作用,除了能抑制人红白血病细胞 K562,水提物还能抑制患 L615 白血病小鼠的 T 淋巴白血病细胞增殖,显著改善由于 L615 白血病细胞造成的肝谷胱甘肽过氧化酶(GSH-Px)和超氧化物歧化酶(SOD)活力下降。狼毒大戟水浸液能使 L615 白血病小鼠 T 淋巴细胞转化率显著恢复,且与剂量相关。同时,狼毒大戟水浸液能延缓 L615 白血病小鼠白血病细胞的增殖,缓解 L615 白血病细胞造成的脾脏肿大,并通过促进肿瘤细胞凋亡和抑制肿瘤细胞 c-myc 和 ras 基因表达发挥抗白血病的作用,延长小鼠存活期。3.抗菌抗病毒作用:狼毒大戟对结核杆菌具有较好的抗菌活性。显示狼毒大戟对结核杆菌的抑菌作用最强,对狼毒大戟根的水、甲醇、乙酸乙酯、氯仿、石油醚等 5 种提取物进行结核杆菌的体外抑菌试验表明,5 种提取物均有不同程度的抑菌作用,其中石油醚部分抑菌作用最强。此外,狼毒大戟提取物对大肠杆菌、沙门氏杆菌绿脓杆菌、变形杆菌、金黄色葡萄球菌有抑制作用。4.抗惊厥作用:狼毒大戟碱性提取液以 63%的抗惊率对抗小鼠最大电休克惊厥,而灌胃小鼠的最大耐受剂量为 145.38g/kg,表明狼毒大戟碱性提取液具有明显的抗惊厥作用而几乎无毒性。5.其他作用:狼毒大戟还具有镇痛、抗炎、降低 Hb 含量和脾脏指数的作用;同时还有升高 WBC 的趋势。狼毒大戟与密陀僧合用后能显著降低 WBC,对 Hb 含量有升高趋势,对抗炎镇痛作用、胸腺及脾脏指数呈现明显的降低趋势,而对 RBC 数影响不明显。狼毒大戟水提液在高、中剂量时对小鼠具有明显的致突变作用,对生殖细胞也会产生毒性,且随剂量增加有增加的趋势[5,6]。

【附注】 本品的根又为中药"狼毒"来源之一,收载于中国药典 2015 年版一部。

参 考 文 献

[1]中国医学百科全书编写委员会.中国医学百科全书(蒙医学).上海:上海科学技术出版社,1992:224
[2]周立国.中药毒性机制及解毒措施.北京:人民卫生出版社,2006:251,252
[3]翟延君,马妮,刘桂芳,等.狼毒大戟的生药学研究.中草药,2001,32(1):67-69
[4]赵奎君,杨隽,徐国钧,等.狼毒大戟的生药鉴定.中药材.2000,5,23(5):258-260
[5]潘丽丽,房平磊.狼毒大戟的化学成分及生物活性研究进展.吉林农业,2011(4):320,321
[6]么焕开,张文婷,郑雪晶.狼毒大戟化学成分及药理作用研究进展.中成药,2010,32(8):1404-1407

(何思文)

307. *Euphorbia hirta*（飞扬草）

【民族药名】 "牙狼妹"（傣族）；"莴完喋"（德昂族）；"资夺描"（基诺族）；飞扬草（京族）；"质多四莫"（傈僳族）；沃飞扬（毛南族）；"锐地"、"加欧雾"、"乌少怒"（苗族）；大飞扬（畲族）；大乳汁草、大飞扬草（佤族）；"洞乖知密"、"匪胀麦"、大瓜子草（瑶族）；弓强草、"棵弄猫"、"夏唧"（壮族）。

【来源】 大戟科植物飞扬草（大飞扬草）*Euphorbia hirta* L. 的根、茎、全草。全草有毒。夏季、秋季采收，除去杂质，晒干。

一年生草本。根纤细，长 5~11cm，直径 3~5mm，常不分枝，偶 3~5 分枝。茎单一，自中部向上分枝或不分枝，高 30~60(70)cm，直径约 3mm，被褐色或黄褐色的多细胞粗硬毛。叶对生，披针状长圆形、长椭圆状卵形或卵状披针形，长 1~5cm，宽 5~13mm，先端极尖或钝，基部略偏斜，边缘于中部以上有细锯齿，中部以下较少或全缘；叶面绿色，叶背灰绿色，有时具紫色斑，两面均具柔毛，叶背面脉上的毛较密；叶柄极短，长 1~2mm。花序多数，于叶腋处密集成头状，基部无梗或仅具极短的柄，变化较大，且具柔毛；总苞钟状，高与直径各约 1mm，被柔毛，边缘 5 裂，裂片三角状卵形；腺体 4，近于杯状，边缘具白色附属物；雄花数枚，微达总苞边缘；雌花 1 枚，具短梗，伸出总苞之外；子房三棱状，被少许柔毛；花柱 3，分离；柱头 2 浅裂。蒴果三棱状，长与直径均为 1~1.5mm，被短柔毛，成熟时分裂为 3 个分果片。种子近圆状四棱，每个棱面有数个纵槽，无种阜。花果期 6~12 月。

生于路旁、草丛、灌丛及山坡，多见于沙质土。分布于江西、湖南、福建、台湾、广东、广西、海南、四川、贵州和云南。

【药用经验】 傣族 全草：用于过敏性皮炎、皮癣、痢疾、肠炎、急慢性肾炎、急性支气管炎、乳腺炎、小儿肺炎（《滇药录》《滇省志》）。德昂族 茎：用于各种水肿、便秘（《德宏药录》）。京族 全草：用于痢疾；外用治鼻窦炎（《桂药编》）。景颇族 茎：效同德昂族（《德宏药录》）。基诺族 全草：用于用于皮炎、湿疹、疮癣、皮肤痒（《基诺药》）。拉祜族 全草：用于小儿肺炎、乳腺炎、痢疾、皮肤瘙痒（《拉祜医药》）。傈僳族 全草：用于急性肠炎、痢疾、淋病、尿血、肺痈、乳痈、疔疮、肿毒、湿疹、脚癣、皮肤瘙痒（《怒江药》）。毛南族 全草：用于痢疾、腹泻；外用治湿疹（《桂药编》）。苗族 根：用于便秘、水膨病（《苗医药》）。全草：用于痢疾、腹泻；外用治乳痈（《桂药编》）。畲族 全草：用于痢疾、肠炎、小儿疳积、肾盂肾炎、支气管炎、乳汁短绌、湿疹皮炎（《畲医药》）。佤族 全草：用于皮炎、皮肤瘙痒、细菌性痢疾、急性肠炎（《中佤药》）。瑶族 全草：用于胃病、痢疾、腹泻；外用治湿疹、疔疮（《桂药编》）。用于肠炎、痢疾、皮炎、湿疹、皮肤瘙痒、小儿脓疱疮、烧烫伤、肠炎腹泻、急慢性肾盂肾炎、尿路感染、小儿消化不良、痈疮、脚癣、瘰疬，以及解断肠草中毒（《湘蓝考》）。壮族 全草：用于遗尿、痢疾、腹泻；外用治湿疹、疔疮、红癣（《桂药编》）。

【中毒与解毒】 本品对消化道有强烈刺激作用，可致泻下，导致剧烈腹泻。解毒方法：甘草 9g、金银花 12g，加清水 2 碗，煎至 1 碗饮服，连服 2~3 剂[1]。

【药材鉴定】 性状 全草长 15~50cm，地上部分被粗毛。根细长而弯曲，表面土黄色。老茎近圆柱形，嫩茎稍扁或具棱，直径 1~3mm；表面土黄色至浅褐色；质脆，易折断，断面中空。叶对生，皱缩，完整叶片展平后呈椭圆状卵形至近棱形，叶长 1~4cm，宽 0.7~1.6cm，灰绿色至褐绿色，先端急尖，基部偏斜，边缘有细锯齿，有 3 条较明显的叶脉。杯状聚伞花序密集呈头状，腋生。蒴果卵状三棱形。无臭，味淡微涩[2]。

显微特征 (1)叶横切面:叶上、下表皮细胞为长方形或类方形,外壁加厚,下表皮细胞的外壁具有乳头状凸起。栅栏细胞1列,贯穿于主脉。主脉维管束上侧有由1列大型薄壁细胞组成的维管束鞘,细胞内含丰富叶绿体。无节分枝乳汁管分布在靠近下表皮的海绵组织间。(2)茎横切面:表皮为1列长方形细胞。在老茎中则为木栓层所代替,细胞内充满棕色物,有时可见由6~8列木栓细胞组成的皮孔。皮层由4~8列长圆形的薄壁细胞组成,细胞内含圆球形和卵形淀粉粒,皮层中有含红棕色内含物的细胞散在,在靠近维管柱的皮层中可见到密集的乳管排列成间断的环状。韧皮部狭窄,细胞小,排列紧密;形成层不明显;木质部导管多分布于木质部的内侧。髓部细胞类圆形,大小不等,内含圆球形和卵形淀粉粒[2]。

【化学成分】 主要成分为黄酮类、鞣质类、三萜类和二萜类化合物。全草含无羁萜(friedelin)、β-香树脂醇(β-amyrin)、β-谷甾醇(β-sitosterol)、蒲公英赛醇(taraxerol)、蒲公英赛酮(taraxenone)、菠菜甾醇(spinasterol)、豆甾醇(stigmasterol)、蒲桃醇(jambulol)、槲皮素(quercetin)、鼠李素-3-鼠李糖苷(rhamnetin-3-rhamnoside);茎含无羁萜(friedelin)、三十烷醇(myricylalcohol)、三十一烷醇(hentriacontanol)、蒲公英赛醇(taraxerol)、三十一烷(hentriacontane)、β-香树脂醇(β-amyrin)等;叶含没食子酸(gallic acid)、槲皮苷(quercitrin)、杨梅苷(myricitrin)、环阿屯醇、24-次甲基环阿屯醇、大戟醇-hexacozonte、3,4-二-O-没食子酸奎宁酸(3,4-di-O-galloylquinic acid)、2,4,6-三-O-没食子酸-D-葡萄糖(2,4,6-tri-O-galloyl-D-glucose)以及1,2,3,4,6-五没食子酸-β-D-葡萄糖(1,2,3,4,6-penta-O-galloyl-β-D-glucose)等成分[3,4]。

【药理作用】 1. 抗病原微生物作用:飞扬草煎剂对金黄色葡萄球菌、大肠杆菌和绿脓杆菌有抑制作用,其乙醇提取物、石油醚提取物及异戊醇提取物表现出高的抗疟原虫活性($IC_{50} < 3 \mu g/ml$)[2,3]。其抗真菌活性试验表明,在8月中旬至12月末采收的叶提取物的抗真菌活性明显高于其他季节叶提取物的活性[5]。 2. 抗炎作用:飞扬草提取物100mg/kg大鼠腹腔注射可明显减少角叉菜胶引起的炎症反应[2,3]。飞扬草标准提取物(PM251)能明显抑制环氧化酶-2(COX-2)的活性,作为抗炎剂用来防治炎症与炎症有关的关节炎和风湿痛等。给大鼠右膝关节注射松节油((0.01ml)诱导关节炎进行实验,表明PM251在一定剂量时显示显著的抗炎活性,其抗炎活性与消炎痛相当[6]。 3. 止泻作用:飞扬草全草煎剂对蓖麻油、花生四烯酸和前列腺素E_2等引起的泄泻模型有止泻作用。但对硫酸镁引起的泄泻无效[2,3]。 4. 解热镇痛作用:大鼠腹腔注射大飞扬草浸膏100~400mg/kg,可显著降低酵母引起发热的大鼠体温;小鼠腹腔注射大飞扬草20~40mg/kg,可显著延长小鼠热板法痛觉时间[3,4]。 5. 抗过敏作用:飞扬草的乙醇提取物具有显著的抗过敏作用,可以预防和治疗大鼠全身性与皮肤过敏反应[4]。 6. 抗肿瘤作用:飞扬草的乳汁能特异性地杀灭体外恶性黑瘤细胞(MM96L)、宫颈癌细胞(Hela)和鳞状上皮细胞癌(SCC),尤其是对宫颈癌细胞,在极低浓度下(稀释千倍)尚有抑制作用。飞扬草对大鼠瓦氏肉瘤256有抗癌活性[4]。 7. 抗高血压、利尿作用:飞扬草叶水提物和醇提物(50mg/kg和100mg/kg)可引起大鼠排尿量增加。飞扬草提取物还具有血管紧张素转化酶(ACEI)抑制作用和止渴作用[4]。 8. 镇静、抗焦虑、镇痛作用:飞扬草具有治疗慢性诱导的大鼠焦虑症,可能是通过γ-氨基丁酸(A)受体和苯二氮受体氯(-)通道复合体而发挥作用的[7];飞扬草全草用水、95%乙醇或无水乙醇提取,提取液经冻干或喷雾干燥所得冻干粉具有镇静和解焦虑效果[7]。飞扬草水提物冻干粉具有中枢镇痛作用,该作用能被纳洛酮(吗啡拮抗药)所抑制,证明飞扬草水提物有类似吗啡的镇痛作用,也是作用于吗啡受体。 9. 抗氧化活性:飞扬草叶的甲醇提取物和水提取物均具有抗氧化活性。 10. 抗成纤维细胞增殖作用:飞扬草的正

己烷提取物、氯仿提取物、甲醇提取物以及水提物均有一定的抗成纤维细胞增殖作用。

11. 抗病毒作用：飞扬草的 50%甲醇提取液和水提液有一定的抗 HIV-1、HIV-2 活性。

12. 其他作用：飞扬草 100℃沸水提取的鲜草浸膏对变形阿米巴有细胞毒作用，干品提取的浸膏作用减弱；飞扬草提取物具有抑制 ACE 作用，抑制率在 90%以上；飞扬草水和甲醇提取物有诱变和抗突变活性[5,8]。

参 考 文 献

［1］朱亚峰.中药中成药解毒手册.北京：人民军医出版社,2009：309

［2］国家中医药管理局《中华本草》编委会.中华本草（第 4 册）.上海：上海科学技术出版社,1999：3755,3756

［3］王壹,蒋金和,陈业高,等.飞扬草化学成分研究.安徽农业科学,2012,40（7）：4060-4062

［4］陈任宏,黄艳萍,唐省三,等.飞扬草化学成分及药理作用的研究进展.今日药学,2011,21（7）：393-395

［5］宋龙,徐宏喜,杨莉,等.飞扬草的化学成分与药理活性研究概况.中药材,2012,35（6）：1003-1009

［6］陈惠芳.防治炎症、风湿病、疼痛的飞扬草等植物提取物.国外医药（植物药分册）,2008,13（5）：附 5

［7］Anuradha H,Srikumar B N,Shankaranarayana Rao B S,et al. *Euphorbia hirta* reverses chronic stress-induced anxiety and mediates its action through the GABA（A）receptor benzodiazepine receptor-Cl（-）channel complex. JNeural Transm,2008,115（1）：35-42

［8］章佩芬,罗焕敏.飞扬草药理作用研究概况.中药材,2005：437-439

（王雪芹　陈吉炎　马丰懿　陈树和）

308. *Euphorbia humifusa*（地锦草）

【民族药名】　奶浆草（白族）；"骂少虐亚丽"（侗族）；"当彬代"（朝鲜族）；"玛拉根-札拉-额布斯"、"乌兰-乌特斯-额布斯"（蒙古族）；"锐扑克了"、"窝给干枪"、"嘎羊厂"（苗族）；奶草（畲族）；"塔尔奴"（藏族）；地锦、乳汁草、血见愁（土家族）；"娅尔曼-库拉克"（维吾尔族）；奶浆草（瑶族）。

【来源】　大戟科植物地锦 *Euphorbia humifusa* Willd. 的根、全草。有小毒。夏季、秋季采收,除去杂质,晒干。

　　一年生草本,茎纤细,匍匐,近基部分枝,带红紫色,无毛。叶通常对生,矩圆形,长 5 ~ 10mm,宽 4~6mm,顶端钝圆,基部偏斜,边缘有细锯齿,绿色或带淡红色,两面无毛或有时具疏生疏毛。杯状花序单生于叶腋；总苞倒圆锥形,浅红色,顶端 4 裂,裂片长三角形；腺体 4,横矩圆形,具白色花瓣状附属物。子房 3 室；花柱 3,2 裂。蒴果三棱状球形,无毛；种子卵形,黑褐色,外被白色蜡粉,长约 1.2mm,宽约 0.7mm。花果期 5~10 月。

　　生于原野荒地、路旁及田间,为习见杂草。除广东、广西外,分布几遍全国各地。

【药用经验】　**白族**　全草：清热利湿,凉血止血,解毒消肿。用于急性痢疾、肠炎、小儿疳积、吐血、尿血、便血和外伤出血（《民族药志四》）。**侗族**　全草：退热退水,止血,消肿。用于"吓谬吕-给盘"（便血）（《民族药志四》）。**朝鲜族**　全草：止血,理气。**苗族**　全草：消食,止泻。配方用于小儿消化不良（《民族药志四》）。**蒙古族**　全草：　止血,燥脓,"协日沃素",愈伤,清脉热。用于鼻衄、外伤出血、吐血、咳血、月经淋漓、便血等各种出血以及肺脓肿、皮肉伤、筋脉外伤、脑部创伤、白脉病、麻风病等。**畲族**　全草：用于妇女阴疝血结、崩中漏下、乳汁不通、赤白痢疾、小儿疳积（《民族药志四》）。**藏族**　根：用于下泻时疫病、癣疹、皮肤疮疱（《民族药志四》）。**土家族**　全草：清热解毒,止血。用于痢疾、便血、尿血、吐血、鼻衄、子宫出血。鲜品水煎外洗患处用于过敏性皮炎、湿疹、皮肤瘙痒。鲜品捣烂外敷患处,用于蛇咬伤、疮痈；鲜品捣烂加酒少许调敷患处,用于跌打肿痛(《民族药志四》)。**维吾尔族** 全草:清热凉血,止血,消肿,解毒。用于咳血、吐血、痢疾肠炎、小儿疳积、乳汁不足、尿血、功能性子宫出血、便血、带状疱疹、下肢溃烂不愈、痈肿恶疮、创伤出血(《民族药志四》)。**瑶族** 全草:清热泻火,活血止血,利湿,通乳。用于湿热黄疸、赤痢便血、肠炎咳血、吐血、崩漏、乳汁不通、小儿疳积、跌打损伤、痈肿疔疮、蛇咬伤(《民族药志四》)。

【药材鉴定】 性状 全草常皱缩卷曲,根细小。茎细,呈叉状分枝,表面带紫红色,光滑无毛或疏生白色细柔毛;质脆,易折断,断面黄白色,中空。单叶对生,具淡红色短柄或几无柄;叶片多皱缩或已脱落,展平后呈长椭圆形,长 5~10mm,宽 4~6mm;绿色或带紫红色,通常无毛或疏生细柔毛;先端钝圆,基部偏斜,边缘具小锯齿或呈微波状。杯状聚伞花序腋生,细小。蒴果三棱状球形,表面光滑。种子细小,卵形,褐色。气微,味微涩。

显微特征 (1)茎横切面:呈长圆形,有 4 个棱角,其中 2 个更明显。表皮细胞 1 列,类圆形,呈切向延长,棱角处有厚角组织。皮层细胞数列,散有多数乳汁管,直径 6~17μm。中柱鞘纤维呈断续环状排列。韧皮部较窄。形成层不明显。木质部较宽,导管呈放射状排列。有髓,髓中央成空腔。(2)叶横切面:上下表皮均为 1 列椭圆形细胞,表皮细胞向外凸起略呈乳头状,下表皮细胞凸起更明显。栅栏组织为 1 列柱状细胞。叶脉维管束细小,有明显的维管束鞘。(3)粉末:黄棕色。乳汁管分枝状,无节,较粗者直径达 18μm,内含颗粒状物质。非腺毛有 2 种:一种是由多细胞组成的线形毛;另一种是单细胞毛,较少见。导管为螺纹型。叶的上表皮细胞多角形,下表皮细胞壁波状弯曲;上下表皮均有不等式气孔[1]。

薄层色谱 取本品粉末 1g,加 80% 甲醇 50ml,加热回流 1 小时,放冷,滤过,滤液蒸干,残渣加水-乙醚(1:1)混合溶液 60ml 使溶解,静置分层,弃去乙醚液,水液加乙醚提取 2 次,每次 20ml,弃去乙醚液,水液加盐酸 5ml,置水浴中水解 1 小时,取出,迅速冷却,用乙醚提取 2 次,每次 20ml,合并乙醚液,用水 30ml 洗涤,弃去水液,乙醚液挥干,残渣加乙醇 1ml 使溶解,作为供试品溶液。另取槲皮素对照品,加乙醇制成每 1ml 含 1mg 的溶液,作为对照品溶液。吸取供试品溶液 10μl、对照品溶液 2μl,分别点于同一硅胶 G 薄层板上,以甲苯-乙酸乙酯-甲酸(5:4.5:0.5)为展开剂,展开,取出,晾干,喷以 3% 三氯化铝乙醇溶液,在 105℃加热数分钟,置紫外光灯(365nm)下检视。供试品色谱中,在与对照品色谱相应的位置上,显相同颜色的荧光斑点。

【化学成分】 全草主要含黄酮、三萜、香豆素、甾醇、鞣质及酚酸类等化合物。黄酮类化合物:槲皮素苷类、山奈素苷类,苷元为槲皮素(quercetin)、山奈素(kaempferide);还含槲皮素-3-O-(2-没食子酸)-葡萄糖苷、异槲皮苷(isoquercitin)、芹菜素-7-O-葡萄糖苷、木犀草素-7-O-葡萄糖苷、槲皮素-3-O-阿拉伯糖苷、槲皮素、山奈酚、洋芹素-7-O-β-D-葡萄糖苷。鞣质及酚酸类化合物:短叶苏木酚(brevifolin)、没食子酸、没食子酸甲酯、鞣花酸、鞣花酸-4-O-β-D-吡喃葡萄糖苷(ellagicacid-4-O-β-D-glucopyranoside)、euphormisin M_3(1,4,6-tri-O-galloyl-α-D-glucose)、euphormisin M_1(1,3,6-tri-O-galloyl-4-O-brevifolincarbosyl-β-D-glucose);euphormisin M_2。内酯及香豆素类:莨菪亭(scopoletin)、伞形酮(umbelliferone)、三脉泽兰素(ayapin)[1]。

【药理毒理】 1. 抑菌、抗真菌作用:地锦草在体外的抑菌作用很强,且抑菌谱很广。对金黄色葡萄球菌及白喉杆菌均有极强的抑菌作用,对痢疾杆菌、肺炎双球菌等也有较强的抑制作用[2],尚有抗真菌作用[1]。2. 止血作用:取地锦草全草干粉撒于狗股动脉切开处,止血效果明显[3]。3. 对免疫功能的作用:采用 MTT 法等试验方法,发现地锦草水提物可增加小鼠胸腺及脾脏的重量,提高溶血素形成及脾抗体分泌细胞的形成。证明其对 T、B 淋巴细胞有兴奋作用[2]。4. 保肝作用:地锦草水煎剂对小鼠所致肝损害有明显保护作用,可显著降低 D-半乳糖所致的 SGPF 升高,显著降低异硫氰酸 α 萘酚所致的 SGPT、SGOT 以及血清胆红素升高[4]。地锦草醇提取物可显著降低 CCl₄ 所致小鼠的谷丙转氨酶(GPT)及 MDA 升高,提高肝脏 SOD 活力,对小鼠急性肝损伤具有保护作用[5]。5. 其他作用:地锦草尚有抗氧化及"中和"白喉毒素作用[2,3]。

【附注】 维医认为,地锦草具有清除异常黏液质、胆液汁及败血、消肿止痒之功能,多用其复方治疗手癣、体癣、足癣、银屑病、过敏性皮炎等疾病;中医认为,地锦草具有清热解毒、凉血止血之功能,多用其治疗菌痢、肠炎、病毒性肝炎、各种出血症等疾病。因此,维医临床应用地锦草与中医有很大差异,具有特色之处[6]。

参 考 文 献

[1] 谢奇,李治建,斯拉甫·艾白,等. 地锦草化学成分及其抗真菌作用的研究进展. 医药导报,2011,30(7):880-882
[2] 谢宗万. 全国中草药汇编(上册). 北京:人民卫生出版社,2000,2:353,354
[3] 曾育麟,李星炜. 中国民族药志(第4卷). 成都:四川民族出版社,2007:202-208
[4] 饶光宇,陈秀芬. 地锦草保肝作用研究. 中药药理与临床,1996,10(2):22-25
[5] 曹瑞珍,魏永春,强欣,等. 地锦草总黄酮预防四氯化碳所致急性肝损伤的实验研究. 时珍国医国药,2007,18(1):85
[6] 李治建,古力娜·达吾提,斯拉甫·艾白. 维药地锦草的研究进展. 中国民族医药杂志,2008,8:15-20

（王璐瑶　李路扬）

309. *Euphorbia hylonoma*（湖北大戟）

【民族药名】 "梭豆"(苗族);九牛造(土家族)。

【来源】 大戟科植物湖北大戟 *Euphorbia hylonoma* Hand. -Mazz. 的根、全草。有毒。根秋季采挖,洗净,全草夏季、秋季采集,晒干。

多年生草本,全株光滑无毛。根粗线形,长达 10cm 余,直径 3~5mm。茎直立,上部多分枝,高 50~100cm,直径 3~7mm。叶互生,长圆形至椭圆形,变异较大,长 4~10cm,宽 1~2cm,先端圆,基部渐狭,叶面绿色,叶背有时淡紫色或紫色;侧脉 6~10 对;叶柄长 3~6mm;总苞叶 3~5枚,同茎生叶;伞幅 3~5,长 2~4cm;苞叶 2~3 枚,常为卵形,长 2~2.5cm,宽 1~1.5cm,无柄。花序单生于二歧分枝顶端,无柄;总苞钟状,高约 2.5mm,直径 2.5~3.5mm,边缘 4 裂,裂片三角状卵形,全缘,被毛;腺体 4,圆肾形,淡黑褐色。雄花多枚,明显伸出总苞外;雌花 1 枚,子房柄长 3~5mm;子房光滑;花柱 3,分离;柱头 2 裂。蒴果球状,长 3.5~4mm,成熟时分裂为 3 个分果片。种子卵圆状,灰色或淡褐色,长约 2.5mm,光滑,腹面具沟纹;种阜具极短的柄。花期 4~7月,果期 6~9 月。

生于海拔 200~3000m 山沟、山坡、灌丛、草地、疏林等地。分布于东北、河北、山西、陕西、甘肃(文县)、山东、江苏、安徽、浙江、江西、河南、湖北、湖南、广东、广西、四川、贵州和云南等省区。

【炮制】 醋制以降低毒副作用;酒制降低毒性,增加壮阳作用[1]。土家族 (1)醋制:取生品饮片,用 20% 醋拌匀,闷润,吸尽后,放入锅中,加入麸皮,加热,不断翻炒,至片面黄色,取出,筛去麸皮即得。(2)酒制:取生品饮片,用白酒拌匀,润透后,置锅内文火炒干,取出放凉。

【药用经验】 苗族 全草:用于胃寒气滞、跌打损伤、外伤、疮疖(《滇药录》)。土家族根:用于积聚腹胀、胸膈不利、肝硬化腹水、跌打损伤、无名肿毒(《土家药志》),以及急性肠炎、消化不良、劳伤、瘀血作痛、无名肿毒、壮阳[1]。彝族　根:用于跌打损伤、刀斧砍伤、湿热鼻衄、大便秘结(《哀牢》)。

【使用注意】　内服1~3g,不可过量。反乌头和甘草;孕妇及体弱者禁服[2]。

【中毒与解毒】　中毒症状:吐泻不止、咽喉肿痛、腹部疼痛。解毒方法:(1)内服姜汁15~20ml或用生姜60g煎汤服。(2)服冷米汤1杯解毒。(3)黄连6g、黄柏9g、生绿豆30g、白芍炭9g、生姜3片,水煎服[3]。

【药材鉴定】　性状　根呈圆锥形,中段以下略有分枝,直径1.5~2cm,表面黄褐色。断面黄色,鲜品折断有白色乳汁外流。气微,味苦[2]。

【化学成分】　主要含三萜类成分,如24-烯环阿尔廷软脂酸酯(24-methylenecyloartan-3β-oxylhexade-canoate)、环阿尔廷-23-烯-3β,25-二醇-乙酸酯(cycloart-23-ene-3β,25-diol monoacetate)、环阿尔廷-23-烯-3β,25,28-三醇(cycloart-23-ene-3β,25,28-triol)等[4]。另含鞣质类,如3,3′,4′-三甲基鞣花酸(3,3′,4′-trimethyl ellagic acid)、4-甲基-没食子酸(4-methyl gallic acid)、没食子酸(gallic acid)[5]。

参 考 文 献

[1] 田华咏,瞿显友,熊鹏辉. 中国民族药炮制集成. 北京:中医古籍出版社,2000:13
[2]《中华本草》编委会. 中华本草(第4册). 上海:上海科学技术出版社,1999:792
[3] 朱亚峰. 中药中成药解毒手册. 北京:人民军医出版社,2009:414
[4] 李娟,阮汉利,张悦,等. 湖北大戟根中德环阿尔廷型三萜. 天然产物研究与开发,2007,19:995-997,1004
[5] 阮汉利,周雪峰,张勇慧,等. 湖北大戟中的鞣质类成分. 中草药,2006,37(12):1782-1784

(王兵娥　焦　玉)

310. *Euphorbia jolkinii*(大狼毒)

【民族药名】　"莴完"(德昂族);"格枝糯"(哈尼族);"质多欺莫"(傈僳族);"左刺"(苗族);"拉督"(普米族)。

【来源】　大戟科植物大狼毒 *Euphorbia jolkinii* Boiss.(*Euphorbia nematocypha* Hand.-Mazz.)的根、种子、全草。根有大毒。根秋季采挖,洗净,切片,晒干。种子、全草适时采收。

多年生草本。根圆柱状,长可达25cm,直径6~15mm。茎自基部多分枝或不分枝,每个分枝上部再数个分枝,高40~80cm,直径5~9mm,无毛或被少许柔毛。叶互生,卵状长圆形、卵状椭圆形或椭圆形,长1~4cm,宽3~7mm,先端钝尖或圆,基部渐狭或呈宽楔形或近平截;叶面绿色,叶背常呈淡绿色,干时呈淡灰色,全缘;总苞叶3~8枚,卵状椭圆形至阔卵形,长1~2.5cm,宽6~9mm,先端圆,基部近平截;伞幅3~8,长1~3cm;苞叶2枚,卵圆形或近圆形,长6~10mm,宽4~8mm,先端圆,基部近平截。花序单生于二歧分枝顶端,基部无柄;总苞杯状,直径约3mm,高约3.5mm,边缘4裂,裂片卵状三角形,内侧密被白色柔毛;腺体4,肾状半圆形,淡褐色。雄花多数,明显伸出总苞之外;雌花1枚,子房柄伸出总苞之外,长3~6mm;子房密被长瘤;花柱3,中部以下合生。蒴果球状,长与直径均约5.5mm,皮长瘤;果柄长4~6mm;花柱宿存,易脱落;成熟时分裂为3个分果爿;种子椭圆状,淡黄褐色,光亮,无纹饰;种阜三角状盾形,基部无柄。花果期3~7月。

生于海拔200~3300m草地、山坡、灌丛和疏林内。分布于台湾、四川(西南)和云南。

【药用经验】　德昂族　根:用于水肿肝硬化、腹水;外用于创伤出血、跌打瘀血肿痛(《德宏药录》）。哈尼族　全草：用于止血、消炎、消肿。外用于恶疮痈肿、顽癣疥疮、外伤出血，又用于灭蛆（《滇省志》）。景颇族　根：效用同德昂族（《德宏药录》）。傈僳族　根：外用止血、消炎、祛风消肿及用于疥癣疮（《怒江药》）。苗族　根：效用除同哈尼族（《滇省志》）外，尚用于跌打损伤（《滇药录》）。纳西族　根：效用同哈尼族（《滇省志》）。用于恶疮痈肿、顽癣疥疮、水肿；外用于创伤出血、淋巴结结核、跌打瘀血肿痛、皮肤瘙痒等（《民毒药研用》）。普米族　根：效用除同哈尼族外（《滇省志》），尚用于风湿疼痛、胃绞痛、虫疾、疮毒顽癣、疥疮（《滇药录》）。瑶族　根：用于急慢性肝炎，捣烂调洗米水服用于疯狗咬伤；水煎洗患处用于疮疖；捣烂取汁涂患处用于乳腺炎。种子：用于肾炎水肿。全草：用于咳嗽咯血、肺结核（《桂药编》）。

【使用注意】　本品根有大毒，内服须极慎重。

【中毒与解毒】　中毒后可引起头晕、头痛、心慌、烦躁、口干、恶心、呕吐、腹痛、腹泻、血压下降等症状，重者眩晕、行步不稳、痉挛。救治方法：洗胃，给予镇静剂和输液；中药可用甘草、干姜各10g，绿豆15g，水煎服。

【药材鉴定】　性状　根圆柱形至圆锥形，长5~30cm，直径1~10cm。表面灰褐色，有成行的瘤状侧根痕。切断面不平坦，呈颗粒状，皮部窄，木质部占根的绝大部分，其间有细密凹凸相间的同心环。质硬，气微，味淡，嚼之发黏。

显微特征　（1）根（直径1cm）横切面：木栓层5~30余列木栓细胞，细胞扁平长方形，切向长60~80μm，径向长20~40μm，壁薄。皮层较窄，为7~20列薄壁细胞；有乳汁管散在，内含淡黄色颗粒状物。韧皮部筛管群明显，韧皮射线多为10数列细胞，韧皮部外侧有时可见颓废的筛管群。形成层环明显。木质部占根的绝大部分，导管单个散在或数个相聚；木纤维断续排列成3~8个同心环，在木纤维周围导管分布较多，木纤维壁极薄，非木化；木射线宽2列至数列细胞，薄壁细胞中含淀粉粒[1]。（2）根粉末：淡黄白色，气微，味淡。木纤维多成束或与导管相连，少数散在，细长，末端钝圆、斜尖、平截或渐尖，有的呈分枝状或指状，直径13~30μm，壁厚约至2.5μm，非木化，纹孔明显，有的纹孔交叉成"人"字形。导管多为网纹导管，亦有梯-网纹导管，直径18~77μm。淀粉粒众多，单粒类圆形、长圆形或卵形，直径5~50μm，脐点及层纹多不明显，复粒由2~5分粒组成，有的分粒大小相差悬殊。无节乳汁管较多，直径36~80μm，壁较厚，内含无色颗粒状或团块状分泌物。木栓细胞表面观类多角形[1]。

【化学成分】　根含没食子酸（gallic acid）、岩大戟内酯B（jolkinolide B）、岩大戟内酯E（jolkinolide E）、β-谷甾醇（β-sitosterol）等[2]。

【药理毒理】　根具镇痛、保肝作用[2]。

参 考 文 献

[1] 赵奎君,杨隽,徐国钧,等.大狼毒的生药学研究.中草药,1999,30(9):698-700
[2] 李志勇.中国少数民族有毒民族药研究与应用.北京:中央民族大学出版社,2011:262

（王兵娥　焦　玉　万定荣）

311. *Euphorbia lathyris*（千金子）

【民族药名】　"质多义莫"（傈僳族）；"阿拉坦-塔日奴"（蒙古族）；"锐柳绕"（苗族）；"骂鲁头"（水族）。

【来源】　大戟科植物续随子 *Euphorbia lathyris* Linn. 的根、种子、全草。种子有毒。夏季、秋季果实成熟时采收种子,除去杂质,干燥;根、全草适时采收,除去泥土或杂质,干燥。

二年生草本,高达 1m。茎直立,粗壮,无毛,多分枝。茎下部的叶密生,条状披针形,无柄,全缘,上部的叶交互对生,卵状披针形,顶端锐尖,基部心形而多少抱茎,长 6~12cm,宽 0.8~1.3cm。总花序顶生,2~4 伞梗,呈伞状,基部有 2~4 叶轮生,每伞梗再叉状分枝,有三角状卵形苞片 2;花序总苞杯状,顶端 4~5 裂;腺体新月形,两端具短而钝的角。蒴果近球形,无毛;种子矩圆状球形,表面有黑褐相间的斑纹。花期 4~5 月,果期 6~9 月。

喜阳光,生于向阳山坡,栽培或野生。分布于吉林、辽宁、内蒙古、河北、陕西、甘肃、新疆、山东、江苏、安徽、浙江、江西、福建、河南、湖北、湖南、广西、四川、贵州、云南、西藏等地。

【药用经验】 傈僳族 全草:用于水肿胀满、痰饮宿滞、癥瘕积聚、破瘀杀虫、闭经、疥癣疮毒、蛇伤、疣赘(《怒江药》)。蒙古族 种子:用于水肿胀满、二便不利、痰饮积聚、癥瘕、妇女血瘀经闭;外用治疥癣疮毒、毒蛇咬伤、疣赘(《蒙植药志》)。用于水肿、痰饮、积滞胀满、二便不通、血瘀经闭;外用于顽癣、疣赘(《蒙药》)。苗族 全草:用于阳水肿胀(《苗医药》)。水族 根:用于皮肤结核(《水医药》《滇省志》)。藏族 种子:用于白癜风(《香格里拉药》)。瑶族 种子:用于水肿、痰饮、积滞胀满、二便不通、血瘀经闭;外用于顽癣、疣赘(《湘蓝考》)。

【使用注意】 种子有毒,内服用量 1~2g,须去壳、去油后用,多入丸、散剂服;外用适量。孕妇禁服。

【中毒与解毒】 本品所含有毒成分为千金子甾醇、殷金醇棕榈酸酯等,对胃肠道有强烈刺激,对中枢神经系统亦有毒性,内服中毒剂量为 9~15g。潜伏期 1~3 小时,中毒症状有剧烈呕吐、腹痛、腹泻、头晕、头痛、烦躁不安、体温升高、出汗、心慌、血压下降、严重者呼吸循环衰竭[1]。可用温水反复洗胃后服活性炭,口服硫酸钠导泻,静脉输液,给淀粉糊、蛋清、牛奶、氢氧化铝凝胶。或用板蓝根 30g、绿豆 30g、黄豆 15g,水煎服;或黄柏 15g、石斛 30g、山栀 9g、黑豆 15g,水煎服。

【药材鉴定】 性状 本品呈椭圆形或倒卵形,长约 5mm,直径约 4mm。表面灰棕色或灰褐色,具不规则网状皱纹,网孔凹陷处灰黑色,形成细斑点。一侧有纵沟状种脊,顶端为突起的合点,下端为线形种脊,基部有类白色突起的种阜或具脱落后的疤痕。种皮薄脆,种仁白色或黄白色,富油质。气微,味辛。

显微特征 横切面:种皮表皮细胞波齿状,外壁较厚,细胞内含棕色物质;下方为 1~3 列薄壁细胞组成的下皮;内表皮为 1 列类方形栅状细胞,其侧壁内方及内壁明显增厚。内种皮栅状细胞 1 列,棕色,细长柱状,壁厚,木化,有时可见壁孔。外胚乳为数列类方形薄壁细胞;内胚乳细胞类圆形;子叶细胞方形或长方形;均含糊粉粒。

薄层色谱 取本品粉末 2g,置索氏提取器中,加石油醚(30~60℃)80ml,加热回流 30 分钟,滤过,弃去石油醚液,药渣加乙醇 80ml,加热回流 1 小时,放冷,滤过,滤液蒸干,残渣加乙醇 10ml 使溶解,作为供试品溶液。另取秦皮乙素对照品,加乙醇制成每 1ml 含 1mg 的溶液,作为对照品溶液。吸取上述供试品溶液 5μl 及对照品溶液 1μl,分别点于同一以羧甲基纤维素钠为黏合剂的硅胶 G 薄层板上,以甲苯-乙酸乙酯-甲酸(5:4:1)为展开剂,展开,取出,晾干,置紫外光灯(365nm)下检视。供试品色谱中,在与对照品色谱相应的位置上,显相同的亮蓝色荧光斑点。

【化学成分】 种子含 47%~50% 的脂肪油和 15% 的蛋白质。脂肪油有油酸、棕榈酸、亚油酸、亚麻酸、脂肪酸。还含甾醇、二萜酯及游离的二萜醇、香豆素类及其他化合物。二萜主要为巨大戟烷二萜(ingenane)和续随子烷二萜(lathyrane)骨架的二萜,为 euphorbia factor L_1-L_{11},此外还有 lathyranoic acid A、lathyranone A。另含其他化合物双七叶内酯（euphorbetin）、七叶内酯（aesculetin）、瑞香素（daphnetin）、β-谷甾醇（β-sitosterol）、山奈酚-3-葡萄糖醛酸苷（kaempferol-3-glucuronide）、巨大戟醇、续随子醇、1，2，3-三羟基苯、2，3-二羟丙基十九碳酸酯、2，3-二羟丙基-9-烯-十八碳酸酯、2，3，4-三羟基丁基-十五碳-3-烯碳酸酯、金色酰胺醇脂等[2,3]。尚含秦皮乙素（esculetin）等。

【药理毒理】　1. 抗肿瘤作用:巨大戟二萜醇-3-十六烷酸酯（Euphorbia factor L_5）对 S180 腹水癌有显著抗癌作用,续随子甲醇提取物对人宫颈癌细胞（Hela）、人红白血病细胞（K562）、人单核细胞性白血病细胞（U937）、人急性淋巴细胞性白血病细胞（HL60）和人肝癌细胞（HepG2）有抑制作用,且对白血病的抑制作用强于其他实体瘤;体内对小鼠移植性肿瘤细胞株也显示出较显著抑制作用。2. 致泻作用:续随子的脂肪油中所含的环氧千金二萜醇苯乙酸酯二乙酸酯对胃肠道有刺激作用,刺激胃肠蠕动,可产生峻泻作用,强度为蓖麻油的 3 倍。3. 美白作用:续随子中七叶内酯具有抑制酪氨酸激酶的活性,从而抑制酪氨酸向黑色素转化,以抑制色斑形成。4. 抗肿瘤多药耐药作用:Euphorbia factor L_{10} 对 P-gp 具有显著的抑制作用,从而降低多耐药性。5. 其他作用:（1）治疗晚期血吸虫病腹水:续随子制成肠溶胶囊内服,其结果不但呕吐反应大大减少,而且用药少,易吞服,药效快而猛,逐水效果不减。（2）治疗毒蛇咬伤:取续随子 20~30 粒（儿童酌减）,捣烂,米泔水调服,同时伤口作必要处理,可治疗毒蛇咬伤[2]。

【附注】　本品干燥成熟种子又为中药材"千金子",收入《中国药典》2015 年版（一部）。

参 考 文 献

[1] 周立国. 中药毒性机制及解毒措施. 北京:人民卫生出版社,2006:253
[2] 孙国君,张付玉,占扎君,等. 千金子化学成分和药理活性研究进展. 中药材,2010,2,33(2):308-312
[3] 焦威,鲁璐,邓美彩,等. 千金子化学成分的研究. 中草药,2010,41(2):181-187

（何思文）

312. *Euphorbia milii*（铁海棠）

【民族药名】　"牙具古"（傣族）;"弯年刺"、"骂年刺"（侗族）。

【来源】　大戟科植物铁海棠 *Euphorbia milii* Ch. Des Moulins 的根、茎、叶和花。有小毒[1]。全年均可采收,晒干或鲜用。

多刺直立或稍攀援性灌木,高可达 1m;刺硬而锥状,长 1~2.5cm。叶通常生于嫩枝上,倒卵形至矩圆状匙形,黄绿色,长 2.5~5cm,早落,顶端圆而具凸尖,基部渐狭,楔形,无柄。杯状花序每 2~4 个生于枝端,排列成具长花序梗的二歧聚伞花序;总苞钟形,顶端 5 裂,腺体 4,无花瓣状附属物;总苞基部具 2 苞片,苞片鲜红色,倒卵状圆形,直径 10~12mm。子房 3 室,花柱 3,中部以下合生,顶端 2 浅裂。蒴果扁球形。花期 6 月。

我国各地公园及温室常有栽培。

【药用经验】　傣族　茎叶乳汁:用于癣、汗斑（《滇药录》）。侗族　根、茎:用于耿甚（疖）（《侗医学》）。根、茎、叶及乳汁:用于疮疖痈肿。

【使用注意】　有毒,过量用易致腹泻,宜慎服。

【中毒与解毒】　具有致炎和致癌作用,对皮肤和黏膜有强烈的刺激作用。接触皮肤、黏膜引起局部充血和肿胀,误服超量出现呕吐、腹泻、腹痛、吐物带血、心悸、脱水、虚脱、眩晕、昏迷、痉挛、瞳孔散大,严重者呼吸麻痹而死亡。解救方法:泻多不止服甘草水。1:4000 高锰酸钾液洗胃,或用中药洗胃液,服通用解毒药。静脉输液,尿量增加后补钾[2]。

【药材鉴定】 性状 茎长可达 20~80cm,有纵棱,棱上有锥状的硬刺,刺长 1~2.5cm。叶片倒卵形至矩圆状匙形,长 2.5~5cm,先端圆或具凸尖,基部渐狭呈楔形,黄绿色。气微,味苦、涩[1]。

【化学成分】 茎含 24-亚甲基环木菠萝烯醇(24-methylenecycloartenol)、β-谷甾醇(β-sitosterol)、β-香树脂醇乙酸酯(β-amyrin acetate)、大戟醇(euphorbol)、大戟醇二十六烷酸酯(euphorbol hexacosanoate)、巨大戟萜醇三乙酸酯(ingenol triacetate)、亭牙毒素(tiyatoxin)、12-去氧巴豆醇-13,20-二乙酸酯(12-deoxyphorbol-13,20-diacetate),以及铁海棠碱(milliamine)A~I。叶含 24-亚甲基环木菠萝烯醇、β-谷甾醇、大戟二烯醇(euphol)、大戟醇、12-去氧-4-羟基巴豆醇-13-十二烷酸-20-乙酸二酯(12-deoxy-4-hydroxyphorbol-13-dodecanoate-20-acetate)、12-去氧-4-羟基巴豆醇-13-十八烷酸-20-乙酸二酯(12-deoxy-4-hydroxyphorbol-13-octadecanoate-20-acetate)。根含铁海棠碱 A、B。乳汁含 β-香树脂(β-amyrin)、12-去氧-4-羟基巴豆醇-13-十二烷酸酯-20-乙酸二酯、12-去氧巴豆醇-13,20-二乙酸酯、β-谷甾醇、亭牙毒素[1]。

【药理毒理】 对皮肤黏膜的刺激性和致癌作用:所含白色乳汁对皮肤黏膜有强烈刺激性,能刺激皮肤黏膜发生充血、肿胀;含有巴豆萜烷型二萜酯、巨大戟烷型酯、瑞香烷型酯,千金二萜烷型酯,均具有不同程度的刺激性和辅助致癌活性[3]。

参 考 文 献

[1]《中华本草》编委会. 中华本草(第 4 册). 上海:上海科学技术出版社,1999:3589
[2] 朱亚峰. 中药中成药解毒手册. 第 3 版. 北京:人民军医出版社,2009
[3] 谢宗万. 全国中草药汇编(下册). 第 2 版. 北京:人民卫生出版社,2000:507

(帅 丽)

313. *Euphorbia pekinensis*(京大戟)

【民族药名】 "巴嘎-塔日奴"、"塔日冲"(蒙古族);钻山狗(瑶族)。

【来源】 大戟科植物大戟 *Euphorbia pekinensis* Rupr. 的根。有毒。秋季、冬季采挖,洗净,晒干。

多年生草本,高 30~80cm;根圆锥状;茎直立,被白色短柔毛,上部分枝。叶互生,几无柄,矩圆状披针形至披针形,长 3~8cm,宽 5~13mm,全缘,背面稍被白粉。总花序通常有 5 伞梗,基部有卵形或卵状披针状苞片 5 枚轮生;杯状花序总苞坛形,顶端 4 裂,腺体椭圆形,无花瓣状附属物;子房球形,3 室;花柱 3,顶端 2 裂。蒴果三棱状球形,表面具疣状突起;种子卵形,光滑。花期 5~8 月,果期 6~9 月。

生于山坡、路旁、荒地、草丛、林缘及疏林下。除新疆及西藏外,分布几遍全国。

【炮制】 醋制缓解毒性。醋制:取京大戟,加醋拌匀,闷透,置炒制容器内,炒至醋吸尽。每 100kg 京大戟,用醋 30kg。

【药用经验】 蒙古族 用于身目发黄、身黑"希日"病、结喉、"发症"、"粘刺痛"、"肉毒症"(《蒙植药志》)。用于水肿胀满、痰饮、胸膜炎积水、晚期血吸虫病、肝硬变腹水(《蒙药》)。用于希拉病、粘证、咽喉红肿、疖肿、肉毒、黄疸、"粘刺痛"等病症(《蒙医》)。用于水肿胀满、陈久性“希日”热、瘙痒、皮肤发黑、毛发脱落、体虚干瘦、黄疸、胸膜炎积水、肝硬化腹水、水肿、痈肿、布鲁氏菌病、虫病(《百科全书蒙医学》)。瑶族 根用于水肿胀满,痰饮,胸膜炎积水,晚期血吸虫病,肝硬化腹水(《湘蓝考》)。

【使用注意】 内服醋制用,日用量 1.5～3g;入丸散服每次 1g;外用适量,生用。患虚寒阴水及孕妇忌服,体弱者慎用。反甘草、芫花、海藻,与甘草用毒性增大。

【中毒与解毒】 皮肤或黏膜接触后可引起黏膜炎症及皮炎,如眼及鼻出现结膜炎、鼻炎。内服超量可致咽喉部肿胀、充血、剧烈呕吐、腹痛吐血、腹泻、便血、心悸、血压下降。严重时导致脱水,电解质紊乱,虚脱、肾功能衰竭。例如,侵犯中枢神经可见眩晕、昏迷、痉挛、瞳孔散大,最后呼吸麻痹而死。解毒措施[1]:(1)早期可用 0.02%高锰酸钾溶液或 0.1%鞣酸溶液洗胃。(2)洗胃后内服浓茶,或活性炭悬浮液,以及蛋清、牛乳、藕粉等黏膜保护剂。(3)腹痛剧烈可酌情给予盐酸吗啡或杜冷丁,不可用阿托品。(4)瞳孔散大给予新斯的明 0.5～1mg,每半小时 1次,至瞳孔正常为止。(5)口服解毒剂:芦根 120g、白茅根 30g、金银花 15g,水煎 200ml,一次服下;或用菖蒲 15g、甜桔梗 15g、黑豆 15g,水煎 200ml,一次服下;或服用万能解毒剂。(6)静脉点滴 5%葡萄糖生理盐水 2000～3000ml,以纠正脱水和水电解质紊乱,尿量增加后注意补钾。(7)血压下降、休克者,立即肌内注射肾上腺素,并给予升压素、二甲弗林等。(8)昏迷、痉挛可针刺人中、神门、内关等穴,强刺激,不留针。(9)呼吸衰竭时,给予呼吸兴奋剂,如尼可刹米、洛贝林、安钠咖或戊四氮等。

【药材鉴定】 性状 根呈不整齐的长圆锥形,略弯曲,常有分枝,长 10～20cm,直径 1.5～4cm。表面灰棕色或棕褐色,粗糙,有纵皱纹、横向皮孔样突起及支根痕。顶端略膨大,有多数茎基及芽痕。质坚硬,不易折断,断面类白色或淡黄色,纤维性。气微,味微苦涩。

显微特征 粉末:淡黄色。淀粉粒单粒类圆形或卵圆形,直径 3～15μm,脐点点状或裂缝状;复粒由 2～3 分粒组成。草酸钙簇晶直径 19～40μm。具缘纹孔导管和网纹导管较多见,直径 26～50μm。纤维单个散在或成束,壁较厚,非木化。无节乳管多碎断,内含黄色微细颗粒状乳汁。

薄层色谱 取本品粉末 0.5g,加石油醚(60～90℃)5ml,浸渍 1 小时,滤过,滤液浓缩至 1ml,作为供试品溶液。另取京大戟对照药材 1g,同法制成对照药材溶液。再取大戟二烯醇对照品,加甲醇制成每 1ml 含 1mg 的溶液,作为对照品溶液。吸取上述三种溶液各 2μl,分别点于同一硅胶 G 薄层板上,以石油醚(30～60℃)-丙酮(5∶1)为展开剂,展开,取出,晾干,喷以 10%硫酸乙醇溶液,在 105℃加热至斑点显色清晰。分别置日光及紫外光灯(365nm)下检视。供试品色谱在与对照药材和对照品色谱相应的位置上,显相同颜色的斑点或荧光斑点。

【化学成分】 含萜类化合物,大戟苷、大戟醇(euphol)、甘遂甾醇(ticullol)、24-亚甲基-环阿廷醇(24-methene-cycloartenol)、京大戟素(euphpekinensin)、12-*O*-diacetyl-7-*O*-benzoyl-8-me-thoxyingol、ingol-12-acetate、ingol、casbane。还含其他化合物大戟甾醇(euphol)、羊毛甾醇、3-甲氧基-4-羟基反式苯丙烯酸正十八醇酯、β-谷甾醇、伞形花内酯、2,2′-二甲氧基-3,3′-二羟基-5,5′-*O*-6,6′-联苯二甲酸酐、d-松脂素、槲皮素、3,4-二甲氧基苯甲酸、3,4-二羟基苯甲酸、正十八烷醇、正三十烷酸、2,2′-二甲氧基-3,3′-二羟基-5,5′-氧-6,6′-联苯二甲酸酐[2~4]。

【药理毒理】 1. 泻下作用:京大戟有较强的泻下作用。2. 抗炎作用:京大戟石油醚提取液对由佐剂或甲醛引起的关节炎有明显的抗炎活性,通过对角叉菜胶诱导的大鼠胸膜炎实验发现,京大戟抗炎作用的机制是其提取液通过抑制相关组织血管的通透性,从而使白细胞总数增加而使渗出液减少,从而发挥其抗炎功效。3. 利尿作用:对大鼠先造成实验性腹水后,再灌服京大戟煎剂或醇浸液,可产生明显的利尿效应。4. 其他作用:京大戟醇提取物有兴奋离体妊娠子宫的作用,对末梢血管有扩张作用,并能拮抗肾上腺素的升压作用。京大戟注射液可以延长L615白血病小鼠的生存期,并阻断S期细胞,由此证明京大戟注射液具有抗癌作用。5. 毒性:京大戟提取物对肾有刺激性,过量服用能引起咽喉肿胀、充血、呕吐、剧烈腹痛及腹泻,继而累及中枢神经系统,引起眩晕、昏迷、痉挛、瞳孔放大,终因虚脱而麻痹死亡[2]。

【附注】 本品又为常用中药材,以"京大戟"为名收入《中国药典》2015年版(一部)。

参 考 文 献

[1] 周立国. 中药毒性机制及解毒措施. 北京:人民卫生出版社,2006:263
[2] 张乐林,孙立立. 京大戟现代研究概述. 中华中医药学刊. 2011,29(3):577-579
[3] 姜禹,金永日,张昌壮,等. 京大戟的化学成分. 吉林大学学报,2010,48(5):868-870
[4] 梁侨丽,戴传超,吴启南,等. 京大戟的化学成分的研究. 中草药,2008,12,29(12):1779-1781

(何思文　胡吉清)

314. *Euphorbia prolifera*(土瓜狼毒)

【民族药名】 小狼毒(纳西族)。

【来源】 大戟科植物土瓜狼毒 Euphorbia prolifera Buch-Ham. ex D. Don. 的根。有大毒。春季、秋季采根,洗净泥土,切片,炒干或焙至黄褐色;或切片,晒至半干,加陈醋炒至黄褐色,研末备用。

多年生草本,全株光滑无毛。根圆柱状,长10~20cm,直径5~20mm,少分枝或不分枝。茎基部极多分枝(有时具不育枝),向上直立或斜展,高20~30cm,直径约3mm,偶更粗。叶互生,线状长圆形,长2~4cm,宽3~5mm,先端钝圆,基部渐狭或近平截;侧脉多发自叶基,不明显;无叶柄;总苞叶4~6枚,卵状长圆形至阔卵状长圆形,长1.5~2.5cm,宽6~12mm,先端圆或尖,基部渐狭,无柄;苞叶2枚,卵形,长1~1.5cm,宽8~10mm,先端尖或圆,基部圆或近平截。花序单生于二歧分枝顶端,基部无柄;总苞阔钟状,高约3.5mm,直径3~5(7)mm,先端5裂,裂片啮状或呈三角状,边缘及内侧具微柔毛;腺体4,偶为5~8,近于月牙形,但中部不明显凹陷,先端具2个不明显的角,褐色。雄花多数,略超过总苞边缘;雌花1枚,子房柄长达5mm;子房光滑无毛;花柱3,中部以下合生;柱头微2裂。蒴果卵球状,长约4.5mm,直径4.5~5.5mm,光滑无毛;果柄长达8mm。种子卵球状,长2.5~3.0mm,直径2.0~2.5mm,黄褐色,平滑且具斑状纹饰;种阜小,乳黄色,易脱落。花果期4~8月。

生于海拔500~2300m的冲刷沟边、草坡或松林下。分布于四川、贵州(普定)、云南。

【炮制】 蒸制、醋炙可降低毒性[1]。(1)蒸制:取生品用湿纸包裹火灰中煨热,取出。用淘米水浸泡两日,再蒸1小时,切片,晒干。(2)醋炙:取晒至半干生品,置锅中炒热后加陈醋炒至黄褐色,研末备用。

【药用经验】 纳西族 用于腹水、食积、疥癣、疮癫、跌打损伤、骨折、外伤出血、便秘、颈淋巴结核(已破溃)、胃气疼痛、食积滞结、水肿、血瘀等(《民毒药研用》)。

【使用注意】 大便泄泻者忌用。

【中毒与解毒】 本品有毒,服用不当可引起中毒。中毒症状有咽喉肿痛、恶心、呕吐、腹痛、腹泻、血压下降、烦躁不安,严重者可麻痹呼吸中枢导致死亡。解救方法:洗胃、导泻,或杏仁9g煎水服,或甘草9g、绿豆15g、干姜9g煎水服,并对症治疗[2]。

【药材鉴定】　性状　本品呈长棒形，弯曲或扭曲，长5~15cm，直径0.7~1.5cm。表面灰白色或黄白色。质轻，易折断，断面白色，粉性。气微，粉末则呛鼻。味微苦，有持久刺激性。

显微特征　（1）根横切面：木栓层为3~10余列木栓细胞。皮层较窄，为4~10余列薄壁细胞，多切向延长；乳汁管较多，大多轴向分布，近木栓层处常有切向横走的乳汁管，内含无色团块状或颗粒状分泌物；偶见厚壁细胞，单个散在或2~3个成群。韧皮部筛管群明显，外侧亦有乳汁管分布；韧皮射线不明星。形成层成环。导管呈单列径向排列，每列有导管9~45个；木薄壁细胞发达；木射线不明显；在木质部内侧有复合异型维管束散在，其形成层环呈类圆形、椭圆形、纺锤形及不规则形，向外侧分生少量的导管。向内侧生少量的筛管群，同时分生大量的薄壁细胞。薄壁细胞中含众多淀粉粒[3]。（2）粉末：黄白色。厚壁细胞较多，呈类方形、长方形、类圆形、长圆形、长梭形、多角形及不规则形，微木化，有的壁波状弯曲，有的有孔沟及层纹。导管为网纹、梯纹及具缘纹孔导管，直径27~67μm。乳汁管易见，直径32~77μm，壁厚约至5μm，内含无色颗粒状或团块状分泌物。淀粉粒单粒类圆形或卵圆形，脐点点状、星状、裂缝状，层纹细密，隐约可见；复粒较少，由2~5分粒组成。木栓细胞黄棕色，表面观类多角形或略延长[3]。

【化学成分】　乳汁中含大戟烷型二萜酯化合物：3,5,8-三乙酰基-5α-苯甲酰基-14-丙酰基曼西醇类二萜（3,5,8-triacetyl-5α-benzoyl-14-propanoyl myrsinoltype diterpene）、3-乙酰基-5β,8α-二苯甲酰基-14-丙酰基曼西醇类二萜（3-acetyl-5β,8α-dibenzoyl-14-propanoyl myrsinoltype diterpene）[4]；根中含五环三萜酯类化合物：环劳顿醇（cyclolaudenol）、3-酮基-环劳顿甾（3-keto-cyclolaudane）、24-甲烯基-环优昔里醇（24-methylene-cycloeucalenol）、3,25-二羟基-23-环安坦烯（23-cycloartene-3,25-diol）、3β-羟基-24-甲基-5,14,26-麦角甾烯（24-methyl-5,14,26-ergostatrien-3β-ol）[5]；以及23-亚甲基-羊毛甾-5(6)-烯醇、23-亚甲基-24-去甲基-羊毛甾-8(9)-烯醇[6]。

【药理毒理】　1.细胞毒作用：本品所含的一个Myrsinane型二萜有细胞毒作用[7]。2.其他：本品所含的成分lathyrane diterpenes可抑制LPS引导的NO产生[8]；本品对mpp+所致神经细胞死亡有保护作用[9]。

参 考 文 献

[1] 田华咏,瞿显友,熊鹏辉.中国民族药炮制集成.北京:中医古籍出版社,2000:28

[2] 朱亚峰.中药中成药解读手册.北京:人民军医出版社,2009:418

[3] 赵奎君,徐国钧,金蓉鸾,等.土瓜狼毒生药学研究.时珍国医国药,1999,10(6):430-440

[4] 张峻,杨成金,吴大刚.小狼毒的二萜化学成分研究(Ⅰ).中草药,1998,29(2):73-76

[5] 张峻,杨成金,吴大刚.小狼毒的三萜化学成分研究(Ⅱ).中草药,1998,29(7):433-435

[6] 刘绍华,程菊英,吴大刚.小狼毒中的两个三萜化合物.广西科学,1997,4(2):109-111

[7] Jie Li,Liang Xu,Feng-Peng Wang. New Cytotoxic Myrsinane-Type Diterpenes from *Euphorbia prolifera*. Helvetica 746 Chimica Acta,2010(93):746-752

[8] Jing Xu,Da-qing Jin,Haibin Song,et al. Lathyrane diterpenes from *Euphorbia prolifera* and their inhibitory activities on LPS-induced NO production. Fitoterapia,2012(83):1205-1209

[9] Jing Xu,Yuanqiang Guo,Chunfeng Xie,et al. Bioactive Myrsinol Diterpenoids from the Roots of *Euphorbia prolifera*. J. Nat. Prod,2011,74:2224-2230

（胡　婧）

315. *Euphorbia sieboldiana*（钩腺大戟）

【民族药名】　"质多卖莫"（傈僳族）；"窝给于枪"（苗族）；"哦尾"（畲族）；"川布"、"川吾"(藏族);"哦尾"(彝族)。

【来源】 大戟科植物钩腺大戟 *Euphorbia sieboldiana* Morr. et Decne. 的块根、全草。块根有大毒。春季、秋季挖根,除去茎秆,切片晒干;全草夏秋采收。

多年生草本,高 30~70cm,根纺锤形至圆锥形,黄褐色。茎直立,单一或自基部多分枝,每个分枝向上再分枝,无毛,带紫色。叶互生,无柄,下部叶小,向上渐大,矩圆状披针形、椭圆形、倒卵状披针形、长椭圆形,变异较大,长 2~6cm,宽 1~1.5cm,全缘,两面光滑无毛;花序基部的叶轮生,披针形或三角状卵形。总花序腋生或顶生,通常顶生的有 5 伞梗,每伞梗再二叉状分枝,每 1 分枝的基部有 2 个三角状卵形或宽卵形的苞片。杯状花序的总苞倒圆锥状,先端 4 浅裂,外侧有腺体 4;腺体新月形,两端有弯曲的尖角;子房 3 室;花柱 3,2 裂。蒴果三角状扁球形,无毛;种子圆卵形,棕褐色,平滑。花期 4~5 月,果期 6~9 月。

生于山坡及林下草丛中。除新疆、西藏外,分布几遍全国。

【药用经验】 傈僳族 全草:用于跌打损伤;根外用于止痛、止血、消炎,不可内服(《怒江药》)。苗族 全草:用于小儿消化不良及止泻(《苗药集》)。畲族 全草:用于胃寒气痛、跌打损伤(《畲医药》)。藏族 块根:用于退热、祛寒、破瘀、排脓、利胆催吐、泻胃肠积滞实热(《青藏药鉴》)。用于胆病(《中国藏药》)。用于胃肠湿热、胆热(《藏本草》)。退热、祛寒、排脓、利胆、催吐、泻肠(《民族药志要》)。彝族 全草:用于止痛、止血、催吐泻下、杀蛆(《滇省志》)。根:用于胃寒气痛、跌打损伤、外伤出血、疮疖(《滇省志》)。全草:用于胃寒气痛、跌打损伤、疮疖及灭蛆虫(《峨彝药》)。

【药材鉴定】 性状 块根略呈圆锥状,顶端根茎残基明显,直径 1.5~3cm。表面黑褐色,具不规则的浅沟状纹缝及侧根痕。质地坚硬。断面粉质,皮部黄白色,木部淡黄色,具稀疏的放射状纹理。气微,味微辛。嚼之有砂粒感。

显微特征 粉末:灰白色。淀粉粒众多,单粒类圆形、卵圆形,直径 6~38μm,脐点明显,点状、星状、"人"字形、"一"字形,大粒层纹隐见,复粒占近一半,由 2~17 分粒组成,多为 2~3 粒,散开的分粒常呈盔帽状。厚壁细胞无色或淡绿色,呈半圆形、类圆形或多角形,直径 25~44μm,壁不均匀增厚,常为三面较厚的马蹄形增厚,厚 6~9μm,非木化,孔沟多不明显,明显者且较宽。木栓细胞碎片散在,棕色,细胞表面观多角形、长方形,壁稍厚,多层重叠,其内常有红棕色内含物;断面观细胞扁长方形,壁细波状弯曲。导管大多为梯纹、网纹导管,直径 13~56μm。木纤维少见,淡黄色,细长,边缘不整齐,末端钝圆或短分枝状,有的呈扭曲状,直径 16~28μm,壁厚约 7μm,非木化。草酸钙晶体众多,大小悬殊,多为不规则块状、长方形、类方形,直径 7~50μm。无节分枝乳汁管偶见,直径 7~14μm。

(何思文)

316. *Euphorbia sikkimensis*(黄苞大戟)

【民族药名】 "骂奴蛮冷"、"骂冷奴蛮"(侗族);"加欧雾"、水黄花(苗族);红鸡公、刮金板(土家族)。

【来源】 大戟科植物黄苞大戟 *Euphorbia sikkimensis* Boiss.(*Euphorbia chrysocoma* H. Lév. et Vaniot)的根。有大毒。秋季采挖,洗净,鲜用或晒干用。

多年生草本。根圆柱状,长 20~40cm,直径 3~5mm。茎单一或丛生,上部分枝或极少分枝,高 20~80cm,全株无毛。叶互生,长椭圆形,长 6~10cm,宽 1~2cm,先端钝圆,基部极狭,全缘;

主脉于叶两面明显,侧脉不达边缘;叶柄极短或近无柄;总苞叶常为 5,长椭圆形至卵状椭圆形,长 4~7cm,宽 8~12mm,先端钝圆,基部近圆形或三角状圆形,黄色;次级总苞叶常 3 枚,卵形,长 1~2cm,宽 6~10mm,先端圆,基部近平截,黄色;苞叶 2 枚,卵形,长 1~1.3cm,宽 1~1.2cm,先端圆,基部圆,黄色。花序单生分枝顶端,基部具短柄,柄长 2~3mm;总苞钟状,高与直径均约3.5mm,边缘 4 裂,裂片半圆形,内侧具白色柔毛,腺体 4,半圆形,褐色。雄花多数,微伸出总苞外;雌花 1 枚,子房柄明显伸出总苞外;子房光滑无毛;花柱 3,分离;柱头 2 裂。蒴果球状,长与直径均约 5mm;花柱早落。种子卵球状,长约 3mm,直径约 2mm,灰色或深灰色,腹面具白色纹饰;种阜盾状,黄色或淡黄色,无柄。花期 4~7 月,果期 6~9 月。

生于海拔 600~4500m 的山坡、疏林下或灌丛。分布于广西、贵州、湖北、四川、云南和西藏。

【药用经验】 侗族 用于"宾耿涸"(水蛊病)(《侗医学》)及肝硬化腹水。苗族 利水消肿,排毒(《苗药集》)。土家族 用于水肿、臌胀、疥疮瘙痒、小便不通、蛇及蜈蚣咬伤、无名肿毒(《土家药志下》)。

【使用注意】 本品有毒,且逐水之力甚猛,体虚者禁服。

【化学成分】 根含(6R)-2-chloro-6-[(1S)-1,5-dimethylhex-4-en-1-yl]-3-methylcyclohex-2-en-1-one、(6R)-6-[(1S)-1,5-dimethylhex-4-en-1-yl]-3-methylcyclohex-2-en-1-one、bauerenol acetate、羽扇烯酮(lupenone)、α-香树脂酮(α-amyrenone)、β-谷甾醇(β-sitosterol)、豆甾醇(stigmasterol)、β-香树脂醇(β-amyrin)、熊果酸(ursolic acid)、桦木酸(betulinic acid)、东莨菪苷(scopolin)[1]。地上部分含没食子酸甲酯(methylgallate)、5-羟甲基糠醛(5-hydroxymethyl furaldehyde)、大黄酚(chrysophanol)、大黄素甲醚(physcion)、东莨菪内酯(scopoletin)、七叶内酯(aesculetin)[2]。还含蒲公英赛酮(taraxerone)、3-表-蒲公英赛醇(epitaraxerol)、β-谷甾醇(β-sitosterol)、交京大戟内酯 E(jolkinolide E)、芝麻素(sesamin)[1,3]。

参 考 文 献

[1] Shi H M,Long B S,Cui X M,et al. A new bisabolane sesquiterpenoid from *Euphorbia chrysocoma*. Journal of Asian Natural Products Research,2005,7(6):857-860

[2] 姜春勇,穆淑珍,邓彬,等. 水黄花化学成分研究. 中药材,2009,32(9):1390-1392

[3] 姜春勇,穆淑珍,邓彬,等. 苗药水黄花化学成分的分离与鉴定(Ⅱ). 沈阳药科大学学报,2010,27(5):354-356

（王兵娥　焦　玉　王雪芹　陈吉炎）

317. *Euphorbia stracheyi*（高山大戟）

【民族药名】 "质多耐莫"(傈僳族);"川吾"(藏族)。

【来源】 大戟科植物高山大戟 *Euphorbia stracheyi* Boiss. 的块根。有大毒。春初或秋末采挖,除去残茎及须根,洗净,晒干。

多年生草本。根茎细长,达 10~20cm,直径 3~5mm,末端具块根,纺锤形,长 7~13cm,直径 2~4cm,最末端常具多数分枝。茎常匍匐状直立或直立,基部多分枝并于上部多分枝,高 10~60cm,体态变化较大,幼时常呈红色或淡红,老时颜色变淡至正常绿色。叶互生,倒卵形至椭圆形,长 8~27mm,宽 4~9mm,先端圆形或渐尖,基部半圆形或渐狭,全缘;主脉不明显;无叶柄;总苞叶 5~8 枚,长卵形至椭圆形,基部常具叶柄,长约 3mm,有时极短似无柄;伞幅 5~8 枚,长 1~5cm;次级总苞叶与总苞叶相同;苞叶 2 枚,倒卵形,长约 8mm,先端近圆,基部楔形,无柄。花序单生于二歧分枝顶端,无柄;总苞钟状,高约 3.5mm,外部常具褐色短毛;边缘 4 裂,裂片舌状,先端具不规则的细齿,腺体 4,肾状圆形,淡褐色,背部具短柔毛;雄花多枚,雌花 1 枚;子房光滑,幼时被少许柔毛;花柱 3,近合生或分离。蒴果卵圆状,长与直径均 5~6mm,无毛;种子圆柱状,灰褐色或淡灰色;种阜盾状,无柄。花果期 5~8 月。

生于海拔 1000~4900m 的高山草甸、灌丛、林缘或杂木林下。分布于四川、云南、西藏、青海(南部)、甘肃(南部)和喜马拉雅地区。

【炮制】　炮制以降低毒性[1]。藏族　取本品 500g,加入山羊肉 62g、牛尿 1500ml,共煎煮约 2 小时,滤过,去掉药渣,滤液继续煎煮浓缩成膏状备用。

【药用经验】　傈僳族　外用止血、止痛、生肌(不可内服)(《怒江药》)。藏族　用于胆病(《中国藏药》)及便秘(《迪藏药》)。

【药材鉴定】　性状　根纺锤形或圆锥形,长 7~15cm,直径 2~6cm。外皮黑褐色,具纵皱纹,中上部具细密环纹。质轻,断面黄白色,粉质,具大理石样纹理。气微臭,味微苦[2]。

显微特征　(1)根横切面:木栓层为 4~20 列木栓细胞,呈扁平长方形。皮层为 4~18 列薄壁细胞,其中偶有厚壁细胞散在;另有乳汁管轴向分布。韧皮部束三角形,筛管明显;其间亦有乳汁管。形成层环波状,束间形成层常只分生韧皮部束。术质部导管呈密集径向排列,每列导管 15~45 个,有的两列导管在内侧聚成 1 列,导管直径 17~75μm;薄壁细胞为木质部的主要部分。木内异型维管束散在,其形成层呈类圆形至长圆形,内侧为韧皮部,外侧为木质部,异型维管束不发达,形成层主要分生大量薄壁细胞。木纤维成束或散在,分布在木质部内侧的薄壁组织中及导管旁。纤维直径 11~24μm,壁较薄,非木化。薄壁细胞含淀粉粒。(2)粉末:木纤维细长,有的呈扭曲状,末端渐尖,斜尖或钝圆,长约至 2.5μm,直径 9~23μm,壁厚 2~8μm,非木化,胞腔狭小或较大,纹孔及孔沟不明显。厚壁细胞偶见,呈长方形、长圆形或长多角形,有的一端平截,长 46~160μm,直径 26~80μm,纹孔及孔沟稀疏,层纹不明显。导管主为梯纹及网纹导管,偶见梯状具缘纹孔导管,直径 12~27μm,导管分子较短。淀粉粒单粒类圆形,稀卵形,直径 5~38μm,脐点点状、裂缝状、三叉状或星状,层纹不明显。复粒较多,由 2~8 分粒组成。半复粒稀少。无节乳汁管较少,直径 43~71μm,壁稍厚,内含无色球状或颗粒状分泌物。木栓细胞黄棕色,表面观类多角形。

【化学成分】　根含三萜类成分如大戟酮(euphorbon)、大戟二烯醇(euphadienol,α-euphol)、α-大戟醇(α-euphorbol,euphorbadienol)[1]。

参 考 文 献

[1]《中华本草》编委会.中华本草(藏药卷).上海:上海科学技术出版社,2002:282

[2] 赵奎君,杨隽.高山大戟的生药鉴定.中药材,2000,23(2):74-76

(王兵娥　焦　玉)

318. *Euphorbia thymifolia*(千根草)

【民族药名】　"能务柏"(苗族);飞扬端(瑶药);地锦草、乳汁草(壮药)。

【来源】　大戟科植物千根草(细叶地锦草、小飞扬)*Euphorbia thymifolia* L. 的全草。有小毒。夏季、秋季间采收,洗净,晒干或鲜用。

一年生草本,全株被稀疏柔毛或花期脱毛,有长达 15cm 的匍匐茎。叶全部对生,小形,矩圆形、椭圆形或倒卵形,长 4~8mm,宽 2~4mm,边缘有细锯齿,稀全缘,两面被贴伏的稀柔毛或无毛;托叶膜质,披针形,长 1~1.5mm。杯状花序单生或少数聚伞状排列于叶腋;总苞陀螺状,顶端 5 裂,裂片内面被贴伏的短柔毛;腺体 4,漏斗状,有短柄及极小的白色花瓣状附属物。子房 3 室;花柱 2,离生且顶端 2 裂。蒴果三角状卵形,长约 1.5mm,被短柔毛;种子矩圆形,具四棱,长约 0.7mm,每面有 4~5 个横沟纹。花果期 6~11 月。

生于路旁、屋旁、草丛、稀疏灌丛等,多见于砂质土。产于湖南、江苏、浙江、台湾、江西、福建、广东、广西、海南和云南。

【药用经验】 苗族 用于浮肿、消化不良、小儿疳积(《桂药编》)。瑶族 用于浮肿、消化不良、小儿疳积、肺炎、痢疾、腹泻,捣烂取汁或加清水少许,取汁涂患处治小儿毛囊炎(《桂药编》)。壮族 用于浮肿、消化不良、肺炎、痢疾、腹泻(《桂药编》)。

【药材鉴定】 性状 全草长约 13cm,根细小。茎细长,粗约 1mm,红棕色,稍被毛,质稍韧,中空。叶对生,多皱缩,灰绿色或稍带紫色。花序生于叶腋,花小,干缩。有的带有三角形的蒴果。气微,味微酸、涩[1]。

薄层色谱 取本品粉末 2g,置具塞锥形瓶中,加甲醇 25ml,超声提取 20 分钟,放冷,滤过,滤液蒸干,残渣加甲醇 2ml 使溶解,作为供试品溶液。另取没食子酸对照品,加甲醇制成每 1ml 含 1mg 的溶液,作为对照品溶液。吸取供试品溶液 5μl,对照品溶液 3μl,分别点于同一硅胶 G 薄层板上,以三氯甲烷-乙酸乙酯-甲醇-甲酸(3∶1.5∶0.3∶0.3)为展开剂,展开,取出,晾干,喷以 5% 三氯化铁乙醇溶液。供试品色谱在与对照品色谱相应的位置上,显相同的灰蓝色的斑点[2]。

【化学成分】 地上部分含有黄酮类成分,主要有槲皮素(quercetin)、槲皮素-3-O-β-葡萄糖苷(quercetin-3-O-β-glucoside)、槲皮素-3-O-β-半乳糖苷(quercetin-3-O-β-galactoside)、槲皮素 3-O-β-木糖苷(quercetin-3-O-β-xyloside)、槲皮素 3-O-β-阿洛糖苷(quercetin-3-O-β-alloside)和 3′,4′,5,7-四羟基黄酮-7-O-β-葡萄糖醛苷(3′,4′,5,7-tetrahydroxyflavon-7-O-β-glucuronide)等[3]。又含鞣质:3-O-没食子酰基-4,6-(S)-HHDP-D-葡萄糖[3-O-galloyl-4,6-(S)-HHDP-D-glucose]、皱褶菌素 B(rugosin B)、1,3,4,6-4-O-没食子酰基-K-β-D-葡萄糖(1,3,4,6-4-O-galloyl-K-β-D-glucose)[4]。

【药理毒理】 1. 降血糖作用:千根草甲醇提取物具有抗高血糖作用。2. 镇痛作用:甲醇提取物具有显著的镇痛作用[5]。3. 其他作用:本品具有抗氧化活性;还具抗病毒活性,可用于抗 HSV-Ⅱ型病毒[4]。

参 考 文 献

[1]《中华本草》编委会. 中华本草(第4册). 上海:上海科学技术出版社,1999:3599,3600
[2] 李玲. 民族药小飞扬草薄层色谱鉴别方法的研究. 中国民族民间医药,2009,15:137,138
[3] 史玉俊. 千根草中的抗病毒类黄酮. 中草药,2000,31(10):8
[4] Chun-Ching Lin,Hua-Yew Cheng,Chien-Min Yang,et al. Antioxidant and Antiviral Activities of *Euphorbia thymifolia* L. J Biomed Sci,2002,9:656-664
[5] Rahmatullah M,Hasan S K,Ali Z,et al. 千根草甲醇提取物的抗高血糖及镇痛作用. 中西医结合学报,2012,10(2):228-232

(陈晓颢 聂 晶 康四和)

319. *Exbucklandia populnea*(马蹄荷)

【民族药名】 "腻马子"(傈僳族)。

【来源】 金缕梅科植物马蹄荷 *Exbucklandia populnea*（R. Br.）R. W. Br. 的茎枝。有小毒。全年均可采收,切段,晒干或鲜用。

乔木,高 20m;小枝有膨大的节。叶革质,宽卵形,长 10~17cm,宽 9~13cm,顶端渐尖,基部心形,不分裂或掌状 3 浅裂,掌状脉 5~7 条;叶柄长 3~6cm;托叶椭圆形,长 2~3cm。头状花序腋生,有花 10~12 朵;花两性或单性;萼齿短,鳞片状;花瓣 2~5,条形,长为花柱之半,或不存在;雄蕊 10~14,与花柱等长,花药椭圆球形,花丝丝形;子房半下位,2 室,每室有胚珠 3 个,花柱 2,长 3~4mm。头状果序直径 2cm;蒴果卵形,长 7~9mm;种子具翅。花期 4~8 月。

生于海拔约 1300m 山地密林中。分布于云南、贵州、广西。

【药用经验】 傈僳族 用于风湿性关节炎、坐骨神经痛（《怒江药》）。

【使用注意】 孕妇慎服。

【药材鉴定】 性状 茎枝圆柱形,粗细不一,表面黄棕色或棕褐色,有纵向皱纹,节稍膨大,小枝有细短的毛茸。质脆,易折断。断面棕黄色。气微,味淡。

【化学成分】 茎皮含 β-谷甾醇（β-sitosterol）、胡萝卜苷（daucosterol）、樱桃苷（prunin）、芒花苷（miscanthoside）、圣草酚（eriodictyol）和白藜芦醇（resveratrol）[1]。

参 考 文 献

[1] 张成刚,李伯刚,顾健,等. 马蹄荷化学成分研究. 天然产物研究与开发,2003,15(4):308,309,315

（王雪芹 陈吉炎 马丰懿）

320. *Excoecaria acerifolia*（刮筋板）

【民族药名】 云南土沉香、刮筋板（通称）;"桠身邦带"（傣族）;"土腊加"（傈僳族）;"金妮"（彝族）。

【来源】 大戟科植物草沉香 *Excoecaria acerifolia* F. Didr. 的茎皮、种子、全株。有毒。

灌木,高 1~2m,小枝灰褐色,全株无毛。叶互生,纸质,卵状披针形或长椭圆形,长 4~7cm,宽 1.5~3.5cm,边缘有细锯齿;叶柄长 1~3mm。花小,单性,雌雄同株,无花瓣。穗状花序腋生;雄花着生于花序上端,多数,无花盘;萼片 3,几离生;雄蕊 3,无退化雌蕊;雌花生于花序的基部,少数;萼片 3,基部合生;子房 3 室,每室 1 胚珠;花柱 3,分离,向外卷曲。蒴果近球形,略具 3 棱,无毛。花期 6~8 月。

生于海拔 2200m 以下的山坡、河谷沿岸或坡地灌木丛中。分布于云南、四川、贵州、湖南及湖北。

【药用经验】 傣族 全株:用于便秘（《滇药录》）。拉祜族 全株:解草乌、毒菌、食物中毒,还用于风湿骨痛（《拉祜医药》）。傈僳族 全株:用于癥瘕、积聚、臌胀、食积、黄疸、吐血。树皮:用于跌打肿痛、骨折、创伤、皮肤瘙痒、湿疹、急性胃肠炎（《怒江药》）。藏族 种子:用于便秘（《滇省志》）。彝族 全株:用于牙痛、眼结膜炎、食积（《彝药志》）。用于腹胀腹痛、不思饮食、视网膜炎（《滇省志》）。用于牙痛、眼结膜炎、食积、黄疸、疟疾、咳嗽（《楚彝本草》）。用于牙痛、眼结膜炎（《滇药录》）（《民族药志要》）。

【使用注意】 孕妇慎用。

【药材鉴定】 性状 幼株单叶互生,具柄,叶片半革质,倒卵形、长椭圆形或椭圆状披针形,长 4~7cm,宽 1.5~3.5cm,先端渐尖,基部楔形,边缘有细微锯齿,中脉及侧脉以及叶柄均呈紫红色。气微,味苦、辛[1]。

【化学成分】 主要含有香豆素类、黄酮类、三萜类、苯丙素类化合物。黄酮类成分主要有山奈酚(kaempferol)、山奈酚-3-*O*-吡喃葡萄糖苷(kaempferol-3-*O*-glucopyranoside)、槲皮素-3-*O*-β-D-葡萄糖苷(quercetin-3-*O*-β-D-glucoside)、山奈酚-3-*O*-β-D-葡萄糖苷-2″-没食子酸酯(kaempferol-3-*O*-β-D-glucoside-2″-epicatechol gallate)[2~5]等。还含有 β-谷甾醇(β-sitosterol)、胡萝卜苷(daucosterol)、秦皮苷(fraxin)、异落叶松脂醇-9-*O*-β-D-葡萄糖苷、(−)-5′-methoxy isolariciresinol-3a-*O*-β-D-glucopyranoside、没食子酸(gallic acid)、isostrictiniin、3-*O*-阿魏酰基奎宁酸甲酯(3-*O*-feruoylquinic acid methyl ester)等成分。另含一种贝壳杉烷双萜类物质。

【药理毒理】 1. 抑菌作用:水煎液对金黄色葡萄球菌、白色葡萄球菌、变形杆菌、大肠杆菌、绿脓杆菌、福氏痢疾杆菌、志贺氏痢疾杆菌、宋内氏痢疾杆菌有不同程度的抗菌作用[6]。2. 抗肿瘤活性:采用 MTT 法进行试验,结果表明其化学成分槲皮素-3-*O*-β-D-葡萄糖糖苷及秦皮苷有较好的体外抑制 HepG2 作用。有报道所含化学成分有抗肿瘤血管生成效应及抑制 A549 肺癌细胞[3~5]。

参 考 文 献

[1]《中华本草》编委会. 中华本草(第2册). 上海:上海科学技术出版社,1999
[2] 胡疆,张兰春,赵勤实. 刮筋板化学成分研究. 中国中药杂志,2011,36(14):1969-1974
[3] Zhao Y L,He Q X,Li Y,et al. Chemical constituents of *Excoecaria acerifolia* and their bioactivities. Molecules,2010,15(4):2178-2186
[4] 李云志,马超,黄静. 刮筋板乙酸乙酯部位化学成分. 中国中药杂志,2010,35(9):1145-1147
[5] 李云志,马超,黄静. 刮筋板的化学成分和抗肿瘤活性研究. 中国药学杂志,2009,44(17):1294-1297
[6] 李万波,李强,任茜. 17 导种秦岭草药体外抗菌作用的研究. 国土与自然资源研究,1992,2:78-80

(陈晓颢 聂 晶 康四和)

321. *Excoecaria formosana*(绿背桂花)

【民族药名】 "芒木和"(彝族)。

【来源】 大戟科植物绿背桂花 *Excoecaria formosana*(Hayata)Hayata [*Excoecaria cochinchinensis* Lour. var. *viridis*(Pax et Hoffm.)Merr.]的全株。有大毒。全年采挖,洗净,鲜用或晒干用。

灌木,高达 1m 余;老枝圆柱形,幼枝有较强的纵棱而呈四棱柱形,有皮孔。叶对生或稀兼有互生,叶片椭圆形或长圆状披针形,长 6~12cm,宽 2~4cm,顶端渐尖,基部急狭或楔形,边缘有疏细齿,齿间距 3~7mm,两面绿色;中脉两面均凸起,侧脉 8~12 对,弧形上升,离缘 2~3mm 弯拱网结,网脉在背面明显;叶柄长 5~13mm;托叶阔卵形,顶端尖,长约 1mm。花单性,雌雄同株,异序或同序而雄花生于花序轴上部,雌花 2~3 朵生于花序轴下部,聚集成腋生、长 1.5~2cm 的总状花序。雄花花梗极短或几无花梗,苞片阔卵形,长和宽约 1.8mm,顶端短尖,基部于腹面两侧各具一腺体;每一苞包片内有 1 朵花;小苞片 2,线形,顶端尖,长约 1.6mm,基部有 2 枚腺体;萼片 3,长圆状披针形,长约 1.5mm,边缘有撕裂状疏细齿;雄蕊 3 枚,伸出于萼片之外,花药近圆形,比花丝短。雌花苞片与雄花的相同,惟小苞片比雄花的略宽,基部 2 腺体常不等大;萼片 3,基部多少合生,卵形,长约 1.5mm,宽约 1.2mm,边缘有疏齿;子房球形,直径约 2mm,平滑,花柱 3,外反。蒴果具长约 4mm 的柄,球形,直径 8~10mm;种子球形,直径约 4mm,表面有大小不等的斑纹或斑点。花期4~5月及8~10月。

生于丘陵或山谷密林中。分布于广西西部、广东南部、海南及台湾。

【药用经验】 彝族 用于破伤风、便秘、腹胀;外用于跌打损伤(《滇省志》)。用于风湿痹痛、跌打损伤、四肢骨折、瘀血肿痛(《哀牢》)。

【使用注意】 有大毒,文献记载禁内服[1],故一般不得作内服用。

【化学成分】 含莽草酸(shikimic acid)、1-环己烯-1-羧酸-5-羟基-3,4-异亚丙基-二氧(1-cyclohexene-1-carboxylic acid-5-hydroxy-3,4-isopropylidene-dioxy)、氧-双(5-亚甲基-2-呋喃醛)[oxy-bis(5-methylene-2-furaldehyde)]、二十四烷酸(tetraeosanoic acid)、十八烷酸(stearic acid)、三十一烷(hentriacontane)、桦木酸(betulinic acid)、没食子酸(gallic acid)、对羟基苯甲醛(p-hydroxybenzaldehyde)、胡萝卜苷(daucosterol)、豆甾醇(stigmasterol)、棕榈酸(palmic acid)、6-羟基豆甾醇(stigmastane-3,6-diol)[1]。山柰酚-3-O-β-D-半乳糖苷(kaempferol-3-O-β-D-galactopyranoside)、山柰酚-3-O-β-D-葡萄糖苷(kaempferol-3-O-β-D-glucopyranoside)、5′,4′-二羟基-7-甲氧基黄酮-3-O-β-D-葡萄糖苷(5,4′-dihydroxy-7-methoxyflavone-3-O-β-D-glucopyranoside)、槲皮素-3-O-β-D-葡萄糖苷(quercetin-3-O-β-D-glucopyranoside)、山柰酚-3α-L-阿拉伯糖苷(kaempferol-3-α-L-arabinopyranoside)、山柰酚-3-O-α-L-鼠李糖基(1→6)-β-D-kampferol-3-O-α-葡萄糖苷[L-rhamnosopyranosyl(1→6)-β-D-glucopyranoside][2]。

【药理毒理】 抗肿瘤、抗HIV活性:绿背桂花中的化合物prostratin具有抗肿瘤、抗HIV活性,能抑制HIV-1对T淋巴细胞CEM-SS和C-8166的杀伤作用,有效抑制病毒的繁殖[3]。

【附注】 Excoecaria cochinchinensis Lour. var. viridis (Pax et Hoffm.) Merr. (红背桂花)为本种的异名。文献记载在彝族称为"毒箭木",全株用于风湿痹痛、跌打损伤、四肢骨折、瘀血肿痛。忌内服[4](《哀牢》)。

参 考 文 献

[1] 汪云松,黄荣,张洪彬,等. 红背桂花化学成分研究. 热带亚热带植物学报,2009,17(2):156-159
[2] 李子燕,杨靖华,汪云松,等. 红背桂花化学成分研究. 中草药,2006,37(6):826-829
[3] 汪云松,陆浩,杨睿,等. 绿背桂花化学成分研究. 2009年全国药物化学学术会议论文集,2009:271
[4] 王正坤,周明康. 哀牢本草. 太原:山西科学技术出版社,1991:89,90

(向梅先 王兵娥 焦 玉)

322. *Excoecaria venenata* (鸡尾木)

【民族药名】 "唧奴"(壮族)。

【来源】 大戟科植物鸡尾木 *Excoecaria venenata* S. K. Lee et F. N. Wei 的全株。有大毒。全年可采,洗净,多鲜用。

灌木,高1~2(3)m;小枝有纵棱,绿色或有时带紫红色,无毛。叶对生或兼有互生,薄革质,狭披针形或狭椭圆形,长9~15cm,宽1.5~2(3)cm,顶端渐尖,尖头呈镰刀状,基部渐狭或楔形,边缘有疏细齿,齿间距2~5mm,嫩时带红色或仅于背面的脉呈红紫色,老时两面均绿色,无毛;中脉两面均凸起,侧脉10~13对;叶柄长3~5mm,托叶卵形,长1~1.5mm,顶端略尖。花单性,雌雄同株,通常异序或间有同序,而雌花1~3朵生于花序轴的下部,聚集成腋生的总状花序;雄花的苞片阔三角形,长和宽近相等约1.2mm,基部腹面两侧各具1腺体,每一苞片内通常有花1朵;小苞片2,线形,顶端略尖,基部具2腺体;萼片3,线状披针形,开展,边缘具疏细齿;雄蕊3

枚,稀2枚,伸出于萼片之上;雌花仅见幼者。蒴果球形,具3棱,直径约7mm,花柱宿存;种子近球形,直径约4mm,表面有斑纹;果柄长约2mm。花期8~10月。

生于山林下或灌丛中。分布于广西西南部。

【药用经验】　壮族　外用于湿疹(《桂药编》)。

【使用注意】　有大毒,禁内服[1]。

【中毒与解毒】　茎、叶含挥发性有毒物质,接触皮肤会引起红肿、脱皮等。鲜鸡尾木叶汁敷后有灼辣痛感、起泡。解毒方法:用紫药水外涂,或用十大功劳水煮外洗[2]。

【化学成分】　叶含挥发油,有异硫氰酸苄酯(benzyl isothiocyanate)、香橙烯(aromadendrene)、亚油酸(linoleic acid)、β-岩藻甾醇(β-fucosterol)[3]等。另含生物碱类如2,2,6,6-四甲基-4-哌啶酮(2,2,6,6-tetramethyl-4-piperidone)和1-金刚烷胺(1-adamantanamine)[4]。

【附注】　本种与绿背桂花[*Excoecaria formosana*(Hayata)Hayata]很相似,区别为:本种叶很狭,长为宽的5~7.5倍,幼时常带紫红色,叶柄短,长3~5mm。

参 考 文 献

[1]《中华本草》编委会. 中华本草(第4册). 上海:上海科学技术出版社,1999:816,817
[2] 谢宗万. 全国中草药汇编(下册). 第2版. 北京:人民卫生出版社,1996:317,318
[3] 卢昕,刘承伟,付丽娜,等. 鸡尾木叶脂溶性挥发物化学成分的GC/MS分析. 广西植物,2006,26(1):107-109
[4] 付丽娜,卢昕,刘承,等. 鸡尾木中的两个生物碱化合物. 广西植物,2006,26(2):221,222

（王兵娥　焦　玉）

323. *Fagopyrum tataricum*（苦荞麦）

【民族药名】　查乌(藏族);伏荞、野荞麦(土家族)。

【来源】　蓼科植物苦荞麦 *Fagopyrum tataricum*(L.)Gaertn. 的块根、嫩芽、全草。块根有小毒。块根于8~10月采挖,洗净,晒干;嫩芽、全草适时采收。

一年生草本,高50~90cm。茎直立,分枝,绿色或略带紫色,有细条纹。叶有长柄;叶片宽三角形,长2~7cm,宽2.5~8cm,顶端急尖,基部心形,全缘;托叶鞘膜质,黄褐色。花序总状;花梗细长;花排列稀疏,白色或淡红色;花被5深裂,裂片椭圆形,长约2mm;雄蕊8,短于花被;花柱3,较短,柱头头状。瘦果卵形,有3棱,棱上部锐利,下部圆钝,黑褐色,有3条深沟。花期6~9月,果期8~10月。

生于村边、草地。我国东北、西北、西南山区有栽培,有时为野生。

【药用经验】　藏族　根茎或全草:用于胃癌、肺癌、胃痛、消化不良、高血压眩晕、瘰疬、狂犬病。鲜嫩芽:捣烂外敷治痈疖肿毒、瘰疬(《藏本草》)。全草:用于疮疖、腹泻、消化不良(《中国藏药》)。土家族　全草:用于腐烂疮疱及治疗尿道结石(《土家药志下》)。

【使用注意】　块根有小毒,不宜多服。脾胃虚弱者慎服[1]。

【药材鉴定】　薄层色谱　取本品块根粉末约1.5g,加入三氯甲烷25ml,超声提取30分钟,滤过。取滤液10ml,蒸干,用三氯甲烷2ml使溶解,作为供试品溶液。另取β-谷甾醇对照品适量,加入三氯甲烷使溶解,制成每1ml含0.1mg的溶液,作为对照品溶液。吸取上述2种溶液各10μl,分别点于同一硅胶G薄层板上,以石油醚-乙醚(7∶3)为展开剂,展开,取出,晾干,喷以10%硫酸溶液,105℃烘干至斑点显色清晰,日光检视。供试品色谱在与对照品色谱相应的位置上,显相同颜色的斑点[2]。

【化学成分】 主要含有黄酮类、有机酸类、多肽、氨基酸、甾体类、酚类、蛋白质及微量元素等成分。黄酮类成分主要有芦丁、槲皮素(quercetin)、山奈酚(kaempferol)、异山奈酚(iso-kaempferol)、山奈酚-3-O-芸香糖苷(kaempferol-3-O-rutinoside)、槲皮素-3-双鼠李糖苷(quercetin-3-dirhamnoside)和槲皮素-3-鼠李双葡萄糖苷。微量元素有镁、钾、钠、硒、铁、钙、锰、铜等[3~5]。

【药理毒理】 1. 降血糖:苦荞麦黄酮提取物(150 g/kg)连续灌胃 15 天,可提高正常小鼠糖耐量水平,使糖负荷后 1 小时血糖值明显降低($P<0.01$)[4]。2. 降血脂:苦荞麦正丁醇提取物对血清胆固醇、甘油三酯的升高有明显的降低作用($P<0.01$)[3]。3. 降血压:苦荞中含有ACE 特征性抑制肽,其抑制活性为 IC_{50} 为 3.0mg/ml,且抑制活性不为胃酸蛋白酶所增强;苦荞麦水提物可以降低自发性高血压大鼠的收缩压[6]。4. 增强抗氧化酶活性:黄酮类成分在抑制油脂自动氧化中 3-羟基、5-羟基、4-羰基和 2,3 位的双键起主导作用[7]。5. 抗衰老:苦荞麦提取蛋白复合物(TBPC),对心脏中 MDA 降低的程度最为显著,TBPC 对机体内的酯质过氧化物有一定的清除作用[4]。6. 改善血管微循环:苦荞麦中的黄酮化合物具有软化血管、改善微循环、维持毛细血管的抵抗力、降低其通透性及脆性、促进细胞增殖、防止血细胞的凝集等作用。苦荞麦中富含镁元素,可使心脏节律及兴奋传导减慢,增加心肌供血量[3]。7. 抗乙肝表面抗原及保肝作用:ELISA 法测定抗乙肝病毒表面抗原(HBsAg)试验表明,苦荞麦煎剂对 HBsAg 有明显灭活作用。苦荞麦物类、黄酮对 CCl_4 所致肝脏丙二醛(MDA 肝脂质过氧化终产物)含量的增高有明显的抑制作用[4]。8. 抗癌作用:苦荞麦生物类、黄酮类化合物主要通过 3 个途径起到抗癌和防癌作用,即抗自由基作用,直接抑制癌细胞生长,抗致癌因子[7]。9. 镇痛抗炎作用:苦荞麦芽醇提取物能延长小鼠舔后足潜伏期,提高小鼠痛阈,抑制二甲苯致耳郭肿胀[4]。10. 对骨组织的作用:苦荞麦生物类、黄酮类成分可用于骨病和骨质疏松等症[7]。11. 雌激素样作用:苦荞麦中的黄酮化合物有一定的弱雌激素样作用[3]。

参 考 文 献

[1] 彭镰心,赵钢. 苦荞麦的薄层色谱鉴别. 成都大学学报(自然科学版),2010,29(4):285,286
[2] 谢宗万. 全国中草药汇编(上册). 第 2 版. 北京:人民卫生出版社,2000
[3] 林兵,胡长玲,黄芳,等. 苦荞麦的化学成分和药理活性研究进展. 现代药物与临床,2011,26(1):29-32
[4] 朱瑞,高南南,陈建民. 苦荞麦的化学成分和药理作用. 中国野生植物资源,2003,22(2):7-9
[5] 王炜,欧巧明,杨随庄. 苦荞麦化学成分及生物活性研究进展. 杂粮作物,2010,30(6):419-423
[6] 张瑞,王英平,任贵兴. 苦荞麦的药理研究进展. 特产研究,2008,1:74-77
[7] 田秀红,刘鑫峰,闫峰. 苦荞麦的药理作用与食疗. 农产品加工学刊,2008,8:31-33

(陈晓颢　聂　晶　康四和)

324. *Fallopia multiflora* var. *ciliinerve*(雄黄连)

【民族药名】 雄黄连(土家族)。

【来源】 蓼科植物毛脉蓼 *Fallopia multiflora*(Thunb.)Harald. var. *ciliinerve*(Nakai)A. J. Li [*Polygonum ciliinerve*(Nakai)Ohwi.] 的块根。有小毒。全年均可采收,除去茎叶、须根,洗净,切片晒干。

多年生草本。根茎膨大成块状(块茎),卵形或圆卵形,稍木质化,有隆起,外皮褐色,内部橙黄色或黄红色,有多数须根。茎直立,少数为蔓生状。叶心形,长 2~6cm,宽 1.5~4.5cm,先端渐尖,基部心形,全缘或稍作波状而微反卷,两面带紫红色,下面有乳头状小凸起及短腺毛;叶柄长 1~3cm,常微带紫红色;托叶鞘近筒状,膜质,无毛,有稀疏纵条纹。圆锥花序顶生及腋生,分枝稀疏;苞片卵状披针形,长 2~3cm;花梗细弱;萼片 5,白色,大小不等,在果时增大,外轮 3 片肥厚,背部有翅,翅微下延至花梗;雄蕊 8,短于萼片;花柱 3,甚短,柱头扩展成盾状。瘦果椭圆形,有 3 棱,黑色,有光泽,包在宿存萼片内。花期 6~9 月,果期 9~11 月。

多生长在海拔 800~1800m 的密林下沟边、路旁。分布于西北、东北及河南、湖北、湖南、四川、贵州、云南等地。山地药圃中有时栽培。

【药用经验】 土家族 用于劳伤、跌打损伤及避疫气(《土家药》)。用于黄疸型肝炎、中暑所致腹痛腹泻、烧烫伤、吐血、衄血、便血、疔疮肿毒、消化不良、胃气痛、慢性胃炎、跌打肿痛[1]。

【使用注意】 有小毒,内服不宜过量;孕妇慎用。

【中毒与解毒】 少数人服后有腹胀、恶心、呕吐、手麻、头晕等现象,服后不良反应严重者应停服[2]。

【药材鉴定】 性状 块根呈不规则块状,或略呈圆柱形,长 8~15cm,或更长,直径 2~9cm。表面棕黄色或棕褐色,上面有残留茎基,表面有钉角状突起的支根痕或残留的支根。质极坚硬,难折断,剖面深黄色;木质部有浅黄色维管束呈环状,近髓部另有分散的浅黄色木质束。气微,味苦涩,嚼之唾液易染成橘红色[3]。

显微特征 (1)块根(直径 3.5cm)横切面:木栓层为 10 数列深棕色木栓细胞。皮层外侧有石细胞群散在。韧皮部较窄,韧皮射线宽。束间形成层不明显。木质部宽广,导管稀少,呈径向排列;有些导管外侧由纤维围绕成束,与无纤维围绕的导管交替排列成 2~3 轮。髓部有异型维管束。薄壁细胞含淀粉粒,有的含草酸钙簇晶。(2)粉末:呈棕黄色。石细胞黄色,成群或单个散在,呈分枝状、类圆形、圆多角形、类方形或椭圆形,直径 23~290μm,有的层纹明显,木化。木纤维众多,呈长梭形或微弯曲,长 188~362μm,有时一端呈纺锤状膨大或分叉;壁厚,木化,胞腔窄曲。网纹或具缘纹孔导管直径 2~60μm。草酸钙簇晶颇多,直径 17~100μm。淀粉粒多为单粒,呈椭圆形、卵圆形、半圆形或瓜籽形,直径 5~19μm,长可达 36μm,脐点线状或点状,层纹不明显[3]。

薄层色谱 取本品粗粉 2g,加石油醚 20ml,置水浴中加热回流 2 小时,弃去石油醚液,药渣加 95% 乙醇 40ml,继续回流 2 小时,滤过。滤液置水浴上蒸干,残渣加 95% 乙醇 2ml 溶解,作为供试品溶液。另取大黄酸、大黄素、大黄素甲醚、大黄酚对照品,加乙醇制成每 1ml 各含 1ml 的对照品溶液。吸取上述 2 种溶液各 10μl,分别点于同一以羧甲基纤维素钠为黏合剂的硅胶 G 薄层板上,以苯-无水乙醇(2∶1)为展开剂,展开至约 10cm,取出,晾干;再以苯-无水乙醇(4∶1)为展开剂,展开至约 15cm,取出,晾干,置紫外光灯(365nm)下检视。再喷以磷钼酸硫酸溶液显色(取磷钼酸 2g,加水 20ml 使溶解,再缓缓加入硫酸 30ml,摇匀)。在日光下检视,供试品色谱中,在与对照品色谱相应的位置上,显相同颜色的斑点[3]。

【化学成分】 块根含大黄素(emodin)、大黄酚(chrysophanol)、大黄酸(rhein)、大黄素甲醚(physcion)、大黄素-8-β-D-葡萄糖苷(蒽苷 B)(emodin-8-β-D-glucopyranoside 或 anthra-glycoside B)、大黄素甲醚-8-β-D-吡喃葡萄糖苷(蒽苷 A)(physcion-8-β-D-glucopyranoside,anthraglycoside A),还含有藜芦酚(resveratrol)、毛脉蓼吡喃酮 A(pleuropyrone A)、Piece-id-2″-*O*-coumarate、云杉新苷 2″-*O*-没食子酸酯(Piceid-2″-*O*-gallate)、云杉新苷(Piceid)[2~4]。

【药理毒理】 1. 抗菌作用:本品煎剂对金黄色葡萄球菌、白色葡萄球菌、大肠杆菌、绿脓杆菌、变形杆菌、伤寒杆菌、副伤寒杆菌、痢疾杆菌、肺炎杆菌、卡他奈氏球菌和乙型链球菌等有不同程度的抗菌作用[2,5]。2. 抗病毒作用:本品水浸液对多种呼吸道及肠道病毒有广谱抗病毒作用[6]。3. 抗氧化活性：毛脉蓼中的多糖具有抗氧化活性[7]，有效成分云杉新苷、云杉新苷 2″-O-没食子酸酯等有效成分也有抗氧化作用，是 DPPH 清除剂[4]。4. 其他作用：口服给药有明显的抗炎、镇痛作用，且能增强巨噬细胞的活力[8]。有报道大黄素甲醚对沙门菌 TA_{1537} 有致突变现象。

参 考 文 献

[1] 万定荣. 湖北土家族常用蓼科植物药. 中国民族民间医药杂志,1995(15):37
[2] 《中华本草》编委会. 中华本草(第2册). 上海:上海科学技术出版社,1999:650-652
[3] 万定荣,陈家春,余汉华. 湖北药材志(第1卷). 武汉:湖北科学技术出版社,2002,203-207
[4] 周家驹,谢桂荣,严新建. 中药原植物化学成分集(第2卷). 北京:科学出版社,2009:1288,1289,1666,1667,1673,1694,1805
[5] 马瑞亚,刘文琴. 朱砂莲甲素对常见病原微生物影响的实验观察. 陕西新医药,1981,10(4):56
[6] 江苏新医学院. 中药大辞典(上册). 上海:上海科学技术出版社,1977:1004
[7] Wang X M,Li Z X,Ren L J. Study on the Antioxidative Activity of Polysaccharide in *Polygonum Cillinerve*(*Nakai*)*Ohwi*. Medicinal Plant,2010,1(9):49-51
[8] 陈吉炎,蔡清. 毛脉蓼的药效学实验研究. 湖北中医杂志,1998,20(4):56,57

（任　炜　黄先菊　李路扬）

325. *Farfugium japonicum*（大吴风草）

【民族药名】　活血莲、"灰雪晾"（瑶族）、"敢赃足捣"（彝族）。

【来源】　菊科植物大吴风草 *Farfugium japonicum*（L.）Kitam. 的全草。有毒。夏季、秋季采收,除去杂质,鲜用或晒干用。

常绿多年生草本,高 30~70cm,根茎短粗,且生条状枝根。基生叶有长柄,丛生,叶片肾形,长 4~15cm,宽 6~30cm,厚而有光泽,边缘波状,具凸头状细齿。花葶直立,高 30~75cm,幼时具密毛,渐脱落,有疏生苞叶,苞叶长椭圆形或长椭圆状披针形,无柄,基部多抱茎。头状花序成疏生的伞房状,直径 4~6cm,有梗,长 1.5~7cm。总苞筒形,苞片长椭圆形,先端尖锐,稍有细毛；缘花舌状,长 3~4cm,宽 5~6mm,中央花管状,黄色。瘦果圆筒形,长 5~6.5mm,具纵纹和短毛,冠毛长 8~11mm,棕褐色。花果期 8 月至翌年 3 月。

野生于深山、溪谷、石崖下等处。我国东南部各省有分布,也有栽培。

【药用经验】　瑶族　用于风热感冒、咽喉肿痛、痈肿、疔疮、瘰疬、跌打损伤（《湘蓝考》）。
彝族　用于滋补（产后服此药不满月即可劳动）（《滇药录》）。

【化学成分】　全草主要含挥发油、萜类(倍半萜、二萜、三萜)、酚类、生物碱类、甾体类以及脂肪酸类等[1]。根茎和叶中含克氏千里光碱(senkirkine)、大吴风草素(farfugin)A 和 B、3β-当归酰氧基-10β-羟基-9β-千里光酰氧基呋喃佛术烷（3β-angeloyloxy-10β-hydroxy-9β-senecioyloxy-furanoeremophilane）、3β-当归酰氧基-10β-羟基呋喃佛术烷（3β-angeloyloxy-10β-hydroxyfuranoere-mophilane）、3β-当归酰氧基-9-烯-8-表佛术烯内酯（3β-angeloyloxy-9-en-8-epieremophilenolide）、3β-当归酰氧基-8-表佛术烯内酯（3β-angeloyloxy-8-epieremophilenolide）、8β-羟基佛术烯内酯（8β-hydroxyeremophilenolide）、3β-当归酰氧基-8β,10β-二羟基佛术烯内酯（3β-angeloyloxy-8β,10β-dihydroxyere-mophilenolide）、3β-当归酰氧基-6β-羟基-8-表佛术烯内酯（3β-angeloyloxy-6β-hydroxy-8-epieremophilenolide）、3β-当归酰氧基-8β-羟基-9β 千里光酰氧基佛术烯内酯（3β-ange-loyloxy-8β-hydroxy-9β-senecioyloxyeremophilenlide）、α,α-双（3β-当归酰氧基呋喃佛术烷）[α,αbis（3β-angeloyloxyfuranoeremophilane）〕、α-香树脂醇（α-amyrin）、菜油甾醇（campesterol）、豆甾醇（stigmasterol）、β-谷甾醇（β-sitosterol）、榄香树脂醇（brein）、棕榈酸（palmitic acid）、亚油酸（linoleic acid）、亚麻酸（linolenic acid）等成分[2]。花含挥发油 0.138%，成分有 1-十一碳烯、1-壬烯、β-石竹烯、α-胡椒烯、甲苯、γ-姜黄烯、吉马烯 D（germacrene D）、1-癸烯、邻苯二甲酸二乙酯、雅槛蓝油烯（eremophilene）、α-石竹烯（α-caryophyllene）、香桧烯（sabinene）、石竹烯氧化物（caryophyllene oxide）、α-蒎烯（α-pinene）、β-荜澄茄苦素（β-cubebene）、β-芹子烯（β-selinene）、α-依兰油烯（α-muurolene）[3]。克氏千里光碱是其毒性成分[2]。

【药理作用】 1. 抗炎作用:大吴风草总提物及其化合物单体具有抗炎作用,对黄疸型肝炎有治疗作用。大吴风草花部位总挥发油能通过抑制诱导型 NO 合酶（iNOS）和环氧化酶-2（COX-2）mRNA 的表达从而抑制 RAW264.7 细胞中 NO 和 PGE2 的产生,发挥抗炎作用,且抑制作用与挥发油浓度之间存在一定的剂量依赖关系。大吴风草水提取液能明显降低大鼠血清 TBIL 量,能够有效治疗黄疸型肝炎[1]。2. 抗氧化作用:大吴风草多糖具有较强体外的抗氧化活性作用,能有效清除对氧自由基、羟基自由基和 DPPH·自由基,且在一定范围内对三者的清除作用呈现良好的量效关系[4]。3. 抗肿瘤作用:多种体外细胞活性筛选实验表明,从本种中分离出的化合物 6β-ethoxy-10β-hydroxyfuranoeremophilane 和 8β,10β-dihydroxy-6β-methoxyeremophilenolide 对人乳腺癌细胞（MDA-MB-231,MCF 7）具有一定的杀伤作用;10β-hydroxy-6β-methoxyfurano-eremophilane、furanoeremophilan-6β,10β-diol 和 methyl caffeate 对人肺癌细胞（NCH460）具有一定的杀伤作用[1]。4. 其他作用:大吴风草总提取物具杀螨除虫作用[1]。5. 毒性:其毒性成分吡咯啶生物碱克氏千里光碱对肝、肺毒性明显,可致肝癌。实验研究表明,新生大鼠较喂乳幼鼠敏感,较成年大鼠更敏感;因此双稠吡咯啶类化合物克氏千里光碱并非在肝内微粒体（刚出生的鼠肝内缺乏代谢酶）变为毒性代谢物,而可能是在体内变为相应的环氧化物（epoxide）而起毒性作用[2]。

参 考 文 献

[1] 张勇,曾鹏,贾琦,等. 大吴风草化学成分与药理活性研究进展. 中草药,2012,43(5):1009-1017
[2]《中华本草》编委会. 中华本草(第7册). 上海:上海科学技术出版社,1999:842
[3] Kim J Y,Oh T H,Kim B J,et al. Chemical composition and anti-inflammatory effects of essential oil from Farfugium japonicum flower. J Oleo Sci,2008,57(11):623-628
[4] 方旭波,陈小娥,余辉. 大吴风草多糖的制备及其抗氧化活性研究. 细胞、分子生物学、生物物理和生物工程第一次国际会议论文集,2010:142-146

（王雪芹　陈吉炎　马丰懿　陈树和）

326. *Fibraurea recisa*（大黄藤）

【民族药名】 "涛罕"（傣族）;"秒洪令"（仫佬族）;"旺疼"（瑶族）;"勾千"、"猎千"（壮族）。

【来源】 防己科植物天仙藤（藤黄连）*Fibraurea recisa* Pierre 的根、茎、叶、全株。有小毒。根、茎全年可采,洗净,切片,晒干;叶、全株适时采收。

藤状灌木,长达 10m 余,全体光滑无毛。根圆柱形,大者直径可达 11cm,有淡黄色横向皮孔,断面黄色,木部射线明显,呈风车状。茎粗壮,常扭曲,小枝绿色,老茎淡黄色或灰棕色,有明显的纵纹及横向裂纹。叶互生,革质;叶柄长可达 10cm,基部及近叶基处都略膨大;叶片稍盾状,卵圆形或椭圆形,长10~20cm,宽5~11cm,先端短宽渐尖,基部圆形或近截形,全缘,两面均有光泽,主脉3~5出,侧脉2~4对。春末夏初开绿白色小花,圆锥花序腋生,雌雄异株,花梗明显,雄花萼片6,无花瓣,雄蕊3个,聚生呈球形,花丝粗厚,较花药略长。核果长椭圆形。花期春夏季,果期秋季。

生于山谷密林中及石壁上。分布于云南、广西、广东等省区。

【药用经验】　傣族　清热解毒,利尿,通便(《傣医药》)。仫佬族　茎:用于肠炎、疾(《桂药编》)。瑶族　根:用于黄疸型肝炎、肠胃炎、结膜炎、沙眼。茎:用于肠炎、痢疾、烧烫伤(《桂药编》)。壮族　根:用于结膜炎、沙眼。茎:用于肠炎、痢疾。叶:用于骨折。全株:用于胃热痛,子弹入内(《桂药编》)。

【药材鉴定】　性状　根圆柱形,少数扭曲,偶有分枝,直径0.5~3cm。表面黄棕色,具不规则纵棱,皮孔横向,有支根痕,栓皮易脱落。质硬,断面鲜黄色,有菊花状纹理和裂隙。气微,味极苦。茎圆柱形,少数弯曲,直径可达3cm或更粗。表面暗灰黄色至灰绿色,节微隆起,断面鲜黄色,中心有髓。味苦。叶卵形或长圆形,长11~23cm,宽5.5~14cm。暗灰绿色至暗黄棕色,先端具短尖,基部圆钝,全缘,两面无毛,离基3~5脉,叶脉两面突出,下面较明显;叶柄长5~14cm,两端肿胀,近基部盾状着生。革质而脆。气、味微弱[1]。

显微特征　(1)根横切面:木栓层多已脱落,残留部分为数列至10余列木栓细胞。中柱鞘为石细胞环带。韧皮射线宽阔,呈漏斗状,有石细胞。木质部发达,周围的薄壁细胞含草酸钙方晶。薄壁细胞含淀粉粒。(2)茎横切面:木栓层通常由数条宽窄相间的木栓细胞带组成,皮层狭窄。中柱鞘纤维间有石细胞,并与射线部位的石细胞群相连成波浪形环。维管束双韧型。皮层、射线及髓部有单个大型石细胞散在,石细胞壁厚,层纹、孔沟明显。石细胞含草酸钙方晶,薄壁细胞含淀粉粒[1]。

【化学成分】　根含黄藤内酯(fibralactone)、掌叶防己碱(palmatine)、药根碱(jatrorrhizine)、伪非洲防己碱(pseudocolumbamine)、黄藤素甲(fibranine)、黄藤素乙(fibraminine)[1]。

【药理毒理】　1. 中枢神经系统麻痹作用:掌叶防己碱及药根碱对对蛙中枢神经系统有麻痹作用,二者静脉注射都有降压作用,以掌叶防己碱作用较强。2. 大黄藤素对福氏及宋内氏痢疾杆菌、大肠杆菌、金黄色葡萄球菌、乙型链球菌、亚洲甲型流感病毒均有抑制作用[1]。

【附注】　本品原植物名为天仙藤,应避免与中药材"天仙藤"相混淆。中药天仙藤为马兜铃科植物马兜铃 Aristolochia debilis Sieb. et Zucc. 或北马兜铃 Aristolochia contorta Bunge. 的干燥地上部分,收载于《中国药典》一部。二者均有毒。

参 考 文 献

[1]《中华本草》编委会. 中华本草(第3册). 上海:上海科学技术出版社,1999:357-359

(何思文)

327. *Ficus carica*（无花果）

【民族药名】　"没奴嫩"、"尚呃花仑"(侗族);"阿安俊尔"(哈萨克族);"阿娘本整有"(苗族);"安居尔"(维吾尔族)、"奶浆果"(瑶族)。

【来源】　桑科植物无花果 *Ficus carica* L. 的根、叶、花托、果实及乳汁。叶有小毒。根全年可采;叶、果实夏季、秋季采集,晒干用或鲜用。

小乔木,高达 12m。叶互生,厚膜质,宽卵形或矩圆形,长 11～24cm,宽 9～22cm,掌状 3～5 裂,少有不裂,先端钝,基部心形,边缘波状或有粗齿,上面粗糙,下面生短毛;叶柄长 4～14cm;托叶三角状卵形,早落。花序托有短梗,单生于叶腋,梨形,成熟时黑紫色,径约 2.5cm;基部有苞片 3;雄花生瘿花序托内面的上半部,雄蕊(1)3～(5);瘿花花柱短;雌花生在另一花序托中,有长梗,花被片 5,花柱侧生或近顶生,柱头 2 裂。花果期 5～7 月。

我国各地有栽培。

【药用经验】 侗族 根:用于"耿来"(腰痛水肿)、"涸冷"(水肿病)、"份审"(癣)。乳汁:治癣(《民族药志要》)。苗族 花托:用于支气管炎、久咳及肺热声嘶(《侗医学》)。维吾尔族 带花托果实:用于干咳久咳、食欲不振、大便不利、筋骨疼痛、痔疮便血、乳汁不通。叶煎水洗:用于疮痛(《维药志》)。果实:用于咳嗽、心悸。瑶族 花序托:用于支气管炎哮喘、痔疮脱肛及肠炎。根:用于痛疮肿毒、老鼠疮(淋巴结结核)(《民族药志要》)。

【使用注意】 脾胃虚弱者慎用。

【中毒与解毒】 无花果叶水煎液可致光毒性接触性皮炎,可外用炉甘石洗剂对症治疗,严重者可使用糖皮质激素[1,2]。

【药材鉴定】 性状 干燥的花序托呈倒圆锥形或类球形,长约 2cm,直径 1.5～2.5cm;表面淡黄棕色至暗棕色、青黑色,有波状弯曲的纵棱线;顶端稍平截,中央有圆形突起,基部渐狭,带有果柄及残存的苞片。质坚硬,横切面黄白色,内壁着生众多细小瘦果,有时壁的上部尚见枯萎的雄花。瘦果卵形或三棱状卵形,长 1～2mm,淡黄色,外有宿萼包被。气微,味甜、略酸。

显微特征 粉末特征:淡黄棕色。草酸钙簇晶多存在于花托薄壁细胞内,直径 10～17μm。花被碎片的边缘可见单细胞非腺毛,长 33～100μm,基部较粗,先端急尖;果柄基部非腺毛长达 330～450(600)μm,壁增厚。果皮薄壁细胞内含有草酸钙结晶,结晶呈方形、长方形、菱形,直径约 5μm。导管细小,主要为螺纹导管。乳汁管有时可见。

【化学成分】 果实含有机酸类、香豆素类、三萜类、挥发油、黄酮类成分及其他微量元素。有机酸类成分中含有大量枸橼酸(citric acid),并有少量延胡索酸(fumaric acid)、琥珀酸(succinic acid)、丙二酸(malonic acid)、奎宁酸(quinic acid)等。果干、幼果和叶含补骨脂素(psoralen)和佛手柑内酯(bergapten)等香豆素成分[3,4]。

【药理毒理】 1. 抗肿瘤作用:无花果叶具显著的抗癌作用,其作用与该品所含的芳香类化合物有关,可能是其中的苯环结构使癌细胞蛋白质合成受到抑制。2. 降血糖作用:口服或腹腔注射无花果叶提取物对糖尿病大鼠都有明显降低血糖作用,其中以腹腔注射反应较快,在 30 分钟时血糖降低了 17%,但在 90 分钟时两者下降水平相同。3. 抗菌作用:叶提取物对金黄色葡萄球菌、枯草杆菌、四联微球菌、普通变形菌、大肠杆菌、噬夏孢欧文氏菌、灰葡萄孢、枯斑拟盘多毛孢均有抑制作用,其抑菌化合物分别为补骨脂素和香柠檬内酯。4. 抗病毒作用:叶提取物有直接杀伤单纯疱疹病毒-1(HSV-1)病毒的作用,在体外对新城疫病毒(NDV)具有明显的抑制和杀灭作用。5. 抗氧化活性:叶的石油醚、乙酸乙酯和正丁醇提取物均有抗氧化活性,且其活性与浓度呈剂量依赖关系。6. 镇静催眠作用:叶提取物能明显减少小鼠自主活动次数,增加阈下睡眠剂量戊巴比妥钠致小鼠睡眠的只数,延长阈上睡眠剂量戊巴比妥钠致小鼠睡眠的时间,并减少惊厥小鼠的死亡只数,具有明显的镇静、催眠及抗惊厥作用,可能与其含有的香豆素、缬草酸、β-谷甾醇、类黄酮、芸香苷等多种活性成分有关。7. 抗骨质疏松作用:叶醇提物对泼尼松致大鼠骨质疏松有良好的对抗作用。8. 光敏作用:补骨脂素具有光敏作用,注射或内服,再以长波紫外线或日光照,可使受射处皮肤红肿、色素增加。可用于治疗白癜风、牛皮癣和斑秃。佛手柑内酯对皮肤也有光学活性,作用仅次于甲氧基补骨脂素。9. 其他作用:本品有杀灭软体动物作用,主要用于杀灭钉螺[3~6]。

参 考 文 献

[1] 张佳音,钟咪,曹志翔. 无花果叶煎液致光毒性接触性皮炎. 临床误诊误治,2010,23(2):178
[2] 胡志帮,张莉. 无花果叶致急性光毒性接触性皮炎1例. 中国皮肤性病学杂志,2008,22(12):757
[3] 莫少红. 无花果研究进展. 基层中药杂志,1998,12(2):54-56
[4] 刘弘,赵丽娅. 无花果叶的化学及药理研究进展. 华夏医学,2006,19(5):1049-1051
[5] 叶华,谢绍诗,张文清. 无花果叶、根的药用研究进展. 海峡药学,2006,18(6):3-7
[6] 庄奕筠,张吟. 无花果叶的药用研究进展. 海峡药学,2011,23(12):1-4

(陈晓颢 聂 晶 康四和)

328. *Flueggea suffruticosa*(叶底珠)

【民族药名】 一叶萩(蒙古族)

【来源】 大戟科植物叶底珠 *Flueggea suffruticosa*(Pall.)Baill. [*Securinega suffruticosa*(Pall.)Rehd.]的嫩枝叶。有毒。

灌木,高1~3m;小枝浅绿色。叶椭圆形、矩圆形或卵状矩圆形,长1.5~5cm,宽1~2cm,两面无毛,全缘或有不整齐波状齿或细钝齿,叶柄短。花小,单性,雌雄异株,无花瓣,3~12朵簇生于叶腋;萼片5,卵形;雄花花盘腺体5,分离,2裂,与萼片互生;退化子房小,圆柱状,长1mm,2裂;雌花花盘几不分裂;子房3室,花柱3裂。蒴果三棱状扁球形,直径约5mm,红褐色,无毛,3瓣裂。花期3~8月,果期6~11月。

生于海拔800~2500m的山坡灌丛中及山坡向阳处。除西北尚未发现外,全国各省区均有分布。

【采收加工】 春末至秋末均可采收,割取连叶的绿色嫩枝,扎成小把,阴干。

【药用经验】 蒙古族 用于口眼歪斜、偏瘫、手足麻木、风湿腰痛、阳痿、小儿麻痹后遗症、眩晕、耳聋、神经衰弱、嗜睡症(《蒙植药志》)。

【使用注意】 水煎内服用量9~15g,不可过量。孕妇及阴虚内热者忌服。动脉硬化、急慢性肾炎、肝炎、癫痫、破伤风和甲亢患者忌用。

【中毒与解毒】 中毒时最先出现局部肌肉抽搐,感觉过敏,非常微小的刺激也会引起强烈的反应,严重者出现阵发性惊厥或强直性惊厥。常见症状为烦躁不安、心动过速、呼吸困难,但因其作用较士的宁为弱,发生惊厥并不多见。解救方法:(1)在未发生惊厥前应及时催吐及洗胃。如果已发生惊厥则不应催吐及洗胃,因可诱发惊厥而窒息。(2)内服活性炭及3%~5%鞣酸溶液。(3)抗惊厥治疗,常用的有地西泮5~10mg,肌肉注射或静脉注射,10%水合氯醛液10~20ml灌肠,苯巴比妥钠0.1~0.2g肌肉注射。(4)静脉输液,及其他对症治疗。(5)忌用咖啡因,因可增加一叶萩碱的毒性;忌用吗啡及其他同类的麻醉药,因可增加中毒后的呼吸抑制作用[1]。

【药材鉴定】 性状 嫩枝条呈圆柱状,略呈棱形,长20~40cm,粗端直径约2mm。表面暗绿黄色,具纵向细纹理。叶多皱缩破碎,有时尚有黄色花朵或灰黑色果实。质脆,断面中央白色,四周纤维状。气微,味微辛而苦。根不规则分枝,圆柱形,表面红棕色,有细纵皱、疏生突起的小点或横向皮孔。质脆,断面不整齐,木质部淡黄白色。气微,味淡转涩。

【化学成分】　植株中含一叶萩碱（securinine）、叶底珠碱（suffruticosine）。叶含一叶萩碱、二氢一叶萩碱（14,15-dihydrosecurinine）、一叶萩醇 A（securinol A）、一叶萩醇 B（securinol B）、一叶萩醇 C 苦味酸盐（securinol C picrate）、别一叶萩碱（allosecurinine）。种子含 0.2%的烃类、95%的三酰甘油类、1.0%的游离脂肪酸、0.6%的甾醇、2.6%二酰及羟基酰二酰甘油类、0.1%的单酰甘油类、0.5%的极性类脂类、亚麻酸（linolenic acid）（占总量的 63.9%）及亚油酸（linoleic acid）。另含羟基脂肪酸，主要有 12-羟基-十七烷酸（12-hydroxyheptadecanoic acid）、12-羟基-二十烷酸（12-hydroxyeicosanoic acid）、羟基庚酸及羟基十八烷酸（12-hydroxyoctadecanoic acid）。根皮含一叶萩新碱（securitinine）、（−）-15β-ethoxy-14,15-dihydroviroallosecurinine、4-epiphyllanthine、右旋别一叶萩碱（viroallosecurinine）、一叶萩醇 C（securinol C）、一叶萩醇 D（securinol D）、secuamamine A、ent-phyllanthidine、（+）-aquilegiolide、（+）-menisdaurilide、叶下珠碱 B（phyllanthidine B,4α-methoxy-phyllanthidine）、14β-hydroxyviroallosecurinine、右旋一叶萩碱（virosecurinine）[2~4]。一叶萩碱为有毒成分。

【药理毒理】　1. 对中枢神经系统的兴奋作用：一叶萩碱具有士的宁样的中枢兴奋作用，尤其对脊髓的兴奋作用强。小剂量能提高反射的兴奋性，大剂量则引起强直性惊厥。一叶萩碱可加强大脑皮层的条件反射，缩短潜伏期，从而促进学习和提高记忆再现力，明显改善酒精造成的记忆获得和再现性障碍。一叶萩碱具有拮抗氨基丁酸（GABA）的作用，对另一种中枢抑制性递质甘氨酸无影响，是哺乳类动物中枢神经元 GABA 受体识别部位的选择性拮抗剂。一叶萩碱通过解除氨基丁酸能紧张性抑制机制而引起延髓迷走复合体神经元的平均放电率增加，并使十二指肠收缩幅度与频率均增大。左旋、右旋一叶萩碱对麻醉大鼠海马齿状回基础突触传递功能在相同浓度下产生相似的效应，可能通过拮抗 GABA 受体参与诱导突触传递长时程的形成和维持。一叶萩碱对麻醉具有一定催醒作用，其对依托咪酯的全麻效应有一定的非特异性拮抗作用，但不能拮抗硫喷妥钠、羟丁酸钠和异丙酚的全麻效应[5]。2. 对神经系统的其他作用：硝酸一叶萩碱是胆碱酯酶抑制剂和蛙坐骨神经郎飞氏结节的阻断剂，给面部神经麻痹患者穴位注射硝酸一叶萩碱，有促进面神经麻痹的恢复，并能降低完全性神经变性的发生率。一叶萩碱穴位注射联合牵正散加味内服可以治疗面神经炎；一叶萩碱针、当归针联合治疗能明显改善糖尿病性周围神经病变。一叶萩煎剂、硝酸一叶萩碱对麻醉犬和家兔均有兴奋呼吸、降低血压的作用。3. 抗肿瘤作用：一叶萩碱可改善再障患者造血微环境，促使粒系、红系、巨核系细胞增生，本身也具有一定的抑瘤活性，与环磷酰胺（CTX）合用有协同抑瘤作用，还可拮抗 CTX 造成的骨髓抑制。一叶萩碱可能通过诱导细胞凋亡对人红白血病细胞株 K562 等 4 种肿瘤细胞的增殖均有抑制作用。右旋一叶萩碱以时间和浓度依赖的方式抑制黑色素瘤 B16 细胞生长，药物作用 72 小时的 IC_{50} 为 63.34μmol/L，右旋一叶萩碱诱导 B16 细胞凋亡并显著减少 S 期、G2/M 期细胞[6]。4. 其他作用：一叶萩碱联合应用黄芪，通过改善造血微环境和红细胞膜功能，对肾性贫血有一定疗效。一叶萩碱滴眼液对单纯疱疹病毒性角膜炎确有显著的疗效。一叶萩碱对心脏也有兴奋作用，可使血压升高，心肌收缩力加强，呼吸兴奋，增加大脑、脊髓、肝、肾、骨骼肌的氧消耗量，还能显著提高肌肉张力，对胆碱酶也有轻度的抑制作用。据报道，一叶萩碱还用于治疗小儿脊髓灰质炎后遗症、更年期综合征、阳痿等。5. 毒性：一叶萩碱的毒性只有士的宁的 1/14~1/40，经临床较长期使用，对动物的生长、发育及肝、肾功能和红细胞均未见明显影响。硝酸一叶萩碱经注射后，仅有少数发生荨麻疹，局部刺痒及局部肿胀，停药 2~3 天后自愈。一叶萩碱中毒是通过兴奋脊髓引起强直性惊厥，最后死于呼吸停止。其作用与士的宁一样，但较弱。引起猫惊厥的量约为士的宁的 10.5 倍，引起死亡的量约为士的宁的 100 倍。硝酸一叶萩碱小鼠灌胃、腹腔注射的 LD$_{50}$ 分别为（270±20.2）mg/kg、（31.8±1.58）mg/kg 和（6.23±0.16）mg/kg，对大鼠则分别为 800mg/kg、（41±2.2）mg/kg 及（15.1±0.48）mg/kg。另有报告小鼠静注的 LD$_{50}$ 为 3.5mg/kg。亚急性毒性，给断乳大鼠腹腔注射硝酸一叶萩碱每日 1 次，每次 16mg/kg，连续 15 天，对动物生长、血象、肝肾功能及骨髓功能均无明显影响。犬皮下注射 5mg/kg，连续 10 天，对其血象和肝肾功能等也未见有明显影响[7]。

参 考 文 献

[1] 朱亚峰. 中药中成药解毒手册. 第 3 版. 北京:人民军医出版社,2009:125
[2] 王英,李茜,叶文才,等. 一叶萩的化学成分. 中国天然药物,2006,4(4):260-263
[3] 王英,李茜,叶文才,等. 一叶萩生物碱类成分研究. 中草药,2007,38(2):163-167
[4] 吴海燕,周金云. 一叶萩的化学成分研究. 中国中药杂志,2004,29(6):535-537
[5] 刘毅,岳志华,张娜,等. 一叶荻碱的研究进展. 中国药事,2009,23(8):817,818
[6] 李朋军,沈伟哉,叶文才,等. 右旋一叶萩碱对小鼠黑色素瘤 B16 增殖及细胞周期的影响. 暨南大学学报(自然科学与医学版),2011,32(2):151-154
[7] 《中华本草》编委会. 中华本草(第 4 册). 上海:上海科学技术出版社,1999:857

（葛月宾）

329. *Flueggea virosa*（白饭树）

【民族药名】　"阿铺嗯舍"（阿昌族）；"干巴粮"、"岗巴亮"（傣族）；"农怕"（毛南族）；"美湖部"（仫佬族）；"悲当刹"、"棵拉把"、"棵三多"、"美顶"、"美毒"（壮族）。

【来源】　大戟科植物白饭树 *Flueggea virosa*（Roxb. ex Willd.）Viogt（*Flueggea microcarpa* Bl.）的根、叶。叶有小毒。根全年均可采，多为鲜用；叶夏季、秋季采集。

落叶灌木，高 1~6m，全体无毛。茎皮红褐色，嫩枝有棱。单叶互生；叶柄长 2~9mm；叶片长圆状倒卵形至椭圆形，长 2~5cm，宽 1~3.5cm，先端钝圆而有极小的凸尖，基部楔形，边缘全缘，上面绿色，下面苍白色。花淡黄色，直径 2~2.5mm，雌雄异株，多朵簇生于叶腋，花梗纤细而短；萼片 5，卵形；无花瓣，雄蕊 5 个，突出；子房卵圆形，花柱 3，2 裂。果肉质，球形，直径 3~5mm，熟时白色，有种子 3~6 粒。花期 3~8 月，果期 7~12 月。

生于海拔 100~2000m 的山地灌木丛中。分布于华东、华南、西南及湖北等地。

【药用经验】　阿昌族　用于全身性水肿:配檀樟纸、黑心姜,煎液蒸全身（《德宏药录》）。傣族效用同阿昌族（《德宏药录》）。景颇族　效用同阿昌族（《德宏药录》）。毛南族　叶:用于水痘、湿疹、脓疱疮、鸡眼、皮肤湿疹瘙痒（《桂药编》）。仫佬族　根:用于白带。叶:用于水痘、湿疹、脓疱疮（《桂药编》）。壮族　根:用于白带、小儿水痘、跌打湿。叶:用于水痘、湿疹、脓疱疮、鸡眼（《桂药编》）。

【药材鉴定】　性状　叶:叶片近革质，长圆状倒卵形至椭圆形，长 1~5cm，宽 1~3.5cm，先端钝圆而有极小的凸尖，基部楔形，边缘全缘，上面绿色，下面苍白色。叶柄长 3~6mm，气微，味苦，微涩[1]。

【化学成分】　含生物碱、黄酮类等成分。生物碱有 epibubbiadine、布比林仙定（bubbialidine）、一叶萩碱（securinine）、4-epiphyllanthine、一叶萩新碱（securitinine）、（+）-15α-methoxy-14, 15-dihydrophyllochrysine、4-hydroxysecurinine、一叶萩醇 A（securinol A）、一叶萩醇 B（securinol B）、phyllanthidine、右旋一叶萩碱（virosecurinine）、ent-phyllanthidine。还含黄酮类成分如山奈酚（kaempferol）、槲皮素（quercetin）；以及 11-*O*-乙酰岩白菜素（11-*O*-acetyl bergenin）、岩白菜素

（bergenin）、没食子酸（gallic aicd）、胡萝卜苷（daucosterol）等[2]。

【药理毒理】 1. 抗炎作用：本品提取物能明显抑制佐剂性关节炎小鼠原发性足肿胀[3]。2. 抗肿瘤作用：白饭树叶的醇提取物有明显抗肿瘤作用。

参 考 文 献

[1]《中华本草》编委会. 中华本草（第4册）. 上海：上海科学技术出版社，1999：858，859

[2] 王国才，梁洁平，王英，等. 白饭树的化学成分. 中国天然药物，2008，6（4）：251-253

[3] 邓俊刚，付翔，徐畅，等. 白饭树提取物急性毒性实验及抗佐剂性关节炎研究. 华夏医学，2011，24（6）：635-637

（向梅先）

330. *Garcinia cowa*（云树）

【民族药名】 "果木榜"、"格哈篙"（傣族）。

【来源】 藤黄科植物云树（黄心果）*Garcinia cowa* Roxb. 的茎、叶。有毒。春季、夏季采集，鲜用或晒干用。

常绿乔木，高达20m，单干直立；小枝细而多，深灰色，无毛。叶宽披针形，长7~12cm，宽3~5cm，渐尖或顶端尾状，无毛，下面暗绿色；叶柄长达1cm。花杂性；雄花3~8朵成顶生和腋生伞形花序，花梗长4~8mm；萼片卵形，肉质，黄色；花瓣矩圆形，黄色，长约为萼片的2倍；雄蕊多数，花丝下部合生成束，每束有4~8条不等长的花丝；两性花单生，少有2~3朵，腋生，无梗；子房近球形，柱头辐射状，有乳头状腺体。浆果大，如小橙，深黄色，有4~8室与4~8槽，顶部扁压，有乳状顶。花期3~5月，果期7~10月。

生于热带季雨林中。产于云南。

【药用经验】 外用于蚂蝗入鼻（《滇省志》）。

【化学成分】 叶含槲皮素（quercerin）、金丝桃苷（hyperoside）、云南山竹子苷A-C（garccowaside A-C）、1，3，6，7-四羟基呫吨酮（1，3，6，7-tetrahydroxyxanthone）、杧果苷（mangiferin）、异杧果苷（isomangiferin）、左旋表儿茶精（epicatechin）[1]。

【药理作用】 抗菌及细胞毒等作用：本种果皮提取物具有抗微生物、抗氧化、抑制肿瘤增长等作用[2]。

参 考 文 献

[1] Shen J，Tian Z，Yang J S. The constituents from the stems of *Garcinia cowa* Roxb. and their cytotoxic activities. Pharmazie，2007，62（7）：549-551

[2] P S Negi，G K Jayaprakasha，B S Jena. Antibacterial activity of the extracts from the fruit rinds of *Garcinia cowa* and *Garcinia pedunculata* against food borne pathogens and spoilage bacteria. LWT-Food Science and Technology，2008，41（10）：1857-1861

（向梅先）

331. *Garcinia morella*（藤黄）

【民族药名】 "可西刺"、"可思里"（回族）。

【来源】 藤黄科植物藤黄 *Garcinia morella* Desv. 的胶质树脂。有剧毒。于开花之前在离地面3m处将茎干皮作螺旋状割伤，伤口内插一竹筒，盛接流下的树脂，加热蒸干，用刀刮下，即得。

常绿乔木,高约 18m。叶对生,薄革质;叶片椭圆状卵形或卵状披针形,先端钝,基部楔形,全缘。花单性,腋生,黄色;萼与花瓣均 4 片,圆形,覆瓦状排列;雄花簇生,雄蕊多数,药 1 室,横裂,花丝短;雌花单生,具退化雄蕊约 12 枚,柱头盾形,子房 4 室。浆果亚球形;种子 4 枚。花期 11 月,果期翌年 2~3 月。

主产于印度、泰国。

【炮制】 生藤黄为剧毒之品,必须经炮制以降低毒性[1]。(1)清水制:取生藤黄置容器内,加 10 倍量水,加热溶解,煮沸后不断搅拌,煮 5 小时,浓缩,晒干。(2)豆腐制:取生藤黄 500g,豆腐 1500g 置容器内,使藤黄完全位于豆腐中间,隔水蒸 3~4 小时,取出,待藤黄冷后凝固,除去豆腐,晒干。

【药用经验】 回族 外用治痈疽肿毒、顽癣恶疮、牙疳蛀齿、烫火伤等(《民毒药研用》)。

【使用注意】 本品一般仅供外用,用生品调敷患处,因有剧毒,操作后必须洗手;如内服须严格控制用量,0.03~0.06g 入丸剂。孕妇、儿童、年老体弱者忌用。

【中毒与解毒】 过量服用可引起头昏、呕吐、腹痛、泄泻、里急后重等,甚或因脱水休克而致死。本品对局部组织有较强的刺激性,内服后可刺激胃壁神经和肠黏膜,使胃部分泌物增多,肠蠕动亢进,胆汁增加;剂量较大时,可引起胃肠炎,甚至肠出血等。救治措施:呕吐不严重者可以先催吐,后以茶水、温开水洗胃,再给予蛋清、牛奶。严重者静脉输液,输入 5% 葡萄糖盐水或 10% 葡萄糖液,并对症和支持治疗。多食海蜇可以解毒[1,2]。

【药材鉴定】 性状 药材呈圆柱形、圆筒形或不规则块状。管状者长约 15cm,直径约 4cm。红黄色或橙红色,外被黄绿色粉霜,有纵条纹。块状者大小不一。质脆,断面贝壳状或有空腔,橙黄色或黄褐色,有蜡状光泽。气微,味辛辣。

【化学成分】 含 2α-羟基-3β-乙酰氧基白桦脂酸(2α-hydroxy-3β-acetoxy-lup-20(29)-en-28-oicacid)、10α-羟基表藤黄酸(10α-hydroxyepigambogic acid)、藤黄酸(gambogic acid)、异藤黄酸(isogambogic acid)、gambogin、gambogoic acid B、去氧藤黄素(desoxymorellin)、isomorellin、gambogenic acid、isogambogenin、gambogellic acid、desoxygambogenin、桑藤黄酸(morellic acid)、异桑藤黄酸(isomorellic acid)、30-hydroxygambogic acid 等成分[3]。

【药理毒理】 1. 抗癌作用:本品对人宫颈癌 Hela 细胞及人肝癌 SMMC7721 细胞、S37、ARA4、W256、ECA 和肝癌腹水型动物瘤株、ARS 瘤细胞、S180、Lewis 肺癌、La 795 胰腺癌等具有较好的抑制作用[4]。2. 其他:本品有抗菌、抗炎、抗微生物、抗病毒、抑制原虫及抗疱疹病毒作用[1,5]。3. 毒性:小鼠灌胃(用 5% 阿拉伯胶配制)的 LD_{50} 为 125.0mg/kg,藤黄注射液小鼠腹腔注射的 LD_{50} 为 33mg/kg,藤黄酸小鼠腹腔注射的 LD_{50} 为 20mg/kg。藤黄注射液亚急性毒性试验中,大剂量可致心、肝、肾浊肿或细胞变性、肝点状坏死。藤黄生品在 12mg/kg 和 24mg/kg 对小鼠具有致突变性,随藤黄剂量的增加而加强。

参 考 文 献

[1] 高渌汶. 有毒中药临床精要. 北京:学苑出版社,2006:449-453
[2] 朱亚峰. 中药中成药解读手册. 北京:人民军医出版社,2009:336,337
[3] 贾明美,寿清耀,谭青,等. 藤黄化学成分的研究. 化学学报,2008,66(22):2513-2517
[4] 王鸣,冯煦,赵友谊,等. 中药藤黄的研究和应用. 中国野生植物资源,2003,22(1):1-4
[5] 侯文洁,萧伟. 藤黄酸的研究进展. 中草药,2011,42(3):617-620

(胡　婧)

332. *Garcinia multiflora*（木竹子）

【民族药名】　四兰神（傈僳族）。

【来源】　藤黄科植物木竹子（多花山竹子）*Garcinia multiflora* Champ. 的树皮（内皮）、果核。树皮有小毒。树皮全年可采，砍伐茎干，剥取内皮，切碎，晒干；果核于果实成熟后采摘剥取。

常绿乔木，高 5～17m。叶对生，革质，倒卵状矩圆形或矩圆状倒卵形，长 7～15cm，宽 2～5cm，顶端短渐尖或急尖，基部楔形，全缘，两面无毛，中脉在上面微凸起，侧脉在近叶缘处网结，不达叶缘；叶柄长 1～2cm。花数朵组成聚伞花序再排成总状或圆锥花序；花橙黄色，单性，少杂性，基数 4。浆果近球形，长 3～4cm，青黄色，顶端有宿存的柱头。花期 6～8 月，果期 11～12 月，同时偶有花果并存。

生于山地。分布于云南、广西、广东、福建、江西。

【药用经验】　傈僳族　树皮：用于肠炎、小儿消化不良、胃及十二指肠溃疡、牙痛（《怒江药》）。畲族　果核：用于咳嗽（《民族药志要》）。

【化学成分】　枝叶含有木栓酮（friedelin）、表皮栓醇（friedelin-3β-ol）、2-hydroxy-3,4-seco-friedelan-3-oic acid、1,6-二羟基-3,7-二甲氧基𠮿吨酮（1,6-dihydroxy-3,7-dimethoxyxanthone）、β-谷甾醇（β-sitosterol）[1]。

参 考 文 献

[1] 王兵,穆淑珍,黄烈军,等. 多花山竹子化学成分的研究. 中成药,2010,32(11):1939-1941

（何思文　丁　奇）

333. *Garcinia paucinervis*（金丝李）

【民族药名】　"碎棉"（瑶族）；"美卢敦"（壮族）。

【来源】　藤黄科植物金丝李 *Garcinia paucinervis* Chun et How. 的根、树皮、枝叶。枝叶、树皮有小毒。全年均可采收，除去杂质，鲜用或晒干用。

乔木，高 3～15（25）m；树皮灰黑色，具白斑块。幼枝压扁状四棱形，暗紫色，干后具纵槽纹。叶片嫩时紫红色，膜质，老时近革质，椭圆形、椭圆状长圆形或卵状椭圆形，长 8～14cm，宽 2.5～6.5cm，顶端急尖或短渐尖，钝头，基部宽楔形，稀浑圆，干时上面暗绿色，下面淡绿色或苍白色，中脉在下面凸起，侧脉 5～8 对，两面隆起；叶柄长 8～15mm，幼叶叶柄基部两侧具托叶各 1 枚，托叶长约 1mm。花杂性，同株。雄花的聚伞花序腋生和顶生，有花 4～10 朵，总梗极短；花梗粗壮，微四棱形，长 3～5mm，基部具小苞片 2；花萼裂片 4 枚，几等大，近圆形，长约 3mm；花瓣卵形，长约 5mm，顶端钝，边缘膜质，近透明；雄蕊多数（300～400），合生成 4 裂的环，花丝极短，花药长椭圆形，退化雌蕊微四棱形，柱头盾状而凸起。雌花通常单生叶腋，比雄花稍大，退化雄蕊的花丝合生成 4 束，束柄扁，片状，短于子房，每束具退化花药 6～8，柱头盾形，子房圆球形，高约 2.5mm。果熟时椭圆形或卵珠状椭圆形，长 3.2～3.5cm，直径 2.2～2.5cm，基部萼片宿存，顶端宿存柱头半球形，果柄长 5～8mm；种子 1。花期 6～7 月，果期 11～12 月。

多生于海拔 300～800m 的石灰岩山较干燥的疏林或密林中。分布于广西西部和西南部、云南东南部。

【药用经验】　瑶族　根:用于胃痛(《桂药编》)。壮族　树皮、枝、叶:外用治烧烫伤(《桂药编》)。

【化学成分】　全株含 cambogin、焦袂康酸(pyromeconic acid)、β-谷甾醇(β-sitosterol)、胡萝卜苷(daucosterol)、7-prenyljacareubin、parvifolixanthone A、form-oxanthone A、termicalcicolanone A、1,3,5,6-tetrahydroxy-4-prenylxanthone、isogarcinol[1]。叶含 paucinone A-D[1] 及 paucinervin A-E、藤黄酮 I (guttiferone I)、30-epi-cambogin、(+)-guttiferone K、cambogin、garcicowin C、formoxanthone A、parvifolixanthone A、1, 3, 7-trihydroxy-2-prenylxanthone、巴西红厚壳素(jacareubin)、nigrolineaxanthone E、松柏烯 A(cembrene A)、parvifoliol F、2-cyclohexene-γ,η,2,6,6-pentamethyl-1-nonanol、vitamin E quinone[2]。茎皮含 cambogin、焦袂康酸(pyromeconic acid)、β-谷甾醇 (β-sitosterol)、胡萝卜苷 (daucosterol)、7-prenyljacareubin、parvifolixanthone A、formoxanthone A、termicalcicolanone A、1,3,5,6-tetrahydroxy-4-prenylxanthone、isogarcinol[3]。

【药理毒理】　抗肿瘤作用:MTT 法活性筛选发现,7-prenyljacareubin 和 formoxanthone A 对 HL-60、SMMC-7721、A549、MCF-7 和 SW480 细胞株均有一定的抑制作用。7-prenyljacareubin 对结肠癌 SW480 细胞抑制活性明显强于阳性对照药顺铂[3]。paucinervin A、paucinervin B、paucinervin C、paucinervin D 四种化合物对 HeLa 细胞均有抑制作用,其中化合物 paucinervin B 的抑制作用最强, 其 IC_{50} 为 9.5μmol/L, 另外三者的 IC_{50} 分别为 29.5μmol/L、52.5μmol/L、95.6μmol/L[2]。

参 考 文 献

[1] Gao X M,Yu T,Lai F S,et al. Novel polyisoprenylated benzophenone derivatives from *Garcinia paucinervis*. Tetrahedron Lett,2010,51(18):2442-2446

[2] Gao X M,Yu T,Lai F S,et al. Identification and evaluation of apoptotic compounds from *Garcinia   paucinervis*. Bioorg Med Chem,2010,18(14):4957-4964

[3] 范青飞,纳智,胡华斌,等. 金丝李茎皮化学成分研究. 中草药,2012,43(3):436-439

(王雪芹　陈吉炎　马丰懿)

334. *Gaultheria leucocarpa* var. *crenulata*(滇白珠)

【民族药名】　透骨草、"兄午娄"、扣扣子、"该摆优"(白族);"斗整空"、"都透松"、"冬莲"、"闹使辣"(苗族);"儿格列撒儿"、地檀香、"透固哈"、"阿路狮"(纳西族)。

【来源】　杜鹃花科植物滇白珠 *Gaultheria leucocarpa* Bl. var. *crenulata* (Kurz) T. Z. Hsu ［ *Gaultheria yunnanensis* (Franch.)Rehd. var. *crenulata* (Kurz)T. Z. Hsu］的根、茎叶、全株。有小毒。全年均可采,挖取全株,除尽泥沙,洗净,根切片,全株切碎,晒干。

常绿灌木,高 1~3m,稀达 5m,树皮灰黑色;枝条细长,左右曲折,具纵纹,无毛。叶卵状长圆形,稀卵形、长卵形,革质,有香气,长 7~9(12)cm,宽 2.5~3.5(5)cm,先端尾状渐尖,尖尾长达 2cm,基部钝圆或心形,边缘具锯齿,表面绿色,有光泽,背面色较淡,两面无毛,背面密被褐色斑点,中脉在背面隆起,在表面凹陷,侧脉 4~5 对,弧形上举,连同网脉在两面明显;叶柄短、粗壮,长约 5mm,无毛。总状花序腋生,序轴长 5~7(11)cm,纤细,被柔毛,花 10~15 朵,疏生,序轴基部为鳞片状苞片所包;花梗长约 1cm,无毛;苞片卵形,长 3~4mm,凸尖,被白色缘毛;小苞片 2,对生或近对生,着生于花梗上部近萼处,披针状三角形,长约 1.5mm,微被缘毛;花萼裂片

5,卵状三角形,钝头,具缘毛;花冠白绿色,钟形,长约 6mm,口部 5 裂,裂片长宽各 2mm;雄蕊 10,着生于花冠基部,花丝短而粗,花药 2 室,每室顶端具 2 芒;子房球形,被毛,花柱无毛,短于花冠。浆果状蒴果球形,直径约 5mm,或达 1cm,黑色,5 裂;种子多数。花期 5~6 月,果期 7~11 月。

生于低海拔到海拔 3500m 左右的山上。分布于长江流域及其以南各省区。

【药用经验】 白族 全株或根:用于风湿肿痛、跌打损伤、闭经、湿疹(《滇省志》《民族药志一》)。茎叶:用于风寒湿痹、关节炎、湿疹、瘙痒症(《大理资志》)。苗族 根:用于急慢性前列腺炎、跌打肿痛、风湿性关节炎、胃痛、慢性支气管炎、疟疾。茎叶:用于尿闭、组织扭伤、瘀肿疼痛(《滇省志》《民族药志一》)。根:用于风湿、跌打疼痛、水臌病、无名肿毒(《苗医药》)。全株治尿闭、急性肠炎、痧病(《桂药编》)。全株或根:用于风湿跌打、骨折、脉管炎、闭经、劳伤、感冒、水肿、疮疡(《湘蓝考》)。纳西族 全株或根:效用同白族(《滇省志》)。

【使用注意】 忌酸冷、鱼腥、荞面[1]。孕妇禁服。

【药材鉴定】 显微特征 根横切面:木栓层有 3 列至数列黄棕色木栓细胞,壁微木化,有时可见落皮层。皮层细胞约 10 列,椭圆形,切向延长,含淀粉粒。韧皮部狭窄,细胞皱缩。形成层不明显。木质部发达,由导管和木纤维,壁木化;木射线宽 1~7 列细胞,壁孔明显,内含大量淀粉粒。

【化学成分】 叶含挥发油 0.5%~0.7%,其中主要成分为水杨酸甲酯(methylsalicylate)。根含东莨菪素(scopoletin)、棕榈酸、胡萝卜苷、5′-甲氧基异落叶松树脂醇、木脂素苷、β-乙酰谷甾醇、3β-乙酰基-12,25-二烯-达玛烷等[1]。地上部分含有槲皮素-3-*O*-β-D-葡萄糖醛酸苷、山奈酚-3-*O*-β-D-葡萄糖醛酸苷、龙胆酸甲酯、水杨酸甲酯、白珠树苷(gaultherin)、滇白珠素 A(galtherin A)、滇白珠素(gaultherin B)、2-甲基-5-(1,5-二甲基-4-己烯基)-1,3-环己二烯、反式-2-癸烯醛、6-甲基-5-庚烯-2-酮、4-亚甲基-1-(顺)-甲乙基-双环(3,1,10)-正己烷、壬醛、邻羟基苯甲酸甲酯、(顺)-6,10-二甲基-5,9-二烯-2-酮、邻羟基苯甲酸乙酯、邻羟基苯甲酸苯酯等多个化合物[2,3]。

【药理毒理】 1. 抗炎、镇痛作用:本品非挥发油部分的水提醇沉浸膏有显著镇痛作用。本品浸膏、乙酸乙酯和正丁醇部分有显著的抗炎作用[3]。2. 抗菌作用:本品挥发油对金黄色葡萄球菌、绿脓杆菌、大肠杆菌、变形杆菌有抑制作用。3. 抗氧化作用:地上部分具有较好的体外抗氧化活性[4]。4. 毒性:急性及亚急性毒性试验表明,本品水提醇沉浸膏毒性甚小。

参 考 文 献

[1]《中华本草》编委会. 中华本草(苗药卷). 贵阳:贵州科学技术出版社,2005:466,467
[2] 折改梅,李东宸,张宇,等. 滇白珠地上部分的化学成分研究. 北京中医药大学学报,2010,33(1):62,63,72
[3] 马小军,赵玲,杜程芳,等. 滇白珠及其同属药用植物研究进展. 中草药,2001,32(10):945-949
[4] 李东宸,郭志琴,吕海宁,等. 民族药滇白珠的体外抗氧化活性研究. 中医药学报,2010,38(6):62-66

（胡　婧）

335. *Gelsemium elegans*（钩吻）

【民族药名】 断肠草(阿昌族);"娥篓亮"(布朗族);文大海、夕大海,"农咯能"(傣族);"许当达"(德昂族);"协"(哈尼族);奢树、仙奢(基诺族);大茶药(景颇族);"纳窝"、"纳窝补"

（拉祜族）；"弄采墓"（毛南族）；"脚罪"、"芒施"、"爪朵留"（苗族）；"苗解不"（仫佬族）；梭葛、钩吻（畲族）；狗闹花（佤族）；消渴兰、胡蔓藤（维吾尔族）；"黄秒"（瑶族）；"日几齿"（彝族）；断肠苗、金耳环、"楝菲"（壮族）。

【来源】　马钱科植物钩吻 *Gelsemium elegans* (Gardn. et Champ.) Benth. 根、根皮、茎、叶、全株。全株有大毒，根和嫩叶毒性最大。根、根皮、茎全年可采，洗净或除去杂质，晒干；叶和全株在夏季、秋季采集，晒干。

缠绕藤本，枝光滑。叶对生，卵形至卵状披针形，长 7~12cm，宽 2~6cm，顶端渐尖，基部渐狭或近圆形，全缘。聚伞花序顶生或腋生；花小，淡黄色；苞片小而狭；萼片 5，分离，长约 3mm；花冠漏斗状，长 1~1.5cm，内面有淡红色斑点，裂片 5，卵形，比花冠筒短；雄蕊 5，着生于花冠筒基部，与花冠裂片互生；花柱丝状，柱头 4 浅裂，子房 2 室，有胚珠多枚。蒴果卵形，分裂为 2 个 2 裂的果瓣，有宿萼；种子有膜质的翅。花期 5~11 月，果期 7 月至翌年 3 月。

生于丘陵、疏林或灌丛。分布于浙江、福建、湖南、广东、广西、贵州、云南。

【药用经验】　阿昌族　外用于皮肤湿疹、体癣、脚癣、跌打损伤、骨折（《德宏药录》）。布朗族　根：用于疮肿（《滇药录》）。磨水搽用于疮疖（《滇省志》）。傣族　全株：用于跌打损伤、接骨、骨折瘀肿（《傣药录》）。用于跌打损伤、骨折瘀肿、风湿性关节炎。粗粉浸猪油用于牛皮癣、顽癣。煎洗或根泡酒外搽用于风湿痛（《滇药录》）。根：泡酒搽用于风湿骨痛（《滇省志》）。根：用于风湿骨痛；茎：用于牛皮癣、顽癣（《民族药志二》）。德昂族　效用同阿昌族（《德宏药录》）。哈尼族　根、叶、全草：用于皮肤湿疹、体癣、跌打损伤、麻风（《哈尼药》）。基诺族　叶：捣敷用于关节炎（《滇药录》、《滇省志》、《民族药志二》）。根：用于脓疱疮、恶性肿瘤。全草：外用于皮癣、骨折（《基诺药》）。景颇族　效用同阿昌族（《德宏药录》）。拉祜族　全株：外敷用于骨折瘀肿、风湿性关节炎、皮肤瘙痒（《拉祜医药》）。根：用于风湿性关节炎（《滇药录》）。泡酒搽用于风湿骨痛（《滇省志》）。傈僳族　全株：用于疮、疖、癣。叶用于疗疮肿毒（《滇药录》）。毛南族　茎叶：捣烂调酒糟敷患处用于无名肿毒（《桂药编》）。用于无名肿毒（《民族药志二》）。苗族　全株：外用于皮肤斑疹、疮疥、癣（《桂药编》）。全株：用于疮、疖、癣。叶：用于疗疮肿毒（《滇药录》）；外用磨水搽用于疮疖、癣（《滇省志》）。仫佬族　全株：外用于湿疹（《桂药编》）。畲族　根、茎、叶：用于膨胀（胃癌）、麻风，外用于骨结核（《畲医药》）。佤族　根或全株：外用于皮肤湿疹、体癣、脚癣、跌打损伤、骨折、疗疮（《中佤药》）。全株：用于风湿痛（《滇药录》）。维吾尔族　根、叶和全草：用于各种肌肉和关节疼痛、热症翳障、遗精阳痿、尿频涩、腹泻诸症（《维药志》）。瑶族　根皮：浸入尿隔纸灸患处用于风湿骨病（《桂药编》）。根：用于风湿骨痛（《民族药志二》）。彝族　根：用于风湿骨痛（《民族药志二》）。壮族　根皮：捣烂加醋调匀，蒸热敷患处用于陈旧性骨折，捣敷用于顽固性烂疮、疮疥；配黄泥土共捣敷用于家狗咬伤。叶：捣烂调醋敷患处用于淋巴结核，水煎洗或捣敷患处用于恶疮、无名肿毒、皮肤病、骨折、跌打肿痛、风湿骨痛。全株：外用用于湿疹、皮肤斑疹、疮疥、癣（《桂药编》）。全株：用于湿疹、疮疥、癣。根或根皮用于陈旧性骨折、麻风、皮肤感染、痈疮、跌打瘀肿。叶：用于淋巴结核、痈疮、无名肿毒、骨折、跌打瘀肿、风湿骨痛（《民族药志二》）。

【使用注意】　本品有剧毒，只作外用，切忌内服。

【中毒与解毒】　钩吻有剧毒，根和嫩叶毒性最大，误服后极易死亡。据记载，误食钩吻后肠子会变黑粘连、腹痛不止而死。民间解毒方法是洗胃，服碳灰，再用碱水和催吐剂，洗胃后用绿豆、金银花和甘草急煎后服用可解毒。又有记载钩吻的毒性作用是先对呼吸中枢直接抑制，再对血管运动中枢直接抑制。大剂量、持续应用呼吸兴奋剂、人工呼吸等措施，能使患者自主呼吸停止达 5 小时后得以恢复。钩吻碱对迷走神经中枢的抑制作用可适量应用阿托品对抗；对抑制运动神经元而引起的肌麻痹，可用新斯的明予解除；血液灌流及血液透析可清除水溶性药物，特别是游离或解离的小分子毒物[1]。

【药材鉴定】 性状 茎呈长圆柱形或圆柱形，直径 0.5~5cm，常切成长为 2~13cm 的段，外皮灰黄色至黄褐色，具深纵沟及横裂隙；节处稍膨大。质坚，不易折断，断面不整齐，皮部黄棕色，木部淡黄色，具放射状纹理，密布细孔，髓部褐色，或中空。气微，味微苦，有剧毒[2]。

显微特征 （1）茎横切面：最外层为数列木栓层，皮层较窄，有纤维束散在。维管束双韧型，外侧韧皮部较内侧韧皮部宽，外侧韧皮部纤维或石细胞单个散在或成群。木质部较宽，导管径向排列，射线宽 3~6 列细胞。内侧韧皮部有的细胞呈压缩状，并有纤维状石细胞散在；有的细胞含草酸钙簇晶或方晶。髓部薄壁细胞类圆形，含草酸钙方晶及簇晶[2]。（2）茎粉末：黄棕色。石细胞淡黄色，单个散在，短径的石细胞长方形、椭圆形或不规则分枝状；纤维状石细胞长梭形，一端或两端钝尖或具短分叉，长为 225~725μm，宽为 45~112.5μm，孔沟明显，有的层纹隐约可见。木纤维多成束，少数单个散在，稍弯曲，直径 15~40μm，具"人"字形壁孔。韧皮纤维单个散在或成束，多断碎，直径 18~48μm，壁厚，胞腔狭小。导管多为网纹及螺纹型，常破碎，直径 15~63μm。淀粉粒单粒呈椭圆形、圆形、半圆形或类方形，直径 5~13μm，脐点点状或裂缝状；复粒由 2~4 个分粒组成。草酸钙簇晶直径 10~38μm；方晶长 13~30μm，宽 8~23μm[2,3]。

薄层色谱 取本品根粉末 2g，加 1% 盐酸乙醇溶液 20ml，超声处理 30 分钟，滤过，滤液蒸干，残渣加 1% 盐酸乙醇溶液 10ml 使溶解，加 3% 碳酸钠溶液调节 pH 为 9~10，用乙醚振摇提取 2 次，每次 10ml，分取乙醚层，挥干，残渣加无水乙醇 1ml 使溶解，作为供试品溶液。另取钩吻根对照药材 2g，同法制成对照药材溶液。吸取上述 2 种溶液各 3μl，分别点于同一以 2% 氢氧化钠溶液制备的硅胶 G 薄层板上，以三氯甲烷-甲醇（9:1）为展开剂，展开，取出，晾干，喷以稀碘化铋钾试液。供试品色谱中，在与对照药材色谱相应的位置上，显相同颜色的斑点。

【化学成分】 主要成分为生物碱类，有钩吻素子（koumine）、钩吻素甲（geliemine）、钩吻素寅（kouminicine）、钩吻素丙（sempervirine）、钩吻素丁（koumicine）、钩吻素戊（koumidine）、钩吻素卯（kouminidine）、钩吻素辰（kounidine）、胡蔓藤碱甲（humantenmine）、胡蔓藤碱乙（humantenine）、胡蔓藤碱丙（humantendine）、胡蔓碱藤丁（humantenirine）、14,15-二羟基钩吻素己[4]、钩吻碱（gelsemine）、常绿钩吻碱、阿枯米定碱（akuammidine）、16-表伏康树卡平碱（16-epivocarpine）、19-羟基二氢-1-甲氧基钩吻碱（19-hydroxy-dihydrogelsevirine）、二氢钩吻碱子（dihydrokoumine）、19-（R）-钩吻醇碱[19-（R）-kouminol]、19-（S）-钩吻醇碱[19-（S）-kouminol]、*N*-去甲氧基兰金断肠草碱（*N*-desmethoxyrankinidine）、11-羟基兰金断肠草碱（11-hydroxyrankinidine）、11-羟基胡蔓藤碱乙（11-hydroxyhumantenine）、11-甲氧基胡蔓藤碱乙（11-methoxyhumantenine）、*N*-甲氧基九节木叶山马茶碱（*N*-methoxyanhydrovobasindiol）、钩吻麦定碱（gelsamydine）、钩吻精碱（gelselegine）、11-甲氧基-19-（R）-羟基钩吻精碱[11-methoxy-19-（R）-hydroxy-gelselegine）、19-（R）-羟基二氢钩吻碱子[19-（R）-hydroxydihydrokoumine]、19-（S）-羟基二氢钩吻碱子[19-（S）-hydroxydihydrokoumine]、20-羟基二氢兰金断肠草碱（20-hydroxy-dihydrorankinidine）、*N*-去甲氧基胡蔓藤碱乙（*N*-desmethoxyhumantenine）、15-羟基胡蔓藤碱乙（15-hydroxyhumantenine）、钩吻模合宁碱（gelsemoxonine）、钩吻内酚胺（gelsemamide）、11-甲氧基钩吻内酰胺（11-methoxygelsemamide）、19-（R）-羟基二氧-1-甲氧基钩吻碱[19-（R）-hydroxydihydrogelsevirine]、19-（S）-羟基二氧-1-甲氧基钩吻碱[19-（S）-hydroxydihydrogelsevirine]、19-（R）-乙酸基二氢-1-甲氧基钩吻碱[19-（R）-acetyldihy-drogelsevirine]、19-(R)-羟基二氢钩吻碱[19-(R)-hydroxydihydrogelsemine]、1-甲氧基钩吻碱(gelse-virine)[5,6]。

【药理毒理】 1. 抗肿瘤作用:钩吻总碱注射液对肿瘤细胞具有一定的抑制作用,并能提高肿瘤细胞对^{60}Coγ射线的敏感性,提示钩吻可作为放射增敏剂与放射疗性治疗合用于肿瘤的治疗;钩吻总碱对 HepG2 细胞生长具有明显的抑制作用,钩吻能明显抑制 Hela 细胞增殖并可诱导其凋亡,存在着明显的剂量和时间—效应关系,钩吻主要阻止细胞由 G1 期向 S 期转化,并在此阶段诱发凋亡。钩吻素子对人大肠癌细胞具有明显的杀伤作用,并可以阻止细胞由 G1 期向 S 期转化,诱导其凋亡。2. 镇痛镇静作用:钩吻总碱不仅可提高动物痛阈,而且能增强戊巴比妥钠与水合氯醛的催眠作用,其镇痛作用不产生耐受性,也无明显解热作用。3. 对免疫功能的影响:钩吻乙醇粗提物可显著提高环磷酰胺免疫抑制小鼠的腹腔巨噬细胞吞噬功能,对环磷酰胺免疫抑制小鼠产生抗山羊红细胞抗体的功能具有显著促进作用,对环磷酰胺免疫抑制小鼠体内淋巴细胞转化率也可显著提高,提示钩吻乙醇粗提物可能具有对抗环磷酰胺对小鼠免疫抑制作用;钩吻总碱除可显著促进正常小鼠巨噬细胞吞噬功能外,对正常小鼠其他免疫功能无明显影响。钩吻粗提物对小鼠脾细胞增殖反应有着不同程度的抑制作用。钩吻素子能显著抑制小鼠CD4-T 淋巴细胞增殖反应。4. 促进造血功能作用:钩吻总碱对受到放射性损伤的大鼠具有造血保护作用。钩吻提取物对环磷酰胺化疗小鼠的造血功能有显著的保护作用。研究表明,钩吻对急性辐射损伤有保护作用,对机体造血干/祖细胞有刺激增殖作用。5. 心血管作用:钩吻总碱能对抗氯仿诱发的小鼠室颤和氯化钡引起的家兔室性心律失常。钩吻总碱对狗血压具有显著降压效应,其特点是降压效应快。6. 扩瞳作用:钩吻在大剂量时可引起散瞳,具有散瞳快、作用强和恢复快的特点。7. 对皮肤病的作用:北美钩吻的水提取物口服液及注射剂治疗神经性皮炎和银屑病,尤其是注射剂对神经性皮炎疗效显著。钩吻总碱对角叉菜胶性和蛋清性大鼠足爪肿胀及棉球肉芽均有明显抑制作用,能使大鼠炎性组织释放的 PGE 量明显降低[1,7]。

参 考 文 献

[1] 张兰兰,林敬明,吴忠. 钩吻化学成分与药理研究进展. 中药材,2003,26(6):451-453
[2] 徐芳,陈燕,谭为,等. 毒参与其误用品钩吻的鉴别研究. 时珍国医国药,2011,22(2):443,444
[3] 刘浩,许盈,石冬梅,等. 榕产钩吻的生药学研究. 海峡药学,2008,20(4):62-65
[4] 李玉美. 中药钩吻的研究现状. 安徽农业科学,2008,36(20):8638,8639
[5] 张桢,刘光明,何红平. 钩吻吲哚生物碱化合物研究进展. 2008,7(6):10-12
[6] 《中华本草》编委会. 中华本草(第6册). 上海:上海科学技术出版社,1999:213-216
[7] 刘浩,俞昌喜. 钩吻的研究进展. 福建医科大学学报,2008,42(5):469-472

(何思文)

336. *Ginkgo biloba*(银杏)

【民族药名】 银杏叶(叶通称);白果(种子通称);"别布拉"(德昂族);"蒂榜"、"豆巴"、"美银汉"(侗族);"四不鲁"(傈僳族);"孟根-桂勒斯"、"哈木嘎尔"(蒙古族);"都麻"、"真巴沟豆"、"姜巴沟豆"(苗族);"阿十介布利"(土家族)。

【来源】 银杏科植物银杏 *Ginkgo biloba* Linn. 的成熟种子(白果)、叶。种子有毒;有人认为叶有小毒。种子秋季成熟时采收,除去肉质外种皮,洗净,稍蒸或略煮后,烘干;叶于秋季叶尚绿时采收,及时干燥。

落叶乔木;枝有长枝与短枝。叶在长枝上螺旋状散生,在短枝上簇生状,叶片扇形,有长柄,有多数 2 叉状并列的细脉;上缘宽 5~8cm,浅波状,有时中央浅裂或深裂。雌雄异株,稀同株;球花生于短枝叶腋或苞腋;雄球花成柔黄花序状,雄蕊多数,各有 2 花药;雌球花有长梗,梗端 2 叉(稀不分叉或 3~5 叉),叉端生 1 珠座,每珠座生 1 胚珠,仅 1 个发育成种子。种子核果状,椭圆形至近球形,长 2.5~3.5cm;外种皮肉质,有白粉,熟时淡黄色或橙黄色;中种皮骨质,白色,具 2~3 棱;内种皮膜质;胚乳丰富。花期 3 月下旬至 4 月中旬,种子 9~10 月成熟。

我国特产,现普遍栽培。

【炮制】 通过炒制降低毒性。炒白果仁:取净白果仁,置炒制容器内,用文火炒至有香气时,取出,晾凉。用时捣碎。

【药用经验】 阿昌族 种子:用于支气管哮喘(《德宏药录》)。白族 种子:用于支气管炎哮喘、慢性支气管炎、肺结核、尿频、遗精、白带。叶:活血止痛(《大理资志》)。德昂族 种子:用于支气管哮喘。叶:用于冠状动脉硬化性心脏病、心绞痛、血清胆固醇过高症(《德宏药录》)。侗族 种子:用于"宁癫"(精神病)、"宾宁巳崩榜"(妇女白带过多)《侗医学》。景颇族 效用同德昂族(《德宏药录》)。傈僳族 种子:用于哮喘、痰嗽、白带、白浊、遗精、淋病、小便频数。叶:用于胸闷心痛、心悸怔忡、痰喘咳嗽、泻痢(《怒江药》)。蒙古族 种子:用于肺虚喘咳、遗尿、白带(《蒙药》)。苗族 叶及种仁:用于月经白带过多(《苗药集》)。尚用于用于体虚咳嗽(《苗医药》)。土家族 种子:用于虚咳气喘、小儿疳积、虫牙(《土家药》)。瑶族 叶:用于肺虚咳喘、冠心病、心绞痛(《湘蓝考》)。壮族 叶:用于胸痛、心悸、中风、咳嗽、哮喘、高血压、高血脂症、糖尿病(《桂壮药标准一》)。种子(炒黄):用于慢性气管炎(《桂药编》)。

【使用注意】 种子生食有毒;干品误服过量也易引起中毒。有实邪者忌用。

【中毒与解毒】 误服过量种子(白果)引起中毒时,早期症状有发热、恶心呕吐、腹痛腹泻、食欲缺乏,继之烦躁不安、精神迟钝,对外界刺激反应强烈,甚至发出怪叫、惊厥、抽搐、肢体强直、皮肤青紫、昏迷、瞳孔散大、口吐白沫、脉弱而乱、呼吸困难或引起肺水肿,最后由于心力衰竭和呼吸衰竭可能危及生命。解救方法:可洗胃,导泻,服鸡蛋清、活性炭,并对症处理。如皮肤青紫可给氧气或人工呼吸;出现抽搐可给镇静剂;遇有昏迷可吸入氨水,注射兴奋剂[1,2]。

【药材鉴定】 性状 (1)种子:略呈椭圆形,一端稍尖,另端钝,长 1.5~2.5cm,宽 1~2cm,厚约 1cm。表面黄白色或淡棕黄色,平滑,具 2~3 条棱线。中种皮(壳)骨质,坚硬。内种皮膜质,种仁宽卵球形或椭圆形,一端淡棕色,另一端金黄色,横断面外层黄色,胶质样,内层淡黄色或淡绿色,粉性,中间有空隙。气微,味甘、微苦。(2)叶:多皱折或破碎,完整者呈扇形,长 3~12cm,宽 5~15cm。黄绿色或浅棕黄色,上缘呈不规则波状弯曲,有的中间凹入,深者可达叶长的 4/5。具二叉状平行叶脉,细而密,光滑无毛,易纵向撕裂。叶基楔形,叶柄长 2~8cm。体轻。气微,味微苦。

显微特征 种子粉末:浅黄棕色。石细胞单个散在或数个成群,类圆形、长圆形、类长方形或不规则形,有的具突起,长 60~322μm,直径 27~125μm,壁厚,孔沟较细密。内种皮薄壁细胞浅黄棕色至红棕色,类方形、长方形或类多角形。胚乳薄壁细胞多类长方形,内充满糊化淀粉粒。具缘纹孔管胞多破碎,直径 33~72μm。

薄层色谱 (1)取种子粉末 10g,加甲醇 40ml,加热回流 1 小时,滤过,滤液蒸干,残渣加水 15ml 使溶解,通过少量棉花滤过,滤液通过聚酰胺柱(80~100 目,3 g,内径为 10~15mm),用水 70ml 洗脱,收集洗脱液,用乙酸乙酯振摇提取 2 次,每次 40ml,合并乙酸乙酯液,蒸干,残渣加甲醇 1ml 使溶解,作为供试品溶液。另取银杏内酯 A 对照品、银杏内酯 C 对照品,加甲醇制成每

1ml 各含 0.5mg 的混合溶液,作为对照品溶液。吸取上述 2 种溶液各 10μl,分别点于同一以含 4%醋酸钠的羧甲基纤维素钠溶液为黏合剂制备的硅胶 G 薄层板上,以甲苯-乙酸乙酯-丙酮-甲醇(10:5:5:0.6)为展开剂,展开,取出,晾干,喷以醋酐,加热后置紫外光灯(365nm)下检视。供试品色谱中,在与对照品色谱相应的位置上,显相同颜色的荧光斑点。(2)取叶粉末 1 g,加 40%乙醇 10ml,加热回流 10 分钟,放冷,滤过,取滤液作为供试品溶液。另取银杏叶对照药材 1g,同法制成对照药材溶液。吸取上述 2 种溶液各 6μl,分别点于同一含 4%醋酸钠的羧甲基纤维素钠溶液为黏合剂制备的硅胶 G 薄层板上,以乙酸乙酯-丁酮-甲酸-水(5:3:1:1)为展开剂,展开,取出,晾干,喷以 3%三氯化铝乙醇溶液,热风吹干,置紫外光灯(365 nm)下检视。供试品色谱中,在与对照药材色谱相应的位置上,显相同颜色的荧光主斑点。

【化学成分】 种仁主要含淀粉、蛋白质、酚类、有机酸(白果酸、氢化白果酸)、黄酮类、萜类、生物碱、内酯(银杏内酯)、多糖类、氨基酸等。外种皮主要含黄酮类,如银杏黄素(ginkgetin)、异银杏黄素(isoginkgetin)、金松双黄酮(sciadopitysin)、1-5′-甲氧基白果素(1-5′-methoxybilobetin)及白果素(bilobetin)等;含内酯类,如银杏内酯 A、B、C 等;也含酸性成分,如白果酸(ginkgolic acid)、氢化白果酸、氢化白果亚酸(hydroginkgolinic acid)、白果酚(ginkgol)、白果二酚(bilobol)、白果醇(ginnol)等;尚含银杏酚酸、多糖类成分等[1]。白果酸、白果二酚为有毒成分[3]。

叶主要含黄酮类,如芸香苷、山柰酚-3-鼠李糖葡萄糖苷、山柰酚、槲皮素、异鼠李素(isorhamnetin)、3′-O-甲基杨梅黄素-3-鼠李糖葡萄糖苷、银杏双黄酮(ginkgetin)、异银杏双黄酮(isoginkgetin)、7-去甲基银杏双黄酮(bilobetin)、5′-甲氧基-7-去甲基银杏双黄酮(5′-methoxybilobetin)等;也含银杏萜内酯类,如银杏内酯 A~C、银杏内酯 M、银杏内酯 J、白果内酯、银杏新内酯(bilobalide)等;尚含有机酸类、酚类、聚戊烯醇类、甾体化合物等成分[4~7]。

【药理毒理】 1. 改善心脑血管循环[5~8]:银杏叶提取物(GBE)具有扩张血管、增加脑的血流量、促进脑部血液循环的作用,对脑缺血、缺氧损伤有保护作用。2. 清除自由基和抗过氧化作用[4~8]:银杏叶提取物具有超氧化物歧化酶的作用,能降低过氧化脂质,能有效消除人体衰老过程中的不饱和脂类、蛋白质类等氧化而成的自由基,防止脑细胞和脑功能受到损害。3. 抗病毒、抑菌抗炎作用[4~7]:银杏叶提取物有明显的抗炎杀菌作用,对金黄色葡萄球、痢疾杆菌、绿脓杆菌、EB 病毒等均有抑制作用。4. 对中枢神经系统的保护作用[5,6,8]:银杏叶提取物有保护缺血性脑损伤、改善神经元的功能。银杏内酯在大脑局部缺血的大鼠病灶模型中具有明显作用,可减少谷氨酸盐引起的大鼠海马神经元的损伤,减轻大鼠紧张和焦虑;GBE 及其内酯 B 能够阻止谷氨酸诱发的钙离子的升高,使下丘脑弓状核神经元表面积减少,对神经元起到保护作用。5. 其他作用:银杏还具有抗血小板聚集[5~8]、改善认知功能[5,8]、抗肿瘤[4,6]、防治病虫害[4,6]、抗过敏[4,6,7]、增强机体免疫功能[4,7]、降压[7,8]等作用。6. 毒性:给狗每天静注 GBE(黄酮含量 2~8mg/kg),连续 1 周后出现恶心、呕吐、腹泻、食欲减退等症状;组织切片镜检可见小肠黏膜分泌亢进,引起注射部位血管硬化、炎症及血栓;血常规和肝功能则无异常。银杏叶黄酮对兔、豚鼠、大鼠、小鼠等动物的亚急性实验表明,其对心、肝、脾、肾、动脉等器官组织的影响均未见明显形态学改变[8]。白果中的银杏酸和银杏毒有溶血作用,银杏毒对蛙的中枢神经系统有麻痹作用。兔静脉注射银杏毒 0.2g/kg,先有短暂的血压升高,而后下降,呼吸困难,动物惊厥而死亡。白果仁所含的毒性成分给小鼠皮下注射 6mg/kg,亦可引起惊厥而死亡。成人食白果 20~30 粒,3~5 岁儿童食 1~5 粒即可中毒。有报道,小儿一次吃 5~10 粒而中毒死亡[3]。

参 考 文 献

[1] 谢宗万. 全国中草药汇编(上册). 第2版. 北京:人民卫生出版社,2000:826-828
[2] 朱亚峰. 中药中成药解读手册. 第3版. 北京:人民军医出版社,2009:342-345
[3] 周立国. 中药毒性机制及解毒措施. 北京:人民卫生出版社,2006:177-179
[4] 仰榴青,吴向阳,吴静波,等. 银杏外种皮的化学成分和药理活性研究进展. 中国中药杂志,2004,29(2):111-115
[5] 霍锋,张渝皎,马培贵,等. 银杏的化学成分及生物活性研究进展. 四川林业科技,2008,29(5):17-20
[6] 陈西娟,王成章,叶建中. 银杏叶化学成分及其应用研究进展. 生物质化学工程,2008,42(4):57-62
[7] 安建平,王廷璞,赵菲侠,等. 银杏化学成分及药理作用的研究和应用进展. 天水师范学院学报,2003,23(5):34-37
[8] 兰炜. 银杏叶的药理作用研究. 海峡药学,2010,22(9):82,83

（胡　婧）

337. *Girardinia diversifolia*（大蝎子草）

【民族药名】　大蝎子草、大荨麻、大荃麻(白族);"省亚"(侗族);"帕彩帕懋"(基诺族);"茂拍啃畜"(纳西族);"散哇匝"(藏族);"阿季岩"(彝族)。

【来源】　荨麻科植物大蝎子草 *Girardinia diversifolia*（Link）Friis〔*Girardinia palmata*（Forsk.）Gand.〕的根、全草。有小毒。多于春季、夏季采集,鲜用或晒干用。

草本。茎高达2.5m,生短毛或锐刺状螫毛。叶互生;叶片轮廓五角形,长宽均为10~25cm,基部浅心形或近截形,掌状3深裂,一回裂片具少数三角形裂片,边缘生粗牙齿,上面疏生糙毛,下面生短伏毛,基生脉3条;叶柄长4~15cm;托叶合生,宽卵形。通常雌雄异株。雄花序长达12cm,具少数分枝;雄花密集,直径约2mm,花被片4,雄蕊4;雌花序长达18cm,具少数分枝;雌花密集,长约1mm,花被片2,不等大,柱头丝形。瘦果宽卵形,扁,长约2mm,光滑。花期9~10月,果期10~11月。

生于山地林边或林下。分布于云南、贵州、湖北西部和四川西南部。

【药用经验】　白族　全草:用于咳嗽痰多、水肿;外用于疮毒(《大理资志》)。侗族　全草:用于"宾炬疼"(风团块)、"挡朗"(骨折)(《侗医学》)及荨麻疹。基诺族　全草:效用同白族(《基诺药》)。纳西族　根:用于风湿疼痛、跌打损伤、骨折、皮肤瘙痒、外伤出血(《滇药录》)。藏族　鲜根:捣烂外敷用于骨折(《藏本草》)。彝族　根:用于风热咳嗽、胸闷痰多、疮毒溃烂、风疹瘙痒。全草:配伍用于手脚抽搐(《哀牢》)。全草或根:用于小儿惊风、中风不语、咳嗽痰多、咯血水肿、疮毒、皮肤瘙痒等(《楚彝本草》)。

【使用注意】　鲜品15~30g,限用于疼痛处。用后如烧灼红肿不退,可用肥皂水、苏打水或氨水洗涤。

【中毒与解毒】　外用中毒症状为引起皮肤烧痛、红肿;内服刺激肠道。解毒方法:(1)脱离接触。(2)给予抗组胺药物及钙剂、维生素C等治疗。(3)皮损处可擦肥皂水、苏打水或氨水等。(4)其他对症处理[1]。

【药材鉴定】　性状　全草长0.5~2m,被短毛和锐刺状螫毛。茎有棱。叶皱缩,展平后轮廓五角形,长、宽为8~1.5cm,基部浅心形或近楔形,掌状3深裂,边缘有粗锯齿,两面均有毛;叶柄长4~15cm;托叶宽卵形,合生。气微,味苦。

【药理毒理】　1. 抗炎镇痛作用:大蝎子草醇提取物的水层部位有较好的抗炎镇痛作用,乙酸乙酯和氯仿部位有镇痛作用[2];大蝎子草醇提取物的乙酸乙酯部位具有显著抗炎和镇痛活性,能明显抑制二甲苯所致的小鼠急性耳郭肿胀、小鼠棉球肉芽肿,及减少醋酸所致的扭体次数和提高小鼠热板法痛阈值[3]）。2.毒理作用：植物体及刺毛含5-羟色胺与胺，植物体上的螫毛含高浓度酸类，刺毛中还含乙酰胆碱。能刺激皮肤引起烧痛、红肿。内服刺激肠道。小鼠腹腔注射浙江蝎子草根提取液的LD_{50}为$(94.3±1.3)$g/kg[4]。

参 考 文 献

[1]　朱亚峰. 中药中成药解毒手册. 第3版. 北京：人民军医出版社，2009：323
[2]　陶玲，支娜，柏帅，等. 大蝎子草抗炎镇痛活性部位研究. 时珍国医国药，2009，20(6)：1404，1405
[3]　郑庆霞，李洪庆. 大蝎子草提取物抗风湿活性的初步研究. 山地农业生物学报，2009，28(5)：429-431
[4]　《中华本草》编委会. 中华本草（第2册）. 上海：上海科学技术出版社，1999：557

（王兵娥　焦　玉）

338. *Gladiolus gandavensis*（唐菖蒲）

【民族药名】　"格良"、"隔梁"（苗族）；铜锤、黄大蒜、千锤打（土家族）。

【来源】　鸢尾科植物唐菖蒲 *Gladiolus gandavensis* Van Houtte 的球茎。有毒。秋季采挖，洗净，晒干备用或鲜用。

多年生草本。鳞茎扁圆形，肥大，有膜质鳞茎皮。基生叶剑形，2列，长达60cm，宽2~4cm，灰绿色。花葶直立，通常单生，高50~80cm，多少有叶；穗状花序顶生，长达30cm，苞片卵状披针形，草质，长达5cm；花红黄色、白色或淡红色，单生于每一苞内，长5~6cm；花被筒漏斗状，多向外稍弯曲，上部6裂，裂片倒卵圆形，内轮3片较大，顶端钝或短尖，有各种线条斑，其中一片平伸或稍为帽状；雄蕊3，着生于花被筒喉部之下；子房3室，有胚珠多枚；花柱细长，顶端有3分枝。蒴果矩圆形至倒卵形，室裂，短于佛焰苞。花期6~7月，果期7~9月。

我国各地庭园有栽培。

【药用经验】　苗族　研粉内服用于跌打损伤（《滇药录》）。用于跌打损伤。外用于腮腺炎、淋巴腺炎（《滇省志》）。土家族　用于跌打损伤、劳伤腰痛、痈肿疔毒、小儿口腔溃疡、小儿消化不良（《土家药志下》）。

【使用注意】　孕妇禁服。

【药材鉴定】　性状　呈扁圆球形，直径1.5~3.5cm，厚1~1.5cm。表面黄棕色、棕褐色或暗棕色；基部具须根痕，偶见残根；上面中央为1尖凸状顶芽，腋芽数个，较小，分列顶芽两侧而位于同一径向面上；全体尚见数个同心环状线纹，有时可见残存的膜质鳞叶基部。体重，质脆易碎，断面淡棕色或污白色，显粉性。气微，味辣刺舌。

显微特征　粉末　淡棕褐色。表皮破片易观察，细胞多角形或稍长，长52~86μm，宽31~65μm，垂周壁平直或稍弯曲，气孔可见。大型针状及狭条柱状结晶易察见，常折断，完整者长65~429μm。薄壁组织碎块随处可见，细胞矩圆形、类圆形或近方形，长62~93μm，宽52~77μm，内含淀粉粒。淀粉粒众多，多数为单粒，多面体形、类圆形或细小颗粒状，直径2~19μm；有时可见直径13~20μm、由多数单粒组成的复粒。导管多为螺纹导管。残存鳞片破片可察见，其表皮细胞狭长方形，或有时端壁斜生，长156~325μm，宽25~39μm，可见气孔。

【化学成分】　含羽扇豆醇（lupeol）、β-香树脂醇（β-amyrin）、木栓酮（friedelin）、木栓醇（*epi*-friedelinol）、桦木醇（betulin）、(22E,24R)-24-methyl-5α-cholesta-7,22-dien-3β-ol、(E)-对羟基肉桂酸甲酯［(E)-methyl-4-hydroxycinnamate)］、豆甾醇（stigmasterol）、羽扇豆酮（lupeone）、3β,27-dihydroxylup-12-ene、齐墩果酸（oleanic acid）、桦木酸（betulinic acid）、1-甲基-3,8-二羟基-

6,7-二氧亚甲基蒽醌-2-羧酸甲酯（methyl 3,8-dihydroxy-1-methyl-6,7-methylenedioxy-anthraquinone-2-earboxylate）、1-甲基-3,8-二羟基-6-甲氧基蒽醌（3,8-dihydroxy-6-methoxy-1-methyl-anthraquinone）、1,7-二羟基-3,6-二甲氧基蒽醌（1,7-dihydroxy-3,6-dimethoxy-anthraquinone）、（E）-对羟基肉桂酸［（E）-phydroxycinnamic acid］、咖啡酸乙酯（ethyl caffeoate）、2β,3β-二羟基-齐墩果-12-烯-23,28-二羧酸（2β,3β-dihydroxyolean-12-en-23,28-dioic acid）、2β,3β,16α-三羟基-齐墩果-12-烯-23,28-二羧酸（2β,3β,16α-trihydroxyolean-12-en-23,28-dioic acid）、2β,3β-二羟基-齐墩果-12-烯-23,28-二羧酸-3-O-β-D-吡喃葡萄糖苷（2β,3β-dihydroxyolean-12-en-23,28-dioic acid-3-O-β-D-glucopyranoside）、2β,3β,16α-三羟基-齐墩果-12-烯-23,28-二羧（2β,3β,16α-trihydroxyolean-12-en-23,28-dioic acid-3-O-β-D-glucopyranoside）[1]、山柰酚（kaempferol）、芹黄素-7-O-α-L-鼠李糖苷、tamarixetin-3-robinobioside、烟花苷（nicotiflorin）、黄芪苷-2″-O-β-D-葡萄糖苷（astragalin-2″-O-β-D-glucopyranoside）、槲皮素-3-O-(6″-O-E-咖啡酰基)-β-D-葡萄糖苷［quercetin-3-O-(6″-O-E-caffeoyl)-β-D-glucopyranoside］、isopentylgentiobioside、甘油-α-单二十六酸酯（glycerol-α-monohexacosanate）[2]。花含阿拉伯-3,6-半乳聚糖（arabino-3,6-galactan）。

【药理作用】 抗真菌活性:唐菖蒲球茎具有体外抗真菌物质活性[3]。

参 考 文 献

［1］张涛,叶其,冯春,等. 唐菖蒲化学成分研究. 应用与环境生物学报,2007,13(5):635-640
［2］太志刚,杨雪琼,蔡乐,等. 唐菖蒲地上部分化学成分研究. 中药材,2010,33(8):1257-1259
［3］龚秀会,汤光洪,刘存云,等. 蒲球茎中抗真菌物质活性测定. 西南林业学院学报,2007,27(6):51-53

（向梅先）

339. *Gleditsia japonica* var. *delavayi*（滇皂角）

【民族药名】 皂丁、皂角刺、天丁（白族）;云南皂荚、"四曲寡子"（傈僳族）。

【来源】 豆科植物滇皂荚 *Gleditsia japonica* Miq. var. *delavayi*（Franch.）L. C. L. 的果实、茎枝上的棘刺。果实有小毒。果实于10~11月成熟后采摘,晒干或鲜用;棘刺全年可采。

【药用经验】 白族 棘刺:用于痈肿疔毒未溃、急性乳腺炎、产后缺乳（《大理资志》）。傈僳族 果实:祛瘀通络,消肿排脓（《怒江药》）。

【使用注意】 果实有小毒,孕妇慎服。

【化学成分】 滇皂荚含三萜皂苷类化合物如 GS-C′、gleditsia saponin J（GS-J）、gleditsia saponin（GS-K）[1,2]。

【药理毒理】 毒性:曾报告有服用同属植物皂荚（*Gleditsia sinensis* Lam.）煎剂（200g 加老醋 1 杯）中毒死亡者。大量皂荚中所含的皂苷刺激胃肠黏膜,10 分钟后即呕吐,随后有腹泻;而且腐蚀胃黏膜,发生吸收中毒[3]。

参 考 文 献

［1］滕荣伟,倪伟,丁靖凯,等. 滇皂角中一个新三萜皂苷 GS-C′. 云南植物研究,2002,24(4):531-534
［2］滕荣伟,陈昌祥,王德祖,等. 滇皂角中的两个新三萜皂甙. 第十一届全国波谱学学术会议论文摘要集,2000:84
［3］谢宗万. 全国中草药汇编(上册). 第 2 版. 北京:人民卫生出版社,1996:466

（王雪芹　陈吉炎）

340. *Gleditsia sinensis* (皂荚)

【民族药名】 皂角刺、天丁(棘刺通称);皂丁(白族);"寸都茵-乌日格斯"、"巴嘎-东嘎"、"孙都-宝日其格""嘎亥-寸都"(蒙古族);"比皂哭"、"波豆底沙碧"、"播整陆"(苗族);端皂角(水族);"罩嘎"(土家族);皂角村、皂角(瑶族);马驴角刺荚(壮族)。

【来源】 豆科植物皂荚 *Gleditsia sinensis* Lam. 因受外伤等影响而结出的畸形小荚果(猪牙皂),棘刺、叶亦入药。全株及畸形小荚果均有毒。秋季果实成熟后采收,干燥。棘刺或叶适时采收,干燥。

乔木,高达 15m;刺粗壮,通常有分枝,长可达 16cm,圆柱形。羽状复叶簇生,具小叶 6~14枚;小叶长卵形,长椭圆形至卵状披针形,长 3~8cm,宽 1.5~3.5cm,先端钝或渐尖,基部斜圆形或斜楔形,边缘有细锯齿,无毛。花杂性,排成总状花序,腋生,萼钟状,有 4 枚披针形裂片;花瓣4,白色;雄蕊 6~8;子房条形,沿缝线有毛。荚果条形,不扭转,长 12~30cm,宽 2~4cm,微厚,黑棕色,被白色粉霜。花期 3~5 月,果期 5~12 月。

生于路旁、沟旁、宅旁或向阳处。分布于东北、华北、华东、华南以及四川、贵州。

【药用经验】 白族 棘刺:用于痈肿疔毒未溃、急性乳腺炎、产后缺乳(《大理资志》)。蒙古族 棘刺:用于痈肿初起或脓成不溃、急性乳腺炎、产后缺乳;外治疥癣。果实:用于卒然昏迷、口噤不开、喉中痰壅、支气管哮喘、便秘、颈淋巴结结核。不育果实:用于突然昏厥、中风牙关紧闭、喘咳痰壅、癫痫;外治痈疮肿毒(《蒙药》)。苗族 棘刺:用于各种痈肿、疮毒、缩舌症(《苗医药》)。水族 畸形果实:用于痰涎壅塞、肝炎(《水医药》)。土家族 刺、叶及畸形果实:用于皮肤疥癣、痒疹、奶痈、灭蛆(《土家药》)。瑶族 畸形果实:用于中风口眼歪斜、头风头痛、咳嗽痰喘、肠风便血、下痢噤口、痈肿便毒、疮癣疥癞(《湘蓝考》)。壮族 嫩刺:外用治疮毒(《桂药编》)。

【使用注意】 本品性极锐利,非痰结实症不用,虚弱者、孕妇及咯血、吐血患者禁用。

【中毒与解毒】 服用剂量过大或胃肠黏膜有损伤或注射给药,均可能发生中毒。本品中毒潜伏期 2~3 小时。初起咽干、上腹部饱胀、灼热、呕吐、烦躁不安,10~12 小时后可发生腹痛、腹泻、大便呈水样及泡沫状、面色苍白、黄疸、腰痛、血红蛋白尿及缺氧症状、头痛、头晕、全身无力、四肢麻痹等。严重者呼吸困难、心悸、痉挛,最后可因呼吸中枢抑制及红细胞溶解破坏,引起内窒息及肾功能障碍而死亡[1]。解救方法:早期应催吐、洗胃、导泻,并口服牛奶、蛋清等;静脉输入葡萄糖盐水,维持水、电解质及酸碱平衡;有溶血现象者应用碳酸氢钠以碱化尿液,严重者输血、给氧,酌用氢化可的松或地塞米松等;剧烈腹痛时,给予阿托品、复方樟脑酊或肌注元胡注射液。烦躁者可与镇静剂[1,2]。

【药材鉴定】 性状 畸形小荚果呈圆柱形,略扁而弯曲,长 5~11cm,宽 0.7~1.5cm。表面紫棕色或紫褐色,被灰白色蜡质粉霜,擦去后有光泽,并有细小的疣状突起和线状或网状的裂纹。顶端有鸟喙状花柱残基,基部具果梗残痕。质硬而脆,易折断,断面棕黄色,中间疏松,有淡绿色或淡棕黄色的丝状物,偶有发育不全的种子。气微,有刺激性,味先甜而后辣。

显微特征 畸形小荚果粉末:棕黄色。石细胞众多,类圆形、长圆形或形状不规则,直径15~53μm。纤维大多成束,直径 10~25μm,壁微木化,周围细胞含草酸钙方晶和少数簇晶,形成晶纤维;纤维束旁常伴有类方形厚壁细胞。草酸钙方晶长 6~15μm;簇晶直径 6~14μm。木化薄壁细胞甚多,纹孔和孔沟明显。果皮表皮细胞红棕色,表面观类多角形,壁较厚,表面可见颗粒状角质纹理。

薄层色谱　取本品粉末 1g，加甲醇 10ml，超声处理 30 分钟，滤过，滤液蒸干，残渣加水 10ml 使溶解，加乙酸乙酯 10ml 振摇提取，取乙酸乙酯液，蒸干，残渣加甲醇 1ml 使溶解，作为供试品溶液。另取猪牙皂对照药材 1g，同法制成对照药材溶液。吸取上述 2 种溶液各 10μl，分别点于同一硅胶 G 薄层板上，以三氯甲烷-甲醇-水-冰醋酸（18：1：0.6：0.2）的下层溶液为展开剂，展开，取出，晾干，喷以 10% 硫酸乙醇溶液，在 105℃加热至斑点显色清晰。供试品色谱中，在与对照药材色谱相应的位置上，显相同颜色的斑点。

【化学成分】　荚果主要含皂苷类化合物，如 gleditsioside A-K、gleditsioside N-P、gleditsia saponin C、gleditsia saponin C′、gleditsia saponin E′[3]，尚含蜡醇（cerylalcohol）、二十九烷（nonacosane）、正二十七烷（heptacosane）、鞣质、豆甾醇、谷甾醇等成分[4]。

【药理毒理】　1. 抗炎作用[3]：猪牙皂 70% 乙醇提取物对角叉菜胶所致大鼠足跖肿胀、巴豆油所致小鼠耳郭肿胀以及醋酸所致小鼠腹腔毛细血管通透性升高等，均具有明显的抑制作用；猪牙皂总皂苷对 Ⅱ 型胶原（collagen Ⅱ）所致的小鼠关节炎有明显缓解病情、减少关节部位的炎细胞浸润、改善病灶区滑膜异常增生、骨质糜烂等作用。2. 抗过敏作用[3]：猪牙皂 70% 乙醇提取物灌胃给药，明显抑制模型小鼠全身过敏性休克，及大鼠被动皮肤过敏反应；猪牙皂总皂苷灌胃给药，明显减轻 2,4,6-三硝基氯苯所致小鼠迟发型耳郭肿胀，并抑制刀豆素 A 引起的小鼠脾细胞增殖和白介素 2 产生，抑制脂多糖所致小鼠腹腔巨噬细胞产生白介素-1β 和一氧化氮。3. 抗肿瘤作用[3,5,6]：猪牙皂能够抑制乳腺癌细胞 MCF-7、肝癌细胞 HepG2、食道癌细胞 SLMT-1、前列腺癌 PC-3 等多种肿瘤细胞的增殖并诱导其凋亡；猪牙皂能够抑制 INT2、FGF4、EMS1 等致癌基因的表达和端粒末端转移酶的活性，起到抗肿瘤的效果。4. 其他作用：猪牙皂还有溶血[1]、祛痰[1,4]、抗病毒和抗菌[1,4]、改善心肌缺血[3]、体外杀死丝虫幼虫、兴奋子宫[1]等作用。5. 毒理作用：本品皂苷能降低表面张力，作用于细胞表面的类脂质，有很强的溶血作用；对鱼类的毒性极强，高等动物很少吸收，主要是对局部黏膜的刺激作用，使分泌增加，但如果用量过大，或胃黏膜损伤，均可产生全身毒性，血细胞被溶解，特别对中枢神经系统，先痉挛后麻痹，最后呼吸中枢麻痹导致死亡[2]。

【附注】　早期药学与植物学文献一直认为猪牙皂和皂荚的原植物是 2 个不同的种，经四川省中药研究所在猪牙皂主产区四川省青州县实地调查，发现猪牙皂与皂荚同长在一株树上，当地根本没有所谓“猪牙皂树”，而是皂荚树受外伤等影响就结猪牙皂。一般采用在冬季或春季砍伤或用钉子钉入树干的方法，使皂荚树结猪牙皂，并把这种方法称为“放浆”。因此，过去把猪牙皂的原植物定名为“牙皂树”（*Gleditsia officinalis* Hemsl.）是错误的。

参 考 文 献

［1］高渌汶. 有毒中药临床精要. 北京：学苑出版社，2006；327-248
［2］朱亚峰. 中药中成药解读手册. 第 3 版. 北京：人民军医出版社，2009；247
［3］高峥贞，夏玉凤，王强，等. 猪牙皂的化学成分和药理活性研究进展. 中国野生植物资源，2008，27（1）；1-4
［4］《中华本草》编委会. 中华本草（蒙药卷）. 上海：上海科学技术出版社，2004；358
［5］袁丁，熊正国，张长城，等. 皂角刺皂苷对前列腺癌 PC-3 细胞增殖抑制作用的研究. 天津医药，2008，36（4）；280-282
［6］陈海霞，肖顺汉. 皂角刺抗肿瘤作用有效成分研究进展. 四川生理科学杂志，2010，32（1）；35-37

（胡　婧）

341. *Glochidion puberum*（算盘子）

【民族药名】　算盘子（通称）；"败尼岩及"（阿昌族）；"许达虎"（德昂族）；美算盘、牛算盘（侗族）；"杜嘴赌"、"加播该辽"、铁门栅、野南瓜、黑蕨瓜（苗族）；雷打柿、八瓣桔、算盘珠、八楞桔、万豆子（畲族）；"梅拉里"、野南瓜（水族）；千锤打（土家族）；算盘粒、金骨风（瑶族）；"棵杯墨"、"美按投"（壮族）。

【来源】　大戟科植物算盘子 *Glochidion puberum*（Linn.）Hutch. 的根、叶、果实、全株。根、叶有小毒。根可全年采收，切片晒干；叶、全株夏季、秋季采集，晒干；果实秋季成熟时采收。

灌木，高 1~2m；小枝灰褐色，密被黄褐色短柔毛。叶矩圆形至矩圆状披针形或倒卵状矩圆形，长 3~5cm，宽达 2cm，基部楔形，表面除中脉外无毛，下面密被短柔毛。花小，单性，雌雄同株或异株，无花瓣，2~5 簇生叶腋；萼片 6，2 轮；雄花无退化子房，雄蕊 3；雌花子房通常 5 室，每室 2 胚珠；花柱合生。蒴果扁球形，直径 10~15mm，有明显的纵沟槽，被短柔毛。花期 4~8 月，果期 7~11 月。

生于山坡灌丛中。广布于陕西、甘肃、安徽、江苏、湖北、湖南、福建、台湾、广东、广西、重庆、四川、云南、贵州。

【炮制】　本品蒸后缓和寒凉之性，用于体质稍弱的患者[1]。壮族　蒸制：取净算盘子果实置蒸笼上蒸透，晒干，再蒸，反复几次，晒干。

【药用经验】　阿昌族　用于感冒发热、急性肠胃炎、跌打损伤（《德宏药录》）。德昂族　效用同阿昌族（《德宏药录》）。侗族　根、叶、果实：用于"宾楔括"（烂脚丫）（《侗医学》）。叶：用于痢疾、腹泻。根：用于腹痛。景颇族　效用同阿昌族（《德宏药录》）。苗族　根：用于痢疾、腹泻、头痛（《苗医药》）。用于头顶痛、淋症、瘿瘤、瘰疬、咳嗽、胸胀、痢疾、腹泻。畲族　全株：用于赤白痢疾、腰痛闪挫、疝气偏坠、食积腹痛（《畲医药》）。水族　根、叶：用于细菌性痢疾（《水医药》）。土家族　果实或全株：用于闭经、痨病、跌打损伤、腰腿痛（《土家药》）。瑶族　根：用于鼻衄（《民族药志要》）。用于肠炎痢疾、乳腺炎、月经过多、蛇咬伤（《湘蓝考》）。壮族　根：用于痔疮。叶：用于痢疾、腹泻。全株：用于鹧鸪蛇咬伤、腹泻（《桂药编》）。

【中毒与解毒】　有报道服用算盘子中毒致双眼急性球后视神经炎 1 例，中毒后可使用糖皮质激素治疗[2]。

【药材鉴定】　显微特征　（1）根横切面：木栓层由 4~5 列细胞组成。皮层窄，由 2~3 列细胞组成。韧皮部较窄。形成层不明显。木质部宽广，导管较大而稀疏，多单个散在或单个排列成行；木射线由 2~3 列细胞组成。中央无髓部。（2）叶横切面：上表皮细胞 2 列，下表皮细胞 1 列，外被角质层。栅栏组织细胞 1 列，圆柱形。海绵组织细胞间隙大。主脉维管束呈半月形。形成层不明显。木质部导管多单个散在。（3）根、茎、叶粉末：褐绿色。导管主要为具缘纹孔导管和梯纹导管，直径 35~48μm。纤维较多，胞腔较大，直径 25~32μm。淀粉粒众多，多为单粒，直径 8~12μm，偶见有由 2~3 单粒组成的复粒。草酸钙方晶常见，直径 10~18μm。木栓细胞长方形。木薄壁细胞较大，壁念珠状。偶见有单个簇晶散在[3]。

【化学成分】　枝叶中含有甾体化合物：7-氧基-β-胡萝卜苷（7-oxy-β-daucosterol）、β-谷甾醇（β-sitosterol）、β-胡萝卜苷（β-daucosterol）[4]。其他地上部分含有三萜化合物 3β,19α,23α-三羟基-12-烯-28-齐墩果酸（3β,19α,23α-trihydroxy-12-ene-28-oleanolic acid）、2β,3β,23α-三羟基-12-烯-28-齐墩果酸（2β,3β,23α-trihydroxy-12-ene-28-oleanolic acid）[5]。还含牡荆素（vitexin）、β-D-吡喃半乳糖-(3→3)-*O*-β-D 吡喃半乳糖[β-D-galactopyranose-(3→3)-*O*-β-D-galactopyranose]、

丁香脂素（syringaresinol）、（Z）-3-己烯-D-吡喃葡萄糖［（Z）-3-hexene-D-galactose］、（E）-2-己烯-D-吡喃葡萄糖［（E）-2-hexene-D-galactose］、4-*O*-乙基没食子酸（4-*O*-ethyl gallic acid）、没食子酸（gallic acid）[6]。又含有机酸、酚类及醛类物质[7]。

【药理毒理】　1. 抗炎、镇痛作用：中药算盘子可以显著降低溃疡性结肠炎（UC）大鼠的TNF$_\alpha$和IL-6的水平，有治疗 UC 前景[8]。算盘子提取物的抗炎、镇痛作用可能与降低炎症部位组胺含量有关。算盘子提取物高、中、低 3 个剂量组均能明显抑制角叉菜胶引起的大鼠足跖致炎后的肿胀，并能明显提高热刺激小鼠给药后的痛阈值[9]。2. 抗菌作用：根水煎剂对金黄色葡萄球菌、宋氏痢疾杆菌有一定抑制作用[10]。

参 考 文 献

[1] 田华咏,瞿显友,熊鹏辉. 中国民族药炮制集成. 北京:中医古籍出版社,2000
[2] 李维娜,黄菊芬,李学喜,等. 中药算盘子中毒致双眼急性球后视神经炎 1 例. 中国中医眼科杂志,2006,16(4):234
[3] 韦松基,秦涛,陆惠燕. 香港算盘子和山柑算盘子的显微鉴别. 中国民族医药杂志,2008,9(9):29,30
[4] 肖 怀,张桢,何文姬. 药用植物算盘子化学成分的初步研究. 大理学院学报,2009,8(10):1,2
[5] 张桢,刘光明,何红平. 植物算盘子三萜化学成分研究. 大理学院学报,2008,7(2):5,6
[6] 张桢,刘光明,任艳丽,等. 算盘子的化学成分研究. 天然产物研究与开发,2008,20:447-449
[7] 黄灿,杨天鸣,贺建云,等. 畲药算盘子闪式提取物的色谱 2 质谱联用分析. 中草药,2009,40(6):872-974
[8] 丁水平,丁水生,李涵志. 算盘子对溃疡性结肠炎大鼠细胞因子的影响. 医药导报,2002,21(2)76,77
[9] 黄爱军. 算盘子提取物抗炎镇痛作用的实验研究. 湖北民族学院学报(医学版),2010,27(4):17-19
[10] 《中华本草》编委会. 中华本草(第4册). 上海:上海科学技术出版社,1999:3613,3614

（陈晓颖　聂　晶　康四和）

342. *Gloriosa superba*（嘉兰）

【民族药名】　"莫得为"（阿昌族）;"唧另"、"朗能"、"何发"、"乱冷"、"摆束能"、"玛西嘎"、"朗顾"、"莫毕拼"、"何发来"、"贺乱令"、"雅果牙"、"莫并喷"、舒筋散（傣族）;"莫并喷"、"莫丙喷"、"郎顾"（德昂族）。

【来源】　百合科植物嘉兰 *Gloriosa superba* L. 的根茎。有大毒。秋季、冬季采挖,洗净,切片,鲜用或晒干用。

蔓生草本,长 1~3m 或更长。根茎横生,肥大,块状。叶互生,对生或 3 枚轮生,卵状披针形,长 10~18cm,宽 2~3.5cm,无柄或几无柄,顶端长渐尖,常呈卷须状,基部钝圆。花单生或数朵在顶端组成疏散的伞房花序;花梗常从叶的一侧长出,长 10~15cm,顶端下弯,花被片 6,上部红色,下部黄色,条状披针形,长 5~8cm,宽 6~9mm,反曲,边缘皱波状,花丝长 3~4.5cm;花药条形,长约 1cm;花柱长 3.5~4.5cm,顶端 3 裂,基部常在近子房处呈直角状弯曲;子房长约 1cm。蒴果长 4~5cm。花期 7~8 月。

生于密林及潮湿草丛。分布于云南南部及热带亚洲其他地区。

【炮制】　煨、煮后降低毒性。(1)煨制:取嘉兰根茎,放入炭火中煨透,取出,外用。(2)煮制:取药材置于罐中,加入适量水煮 1 小时,取出,切片,晒干。

【药用经验】　阿昌族　外用治鼻衄（《德宏药录》）。傣族　用于半边瘫痪、周身关节痛、高热抽搐、周身肿胀（《滇省志》）。用于清热泻火、理气止痛（《傣医药》）。外用治鼻衄血（《德宏药录》）。用于跌打损伤、风湿（《滇药录》）。用于祛风除湿、消肿止痛（《中本草傣卷》）。德昂族　用于肠炎、鼻衄（《滇省志》）。景颇族　效用同阿昌族（《德宏药录》）。

【使用注意】　生品有毒,仅供外用。有剧毒,须煎透,不宜过量[1]。

【中毒与解毒】　本品全株均有毒,以根茎毒性最大(主要含秋水仙碱)。中毒时口唇、舌、咽部刺痛,继而麻木、上腹灼痛、皮肤麻木、恶心呕吐、腹泻、眩晕、怕光、呼吸困难、抽搐,甚至昏迷[5]。解救方法:避免洗胃、导泻,用稀醋或蛋清内服,或用防风、甘草、生姜、白醋水煎内服;肌肉注射维生素 B_1,补液,给呼吸兴奋剂[2,3]。

【化学成分】　鳞茎含秋水仙碱(colchicine)(0.11%)、角秋水仙碱(cornigerine)、秋水仙酰胺苷、N-甲酰去乙酰秋水仙碱、β-光秋水仙碱(β-lumicolchicine)、γ-光秋水仙碱(γ-lumicolchicine)等7种生物碱[1,4]。

【药理毒理】　1. 抗肿瘤作用:秋水仙碱及其衍生物秋水仙酰胺等对肉瘤、腹水肝癌实体瘤等多种动物移植性肿瘤均有抑制作用[5]。2. 预防肠粘连:家兔试验结果表明,秋水仙碱能抑制胶原前体分泌,对家兔腹腔内粘连有预防作用[5]。3. 对中枢神经系统作用:秋水仙碱能降低体温,增强或延长催眠药作用。4. 抑制疤痕增殖作用:秋水仙碱通过干扰纤维细胞分泌前胶原蛋白,抑制疤痕增殖[5]。5. 抗蛇毒作用:嘉兰醇提物能保护90%给予了眼镜蛇毒液最小致死量的小鼠,有显著中和毒液作用[6,7]。6. 其他:根茎正丁醇部位对白色念珠菌、光滑假丝酵母菌等真菌有显著杀灭作用,氯仿部位有强烈的抗菌活性;酚类成分无显著抗菌作用[8]。此外氯仿层对脂氧酶、丁酰胆碱酯酶有强烈抑制作用,对尿素酶则无抑制[9]。7. 毒副作用:秋水仙碱和秋水仙酰胺在抗肿瘤试验中,对脾脏有一定毒性,使脾重下降50%~60%[10]。亚急性毒性试验表明,嘉兰能引起胃、十二指肠、结肠胀气,损害肾功能。秋水仙碱在体内生成氧化秋水仙碱能使中枢神经系统上行性麻痹,抑制呼吸中枢,甚至抑制骨髓造血功能[3]。

参 考 文 献

［1］朱成兰,赵应红,马伟光. 傣药学. 北京:中国中医药出版社,2007:41

［2］吴康衡,吴巍. 中草药中毒急救小百科. 成都:天地出版社,1999:393

［3］朱亚峰. 中药中成药解毒手册. 北京:人民军医出版社,2009:182

［4］朱兆云. 云南天然药物图鉴(第2卷). 昆明:云南科学技术出版社,2007:483

［5］徐树楠. 中药临床应用大全. 石家庄:河北科学技术出版社,1999:738

［6］Kumarapppan C,Jaswanth A,Kumarasunderi K. Antihaemolytic and snake venom neutralizing effect of some Indian medicinal plants. Asian Pacific Journal Tropical Medicine,2011,4(9):743-747

［7］Samy R P,Thwin M M,Gopalakrishnakone P. Ethnobotanical survey of folk plants for the treatment of snakebites in Southern part of Tamilnadu,India. Journal of Ethnopharmacol,2008,115(2):302-312

［8］Khan H,Khan M A,Mahmood T. Antimicrobial activities of Gloriosa superba Linn(Colchicaceae)extracts. . Journal of Enzyme Inhibition Medicine Chemistry,2008,23(6):855-859

［9］Khan H,Khan M A,Hussan I. Enzyme inhibition activities of the extracts from rhizomes of *Gloriosa superba* Linn(Colchicaceae). Journal of Enzyme Inhibition Medicine Chemistry,2007,22(6):722-725

［10］王再谟,傅荣周,唐章全. 现代中药临床应用. 北京:人民卫生出版社,2005:452

(王　静)

343. *Gnetum parvifolium*(小叶买麻藤)

【民族药名】　"麻梅"、"嘿麻梅"(傣族);"蒙安锅"(苗族);木花生(畲族);"利顶"、"苦楝果"(佤族);"马泵崩"、麻骨风、"唐美梅"(瑶族);"笃南榧"(壮族)。

【来源】　买麻藤科植物小叶买麻藤 *Gnetum parvifolium*（Warb.）C. Y. Cheng ex Chun 的根、藤茎。有小毒。全年均可采收,鲜用或晒干用。

缠绕藤木,高 4~12m,常较细弱。茎枝圆形,皮土棕色或灰褐色,皮孔常较明显。叶椭圆形、窄长椭圆形或长倒卵形,革质,长 4~10cm,宽 2.5cm,先端急尖或渐尖而钝,稀钝圆,基部宽楔形或微圆,侧脉细,一般在叶面上不甚明显,在叶背隆起,长短不等,不达叶缘即弯曲前伸,小脉在叶背形成明显细网,网眼间常呈极细的皱突状,叶柄较细短,长 5~8(10)mm。雄球花序不分枝或一次分枝,分枝三出或成两对,总梗细弱,长 5~15mm;雄球花穗长 1.2~2cm,径 2~3.5mm,具 5~10 轮环状总苞,每轮总苞内具雄花 40~70,雄花基部有不显著的棕色短毛,假花被略成四棱状盾形,基部细长,花丝完全合生,稍伸出假花被,花药 2,合生,仅先端稍分离,花穗上端有不育雌花 10~12,扁宽三角形;雌球花序多生于老枝上,一次三出分枝,总梗长 1.5~2cm,雌球花穗细长,每轮总苞内有雌花 5~8,雌花基部有不甚明显的棕色短毛,珠被管短,先端深裂;雌球花序成熟时长 10~15cm,轴较细,径 2~3mm;成熟种子假种皮红色,长椭圆形或窄矩圆状倒卵形,长 1.5~2cm,径约 1cm,先端常有小尖头,种脐近圆形,径约 2mm,干后种子表面常有细纵皱纹,无种柄或近无柄。

生于海拔较低的干燥平地或湿润谷地的森林中,缠绕在大树上。分布于福建、广东、广西和湖南等省区。

【药用经验】　**傣族**　用于脾胃虚弱、不思饮食、久咳不愈、咽喉肿痛、恶心呕吐、跌打损伤、急性呼吸道感染、慢性气管炎、急性胰腺炎(《民族药志四》)。**苗族**　藤茎:内服或外用,用于风湿骨痛、跌打损伤、毒蛇咬伤(《民族药志四》)。**畲族**　藤茎:用于风湿关节痛、慢性支气管炎、胰腺炎、腰肌劳伤、跌打损伤(《民族药志四》)。**佤族**　藤茎:通气健胃,舒筋活络,祛风除湿。用于消化不良、胃痛、跌打损伤、风湿性关节炎、腰腿痛(《民族药志四》)。**瑶族**　藤茎:祛风除湿,散毒消肿,化痰止咳。用于风湿痹痛、腰肌劳损、偏瘫、蜂窝组织炎、支气管炎、肾炎水肿、手术后感染及跌打损伤(《民族药志四》)。**壮族**　根或茎:用于风湿关节痛、小便不利(《民族药志四》)。

【药材鉴定】　**性状**　藤茎:呈圆柱形,茎节膨大,直径 1.5~4cm。表面棕褐色,具裂纹或细纵纹,有明显的棕黄色圆形皮孔。质硬,不易折断,断面强纤维性。切面皮部呈棕褐色,木部棕黄色,密布细孔,有 2~5 层棕褐色和棕黄色相间排列的同心性环纹及放射状纹理。髓部细小,椭圆形,呈灰棕色至棕褐色。气微,味淡、微苦。

显微特征　(1)茎(直径 7mm)横切面:表皮细胞 1 列,由切向延长的类方形或类长方形细胞组成,无色。皮层外侧为 10 余列切向延长的不规则细胞,淡棕色,壁略增厚。皮层纤维单个散在或 2~4 个相聚,淡黄色,壁较厚,胞腔狭小,层纹明显。外侧有石细胞,单个或 2~4 个相聚断续排列成环,内侧近韧皮部处有石细胞群排列成环状,木化。韧皮部纤维淡黄色,单个或多个相聚在韧皮部外侧断续排列成环。韧皮部有韧皮纤维束散在,韧皮射线有 8~10 余列细胞组成,呈喇叭形,有石细胞单个散在或成群。形成层由不规则的长方形细胞组成。木质部由导管、管胞和木纤维组成,木射线细胞 3~10 余列,具单纹孔。髓部薄壁细胞类圆形,壁稍厚,具单纹孔或网纹孔,有石细胞单个散在,均木化。薄壁组织中含草酸钙砂晶及方晶。较老的茎有较厚的木栓外层,呈棕黄色;皮层有石细胞群及纤维束散在,中柱内有同心性异型维管束(外韧式)2 列至多列排成环状。(2)粉末:棕黄色。木栓细胞棕黄色至淡棕褐色,表面观呈类圆形或类多边形,壁较厚,微波状,无色。石细胞众多,呈类方形、类圆形、不规则形或偶见分枝状,长 18~219(460)μm,宽 18~31(162)μm,壁厚 10~30μm,胞腔、孔沟及层纹均明显,有的胞腔内含有草酸钙小方晶和砂晶,木化。导管多为具缘纹孔,纹孔排列紧密,纹孔口呈裂隙状,直径 18～175 (800) μm,亦有少数网纹导管,木化。管胞较多,呈长条形,末端钝圆,壁孔明显,有具缘纹孔,纹孔排列紧密或稍稀疏,直径 30～45μm,木化。皮层纤维及韧皮部外侧纤维淡黄色,单个散在或成束,末端渐尖,直径 15～25μm,壁厚 6～12μm,周围可见含草酸钙砂晶的薄壁细胞,微木化。韧皮纤维长条形,无色,细胞壁较薄,末端钝尖,直径 25～37μm,非木化。木纤维长梭形,末端渐尖或钝圆,壁孔明显,具斜裂纹孔或具缘纹孔,长 56～82μm,宽 18～28μm,有的细胞内含有草酸钙砂晶及小方晶。木薄壁细胞类方形,有具缘纹孔。髓细胞类圆形或椭圆形,细胞壁不均匀增厚,直径 25～60μm,具单纹孔或网纹孔,木化。

【化学成分】 藤茎含买麻藤素(gnetifolin)A～F、异食用大黄素(isorhapontigenin)、白藜芦醇(resveratrol)、β-谷甾醇(β-sitosterol)。全株含消旋去甲基衡州乌药碱盐酸盐(dl-demethyl coclaurine hydrochloride)[1],还含丁香脂素(syringaresinol)、lehmbachol D、高北美圣草素(homoeriodictyol)、香草酸(vanillic acid)、gnetuhainin E、射干乙素(shegansu B)、异丹叶大黄素(isorhapontigenin)、白藜芦醇、买麻藤醇(gnetol)、异丹叶大黄素-3-O-β-D-葡萄糖苷(isorhapontigenin-3-O-β-D-glucopyranoside)[2]。

【药理毒理】 1. 平喘作用:小叶买麻藤乙醇提取物中分离的消旋去甲乌药碱在豚鼠整体肺溢流实验中,静脉注射能拮抗组胺、乙酰胆碱和5-羟色胺所引起的支气管痉挛,作用时间维持 35～55 分钟[1]。2. 对心血管系统的作用:小叶买麻藤中买麻藤总碱、去甲乌药碱具有心脏兴奋作用[1]。3. 抗过敏作用:消旋去甲乌药碱能明显抑制抗原天花粉所致的小鼠被动皮肤过敏反应[1]。4. 抗毒蛇作用:小叶买麻藤醇提取物灌胃,对眼镜蛇毒中毒小鼠有保护作用。保护率为 53.3%。

参 考 文 献

[1]《中华本草》编委会. 中华本草(第2册). 上海:上海科学技术出版社,1999:358-360
[2] 王健伟,梁敬钰. 小叶买麻藤的化学成分. 中国天然药物,2006,4(6):432-434

(王璐瑶)

344. *Gonatanthus pumilus*(曲苞芋)

【民族药名】 山芋子(白族)。

【来源】 天南星科植物曲苞芋 *Gonatanthus pumilus* (D. Don) Engl. et Krause 的块茎。有毒。秋季采挖,洗净,鲜用或切片晒干。

块茎小,球形,直径 1～2cm,外皮黄棕色;芽条细长,分枝,芽鳞线形,先端下弯。鳞叶多数,长披针形,长 2～3cm,常纤维状撕裂,宿存。叶柄圆柱形,绿色,长 25～40cm,下部 1/3 具鞘;叶片革质,表面暗绿色,背面淡绿色或青紫色,卵形或长圆状卵形,先端锐尖,基部心形,长 8～20cm,宽 7～12cm,前裂片长为宽的 2 倍;I 级侧脉 3～4 对,稍弯拱;后裂片半卵形,浑圆,长 3～5cm,3/4 联合;后基脉相交成 30°～40° 的锐角。花序柄圆柱形,长 6～10cm,淡绿色。佛焰苞管部绿色,长圆卵形,长 1.2～1.5cm,粗 1cm;檐部二面淡黄色或黄绿色,先直立,花时后倾,最下部 1～2cm 肿胀成球形,花时半展开,向上缢缩,膝曲过渡为扁舟状的长檐,长 13～19cm,平展宽 1.8～2.5cm,长圆披针形,向先端长渐尖。肉穗花序:雌花序浅绿色,短,长 6～8mm,为佛焰苞下部管长的 1/2;不育雄花序黄色,细,长 4～5mm;能育雄花序短棒状,钝,青紫色,长 1cm,粗 4mm,

花粉黄色。不育雄花菱形或长方形,扁平。雌花:子房绿色,无花柱,柱头扁球形;胚珠多数,卵状长圆形。花期 5~7 月。

生于海拔 1000~2800m 的密林或灌丛中的石灰岩露头上。分布于西藏南部和云南。

【药用经验】 白族 外敷用于风湿疼痛、瘀血肿痛(《滇省志》)。

【药理毒理】 1. 对免疫功能的影响:用曲苞芋花的水提取物 10g(生药)/kg,块茎、茎、叶的水提取物 20g(生药)/kg,灌服大鼠,连续 10 天,取血清做被动皮肤过敏试验(PCA)。结果表明曲苞芋块茎水提取物 20g(生药)/kg 与其花提取物 10g/kg 的抑制血清 IgE 抗体作用强度相等或稍强于花,而茎、叶的作用不明显。2. 毒性:小鼠口服曲苞芋花水提取物的 LD_{50} 约为 201g(生药)/kg,静注的 LD_{50} 为 6.98g(生药)/kg。曲苞芋水提取物口服的 LD_{50} 约为 440g(生药)/kg[1]。

参 考 文 献

[1]《中华本草》编委会. 中华本草(第 8 册). 上海:上海科学技术出版社,1999;500,501

(王雪芹　陈吉炎　马丰懿)

345. *Gossypium herbaceum*(草棉)

【民族药名】 "达污"(阿昌族);"锅菲"、"哈发"、"莫孩劳"、"亚泵肢"、"亚奔波"、"发糯"(傣族);"热桑封"(德昂族);"美棉都"、"瓜梅"(侗族);"锐摘"、"八果"、"热者"(藏族);"奇给特"、"海布勒开提尼"、"普拜达耐"(维吾尔族)。

【来源】 锦葵科植物草棉 *Gossypium herbaceum* L. 的根、根皮、茎、叶、花、种子。根、根皮、茎及种子有毒。秋季采集根、根皮,洗净,切片,晒干;秋季采收种子,除去棉毛,晒干;秋季花开未落时采收花,阴干;茎、叶适时采收。

一年生草本,高达 1.3m。叶掌状 5 裂,直径 5~10cm,通常宽大于长,两面有毛;叶柄长 2.5~8cm,有长柔毛。花单生叶腋,花梗长 1~2cm;小苞片宽三角形,长 2~3cm,顶端有 6~8 齿;萼杯状,5 浅裂;花瓣 5,黄色,内面基部紫色,直径 5~7cm。蒴果卵圆形,常 3~4 室;种子大,分离,斜卵形,长 1cm,具白色棉毛和短纤毛。花期 7~9 月。

在我国广东、云南、四川、甘肃、新疆有栽培。

【炮制】 棉花子炒制后毒性明显降低。炒制:取净棉花子,置锅内用中火炒至焦褐色微爆裂为度,取出摊凉即得[1]。

【药用经验】 阿昌族 用于慢性气管炎、虚浮肿、子宫脱垂(《德宏药录》)。傣族 花、根和种子:用于清火解毒、利尿排石、止咳平喘、活血化瘀、消肿止痛[2,3]。茎、叶:用于肢体麻木、高热不退、烧烫伤、全身水肿(《滇药录》)。根:用于尿痛、尿中夹砂粒(《滇省志》)。德昂族 效用同阿昌族(《德宏药录》)。侗族 叶:用于皮癣(《桂药编》)。景颇族 效用同阿昌族(《德宏药录》)。藏族 种子:用于鼻病、虫病、吉祥天母瘟病、退弹片(《中国藏药》)。根皮、种子、棉桃汁:用于梅毒(《藏本草》)。维吾尔族 种子:用于胸腹不疏、热咳,可壮寒暑性者之阳,油可激性欲,除雀斑和黑痣(《维医药》)。种子:用于干寒性或黑胆质性疾病,如干性精液不足、体瘦乳少、小便不利等;花用于失眠、心悸、心慌、脑力下降等[4]。

【使用注意】 阴虚火旺者与孕妇忌用。棉酚有杀精作用,故未婚或已婚无绝育计划者慎用。不可大量或长期服用[5]。服药期间忌食鹅[6]。

【中毒与解毒】 棉花子、棉花根及根皮、茎均含棉酚。棉酚能引起腹痛、腹泻、食欲减退、消瘦、溶血、心律不齐、循环衰竭、肺水肿和生殖毒性。过量服用后轻者口干、头晕、头痛、便秘，继之出现恶心、呕吐、胃部烧灼感、腹泻、四肢麻木、烦躁、流涎、黄疸、嗜睡、精神萎靡、昏迷、抽搐等[7]；部分患者出现心动过缓、血压下降、心力衰竭、肺水肿及肝肾功能不全等[5]。日光下或气温升高会使症状加重，并伴有面部浮肿。长期服用可使精子生成受阻，甚至绝育[7]。救治措施：(1)早期(1~4小时)采取用1:5000高锰酸钾催吐、洗胃[8]。对中毒较重不能服药者，以清水或淡盐水洗胃。(2)静注葡萄糖液，加入大剂量维生素C以解毒、补液加速毒物排泄。服通用解毒剂及活性炭末，应及时补充血清钾。补钾量根据患者尿量及呕吐量而定。危重患者一般24小时内补钾12~18g(静脉滴注)。不宜用高渗糖加氯化钾[5]。

【药材鉴定】　性状　干燥根皮呈管状的碎片或卷筒，长约30cm，厚0.5~1mm，外表面淡棕色，具纵条纹及细小的皮孔，栓皮粗糙，易脱落，内表面淡棕色，带有纵长线纹。折断面呈强韧纤维性，内皮为纤维层，易与外层分离。气微弱，味微辛辣[9]。花呈筒状，多皱缩，长2.5~4.5cm，花瓣5片，黄色，内面基部紫色，长几为苞片的2倍；小苞片3，分离，基部心形；花萼杯状。5齿裂；雄蕊分数，花丝长短不齐，合生成一束，并合成圆筒包围花柱。质脆，气微香，味微苦[4]。种子为卵圆形、椭圆形，长6~8mm。表面被白色短棉毛，种皮较硬，种仁淡黄色，富油性。气微味甘[1,10]。

显微特征　花粉末：灰黄色。表皮细胞类多角形或长方形，垂周壁连珠状增厚，气孔扁圆形，副卫细胞3~4个。表皮细胞中常可见到细小草酸钙结晶，多呈细小方形、棱形或细杆状。导管细小，多为螺纹型；花粉粒黄色，呈类圆球形，外壁较厚，表面有尖刺。薄壁细胞方形，内含草酸钙方晶和簇晶。非腺毛单细胞较多，形状为一字形、人字形、丁字形和星状，网状细胞呈多角形或方形。

【化学成分】　根皮含棉酚(gossypol)1.8%、甜菜碱(betaine)、黄酮、香草乙酮(acetovanillone)、酚酸、水杨酸、脂肪醇、甾醇等。根含皂苷、黄酮类及酚性成分。根皮中棉酚含量大于根。种子含棉籽油、棉酚，油中主要成分为棉酸、油酸、亚油酸、硬脂酸等。花含黄酮类化合物如槲皮素(quercetin)、异槲皮素(isoquercetin)、山奈酚(kaempferol)、草棉苷(herbacitrin)、棉花素(gossypetin)、棉花苷(quercimeritrin)、挥发油[3,11,12]。

【药理毒理】　1. 止咳，祛痰、平喘作用：根皮水煎剂、醇提物、树脂部分具有明显止咳、祛痰、平喘作用，根经水煎并熬膏后，使棉酚变性后无平喘作用[12,13]。2. 抗生育作用：棉酚可延缓孕卵转运速度、阻止和破坏胚胎早期发育[13]，并干扰生殖系统多胺与性激素水平[14]。3. 抗菌作用：根皮水煎剂及其树脂类提取物有抑制肺炎球菌、卡他球菌、流感杆菌、溶血性链球菌、金黄色葡萄球菌等和抗原虫作用，长期服用棉花根皮水煎液的患者可致肠道菌群失调[12,13]。对人类免疫缺陷病毒(HIV)也有抑制作用[13]。4. 抗肿瘤作用：对大鼠W256、癌肉瘤、小鼠乳癌等多种肿瘤均有不同程度的抑制作用[11]，能溶解黑色素肉瘤而对正常组织无损伤[5,12]。5. 抗衰老和增强免疫作用：草棉提取物和棉酚可使小鼠胸腺萎缩，增加肾上腺重量，具有改善和增强肾上腺皮质功能，棉酚还能促进肿瘤患者淋巴细胞转化，促进免疫蛋白G水平下降[11]。棉酚极易被氧化，具有抗氧化剂的作用。6. 保肝作用：花提取物对大、小鼠多种实验性肝损伤均有保护作用，如黄酮类提取物分别对扑热息痛和D-氨基半乳糖等引起的实验性肝损伤有保护作用，可使血清谷丙转氨酶(ALT)、谷草转氨酶(AST)活性降低[15~17]。根皮中的甜菜碱在体内生物活性物质的合成中起着甲基供体的作用，大鼠长期服用棉根皮，可升高肝脏和血清磷脂水平，对抗四氯化碳的肝损伤[11]。7. 抗血小板聚集：从草棉花总黄酮经2种纯化工艺提取分离的有效成分聚Ⅰ和聚Ⅱ。聚Ⅰ、聚Ⅱ对ADP诱导的大鼠血小板聚集有明显抑制作用($P<0.05$或$P<0.01$)，

呈剂量依赖性。聚 I 对 Col 诱导的血小板聚集有明显抑制作用（$P < 0.05$），抑制率为 13.35%[18]。花总黄酮能通过影响血浆中 TXA_2 和 PGI_2 的含量而抑制血小板聚集从而发挥抗血栓作用[19]。8. 其他：叶、茎、种子水提物对离体大鼠、豚鼠子宫有兴奋作用。此外茎、叶还有兴奋回肠、舒张血管的作用，产妇内服使子宫收缩加强[20]。9. 毒副作用：草棉中含萘的衍生物中的酚毒苷 $S_{90}H_{30}C_{88}$，在种子中含量最高。棉酚为细胞原浆毒，可使肝肾实质细胞混浊肿胀，心肝肾的器官功能不全，损害中枢神经系统，增加毛细血管通透性[5]。棉酚还有生殖毒性，可减少大鼠精子数量，降低精子活力。

【附注】　1. 同属植物树棉 *Gossypium arboreum* L.、陆地棉 *Gossypium hirsutum* L.、海岛棉 *Gossypium barbadense* L. 的根和种子常一同作为棉花根、棉花子药用[20]，均有毒。2. 树棉、陆地棉、海岛棉与草棉的种子在藏族均称为"锐摘"，一同用于鼻病、虫病、吉祥天母瘟病、退弹片（《中国藏药》）。

参 考 文 献

［1］吕侠卿. 中药炮制大全. 长沙:湖南科学技术出版社,1999:37,38
［2］赵世望,刀正员. 西双版纳傣药志(第2集). 西双版纳州委科办卫生局,1980:183-185
［3］茶旭,詹文涛. 中华本草(傣药卷). 上海:上海科学技术出版社,2005:171,172
［4］阿不都热依木·卡地尔. 中华本草(维吾尔药卷). 上海:上海科学技术出版社,2005:357
［5］高渌纹. 有毒中药临床精要. 北京:学苑出版社,2006:442-447
［6］赵学敏. 本草纲目拾遗. 北京:人民卫生出版社,1983:127,128
［7］朱亚峰. 中药中成药解毒手册. 北京:人民军医出版社,2009:374
［8］侯士良. 中药八百种详解. 郑州:河南科学技术出版社,2009:817
［9］王殿翔. 生药学. 南京:江苏人民出版社,1959:146
［10］时继田. 药用本草. 天津:天津古籍出版社,2007:354
［11］方文贤. 实用临床抗衰老中药. 沈阳:辽宁科学技术出版社,2002:182
［12］陈可冀,李春生. 新编抗衰老中药学. 北京:人民卫生出版社,1998:433
［13］朱成兰,赵应红,马伟光. 傣药学. 北京:中国中医药出版社,2007:127
［14］《中华本草》编委会. 中华本草(第5册). 上海:上海科学技术出版社,2005:344-347
［15］巴吐尔·买买提明,帕尔哈提·克里木,古丽热·玉苏甫,等. 草棉花花瓣不同提取物对实验性肝损伤小鼠的保护作用. 新疆医科大学学报,2008,31(6):651-653
［16］巴吐尔·买买提明,程路峰,闫冬,等. 草棉花花瓣提取物对大鼠肝损伤的保护作用. 中国中药杂志,2008,33(15):1873-1876
［17］苏巴提·吐尔地,帕尔哈提·克里木,阿斯亚·拜山伯. 草棉花总黄酮对大、小鼠急性实验性肝损伤的影响. 新疆医科大学学报,2005,28(3):205-209
［18］白杰,帕尔哈提·克里木,邬利娅·伊明,等. 草棉花提取物聚I和聚II对ADP和胶原诱导的大鼠血小板聚集功能的影响. 新疆医科大学学报,2005,28(3):209-212
［19］朱卫江,帕尔哈提·克里木,白杰,等. 草棉花总黄酮对大鼠血小板聚集及脑血栓形成的影响. 新疆医科大学学报,2005,28(3):201-205
［20］沈丕安. 中药药理与临床运用. 北京:人民卫生出版社,2006:115

（王　静）

346. *Gouania leptostachya*（下果藤）

【民族药名】　"芽崩波"（傣族）；"阿奴拉优"（基诺族）；"亚奔波"（佤族）；"咀签"、"内衣"（壮族）。

【来源】 鼠李科植物咀签 *Gouania leptostachya* DC. 的茎、叶或根。有毒。全年可采,切碎,晒干或鲜用。

藤状灌木;小枝及花序轴无毛。叶互生,卵形或卵状矩圆形,长 4~10cm,宽 2.5~6cm,先端急尖或渐尖,基部圆形或近心形,边缘波状或有疏粗齿,上面无毛,下面沿叶脉有疏毛,侧脉 5~6 对,其间细脉平行。叶柄长 1~1.5cm;托叶 2,半圆形,边缘有锯齿,抱茎。总状花序顶生或腋生;花小,杂性,5 裂的花盘超出子房以上,使萼筒与子房上部全部愈合,三棱形,宿存;花萼 5 裂;花瓣 5;子房 3 室。蒴果球形,直径 0.8~1.6cm,有三翅。花期 8~9 月,果期 10~12 月。

生于海拔 120~1550m 山谷及路旁疏林中。分布于广西、云南。

【药用经验】 傣族 茎叶:用于肢体麻木、高热不退、烧烫伤、全身水肿(《版纳傣药》、《傣药录》、《滇省志》)。用于疔疮痈疖、脓肿、水火烫伤、跌打损伤、风湿热痹证的肢体关节红肿热痛、屈伸不利等(《民毒药研用》)。用于清热消炎、消肿、烧伤(《傣医药》)。基诺族 茎叶:用于牙痛,外治痈疮(《基诺药》)。拉祜族 茎叶:用于风湿麻木、烫伤(《拉祜医药》)。 佤族 茎叶:用于烧烫伤、肢体麻木、疮疡(《中佤药二》)。壮族 用于高热、湿疹、外伤出血(《民族药志要》)。

【化学成分】 含 1-[(rel 2S,3R)-3,5,7-trihydroxy-3,4-dihydro-2H-chromen-2-yl] ethanone 和 1-[(rel 2S,3S)-3,5,7-trihydroxy-3,4-dihydro-2H-chromen-2-yl] ethanone 2 个苯并吡喃衍生物[1]。

参 考 文 献

[1] Chong Yao,Shu Jie Zhang,Zheng Zhong Bai,at al. Two new benzopyran derivatives from *Gouania leptostachya* DC. var. *tonkinensis* Pitard. Chinese Chemical Letters,2011(2):175-177

(胡 婧)

347. *Gynandropsis gynandra*(白花菜)

【民族药名】 白花菜子(阿昌族);"刀艾热"(德昂族);"海布瑞夏特"、"扎翁"、"哈罗"、"霍茹甫"(维吾尔族)。

【来源】 白花菜科植物羊角菜(白花菜)*Gynandropsis gynandra* (L.) Briquet (*Cleome gynandra* L.)的种子、全草。有小毒。夏季采收全草,鲜用或晒干用;种子成熟时采集。

一年生草本,高达 1m,有臭味。茎直立,多分枝,全部密生黏性腺毛,老时无毛。指状复叶;小叶 5,倒卵形,长 1.5~5cm,宽 1~2.5cm,先端急尖或圆钝,全缘或稍有小齿,稍有柔毛。总状花序顶生;苞片叶状,3 裂;花白色或淡紫色,直径约 6mm;雄蕊 6,不等长;雌雄蕊柄长约 2cm;子房柄长 1~2mm。蒴果圆柱形,长 4~10cm,无毛,有纵条纹;种子肾形,宽约 1mm,黑褐色,有突起的皱折。花期 7 月,果期 8~9 月。

生于旷野。分布于北自北京,南至广东(海南岛)及台湾。

【药用经验】 阿昌族 种子:用于风湿疼痛、跌打损伤、痔疮(《德宏药录》)。德昂族 效用同阿昌族(《德宏药录》)。景颇族 效用同阿昌族(《德宏药录》)。维吾尔族 全草、种子:用于杀胃肠寄生虫(《维医药》)。

【使用注意】 内服不宜过量,皮肤破溃者不可外用。

【药材鉴定】 性状 茎多分枝,密被黏性腺毛。掌状复叶互生,小叶 5,倒卵形或菱状倒卵形,全缘或有细齿;具长叶柄。总状花序顶生;萼片 4,花瓣 4,倒卵形,有长爪;雄蕊 6,雌蕊子房有长柄。蒴果长角状。有恶臭气。种子扁圆形,直径 1~1.5cm,厚约 1cm,边缘有深沟;表面棕色或棕黑色,粗糙不平,于扩大镜下观察,表面有突起的细密网纹,网孔方形或多角形,排列较规则或呈同心环状;纵切面可见"U"形弯曲的胚,胚根深棕色,子叶与胚根等长,淡棕色,胚乳包于胚外,淡黄色,油质;气无,味苦。

显微特征　种子横切面:表皮细胞壁厚,呈乳头状突起或数个乳突连接成毛状,内含棕色色素,于横切面四周呈轮齿状;表皮下为色素层,细胞呈长条形,切向延长,略呈规则波状;其下方为 1 列石细胞,长条形,骨状径向排列,长 40~60μm,直径 4~10μm;种皮内表皮为 1~2 列切向延长的石细胞,长 60~80μm,直径 12~16μm。胚乳及胚全为薄壁组织,内含脂肪油等物质。

【化学成分】　主要含挥发油类、三萜类和黄酮类。挥发油类成分有香芹酚(carvacrol)、反式植醇(trans-phytol)、芳樟醇(linalool)、反式-2-甲基-环戊醇(trans-2-methy lcyclopentanol)、β-丁香烯(β-caryophyllene)、m-百里香素(m- cymene)、壬醛(nonanal)、1-α-萜品醇(1-α-terpineol)、β-环化枸橼醛(β-cyclocitral)、香橙醇(nerol)、反式香叶醇(trans-geraniol)、甲基异硫氰酸甲酯(methyl isothiocyanate)、茴香醚(anisole)、苯甲醛(benzaldehyde)、2,4,5-三甲基-噻唑(2,4,5-trimethylthiazole)、苯乙醛(phenylacetalde-hyde)、右旋柠檬烯-1,8(d-limonene)、β-罗勒烯(β-ocimene)、苯乙腈(phenylacetonitrile)、水杨酸甲酯(methylsalicylate)、α-紫罗兰酮(α-ionone)、反式-牻牛儿基丙酮(*trans*-geranylacetone)、β-紫罗兰酮(β-ionone)、十三烷(tridecanal)、橙花叔醇(nerolido1)、雪松烯(cedrene)、顺式-3-十六醇-1(*cis*-3-hexen-1-ol)、反式-3-十六醇-1(*trans*-3-hexen-1-ol)和庚酮-2(heptan-2-one)。三萜类主要为叶中的三萜羽扇豆醇(lupeol),叶和种子中的 β-谷甾醇(β-sitosterol),成熟全草(种子除外)的达玛烷型三萜类化合物［cleogyno,l(20S,24S)-epoxy-19,25 – dihydroxy dammarane-3-onehemiketal］。黄酮类有叶中的 4,′5,7-三羟基黄酮醇,种子中的 5,7-二羟基色原酮(5,7-dihydroxy chromone)、5-羟基-3,7,4′-三甲基黄酮(5-hydroxy-3,7,4′-trimethoxy flavone)和 3′,4′,5,7-四羟基黄酮,花和叶中的芦丁(rutin)。此外,还有葡糖异硫氰酸盐(glucosinolates)类化合物白花菜子苷［glucocapparin,3,4,5-trihydroxy-2-(hydroxymethyl)-6-(1-sulfonatooxyimi-noethy lsulfanyl)tetrahydropyran］、醉蝶花素［cleom in,S(-)-ethyl-5-methyl-2-oxazolid inethione］等[1]。此外,种子中还含有蒽醌类、皂苷和甾体等成分[2]。

【药理毒理】　1. 驱虫作用:本品叶对各个阶段生长的螨虫都有杀灭作用,对幼虫的杀灭能力最强,对成虫的杀灭能力最弱[1]。白花菜挥发油和种子中的甲基异硫氰酸酯也具有抗螨作用。2. 抗关节炎:口服白花菜叶甲醇提取物可明显减轻弗氏佐剂诱发的关节炎症状,血液和其他生物化学参数都恢复到正常水平,且无毒副作用[1,3,4]。3. 舒张血管作用:叶低温甲醇提取物具较强的舒张血管作用,是内皮依赖型的,其作用机制可能和影响血管内皮组织产生内皮舒张物质有关[1]。4. 抗菌作用:叶经去脂处理后的水提取物及种子经去脂处理后的醇提取物对蜡样芽孢杆菌和大肠杆菌有很强的抑制作用[5]。5. 毒性:白花菜挥发油和种子中的甲基异硫氰酸酯有毒;全草也有毒,生物碱类是毒性成分。

【附注】　白花菜种子为传统中药,在印度医学中白花菜也用来治疗多种疾病,种子粉末可以止血,地上部分治骨折,白花菜叶提出的汁液滴入耳中可以缓解牙痛[6];文献报道乙醇提取物有抗癌活性[1]。

参 考 文 献

[1] 耿红梅,祁金龙. 白花菜的研究进展. 时珍国医国药,2008,19(11):2808,2809

[2] 耿红梅,王海燕,高焕君,等. 白花菜子化学成分的初步研究. 时珍国医国药,2011,22(3):560,561

[3] Narendhirakannan R T, Kandaswamy M, Subramanian S. Anti-inflamatory activity of *Cleome gynandra* L. on hematological and cellular constituents in adiuvant-induced arthritic rats. J. Med food,2005,8(1):93

[4] Narendhirakannan R T, Kandaswamy M, Subramanian S. Anti-inflamatory and lysosomal stability actions of *Cleome gynandra* L. stadied in adjuvant induced arthritic rata. Food and Chemical Toxicology,2007,45:1001

[5] 曾维丽,流畅,王飞. 白花菜抗菌特性的研究. 食品工业,2010,(5):19,20

[6] Hebbar S S, Harsha V H, Shripathi V, et al. Ethnomedicine of Dharwad district in Karnataka, India-plants used in oral health care. Journal of Ethnopharmacology,2004,94(2-3):261

（王德彬）

348. *Gynura divaricata*（白子菜）

【民族药名】　"马卡"（仫佬族）;"拉猫"（瑶族）;"下去母"（壮族）。

【来源】　菊科植物白子菜 *Gynura divaricata*（L.）DC. 的叶、全草。有毒。夏季、秋季采收,鲜用或晒干用。

多年生直立草本,高 30~50cm,稍肉质。根茎较坚实,具多数细长须根。茎圆柱形,被白色柔毛。单叶互生,叶片卵形至椭圆状披针形,长 5~12cm,宽 2.5~4.5cm,基部有时有 2 耳,边缘有粗锯齿,两面均绿色,被柔毛,茎上部叶缘有时作不规则羽状分裂。头状花序排列成疏散的伞房花丛,花黄色,全为管状花,总苞有苞片 1 列,基部有数片较小的苞片;雄蕊着生在花冠管上,花柱基部小球状。瘦果熟时深褐色,被短毛,多白花冠毛。花果期 8~10 月。

生于山野疏林下或栽培。分布于广西、广东、四川、贵州、云南等省。

【药用经验】　仫佬族　用于久痢不止(《桂药编》)。瑶族　叶:与硫黄、面粉共捣烂,用树叶包后放炭火上煨熟,用于驱蛔虫(《桂药编》)。壮族　全草:外用治跌打肿痛、痈疮肿毒,预防外伤感染(《桂药编》)。

【药材鉴定】　显微特征 [1](1)根横切面:表皮细胞 1 列,类长方形,外壁略增厚。皮层较宽,内皮层明显。外韧型维管束 4~6 束。韧皮部狭窄。形成层不明显。木质部相对较宽,由导管、木纤维、射线组成;导管多 1~2 个聚生,径向排列。髓部由薄壁细胞组成。(2)茎横切面:表皮细胞 1 列,类长方形,外被角质层,可见非腺毛。表皮下为 3~4 列厚角细胞;皮层较宽。维管束外韧型,20~24 束呈环状排列。韧皮部较窄,外侧可见壁较薄的纤维。形成层不明显。木质部相对较宽,由导管、木纤维、射线组成;导管多 1~2 个聚生,径向排列。髓部宽广,约占横切面 2/3,由大型薄壁细胞组成。髓射线宽广。(3)叶横切面:上下表皮细胞各 1 列,类长方形,排列整齐,外被角质层;下表皮易见气孔和非腺毛。栅栏组织多为 2 列,不通过主脉;海绵组织较窄,细胞排列疏松。主脉维管束外韧型,常为 5 个,其两侧可见纤维束。(4)叶表面片:上表皮细胞类多角形,垂周壁平直,可见非腺毛;下表皮细胞多角形,垂周壁波状弯曲,易见不定式气孔和非腺毛。(5)粉末:灰棕色,气清香。菊糖众多,直径 8.6~100μm。非腺毛较多,常由 3~9 个细胞组成。石细胞偶见,壁较薄,直径 40~80μm。导管多为网纹型,偶见螺纹、具缘纹孔型。

【化学成分】　主要含黄酮(如槲皮素[quercetin])[2]。又含 β-谷甾醇(β-sitosterol)、挥发油[3]和硝酸盐、亚硝酸盐[4]。其中挥发油中主要有 α-石竹烯(α-caryophyllene)、V-揽香烯(V-elemene)、α-荜澄茄烯(α-cadinene)、δ-荜澄茄烯(δ-cadinene)、τ-荜澄茄烯(τ-cadinene)、大叶香烯D(germacrene D)[3]。

【药理作用】　1. 降压作用:白子菜水提物对自发性高血压大鼠具降血压作用[5]。2. 抗胰岛素样作用:白子菜对 HepG$_2$细胞胰岛素抵抗具改善作用[6]。3. 提高免疫作用:白子菜提取物对 SHR 大鼠靶器官损伤具保护作用[7]。

【附注】 1. 本品有毒。但广西壮族民间将本品作食、药两用品,常将本品嫩枝叶作蔬菜煮汤食用[8],是否合理,有待研究。2. 据报道,菊三七属(*Gynura*)植物含吡咯啶(pyrrolizidine)类生物碱,对肝脏有毒性,可导致肝小静脉闭塞病等中毒现象[9]。

参 考 文 献

[1] 冼寒梅,周蓉,高雅,等. 白子菜的显微特征. 时珍国医国药,2007,18(12):2978,2979
[2] 黄骐,林荣华,郑钊,等. 白子菜总黄酮量的测定. 福建师范大学学报,2006,22(2):118-120
[3] 冼寒梅,周蓉,刘雯,等. 白子菜不同药用部位挥发油的含量测定及其气相色谱-质谱联用分析. 时珍国医国药,2008,19(4):858,859
[4] 曾宪锋,洪春苗,邱贺媛. 白子菜硝酸盐和亚硝酸盐的含量. 食品科学,2005,26(8):297,298
[5] 黄开珍,郝永靖,曾春晖,等. 白子菜水提物对自发性高血压大鼠降血压作用的研究. 中成药,2009,31(10):1505-1508
[6] 韦乃球,冼寒梅,杨柯,等. 白子菜对 HepG2 细胞胰岛素抵抗改善作用的实验研究. 时珍国医国药,2011,22(6):1395,1396
[7] 曾春晖,郝永靖,黄开珍,等. 白子菜提取物对 SHR 大鼠靶器官损伤具保护作用研究. 中成药,2011,3(8):1303-1307
[8] 冼寒梅,周蓉,韦乃球. 壮药神仙草的性状及民间应用. 亚太传统医药,2007,3(9):29,30
[9] 闵伶俐,唐源江. 菊三七植物研究进展. 中药材,2009,32(8):1322-1325

（向梅先）

349. *Gynura procumbens*（平卧菊三七）

【民族药名】 "帕崩板"、"帕蚌板"、"帕蒙呸"、白毛虫草(傣族)。

【来源】 菊科植物平卧菊三七 *Gynura procumbens*(Lour.)Merr. 的全草。有小毒。全年可采,多鲜品。

攀援草本,有臭气,茎匍匐,淡褐色或紫色,有棱,无毛或幼时有柔毛,有分枝。叶具柄;叶片卵形,卵状长圆形或椭圆形,长 3~8cm,宽 1.5~3.5cm,顶端尖或渐尖,基部圆钝或楔状狭成叶柄,全缘或有波状齿,侧脉 5~7 对,上面绿色,下面紫色,两面无毛,稀被疏柔毛;叶柄长 5~15mm,上部茎叶和花序枝上的叶退化,披针形或线状披针形,无柄或近无柄。顶生或腋生伞房花序,每个伞房花序具 3~5 个头状花序;花序梗细长,常有 1~3 线形苞片,被短疏毛或无毛;总苞狭钟状或漏斗状,长 15~17mm,宽 5~10mm,基部有 5~6 线形小苞片;总苞片 1 层,(9)11~13,长圆状披针形,顶端渐尖,边缘狭干膜质,干时变紫色,无毛;小花 20~30,橙黄色;花冠 12~15mm,管部细,长 8~10mm,上部扩大,裂片卵状披针形,顶端尖;花柱分枝锥状,被乳头状微毛。瘦果圆柱形,长 4~6mm,栗褐色,具 10 肋;冠毛丰富,白色,细绢毛状。

生于林间溪旁坡地沙质土上,攀援于灌木或乔木上。分布于广东、海南、贵州、云南。

【药用经验】 傣族 散瘀、消肿、活血生肌(《傣医药》)。鲜品捣烂外敷用于跌打损伤、风湿关节痛、骨折、炎肿不消、毛虫蜇伤;捣碎热敷用于接筋、接骨及肿痛、蛇咬(《滇药录》)。用于跌打损伤、扭伤挫伤、炎肿不消、毛虫蜇伤[1](《滇省志》)。鲜品捣烂包敷用于风湿关节红肿疼痛[2]。炖肉服用于支气管肺炎、肺结核[3]。

【药材鉴定】 性状 全草长约50cm。茎下部弯曲,略肉质,绿褐色。叶互生,多皱缩,完整叶片呈卵形或椭圆形,长 7~13cm,宽 4.5~8cm,先端渐尖,基部楔形,叶缘具不规则浅锯齿,两面具短粗毛。头状花序顶生。瘦果小。气微,味微辛[4]。

【化学成分】　叶含黄酮类成分[5]山奈酚-3-O-葡萄糖醛酸苷（kaempferol 3-O-glucuronide）、kaempferol 3-O-rhamnosyl（1→6）glucoside、quercetin 3-O-rhamnosyl（1→2）galactoside、quercetin 3-O-rhamnosyl（1→6）glucoside，以及β-谷甾醇、胡萝卜苷、豆甾醇、豆甾醇-3-O-β-D-吡喃葡萄糖苷及氨基酸等[1,2,6]。

【药理毒理】　1. 降血糖作用：STZ（链脲佐菌素）诱导的糖尿病大鼠模型试验表明，连续14天给予本品叶的水提物，能增加肌葡糖糖摄取，使血糖水平显著性降低[7]。醇提物也具降血糖作用[5,8]，对患糖尿病大鼠以150mg/kg醇提物灌胃7天，结果显示血糖同样降低，且不影响正常大鼠血糖水平；同时血清胆固醇、甘油三酯浓度显著减少。2. 降压作用：原发性高血压大鼠用500mg/kg水提物灌胃，连续4周，结果显示大鼠血清中的乳酸脱氢酶、肌磷酸酶浓度降低，血管NO浓度增加，能显著降低血压[9]。正丁醇层通过抑制钙通道，导致血管舒张、血压降低，对去氧肾上腺素和氯化钾引起的大鼠血管收缩有显著拮抗作用；但对去甲肾上腺素和咖啡因引起的血管收缩无影响[10]。3. 其他：醇提物通过抑制促炎性细胞因子介质（IL-6、IL-8）的释放和活性氧（ROS）的产生，可抑制人皮肤成纤维细胞中MMP-1（基质金属蛋白酶）、MMP-9表达，防止皮肤老化[11]；有抗氧化作用[12]。还具抗肿瘤活性，能抑制U2-OS细胞的增殖，IC$_{50}$为72μg/ml；诱导U2-OS细胞凋亡，并将U2-OS细胞阻滞在G$_0$/G$_1$期[13]。

参 考 文 献

［1］赵世望，刀正员. 西双版纳傣药志（第2集）. 景洪：西双版纳州委办卫生局，1980：103

［2］《中华本草》编委会. 中华本草（傣药卷）. 上海：上海科学技术出版社，2005：94

［3］朱成兰，赵应红，马伟光. 傣药学. 北京：中国中医药出版社，2007：135

［4］云南省卫生局革命委员会. 云南中草药. 昆明：云南人民出版社，1971：730

［5］《中华本草》编委会. 中华本草（第7册）. 上海：上海科学技术出版社，2005：854

［6］G A Akowuah, A Sadikun, A Mariam. Flavonoid Identification and Hypoglycaemic Studies of the Butanol Fraction from *Gynura procumbens*, Pharmaceutical Biology, 2002, 40（6）：405-410

［7］Hassan Z, Yam M F, Ahmad M, et al. Antidiabetic properties and mechanism of action of *Gynura procumbens* water extract in streptozotocin-induced diabetic rats. Molecules, 2010, 15（12）：9008-9023

［8］Zhang X F, Tan B K. Effects of an ethanolic extract of *Gynura procumbens* on serum glucose, cholesterol and triglyceride levels in normal and streptozotocin-induced diabetic rats. Singapore Medical J, 2000, 41（1）：9-13

［9］Kim M J, Lee H J, Wiryowidagdo S, et al. Antihypertensive effects of *Gynura procumbens* extract in spontaneously hypertensive rats. J Med Food, 2006, 9（4）：587-590

［10］Hoe S Z, Lee C N, Mok S L, et al. *Gynura procumbens* Merr. decreases blood pressure in rats by vasodilatation via inhibition of calcium channels. Clinics（Sao Paulo）, 2011, 66（1）：143-150

［11］Kim J, Lee C W, Kim E K, et al. Inhibition effect of *Gynura procumbens* extract on UV-B-induced matrix-metalloproteinase expression in human dermal fibroblasts. J Ethnopharmacol, 2011, 137（1）：427-433

［12］Rosidah, Mun Yam, Amirin Sadikun, et al. Antioxidant Potential of *Gynura procumbens*. Pharmaceutical Biology, 2008, 46（9）：616-625

［13］付达华，刘志礼，林泽燕，等. 蛇接骨草提取物对U2-OS细胞增殖及细胞周期的影响. 广东药学院学报，2011，27（5）：521-524

（王　静）

350. *Gynura pseudochina*（狗头七）

【民族药名】　矮人陀、狗头七（白族）；土漆（傣族）。

【来源】　菊科植物狗头七 *Gynura pseudochina* (L.)DC. 的块根。有毒。全年均可采收，鲜用或晒干用。

多年生草本，稍肉质，高 20~50cm。根肉质，圆球形或有时分枝，肥大成块状，直径(1)2~6cm，有多数纤维状根。茎直立，单生，或 2~3 从块根上部发出，稀斜升或匍匐，绿色或带紫色，被疏柔毛或无毛。叶常密集于茎基部，莲座状，叶柄长 0.5~3cm，基部宽，稍肉质，无耳。叶片倒卵形、匙形或椭圆形，稀卵形，长 5~18cm，宽 2.5~5cm，顶端钝或稍尖，基部渐狭成柄，羽状浅裂，稀具齿，裂片三角形或卵状长圆形，全缘或具山齿。侧脉 4~10 对，直达裂片或在边缘前弯曲，不明显，上面绿色，下面常变紫色，两面被短柔毛或后多少脱毛；中部或上部叶退化，或仅有 1~2 小叶，小叶羽状分裂，羽片狭小，两面被柔毛，叶柄短宽或近无柄。头状花序 1~5 个，直径 10~15mm，在茎或枝端排列成疏伞房状；花序梗长 0.5~4cm，常有 1~2 线形或丝状线形的苞片，被密或疏柔毛。总苞钟状，长 10~12mm，宽 8~10mm，基部有 8~9 个不等长的线形小苞片；总苞片 1 层，13 个，线状披针形或披针形，长 7~12mm，宽 1.5mm，顶端渐尖，稍开展，绿色或带紫色，边缘宽干膜质，具 1~3 条明显的肋，被疏短柔毛。小花黄色至红色，花冠长 10~13mm，明显伸出总苞，管部细，长 7~9mm，上部扩大，裂片卵状三角形，顶端钝；花药基部钝；花柱分枝，锥状，被乳头状微毛。瘦果圆柱形，长 3~4mm，红褐色，具 10 条肋，无毛或被微毛，冠毛多数，白色，绢毛状，长 10~12mm，易脱落。

生于海拔 160~2100m 的山坡沙质地、林缘或路旁。分布于海南、广西、贵州、云南。

【药用经验】　白族　用于贫血或失血过多、风湿痛、跌打骨伤、胃痛、疔疮痈肿、皮炎、湿疹（《大理资志》）。傣族　祛瘀活血，调经（《傣医药》）。用于风湿骨痛、跌打瘀血肿痛、疮疖、乳腺炎、扁桃体炎、皮炎、湿疹（《滇省志》）。彝族　用于水寒食膈、腹胀肠鸣、痉挛抽搐、背项刺痛。配伍用于背项刺痛（《哀牢》）。

【附注】　文献报道，菊三七属(*Gynura*)植物含吡咯啶(pyrrolizidine)类生物碱，对肝脏有毒性，可导致肝小静脉闭塞病等中毒现象[1]。

参 考 文 献

[1] 闵伶俐,唐源江. 菊三七植物研究进展. 中药材,2009,32(8):1322-1325

（向梅先）

351. *Gynura japonica*（菊三七）

【民族药名】　桂背三七(阿昌族)；"美刚红"(侗族)；大包药、"斯打我特"(拉祜族)；"加松略确"、"弯九柳"、"加劳给确"(苗族)；土三七、艾叶三七、红番苋(畲族)；血当归(土家族)；强盗头、菊花三七(瑶族)；"年葛若"、"拉莫各尔"(彝族)；血丹归(壮族)。

【来源】　菊科植物菊三七(三七草)*Gynura japonica* (Thunb)Juel[*Gynura segetum* (Lour.)Merr.]的块根、嫩茎叶、果实、全草。块根有毒。秋季、冬季采挖块根，除去残茎、须根及泥土，晒干。夏季、秋季采全草或嫩茎叶，除去杂质，鲜用或晒干用。果实于成熟时采收，晒干。

直立草本，高 50~110cm。茎较粗壮，有纵条纹，具细柔毛。叶互生，膜质，长可达 20cm，羽状深裂，裂片顶端渐尖，边缘有不规则锯齿，基部楔形，两面有疏细柔毛，叶柄长约 2cm；茎上部叶近无柄。头状花序直径 1.5~1.8cm，排成圆锥花序生于枝顶；总苞圆柱状；苞片 2 层，条状披针形，长约 1.5cm，边缘膜质，外层丝状；花全为两性，筒状，金黄色，花冠顶端 5 齿裂，花柱基部小球形,分枝顶端有细长线形的具毛的尖端,长约 4mm。瘦果狭圆柱形,有条纹,被疏毛;冠毛丰富,白色。花期 6~7 月,果期 7~8 月。

常生于低山路旁、草地、林下。分布于广东、云南、贵州、四川、陕西、湖北、安徽、浙江。

【药用经验】 阿昌族 块根、果实:用于跌打损伤、风湿骨痛(《滇药录》)。侗族 块根:用于跌打内伤瘀肿。嫩茎、叶:外敷用于跌打外伤(《桂药编》)。拉祜族 全草:用于跌打损伤、骨折、软组织扭伤、无名肿毒、实热便秘、支气管炎、肺结核(《拉祜药》)。苗族 块根:用于外伤流血、跌打损伤红肿疼痛(《苗医药》)。全草:用于月经不调(《苗药集》)。畲族 块根:用于跌打损伤、结块肿痛(《畲医药》)。土家族 块根:用于跌打损伤、骨折、瘀血、闭经、痨病(《土家药》)。瑶族 全草:用于跌打、吐血、咯血、衄血、痈肿、乳腺炎、风湿、闭经、乳腺炎、风湿、闭经、瘀血腹痛(《湘蓝考》)。彝族 根或全草:用于经闭、子宫脱出、气血痛、肠风下血、吐血、痔血、风湿、跌打损伤、乳腺炎、痈肿、虫咬伤等(《楚彝本草》)。外用治风湿、跌打、骨折诸痛,并用于反复发作的干疮等顽症(《彝植药》)。壮族 效用同侗族(《桂药编》)。

【使用注意】 孕妇慎用,有胃病者慎用[1]。

【中毒与解毒】 文献记载[1~3]有 2 例患者病前无肝病史,因服用大量菊三七,经过 1 周左右的潜伏期后发病,表现为腹痛、恶心呕吐、肝脾肿大、大量腹水、黄疸,短期内肝功能急剧减损,最后因肝功能衰竭死亡。分析其机制可能为本品含千里光生物碱,引起肝脉栓塞性病变,从而通过对肝血流的影响而间接危害肝脏。治疗可给予强的松口服,可迅速缓解肝细胞炎症;低分子肝素钠皮下注射,低分子右旋糖酐静脉滴注,改善微循环,症状可明显缓解。

【药材鉴定】 性状 (1)块根:呈拳形团块状,长 3~15cm,直径 1.5~5cm,表面灰棕色或黄褐色,鲜品常带淡紫红色,全体多具瘤状突起,下面有细根或细根痕。质坚实,不易折断,断面灰黄色,鲜品白色。气微,味微苦、微涩。(2)全草:长 50~100cm。根块状,具疣状突起及须根。茎单一或上部分枝,具纵沟及细柔毛,表面黄绿色或略带紫色。叶互生,多皱缩,长可达 20cm,叶柄长约 2cm,茎上部叶近无柄;完整叶片羽状深裂,边缘具不规则锯齿,膜质。头状花序排成圆锥状生于枝顶;花全为两性,筒状,黄色。气无,味微苦[4]。

显微特征 (1)块根横切面:木栓细胞 5~9 列。皮层薄壁细胞数列至十数列,细胞呈类圆形或圆多角形,有分泌腔散在,有时可见管状根迹维管束。维管束外韧型,环状排列成 2~3 轮。单个维管束呈圆锥形,韧皮部呈半圆形,束内形成层明显。木质部导管多列,呈径向延长。射线细胞数列至十数列。薄壁细胞内含大量菊糖[5]。(2)块根粉末:呈淡黄棕色。菊糖团块众多,呈圆多角形或不规则形,具放射状纹理。网纹、具缘纹孔导管,直径 25~72μm。纤维多成束,先端急尖或钝圆,直径 15~25μm,稀至 33μm。木栓细胞表面观呈多角形,内含棕色物。棕色块状物大小不一[5]。

【化学成分】 块根含生物碱类、黄酮类等成分。生物碱有千里光碱(senecionine)、千里光菲灵碱(seneciphylline)、菊三七碱甲(seneciphyllinine)和菊三七碱乙[(E)-seneciphylline][6]。黄酮类化合物有菊三七属酮[(−)-gynuraone]、金丝桃苷(hyperoside)、槲皮素(quercetin)。另含 β-胡萝卜苷(daucosterol)。还含有甾体及其皂苷(22E,24S)-7α-hydroperoxystigmasta-5,22-dien-3β-ol、(22E,24S)-stigmasta-1,4,22-trien-3-one、24R-stigmasta-1,4-dien-3-one 和谷甾醇及豆甾醇的衍生物[7,8]。地上部分含 D-甘露醇(D-mannitol)、琥珀酸(succinic acid)、5-甲基尿嘧啶(thymine)、腺嘌呤(adenine)、氯化铵、菊三七碱类、芸香苷(rutin)[4]。

【药理毒理】 1. 止血作用:10% 菊叶三七注射液能使血小板发生伸展伪足、聚集、变形等黏性变形运动;使血小板细胞膜破损和部分溶解,以及产生脱粒等分泌反应,从而导致血小板释放 ADP、血小板因子Ⅲ和Ca^{2+}等止血活性物质而达到止血作用。其对血小板的影响程度与用药剂量成正比,对血小板超微结构的影响与凝血酶类似。2. 抗凝血作用:菊叶三七中分离获得的 5 个化合物(caryophylleneoxide、6-acety-1-2,2-dimethylchroman-4-one、vanillin、2,6-dimethoxy-1,4-benzo-quinone、benzoic acid)有抗凝血作用。3. 抗疟作用:用鼠疟对菊叶三七水煎剂进行药理筛选,发现其对疟原虫的抑制率达 65%,其醇浸膏和不同提取部位的最高抑制率可达 89%。4. 降血糖、降血压作用:叶片的乙醇萃取液有与缩二胍类似的降血糖作用。乙醇提取物、水提取物对正常小鼠和四氧嘧啶糖尿病小鼠都显示了降糖作用。5. 阿托品样作用:菊叶三七可明显抑制小鼠肠道碳末推进运动,使小肠蠕动减弱,具有较强的阿托品样作用。6. 局部麻醉作用:以脊蛙足蹼、豚鼠皮丘、在体蛙坐骨神经丛及蛙、兔椎管等研究证明,不同浓度的菊叶三七水提醇沉液分别具有明显的表面、浸润及传导麻醉作用。椎管注射,脊髓出现先兴奋后抑制现象,有可逆性。其局麻作用强度随着浓度加大而成比例地增强,存在药物浓度-反应依赖关系。7. 促进骨折愈合作用:抗实验性骨折研究结果表明,菊三七水提取物具有较好的促进骨折愈合作用。8. 其他作用:菊叶三七还具有明显的镇静、安定、催眠、抗惊厥等中枢神经系统抑制作用[8]。9. 毒性:小白鼠腹腔注射菊三七碱注射液,测得LD_{50}为(80.72±2.7)mg/kg;大白鼠腹腔注射菊三七碱注射液 50mg/kg,隔日 1 次,连续给药 6 次,结果表明,实验动物肝脏呈广泛性急性肝坏死。亚急性毒性试验:分别选用大白鼠和家兔作为实验动物。实验大白鼠分 3 个剂量组,每组 10 只,大剂量组 30mg/kg,中剂量组为 20mg/kg,低剂量组为 10mg/kg,每天腹腔给药 1 次。结果:大剂量组给药后第 6 天出现中毒症状及死亡,第 17 天则全部死亡;中剂量组第 14 天出现中毒症状,第 22 天则全部死亡;小剂量组给药 26 天后出现中毒症状,给药 37 天后全部处死剖检,组织学检查发现肝细胞有不同程度坏死;家兔每日耳静脉给药(20mg/kg)1 次,连续给药 35 天,35 天后剖检发现肝组织出现瘀血、变性及炎症。上述实验表明,菊三七碱具较大的毒性,引起肝细胞坏死的主要原因可能系化学结构中具双稠吡咯环状结构的缘故[5]。

参 考 文 献

[1] 夏丽英. 现代中药毒理学. 天津:天津科技翻译出版公司,2005:432
[2] 严红,白岚,彭梅. 菊三七致急性药物性肝损害 1 例. 现代消化及介入诊疗,2006,11(4):258
[3] 杨赛,郝勇. 菊三七致肝小静脉闭塞症例诊治体会. 新中医,2011,43(6):174,175
[4] 《中华本草》编委会. 中华本草(第 3 册). 上海:上海科学技术出版社,1999:3599
[5] 万定荣,陈家春,余汉华. 湖北药材志(第 1 卷). 武汉:湖北科学技术出版社,2002:484,485
[6] 袁珊琴,顾国明,魏同泰. 菊叶三七生物碱成分的研究. 药学学报,1990,25(3):191-197
[7] 闵伶俐,唐源江. 菊三七属植物研究进展. 中药材,2009,32(8):1322-1325
[8] 陈磊,王津江,宋洪涛,等. 菊三七属植物化学成分和药理作用研究进展. 中草药,2009,40(4):666-668

（陈晓颢　聂　晶　康四和）

352. *Heliciopsis terminalis* (疖腮树)

【民族药名】　"埋棍"(傣族)。

【来源】　山龙眼科植物疖腮树 *Heliciopsis terminalis* (Kurz)Sleum 的茎皮、叶。有小毒。茎皮和叶全年均可采集,鲜用或晒干用。

乔木,高 5~10m;幼枝叶被锈色绒毛,不久脱落,成长叶无毛。叶二型,薄革质,全缘叶倒披针形或长圆形,长 15~35cm,宽 4~10cm,顶端渐尖至短渐尖或钝尖,稀微凹,基部楔形或渐狭;

侧脉和网脉两面均明显；叶柄长 1~2.5cm；分裂叶轮廓近椭圆形，长 25~55cm，宽 15~50cm，通常 3~5 裂，有时具 3~7 对羽状深裂片；叶柄长 4~5cm。花序腋生或生于小枝已落叶腋部，稀顶生于短侧枝，雄花序长 10~24cm，被疏毛；雄花：花梗长 5~7mm；苞片线形或钻状，长 1~2mm，小苞片线形，长约 0.5mm；花被管长 11~14mm，白色或淡黄色；花药长约 2.5mm；腺体 4 枚；不育子房不膨大，花柱顶部棒状。雌花序长 15~22cm，被疏毛；雌花：花梗长 8~10mm；花被管长约 12mm；不育花药长约 1.5mm；腺体 4 枚；子房卵状。果椭圆状，长 3~4.5cm，直径 2.5~3cm，顶端钝尖，基部钝，外果皮革质，厚约 0.5mm，黄褐色，中果皮肉质，干后无残留纤维，内果皮木质，厚 1~1.5mm，外面具网纹及小洼。花期 3~6 月，果期 8~11 月。

生于海拔 50~1400m 的山谷或山坡热带湿润常绿阔叶林中。分布于云南南部、广西西南部、广东西部和海南岛。

【药用经验】 傣族 茎皮：用于避孕、抑菌（《滇药录》）。茎皮：用于避孕。叶：用于腮腺炎（《滇省志》）。

【附注】 同属植物调羹树 Heliciopsis lobata (Merr.) Sleum. 的根皮、叶有小毒。黎族称为"那托"、"定朗"，用于恶性肿瘤；外用适量捣敷或干品研粉醋调涂，用于腮腺炎、皮炎等（《民毒药研用》）。含有熊果苷（arbutin）、银华内酯（grevillone）、银华酸（grevillic acid）、反式对羟基桂皮酸（trans-p-hydroxycinnamic acid）、胡萝卜苷（daucosterol）、对羟基苯酚（p-hydroxyphenol）、杨梅素（myricetin）、杨梅素-3-O-鼠李糖苷（myricetin-3-O-rhamnoside）、β-谷甾醇（β-sitosterol）等[1]。

参 考 文 献

[1] 李志勇 . 中国少数民族有毒药物研究与应用 . 北京：中央民族大学出版社，2011：210

（王雪芹　陈吉炎）

353. *Helicteres angustifolia*（山芝麻）

【民族药名】 "芽呼领"、"鸭户钉"（傣族）；"雅旗咪咪"（基诺族）；"蟹候"、"格宾巴"、"普遍木梗"（黎族）；"嘎囊敖"（苗族）；山油麻（畲族）；山芝麻（佤族）；山芝麻、"野沙"、野芝麻（瑶族）；"棵赐伢"、"麻巴"、"间拉岜"、"马罗布"（壮族）。

【来源】 梧桐科植物山芝麻 *Helicteres angustifolia* L. 的根、全株。有小毒。夏季、秋季采挖，洗净切片，晒干。

小灌木，高达 1m；小枝有灰绿色短绒毛。叶条状披针形、狭矩圆形，有时狭椭圆形，长 3~8cm，宽 0.8~2.5cm，全缘，上面近无毛或疏生星状柔毛，下面有灰白色或淡黄色星状短柔毛；叶柄长 3~8mm。花序腋生，长约 2cm，有花数朵；萼长约 8mm，5 裂，筒部长约 6mm，外面密被星状毛；花瓣 5，紫色，长约 1cm；雄雌蕊柄与萼筒近等长；雄蕊 10，退化雄蕊 5；子房有毛，5 室，胚珠多数。蒴果长约 1.5cm，密被星状毛。花期几乎全年。

生于荒地或草坡。分布于我国南部各省区。

【药用经验】 傣族 用于清热、解毒、消炎（《傣医药》）。全株：用于感冒高热、扁桃体炎、咽喉炎、腮腺炎、麻疹、咳嗽、疟疾；外用治毒蛇咬伤、外伤出血、痔疮、痈肿疔疮（《滇省志》）。根：用于痢疾、腹泻（《滇药录》）。基诺族 根及全株：用于感冒高热、扁桃体炎、腮腺炎、麻疹、疟疾（《基诺药》）。拉祜族 根：用于疟疾、感冒、高热、咽喉炎、扁桃腺炎、腮腺炎、降血压（《拉祜医药》）。黎族 根：用于扁桃体炎、蛾喉、胃痛、小儿消化不良、泌尿道感染（《民族药志二》）。

用于感冒发热、肺热咳嗽、咽喉肿痛、麻疹、痄腮、肠炎、痢疾、痈肿、瘰疬、痔疮、毒蛇咬伤等。根或全株：用于高热、便秘等（《民毒药研用》）。**苗族** 根：用于疟疾、感冒发热、扁桃体炎、腮腺炎、麻疹、肺炎（《民族药志二》）。**畲族** 根：用于感冒发热（《民族药志二》）。**佤族** 根：用于高热不退、感冒、扁桃体炎、肿痛（《中佤药》）。**瑶族** 全株：用于感冒发热、胃腹疼痛、痢疾、腹泻（《桂药编》）。用于感冒发热、痢疾、腹泻（《民族药志二》）。用于感冒、肠炎、痢疾、腮腺炎。**壮族** 根：用于黄疸型肝炎。全株：用于流感、感冒发热（《桂药编》）。根：用于肺炎。全株：用于流感、感冒发热、肺燥热咳、肺结核、哮喘、痢疾、喉痛、腮腺炎、乳腺炎、牙龈炎、毒蛇咬伤、刀伤出血、疮疡、湿疹（《民族药志二》）。

【使用注意】 本品有小毒，内服量不宜过大。孕妇慎服。

【中毒与解毒】 本品过量内服可刺激胃肠道及神经，中毒症状为头痛、腹痛、腹泻、恶心、呕吐、出汗、眼皮震颤、四肢麻感、少尿或无尿、发热、胸闷气急等。解救方法为参照一般原则处理[1]。

【药材鉴定】 性状 （1）根：呈圆柱形，略扭曲，根头部常带有结节状的茎枝残基；长15~25cm，直径0.5~1.5cm。表面呈灰黄色、灰褐色或棕褐色，稍粗糙，有不规则纵向或斜向裂纹，偶见坚韧的侧根或点状突起皮孔样的侧根痕，老根栓皮易片状剥落。质坚硬，不易折断，断面皮部较厚，浅棕色、灰黄色或暗棕色，纤维性，易与木部分离。木部黄白色，具细密放射状纹理。气微香，味苦、微涩[2]。（2）地上部分：茎呈圆柱形，直径0.3~1cm。表面灰棕色至棕褐色，小茎密被黄绿色短柔毛，有不规则的网纹或纵皱纹及类圆形皮孔和枝痕。叶多已破碎，完整叶湿润展平后呈线状披针形或狭长圆形，长3~8cm，宽1~2.5cm；先端急尖或钝，基部钝圆或宽楔形；上面无毛或近无毛，下面密被灰黄色星状柔毛。蒴果长圆形，被毛，5裂；种子多数。

显微特征 根横切面：木栓层为10余列细胞，排列整齐，含有红棕色物。皮层窄。韧皮部宽广，纤维成束，黄色或棕黄色，壁厚，木化，纤维束与薄壁细胞呈明显的间隔排列，断续成环；分泌细胞多见，内含黄棕色分泌物。韧皮射线明显。形成层成环。薄壁细胞内含淀粉粒、草酸钙方晶或簇晶[2]。

薄层色谱 取本品根的粉末2g，加甲醇10ml，超声处理30分钟，滤过，滤液作为供试品溶液。另取山芝麻对照药材2g，同法制成对照药材溶液。吸取上述2种溶液各5μl，分别点于同一硅胶G薄层板上，以甲苯-乙酸乙酯-冰醋酸（7:2:1）为展开剂，展开，取出，晾干，置紫外光灯（365nm）下检视。供试品色谱在与对照药材色谱相应的位置上，显相同颜色的斑点。

【化学成分】 根含山芝麻酸甲酯（methyl helicterate）、山芝麻宁酸甲酯（methyl helicterilate）及山芝麻宁酸（helicterilic acid）、山芝麻内酯（heliclactone）、葫芦素D、葫芦素E、葫芦素J、小麦黄素、2,6-二甲氧基对醌、乌苏酸、3-*O*-[β-D-吡喃葡萄糖]-谷甾-5-烯-3β-醇苷、麦角甾醇、3,6,9-trimethyl-pyrano[2,3,4-de]chromen-2-one、6-[2-(5-acetyl-2,7-dimethyl-8-oxo-bicyclo[4.2.0]octa-l,3,5-trien-7-yl)-2-oxo-ethyl]-3,9-dimethyl-naphtho[1,8-bc]pyran-7,8-dione、2α,7β,20α-trihydroxy-3β,21-dimethoxy-5-pregnene、6,7,9α-trihydroxy-3,8,11α-trimethylcyclo-hexo-[d,e]-coumarin、3beta-hydroxy-27-benzoyloxylup-20(29)-en-28-oic acid、3β-hydroxy-27-benzoylox-ylup-20(29)-en-28-oic acid methyl ester、曼宋酮（mansonone）E、曼宋酮F、曼宋酮H、曼宋酮M、硫酸葫芦素（cucurbitacin B 2-sulfate）、葫芦素苷（cucurbitacin B 2-*O*-β-D-glucopyranoside）、3β-acetoxy-27-[（E）-cinnamoyloxy]lup-20（29）-en-28-oic acid methyl ester、3β-acetoxy-27-[（4-hydroxybenzoyl）oxy]lup-20（29）-en-28-oic acid、3β-acetoxy-27-[（4-hydroxy-benzoyl）oxy]olean-12-en-28-oic acid methyl ester、白桦脂酸、pyracrenic acid[2]。

【药理毒理】 1. 抑菌作用:本品对金黄色葡萄球菌具有杀灭作用,对绿脓杆菌具抑制作用。2. 降低转氨酶作用:山芝麻甲酯、山芝麻宁酸甲酯、山芝麻宁酸具有降低转氨酶的作用[2,3]。3. 抗肿瘤作用:在体外试验中,葫芦素 D 和葫芦素 J 对肝细胞癌细胞 BEL-7402 和恶性黑色素细胞瘤 SK-MEL-28 有明显的抑制作用,而白桦脂酸和 pyracrenic acid 对人类结肠癌细胞(COLO205)和人类胃癌细胞(AGS)有明显的细胞毒作用[2]。4. 护肝作用:山芝麻水提物可抑制大鼠肝脏纤维组织的形成,其机制可能为降低 α-SMA、TIMP-1 蛋白表达[4]。5. 毒副作用:山芝麻内服过量(鲜品 250~500g,干品 50~150g)时除可出现恶心、呕吐、腹泻、头晕等反应外,尚有肾、肝、消化道、心脏及中枢神经系统等多系统、多脏器损害,尤以急性肾功能严重损害为突出,表现为浮肿、少尿、血尿素氮(BUN)及血肌酐明显升高、电解质紊乱、酸碱平衡失调等,重者可因急性肾功能衰竭致死,提示肾脏为中毒时主要受损靶器官[2]。

参 考 文 献

[1] 朱亚峰. 中药中成药解读手册. 第 3 版. 北京:人民军医出版社,2009:310
[2] 高玉桥,苏丹,梅全喜. 山芝麻的研究进展. 中国药业,2009,18(16):88-90
[3] 谢宗万. 全国中草药汇编(上册). 第 2 版. 北京:人民卫生出版社,2000:102,103
[4] 林兴,冯志强,卢锷英,等. 山芝麻水提物对大鼠肝纤维化组织中 α-SMA、TIMP-1 蛋白表达的影响. 山东医药,2010,50(7):46-47

(胡婧 刘 敏)

354. *Helleborus niger*(嚏根草)

【民族药名】 “海尔拜克斯牙合”、“长拉海尔拜克”(维吾尔族)。

【来源】 毛茛科植物嚏根草(黑嚏根草)*Helleborus niger* L. 的根茎。根茎及全草均有毒,根茎毒性较强。秋季采挖,洗净,晒干。

多年生常绿草本,高至30cm。基生叶 1~2 枚,有长柄,叶片鸟足状分裂,长圆形或宽披针形,上部边缘有齿,茎生叶较小,三回全裂。花单生于花葶顶部,花大;萼片 5,绿色,基部有粉红色晕;花瓣 5,粉红色、紫色或白色。蓇葖果,成熟时开裂;种子细小,黑色。花期 3~4 月,果实 6 月成熟。

生于山地林中或灌丛中[1]。原产欧洲,在欧洲中部、南部及土耳其有野生,庭院有栽培[1]。

【药用经验】 维吾尔族 用于头痛、偏头痛、眼和脑部病症,清胸、内脏、膀胱、子宫,止牙痛,排痰质、胆质和黑胆质,除白斑、白癜风、疣疮死肉和脓血性瘘管(《维医药》)。

【使用注意】 本品有毒,超定量使用有危险(8g 即可致人死),对于干属性者的肾有害[2]。

【中毒与解毒】 中毒症状有口角黏膜破坏、腹泻、呕吐、心力衰竭以致死亡。

【化学成分】 主要含强心苷、甾体皂苷和生物碱类成分[3],如嚏根草毒素(helleborin)、嚏根草毒苷(helleborein)、嚏根草苷元(hellebrigenin)、蜕皮甾酮、灰毡毛忍冬次苷 I (macranthoside I)、白头翁素及其双内酯等[4,5]。

【药理毒理】 1. 抗肿瘤作用:体外抗肿瘤试验表明,全草和根茎提取物均有强烈的诱导淋巴瘤、白血病 NALM-6、Sup-B-15、黑色素瘤等细胞凋亡作用[6]。嚏根草苷元对人体上皮癌 KB 细胞亦有抑制作用[4]。2. 强心作用:嚏根草毒苷有洋地黄样强心作用[4]。嚏根草苷及其苷元对豚鼠心肺也有强心作用,嚏根草苷的强心效力较强,为嚏根草毒苷的 20 倍;苷元作用较弱,但毒性较小,故治疗指数比苷高[7]。3. 其他:有抗炎活性和免疫增强作用[4]。嚏根草苷还能对抗五甲烯四氮唑引起的惊厥或电休克[7]。4. 毒性：嚏根草苷胃肠吸收较差，易蓄积中毒，毒性接近洋地黄毒苷[7]。嚏根草毒苷对黏膜有刺激性，在离体蛙心上钾离子可减弱毒性，钠离子使毒性增加；猫静注嚏根草毒苷 LD_{50} 为 1.9mg/kg，嚏根草苷元 MLD 为 0.98mg/kg[4]。

参 考 文 献

[1] 袁昌奇,肖正春. 世界植物药. 南京:东南大学出版社,2013:202

[2] 朱琪. 维吾尔族医药学. 昆明:云南民族出版社,1995:318

[3] 袁昌齐,冯煦. 欧美植物药. 南京:东南大学出版社,2004:185

[4] 柯铭清. 中草药有效成分理化与药理特性. 长沙:湖南科学技术出版社,1982:172-374

[5] 钟正贤. 嚏根草制剂体外对具免疫能力细胞的影响. 国外医药(植物药分册),1999,14(2):81

[6] P Jessea, G Mottkea, J Eberleb, et al. *Helleborus niger* as new cytostatic compound against lymphoma and leukemia in childhood. European Journal of Integrative Medicine,2008,1:5,6

[7] 季宇彬,张广美. 中药抗肿瘤有效成分药理与应用. 哈尔滨:黑龙江科学技术出版社,1998:278

（王　静）

355. *Hemerocallis citrina*（黄花菜）

【民族药名】　黄花菜(通称);"刷刷腑"(白族);"凹鸡新"、"把球"(布依族);"白抄估巴"(哈尼族);"蕴粗漓"、"浑搓"(朝鲜族);张梗菜(毛南族);"锐巴益"、"窝比菲"、"蛙尼大"(苗族);"伊德根—沙日—其其格"(蒙古族);土金参(畲族);"玛能果扎"(藏族);"奶尕孜古丽英给思"(维吾尔族);"雪日"、"光阴史性"(彝族)。

【来源】　百合科植物黄花菜 *Hemerocallis citrina* Baroni 的根及根茎、花蕾、全草。根及根茎有小毒。花蕾于 5~8 月花将要开放时采收,蒸后晒干;根及根茎、全草适时采收。

植株一般较高大;根近肉质,中下部常有纺锤状膨大。叶 7~20 枚,长 50~130cm,宽 6~25mm。花葶长短不一,一般稍长于叶,基部三棱形,上部多少圆柱形,有分枝;苞片披针形,下面的长可达 3~10cm,自下向上渐短,宽 3~6mm;花梗较短,通常长不到 1cm;花多朵,最多可达 100 朵以上;花被淡黄色,有时在花蕾时顶端带黑紫色;花被管长 3~5cm,花被裂片长(6)7~12cm,内三片宽 2~3cm。蒴果钝三棱状椭圆形,长 3~5cm。种子约 20 多个,黑色,有棱。花果期 5~9 月。

生于海拔 2000m 以下的山坡、山谷、荒地或林缘。分布于秦岭以南各省区(包括甘肃和陕西的南部,不包括云南)以及河北、山西和山东。

【药用经验】　白族　根:用于头痛、心悸、小便不利、水肿、尿道感染、乳汁不足、关节肿痛(《民族药志四》)。布依族　花蕾:配伍用于性病(《民族药志四》)。哈尼族　根:补肾健脾,下乳,利尿消肿。用于病后体虚、头昏、贫血、乳汁不足、小便不利、小儿营养不良(《民族药志四》)。朝鲜族　根:凉血,利水。用于黄疸、水肿、淋浊带下、乳痈肿痛、衄血、便血(《民族药志四》)。毛南族　根:散瘀止痛。外用治跌打损伤(《民族药志四》)。苗族　块根:用于催乳、安神、疔疮;花用于痈肿、疮毒(《苗医药》)。蒙古族　根:用于黄疸、腮腺炎、膀胱炎、小便不利、血尿、乳汁缺乏、月经不调、衄血、便血;外用治乳腺炎。花:用于胃炎、肝炎、神经衰弱、胸膈烦热、痔疮便血(《民族药志四》)。畲族　根或全草:用于黄疸、膀胱炎、小便不利、衄血、乳痈(《民族药志四》)。藏族　根及根茎:用于胃病、肠刺痛、虫病、疮疹、湿疹、烧伤(《中国藏药》)。土家族　根及根茎:清热解毒,利尿消肿。用于小便不利、浮肿、淋症、乳痈肿痛(《民族药志四》)。

维吾尔族 根:清热解毒,消肿利水,止血止痛。用于腮腺炎、急性黄疸型肝炎、浮肿、风湿性关节炎、乳痈肿痛、鼻衄、小便淋痛带血、创伤出血或溃疡(《民族药志四》)。**彝族** 根及根茎:滋阴清热,润肺止咳。用于阴虚咳嗽(《民族药志四》)。

【药材鉴定】 **性状** 根茎呈短圆柱形,长 0.5~2cm,直径 1~1.5cm,有的顶端留有叶残基。根簇生,由 9~45 条根组成,长 5~20(30)cm,直径 3~4mm,有的根中下部稍膨大,呈棍棒状或略呈纺锤状,多干瘪抽皱,有多数纵皱及少数横纹,表面灰黄色或淡灰棕色。质松软,稍有韧性,不易折断。断面灰白色至褐色,有时可见裂隙。气微香,味微甜,略带黏性。花呈弯曲的条状,表面黄棕色或淡棕色,湿润展开后花呈喇叭状,花被管较长,先端 5 瓣裂,雄蕊 6。质韧。有的花基部具细而硬的花梗。气微香,味鲜,微甜。

显微特征 (1)根(非膨大部分)横切面:呈类圆形。表皮细胞 1 列,细胞长方形或类方形,切向排列;外侧偶见根毛残基。外皮层明显,由 5~8 列细胞组成,壁木栓化;皮层薄壁细胞间有黏液细胞散在;内皮层明显,其细胞侧壁和内壁增厚呈"U"形。中柱鞘为 1 列薄壁细胞。中柱韧皮部束与木质部束各为 19~30 个,相间排列;原生木质部由螺纹、梯纹、孔纹管胞组成,后生木质部由梯纹、网纹、孔纹导管组成,导管直径 55~75μm[1]。(2)根(膨大部中央)横切面:类似非膨大部分的构造,但通常表皮已脱落,皮层中薄壁细胞常呈射线方向延长,黏液细胞较少,内皮层细胞次生壁未见增厚。导管的最大直径可达 55~93μm[1]。

【化学成分】 根含多种蒽醌类化合物:大黄酚(chrysophanol)、大黄酸(rhein)、美决明子素(obtusifolin)、美决明子素甲醚(2-methoxyobtusifolin)、萱草根素(hemerocallin)。也含毒性物质如毒素甲和乙(分别为橘红色结晶和黄色粉末)、黄花蒽醌(hemerocal)等[1]。

【药理毒理】 1. 镇静作用:花浸膏及提取物给小鼠灌胃,可使其自发活动显著减少,提示萱草有明显的镇静作用[2]。2. 抗血吸虫病:萱草对血吸虫作用主要表现为虫体萎缩和生殖器官退化,但这些变化可逆[1]。3. 抗结核作用:对豚鼠实验性结核模型表现出疗效,在临床上也有一定效果[1]。4. 利尿作用:Aston 氏大白鼠利尿筛选法显示,萱草酮、大黄酚、大黄酸对大白鼠具利尿作用[1]。5. 毒副作用:本品根有引起视力障碍或失明的副作用[1]。

【附注】 同属植物折叶萱草 *Hemerocallis pilcata* Stapf、萱草 *Hemerocallis fulva* L.、小黄花菜 *Hemerocallis minor* Mill. 的根及根茎在不同民族(毛南族、朝鲜族、蒙古族、维吾尔族等)同等药用,根及根茎有小毒。

参 考 文 献

[1] 中国民族药志编委会. 中国民族药志(第4卷). 成都:四川民族出版社,2007:664-670

[2] 《中华本草》编委会. 中华本草(第3册). 上海:上海科学技术出版社,1999:101,102

(王璐瑶　张　飞)

356. *Hemerocallis fulva*(萱草)

【民族药名】 "刷刷腑"(白族);"西日-其其格"(蒙古族);土金参、金针菜、宜男草(畲族);多儿母(土家族);"玛能果扎"(藏族)。

【来源】 百合科植物萱草 *Hemerocallis fulva*(L.)L. 的根、根茎、全草。根有大毒。夏季、秋季采挖,洗净,晒干。

草本,具短的根茎和肉质、肥大的纺锤状块根。叶基生,排成两列,条形,长 40~80cm,宽

1.5~3.5cm，下面呈龙骨状突起。花葶粗壮，高60~100cm，蝎尾状聚伞花序复组成圆锥状，具花6~12朵或更多；苞片卵状披针形；花橘红色，无香味，具短花梗；花被长7~12cm，下部2~3cm合生成花被筒；外轮花被裂片3，矩圆状披针形，宽1.2~1.8cm，具平行脉，内轮裂片3，矩圆形，宽达2.5cm，具分枝的脉，中部具褐红色的色带，边缘波状皱褶，盛开时裂片反曲；雄蕊伸出，上弯，比花被裂片短；花柱伸出，上弯，比雄蕊长。蒴果矩圆形。花果期5~7月。

在我国广泛栽培，也有野生的。

【药用经验】 白族　根：用于崩漏、便血、腰痛、乳结红肿硬痛、乳汁不通、乳痈、乳岩、疮痈。嫩苗：利湿热，宽胸，消食（《滇省志》）。根：用于头痛、心悸、小便不利、水肿、尿道感染、乳汁不足、关节肿痛（《滇药录》）。蒙古族　根：用于黄疸、腮腺炎、膀胱炎、尿血、小便不利、乳汁缺乏、月经不调、衄血、便血；外用治乳腺炎（《蒙药》）。畲族　根、全草：用于黄疸、膀胱炎、小便不利、衄血、乳痈（《畲医药》）。藏族　根及根茎：用于胃病、肠刺痛、虫病、疮疡、湿疹、烧伤（《中国藏药》）。土家族　根：用于月经不调、"摆红"、便血、尿血、缺奶、不孕症（《土家药》）。瑶族　根及根茎：用于浮肿、小便不利（《湘蓝考》）。

【使用注意】 根有毒。不宜久服或过量服用。

【中毒与解毒】 过量服用引起中毒。对神经系统的毒性主要表现为脑、脊髓白质部和视神经纤维素普遍软化和髓鞘脱失，灰质部的病变一般均较轻微。中毒症状有瞳孔散大、对光反射消失、失明、后肢瘫痪。严重中毒时，口鼻流血，随即全身抽搐，终致死亡。对泌尿系统可引起肝肾细胞浊肿，出现蛋白尿、膀胱潴留等。还可致实验动物糖代谢异常，出现糖尿及葡萄糖耐量降低。实验犬中毒后表现瞳孔散大，对光反射消失、失明，后肢瘫痪和膀胱潴尿等而致死亡[1]。救治措施：（1）立即用1%~2%鞣酸溶液或5%碳酸氢钠溶液洗胃，或用中药洗胃液。（2）静脉注射25%~50%葡萄糖溶液（如有糖代谢异常情况，慎用），肌肉注射注射维生素B₁及胎盘组织液。（3）口服双氢克尿噻，每日3次，每次25~50mg。（4）中药解毒：黄柏15g、石斛12g、木通9g、车前子12g（包煎），水煎服；或黄连9g、白术12g、茯苓9g、党参9g、黄芪30g，水煎2次，合并后早晚分两次服用[1]。

【药材鉴定】 性状　根茎呈短圆柱形，长1~1.5cm，直径约1cm。有的顶端有叶残基；根簇生，多数已折断，完整者长5~15cm，上部直径3~4mm，中下部膨大成纺锤形，直径0.5~1cm，多干瘪，有多数纵纹及少数横纹，表面灰棕色。体轻，质松软，稍有韧性，不易折断；断面灰棕色或暗棕色，有多数放射状裂隙。气微香，味微甜[2]。

薄层色谱　取萱草根粗粉2g，加95%乙醇20ml，回流提取1小时，滤液浓缩至5ml，为供试品溶液。另取大黄酸、大黄素、大黄酚对照品配制成对照品溶液。吸取上述4种溶液各适量，分别点于同一硅胶G薄层板上，以氯仿-丙酮-环己烷（30∶30∶40）为展开剂，展开，取出，晾干，置紫外光灯（254nm）下检视。供试品色谱在与对照品色谱相应的位置处，显相同颜色的色谱斑点[2]。

【化学成分】 根中主要含三萜类和苷类化合物，如獐牙菜苷（sweroside）、laganin、picraquassioside C、3,5-二羟基甲苯-3-*O*-β-D-葡萄糖苷（orcinol-3-*O*-β-D-glucopyranoside）、7-hydroxylnaphthalide-*O*-β-D-glucopyranoside、HN saponin F、长春藤皂苷元-3-*O*-β-D-吡喃葡萄糖基-（1→3）-α-L-吡喃阿拉伯糖苷-28-*O*-β-D-吡喃葡萄糖基酯［hederagenin-3-*O*-β-D-glucopyranosyl-（1→3）-α-L-arabinopyranoside-28-*O*-β-D-glucopyranosyl ester］、3α-乙酰基-11-氧代-12-乌苏烯-24-羧酸（3α-acetoxy-11-oxo-12-ursene-24-oic acid）、3-氧代羊毛甾-8,24-二烯-21-羧酸（3-oxolanosta-8,24-diene-21-oic acid）、3β-羟基羊毛甾-8,24-二烯-21-羧酸（3β-hydroxylanosta-

8,24-diene-21-oic acid)、3α-羟基羊毛甾-8,24-二烯-21-羧酸(3α-hydroxylanosta-8,24-diene-21-oic acid)、25(R)-螺甾烷-4-烯-3,12-二酮[25(R)-spirostan-4-ene-3,12-dione]、2′,4,6′-三羟基-4′-甲氧基-3′-甲基二氢查耳酮(2′,4,6′-trihydroxy-4′-methoxy-3′-methylchalcone)、葛根素(puerarin)、3′-甲氧基葛根素(3′-methoxypuerarin)、7-hydroxynaphthalide、蒺藜嗪、11-氧代-β-乳香酸、何伯烷-6α,22-二醇、海可皂苷元、谷甾-4-烯-3β-醇、谷甾-4-烯-3-酮、ω-阿魏酰氧酸、3,4-二羟基反式肉桂酸、对甲基反式肉桂酸、香草酸(vanillic acid)[3]、谷甾醇(sitosterol)、α-乳香酸(α-boswellic acid)、β-乳香酸(β-boswellic acid)、11α-羟基-3-乙酰基-β-乳香酸(11α-hydroxy-3-acetoxy-β-boswellic acid)及脂肪族化合物等[4,5]。花中含有芦丁(rutin)、槲皮素(quercetin)、槲皮素-3-O-芸香苷、槲皮素-3-O-吡喃木糖苷(quercetin-3-O-xylopyranoside)、3-糠酸(3-furoic acid)、琥珀酸(succinic acid)、金丝桃苷(hyperoside)、异槲皮苷(isoquercitrin)[6]。

【药理毒理】 1. 抗病原微生物作用:萱草根有一定的抗血吸虫的作用,但作用较轻,且萱草根对宿主有强烈的毒性,安全度小,在宿主致死情况下,尚不能杀死虫体,故临床价值较低;萱草根及萱草乙醚浸膏对豚鼠实验性结核病有一定的治疗作用。2. 利尿作用:以灌胃法给予大鼠一定浓度的萱草根水溶液,有利尿作用,并证明大黄酚、大黄酸是萱草根利尿有效成分。3. 抗抑郁和镇静作用:对小鼠抑郁症的强迫游泳模型、悬尾模型和拮抗利血平所致的抑郁症模型均有显著治疗作用[7]。小鼠灌胃给萱草花15分钟、30分钟、45分钟、60分钟、90分钟后的活动显著减弱,120分钟逐渐恢复;同样剂量萱草花灌胃60分钟后注射不同剂量的戊巴比妥钠的ED_{50}剂量从17 138mg/kg减小到151 66mg/kg,萱草花有明显的镇静作用[8]。4. 抗氧化作用:花中分离出的萘苷 stelladerol 有较强的抗氧化活性[9]。5. 毒性:萱草根有较强的毒性,受损器官主要为肾脏[2]。小鼠口服萱草根的LD_{50}为1.3mg/kg。实验犬中毒后表现瞳孔散大,对光反应消失、失明、后肢瘫痪和膀胱潴尿等而致死亡。

参 考 文 献

[1] 周立国.中药毒性机制及解毒措施.北京:人民卫生出版社,2006:168,169
[2]《中华本草》编委会.中华本草(第8册).上海:上海科学技术出版社,1999:102-105
[3] 杨中铎,李涛,彭程.萱草根化学成分的分离与结构鉴定.中草药,2008,39(9):1288-1290
[4] 杨中铎,李涛,李援朝.萱草根化学成分的研究.中国中药杂志,2008,33(3):269-272
[5] 杨中铎,李援朝.萱草根化学成分的分离与结构鉴定.中国药物化学杂志,2003,13(1):34-37
[6] 潘红,郝丽静,黄建梅,等.萱草花化学成分研究.时珍国医国药,2012,23(9):2186
[7] 贺弋,韩珍,杨俊,等.萱草花抗抑郁作用的实验研究.宁夏医学杂志,2008,30(8):682,683
[8] 卢兰芳.萱草花镇静作用的实验研究.海峡药学,2010,22(5):59,60
[9] 郭冷秋,张颖,张博,等.萱草根及萱草花的化学成分和药理作用研究进展.中华中医药学刊,2013,31(1):74-76

(王雪芹　陈吉炎　马丰懿　李路扬)

357. *Hemsleya amabilis*(曲莲)

【民族药名】 "麻柬堤"(阿昌族);"刀背"(德昂族);罗锅底四爪扑(傈僳族);"锐伦清"、"洒嗓抱溜"、"加麻扭"、"茹街粗"、"酒桑包确"(苗族)。

【来源】 葫芦科植物曲莲(小蛇莲)*Hemsleya amabilis* Diels 的块根。有小毒。栽种3年以上,秋末地上部枯萎后或早春萌芽前采收;野生者常年可采,以秋季为佳,切片,晒干。

根块状;茎细弱,近无毛。卷须分2叉或稀不分叉;叶鸟足状7~9小叶,叶柄长1.5~

3.5cm;小叶片狭披针形或披针形,中间者较长;6~8(15)cm,宽1~2cm,边缘有锯齿。雌雄异株;雄花生于疏散的总状或圆锥状花序上,雌花仅几朵生于疏散的总状花序上或单生,总花梗及花梗丝状;花萼裂片卵形,长约4mm;花冠淡黄色,裂片卵形,长5~6mm;雄蕊5,分生,花药卵球形;子房球形,花柱3。果实近球状,顶端稍平截,直径1.5~2cm,3室,由顶端3裂缝开裂;种子近圆形,双凸镜状,中部有疣状凸起,周围平滑,深褐色,直径0.6cm,无膜质翅。花期6~10月,果期7~11月。

生于山坡杂木林或丛林中。分布于云南、广西。

【药用经验】　阿昌族　用于胃痛溃疡病、上呼吸道感染、肺炎、肠炎、败血症及其他感染(《德宏药录》)。德昂族　效用同阿昌族(《德宏药录》)。景颇族　效用同阿昌族(《德宏药录》)。傈僳族　用于咽喉肿痛、牙痛、菌痢、肠炎、胃痛、肝炎、尿路感染(《怒江药》)。苗族　用于胃痛、无名肿毒(《苗医药》)。用于白痢、胃痛、无名肿毒(《苗药集》)。

【使用注意】　心脏病患者慎用。

【药材鉴定】　性状　本品为类圆形的厚片,稍卷曲,厚4~8mm。外皮棕褐色或灰褐色,有的有茎基,切面淡黄色或灰白色。质坚实。气微,味极苦。

薄层色谱　取本品粉末2g,加乙醇20ml,水浴回流1小时,滤过,滤液浓缩至约5ml作为供试品溶液。另取雪胆素对照品适量,加乙醇制成对照品溶液。分别吸取上述2种溶液各10μl,点于同一中性氧化铝薄层板上,以氯仿-乙醇(95∶5)为展开剂,展开,取出,晾干,喷以5%磷钼酸的乙醇溶液使显色,在120℃加热数分钟,日光下观察,供试品色谱主斑点的颜色与位置应与对照品色谱斑点相同。

【化学成分】　块根含雪胆甲素(dihydrocucurbitacin F-25-acetate)、雪胆乙素(dihydrocucurbitacin F)、齐墩果酸皂苷、雪胆甲素葡萄糖苷[1]。

【药理毒理】　1.抑菌作用:雪胆皂苷及雪胆素对福氏痢疾杆菌、伤寒杆菌、大肠杆菌、乙型链球菌、金黄色葡萄球菌、猪霍乱沙门氏菌均有不同程度的抑制作用[1]。2.对心血管系统的影响:雪胆皂苷水溶液60mg/kg及雪胆素溶液4mg/kg,给猫作静脉注射,对呼吸、血压、心率均有一定的抑制作用;雪胆总皂苷能增加小鼠冠脉流量,并能对抗垂体后叶素引起的冠脉收缩,并能降低心肌耗氧量[1]。3.溶血作用:雪胆皂苷的溶血指数为1∶600。4.解热作用:对家兔由伤寒、副伤寒混合菌引起的发热有轻度解热作用[1]。5.毒副作用:雪胆皂苷及雪胆素给小鼠口服10g/kg时,偶见小鼠精神不振,但未见死亡[1]。

参 考 文 献

[1] 谢宗万.《全国中草药汇编》(上册). 第2版. 北京:人民卫生出版社,2000;757,758

（胡　婧）

358. *Hemsleya chinensis* (雪胆)

【民族药名】　百味莲、乌龟七(土家族)。

【来源】　葫芦科植物雪胆 *Hemsleya chinensis* Cogn. ex Forb. et Hemsl. 的块根。有小毒。秋末或早春采挖,洗净,切片,晒干。

多年生攀援草本。茎和小枝纤细,疏被短柔毛,老枝平滑近无毛,通常近茎节处被毛较密。卷须线形,长8~14cm,疏被短柔毛,先端二歧。趾状复叶由5~9小叶组成,多数为7小叶,复叶柄长 4~8cm;小叶片卵状披针形、矩圆状披针形或宽披针形,膜质,被短柔毛,上面深绿色,背面灰绿色,先端渐尖,基部渐狭成柄,边缘圆锯齿状,沿中脉、侧脉及叶缘疏被小刺毛,中央小叶长 5~12cm,宽 2~2.5cm,两侧较小,外侧的略歪斜,小叶柄长 5~10mm。花雌雄异株。雄花:疏散聚伞总状花序或圆锥花序,花序轴及小枝线形,曲折,被短柔毛,长 5~12cm,花梗发状,长 6~10mm;花萼裂片 5,卵形,先端急尖,长 7mm,反折;花冠橙红色(干后黄褐色),由于花瓣反折围住花萼成灯笼状(扁圆球形),径 1.2~1.5cm;裂片矩圆形,长 1~1.3cm,宽 8~9mm,内面被白色长柔毛,近基部较密,背面疏被短柔毛;雄蕊 5,花丝短,长约 1mm。雌花:稀疏总状花序,花序梗纤细,长 2~4cm;花萼、花冠同雄花,但花较大,径 1.5cm;子房筒状,长 5~6(10)mm,径 2~3mm,疏被短柔毛,果时近无毛;花柱 3,柱头 2 裂。果矩圆状椭圆形,单生,长 3~5(7)cm,径 2cm,基部渐狭,果柄略弯曲,长 8~10mm,近无毛,上具纵棱 9~10 条,花柱基高 1.5~2mm,顶端近平截。种子黑褐色,近圆形,长 1~1.2cm,宽 1cm,周生狭的木栓质翅,边缘微皱,下端近平截,种子本身肿胀,厚 2~2.5mm,两面边缘密生小瘤突,中间部分较稀疏。花期 7~9 月,果期 9~11 月。

生于海拔 1200~2100m 的杂木林下或林缘沟边。产于湖北、四川、江西。

【炮制】　生品苦、寒,服用时伤胃致呕吐。炒制后降低呕吐等副作用[1]。土家族　麸炒:取生品饮片及麦麸置锅中,拌炒至饮片表面微带黄色时取出,筛去麦麸,放凉即得。

【药用经验】　苗族　用于胃痛、无名肿毒(《苗医药》)。土家族　用于胃痛、胃及十二指肠溃疡、跌打损伤、痨病(《土家药》)。用于呼吸道症、肠结核、吐血、胃肠道出血、痢疾腹泻、尿路感染、风湿性肩胛痛、胃癌、子宫癌。

【使用注意】　本品有小毒,用量不宜过大。内服煎汤用量 6~9g,研末用量 0.5~1g。外用适量捣敷或研末调敷。脾胃虚寒者慎服;实验证实对心脏有一定毒性,但甚小,心脏病患者应用时亦需慎重[2]。

【中毒与解毒】　若剂量使用不当出现中毒现象,多服有恶心、呕吐、腹泻等症状[2]。发生中毒时可按一般中毒常规处理。

【药材鉴定】　性状　药材多切成块片。块片呈不规则形或类圆形,稍卷曲,直径 3~10cm,厚 4~8mm;外表面棕褐色或灰褐色,有的有凹陷的茎基痕;切面淡黄色或灰白色。质坚实,粉性。气微,味极苦。

显微特征　粉末:黄色。淀粉粒众多,单粒大多类圆形,直径 2~8μm,脐点点状;复粒少,由 2~4 分粒组成。石细胞淡黄色,类三角形、方形、类圆形或多角形,直径 30~108μm,壁厚 8~16μm,孔沟明显。网纹导管多见,偶见环纹导管。木栓细胞淡黄棕色,多角形。

薄层色谱　取本品细粉 2g,加乙酸乙酯 10ml,浸泡过夜,滤过,滤液作为供试品溶液。另取雪胆素甲、雪胆素乙制成对照品溶液。吸取上述 3 种溶液点于同一硅胶 G 薄层板上,以氯仿-丙酮-乙酸乙酯(4:3:1)为展开剂展开,取出晾干后,喷 10% 磷钼酸乙醇液显色,在 120℃ 加热数分钟。供试品色谱中在与对照品色谱相应位置上,均显蓝色斑点。

【化学成分】　块根含雪胆甲素(cucurbitacin Ⅱa)、雪胆乙素(cucurbitacin Ⅱb)、竹节人参皂苷Ⅳa(chikusetsaponin Ⅳa)、齐墩果酸-β-葡萄糖酯(β-glucosyl oleanolate)及雪胆苷(hemsloside)Ma1、Ma3、H1。雪胆素为主要毒性成分[2]。

【药理毒理】　1. 抗菌作用:本品皂苷及苦味素(即雪胆素混合结晶)在体外对弗氏痢疾杆菌、溶血性链球菌、金黄色葡萄球菌、猪霍乱沙门氏菌等都有不同程度的抗菌作用,有效浓度为 0.1μg/ml,效力与氯霉素相近或更强。对伤寒杆菌、大肠杆菌在 10~100μg/ml 浓度时也有抑菌作用。2. 毒性试验:(1)急性毒性 本品苦味质部分小鼠灌胃的 LD_{50} 为 1.52g/kg,皂苷或苦味素按 10g/kg 给小鼠灌胃,并无中毒反应。雪胆素小鼠静脉注射的 LD_{50} 为(2.14±0.113g)/kg。雪胆素甲给小鼠腹腔注射 2g/kg,可出现中毒反应及个别动物死亡;家兔静脉注射雪胆素或雪胆素甲 2.0~40mg/kg,可致呼吸和心率减慢、心缩振幅变小、传导阻滞,直至心跳停止。小鼠腹腔注射块根的氯仿提取物 1000mg/kg,引起共济失调、呼吸抑制、瘫痪、惊厥死亡。(2)亚急性毒性齐墩果酸按 180mg/kg 剂量给大鼠灌胃 1 次/d,连续 10 天,或 1 次皮下注射或灌胃 1g/kg;小鼠 1 次皮下注射 1g/kg 或灌胃 2g/kg,均未见明显的毒性。猫静注雪胆皂苷 60mg/kg、120mg/kg、200mg/kg,对呼吸、血压和心率有一定的抑制作用。犬口服雪胆素 160mg/kg,连续 10 天,除多数犬红细胞和白细胞有不同程度升高之外,对肝肾功能无影响,因而认为本品毒性甚小。犬口服雪胆皂苷 10g/kg,无 1 死亡。(3)对心血管的影响:雪胆素对心血管的影响在不同动物表现不完全一致,豚鼠腹腔注射 40mg/kg,心电图无变化;家兔静脉注射 20~40mg/kg,即出现传导阻滞,最后心跳停止。麻醉猫静脉注射 4mg/kg,即产生呼吸减慢、血压下降、心率减慢,剂量增至 12mg/kg,则导致血压明显下降,心率缓慢,随后出现房室传导阻滞,心脏停搏死亡;麻醉犬静脉注射 40mg/kg,对血压、心率、呼吸无明显影响。(4)临床毒理 口服治疗剂量未见明显的副作用,但较大剂量时可见腹胀、自汗、恶心等反应。注射时可致局部疼痛。雪胆皂苷的溶血指数为 1∶600,0.5% 雪胆皂苷,以 0.3mg/kg 给健康人缓慢静脉注射(1ml/min),有溶血现象,其溶血程度与用量成正比,同时白细胞上升,心率加快。5 小时后白细胞逐渐趋于正常,未见其他不良反应。

参 考 文 献

[1] 田华咏,瞿显友,熊鹏辉. 中国民族药炮制集成. 北京:中医古籍出版社,2000:288
[2] 夏丽英. 现代中药毒理学. 天津:天津科技翻译出版公司,2005:147,148

（黄丹丹）

359. *Hemsleya macrosperma*（罗锅底）

【民族药名】　"喝南囡"(傣族);"嘎举纳此"、避蛇雷、金龟莲(彝族)。

【来源】　葫芦科植物罗锅底 *Hemsleya macrosperma* C. Y. Wu ex C. Y. Wu et C. L. Chen 的块根。有小毒。秋季采集,洗净,切片,晒干。

多年生攀援草本;块根扁球状,肥大。茎长 3~8m。卷须不分叉;叶鸟足状 5~7 小叶,小叶卵状披针形,中间 1 枚 7~10cm,宽 1.5~2cm,顶端渐尖,基部楔形,边缘有锯齿,亮绿色。雌雄异株;3~5 花构成腋生聚伞状花序;雄花直径不及 1cm,花冠肉红色或橙黄色,裂片反折,贴于背面而呈扁球状,有柔毛,雄蕊 5,花药卵形;雌花花冠裂片反折,肉红色,疏生柔毛,子房卵状,花柱 3,柱头 2 裂。果实宽卵状,顶端截形,3 裂缝开裂,长约 3.5cm;种子不规则半球状,长约 1cm,无翅。花期 7~9 月,果期 9~11 月。

生于阴湿山坡灌丛中,亦有栽培。分布于云南东北部和中部。

【药用经验】　傣族　用于清热解毒、收敛、消炎(《傣医药》)。彝族　用于咽喉肿痛、牙疼、肺病、胃病、烧伤烫伤、疮疡溃肿、泻痢、急性菌痢、肺结核、慢性气管炎、烧伤、止痛,以及治疗冠状动脉粥样硬化性心脏病等(《彝植药续》)。

【使用注意】　剂量使用不当易引起中毒,故应用时用量不宜过大。

【中毒与解毒】　罗锅底及其皂苷和苦味素口服较大剂量时,可见腹胀、自汗、恶心等反应。

注射时可致局部疼痛。雪胆皂苷的溶血指数为 1∶600,0.5% 雪胆皂苷以 0.3mg/kg 给健康人缓慢静脉注射(1ml/min),有溶血现象,其溶血程度与用量成正比,未见其他反应。块根有小毒,多服有恶心、呕吐、腹泻等症状。若出现中毒现象,解救方法为对症处理[1,2]。

【药材鉴定】　性状　药材多切成片。块片呈不规则形或类圆形,稍卷曲,直径 3~10cm,厚 4~8mm,表面棕褐色或灰褐色,有的有凹陷的茎基痕,切面淡黄色或灰白色,质坚实,粉性。气微,味极苦。

显微特征　粉末:黄色。淀粉粒众多,单粒大多类圆形,直径 2~8μm,脐点点状;复粒少,由 2~4 分粒组成。石细胞淡黄色,类三角形、方形、类圆形或多角形,直径 8~16μm,孔沟明显。网纹导管多见,偶见环纹导管。木栓细胞淡黄棕色,多角形。

薄层色谱　取本品细粉 2g,加乙酸乙酯 10ml,浸泡过夜,滤过,作供试品溶液;另取雪胆素甲、雪胆素乙制成对照品溶液。吸取上述 2 种溶液点于同一硅胶 G 薄层板上,用氯仿-丙酮-乙酸乙酯(4∶3∶1)展开,取出,晾干,喷以 10% 磷钼酸乙醇液显色,在 120℃ 加热数分钟至斑点显色清晰。供试品色谱在与对照品色谱相应的位置上,显相同的蓝色斑点。

【化学成分】　本品含雪胆甲素(dihydrocucurbitacin F-25-acetate)、雪胆乙素(dihydrocucurbitacin F))和雪胆苷 MA₁、雪胆苷 MA₂、雪胆苷 MA₃等[3]。

【药理毒理】　1. 抑菌作用:雪胆皂苷及雪胆素对福氏痢疾杆菌、伤寒杆菌、大肠杆菌、乙型链球菌、金黄色葡萄球菌、猪霍乱沙门氏菌均有不同程度的抑制作用[3]。2. 毒性:雪胆皂苷对心脏有抑制作用,并有溶血作用,静脉注射较肌肉注射毒性为强[1]。

参 考 文 献

[1] 谢宗万. 全国中草药汇编(上册). 第 2 版. 北京:人民卫生出版社,2000:757,758
[2] 朱亚峰. 中药中成药解读手册(第 3 版). 北京:人民军医出版社,2009:323
[3] 夏丽英. 现代中药毒理学. 天津:天津科技翻译出版公司,2005:147,148

(胡　婧　丁　奇)

360. *Heynea trijuga*(鹧鸪花)

【民族药名】　"鸡波"、"几补"(傣族);"阿注美勒"(瑶族);鹧鸪树中(彝族)。

【来源】　楝科植物鹧鸪花(老虎楝)*Heynea trijuga* Roxb.[*Trichilia connaroides*(Wight et Arn.)Bentv.]的根、叶。根有小毒。根全年可采,洗净,切片,晒干;叶适时采集。

乔木,高 5~10m;枝无毛,干时黑色或深褐色,但幼嫩部分被黄色柔毛,有少数皮孔。叶为奇数羽状复叶,长 20~36cm,有小叶 3~4 对,叶轴圆柱形或具棱角;小叶对生,披针形或卵状长椭圆形,长(5)8~16cm,宽(2.5)3.5~5(7)cm,先端渐尖,基部下侧楔形,上侧宽楔形或圆形,偏斜,叶面无毛,背面苍白色,无毛或被黄色微柔毛,侧脉每边 8~12 条,近互生,背面明显凸起;小叶柄长 4~8mm。圆锥花序略短于叶,腋生,由多个聚伞花序所组成,被微柔毛,具很长的总花梗;花小,长 3~4mm;花梗约与花等长,纤细,被微柔毛或无毛。花萼 5 裂,有时 4 裂,裂齿圆形或钝三角形,外被微柔毛或无毛;花瓣 5,有时 4,白色或淡黄色,长椭圆形,外被微柔毛或无毛;雄蕊管被微柔毛或无毛,10 裂至中部以下,裂片内面被硬毛,花药 10,有时 8,着生于裂片顶端的齿裂间;子房近球形,无毛,花柱约与雄蕊管等长,柱头近球形,顶端 2 裂。蒴果椭圆形,有柄,长 2.5~3cm,宽 1~2.5cm,无毛;种子 1 粒,具假种皮,干后黑色。花期 4~6 月,果期 5~6 月和

11~12 月。

生于山地林中。分布于广西和云南。

【药用经验】 傣族 根:用于痢疾便血、麻疹、淋巴结炎、牙痛、腹痛等(《傣药志》)。根:用于风湿性关节炎、风湿腰腿痛、咽喉炎、扁桃腺炎、心、胃气痛(《滇药录》)。瑶族 根:用于痢疾、便血、麻疹、淋巴结炎、牙痛腹痛(《滇省志》)。彝族 叶:用于痔瘘脱肛(《哀牢》)。

【化学成分】 茎皮含甾体化合物,有 3β-羟基豆甾-5-烯-7-酮(3β-hydroxy stigmast-5-en-7-one)、胆甾-5,22-二烯-3β-醇(cholest-5,22-dien-3β-ol)、β-谷甾醇(β-sitosterol)、豆甾醇(stigmasterol)、胡萝卜苷 (daucosterol)、豆甾醇-3-*O*-β-D-葡萄糖苷 (stigmasterol-3-*O*-β-D-glucopyranoside)。尚含棕榈酸(palmitic acid)、二十七烷醇(*n*-heptacosyl alcohol)、二十九烷醇(nonacosanol)[1]。

【药理毒理】 毒性:小鼠腹腔注射老虎楝果实甲醇提取物的 LD_{50} 为 368mg/kg,相当于果实 2.98g/kg。中毒症状表现为活动减少,眼球突出,呼吸困难,惊厥死亡[2]。

参 考 文 献

[1] 卢海啸,李家洲,陆新萍,等. 海木的化学成分研究. 中成药,2011,33(7):1194-1196
[2] 杨仓良. 毒药本草. 北京:中国中医药出版社,1993:305,306

（王　刚　陈吉炎　马丰懿）

361. *Hodgsonia macrocarpa*（油渣果）

【民族药名】 "杀哭阿私"(阿昌族);"嘿麻景"、"麻景"(傣族);"老鼠黑牢"(德昂族);油渣果(景颇族)。

【来源】 葫芦科植物油渣果(油瓜)*Hodgsonia macrocarpa*(Bl.)Cogn 的根、果皮、种子。根有小毒。果实 9~10 月采集,剖取种仁,洗净,晒干或鲜用,果皮晒干研末;根全年可采,除去杂质。

大藤本;茎木质,粗壮,高达 20~30m。卷须粗壮,2~5 分叉;叶柄长 4~8cm;叶片 3~5 深裂或中裂,长宽均 15~20cm,全缘,无毛。雌雄异株;雄花序总状,长 15~30cm,苞片肉质,长 0.5~1cm,花托狭筒状,淡黄色,长 8~10cm,花萼裂片短,花冠辐状,外面黄色,里面白色,5 深裂,裂片流苏状,流苏长达 15cm,雄蕊 3,花丝不明显,花药合生,药室"S"形折曲;雌花单生,花梗粗而短,子房近球形,花柱长,柱头 3,2 裂。果实大,扁球状,淡红褐色,有 12 条槽沟,具绒毛,具 6 枚大型种子(另 6 枚不育);种子矩圆形,长达 7cm,宽 3cm。花果期 6~10 月。

生于海拔 300~1500m 的灌丛中和山坡路旁,也有栽培。分布于广西、云南及西藏等地。

【药用经验】 阿昌族 果皮:用于风湿跌打、骨折疼痛、胃及十二指肠出血(《德宏药录》)。傣族 用于黄疸型肝炎、血尿、疟疾(《傣医学》)。根:用于面黄、全身皮肤发黄、疟疾、尿血(《傣药录》)。德昂族 效用同阿昌族(《德宏药录》)。景颇族 效用同阿昌族(《德宏药录》)。

【使用注意】 根有小毒,用量 1.5~3g,水煎服。孕妇忌服。

（向梅先）

362. *Holarrhena pubescens*（止泻木）

【民族药名】 "埋母"、"埋西母"、"梅木隆"(傣族);"额讷特格－都格莫宁"、"音德拉"

（蒙古族）；"度模牛"、"斗毛娘"、"度格模农"、"恩达拉王保"（藏族）。

【来源】　夹竹桃科植物止泻木 *Holarrhena pubescens* Wall. ex G. Don（Holarrhena antidysenterica wall. ex A. DC）的根、树皮及种子。有毒。根全年可采，洗净，晒干；树皮春、秋季剥取，晾干；种子于12月至翌年2月采收，晒干。

乔木，高达10m，胸径20cm，具乳汁；树皮浅灰色；枝条具皮孔，被短柔毛。叶对生，宽卵形、椭圆形或近圆形，长10~20cm，宽4~11.5cm，两面被短柔毛，老叶上面柔毛脱落。伞房状聚伞花序；花萼5裂，内面基部有5枚腺体；花冠白色，高脚碟状，花冠筒内外面被短柔毛，基部膨大，花冠裂片5枚，向右覆盖；雄蕊5枚，着生于花冠筒近基部处；子房由2枚离生心皮组成。蓇葖果双生，向内弯，长20~43cm，直径5~8mm，具白色斑点；种子顶端具种毛。花期4~7月，果期6~12月。

生于海拔500~1000m山地疏林中或山谷水沟边。分布于云南南部、海南和台湾。

【药用经验】　傣族　树皮和根：用于"兵哇皇唉"（风热感冒咳嗽）、"拢蒙沙喉"（腹痛腹泻、赤白下痢）、"习哦勒"（便血）、"拢牛"（小便热涩疼痛）（《傣药学》）。树皮：用于止血生肌、散瘀消肿（《傣医药》）。树皮：用于痢疾、腹泻、腹痛（《滇药录》、《滇省志》、《版纳傣药》）。用于痢疾、腹泻、腹痛（《傣药录》）。蒙古族　种子：清希拉、利胆、止泻。用于肝胆病、发热、厌油、腹泻痢疾等[1,2]。藏族　种子：清热、利胆、止泻。用于肝胆病、发热、厌油、纳呆、热性腹泻、痢疾（《中华藏本草》、《滇省志》）。种子用于赤巴病、肝胆病、胃肠热病、腹泻、痢疾（《部藏标》）。种子用于"赤巴"病、胃肠热病、热泻（《中国藏药》）。

【使用注意】　本品苦寒，脾胃虚弱者慎用。因有毒需注意用量：树皮用量10~20g，种子用量5~10g[3]。

【中毒与解毒】　本品中含有的克杞钦为原浆毒，可直接抑制心脏，引起血压下降。锥丝碱有局部刺激作用，局部注射可引起坏死。其中毒症状有不安、失眠、眩晕、耳鸣、肌震颤等，少数人可出现幻觉、健忘、躁狂等。解毒方法：早期采取催吐、洗胃，内服通用解毒剂。口服冬眠灵或肌肉注射冬眠灵50mg，每日2~3次。局部应用出现中毒症状时，用温水、茶水、硼酸水洗涤。中药解毒法有：（1）甘草120g，煎汤即服，每4小时一次，连服2~4剂。（2）黄芩60g，绿豆15g，水煎服[4]。

【药材鉴定】　性状　种子呈长披针形，长1~1.5cm，直径约3mm，细小，略扁，一面有纵槽，一端具明显种毛脱落的痕迹，表皮红棕色。种皮薄，子叶呈皱缩折叠状，乳白色，富油性。气微，味极苦[2]。树皮呈暗褐色，味苦[5]。

显微特征　（1）种皮横切面：种皮表皮细胞1列，黄棕色，椭圆形或类长方形，有的向外突起呈单细胞非腺毛状，先端钝圆，长短不等，细胞壁增厚，有的数个相聚略呈扇状，外被角质层。表皮细胞下为色素层，内含有红棕色物。种皮薄壁细胞3~4列，内含草酸钙方晶及棱晶。胚乳细胞类方形或多角形，壁薄，细胞中常含草酸钙簇晶、脂肪油滴及糊粉粒。（2）种子粉末：淡灰棕色。草酸钙簇晶极多，单个或成群存在于胚乳细胞内。草酸钙方晶较多，伴有少数棱晶，存在于种皮薄壁细胞内。种皮表皮细胞呈椭圆形或类长方形，表面观呈类圆形或类圆多角形，凹凸不平。侧面观呈绒毛状突起或呈短的单细胞非腺毛状，先端钝圆，长短不等，细胞壁增厚。胚乳细胞含草酸钙簇晶、脂肪油滴及糊粉粒。螺纹导管细小[2]。

【化学成分】　树皮总生物碱含量约2%，包含几十种甾体生物碱[6]。含量最大的为锥丝碱（conessine），其他还包括止泻木定（holarrhidine）、止泻木明（holarrhimine）、克杞钦（kurchine）、克杞明（kurchamine）、克杞星（kurchessine）、锥丝明（conessimine）、异锥丝明（isoconessimine）、双氢异锥丝明（dihydroisoconessimine）、止泻木酮碱（holonamine）、锥丝新（concuressine）、双氢锥丝新（dihydroconessine）、3-表杂锥丝碱（3-epiheteroconessine）、止泻木星碱（holacine）、止泻木新胺（holacimine）、止泻木芬碱（holarrifine）、重止泻木宁碱（regholarrhenine）A～F 等[5]。种子中含锥丝碱、降锥丝碱、锥丝明、异锥丝明、止泻木明、止泻木立星碱（holarricine）、止泻木碱和锥丝亚胺等，还有 19% 的干性油[2,5,6]。

【药理毒理】 1. 杀虫作用：锥丝碱有显著抗阿米巴原虫作用，但复发率高，且有神经毒性，少见但较严重。异锥丝碱杀阿米巴原虫效力强。与甘油坐药（溴氢酸锥丝碱）配合酸液可治阴道滴虫。2. 局麻作用：锥丝碱、异锥丝碱和新锥丝碱均有局麻作用，皮内注射豚鼠，分别较可卡因强 2 倍、1/2 倍和相似。3. 对心血管系统的作用：异锥丝碱和新锥丝碱作用似奎宁和奎尼丁，能抑制心脏。静注较大剂量锥丝碱可引起心律不齐、传导阻滞等；克杞钦可直接抑制心脏。4. 抑菌作用：止泻木树皮甲醇提取物能对抗金黄色葡萄球菌、表皮葡萄球菌、粪链球菌、枯草杆菌、大肠杆菌、绿脓假单胞菌等，其中生物碱类抑菌活性最强。生物碱部位和锥丝碱还有抗真菌活性[7,8]。从止泻木种子提取的生物碱能够抑制体外大肠杆菌，且能抑制小鼠腹泻[9]。5. 其他：锥丝碱还能抑制消化酶，如胃蛋白酶、胰蛋白酶[5]。6. 毒性：本品中含有的克杞钦为原浆毒，可直接抑制心脏，引起血压下降。锥丝碱有局部刺激作用，局部注射可引起坏死[4]。

参 考 文 献

[1] 罗布桑. 蒙药学. 北京：人民卫生出版社，1989：159

[2] 吴香杰，金昌. 蒙药止泻木的生药鉴定. 中国民族民间医药杂志，2001，2：111，112

[3] 田华咏，瞿显友，熊鹏辉. 中国民族药炮制集成. 北京：中医古籍出版社，2000：95

[4] 马兴民. 中药中毒解救指南. 西安：陕西科学技术出版社，1987：395，396

[5] 冉先德. 中华药海（精华本）. 北京：东方出版社，2010：205，206

[6] 王本祥. 现代中药药理学. 天津：天津科学技术出版社，1997：746，747

[7] Chakraborty A，Brantner A H. Antibacterial steroid alkaloids from the stem bark of *Holarrhena pubescens*. Ethnopharmacology，1999，68（1-3）：339-344

[8] Siddiqui B S，Ali S T，Rizwani G H，et al. Antimicrobial activity of the methanolic bark extract of *Holarrhena pubescens*（Buch. Ham），its fractions and the pure compound conessine. Natural Product Research，2012，26（11）：987-992

[9] Kavitha D，Shilpa P N，Devaraj S N. Antibacterial and antidiarrhoeal effects of alkaloids of *Holarrhena antidysenterica* WALL. Indian Journal of Experimental Biology，2004，42（6）：589-594

（王 静）

363. *Homalomena gigantea*（坡扣）

【民族药名】 "噶恩"（布朗族）；"哥朋修"、"坡扣"（傣族）；"的秧嗯纳"、"是热"（基诺族）。

【来源】 天南星科植物大千年健 *Homalomena gigantea* Engl. 的根茎、茎。有毒。根茎于秋季、冬季采挖，洗净，切厚片，晒干。

多年生草本，茎斜上升，高可达 50cm。鳞叶披针形。叶柄黑色，下部 1/5 具鞘，中部圆柱形，上部扁平，叶片亮绿色，箭状心形，后裂片半长圆形，略外展，前裂片半卵形，长为后裂片的 2 倍。花序柄长达 20cm，黑色；佛焰苞长圆形，短锐尖，席卷；肉穗花序具长柄；雌花序圆柱形；雄花序棒状，向上渐狭。雄花有雄蕊 4～5；雌蕊长圆形，柱头盘状[1]。

生于海拔 600～700m 的山箐沟阴湿处。分布于云南省西双版纳地区[1,2]。

【炮制】　经水浸泡炮制后的坡扣(根茎)饮片毒性和刺激性明显降低[3,4]。布朗族　(1)水浸制:取坡扣(根茎)切片,水浸 7 天,每日换水 1 次,取出晒干。(2)火灰制:根茎鲜品置火灰中炮熟后,洗净,去皮,切片,晒干[5]。傣族　水浸制:取坡扣(根茎)切片干品,加水适量(没过饮片20cm 以上),于室温下浸泡,每日换水 1 次,1 周后捞出,及时干燥。

【药用经验】　布朗族　根茎:用于高热、肺结核咳血、支气管炎[5]。傣族　根茎:润肺,止咳,退热,祛风湿,止血(《傣医药》)。用于高热、肺结核、咳血、气管炎、支气管炎、流感风湿性心脏病、风湿骨痛、痈疮疖肿(《滇药录》《滇省录》《傣药录》)。基诺族　茎:用于高热、肺结核、咳血、支气管炎、流感、感冒、风湿性心脏病、风湿骨痛、痈疮疖肿(《基诺药》)。用于风湿骨痛、肺结核、咳血,外用用于痈疮疖肿[6]。

【中毒与解毒】　中毒症状主要表现为皮肤接触后,有很强的灼烧、刺痛感;眼与汁液接触导致失明;误食则引起舌喉发痒、肿胀、流涎、肠胃烧痛、恶心、呕吐、腹泻、出汗、惊厥、严重者窒息、心脏麻痹而死[3]。

【药材鉴定】　性状　根茎生品切片呈不规则的类圆形厚片,片面类白色、黄白色,有时带浅黑色,一面粗糙不平,另一面有时具众多略成苦瓜棱样的小突起。外表皮略光滑,有整齐的细纵皱纹,呈黄褐色或黑褐色,并可见明显的根痕;外皮有时呈片状脱离。体轻,质坚硬;片薄者质坚而略韧。气微,味甘而后有强烈的刺舌、麻舌感。经水浸泡后的炮制品饮片形如生品切片。但片面灰白色、类白色或带浅褐色,两面略平坦,多有较多裂隙;味淡,而后有麻舌感。

显微特征　(1)根茎横切面:外侧为木栓组织,由数层至 20 余层多呈长方形的木栓细胞组成,排列整齐;木栓组织有时脱落。基本薄壁组织宽广,其间散布草酸钙簇晶与草酸钙针晶束。其中簇晶直径 23~70μm,棱角尖,其所在的薄壁细胞明显较小;有时木栓组织中亦可见簇晶。针晶束长 40~110μm,多在局部较密地分布,尤其在最外侧的一轮维管束之外,多成密集分布。基本薄壁组织中还散布椭圆形的油细胞,外侧分布较多,呈淡黄色或黄棕色。维管束多数而散列,外侧的两轮略成同心环状排列,多为周木型,少见外韧型;木质部多由一圈且一列导管组成。薄壁组织最外侧偶见厚角细胞群,细胞较小[7]。(2)根茎粉末:导管成束,常弯曲,多为螺纹、网纹导管,也有梯纹导管,直径 18~140μm,螺纹与梯纹导管纹理细密,网纹导管网孔狭长致密。草酸钙簇晶较多,直径 23~70μm。草酸钙针晶多见,成束或散在,长 40~110μm。木栓组织碎片可见,有时呈棕黄色或黄褐色,表面观呈不规则多角形或长多角形,横断面观其细胞呈扁长方形,排列整齐。分泌细胞为长圆形、卵圆形、类圆形或类长方形,直径 33~120μm,有时在薄壁组织碎片中密集分布,呈黄色或淡黄色。纤维少见,多成束,无色至淡黄棕色,直径 12~37μm,长40~500μm,壁薄至较薄,有时纹孔较清晰,两端钝或稍平截。淀粉粒众多,多为单粒,类圆形、卵圆形、椭圆形或扁圆形,直径 7~20μm,脐点不明显[7]。

薄层色谱　取生品(根茎)粉末 1g,加 95%的乙醇 15ml,超声处理 40 分钟,滤过,滤液蒸干,残渣加甲醇 1ml 使溶解,作为供试品溶液。另取坡扣对照药材粉末 1g,同法制成对照药材溶液。吸取上述 2 种溶液各 5μl,分别点于同一以 0.3%的羟甲基纤维素钠溶液为黏合剂的硅胶 G薄层板上,以苯-正己烷-氯仿-丙酮(0.5∶1∶6∶1)为展开剂,展开,取出,晾干,喷以 10%硫酸乙醇溶液,在 105℃下加热至斑点显色清晰,供试品色谱在与对照品色谱相应的位置上,显相同颜色的斑点[7]。

【化学成分】　根茎含挥发油类、甾体及其衍生物、脑苷类、三萜类等成分。挥发油成分有[8]:邻苯二甲酸二异丁酯(diisobutyl phthalate)、棕榈醛(palmital)、异丙基(肉)豆蔻酸酯(isopropyl myristate)、邻苯二甲酸二丁酯(dibutyl phthalate)、邻苯二甲酸-2-乙基己基正丁酯(1,2-

benzenedicarboxylic acid，butyl 2-ethylhexyl ester）、9，17-十八碳二烯醛（9，17-octadecadienal）、十三烷（tridecane）等。甾体及其衍生物有[9]：sitgmast-5-en-3β-stearate、sitgmast-5-en-3β-linoleate、stigamast-4-en-3-one、stigamast-4，22-dien-3-one、β-谷甾醇（β-sitosterol）、胡萝卜苷（daucosterol）、(6′-O-palmitoyl)-sitosterol-3-O-β-D-glucoside 等。脑苷类成分有[10]：1-O-β-D-glucopyranosyl-(2S，3R，4E，8Z)-2-[2′(R)-hydroxyhexadecanoyl-amino]-4，8-octadecadiene-1，3-diol1-O-β-D-glucopyranosyl-(2S，3R，4E，8Z)-2-[2′(R)-hydroxyoctadecanoyl-amino]-4，8-octadecadiene-1，3-diol、1-O-β-D-glucopyranosyl-(2S，3R，4E，8Z)-2-[2′(R)-hydroxy-icosanoyl-amino]-4，8-octadecadiene-1，3-diol1-O-β-D-glucopyranosyl-(2S，3R，4E，8Z)-2-[2′(R)-hydroxydocosanoyl-amino]-4，8-octadecadiene-1，3-diol1-O-β-D-glucopyranosyl-(2S，3R，4E，8Z)-2-[2′(R)-hydroxytetracosanoyl-amino]-4，8-octadecadiene-1，3-diol。三萜类成分有[9]：24-methylenecycloartan-3β-ol、cycloeucalenol。其他成分有[9]：2，5-二甲基环戊烷醇（cis，trans-2，5-dimethylcyclopentanol）、1-O-stearoyl-2-O-linoleypropane and/or 1-O-linoleyl-2-O-stearoyl propane、硬脂酸（stearic acid）、异黄酮类化合物（6-methoxycalopogonium isoflavone A）、1-O-β-D-glucopyranosyl-(2S，3R，4E，8Z)-2-[(2(R)-hydr-oxyicosanoyl)amido]-4，8-octadecadiene-1，3-diol 等。

【药理毒理】 1. 抑制 β-分泌酶的作用[9]：大千年健根茎中的化合物对 β-分泌酶具有抑制作用，而 β-分泌酶是与阿尔茨海默症的发病密切相关的新靶点。2. 毒性[4]：根茎生品和炮制品的水提取液采用灌胃给药进行小鼠急性毒性实验，结果生品最大耐受量（MTD）为 60 g/(kg·d)；炮制品最大耐受量（MTD）为 240 g/(kg·d)；炮制后的水浸液最大耐受量（MTD）为 600 g/(kg·d)。刺激性实验[3]：坡扣根茎生品与炮制品的粉末、炮制后的水浸液腹腔注射对小鼠毛细血管通透性、腹腔渗出液中炎症介质 PGE2 含量的影响实验表明三种样品均能明显增加小鼠毛细血管的通透性和小鼠腹腔渗出液中 PGE2 含量。生品与炮制品对家兔眼球刺激性的研究实验表明，坡扣根茎生品与炮制品的粉末、甲醇提取后的粉末以及炮制后的水浸液组均引起家兔眼球充血、水肿并伴随分泌物，但生品及炮制品的甲醇提取物均无刺激性。

参 考 文 献

[1] 云南药物研究所. 云南天然药物图鉴(第 1 卷). 昆明:云南科学技术出版社,2003:32
[2] 云南省植物研究所. 云南植物志(第 2 卷). 昆明:云南科学出版社,1979:765
[3] 朱小珊,刘刚,肖二,等. 傣药大黑附子刺激性的研究. 中国药理学通报,2010,26(2):270-272
[4] 朱小珊,刘刚,肖二,等. 傣药大黑附子的毒理学研究. 中华中医药学会中药炮制分会 2009 年学术研讨会论文集,2009:531-535
[5] 彭朝忠,郭绍荣. 布朗族民间药用植物收集. 中国民族民间医药杂志,1997(24):22
[6] 郭绍荣,段华,里二,等. 基诺族民间医药调查研究. 中国民族民间医药杂志,1995(17):28
[7] 王静,吴丽宁,万定荣,等. 傣药"坡扣"及其炮制品的比较研究. 中药材,2010,33(7):1058-1060
[8] 吴刚,陆宇,梅之南. 傣药坡扣挥发油化学成分研究. 中国民族医药杂志,2008(2):53,54
[9] 高博. 大千年健和木立芦荟中 beta-分泌酶抑制活性成分的研究. 中国协和医科大学硕士学位论文,2006:25-33
[10] 吴刚,朱小珊,杨光忠,等. 傣药坡扣的脑苷类成分. 中南民族大学学报(自然科学版),2008,27(2):40-43

（龙娓芳　王　静）

364. *Homalomena occulta*（千年健）

【民族药名】 "蛮荒"、"邦荒"、"湾洪"（傣族）；"勒波腰苔"（基诺族）；"马梦姐"（毛南族）；"西勒-希日和格图-温都素"（蒙古族）；"香心芋"（佤族）；"机波冬胜"、一包针（瑶族）；"钩床蒋"(壮族)。

【来源】 天南星科植物千年健 Homalomena occulta (Lour.) Schott. 的根茎、茎。有小毒。春季、秋季采挖,洗净,除去外皮,晒干。茎夏季、秋季采集,除去杂质,晒干。

多年生草本。根茎匍匐,粗 1.5cm。肉质根圆柱形,粗 3~4mm,密被淡褐色短绒毛,须根稀少,纤维状。常具高 30~50cm 的直立的地上茎。鳞叶线状披针形,长达 16cm,基部宽 2.5cm,向上渐狭,锐尖。叶柄长 20~40cm,下部具宽 3~5mm 的鞘;叶片膜质至纸质,箭状心形至心形,长 15~30cm,宽(8)15~28cm,有时更大,先端骤狭渐尖;侧脉平行向上斜升。花序 1~3,生鳞叶之腋,序柄短于叶柄,长 10~15cm;佛焰苞绿白色,长圆形至椭圆形,长 5~6.5cm,花前席卷成纺锤形,粗 3~3.2cm,盛花时上部略展开成短舟状,人为展平宽 5~6cm,具长约 1cm 的喙。肉穗花序长 3~5cm;雌花序长 1~1.5cm,粗 4~5mm;雄花序长 2~3cm,粗 3~4mm;子房长圆形,基部一侧具假雄蕊 1 枚,柱头盘状;子房 3 室,胚珠多数,着生于中轴胎座上。浆果,种子褐色,长圆形。花期 7~9 月。

生于海拔 80~1100m 的沟谷密林下、竹林和山坡灌丛中。分布于广东、海南、广西西南部至东部、云南南部至东南部。

【药用经验】 傣族 根茎:用于心悸、头痛、扭伤刀伤、接骨续筋(《傣药录》)。祛风湿,壮筋骨,消肿,止痛(《傣医药》《版纳傣药》《滇药录》《滇省志》)。基诺族 根茎:用于跌打瘀肿(《基诺药》)。毛南族 根茎:用于风湿麻木。蒙古族 根茎:用于风寒湿痹、筋骨疼痛(《蒙药》)。佤族 茎:用于关节疼痛、四肢麻木、跌打肿痛(《中佤药》)。瑶族 根茎:用于胃痛、风湿腰腿痛、跌打内伤(《桂药编》)。壮族 根茎:用于跌打内伤(《桂药编》)。

【使用注意】 用量不宜超过 9g。

【中毒与解毒】 服用大剂量千年健煎剂时,可出现痉挛性抽搐、角弓反张、呼吸不规则,半小时后呼吸停止、瞳孔散大,最后心跳停止而死亡。十几分钟内即可出现恶心、呕吐、眩晕,继则血压升高、全身抽搐、昏迷、大小便失禁、眼球上翻、口吐涎沫、角弓反张、呼吸困难等[1]。服用千年健组成的复方(千年健、钻地风、白芍、青仁乌豆、枸杞、杜仲),15 分钟后出现恶心、眩晕、呕吐,随即全身抽搐、昏迷、大小便失禁等症状[1]。解救措施:(1)氧气吸入、给予氯丙嗪、硫酸镁及利血平肌内注射、水合氯醛灌肠。对服药时间短者,用 1:5000 浓度高锰酸钾洗胃,洗后由胃管灌入甘草合剂。服药时间不长者,以 1:5000 过锰酸钾液洗胃。(2)昏迷抽搐者立即输氧,并肌内注射氯丙嗪、硫酸镁及利舍平,或用水合氯醛灌肠等镇静解痉。(3)静脉注射高渗糖或滴入 1% 葡萄糖液。(4)中药治疗:可于洗胃毕,由胃管灌入甘草煎剂;昏迷抽搐时,配合针灸(取穴:人中、中冲、涌泉)。

【药材鉴定】 性状 根茎呈圆柱形,稍弯曲,有的略扁,长 15~40cm,直径 0.8~1.5cm。表面黄棕色或红棕色,粗糙,可见多数扭曲的纵沟纹、圆形根痕及黄色针状纤维束。质硬而脆,断面红褐色,黄色针状纤维束多而明显,相对另一断面呈多数针眼状小孔及有少数黄色针状纤维束,可见深褐色具光泽的油点。气香,味辛、微苦。

显微特征 根茎横切面:木栓细胞有的残存,棕色。基本组织中散有大的分泌腔,由数层木栓细胞组成;分泌细胞靠外侧较多,内含黄色至棕色分泌物;黏液细胞较大,内含草酸钙针晶束;草酸钙簇晶散在;维管束外韧型及周木型,散生,外韧型维管束外侧常伴有纤维束,单一纤维束少见,纤维壁较厚,木化[2]。

薄层色谱 取本品粉末 1g,加石油醚(60~90℃)20ml,超声处理 20 分钟,放冷,滤过,滤液挥干,残渣加甲醇 1ml 使溶解,作为供试品溶液。另取千年健对照药材 1g,同法制成对照药材溶液。吸取上述 2 种溶液各 5μl,分别点于同一硅胶 G 薄层板上,以环己烷乙酸乙酯(8∶2)为展开剂,展开,取出,晾干,喷以硫酸乙醇溶液(1→10),在 105℃加热至斑点显色清晰。供试品色谱在与对照药材色谱相应的位置上,显相同颜色的斑点[2]。

【化学成分】　主要含倍半萜类和挥发油。倍半萜类成分有 oplodiol、oplopanone、homalomenol C、bullatantriol、1β,4β,7α-三羟基桉烷(1β,4β,7α-trihydroxyeudesmane)[3]、1β,4β,7β-三羟基桉烷(1β,4β,7β-trihydroxyeudesmane)、1β,4β,7β,11-四羟基桉烷(1β,4β,7β,11-tetrahydroxy-eudesmane)、mucrolidin、1β,4β,6β,11-四羟基桉烷(1β,4β,6β,11-tetrahydroxy-eudesmane)、homalomentetraol、7-acetylbullatantriol、homalomenol A[4]、6α,7α,10α-trihydroxyisoducane[5]、cadinane-4β,5α,10α-triol、5(11)-epoxycadinane-4β,5β,10β,11-tetraol、bullatantriol-1β-methyl malate、1β,4β,7α-trihydroxyeudesmane-1β-methyl malate、acetylbullatantriol、臭灵丹三醇(pterodontriol)等[6]。挥发油中主要成分有芳樟醇(linalool)、崖柏烯(thujene)、3-蒈烯(3-carene)、4-蒈烯(4-carene)、γ-松油烯(γ-terpinene)、4-松油醇(4-terpineol)、β-月桂烯(β-myrcene)等。

【药理毒理】　挥发油中主要成分芳樟醇有祛痰解痉作用[7],能明显改善正常人体的心脏和呼吸功能,亦有益于改善高血压患者症状,还具有治疗小儿肺炎及扁桃体炎的作用[8]。γ-松油烯具有较强的抗真菌作用[7]。毒性:千年健对中枢神经系统有强烈的刺激性,可抑制呼吸中枢。据报告,千年健中毒后,早期表现为中枢神经系统兴奋,随即转入抑制状态[1]。本药煎剂约80ml 给家兔灌胃,约 10 分钟后,家兔开始抽搐,随即卧地、角弓反张、呼吸不规则,30 分钟后呼吸停止、瞳孔放大、心跳停止。

参 考 文 献

[1] 周立国.中药毒性机制及解毒措施.北京:人民卫生出版社,2006;383-385
[2] 国家药典委员会.中华人民共和国药典(一部).北京:中国医药科技出版社,2015;33
[3] 胡永美,杨中林,叶文才,等.千年健化学成分的研究.中国中药杂志,2003,28(4):342-344
[4] 来国防.五种药用植物化学成分研究.云南:中国科学院昆明植物研究所博士学位论文,2004
[5] Hu Y M,Yang Z L,Wang H,et al. A new sesquiterpenoid from rhizomes of *Homalomena occulta*. Nat Prod Res,2009,23(14):1279-1283
[6] Xie X Y,Wang R,Shi Y P. Sesquiterpenoids from the rhizomes of *Homalomena occulta*. Planta Med,2012,78(10):1010-1014
[7] 邱琴,丁玉萍,赵文强,等.千年健挥发油化学成分的研究.上海中医药杂志,2004,38(3):51-53
[8] 丁玉萍,邱琴,崔兆杰,等.超临界二氧化碳流体萃取法与超声波溶剂萃取法提取千年健挥发油的研究.时珍国医国药,2006,17(4):533-536

（焦　玉）

365. *Hosta plantaginea*（玉簪）

【民族药名】　"牙帕努克"、"怕奴克"、"牙木巴陆"(傣族);"查干邦占"、"哈斯-哈特呼日-其其格"(蒙古族);"迁簪"(纳西族)。

【来源】　百合科植物玉簪 *Hosta plantaginea*(Lam.) Aschers 的根、花。有小毒。花于 7~8 月似开非开时采摘,晒干。根于秋季采挖,除去茎叶,须根,洗净,鲜用或切片晾干。

具粗根茎。叶基生,卵形至心状卵形,长 15~25cm,宽 9~15.5cm。花葶于夏季、秋季从叶丛中抽出,具 1 枚膜质的苞片状叶,后者长 4~6cm,宽 1.5~2cm;总状花序,花梗长 1.2~2cm,基部具苞片,苞片长 2~3cm,宽 1~1.2cm;花白色,芳香,花被筒下部细小,长 5~6cm,直径 2.5~

3.5cm,花被裂片 6,长椭圆形,长 3.5~4cm,宽约 1.2cm;雄蕊下部与花被筒贴生,与花被等长,或稍伸出花被外;子房长约 1.2cm,花柱常伸出花被外。蒴果圆柱形,长 6cm,直径 1cm。花期 7~8 月,果期 8~10 月。

生于荫湿地区。除西北外全国均有分布。各地有栽培。

【药用经验】　傣族　根:用于拔牙止血《滇药录》。根:外用于淋巴肿大。花用于牙痛(口含)(《滇省志》)。根:用于止血(《民族药志一》)。蒙古族　花:用于肺热、咽喉肿痛、声音嘶哑、胸部热、毒热等(《民族药志一》)。纳西族　根:外用于淋巴肿大。花用于牙痛(口含)(《滇省志》、《民族药志一》)。

【药材鉴定】　性状　花缩成条状。花被漏斗状,白色或淡棕黄色。先端 6 裂,裂片长椭圆形。雄蕊 6,下部与花被筒贴生。气微香,味略苦[1]。

显微特征　花粉末:浅棕黄色。花粉粒圆形、椭圆形,直径 88~96μm。外壁具网状纹理。草酸钙针晶成束或散在,长 68~137μm。花粉囊内壁细胞呈不规则长方形,细胞壁点状或条状增厚。螺纹或环纹导管直径 13~22μm。气孔不等式,副卫细胞 4~5 个。

【化学成分】　主要为甾体、黄酮、生物碱、脂肪酸类等化学成分。主要成分有:二十二烷醇(docosanol)、(25R)-2α,3β-二羟基-5α-螺旋甾烷-9(11)-烯-12-酮、(25R)-2α,3β-二羟基-5α-螺旋甾烷-9(11)-烯-12-酮 3-O-{O-β-D-吡喃葡萄糖基-(1→2)-O-[β-D-吡喃木糖基-(1→3)]-O-β-D-吡喃葡萄糖基-(1→4)-β-D-吡喃半乳糖苷}、山奈酚 3-O-(2″-O-β-D-吡喃葡萄糖基)-β-D-芸香糖苷、山奈酚 3-O-β-D-芸香糖苷-7-O-β-D-吡喃葡萄糖苷、(25R)-2α,3β,12β-三羟基-5α-螺旋甾烷 3-O-[O-α-L-吡喃鼠李糖基-(1→2)-β-D-吡喃半乳糖苷]、(25R)-2α,3β-二羟基-5α-螺旋甾烷 3-O-[O-β-D-吡喃葡萄糖基-(1→4)-β-D-吡喃半乳糖苷][2]、吉托皂苷元(gitogenin)、吉托皂苷元-3-O-{β-D-木糖(1→4)-β-D-葡萄糖(1→2)-[β-D-木糖(1→3)]-O-β-D-葡萄糖(1→4)-β-D-半乳糖苷}、吉托皂苷元-3-O-β-D-半乳糖苷、吉托皂苷元-3-O-β-D-葡萄糖(1→4)-β-D-半乳糖苷、吉托皂苷元-3-O-α-L-鼠李糖(1→2)-β-D-半乳糖苷、吉托皂苷元-3-O-β-D-葡萄糖(1→2)-β-D-葡萄糖(1→4)-β-D-半乳糖苷、吉托皂苷元-3-O-β-D-葡萄糖(1→4)-O-[α-L-鼠李糖(1→2)]-β-D-半乳糖苷、替告皂苷元-3-O-β-D-葡萄糖(1→4)-O-[α-L-鼠李糖(1→2)]-β-D-半乳糖苷、吉托皂苷元-3-O-{β-D-葡萄糖(1→2)-O-[β-D-木糖(1→3)]-O-β-D-葡萄糖(1→4)-β-D-半乳糖苷}、吉托皂苷元-3-O-β-D-葡萄糖(1→2)-O-[α-L-鼠李糖(1→4)-β-D-木糖(1→3)]-O-β-D-葡萄糖(1→4)-β-D-半乳糖苷。

【药理作用】　1. 抗肿瘤作用:玉簪花对贴壁实体肿瘤细胞 HepG2、乳腺癌 MCF7 和胃癌 SGC7901 有很好的细胞毒活性[2]。根的水提物对艾氏腹水癌细胞具有高度抗肿瘤活性。醇浸膏 0.26g/kg 口服或腹腔注射,对小鼠白血病 L_{615} 有抑制作用[1]。2. 镇痛作用:玉簪花 50% 醇提液可显著提高热板法所致小鼠的痛阈,并显著减少醋酸致小鼠扭体次数[3]。3. 其他:玉簪叶的乙酸乙酯部位能明显抑制小鼠腹腔毛细血管通透性增高及棉球肉芽肿[4],表明具抗炎作用;从玉簪全草中分得的生物碱对烟草花叶病毒及乙酰胆碱酯酶的活性有抑制作用[5]。

参 考 文 献

[1]《中华本草》编委会. 中华本草(第二十二卷). 上海:上海科学技术出版社,1999:107-109

[2] 刘接卿,土翠芳,邱明华,等. 玉簪花的抗肿瘤活性甾体皂苷成分研究. 中草药,2010,41(4):520-526

[3] 解红霞,薛培凤,周静,等. 蒙药玉簪花镇痛作用的实验研究. 内蒙古医学学报,2010,32(1):36-38

[4] 瞿江媛,王梦月,王春明,等. 玉簪抗炎活性部位及化学成分研究. 中草药,2011,42(2):217-221

[5] 薛培凤,张金花,解红霞,等.玉簪属植物化学成分及药理作用研究进展.中药材,2011,34(4):647-651

（向梅先）

366. *Hoya carnosa*（球兰）

【民族药名】 "尾屯"（黎族）；"四亚拉波爪"（傈僳族）；白骨花、铁伽环、爬岩板（畲族）；"千斤虽"、"大白背风"（瑶族）。

【来源】 萝藦科植物球兰 *Hoya carnosa*（L. f.）R. Br. 的藤茎或叶、全草。有小毒。全年均可采,鲜用或晒干用。

攀援灌木,附生于树上或石上,茎节上生气生根。叶对生,肉质,卵形至卵状矩圆形,长3.5～12cm,宽3～4.5cm,顶端钝,基部圆形;侧脉不明显,每边约4条。聚伞花序伞形状,腋生,有花约30朵;花白色,直径2cm;花萼5深裂;花冠辐状,花冠筒短,裂片外面无毛,内面具有乳头状突起;副花冠星状,外角急尖,中脊隆起,边缘反折而成孔隙,内角急尖,直立;花粉块每室1个,伸长,侧边透明。蓇葖果条形,长7.5～10cm,光滑;种子顶端具种毛。花期4～6月,果期7～8月。

生于平原、林中或栽培。分布于云南、广西、广东、台湾。

【药用经验】 黎族 藤茎或叶:用于肺热咳嗽、痈肿、瘰疬、产后缺乳、关节肿痛、枪伤。全株:用于关节肿痛、眼目赤肿、肺病和睾丸炎等。傈僳族 全草:用于流行性乙型脑炎、肺炎、风湿性关节炎、小便不利（《怒江药》）。畲族 全草:用于麻疹并发肺炎、支气管炎、风湿性关节炎、流行性乙型脑炎、鼻衄、睾丸炎、乳腺炎、疔疮疖痈（《畲医药》）。瑶族 全草:用于风湿骨痛、产妇乳汁不通（《桂药编》）。用于肺热咳嗽、扁桃体炎、产后缺乳（《民族药志要》）。

【使用注意】 内服,煎汤（不宜久煎）用量6～15g,鲜品30～90g,或捣烂绞汁;外用,适量鲜品捣敷。

【化学成分】 茎主含孕（甾）烷（pregnan）和孕（甾）烷糖苷（pregnan glycoside）。叶主要含植物甾醇（phytosterols）和α-谷甾醇（α-sitosterol）[1]。茎、叶含球兰苷[2]。

【药理毒理】 1. 抗炎作用:叶片中的植物甾醇有类似于氢化可的松和强的松等较强的抗炎、消炎作用,且均无可的松类的副作用,可作为辅助抗炎药。2. 解热镇痛作用:植物甾醇还具有阿司匹林类的退热镇痛作用,对减少男性前列腺肥大和前列腺癌的发生率也有一定意义[1]。

参 考 文 献

[1] 魏金婷,曾碧榕,刘文奇.球兰属植物的研究进展.海南医学院学报,2009,15(1):1-4
[2] 李志勇.中国少数民族有毒药物研究与应用.北京:中央民族大学出版社,2011:210

（黄丹丹）

367. *Huperzia serrata*（千层塔）

【民族药名】 顺层塔（侗族）；蛇足石松（朝鲜族）；"嗟格里那"（苗族）；蛇足石松（畲族）；"死死及席"、虱子草（土家族）；千层塔、蛇婆草（瑶族）。

【来源】 石松科植物蛇足石杉 *Huperzia serrata*（Thunb.）Trev.（*Lycopodium serratum* Thumb.）的全草。有小毒。全年可采,洗净,晒干。

多年生草本,全株暗绿色,高15～40cm。根须状。枝直立或下部平卧,单一或一至数回2叉分枝,顶端常具生殖芽,落地成新苗。叶纸质,椭圆状披针形,长1~3cm,宽2~4mm,先端锐尖,基部渐窄,边缘有不规则的尖锯齿,中脉明显,孢子叶和营养叶同形,绿色。孢子囊肾形,横生叶腋,两端超出叶缘,淡黄色,全株上下均有。

生于林荫下湿地。分布于东北、长江流域地区及福建、广东、广西、贵州、云南等省区。

【药用经验】 侗族 用于"兜焙略"(烧伤)、"兜冷赖"(烫伤)、"耿来"(腰痛水肿)(《侗医学》)。朝鲜族 用于瘀血肿痛、疮疔痈肿(《图朝药》)。苗族 用于风湿筋骨疼痛、骨折(《苗药集》)。畲族 用于跌打损伤、瘀血肿痛、内伤吐血、痈疔肿毒(《畲族药》)。土家族 用于跌打损伤、骨痛、腰腿痛、吐血、灭虱(《土家药》)。还风湿疼痛、风疹、无名肿毒、烧烫伤等症;煎水外洗用于灭虱(《民族药志要》)。瑶族 全草:用于吐血、外伤、烧烫伤(《湘蓝考》)。

【使用注意】 本品有毒,中毒时可出现头昏、恶心、呕吐等症。内毒不宜过量;孕妇忌服。

【药材鉴定】 性状 全草长10~15cm。根茎棕色,断面圆形或类圆形,直径2~3mm。根须状。茎呈圆柱形,表面绿褐色,直径2~3mm。叶绿褐色,对生,叶片皱缩卷曲或破碎,完整者展平后呈长椭圆形,长18~27mm,宽3~5mm,叶先端急尖,基部渐狭,叶缘呈锯齿状,无叶柄。孢子囊单生于叶腋,呈肾形,淡黄色。孢子同型。气微,味苦[1]。

显微特征 (1)根横切面:表皮细胞1列,类方形,外壁增厚,木栓化,有时可见根毛。皮层发达,约占横切面的2/3,内皮层明显。单中柱,维管束木质部呈"U"形或新月形,管胞直径10~22μm[2]。(2)茎横切面:表皮细胞1列,类圆形,外壁增厚。皮层发达,近表皮处有3~10列厚壁细胞,叶迹维管束细小,散在,内皮层明显。星状中柱,维管束木质部外始式,原生木质部5~6个,后生木质部与韧皮部相互交织,韧皮部呈不规则的块状,木质部呈星状,管胞类圆形,直径10~29μm,筛胞类方形,长4~8μm,宽3~6μm[2]。(3)叶横切面:上下表皮均为1列类圆形、类方形薄壁细胞,排列紧密,外被角质层;叶肉细胞4~9列,排列疏松。维管束木质部5~9个管胞,位于内方,韧皮部不发达。上表皮角质层上通常可见附生的叶楯藻,为1列长和宽4~7μm的类方形细胞,红棕色或黄棕色[2]。

【化学成分】 全草主要含三萜和生物碱类化合物。含三萜类成分有托何醇(即千层塔醇,tohogenol)、托何宁醇(tohogeninol)、千层塔尼醇(tohogenine)、16-氧千层塔三醇、千层塔萜二醇、21-氧千层塔萜烯三醇和千层塔三醇等。含生物碱成分有千层塔宁碱、石松宁碱和石杉碱甲(huperzine A)、石杉碱乙(huperzine B)、石杉碱庚(huperzine G)、马尾杉碱乙、8β-羟基马尾杉碱乙、lycoposerramine D 等。尚含 3β,21α,24-三羟基千层塔-14 烯-16 酮(3β,21α,24-trihydroxyserrat-14-en-16-one)、serratenediol-21-acetate[3,4]。

【药理毒理】 1. 镇静作用:千层塔能抑制小鼠的自发活动,对抗吗啡引起的小鼠活动增加,抑制电刺激引起的小鼠激怒反应,能增强中枢抑制药戊巴比妥钠的作用,具有中枢镇静作用。2. 神经保护作用:(1)抗胆碱酯酶作用:从千层塔中分离的石杉碱甲具有很强的抗胆碱酯酶作用;Huperzine A 对胆碱酯酶具有较强的抑制作用[3,5]。(2)石杉碱甲具保护神经细胞,对抗多种介质诱导的神经凋亡作用,并具抗氧化等作用[3]。(3)石杉碱甲对治疗血管性痴呆安全有效,对于治疗重症肌无力比新斯的明效果更明显,能改善精神分裂症动物模型的认知功能[5]。3. 其他作用:本品提取物(LY-1)对家兔和豚鼠具有缩瞳作用;石杉碱甲具抵抗有机磷酸盐中毒的作用,并减少谷氨酸诱导的细胞死亡,有预防化学武器对人体伤害的潜力[5]。

参 考 文 献

[1] 罗光明,陈根顺,赖学文,等. 千层塔的性状及组织显微鉴定. 中药材,2003,26(11):783-785

[2] 穆瑶,周汉华,梁晓乐,等.中药千层塔4种原植物显微构造的比较.西北药学杂志,2010,25(1):26-28
[3] 郭斌,徐玲玲,尉亚辉,等.千层塔的研究进展.中国中药杂志,2009,34(16):2018-2023
[4] 蒋金和,刘莹,王利勤,等.蛇足石杉化学成分的研究.云南师范大学学报,2010,30(3):59-65
[5] 马小军,闫志刚,田夏红,等.珍稀药源植物蛇足石杉(千层塔)研究进展.时珍国医国药,2009,20(11):2858-2860

（胡　婧）

368. *Hydnocarpus anthelminthica*（大风子）

【民族药名】　"麻补罗勐泰"、"吗补罗"(傣族);"巴图　乌兰"、"高哲"、"玛奴"、"玛奴日克占"、"玛努色兴"、"色毛敦乜-乌热"(蒙古族)。

【来源】　大风子科植物大风子 *Hydnocarpus anthelminthica* Pierr. ex Gagnep. 的种子。有毒。夏季采成熟果实,剥取种子,洗净,晒干。

常绿乔木。树干直立,枝伸长。单叶互生;叶柄长10~30cm;叶片革质,窄长椭圆形或椭圆披针形,长10~30cm,宽3~7cm,先端渐尖,有短头,基部钝圆,全缘,上面暗绿色,下面黄绿色,侧脉8~10对,细网脉明显。花红色或粉红色,单生或数朵成聚伞花丛,杂性或单性,花梗长1~4cm,花5数;雄花有能育雄蕊5个,花丝短而肥厚,外轮退化雄蕊5个通常退化为鳞片状,着生瓣基,中央有退化子房;雌花的退化雄蕊合成纺锤状,子房被长硬毛,花柱粗短,柱头5裂,通常反卷在花柱上成冠状。浆果球形,直径8~12cm。种子30~50粒,卵形,有角面长约2cm。表面平滑,子叶心形。花期9月,果期11月至翌年6月。

我国台湾、云南南部有栽培。

【炮制】　奶制、制炭、制霜可降低其毒性[1]。傣族　煎制:取大风子仁,用文火煎,除去浮油备用。蒙古族　(1)奶制:取本品,放入牛奶中(每100kg大风子,用牛奶100L),用文火煮1~2小时,取出,晒干或烘干。(2)制炭:取本品种仁,放入铁器或瓦器内,密封,入火烧成炭,放凉。壮族　制霜:取本品种仁,研成粗粉,用吸油纸包裹,压榨去油,如此反复操作数次,至油去尽及粉末松散,研细,过筛备用。

【药用经验】　傣族　用于麻风、疥癣、梅毒,多外用(《滇药录》《傣药录》)。用于麻风、疥癣、湿疹、皮肤过敏(《傣药志》《滇省志》)。蒙古族　用于瘀症、炭疽、疥癣、"邪日乌素"病、梅毒、营养不良等(《民毒药研用》)。杀虫,制瘀,燥黄水,防溃烂,强壮。用于咽喉肿痛、滋补强壮、疥癣、疮疡、梅毒疮、胃黏性瘀症等。壮族　祛风燥湿,攻毒杀虫。用于麻风病、疥癣等。

【药用经验】　蒙古族　杀虫抑瘀,燥"协日沃素",制腐。用于、胃黏性瘀症、炭疽、"协日沃素"疮、疥癣、疮疡、梅毒疮等。

【使用注意】　本品有毒,生品一般仅作外用;内服均制霜、制炭后用,常用量1.5~3g,研末内服0.3~1g。阴虚血热、胃肠炎症、目症患者忌服。

【中毒与解毒】　内服常致头晕、恶心、呕吐、发热、失眠、胸腹疼痛、食欲不振等症状。严重者可出现溶血、肾炎、脂肪变性等病变。救治方法:洗胃,导泻,服活性炭。胸腹疼痛可用镇痛剂,溶血可口服硫酸低铁及注射卡古低铁,必要时输血[2]。

【药材鉴定】　性状　为不规则的卵圆形或多面体形,稍有钝棱,长1~2.5cm,直径1~2cm。表面灰棕色或灰褐色,有细纹。种皮厚而坚硬,内表面光滑,种仁与种皮分离,种仁两瓣,乳白色或灰白色,富油性,外被一层红棕色或暗紫色薄膜。气微,味淡。

显微特征　种子横切面:种皮全为石细胞,外层2~3列类圆形或多边形,排列不甚整齐,壁较厚,有孔沟,含少数草酸钙棱晶,直径约30μm;中层为较厚的长条形石细胞层,径向紧密排列,彼此重叠,长约200μm,宽14~20μm,胞腔呈线缝状,沟纹细密;内层为10余列切向排列的长条形或一端稍尖、另端稍膨大的石细胞,长60~180μm,直径12~24μm,胞腔稍大或呈线缝状,孔沟明显。种仁外侧为4~5列红棕色扁平细胞,其内为胚乳组织,细胞内含脂肪油等物质[3]。

薄层色谱　取本品种仁粉末0.5g,加乙醚10ml,超声处理10分钟,滤过,滤液作为供试品溶液。另取大风子对照药材,同法制成对照药材溶液。吸取上述2种溶液各5μl,分别点于同一硅胶G薄层板上,以石油醚(60~90℃)-乙醚(1∶1)为展开剂,展开,取出,晾干,喷以5%香草醛硫酸溶液,在105℃烘约5分钟。供试品色谱中,在与对照药材色谱相应的位置上,显相同颜色的斑点。

【化学成分】　种子主要含脂肪油,油的主要成分为大风子油酸(chaulmoogric acid)、次大风子油酸(hydnocarpic acid)、去氢大风子油酸甘油酯和大风子烯酸(gorlic acid)[2],也含黄酮及木脂素类化合物 anthelminthicol A[4]和 anthelminthicins A-C[5],还含 hydnocarpin-D、hydnocarpin 和 sinaiticin[4]。

【药理毒理】　1.抑菌作用:大风子油及其脂肪酸钠盐对结核杆菌和澳杜盎氏小芽孢癣菌均有抑制作用;化合物 anthelminthicins A-C 对结核分枝杆菌有抑制作用[5]。2.抗炎作用:化合物 hydnocarpin-D、hydnocarpin 和 sinaiticin 具有抗炎作用[4]。3.毒性:口服大风子油可引起呕吐,继续应用则可逐渐耐受。肌注大风子油产生严重刺激及疼痛,容易发生坏死;家兔和狗皮下或静脉注射次大风子酸钠及其乙酯,则引起溶血性贫血、肾炎、蛋白尿、血尿、肝脂肪变性和消瘦。

【附注】　同属植物海南大风子 Hydnocarpus hainanensis(Merr.)Sleum. 的种子有毒,黎族称为"材扶",用于麻风、杨梅疮、疥癣、酒糟鼻、痤疮等(《民毒药研用》)。与大风子(干燥成熟种子)又均作中药大风子药用[3]。海南大风子与大风子的区别:种子略呈四面体,一面隆起,三面稍平坦,表面灰黄白色至灰棕色,有多数隆起的纵脉纹,种脐位于种子的一端。种仁不规则长卵形,外被暗紫色薄膜,具微细皱纹。

参 考 文 献

[1] 田华咏,瞿显友,熊鹏辉.中国民族药炮制集成.北京:中医古籍出版社,2000:433

[2] 谢宗万.全国中草药汇编(下册).北京:人民卫生出版社,1996:33,34

[3]《中华本草》编委会.中华本草(第5册).上海:上海科学技术出版社,1999:448

[4] Wang J F,Yin G F,Zhou X J,et al. Anti-inflammatory flavonolignans from *Hydnocarpus anthelminthica* seeds. J Asian Nat Prod Res,2011,13(1):80-83

[5] Wang J F,Dai H Q,Wei Y L,et al. Antituberculosis agents and an inhibitor of thepara-aminobenzoic acid biosynthetic pathway from *Hydnocarpus anthelminthica* seeds. Chem Biodivers,2010,7(8):2046-2053

(焦　玉)

369. *Hydrangea chinensis*(中国绣球)

【民族药名】　土常山(土家族);"猪婆柳"、"链主连"(瑶族)。

【来源】　虎耳草科植物中国绣球(伞形绣球)*Hydrangea chinensis* Maxim.(*Hydrangea umbellata* Rehd.)的根、叶。根有小毒。根全年可采挖,除茎叶、细根,洗净,鲜用或去栓皮、切段,晒干。叶适时采集。

落叶灌木;小枝、叶柄与花序初时常有伏毛,后变无毛。叶对生,纸质,狭椭圆形至矩圆形,长 7~16cm,宽 2.5~4.5cm,近全缘或上部有稀疏小锯齿,无毛或稍有微毛,叶柄长 5~12mm。伞形花序式的聚伞花序座生于顶生叶间,无总花梗,有数对小分枝,略有伏毛,后变无毛;放射花缺或存在,若存在则具 4~5 枚萼瓣,萼瓣近等大或不等大,卵形至近圆形,最大的 1 枚长 1.5~2.5cm,沿脉有疏短毛;孕性花白色;花萼无毛,常 5 裂;花瓣 5,离生,扩展;雄蕊 10;花柱 3~4,子房大半部上位。蒴果卵球形,长 4mm,1/2~3/4 突出于萼筒之上,顶端孔裂,有 3~4 枚宿存花柱;种子无翅,具细条纹。花期 5~月,果期 9~10 月。

生于溪边或林下。分布于台湾、福建、江西、江苏、安徽、湖南、贵州、云南、广东、广西。

【药用经验】 土家族 用于胸腹胀满、疟疾;外用于皮肤癣癞(《土家药志上》)。瑶族 根用于涤痰结、散肿毒、疗瘿瘤、截疟(《湘蓝考》)。

【药材鉴定】 性状 根呈不规则圆柱形,长短不一,多分枝,长 7~20cm,直径 0.7~2.3cm。表面淡黄色或棕褐色,具细纵皱纹及支根痕,有时栓皮脱落而露出淡黄色木部。质坚硬,折断面黄白色,有菊花状纹理,粉性。气微,味微苦[1,2]。

显微特征 根横切面:木栓层为数列切向延长的长方形木栓细胞。皮层菲薄,细胞类圆形,切向延长。维管束外韧型。韧皮部较薄,有草酸钙针晶束。木质部占根的 4/5,导管大小不一,多为径向排列,射线宽 2~4 列细胞[1,3]。

【化学成分】 根含生物碱、香豆素类成分。生物碱类成分有常山碱甲~丙[4]、hydrachine A[5]、常山碱〔(+)-febrifugine〕、异黄常山碱(isofebrifugine);香豆素类成分有 6-hydroxy coumarin、茵芋苷(skimmin)、umbelliferone-7-O-α-L-rhamnopyranosyl(1→4)-β-D-glucopyranoside[6]等。叶含伞形酮(umbelliferone)、亚油酸(linoleic acid)、hydrachoside A 以及甾体皂苷和糠醛类衍生物等[6,7]。

【药理毒理】 1. 抗疟疾作用:浸膏和总生物碱对鸡疟有非常显著的抗疟作用[3]。常山碱甲、乙、丙也均有作用,其中以常山碱丙的作用最强,抗鸡疟效价约为奎宁的 150 倍[4]。2. 抗癌作用:常山碱丙对小鼠艾氏腹水癌(ECA)细胞有一定的杀灭作用[8]。3. 抗阿米巴原虫作用:常山碱乙对幼大鼠感染阿米巴原虫的治疗指数比依米丁大一倍[4]。4. 心血管系统作用:常山碱甲、乙、丙给狗静脉注射,均能降低血压,增加脾、肾容积,减小心脏收缩振幅;灌流离体兔心时,先轻微兴奋,继而出现显著抑制[4]。5. 毒性:小鼠口服常山碱甲可引起腹泻,甚至便血;鸽静脉注射能引起呕吐。小鼠口服常山碱乙的 LD_{50} 为 6.11~7.04mg/kg,常山碱丙的 LD_{50} 为 6.14~6.76mg/kg,均能引起腹泻、便血及肝脏病变等[4]。

【附注】 本品别名伞形绣球,民间与同科植物腊莲绣球 *Hydrangea strigosa* Rehd. 根供药用,称为"土常山";两者的幼叶称为"甜茶"[1,9]。

参 考 文 献

[1]《中华本草》编委会. 中华本草(第 4 册). 上海:上海科学技术出版社,1999:28

[2] 孙安嘉,缪细泉. 中药易混饮片鉴别. 哈尔滨:黑龙江科学技术出版社,1988:103

[3] 福建省中医研究所. 福建药物志(第 2 册). 福州:福建科学技术出版社,1983:114

[4] 郭晓庄. 有毒中草药大辞典. 天津:天津科技翻译出版公司,1992:30

[5] Patnam R,Chang F R,Chen C Y,et al. Hydrachine A,a novel alkaloid from the roots of *Hydrangea chinensis*. J Nat Prod,2001 64 (7):948,949

[6] Khalil A T,Chang F R,Lee Y H,et al. Chemical constituents from the *Hydrangea chinensis*. Arch Pharm Res,2003,26(1):15-20

[7] Chang F R,Lee Y H,Yang Y L,et al. Secoiridoid glycoside and alkaloid constituents of *Hydrangea chinensis*. J Nat Prod,2003,66 (9):1245-1248

[8] 程剑华,李以镔. 抗癌植物药及其验方. 南昌:江西科学技术出版社,1998:51
[9] 杨仓良. 毒药本草. 北京:中国中医药出版社,1993:575

（王 静）

370. *Hydrangea macrophylla*（绣球）

【民族药名】 八仙花（通称）；"昆嘎绣"、粉团花、紫阳花（水族）。

【来源】 虎耳草科植物绣球 *Hydrangea macrophylla*（Thunb.）Ser. 的根、叶和花。全株有小毒。夏季、秋季采叶,晒干;秋季、冬季采挖根,洗净,晒干;初夏至深秋采花,晒干。

落叶灌木;小枝粗壮,有明显的皮孔与叶迹。叶大而稍厚,对生,椭圆形至宽卵形,长 7~20cm,宽 4~10cm,先端短渐尖,基部宽楔形,边缘除基部外有粗锯齿,无毛或有时背脉上有粗毛,上面鲜绿色,下面黄绿色;叶柄长 1~3cm。伞房花序顶生,球形,直径可达 20cm;花梗有柔毛;花极美丽,白色、粉红色或变为蓝色,全部都是不孕花,有 4 枚萼片;萼片宽卵形或圆形,长1~2cm。花期 6~8 月。

我国各地园林与民间常有栽培,变种很多。

【药用经验】 水族 抗疟、强心。用于疟疾、心热惊悸、烦躁、心脏病、肾囊风、喉烂（《水医药》）[1]。土家族 抗疟、清热。用于疟疾、心悸、烦躁（《土家药志上》）[2]。

【使用注意】 长期大量使用对肝脏有毒性。体质弱者慎用[3]。

【中毒与解毒】 中毒剂量为 15~30g,中毒潜伏期约 30 分钟至 2 小时[4]。中毒症状有恶心、呕吐、头晕、乏力等,严重时可引起胃肠道充血、便血。毒性表现以呕吐为主,呕吐程度与剂量大小有关,剂量大,呕吐次数增多。大量呕吐时,肌注氯丙嗪 25~50mg,或静脉注射葡萄糖盐水 1500~2000ml,以稀释毒素,口服维生素 B。也可服用以下中药:甘草和生姜各 30g,黄芩 9g,大枣 10 枚,水煎,分两次服用;大量呕吐伴有恶心时用陈皮 10g 水煎。出现其他症状时给予对症治疗[3]。含毒成分有芸香苷、白瑞香素的甲基衍生物以及伞形花内酯、八仙花酚、八仙花酸、半月苔酸、茵芋苷等[5]。

【化学成分】 全株含八仙花苷（hydrangin）[6]、甲基-β-芸香糖苷、龙胆酸、槲皮素-3-*O*-β-D-葡萄糖苷、山奈酚-3-*O*-β-D-葡萄糖苷、芦丁及其他黄酮苷类化合物[7,8]。地上部分含八仙花酚苷（hydrangenoside）A~D[3,6]、hydracyanosides A~C[9]。根及其他部分含瑞香素（daphnetin）的甲基衍生物和伞形花内酯（umbelliferone）、八仙花酚（hydrangenol）及其异构体八仙花酸（hydrangeic acid）、半月苔酸（lunularic acid）。叶含八仙花酚、八仙花酚-8-*O*-葡萄糖苷（hydrangenol-8-*O*-glucoside）、八仙花酚-8-*O*-吡喃半乳糖苷（hydrangenol-8-*O*-galactoside）、异八仙花苷（isohydrangenol glucoside）、叶甜素（phyllodulcin）、茵芋苷（skimmin）等。新鲜叶中含对氨基苯酚 α-D-葡萄糖苷（p-aminophenyl-α-D-glucoside）[3,6]。花含芸香苷（rutin）[10]。

【药理毒理】 1. 抗疟作用:本品醇提取物皮下注射对鸡疟有显著疗效[3,11]。叶的提取物能抑制恶性疟原虫的生长,IC$_{50}$为 0.18mg/ml[12,13]。叶的水提取物与生物碱部位能降低小鼠血液中寄生虫水平,且生物碱部位最强,但根的水提取物无抗疟活性[1,4]。2. 抗菌作用:所含伞型花内酯对细菌、真菌和酵母菌均有抑制活性,对大肠杆菌和枯草杆菌有直接的抑制作用[6,11]。所含的白瑞香素对金黄色葡萄球菌、大肠杆菌、福氏痢疾杆菌及绿脓杆菌的生长均有抑制作用[14,15]。3. 镇痛、镇静作用:所含白瑞香素有镇痛作用,治疗指数 20.9,效果与杜冷丁的相似;而所含伞型花内酯具镇静作用[6]。4. 其他作用:醇提取物静注可引起大鼠短暂的子宫痉挛性收缩[3]。所含芸香苷有维持血管抵抗力、降低其通透性、减少脆性的作用；大鼠腹腔注射芸香苷，对植入羊毛球的炎症过程有明显的抑制作用，比相同剂量的水杨酸稍强[14,15]。伞型花内酯有降压、抗癌的作用[6]。5. 毒副作用：叶水煎膏小鼠灌胃的 LD$_{50}$ 为 10.03g/kg[16]。注射乙醇提取物 1.5ml/kg 能引起狗死亡，病理检查可见内脏显著充血、血管内皮细胞增生、消化道和肺出血[16]。小鸡皮下注射乙醇提取物 13g/kg 以上，可引起呕吐、死亡[14]。毒性机制研究发现氰苷八仙花苷主要损害肝细胞，导致肝细胞 Ca^{2+} 自稳机制障碍，膜泵功能衰竭，细胞膜对 Ca^{2+} 的通透性增加，胞内线粒体 Ca^{2+} 含量增加，因而破坏了线粒体的结构和功能，使合成减少，最终引起细胞死亡[3]。

参 考 文 献

[1] 司有奇,陆龙辉. 中国水族医药宝典全彩集. 贵阳:贵州民族出版社,2007:356
[2] 方志先,赵晖,赵敬华. 土家族药物志 上. 北京:中国医药科技出版社,2007:17
[3] 刘树民. 中药药物性肝损害. 北京:中国中医药出版社,2007:195
[4] 杨仓良. 毒药本草. 北京:中国中医药出版社,1993:576
[5] 朱亚峰. 中药中成药解毒手册. 北京:人民军医出版社,2009:175
[6] 和丽生,马伟光. 中国纳西东巴医药学. 昆明:云南民族出版社,2006:292
[7] 冯卫生,张艳丽,郑晓珂,等. 绣球花的化学成分研究. 中国药学杂志,2011,46(8):576-579
[8] Wei Sheng Feng,Yan Li Zhang,Xiao Ke Zheng,et al.. A new flavonol glycoside from *Hydrangea macrophylla* (Thunb.) Seringe Chinese Chemical Letters,2010,21(6):690-692
[9] Seikou Nakamura,Zhibin Wanga,Fengming Xua,et al. The absolute stereostructures of cyanogenic glycosides,hydracyanosides A, B,and C,from the leaves and stems of *Hydrangea macrophylla*. Tetrahedron Letters,2009,50(5):4639-4642
[10] 四川中药志协作编写组. 四川中药志(第1卷). 成都:四川人民出版社,1979:215
[11] 蔡永敏. 最新中药药理与临床应用. 北京:华夏出版社,1999:685
[12] Kamei K,Matsuoka H,Furuhata S I,et al. Anti-malarial activity of leaf-extract of *hydrangea macrophylla*,a common Japanese plant. Acta Med Okayama,2000,54(5):227-232
[13] Ishih A,Ikeya C,Yanoh M,et al. A potent antimalarial activity of *Hydrangea macrophylla* var. Otaksa leaf extract against Plasmodium yoelii 17XL in mice. Parasitol Int,2001,50(1):33-39
[14] 季宇彬. 抗癌中药药理与应用. 哈尔滨:黑龙江科学技术出版社,1999:16
[15] 郭晓庄. 有毒中草药大辞典. 天津:天津科技翻译出版公司,1992:9
[16] 夏丽英. 中药毒性手册. 赤峰:内蒙古科学技术出版社,2006:383

（王　静）

371. *Hydrangea strigosa*（土常山）

【民族药名】　土常山(土家族)。

【来源】　虎耳草科植物腊莲绣球 *Hydrangea strigosa* Rehd.（蜜香草、腊莲）的根。有小毒。立冬至翌年立春,采挖其根,除去茎叶、细根,洗净,鲜用,或擦去栓皮,切断,晒干。

落叶灌木,高2~3m；幼枝有伏毛。叶对生,卵状披针形至矩圆形,长8~25cm 或更长,宽3~7cm,边缘有小锯齿,齿端有硬尖,上面疏生伏毛或近无毛,下面全部或仅脉上有粗伏毛；叶柄长1.5~3.5cm。伞房状聚伞花序顶生,花序轴和花梗有毛；花二型；放射花具4枚萼瓣,萼瓣宽卵形,全缘或具疏齿,长1~2cm,背面多少有毛；孕性花白色；萼筒略有毛,裂片5,三角形；花瓣扩展或连合成冠盖；雄蕊10；花柱2,子房下位。蒴果半球形,宽3mm,除宿存花柱外,全部藏于萼筒内,顶端孔裂；种子宽椭圆形,两端突然收狭成短翅。花期7~8月,果期11~12月。

生于林下。分布于长江以南诸省区。

【炮制】 酒、牛乳合制可降低毒性,增强涤痰、截疟功效[1]。土家族 酒、牛乳合制:将饮片放入牛奶中浸泡 3 天,取出置锅内炒,边炒边洒酒,以药干燥焦黄为度。

【药用经验】 土家族 用于食积不化、胸腹胀满、疟疾、风湿麻木、月经不调(《土家药志下》)。瑶族 涤痰结,散肿毒,疗瘿瘤,截疟(《湘蓝考》)。

【使用注意】 内服煎汤用量6~12g。民间生用时多与生姜配伍,胃寒者不宜用[1]。

【药材鉴定】 性状 根圆柱形,常弯曲,有分枝,长约20cm,直径 0.5~2cm。表面淡黄色或黄白色,外皮极薄,易脱落,脱落处露出黄色木部。质坚硬,不易折断,断面黄白色,纤维性。气微,味辛、酸。

显微特征 粉末 淡黄色。螺纹导管长 480μm,直径36~58μm。油细胞多见,类球形,直径约10μm。草酸钙针晶多成束,长 19~523 μm。纤维众多,多成束,偶见散在,棕色,长达1200μm,直径 19~62μm,壁较厚,胞腔明显。尚可见棕色块[2]。

参 考 文 献

[1] 田华咏,瞿显友,熊鹏飞. 中国民族药炮制集成. 北京:中医古籍出版社,2000:31

[2] 《中华本草》编委会. 中华本草. 第4册. 上海:上海科学技术出版社,1999:28-429

(黄丹丹)

372. *Hylomecon japonica*(荷青花)

【民族药名】 荷青花(朝鲜族);活血珠(根茎)、人血草(土家族)。

【来源】 罂粟科植物荷青花 *Hylomecon japonica*(Thunb.)Prantl et Kundig 的根茎、全草。有小毒。根茎秋季采集,去须根,洗净,晒干;全草夏季、秋季采集。

多年生草本,含有黄色汁液;根茎长达5cm。茎高 15~30cm,不分枝或上部有分枝,近无毛。基生叶 1~2,比茎稍短,有长柄,羽状全裂,裂片倒卵状菱形或近椭圆形,长 3~7(9.5)cm,边缘有不规则锯齿,有时浅裂,近无毛;茎生叶生茎上部,似基生叶,但较小。花 1~3 朵生茎顶;萼片2,狭卵形,长约 1.5cm,早落;花瓣4,黄色,长 1.5~2.8cm;雄蕊多数;雌蕊无毛。蒴果长 3~8cm,纵裂成 2 片,有多数种子。花期 4~7月,果期 5~8月。

生于海拔 300~1800(2400)m 的山地林下、林边或沟边。分布于我国东北至华中、华东(南至安徽、浙江)。

【药用经验】 朝鲜族 全草:用于胃脘痛、痢疾(《图朝药》)。土家族 根茎:祛风湿,活血调经,止痛止血,解毒。用于风湿性关节炎、月经不调、劳伤疼痛、跌打损伤、食积、小儿高热不退。外用治跌打损伤、外伤出血(《土家药志上》)。

【使用注意】 本品有小毒。服药期间忌食芥菜、萝卜及饮茶[1]。

【化学成分】 全草含生物碱:隐品碱(cryptopine)、别隐品碱(allocryptopine)、原阿片碱(protopine)、黄连碱(coptisine)、小檗碱(berberine)、血根碱(sanguinarine)、白屈菜红碱(chelerythrine)、白屈菜玉红碱(chelirubine)、白屈菜黄碱(chelilutine)、白屈菜碱(chelidonine)、金罂粟碱(stylopine)、四氢小檗碱(tetrahydroberberine)[1]。

【附注】 荷青花的变种锐裂荷青花 *Hylomecon japonica* (Thunb.) Prantl et Kundig var. *subincisa* Fedde 的根茎在鄂西土家族也作"活血珠"药用[2]。有小毒。

参 考 文 献

[1]《中华本草》编委会. 中华本草(第3册). 上海:上海科学技术出版社,1999:653

[2] 万定荣,王乐荣,李安娟,等. 湖北土家族常用跌打损伤类植物药. 中药材,1990,13(12):16-18

（王雪芹　陈吉炎　马丰懿）

373. *Hyoscyamus niger* (天仙子)

【民族药名】　莨菪子(通称);"特讷格-额布斯"、"沙日-唐普荣"(蒙古族);"唐冲莨菪泽"(藏族)。

【来源】　茄科植物天仙子(莨菪)*Hyoscyamus niger* L. 的种子。有大毒。夏季、秋季果皮变黄色时,采摘果实,暴晒,打下种子,筛去果皮、枝梗,晒干。

二年生草本,高30~70cm,全体生有短腺毛和长柔毛。根粗壮,肉质。茎基部有莲座状叶丛。叶互生,矩圆形,长4~10cm,宽2~6cm,基生者可达25cm,基部半抱茎或截形,边缘羽状深裂或浅裂。花单生于叶腋,在茎上端聚集成顶生的穗状聚伞花序;花萼筒状钟形,长约1.5cm,5浅裂,裂片大小不等,果时增大成壶状,基部圆形;花冠漏斗状,黄绿色,基部和脉纹紫堇色,5浅裂;雄蕊5;子房近球形。蒴果卵球状,直径1.2cm,由顶端盖裂,藏于宿萼内;种子近圆盘形。花果期7~8月。

常生于山坡、路旁、住宅区及河岸沙地。分布于我国北部和西南部。

【药用经验】　蒙古族　用于胃肠痉挛、胃痛、腹泻、脱肛、神经痛、咳嗽、哮喘、癔病、癫狂;外用治痈肿疮疖、龋齿痛、祛虫(《蒙药》)。藏族　用于癫狂、风痫、风痹厥痛、胃痛、喘嗽不止、传染病(《藏标》);用于鼻疳、梅毒、头神经麻痹、皮内生虫、虫牙,配伍能驱虫(《青藏药鉴》);用于胃肠寄生虫病、皮肉内寄生虫病、风湿性关节炎、急性腹痛、神经痛、梅毒、牙痛(《中国藏药》);还用于肠梗阻、热性传染病、白喉、乳蛾、炭疽病(《民族药志要》)。

【使用注意】　本品有剧毒,内服用量0.06~0.6g,不可过量,以防中毒。心脏病、心动过速、青光眼患者、原发性高血压患者及孕妇皆禁用。

【中毒与解毒】　本品中毒后出现口渴、咽喉灼热、皮肤潮红、瞳孔散大、视物模糊、兴奋、烦躁不安、说胡话,严重者可因呼吸中枢麻痹而死亡。解救方法:可进行洗胃、导泻、大量饮糖水或皮下注射毛果芸香碱0.01g,半小时一次,至口腔转湿润为止。如果呼吸中枢抑制,可用呼吸兴奋剂并保暖,必要时给氧或进行人工呼吸[1]。

【药材鉴定】　性状　本品呈类扁肾形或扁卵形,直径约1mm。表面棕黄色或灰黄色,有细密的网纹,略尖的一端有点状种脐。切面灰白色,油质,有胚乳,胚弯曲。气微,味微辛。

薄层色谱　取本品粉末1g,加石油醚(30~60℃)10ml,超声处理15分钟,弃去石油醚液,同上再处理一次,药渣挥干溶剂,加乙醇-浓氨试液(1:1)混合溶液2ml使湿润,加三氯甲烷20ml,超声处理15分钟,滤过,滤液蒸干,残渣加无水乙醇0.5ml使溶解,作为供试品溶液。另取氢溴酸东莨菪碱对照品、硫酸阿托品对照品,加无水乙醇制成每1ml各含1mg的混合溶液,作为对照品溶液。吸取上述2种溶液各5μl,分别点于同一硅胶G薄层板上,以乙酸乙酯-甲醇-浓氨试液(17:2:1)为展开剂,展开,取出,晾干,依次喷以碘化铋钾试液与亚硝酸钠乙醇试液。供试品色谱中,在与对照品色谱相应的位置上,显相同的2个棕色斑点。

【化学成分】　种子含生物碱0.06%~0.2%,主要为莨菪碱(hyoscyamine)、东莨菪碱(scopolamine，hyoscine）、阿托品（atropine）。另含脂肪油可达 25%，主要为油酸、甘油酸及软脂酸甘油酯。尚含甾醇和蛋白质[2,3]。

【药理毒理】 1. 抗胆碱作用：本品为阻断乙酰胆碱对效应器作用的药物，故其主要有抑制腺体分泌、弛缓平滑肌、散大瞳孔、增加心律、兴奋呼吸中枢的作用。2. 抗有机磷农药中毒：本品为阿托品的类似药，有乙酰胆碱的作用，故可缓解有机磷农药中毒时产生的症状。3. 镇痛作用：热板法实验表明，小鼠腹腔注射东莨菪碱有镇痛作用，对家兔作钾离子透入法测痛，腹腔注射东莨菪碱 4mg/kg，可使痛阈明显提高。4. 对循环系统的影响：东莨菪碱对失血性休克狗，与输血同时应用，有明显的改善微循环作用。5. 对神经系统的影响：动物实验证明，东莨菪碱 0.5mg/kg 既协同氯丙嗪对条件反射的抑制作用，又协同苯丙胺对条件反射的兴奋作用，因此东莨菪碱具有兴奋与抑制的两面作用。6. 抗肿瘤作用：天仙子提取物的石油醚部分、氯仿部分、乙酸乙酯部分和正丁醇部分在体外均对肺癌细胞有明显的增殖抑制作用[4]。7. 其他作用：阿托品有抗血小板聚焦作用；能选择性阻断 H_1 受体[5]。8. 毒性：本品服 2~30 粒即可中毒，其总生物碱的致死量为 0.05~0.1g，其中生物碱成分阿托品最小致死量为 0.08~0.13g，用 5~10mg 即能产生显著中毒症状[6]。实验表明，东莨菪碱有致突变和致畸作用[5]。

【附注】 本品（种子）又为中药"天仙子"，收载于中国药典 2015 年版（一部）。

参 考 文 献

[1] 谢宗万.《全国中草药汇编》. 上册. 第 2 版. 北京：人民卫生出版社,2000:709,710
[2] 王敏,李俊松. 天仙子药理作用研究概述. 长春中医学院学报,2003,19(1):56,57
[3] 《中华本草》编委会. 中华本草(藏药卷). 上海：上海科学技术出版社,2002:85,86
[4] 石虔有,毕倩楠. 天仙子对肿瘤细胞的抑制作用. 辽宁中医杂志,2010,37(5):895,896
[5] 《中华本草》编委会. 中华本草(蒙药卷). 上海：上海科学技术出版社,2004:103,104
[6] 周立国. 中药毒性机制及解毒措施. 北京：人民卫生出版社,2006:292,293

（胡　婧）

374. *Hypecoum erectum*（角茴香）

【民族药名】 咽喉草、"嘎论-塔巴格"（蒙古族）；"巴尔巴达"、"巴尔哇打"、"巴巴达"（藏族）。

【来源】 罂粟科植物直立角茴香 *Hypecoum erectum* L. 的全草。有小毒。夏季、秋季花开放时采收，除去杂质，阴干。

草本，无毛。叶 12~18，均基生，长 1.5~9cm；叶片有白粉，轮廓倒披针形，长 1~4.5cm，宽 0.5~2cm，羽状全裂，一回裂片 2~5 对，约三回细裂，小裂片条形，宽约 0.3mm。花葶 1~10 条，直立或渐升，高 5.5~20cm，有白粉；聚伞花序具少数或多数分枝；苞片小，细裂；萼片 2，狭卵形，长约 3mm；花瓣黄色，外面 2 个较大，扇状倒卵形，长约 9mm，里面 2 个较小，楔形，三裂近中部；雄蕊 4，长约 6mm；雌蕊与雄蕊近等长，子房条形，花柱 2。蒴果条形，长约 5cm，宽约 1mm，裂为 2 片。花期 4~6 月，果期 5~7 月。

生于干燥山坡或草地。分布于河南西北部、陕西、山西、河北、内蒙古和新疆。

【药用经验】 蒙古族　杀黏，清热，解毒[1]，止痛。用于黏热、疫热、毒热、"相搏热"、"希日热"。藏族　用于感冒发热、肺炎咳嗽、热性传染病之高热、肝炎、胆囊炎、关节疼痛、咽喉肿痛、目赤、解食物中毒（《部藏标》《民族药志一》）。用于瘟热病、血热病、中毒热证（《中国藏药》）。

【使用注意】　内服不可过量。煎汤用量 6~9g;研末 1~1.5g。

【药材鉴定】　性状　为长短不一的破碎全草。根圆柱或圆锥形,长 5~10cm,直径 2~4mm,表面淡黄色或黄棕色,具纵皱,根头部见有横环纹;质硬而脆;断面不平坦,皮部白色,木部黄白色。茎圆柱形,多扁缩,直径 1~2mm;表面光滑,绿色或黄绿色,具纵棱;质脆易折,断面中空。基生叶多数,皱缩成团,叶片多破碎,完整者展开后二回羽状全裂。偶见花、果,蒴果条形。气微,味苦[2]。

显微特征　(1)根横切面:木栓细胞数列,多破碎或脱落。皮层为 10 余列扁平细胞,内含少量淀粉粒。韧皮部较宽。形成层不明显。木质部导管单个散在或数个成群,呈放射状排列,木射线细胞 2~4 列。(2)茎横切面:表皮为 1 列外壁增厚的细胞,皮层细胞内含大量叶绿体。中柱鞘细胞壁微木化,两维管束之间细胞较大,少数细胞具纹孔。维管束外韧型,8~10 个横列成环,木质部多呈三角形。髓部多中空。(3)粉末:类绿色。导管多为网纹、环纹导管,偶见具缘纹孔导管,直径20~45μm。气孔不定式,副卫细胞5~6个。果实粉末中含大量油滴及草酸钙方晶。

【化学成分】　主要含生物碱,如角茴香碱(hypecorine)、角茴香酮碱(hypecorinine)、黄连碱(coptisine)、隐品碱(cryptopine)、α-别隐品碱(α-allocryptopine)、原阿片碱(protopine)、刻叶紫堇胺(corydamine)、(-) - *N* - 甲基四氧小檗碱[(-) - *N*-methyl canadine)]、直立角茴香碱(hyperectine)等[3,4],还含有 isohyperectine[5]。

【药理毒理】　1. 抑菌作用:水提取液对乙伤寒杆菌有抑制作用[1]。2. 肝损伤保护作用:正丁醇提取物对硫代乙酰胺所致的肝损伤有保护作用[6]。3. 镇痛抗炎作用:氯仿提取物能减轻热板法引起的小鼠疼痛,对二甲苯所致的小鼠耳肿胀有抗炎作用[6]。

【附注】　同属植物细果角茴香(节裂角茴香)*Hypecoum leptocarpum* Hook. f. et Thoms. 在藏族与本种同等入药,药名及效用一致(《部藏标》)。性状与直立角茴香的区别[3]:花淡紫色或白色,花萼3~7。蒴果条形,成熟时在每 2 种子之间分裂而成 10 数小节。分布于河北西北部、陕西、甘肃、青海、四川西部、西藏等地。

参 考 文 献

[1] 田华咏,瞿显友,熊鹏辉. 中国民族药炮制集成. 北京:中医古籍出版社,2000:248

[2] 周海均,曾育麟. 中国民族药志(第 1 卷). 北京:人民卫生出版社,1984:282-285

[3] 谢宗万. 全国中草药汇编(下册). 北京:人民卫生出版社,1996:327

[4]《中华本草》编委会. 中华本草(第 3 册). 上海:上海科学技术出版社,1999:654

[5] L D Yakhontova, I V Yartseva, N A Klyuev, et al. Structure of isohyperectine-An alkaloid from *Hypecoum erectum*. Chem Nat Comp,1993,29(6):744-747

[6] 郭洁,张喜德,黄伟. 角茴香有效部位的筛选. 陕西中医学院学报,2006,29(2):58-60

（焦　玉）

375. *Hypecoum leptocarppum*（细角茴香）

【民族药名】　"巴尔巴达"、"哇日哇达"、"巴尔哇打"、"巴巴达"(藏族)。

【来源】　罂粟科植物细果角茴香(节裂角茴香)*Hypecoum leptocarpum* Hook. f. et Thoms. 的全草。有小毒。春季开花前挖取带根全草,晒干。

一年生无毛草本,有白粉。基生叶多数,长 6~20cm,具稍长柄;叶片轮廓矩圆形,二回羽状全裂,一回裂片 3~6 对,具短柄或无柄,轮廓卵形,二回羽状细裂,小裂片披针形或狭倒卵形,宽 0.3~1.6mm。花葶 3~7 条,高 7.5~38cm;花序具少数或多数分枝;萼片小,狭卵形;花瓣 4,淡紫色或白色,长 6~9mm,外面 2 个较大,宽倒卵形,全缘,内面 2 个较小,三裂,中央裂片船形;雄蕊 4。蒴果条形,成熟时在每 2 种子间分裂而成 10 数小节。花果期 6~9 月。

生于海拔 1700~3200m 的草地上。分布于西藏、四川西部、青海、甘肃、陕西、河北西北部。

【药用经验】　藏族　用于感冒、时行瘟疫、肝炎、胆囊炎、解食物中毒(《滇省志》)。全草用于感冒发热、肺炎咳嗽、热性传染病之高热、肝炎、胆囊炎、关节疼痛、咽喉肿痛、目赤及解食物中毒(《部藏标》)。全草用于感冒发热、肺炎咳嗽、热性传染病之高热、关节疼痛、咽喉肿痛、目赤及解食物中毒(《藏标》)。全草用于流感(《青藏药鉴》)。全草用于瘟热病、血热病、中毒热证(《中国藏药》)。全草用于传染性热病、高热、中毒性发热、肺炎、咳嗽、咽喉痛、关节疼痛、肝炎、胆囊炎(《藏本草》)。全草用于感冒、高热、肺炎、咳嗽、咽喉肿痛、目赤、关节疼痛、肝炎、胆囊炎、食物中毒等症(《民族药志一》)。

【使用注意】　本品有小毒,宜注意用量。内服煎汤 6~9g,研末 1~1.5g。

【药材鉴定】　性状　为长短不一的破碎全草。根圆柱或圆锥形,长 5~10cm,直径 2~4mm;表面淡黄色或黄棕色,具纵皱,根头部罕见硬环纹;质硬而脆;断面不平坦,皮部白色,木部黄白色。茎圆柱形,多扁缩,直径 1~2mm,表面光滑,绿色或黄绿色,具纵棱;质脆易折,断面中空。基生叶多数,皱缩成团,叶片多破碎,完整者展开后二回羽状全裂。偶见花果,蒴果条形。气微香,味苦。

显微特征　(1)根横切面:木栓细胞数列,多破碎或脱落。皮层为 10 余列扁平细胞,内含少量淀粉粒。韧皮部较宽,形成层不明显,导管单个或数个成群,呈放射状排列,木质部射线 2~4 列。(2)茎横切面:表皮细胞 1 列,外壁增厚,皮层细胞内含大量叶绿体。中柱鞘细胞壁微木化,两维管束之间细胞较大,少数细胞具纹孔。维管束外韧型,8~10 个排列成环,木质部多呈三角形。髓部多中空。(3)粉末:类绿色。导管多网纹、环纹型,偶见具缘纹孔导管,直径 20~45μm。气孔不定式,副卫细胞 5~6 个。果实粉末中含大量油滴及草酸钙方晶。

【化学成分】　全草含角茴香碱(hypecorine)、角茴香酮碱(hypecorinine)、原阿片碱(protopine)、黄连碱(coptisine)、别隐品碱(allocryptopine)、刻叶紫堇胺(corydamine)、左旋 *N*-甲基四氢小檗碱(*N*-methylcanadine),直立角茴香碱(hyperectine)[1]、dihydroleptopine、(+/-)-8-oxohypecorinine *N*-oxide、demethyltorulosine *N*-methochloride、hypecoleptopine[2]。

参 考 文 献

[1]《中华本草》编委会. 中华本草(第 3 册). 上海:上海科学技术出版社,1999:653-655

[2] Bogang Li, Min Zhou. Four alkaloids from *Hypecoum leptocarpum*. Indian Journal of Chemistry,2001,40B(12):1215-1218

(王璐瑶)

376. *Hypodematium crenatum*(肿足蕨)

【民族药名】　肿足蕨(瑶族)。

【来源】　金星蕨科植物肿足蕨 *Hypodematium crenatum*(Forsk.)Kuhn 的全草。全草及根茎有小毒。夏季、秋季采收,洗净,鲜用或晒干用。

植株高 40~60cm。根茎横卧,连同叶柄基部密生红棕色披针形的大鳞片。叶近生,草质,两面有密柔毛;叶柄长 22~28cm,禾秆色,基部膨大成纺锤状,隐没于鳞片中,向上无鳞片;叶片卵状五角形,宽约 22cm,四回羽裂;羽片有柄,基部一对最大;羽轴下侧的小羽片较上侧的为大;末回裂片圆头,全缘或呈波状。裂片上的侧脉单一。孢子囊群大,生于侧脉中部;囊群盖大,肾形或马蹄形,有密柔毛。

生于海拔 50~1800m 的干旱石灰岩缝。分布于台湾、广东、广西、云南、四川。

【药用经验】 瑶族 用于肠炎、痢疾(《桂药编》)。

【药材鉴定】 性状 根茎及叶柄基部密被红棕色的膜质鳞片,鳞片披针形,全缘。叶柄纤细,基部膨大成纺锤状。叶片破碎,完整的叶片卵状五角形,长 10~25cm,三至四回羽裂,纸质,两面有灰白色柔毛。孢子囊群生于侧脉中部,囊群盖灰色,圆肾形或马蹄形,有密柔毛。质轻易断。气微,味淡。

显微特征 (1)叶柄基部横切面:呈长圆形,表皮细胞 1 列,可见单细胞腺毛;内侧为 1~3 列棕色的厚壁细胞,基本薄壁组织中有 1 对分体中柱,周韧型。(2)叶片表面观:上下表面均有不定式气孔,垂周壁波状弯曲;下表面具众多单细胞或 2 细胞非腺毛,长 98~270μm,叶脉处有时可见具圆头的单细胞腺毛,头部含黄色物。

（黄丹丹）

377. *Illicium difengpi*（地枫皮）

【民族药名】 "告胜风"(毛南族);山八角、高山香(壮族)。

【来源】 木兰科植物地枫皮 *Illicium difengpi* B. N. Chamg et al. 的根皮、树皮。有小毒。春季、秋季剥取,晒干或低温干燥。

常绿灌木,高 1~3m,全株芳香。叶常 3~5 片聚生于枝端或节上,叶柄长 13~20(25)mm;叶片革质、倒披针形、长椭圆形或倒卵状椭圆形,长(7)10~14cm,宽(2)3~5cm,先端短渐尖,基部楔形至宽楔形,全缘,稍内卷,侧脉 4~7 对。花红色,腋生或近顶生,单朵或 2~4 朵簇生;花梗长 6~12(20)mm,稍下垂;花被片 15~17(20)片,肉质;雄蕊两轮,常为 21 个;开花时心皮常为 13 个,离生。聚合果常由 9~11 个成熟心皮组成,直径 2.5~3cm,蓇葖顶端有弯尖头。花期 4~5 月,果期 8~10 月。

生于石灰岩的石山顶或石山疏林下。分布于广西西南部。

【药用经验】 毛南族 用于风湿骨痛、坐骨神经痛(《桂药编》)。壮族 效用同毛南族(《桂药编》)。

【使用注意】 用量一般为 6~9g,不可过量;孕妇慎服。

【中毒与解毒】 有报道,临床上浸酒内服治疗关节痛可引起中毒[1],临床表现主要为神经系统症状如抽搐等,并伴有不同程度的白细胞及中性粒细胞增高、尿样异常变化。救治方法:经洗胃、灌肠、静滴补液等处理,症状缓解,可逐渐康复。

【药材鉴定】 性状 常呈小筒状、指状或片状。长 5~15cm,直径 1~4cm,厚 2~3mm。外表面灰棕色至深棕色,有的可见灰白色地衣斑,粗皮易剥离或脱落,脱落处棕红色。内表面棕色或棕红色,具明显的细纵皱纹。质松脆,易折断,折断面颗粒性。气微香,味微涩。

显微特征 横切面:木栓层为数列细胞,其内壁较厚,含红棕色物。皮层散有石细胞群,其间嵌有少数纤维束,有分泌细胞分布。韧皮射线细胞 1 列,亦有分泌细胞,较皮层处小。薄壁细胞含红棕色物和淀粉粒。

【化学成分】 主要含木脂素[2]、糖苷[2]和挥发油类[3]。其中干皮含新木脂素 difengpiol A、difengpiol B、(7R,8S)-4,7,9-trihydroxy-3,5,3,5′-tetramethoxy-8-O-4′-neolignan-8′-ene、(7S,8R)-4-O-(glyceryl)-7,9,9′-trihydroxy-3,3′,5′-trimethoxy-8-O-4′-neolignan、neodifengpin、(7R,8R)-4-O-(glyceryl)-7,9,9′-trihydroxy-3,5,3′-trimethoxy-8-O-4′-neolignan、(7S,8R)-4-O-(gly-ceryl)-7,9,9′-trihydroxy-3,5,3′-trimethoxy-8-O-4′-neolignan、(7R,8R)-4-O-(glyceryl)-7,9,9′-tri-hydroxy-3,3′-dimethoxy-8-O-4′-neolignan、(7R,8S)-4-O-(glyceryl)-7,9,9′-trihydroxy-3,3′-dime-thoxy-8-O-4′-neolignan。挥发油主要含异黄樟脑(isosafrole)、β-芳樟醇(β-linalool)、α-蒎烯(α-pinene)、β-蒎烯、莰烯(camphene)、月桂烯(myrcene)、桉叶素(cineole)、芳樟醇(linalool)、樟脑(camphor)等。亦含糖苷类 2-hydroxy-4,5-methylenedioxyphenol-1-O-α-L-rham-nopyranosyl-(1→6)-β-D-glu-copyranoside 和 3-hydroxy-4,5-dimethoxyphenol-1-O-α-L-rhamnopy-ranosyl-(1→6)-β-D-glucopyr-anoside。

【药理毒理】 1. 树皮具有抗炎、抗氧化作用[3]。2. 毒性:地枫皮水提取液对小鼠的 LD_{50} 为(75.71±7.08)g/kg[4]。

【附注】 地枫皮及其同属植物假地枫皮 Illicium jiadifengpi B. N. Chang 和大八角 Illicium majus Hook. f. et Thoms. 的根皮、树皮均有一定毒性,其中假地枫皮毒性最大,大八角毒性最小。在相同剂量下,三个样品镇痛效果相似,地枫皮、大八角抗炎效果比假地枫皮稍好。假地枫皮和大八角虽有一定药理作用,但其毒性或化学成分与地枫皮相差较大,应视为伪品,均不可供作地枫皮药用,也不可作为地枫皮代用品[4]。

参 考 文 献

[1]《中华本草》编委会. 中华本草(第2册). 上海:上海科学技术出版社,1999:920
[2] Fang L,Du D,Ding G Z,et al. Neolignans and glycosides from the stem bark of Illicium difengpi. J Nat Prod,2010,7(5):818-824
[3] 霍丽妮,李培源,邓超澄,等. 广西地枫皮不同部位挥发油化学成分比较. 中国实验方剂学杂志,2010,16(16):81-84
[4] 刘元,韦焕英,姚树汉,等. 地枫皮类药理作用研究. 湖南中医药导报,1997,3(2/3):71-74

(焦 玉)

378. *Illicium henryi*(红茴香)

【民族药名】 "土大茴"(土家族)。

【来源】 木兰科植物红茴香 *Illicium henryi* Diels 的果实、根皮。有毒。根皮全年可采,洗净,晒干。果实8~9月采摘,除去果柄、枝梗,晒干。

常绿灌木,高达7m;树皮灰白色。单叶互生,革质,矩圆状披针形、披针形或倒卵状椭圆形,长10~16cm,宽2~5cm,顶端长渐尖,基部楔形,全缘,稍内卷,上面深绿色,有光泽,下面淡绿色;叶柄长7~20mm。花腋生或近顶生,单生或2~3朵簇生;花梗长1~4.6cm;花被片10~14,数轮,覆瓦状排列,长4~5cm,外轮卵状圆形,较小,有缘毛,其他轮椭圆形,较大,深红色;雄蕊8~14,排成1轮,花药内向,卵形,比花丝短;心皮8,轮状排列。聚合果,呈星状,直径约3cm,红色。花期4~6月,果期8~10月。

生于海拔300~2500m 的山地、丘陵、盆地的密林、疏林、灌丛、山谷、溪边或峡谷的悬崖峭壁上。分布于陕西南部、甘肃南部、安徽、江西、福建、河南、湖北、湖南、广东、广西、四川、贵州、云南等省区。

【药用经验】 土家族 根皮:用于跌打损伤、腰腿疼痛、扭伤、关节痛(《土家药志上》)。

果实：用于胃寒痛、腹痛、疝气、食欲不振。

【使用注意】　本品有毒，内服不可过量；鲜品毒性更大，不宜内服。孕妇忌服。肝肾功能不正常者、阴虚无瘀滞及嵌顿疝患者慎服[1~3]。

【中毒与解毒】　中毒症状轻者恶心呕吐、腹痛、流涎、眩晕、出汗、手足冰冷，重者可致呼吸困难、发绀、角弓反张、昏迷、休克、惊厥，最后可因循环、呼吸中枢衰竭而死亡，并可有肝、肾损害[1,4]。早期中毒采取催吐、洗胃、导泻、补液、吸氧。禁用硫酸镁。中药疗法：(1)生甘草120g，水煎，分2次服。(2)冬青树叶250g，水煎服。(3)红茴香与等量甘草，或平地木，或杏香兔耳风配伍，可预防中毒[4]。

【药材鉴定】　性状　果实通常由7~8个较瘦小的蓇葖果聚合成聚合果。直径2.4~3cm，红褐色。蓇葖果扁平、长约1.5cm，宽0.4~0.7cm。先端渐尖，略弯曲呈喙状，果皮较薄，具有特异香气，尝之味先酸而后甘[5]。

【化学成分】　已从根茎中分得蛇菰脂醛素(balanophonin)、山奈酚(kaempferol)、槲皮素(quercetin)、松柏醛(coniferylaldehyde)、芥子醛(Sinapaldehyde)等[6]。根皮亦含木脂素、黄酮类化合物[7]。果实中含有毒化学成分莽草毒素(anisatin)、伪莽草毒素(pseudoanisatin)、6-去氧伪莽草毒素(6-deoxypseudoanisatin)、花旗松素(taxifolin)等化合物[7]。果柄含黏液质、果胶质、葡萄糖、有机酸、脂肪、蛋白质[8]。

【药理毒理】　1. 抗病毒作用：从根中分得的倍半萜烯内酯和木脂素类可抑制乙型肝炎病毒表面抗原和E抗原的分泌[9]。2. 毒性：超量服用易中毒。其毒理与莽草果实相似。可抑制心肌传导系统，使心肌收缩力减弱，离体肠管平滑肌张力降低。其茎部水浸液对中枢神经有高度兴奋作用[3]。从果实中分得倍半萜内酯化合物给小鼠腹腔注射1.5mg/kg，即引起惊厥而死亡。红茴香根浓缩煎剂小鼠灌胃给药25g/kg，死亡率100%，而相同剂量浓度的八角茴香小鼠灌胃，无一死亡[2]。

【附注】　同属植物红毒茴 *Illicium lanceolatum* A. C. Smith. 的根或根皮也有毒[10,11]。

参 考 文 献

[1] 杨春澍,孙建宁,黄建梅. 细辛属和八角属中药研究与应用. 北京:人民卫生出版社,2006:381

[2] 夏丽英. 中药毒性手册. 赤峰:内蒙古科学技术出版社,2006:214

[3] 周立国. 中药毒性机制及解毒措施. 北京:人民卫生出版社,2006:372

[4] 朱亚峰. 中药中成药解毒手册. 北京:人民军医出版社,2009:341

[5] 中国药品生物制品检定所. 中国中药材真伪鉴别图典(3). 广州:广东科技出版社,2002:2

[6] 柳继锋,张雪梅,施瑶. 红茴香根茎的化学成分研究. 中国中药杂志,2010,35(17):2281-2284

[7] Xiang W J,Ma L,Hu L H. Neolignans and flavonoids from the root bark of *Illicium henryi*. Fitoterapia. 2010,81(8):1228-1231

[8] 方志先,赵晖,赵敬华. 土家族药物志 上. 北京:中国医药科技出版社,2007:138

[9] Liu J F,Jiang Z Y,Zhang Q,et al. Henrylactones A-E and anti-HBV constituents from *Illicium henryi*. Planta Med,2010,76(2):152-158

[10] 田华咏,瞿显友,熊鹏辉. 中国民族药炮制集成. 北京:中医古籍出版社,2000:219

[11] 张伯礼,翁维良. 中药不良反应与合理用药. 北京:清华大学出版社,2007:444

（王　静）

379. *Illicium jiadifengpi*（假地枫皮）

【民族药名】　"高山枫"（毛南族）；"都放"（苗族）。

【来源】 木兰科(八角科)植物假地枫皮 *Illicium jiadifengpi* B. N. Chang. 的全株。有小毒。全年可采,晒干。

乔木,高 8~20m,胸径 15~25cm;树皮褐黑色,剥下为板块状,非卷筒状;芽卵形,芽鳞卵形或披针形,长 3~5mm,有短缘毛。叶常 3~5 片聚生于小枝近顶端,狭椭圆形或长椭圆形,长 7~16cm,宽 2~4.5cm,先端尾尖或渐尖,基部渐狭,下延至叶柄形成狭翅,边缘外卷;中脉在叶面明显凸起,侧脉 5~8 条斜展,在两面平坦或稍凸起;叶柄长 1.5~3.5cm,上面具狭沟。花白色或带浅黄色,腋生或近顶生;花梗长 20~30mm;花被片 34~55,薄纸质或近膜质,狭舌形,最大的长 14~17mm,宽 3mm;雄蕊 28~32 枚,药室突起;心皮 12~14 枚。果梗长 15~30mm;果直径 3~4cm,蓇葖 12~14 枚,长 15~19mm,宽 5~8mm,厚 2~4mm,顶端有向上弯曲的尖头,长 3~5mm。种子长 8mm,宽 4~5mm,厚 2~3mm,浅黄色。花期 3~5 月,果期 8~10 月。

生于海拔 1000~1950m 的山顶、山腰的密林、疏林中,有时成片分布。分布于广西东北部、广东北部(乳源、阳山)、湖南南部(宜章)、江西(遂川、上犹、安福)等地。

【药用经验】 毛南族 水煎洗用于感冒高热头痛(《桂药编》)。苗族 效用同毛南族(《桂药编》)。

【使用注意】 本品有毒,不宜内服。忌食酸辣食物[1]。

【化学成分】 含挥发油、黄酮类等成分。挥发油以单萜类化合物为主,如芳樟醇(linalool)、柠檬烯(limonene)、1,8-桉叶素(1,8-cineole)等。倍半萜类化合物有 1,2-dehydroneo-majucin、jiadifenin[2]、jiadifenolide、jiadifenoxolane A、jiadifenoxolane B [3]。黄酮类化合物有槲皮苷(quercitrin)、槲皮素(quercetin)[2];其他还含地枫皮素(difengpin)、β-谷甾醇、二萜酸类化合物等[4]。

【药理毒理】 1. 镇痛作用:镇痛试验扭体法和光辐射热甩尾法实验结果表明,假地枫皮能明显抑制小鼠醋酸所致的扭体反应,并能提高小鼠对光辐射热的痛阈百分率[4,5]。2. 抗炎作用:对巴豆油所致小鼠耳肿胀和醋酸引起的小鼠腹腔毛细血管通透性增高均有抑制作用[2];但对大鼠角叉菜胶引起的踝关节肿胀,仅在致炎后 6 小时有明显的抑制作用,表明有一定的抗炎作用,但作用较弱[5]。假地枫皮根皮提取物注射液有显著的抗炎镇痛作用[4]。3. 对神经细胞的影响:假地枫皮倍半萜类化合物能促进原代培养胎鼠皮层神经元轴突的生长[2,3]。4. 毒副作用:对地枫皮类药理研究发现地枫皮及假地枫皮、大八角均有一定毒性,假地枫皮毒性最大,LD_{50} 为 (29.26 ± 3.50) g $(P = 0.95)$ [5]。

参 考 文 献

[1] 杨春澍,孙建宁,黄建梅. 细辛属和八角属中药研究与应用. 北京:人民卫生出版社,2006:384
[2] Yokoyama R,Huang J M,Yang C S,et al. New seco-prezizaane-type sesquiterpenes jiadifenin with neurotrophic activity and 1,2-dehydroneomajucin from *Illicium jiadifengpi*. J Nat Prod,2002,65(4):527-531
[3] Kubo M,Okada C,Huang J M,et al. Novel pentacyclic seco-prezizaane-type sesquiterpenoids with neurotrophic properties from *Illicium jiadifengpi*. Org Lett,2009,11(22):5190-5193
[4] 李聘,谢丽莎,龚志强. 假地枫皮的研究进展. 中国中医药现代远程教育,2010,8(18):11,12
[5] 刘元,韦焕英,姚树汉,等. 地枫皮类药理作用研究. 湖南中医药导报,1997,2(2-3):71-74

(王　静)

380. *Illicium lanceolatum*(莽草)

【民族药名】 野八角、黑八角(瑶族)。

【来源】 木兰科植物莽草（红毒茴）*Illicium lanceolatum* A. C. Smith. 的根或根皮。有毒。全年可采,洗净,切段晒干。

常绿小乔木,高达 10m,树皮及老枝灰褐色。单叶互生或 3~5 片聚生于枝顶,革质;叶片披针形或倒卵状披针形,小脉不显,上面绿色有光泽,下面淡绿色,两面均无毛。花 1~3 朵聚生于叶腋,花被 11~14 片,稍肉质,形状相似,仅大小不同,外轮的黄绿色,内轮的深红色;雄蕊 7~11 个,排成一轮;雌蕊呈圆锥形,心皮离生,花柱钻形。果实由 8~13 个蓇葖果组成,排成星状,形如食用的八角茴香,但细瘦而味辛微酸,无八角茴香的甜味,蓇葖顶端有长而弯曲的尖头。果期 8~9 月。

生于阴湿沟边或杂木林两旁。分布于江苏、安徽、浙江、江西、福建、广西、广东、云南等省区。

【药用经验】 瑶族 用于跌打损伤、风湿痹痛、痈疽肿毒(《湘蓝考》)。

【使用注意】 根、根皮均有毒,用时不可过量[1]。

【中毒与解毒】 本品中毒症状一般出现口渴、流涎、恶心、呕吐(呈喷射状,并常带血)、腹痛、腹泻、便血、头昏、眩晕、出汗、抽搐、心律失常、呼吸急促、血压身高,严重者磨牙、发绀、四肢抽搐、呼吸困难、角弓反张、牙关紧闭、尿闭、昏迷、瞳孔放大,甚至因惊厥、呼吸衰竭而致死。解救方法:早期采用催吐、洗胃、导泻。中毒症状出现时,可服生甘草汤、糖水,注射葡萄糖盐水、冬眠灵,并作及时的对症治疗[1,3]。

【药材鉴定】 性状 根多为斜切片,呈类椭圆形、类圆形,直径 2~4cm,厚 0.2~0.6cm,少数为短圆柱形小段,长 2.5~3.5cm,直径 0.5~1.5cm。外表面棕褐色,较粗糙,有纵皱纹、细根痕及少数横裂纹,栓皮剥落处露出棕色皮部。横切面皮部红棕色,略显颗粒性;木质部占绝大部分,淡棕色,年轮不明显或隐约可见。质坚硬,难折断,皮部可剥落。气香,味苦、微涩而带辛辣[2]。

显微特征 (1)根横切面:木栓层为数列至 10 余列细胞,壁略厚,胞腔含红棕色至棕褐色物。皮层散在油细胞和石细胞,薄壁细胞含淀粉粒及红棕色物。韧皮射线宽 2~3 列细胞,有时亦有少数石细胞。木质部宽广,主要由木纤维组成;导管单个散在或 2~3 个相聚,径向排列;木射线宽 1~2(3)列细胞,胞腔含淡黄色物及淀粉粒;另有少数木薄壁细胞[2]。(2)粉末:呈灰棕色。石细胞不规则分枝状、类长方形或多角形,数个相聚成团或单个散在,层纹及孔沟可见或不明显,有的壁深波状弯曲,胞腔含红棕色物。纤维少,有 2 种:一种较粗,先端钝,直径 61~95μm,壁厚约 30μm,表面具多数瘤状突起,层纹细密,胞腔狭细,孔沟明显;另一种细长,先端尖,直径 19~34μm,壁厚约 13μm,表面平滑,层纹不明显,孔沟稀少。皮层薄壁细胞含淀粉粒及黄棕色至红棕色物。韧皮部长形薄壁细胞略似纺锤状,先端钝尖、短楔形或较钝圆,直径 23~49μm,少数一端略分叉。油细胞类圆形、阔卵形或矩圆形,淀粉粒散在,单粒类球形、长圆形,直径 3~18μm,脐点点状、短缝状或"人"字形,层纹不明显,复粒由 2~9 个分粒组成。木栓组织碎片棕红色至棕褐色,细胞类多角形,壁略不均匀增厚[2]。

【化学成分】 果实及叶含挥发油 0.66%;果皮含莽草毒素(anisatin)、莽草酸(shikimic acid)、莽草亭和挥发油等[1,3]。

【药理毒理】 毒理与印防己毒素类似,尚有毒蕈碱样作用,可兴奋间脑、延髓及神经末梢,作用于呼吸及血管运动中枢。大剂量时对大脑及脊髓先兴奋,后麻痹[3]。

【附注】 本品根、根皮、果、枝、叶均有毒,以果皮最毒。其果实与八角茴香形态相似,常伪充或误作八角茴香而发生中毒。

参考文献

[1] 谢宗万. 全国中草药汇编(上册). 北京:人民卫生出版社,2000:399
[2] 彭强,赵桦. 乌药混淆品——红茴香根的生药鉴定. 中草药,1997,28(7):425-428
[3] 朱亚峰. 中药中成药解读手册. 第3版. 北京:人民军医出版社,2009:339,340

（胡　婧）

381. *Illicium micranthum*（小花八角）

【民族药名】　野八角(傣族)。

【来源】　木兰科植物小花八角 *Illicium micranthum* Dunn 的根、树皮。有毒。四季均可采集,除尽泥土、杂质,晒干。

灌木或小乔木,高可达10m,但通常较小;芽在枝梢3~4并生,近圆球形。叶不整齐地互生或近对生,或3~5片簇生在梢上,革质或薄革质,倒卵状椭圆形、狭长圆状椭圆形或披针形,长4~11cm,宽1.3~4cm,先端常尾状渐尖或渐尖,基部楔形,放大镜下两面有微小腺点;中脉在叶上面凹陷,下延至叶柄成宽沟;叶柄纤细,长4~12mm。花很小,芳香,在叶腋单生或几朵在近顶端成假轮生,幼花带绿白色,但花被片成红色、橘红色;花梗纤细,长7~28mm;花被片14~21片,具不明显的透明腺点,最大的花被片椭圆形,长5~8mm,宽3.5~8mm;雄蕊10~12,稀为8,长2.5~3.5mm;心皮7~8,长2.3~3.2mm,子房长1.3~1.7mm,花柱长1~1.5mm。果梗长可达28~35mm;蓇葖6~8枚,直径1.7~2.1cm,单个长9~14mm,宽3~7mm,厚2~3.5mm,尖头短,长0.5~3mm。种子长4.5~5mm,宽3~3.5mm,厚2mm。花期4~6月,果期7~9月。

生于海拔500~2600m的灌丛或混交林内、山涧、山谷疏林、密林中或峡谷溪边。分布于湖北、湖南、广东、广西、四川、贵州、云南等省。

【药用经验】　傣族　树皮:外用于风湿骨痛、跌打损伤。根:用于胃痛、胸腹气痛、跌打损伤(《滇省志》)。

【使用注意】　内服煎汤用量1~1.5g。孕妇禁服。

【中毒与解毒】　孕妇服药后觉牙浮、牙松、喉干、头晕等。可用银花解毒[1]。

【化学成分】　小花八角中含有新大八角素(neomajucin)、2-氧代-3,4-去氢氧化新大八角素、反式桂皮酸(trans-cinnamic acid)、3,3',4',5,7-五羟基黄烷、莽草酸(shikimic acid)、山柰酚(kaempferol)、山柰酚-3-*O*-α-L-吡喃鼠李糖-(1→6)-β-D-吡喃葡萄糖苷[2]。

参考文献

[1] 谢宗万. 全国中草药汇编. 下册(第2版). 北京:人民卫生出版社,2000:723
[2] 张赛群,陈艺,李谦,等. 小花八角的化学成分研究. 中成药,2009,31(11):1724-1726

（黄丹丹）

382. *Illicium simonsii*（野八角）

【民族药名】　臭八角、山八角(傣族)。

【来源】　木兰科植物野八角 *Illicium simonsii* Maxim. 的果实、叶。有大毒。秋季采收果实,晒干;叶夏季、秋季采集。

乔木，高达 9(15)m;幼枝带褐绿色，稍具棱，老枝变灰色。叶近对生或互生，有时 3~5 片聚生，革质，披针形至椭圆形，或长圆状椭圆形，通常长 5~10cm，宽 1.5~3.5cm，先端急尖或短渐尖，基部渐狭楔形，下延至叶柄成窄翅;干时上面暗绿色，下面灰绿色或浅棕色;中脉在叶面凹下，至叶柄成狭沟，侧脉常不明显;叶柄长 7~20mm。花有香气，淡黄色、奶油色、白色或粉红色，腋生，常密集于枝顶端聚生;花梗极短;花被片 18~23(26)，最外面的 2~5 片薄纸质，椭圆状长圆形，长 5~11mm，宽 4~7mm，最大的长 9~15mm，宽 2~4mm，长圆状披针形至舌状，膜质，里面的花被片渐狭，最内的几片狭舌形，长 7~15mm，宽 1~3mm;雄蕊 16~28，2~3 轮，花丝舌状，花药长圆形;心皮 8~13 枚，子房扁卵状，长 1.2~2mm，花柱钻形。果梗长 5~16mm。蓇葖 8~13 枚，先端具钻形尖头长 3~7mm。种子灰棕色至稻秆色。花期几乎全年，多为 2~5 月（少数是 6~12 月），果期 6~10 月。

生于海拔 1700~3200(~4000)m 的杂木林、灌丛中或开阔处，常生于山谷、溪流、沿江两岸潮湿处。产于四川西南部、贵州西部、云南北部和中部。

【药用经验】 傣族 叶、果实:外用治疮疖及用于接骨。煎煮后的水溶液可用于杀虫、灭虱(《滇省志》)。

【使用注意】 有大毒，不可内服[1]。

【中毒与解毒】 服用后 1~2 小时后出现中毒症状，轻者表现为恶心、呕吐、腹痛、流涎、眩晕、出汗、手足发冷等，严重时可见呼吸困难、紫绀、角弓反张、昏迷、休克，并有肝肾损害。轻度中毒时除一般症状之外，无抽搐和意识障碍症状;若出现抽搐但无意识障碍者为中度中毒;有抽搐症状并伴有意识障碍者为重度中毒。解救方法:先洗胃、催吐、利尿、补液、维持水电解质及酸碱平衡，使用大剂量的维生素 C 改善心肌代谢以及对症处理等综合治疗;然后应用大剂量的阿托品、解磷定解毒，用鲁米那钠止惊、改善呼吸;有意识障碍者加用盐酸纳洛酮直至呼吸趋于平稳，神志转清;重症者还采用鼻导管给氧、甘露醇脱水等对症治疗和支持治疗[2]。

【药材鉴定】 性状 果实由 7~12 枚蓇葖果聚合而成，呈放射状排列于中轴上，直径 2.5~3mm。蓇葖果长 1~2cm，宽 6~9mm，厚 2.5~4mm，外表面红棕色，具不规则纵皱纹，顶端具钩状的喙，上侧多开裂，内侧面淡棕色，平滑有光泽;质坚而脆。果梗长 5~16mm，弯曲，常脱落。每一蓇葖果内含 1 粒灰棕色或淡黄棕色的种子，种子扁卵圆形，长 6~7mm，宽 4~5mm，厚 2~2.5mm。种皮质脆，种仁白色。气浓，味甘。

【化学成分】 果实含蒽醌、黄酮、倍半萜内酯、木脂素、挥发油等成分，含萜类成分有莽草毒素(anisatin)、2-oxo-6-deoxyneoanisatin[3]、1α-hydroxy-3-deoxy-pseudoanisatin、veranisatin D、veranisatin F、pseudomajucin、8α-hydroxy-10-deoxycyclomerrillianolide[4]、(1S)-minwanenone、L-柠檬烯(L-limonene)、异松油烯(iso-terpinene)、松脂醇(-pinoresinol);异戊烯基取代的 C_6-C_3 类成分 4-epi-illicinone E-12-shikimate、3-hydroxyillifunone B、7-hydroxy-2,3-dehydroillifunone C、illoliganone H、illoliganone G、illoliganone E、illoliganone A、illicinone E、illifunone C、illifunone D、2,3-dehydroillifunone C[5];苯丙素类成分 styraxlignolide C、oligandrumin B、oligandrumin D、honokiol、macranthol、dihydrodehydrodiconitenyl alcohol、马台树脂醇(matairesinol)[6]、simonol A、simonol B[7]、2,4-dihydroxy-allylbenzene-2-O-β-D-glucopyranoside;黄酮类成分有山奈酚 3-O-α-L-鼠李糖苷(kaempferol 3-O-α-L-rhamnopyranoside)、槲皮素 3-O-α-L-鼠李糖苷(quercetin 3-O-α-L-rhamnopyranoside)、3,5,7-三羟基色原酮-3-O-β-D-吡喃木糖苷(3,5,7-trihydroxychromone 3-O-β-D-xylopyranoside)[8]、山奈酚(kaempferol)、槲皮素(quercetin)、槲皮素 3-O-α-L-吡喃鼠李糖苷(quercetin 3-O-α-L-rhamnopyranoside)、花旗松素 3-O-β-D-吡喃木糖苷(taxifolin-3-O-β-D-xylopyranoside)、槲皮素 3-O-α-L-吡喃鼠李糖基(1→6)-β-D-吡喃葡萄糖苷［quercetin 3-O-α-L-rham-nopyranosyl-(1→6)-β-D-glucopyranoside］、异鼠李素 3-O-芸香糖苷(isorhamnetin 3-O-rutino-side)[9]；含酚酸类成分莽草酸(shikimic acid)、(+)-儿茶精［(+)-catechin］、(−)-表儿茶精［(−)-epicatechin］、(+)-儿茶精 3-O-α-L-鼠李糖苷［(+)-catechin 3-O-α-L-rhamnopyranoside］、3,5-二甲氧基-4-羟基苯甲酸-7-O-β-D-吡喃葡萄糖苷[10]；蒽醌类成分大黄酚(chrysophanol)、大黄素甲醚(physcion)；含甾醇类成分 β-谷甾醇(β-sitosterol)[11]、胡萝卜苷(daucosterol)；其他成分二甲基苯乙烯(dimethyl-phenylethylene)[12]等。茎叶含 ficusesquilignan A、醉鱼草醇 C(bud-dlenol C)、醉鱼草醇 D(buddlenol D)、leptolepisol A、acemikol、aviculin、benzyl-2-O-β-D-glucopyr-anosyl-2,6-dihydroxybenzoate、2,4-dihydroxy-3,6-dimethyl-methylbenzoate、biondinin C、莽草酸[13]、veranisatins D、莽草毒素、merrillianolide、bullatantriol、-clovane-2,9-diol、caryolane-1,9β-diol、oplo-diol、4-ally-2,6-dimethoxyphenol、dihydrodehydrodiconitenyl alcohol、simonin A、1-hydroxyl-2-O-β-D-6′-acetyl-glucopyranosyl-4-allylbenzene[14]。茎皮含 simonsinols A-C、α-cadinol ethyl ether、红花八角醇(dunnianol)、异红花八角醇(isodunnianol)[15]。地上部分还含 simonsols A-E、simonsin A、si-monsin B、clovanedunnianol、p-menthadunnianol[16]等。

　　【药理毒理】　1. 抗癌作用：化合物 anisatin、(1S)-minwanenone 对人大细胞肺癌细胞株 NCI-H460 和人肝癌细胞株 SMMC-7721 的增长有较强的抑制活性[8]；化合物 simonol A 对人大细胞肺癌细胞株 NCI-H460、人肝癌细胞株 SMMC-7721、人乳腺癌细胞株 MCF-7、人胃癌细胞株 BGC-823 的增长抑制作用强于 5-氟尿嘧啶[9]。从果实中分离得到的包括 7 个具有典型特征的倍半萜内酯在内的 21 个化合物能能逆转人乳腺癌细胞 MCF-7 对阿霉素和人肝癌细胞 BGC-823 对 5-氟尿嘧啶的耐药性[17]。2. 抗乙酰胆碱酯酶活性：化合物 isodunnianol、clovanedunnianol、p-menthadunnianol 及 simonsinE 和 simonsinA 二者的混合物抗乙酰胆碱酯酶活性的半抑制浓度 (IC_{50}) 值分别为 13.0μmol/L、4.58μmol/L、6.55μmol/L、10.34μmol/L[14,15]；3. 抑菌作用：从野八角茎叶中分离得到的 simonin A 等 5 个化合物对口腔微生物(黏性放线菌、变异链球菌、血链球菌、内氏放线菌)有显著抑制作用，其体外最低抑菌浓度(MIC)的范围为 1.95~31.25μg/ml[14]。4. 毒性：小鼠腹腔注射莽草毒素(anisatin)和 2-氧-6 去氧新日本莽草素 (2-oxo-6-deoxyneanisatin)的 LD_{50} 分别为 $(0.76±0.0608)$mg/kg、$(0.94±0.0707)$mg/kg[6]。

参 考 文 献

[1]《中华本草》编委会. 中华本草(第 2 册). 上海：上海科学技术出版社,1999:925
[2] 杨珍,沈应杰. 6 例野八角中毒治疗体会. 现代医药卫生,2008,24(2):248,249
[3] 杨春澍,王嘉琳,张志亮,等. 野八角果毒性成分的研究. 药学学报,1991,26(2):128
[4] 魏丹丹,汪俊松,张耀,等. 野八角果实中的一个新苯丙素糖苷(英文). 中国天然药物,2012,10(1):20-23
[5] Wu Xian-Fu,Li Yong,Lu Hai-ning,et al. Prenylated C6 - C3 compounds from the fruits of Illicium simonsii.. Journal of Asian Natural Products Research,2009,11(12):1056-1061
[6] 尹鹏军,汪俊松,王朋然,等. 野八角果实中的倍半萜和木脂素及其细胞毒活性(英文). 中国天然药物,2012,10(5):383-387
[7] Peng-Jun Yin,Jun-Song Wang,Dan-Dan Wei,et al. Simonols A and B,two novel sesqui-neolignans from the fruits of Illicium simon-sii. Fitoterapia,2013,88:31-37
[8] 吴先富. 仪花根、叶以及野八角果实化学成分的研究. 北京协和医学院-中国医学科学院博士论文,2009:100
[9] 柳继锋,张雪梅,施瑶,等. 野八角茎叶化学成分研究. 中草药,2012,43(1):51-54
[10] 尚小雅,郭妙茹,赵琼玮,等. 野八角化学成分的研究. 中国中药杂志,2008,3(21):2490-2492
[11] 徐斌,张捷. 野八角果实化学成分研究. 中国现代医生,2008,46(17):35

［12］阮海星，王子坚，钱能．野八角果实挥发油的化学成分．植物资源与环境，1996,5(2)：55,56

［13］柳继锋，张雪梅，施瑶，等．野八角的化学成分．中国中药杂志，2011,36(10)：1311-1315

［14］Liu Ji-Feng, Jiang Zhi-Jong, Geng Chang-An, et al. Two New Phenylpropanoid Derivatives and Other Constituents from *Illicium simonsii* Active Against Oral Microbial Organisms. Planta Medica, 2010, 78(10)：1464-1467

［15］Chuan-Fu Dong, Lei Liu, Huai-Rong Luo, et al. Sesquilignans and sesquiterpenoid from the stem barks of *Illicium simonsii* and their anti-Ach E activity. Natural Products and Bioprospecting, 2012(3)：133-137

［16］Dong C, Liu L, Li X, et al. Sesquineolignans and Terpene-Sesquineolignans: Anti-Acetylcholinesterase Constituents from *Illicium simonsii*. Planta Med, 2013, 79(5)：338-347

［17］Dan-Dan Wei, Jun-Song Wang, Ling-Yi Kong. Reversal Effects of Components from the Fruits of *Illicium simonsii* on Human Adriamycin-resistant MCF-7 and 5-Fluorouracil-resistant Bel7402 Cells. Phytotherapy Research, 2012, 26(4)：562-567

（王雪芹　陈吉炎　马丰懿）

383. *Impatiens balsamina*（凤仙花）

【民族药名】　指甲花(全草通称)；急性子(种子通称)；"基曼"(阿昌族)；"办达恶"(德昂族)；"奴斉鸦"、"华壳斉鸦"、"娘亚"、化指甲(侗族)；"好本存-宝都格"、"西木斯-宝都格"、"其其格-乌日"、"浩木森-宝德格-其其格"(蒙古族)；"胡六巴"(苗族)；"挖南那"(仫佬族)；奴指甲花(水族)；"杰来替卡他"(土家族)；"散沫花草"、"海那"(维吾尔族)；"锐保腿儿"、"榜枪"、"搬更败"、"急惜马"、"杆松"(瑶族)；"底奉"、"棵金凤"、"棵勒缝"、"珠凤"(壮族)。

【来源】　凤仙花科植物凤仙花 *Impatiens balsamina* L. 的根茎、花、种子、全草。有小毒。种子于夏季、秋季果实即将成熟时采收，晒干，除去果皮和杂质；其他药用部位适时采收，除去杂质，干燥。

一年生草本，高40~100cm。茎肉质，直立，粗壮。叶互生，披针形，长4~12cm，宽1~3cm，先端长渐尖，基部渐狭，边缘有锐锯齿，侧脉5~9对；叶柄长1~3cm，两侧有数个腺体。花梗短，单生或数枚簇生叶腋，密生短柔毛；花大，通常粉红色或杂色，单瓣或重瓣；萼片2，宽卵形，有疏短柔毛；旗瓣圆，先端凹，有小尖头，背面中肋有龙骨突；翼瓣宽大，有短柄，二裂，基部裂片近圆形，上部裂片宽斧形，先端2浅裂；唇瓣舟形，生疏短柔毛，基部突然延长成细而内弯的距；花药钝。蒴果纺锤形，密生茸毛。种子多数，球形，黑色。花期8月，果期9月。

我国南北各省均有栽培。

【药用经验】　阿昌族　用于急性肾炎、水肿、泌尿系感染、吐血、尿血、高血压病(《德宏药录》)。德昂族　效用同阿昌族(《德宏药录》)。侗族　全草：用于"降万降呒"(内、外伤)、"耿胧耿幽"(腰腿痛)(《侗医学》)。根茎：用于咳嗽、咯血(《大理资志》)。全草：用于小儿惊风(《民族药志要》)。　景颇族　效用同阿昌族(《德宏药录》)。蒙古族　花：用于浮肿、水肿、肾热、膀胱热、尿闭、关节疼痛(《蒙植药志》)。种子：用于闭经、难产、骨鲠咽喉、肿块积聚(《蒙药》)。苗族　全草或种子：用于风湿疼痛、闭经、骨折、跌打损伤(《苗医药》)。根茎：用于关节炎(《桂药编》)。仫佬族　全草：用于骨鲠喉；外用治毒蛇咬伤(《桂药编》)。　水族　全草：外用治跌打损伤、毒蛇咬伤(《水医药》)。土家族　种子、花及全草：用于身痛、关节痛、腹痛、闭经、跌打损伤(《土家药》)。　维吾尔族　全草：用于偏头痛、中风性和痰质性头痛；煎液嗽口用于口疮；制成糊外敷用于脚掌水泡；可明目、壮刚，用于肝胃脾疼痛、利尿、子宫痛、麻风病、瘟疫、黄疸、脾炎、膀胱和肾结石、小便不利、尿道炎、烧伤、脓肿、疥癣、皮肤疼痛、疝气、疱疮、脑和肌腱病症、扁桃体炎等(《维医药》)。花：散寒，生发，润肤(《民族药志要》)。瑶族　全草：用于跌打损伤、月经不调、蛇伤、下肢丹毒、乳痈、蛇头疮、食道癌、骨鲠喉、咳嗽、妇人闭经腹痛、产后恶露不止(《湘蓝考》)。种子:用于咽喉炎(《桂药编》)。根茎:用于感冒、上吐下泻、尿路感染、小便不利、肺结核、高热烦渴、感冒咳嗽(《大理资志》)。**壮族** 果实:用于月经不调。全草:用于月经不调、尿路结石、骨鲠喉;外用治跌打损伤、疔疮、无名肿毒(《桂药编》)。根茎:用于感冒、上吐下泻、急性肾炎、鼻衄、小便不利、血尿、感冒咳嗽、阳痿(《大理资志》)。

【使用注意】 本品有小毒,孕妇忌服。

【药材鉴定】 性状 (1)花:多皱缩成团。完整者展平后,花柄长1~2cm,被短柔毛。花大,萼片2枚,宽卵形,疏被柔毛;花瓣5,离生,单瓣或重瓣,白色、淡红色、红色或黄色;旗瓣圆形,先端具小尖头,背面中肋具龙骨突;翼瓣2裂,上部裂片宽大,先端凹陷,下部裂片小,圆形;唇瓣舟状,疏被短柔毛,基部突然下延为细而向内弯曲的距;雄蕊5,钝状着药。气微,味淡微酸。(2)种子:呈椭圆形、扁圆形或卵圆形,长2~3mm,宽1.5~2.5mm。表面棕褐色或灰褐色,粗糙,有稀疏的白色或浅黄棕色小点,种脐位于狭端,稍突出。质坚实,种皮薄,子叶灰白色,半透明,油质。无臭,味淡、微苦。

显微特征 (1)茎横切面:表皮细胞外被薄的角质层;有非腺毛。厚角组织4~7层,角隅处显著加厚。皮层少数细胞内含草酸钙针晶束。内皮层细胞稍扁小,有时可见淀粉粒,中柱鞘由1~3列扁小的薄壁细胞组成。导管单个散在或数个相聚,略呈径向排列。髓宽广,少数细胞含草酸钙针晶束。(2)种子粉末:黄棕色或灰褐色。种皮表皮细胞表面观形状不规则,垂周壁波状弯曲。腺鳞头部类球形,4~5(~12)细胞,直径22~60μm,细胞内充满黄棕色物。草酸钙针晶束存在于黏液细胞中,长16~60μm。内胚乳细胞多角形,壁稍厚,内含脂肪油滴,常与种皮颓废组织相连。

薄层色谱 取本品种子粉末4g,加丙酮40ml,加热回流1小时,弃去丙酮液,药渣挥干,加水饱和的正丁醇40ml,超声处理30分钟,滤过,滤液蒸干,残渣加甲醇1ml使溶解,作为供试品溶液。另取种子(急性子)对照药材4g,同法制成对照药材溶液。吸取上述2种溶液各2μl,分别点于同一硅胶G薄层板上,以三氯甲烷-甲醇-水-甲酸(7:3:0.5:0.5)为展开剂,展开,取出,晾干,喷以5%香草醛硫酸溶液,在105℃加热至斑点显色清晰。供试品色谱中,在与对照药材色谱相应的位置上,显相同颜色的斑点。

【化学成分】 全草含对羟基苯甲酸、龙胆酸(gentisic acid)、阿魏酸(ferulic acid)、对香豆酸(p-coumaric acid)、芥子酸(sinapic acid)、咖啡酸(caffeic acid),另含东莨菪素(scopoletin)。叶含肉桂酸酯类、山奈素-3-阿拉伯糖苷(kaempferol-3-arabinoside)及山奈素。茎含山奈素-3-阿拉伯糖苷、槲皮素、天竺葵素(pelargonidin)、矢车菊素(cyanidin)、翠雀花素(delphinidin)[1]。种子含α-亚麻酸甲酯[(Z,Z,Z)-9,12,15-octadecatrienoic acid methyl ester]、十八碳二烯酸甲酯(10,13-octadecadiynoic acid methyl ester)、棕榈酸甲酯(hexadecanoic acid methyl ester)、二十碳五烯酸甲酯[(Z,Z,Z,Z,Z)-5,8,11,14,17-eicosapentaenoic acid methyl ester]、硬脂酸甲酯(octadecanoic acid methyl ester)等成分[2];此外,含皂苷、槲皮素二糖苷、槲皮素三糖苷、凤仙甾醇(balsaminasterol)、杷荏酸(parinaric acid)、α-菠菜甾醇(α-spinasterol)及β-谷甾醇。花含2-甲氧基-1,4-萘醌、山奈素(kaempferol)及槲皮素(quercetin)[3]。

【药理毒理】 1. 抑菌作用:种子水煎剂对金黄色葡萄球菌、溶血性链球菌、绿脓杆菌、福氏痢疾杆菌、宋内氏痢疾杆菌、伤寒杆菌均有不同程度的抑制作用;凤仙花的鲜花汁对红色表皮鲜菌、腹股沟表皮鲜菌、考夫曼高尔夫表皮鲜菌均有抑制作用[1,3]。2. 对生殖系统的作用:种子煎剂、酊剂、水浸剂对兔、豚鼠离体子宫均有明显的兴奋作用,对麻醉兔在位子宫亦有明显兴奋作用[3]。3. 毒副作用:本品有麻醉作用,口服超量可使中枢神经抑制[4]。

【中毒与解毒】　本品中毒症状为神志淡漠、乏味、呼吸困难等。解救方法为催吐、洗胃、导泻、输液，并用甘草、绿豆各 30g 煎汤内服[4]。

【附注】　凤仙花 *Impatiens balsamina* L. 的茎枝在我国南方有的地区作透骨草（凤仙透骨草）药用；种子为中药"急性子"，收载于多版《中国药典》。

参 考 文 献

[1] 万定荣,陈家春,余汉华.湖北药材志(第一卷).武汉:湖北科学技术出版社,2002:71-74
[2] 陈明霞,王相立,张玉杰.中药急性子油类成分分析及毒性考察.中国中药杂志,2006,31(11):928,929
[3] 谢宗万.全国中草药汇编(上册).第 2 版.北京:人民卫生出版社,2000:642,643
[4] 朱亚峰.中药中成药解读手册.第 3 版.北京:人民军医出版社,2009:325

（胡　婧）

384. *Impatiens pritzellii*（冷水七）

【民族药名】　冷水七、红苋、霸王七、止痛丹（苗族、土家族）。

【来源】　凤仙花科植物湖北凤仙花（冷水七）*Impatiens pritzellii* Hook. f.（*Impatiens pritzellii* Hook. f. var. *hupehensis* Hook. f.）的根茎,叶。根茎有小毒。根茎秋末冬初采集,晒干或鲜用,干品易吸潮霉变。叶随采鲜用。

多年生草本,高 20~70cm,全株无毛。具串珠状横走的地下茎,有分枝。茎肉质,不分枝,中、下部节膨大,常呈红棕色或红褐色。叶互生,常密集于茎端,无柄或具短柄,长圆状披针形或椭圆形,长 5~18cm,宽 2~5cm,顶端渐尖或急尖,基部楔状下延于叶柄,边缘具圆齿,齿间具小刚毛,侧脉 7~9 对。总花梗生于上部叶腋,具花 3~8(13),总状排列,花梗细,长 2~3cm,基部有苞片,苞片卵形或舟形,长 5~8mm,革质,顶端渐尖,早落。花黄色或黄白色,宽 1.6~2.2cm。侧生萼片 4,外面 2 枚宽卵形,长 8~10mm,宽 4~5mm,渐尖,不等侧,具脉,内面 2 枚线状披针形,长 10~14mm,透明,顶端弧状弯,具 1 条侧脉。旗瓣三角状或菱状倒卵形,长 14~16mm,膜质,中肋背面中上部稍增厚,具突尖;翼瓣具宽柄,长 2~2.4cm,2 裂,基部裂片菱状倒卵形,上部裂片较长,长圆形或近斧形,顶端圆形或微凹,基部有紫红色斑点,背部有反折三角形小耳;唇瓣囊状,内弯,长 2.5~3.5cm,具淡棕红色斑纹,口部平展,宽 15~18mm,先端尖,基部渐狭成长 14~17mm 内弯或卷曲的距。花丝线形,中上部膨大而合生;花药顶端钝。子房纺锤形,具长喙尖。蒴果未成熟。花期 10 月。

生于海拔 400~1800m 的山谷林下、沟边及湿润草丛中。分布于湖北西南部、重庆（南川、万州）;有栽培。

【药用经验】　苗族　根茎祛风除湿,散瘀消肿,止痛止血,清热解毒。1~2g（鲜品适量）单味或配方煎服、泡酒服或研粉吞服,用于风湿疼痛、四肢麻木、关节肿大、急性脘腹疼痛、食积腹胀泄泻、月经不调、经来腹痛、肠炎痢疾;0.6~1g 研粉温开水冲服,用于胃痛;适量研粉以醋调敷患处用于跌打损伤、外伤出血;单用或配方外用又治烧烫伤（《民族药志三》）。鲜叶捣敷用于跌打损伤、外伤出血、疔肿疮疖（《民族药志三》）。土家族　根茎、叶效用同苗族（《民族药志三》）。

【使用注意】　本品有小毒,慎用。

【药材鉴定】　性状　根茎呈纺锤形、类圆柱形或略呈疙瘩块状,有的呈不规则串珠状膨大;常弯曲或扭曲,有的具分枝;长 2~6cm,直径 0.2~1.4cm。表面灰黄色,具明显的纵皱纹或皱缩不平,有突起的须根痕或残留须根。质坚硬,吸潮变软,折断面灰白色或灰褐色。气微,味甘而后麻,嚼之黏牙[1]。

显微特征　(1)根茎膨大部(直径5~12mm)横切面[1]:根茎较嫩者偶见表皮残存,壁木化。后生皮层细胞1~2列,局部3~5列,壁略增厚,木化及微栓化,呈圆形、椭圆形、卵圆形或圆多角形,排列不整齐。皮层细胞10余列,内皮层凯氏点可见,内壁略增厚,木化或微木化,有时可见孔沟。维管束外韧型,形成层不明显;木质部导管少,呈多角形或圆多角形,多径向断续排列,纤维少见或无。髓射线宽,髓较大。薄壁细胞常含黏液质及草酸钙针晶束,有的含黄棕色物,有时可见壁木化的薄壁细胞。(2)根茎非膨大部(直径1.5~4mm)横切面[1]:主要不同点是皮层有时仅具数列细胞;内皮层凯氏点仅有时可见,或内皮层不明显;木质部较发达,具较多的木纤维(常成群)及导管。(3)根茎粉末[1]:呈淡灰棕色。草酸钙针晶束极多,成束存在于类圆形或椭圆形的黏液细胞中,或随处散在,针晶长达230μm。纤维数个成束或散在,直径13~39μm,壁较薄,木化,壁孔明显,有时可见孔沟。导管以梯纹为主,也有螺纹及梯网纹,直径20~90μm,螺纹导管木化或非木化。后生皮层细胞圆多角形、椭圆形或不规则形,壁略增厚。黄棕色块状物大小不等。

薄层色谱　取根茎粉末约1g,加盐酸无水乙醇溶液(10→100)20ml,加热回流40分钟,滤过,滤液加水30ml,用三氯甲烷摇振提取2次,每次20ml,合并三氯甲烷液,蒸干,残渣加乙酸乙酯1ml使溶解,作为供试品溶液。另取冷水七对照药材1g,同法制成对照药材溶液。吸取上述2种溶液各5μl,分别点于同一以羧甲基纤维素钠为黏合剂的硅胶G薄层板上,以甲苯-乙酸乙酯-甲酸(14:4:0.5)为展开剂,展开,取出,晾干,喷以10%硫酸乙醇溶液,在105℃加热至斑点显色清晰,分别置日光及紫外光灯(365nm)下检视。供试品色谱中,在与对照药材色谱相应的位置上,显相同的棕褐色斑点和相同颜色的荧光斑点。

【化学成分】　根茎含甾体化合物:豆甾-7,22-二烯-3-酮(stigmast-7,22-dien-3-one)、豆甾-Δ7,22-双烯-3β-棕榈酸酯(stigmast-7,22-dien-3β-O-pal-timate)、豆甾-Δ7,22-双烯-3-O-β-D-葡萄糖苷-6′-O-棕榈酸酯(3-O-[6′-O-palmitoyl-β-D-glucosyl]-spinasta-7,22(23)-diene)、α-菠菜甾醇(α-spinasterol)、α-菠菜甾醇-3-O-β-D-吡喃葡萄糖苷(α-spinasteryl-7,22-dien-3-O-β-D-glucopyranoside)[2~4]。尚含2′-乙酰氨基-3′-苯基苯丙醇基-2-苯酰胺基-3-苯基苯丙酯(2′-acetamido-3′-phenylpropyl-2-bermamido-3-phenylpropionate)、邻苯二甲酸二(2-乙基己基)酯[di(2-ethylhexy1)phthalate]、二十二烷酸甲酯(methylbehenate)、硬脂酸(stearic acid)等成分[2~4]。另含单体皂苷A~E(impatiens pritzellii saponins,IPSA－E)[5]。

【药理毒理】　1. 镇痛作用:冷水七总皂苷高、低剂量组小鼠痛阈值明显增加,扭体次数明显减少,冷水七总皂苷对小鼠具有明显镇痛作用[6]。2. 抗炎作用:冷水七醇提取物对小鼠炎症模型的抗炎作用对二甲苯所致的小鼠耳郭肿胀和炎性反应有抑制作用[2];部分冷水七单体皂苷有一定抗炎镇痛活性[7]。3. 抗菌作用:冷水七醇提物对金黄色葡萄球菌、表皮葡萄球菌、大肠埃希菌、痢疾志贺菌无抑制活性,对白假丝酵母菌具有一定抗菌活性[2]。4. 对微循环作用:冷水七对小鼠肠系膜细动脉和细静脉口径均具有不同程度的扩张作用,能增加微毛细血管的开放数量作用迅速持久;同时冷水七具有扩张毛细血管、增加毛细血管开放数量和增加微循环血流速度,是冷水七具有良好活血、镇痛作用的机制之一[2,8]。5. 毒性:动物中毒症状主要表现为神经系统毒性反应,首先是活动减少、静伏少动,随后皮毛松散、呼吸加深加快至死[9]。冷水七根茎极细粉用1%羧甲基纤维素溶液混悬,灌胃,最小致死量>3.75g/kg,较临床用量(1~2g/次)大112倍;以冷水七根茎水煎液(2g/ml)灌胃,最小致死剂量>40g/kg,较临床用量(1~2g/次)大

1000 倍[1]。健康小鼠在腹腔注射冷水七中 5 种三萜皂苷 A、B、C、D、E 后分别在 24 小时、48 小时、48 小时、24 小时、12 小时内死亡，其对小鼠的 LD_{50} 分别为 15.4928mg/kg、23.7719mg/kg、24.7016mg/kg、24.7813mg/kg 和 15.9727mg/kg[9]。

参 考 文 献

[1] 万定荣,李安娟,冯海龙. 冷水七的生药研究. 中药材,1989,12(4):18-20
[2] 文德鉴. 土家族药冷水七的研究进展. 中国民族医药杂志,2008(5):62-64
[3] 赵晓亚,孙汉董,吴继洲. 冷水七根茎的化学成分研究. 中国中药杂志,2005,30(8):584-586
[4] 赵晓亚,周雪峰,阮汉利,等. 冷水七的化学成分. 中国天然药物,2005,3(6):354-356
[5] Zhou X F,Zhao X Y,Tang L,et al. Three new triterpenoid saponins from the rhizomes of *Impatiens pritzellii* var. *hupehensis*. J Asian Nat Prod Res,2007,9(4):379-385
[6] 阳辉,刘万红. 冷水七总皂苷对小鼠疼痛的影响. 湖北民族学院学报(医学版),2009,26(4):23,24
[7] 周雪峰,唐澜,张鹏,等. 冷水七单体皂苷抗炎镇痛和免疫活性研究. 中药药理与临床,2008,24(1):27,28
[8] 文德鉴,张翠兰,艾明仙,等. 冷水七醇提物对小鼠肠系膜微循环的影响. 陕西中医,2008,29(5):27,28
[9] 陈昶,周雪峰,张勇慧,等. 冷水七中 5 种活性三萜皂苷对小鼠的半数致死量测定. 中华中医药学刊,2007,25(6):1124-1126

（杨芳云　万定荣）

385. *Impatiens uliginosa*（水金凤）

【民族药名】　水金凤(苗族);"矢奢基"(彝族)。

【来源】　凤仙花科植物滇水金凤 *Impatiens uliginosa* Franch. 的全草。有小毒。夏季、秋季采收,除去杂质,鲜用或晒干用。

一年生草本,高 60~80cm,全株无毛。茎粗壮,直立,肉质,下部具粗大的节,有不定根。上部分枝,小枝短,开展。叶互生,近无柄或具短柄,叶片披针形或狭披针形,长 8~19cm,顶端渐尖,基部狭成极短的叶柄,边缘具圆齿状锯齿或细锯齿,齿端具小尖,侧脉 6~8 对,上面深绿色,下面浅绿色,或干时变紫色,基部具少数具柄腺体;叶柄基部有 1 对球状腺体。总花梗多数生于上部叶腋。近伞房状排列,短于叶,长 8~9cm,具 3~5 花;花梗细,长 10~15mm,基部有苞片;苞片卵形,长 4~5mm,渐尖,脱落。花红色,长 2.5~3cm;侧生萼片 2,斜卵圆形,长 5mm,宽 3mm,顶端渐尖,具多脉。旗瓣圆形,直径 10~11mm,背面中肋增厚,具龙骨状突起,具突尖;翼瓣短,无柄,长 15mm,基部裂片圆形,上部裂片约长于基裂片的 2 倍,半月形,顶端短收缩;背部具小耳;唇瓣檐部漏斗形,长 14~15mm,口部斜上,宽 13~15mm,先端尖,基部狭成与檐部近等长内弯的距。花丝线形,花药小。子房纺锤形,直立,喙尖。蒴果近圆柱形,长 1.5~2cm,渐尖。种子少数,长圆形,黑色。花期 7~8 月,果期 9 月。

生于海拔 1500~2600m 林下、水沟边潮湿处或溪边。分布于云南。

【药用经验】　苗族　清热除湿,活血解毒。用于风湿热痹、跌打损伤、闭经、痛经、噎嗝、阴囊湿疮、疥癞癣疮(《中本草苗卷》)。彝族　清热解毒,舒筋活血,化骨软坚。用于月经不调、痛经、闭经、风湿痹痛、疮疡肿毒、皮肤瘙痒、鱼刺卡喉、骨鲠(《滇药材标准彝药》)。

【使用注意】　本品破血下胎,孕妇禁服[1]。

【药材鉴定】　性状　本品大多皱缩破碎。茎、叶暗绿色,茎中空,表面具纵棱,质脆,易断,断面整齐。完整的叶片呈卵圆形或卵状披针形,先端长尖;边缘有锯齿。花萼 3,两侧生花萼片呈卵圆形,另 1 花萼呈囊状,基部延伸形成长距。花瓣 5,上面 1 枚近圆形,背面有脊,两侧的 2

对花瓣连合。气微,味甘。

显微特征 1. 根横切面:表皮细胞 1 列,细胞长方形;皮层薄壁细胞 4~7 列,排列疏松。维管束外韧型,韧皮部狭窄。形成层不明显。木质部发达。2. 茎横切面:表皮细胞 1 列,呈长方形,外壁增厚。皮层为 3~4 列长方形细胞。外韧型维管束约 11 个,韧皮部狭窄。形成层不明显。木质部发达,导管径向排列。髓薄壁细胞卵圆形,髓部中空。3. 叶横切面:叶上、下表皮均为 1 列长方形细胞,栅栏组织为 1 列柱状细胞,海绵组织疏松,叶主脉维管束外韧型,形成层不明显,导管辐射状排列。4. 粉末特征:呈灰绿色。叶上、下表皮细胞表面观呈多角形;气孔多为不等式。草酸钙针晶成束。单细胞非腺毛多见。茎、花瓣表皮细胞长方形。螺纹导管多见,直径 6~12μm;环纹、梯纹、网纹和孔纹导管少见[2]。

薄层色谱 取本品粉末 0.4g,加甲醇 5ml,超声处理 30 分钟,滤过,滤液作为供试品溶液。另取水金风对照药材 0.4g,同法制成对照药材溶液。吸取上述 2 种溶液各 5μl,分别点于同一硅胶 G 薄层板上,以甲苯-丙酮(7:3)为展开剂,展开,取出,晾干,喷以 1% 三氯化铝乙醇溶液,在 105℃加热至斑点显色清晰,置紫外光灯(365nm)下检视。供试品色谱在与对照药材色谱相应的位置上,显相同颜色的荧光斑点。

【化学成分】 含十八碳四烯酸,又称帕灵那酸(parinaric acid)[3]。

参 考 文 献

[1]《中华本草》编委会. 中华本草(第 5 册). 上海:上海科学技术出版社,1999:143,144

[2] 布日额. 蒙药材水金风的显微鉴定. 中药材,2002,25(10):709,710

[3] 谢宗万. 全国中草药汇编(下册). 北京:人民卫生出版社,1996:127,128

(王雪芹 陈吉炎 马丰懿)

386. *Incarvillea sinensis*(角蒿)

【民族药名】 乌兰—托鲁麻”、“乌格曲-玛日布”、“乌格曲”;(蒙古族);“欧曲”、“乌却”(藏族)。

【来源】 紫薇科植物角蒿(羊角蒿、羊角透骨草)*Incarvillea sinensis* Lam. [*Incarvillea sinensis* Lam. ssp. *variabilia*(Batalin)Grierson] 的根、花、种子、全草。全草有小毒。根秋末采挖,洗净泥土,晒干;花于开花期采收,晾干;种子于果实成熟时采收,晒干。全草夏季、秋季花开时采收,除去杂质,晒干或切断晒干。

一年生直立草本,被微柔毛。茎圆柱状,有条纹,高 15~50cm。叶在基部的对生,分枝上的互生,二至三回羽状;羽片 4~7 对,下部的羽片再分裂成 2 或 3 对,裂片条形或条状披针形。花序总状,有 4~18 朵花;花梗达 1cm,基部有 1 苞片和 2 小苞片;花萼钟状,萼齿钻形,被微柔毛,长 4~10mm,基部膨胀;花冠红色或淡红紫色,花冠筒内基部有腺毛,裂片圆或凹入;雄蕊 4。蒴果圆柱形,长 3.8~11cm,顶端渐尖或弯曲。种子卵形,平凸,翅宽 1~2mm,透明,全缘或不规则开裂。花期 5~9 月,果期 10~11 月。

生于砂质土壤上。分布于东北、山东、河南、河北、山西、陕西、内蒙古、甘肃、四川、青海。

【药用经验】 蒙古族 地上部分:止咳,燥“协日沃素”,镇“赫依”,止痛,润肠通便,愈脉疾。用于耳脓、腹胀、“协日沃素”病、脉疾、便秘、肺脓肿、肺热咳嗽、慢性气管炎(《民族药炮制集成》)。藏族 根、花、种子:用于黄水病、耳病、臌胀(《中国藏药》)。根:用于消化不良、食积腹胀、气滞胸闷、黄疸病。花:用于高血压病、肺结核、肺炎、肺出血、月经不调。种子:用于风湿性关节炎。外用于中耳炎、耳聋(《民族药志二》)[1]。

【使用注意】 本品有毒,应注意用量。根用量 6~12g,花用量 3g,种子用量 3~6g。

【药材鉴定】 性状 全草长 30~100cm。茎圆柱形,多分枝,表面淡绿色或黄绿色,略具细棱或纵纹,光滑无毛;质脆,易折断,断面黄白色,髓白色。叶多破碎或脱落,茎上部具总状排列的蒴果,呈羊角状,长 4~10cm,直径 0.4~0.6cm,多开裂,内具中隔。种子扁平,具膜质的翅,气微,味淡[2]。

显微特征 (1)根横切面:木栓组织 5~6 列。韧皮部宽广,分泌组织明显。形成层成环。木质部宽,导管单个散在或数个成群,壁木化,呈断续放射状排列。(2)粉末:根和种皮粉末棕褐色。导管少见具螺纹、梯纹和网纹,以梯纹导管为主,直径 15~77μm。梯纹导管(种皮)随处可见,多束生,长 214~464μm,直径 14~71μm,侧壁多弯曲,顶端钝尖[1]。

【化学成分】 地上部分主要含单萜生物碱、大环精胺生物碱和环烯醚萜苷,如角蒿酯碱 A~C(incarvines A-C)、角蒿原碱(incarvilline)、角蒿特灵酯碱(incarvillateine)[2]。

【药理毒理】 1. 抗感受伤害作用:利用甲醛诱导的小鼠疼痛模型,对从角蒿的甲醇提取物中分得的 incarvillateine 的抗感受伤害作用进行了评价,结果表明该化合物具有很强的抗感受伤害作用,强度与吗啡相当。该作用与中枢阿片途径相关。2. 抗炎镇痛作用:角蒿在东北地区有作透骨草药用的。对以透骨草入药的 5 种中草药进行小鼠抗炎实验,结果表明角蒿的毒性最低,且具有很好的抗炎活性及中等强度的镇痛作用[3]。

参 考 文 献

[1] 曾育麟,李星炜. 中国民族药志(第二卷). 成都:四川民族出版社,2007:116-119

[2] 《中华本草》编委会. 中华本草(第 7 册). 上海:上海科学技术出版社,1999:427,428

[3] 吉腾飞,冯孝章. 角蒿属植物化学成分和药理活性. 国外医药·植物药分册,2003,18(4):157

（黄丹丹　胡吉清）

387. *Indigofera mengtzeana*(蒙自木蓝)

【民族药名】 "格堵嘎多"、"你卡弱"(彝族)。

【来源】 豆科植物蒙自木蓝 *Indigofera mengtzeana* Craib 的根、全株。有小毒。根全年可采。全株秋季采收,洗净,切片,晒干。

灌木,高 0.5~2m。茎褐紫色,圆柱形,幼枝灰褐色,有棱,具棕色和白色平贴丁字毛,后脱落无毛,节明显。羽状复叶长 3~9cm,叶柄长 1.5~2cm,有丁字毛,叶轴上面扁平,有浅槽;托叶线形,长达 3mm,小叶 5~10 对,对生,纸质,狭长圆形、长圆形或椭圆状长圆形,顶生小叶长圆状倒卵形,长 5~13mm,宽 3~6mm,先端圆钝,有小尖头,基部楔形、阔楔形或圆形,上面绿色,无毛或有脱落性毛,下面粉绿色,疏生粗丁字毛,中脉上面凹入,侧脉不明显;小叶柄长约 1mm,小叶柄基部的叶轴上有棕红色腺毛;小托叶微小。总状花序短于复叶,长达 4cm,花密集,花序轴上疏生红色腺体;总花梗极短;苞片线形,稍长于花梗,早落;花梗长约 1mm;花萼斜杯状,外面疏生丁字毛,萼筒长 1~1.5mm,下萼齿长 1~2mm;花冠青莲色,旗瓣阔椭圆形,长约 6.5mm,宽约 4mm,外面有柔毛,翼瓣长约 6.5mm,宽约 2mm,龙骨瓣与旗瓣等长,距长约 0.5mm;花药圆球形,基部有髯毛;子房无毛,有胚珠 7~8 粒,花柱上弯。荚果线状圆柱形,长达 2.5cm,疏生丁字毛或近无毛,有种子6~7粒,内果皮有紫色斑点;果梗下弯。

生于海拔1400~2400m的干燥向阳山谷草坡和路旁灌丛中。分布于四川西南部及云南(嵩明、蒙自)。

【药用经验】 彝族 全株:用于麻风(《滇药录》)。根:用于关节疼痛、风湿瘫痪、腹痛、急慢性胃肠炎(《彝药志》《滇省志》)。根:用于乳腺炎、胸膜炎、肺炎、百日咳、急慢性肠炎、牙龈炎、中耳炎、肾炎、麻风、痈疮、无名肿毒、风湿疼痛(《楚彝本草》)。

【使用注意】 忌葱蒜、酸冷、牛肉、羊肉及糯食[1]。

【中毒与解毒】 含尿母兰素(lindican),内服不能超过30g。过量产生头痛、呕吐、腹痛泄泻、咽喉痉挛等[2]。

【化学成分】 含儿茶酚类、鞣质、黄酮和香豆素等化合物,如(+)-3-羟基-8,9-亚甲苯二氧基紫檀烷[(+)-3-hydroxy-8,9-methylenedioxypterocarpan]、姜黄素(curcumin)、去甲氧基姜黄素(demethoxycurcumin)、bisdemethoxycurcumin、2′,4′,7-三羟基异黄烷、甘草苷元[(−)-liquiritigenin]、(α-R)-α,3,4,2′,4′-五羟基二氢查耳酮、2′,3′,4,4′-四羟基查耳酮、3′,4′,6-三羟基橙酮、3′,4′-二羟基-7-甲氧基二氢黄酮、β-谷甾醇、胡萝卜苷等化合物[3]。

参 考 文 献

[1] 谢宗万. 全国中草药汇编(下册). 第2版. 北京:人民卫生出版社,1996:772
[2] 李志勇. 中国少数民族有毒药物研究与应用. 北京:中央民族大学出版社,2011:357
[3] 李琳,何红平,郝小江. 蒙自木蓝中的化学成分研究. 中草药,2006,37(5):665-666

(胡 婧)

388. *Inula helianthus-aquatica*(水朝阳草)

【民族药名】 恶朝阳背子户(白族);"米俄莫"(傈僳族)。

【来源】 菊科植物水朝阳旋覆花 *Inula helianthus-aquatica* C. Y. Wu ex Ling 的根、全草。有小毒。夏季、秋季采收,洗净,鲜用或晒干用。

多年生草本,高30~80cm。茎直立,被柔毛,下部几个节常有不定根。叶卵状披针形至披针形,长4~10cm;基部渐狭成叶柄或圆形或楔形或有小耳,半抱茎,边缘有尖锯齿,下面有黄色腺点,脉上有短柔毛。头状花序单生于茎或枝端,直径2.5~4.5cm;总苞片多层,近等长;外层条形,被短柔毛,内层条状披针形,边缘膜质,被睫毛;舌状花黄色,顶端有3小齿;筒状花花冠黄色,长3mm。瘦果圆柱形,顶端截形,有10条沟,无毛;冠毛污白色,有10条或稍多微糙毛。花期6~10月,果期9~10月。

生于低山湿地或水沟边。分布于云南、四川和贵州西部。

【药用经验】 白族 全草:用于痰多咳嗽、呃逆、嗳气、呕吐、水肿、慢性支气管炎、头面及眼睑水肿(《滇药录》)。傈僳族 根:用于感冒头痛、久咳不止、胸闷胸痛、头晕等症(《怒江药》)。

【药材鉴定】 性状 全草长50~100cm,全株被毛。茎绿棕色带紫褐斑。叶互生,完整叶片卵状披针形或长椭圆形,长3.5~7cm,宽1.5~3cm,叶缘具不整齐疏锯齿。气微,味微苦[1]。头状花序呈扁球形,直径1~2cm。总苞半球形;总苞片多层,外层条形,长约9mm,被短柔毛,内层条状披针形,长6~6.5mm,边缘宽膜质,有缘毛。舌状花较总苞长2~3倍,舌片黄色,条形,长约 1.5cm;管状花黄色,花冠长约 3mm,冠毛污白色,较管状花稍短,有 10 个或稍多的微糙毛。微具菊花的香气,味微苦[1]。

【化学成分】　全草含倍半萜内酯、黄酮类成分[2]、麝香草酚类、8-hydroxy-9,10-dioxyisopropylidene-thymol、10-hydroxy-8,9-dioxyisopropylidene-thymol、8-hydroxy-9,10-diisobutyryloxythymol、8,10-dihydroxy-9-isobutyryloxy-thymol[3]。

【药理毒理】　1. 抗癌作用:体外及体内癌细胞株筛选实验证明,水朝阳草有抗癌作用,其抗肿瘤主要成分为倍半萜内酯,药用部位是叶和花[2]。2. 镇咳、抗炎作用:二氧化硫引咳法证明,小鼠腹腔注射水朝阳水煎剂 1.5g/kg,有明显的镇咳作用。腹腔注射水朝阳水煎剂 1.5g/kg 与 1.0g/kg,对巴豆油涂擦所致小鼠耳部炎症,均显示较强的抑制作用;但水煎剂 20g/kg、15g/kg灌胃时均无抑制作用[1]。

参 考 文 献

[1] 谢宗万,万德光,洪恂,等. 中华本草(第 7 册). 上海:上海科学技术出版社,1999,7:871
[2] 胡美英,梁红. 水朝阳草抗癌化学成分的筛选研究. 中国民族民间医药杂志,1998(6):23-28
[3] 黄火强,谭宁华,曾广智,等. 水朝阳旋覆花中新的细胞毒活性麝香草酚类化合物. 云南植物研究,2009,31(2):190-192

（黄丹丹　聂　晶　康四和）

389. *Inula japonica*（旋覆花）

【民族药名】　"复得先花"（仫佬族）。

【来源】　菊科植物旋覆花 *Inula japonica* Thunb. 的头状花序、全草。有小毒。夏季、秋季花刚开放时采花序或全草,晒干。

多年生草本,高 30~70cm,被长伏毛。叶狭椭圆形,基部渐狭或有半抱茎的小耳,无叶柄,边缘有小尖头的疏齿或全缘,下面有疏伏毛和腺点。头状花序直径 2.5~4cm,多或少数排成疏散伞房状,梗细;总苞片 5 层,条状披针形,仅最外层披针形而较长;舌状花黄色,顶端有 3 小齿;筒状花长约 5mm。瘦果长 1~1.2mm,圆柱形,有 10 条沟,顶端截,被疏短毛;冠毛白色,有 20 余条微糙毛,与筒状花近等长。花期 6~9 月,果期 7~10 月。

生于路旁、河岸边。分布于我国北部、东北部、中部、东部及四川、广东。

【药用经验】　仫佬族　全草:用于肺结核(《桂药编》)。瑶族　头状花序:用于咳嗽痰黏、呃逆呕吐、胸闷胁痛(《湘蓝考》)。

【使用注意】　花序煎汤内服用量 3~10g(纱布包煎或滤去毛)。阴虚劳嗽、风热燥咳者禁服。

【药材鉴定】　性状　呈扁球形或类球形,直径 1~2cm。总苞由多数苞片组成,呈覆瓦状排列,苞片披针形或条形,灰黄色,长 4~11mm;总苞基部有时残留花梗,苞片及花梗表面被白色茸毛,舌状花 1 列,黄色,长约 1cm,多卷曲,常脱落,先端 3 齿裂;管状花多数,棕黄色,长约 5mm,先端 5 齿裂;子房顶端有多数白色冠毛,长 5~6mm。有的可见椭圆形小瘦果。体轻,易散碎。气微,味微苦。

显微特征　表面观:苞片非腺毛 1~8 细胞,多细胞者基部膨大,顶端细胞特长;内层苞片另有 2~3 细胞并生的非腺毛。冠毛为多列性非腺毛,边缘细胞稍向外突出。子房表皮细胞含草酸钙柱晶,长约至 48μm,直径 2~5μm;子房非腺毛 2 列性,1 列为单细胞,另列通常 2 细胞,长

90~220μm。苞片、花冠腺毛棒槌状,头部多细胞,多排成2,列,围有角质囊,柄部多细胞,2列。花粉粒类球形,直径22~33μm,外壁有刺,长约3μm,具3个萌发孔。

薄层色谱 取本品粉末2g,置具塞锥形瓶中,加石油醚(60~90℃)30ml,密塞,冷浸1小时,加热回流30分钟,放冷,滤过,滤液浓缩至近干,残渣加石油醚(60~90℃)2ml使溶解,作为供试品溶液。另取旋覆花对照药材2g,同法制成对照药材溶液。吸取上述2种溶液各5μl,分别点于同一硅胶G薄层板上,以石油醚(60~90℃)-乙酸乙酯(5:1)为展开剂,展开,取出,晾干,喷以5%香草醛硫酸溶液,加热至斑点显色清晰。供试品色谱在与对照药材色谱相应位置上,显相同颜色的主斑点。

【化学成分】 主要含黄酮类、倍半萜内酯类和萜类化合物,如β-谷甾醇(β-sitosterol)、槲皮素(quercetin)、α-菠菜甾醇(α-spinasterol)、山奈酚(kaempferol)、β-谷甾醇葡萄糖苷等成分[1]。

【药理毒理】 1. 抗炎作用:采用巴豆油涂擦致小鼠耳部炎症,对耳部炎症小鼠灌服旋覆花水煎剂,显示较强的抑制作用。2. 抗菌作用:平板纸片法或挖沟法试验,1:1旋覆花煎剂对金黄色葡萄球菌、炭疽杆菌和福氏痢疾杆菌Ⅱa株有明显的抑制作用。3. 杀虫作用:体外实验表明,0.24~7.8μg/ml的欧亚旋覆花内酯对阴道滴虫和溶组织阿米巴均有强大的杀原虫作用[2]。4. 平喘试验:旋覆花黄酮对组织胺引起的豚鼠支气管痉挛有缓解作用,其作用较氨茶碱慢而且弱。5. 毒性:小鼠腹腔注射旋覆花煎剂的LD_{50}为22.5g/kg,死亡前出现兴奋、呼吸加快、抽搐、四肢震颤等症状[3]。

【附注】 本种的干燥头状花序为中药旋覆花,收载于中国药典一部。药典旋覆花品种来源还有同属植物欧亚旋覆花 *Inula britanica* L.。有小毒。

参 考 文 献

[1] 赵平,张文治,王凯. 旋覆花化学成分研究. 齐齐哈尔大学学报,2012,28(2):12,13
[2] 《中华本草》编委会. 中华本草(第7册). 上海:上海科学技术出版社,1999:874,875
[3] 夏丽英. 现代中药毒理学. 天津:天津科技翻译出版公司,2005:753,754

(黄丹丹 聂 晶 康四和 丁 奇)

390. *Ipomoea digitata*(七爪龙)

【民族药名】 "嘿罕囡"(傣族)。

【来源】 旋花科植物七爪龙 *Ipomoea digitata* L. 的块根及叶。块根有毒。全年可采,根挖出后洗净,切片,晒干;叶多鲜用。

多年生缠绕草本。具粗壮而稍肉质的根。茎圆柱形,有细棱,无毛。单叶互生,叶柄长3~11cm,无毛;叶片长7~18cm,宽7~22cm,掌状5~7裂,裂至中部以下,裂片披针形或椭圆形,全缘或不规则波状,先端渐尖或锐尖,具小短尖头,两面无毛或叶面沿中脉疏被短柔毛。聚伞花序腋生,花序梗通常比叶长,具少花至多花;苞片早落,萼片5,不等长;花冠淡红色或紫红色;漏斗状,花冠管圆筒状,基部变狭,冠檐开展;雄蕊5,花丝基部被毛;子房无毛。蒴果卵球形,4瓣裂。种子4,黑褐色,基部被长绢毛,易脱落。花果期夏季、秋季。

生于海拔280~1020m的海滩边矮林、山地疏林或灌丛中。分布于台湾、广东及其沿海岛屿、广西、云南南部。

【药用经验】 傣族 用于水肿、便秘;外用于乳腺炎、痈疮、淋巴结结核(《滇省志》)。

【使用注意】 用量6~9g。孕妇、体虚者忌服。

【化学成分】 主要含三萜类和香豆素类成分。块根含三萜类成分如蒲公英赛醇（taraxerol）、蒲公英赛醇乙酸酯（taraxerol acetate）、莨菪亭（scopoletin）、东莨菪苷（scopolin）[1]。还含香豆素类成分如伞形花内酯（umbelliferone）、对羟基桂皮酸十八酯［octadecyl（E）-p-coumarate）］[1]。茎和叶含有机酸类如异丁酸（isobutyric acid）、（S）-2-甲基丁酸［（S）-2-methylbutyric acid］、正癸酸（n-decanoic acid）、月桂酸（n-dodecanoic acid）、肉桂酸（cinnamic acid）、quamoclinic acid A、operculinic acid A，及树脂糖苷类 murucoidin XI、murucoidin IV、quamoclin IV、digitatajalapin I[2]。

【药理毒理】 块根有抗过敏[1]、降血糖[3]、抗炎[3]、消肿及泻下作用。

参 考 文 献

［1］戴好富,熊江,周俊. 七爪龙的化学成分. 云南植物研究,2000,2(2):166-168

［2］Masateru Ono,Hitoshi Fukuda,Hiroko Murata,et al. Resin glycosides from the leaves and stems of *Ipomoea digitata*. J Nat Med,2009,63:176-180

［3］Margret Chandira,Jayakar B. Formulation and evaluation of herbal tablets containing *Ipomoea digitata* Linn. extract. Int J Pharm Sci Rev Res,2010,3(1):101-110

（焦 玉）

391. *Ipomoea nil*（牵牛子）

【民族药名】 "混德根-其其格"、"混德根－其其根－乌热"、"敖恩布"（蒙古族）。

【来源】 旋花科植物牵牛（裂叶牵牛）*Ipomoea nil*（L.）Roth［*Pharbitis nil*（L.）Choisy］ 的种子。有毒。秋末果实成熟但果壳未开裂时采割植株,晒干,打下种子,除去杂质。

一年生缠绕草本,全株被粗硬毛。叶互生,叶片心形或近卵状心形,长8~15cm,常3裂,裂口宽而圆,顶端尖,基部心形;叶柄长5~7cm。花序有花1~3朵,总花梗稍短于或长于叶柄;萼片5,基部密被开展的粗硬毛,裂片条状披针形,长2~2.5cm,顶端尾尖;花冠漏斗状,白色、蓝紫色或紫红色,长5~8cm,顶端5浅裂,雄蕊5;子房3室,柱头头状。蒴果球形;种子5~6个,卵圆形,无毛。花期5~9月,果期9~10月。

生于田边、路旁、河谷、宅院、果园和山坡。分布于河北、山东、江苏、浙江、福建、广东、湖南、湖北、四川、云南。

【炮制】 炮制可降低毒性[1]。炒牵牛子:取净牵牛子,置炒制容器内,用文火炒至稍鼓起。取出,晾凉。用时捣碎。

【药用经验】 蒙古族 用于腹水、腹胀便秘、蛔虫症（《蒙药》）。

【使用注意】 本品有毒。中国药典规定每日用量3~6g,入丸散服,每次1.5~3g。忌与巴豆、巴豆霜同用;孕妇及胃弱气虚者忌服[2]。

【中毒与解毒】 牵牛子中毒早期表现为头晕、头痛、大量呕吐、腹痛、腹泻、大便有黏液及血,继而脱水[3],还可刺激肾脏,引起尿急、尿频、尿失、血尿禁等小便异常[4]。用量30g以上可引起中毒,严重者可损及神经系统,出现语言障碍、四肢厥冷、口唇发绀、全身皮肤青紫、呼吸急促浅短,甚至休克、死亡。解毒措施:催吐,洗胃,给予蛋清、牛乳等;静脉滴注10%葡萄糖液或5%葡萄糖盐水,以促进排泄并维持体液。可用五倍子（研末）12g、鸡蛋清6只、蜜糖60g,水调温服;中毒早期出现泄泻无度,伴神疲力乏、四肢不温、脉沉细者,宜用甘草15g、粳米30g,煮熟去渣取汁,并可加赤石脂末30g,内服,每日两剂。中毒较轻的患者可给予绿豆120g,煎汤代茶饮。出现血尿的患者可给予三七末6g、甘草15g、生地黄30g、犀角9g(先煎),水煎冷服,每日2剂;也可内服六一散、五苓散。出现言语障碍而神志清醒,属于风痰闭塞经络者,用防风、白附子、胆南星各15g、甘草10g、远志6g,水煎,竹沥3匙、姜汁2匙、牛黄0.3g冲调服[2]。

【药材鉴定】 性状 种子似橘瓣状,长4~8mm,宽3~5mm。表面灰黑色或淡黄白色,背面有一条浅纵沟,腹面棱线的下端有一点状种脐,微凹。质硬,横切面可见淡黄色或黄绿色皱缩折叠的子叶,微显油性。气微,味辛、苦,有麻感。

显微特征 粉末:淡黄棕色。种皮表皮细胞深棕色,形状不规则,壁波状。非腺毛单细胞,黄棕色,稍弯曲,长50~240μm。子叶碎片中有分泌腔,圆形或椭圆形,直径35~106μm。草酸钙簇晶直径10~25μm。栅状组织碎片和光辉带有时可见。

薄层色谱 取本品粉末1g,置索氏提取器中,用石油醚(60~90℃)适量,加热回流提取2小时,弃去石油醚液,药渣挥干溶剂,加入二氯甲烷甲醇(3:1)混合溶液提取6小时,回收溶剂至5ml,作为供试品溶液。另取牵牛子对照药材1g,同法制成对照药材溶液。再取咖啡酸对照品,加甲醇制成每1ml含1mg的溶液,作为对照品溶液。吸取供试品溶液和对照药材溶液各10~20μl、对照品溶液3μl,分别点于同一高效硅胶G薄层板上,以二氯甲烷-甲醇-甲酸(93:9:4)为展开剂,展开,取出,晾干,喷以磷钼酸试液,在110℃加热至斑点显色清晰。供试品色谱在与对照药材色谱和对照品色谱相应的位置上,显相同的蓝黑色斑点。

【化学成分】 种子含有酚醛酰胺、酚酸类、香豆素类、木脂素类、萜类成分及其苷类衍生物,此外,还含有生物碱类、大环内酯与有机酸类等成分。酚类成分及其苷类衍生物有[5~8]:(E)-3,4-二羟基肉桂酸乙酯[(E)-ethyl caffeate]、(E)-p-对羟基肉桂酸乙酯[(E)-p-ethyl coumarate]、咖啡酸甲酯(methyl caffeate)、3-溴-4-羟基-5-甲氧基苯丙烯酸[(E)-3-bromo-ferulic acid]、(E)-3,4-二羟基肉桂酸[(E)-caffeic acid]、(E)-p-3-羟基苯-2-丙烯酸[(E)-p-3-(hydroxyphenyl)-2-propenoic acid]、2-(p-羟基苯)-乙醇[2-(p-hydroxyphenyl)-ethanol]、3,4-二羟基苯甲醛(3,4-dihydroxy benzaldehyde)、p-甲氧苯-苯乙醇(p-methoxybenzyl alcohol)、7-羟基香豆素(umbelliferone)、异蓖酸甲酯(isoricinoleic acid methylester)、2-(p-羟基苯)-乙醇-1-O-β-D-吡喃葡萄苷[2-(p-hydroxyphenyl)-ethanol-1-O-β-D-glucopyranoside]、2-苯乙基-β-D-吡喃葡萄苷(2-phenylethyl-β-D-glucopyranoside)、(E)-阿魏乙酯-4-O-β-D-吡喃葡萄苷[(E)-ethyl ferulate 4-O-β-D-glucopyranoside]、2-(4-羟基苯)-乙基-1-O-β-D-[5-O-(4-羟基苯)]-呋喃芹糖基-(1→6)-D-吡喃葡萄苷[2-(4-hydroxyphenyl)-ethyl-1-O-β-D-[5-O-(4-hydroxybenzoyl)]-apiofuranosyl-(1→6)-D-glucopyranoside]、9-[(2´S,3´S)-1´,4´-二氨基-2´,3´-丁二醇]-(E)-p-香豆酸{pharnilatin A,9-[(2´S,3´S)-1´,4´-diamino-2´,3´-butanediol]-(E)-p-cou-marate}、9-[(2´S,3´S)-1´,4´-二氨基-2´,3´-丁二醇]-(Z)-p-香豆酸{pharnilatin B,9-[(2´S,3´S)-1´,4´-diamino-2´,3´-butanediol]-(Z)-p-coumarate}、osmanthuside H、osmanthuside J、pharbiniloside。木脂素类成分有:(-)-松脂醇[(-)-pinoresinol]、(-)-松脂醇-4-O-β-D-吡喃葡萄苷[(-)-pinoresinol-4-O-β-D-glucopyranoside]、(-)-丁香树脂醇[(-)-syringaresinol]、(-)-丁香树脂醇-4-O-β-D-吡喃葡萄苷[(-)-syringaresinol-4-O-β-D-glucopyranoside]、(-)-丁香树脂醇-4-O-(6´-O-乙酰基)-β-D-吡喃葡萄苷[pharsyrin-garesinol,(-)-syringaresinol-4-O-(6´-O-acetyl)-β-D-glucopyranoside]、牵牛子木脂素苷(pharbilignosi de)。萜类成分有:栎焦油酸-3-O-α-L-吡喃鼠李糖基(1→2)-O-β-D-吡喃葡萄基(1→2)-β-D-吡喃葡萄苷[pharbitoside A,queretaroic acid-3-O-α-L-rhamnopyranosyl-(1→2)-O-β-D-glucopyranosyl-(1→2)-β-D-glucopyra-noside]、pharbitoside B、21-α-羟基齐墩果酸-3-O-α-L-吡

喃鼠李糖基（1→2）-*O*-β-D-吡喃葡萄基（1→2）-β-D-吡喃葡萄苷［21α-hydroxyo-leanolic acid-3-*O*-α-L-rhamno pyranosyl（1→2）-*O*-β-D-glucopyranosyl-（1→2）-β-D-glucopyranoside］。生物碱类成分有[5]：麦角醇（lysergol）、裸麦角碱（chanoclavine）、田麦角碱（agroclarine）、野麦碱（e-1ymoclavine）、麦角新碱（ergonorine）、麦角辛（ergosine）、麦角辛宁（ergosinine）、喷尼棒麦角碱（penniclavine）、异喷尼棒麦角碱（isopenniclavine）。甾体类成分有：β-谷甾醇（β-sitosterol）、β-谷甾醇葡萄苷（β-sitosterol glucoside）。

【药理毒理】 1. 泻下及利尿作用[9]：牵牛子苷在肠内遇胆汁及肠液分解出牵牛子素，刺激肠道，增进蠕动，一般在服后 3 小时即导致强烈的泻下作用。牵牛子能加速菊糖在肾脏中的排出，提示可能有利尿作用。2. 抗肿瘤作用[6,7,10]：体外实验显示（E）-3,4-二羟基肉桂酸乙酯、（E）-*p*-对羟基肉桂酸乙酯、异莨菪酸甲酯、苯丙素苷类 pharbilignoside 等成分对 A549，SK-OV-3，SK-MEL-2 和 HCT-15 细胞有显著的细胞毒性，IC_{50} 在 8.07～28.30μg/ml，酚酰胺类成分 pharnilatins A、pharnilatins B 对 A549、SK-OV-3、SK-MEL-2 和 HCT-15 细胞有温和的细胞毒性，IC_{50} 分别为 24.3μg/ml、37.0μg/ml、19.7μg/ml、25.8μg/ml 和 25.5μg/ml、45.4μg/ml、13.9μg/ml、25.1μg/ml。3. 对平滑肌的作用：牵牛子提取物、牵牛子苷对离体兔肠、离体大鼠子宫有兴奋作用[9]。牵牛子与延胡索的制剂 DA-9701 能明显促进胃的蠕动，缩短食物排空时间，可用于因胃动力不足的消化不良患者的治疗[11]。4. 对神经系统的作用：牵牛子乙醇提取物 EPN 对东莨菪碱所致小鼠记忆获得性障碍有明显的改善作用[12]。牵牛子木脂素苷 pharbilignoside、（-）-丁香树脂醇、（E）-3,4-二羟基肉桂酸乙酯、（E）-*p*-对羟基肉桂酸乙酯与异莨菪酸甲酯对脂多糖刺激 BV-2 小胶质细胞产 NO 有显著的抑制作用，半数细胞作用浓度为 14.7～19.9μg/ml，而对胶质无细胞毒性[6]。5. 抗菌作用：牵牛子对链格孢菌、灰霉菌等真菌具有明显的抑菌活性[10,13]。6. 毒性[3,9]：大量服用牵牛子可刺激胃肠和肾脏，可引起呕吐、腹泻、黏液性血便和血尿，严重者可损害神经系统，引起语言障碍和呼吸急促浅短等。便秘患者长期服用牵牛子，导致在大便通畅的同时出现尿急、尿频、尿失禁等小便异常现象。有报道服用 30g 出现中毒反应，连续服用牵牛子共 195g 后严重中毒而死。动物实验表明小鼠皮下注射牵牛子苷树脂的 LD_{50} 为 37.5mg/kg。

【附注】 1. 本种的干燥成熟种子又为中国药典收载的牵牛子来源之一。2. 同属植物圆叶牵牛 *Ipomoea purpurea*（L.）Roth［*Pharbitis purpurea*（L.）Voigt.］也是多版《中国药典》收载的牵牛子的来源。其种子亦有毒，蒙古族称为"混达根-其其格"，用于"协日"病、"黏"疫、瘟病、虫疾、"希日乌素"症（《蒙植药志》）。

参 考 文 献

［1］田华咏，瞿显友，熊鹏辉. 中国民族药炮制集成. 北京：中医古籍出版社，2000：335
［2］苗明三. 实用中药毒理学. 上海：第二军医大学出版社，2007：282
［3］高录汶. 有毒中药临床精要. 北京：学苑出版社，2006：459
［4］万焱，张艳丽，黄喜梅. 服牵牛子引起小便失禁 1 例报告. 河南中医，2004，24（6）：56
［5］敖冬梅，魏群. 牵牛子研究进展. 中国中医药信息杂志，2003，10（4）：77-80
［6］Ki hyun kim，Sang keun ha，Sang un choi，et al. Bioactive phenolic constituents from the seeds of *Pharbitis nil*. Chemical and pharmaceutical bulletin，2011，59（11）：1425-1429
［7］Ki hyun kim，Sang un choi，Mi won son，et al. Two new phenolic amides from the seeds of *Pharbitis nil*. Chemical and pharmaceutical bulletin，2010，58（11）：1532-1535
［8］Da young jung，Hyekyung ha，Ho young lee，et al. Triterpenoid saponins from the seeds of *Pharbitis nil*. Chemical and pharmaceutical bulletin，2008，56（2）：203-206

[9] 田连起,张振凌,张本山.牵牛子药理毒副作用及临床应用的研究进展.光明中医,2008,23(11):1864,1865

[10] Ko S G,Koh S H,Jun C Y,et al. Induction of apoptosis by Saussurea lappa and *Pharbitis nil* on AGS gastric cancer cells. Biological and pharmaceutical bulletin,2004,27(10):1604-1610

[11] Lee T H,Choi J J,Kim D H,et al. Gastroprokinetic effects of DA-9701,a new prokinetic agent formulated with Pharbitis Semen and Corydalis Tuber. Phytomedicine,2008,15(10):836-843

[12] 余东坡,王兰菊,司芳,等.21种中草药醇提物抑菌活性研究.安徽农业科学,2008,36(3):1086,1087

[13] 敖冬梅,骆静,吴和珍,等.牵牛子提取物对CN的激活及对东莨菪碱致记忆获得性障碍小鼠的影响.北京师范大学学报(自然科学版),2003,23(6):803-806

（林亲雄　胡　婧）

392. *Iris chrysographes*（金脉鸢尾）

【民族药名】 "则合纪泽玛"（藏族）。

【来源】 鸢尾科植物金脉鸢尾 *Iris chrysographes* Dykes. 的根茎、花、种子、全草。根茎有小毒。根茎、全草夏季、秋季采集,花适时采摘,除去泥土或杂质,晒干。果实于秋季成熟时摘取,晒干,搓下种子,除杂。

多年生草本,植株基部围有大量棕色披针形的鞘状叶。根茎圆柱形,棕褐色,斜伸,外包有老叶的残留叶鞘及棕色膜质的鞘状叶;须根粗壮,黄白色,有皱缩的横纹,生于根茎的一侧。叶基生,灰绿色,条形,长25~70cm,宽0.5~1.2cm,顶端渐尖,基部鞘状,无明显的中脉。花茎光滑,中空,高25~50cm,直径约0.5cm,中部或下部有1~2枚茎生叶,叶鞘宽大抱茎;苞片3枚,绿色略带红紫色,披针形,长6.5~9cm,宽0.8~1.5cm,顶端长渐尖,内包含有2朵花;花深蓝紫色,直径8~12cm;外花被裂片狭倒卵形或长圆形,长5.5~7cm,宽2.5~3.5cm,有金黄色的条纹,爪部突然变狭,中央下陷呈沟状,内花被裂片狭倒披针形,长约6cm,宽1cm,花盛开时上部向外倾斜;雄蕊长4~4.5cm,花药蓝紫色,花丝紫色,比花药长;花柱分枝深紫色,呈拱形弯曲;子房三棱状纺锤形,长3~3.5cm。蒴果三棱状圆柱形,长4~6cm,顶端渐尖,基部圆形,无喙;种子近梨形,棕褐色。花期6~7月,果期8~10月。

生于海拔1200~4400m的山坡草地或林缘。分布于四川、贵州、云南、西藏。

【药用经验】 藏族 种子:用于驱虫,外敷治烧伤。花:用于明目。根茎:用于雀斑、癣。全草:烧灰乌发（《中国藏药》）。

【附注】 《中国藏药》（第1卷）中记载的"岩生鸢尾"的植物来源为单花鸢尾 *Iris uniflora* Pall. ,藏族也称为"则合纪泽玛"。其种子杀虫、解毒、用于驱虫,外敷用于烧伤;花用于明目;根用于雀斑、癣;全草烧灰存性可乌发[1]。根茎有小毒。

参 考 文 献

[1] 青海省药品检验所.中国藏药(第2卷).上海:上海科学技术出版社,1996:156

（王　静）

393. *Iris decora*（尼泊尔鸢尾）

【民族药名】 "热纪泽玛"（藏族）;"果波俄"、小偏草、竹叶兰（彝族）。

【来源】 鸢尾科植物尼泊尔鸢尾 *Iris decora* Wall. 的全草、种子。根茎及根有毒。夏季、秋季采收,除去泥土或杂质,鲜用或晒干用。

多年生草本。植株基部围有大量棕褐色的毛发状老叶叶鞘的残留纤维;根状茎短而粗,块状;根膨大成纺锤形,棕褐色,肉质,肥厚,有皱缩的横纹。叶条形,花期叶长 10~20(28)cm,宽 2~3(8)mm,果期长可达 60cm,宽 6~8mm,顶端长渐尖,有 2~3 条纵脉。花茎高 10~25cm,直径 2~3mm,果期花茎高达 35cm,上部多分枝,中、下部有 1~2 枚抱茎的披针形的茎生叶;苞片 3 枚,膜质,绿色,披针形,长 4.5~7cm,宽约 1cm,顶端渐尖或长渐尖,内包含有花 2 朵;花蓝紫色或浅蓝色,直径 2.5~6cm;花梗长 1~1.5cm;花被管细长,长 2.5~3cm,上部扩大成喇叭形,外花被裂片长椭圆形至倒卵形,长约 4cm,宽 1.8cm,中脉上有黄色须毛状的附属物,内花被裂片狭椭圆形或倒披针形,长约 4cm,宽约 1.2cm;雄蕊长约 2.5cm,花药淡黄白色;花柱分枝扁而宽,长约 3.5cm,顶端裂片钝三角形,边缘有稀疏的牙齿。蒴果卵圆形,长 2.5~3.5cm,直径约 1cm,顶端有短喙。花期 6 月,果期 7~8 月。

生于海拔 1500~3000m 高山带的荒山坡、草地、岩石缝隙及疏林下。分布于四川、云南、西藏。

【药用经验】 彝族 全草:用于小儿积食、小儿消瘦、腰痛、咳血、尾椎骨痛(《彝植药志续》)。藏族 种子:用于培根木保症、黄疸病、"培根"病、"赤巴"混合引起的胃病、中毒病、食滞不化(《中国藏药》)。

【使用注意】 有毒,内服用量 3~9g;孕妇禁服。

【化学成分】 根含尼泊尔鸢尾黄素(irisolone)、尼泊尔鸢尾立黄酮(irisolidone)[1]。

参 考 文 献

[1]《中华本草》编委会. 中华本草(第 8 册). 上海:上海科学技术出版社,1999:268

（王雪芹　陈吉炎　马丰懿）

394. *Iris dichotoma*（白射干）

【民族药名】 白射干(通称)。

【来源】 鸢尾科植物野鸢尾(白花射干)*Iris dichotoma* Pall. 的根茎、全草。有小毒。春季采收全草,秋季采挖根茎,洗净或除去杂质,鲜用或切断晒干。

多年生草本。根茎较粗壮,常呈不规则结节状;须根多数,细长。叶剑形,套折状,长 20~30cm,宽 1.5~2.5cm,蓝绿色,边缘绿白色,平行脉多数。花莛直立,高达 75cm,多二歧分枝,花 3~5 朵簇生;苞片干膜质,宽卵形,长 1~2.3cm。花白色,有紫褐色斑点,直径 2~2.5cm,外轮 3 花被裂片近方形,平展,基部渐狭成爪,有黄褐色条纹;内轮 3 花被裂片较小,倒椭圆状披针形,直立;花柱分枝 3,花瓣状,顶端 2 裂。蒴果狭矩圆形,长 3.5~4.5cm;种子椭圆形,暗褐色,两端具翅状物。花期 9 月。

生于山坡、丘陵、草地。分布于东北、河北、山东、山西、陕西、甘肃。

【药用经验】 蒙古族 清热解毒,活血,消肿。用于咽喉肿痛、疟腮、齿龈肿痛、肝炎、肝脾肿大、乳痈、跌打损伤、关节炎;外用于水田皮炎(《蒙植药志》)。

【使用注意】 内服不可过量,煎汤用量 3~9g。脾虚便溏者禁服。

【药材鉴定】 性状 根茎呈不规则结节状。长 2~5cm,直径 0.7~2.5 cm。表面灰褐色,粗糙,可见圆形的茎痕或残留的茎基。须根细长弯曲,下部多已折断,长 5~20cm,直径 1.5~4mm,表面黄棕色,有明显的纵皱纹及疏生的细根,有时可见纤细的绒毛。质空虚、软韧或硬而脆。断面中央有小木心,木心与外皮间为空隙或黄白色的皮层。气微弱,味淡,微苦。

【化学成分】 主要含黄酮类成分,如汉黄芩素(wogonin)[1]、irisdichotins A-C[2]、4′,5,7,8-tetrahydroxy-6-methoxy isoflavone、kaempferol-7-methyl ether、3′,3,5-trihydroxy-4′,7-dimethoxy-flavone-3-O-β-D-galactopyranoside[3]和白射干素(dichotomitin)、次野鸢尾黄素(irisflorentin)、汉黄芩素(wogonin)、野鸢尾苷元(irigenin)、鸢尾苷元(tectorigenin)、鸢尾苷(tectoridin)[4]、汉黄芩素(wogonin)[1]。

【药理毒理】 1. 抗炎作用:对炎症早期和晚期均有显著抑制作用[1]。2. 解热作用:乙醇提取物对皮下注射15%啤酒酵母所致的大鼠发热有解热作用[1]。3. 毒性:乙醇提取物小鼠灌胃的LD_{50}>66.78g/kg[1]。

参 考 文 献

[1]《中华本草》编委会. 中华本草(第8册). 上海:上海科学技术出版社,1999:268,269
[2] Huang L,Ma W H,Liu Y Z. Irisdichotins A-C,three new flavonoid glycosides from the rhizomes of *Iris dichotoma* Pall. J Asian Nat Prod Res,2011,13(8):744-748
[3] 黄龙,杨峻山,彭勇,等. 白射干的化学成分研究. 中国中药杂志,2010,35(23):3168-3171
[4] 李应勤,陆蕴如,魏璐雪. 白射干黄酮类成分的研究. 药学学报,1986,21(11):836-841

（焦　玉）

395. *Iris japonica*(蝴蝶花)

【民族药名】 下山虎(土家族);"火赫"(彝族)。

【来源】 鸢尾科植物蝴蝶花 *Iris japonica* Thunb. 的根茎、全草。有小毒。春季、夏季采收,切段晒干。

多年生草本。根茎细弱,入地浅,横生,黄褐色,具多数较短节间。叶剑形,长25~50cm,宽1.2~3cm,上面绿色有光泽,下面暗绿色,顶端渐尖。花葶高出于叶,具条棱;花多数,排成顶生、长而疏稀的总状花序;苞片披针形,长1.5~6cm,顶端渐尖;花淡紫或淡蓝色,直径5~6cm,外轮3花被裂片倒宽卵形至楔形,顶端稍凹缺,边缘微齿裂,下半部淡黄色,中部具鸡冠状突起,内轮3花被裂片狭倒卵形,顶端2裂,边缘稍有齿裂;花柱分枝3,深紫色,扩大成花瓣状,反卷盖于花药上。蒴果倒卵状圆柱形或倒卵状楔形;种子圆球形,具假种皮。花期4~5月,果期6~7月。

喜生阴湿地方,常成丛生于森林边缘。分布几遍全国各省区。

【药用经验】 彝族　用于腹中包块、咽喉肿痛、蛇咬伤、伤食(《彝植药》)。土家族　用于郁气病、肝脾肿大、饮食不化(《土家药》)。

【使用注意】 脾虚便溏者忌服。

【化学成分】 根茎含黄酮类化合物:蝴蝶花素 A 和 B(irisjaponin A、B)、鸢尾苷元(tectorigenin)、尼泊尔鸢尾黄酮(irisoridon)、芹菜素(apigenin)、金合欢素-7-O-β-D-葡萄糖苷(tilianin-7-O-β-D-glucopyranoside)、鸢尾苷(tectoridin)、芹菜素-7-O-β-D-葡萄糖苷(apigenin-7-O-β-D-glucopyranoside)、7-O-甲基香豌豆苷元(7-O-methylorobol)、库门鸢尾素甲基醚(iriskumaonin methyl ether)、尼鸢尾黄素甲基醚(irisolone methyl ether)、刺柏苷元(junipegenin)B、5,7-二-O-乙酰基-6,2′,3′,4′,5′-五甲氧基异黄酮(5,7-di-O-acetyl-6,2′,3′,4′,5′-pentamethoxyisoflavone)、5,7-二-O-乙酰基-6,2′,3′,4′-四甲氧基异黄酮(5,7-di-O-acetyl-6,2′,3′,4′-tetramethoxyisoflavone)。花瓣含恩比宁(embinin)、当药素(swertisin)[1,2]。

参 考 文 献

[1] 黎路,秦民坚. 蝴蝶花的化学成分研究. 中草药,2006,37(8):1141,1142
[2]《中华本草》编委会. 中华本草(第8册). 上海:上海科学技术出版社,1999,8:271

（胡　婧）

396. *Iris tectorum*（鸢尾）

【民族药名】　"戈双嘎"（布依族）；"曼西喃"、"蹒偕榄"（傣族）；"猛吕岑"、"骂省笨"、"美省巴"、"星蛮"（侗族）；"西狂痦"（傈僳族）；"茜涩妹"（毛南族）；"锐不鲁烧"、"窝达尚"、"萎足"、"窝夯嘎嘎"（苗族）；"咯嘎萌"、"箩紧萌"（仫佬族）；蛤蟆七（土家族）；"的姑"、"来招堆"、"裂中田切"、"勾针"、"得求"、鱼尾田七、剪刀夹、鲤鱼片、死马回阳、姜摸背（瑶族）；"坡茄"、鸢尾、箭药（彝族）；"鬼手"、"棵王巴八"、"尾鱼辣"、"泡鱼底拉丹"、"钱尾辣"、"拉底斑"（壮族）。

【来源】　鸢尾科植物鸢尾 *Iris tectorum* Maxim. 的根茎或全草。根茎有毒,全草有小毒。全年均可采集,除去须根及泥沙,干燥。

多年生草本。根茎短而粗壮,坚硬,浅黄色。叶剑形,薄纸质,淡绿色,长30~60cm,宽2~3.5cm。花葶与叶几等长,单一或2分枝,每枝具1~3花,苞片倒卵状椭圆形,长4~7cm。花蓝紫色,直径约10cm,外轮3花被裂片近圆形或倒卵形,外折,具深色网纹,中部有鸡冠状突起及白色髯毛,内轮3花被裂片较小,倒卵形,呈拱形直立;花柱分枝3,花瓣状,覆盖着雄蕊,蓝色,顶端2裂。蒴果狭矩圆形,具6棱,外皮坚韧,有网纹;种子多数,球形或圆锥状,深棕褐色,具假种皮。花期4~5月,果期6~7月。

生于海拔800~1800m的灌木林缘。分布于云南、四川、重庆、陕西、湖北、浙江、江苏。

【药用经验】　布依族　根茎:用于食积饱胀(《民族药志二》)。傣族　根茎:用于跌打风湿(《滇药录》)。　侗族　根茎或全草:用于"给括脉骂"(便秘)、"宾耿涧"(水蛊病)(《侗医学》)。根茎:用于咽喉炎,水煎服或磨甜酒服用于肝硬化腹水、便秘(《桂药编》)。用于食积饱胀、咽喉痛、便秘(《民族药志二》)。鲜草捣烂,浸泡于清水中,再将鲫鱼饲养其中,取鱼煮食用于腹痛(《民族药志要》)。傈僳族　根茎:用于跌打损伤、风湿疼痛、食积腹胀、疟疾;外用治痈疽肿毒、外伤出血(《怒江药》)。毛南族　根茎:磨水服用于哮喘、心气痛、胃酸过多(《桂药编》)。苗族　根茎:用于大便不通、无名肿毒(《苗医药》)。还用于腹胀、腹水(《苗药集》)。全草:用于"镇喉风"(类似白喉)、皮肤瘙痒(《民族药志二》)。仫佬族　根茎:磨水服用于咽喉痛、牙龈炎(《桂药编》《民族药志二》)。土家族　根茎:用于食积、跌打损伤(《土家药》)。瑶族　根茎:用于咽喉炎、小儿惊风;外用治跌打损伤、关节炎、腰痛、骨痛、骨折、毒蛇咬伤(《桂药编》)。全草:用于狂犬病、风湿病、跌打损伤(《湘蓝考》)。根茎:用于咽喉炎。全草用于小儿疳积(《民族药志二》)。彝族　根茎或叶:用于肝痛、风湿痛、外伤出血、尿病(《彝植药》)。壮族　根茎:用于咽喉炎;水煎服或磨甜酒服用于肝硬化腹水;磨水用于无名肿毒(《桂药编》)。用于风寒、腹内冷积、小肠疝气、眩晕、痈肿疮疖(《民族药志二》)。

【使用注意】　本品全草有毒,根茎和种子毒较大,以鲜根茎更甚。孕妇忌服。

【中毒与解毒】　本品中毒症状为恶心、呕吐、腹泻,孕妇可致流产。解救方法为对症处理[1]。

【药材鉴定】　性状　根茎呈不规则条状或圆锥形,略扁,有分枝,长3~10cm,直径1~2.5cm。表面灰黄褐色或棕色,有环纹和纵沟。常有残存的须根及凹陷或圆点状突起的须根痕。质松脆,易折断,断面黄白色或黄棕色。气微,味甘、苦。

显微特征　(1)根茎横切面:木栓细胞10余层。皮层稍厚,细胞呈类圆形、椭圆形,大小不等,有少数叶迹维管束散在,中柱宽广,维管束为周木型,少数为外韧型,薄壁细胞含草酸钙方晶。(2)根茎粉末:浅黄色。草酸钙柱晶较多,多已破碎,完整者长15~82(300)μm,直径16~52μm。薄壁细胞类圆形或椭圆形,壁稍厚或略呈连珠状,具单纹孔。木栓细胞表面观多角形,壁薄,微波状弯曲,有的具棕色物。

薄层色谱　取本品根茎粉末1g,加甲醇10ml,超声处理30分钟,滤过,滤液浓缩至约1ml,作为供试品溶液。另取其对照药材1g,同法制成对照药材溶液。再取射干苷对照品,加甲醇制成每1ml含0.5mg的溶液,作为对照品溶液。吸取上述三种溶液各1μl,分别点于同一聚酰胺薄膜上,以三氯甲烷-丁酮-甲醇(3∶1∶1)为展开剂,展开,取出,晾干,喷以三氯化铝试液,置紫外光灯(365nm)下检视。供试品色谱中,在与对照药材色谱和对照品色谱相应的位置上,显相同颜色的荧光斑点。

【化学成分】　根茎含茶叶花宁(apocynin)、鼠李柠檬素(rhamnocitrin)、鸢尾苷元(tectorigenin)、鸢尾甲黄素A(iristectorigenin A)、β-谷甾醇、二氢山奈甲黄素(dihydrokaempferide)、野鸢尾苷元(irigenin)、鸢尾苷(tectoridin)、草夹竹桃苷(androsin)、正丁基-β-D-吡喃果糖苷(n-butyl-β-D-fructopyranoside)、鸢尾新苷B(iristectorin B)、野鸢尾苷(iridin)、鸢尾甲苷A(iristectorin A)、点地梅双糖苷(tectoruside)、染料木素(genistein)、二甲基鸢尾苷元(dimethyltectorigenin)、野鸢尾黄素(irigenin)、鸢尾苷元-7-O-葡萄糖-4′-O-葡萄糖苷(tectorigenin-7-O-β-glucosyl-4′-O-β-glucoside)、胡萝卜苷(daucosterol)等成分[2,3],尚含少量脂肪油。

【药理毒理】　抗炎作用:本品对透明质酸酶引起的大鼠足浮肿和巴豆油引起的炎性渗出和增生均有明显的抑制作用。

【附注】　1. 同属植物高原鸢尾 *Iris collettii* Hook. F. 的根茎、根茎上叶基或叶在傈僳族作药用(称为"果西"),用于跌打损伤、鼻塞不通、神经性牙痛、外伤出血(《怒江药》)。有大毒;中毒后引起呕吐、腹痛及便血等现象。内服宜慎,孕妇及体弱者禁服;服后忌饮酒[4]。2. 同属植物小花鸢尾 *Iris speculatrix* Hance 的根及根茎在瑶族作药用(称为"白马回阳"、"威阳觅"),用于跌打损伤、毒蛇咬伤(《湘蓝考》)。有小毒,孕妇禁服。

参 考 文 献

[1] 朱亚峰. 中药中成药解读手册. 第3版. 北京:人民军医出版社,2009:19
[2] 赏后勤,秦民坚,吴靳荣. 川射干的化学成分. 中国天然药物,2007,5(4):312-314
[3] 袁崇均,王箎,陈帅. 川射干化学成分的研究. 天然产物研究与开发,2008,20:44-446,449
[4] 《中华本草》编委会. 中华本草(第8册). 上海:上海科学技术出版社,1999:267

(胡　婧)

397. *Jasminum lanceolarium*(破骨风)

【民族药名】　四方藤(土家族);破膝风、小泡通、老鹰柴、破风藤(瑶族)。

【来源】　木犀科植物清香藤 *Jasminum lanceolarium* Roxb. 的根、茎。有小毒。全年可采,洗净或除去杂质,切片,晒干。

木质藤本,高 1~3(7)m;幼枝和叶无毛(偶有幼枝有毛而叶无毛者)。叶对生;小叶 3,革质或近革质,叶形变化较大,披针形、椭圆形、卵圆形或近圆状椭圆形,长 5~13cm,顶部骤凸或短渐尖(稀钝),上面绿色,光亮,下面淡绿色,也有光泽,并有褐色小斑点,叶脉不明显。复聚伞花序;花萼裂片小,浅齿状;花冠白色,筒长约 2cm,裂片一般 4 枚,矩圆形或倒卵状矩圆形,长 7~10mm。浆果球形或球状椭圆形。花期 4~10 月,果期 6 月至翌年 3 月。

生于山地、河边杂木林或灌丛中。分布于安徽、台湾、福建、江西、湖北、湖南、广东、广西、贵州、四川、云南。

【药用经验】 土家族 祛风除湿、活血散瘀、止痛。用于风湿关节疼痛、跌打损伤、脘腹疼痛、疱毒、痈疽《土家药志上》。瑶族 祛风除湿、活血止痛。用于风湿性腰腿骨节疼痛、跌打损伤、疮毒、痈疽[1]。

【药材鉴定】 性状 根呈长圆锥形,稍扭曲,长 15~20cm,直径 1~1.5cm。表面黄白色,有残存的黄褐色栓皮。质坚硬,不易折断,横断面有放射状纹理。皮部浅黄色,木部黄白色。气微,味淡。茎圆柱形,长短不一,直径 0.5~1cm。表面黄褐色,有细纵纹和横向皮孔,有对生小枝或叶痕。质坚硬,断面浅黄色,髓部黄棕色。占茎的 1/2~2/3。气微,味淡[2]。

【化学成分】 根和茎含裂环环烯醚萜苷类化合物 jasminoside、jaslanceoside A-E[3];木脂素类化合物:(+)-cydoolivil 6-O-β-D-glucopyranosie、(+)-cycloolivil 4′-O-β-D-glucopyranosie[4];含苯丙素类化合物丁香苷、顺式对香豆酸、反式对香豆酸、阿魏酸(ferulic acid)、反式肉桂酸;含三萜类化合物白桦脂酸(betulinic acid)、白桦脂醇(betulin)、齐墩果酸;含甾醇类 β-谷甾醇、胡萝卜苷;含黄酮类化合物 5,7,3′,5′-四羟基黄烷酮、(2S)-5,7,3′,4′-四羟基黄烷-5-O-β-D-吡喃葡萄糖苷、(2S)-5,7,3′,5′-四羟基黄烷酮 7-O-β-D-吡喃葡萄糖苷;还含二十九烷、甘露醇等[5~7]。

【药理毒理】 1. 抑菌作用:藤茎对金黄色葡萄球菌、乙型溶血性链球菌及大肠杆菌、炭疽杆菌、白喉杆菌、伤寒杆菌、绿脓杆菌、痢疾杆菌等有抑制作用。2. 抗氧化作用:利用 DPPH 法对破骨风中化合物抗氧化活性的研究,结果显示(2S)-5,7,3′,5′-四羟基黄烷酮 7-O-β-D-吡喃葡萄糖苷有显著的自由基清除作用[7]。

参 考 文 献

[1] 庞声航. 实用瑶药学. 南宁:广西科学技术出版社,2008:126
[2] 国家中医药管理局. 中华本草. 第 6 册. 上海:上海科学技术出版社,1999:172
[3] 孙佳明,张辉,杨峻山. 高效液相色谱-串联质谱法分析破骨风中裂环环烯醚萜苷类成分. 中国天然药物,2009,7(6):436-439
[4] Lou L,Han L,Meng D,et al. Janceolaroside A and janceoside A,two new compounds from the stems and roots of *Jasminum lanceolarium*. Nat Prod Commun,2011,6(6):749-752
[5] 孙佳明,杨峻山,张辉. 破骨风的化学成分研究. 中国中药杂志,2008,33(17):2128-2130
[6] 孙佳明,杨峻山. 破骨风的化学成分研究. 中国药学杂志,2007,42(7):489-491
[7] Sun J M,Yang J S,Zhang H. Two new flavanone glycosides of *Jasminum lanceolarium* and their anti-oxidant activities. Chem Pharm Bull,2007,55(3):474-476

（王 静）

398. *Jasminum nervosum*（青藤仔）

【民族药名】 "嘿晒介"、"牙晒介"(傣族);"噻哺哈"(黎族);千里行房(壮族)。

【来源】 木犀科植物青藤仔(鸡骨香)*Jasminum nervosum* Lour. 的根、全株。有小毒。根全年可采,全株夏季、秋季采,鲜用或切段后晒干。

攀援灌木,高1~5m;小枝圆柱形,径1~2mm,光滑无毛或微被短柔毛。叶对生,单叶,叶片纸质,卵形、窄卵形、椭圆形或卵状披针形,长2.5~13cm,宽0.7~6cm,先端急尖、钝、短渐尖至渐尖,基部宽楔形、圆形或截形,稀微心形,基出脉3或5条,两面无毛或在下面脉上疏被短柔毛;叶柄长2~10mm,具关节。聚伞花序顶生或腋生,有花1~5朵,通常花单生于叶腋;花序梗长0.2~1.5cm或缺;苞片线形,长0.1~1.3cm;花梗长1~10mm,无毛或微被短柔毛;花芳香;花萼常呈白色,无毛或微被短柔毛,裂片7~8枚,线形,长0.5~1.7cm,果时常增大;花冠白色,高脚碟状,花冠管长1.3~2.6cm,径1~2mm,裂片8~10枚,披针形,长0.8~2.5cm,宽2~5mm,先端锐尖至渐尖。果球形或长圆形,长0.7~2cm,径0.5~1.3cm,成熟时由红变黑。花期3~7月,果期4~10月。

生于海拔2000m以下的山坡、沙地、灌丛及混交林中。分布于台湾、广东、海南、广西、贵州、云南、西藏。

【药用经验】 傣族　根:用于妇科产后诸疾(《傣医药》)。全株:用于周身麻木、行动迟钝、跌打损伤、腰痛(《版纳傣药》《滇省志》《滇药录》)。　黎族　根:用于脘腹胀痛、风湿痹痛、疝气痛、痛经、咽喉肿痛跌打肿痛,以及小儿消化不良、小儿腹泻、肝病等(《民毒药研用》)。壮族　全株:用于痢疾、伤寒夹经、小儿咳嗽,捣敷用于骨折。叶:研敷用于伤口溃疡(《桂药编》)。

【化学成分】 含挥发油。叶挥发油中分离得到65种成分,其中主要有β-芳樟醇(β-linalool)、α-松油醇(α-terpineol)、(2E)-3,7-二甲基-2,6-辛二烯-1-醇[(2E)-3,7-dimethyl-2,6-octadien-1-ol]、桃醛(n-tetradecanal)等;茎挥发油中分离得到30种成分,其中主要有棕榈酸(palmitic acid)、油酸(oleic acid)、9-十六碳烯酸(9-hexadecenoic acid)、β-芳樟醇、十八烷酸(octadecanoic acid)等[1]。

参 考 文 献

[1] 霍丽妮,李培源,陈睿,等. 青藤仔叶和茎挥发油化学成分研究. 时珍国医国药,2011,22(11):2616-2618

(胡　婧　李路扬)

399. *Jasminum sambac*(茉莉)

【民族药名】 "糯串"、"嘿萝说囡"(傣族);"华闷擂"(壮族)。

【来源】 木犀科植物茉莉 *Jasminum sambac*(L.)Ait. 的根、叶及花。根和叶有小毒。秋后挖根,切片晒干备用;叶和花夏季、秋季采收,叶洗净,鲜用或晒干用,花晒干备用。

常绿或落叶木质藤本或直立灌木,高0.5~3m;幼枝有柔毛或无毛。单叶对生,膜质或薄纸质,宽卵形或椭圆形,有时近倒卵形,长3~9cm,顶端骤凸或钝,基部圆钝或微心形,两面无毛,只在下面脉腋内有簇毛;叶柄有柔毛。聚伞花序,花白色芳香,通常有花3朵,有时多花;花梗有柔毛,长5~10mm;花萼有柔毛或无毛,裂片8~9,条形约长5mm,比萼筒长;花冠筒长5~12mm,裂片矩圆形至近圆形,顶部钝,约和花冠筒等长,4~9片或重瓣,花期为夏季、秋季。重瓣者常不结实。

生于林中或有栽培,我国南部各省区多栽培。分布于云南、贵州、广西、广东。

【药用经验】 傣族　叶、花、根:理气,开窍,活中(《傣医药》)。花:用于痢疾、腰痛、疮毒,外用于眼结膜炎、耳心痛。根:用于跌损筋骨、龋齿、头顶痛、失眠。叶:用于外感发热、腹胀腹泻

（《滇省志》）。瑶族　叶、花、根：用于外感发热、腹痛、疮毒疔瘤、眼红肿、麻醉（《湘蓝考》）。壮族　花：用于痢疾、急性结膜炎、痈疮、疔疮（《桂壮药标准二》）。

【使用注意】　有毒，内服宜慎；根研末内服用量 1~1.5g；孕妇忌服。

【中毒与解毒】　中毒机制：抑制神经系统。解毒方法：（1）中毒在 2 小时以内可用大量温水或 1：2000 高锰酸钾液洗胃。（2）静脉输液，应用利尿药。（3）吸氧，人工呼吸。（4）给予呼吸兴奋药[1]。

【药材鉴定】　性状　叶多卷曲皱缩，展平后呈阔卵形或椭圆形，长 4~12cm，宽 2~7cm，两端较钝，下面脉腋有黄色簇生毛；叶柄短，长 2~6mm，微有柔毛。气微香，味微涩。花多呈扁缩团状，长 1.5~2cm，直径约 1cm。花萼管状，有细长的裂齿 8~10 个。花瓣展平后呈椭圆形，长约 1cm，宽约 5mm，黄棕色至棕褐色，表面光滑无毛，基部连合成管状；质脆。气芳香，味涩[2]。

薄层色谱　（1）取本品花粉末 1g，加乙醇 40ml，超声处理 30 分钟，滤过，滤液蒸干，残渣加乙醇 1ml 使溶解，作为供试品溶液。另取茉莉花对照药材 1g，同法制成对照药材溶液。再取槲皮素对照品，加甲醇制成每 1ml 含 0.5mg 的溶液，作为对照品溶液。吸取供试品溶液及对照药材溶液 1~2μl，对照品溶液 1μl，分别点于同一硅胶 G 薄层板上，以甲苯-甲酸乙酯-甲酸（6：4：0.5）为展开剂，展开，取出，晾干，喷以三氯化铝试液，在 105℃加热至斑点显色清晰，置紫外光灯（365nm）下检视。供试品色谱中，在与对照药材色谱和对照品色谱相应的位置上，显相同颜色的荧光斑点。（2）取本品花粉末 1g，加乙醇 40 ml，冷浸 1 小时，滤过，滤液蒸干，残渣加乙醇 1ml 使溶解，作为供试品溶液。另取茉莉花对照药材 1g，同法制成对照药材溶液；再取齐墩果酸对照品，加甲醇制成每 1ml 含 1.5mg 的溶液。吸取供试品溶液及对照药材溶液 2~3μl，对照品溶液 1μl，分别点于同一硅胶 G 薄层板上，以甲苯-乙酸乙酯-冰醋酸（6：1.5：0.5）为展开剂，展开，取出，晾干，喷以 10%硫酸乙醇溶液，在 110℃加热至斑点显色清晰，分别置日光和紫外光灯（365nm）下检视。供试品色谱中，在与对照药材色谱和对照品色谱相应的位置上，显相同颜色的斑点或荧光斑点。

【化学成分】　根含木脂素类，如环橄榄树脂素[（+）-cycloolivil]、（+）-cycloolivil-4'-*O*-β-D-glucoside、iridanetriol、iridanetetraol[3]、1-羟基松脂醇-1-β-D-葡萄糖苷[（+）-1-hydroxypinoresinol-1-β-D-glucoside]、茉莉花木脂素苷（sambacolignoside）等[4]。也含黄酮类如橙皮苷（hesperidine，hespridin）、sambacoside A[4]。花中含环烯醚萜苷[5]、黄酮苷[5]、挥发油[2]、苄基苷[6]；含苄基苷如苄基-*O*-β-D-吡喃葡萄糖苷、苄基-*O*-β-D-吡喃木糖基（1→6）-β-D-吡喃葡萄糖苷、tetraol、molihuaoside D、sambacoside A、sambacoside E、山奈酚-3-*O*-α-L-吡喃鼠李糖基（1→2）[α-L-吡喃鼠李糖基（1→6）]-β-D-吡喃半乳糖苷；挥发油含素馨酮（jasmone）、苄醇（benzyl alcohol）等。叶中含无羁萜（friedelin）、羽扇豆醇（lupeol）、白桦脂醇（betulin）、白桦脂酸（betulinic acid）、茉莉苷 A、E、F（sambawside A、E、F）、茉莉木脂体苷（sambacolignoside）、齐墩果苷（oleandrin）[2]。

【药理毒理】　1. 镇痛、镇静和催眠作用：根醇浸膏具有镇痛、镇静和催眠作用，可用于对抗毒品依赖者戒毒过程中出现的间断症状[1]；茉莉花挥发油具有镇静、催眠作用[7]。2. 抗心律失常作用：根的提取物有明显抗心律失常作用[5]。3. 抗氧化作用：花提取液具有抗氧化作用[8,9]；茎总黄酮对羟自由基有清除作用[9]。4. 其他作用：茉莉根水提取液具有耐缺氧作用[10]；花粗多糖具有抗癌和抑乳作用[5]。5. 毒性：茉莉根乙醇提取物小鼠腹腔注射的 LD_{50} 为（8.37±0.89）g/kg，小鼠中毒后呈长期昏睡状态，但反射活动并未完全消失，最后因中枢抑制、呼吸麻痹而死亡[1]。青蛙腹腔注射 1~8g 茉莉花根的水提物，表现为全身瘫[5]。根水提取液较大剂量对离体蛙心、兔心及离体兔肠的蠕动呈现抑制作用，对家兔及小白鼠的离体子宫，无论已孕或未孕均呈兴奋作用[11]。

参 考 文 献

[1]《中华本草》编委会.中华本草(第6册).上海:上海科学技术出版社,1999:178-180

[2] 朱亚峰.中药中成药解毒手册.北京:人民军医出版社,2009:184

[3] 张杨,赵毅民.茉莉根化学成分研究.解放军药学学报,2006,22(4):279-281

[4] 张正付,边宝林,杨健,等.茉莉根化学成分的研究.中国中药杂志,2004,29(3):237-239

[5] 库尔班江,欧青海,阿布都萨拉木.中药茉莉花的研究进展.科技信息,2008,5:43,44

[6] 刘海洋,倪伟,袁敏惠,等.茉莉花的化学成分.云南植物研究,2004,26(6):687-690

[7] 邝晓聪,孙华,秦箐,等.茉莉花挥发油调控睡眠质量的实验研究.时珍国医国药,2011,22(1):26-28

[8] 邓砚,覃丽佳,谭钧,等.茉莉花提取液对老龄小鼠的抗氧化作用.中国医药导报,2009,6(5):17,18

[9] 黄锁义,罗建华,张丽丹,等.茉莉花茎总黄酮提取及对羟自由基清除作用.时珍国医国药,2008,19(3):592,593

[10] 施淑萍,曾靖,黄玉珊,等.茉莉根水提取液的耐缺氧作用研究.时珍国医国药,2005,16(8):801,802

[11] 江苏新医学院.中药大辞典(上册).上海:上海科学技术出版社,1977:1280

（焦　玉）

400. *Jatropha curcas*（麻疯树）

【民族药名】　膏桐、"麻烘罕"、"哈马洪"(傣族);"权木牢"(基诺族);膏桐、"同奈"(傈僳族);桐子树(佤族);"茶唷"、"棵登"、"棵鸣洗"(壮族)。

【来源】　大戟科植物麻疯树 *Jatropha curcas* L. 的根、树皮、叶、果实、种子。全株有毒,种子有大毒。根、树皮四季可采,多为鲜用,果实或种子秋季成熟时采集。

灌木或小乔木,高2~5m;幼枝粗壮,绿色,无毛。叶互生,近圆形至卵状圆形,长宽略相等为8~18cm,基部心形,不分裂或3~5浅裂,幼时背面脉上被柔毛;叶柄长达16cm。花单性,雌雄同株;聚伞花序腋生,总花梗长,无毛或稍被白色短柔毛;雄花萼片及花瓣各5枚;花瓣披针状椭圆形,长于萼片1倍;雄蕊10,二轮,内轮花丝合生;花盘腺体5;雌花无花瓣;子房无毛,2~3室;花柱3,柱头2裂。蒴果卵形,长3~4cm,直径2.5~3cm;种子椭圆形,长18~20mm,直径11mm。花期9~10月。

生于平地或丘陵坡地,常栽培于园边作绿篱。分布于西南地区及广西、广东。

【药用经验】　傣族　根、树皮、叶:用于跌打瘀肿、外伤出血、大便秘结、产后虚弱、恶露不止、不思欲食(《傣药录》、《版纳傣药》、《滇药录》)。果、叶:用于跌打、浮肿、外伤出血、便秘(《傣医药》)。基诺族　叶、树皮:用于跌打肿痛、骨折、皮肤瘙痒、湿疹(《基诺药》)。傈僳族叶、树皮:效用同基诺族。又用于急性胃肠炎(《怒江药》)。佤族　树皮和叶鲜品:绞汁外用于跌打肿痛、骨折、创伤、皮肤瘙痒(《中佤药》)。壮族　树皮:用于尿路感染。树皮与叶:共捣敷用于无名肿毒,捣汁搽患处用于烧烫伤、小儿鹅口疮,捣烂炒热调酒敷患处用于无名肿毒。种子:捣敷用于牙龈肿痛(《桂药编》)。

【使用注意】　种子有大毒,忌内服。其他部位有毒,内服宜慎。内服可取鲜叶(去叶柄)2~3片,捣烂后取汁加水煎服。外用捣敷或将叶烤软揉烂擦患处。

【中毒与解毒】　麻疯树种子因有大毒,食用或内服1~2粒即出现头晕、腹泻、呕吐、上腹有灼烧感等副反应,多食(7~8粒)可致命[1]。种子含较多的脂肪油,油中含麻疯树毒素(curcin)与巴豆相似,但作用较弱。枝叶毒性次于种子,叶中麻疯树毒素含量较少,但内服亦引起上腹烧灼感、恶心、呕吐,严重者头眩晕、血压下降、呼吸抑制、心率减慢,能显著缩短血凝酶原时间。解救方法[2]：(1)早期用1∶4000高锰酸钾或温开水洗胃,之后服活性炭末或通用解毒药。(2)内服中毒的可服鞣酸蛋白、蛋清、阿拉伯胶浆。(3)呼吸困难时,肌内注射呼吸兴奋剂。(4)剧烈腹痛时,可肌内注射硫酸阿托品等,无呼吸抑制时可肌注盐酸吗啡10~15mg。(5)服蜜糖、黄糖,饮糖水。(6)甘草60g,煎汤内服。(7)番稔干、土炒白术、石榴皮各9g,清水一碗半,煎至一碗饮服。(8)寒水石60g,煎汤服。(9)板蓝根30g,小蓟12g,绿豆30g,黄柏15g,甘草9g,水煎2次,合并两次煎液,分次服。连服2~4剂。

【药材鉴定】 **性状** (1)树皮:根皮厚3~5mm,外表皮红棕色至棕黑色;断面近内表皮处具渗出物,呈棕黑色树脂状。茎皮较薄,厚1~2mm,外表面粗皮常呈薄片状剥落,露出淡绿色内层表皮;散在类圆形黄棕色皮孔及叶柄的残迹;内表面黄白色至棕黄色,具细密纵纹。质坚脆。气微,味淡。(2)种子:形似蓖麻子,呈椭圆形或卵形,长1.6~2.1cm,宽0.8~1.2cm。表面较粗糙,灰黑色、黑色或深黑褐色,常有众多凹点状或沟状裂纹。一面稍平,另一面拱圆或较隆起,稍平的一面多有一条明显的纵裂纹及较多的沟状裂纹;一端有灰白色的菱形种脐和棕黑色稍突起的种阜或脱落的疤痕。种皮较厚,质硬而脆,剥去后可见一层薄膜状乳白色的内种皮,贴于胚乳。胚乳肥厚,白色,显油性,子叶2,菲薄。气微,味淡微涩而持久麻舌[2,3]。

显微特征 (1)种子横切面:外种皮由栅状石细胞层、薄壁组织、柱状石细胞层和纤维状石细胞层组成。栅状石细胞层为1列呈栅状长方形的石细胞,排列整齐紧密,侧壁较薄,外壁极厚,胞腔含黄棕色至黑棕色物;该石细胞层外缘可见间断,间断处内侧为薄壁细胞。薄壁组织为数列至10余列薄壁细胞,内侧的3~4列较小;薄壁组织中偶见或可见草酸钙簇晶,并可见乳汁管。柱状石细胞层为1列较小而多呈短柱形或柱形的石细胞,排列整齐紧密,内含黄棕色物。纤维状石细胞1列,单个呈细长纤维状,多弯曲,径向紧密排列,胞腔内含棕黑色物。内种皮薄,与外种皮分离,由数列切向压扁的薄壁细胞组成,内侧有维管束。内种皮以内为较薄的颓废组织,有时与内种皮分离。胚乳层薄壁细胞含油滴和糊粉粒。子叶薄,多与胚乳分离。内种皮、胚乳及子叶薄壁组织中均密布细小草酸钙簇晶[2]。(2)种子粉末:灰黄色至灰黑色。外种皮石细胞有3类:一类为栅状石细胞,多成束,排列整齐紧密,外壁外侧平齐,石细胞呈栅状长方形或不规则长方形,长60~200μm,直径13~25μm,壁3面较薄,外壁极厚,达20μm,纹孔及孔沟可见,胞腔内含黄棕色至黑棕色物;一类为较小的柱状石细胞,多个并行排列,石细胞呈不规则短柱形、柱形、类长圆形或不规则扁圆形,长8~65μm,直径8~25μm,末端钝、钝圆或较平,壁厚或较厚,有时可见稍稀而明显的孔沟或狭长倾斜的纹孔;另一类为细长的纤维状石细胞,常弯曲,成束排列整齐,多碎断,完整者长达900μm,直径10~15μm,末端钝、圆钝或截形,壁厚或较厚,纹孔及孔沟较密,胞腔内含黑棕色物。乳汁管多有分枝,无色或棕黄色,直径20~50μm。内种皮、胚乳及子叶薄壁组织密布细小草酸钙簇晶,直径7~20μm;胚乳、子叶薄壁组织尚有油滴、糊粉粒。螺纹导管细长,直径8~18μm。

薄层色谱 取种子粉末2g,加石油醚(90~120℃)20ml,超声处理1小时,滤过,残渣加乙酸乙酯20ml,超声处理40分钟,滤过,滤液蒸干,加无水乙醇1ml使溶解,作为供试品溶液。另取麻疯籽对照药材2g,同法制成对照药材溶液。吸取上述2种溶液各6μl,分别点于同一硅胶G薄层板上,以环己烷-苯-乙酸乙酯-冰醋酸(20∶4∶6∶0.5)为展开剂,展开,取出,晾干,喷以10%硫酸乙醇溶液,在105℃加热至斑点显色清晰。供试品色谱中,在与对照药材色谱相应的位置上,显相同颜色的斑点[3]。

【化学成分】 主要含脂肪油,油中含麻疯树毒素(curcin)[4];新鲜叶含牡荆素(vitexin)、异牡荆素(isovitexin)、芹素(apigenin)等[4]。

【药理毒理】　1. 药理作用:树皮提取物中的多酚类化合物具有抗氧化作用[5],种子具有抑菌杀虫、峻下致泻等活性[1]。2. 毒性:本品为细胞原浆毒,超量或误服易中毒,其所含毒蛋白能溶解红细胞,使局部组织坏死变性,并有抑制心脏、降低血压、抑制呼吸等作用[2]。

参 考 文 献

[1] 赵丹,吴旻,林莉莉.22例麻疯果仁集体中毒儿童的抢救与护理.护理学报,2007,14(11):70
[2] 朱亚峰.中药中成药解毒手册(第3版).北京:人民军医卫生出版社,2009:201,202
[3] Li C,Dai Y H,Wan D R,et al. Pharmacognostic and preliminary phytochemical investigations on *Jatrophae curcatis* semen. Phcog J,2011,2(18):1-5
[4] 谢宗万.全国中草药汇编(下册).第2版.北京:人民卫生出版社,1996:516,517
[5] Iqbinosa O O,Iqbinosa I H,Chiqor V N. et al. Polyphenolic contents and antioxidant potential of stem bark extracts from *Jatropha curcas*(Linn). Int J Mol Sci,2011,12(5):2958-2971

(焦 玉 李 聪)

401. *Jatropha podagrica*(佛肚树)

【民族药名】　"麻烘娘"、"麻烘亮"、"红花金花果"、"兽肚"(傣族)。

【来源】　大戟科植物佛肚树 *Jatropha podagrica* Hook. 的根。有毒(浆液有毒)。全年可采,洗净,切片,鲜用或晒干用。

直立灌木,不分枝或少分枝,高0.3~1.5m,茎基部或下部通常膨大呈瓶状;枝条粗短,肉质,具散生突起皮孔,叶痕大且明显。叶盾状着生,轮廓近圆形至阔椭圆形,长8~18cm,宽6~16cm,顶端圆钝,基部截形或钝圆,全缘或2~6浅裂,上面亮绿色,下面灰绿色,两面无毛;掌状脉6~8,其中上部3条直达叶缘;叶柄长8~16cm,无毛;托叶分裂呈刺状,宿存。花序顶生,具长总梗,分枝短,红色;花萼长约2mm,裂片近圆形,长约1mm;花瓣倒卵状长圆形,长约6mm,红色;雌花:雄蕊6~8枚,基部合生,花药与花丝近等长;雌花:子房无毛,花柱3枚,基部合生,顶端2裂。蒴果椭圆状,长13~18mm,直径约15mm,具3纵沟;种子长约1.1cm,平滑。花期几全年。

原产中美洲或南美洲热带地区;现作为观赏植物栽培。我国许多省区园林部门及花卉爱好亦有栽培。

【药用经验】　傣族　用于面黄肌瘦、疲乏无力、不思饮食、尿急、尿痛血尿(《滇药录》、《滇省志》、《傣医药》)及腹痛腹泻、红白下痢、小便热涩疼痛[1]。

【使用注意】　浆液有毒,慎用[2]。

【化学成分】　根含 japodagrin、japodagrone 等六种二萜类化合物[3]。浆液含环肽 podacycline A、podacycline B[4],树茎中分得四甲基吡嗪[5]。

【药理毒理】　抗菌作用:根中化合物 Japodagrin、Japodagrone 对革兰氏阳性菌有抗菌活性[3]。实验表明,根皮和根木质部的正己烷、氯仿、甲醇提取物均有广谱抗菌活性。正己烷部位活性大于氯仿和甲醇部位,以根皮正己烷提取物抗菌活性最强,其抗金黄色葡萄球菌、芽孢杆菌作用优于庆大霉素[6]。树茎中分得的四甲基吡嗪为抗菌物质[5]。

参 考 文 献

[1] 朱成兰,赵应红,马伟光.傣药学.北京:中国中医药出版社,2007:59

［2］茶旭,詹文涛. 中华本草傣药卷. 上海:上海科学技术出版社,2005:138

［3］Olapeju O Aiyelaagbe,Kayode Adesogan,et al. Antibacterial diterpenoids from *Jatropha podagrica* Hook. Phytochemistry. 2007, 68(19):2420-2425

［4］Albert J J Van den Berg,Stephan F A J Horsten,Jantina Kettenes-van den Bosch J,et al. Podacycline A and B,two cyclic peptides in the latex of *Jatropha podagrica*. Phytochemistry,1996,42(1):129-133

［5］陈汉平. 得自佛肚树茎中的抗菌物质-四甲基吡嗪. 国外药学(植物药分册). 1981,2(5):23

［6］Aiyelaagbe O,Adesogan E K,Ekundayo O,et al. The antimicrobial activity of roots of *Jatropha podagrica*. Phytother Res,2000,14 (1):60-62

（王　静）

402. *Juglans mandshurica*（核桃楸）

【民族药名】　核桃楸皮(朝鲜族)。

【来源】　胡桃科植物胡桃楸(核桃楸)*Juglans mandshurica* Maxim. 的树皮或根皮、叶,果实亦入药。青果有毒。树皮(根皮)多于春季、夏季之交采集,晒干。夏季、秋季采青果趁鲜捣碎泡酒备用;秋季采成熟果实,晒干。

乔木,高20m;髓部薄片状。单数羽状复叶长可达80cm;小叶9~17,矩圆形或椭圆状矩圆形,长6~18cm,宽3~7cm,有明显细密锯齿,上面初有稀疏柔毛,后仅中脉有毛,下面有贴伏短柔和星状毛。花单性同株;雄柔荑花序下垂,长9~20cm,雄蕊通常12;雌花序穗状,顶生,直立,有4~10雌花。果序长10~15cm,俯垂,通常有5~7果实;果实卵形或椭圆形,长3.5~7.5cm,直径3~5cm;果核球形、卵形或长椭圆形,有8条纵棱,各棱间有不规则皱折及凹穴,内果皮壁内有多数不规则空隙,隔膜亦有2空隙。花期5月,果期8~9月。

分布于我国东北、河北北部。

【药用经验】　朝鲜族　树皮或根皮:用于泄泻、痢疾、白带、目赤、神经性皮炎、疮、疥、蛇毒、白癜风、胃癌、食道癌、牛皮癣(《朝药录》)。叶:用于糖尿病;皮用于白癜风、牛皮癣(《图朝药》)。

【药材鉴定】　性状　树皮呈卷筒状或扭曲成绳状,长短不一,直径约2cm,厚2~4mm。外表面灰棕色,平滑有细纵纹,有少数圆形突起的皮孔及三角状叶痕;表面暗棕色,平滑而有细纵纹。质坚韧,不易折断而易纵裂,断面纤维性。气微,味微苦、涩。枝皮长短不一,可达1m以上,厚1~2mm,外表面浅灰棕色。气微,味微苦而略涩。

显微特征　枝干皮粉末:暗灰棕色。木栓细胞黄棕色,表面观呈多角形,壁较薄,非木化。纤维及晶纤维较多,甚长,成束或单个散在,平直或稍弯曲,大多碎断,直径13~27μm,壁极厚,木化,孔沟不明显,胞腔狭窄,线形,纤维束周围薄壁细胞含草酸钙簇晶,形成晶纤维,含晶细胞壁稍厚,非木化。草酸钙簇晶直径8~35μm,有的棱角宽钝,有的棱角锐尖,含晶细胞类方形,常数个相接,草酸钙簇晶排列成行。石细胞大多数个相聚,少数单个散在,呈多角形、类圆形、矩圆形、类方形、类长方形或短梭形,直径16~55μm,长达85μm,壁厚薄不一,孔沟明显或稀少,胞腔甚小或无。淀粉粒稀少,多为单粒,类圆形、卵圆形或椭圆形。

薄层色谱　取本品枝干皮粉末1.5g,加入1mol/L盐酸溶液50ml,水浴中加热水解3.5小时,滤过,取滤液20ml,置分液漏斗中,加乙酸乙酯振摇提取2次,每次20ml,合并提取液浓缩至干,残渣加无水乙醇1ml使溶解,作为供试品溶液。另取没食子酸对照品,加无水乙醇制成每1ml含1mg的溶液,作为对照品溶液。吸取上述2种溶液各2~5μl,分别点于同一以羧甲基纤维素钠为黏合剂的硅胶 G 薄层板上,以三氯甲烷-乙酸乙酯-甲酸(6∶4∶1)为展开剂,展开,取出,晾干,喷以 2%三氯化铁乙醇溶液。供试品色谱在与对照品色谱相应的位置上,显相同颜色的斑点。

【化学成分】 树皮或根皮主要含萘醌及其苷类化合物,如胡桃醌、氢化胡桃醌及其苷;含二芳基庚烷类化合物;也含黄酮类化合物,如双氢槲皮素(toxifolin)、阿福豆苷(afzelin)、槲皮苷(quercitrin)、杨梅苷(myricitrin)、槲皮素(quercetin)、槲皮素-3-*O*-β-D-半乳糖苷、山奈酚(kaempferol)、山奈酚-3-*O*-β-D-葡萄糖苷、山奈酚-3-*O*-β-D-半乳糖苷、淫羊藿苷 C 等[1];尚含挥发油、有机酸、醇类、糖类等化合物。

【药理毒理】 1. 抗肿瘤作用:胡桃醌对肿瘤细胞 DNA 的合成有明显的抑制作用,且随剂量的增加作用增强;核桃楸提取液可诱导 K562 细胞的 p53 蛋白和 p21 蛋白的表达;核桃楸乙醇提取液可诱导 Hela 细胞凋亡[1];核桃楸果水提物对 S180、H22、LWS 造型小鼠肿瘤均有一定的抑制作用[2];核桃楸皮乙酸乙酯提取物可明显抑制小鼠前胃癌细胞 MFC 细胞增殖,促进细胞凋亡[3]。2. 抗氧化作用:核桃楸青果皮可降低小鼠血清及脾细胞培养上清中 MDA 的质量浓度,核桃楸青果皮可降低体内脂质过氧化程度。体外实验更直接地证明核桃楸可明显抑制由氢氧根负离子、过氧化氢和氢氧自由基导致的血浆和低密度脂蛋白氧化[1]。3. 镇痛作用:未成熟果实青核桃具有与吗啡相似的明显镇痛作用[1]。4. 抗菌作用:核桃楸内皮水煎剂对金黄色葡萄球菌、水弧杆菌、变形杆菌、产气杆菌等有较强抗菌作用;核桃楸提取物对白色念珠菌生长有强抑制作用,对深部致病性真菌有较强的抑菌和杀菌作用[1]。5. 调节免疫力:果实水提物能明显增强机体抗病能力和免疫功能[2]。6. 其他作用:核桃楸还具有抗 HIV、杀虫作用[1]。7. 毒理作用:树皮的水煎液给昆明种小鼠灌胃无明显毒性反应,树皮水煎液正丁醇提取物经实验证明也无显著毒理反应[4];树皮水提物以最大浓度最大容量灌胃给药,12 小时内给药 3 次,连续观察 7 天,无明显急性毒理反应[5]。

【附注】 核桃楸干皮及枝皮在华北、西北、华东等地区常混作秦皮用,应注意鉴别。

参 考 文 献

[1] 刘艳萍,翟光喜,臧恒昌. 核桃楸化学成分及药理活性研究进展. 齐鲁药事,2010,29(1):33-38
[2] 张厂,金周汉,宋崇顺. 核桃楸果水提物抗肿瘤作用的实验研究. 世界中医药,2010,5(3):210-212
[3] 林瑞新,房学东,曹宏,等. 核桃楸皮提取物对胃癌细胞增殖的影响. 中国生物制品学杂志,2010,23(3):294-296
[4] 才玉婷,雷涛,孟繁钦,等. 核桃楸皮正丁醇提取物的急性毒理研究. 牡丹江医学院学报,2010,31(2):42,43
[5] 孟繁钦,雷涛,才玉婷,等. 核桃楸皮水提物的急性毒理研究. 中国医药导报,2010,7(16):56,68

(胡　婧)

403. *Juglans regia*(胡桃)

【民族药名】 核桃仁(种子通称);"芒袋"(阿昌族);"别带"(德昂族);"喝夺"(傈僳族);"达日嘎"、"胡西根-楚莫"、"胡西嘎"(蒙古族);比核桃、"整挡坝"、"枳蒌"、"嘎丢豆浆桑"(苗族);女核桃(水族);"达嘎"、"达卡"、"达尔嘎"(藏族);"胡西根-楚莫"、核桃(土家族);胡桃、核桃(瑶族);"斯米"、"火斯米"、"绍蒉申格"(彝族)。

【来源】 胡桃科植物胡桃 *Juglans regia* L. 的果实、果皮、种子(核桃仁)、嫩枝、叶、全株亦入药。外果皮、叶有毒。秋季果实成熟时采收,除去肉质果皮,晒干,再除去核壳和木质隔膜(核桃仁);其他药用部位适时采收,干燥。

乔木，高 20~25m；髓部片状。单数羽状复叶长 25~30cm；小叶 5~11，椭圆状卵形至长椭圆形，长 6~15cm，宽 3~6cm，上面无毛，下面仅侧脉腋内有 1 簇短柔毛；小叶柄极短或无。花单性，雌雄同株；雄柔荑花序下垂，通常长 5~10cm，雄蕊 6~30 枚；雌花序簇状，直立，通常有雌花 1~3 枚。果序短，俯垂，有果实 1~3；果实球形，外果皮肉质，不规则开裂，内果皮骨质，表面凹凸或皱折，有 2 条纵棱，先端有短尖头，隔膜较薄，内里无空隙，内果皮壁内有不规则空隙或无空隙而仅有皱折。花期 4~5 月，果期 10 月。

我国各地广泛栽培。

【药用经验】　阿昌族　种仁：用于肾虚耳鸣、滑精遗尿；种皮用于疥癣（《德宏药录》）。德昂族　效用同阿昌族（《德宏药录》）。景颇族　效用同阿昌族（《德宏药录》）。傈僳族　果实：用于肾虚、咳喘、腰痛脚软、阳痿、遗精、小便频数、湿淋、大便燥结。叶外用治白带、痔疮、象皮腿肿胀（《怒江药》）。蒙古族　种子：用于虚寒喘嗽、腰膝酸软、遗精阳痿（《蒙药》）。抑“赫依”，平喘。用于腰膝酸软、遗精阳痿、便秘（《百科全书蒙医学》）。苗族　果实：用于小儿疝气、肾气虚弱、强筋壮骨（《苗医药》）。种仁：用于老年虚弱咳喘（《苗药集》）。水族　种子：用于补肾、催乳（《水医药》）。藏族　种仁：用于龙病、四肢筋络痉挛、腰膝酸软、大便燥结、遗精阳痿（《藏标》）。种仁：用于“龙”病、咳嗽、痰喘、腰膝酸痛、便秘、乳少、手足不能曲伸、四肢萎缩。种仁油：用于风病；外擦用于脱发。外果皮：捣烂擦头用于白发（《藏本草》）。种仁：用于手脚不能伸屈、下奶。榨油外擦用于脱发（《青藏药鉴》）。用于“龙”病引起的肢节僵缩、挛缩（《中国藏药》）。土家族　全株：用于肺虚咳喘、小便频数、哮喘（《土家药》）。　瑶族　种子：用于虚寒喘嗽、腰膝酸软、遗精阳痿（《湘蓝考》）。彝族　种子：用于肾虚喘咳、阳痿遗精、小便频数、大便燥结、腰膝酸软、疮疡痈疽（《哀牢》）。果实各部分及叶：用于肾虚咳喘、腿痛腰酸、遗精、食积、老人咳喘、尿频数（《彝药集》）。绿色外果皮：用于各种恶性肿瘤；外用治疥癣（《滇省志》）。果实各部分或叶：用于杨梅疮、梅毒、黄水疮、小儿头疮、干疮、皮肤发痒、风疹、食积、老人咳嗽、“气喘斯拉”、肝部疾病等。种子用于尿路结石、皮炎、湿疹、外耳道疮肿。嫩枝用于肿瘤、慢性气管炎。果实青皮用于胃痛（《彝植药》）。

【药材鉴定】　性状　种子（核桃仁）：多破碎，为不规则的块状，有皱曲的沟槽，大小不一；完整者类球形，直径 2~3cm。种皮淡黄色或黄褐色，膜状，维管束脉纹深棕色。子叶类白色。质脆，富油性。气微，味甘；种皮味涩、微苦。

显微特征　种子（核桃仁）粉末：黄白色或淡棕色。种皮表皮细胞淡棕色至棕色。表面观呈类多角形，直径 14~50μm，细胞壁平直，有的略呈连珠状增厚，细胞内含黄棕色物。气孔多见，扁圆形，直径 42~68μm，有的保卫细胞不等大，副卫细胞 3~8 个。

【化学成分】　外果皮含胡桃醌（juglone）、氢化胡桃醌-β-葡萄糖苷、鞣质、没食子酸等。果实及叶含黄酮类及其苷类化合物：槲皮素（quercetin）、山柰醇（kaempferol）、7-甲基二氢山柰醇（sakuranetin）、金丝桃苷（hyperin）、萹蓄苷（avicularin）、胡桃苷（juglanin）。种子含脂肪油、蛋白质、糖类。叶尚含肌醇、咖啡酸、没食子酸、缩合没食子酸、反油酸（elaidic acid）、α 及 β-氢化胡桃醌（hydrojuglone）、对羟基桂皮酸（p-coumaric acid）等。叶及果实含挥发油[1]。

【药理毒理】　1. 解痉作用：对支气管平滑肌有抗组织胺作用。2. 镇咳作用：动物试验证明核桃仁有镇咳作用。3. 抑制结石作用：核桃仁对大鼠草酰胺实验性尿路结石的形成有抑制作用。4. 抗氧化作用[2]：精制核桃油加维生素 E 组成的复合物对小鼠灌胃给药，发现具有明显的抗衰老作用，推测核桃油含有亚油酸、亚麻酸等不饱和脂肪酸以及多种微量元素和维生素，能够抑制生物膜的不饱和脂肪酸过氧化，达到稳定细胞膜的作用。5. 补肾壮阳作用[2]：以小鼠阳虚模型和肾虚模型进行试验,连续给小鼠灌胃给药葆春精胶囊(枸杞子、核桃仁等原料制成的保健食品)7~15 天,结果显示葆春精胶囊能显著提高阳虚小鼠在低温环境中的游泳存活时间,明显提高去势小鼠阴茎对外部刺激的兴奋性及敏感性,缩短阴茎勃起潜伏期,显著增加肾虚小鼠包皮腺、精囊腺前列腺及提肛肌指数,并能明显提高正常雄性小鼠的交配能力和精子数量。

6. 健脑益智作用[2]:核桃提取物在一定的剂量范围内可以提高发育期小鼠的神经递质如 NO 的水平,调节海马长时程增强效应,具有改善小鼠学习与记忆的作用。7. 美容作用[2]:连续给衰老小鼠灌胃西施口服液(以枸杞子、核桃仁、茯苓、大枣、蜂蜜等为原料制成的一种天然美容保健食品)6.25g/kg 30 天,结果表明,西施口服液能明显降低衰老小鼠血中 LPO 浓度和肝组织中的脂褐质(LF)的含量,显著提高衰老小鼠血中 SOD 的活力和皮肤及尾腱中羟脯氨酸的含量,并且还能显著增强小鼠的免疫功能和改善血虚小鼠的贫血症状。

　　【附注】　胡桃 *Juglans regia* L. 的干燥成熟种子为中药"核桃仁",收入中国药典 2015 年版。

参 考 文 献

[1] 谢宗万. 全国中草药汇编(上册). 北京:人民卫生出版社,2000:685,686
[2] 陈勤,李磊珂,吴耀. 核桃仁的成分与药理研究进展. 安徽大学学报(自然科学版),2005,29(1):86-89

(胡　婧)

内 容 简 介

本书是一部系统介绍我国各少数民族毒性药材的专著。分为绪论、正文、附录3部分。正文部分收载了41个少数民族所使用的毒性民族药927种(以基源数目计)，包括植物药825种、动物药67种、矿物药35种。其中以正文形式编写的毒性民族药有793种，其余种收于有关种类的附注之中。介绍了各毒性民族药的名称、俗名、基源、药用部位及毒性大小、采收、原动植矿物形态及生境和/或分布、炮制减毒方法、各民族药用经验、使用注意、中毒症状与解救措施、药材鉴定方法、化学成分或毒性成分、药理作用、毒性毒理，以及需说明的有关问题。为便于查阅及相关内容的比较，按基源的拉丁学名(矿物药为药材拉丁名或英文名)首字拉丁文或英文字母顺序排列。

本书适于民族医药和中医药的教学、科研、医疗机构，以及民族药的质量检验、管理部门和药品生产经营企业等机构及人员参考。

图书在版编目(CIP)数据

中国毒性民族药志:全2册 / 万定荣主编. —北京:科学出版社,2015.8

国家中医药管理局民族医药文献整理项目

ISBN 978-7-03-045231-3

Ⅰ.中… Ⅱ.万… Ⅲ.少数民族-民族医学-毒性-中药志-中国 Ⅳ.R281.4

中国版本图书馆 CIP 数据核字(2015)第 167512 号

责任编辑:刘 亚 曹丽英 / 责任校对:张凤琴 赵桂芬 桂伟利 张怡君
责任印制:徐晓晨 / 封面设计:黄华斌

科 学 出 版 社 出版
北京东黄城根北街 16 号
邮政编码:100717
http://www.sciencep.com

北京虎彩文化传播有限公司 印刷
科学出版社发行 各地新华书店经销

*

2016年1月第 一 版 开本:787×1092 1/16
2018年9月第三次印刷 印张:72 3/4 插页:1
字数:1 766 000
定价:358.00元
(如有印装质量问题,我社负责调换)

中国毒性民族药志

下卷

国家中医药管理局
民族医药文献整理项目

主　编　万定荣

科学出版社
北京

《中国毒性民族药志》

主 编 单 位

中南民族大学药学院

参 编 单 位

湖北省食品药品监督检验研究院

内蒙古医科大学蒙医药学院

湖北省襄阳市中医医院

湖北医药学院药学院

内蒙古民族大学蒙医药学院

华中科技大学药学院

武汉市药品医疗器械检验所

湖北省农科院中药材研究所

重庆三峡中心医院

《中国毒性民族药志》

编　委　会

中国毒性民族药志

下卷

国家中医药管理局
民族医药文献整理项目

主　编　万定荣

科学出版社
北京

内 容 简 介

本书是一部系统介绍我国各少数民族毒性药材的专著。分为绪论、正文、附录3部分。正文部分收载了41个少数民族所使用的毒性民族药927种(以基源数目计),包括植物药825种、动物药67种、矿物药35种。其中以正文形式编写的毒性民族药有793种,其余种收于有关种类的附注之中。介绍了各毒性民族药的名称、俗名、基源、药用部位及毒性大小、采收、原动植矿物形态及生境和/或分布、炮制减毒方法、各民族药用经验、使用注意、中毒症状与解救措施、药材鉴定方法、化学成分或毒性成分、药理作用、毒性毒理,以及需说明的有关问题。为便于查阅及相关内容的比较,按基源的拉丁学名(矿物药为药材拉丁名或英文名)首字拉丁文或英文字母顺序排列。

本书适于民族医药和中医药的教学、科研、医疗机构,以及民族药的质量检验、管理部门和药品生产经营企业等机构及人员参考。

图书在版编目(CIP)数据

中国毒性民族药志:全2册 / 万定荣主编. —北京:科学出版社,2015.8

国家中医药管理局民族医药文献整理项目

ISBN 978-7-03-045231-3

Ⅰ. 中⋯ Ⅱ. 万⋯ Ⅲ. 少数民族-民族医学-毒性-中药志-中国

Ⅳ. R281.4

中国版本图书馆 CIP 数据核字(2015)第 167512 号

责任编辑:刘 亚 曹丽英 / 责任校对:张凤琴 赵桂芬 桂伟利 张怡君
责任印制:徐晓晨 / 封面设计:黄华斌

科 学 出 版 社 出版

北京东黄城根北街 16 号
邮政编码:100717
http://www.sciencep.com

北京虎彩文化传播有限公司 印刷

科学出版社发行 各地新华书店经销

*

2016 年 1 月第 一 版 开本:787×1092 1/16
2018 年 9 月第三次印刷 印张:72 3/4 插页:1
字数:1 766 000

定价:358.00 元
(如有印装质量问题,我社负责调换)

编 写 说 明

1. 本书分上、下卷出版,上卷的正文部分为毒性植物药种类;下卷为上卷未排完的毒性植物药种类及毒性动物药、毒性矿物药种类。全书共收录我国毒性民族药 927 种(以基源数目计,下同),其中植物药 825 种,动物药 67 种,矿物药 35 种。以正文形式收录毒性民族药 793 种(植物药 704 种,动物药 54 种,矿物药 35 种)。其余 134 种(植物药 121 种,动物药 13 种)收于有关种类的附注之中。药物种类按毒性大小分大毒、有毒和小毒三大类,其中有大毒的 102 种,有毒的 359 种,有小毒的 466 种。

2. 本书编写的目的,是通过全面的文献资料的查阅整理,系统介绍我国有毒的民族药种类、资源分布,比较不同民族的药用经验;重点针对加强有毒民族药的安全使用问题,介绍有毒民族药的炮制减毒方法、使用注意、中毒后的救治措施、药材的鉴定特征,以保障药物准确、安全的使用;在介绍药物化学成分的同时注意指出其毒性成分,介绍药物的药理作用时注重记述其毒理毒性,以利于毒性民族药种类的科学研究和安全使用。

3. 由于药材基源种类分布及各民族药用习惯(药用部位、功效等)的特殊性,某一(某些)少数民族作为同种药物使用的多基源种类,在其他少数民族可能不作药用或作为不同的药物品种应用。因此本书以药物的基源为单元进行编排收录。

4. 为了便于比较同属动植物药物种类的疗效应用、化学成分、药理活性、毒性、药材鉴别等内容的共性及差异和有关规律性,提供研究应用的便利,本书将来源于同属的植物药或动物药编排在一起。其编排顺序,植物药和动物药按其基源(原植物、原动物)拉丁学名首字的字母顺序(A,B,C,…)排列,第一个词相同者,按第二个词的字母顺序排列,依次类推;矿物药按药物的拉丁名称或英文名称的相应顺序排列。对于个别尚无拉丁名称或英文名的矿物药,则采用其中文名称的汉语拼音名,如蒙药"万年灰"(wannianhui)。

5. 中文药名的确定,原则上首选《中国药典》名称,次选《中国民族药志》(1~4卷)、《中华本草》及省级药材标准中收录的名称;如多个民族药用,则采用了多数民族通用名;如多民族药名不一致,则用原动物、植物、矿物中文名作为药名。由于全书是以药物基源为单元进行排序,部分药材通用名称相同的种类就采用了相同的中文药名。

6. 编写内容:每个药物种类之下,记载了其民族药名、来源(包括药物基源、药用部位及有毒部位、采收加工、原动植物或矿物形态及生境分布)、炮制、药用经验、使用注意、中毒与解毒、药材鉴定、化学成分、药理毒理、附注及参考文献等项内容。对于目前尚无相关研究或尚未查阅到相应研究内容的,某些药物种类可有部分项的记载空缺。

7. 正文中的民族药名、炮制、药用经验等项内容涉及多个民族者,一律按以下顺序排列:阿昌族、白族、保安族、布朗族、布依族、傣族、达斡尔族、德昂族(原称崩龙族)、侗族、东乡族、独龙族、鄂温克族、高山族、仡佬族、哈尼族、赫哲族、回族、京族、景颇族、基诺族、哈萨克族、柯尔克孜族、朝鲜族、拉祜族、黎族、傈僳族、珞巴族、满族、毛南族、苗族、门巴族、蒙古族、仫佬族、纳西族、怒族、鄂伦春族、普米族、羌族、俄罗斯族、撒拉族、畲族、水族、塔吉克族、塔塔尔族、藏族、土族、土家族、佤族、维吾尔族、乌孜别克族、锡伯族、瑶族、彝族、裕固族、壮族。

8. 各药用植物种类的拉丁学名(包括中文名称),通常采用《中国植物志》记载的名称或《中国植物志》英文版修订后的名称,过去常常使用的异名则置于正名之后的括号中。采用的植物分类系统与《中国植物志》一致,如被子植物采用恩格勒系统。植物形态一般采用《中国植物志》或《中国高等植物图鉴》上的描述,对于少量描述过详、文字过多的种类,作了不违背专业要求的缩减。

9. 本书中动物药、植物药【来源】和【药用经验】项中的药用部位,凡未特别说明鲜用者,均指干燥品。【民族药名】和【药用经验】中凡以引号标示的内容,均为少数民族用语的汉字音译或少数民族术语的汉字表达。

10.【炮制】项原则上收载有文献记载的各民族用于降低药物毒性或副作用的炮制方法,对中医用于降低毒性的炮制方法也予收载用于参考。炮制方法参考文献主要为田华咏等主编的《中国民族药炮制集成》(中医古籍出版社,2000),以及《中国药典》相关品种的炮制减毒方法。但本项不包括用于其他炮制目的的炮制加工方法。

11.【药用经验】中,如果药物种类仅有一个药用部位(如根茎或叶),或虽有多个药用部位但功效应用完全一致者,则在功效应用表述部分不重复记载药用部位;有两个以上药用部位但疗效不同或有差异时,则标明具体的药用部位;同一民族有引用不同专著的药用经验时,后面专著中的药用部位如与前一专著中的药用部位相同,记载时予以省略。此外,有少数药物种类虽有多个药用部位,但参考文献在其疗效前面未标明时,在【药用经验】项也相应空缺了药用部位。【药用经验】中,凡未特别标明外用者,一般是指内服应用。

【药用经验】一项除引用贾敏如等主编《中国民族药志要》(2005)一书的有关内容外,又增加了30余本来源于其他民族医药专著中的相关内容。为节省篇幅,本项中的参考文献(专著)一律使用简略语,其专著全名等信息列于书后的附录中。

12.【使用注意】和【中毒与解毒】中收载的内容均来源于参考文献。由于文献记载有可能不完备,文献查阅也可能有疏漏,故使用注意及中毒后的抢救措施仅供临床医师参考。

13.【药材鉴定】项中,植物药一般收载了性状、显微特征或薄层色谱等鉴别内容;动物药主要记述了药材性状;矿物药收载了性状和理化鉴别等内容。药材鉴定参考书目列于本书后的附录中。

14. 各药物种类的化学成分和药理毒理(毒性)作用,尽可能查阅了国内外的最新研究成果,文献查阅的时间一般截止到2013年年底。

15. 部分药物种类设有【附注】项,主要简略介绍了来源于同属(动物、植物类),但现代鉴定、化学、药理研究不多或尚未研究的药物种类,还介绍了收载于《中国药典》的情况,以及在正文中未予记载但有必要说明的其他相关问题。

16. 本书中对各药物的毒性及毒性大小的描述,绝大部分引用于国内中草药、民族医药文献专著及相关论文的记载。文献中关于有小毒的种类可能有极少数在不同专著中的记载有所不同,即某些文献记载为有小毒的,但在另一些文献中可能没有关于毒性的记载。本书的取舍原则是,如有文献记载其有小毒并明确介绍了中毒现象,或有文献记载其有小毒但没有发现其他文献明确肯定其无毒,以及我们无法用现代知识判断其无毒时,均作为有小毒药物予以收载。

目　　录

上　　卷

下 卷

第一部分 毒性植物药类

404. *Knoxia valerianoides*（红大戟）

【民族药名】 红大戟（通称）；"石刀"（彝族）

【来源】 茜草科植物红大戟 *Knoxia valerianoides* Thorel. ex Pit. 的块根。有小毒。夏季、秋季挖根，除去茎及须根，洗净，晒干，或用开水烫过后晒干。

多年生草本，高 30~100cm。块根通常 2~3 个，纺锤形，红褐色或棕褐色。茎直立或上部稍呈蔓状，稍具棱，不分枝或很少分枝。叶对生，无柄；叶片长椭圆形至条状披针形，长 2~10cm，宽 0.5~3cm，先端窄或短渐尖，基部楔形，全缘，有短毛，尤以脉上为多。托叶短鞘形，长8~10mm，基部阔，顶端有细小、披针形的裂片。聚伞花序顶生，花多数，密集成球形，直径 1~1.5cm，花小，淡紫红色或有时白色，无柄；花萼 4 齿裂；花冠管状漏斗形，长 2~3mm，喉部密被长毛，先端 4 裂；雄蕊 4，着生于花冠管中部；子房下位，2 室，花柱细长，柱头 2 裂。果实很小，卵形或椭圆形。花期春夏之间。

生于低山坡草丛中半阴半阳处。分布于福建、广西、广东、海南及云南等省区。

【炮制】 煨制、醋制降低毒性、提高疗效[1]。彝族 煨制：取面粉适量加水，做成面皮，将红大戟包裹好后置炉火旁煨至面皮呈焦黄色，剥去面皮，趁热切成约 0.1cm 的厚片。壮族 醋制：取净红大戟与醋拌匀，稍闷，置锅内煮至药透心，醋被吸收为度，取出切薄片，干燥。每100kg 药材用醋 30kg。

【药用经验】 彝族 用于水肿腹痛、胸腹积水、痰饮喘满、疮疡肿毒、贫血、劳伤等（《楚彝本草》）。用于劳伤、小儿疳积、营养不良、胃炎水肿（《彝药志》）。

【使用注意】 日用量 1.5~3g，入丸散服，每次 1g；醋制用后内服。外用适量，生用。不宜与甘草同用。孕妇及体质虚寒者忌服。

【中毒与解毒】 过量服用后 0.5~2 小时发病。中毒症状：早期咽喉部肿胀、充血、剧烈呕吐、吐出物带血、腹痛、腹泻、头痛、头晕、心悸、血压下降，严重者脱水、呼吸困难、脉搏细弱、体温下降、昏迷痉挛，最后发生呼吸或循环衰竭而死亡。救治措施：(1)洗胃，服生鸡蛋、牛乳等。(2)补液，纠正电解质紊乱及脱水，尿量增加后注意补钾。(3)呼吸抑制时给予呼吸兴奋剂，如苯甲酸钠咖啡因、山梗菜碱、尼可刹米等。(4)菖蒲 30g，黑豆 15g，水煎顿服；甜桔梗 30g，煎汤内服；或芦根 120g、白茅根 30g、金银花 15g，水煎服[2]。

【药材鉴定】 性状 本品略呈纺锤形，偶有分枝，稍弯曲，长 3~10cm，直径 0.6~1.2cm。表面红褐色或红棕色，粗糙有扭曲的纵皱纹。上端常有细小的茎痕。质坚实，断面皮部红褐色，木部棕黄色。气微，味甘、微辛。

显微特征 横切面：木栓细胞数列。韧皮部宽广。形成层成环。木质部导管束断续径向排列,近形成层处者由数列导管组成,渐向内呈单列或单个散在。射线较宽。薄壁组织中散在含草酸钙针晶束的黏液细胞和含红棕色物的分泌细胞。

薄层色谱 取本品粉末0.1g,加甲醇1ml,超声处理30分钟,静置或离心,取上清液作为供试品溶液。另取红大戟对照药材0.1g,同法制成对照药材溶液。再取3-羟基巴戟醌和芦西定对照品,加甲醇分别制成每1ml各含0.1mg的溶液,作为对照品溶液。吸取上述四种溶液各5μl,分别点于同一硅胶G薄层板上,以三氯甲烷-丙酮-甲酸(8∶1∶0.1)为展开剂,展开,取出,晾干,紫外光灯(365nm)下检视。供试品色谱在与对照药材色谱和对照品色谱相应的位置上,显相同颜色的荧光斑点;在氢氧化钠试液中快速浸渍后,日光下检视,显相同颜色的斑点。

【化学成分】 主要含有蒽醌和黄酮类成分。蒽醌类成分有虎刺醛(damnacanthal)、去甲虎刺醛(nordamnacanthal)、甲基异茜草素(rubiadin)、异茜草素(xanthopurpurin)、3-羟基巴戟醌(3-hydroxy morindone)、红大戟素(knoxiadin)、芦西丁(lucidin)、虎刺醇(damnacanthol)、1,3-二羟基-2-乙氧甲基-9,10蒽醌(ibericin)、1,3,5-三羟基-2-乙氧甲基-6-甲氧基-9,10-蒽醌(2-ethoxymethyl knoxiavaledin)、1,3,5-三羟基-2-甲酰基-6-甲氧基-9,10-蒽醌(2-formyl knoxiavaledin)、1,3-二羟基-2-甲氧基-9,10-蒽醌(1,3-dihydroxy-2-methoxy-9,10-anthraquinone)、1,3-二羟基-2-甲氧甲基-9,10-蒽醌(lucidin-methylether)、1-羟基-2-羟甲基-9,10-蒽醌(digiferruginol)、3-羟基-2-甲基-9,10-蒽醌(3-hydroxy-2-methyl-9,10-anthraquinone)、3-羟基-1-甲氧基-2-甲基-9,10-蒽醌(rubiadin-1-methyl ether)、1,3-二羟基-2-乙氧甲基-6-甲氧基-9,10-蒽醌(6-methoxy lucidin ethyl ether)、1,3,6-三羟基-2-甲基-9,10-蒽醌(1,3,6-trihydroxy-2-methyl-9,10-anthraquinone)、1,3-二羟基-2-羟甲基-6-甲氧基-9,10-蒽醌(1,3-dihydroxy-2-hydroxymethyl-6-methoxy-9,10-anthraquinone)、1,3,6-三羟基-2-甲氧甲基-9,10-蒽醌(1,3,6-trihydroxy-2-methoxymethyl-9,10-anthraquinone)、3,6-二羟基-2-羟甲基-9,10-蒽醌(3,6-dihydroxy-2-hydroxymethyl-9,10-anthraquinone)等。黄酮类成分有山奈酚-3-O-β-D-吡喃葡糖苷(kaempferol-3-O-glucopyranoside)、山奈酚-3-O-β-D-6″-乙酰吡喃葡萄糖苷(kaempferol-3-O-6″-acetyl-glucopyranoside)、槲皮素-7-O-α-L-阿拉伯糖-3-O-β-D-6″-乙酰基吡喃葡糖苷(quercetin-7-O-α-L-arabinosyl-3-O-β-D-6″-acetylglucopyranoside)、山奈酚-7-O-α-L-阿拉伯糖-3-O-β-D-吡喃葡糖苷(kaempferol-7-O-α-L-arabinosyl-3-O-β-D-glucopyranoside)、槲皮素-3-O-β-D-吡喃葡糖苷(quercetin-3-O-β-D-glucopyranoside)、槲皮素-3-O-β-D-6″-乙酰吡喃葡萄糖苷(quercetin-3-O-β-D-6″-acetylglucopyranoside)等。还含有佛手柑内酯(bergapten)、苯甲酸(benzoic acid)、丁香酸(syringic acid)等成分[3~6]。

【药理毒理】 1.抑菌作用:对金黄色葡萄球菌和绿脓杆菌有较强的抑制作用。2.利尿作用:以红芽大戟煎水浓缩,饲喂小白鼠2小时后尿量明显增加[3]。3.泻下作用:本品含有蒽醌化合物,能刺激肠管平滑肌,增强肠蠕动,具泻下作用[7]。

【附注】 本品又为中药"红大戟",收入中国药典(2015年版)。药典规定须醋制后供内服[8]。

参 考 文 献

[1] 田华咏,瞿显友,熊鹏辉. 中国民族药炮制集成. 北京:中医古籍出版社,2000;215
[2] 高渌汶. 有毒中药临床精要. 北京:学苑出版社,2006;210
[3] 黄浩,韦鹏霄,岑秀芬,等. 药用植物红牙大戟研究概况. 热带农业科技,2005,28(2):32
[4] 王玉波,黄荣,林峰,等. 红芽大戟的化学成分研究. 云南大学学报(自然科学版),2004,26(3):254,255
[5] 王玉波,赵静峰,李干鹏,等. 红芽大戟化学成分研究. 药学学报,2004,39(6):439-441

[6] 赵峰，王素娟，吴秀丽，等. 红大戟中的蒽醌类化学成分. 中国中药杂志，2011，36(21)：2980-2986

[7] 郑虎占，董泽宏，佘靖. 中药现代研究与应用(第六卷). 北京：学苑出版社，1999：5651

[8] 国家药典委员会. 中国药典(一部). 北京：中国医药科技出版社，2015：150-151

（杨　琛　张　飞）

405. *Kopsia arborea*（蕊木）

【民族药名】　"麻蒙嘎锁"、"麻木"、"老雅檬果"、"麻蒙嘎梭"、"勐呵"（傣族）。

【来源】　夹竹桃科植物蕊木（云南蕊木）*Kopsia arborea* Blume（*Kopsia lancibracteolata* Merr.）的果实。有小毒。秋季、冬季采收成熟果实，晒干。

乔木，具乳汁；树皮灰褐色；叶腋间及叶腋内有淡黄色的钻状腺体，长约 1mm。叶对生，纸质，椭圆状矩圆形或椭圆形，长 12~17cm，宽 3.5~5.5cm，无毛或在幼叶略有微毛；侧脉每边约 20 条。聚伞花序复总状，粗壮；花萼 5 深裂，两面无毛，仅边缘有睫毛；花冠白色，高脚碟状，花冠筒内被微毛，花冠裂片 5 枚，向右覆盖；雄蕊 5 枚，着生在花冠筒喉部；花盘为 2 枚条状披针形的舌状片所组成，与心皮互生，长过心皮；心皮离生。核果椭圆形，长 2~3.5cm，成熟时黑色。花期 4~9 月，果期 9~12 月。

生于海拔 500~800m 山地疏林中或路旁。分布于云南南部。

【药用经验】　傣族　果实用于麻风（《中本草傣卷》、《傣药录》）、咽炎、乳腺炎、肾炎水肿（《民族药炮制集成》）。磨汁外擦患处用于（《傣医药彩图》、《中本草傣卷》）。

【使用注意】　果实有小毒，不作内服[1,2]。

【化学成分】　主要含生物碱类成分。果实含象牙仔榄树宁碱（eburnamenine）、柯蒲木酮碱（kopsanone）、5,18-二氧代柯蒲烷（5,18-dioxokopsane）、多果树酰胺（kopsinilamine）、蕊木宁（kopsinine）、多果树碱（pleiocarpine）等[1]。根及茎皮亦含生物碱蕊木宁以及 kopgamine、象牙胶（eburnamine）、(+)-5,22-dioxokopsane、(−)-tetrahydroalstonine、派利文碱（perivine）等[3,4]。枝叶含蕊木碱甲（methyl chanofruticosinate）、蕊木碱丙（methyl 11,12-methylenedioxychanofruticosinate）、蕊木碱乙（methyl demethoxycarbonyl-chanofruticosinate）及高根二醇（erythrodiol）、β-香树脂醇等[5]。

【药理毒理】　1. 保肝作用：果实中的柯蒲木宁碱灌服对四氯化碳（CCl_4）所致小鼠肝损伤有明显保护作用，对血清丙氨酸转氨酶（ALT）、天冬氨酸转氨酶（AST）升高均有显著抑制作用，并使嗜酸性变、脂肪性变、炎细胞浸润等肝脏病理损伤显著减轻[2]。柯蒲木宁体外能明显抑制大鼠肝微粒体丙二醇（MDA）的生成[1]。2. 其他作用：根及茎皮提出的总生物碱有镇痛作用[3]；蕊木碱甲、乙有促进细胞分化诱导的活性[6]。

【附注】　文献记载，其种子炒后能降低毒性，便于有效成分的煎出。取种子，置锅中炒至有爆裂声，取出，放凉[7]。

参 考 文 献

[1] 《中华本草》编委会. 中华本草(傣药卷). 上海：上海科学技术出版社，2005：271

[2] 朱成兰，赵应红，马伟光. 傣药学. 北京：中国中医药出版社，2007：11

[3] 周韵丽，黄知恒，黄丽瑛，等. 云南蕊木生物碱的研究. 化学学报，1984；12：1315-1317

[4] Feng X Z，Kan C，Potier P，et al. Monomeric Indole Alkaloids from *Kopsia officinalis*. Planta Med，1983，48(8)：280-282

[5] 李宝强，宋启示. 云南蕊木枝叶化学成分研究. 中草药，2008，39(9)：1299-1301

[6] 中国医学科学院药物研究所. 中草药现代研究(第1卷). 北京:北京医科大学、中国协和医科大学联合出版社,1995:188
[7] 田华咏,瞿显友,熊鹏辉. 中国民族药炮制集成. 北京:中医古籍出版社,2000:493

（王　静）

406. *Laggera pterodonta*（臭灵丹）

【民族药名】　臭灵丹（通称）；"朗呢"（阿昌族）；"粗烟筛"（白族）；"娜溜"（傣族）；"我洒喇嘛"（哈尼族）；"腰阔药娘"（基诺族）；"黑炎"（土家族）；"松那薄"（彝族）；"奈痛"（壮族）。

【来源】　菊科植物翼齿六棱菊 *Laggera pterodonta*（DC.）Benth. 的根、叶、全草。有小毒。秋季茎叶茂盛时采收,洗净,鲜用或晒干用。

　　草本。茎直立,上部分枝,高达1m,基部径约5mm,具沟纹,疏被短柔毛或杂有腺体,有时无毛,茎翅连续或有时间断,宽不超过2mm,有不整齐的粗齿或细齿,节间长1～3cm。中部叶倒卵形或倒卵状椭圆形,稀椭圆形,无柄,长7～10（15）cm,宽2～3.5（7）cm,基部长渐狭或渐狭,沿茎下延成茎翅,顶端短尖或钝,两面疏被柔毛和杂以腺体;上部叶小,倒卵形或长圆形,长2～3cm,顶端钝或短尖,边缘锯齿较小。头状花序多数,直径约10mm,在茎枝顶端排列成总状或近伞房状的大型圆锥花序,花序梗长约2cm,无翅,密被腺状短柔毛,总苞近钟形,长约8mm;总苞片约7层,外层或中部以上绿色,叶质或基部之边缘干膜质,长圆形或长圆状披针形,长4～5mm,顶端短尖,背面被腺状短柔毛,内层上部有时紫红色,干膜质,线形,长6～8mm,顶端渐尖,背面脊处被腺状短柔毛或无毛,最内层极狭,通常丝状。雌花多数,花冠丝状,长约7mm,顶端有4～5小齿。两性花约与雌花等长,花冠管状,向上渐扩大,檐部通常5裂,裂片卵状或卵状渐尖,背面有乳头状突起。瘦果近纺锤形,有10棱,长约10mm,被白色长柔毛。冠毛白色,易脱落,长约6mm。花期4～10月。

　　生于空旷草地或山谷疏林。分布于云南、四川、重庆、湖北西部、贵州及广西西南部。

【药用经验】　阿昌族　全草:用于感冒、咽喉炎、支气管炎、疟疾（《德宏药录》）。白族　全草:用于感冒、流感、中暑、口腔炎、扁桃体炎、咽喉炎、中耳炎、支气管炎、疟疾、疮疖、肿毒、烧烫伤、毒蛇咬伤、跌打损伤、骨折（《滇药录》）。傣族　全草:用于伤风感冒、咳嗽、百日咳、哮喘、腮腺炎、淋巴结炎（《傣药名录》）。哈尼族　全草:用于咽喉炎、支气管炎、疟疾、感冒（《哈尼药》）。基诺族　根及全草:用于感冒、中暑、口腔炎、疟疾;外用接骨（《基诺药》）。土家族　根或全草:用于感冒、上呼吸道感染、口腔炎、蛇咬伤（《土家药》）。佤族　根、叶:用于腹部热痛、尿黄、尿少、尿道感染、上呼吸道感染、扁桃体炎、咽喉炎（《中佤药》）。彝族　根:用于小儿消化不良、屙绿便（滇省志）。全草:用于胃寒食滞、脘腹冷痛、瘀血肿痛、痈疡、咽喉炎、气管炎、烫烧伤、恶疮肿毒、牙齿痛（《哀牢》）。壮族　全草:用于风热感冒、喉肿痛、肺热咳嗽、急性牙周炎、中耳炎（《滇药录》）。用于伤风感冒、咳嗽、百日咳、哮喘、腮腺炎、淋巴结炎（《滇省志》）。

【使用注意】　煎汤内服用量9～15g,或捣汁、研末服用;外用适量,捣敷。不可过量内服,孕妇及年老体弱者禁服。

【药材鉴定】　性状　全草长50～150cm,密被淡黄色腺毛和柔毛。茎圆柱形,具4～6纵翅,翅缘锯齿状,易折断。叶互生,有短柄;叶片椭圆形,暗绿色,先端短尖或渐尖,基部楔形,下延成翅,边缘有锯齿。头状花序着生于枝端。气特异,味苦[1]。

　　显微特征　（1）茎横切面:表皮细胞1列,细胞长圆形,壁略增厚,外被非腺毛。表皮内侧有3列木化的薄壁细胞,排列较整齐。韧皮纤维成束,壁厚;维管束大小不一,23～29个;束中形成层明显；导管散在，多角形，大小不一；木纤维较多，略呈径向排列。髓部宽广，约占横切面的2/3。（2）叶中脉横切面：表皮为1列不规则的表皮细胞，外被众多多细胞非腺毛，偶有单细胞非腺毛。上表皮内侧有2~4列厚壁细胞，下表皮内侧有1~4列厚壁细胞，多为2列；维管束5~8个，导管多角形，径向排列，韧皮部纤维束月牙形，纤维壁不甚厚；木化薄壁细胞位于维管束周围，并有木纤维散在。叶肉组织表皮内侧有1列栅栏组织，海绵组织不明显。（3）叶表面观：上、下表皮细胞壁均呈波状弯曲，上表皮气孔稀疏，下表皮细胞壁波状尤甚，气孔众多，均为不定式。腺毛由1至多个细胞组成，腺头常为8~12个细胞，排为2列，腺柄由5~8个细胞组成，排为2列，长可达560μm。非腺毛常由4~10个细胞组成，单细胞少见，长可达630μm。（4）全草粉末：粉末呈绿色。非腺毛众多，一种为多细胞，一种为单细胞，长28~630μm，直径4~18μm。木纤维长方形，直径11~18μm，壁孔稀疏。木薄壁细胞类长方形，直径11~21μm，壁孔明显，可见点状纹孔。韧皮纤维多成束，长梭形，长210~700μm，直径7~14μm，壁厚胞腔小。导管直径12~84μm，为具缘纹孔型，大小不一[2]。

薄层色谱　取本品粉末3g，加甲醇50ml，加热回流30分钟，滤过，滤液蒸干，残渣加甲醇2ml使溶解，作为供试品溶液。另取洋艾素对照品，加甲醇制成每1ml含1mg的溶液，作为对照品溶液。吸取上述2种溶液各5μl，分别点于同一硅胶GF$_{254}$薄层板上，以二氯甲烷-甲酸乙酯-丙酮（6：0.5：0.3）为展开剂，展开，取出，晾干，置紫外光灯（254nm）下检视。供试品色谱在与对照品色谱相应位置上，显相同颜色的斑点[1]。

【化学成分】　全草含挥发油、倍半萜及其苷类和黄酮类成分，叶中含挥发油约0.05%。倍半萜类主要有倍半萜醇、倍半萜酸和倍半萜苷。挥发油主要有臭灵丹二醇（pterodondiol）、臭灵丹三醇甲（pterodontriol A）[3]。黄酮醇化合物主要有金腰素乙（chrysosptertin B）和洋艾素（artemitin）[4]。尚含冬青酸（ilicic acid）、万寿菊素（patuletin）等[5]。

【药理毒理】　1. 抗病原微生物：臭灵丹液（每1ml含原药材0.25g）体外抑菌试验结果表明，对金黄色葡萄球菌有抑菌作用[6]。臭灵丹还具有抗流感病毒和单纯疱疹病毒的作用[7]。2. 抗炎作用：口服臭灵丹对实验性急性支气管炎有治疗作用[8]。3. 祛痰作用：家兔吸入0.9%氨水2小时，使其产生上呼吸道急性炎性反应，口服臭灵丹液能显著减少上呼吸道黏液分泌，减少过多的痰量[9]。4. 抗肿瘤作用：臭灵丹对肿瘤细胞的生长有显著的抑制作用，并通过调节细胞周期及诱导凋亡发挥抗肿瘤作用[10]。5. 毒性：水提取物小鼠腹腔注射LD$_{50}$为1.19g/kg[11]。

【附注】　本种的干燥地上部分收入中国药典（2015年版）一部，药材名为"臭灵丹草"。

参 考 文 献

[1] 国家药典委员会. 中国药典(一部). 2015年版. 北京：中国医药科技出版社，2015：284-285
[2] 韦群辉，李文军，饶高雄，等. 民族药臭灵丹的生药学研究. 云南中医中药杂志2004，25(6)：27-29
[3] 李顺林，丁靖垲. 臭灵丹中三个新的倍半萜醇. 云南植物研究，1993，15(3)：205-303
[4] 李顺林，丁靖垲. 臭灵丹中的黄酮成分. 云南植物研究，1994，16(4)：434-436
[5] 刘百联，张婷，叶文才，等. 臭灵丹化学成分的研究. 中国中药杂志，2010，35(5)：602-605
[6] 豆涛. 不同产地的臭灵丹体外抑菌作用比较. 中国药业，1988，7(5)：45
[7] Yang Guang-zhong, Li Yun-fang, Yu Xin et al. Terpenoids and flavonoids from *Laggera pterodonta*. Acta Pharmaceutica Sinica. , 2007，42(5)：511
[8] 江苏新医学院. 中药大辞典. 上海：上海人民出版社，1977：1889，1890
[9] 邓士贤，王德成，王懋德，等. 臭灵丹的祛痰及退热作用. 云南医药，1999，52(1)：491
[10] 曹长姝，刘百联，沈伟哉，等. 中药臭灵丹中黄酮类化合物的体外抗肿瘤活性研究. 中国中药杂志2011，16：2171-2174

[11] Zhao Yong-na, Reanmongkol Wantana, Zhang Rong-ping et al. Acute Toxicity and Antinociceptive Effect of *Laggera pterodonta* (DC) Benth Aqueous Extract in Mice. 天然产物研究与开发,2005,17(4):457-459

（聂　晶　董远文　丁　奇）

407. *Lagopsis supina*（夏至草）

【民族药名】 "托列因-奥如乐"、"查干-喜母体格"（蒙古族）；"兴托里尕保"、"辛木头勤"（藏族）。

【来源】 唇形科植物夏至草 *Lagopsis supina*（Steph. ex Willd.）Ik. -Gal. ex Knorr. 的全草、种子。有小毒。夏至前盛花期采收,鲜用或晒干用。

多年生上升草本。茎高 15~35cm,密被微柔毛,常在基部多分枝。叶具长柄,轮廓为圆形,直径1.5~2cm,3 深裂,通常越冬叶远较宽大,上面疏生微柔毛,下面沿脉上有长柔毛,其余部分有腺点。轮伞花序疏花,径约1cm;苞片刺状,弯曲;花萼筒状,钟形,5 脉,齿 5,三型,顶端有刺状尖头,果时 2 齿稍大;花冠白色,稀粉红色,长约7mm,花冠筒内无毛环,仅在花丝基部偶有微柔毛,上唇全缘,下唇 3 裂,中裂片宽椭圆形;雄蕊 4,2 强,着生于花冠筒中部,均内藏。小坚果长卵形,有鳞枇。花期 4~5 月,果期 5~6 月。

生于低山的水边、路旁旷地上,海拔可高达 2600m。分布于全国各省区。

【药用经验】 蒙古族　全草:活血、调经。用于月经不调、头晕、半身不遂、沙眼、结膜炎、遗尿(《蒙植药志》、《民族药志三》)。藏族　全草:效用同蒙古族(《藏药标》、《民族药志三》)。用于肝热、肝风、暴赤火眼、目珠胀痛、牙痛、冻疮(《滇省志》)。地上部分和种子:用于血热证、血热上行引起的目赤肿痛、翳障、虫病(《中国藏药》)。

【使用注意】 孕妇慎用。

【药材鉴定】 性状　茎呈方柱形,四面凹成纵沟,长 20~40cm,直径 1.5~3mm;表面灰绿色或黄绿色;质脆,易折断,断面中空。叶对生,脱落或残存,皱缩或破碎,完整者呈掌状 3 浅裂或深裂。轮伞花序腋生,花白色或淡棕黄色,多脱落;萼宿存、筒状、黄绿色。小坚果 4 枚,褐色。气微,味淡。

显微特征　(1)茎横切面:表皮细胞 1 列,外被角质层;亦具腺毛、非腺毛或其残基。表皮下棱角处具厚角组织;内皮层细胞 1 列,可见凯氏点。维管组织连续成环(嫩茎中断续环列),棱角处较宽厚。髓宽大,中心常形成腔隙。(2)叶表面特征:上表皮细胞垂周壁波状弯曲。下表皮细胞垂周壁深波状或波状弯曲,气孔以下表皮为多,常为不定式,亦见直轴式或不等式。非腺毛刚直、屈膝状或镰状弯曲,长 103~312μm,多为 2 细胞,壁薄、具疣点。腺毛有两类,一类由 1~2 细胞的柄部和 1~4 细胞的头部组成;另一类为鳞状腺毛,柄部单细胞,头部常为 8 细胞。

【化学成分】 主要含生物碱和黄酮类成分。生物碱有益母草碱（leonurine）和水苏碱（stachydrine）。黄酮类有槲皮素（quercetin）、芫花素（genkwanin）、刺槐苷（robinin）、7-*O*-(6″-反式-对香豆酰基)-β-D-半乳糖-芹菜素苷［apigenin-7-*O*-［6″-(E)-p-coumaroyl］-β-D-ga-lactopyr-anoside］、7-*O*-(3″,6″-二-反式-对香豆酰基)-β-D-半乳糖-芹菜素苷［apigenin-7-*O*-[3″,6″-di-(E)-p-coumaroyl］-β-D-galactopyranoside］[1]。也含苯丙素苷类成分如洋地黄叶苷（purpureaside）、毛蕊花糖苷（acteoside）、肉苁蓉苷 B（cistanoside B）、焦地黄苯乙醇苷 A（jionoside A）[2]。还含二十酸十八醇酯（eicosanoic acid octadecyl ester）、二十酸-16-甲基-15,16-烯十七醇酯（eicosanoic acid-16-methyl-15,16-hetadecenyl ester）、棕榈酸（palmitic acid）、β-谷甾醇（sitosterol）、齐墩果酸

（oleanolic acid）和胡萝卜苷（daucosterol）[3]。

【药理毒理】　1.对血液系统作用:醇提物能降低血小板聚集与黏附、减少血栓形成、保护心肌功能、提高红细胞变形能力[4~6]。2.对淋巴系统作用:其生物碱能明显改善失血性休克大鼠的淋巴微循环障碍[7]。

参 考 文 献

[1] 李佳.中药夏至草的形态鉴定与化学成分研究.北京:北京中医药大学硕士研究生学位论文,2001

[2] 杨永利,郭守军,张继,等.夏至草亲水性化学成分的研究.西北植物学报,2001,21(3):551-555

[3] 袁久荣,李全文,李智立.夏至草化学成分的研究.中国中药杂志,2000,25(7):421-423

[4] 李延伟,雷慧,刘正泉,等.夏至草醇提物对急性循环障碍大鼠血小板功能的影响.中国微循环,2009,13(3):179-182

[5] 梁海峰,王伟平,张玉平,等.夏至草醇提物对实验性弥散性血管内凝血大鼠心肌损伤的影响.时珍国医国药,2008,19(7):1650,1651

[6] 张健,赵自刚,牛春雨,等.夏至草醇提物对急性微循环障碍大鼠血液流变性异常的干预作用.中国血液流变学杂志,2008,18(4):461-464

[7] 张玉平,刘艳凯,姜华,等.夏至草生物碱对失血性休克大鼠淋巴微循环的影响.中国微循环,2006,10(3):166,167

（焦　玉）

408. *Lantana camara*（马缨丹）

【民族药名】　"逼逼"（哈尼族）;马缨丹、五色梅（佤族）。

【来源】　马鞭草科植物马缨丹 *Lantana camara* Linn. 的根、全株。有小毒。春季、夏季采收,鲜用或晒干用。

直立或蔓生灌木。植株有臭味,高 1~2m,有时呈藤状,长可达4m。茎、枝均呈四方形,有糙毛,常有下弯的钩刺或无刺。单叶对生;叶柄长约1cm;叶片卵形至卵状长圆形,长 3~9cm,宽 1.5~5cm,基部楔形或心形,边缘有钝齿,先端渐尖或急尖,表面有粗糙的皱纹和短柔毛,背面具小刚毛,侧脉约5对。头状花序腋生,花序直径 1.5~2.5cm;花序梗粗壮,长于叶柄;苞片披针形,长为花萼的 1~3 倍,有短柔毛;花萼筒状,先端有极短的齿;花冠黄色、橙黄色、粉红色至深红色,花冠管长约1cm,两面均有细短毛,直径 4~6cm;雄蕊4,内藏。果实圆球形,成熟时紫黑色。全年开花。

生于海拔 80~1500m 的海边沙滩、路边及空旷地。我国庭园有栽培。福建、台湾、广东、广西有逸为野生。

【药用经验】　哈尼族　根、全株:用于无名肿毒（《哈尼药》）。佤族　全株:用于疟疾、肺结核、淋巴结核、流行性感冒、腮腺炎（《中佤药》）。

【使用注意】　本品有毒,内服用量 15~30g,不可过量。孕妇及体弱者忌用。

【中毒与解毒】　中毒症状:内服过量有头晕、恶心、呕吐等反应,重者全身衰弱、步态不稳、剧烈腹泻,后则便秘,大便因含被分解的血液而色深且臭,鼻及眼的分泌物增加以及发热、黄疸、对光过敏,可致死亡[1]。解毒方法[2]:(1)早期催吐、洗胃、导泻,内服活性炭末或通用解毒药。(2)静脉输液。(3)皮下或肌内给予硫酸阿托品。(4)中药治疗:甘草、绿豆各30g,水煎服;或大青叶 15g、大黄9g（后下）、枳实9g、青蒿12g、黄芩9g、栀子9g、当归9g、白芍9g、茯苓12g、甘草9g,水煎服;或当归 9g、大黄21g（后下）、明矾9g、生地黄9g,水煎即服。

【药材鉴定】　性状　根呈圆柱形,有分枝,长 25~65cm,直径 1.5~9mm,长短不一,粗细各异。表面黄棕色,有纵皱纹及根痕。质坚韧,难折断,断面皮部厚,木部黄白色。气微,味甘辛。茎略呈四方形,表面浅黄绿色,有节与分枝,具棱,嫩枝具倒钩状皮刺。质韧,难折断,断面皮部黄色,木部淡黄白色。中央具较大白色的髓部。气微,味甘辛[3]。

显微特征 (1)根横切面:木栓层较宽,由8~12列细胞组成。皮层较宽,薄壁细胞具较大间隙。韧皮部较窄,其外侧及韧皮部中具有石细胞或石细胞群。形成层明显,环状。木质部具大型导管,多单个散在,射线明显,由4~6列细胞组成。中央无髓部分化。(2)茎横切面:嫩茎呈四方形。表皮为1列长方形细胞,有非腺毛和腺毛。皮层由数列薄壁细胞组成,厚壁组织明显,成束分布于皮层内的棱角处。维管束外韧型,四棱角处的维管束发达,其余的维管束较小。韧皮部较窄,四棱角处具纤维束。形成层明显,环状。木质部导管椭圆形,木纤维多角形。中央具较大的髓部。髓射线宽窄不一,由2~8列细胞组成。(3)根、茎粉末:棕黄色。非腺毛众多,常为单细胞,有的壁疣明显。石细胞单个或成群,黄绿色,壁孔明显,直径30~52μm。纤维常成束,长320~850μm,直径20~35μm。导管为螺纹或网纹导管,直径22~48μm。草酸钙方晶较多,形状各异,直径6~15μm。分泌细胞多见,直径25~32μm,类圆形,内含橙黄色油滴。

【化学成分】 茎、叶主要含三萜类、挥发油和酚酸类成分。三萜类如马缨丹烯A、B(lantadene A,B)、马缨丹酸(lantanolic acid)、马缨丹异酸(lantic acid)、齐墩果酸(oleanolic acid)、齐墩果酮酸(oleanonic acid)、白桦脂酸(betulic acid)、白桦脂酮酸(betulonic acid)、马缨丹白桦脂酸(lantabetulic acid)、22β-羟基-3-氧代-12-齐墩果烯-28-酸(22β-hydroxy-3-oxo-olean-l2-en-28-oic acid)、24-羟基-3-氧代-12-齐墩果烯-28-酸(24-hydroxy-3-oxoolean-12-en-28-oic acid)、3-氧代-12-乌苏烯-28-酸(3-oxours-12-en-28-oic acid)[4]。挥发油含石竹烯(trans-caryophyllene)、α-葎草烯(α-humulene)、β-荜橙茄烯(β-cubebene)等[5]。酚类化合物有水杨酸(salicylic acid)、龙胆酸(gentisic acid)、雷琐酸(β-resorcylic acid)、阿魏酸(ferulic acid)、对羟基苯甲酸(p-hydroxybenzoic acid)[6]。也含香豆素类成分如6-甲基香豆素(6-methyl coumarin)。叶含马缨丹酮(lancamarone)、二甲基丙烯酰氧基马缨丹酸(lantanilic acid)、马缨丹黄酮苷(camaroside)、22-羟基马缨丹异酸(lantoic acid)、毛蕊花苷(verbascoside)、对香豆酸(p-coumaric acid)等[4]。

根含三萜类和环烯醚萜葡萄糖苷类成分[4]。三萜有路路通内酯(liquidambariclactone)[7]、马缨丹酸(lantanolic acid)、22β-O-当归酰马缨丹酸(22β-O-angeloyl-lantanolic acid)、齐墩果酸(oleanolic acid)、22β-O-当归酰齐墩果酸(22β-O-angeloyl-oleanolic acid)、22β-O-千里光酰基齐墩果酸(22β-O-senecioyl-oleanolic acid)、22β-羟基齐墩果酸(22β-hydroxyoleanolic acid)、19α-羟基熊果酸(19α-hydroxyursolic acid)、马缨丹熊果酸(lantaiursolic acid)、牛膝叶马缨丹二酮(diodantunezone)、异牛膝叶马缨丹二酮(isodiodantunezone)、6-甲氧基牛膝叶马缨丹二酮(6-methoxydiodantunezone)、7-甲氧基牛膝叶马缨丹二酮(7-methoxydiodantune-zone)、6-甲氧基异牛膝叶马缨丹二酮(6-methoxyisodiodantunezone)、7-甲氧基异牛膝叶马缨丹二酮(7-methoxyisodiodantunezone)、3β,19α-dihydroxy ursan-28-oic acid、21,22β-epoxy-3β-hydroxy olean-12-en-28-oic acid、28-norolean-12,17-diene triterpene lantigdienone[8]、lantanoic acid、camaranoic acid[9]等。环烯醚萜葡萄糖苷类成分有黄花夹竹桃臭蚁苷甲(theveside)、黄花夹竹桃臭蚁苷乙(theviridoside)、都桷子苷(geniposide)、8-表马钱子苷(8-epiloganin)、山栀苷甲酯(shanzhiside methylester)等。

【药理毒理】 1. 解热抗炎作用:叶含有的马缨丹烯A有解热作用。根水煎浓缩液有明显抗炎作用[4]。2. 对免疫功能的影响:叶能显著抑制中毒羊的细胞免疫和体液免疫功能,也显著降低脾网状内皮细胞非特异性吞噬功能[4]。3. 杀虫作用:茎、叶、花的提取物对烟粉虱、美洲斑潜蝇的产卵具有驱避和拒食作用[10]。全株提取液对根结线虫有抑杀作用[11]。4. 抑菌作用:全株提取物对黑曲霉菌、纹枯病菌等多种植物病原菌有较好抑菌活性[10]。水煎煮液和乙醇提取液对枯草芽孢杆菌、大肠杆菌和金黄色葡萄球菌等亦有抑制作用[12]。5. 抗肿瘤作用：马缨丹烯A、马缨丹烯B有抗肿瘤活性，马缨丹烯A可以抑制由TPA诱导的Raji细胞中爱-巴病毒的活性；马缨丹烯B可延迟小鼠皮肤乳头瘤的形成，降低荷瘤率及肿瘤数[13]。另含有的毛蕊花苷有抗微生物、免疫抑制和抗肿瘤作用，又是大鼠脑蛋白激酶C抑制剂[4]。根部乙醇浸提物有抑制HIV反转录酶活性[14]。6. 降压作用：含有的生物碱能降低狗的血压，加快加深呼吸，并引起战栗[3]。7. 镇痛、镇静作用：根水煮醇提部位对小鼠热致痛和醋酸致痛具有明显的镇痛镇静作用[15]。8. 其他作用：马缨丹烯A可以抑制由TPA诱导的Raji细胞中爱-巴病毒的活性；含有的毛蕊花苷有抗微生物、免疫抑制作用；又是大鼠脑蛋白激酶C抑制剂[4]。根部乙醇浸提物有抑制HIV反转录酶活性[14]。9. 毒性：小牛、羊、水牛等乳畜喂饲五色梅叶后可致慢性中毒而死亡[4]。叶中的毒素成分马缨丹烯A和马缨丹烯B，羊的口服中毒剂量分别为65~75mg/kg和200~300mg/kg。给兔灌服叶6g/kg或毒素成分125mg/kg，可引起黄疸、厌食和便秘，血浆非结合型胆红素尤其结合型胆红素增加，天冬氨酸转氨酶和酸性磷酸酶活性增加。豚鼠灌服毒素成分125mg/kg或口服叶粉，在48小时内产生黄疸、光致敏、肝肾损伤、高胆红素血症、高叶赤素血症、血浆尿素氮含量显著升高，酸性磷酸酶、天冬氨酸转氨酶、乳酸脱氢酶和谷氨酸脱氢酶活性明显增加；肝和肾脏黄嘌呤氧化酶活性提高。豚鼠中毒的肝脏蛋白和DNA含量降低，脂质含量增加，显著提高肝线粒体氧化酶的活性，降低与药物代谢有关的微粒体酶的活性，胞液谷胱甘肽-S-转移酶活性也降低，溶酶体酶漏出。

参 考 文 献

[1] 韦松基,黄祥远,危丽棉. 软枝黄蝉与马缨丹的生药学研究. 时珍国医国药,2007,18(11):2808,2809

[2] 朱亚峰. 中药中成药解毒手册. 第3版. 北京:人民军医出版社,2009:279

[3] 韦松基,黄祥远,危丽棉. 软枝黄蝉与马缨丹的生药学研究. 时珍国医国药,2007,18(11):2808,2809

[4] 《中华本草》编委会. 中华本草(第6册). 上海:上海科学技术出版社,1999:583,584

[5] 周晔. 马缨丹挥发油的化学成分分析. 亚太传统医药,2009,5(7):25-27

[6] 易振,张茂新,凌冰,等. 马缨丹及其酚类化合物对水葫芦生长的抑制作用. 应用生态学报,2006,17(9):1637-1640

[7] 何俊杰,郑炼付,霍天武,等. 马缨丹根化学成分及抑制HIV逆转录酶活性. 天然产物研究与开发,2011,23:25-29

[8] Bequm S,Zehra S Q,Ayub A,et al. A new 28-noroleanane triterpenoid from the aerial parts of *Lantana camara* Linn. Nat. Prod Res,2010,24(13):1227-1234

[9] Begum S,Zehra S Q,Siddiqui B S. Two new pentacyclic triterpenoids from *Lantana camara* Linn. Chem Pharm Bull,2008,56(9):1317-1320

[10] 苟亚峰,谬应林,孙世伟,等. 马缨丹化学成分及生物活性研究进展. 热带农业工程,2009,33(5):37-40

[11] 柯云,潘沧桑. 几种植物提取液对根结线虫的抑杀作用. 厦门大学学报(自然科学版),2007,46(5):711-714

[12] 林燕文,童义平. 马缨丹抑菌试验研究. 生物技术,2009,19(6):83-85

[13] 马伟杰,肖定军,邓松之. 马缨丹叶的三萜类化学成分研究. 广州化学,2004,29(4):14-19

[14] 何俊杰,郑炼付,霍天武,等. 马缨丹根化学成分及抑制HIV逆转录酶活性. 天然产物研究与开发,2011,23:25-29

[15] 吴萍,李振中,李安. 马缨丹根水煮醇提部位镇痛镇静作用的研究. 基层中药杂志,2002,16(2):20,21

（焦　玉）

409. *Laportea bulbifera*（红活麻）

【民族药名】　"拿给公"、"锐达棍"、"蛙斗"、红活麻、珠儿麻、活麻草、蛆儿麻（苗族）；"撒落"（藏族）；红活麻、珠儿麻、活麻草（土家族）；"拿给公"、"刺手风"（瑶药）；"汉铃"（壮族）。

【来源】 荨麻科珠芽艾麻 *Laportea bulbifera* (Sieb. et. Zucc.) Wedd. 的根、茎皮、嫩叶、珠芽、全草。有小毒。根秋季采集,洗净,晒干;茎皮秋季剥取、晒干;珠芽秋季摘取,嫩叶及全草随用随采。

多年生草本。主根下端簇集多数纺锤状肥厚的根,表面棕褐色或灰棕色。茎直立,高40~80cm,平滑或具短毛及少数螫毛。叶互生;叶片狭卵形或卵形,长7~13cm,宽3~7cm,先端渐尖,基部宽楔形或圆形,边缘具钝锯齿、圆齿或牙齿,两面均疏生短伏毛和螫毛,常以脉上较密;叶柄长2~6cm,无毛或具短柔毛及螫毛,通常由叶腋生出1~4个珠芽。雌雄同株;雌花序圆锥形生上部叶腋,无总梗,花被4~5,雄蕊4~5,退化子房杯状;雌花序近顶生,具总梗,花序轴及总梗密生短毛及螫毛,花被片4,内侧2枚花后增大。瘦果歪卵形,扁平,长2~3mm。花期7~8月,果期8~9月。

生于海拔800~1900m的山坡林下及阴湿的沟边、路旁或草丛中,喜阴湿环境。分布于我国华中、东北、西南、陕西南部、甘肃南部、山西、安徽、江西、广东、广西等地。

【药用经验】 苗族 全草或根:用于风湿性关节炎《苗药集》。根:用于风湿关节痛、跌扑损伤、营养不良性水肿。茎皮:烧炭存性,研末冲酒服治风湿麻木。嫩叶和珠芽:用于小儿疳积(《民族药志三》)。藏族 叶:用于风湿疼痛、风湿性关节炎(《藏本草》)。用于风湿(《滇省志》)。土家族 根:用于风湿性关节痛、跌扑损伤、营养不良性水肿。茎皮:烧炭存性,研末冲酒服治风湿麻木。嫩叶和珠芽:用于小儿疳积《民族药志三》。块根、茎:用于风湿性关节炎、腰痛、体虚水肿、跌打损伤、坐骨神经痛、风湿性心脏病(《民族药志要》)。瑶族 全草:用于小儿肺热咳喘、风湿痹痛、湿疹瘙痒小儿疳积(《民族药志要》)。用于无名肿毒、外感发热、小儿肺热喘咳(《湘蓝考》)。壮族 用于小儿疳积、尿路结石(《民族药志要》)。

【药材鉴定】 性状 根略呈纺锤状或细长圆锥状,数条至十余条集成簇状,多弯曲,有时稍扭曲,长2~10cm,直径0.2~0.6cm,簇生根顶端有红褐色残留茎基,下部常具小分枝。表面棕褐色或灰棕色,具纵皱纹。质硬而脆,易折断。断面淡红褐色,显纤维性及粉性。气微香,味涩,嚼之具黏滑感。

显微特征 (1)根(直径0.25~0.4cm)横切面[1]:最外可见颓废的木栓组织残存,呈棕褐色,内侧木栓细胞数列,常呈黄棕色,有的未栓化。皮层为10余列切向延长的薄壁细胞。韧皮部束窄小。形成层成环。木质部束狭长,导管较少。射线宽广,射线细胞呈径向排列,较整齐,位于形成层内者常含黏液质。纤维存在于皮层及以内各部位,在皮层及木质部分布较密,散在或2个至数个相聚,壁厚,常非木化或微木化,层纹明显;各部位纤维(尤皮层)有的呈分枝状或梭形、狭长形(为纤维横向分枝的纵面)。薄壁组织含草酸钙簇晶,常在皮层密布,射线及木薄壁细胞富含淀粉粒。(2)粉末[1]:淡红褐色。纤维多,细长,微弯曲至不规则扭曲,各段粗细不一,常具分枝,有时分枝上复有分枝,各级分枝常依次变细,长可达2820μm以上,直径8~39μm,壁厚,非木化或微木化,少为木化,胞腔小或不明显。黏液细胞常见,呈矩圆形、类长方形、平行四边形或不规则多角形,长径64~166μm,短径38~102μm,有时胞腔显束状纹理。草酸钙簇晶甚多,直径13~38μm。淀粉粒众多,常为单粒,呈卵形、类圆形或逗点状,直径2~16μm,脐点不明显,或呈点状、条形、弧形、"V"形、飞鸟状及星状,层纹不明显;复粒少见,由2~4分粒组成。木栓细胞成片,方形、不规则四边形或多角形,呈黄棕色或棕褐色。导管为梯纹或网纹型,少见螺纹型,直径19~65μm。

【化学成分】 根具糖类、鞣质、内酯及香豆精类成分,如β-谷甾醇(β-sitosterol)、β-胡萝卜苷(β-daucosterol)、2,2′-oxybis(1-phenylethanol)、1-(2-phenylcarbonyloxy acetyl) benzene、亚油酸

甲酯（methyl linoleate）、1,4-二苯基-1,4-丁二酮（1,4-diphenyl-1,4-butanedione）等[2]。

【药理毒理】 1. 抗炎镇痛作用：红活麻乙酸乙酯提取部分具有较好的镇痛抗炎和体外免疫抑制作用，其抗 T 淋巴细胞增殖和抑制 IL-2 和 IFN-γ 的分泌作用与红活麻民间治疗类风湿性关节炎密切相关[3]；同时红活麻呈剂量依赖性地降低 CIA 关节炎的发病率，能在一定程度上抑制炎性细胞浸润，关节间隙完好，对 CIA 关节炎有明显的干预作用[4]。2. 对免疫功能的影响：乙酸乙酯有效部位在体外对小鼠骨髓来源树突状细胞的分化成熟和功能有抑制作用，同时对其免疫学功能具负性调控作用[5]。3. 毒副作用：（1）以本品水煎液对小鼠灌胃，最小致死剂量 LD_{50} 大于 50g/kg，较临床用量（10~30g/次）大 83 倍；本品细粉以 0.5% CMC 制成混悬液，给小鼠灌胃，最小致死剂量 LD_{50} 大于 1.67g/kg，较临床用量（1~3g/次）大 28 倍。（2）同属植物 *Laportea moroides* 螫毛的提取物具类乙酰胆碱活性、类组织胺及类 5-羟色胺活性，皮下注射试验，引起特殊剧痛、发红及毛竖立等反应。珠芽艾麻的茎叶疏生螫毛，亦有类似刺激性反应。

【附注】 有资料记载本品有小毒，但鄂西土家医、苗医多认为无毒，单味用量（水煎服用）达 15g。同时，据毒性试验结果可认为，该品为一种较为安全的民族药。同属植物艾麻 *Laportea cuspidata*（Wedd.）Friis.［*Laportea macrostachya*（Maxim.）Ohwi］的根有小毒，鄂西土家族、苗族称为"活麻"，用于肾炎水肿、肝硬化腹水、风湿麻木、筋骨疼痛等症[1]；羌族称为"拉哈命"，主治"瘙痒"[6]。

参 考 文 献

[1] 万定荣,冯颂桥,李安娟. 民族药红活麻与活麻的生药鉴定. 中草药,1989,20(2):34-36

[2] 朱珠,马琳,朱海燕,等. 民族药珠芽艾麻化学成分研究. 中药材,2011,34(2):223

[3] 苏志强,赵增宇,谢胜男,等. 红活麻提取物镇痛抗炎和免疫抑制活性研究. 中国药理学通报,2009,25(4):559,560

[4] 向明,陶恩,储潼,等. 红活麻有效部位干预 II 型胶原所致关节炎的作用. 中国医院药学杂志,2006,26(10):1201-1205

[5] 王欣,邹晓蕾,苏志强,等. 红活麻乙酸乙酯有效部位对小鼠骨髓来源树突状细胞的影响. 中华实验外科杂志,2007,24(11):1414-1416

[6] 张艺,钟国跃. 羌族医药. 北京:中国文史出版社,2005:205

（万定荣 杨芳云）

410. *Lappula myosotis*（鹤虱）

【民族药名】 "囊-章古"（蒙古族）；"加永"（藏族）；"杜阔"（维吾尔族）。

【来源】 紫草科植物鹤虱 *Lappula myosotis* V. Wolf. 的根、茎皮、果实。果实有小毒。秋季果实成熟时割取果枝，晒干，打下果实，除去杂质；根、茎皮适时采集。

一年生或二年生草本。茎直立，高 30~60cm，中部以上多分枝，密被白色短糙毛。基生叶长圆状匙形，全缘，先端钝，基部渐狭成长柄，长达 7cm（包括叶柄），宽 3~9mm，两面密被有白色基盘的长糙毛；茎生叶较短而狭，披针形或线形，扁平或沿中肋纵折，先端尖，基部渐狭，无叶柄。花序在花期短，果期伸长，长 10~17cm；苞片线形，较果实稍长；花梗果期伸长，长约 3mm，直立而被毛；花萼 5 深裂，几达基部，裂片线形，急尖，有毛，花期长 2~3mm，果期增大呈狭披针形，长约 5mm，星状开展或反折；花冠淡蓝色，漏斗状至钟状，长约 4mm，檐部直径 3~4mm，裂片长圆状卵形，喉部附属物梯形。小坚果卵状，长 3~4mm，背面狭卵形或长圆状披针形，通常有颗粒状疣突，稀平滑或沿中线龙骨状突起上有小棘突，边缘有 2 行近等长的锚状刺，内行刺长 1.5~2mm，基部不连合，外行刺较内行刺稍短或近等长，通常直立，小坚果腹面通常具棘状突起或有小疣状突起;花柱伸出小坚果但不超过小坚果上方之刺。花果期 6～9 月。

生于草地、山坡草地等处。分布于华北、西北、内蒙古西部等省区。

【药用经验】　蒙古族　果实:用于蛔虫病、蛲虫病、疮疡、关节伤、鼠疮(《蒙药》)。藏族根:用于痹症、肾寒病、黄水病(《中国藏药》)。维吾尔族　果实:用于止顽咳、除胸堵、健胃、壮阳、益精、祛风和痰质性浓津、开窍、化肾和膀胱结石、利尿、通经、净子宫、助孕易产、强关节止痛、止小儿腹痛、消中风性水肿、解毒虫蜇毒(《维药志》)。

411. *Lasia spinosa*（刺芋）

【民族药名】　"帕南"、"啪啷"、"派克那"、"喝怕难"(傣族);"惹育"(哈尼族);"秧多"(基诺族);"哈牙哼"(黎族);刺过江、金茨姑(佤族);"石茹盐"、"水忙令"(瑶族);"孟楠"、"水底勒"(壮族)。

【来源】　天南星科植物刺芋 *Lasia spinosa*(Lour.)Thwait. 的根茎、全草。根茎有小毒。根茎全年可采挖,切段,鲜用或晒干用。

草本乃至灌木状,茎极短,具紧缩的节间,直径达 4cm,凡茎、叶柄、叶下面、花葶均有刺。叶具长柄,叶形变异甚大,幼时戟形或箭形,老叶又指状羽裂,长 20～40cm。花葶长 20～30cm,佛焰苞长 15～30cm,血红色,仅基部张开,上部席卷;肉穗花序圆柱形,长 2～4cm,直径约 7mm;花两性,花被片 4～6,雄蕊 4～6。果紫色,倒卵形,略具 5～6 棱,长约 1cm,顶端有小瘤状突起,具 1 颗种子。花期 9 月,果期翌年 2 月成熟。

生于林下或山谷湿地。广布于亚洲热带地区。我国广东、广西、云南也有。

【药用经验】　傣族　根茎:用于淋巴结核、淋巴腺炎、胃炎、消化不良、毒蛇咬伤、跌打损伤、风湿性关节炎(《滇药录》《滇省志》)。哈尼族　效用同傣族(《滇省志》)。基诺族　根茎:用于慢性胃炎、消化不良、风湿性关节疼痛[1]。黎族　全草:消炎止痛、化石[2]。佤族　根茎:用于小便黄赤、慢性胃炎、肾炎水肿;外治皮肤热毒、毒蛇咬伤、骨折伤筋(《中佤药》)。瑶族根茎:用于咳嗽、肾炎水肿、肿毒、疮疖;捣烂敷伤口周围用于毒蛇咬伤(《桂药编》)。壮族　根茎:用于肾炎、水肿[3]、肝炎、胃痛、风湿(《桂药编》)。

【使用注意】　孕妇禁用。用于治疗急慢性肾炎时,忌吃糯米和酒。

【化学成分】　根茎含黄酮类、酚类、木脂素、氨基酸、有机酸和糖等成分[4]。黄酮类化合物包括牡荆素(vitexin)、vitexin-2″-*O*-β-D-glucopyranoside 等;酚类如对羟基苯甲酸、对羟基苯甲醛、4-甲氧基苯乙醇、异香草酸(isovanillic acid);木脂素有 lyoniresinol、meridinol;还含水麦冬苷(triglochinine)、β-谷甾醇乙酯(β-sitosterol acetate)、豆甾醇(stigmasterol)、豆甾醇乙酯(stigmasterol acetate)等[2]。

【药理毒理】　驱肠虫作用:叶提取物对感染旋毛虫小鼠体内的成虫和幼体均有显著的驱除作用。灌服 800mg/kg,可使成虫减少 75.30%,幼虫减少 72.23%,对毛虫囊包驱除作用相对较弱。叶提取物对感染长膜壳绦虫的大鼠也有治疗作用[5]。

参 考 文 献

[1] 杨世林. 基诺族医药. 昆明:云南科学技术出版社,2001:216

[2] 戴好富,梅文莉. 黎族药志. 北京:中国科学技术出版社,2008:276

[3] 方鼎. 壮族民间用药选编. 南宁:广西民族出版社,1985:144

[4] 朱兆云. 云南天然药物图鉴(第3卷). 昆明:云南科学技术出版社,2008:6

[5] Temjenmongla Arun K. Anticestodal Efficacy of *Lasia spinosa*. Extract Against Experimental Hymenolepis diminuta. Infections in Rats. Pharmaceutical,2006,44(7):499-502

（王　静）

412. *Leea macrophylla*（大叶火筒树）

【民族药名】　"柊哼因"（傣族）。

【来源】　葡萄科植物大叶火筒树 *Leea macrophylla* Roxb. Ex Hornem 的根或叶。有毒。秋季、冬季采根,洗净,切片,晒干;夏季、秋季采叶,洗净,切碎,鲜用或晒干用。

直立灌木或小乔木。小枝圆柱形,有纵棱纹,嫩枝被短柔毛,以后脱落。叶为单叶、3小叶或一至三回羽状复叶,单叶者叶阔卵圆形,长40~65cm,宽35~60cm,顶端渐尖,基部圆形,边缘有粗锯齿,上面绿色,下面浅绿色,被短柔毛;侧脉12~15对,网脉两面均不明显突出;叶柄长15~20cm,被短柔毛或脱落几无毛;托叶宽大,倒卵圆形,长4~6cm,宽2~6cm,早落。伞房状复二歧聚伞花序与叶对生,总花梗长20~25cm,被短柔毛;花梗长2~3mm,被短柔毛;花蕾卵状椭圆形,高2~3mm,顶端圆形;萼碟形,有5个三角状小齿,外面被短柔毛,裂片椭圆形,高2.5~4mm,外面被短柔毛;雄蕊5,花药椭圆形,长1.5~2mm,花药长1.4~1.8mm;花冠雄蕊管长2~2.2mm,下部长0.3~0.5mm,上部长1.4~1.7mm,裂片长1.3~1.6mm;子房近球形,花柱长1.2~1.5mm,柱头扩大不明显。果实扁球形,高0.8~1.3cm,种子6枚。

分布于云南。

【药用经验】　傣族　外治跌打瘀肿、乳房肿痛、乳汁不通、腮颈炎肿、疮疡肿疖(《民族药志要》)。

【药理毒理】　1. 抗炎镇痛作用:小鼠腹腔巨噬细胞体外试验,大叶火筒树叶的甲醇提取物可抑制脂多糖刺激炎症介质如前列腺素E2(PGE2)、肿瘤坏死因子α(TNF-α)、白细胞介素-6(IL-6)、白细胞介素-1β(IL-1β)等的产生,其甲醇提取物对抑制角叉菜胶引起小鼠炎症反应及棉球肉芽肿试验中减少肉芽组织的形成呈剂量依赖性。此外该提取物在小鼠热板法和醋酸所致扭体反应试验中表现出明显的中枢和外周镇痛活性[1];2. 保护肾脏作用:大叶火筒树乙醇提取物可抑制乙二醇所致的小鼠尿路结石,还可修复受损肾脏[2]。

【使用注意】　本品有毒,不作内服。外用适量,鲜品捣烂涂敷,或以干燥粉末撒布于疮肿处。

参 考 文 献

[1] Saikat Dewanjee,Tarun K Dua,Ranabir Sahu. Potential anti-inflammatory effect of *Leea macrophylla* Roxb. leaves:A wild edible plant. Food and Chemical Toxicology,2013(59):514-520

[2] Abu Nasim Nizami,Md Atiar Rahman,Nazim Uddin Ahmed,et al. Whole *Leea macrophylla* ethanolic extract normalizes kidney deposits and recovers renal impairments in an ethylene glycol-induced urolithiasis model of rats. Asian Pacific Journal of Tropical Medicine,2012,5(7):533-538

（王雪芹　陈吉炎）

413. *Ligularia lapathifolia*(牛蒡叶橐吾)

【民族药名】 "此莫能"、化血丹(彝族)。

【来源】 菊科植物牛蒡叶橐吾 *Ligularia lapathifolia*(Franch.)Hand.-Mazz. 的根。有小毒。秋季、冬季采挖,洗净,晒干。

多年生草本。根 10 余条,丛生。茎粗壮,高达 1m,直径 1.5~2cm,被蛛丝状短毛。叶互生,下部叶有基部稍抱茎的长柄;叶片矩圆状或卵状披针形,基部截形或稍下延,长达 40cm,宽达 20cm 余,常较叶柄稍长,边缘有具小尖头的细齿,有 10 余对羽状脉,下面或两面被蛛丝状疏毛;中部叶较小,下部渐狭而抱茎,上部叶小,披针形。头状花序较多数,排列成密伞房状或复伞房状,有短或长的梗及条形苞叶;总苞宽钟状,被密蛛丝状毛;总苞片 10~13 个,矩圆形,边缘膜质,长 10~15mm;舌状花 1 层,舌片黄色,长 15~18mm。瘦果倒卵圆形;冠毛红褐色,约与筒状花花冠等长。花果期 7~10 月。

生于山谷坡地草丛中。分布于云南北部及四川西部,西藏东部也有。

【药用经验】 彝族 用于风寒感冒、咳嗽、跌打损伤、瘀肿疼痛、风湿筋骨痛(《滇省志》)。

【化学成分】 根主要含倍半萜类和三萜类成分。倍半萜类如 biligulaplenolide、8β-hydroxy-1-oxo-(14α,15α)-eremophil-7(11),9(10)-dien-12,8α-olide[1]、3β-当归酰氧基-8-羟基-6α,15-环氧-艾里莫芬-7(11)-烯-12,8α-内酯〔3β-angeloyloxy-8β-hydroxy-6α,15-epoxy-eremo-phil-7(11)-ene-12,8α-olide〕、8β-氢-艾里莫芬-3,7(11)-二烯-12,8α(15,6α)-双内酯〔8β-H-eremophil-3,7(11)-dien-12,8α(15,6α)-diolide〕、8β-羟基-艾里莫芬-3,7(11)-二烯-8α,12(6α,15)-双内酯〔8β-hydroxy-eremophil-3,7(11)-dien-8α,12(6α,15)-diolide〕、8β-甲氧基-艾里莫芬-3,7(11)-二烯-8α,12(6α,15)-双内酯(8β-methoxy-eremophil-3,7(11)-dien-8α,12(6α,15)-diolide)、8β-乙氧基-艾里莫芬-3,7(11)-二烯-8α,12(6α,15)-双内酯〔8β-ethoxy-eremophil-3,7(11)-dien-8α,12(6α,15)-diolide〕、6β-2-甲基丁酰氧基-艾里莫芬-3,7(11),8-三烯-8,12-内酯-15-羧酸甲酯〔6β-(2-methylbutyryloxy)-eremophil-3,7(11),8-triene-8,12-olide-15-oic acid methyl ester〕、3β-当归酰氧基-8-氧代-艾里莫芬-6(7)-烯-12,15-双羧基甲酯〔3β-angeloyloxy-8-oxo-ere-mophil-6(7)-ene-12,15-dioic acid methyl ester〕、2-乙酰基-3aβ-甲基-3α,6,7,7aβ-四氢-1H-茚-4-羧酸甲酯(2-acetyl-3aβ-methyl-3α,6,7,7aβ-tetrahydro-1H-indene-4-oic acid methyl ester)、呋喃艾里莫芬-15β,6α-内酯(furanoeremophil-15β,6α-olide)[2]等。三萜类如表木栓醇(epifriedelanol)、蒲公英赛醇(taraxerol)[2]等。另含倍半萜二聚体 8,8′-bi-3β-angeloyloxy-eremophil-7(11)-ene-12,8α(14β,6α)-diolide[3]。

【药理毒理】 抗肿瘤作用:对人肝癌细胞和小鼠肉瘤细胞有明显细胞毒性[1,2]。

参 考 文 献

[1] Liu J Q,Zhang M,Zhang C F,et al. Cytotoxic sesquiterpenes from *Ligularia platyglossa*. Phytochem,2008(69):2231-2236

[2] 费冬青. 三种菊科植物和一种豆科植物化学成分及其生物活性研究. 兰州大学博士学位论文,2008

[3] Li Y S,Li S S,Wang Z T,et al. A novel bieremophilanolide from *Ligularia lapathifolia*. Nat Prod Res,2006,20(13):1241-1245

(焦 玉)

414. *Ligustrum sinense*(小蜡树)

【民族药名】 "美朗利"、"巴关朗利"(侗族);"毛抗柳"、"黑拉莲"(瑶族);"盟甘课"(壮族)。

【来源】 木犀科植物小蜡 *Ligustrum sinense* Lour. 的根、叶。有小毒。夏季、秋季采根、叶，鲜用或晒干用。

灌木，一般高 2m 左右，可达 6~7m；枝条密生短柔毛。叶薄革质，椭圆形至椭圆状矩圆形，长 3~7cm，顶端锐尖或钝，基部圆形或宽楔形，下面尤其是沿中脉有短柔毛。圆锥花序长 4~10cm，有短柔毛；花白色，花梗明显；花冠筒比花冠裂片短；雄蕊超出花冠裂片。核果近圆状，直径 4~5mm。花期 3~6 月，果期 9~12 月。

生于山地疏林下或路旁、沟边。分布于长江以南各省区。

【药用经验】 侗族 叶、根：用于烧伤、"兜焙略"（烫伤）（《侗医学》）。瑶族 叶：用于跌打肿痛、疮疡肿毒、黄疸型肝炎、烧烫伤、产后会阴水肿（《湘蓝考》）。壮族 叶：用于感冒、发热、咳嗽、咽炎、口腔溃疡、黄疸、痢疾、痈疮、湿疹、跌打损伤、烫伤（《桂壮药标准一》）。

【使用注意】 本品有小毒，不可过量内服，孕妇及年老体弱者慎用。

【药材鉴定】 性状 叶呈椭圆形或长圆状椭圆形，长 2~6cm，宽 1~3cm。先端锐尖、钝或微凹，基部圆形至宽楔形，全缘，常微波状或略反卷。纸质或薄革质。上表面暗绿色；下表面黄绿色，叶脉突出，沿中脉被短柔毛。叶柄长 0.2~0.3cm。气微，味淡[1]。

显微特征 (1)叶表面观：上表皮细胞类多角形或类长多角形，垂周壁略"之"状弯曲，略呈念珠状增厚，无气孔；栅表比 4.3。下表皮细胞壁薄，垂周壁波状弯曲；角质层纹理不明显；气孔直径 14~25μm，副卫细胞 3~5 个，多角形，不定式；气孔指数 12.1。上下表皮均具腺鳞，直径 28~35μm，由 8 个细胞组成，周围表皮细胞放射状角质层纹理不明显。(2)中脉横切面：上下表皮各 1 列细胞，呈长圆形，腺鳞低于表皮细胞，上表皮于主脉处凹入，下表皮主脉处具非腺毛。叶肉组织较薄，栅栏细胞 1~2 列，不通过中脉；海绵细胞排列疏松。主脉向下明显突出，维管束外韧型，木质部新月形。主脉上下表皮内侧各有 1~2 列厚角细胞。(3)粉末：灰绿色。上表皮细胞顶面观呈类多角形或类长多角形，垂周壁略"之"状弯曲，略呈念珠状增厚。下表皮细胞垂周壁波状弯曲，于角隅处略增厚。气孔不定式，直径 14~25μm。腺鳞直径 28~35μm，由 8 个细胞组成，有的含有棕黄色物质，周围表皮细胞放射状角质层纹理不明显。栅栏细胞 1~2 列。非腺毛 2 至多细胞组成，长 80~137μm，壁上具小疣点状突起。导管为螺纹或环纹导管[1]。

薄层色谱 取本品叶的粉末 2g，加甲醇 40ml，超声处理 30 分钟，滤过，滤液蒸干，残渣加甲醇 1.5ml 使溶解，作为供试品溶液。另取小腊树叶对照药材 2g，同法制成对照药材溶液。吸取上述 2 种溶液各 1~5μl，分别点于同一硅胶 G 薄层板上，以石油醚(60~90℃)-乙酸乙酯-丙酮-甲酸(15∶3∶2∶0.5)为展开剂，展开，取出，晾干，喷以 10% 硫酸乙醇溶液，在 105℃加热至斑点显色清晰。供试品色谱在与对照药材色谱相应的位置上，显相同颜色的斑点。

【化学成分】 小蜡树含挥发油、生物碱、黄酮、甾醇、香豆素和树脂等。黄酮类有山奈苷(kaempferitrin)、山奈酚-3-O-β-D 吡喃葡萄糖苷(kaempferol 3-O-β-D-glucopyranoside)、7-O-α-L-吡喃鼠李糖基-山奈酚-3-O-β-D 吡喃葡萄糖苷[2]。香豆素有秦皮甲素(aesculin)、秦皮乙素(aesculetin)、秦皮苷(fraxin)、秦皮素(fraxetin)、6,7-di-O-β-D-glucopyranosylesculetin、东莨菪素(scopoletin)、cleomiscosin D 和 cleomiscosin B[3]。其他成分有正二十二烷(docosane)、苯乙醇(phenethyl alcohol)、1-甲氧基-4 丙烯基苯等萜醇类、苯丙素衍生物[4]；β-谷甾醇(β-sitosterol)、熊果酸(visolic acid)、乙酰熊果酸(acetylursolic acid)等[4]；鹅掌楸碱(liriodendrin)、小蜡苷Ⅰ(sinenoside)[5]。

【药理毒理】 抗菌作用：抑菌试验证明，叶对金黄色葡萄球菌、伤寒杆菌/甲型副伤寒杆菌、绿脓杆菌、大肠杆菌、弗氏痢疾杆菌、肺炎杆菌有极强的抗菌作用[2]。

参 考 文 献

[1] 吴赵云,金澜. 女贞属3种药用植物叶的性状和显微鉴别研究. 药物分析杂志,2007,27(5):657-660
[2]《浙江药用植物志》编写组. 浙江药用植物志(下册). 杭州:浙江科学技术出版社,1980:1004
[3] 林生,刘明韬,王素娟,等. 小蜡树香豆素类成分及其抗氧化活性. 中国中药杂质,2008,33(14):1708-1710
[4] 杨静,边军昌,魏彩霞. 光叶小蜡树挥发油化学成分的研究. 陕西中医,2006,27(5):609
[5] 欧阳明安. 女贞小蜡树的木脂素及黄酮类配醣体成分研究. 中草药,2003,34(3):196-198

（董远文　聂　晶）

415. *Litsea cubeba*（山鸡椒）

【民族药名】　沙海藤（傣族）;"芒展"（德昂族）;"习逼"（哈尼族）;"木盏"（景颇族）;"四松"（傈僳族）;"女巷"（水族）;"巴死也"（土家族）;山苍子、山香椒（佤族）;山鸡椒、山苍子（瑶族）;山鸡椒、"西沙搜"、"则沙"（彝族）;"芒考兴"（壮族）。

【来源】　樟科植物山鸡椒 *Litsea cubeba*（Lour.）Pers. 的根、茎、叶、花、成熟果实及全株。有毒。春季、夏季采集根和茎,洗净,晒干;春季、夏季采叶,鲜用或晒干用;花开放时采收;果实于7月中下旬至8月中旬,当其为青色布有白色斑点,用手捻碎有强烈生姜味时进行采收。

落叶灌木或小乔木,高可达10m。叶和果实有芳香气。幼树树皮黄绿色,光滑,老树树皮灰褐色。叶芽无鳞片;幼枝细长,被绢毛。叶互生;叶柄细弱,长1~2cm;叶片披针形或长椭圆形,长4~11cm,宽1.2~2.5cm,先端渐尖,基部楔形,全缘,上面深绿色,下面苍白绿色,两面均无毛,羽状脉,侧脉每边6~10条,纤细,中脉、侧脉在两面均突起。花先叶开放或与叶同时开放,雌雄异株;伞形花序单生或簇生,总花梗纤细,长5~10mm,总苞片4,上有小花4~6,淡黄色;花被裂片6,宽卵形;能育雄蕊9,排成3轮,第3轮基部的腺体具短柄。雌花中退化雄蕊多数,子房卵形,花柱短,柱头头状。浆果状核果近球形,直径4~5mm,无毛,幼时绿色,成熟时黑色;果梗长2~4mm。花期2~4月,果期6~8月。

生于海拔500~3200m的向阳山坡、丘陵、林缘灌丛或疏林中。分布于西南、华南及安徽、江苏、浙江、江西、福建、台湾、西藏等地。

【药用经验】　傣族　根、叶:用于流感、感冒头痛、胃痛、急性肠胃炎（《德药录》）;全株、根:用于感冒风寒、气滞腹痛、胃痛、风湿骨痛、急性胃肠炎、月经不调;茎髓用于镇咳、利尿、解毒（《滇药录》《滇省志》）。德昂族　用于胸腹胀痛、消化不良、腹泻、呕吐、感冒（《德名录》）。哈尼族　叶:用于消化不良、中暑吐泻、疮痈肿毒（《哈尼药》）。景颇族　效用同德昂族（《德名录》）。傈僳族　根:用于风湿骨痛、四肢麻木、腰腿痛、感冒头痛。果实:用于感冒头痛、消化不良、胃痛、血吸虫病。叶:用于痈疖肿痛、乳腺炎、疮痈、蛇虫咬伤及预防蚊虫叮咬（《怒江药》）。畲族　果、花、叶、茎、根:用于头眩腹痛、风温痹痛、中暑感冒、胸滞郁闷（《畲医药》）。水族　全株:用于风湿骨痛、四肢麻木（《水医药》）。土家族　果实:用于胸胃冷痛、食积、跌打损伤（《土家药》）。根、叶:用于风湿痹痛;果用于牙痛。佤族　根、叶及果实:用于流行性感冒、感冒头痛、胃痛、消化不良（《中佤药》）。瑶族　全株:用于风湿、跌打、胃痛、营养性水肿、荨麻疹。果实:用于血吸虫病（《湘蓝考》）。彝族　用于风寒感冒、风湿痹痛、胃痛（《彝药志》）。果实:用于风寒头痛、胃脘冷痛、水盅食积、腑臁气胀（《哀牢》）,及胃痛、小儿惊风（《滇药录》《滇省志》）。壮族　用于呕吐、腹泻。

【使用注意】　果实煎汤用量3~10g,研粉1~1.5g;根煎汤15~30g,鲜品15~60g,研粉

0.2～0.5g。鲜叶捣敷;或水煎温洗。不可过量。实热及阴虚火旺者忌用。

【中毒与解毒】 超量服用中毒时对中枢神经有毒害作用,并可刺激胃肠道。中毒症状有恶心、呕吐、腹泻、关节痛、抽搐、瞳孔缩小,严重者可出现谵妄、昏迷、呼吸衰竭。解救方法:(1)催吐、洗胃后给予蛋清、牛奶、面糊等,并大量饮水;(2)静脉输液;(3)对症治疗[1]。

【药材鉴定】 性状 (1)果实:呈类球形,直径4～6mm。表面棕褐色至黑褐色,有网状皱纹。基部偶有宿萼和细果梗。除去外皮可见硬脆的果核,种子1,子叶2,黄棕色,富油性。气芳香,味稍辣而微苦[2]。(2)根:呈圆锥形。表面棕色,有皱纹及颗粒状突起。质轻泡,易折断,断面灰褐色,横切面有小孔(导管)。气香,味辛辣[3]。(3)叶:呈披针形或长椭圆形,易破碎。表面棕色或棕绿色,长4～10cm,宽1～2.5cm,先端渐尖,基部楔形,全缘,羽状网脉明显,于下表面稍突起。质较脆。气芳香,味辛凉[3]。

显微特征 (1)果实横切面:外果皮为1列略切向延长的细胞,外被厚角质层。中果皮细胞含微小草酸钙针晶,长5～6μm;油细胞散列,以外侧为多;石细胞单个散在或成群,以靠近胚根的部位较集中。内果皮为4～6列梭形石细胞,栅状排列,贴近中果皮的1列切向壁外侧细胞间隙埋有草酸钙方晶,形成一结晶环,细胞腔偶含草酸钙方晶;内果皮内外均有1列薄壁的色素层。种皮为数列薄壁细胞,细胞壁具网状纹理。胚乳呈颓废层,子叶2枚,占横切面的大部分,细胞含糊粉粒和细小草酸钙方晶。胚的少数细胞含大型方晶,直径32～35μm[3]。(2)粉末:香气浓烈。油细胞椭圆形或圆形,长110～180μm,宽26～96μm,内含黄棕色油滴。石细胞长方形或类圆形,直径26～86μm,壁厚,胞腔小,纹孔及孔沟明显;也有的壁较薄。外果皮细胞表面观多角形,直径20～32μm,具角质纹理;断面观类圆形或矩圆形,角质层厚10～18μm。内果皮石细胞梭形,黄色,栅状镶嵌排列,直径约15μm,胞腔狭细,有的含草酸钙方晶;顶面观细胞多角形,外壁附着多数草酸钙方晶。

薄层色谱 取果实粉末0.25g,加石油醚(60～90℃)10ml,超声处理15分钟,放冷,滤过,取滤液作为供试品溶液。另取荜澄茄对照药材0.25g,同法制成对照药材溶液。吸取上述2种溶液各5μl,分别点于同一高效硅胶G薄层板上,以石油醚(60～90℃)-乙醚(3∶2)为展开剂,展开,取出,晾干,喷以10%硫酸乙醇溶液,在105℃加热至斑点显色清晰,分别置日光和紫外光灯(365nm)下检视。供试品色谱在与对照药材色谱相应的位置上,显相同颜色的斑点或荧光斑点[2]。

【化学成分】 果实含挥发油,主要为柠檬醛(citral)、甲基庚烯酮(methylheptenone)、牻牛儿醇(geraniol)、芳樟醇(linalool)、柠檬烯(limonene)等。种仁含月桂酸(lauric acid)、十二碳烯酸(dodecenoic acid)、癸烯酸(decenoic acid)、十四碳烯酸(tetradecenoic acid)、肉豆蔻酸(myristic acid)、油酸(oleic acid)、辛酸(caprylic acid)等[3]。根的挥发性成分中以醇类为主,其次是烯类。主要为柠檬烯、α-柠檬醛(α-citral)、β-柠檬醛(β-citral)等[4]。亦分离得到5,8-二羟基-6,7-二甲氧基黄酮(5,8-dihydroxy-6,7-dimethoxyflavone)[5]。根皮含挥发油,主要为柠檬醛、香茅醛(citronellal)、芳樟醇、异胡薄荷醇(isopulegol)、山鸡椒醇(cubebaol)等。茎挥发油中主要含芹子-6-烯-4-醇(selina-6-en-4-ol)、(R)-4-萜品醇(R-4-terpineol)、α-柠檬醛[6]。叶含桉叶素(cineol)、丁香烯(α-caryophyllene)、乙酸龙脑酯(bornyl acetate)、柠檬烯、γ-榄香烯(γ-elemene)、乙酸牻牛儿醇酯(geranyl acetate)等[3]。花序中主要含α-萜品醇(α-terpineol)、β-萜品醇(β-terpineol)[6]。树皮含生物碱,如六驳碱(laurotetanine)、异紫堇定(isocorydine)、N-甲基六驳碱(N-methyllaurotetanine)、木兰箭毒碱(magnocurarine)等[7]。

【药理毒理】 1. 抗菌作用:果实中的挥发油是一种强效广谱抗真菌剂,能有效杀灭青霉、草酸青霉、拟青霉、桔青霉、产黄青霉、白色念珠菌等。柠檬醛是其抗真菌主要成分。荜澄茄果实对8种霉菌孢子制成的霉菌混合孢子悬液有抑制作用,最低抑菌浓度为万分之四,比常用的苯甲酸钠防霉效果好,是一类良好的天然防霉剂。枝条的乙酸乙酯提取物对杨树溃疡病菌和苹果霉心病菌抑制作用较强。山鸡椒提取物中分离得到的成分5,8-二羟基-6,7-二甲氧基黄酮对小麦纹枯病菌有强烈抑制作用[5,8,9]。2. 抗血小板聚集作用:柠檬醛在0.5mg/ml浓度能明显抑制胶原或ADP诱导的大鼠血小板凝聚,抑制花生四烯酸诱导的人血小板聚集[3]。3. 平喘和抗过敏作用:果实中挥发油能松弛豚鼠离体气管平滑肌,并能缓解乙酰胆碱或组胺所致的气管平滑肌痉挛。其抗过敏作用除扩张支气管,还与抗过敏介质的形成和释放有关[3]。4. 抗血栓及对微循环的影响:根注射液能显著抑制血栓形成,并能扩张血管,增加脑血流量,改善微循环,降低血小板表面活性,对高聚集性血小板有解聚作用[3]。5. 抗心肌缺血和心肌梗死作用:果实对心肌缺血有保护作用,并能减少心肌梗死率[3]。6. 果实对泌尿道及呼吸道黏膜有刺激作用;口服其挥发油,对尿路有防腐作用[7]。7. 溶石作用:果实中挥发油对人胆固醇性胆石有明显的溶石作用[3]。8. 毒性:树皮含六驳碱,其毒性很大,类似士的宁对脊髓的兴奋作用[7]。

【附注】　本种干燥成熟果实为中药"荜澄茄",收载于中国药典2015年版(一部)。

参 考 文 献

[1] 朱亚峰. 中药中成药解毒手册. 第3版. 北京:人民军医出版社,2009:414

[2] 国家药典委员会. 中国药典一部(2015年版). 北京:中国医药科技出版社,2015:235-236

[3] 中华本草编委会. 中华本草(第3册). 上海:上海科学技术出版社, 1999:70-74

[4] 蔡进章,潘晓军,林观样,等. 气相色谱-质谱法测定山鸡根的挥发性成分. 中国中医药科技,2010,17(2):135,136

[5] 殷帅文,朱峰,刘丽萍,等. 山鸡椒植物源抑菌成分的筛选研究. 天然产物研究与开发, 2011,23:734-738

[6] 王陈翔,周子晔,林官样. 浙产山鸡椒各部位挥发油化学成分的比较. 中国中医药科技,2011,18(4):317-319

[7] 江苏新医学院. 中药大辞典(下册). 上海:上海科学技术出版社,1999:1572-1574

[8] 张明发,沈雅琴. 荜澄茄及其有效成分柠檬醛的抗病原体作用. 上海医药,2011,32(10):495-497

[9] 袁萍,王国亮,龚复俊,等. 3种植物精油对霉菌的抑制作用. 武汉植物学研究,2001,19(6):521-523

(焦　玉)

416. *Litsea glutinosa*(潺槁木姜子)

【民族药名】　"埋谜聋"、"埋迷龙"(傣族);"帕布"、"树仲"、"帕部"(基诺族);"黏香树"、"豆腐渣"(佤族)。

【来源】　樟科植物潺槁木姜子 *Litsea glutinosa* (Lour) C. B. Rob. 的根、根皮、茎皮、叶、种子。根皮、茎皮有毒。根、根皮、树皮全年可采,秋后冬初采收叶,种子夏季果实成熟时采收,晾干。

常绿灌木或小乔木,高3~15m;小枝、叶柄和花序有疏柔毛。叶互生,革质或纸质,倒卵形、倒卵状矩圆形或椭圆状披针形,长6.5~10cm,宽5cm,有时长达20cm,上面仅中脉略有柔毛,下面有柔毛或近无毛,侧脉8~12对;叶柄长1~2.6cm。雌雄异株;伞形花序于枝端腋生,单生或成复伞形花序;总花梗长2~4cm或更长;总苞片4;花梗密被黄色绒毛;花被不全或缺;能育雄蕊9或更多,花药4室,内向瓣裂。果实球形,直径约7mm;果梗增粗;果托略膨大。花期5~6月,果期9~10月。

分布于云南、广东、广西和福建。

【药用经验】 傣族 根皮、茎皮:用于跌打损伤、骨折、风湿性关节疼痛、疮疡肿毒(《傣药录》、《傣医药彩图》)。根皮、树皮和叶:用于清火解毒、杀虫止痒、祛风除湿、凉血止血《中本草傣卷》)。基诺族 根、根皮或树皮、叶、种子:用于子宫脱垂。皮:捣烂敷患处用于跌打损伤、骨折、刀伤[1](《基诺药》)。根皮:用于子宫下垂。茎皮:外用于跌扑损伤、骨折《民族药志要》)。佤族 树皮、叶:用于疗伤筋骨折、跌打损伤、创伤出血(《中佤药》)。

【使用注意】 本品有毒,不作内服[2]。

【化学成分】 枝叶含多种黄酮类成分柚皮苷(naringin)、紫云英苷(astragalin)、槲皮素-3-鼠李糖苷(quercetin-3-O-α-L-rhamnoside)[2]、芦丁、山奈酚-3-O-β-D-半乳糖苷、山奈酚-3-O-α-L-鼠李糖苷[3];含异喹啉生物碱类化合物 litseglutine A、litseglutine B、波尔定碱(boldine)、月桂木姜碱(laurolitsine)[4];其他还含明胶[5]、丁香酸、鞣质等;还含挥发油类成分叶绿醇、丁子香烯(caryophyllene)、罗汉柏烯(thujopsene)、月桂烯(β-myrcene)等[6]。果含月桂酸(lauric acid)、2,7-二甲基-3-辛烯-5-炔(3-octen-5-yne-2,7-dimethyl)、α-cubebene[6]。树皮中含有水溶性的阿拉伯木聚糖(arabinoxylan)[2]。

【药理毒理】 1. 抗菌作用:树皮醇提取物对16种微生物均有抑制作用,抗菌作用与氯霉素相当[7,8]。2. 对中枢经系统作用:果实中的挥发油,对中枢神经系统有特异作用,与氯丙嗪相似[1]。

参 考 文 献

[1] 杨世林. 基诺族医药. 昆明:云南科学技术出版社,2001:30

[2] 《中华本草》编委会. 中华本草(傣药卷). 上海:上海科学技术出版社,2005:273

[3] 汪云松,黄荣,李良,等. 潺槁木姜子中黄酮类成分研究. 中草药,2008,39(10):1466-1668

[4] Yang Jing-Hua, Li Liang, Wang Yun-Song, et al. Two New Aporphine Alkaloids from *Litsea glutinosa*. Helvetica Chimica Acta. 2005,88(9):2523-2526

[5] Wang Yun-Song, Huang Rong, Lu Hao, et al. A new 2′-oxygenated flavone glycoside from *Litsea glutinosa* (Lour.) C. B. Rob. Biosci, Biotechnol, Biochem,2010,74(3):652-654

[6] Jasim Uddin Chowdhury, Md Nazrul Islam Bhuiyan, Nemai Chandra Nandi. Aromatic plants of Bangladesh; Essential oils of leaves and fruits of *Litsea glutinosa* (Lour.) C. B. RobinsonBangladesh Journal of Botany,2008,37(1):81-83

[7] Mandal S C, Kumar C K, Majumder A, et al. Antibacterial activity of *Litsea glutinosa* bark. Fitoterapia,2000,71(4):439-441

[8] Shahadat Hossan, Bipasha Agarwala, Shahnawaz Sarwar, et al. Traditional use of medicinal plants in Bangladesh to treat urinary tract infections and sexually transmitted diseases. Ethnobotany Research & Applications,2010,8:61-73

（王 静）

417. *Lobaria pulmonaria*（肺衣）

【民族药名】 "定嘎"、老龙皮、石龙皮、兜衣(水族);石板花、蛇板花、毛地钱(土家族)。

【来源】 肺衣科植物肺衣 *Lobaria pulmonaria*(L.)Hoffm. 的全体。有毒。全年可采,洗净,鲜用或晒干用。

大形叶状体,长约20cm,全体凸凹不平,如网状,边缘分裂,裂片似鹿角状,先端平截,上面湿润时鲜绿色,干燥时黄褐色或褐色,下面白色,凹内密生黄褐色或黑褐色茸毛。子器赤褐色,皿状,直径1~3mm,雄器小,黑点状,生于上面裂片边缘和凸出部棱线上。

生于高山阴湿处的岩石上或树干上。我国分布于东北、华北、华东、中南、西南地区。

【药用经验】 水族 健脾利水、祛风止痒、消炎。用于消化不良、小儿疳积、蛔虫症、腹胀、肾炎水肿;外用治烫火伤、皮肤瘙痒、无名肿毒[1]。**土家族** 解毒消肿、祛瘀止痛、杀蛔虫。用于小儿疳积、蛔虫症、腹胀、肾炎水肿;外用治跌打损伤、疔疮红肿、烫火伤《土家药志上》。

【化学成分】 本品含有多种植物酸,包括斑点酸(stictic)、去甲基斑点酸(desmethyl stictic acid)、石耳酸(gyrophoric acid)、降斑点酸(norstictic acid)和甲基降斑点酸(methylnorstictic acid)等[2]。还含脂肪酸、脂肪醇[3]、鞣质和甾醇类化合物[4]。

【药理毒理】 1. 抗肿瘤作用:其多糖提取物对乏氧艾氏腹水癌有放射增敏作用,SER = 1.42 对荷瘤 S-180 小鼠的造血系统有明显的防护作用,而对 S-180 实体瘤的放射敏感性无明显影响[5]。2. 抗炎和抗溃疡作用:水提物对角叉菜胶诱导大鼠足爪水肿、棉球诱导的大鼠肉芽肿、吲哚美辛诱导胃损伤模型的实验显示,水提物有中等强度的抗炎活性和强的抗溃疡作用[6]。3. 抗氧化作用:醇提物具抗氧活性,与总酚酸含量有强的相关性[7]。

参 考 文 献

[1] 司有奇,陆龙辉. 中国水族医药宝典全彩集. 贵阳:贵州民族出版社,2007:1

[2] 袁昌齐,冯煦. 欧美植物药. 南京:东南大学出版社,2004:132

[3] 严仲铠,李万林. 中国长白山药用植物彩色图志. 北京:人民卫生出版社,1997:74

[4] Stephen Safe,Lorna M. Safe,et al. Sterols of three lichen species:*Lobaria pulmonaria*, *Lobaria scrobiculata* and *Usnea Longissima*. Phytochemistry,1975,14(8)1821-1823

[5] 郑秀龙. 肿瘤治疗增敏药. 上海:上海科学技术文献出版社,2002:77

[6] Süleyman H,Odabasoglu F,Aslan A,et al. Anti-inflammatory and antiulcerogenic effects of the aqueous extract of *Lobaria pulmonaria*(L.) Hoffm. Phytomedicine,2003,10(6-7):552-557

[7] Odabasoglu F,Aslan A,Cakir A,et al. Comparison of antioxidant activity and phenolic content of three lichen species. Phytother Res,2004,18(11):938-941

(王 静)

418. *Lobelia chinensis*(半边莲)

【民族药名】 半边莲(阿昌族);"刀端"(德昂族);"一漫花"、"华孟壳"、"孟华夺"(侗族);"猛外嘎"、"冬灭糟"、"阿约阿"(仡佬族);"过强努"(景颇族);"阿锐借改"、"窝迷沙又"、"蛙本奴那"(苗族);"妈冕旺"(仫佬族);半边菊(畲族);急解索(土家族);半边莲(瑶族);小叶半边莲(壮族)。

【来源】 桔梗科植物半边莲 *Lobelia chinensis* Lour. 的根、全草。有小毒。夏季生长茂盛时采收,拔起全草,除去泥土杂质,切段,晒干或阴干备用或鲜用。

生于水田边、路沟边及潮湿的阴坡荒地。分布于长江流域及西南、台湾等地。

多年生草本,有白色乳汁。茎平卧,在节上生根,分枝直立,高 6~15cm,无毛。叶无柄或近无柄,狭披针形或条形,长 8~25mm,宽 2~5mm,顶端急尖,边全缘或有波状小齿,无毛。花通常 1 朵生分枝上部叶腋,花梗长 1.2~1.8cm,无小苞片;花萼无毛,裂片 5,狭三角形,长 3~6mm;花冠粉红色,近一唇形,长约 12mm,裂片 5,无毛;雄蕊 5,长约 8mm,花丝上部、花药合生,下面 2 花药顶端有髯毛;子房下位,2 室。花果期 5~10 月。

生于水田边、沟边或潮湿草地。广布于长江中、下游及以南各省区。

【药用经验】 **阿昌族** 全草:用于毒蛇咬伤、肝硬化、腹水、肾炎水肿(《民族药志四》)。**德昂族** 全草:效用同阿昌族(《民族药志四》)。**侗族** 全草:退热、解毒、退水消肿。用于"兜隋啃"(毒蛇咬伤)、"耿来"(腰痛水肿)(《民族药志四》)。**仡佬族** 全草:用于蛇咬伤(《民族药志四》)。

景颇族　全草:效用同阿昌族(《民族药志四》)。苗族　全草:解毒,消肿(《民族药志四》)。仫佬族　根或全草:15～60g与瘦猪肉炖服,用于小儿疳积。外用适量,捣烂调洗米水敷伤口周围,用于毒蛇咬伤(《民族药志四》)。畲族　全草:用于毒蛇咬伤、小儿高热、乳腺炎、扁桃体炎、阑尾炎、跌打损伤、痈疖疔疮(《民族药志四》)。土家族　全草:清热解毒,利尿消肿。用于痈疖肿毒、跌打损伤、蛇咬伤、浮肿、腹水、肾炎、扁桃体炎、阑尾炎等(《民族药志四》)。瑶族　全草:清热解毒,利水消肿。用于黄疸、水肿、臌胀、泄泻、晚期血吸虫病腹水、痢疾。外用于跌打损伤、蛇伤、毒菌中毒、疮疡中毒等症(《民族药志四》)。壮族　根:用于咽喉炎。全草:用于初期肝硬化腹水。外用本品适量捣烂,调洗米水敷伤口周围,用于毒蛇咬伤(《民族药志四》)[1]。

【使用注意】　内服15～30g,外用适量。虚症水肿禁服用。

【中毒与解毒】　本品过量服用易造成中毒。中毒症状有流涎、恶心、呕吐、腹痛腹泻、血管收缩、心跳加快、血压升高、头痛、焦虑、震颤、肌肉抽搐、体温降低、瞳孔先缩小后扩大、昏迷;同时由于本品兴奋延脑的呕吐中枢可使患者出现喷射性呕吐并陷入昏迷;当大剂量服用后会导致心悸痉挛,最后会心脏停搏、呼吸麻痹,或窒息而死亡。解救方法[2]:(1)催吐、洗胃,然后服通用解毒剂。(2)静脉输液可用等渗或高渗葡萄糖以解毒或排毒。(3)肌内注射苯巴比妥,每次0.1g,一日极量0.5g。也可口服或静脉注射戊巴比妥钠,一次量为0.25～0.5g,注射速度宜缓慢。(4)对症治疗:心力衰竭时可给西地兰或毒毛旋花子苷K等;呼吸麻痹可给呼吸兴奋剂;有惊厥时可用止惊剂;必要时吸氧。(5)其他方法:甜桔梗30g,水煎即服;甘草250g,煎汤当茶饮;茶叶15g,煎汤频服;盐水或炸生姜汁适量内服,每2小时1茶匙;或针刺人中、合谷、涌泉等穴位[3]。

【药材鉴定】　性状　全草常缠结成团。根茎极短,直径1～2mm;表面淡棕黄色,平滑或有细纵纹。根细小、黄色,侧生纤细须根。茎细长,有分枝,灰绿色,节明显,有的可见附生的细根。叶互生,无柄,叶片多皱缩,绿褐色,展平后叶片呈狭披针形,长1～2.5cm,宽0.2～0.5cm,边缘具疏而浅的齿或全缘。花梗细长,花小,单生于叶腋,花冠基部筒状,上部5裂,偏向一边,浅紫红色,花冠筒内有白色茸毛。气微特异,味微甘而辛。

显微特征　(1)茎横切面:呈圆形,略有波纹。表皮细胞1列,具角质层。皮层宽广,由12～14列薄层细胞组成,细胞中含菊糖及少数草酸钙簇晶。内皮层细胞明显。中柱鞘可见,韧皮部散在乳管。木质部导管呈放射状排列。髓部薄壁细胞中含菊糖。(2)叶表面观:上表皮细胞垂周壁波状弯曲,气孔不定式;下表皮细胞垂周壁稍呈波状弯曲,气孔不定式。(3)粉末:黄白色。导管多为网纹形,亦见环纹及梯纹形,直径10～20μm。草酸钙簇晶偶见,直径5～8μm。乳管碎片易见。纤维细,直径8～10μm。(4)全草粉末:灰绿黄色或淡棕黄色。叶表皮细胞垂周壁微波状,气孔不定式,副卫细胞3～7个。螺纹导管和网纹导管多见,直径7～34μm。草酸钙簇晶常存在于导管旁,有时排列成行。导管旁可见乳汁管,内含颗粒状物和油滴状物。薄壁细胞中含菊糖,薄壁细胞长方形,细胞壁螺纹状增厚。

薄层色谱　取本品全草粉末1g,加甲醇50ml,超声处理30分钟,放冷,滤过,滤液蒸干,残渣加甲醇2ml使溶解,作为供试品溶液。另取半边莲对照药材1g,同法制成对照药材溶液。吸取上述2种溶液各5μl,分别点于同一硅胶G薄层板上,以三氯甲烷-甲醇(9:1)为展开剂,展开,取出,晾干,喷以10%硫酸乙醇溶液,在105℃加热至斑点显色清晰,分别置日光和紫外光灯(365nm)下检视。供试品色谱在与对照药材色谱相应的位置上,显相同颜色的斑点或荧光斑点。

【化学成分】　全草含生物碱、黄酮苷、皂苷和氨基酸类等化合物。生物碱主要为山梗菜碱或半边莲碱(lobeline)、山梗菜酮碱(lobelanine)、山梗菜醇碱(lobelanidine)、异山梗菜酮碱(isolobelanine)等[2]。黄酮类有芹菜素(apigenin)、木犀草素(luteolin)、香叶木素(diosmetin)、白杨黄酮、橙皮苷(hesperidin)、木犀草素-7-*O*-β-D-葡萄糖苷(luteodin-7-*O*-β-D-glucoside)、芹菜素-7-*O*-β-D-葡萄糖苷(apigenin-7-*O*-β-D-glucoside)、蒙花苷(buddleoside)、香叶木苷(diosmin)[4]。另含有多炔类成分如 lobetyol、lobetyolin 和 lobetyolinin 等[5]。根茎含山梗菜果聚糖(lobelinin)[2]。

【药理毒理】 1. 利尿作用:麻醉犬静脉注射浸剂 0.1g/kg,呈显著而持久的利尿作用[1];但从半边莲中分离出的菊糖给大鼠口服或腹腔注射则有抑制利尿作用[6]。2. 抑菌作用:半边莲煎剂体外试验对某些致病真菌有抑制作用,对金黄色葡萄球菌和大肠杆菌亦有抑制作用。3. 对心血管系统的作用:半边莲生物碱对离体兔心有兴奋作用,使收缩力加强,高浓度则出现由兴奋转化为抑制,最后发生传导阻滞和停搏。半边莲浸剂静注对麻醉犬有显著而持久的降压作用,与抑制血管运动中枢和阻断神经节有关[2,6];半边莲使高脂血症时内皮细胞、内皮素合成释放减少,并可促进内皮源一氧化氮合酶的合成,缓解高脂血症对血管内皮的持续损伤[7];半边莲生物碱能抑制胶原表达、降低肾素活性,对肾性高血压大鼠存在的血管重塑现象有一定的缓解作用[8]。4. 呼吸系统作用:半边莲煎剂及其生物碱制剂静脉注射对麻醉犬有显著呼吸兴奋作用,作用随剂量增大而加强和延长,但剂量过大会引起呼吸麻痹而死亡。另半边莲碱溶液吸入有扩张支气管作用[2,6]。5. 对神经系统的作用:半边莲碱对植物神经节、肾上腺髓质、延脑各中枢、神经肌肉接头颈动脉体和主动脉体的化学感受器都有先兴奋后抑制的作用[2,6]。6. 对消化系统作用:半边莲水提醇沉制剂 1g/kg 静注予犬,可使胆汁流量较给药前增加 2 倍以上,胆汁中固形物、胆酸盐、胆红素的浓度都有所降低,有利胆作用[2];同时半边莲碱口服有抑制食欲的作用,琥珀酸则可对抗大鼠幽门结扎产生的胃溃疡[6]。7. 抗蛇毒作用:半边莲煎剂,以及从中分离得到的琥珀酸钠、延胡索酸钠、对羟基苯甲酸钠分别于注射蛇毒前半小时口服,或注射蛇毒同时皮下注射,对于注射最小致死量眼镜蛇毒的小鼠均有较高的保护作用[2]。8. 抗肿瘤作用:半边莲生物碱对胃癌细胞 BG-58 有一定的抑制作用,并随浓度的升高抑制作用加强[9];半边莲煎剂能使肝癌 H22 荷瘤小鼠的瘤质量减少,抑瘤率为 55.98%,使 P27 表达增强而 Survivin 表达减弱,具有明显抗肿瘤作用[9]。9. 毒副作用:半边莲碱肌注可使猫、犬发生呕吐;半边莲煎剂有轻泻作用。小鼠静脉注射浸剂 LD_{50} 为(6.10±0.26)g/kg;全半边莲素(radicanin)为(18.7±2.0)mg/kg,折合生药(9.55±1.0)g/kg[2]。

参 考 文 献

[1] 曾育麟,李星炜. 中国民族药志(第四卷). 成都:四川民族出版社,2007:150-153

[2] 周立国. 中药毒性机制及解毒措施. 北京:人民卫生出版社,2006:131-133

[3] 姜艳艳,石任兵,刘斌. 半边莲中黄酮类化学成分研究. 北京中医药大学学报,2009,32(1):59-61

[4] 乔春峰,贺震旦,韩全斌,等. HPLC 测定半边莲药材中 2 个多炔类成分的含量. 中国中药杂志,2006,31(9):744-746

[5] 赵勇,赵蕾. 半边莲的研究进展. 医学信息,2006,19(5):1115,1116

[6] 李瑞峰,温海涛,李莉,等. 半边莲不同组分对内皮细胞内皮素及内皮源一氧化氮合酶代谢的影响. 中国动脉硬化杂志,2002,10(1):19-22

[7] 张晓玲,薛冰,李莉,等. 半边莲生物碱缓解肾性高血压大鼠的血管重塑. 中国病理生理杂志,2008,24(6):1074-1077

[8] 粟君,谭兴,李劲涛,等. 半边莲生物碱的提取及其对胃癌细胞的抑制作用. 西华师范大学学报(自然科学版),2007,28(4):311-313

[9] 刘晓宇,张红. 半边莲煎剂对肝癌 H22 荷瘤小鼠的抑瘤作用及对 P27 和 Survivin 表达的影响. 中国药物与临床,2009,9(10):944-946

(杨芳云)

419. *Lobelia clavata*（大将军）

【民族药名】　"蚌法"（布朗族）；"彪蚌法"、竹棒（傣族）；"省懋柯海"（基诺族）；"布鲁兹"（傈僳族）；大将军、白毛大将军（佤族）。

【来源】　桔梗科植物密毛山梗菜 *Lobelia clavata* E. Wimm. 的根、叶、全草。有大毒。

半灌木状草本，高 1.5~2m。主根粗壮，侧根纤维状。茎圆柱状，分枝多，密生毡毛。基生叶倒卵状椭圆形，茎生叶矩圆状椭圆形，长 15~20(28)cm，宽 3~5(8)cm，先端锐尖，基部阔楔形至近圆形，边缘密生小齿和短睫毛，厚纸质，两面被短毡毛。总状花序多个集成圆锥花序，花密集，偏向一侧而上举；总苞片与叶同型但小，长 5~7cm，宽 2~3cm，边缘锯齿状，锯齿间又有小齿和睫毛。苞片披针状条形，长 1~1.5cm，宽 1~3mm，被短毡毛；花梗长 5~8(10)mm，向后方弓曲，圆柱状，生毡毛；小苞片常 1 枚，极小，生花梗中下部；花萼筒半球状，长约 5mm，宽约 4mm，底部浑圆，密被短毡毛，裂片披针状条形，长 11~15mm，宽 1~1.5mm，全缘或有睫毛；花冠白色，长 2~2.5(3.2)cm，外面被短毡毛，内面生较长柔毛，近二唇形，上唇裂片条形，约占花冠长的 2/3，下唇裂片卵状披针形，相当花冠长的 1/3；雄蕊在基部以上连合成筒，花丝筒密被短柔花，花药管长 5~6mm，在花药连合线上密生长柔毛，下方 2 枚花药顶端生笔毛状髯毛。蒴果近球状或短矩圆状，长 6~9mm，宽 5~7mm，密被短柔毛，因果梗后弯而倒垂。种子矩圆状，稍压扁，表面平滑，有色淡边缘。花果期 12~4 月。

生于海拔 1900m 以下的山坡草地、林下或路旁。分布于云南和贵州西南部。

【药用经验】　布朗族　根：用于腮腺炎、跌扑损伤、风湿痛、痧症（《民族药志要》）。傣族　根：用于腮腺炎、跌扑损伤、风湿痛、痧症、气滞、腹胀（《傣药录》《滇药录》《滇省志》）和哮喘病（《德宏药录》）。基诺族　叶：外敷用于无名肿毒。根、全草：用于风湿性关节炎、跌打损伤（《基诺药》）。拉祜族　根：用于食物中毒、感冒发热（《滇药录》）。傈僳族　用于头痛、感冒、胸闷呕恶（《民族药志要》）。佤族　根、叶：用于风湿性关节炎、跌打损伤、蛇伤、痈肿（《中佤药》）。

【化学成分】　主要为三萜类，如齐墩果酸（oleanolic acid）、β-香树脂醇棕榈酸酯（β-amyrin palmitate）、β-香树脂醇（β-amyrin）[1]。

【药理毒理】　密毛山梗菜中的 β-香树脂醇棕榈酸酯具有抗抑郁活性[1]。

参 考 文 献

[1] 杨靖华，马妮，李良，等. 大将军化学成分研究（Ⅰ）. 中草药，2000，31（12）：898，943

（焦　玉）

420. *Lobelia seguinii*（西南山梗菜）

【民族药名】　"朵药"（哈尼族）；"布鲁兹"（傈僳族）；"阿齐诺起"、"阿戚糯取"（彝族）。

【来源】　桔梗科植物西南山梗菜 *Lobelia seguinii* Lévl. et Vant. 根、茎皮、全草。有大毒。秋季采收，洗净，鲜用或晒干用。

半灌木，有白色乳汁。茎高 1~2.5m，无毛，多分枝。茎下部叶矩圆形，长达 25cm，中部以上叶披针形，长 6~20cm，宽 1.2~4cm，长渐尖，基部渐狭成短柄或无柄，边缘有小齿，无毛。总状花序生茎或枝的顶端，无毛；花极密集，有短梗；花萼无毛，裂片 5，钻状条形，长 1.2~1.6cm，全缘；花冠淡蓝紫色，近一唇形，长 2.5~3cm，筒内面有短柔毛，裂片 5，无毛；雄蕊 5，合生，下面

2 花药顶端有髯毛;子房下位,花柱 2 裂。花期 7 ~ 8 月,果期 9 ~ 10 月。

生于山地林边。分布于云南、贵州、四川、重庆、湖北西部。

【药用经验】 哈尼族 根、全草:用于风湿性关节炎、跌打损伤、疮疡肿毒(《哈尼药》)。拉祜族 根:用于食物中毒、感冒发热、痧症、跌打损伤(《滇药录》)。傈僳族 用于头痛、感冒、胸闷呕恶。彝族 茎皮:用于疮疡疔疮、无名肿毒(《滇药录》)。全草:外用于扁桃腺炎、风湿性关节炎、跌打损伤、毒蛇及蜈蚣咬伤、痈疽肿毒(《滇省志》)。根:用于高热抽搐、四肢痉挛(《哀牢》)。

【使用注意】 通常不作内服或禁内服;禁用于皮肤破损处。

【中毒与解毒】 误服能引起中毒。中毒症状为头晕、心慌、呕吐、血压下降等。

【附注】 同属植物线萼山梗菜 *Lobelia melliana* E. Wimm. 的根、叶及带花全草在畲族用于血栓性脉管炎、毒蛇咬伤(《畲医药》)。有小毒。用量 3 ~ 9g;外用适量。

(杨　琛)

421. *Lobelia sessilifolia*(山梗菜)

【民族药名】 山梗菜(通称)　。

【来源】 桔梗科植物山梗菜 *Lobelia sessilifolia* Lamb 根、叶或带花全草。有小毒。夏季采收,鲜用或晒干用。

多年生草本,有白色乳汁根茎长约 3cm,生多数须根。茎高 60 ~ 120cm,通常不分枝,无毛,中下部以上密生叶。叶无柄,宽披针形至条状披针形,长 2.5 ~ 5.5cm,宽 3 ~ 16mm,边缘有极小的齿,无毛。总状花序长 8 ~ 35cm,无毛;苞片叶状,狭披针形,比花短;花近偏于花序一侧;花梗长 5 ~ 10mm;花萼无毛,裂片 5,三角状披针形,长 5 ~ 7mm,全缘;花冠蓝紫色,长约 2.5cm,近二唇形,上唇 2 裂片狭矩圆形,下唇 3 裂片狭卵形,边缘密生柔毛;雄蕊 5,围绕花柱合生,中基部分生,下面 2 花药顶端有髯毛;子房下位;花柱 2 裂。花果期 7 ~ 9 月。

生于沼泽地带或河边、沟边湿地草丛中。分布由东北、华北至华中向南至福建,台湾亦有。

【药用经验】 蒙古族 用于咳嗽气喘、肝硬化腹水、水肿、小便不利、咽喉肿痛、腹泻、肠痛、胃癌、直肠癌、湿疹、脚气、痈肿疔毒、虫蛇咬伤(《蒙植药志》)。

【使用注意】 阴疽患者慎服。

【中毒与解毒】 口服过量可致呕吐或泻下[1]。

【药材鉴定】 性状 根茎较粗壮,具多数白色细须根。茎直立。单叶互生,披针形,先端尖,边缘具细锯齿。总状花序生茎顶端;花萼钟状 5 裂;花冠深蓝色,近二唇形,上唇 2 全裂,下唇 3 裂,裂片长圆形,边缘密生白色缘毛。有时可见小蒴果。气微,味微苦。

【化学成分】 全草含山梗菜碱(lobeline)等多种生物碱,另含山梗菜聚糖(sessilifolan)、熊果酸(ursolic acid)、二十九烷(nonacosane)、三十烷酸(melissic acid)[2]。

【药理毒理】 1. 中枢兴奋作用:山梗菜所含山梗菜碱为中枢兴奋药,能刺激颈动脉体和主动脉体的化学感受器(N 受体),反射性兴奋呼吸中枢,使呼吸加深加快。其呼吸兴奋作用短暂(仅几分钟),安全范围大,不易引起惊厥[2,3]。剂量较大时还能直接兴奋呼吸中枢,兴奋延脑的迷走中枢(使心率减慢)和呕吐中枢[2]。2. 其他作用:山梗菜碱在体内的许多作用与烟碱相似,但较弱[4]。对神经节先兴奋后麻痹,对横纹肌有箭毒样作用,可使肾上腺分泌肾上腺素,小量有祛痰作用[2]。用豚鼠实验,山梗菜碱的浓度为 1×10^{-3} ~ 4×10^{-5} mol/L 时对 ADP、胶原和凝血酶诱导的血小板聚集有抑制作用[1]。

参 考 文 献

[1]《中华本草》编委会. 中华本草(第7册). 上海:上海科学技术出版社,1999:620
[2] 江苏新医学院. 中药大辞典(上册). 上海:上海科学技术出版社,1977:196
[3] 李家泰. 临床药理学. 北京:人民卫生出版社,1991:852
[4] 谭世杰主译. 治疗学的药理基础(上册). 北京:人民卫生出版社,1987:195

（杨　琛）

422. *Lobelia taliensis*（大理山梗菜）

【民族药名】　"布鲁兹"(傈僳族);红将军、红雪柳(佤族)。

【来源】　桔梗科植物大理山梗菜 *Lobelia taliensis* Diels 的根。有小毒。夏季、秋季采收,洗净,晒干。

多年生草本,高50~80(120)cm。根茎短,须根发达,稍肥大。茎圆柱形,直立,不分枝或少分枝,无毛,常带紫色。叶片纸质;基生叶具柄,柄有狭翅;茎生叶倒卵状长圆形至倒卵状披针形或椭圆形,有短柄或无柄,长3.5~7cm,宽1.5~2(~3)cm,先端钝或钝尖,基部楔形,边缘具细小腺齿,两面无毛,羽状脉,上面凹入,下面隆起。总状花序顶生,花稀疏,偏向花序轴一侧;苞片与叶同型,无柄;花梗扁平,长4~7mm,生短柔毛;小苞片2枚,生中部;花萼筒长圆状,长3~4mm,被短柔毛,裂片披针状条形,长9~12cm,宽约1mm;花冠淡蓝色或玫瑰色,长24~30mm,上唇裂片条形,稍上升,下唇裂片披针状长圆形,外展;雄蕊除基部外连合成筒,花丝筒长约11mm,无毛,花药管长约6mm,背部先端具柔毛。蒴果长圆状,长约6mm,宽约4mm。种子椭圆状,横切面近与楔形。花果期8~10月。

生于海拔1600~2600m的山坡草地上。分布于云南。

【药用经验】　傈僳族　用于头痛、感冒、胸闷呕恶。佤族　用于感冒、肠胃炎、疮毒红肿、蛇蜂咬伤(《中佤药》)。

【使用注意】　孕妇慎服。

（焦　玉）

423. *Lycianthes lysimachioides*（单花红丝线）

【民族药名】　大柳辣(土家族);红连草、"密北妹"、白连草(瑶族)。

【来源】　茄科植物单花红丝线 *Lycianthes lysimachioides*（Wall.）Bitter 的全草。有小毒。8~9月采全草,鲜用或晒干用。

多年生草本。须根纤细,褐色。茎纤细,基部常匍匐,从节上生不定根,茎上疏生白色柔毛。叶常一大一小或近等大双生,卵状披针形,长2~7cm,宽1.2~2.8cm,近全缘,有缘毛,两面疏生白色柔毛;叶柄长5~12mm。花单生于叶腋,花梗长0.8~1cm;花萼杯状钟形,长5mm,直径7mm,有10条脉,萼齿10,钻状条形,稍不等长,有柔毛;花冠白色至淡黄色,星状,直径1.8cm,檐部5深裂,裂片披针形;雄蕊5;子房近球形。浆果球形。花期6~7月,果期10~11月。

常生于林下或路旁。分布于云南、贵州、四川、湖北、广西、台湾。

【药用经验】　土家族　用于皮肤顽癣、痒疹、痈疽肿毒(《民族药志要》)。瑶族　用于诱饵疮、鼻疮、痈肿疮毒(《湘蓝考》)。

（焦　玉）

424. *Lycoris aurea*（忽地笑）

【民族药名】 "里狂生"（傈僳族）

【来源】 石蒜科植物忽地笑 *Lycoris aurea*（L'Hérit.）Herb. 的鳞茎。有毒。秋季将鳞茎挖出,选大者洗净,鲜用或晒干用;小者做种。

多年生草本;鳞茎肥大,近球形,直径约 5cm,外有黑褐色鳞茎皮。叶基生,质厚,宽条形,上部渐次狭窄,长达 60cm,宽约 1.5cm,上面黄绿色,有光泽,下面灰绿色,中脉在上面凹下,在下面隆起,叶脉及叶片基部带紫红色。先花后叶,花葶高 30～60cm,伞形花序具 5～10 朵花;花具梗,黄色或橙色,稍两侧对称,长约 7cm;花被筒部长不及 2cm,裂片 6,边缘稍皱曲,宽约 1cm;雄蕊 6,与花柱同伸出花被外;子房下位,3 室。蒴果每室有种子数枚。花期 7～8 月,果期 9～10 月。

生于阴湿的岩石上或石崖下土壤肥沃地方。分布于陕西、河南、长江流域及以南各省区。

【药用经验】 傈僳族　用于痈肿、疔疮、结核、烫火伤(《怒江药》)。藏族　解毒消肿,杀虫止痒。用于无名肿毒、烫火伤、疮痈肿毒、顽癣、小儿麻痹症(《香格里拉药》)。

【使用注意】 本品有毒,一般不作内服用。

【中毒与解毒】 鳞茎含石蒜碱,石蒜碱接触皮肤后红肿发痒,进入呼吸道引起鼻出血。如内服忽地笑中毒,其症状为流涎、呕吐、下泄、舌硬直、惊厥、手脚发冷、脉弱、休克,甚至呼吸中枢麻痹而死亡。解救方法:早期可洗胃(用浓茶或 1%～2% 鞣酸,高锰酸钾亦可)、导泻,饮稀醋酸、糖水及淡盐水或静脉滴注葡萄糖盐水。有痉挛则用解痉剂;有休克则嗅氨水,保温,针刺"人中"、"合谷"穴位及注射苯甲酸钠咖啡因或尼可刹米[1]。

【化学成分】 鳞茎含石蒜碱(lycorine)、加兰他敏(galanthamine)、石蒜胺碱(力可拉敏,lycoramine)、滨生全能花星碱(pancracine)、水仙花碱、galanthan-l-ol, 3, 12-didehydro-2, 9, 10-trimethoxy(1a, 2a)、galanthan-11, 12-diol, 3, 12-didehydro-9, 10-dimethoxy(1a, 2a)等成分[2]。

【药理毒理】 1. 催吐作用:由于石蒜碱有强力的催吐作用,故有用于食物中毒,催吐用 9～15g。2. 其他作用:氢溴酸加兰他敏的注射剂和片剂已成功用于小儿麻痹后遗症、重症肌无力、肠麻痹的治疗及作为抗箭毒类药物和手术麻醉后的催醒剂。3. 毒性:口服过量可产生流涎、呕吐、腹泻、心动过缓、手脚发冷,甚至呼吸中枢麻痹而死亡等中毒症状[3,4]。

【附注】 本品所含石蒜碱经还原,得二氢石蒜碱,其盐酸盐可治阿米巴痢疾。

参 考 文 献

[1] 谢宗万. 全国中草药汇编(上册). 第 2 版. 北京:人民卫生出版社,1996;258,259

[2] 王晓燕,黄敏仁,韩正敏,等. 石蒜属植物忽地笑中化学成分的 GC-MS 分析. 中草药,2007,38(2):188

[3] 夏丽英. 现代中药毒理学. 天津:天津科技翻译出版公司,2005;594,595

[4] Ma G G. Galanthamin for the treatment of Alzhdimer's Disease. progress. Prog Pharm Sci,1998,22(2):153-156

（杨　琛　丁　奇）

425. *Lycoris radiata*（石蒜）

【民族药名】 "梭夺戛"(水族);"塔俄沙木沙克"、"乌斯库德瑞约"(维吾尔族);独蒜、"黑逢"(瑶族)。

【来源】 石蒜科植物石蒜 *Lycoris radiata*（L'Hérit.）Herb. 的鳞茎、种子。鳞茎有毒。每年秋季将鳞茎挖出,选大者洗净晒干入药,小者做种。野生者四季均可采挖,鲜用或洗净晒干用。

种子与成熟后采集。

多年生草本;鳞茎宽椭圆形或近球形,外有紫褐色鳞茎皮,直径 1.4~3.5cm。叶基生,条形或带形,长 14~30cm,宽 1~2cm,全缘。花葶在叶前抽出,实心,高约 30cm;伞形花序有花 4~6朵;苞片干膜质,棕褐色,披针形;花鲜红色或具白色边缘,长约 7.5cm,花被片 6,花被筒极短,喉部有鳞片,裂片狭倒披针形,长约 4cm,边缘皱缩,向后反卷;雄蕊 6,着生于花被筒近喉部,长为裂片的 2 倍;子房下位,3 室,每室有胚珠数枚;花柱纤弱,很长,柱头头状,极小。蒴果常不成熟。花期 7~9 月,果期 9~10 月。

多生于阴湿的山坡及河岸草丛中。分布于我国长江流域至西南。

【药用经验】　水族　鳞茎:用于痈疽疔疮(《水医药》)。畲族　鳞茎:用于瘰疬、痢疾、痔漏、服毒急救、肿毒(《畲医药》)。维吾尔族　鳞茎:用于哮喘、脾炎、水肿。种子:用于壮阳(《维医药》)。瑶族　鳞茎:外用治肿毒、疔疮、跌打(《湘蓝考》)。

【使用注意】　石蒜中石蒜碱接触皮肤后即红肿发痒,进入呼吸道会引起鼻出血,采收操作时应加以注意。鳞茎煎汤内服用量为 1.5~3g,超量易中毒。体虚无实邪及孕妇禁服;癫痫、支气管哮喘、心动过缓或心绞痛者禁用。皮肤破损者禁敷。

【中毒与解毒】　内服中毒症状为流涎、呕吐、下泄、舌直硬、惊厥、手脚发冷、脉弱、休克,甚至呼吸中枢麻痹而死亡。临床上有煎服 2 枚石蒜引起中毒性肝炎的报道。中毒早期可洗胃,用浓茶、1%~2% 鞣酸或高锰酸钾;导泻:饮稀醋酸,糖水及淡盐水或静脉滴注葡萄糖盐水。对症治疗:有痉挛则用解痉剂;有休克则嗅氨水,保温,针刺"人中"、"合谷"穴位及注射苯甲酸钠咖啡因或尼可刹米。附汤:甘草 30g、绿豆 45g、赤小豆 30g,水煎服。呕吐严重时,天麻 9g、清半夏 12g、白术 9g、甘草 15g,水煎,每日 2 次[1]。

【药材鉴定】　性状　鳞茎呈广椭圆形或类球形,长 4~5cm,直径 2.5~4cm,顶端残留叶基,长约 3cm,基部生多数白色须根。表面有 2~3 层暗棕色干枯膜质鳞片包被,内有 10~20 层白色富黏性的肉质鳞片,生于短缩的鳞茎盘上,中央有黄白色的芽。气特异而微带刺激性,味极苦。

显微特征　鳞片横切面:表皮为 1 列细小的薄壁细胞。叶肉组织由薄壁细胞组成,细胞内充满淀粉粒,呈类圆形或多角形,直径 20~40μm,脐点裂缝状或星状;并有黏液细胞,内含草酸钙针晶束,针晶长 100~150μm。维管束为有限外韧型,散列于叶肉的内侧。

薄层色谱　取本品鳞茎粗粉 10g,用乙醇 50ml 加热回流 1 小时,放冷过滤,滤液减压浓缩至 10ml,加乙醇 10ml 使淀粉沉淀,过滤,滤液减压浓缩至干,取少量浓缩物加乙醇溶解作为供试液。以石蒜碱、伪石蒜碱为对照品制备对照品溶液。吸取上述两种溶液各 5μl 点样于同一硅胶 G 薄层板上,以氯仿-丙酮-甲醇(80:10:10)为展开剂展开,展距 6cm。用碘蒸气显色。供试品色谱在与对照品色谱相应的位置处,显相同颜色的斑点。

【化学成分】　鳞茎含有 10 多种生物碱,总生物碱约 0.1%。有石蒜碱(lycorine,)、石蒜胺碱(lycoramine)、石蒜伦碱(lycorenine)、加兰他敏(galanthamine)、多花水仙碱(tazettine)、伪石蒜碱(pseudolycorine)、双氢石蒜碱(dihydrolycorine)、高石蒜碱(homolycorine)、石蒜裂碱(石蒜西定,lycoricidine)、石蒜醇(lycoricidinol)、水仙克拉辛碱(narciclasine)、前多花水仙碱(pretazettine)、雨石蒜碱(pluviine)、去甲雨石蒜碱(norpluviine)、去甲高石蒜碱(demethyl homolycorine)、小星蒜碱(hippeastrine)、表雪花莲胺碱(2-epigalanthamine)、条纹碱(vittatine)、网球花定碱(haemanthidine)。又含对羟基苯乙酸(*p*-hydroxyphenylacetic acid)、*O*-去甲基石蒜胺(*O*-demethyllycoramine)即 *O*-去甲基二氢雪花莲胺碱(*O*-demethyldihydrogalanthamine)等。还含

有糖苷类：O-β-D-呋喃果糖基-（2→1）-O-β-D-呋喃果糖基-α-D-吡喃葡萄糖苷［O-β-D-fructo-furanosyl-（2→1）-O-β-D-fructofuranosyl -α-D-glucopyranoside］、O-β-D-呋喃果糖基-［（2→1）-O-β-D-呋喃果糖基］2-α-D-吡喃葡萄糖苷｛O-β-D-fructofuranosyl-［（2→1）-O-β-D-fructofuranosyl］2-α-D-glucopyranoside｝、O-β-D-呋喃果糖基-［（2→1）-O-β-D-呋喃果糖基］3-α-D-吡喃葡萄糖苷｛O-β-D-fructofuranosyl-［（2→1）-O-β-D-fructofuranosyl］3-α-D-glucopyranoside｝、O-β-D-呋喃果糖基-［（2→1）-O-β-D-呋喃果糖基］4-α-D-吡喃葡萄糖苷｛O-β-D-fructofuranosyl-［（2→1）-O-β-D-fructofuranosyl］4-α-D-glucopyranoside｝、石蒜-R-葡萄甘露聚糖（lycoris-R-glucomannan）。尚含葡萄糖-果糖、葡萄糖-甘露糖及淀粉多糖类成分。此外石蒜鳞茎中还含天冬氨酸、谷氨酸、精氨酸、苏氨酸、丙氨酸、缬氨酸、异亮氨酸、亮氨酸、赖氨酸和酪氨酸10种氨基酸和Zn、K、Ca、Mg、Fe、Mn、Cu 7种矿质元素；花含红色素矢车菊苷（chrysanthemin）[2~4]。主要有毒成分为生物碱，如石蒜碱、双氢石蒜碱、加兰他敏（雪花莲胺碱）、伪石蒜碱、多花水仙碱、石蒜伦碱、石蒜胺碱等。

【药理毒理】 1. 对子宫的作用：石蒜煎剂和石蒜碱对于大鼠、豚鼠、兔之在位及离体子宫均呈缓慢而持久的兴奋作用，但对未成年动物的子宫作用不明显。2. 对乙酰胆碱酯酶的抑制作用：小剂量加兰他敏仅对大脑皮层及延髓内胆碱酯酶活性有较强的抑制作用，大剂量则对丘脑内胆碱酯酶的活性亦有抑制作用。在整体动物的横纹肌及兔离体小肠平滑肌上，均有明显加强乙酰胆碱的作用。加兰他敏对麻醉猫的神经肌肉或大鼠离体膈神经肌肉，有加强其横纹肌收缩的作用。对箭毒引起的神经肌肉冲动传递阻滞有对抗作用。3. 抗肿瘤活性：水仙克拉辛具有抗癌活性；石蒜碱对小鼠肉瘤-180有抑制作用，对艾氏腹水癌和大鼠肉瘤256也有抗肿瘤活性。雪花莲胺碱对大鼠腹水肝癌及吉田肉瘤均有抑制作用。4. 降压作用：石蒜裂碱乙醚能使正常麻醉大鼠、猫和狗血压下降。5. 镇静作用：对小鼠有较显著的镇静作用，能延长巴比妥类药物的催眠作用；并能加强吗啡、延胡索乙素的镇痛作用，但本品单用镇痛力弱[2]。6. 镇静、解热、镇痛作用：小鼠腹腔注射石蒜碱或家兔肌内注射，均可出现镇静作用。大鼠皮下或静脉注射石蒜碱，降低体温，并与氨基比林有协同作用。小鼠腹腔注射石蒜碱，增强吗啡或延胡索的镇痛作用。7. 对骨骼肌、平滑肌的作用：石蒜胺或雪花莲胺碱静脉注射，加强电刺激猫坐骨神经引起的胫前肌收缩，并出现全身震颤、呼吸兴奋和排尿；也加强电刺激大鼠坐骨神经所致的腓肠肌收缩。石蒜煎剂及石蒜碱对豚鼠及兔离体子宫均有兴奋作用，此作用不被苯海拉明对抗。石蒜煎剂对离体兔十二指肠平滑肌有兴奋作用。小鼠灌胃石蒜煎剂可引起腹泻，兔静脉注射石蒜碱可出现剧烈的肠蠕动。8. 抗炎作用：石蒜碱静脉注射或皮下注射，抑制兔甲醛性及大鼠蛋清性足肿胀，抗炎作用与兴奋垂体-肾上腺皮质有关。9. 抗病毒作用：石蒜碱抑制脊髓灰白质炎病毒。伪石蒜碱对EMC、JBE和ICM病毒、嗜神经组织RNA病毒感染的小鼠具有对抗活性，抑制反录酶活性[3]。石蒜碱具有抗急性呼吸道综合症冠状病毒（SARS-CoV）的作用，其抗病毒 EC50 为（15.7±1.2）nmol/L[5]。10. 对免疫功能的影响：石蒜内铵腹腔注射，可明显抑制ICR雌小鼠对羊红细胞引起的迟发型超敏反应，显著降低C57/BL小鼠的胸腺重量，升高SRBC致敏的正常及带瘤小鼠血清补体C_3的含量[6]。11. 其他作用：石蒜鳞茎醇提取液可使水负荷兔的眼压下降；石蒜碱体外有抗毛滴虫作用；鸽灌胃石蒜煎剂可呕吐；石蒜碱大鼠腹腔注射，增加尿酸排出量。12. 毒性：石蒜碱小鼠腹腔注射、灌胃、皮下注射的 LD_{50} 分别为112.2mg/kg、344mg/kg和145mg/kg。家兔灌胃或皮下注射石蒜碱可引起不同程度的腹泻和衰竭，最后死亡。雪花莲胺碱小鼠皮下注射和灌胃的 LD_{50} 分别为（14±2）mg/kg 和（17±3）mg/kg。石蒜胺小鼠皮下注射、灌胃和腹腔注射的 LD_{50} 分别为（112±10）mg/kg、（134±14）mg/kg 和（103±13）mg/kg[3]。中毒机制：石蒜所含的加兰他敏及力可立敏等均能抑制胆碱酯酶，作用于新斯的明相似，且能透过血脑屏障，作用于中枢神经系统。对神经系统、循环系统、呼吸系统等均有广泛的作用，并能兴奋子宫[7]。

【附注】 由于石蒜碱有强力的催吐作用，故有用石蒜治食物中毒者，催吐用 9～15g。将石蒜碱还原，得二氢石蒜碱，其盐酸盐可治阿米巴痢疾。除此之外，一般不内服。

参 考 文 献

[1] 高渌汶. 有毒中药临床精要. 北京：学苑出版社，2006：170，171
[2] 谢宗万. 全国中草药汇编(上册). 第2版. 北京：人民卫生出版社，1996：258
[3] 南京中医药大学. 中药大辞典(上册). 第2版. 上海：上海科学技术出版社，2006：823
[4] 袁菊红. 石蒜属化学成分及其提取、检测方法研究进展. 安徽农业科学，2010，38(2)：684-686
[5] 谢峻，谈锋，冯巍，等. 石蒜属植物分类鉴别、药用成分及生物技术应用研究进展. 中草药，2007，38(12)：1903
[6] 贾献慧，周铜水，郑颖，等. 石蒜科植物生物碱成分的药理学研究. 中医药学刊，2001，19(6)：574
[7] 周立国. 中药毒性机制及解毒措施. 北京：人民卫生出版社，2006：148，149

（杨 琛 张 飞）

426. *Lysidice rhodostegia*（铁罗伞）

【民族药名】 "散呢脚"（阿昌族）；"茅戛弄"（德昂族）。

【来源】 豆科植物仪花 *Lysidice rhodostegia* Hance 的根、叶。有小毒。根全年可采挖，洗净、晒干；叶夏季、秋季采最好，鲜用或晒干用。

灌木或小乔木，高 2～5m，很少超过 10m。小叶 3～5 对，纸质，长椭圆形或卵状披针形，长 5～16cm，宽 2～6.5cm，先端尾状渐尖，基部圆钝；侧脉纤细，近平行，两面明显；小叶柄粗短，长 2～3mm。圆锥花序长 20～40cm，总轴、苞片、小苞片均被短疏柔毛；苞片、小苞片粉红色，卵状长圆形或椭圆形，苞片长 1.2～2.8cm，宽 0.5～1.4cm，小苞片小，长 2～5mm，极少超过 5mm；萼管长 1.2～1.5cm，比萼裂片长 1/3 或过之，萼裂片长圆形，暗紫红色；花瓣紫红色，阔倒卵形，连柄长约 1.2cm，先端圆而微凹；能育雄蕊 2 枚，花药长约 4mm；退化雄蕊通常 4 枚，钻状；子房被毛，胚珠 6～9，花柱细长，被毛。荚果倒卵状长圆形，长 12～20cm，基部 2 缝线不等长，腹缝较长而弯拱，开裂，果瓣常成螺旋状卷曲；种子 2～7，长圆形，长 2.2～2.5cm，宽 1.2～1.5cm，褐红色，边缘不增厚，种皮较薄而脆，表面微皱折，里面无胶质层。花期 6～8 月，果期 9～11 月。

生于海拔 500m 以下的山地丛林中，常见于灌丛、路旁与山谷溪边。分布于广东、广西、云南。

【药用经验】 阿昌族 用于下肢水肿、皮肤瘙痒（《德宏药录》）。德昂族 效用同阿昌族（《德宏药录》）。景颇族 效用同阿昌族（《德宏药录》）。

【化学成分】 主要含黄酮类成分，如 mopanolchin、(-)-epicatechin-3-*O*-gallate、表儿茶酚（epicatechin）、柚皮素（naringenin）、圣草酚（eriodictyol）、木犀草素（luteolin）、7,3′,4′-trihydroxy-flavone 和 (-)-刺槐亭醇[(-)-robinetinidol][1]。根含间苯三酚类衍生物如仪花素 A～C（lysidicins A-C）[2]、仪花素 D～E（lysidicins D-E）[3]和仪花素 F～H（lysidicins F-H）[4]。

【药理毒理】 从根中分得的间苯三酚类化合物具有抗氧化活性[2]。

参 考 文 献

[1] Gao S, Fu G M, Fan L H, et al. Flavonoids from *Lysidice rhodostegia* Hance. J Integr Plant Biol Formerly Acta Botan Sin, 2005, 47(6):759-763
[2] Hu Y C, Wu X F, Gao S, et al. Novel phloroglucinol derivatives from the roots of *Lysidice rhodostegia*. Org Lett, 2006, 8(11): 2269-2272

[3] Wu X F, Hu Y C, Gao S, et al. Two new compounds from the roots of *Lysidice rhodostegia*. J Asian Nat Prod Res, 2007, 9(3-5): 471-477

[4] Wu X F, Hu Y C, Yu S S, et al. Lysidicins F-H, three new phloroglucinols from *Lysidice rhodostegia*. Org Lett, 2010, 12(10): 2390-2393

（焦　玉）

427. *Lysimachia lobelioides*（长蕊珍珠菜）

【民族药名】　"啊棵牙伊"（哈尼族）；瘤草、"白疔那此"（拉祜族）。

【来源】　报春花科植物长蕊珍珠菜 *Lysimachia lobelioides* Wall. 的全草。有小毒。夏季采收，鲜用或晒干用。

一年生草本，全株平滑无毛。茎直立或倾斜，稍具四棱，高 20～50cm。叶互生，或在茎基部近对生，卵形或圆卵形，通常长 2～3cm，很少长达 3～5cm，顶端锐尖，基部突下延成柄。总状花序顶生；苞片条状钻形；开花时花梗约与苞片等长，后渐伸长达 1～1.3cm；花萼 5 深裂几达基部，裂片披针形，长约 3mm，边缘膜质；花冠白色，5 深裂，裂片倒卵状匙形，稍长于花萼；雄蕊高出花冠约 1 倍；花柱与雄蕊等长。蒴果球形，直径约 4mm。花期 4～5 月，果期 6～7 月。

生于海拔 1000～2300m 的山谷溪边、山坡草地湿润处。分布于四川、云南、贵州、广西。

【药用经验】　哈尼族　用于虚弱咳嗽、小儿肺炎、无名肿毒、狗咬伤、痈疽（《滇省志》）。拉祜族　鲜品用于疔疮走黄、无名肿毒、肿瘤（《滇省志》）。

【化学成分】　全草主要含黄酮类和挥发油类成分。黄酮类如山柰酚-3-O-芸香糖苷（kaempferol-3-O-rutinoside）、kaempferol-3-O-（2,6-di-O-rhamnopyranosyl）-β-D-glucopyranoside、4′,5,6,7-四羟基黄酮（4′,5,6,7-tetrahydroxyflavone）[1]。挥发油类成分有棕榈烯酸（palmitic acid）、棕榈酸甲酯（methyl palmitate）、亚油酸甲酯（methyl linoleate）[2]等。

【药理毒理】　抑菌作用：从全草中分得的黄酮苷类化合物对金黄色葡萄球菌具有一定的抑制活性[2]。

参 考 文 献

[1] 朱珠,朱巧玲,郝小江,等. 长蕊珍珠菜的化学成分研究. 时珍国医国药,2009,20(12):2936-2938

[2] 朱巧玲. 吴茱萸内生真菌和长蕊珍珠菜的化学成分研. 贵州大学硕士研究生学位论文,2007

（焦　玉）

428. *Macleaya cordata*（博落回）

【民族药名】　三钱三（阿昌族）；"闹蛮"、"美迎歌"、"美筒吐"、"美筒空"、"筒空"（侗族）；"锐偏连"、"窝良根"、"官龚弯样巩"、"都乌百"（苗族）；"糯不肯其"（纳西族）；救命王、"夺红"（瑶族）。

【来源】　罂粟科植物博落回 *Macleaya cordata*（Willd.）R. Brown 的根皮、全草。有大毒。夏季、秋季采集，除去杂质，晒干。

茎高达 2m，粗达 1cm，光滑，有白粉，上部分枝，含橙色液汁。叶宽卵形或近圆形，长 5～20cm，宽 5～24cm，7 浅裂或 9 浅裂，边缘波状或具波状牙齿，下面有白粉。圆锥花序长 15～30cm，具多数花；花梗长 2～5mm；萼片 2，黄白色，倒披针状船形，长 9～11mm；花瓣不存；雄蕊 20～36，长 7.5～10mm。蒴果倒披针状或狭倒卵形，长 1.7～2.3cm，具 4～6 枚种子。花期 6～7 月，果期 8～11 月。

生于丘陵或低山草地或林边。分布于长江流域中、下游各地。

【药用经验】 阿昌族 用于跌打损伤、风湿关节痛、下肢溃疡（《德宏药录》）。侗族 根皮：用于"兜故虮"（蜈蚣咬伤）、"耿胧耿幽"（腰腿痛）（《侗医学》）。全草：用于腮腺炎（《桂药编》）。苗族 带根全草：用于各种疥癣、顽癣、臁疮、跌打损伤（《苗医药》）。全草：用于跌打损伤、小儿麻痹症（《桂药编》）。纳西族 全草：用于急性扁桃体炎、阴道滴虫病、下肢溃疡、湿疹、指疔脓肿、烫伤（《滇省志》）。瑶族 全草：用于沙虫脚、跌打损伤、皮肤瘙痒、疥癣、恶疮、关节炎（《湘蓝考》）。

【使用注意】 本品有毒，不作内服。孕妇、儿童及年老体弱者忌用。

【中毒与解毒】 误服中毒时出现神经系统、心血管系统及消化系统症状。神经系统：开始感头昏、耳鸣、四肢麻木、嗜睡、乏力，继则烦躁不安、精神异常，有时表现为突然从座位上跳起、手足乱动、说胡话，亦可突发惊厥，并转入痉挛、抽搐、昏迷状态。心血管系统：主要表现有心悸、胸闷、心律失常、心率逐渐减慢、血压下降、心电图出现窦性心律不齐、室性自动节律、室性期前收缩、阵发性心动过速、心室颤动、多性室性期前收缩、ST-T 改变，并有低血钾现象、完全性房室传导阻滞，常导致急性心源性脑缺血综合征。消化系统：早期均可出现恶心、呕吐、胃部烧灼感等症状[1]。解毒方法：中毒时须尽快催吐、洗胃、导泻，并采取有效措施对症治疗。静脉输液，加输维生素 B、维生素 C 等。若有类似急性心源脑缺血综合征时，应迅速给予阿托品 1～2mg，加入 5%～25% 葡萄糖溶液 20ml 中静脉注射，同时肌肉注射或皮下注射 1mg，15～30 分钟后再静脉注射 1mg，以后可根据情况改为 3～4 小时肌内注射 1mg，2 天后如不再发作，可逐渐减量以致停药。对室性早搏、室性心动过速等可选用利多卡因、普鲁卡因酰胺、苯妥英钠等治疗。有心室颤动时，可立即进行心脏按压，或用电击除颤，或心内注射普鲁卡因酰胺 50～200mg。中药解毒方法：(1)黄连 9g、黑豆 30g、童便为引，加水 1000ml 煎至 400ml，每 4 小时服 1 次，每次 200ml。(2)生姜 15g、甘草 15g、金银花 15g，水煎 2 次，合在一起，每 6 小时服 1 次，2 次服完。(3)苦参 45g，水煎服可纠正心律失常。(4)甘草 15g、黄连 3g，或用猪油、生姜、芫荽、红糖，水煎服。(5)西洋参 9g（先煎）、云苓 12g、白薇 9g、甘草 9g、橘络 4.5g、淡竹叶 4.5g、山栀 4.5g、石斛 18g，水煎 2 次，合在一起，每 6 小时服 1 次，2 次服完[1]。

【药材鉴定】 性状 根茎粗大，表面灰褐色，栓皮脱落处显棕红色，质坚，断面黄白色，中央红色。茎呈圆柱形，长短不一，直径 0.5～1.5cm，表面黄棕色或棕色，有淡灰蓝色粉霜，或微显光泽，具细纵纹，断面中空。单叶互生，多皱缩或破碎，完整者展平后呈宽卵形，常 5～7 掌状分裂，边缘波状，上表面深棕色，无毛，下表面淡灰绿色，密被短绒毛。圆锥花序顶生或腋生。蒴果长卵圆形，扁平，表面紫褐色，有白霜。气微，味淡、微苦[2]。

显微特征 (1)茎（直径约 4mm）横切面：表皮细胞 1 列，类方形，外被较厚角质层。其下为 1～3 列厚角细胞。皮层窄，有的细胞含橙色至紫红色物。维管束外韧型，多数排列成环，韧皮部外方及木质部内方均有纤维束。髓射线明显。髓部宽广，为薄壁细胞或呈空洞状。(2)粉末（茎、叶）：茎表皮碎片表面观细胞呈多角形或长多角形，壁较平直，略增厚，有的可见孔沟，淡黄色；有时可见气孔。叶下表皮碎片表面观细胞垂周壁较平直，成多角形；气孔众多，不定式，副卫细胞 3～8 个；可见众多非腺毛及其脱落后的疤痕。叶上表皮碎片表面观细胞垂周壁较平直，呈多角形；无气孔。非腺毛众多，分 2 种，一种由 1～13 个细胞单列组成，另一种基部 2～4 个细胞并列，上部细胞单列或分叉。纤维成束，淡黄色，直径 10～30μm；有的可见孔纹。导管为具缘孔纹、螺纹、梯纹、环纹、网纹导管,直径 20~90μm。叶肉细胞含细小草酸钙簇晶,直径 10~20μm[2]。

薄层色谱 取全草粉末 1g,加氨试液湿润,放置 10 分钟,加氯仿 10ml 超声提取 30 分钟,滤过,滤液蒸干,残渣加甲醇 1ml 使溶解,作为供试品液。另取博落回对照药材 1g,同法制成对照药材溶液。吸取上述 2 种溶液各 5μl,分别点于同一硅胶 G 薄层板上,以氯仿-丙酮-甲醇(10∶1∶1)为展开剂,置氨蒸气预饱和的展开缸内,展开,取出,晾干,喷以稀碘化铋钾试液。供试品色谱与对照药材色谱相应的位置上,显相同颜色的斑点。

【化学成分】 根和地上部分含生物碱:原阿片碱(protopine)、β-高白屈菜碱(β-homochelidonine)、血根碱(sanguinarine)、α-别隐品碱(α-allocryptopine)、黄连碱(coptisine)、小檗碱(berberine)、博落回碱(bocconine)、白屈菜红碱(chelerythrine)、紫堇萨明碱(corysamine)、白屈菜玉红碱(chelirubine)、白屈菜黄碱(chelilutine)及马卡平碱(macarpine)[3]。果实中含 13 种生物碱,含量达 5%,主要为苯菲啶异喹啉类和托品类生物碱[4]。种子含脂肪油[3]。主要毒性成分有原阿片碱、白屈菜红碱、血根碱、氧化血根碱、博落回碱、α-别隐品碱等生物碱。

【药理毒理】 1. 抑制线虫:白屈菜红碱、血根碱和博落回碱有显著的抑制线虫的作用。2. 灭蛆:博落回可使蝇、蛆先兴奋,后麻痹而死亡,并可抑制蝇卵的孵化,其杀蛆的效力以叶、果皮为最大,茎其次,根最小。3. 抑菌作用:白屈菜红碱、血根碱和博落回碱对金黄色葡萄球菌、枯草杆菌、大肠杆菌、变形杆菌、绿脓杆菌、啤酒酵母杆菌、白色念珠菌、黑面霉菌、水稻白叶枯菌等均有显著的抑制作用。4. 子宫收缩作用:博落回中所含普洛托品对动物的子宫有显著的收缩作用。5. 对中枢系统的影响:本品中的普洛托品对于大鼠、小鼠、豚鼠等均有麻痹大脑的作用。小剂量使呼吸中枢暂时兴奋,继而有麻痹的作用。大剂量可诱发士的宁的痉挛。外用于局部,可麻痹知觉神经末梢,使痛觉、触觉暂时消失[3]。6. 抗癌作用:博落回生物碱对实体瘤有明显的抑制作用,其注射液对治疗甲状腺癌、腮腺混合癌、宫颈癌有一定疗效,血根碱有弱的抗艾氏腹水癌的作用[5]。7. 其他作用:博落回生物碱具有较好的免疫增强作用,对 T 淋巴细胞和 B 淋巴细胞功能均有刺激作用。此外对多种药物所致的急性肝损伤,博落回都显示良好的改善肝脏功能的作用,可显著降低血清乳酸脱氢酶水平,降低动物死亡率,提高血清白蛋白/球蛋白的比值,有效保护肝细胞膜,抑制肝脏纤维化[6]。8. 毒性:博落回所含生物碱毒性颇大,主要引起急性心源性脑缺血综合征。将博落回注射液注入兔耳静脉,引起心电图 T 波倒置,并可出现多源性、多发性室性期前收缩,伴有短暂的阵发性心律紊乱,阿托品可对抗其对心脏的毒性[7]。博落回中所含乙氧基血根碱及乙氧基白屈菜红碱的混合物给小鼠腹腔注射的 LD_{50} 为 18mg/kg。乙氧基血根碱油剂皮下注射对小鼠的 LD_{50} 为 125mg/kg。血根碱静脉注射对小鼠的 LD_{50} 为 19.4mg/kg[1]。

【附注】 同属植物小果博落回 *Macleaya microcarpa*(Maxim.)Fedde 的形态与博落回相似。但本种的雌蕊 8~12 个;蒴果近圆形;具种子 1 粒。分布于陕西、甘肃、湖北西部、河南西部及江苏北部。湖北土家族也作博落回入药,有大毒。

参 考 文 献

[1] 周立国. 中药毒性机制及解毒措施. 北京:人民卫生出版社,2006:309-311

[2] 万定荣,陈家春,余汉华. 湖北药材志. 第 1 卷. 武汉:湖北科学技术出版社,2002:512

[3] 谢宗万. 全国中草药汇编. 下册. 第 2 版. 北京:人民卫生出版社,2000:837

[4] 叶冯芝,冯锋,柳文媛. 博落回的生物碱成分. 中国中药杂志,2009,34(13):1683-1686

[5] 田书音,李冰,朱宇旌. 博落回生物碱的研究进展. 养殖与饲料,2010,11:65-67
[6] 刘靖,张石蕊,袁钟宇. 博落回生物碱的研究进展. 广东饲料,2009,18(4):28-30
[7]《中华本草》编委会. 中华本草(第3册). 上海:上海科学技术出版社,1999:656

（杨　琛　李路扬）

429. *Mallotus philippensis*（粗糠柴）

【民族药名】　"锅麦解"、"埋朋娘"(傣族);"逼把"(哈尼族);"撒生塔"、"斜节"(基诺族);"不敌开古此"(拉祜族);"阿皮修子"(傈僳族);"卡马拉"、"坎比力儿"(维吾尔族);"非岛桐"、香桂树(佤族);花樟树、"姑姜端"(瑶族);"肥闹"、"玫扰"(壮族)。

【来源】　大戟科植物粗糠柴 *Mallotus philippensis*(Lam.) Muell. Arg. 的根、茎皮、叶、果实及果实上的腺毛。叶及果实上的腺毛有小毒。果实及腺毛秋季采收,晒干;根全年可采,洗净,切片,晒干;茎皮、叶全年可采,鲜用或晒干用。

常绿小乔木,高8～10m;小枝被褐色星状柔毛。叶互生,卵形、矩圆形至卵状披针形,长7～16cm,宽2～5cm,上面无毛,下面被稠密的短星状毛及红色腺点,基出3脉,近叶柄处有2腺体;叶柄长1～4cm,密被短柔毛。花小,单性,雌雄同株,无花瓣;总状花序顶生或腋生,常有分枝,长3～8cm,花序枝及花梗密被星状毛及腺点;雄花萼片3～4,外被星状茸毛及腺点;雄蕊18～32,花药2室;子房2～3室,被鲜红色颗粒状腺点。蒴果球形,直径6～8mm,密被鲜红色腺点及星状毛;种子球形。花期3～5月,果期7～10月。

生于海拔300～1600m灌丛、杂木林及林缘、路边。分布于浙江、福建、台湾、广东、广西、云南、贵州、四川、湖南、湖北。

【药用经验】　傣族　根:用于心胃气痛、痛经、疝痛、风湿疼痛、外伤出血(《滇药志》)及尿血、驱虫(《德宏药录》)。茎内皮:用于感冒、痢疾、胃出血;树皮用于消化不良、腹泻、痢疾(《滇省志》)。哈尼族　根:用于心胃气痛、痛经、疝痛、风湿疼痛、外伤出血(《哈尼药》)。基诺族茎皮:用于头痛、头昏、跌打损伤、腹泻(《基诺药》)。根:效用同茎皮外,尚用于慢性痢疾。树皮:研粉用于刀、枪伤。果实:驱绦虫(《民族药志要》)。拉祜族　效用同傣族(《滇省志》、《拉祜药》)。傈僳族　果实:用于烂疮、跌打、脚肿、风湿(《怒江药》)。维吾尔族　含红色树脂的毛茸:用于绦虫、姜片虫、肝片吸虫等肠内寄生虫,大便秘结不畅、疮疡久不收口,及祛体内不良津液(《维药志》)。佤族　根:用于急、慢性痢疾、咽喉肿痛(《中佤药》)。瑶族　果毛、茎、叶:用于蛔虫、蛲虫、绦虫、跌打、烂疮、外伤出血(《湘蓝考》)。壮族　叶:炖猪肚用于胃下垂。

【使用注意】　腺毛、叶有毒,内服不宜过量。

【中毒与解毒】　果实上的腺毛和叶背的暗红色粉末状小点有毒,过量服用可引起中毒,产生恶心、呕吐、强烈下泻症状。中毒机制:刺激胃肠道。解毒方法:(1)洗胃,内服蛋清、面糊、活性炭或鞣酸蛋白等;(2)大量饮淡盐水;(3)静脉滴注5%葡萄糖盐水;(4)对症治疗[1]。

【药材鉴定】　性状　(1)根:呈圆柱状或圆锥状,长短不一,直径1～4cm或更粗。表面灰棕色或灰褐色,粗糙,有细纵纹,皮孔类圆形或纵向长圆形,明显突起,外皮剥落处显暗褐色或棕褐色。质硬,断面皮部棕褐色,木部淡褐色,具放射状纹理,可见同心性环纹和密集的小孔。气微,味微涩。(2)茎皮:外表面深绿色,被褐色柔毛。质轻,断面皮部纤维性。(3)叶:叶片多皱缩,展开呈长圆状卵形至卵状披针形,长7～16cm,基部圆形,先端渐尖,全缘或有钝齿,上面无毛,近基部有腺体2,下面粉白色,被柔毛和散生红色腺点。叶柄长1～4cm。气微,味微苦[2]。

(4)毛茸:为细粒状、暗红色、浮动性粉末,无臭、无味。投水面上浮,微使水色变红。投乙醇、醚、氯仿及氢氧化钾试液中,能使溶液呈深红色。徐徐振荡之,其灰色部分(非腺毛)聚集于表面。

　　显微特征　(1)根横切面:木栓层为数列细胞。皮层薄,中柱鞘部位有石细胞及纤维群呈断续的环状排列。韧皮部宽,射线为1~2列细胞,近形成层的内侧具数10个聚集成群的大型纤维束,薄壁细胞中含棕红色物质。木质部发达,导管卵圆形,单个散在或2~6个纵向排列,射线为1~2列细胞。(2)茎横切面:木栓层为数列细胞。皮层较宽。韧皮部较窄。形成层成环。木质部宽广,导管类圆形,单个散在;射线由1~2列细胞组成。髓部宽,中央可见较大的裂隙。(3)叶横切面:上表皮细胞1列,扁圆形,壁较厚,下表皮可见非腺毛成簇存在。栅栏组织由2~3列长柱状细胞组成。海绵组织细胞较小。主脉维管束类圆形。主脉处下表皮内侧具厚角组织。海绵组织与栅栏组织之间可见较大间隙。(4)茎、叶粉末:黄绿色。单细胞非腺毛单个或成簇存在,长208~425μm,直径15~30μm,可见疣状突起。草酸钙方晶单个散在或镶嵌于纤维中,呈短柱形、菱形、方形或不规则多面形,直径50~86μm。淀粉粒多为单粒,类圆形,直径10~22μm。具缘纹孔导管直径213~407μm,纹孔椭圆形或类圆形,排列整齐。纤维细长,直径40~60μm,晶鞘纤维多处可见。

　　薄层色谱　取本品根粗粉1g,加乙醇10ml,振摇30分钟,滤过,滤液挥干,残渣加甲醇1ml使溶解,作为供试品溶液。另取粗糠柴根对照药材1g,同法制成对照药材溶液。吸取上述2种溶液各5~10μl,分别点于同一硅胶G薄层板上,以氯仿-甲醇(20∶0.5)为展开剂,展开,取出,晾干,喷以5%磷钼酸乙醇溶液,在105℃烘约10分钟。供试品色谱在与对照药材色谱相应的位置上,显相同颜色的斑点。

　　【化学成分】　表面的棕红色腺毛中含驱虫有效成分粗糠柴毒素(rottlerin)、异粗糠柴毒素(isorottlerin)、4-羟基粗糠柴毒素(4-hydroxyrottlerine)、3,4-二羟基粗糠柴毒素(3,4-dihydroxyrottlerine)、间苯三酚(phloroglucinol)。果实含8-桂皮酰-5,7-二羟基-2,2,6-三甲基色(chrom)-3-烯。树皮含乙酰油桐酸(acetylaleuritolic acid)。木心含羽扇豆醇(lupeol)、桦木素(betulin)等。种子含粗糠柴毒素、4-羟基粗糠柴毒素、3,4-二羟基粗糠柴毒素、2-羟基-3'-甲基-4'-甲氧基-5,6-(2,2-二甲基-5,6)-α-吡喃(芦勃拉宁,rubranin)及5-羟基-6-甲基-7,8-(2,2-二甲基-5,6)-α-吡喃。种子油含粗糠柴酸(kamalolenic acid)及脂肪酸的甘油酯。叶中含淀粉酶(amylase)、过氧化酶(peroxidase)、磷酸化酶(phosphatase)、多酚氧化酶(polyphenoloxidase)等[3,4]。

　　【药理毒理】　1.驱虫作用:粗糠柴毒素及异粗糠柴毒素有驱虫作用。2.对肠道的作用:粗糠柴毒素及异粗糠柴毒素能提高兔小肠张力,增强蠕动[3]。

参 考 文 献

[1] 朱亚峰.中药中成药解毒手册(第3册).北京:人民军医出版社,2009:366
[2] 韦松基,王莹.石岩枫和粗糠柴的生药学研究.中国民族医药杂志,2009,11:49,50
[3]《中华本草》编委会.中华本草(第3册).上海:上海科学技术出版社,1999:830-832
[4] 谢宗万.全国中草药汇编(下册).第2版.北京:人民卫生出版社,1996:526

(焦　玉)

430. *Mandragora caulescens*(曼陀茄)

　　【民族药名】　"唐冲嘎保"(藏族)。

【来源】　茄科植物茄参（曼陀茄）*Mandragora caulescens* C. B. Clarke［*Anisodus mariae* Pascher；*Anisodus caulescens*（C. B. Clarke）Diels；*Mairela yunnanensis* Levl.］的根、种子。有毒。秋季采收，洗净或除去杂质，晒干。

多年生直立草本，高 15～50cm，全体无毛或生短柔毛。根较粗壮。主茎短，上部常分枝。叶互生，草质，上部的叶较大且排列较密，矩圆形或卵状倒披针形，长 5～15cm，宽 2～5cm，顶端急尖或钝，基部渐变狭而基部稍抱茎，全缘。花单生或近簇生，直径约 2.5cm；花梗长 4～8cm；花萼裂片三角状卵形，果时增大；花冠钟状，紫色，5 裂；雄蕊 5，花丝着生于花药背面；子房 2 室，花柱长。浆果球形，直径 1.5～2.5cm；种子多数。花期 5～8 月。

常生于高山向阳山坡。分布于四川、云南、西藏。

【炮制】　炭制后可降低毒性，以适宜内服[1]。藏族　炭制：将原药材切成 0.5～1cm 的小方块，置铁锅中炒至外面呈焦黑色，断面呈黄色时，取出，晾凉。

【药用经验】　藏族　用于“赤巴”病、“培根”病、肺脓疡、炭疽病；外用治痈肿疔毒、皮肤疥癣（《中国藏药》）。

【使用注意】　有毒，内服不可过量；儿童禁服[2]。

【中毒与解毒】　过量使用引起中毒，症状有身热面红、大渴、烦躁，重者狂言、乱跑，甚则至精神病或中毒死亡[2]。

【化学成分】　根、叶均含天仙子胺（hyoscyamine），根中含量为 0.13%，叶中含量为 0.07%[3]。

【药理毒理】　1. 抗胆碱作用：能抑制腺体分泌，扩散瞳孔。2. 抗休克：大剂量可使周围及内脏血管扩张，局部血流量增加，用于休克早期。3. 其他作用：可用于平滑肌痉挛、胃与十二指肠溃疡病、眼科及有机磷农药中毒[4]。

参 考 文 献

[1] 田华咏，瞿显友，熊鹏辉. 中国民族药炮制集成. 北京：中医古籍出版社，2000：276
[2]《中华本草》编委会. 中华本草（第 7 册）. 上海：上海科学技术出版社，1999：280
[3] 肖培根，何丽一，王立为. 莨菪类藏药的研究. 中药通报，1984，9（1）：10
[4] 罗达尚. 中华藏本草. 北京：民族出版社，1997：211，212

（杨　琛　李路扬）

431. *Mangifera indica*（芒果）

【民族药名】　芒果（果实通称）；“马蒙”（阿昌族）；“马蒙”、“麻芒”、“抹勐”、“玛蒙罕”（傣族）；“拉玛梦”（德昂族）；“骂扣子”（傈僳族）；“芒果日-吉木斯”（蒙古族）；“阿哲”、“阿斋”（藏族）；“麻嘎”（壮族）。

【来源】　漆树科植物芒果 *Mangifera indica* L. 的根、叶、树皮、嫩茎枝、果实、果核、种子。种子有毒。根、叶和树皮四时可采，鲜用或晒干用；果实、果核、种子夏季采收，鲜用或晒干用。

常绿大乔木，高 10～27m；树皮厚，灰褐色，成鳞片状脱落。单叶聚生枝顶，革质，长 10～40cm，宽 3～6cm；叶柄长 4～6cm。圆锥花序有柔毛；花小，杂性，芳香，黄色或带红色；萼片 5，有柔毛；花瓣 5，长约为萼的 2 倍；花盘肉质，5 裂；雄蕊 5，但仅 1 枚发育。核果椭圆形或肾形，微扁，长 5～10cm，熟时黄色，内果皮坚硬，并覆被粗纤维。

分布于云南、广西、广东、福建和中国台湾。

【炮制】 煨制可缓和药性并降低种子毒性[1]。傣族 煨制:取干燥芒果核,置于炭火灰中煨烫,至果核焦黄时,取出稍凉,敲开果核,取果仁研成细粉,装瓶备用[1]。

【药用经验】 阿昌族 果、果核:用于咳嗽、食欲不振、睾丸炎(《德宏药录》)。傣族 果实:用于头痛发热;茎皮用于声哑(《滇药录》、《版纳傣药》)。叶、果实:用于头痛发热(《傣药录》、《滇省志》)。种子:用于急性咽喉炎、扁桃体炎(《民族药炮制集成》)。德昂族 茎内皮、嫩茎枝:用于烫伤(《滇药录》)。傈僳族 果、果核:用于咳嗽、食欲不振、睾丸炎、坏血病、疝气。叶:外用治湿疹瘙痒(《怒江药》)。蒙古族 种子:用于肾虚、肾寒、腰腿痛(《民族药志要》)。仫佬族 果实:用于咳嗽(《桂药编》)。藏族 种子:用于肾虚(《部藏标》、《中国藏药》)。壮族 叶:用于湿疹。种子:用于睾丸炎(《桂药编》)。

【使用注意】 饱餐后禁食果实[2]。有食用芒果过敏史者应慎用[3]。

【中毒与解毒】 芒果过敏史者食后唇红舌麻,唇周密布水疱,奇痒,眼睑浮肿,全身皮肤瘙痒红肿,出现红斑或水疱,甚而渗出和糜烂。亦可因手部接触芒果后又抚摸其他部位而引起接触性皮炎[3]。

【药材鉴定】 性状 芒果核呈扁长椭圆形,一端略细而微弯,长 4～8cm,宽 3～4.5cm,厚 1～2cm;表面黄白色或灰棕色,具数条斜向筋脉纹(内果皮维管束)及绒毛状纤维,具韧性。中央隆起,边缘一侧扁薄,另一侧较圆钝,质坚硬,手摇之内藏种子作响,破开后内表面黄白色,光滑,有种子1颗;种皮薄,膜质,半透明,易脱离;种仁黄白色,肥厚,肾形。气微,味微酸涩[2,4]。

【化学成分】 叶、树皮、果实均含有芒果苷(mangiferin)。果中尚含没食子酸(gallic acid)、并没食子酸(ellagic acid)、芒果酮酸(mangiferonic acid)、异芒果醇酸(isomangiferolic acid)、槲皮素(quercetin)、异槲皮苷(isoquercitrin)、小茴香酮(fenchone)、硫胺素(thiamine)、核黄素(riboflavin)、叶酸(folic acid)、蛋白质和维生素等。芒果苷含酒石酸(tartaric acid)、柠檬酸(citric acid)、草酸(oxalic acid)。树皮含高芒果苷、鞣质。叶含异芒果苷(isomangiferin)、没食子酸、原儿茶酸、树脂、氢氰酸、黄酮及挥发油[5~7]。

【药理毒理】 1. 抗病原体作用:树皮、根茎能抑制化脓球菌、大肠杆菌;芒果叶有一定的抑制流感病毒作用,对金黄色葡萄球菌、大肠杆菌及铜绿假单胞菌有一定的抑制作用。芒果苷与异芒果苷有抗Ⅰ型单纯疱疹病毒(HSV-1)作用[5]。果核提取物对痢疾志贺菌、福氏痢疾杆菌等有抑制活性[8,9]。2. 抗炎作用:树皮提取物能改善葡聚糖-硫酸钠诱导的结肠炎大鼠症状,减少溃疡,降低髓过氧化物酶(MPO)活性[10]。3. 增强免疫功能:腹腔注射芒果苷可激活鼠腹腔的巨噬细胞,体外试验芒果苷可使腹腔巨噬细胞酸性磷酸酯酶的活性增加,且与浓度呈正相关性[11]。4. 其他作用:芒果苷有较好的祛痰和镇咳作用。芒果叶对动物有雌性激素作用。叶或汁对敏感的人可引起皮炎[5]。主要成分芒果苷有抗炎、抗氧化、抗病毒、抗糖尿病、抗癌和提高免疫力等多种药理活性[12]。5. 毒副作用:果实能引起过敏反应,属变态反应性接触性皮炎,发病机制属第Ⅳ型迟发性变态反应,且致敏后的机体再接触同类抗原后,可释放各种淋巴因子而激发炎症反应。芒果中含有酚类、儿茶酚或间苯二酚的烷基衍生物,具有抗原性,能引起过敏反应。儿童的皮肤薄,对抗原性和刺激性成分更为敏感。另外,还有食用过量芒果引起肾脏损害的报道[3]。急性毒性试验显示,种子提取物灌胃小鼠14天后血常规、肝肾功能化验结果无显著差异[9]。

参 考 文 献

[1] 田华咏,瞿显友,熊鹏辉. 中国民族药炮制集成. 北京:中医古籍出版社,2000:186

[2]《中华本草》编委会. 中华本草(第5册). 上海:上海科学技术出版社,1999:79

[3] 张伯礼,翁维良. 中药不良反应与合理用药. 北京:清华大学出版社,2007:474

[4] 西藏自治区藏医院药物研究所. 中华本草(藏药卷). 上海:上海科学技术出版社,2002:151

[5]《中华本草》编委会. 中华本草(傣药卷). 上海:上海科学技术出版社,2005:133

[6] 李广勋. 中药药理毒理与临床. 天津:天津科技翻译出版公司,1992:205

[7] 冯旭,邓家刚,覃洁萍,等. 芒果叶挥发油化学成分研究. 时珍国医国药,2011,22(1):83,84

[8] Rajan S,Thirunalasundari T,Jeeva S. Anti-enteric bacterial activity and phytochemical analysis of the seed kernel extract of *Mangifera indica* Linnaeus against Shigella dysenteriae(Shiga,corrig.)Castellani and Chalmers. Asian Pac J Trop Med,2011,4(4):294-300

[9] 莫武桂,刘华钢,郑陈光,等. 芒果核提取物体外抑菌及急性毒性实验研究. 时珍国医国药,2009,20(8):1932,1933

[10] Márquez L,Pérez-Nievas B G,Gárate I,et al. Anti-inflammatory effects of *Mangifera indica* L. extract in a model of colitis. World J Gastroenterol,2010,16(39):4922-4931

[11] 蔡永敏. 最新中药药理与临床应用. 北京:华夏出版社,1999:611

[12] 任晓光,李东伟,何彩梅,等. 芒果苷药理活性研究进展. 中成药,2011,33(5):860-863

（王　静）

432. *Manihot esculenta*（木薯）

【民族药名】　"树薯改伞"、"蛮妞"(傣族);"当得"(瑶族);"木塞"(壮族)。

【来源】　大戟科植物木薯 *Manihot esculenta* Crantz. 的块根。有毒。冬季采挖根,刮去外皮,去头尾,切片,晒干。夏季、秋季采摘叶,鲜用[1,2]。

直立亚灌木,高1.5~3m;块根圆柱状,肉质。叶互生,长10~20cm,掌状3~7深裂或全裂,裂片披针形至矩圆状披针形,全缘,渐尖;叶柄长约30cm。花单性,雌雄同株,无花瓣;圆锥花序顶生及腋生;花萼钟状,5裂,黄白而带紫色;花盘腺体5枚;雄花具雄蕊10,2轮;雌花子房3室;花柱3,下部合生。蒴果椭圆形,长1.5cm,有纵棱6条。花期9~11月。

原产巴西,我国南方有栽培。

【炮制】　用沸水煮30分钟后水洗2次,或用火煨熟,可降低毒性[3]。

【药用经验】　傣族　为提糖胶原料(《滇省志》)。瑶族　用于疮毒(《桂药编》)。壮族　用于疮毒(《桂药编》)。

【使用注意】　块根有毒,不能生食。

【中毒与解毒】　中毒潜伏期2~12小时,中毒症状多在食后5~6小时出现,有恶心、呕吐、腹痛、头晕、头痛、乏力、嗜睡、心悸等。中毒较重时,呼吸先加速、后较为缓慢而深、呼吸困难以致停止;出现瞳孔扩大、面色苍白、反应迟钝、四肢冰冷、心律失常、血压下降、烦躁不安、昏迷,可伴有阵发性抽搐;且尿中硫氰酸盐增多[3,5]。解救措施:中毒轻者采用常规催吐、洗胃(1:5000高锰酸钾)、导泻(50%硫酸镁),口服蔗糖液或静注高渗葡萄糖。重者除常规处理外,呼吸急促者给予吸氧,使用呼吸中枢兴奋药及其他对症治疗药物。或首先给予亚硝酸钠、亚甲蓝或亚硝酸异戊酯,随后给予硫代硫酸钠,使硫与氰结合成硫氰酸盐经肾脏排出体外[3]。民间解救方法有:服甘草绿豆汤;生萝卜榨汁内服;服鸡蛋煮黄糖水等[4]。木薯中毒是由其所含亚麻苦苷(linamarin)经亚麻苦苷酶(linamarase)水解后析出游离的氢氰酸(hydrocyanic acid)所致[5]。块根中皮层氢氰酸含量最高,因此要先刮去外皮。食用时反复浸洗薯肉,煮时将锅盖敞开,使氢氰酸挥发,弃汤汁,将熟薯用水浸泡,再蒸熟后可减毒[5]。

【药材鉴定】　性状　块根常切成片状。呈圆柱形片或斜片状,外表皮白色或淡黄色,偶见棕色外皮残留。切断面粉白色,带粉性,有淡黄色筋脉点辐射状散在,偶见淡棕色环(形成层),多数中央具裂隙。木心淡黄色,呈纤维性,或木心被抽去呈孔洞状,粉性足;手捏之,有滑感。气无,味甜微酸,嚼之有纤维性[6,7]。

【化学成分】 全株及块茎含有氢氰酸、皂苷、挥发油等[8]。叶含氨基酸、蛋白质、黄酮等[9],其中芦丁含量平均值为 9.32mg/g[10]。茎含酚类松柏醛(coniferaldehyde)、异香草醛(isovanillin)、6-deoxyjacareubin、东莨菪素(scopoletin)[11]、原儿茶酸(protocatechuic acid)及二萜化合物 yucalexin P-23、yucalexin P-15 等[12]。

【药理毒理】 1. 抗癌作用:鲜木薯汁对小鼠乳腺癌细胞有抑制作用[13]。2. 抗氧化活性:茎的乙酸乙酯和正丁醇提取物具很强的清除 DPPH 和 ABTS+自由基活性[11]。3. 抗高血压、高血糖潜能:体外试验表明其己烷、二氯甲烷提取物对 α-淀粉酶的抑制率分别为 59.22%、54.15%,前者对 α-葡萄糖苷酶(降低餐后血糖的关键酶)抑制率为 95.01%;且对 ACE 有一定的抑制作用;这 3 种酶是抗高血糖症、高血压的关键酶[14]。4. 抗炎止痛作用:叶提取物(100～400mg/kg)对小鼠炎症和疼痛有治疗作用,抗炎作用高于吲哚美辛;止痛作用弱于阿司匹林[15]。5. 毒副作用:木薯中的氢氰酸进入小肠后,吸收入血。通过机体内硫氢基酶的作用,使氢氰酸与硫离子结合成毒性较低的硫氰酸盐,经肾脏排出体外而解毒,故氢氰酸进入人体的量小时,不引起中毒。当摄入氢氰酸的量较大,超出机体自身的解毒能力时,则氰离子迅速与细胞色素氧化酶中所含的三价铁(Fe^{3+})结合。构成细胞色素氧化酶-氰复合物。以致不能被细胞色素还原为含二价铁(Fe^{2+})的还原型细胞色素氧化酶,阻碍了细胞色素的氧化作用,因而影响细胞的氧化还原过程,妨碍细胞对氧的利用,结果引起细胞内窒息,组织缺氧。中枢神经对氧敏感,首先受累;而氢氰酸对延髓的呼吸中枢和血管运动中枢亦可直接发生作用[3]。

【附注】 本品有甜木薯、苦木薯 2 种,根部可以食用。甜木薯根含较低的氢氰酸,表皮呈淡青色;苦木薯的块根含多量的氢氰酸,表皮呈褐色[16]。

参 考 文 献

[1] 庞玉新,王祝年. 海南岛天然抗癌本草图鉴(第 1 卷). 北京:中医古籍出版社,2009:56

[2] 朱兆云. 云南天然药物图鉴(第 3 卷). 昆明:云南科学技术出版社,2008:86

[3] 贺联印,许炽熛. 热带医学. 北京:人民卫生出版社,2004:1235

[4] 黄燮才. 广西民族药简编. 广西:广西壮族自治区卫生局药品检验所,1980:107

[5] 李焕德. 解毒药物治疗. 北京:人民卫生出版社,2007:374

[6] 黄进. 安徽常用中药材易混品种鉴别. 合肥:安徽科学技术出版社,1993:43

[7] 中国药品生物制品检定所,广东省药品检验所. 中国中药材真伪鉴别图典 2(常用根及根茎药材分册). 广州:广东科技出版社,1997:22

[8] 钱信忠,徐国钧,肖培根. 中国本草彩色图鉴(草药篇)中英文本. 第 1 卷. 北京:人民卫生出版社,2003:419

[9] Yeoh H H,Chew M Y. Protein content and amino acid composition of cassava leaf. Phytochemistry,1976,15(11):1597-1599

[10] 何翠薇,覃洁萍,黄俏妮. HPLC 法测定木薯叶中芦丁的含量. 中国药房,2011,22(23):2160,2161

[11] Yi B,Hu L,Mei W,et al. Antioxidant Phenolic Compounds of Cassava(*Manihot esculenta*)from Hainan. Molecules,2011,16(12):10157-10167

[12] Li S S,Hu L F,Zhao Y X,et al. A new diterpene from the stems of *Manihot esculenta*. J Asian Nat Prod Res,2011,13(10):961-964

[13] 程剑华,李以镔. 抗癌植物药及其验方. 南昌:江西科学技术出版社,1998:150

[14] Loh S P,Hadira O. In vitro inhibitory potential of selected *Malaysian* plants against key enzymes involved in hyperglycemia and hypertension. Malays J Nutr,2011,17(1):77-86

[15] Adeyemi O O,Yemitan O K,Afolabi L. Inhibition of chemically induced inflammation and pain by orally and topically adminis-

tered leaf extract of *Manihot esculenta* Crantz in rodents. Journal of Ethnopharmacology,2008,119(1):6-11

[16] 袁昌齐,冯煦. 欧美植物药. 南京:东南大学出版社,2004:88

（王　静）

433. *Marsdenia griffithii*（大白药）

【民族药名】　大白药(阿昌族);大风藤(瑶族)。

【来源】　萝藦科植物大白药 *Marsdenia griffithii* Hook. f. 的根皮、全株。有毒。全年可采,洗净,切碎,晒干。

粗壮木质藤本;小枝灰绿色,干后中空。叶对生,宽卵形,长 7～10cm,宽 5～7cm,顶端钝尖,基部近心形,几无毛或在脉上有微毛。团集聚伞花序腋生,多数叠生;花萼 5 裂,内面基部有 5 个腺体;花冠白色,近钟状,花冠筒内面被倒生柔毛,花冠裂片 5,比花冠筒长,向右覆盖,内面被短柔毛;副花冠裂片钻状或狭披针形,基部宽而肉质;花粉块每室 1 个,直立;花柱圆柱状,向端部渐狭小,柱头伸出花冠喉部之外。蓇葖果木质,矩圆状,长 9cm,直径 4cm;种子扁,有薄膜质的边,顶端具白色绢质的种毛。花期秋季,果期冬季。

生于山地密林中。分布于云南南部。

【药用经验】　阿昌族　用于外伤出血、骨折(《德宏药录》)。瑶族　根皮:用于风湿痹痛、游走不定、肢体麻木、腰膝酸痛(《湘蓝考》)。

【使用注意】　植株有毒,禁与百草霜同用[1]。

【化学成分】　含三萜类成分,如长刺皂苷元(longispinogenin)、chichipenin、大白药醇(griffithol)[2]。

【附注】　同属植物百灵草 *Marsdenia longipes* W. T. Wang ex Tsiang et P. T. Li 的全株在彝族药用,称为"资都耐"。用于风湿痹痛、跌打损伤(《滇省志》),根用于跌打损伤、四肢骨折(《哀牢》)。有毒,不宜多服。中毒后出现四肢抽搐。解毒方法:用桤木(水冬瓜树)叶、毛桃子各 9～15g,水煎服;或对症治疗。忌与花椒、百草霜同服[3]。

参 考 文 献

[1] 江苏新医学院. 中药大辞典(上册). 上海:上海科学技术出版社,1977:121

[2] 何敏,陈纪军,周俊. 大白药的新三萜化合物. 云南植物研究,1992,14(3):323-327

[3] 谢宗万. 全国中草药汇编(下册). 第 2 版. 北京:人民卫生出版社,1996:232

（焦　玉）

434. *Meconopsis horridula*（多刺绿绒蒿）

【民族药名】　"刺尔恩"、"才温"(藏族)。

【来源】　罂粟科植物多刺绿绒蒿 *Meconopsis horridula* Hook. f. et Thoms. 的花、全草。全草有小毒。全草于夏季采收,花适时采集,阴干。

根圆柱形或细胡萝卜形。茎高 30～100cm,生伸展的硬刺,常同时自基部叶腋部生出数短花葶。基生叶和茎下部叶多数,长 7～25cm;叶片倒披针形或狭倒卵形,宽 1～4cm,顶端微尖或钝,基部渐狭成长柄,边缘全缘或呈波状,两面生硬刺。茎上部叶较小。总状花序通常含多数花,只下部生苞片;花瓣 4～8,紫蓝色,宽倒卵形,长 2.5～4cm;雄蕊多数,长达 1cm,花药长

1.5～2mm,花丝丝形;子房卵形,密生黄色硬刺,花柱明显,柱头头状。花果期6～9月。

生于海拔3000～6000m的山坡草地或多石砾处。分布于西藏南部和东部、云南西北部、四川西部、青海南部和甘肃南部。

【药用经验】　藏族　花或全草:用于骨折、胸背疼痛(《部藏标》),以及骨热、头骨受伤(《藏本草》)。全草:用于骨折、胸背疼痛(《民族药志一》)以及骨裂、中毒症、关节热痛(《中国藏药》)。用于跌打损伤(《滇省志》)。

【药材鉴定】　性状　根呈细圆柱形,直径1cm左右,表面棕褐色,断面黄白色。茎长1～3.5cm,直径0.3～1cm,黄绿色至棕褐色,具纵棱,表面密被黄色硬刺毛,中空,叶片皱缩,绿色至绿褐色,两面有黄色硬刺毛,完整叶片呈倒披针形或狭倒卵形,长7～25cm,宽1～4cm,先端尖,基部渐狭或柄状。总状花序,花瓣紫蓝色,常脱落,子房卵形,密生硬刺毛。蒴果卵形,密生黄色硬刺,花柱宿存。体轻,气微,味淡。

显微特征　(1)茎横切面:表皮细胞1列,长方形、类圆形或不规则形,外被角质层,可见多细胞组成的硬刺(或其残基),细胞呈梭形,细胞壁厚,木化。皮层细胞类圆形、椭圆形及不规则形,有的细胞皱缩,维管束外韧型,少数为周韧型,断续排列成环,大小相间。韧皮部窄,呈眉月形,导管略排列成扇形。中心髓腔较大。(2)粉末:褐绿色。硬刺碎片极多,可见刺的断节及刺尖,由多细胞组成,细胞呈梭形或披针形,壁较厚,木化,可见扁形壁孔。外果皮组织碎片,有的带硬刺残基,外果皮细胞类圆形或长方形,壁厚,非木化,细胞内含较多圆球形颗粒状的色素块,浅黄色。内果皮细胞不规则形,壁较厚,孔沟明显。导管多见,主为螺纹、网纹导管。髓薄壁细胞可见明显的壁孔。

【化学成分】　主要含挥发油和生物碱类成分。挥发油中有亚麻酸甲酯(methyl linolenate)、亚油酸甲酯(methyl linoleate)、苯乙酸甲酯(methyl phenylacetate)、十六碳酰胺(palmitamide)、十八碳酰胺(stearamide)[1]。生物碱成分有原阿片碱(protopine)、黄连碱(coptisine)、别隐品碱(allocryptopine)、黑水罂粟碱甲醚(amurensinine)、罂粟红碱D(papaverrubine D)、罂粟红碱E(papaverrubine E)[2]和reframoline、8,9-dihydro-prooxocryptochine[3]。另含黄酮类成分如4′,5,7-三羟基-3′,5′-二甲氧基黄酮(tricin)、木犀草素(luteolin)、芹菜素(apigenin)[4]、kaempferol 3-gentiobioside、kaempferol 3-xylosylgentiobioside[5]。

【使用注意】　勿过量使用,用量1.5～3g。

【附注】　羌族将本种与同属植物全缘绿绒蒿*Meconopsis integrifolia*(Maxim.)Franch.、五脉绿绒蒿*Meconopsis quintuplinervia*Regel的带根全草同等药用,称为"色尔喔"。鲜用治肺虚久咳、胃痛、湿热黄疸、痛经。有毒[6]。

参 考 文 献

[1] 吴海峰,潘莉,邹多生,等.3种绿绒蒿挥发油化学成分的GC-MS分析.中国药学杂志,2006,41(17):1298-1300

[2] 《中华本草》编委会.中华本草(第3册).上海:上海科学技术出版社,1999:659

[3] Wu H F,Ding L S,Shen J W,et al. A new proaporphine alkaloid from *Meconopsis horridula*. Fitoterapia,2009,80:252-254

[4] 马明芳,丁克毅,丁立生,等.多刺绿绒蒿的化学成分研究.华西药学杂志,2009,24(3):227-229

[5] Kosaku Takeda, Shin Yamaguchi, Keizo Iwata, et al. A malonylated anthocyanin and flavonols in the blue flowers of meconopsis. Phytochem,1996,42(3):863-865

[6] 张艺,钟国跃.羌族医药.北京:中国文史出版社,2005:23-224

(焦　玉)

435. *Meconopsis torquata*（毛瓣绿绒蒿）

【民族药名】 "木穿典云"（藏族）。

【来源】 罂粟科植物毛瓣绿绒蒿 *Meconopsis torquata* Prain 的全草。有小毒。7～8 月采收，洗净，阴干。

一年生草本。茎直立，基部盖以宿存的叶基，叶基上密被锈色、具多短分枝的刚毛。基生叶多数，莲座状，叶片倒披针形，连叶柄长约 13cm，宽约 2.5cm，先端钝或近急尖，基部楔形，边缘全缘或不规则的波状，两面被黄褐色、具多短分枝的刚毛，叶柄线形，基部具鞘，密被刚毛；下部茎生叶同基生叶，上部茎生叶较小，边缘为不规则的圆裂，无柄。花茎高约 40cm，粗壮，密被伸展或稍反折、具多短分枝的刚毛。花约 25 朵，紧密排列于茎先端；花梗长约 6mm，密被刚毛，顶端扩大成一宽的托；上部花无苞片；花瓣 4 或更多，倒卵形，长约 3.7cm，宽约 1.8cm，淡红色，外面疏被刚毛；花丝丝状，长约 1.2cm，花药狭长圆形，长约 2mm，黄色；子房倒卵形或椭圆状长圆形，长约 1cm，密被斜展、具多短分枝的刚毛，花柱极短，基部扩大成紫红色、无毛的盘，盘盖于子房之上且突出于子房之外，边缘波状，具 8 棱，柱头近头状。蒴果倒卵形或椭圆状长圆形，明显具肋，自花柱盘下部 8 瓣微裂。种子卵圆形，种皮具网纹。花果期 6～9 月。

生于海拔 3400～3800m 的山坡上，分布于西藏南部。

【药用经验】 藏族 清热，利尿，消炎，止痛。用于肺炎、肝炎、胆囊炎、肝肺热症及骨折、骨伤、头伤（《藏本草》）。配方用于血液循环紊乱引起的各种疾病及陈旧性热病；配方还用于瘿瘤（《中本草藏卷》）。

【使用注意】 煎汤内服用量 3～6g，不可过量。外用适量。

【药材鉴定】 性状 全草皱缩破碎，长 25～90cm。主根长 10～20cm，直径 0.5～1cm，表面棕褐色。茎单一，直径 0.6～1.5cm，密被棕黄色长柔毛；质脆易断。基部叶簇生，皱缩；完整叶片呈倒披针形或倒卵形，长约 30cm，宽约 4cm，先端急尖或钝，主脉 3～5 条，表面枯绿色，被疏长毛，叶柄及叶片略等长，密被长毛。茎上部叶无柄。花单生或呈总状，花瓣黄色，多脱落。气微，味苦。

显微特征 （1）根横切面：木栓组织外侧数列细胞压扁，轮廓不清。韧皮部较宽，薄壁细胞多切向延长；筛管群多见。形成层明显，波浪状。木质部极宽，导管单个散在或 2～6 个相聚，径向排列；薄壁细胞含淀粉粒。（2）全草粉末：浅橙黄色。导管较多见，碎断，直径 60～140μm，单个散在或数个相聚，为梯纹、网纹导管。淀粉粒单粒成盔帽状、卵球状，直径 6～20μm，脐点不明显。表皮毛多见，多细胞，顶端多分枝，顶细胞尖，直径 30～45μm，壁增厚。

【化学成分】 主要为黄酮类[1]，如芹菜素（apigenin）、木犀草素（luteolin）、5,7-二羟基色原酮（5,7-dihydroxychromone）、5,7,4'-三羟基二氢黄酮（5,7,4'-trihydroxyflavonone）等。另含多种微量元素[2]，如 Fe、Zn、Mn、Cu、Se、Ni、Cr 等。

参 考 文 献

[1] 达娃卓玛，格桑索朗，扎西次仁，等. 毛瓣绿绒蒿的化学成分研究. 中国医药指南，2011,9(21):247,248
[2] 杨若明，张经华，蓝叶芬. 原子吸收法对藏草药毛瓣绿绒蒿中 10 种元素的初级形态分析. 现代科学仪器，2010,6:119-122

（焦 玉）

436. *Meehania henryi*（龙头草）

【民族药名】 野苏麻（土家族）。

【来源】 唇形科植物龙头草 *Meehania henryi*（Hemsl.）Sun ex C. Y. Wu 的叶。有小毒。全年可采,鲜用或晒干用。

多年生直立草本。茎高 30~60cm,幼部及节上被柔毛。叶柄长 10cm 以下,向上渐短至无柄;叶片卵形,长 4~13cm,上面被疏微柔毛。花序腋生和顶生,为聚伞花序组成的假总状花序,长 6~9cm 以上;苞片卵状披针形,小苞片钻形;花萼狭筒状,长 1~1.3cm,15 脉,二唇形,上唇 3 裂,下唇 2 裂,裂片均三角形,上唇裂片较高;花冠淡红紫色或淡紫色,长 2.3~3.7cm,花冠筒细长,上唇顶端微凹,下唇 3 裂,中裂片最大,扇形;雄蕊 4,2 强,内藏。小坚果矩圆形或近圆形,密被短柔毛。花期 9 月。

生于低海拔地区的常绿林或混交林下。分布于湖北西部、四川东南部、湖南西部及贵州东南部。

【药用经验】 土家族 用于风湿劳伤、胃痛、腹痛、咽喉肿痛;捣烂外敷用于蛇咬伤(《土家药志下》)[1]。

参 考 文 献

[1] 方志先,赵晖,赵敬华. 土家族药物志(下册). 北京:中国医药科技出版社,2007:1018

（王　静）

437. *Melia azedarach*（苦楝）

【民族药名】 苦楝(通称);"梅享"(傣族);"秀满美皮哽"、"秃累"(侗族);"皮妹任"(毛南族);"豆姜额"、"比豆"、"官令整斗桠"(苗族);"考老乃"(佤族);"古林亮"(瑶族);美楝(壮族)。

【来源】 楝科植物楝 *Melia azedarach* L. 的根、根皮、树皮、叶、果实。全株有毒,果实毒性最大。干皮、根皮于全年或春季、秋季采收,剥取后除去泥沙,晒干;果实成熟时采摘,叶适时采集。

落叶乔木,高 15~20m;树皮纵裂。叶二至三回单数羽状复叶,互生,长 20~40cm;小叶卵形至椭圆形,长 3~7cm,宽 2~3cm,边缘有钝锯齿,幼时被星状毛。圆锥花序与叶等长,腋生;花紫色或淡紫色,长约 1cm;花萼 5 裂,裂片披针形,被短柔毛;花瓣 5,倒披针形,外面被短柔毛;雄蕊 10,花丝合生成筒。核果短矩圆状至近球形,长 1.5~2cm,淡黄色,4~5 室;每室有种子 1 枚。花期 4~5 月,果熟期 10~11 月。

生于旷野或路旁,常栽培于屋前房后。分布于河北以南,东至中国台湾,南至广东海南岛,西至四川、云南、甘肃等省。

【药用经验】 阿昌族 皮:用于蛔虫病、疥疮、头癣(《德宏药录》)。傣族 树皮、叶、果:用于骨折、外伤肿痛、汀肿、疝气、膀胱炎(《滇药录》)。侗族 根、皮、果:用于"朗昆耿肚省"(小儿蛲虫病)(《侗医学》)。根皮:用于疥疮、蛔虫症(《民族药志要》)。毛南族 根皮:驱蛔虫(《桂药编》)。苗族 根皮及果实:用于驱蛔虫(《苗药集》)。果实和茎皮:用于虫积腹痛(《苗药》)。畲族 根、茎皮、果:用于蛔虫、蛲虫、钩虫、湿疹、腹痛、痢疾(《畲医药》)。佤族 树皮、叶、果:效用同傣族(《滇药录》)。瑶族　树皮:用于头疮。全株:用于皮肤湿疹(《桂药编》)。树皮及根皮:用于蛔虫病。外用于疮癣瘙痒(《湘蓝考》)。壮族　树皮:用于身痒(《桂药编》)。

【使用注意】　体弱及脾胃虚寒者忌服,胃溃疡者禁用;肝炎、肾炎者慎用。苦味素与山道年均具有肝毒性,两者合用可加重其毒性反应[1]。

【中毒与解毒】　苦楝全株有毒,果实毒性最烈,叶子最弱。其中毒量与有效量较接近,安全范围小,吃果实6~8枚即可引起严重中毒,以至死亡。过量及重复使用楝树皮煎剂,可导致机体中毒。中毒症状常表现为服药后1~6小时尚未排虫之前发生。苦楝皮对胃肠道、心肌、肝、肾有不同程度的毒害作用,出现呕吐、咽喉、胃部、下泻、眩晕、抽搐,严重者休克。(1)消化系统:先有口渴、食欲减退、恶心、剧烈腹痛、腹泻。继而出现黄疸、肝脏肿大并有压痛及叩击痛、肝功能受损、中毒性肝炎。(2)循环系统:可有心悸、脉快而弱、血压降低、频发性室性期前收缩、室性心动过速、心房颤动。白细胞数升高、中性粒细胞增加。(3)泌尿系统:可出现肾脏损害、排尿困难、尿少、尿内有红细胞、蛋白及管型。(4)神经系统:中毒症状重者可有口麻、头晕、头痛、思睡、烦躁不安、说话及吞咽困难、视物模糊、睁眼困难等,也可产生震颤及惊厥,甚至麻痹、知觉丧失而死亡。(5)呼吸系统:胸闷、气促、呼吸困难,甚至呼吸衰竭。(6)变态反应:直接接触可致过敏性皮炎,出现皮肤瘙痒、潮红、肿胀、疱疹、红斑。(7)肾毒性:临床上常表现为尿频、尿急、少尿、血尿,甚至尿潴留,严重者导致肾功能衰竭。(8)肝毒性:可引起药物性肝炎或中毒性肝炎、肝损害(包括损害肝功能、引发药物性黄疸或中毒性肝炎、肝肿瘤等)。中毒机制:苦楝的毒性成分为苦楝素、苦楝萜酮内酯等物质,其所含毒素可能使大脑皮质麻痹,而致皮质下中枢的抑制解除,因而出现迷走中枢神经兴奋,继而麻痹。苦楝皮中苦楝素能阻断神经肌肉接头正常传递功能,使呼吸循环衰竭。解毒方法:(1)急性中毒可用1:5000高锰酸钾洗液及微温盐水灌肠。(2)静脉滴注葡萄糖注射液等促毒素排泄。(3)中药用甘草加白糖煎汁内服。(4)应用维生素 B_1、维生素 B_6、维生素 C 等。(5)其他对症治疗。如保肝、兴奋呼吸中枢、抗休克等。痉挛时用全蝎1.5g、蜈蚣2条,研末冲服,或皮下注射阿托品0.5ml,或口服颠茄浸膏片0.05~0.1g,或选用苯巴比妥钠、安定肌肉注射,一日2次,每次0.5g;休克者用人参、炙甘草各9g,熟附子12g,龙骨、牡蛎、山萸肉各15g,水煎服;心律失常时,用普鲁卡因酰胺或奎尼丁等[2]。

【药材鉴定】　性状　(1)根皮和干皮:根皮呈不规则片状或卷曲,厚1~5mm。外表面灰棕色或棕紫色,微有光泽,粗糙,多裂纹。干皮呈不规则块片状、槽状或半卷筒状,长宽不一,厚3~7mm。外表面粗糙,灰棕色或灰褐色,有交织的纵皱纹及点状灰棕色皮孔。除去粗皮者淡黄色;内表面类白色或淡黄色。质韧,不易折断,断面纤维性,呈层皮状,易剥离呈薄片,层层黄白相间,每层薄片均可见极细的网纹。无臭,味苦[3]。(2)果实:呈长椭圆形,长1.5~2cm,直径1~1.5cm。表面淡黄棕色至棕黄色,微有光泽,多皱缩,具深棕色小点。顶端钝圆,微下陷,有花柱残痕,基部凹陷,有果梗痕。外果皮草质,果肉松软,淡黄色,带黏性。果核呈圆形,质坚硬,一端平截,一端尖,有5~6条纵棱,内分5~6室,每室含黑褐色扁椭圆形种子1粒。气特异,味酸、苦。

显微特征　(1)干皮横切面:外侧有3~4条木栓组织层带。木栓层常已深入到韧皮部,老皮多已不见皮层。韧皮部有切向延长的纤维束与薄壁组织相间排列成层;纤维束周围的薄壁细胞中含草酸钙方晶形成晶鞘纤维;方晶直径6~31μm,纤维壁厚,木化,初生射线喇叭形,开口处的细胞常含有草酸钙簇晶。薄壁细胞中含淀粉粒。(2)根皮横切面:落皮层较厚,其内侧可见射线及颓废筛管群;木栓层为多列木栓细胞,韧皮部韧皮射线波状弯曲,宽3~5列细胞;韧皮纤维排列成多层断续的环层,纤维束周围的细胞含草酸钙方晶,形成晶纤维。本品薄壁细胞含淀粉粒,有的含草酸钙方晶。(3)根粉末:红棕色。纤维甚长,直径 15~27μm,壁极厚,木化;纤维束周围的细胞常含草酸钙方晶,形成晶纤维;含晶细胞壁不均匀木化增厚,厚约 14μm,方晶正立方形或多面形,直径 13~29μm。木化韧皮薄壁细胞常紧附纤维束旁,类方形、长条形或类圆形,长 43~130μm,直径 15~37μm,壁稍厚,微木化,具稀疏纹孔。此外,有木栓组织碎片,有的含红棕色物;淀粉粒单粒直径约至 13μm;稀有簇晶。

薄层色谱 取本品树(根)皮粉末 2g,加水 40ml,超声处理 1 小时,放冷,离心,取上清液,用乙酸乙酯振摇提取 3 次,每次 25ml,合并乙酸乙酯液,蒸干,残渣加甲醇 2ml 使溶解,作为供试品溶液。另取苦楝皮对照药材 2g,同法制成对照药材溶液。再取儿茶素对照品,加甲醇制成每 1ml 含 1mg 的溶液,作为对照品溶液。吸取上述 3 种溶液各 10μl,分别点于同一硅胶 GF_{254} 薄层板上,以二氯甲烷-甲醇-甲酸(4:1:1)为展开剂,展开,取出,晾干,置紫外光灯(254nm)下检视。供试品色谱中,在与对照药材色谱和对照品色谱相应的位置上,显相同颜色的斑点;喷以 10% 硫酸乙醇溶液,在 105℃加热至斑点显色清晰。供试品色谱在与对照药材色谱和对照品色谱相应的位置上,显相同颜色的斑点。

【化学成分】 树皮含苦楝素/川楝素(toosendanin)、苦楝萜酮内酯(kulactone)、苦楝萜醇内酯(kulolactone)、苦楝萜酸甲酯(methyl kulonate)、茄碱苷(salanin)、1-tigloyltrichilinin[4],也含柠檬苦素类化合物如 24,25,26,27-tetranorapotirucalla-(apoeupha)-1α-tigloyloxy-3α,7α-dihydroxyl-12α-acetoxyl-14,20,22-trien-21,23-epoxy-6,28-epoxy、nimbolinin B、trichilinin D[5],也含有羽扇豆醇(lupeol)、α-菠甾酮(α-spinasterone)、丁香树脂酚双葡萄糖苷(syringaresinol-di-O-D-glucoside)、阿魏酸(ferulic acid)等[6]。苦楝果实中含有三萜类化合物 meliasenin B、meliasenin G、12β-hydroxykulactone[7],还含 21α,25-二甲氧基苦楝酮二醇(21α,25-dimethylmelianodiol)、苦楝二醇(meliandiol)、2,3-二羟基-1-(4-羟基-3-甲氧基)-苯基-1-酮[2,3-dihydroxy-1-(4-hydroxy-3-methoxyphenyl)-propan-1-one]、松柏醛(coniferaldehyde)、苦楝新醇(melianoninol)等[8]。叶中主要含三萜类和挥发油类,含三萜类如 24,25,26,27-四去甲-阿朴甘遂-(apoeupha)-6a-O-甲氧基、7α-千里酰-11α,12α,21,23-四羟基-21,23-环氧基-2,14,20(22)-三烯-1,16-二酮(meliatetraolenone)、odoratone 等。

苦楝素(川楝素)、苦楝萜酮内酯等化合物为毒性成分。

【药理毒理】 1. 驱虫作用:苦楝煎剂或醇提物均对猪蛔虫有抑制以至麻痹作用。驱蛔作用的有效成分为苦楝素,比乙醇提取物的作用强。低浓度(1:5000~9000)的川楝素,对整条猪蛔虫及其节段有明显兴奋作用;高浓度(1:1000)的苦楝素对猪蛔虫特别是头部的神经节有麻痹作用。2. 对呼吸中枢的影响:大剂量的苦楝素能引起大鼠呼吸衰竭。中枢兴奋药尼可刹米对苦楝素引起的呼吸抑制有轻微对抗作用。3. 对神经肌肉传递功能的影响:苦楝素对大鼠有不可逆地阻滞间接刺激引起的肌肉收缩,但不影响神经的兴奋传导,也不降低肌肉对直接刺激的反应。4. 抗肉毒中毒作用:苦楝素对肉毒中毒动物具有治疗作用,并能明显增强抗毒血清对肉毒中毒小鼠和家兔的治疗作用。5. 对心乳头肌电和机械特性的影响:苦楝素浓度依赖性地使快反应电位复极至 90% 的时程延长,可使离心蛙心收缩节律异常,持续 1 小时左右可自动恢复。6. 镇痛抗炎作用:苦楝皮 75% 乙醇提取物对乙酸引起的扭体有镇痛作用,对二甲苯致小鼠耳壳肿胀和角叉菜胶致小鼠足趾肿胀有抑制作用。7. 抗血栓形成作用:75% 乙醇提取物能延长凝血时间、抗血小板聚集。8. 抗肿瘤作用:苦楝素在 0.4~40mg/L 浓度显著抑制胃癌 SGC-7901 细胞增殖,但不抑制黑色素瘤 A_{375} 细胞增殖。9. 毒性:小鼠、大鼠及猫灌胃苦楝素的

LD_{50} 分别为 244.2mg/kg、120.6mg/kg、3～4mg/kg。灌胃苦楝素后，大鼠胃黏膜发生水肿、炎症及溃疡，部分犬呕吐，还可引起犬、兔、猴肝细胞肿胀变性，肝窦极度狭窄，小鼠血浆 SGPT 异常升高。灌服大剂量苦楝素，可引起动物急性中毒致死。异苦楝素小鼠口服 LD_{50} 的剂量低于苦楝素的 1/5，毒性远较苦楝素为大。果实中所含的苦楝子毒素（Meeliatoxin），猪口服 LD_{50} 为 6.4mg/kg，小鼠腹腔注射 LD_{50} 接近 16mg/kg。猪在给药后 2～4 小时出现症状，表现为剧烈快速的肌肉挛缩、虚脱、痉挛、颤动、心率加快、瞳孔散大，8 小时后出现昏迷，心跳减弱，体温下降等[3,9]。又据记载，苦楝皮其所含毒素可能使大脑皮质麻痹，而致皮质下中枢的抑制解除，因而出现迷走中枢神经兴奋，继而麻痹。苦楝皮及其果实对胃肠道有刺激作用，对心肌、肝、肾有不同程度的毒害作用，引起中毒性肝病等。其肝、肾、肠道等内脏出血，可能是药物中某种毒素作用，或与机体的敏感性增高有关。食入果实 6～8 个，便可发生中毒。口服大剂量苦楝素后，引起急性中毒的主要致死原因似乎为急性循环衰竭，这是由于血管壁通透性增加，引起内脏出血，血压显著降低所致。苦楝素的毒性较山道年低，但目前所用之非纯晶制剂如川楝片等，由于来源、生产情况之不同，毒性有较大差异。因苦楝素作用慢而持久，在鼠体内，一周以上才能全部排出，有一定的蓄积性，故不要连续使用[10]。

【附注】 南岭楝树 *Melia dubia* Cav. 与楝树很相似，但其果较狭长，花瓣两面密被茸毛。分布于广东、广西、云南。

参 考 文 献

[1] 苗明三.实用中药毒理学.上海：第二军医大学出版社，2007：416-419
[2] 高渌汶.有毒中药临床精要.北京：学苑出版社，2006：402-405
[3]《中华本草》编委会.中华本草（第5册）.上海：上海科学技术出版社，1999：33-36
[4] 颜澄，黄晨.苦楝皮的化学成分研究.药学实践杂志，2011，29（4）：285，286，317
[5] 张琼，李青山，梁敬钰，等.川楝子中的柠檬苦素成分研究.药学学报，2010，45（4）：475-478
[6] 张淏，李行诺，孙博航，等.苦楝皮的化学成分.沈阳药科大学学报，2008，25（7）：534-536
[7] 周鹏，周琦，陈磊，等.苦楝子中三萜成分的研究.黑龙江医药，2011，24（3）：381，382
[8] 种小桃，时岩鹏，程战立，等.苦楝子的化学成分研究（II）.中草药，2011，42（2）：244-246
[9] 张明发，沈雅琴.苦楝皮药理作用研究进展.上海医药，2007，28（11）：506-508
[10] 周立国.中药毒性机制及解毒措施.北京：人民卫生出版社，2006：213

（焦 玉 胡吉清）

438. *Melia toosendan*（川楝）

【民族药名】 川楝子（果实通称）；二层皮（阿昌族）；"哥亨"（傣族）；川楝皮（德昂族）；"前马腊"（傈僳族）；"巴如拉"（蒙古族）

【来源】 楝科植物川楝 *Melia toosendan* Sieb. et Zucc. 的茎皮、叶、果实及全株。果实有小毒。冬季果实成熟时采收，除去杂质，干燥；其他部位适时采收。

乔木，高达 10m；树皮灰褐色；幼嫩部分密被星状鳞片。叶二回单数羽状复叶，长约 35cm；羽片 4～5 对；小叶卵形或窄卵形，长 4～10cm，宽 2～4cm，全缘或有不明显的钝齿。圆锥花序腋生；花萼灰绿色，萼片 5～6；花瓣 5～6，淡紫色；雄蕊 10 或 12，花丝合生成筒。核果大，椭圆形或近球形，长约 3cm，黄色或栗棕色，内果皮为坚硬木质，有棱，6～8 室；种子长椭圆形，扁平。花期 3～4 月，果期 5～11 月。

生于土壤湿润、肥沃的地方。分布于甘肃、河南、湖北、湖南、贵州、四川、重庆及云南。

【炮制】　川楝素在高热状态下受到一定的破坏,本品加热炮制,可减少毒性,增加疗效。
傣族　炒制:取果实打碎,炒至微黄,研细末,瓶装备用。

【药用经验】　阿昌族　茎皮:用于蛔虫病(《德宏药录》)。傣族　果实、茎皮、叶:用于咽喉疼痛、吞咽不利、湿疹、瘙痒、跌打损伤(《滇药录》)。果实:用于咽喉疼痛、吞咽不利、湿疹瘙痒、跌打损伤、接骨(《版纳傣药》)。德昂族　茎皮:用于蛔虫病(《德宏药录》)。景颇族　茎皮用于蛔虫病(《德宏药录》)。傈僳族　全株:用于感冒、发热不退、腹痛、痢疾、风湿关节痛、疟疾、大便秘结。外用治小儿皮炎、皮肤瘙痒(《怒江药》)。蒙古族　果实:祛"巴达干希日",燥"协日沃素",止痛,杀虫,明目。用于皮肤瘙痒、关节痛、赤目肿痛、湿热、痰火、眼疾、脱发、白癜风、疮疥、瘙痒(《蒙药学》《百科全书蒙医学》)。瑶族　果实:用于胸、胁、腹痛以及疝痛、蛔虫病(《湘蓝考》)。彝族　茎皮:用于跌打损伤、瘀血肿痛、指端麻胀、皮肤厥冷(《哀牢》)。

【使用注意】　果实煎汤内服用量4.5~9g,茎皮用量6~9g;超量或误食果实易引起中毒。脾胃虚寒慎用。孕妇禁用或慎用。

【中毒与解毒】　若过量服用一般在1~6小时后中毒。中毒现象通常有头晕、头痛、嗜睡、恶心、腹痛等,其发生率可高达100%,10余小时后可自行消失。超量中毒时除上述症状外,可有口渴、食欲减退、呕吐、腹胀、腹泻;继而可能出现黄疸、肝大、有压痛及叩击痛、肝功能损害、中毒性肝炎、鼻出血、肝、肾、肠等出血、心悸、脉快而弱、血压降低、冷热无常、面色苍白、出冷汗、烦躁不安、吞咽困难、视物模糊、复视、皮肤疼痛、触觉减退、四肢无力、震颤及惊厥、麻痹、心电图示心肌损害、频发性室性过早搏动、室性心动过速、Ⅲ度房室传导阻滞、间有室性心律,最后呼吸困难、心力衰竭及休克、知觉丧失而死亡。肾脏受损时,出现腰痛、排尿困难、尿内有红细胞、管型及蛋白等。解救措施:(1)大量饮水,人工催吐。(2)用1:5000高锰酸钾溶液洗胃。(3)50%硫酸钠60ml口服导泻,再予药用炭20g,蛋清5个口服吸附毒素。(4)静脉补液:5%葡萄糖盐液500ml、10%葡萄糖液1000ml、维生素C3g、维生素B₆300mg静脉滴注,病情稳定后给予能量合剂。(5)烦躁抽搐:予苯巴比妥0.1~0.2g肌内注射,再予10%水合氯醛20ml灌肠,必要时6~8小时重复。(6)痉挛:予阿托品0.5mg皮下或肌内注射,必要时30分钟至1小时后重复。(7)出血时予止血剂,如酚磺乙胺、卡巴克洛、巴曲酶等,必要时输入新鲜血浆。(8)呼吸困难、呼吸衰竭:予安纳咖(苯甲酸咖啡因)、二甲弗林、尼可刹米等中枢兴奋剂,交替使用,并予吸氧。(9)中药:痉挛时,用全蝎0.15g、蜈蚣2条,研磨1次冲服。

【药材鉴定】　**性状**　果实呈类球形,直径2~3.2cm。表面金黄色至棕黄色,微有光泽,少数凹陷或皱缩,具深棕色小点。顶端有花柱残痕,基部凹陷,有果梗痕。外果皮革质,与果肉间常具空隙,果肉松软,淡黄色,遇水润湿显黏性。果核球形或卵圆形,质坚硬,两端平截,有6~8条纵棱,内分6~8室,每室含黑棕色长圆形的种子1粒。气特异,味酸、苦。

显微特征　果实粉末:黄棕色。果皮纤维成束,末端钝圆,直径9~36μm,壁极厚,周围的薄壁细胞中含草酸钙方晶,形成晶纤维。果皮石细胞呈类圆形、不规则长条形或长多角形,有的有瘤状突起或钝圆短分枝,直径14~54μm,长约150μm。种皮细胞鲜黄色或橙黄色,表皮下为1列类方形细胞,直径约44μm,壁极厚,有纵向微波状纹理,其下连接色素层。表皮细胞表面观多角形,有较密颗粒状纹理。种皮色素层细胞胞腔内充满红棕色物。种皮含晶细胞直径13~27μm,壁厚薄不一,厚者形成石细胞,胞腔内充满淡黄色、黄棕色或红棕色物,并含细小草酸钙方晶,直径约5μm。草酸钙簇晶直径5~27μm。

薄层色谱　取本品(果实)粉末2g,加水80ml,超声处理1小时,放冷,离心,取上清液,用二氯甲烷振摇提取3次,每次25ml,合并二氯甲烷液,蒸干,残渣加甲醇2ml使溶解,作为供试品溶液。另取川楝子对照药材2g,同法制成对照药材溶液。再取川楝素对照品,加甲醇制成每1ml含1mg的溶液,作为对照品溶液。吸取上述3种溶液各10μl,分别点于同一硅胶G薄层板上,以二氯甲烷-甲醇(16:1)为展开剂,展开,取出,晾干,喷以对二甲氨基苯甲醛试液,在105℃加热至斑点显色清晰。供试品色谱中,在与对照药材色谱和对照品色谱相应的位置上,显相同颜色的斑点。

【化学成分】 主要含川楝素(toosendanin)、苦楝子酮(melianone)、苦楝子醇(melianol)、苦楝子萜三醇(melianetiol)、苦楝子萜二醇(melianediol)、苦楝子内酯(melialactone)、印苦楝子素(azadirachtin)、脂川楝醇(lipomelianol)、川楝苷A和川楝苷B等成分[1,2],另含苯丙三醇苷类川楝苷A[3-甲氧基-5-羟基-9-(1′-O-8-D-葡萄糖)-苏式-丙三醇]、川楝苷B[4-羟基-7,8-(2′,1′-O-β-D-葡萄糖)-丙三醇][3],还含双环[10.1.0]十三(碳)-1-烯和4-(4-乙基环己基)-1-戊烷基环己烯、少量胺和甾烷[4],尚含黄酮和多糖类成分[5]。

【药理毒理】 1. 镇痛抗炎作用:川楝子不同炮制品都有显著镇痛作用。以小鼠由巴豆油所致的耳肿进行抗炎作用比较,结果显示,各制品均具抗炎作用。其中以盐制品镇痛抗炎作用最强[6]。2. 抗生育作用:川楝子油可抑制睾丸生精细胞的生成,刺激非生精细胞使其合成代谢增加[7]。3. 对神经肌肉接头的作用:川楝素是一种有效的神经肌肉接头传递阻断剂,其作用部位在突触前神经末梢,作用方式是抑制刺激神经诱发的乙酰胆碱释放,它可阻断神经肌肉接头间正常传递功能,对其他神经系统未见明显影响,并属于强累积性药物[8,9]。4. 对呼吸中枢的抑制作用:大剂量川楝素引起呼吸衰竭,主要是由于它对中枢的抑制作用[10]。5. 抗肉毒作用:川楝素具有显著的抗肉毒作用。在特定的试验条件下,川楝素显著延长肉毒中毒小鼠对间接刺激收缩反应的麻痹时间,与川楝素本身的麻痹时间相近,未见相互协同增强阻遏的现象[11]。6. 对心血管的作用:川楝素可以使离体蛙心收缩节律异常,持续1小时之后可以自动恢复[12]。此外,川楝素可能同时抑制心肌的延迟整流K^+电流,其正性肌力作用是继发于APD的延长及ISI的失活减慢。7. 对消化系统的作用:川楝素能使在位和离体兔肠肌肌张力收缩力增加,在较高浓度时使肠肌呈痉挛性收缩,此作用不被阿托品阻断,而被苯海拉明对抗,提示川楝素对肠肌有组胺样或促组胺释放作用[13]。8. 驱虫作用:川楝素是川楝子驱蛔的有效成分[14]。9. 抗氧化作用[4]:川楝子中获得的总黄酮和总多糖,在适当浓度下,以上2种物质均表现出较强的消除自由基能力,从而具有抗氧化能力。

参 考 文 献

[1] 田文浩,王忠兴,魏乃森. 川楝子对呼吸中枢的抑制作用. 生理学报,1998,32(4):338-342

[2] 孙毅坤,雷海民,魏宁漪,等. 川楝子挥发油化学成分的GC-MS分析. 中国中药杂志,2004,29(5):475,476

[3] 昌军,宣利江,徐亚明. 川楝子中两个新的苯丙三醇苷. 植物学报,1999,41(11):1245

[4] 郭惠,熊邦虎,赵行,等. 川楝子活性成分石油醚提取与GC-MS分析. 西南民族大学学报. 自然科学版,2007,33(5):1113

[5] 贺亮,宋先亮,殷宁,等. 川楝子总黄酮和多糖提取及其抗氧化活性研究. 林产化学与工业,2007,27(5):78

[6] 纪青华,陆兔林. 川楝子不同炮制品镇痛抗炎作用研究. 中成药,1999,21(4):181

[7] 贾瑞鹏,周性明,陈甸英,等. 川楝子油对雄性大鼠的抗生育作用. 南京铁道医学院学报,1996,15(1):1

[8] 熊春生. 川楝素与肉毒素在神经肌肉接头相互作用的超微结构观察. 药学学报,1985,20(7):495-499

[9] 黄世楷. 川楝素对小白鼠神经肌肉接头的超微结构的影. 生理学报,1980,32(4):385-388

[10] 田文皓,王忠兴,魏乃森. 川楝素对呼吸中枢的抑制作用. 生理学报,1980,32(4):338-342

[11] 李培忠,邹镜,缪武阳. 川楝素对肉毒中毒动物的治疗效果. 中草药,1982,13(6):28-30 转32

[12] 吕键,高晓东,汤树生. 川楝素对豚鼠乳头状肌电和域特性的影响. 河南医科大学学报,1995,28(14):289

[13] 刘桂德,姚丹妮,毛本缓. 几种驱虫药在试管内对整体猪蛔虫的麻痹作用. 中药药理与应用,北京:人民卫生出版社,

1983:648

[14] 张茂延,崔之贵,汪恬季,等. 川楝素 240 的毒性及驱蛔作用初步报告. 中医杂志,1959(4):42,43

（杨　琛）

439. *Melicope pteleifolia*（三叉苦）

【民族药名】　"狼碗"、"罕晃（傣族）；帕柯帕迷（基诺族）、三丫苦、三叉苦（佤族）；"少朝施卡"（彝族）；"美歹辛"（壮族）。

【来源】　芸香科植物三桠苦（三叉苦）*Melicope pteleifolia*（Champ. ex Benth.）Hartley［*Evodia lepta*（Spreng.）Merr.］的根、茎、叶、全株。有毒。茎、叶或全株夏季、秋季采收,鲜用或切段晒干;根全年可采。

灌木或小乔木,高 2～8m;树皮灰白色,全株味苦。3 小叶复叶对生,叶柄长 3～10cm;小叶片纸质,矩圆状披针形,长 6～12cm,宽 2～6cm,全缘或不规则浅波状,有腺点。伞房状圆锥花序腋生,花轴及花梗初时被短柔毛,花后毛渐脱落;花单性,黄白色,小,略有芳香,4 数;萼长约 0.5mm,花瓣长 1.5～2mm,有腺点;雄花的雄蕊较花瓣长,退化子房短小;雌花子房密被毛,退化雄蕊较花瓣短。蓇葖果 2～3,顶端无喙,外果皮暗黄褐色至红褐色,半透明,有腺点;种子黑色,卵状球形。花期 4～6 月,果期 7～10 月。

生于平地至海拔 2000m 的山地,常见于较荫蔽的山谷湿润处。分布于台湾、福建、江西、广东、海南、广西、贵州及云南南部。

【炮制】　与猪脚共炖以降低毒性、增强疗效[1]。壮族　与猪脚共炖:与猪脚共炖后可减缓药物寒性,稍增补益作用,用于坐骨神经痛及其他腰疼。

【药用经验】　傣族　根:用于消化不良,腹胀,胃痛（《傣药录》）。清热,解毒,燥湿,止痒（《傣医药》）。根:用于消化不良、腹胀、腹泻。全株:用于流脑、流感、感冒、高热、扁桃体炎、咽喉炎、黄疸性肝炎、风湿性关节炎、坐骨神经痛、胃痛、跌打损伤、蛇咬伤、痈肿、钩端螺旋体病。枝叶:用于感冒、乙脑、流感、流脑（《滇药录》）。根:用于风湿性关节炎;叶用于湿疹、皮炎（《滇省志》）。根、叶:用于风湿性关节炎（德宏药录）。根、叶:用于消化不良、腹胀、胃痛（《版纳傣药》）。基诺族　根:用于腹内生大疮、风湿性关节炎、坐骨神经痛、流感（《基诺药》）。拉祜族　全株:用于感冒、脑炎、咽喉炎、黄疸型肝炎、胃痛、坐骨神经痛、肚子热痛（《拉祜医药》）。黎族　叶:捣敷用于皮肤病。水煎液内服用于治肠胃病。佤族　叶、茎、根:用于咽喉肿痛、疟疾、黄疸性肝炎、皮肤瘙痒、流感、流脑、肺热咳嗽、风湿性关节炎及止痛（《中佤药》）。瑶族　根、叶、全株:用于跌打内伤、感冒、百日咳、结膜炎（《桂药编》）。彝族　全株:用于风湿性关节炎,风湿骨痛、咽喉肿痛、肺热咳嗽、乙型脑炎、流脑、黄疸型肝炎、腮腺炎、湿疹。根:用于消化不良、腹胀、腹泻。全株:用于流脑、流感、感冒、高热、扁桃体炎、咽喉炎、黄疸性肝炎、风湿性关节炎、赞骨神经痛、胃痛、跌打损伤、蛇咬伤、痈肿、钩端螺旋体病（《滇药录》）。全株:用于肝胆湿热、皮肤黄染。全株:用于肝胆湿热、皮肤黄染、风湿骨痛、腰酸腿疼、痰湿阻滞、四时疫疾（《哀牢》）。壮族　用于流行性感冒、痢疾、湿疹（《民族药志要》）。

【使用注意】　虚寒者慎用[2]。

【药材鉴定】　性状　根、茎多为圆形或不规则斜切片,粗细不等。根皮表面黄白色至灰褐色,有的可见点状或条状灰白色突起的皮孔,略呈纵向排列,横切面皮部厚 0.5～2mm,木部占绝大部分,黄白色,质坚硬。茎切片表面色较深,皮部稍薄,木部中央可见细小的髓部。枝呈圆柱形,直径0.5~1.5cm,表面灰棕色或灰绿色,有细纵皱纹;嫩枝近方形,质硬而脆。三出复叶对生。叶柄长3~5cm。小叶片多皱缩、破碎,完整者展平后呈椭圆形或长圆状披针形,长6~15cm,宽2~5cm,先端渐尖,全缘或不规则浅波状,基部狭尖延长成短的小叶柄,上面黄绿色至绿褐色,下面色较浅,两面光滑无毛,有透明小腺点。气微,味苦。

显微特征 (1)叶表面观:上表皮细胞垂周壁近平直,无气孔,有极稀的腺鳞和非腺毛。腺鳞腺头由5~7细胞组成,直径36~40μm;非腺毛为单细胞,长72~100μm,直径12~16μm。与叶肉组织中大型油室相对的表皮细胞有明显的胞腔隙。下表皮细胞较小,有不定式气孔,单细胞非腺毛极少,长60~128μm。(2)叶横切面:上、下表皮细胞各1列,栅栏细胞2列。叶肉组织及主脉周围有多数含棕色物质的细胞。油室多数、大型,存在于叶肉组织中。主脉维管束双韧型,中柱鞘部位有纤维排列成环,中央有薄壁细胞,并有少数草酸钙簇晶[2]。(3)叶粉末:淡黄色。木栓细胞表面观类多角形,直径约10μm,有的含棕色物。韧皮纤维成束或散在,多断碎,断面呈帚状,淡黄色,壁较厚,直径约12~25μm。石细胞成群或散在,类方形或不规则形,直径25~50μm。木纤维成束,壁较薄。导管多为具缘纹孔,直径30~70μm,纹孔细而排列紧密。

薄层色谱 取本品茎粉末2g,加乙醇20ml振摇10分钟,滤过,滤液挥干,残渣加甲醇2ml使溶解,作为供试品溶液。另取三叉苦茎对照药材,同法制成对照药材溶液。吸取上述2种溶液各5~10μl,分别点于同一含羧甲基纤维素钠为黏合剂的硅胶G薄层板上,以氯仿-甲醇(95:5)为展开剂,展开,取出,晾干,置紫外光灯(365nm)下检视。供试品色谱在与对照药材色谱相应的位置上,显相同颜色的荧光斑点。

【化学成分】 地上部分含苯并吡喃类化合物,其中主要为色烯类化合物,还分离得到喹啉类生物碱和甾醇类成分。叶含挥发性成分、苯乙酸类和苯丙酸类化合物及色烯类化合物。茎含喹啉类生物碱、香豆素和萜类成分。根主要有色烷类化合物、生物碱等成分。其活性成分有补骨脂素(psoralen)、白鲜碱(dictamnine)、吴茱萸春(evolitrine)、香草木宁(kokusaginine)、3,7,3′-三甲氧基槲皮素(pachypodol)、2′,3′-dehydromarmesin等[3~9,10]。

【药理毒理】 1.解热、镇痛、抗炎作用:三叉苦的解热、镇痛、抗炎的作用效果和剂量有关。其茎水提物和根醇提物对多种致炎剂引起的组织水肿和炎症渗出增加均有明显的抑制作用,并表现出一定的时效关系。对化学刺激疼痛实验模型均有显著的镇痛作用,但对热刺激疼痛实验模型并不敏感,提示三叉苦的镇痛主要在外周神经产生作用,而对中枢神经并不敏感。对炎性组织中的PGE_2和血清中COX-2含量均有减少[3,4,6,11]。2.护肝作用:三叉苦提取物对化学性肝损伤具有明显的保护作用,且与药物剂量有关,能明显降低动物模型的血清谷丙转氨酶(ALT)、谷草转氨酶(AST)和肝匀浆丙二醛(MDA)含量,提高肝脏GSH-Px[3,4,12]。3.抗氧化作用:三叉苦各部位的水提取物均含有天然抗氧化成分,对体外产生的H_2O_2、$O_2^-\cdot$和$\cdot OH$均有明显的清除作用。三叉苦抗氧化能力因其部位的不同而清除活性氧的能力也不同,其各部位的水提取物清除活性氧的能力随其浓度的增加而增大,但当浓度达一定值后,清除率随浓度的变化渐趋平缓[3,4,13]。4.抗肿瘤活性:采用MTT法观察各单体化合物对白血病HL_{60}细胞株生长的影响。结果显示具有不同程度抑制白血病HL_{60}细胞株的作用[9]。5.抗菌作用:三叉苦有体外抑菌作用[4]。三叉苦水提液的急性毒性研究表明其口服无毒性,按最大浓度配制三叉苦药液,合生药量分别为4.20g/ml,给药剂量为168.0g/kg,观察给药前后小鼠活动、体重变化及死亡情况,对死亡动物进行解剖,肉眼观察脏器变化。三叉苦组小鼠给药后表现为镇静、易睡,给药后 1 小时中症状消失[14]。

参 考 文 献

[1] 田华咏,瞿显友,熊鹏辉. 中国民族药炮制集成. 北京:中医古籍出版社,2000

[2]《中华本草》编委会. 中华本草(第 3 册). 上海:上海科学技术出版社,1999

[3] 朱盛华. 三桠苦的化学成分及茎叶成分的比较研究. 广州中医药大学,2009

[4] 梁粤,郭丽冰. 三叉苦化学成分及药理活性研究进展. 中国现代中药,2009,11(2):14-15,22

[5] 刁远明,高幼衡,彭新生. 三叉苦化学成分研究(Ⅰ). 中草药,2004,35(10):1098,1099

[6] 梁粤. 三叉苦抗炎镇痛作用及脂溶性化学成分研究. 广东药学院,2010

[7] 张军锋,窦智峰,白洋,等. 三丫苦的化学成分研究. 天然产物研究与开发,2011,23:1061-1063

[8] 张军锋,张名楠,梁远学,等. 三丫苦的化学成分研究(Ⅱ). 海南大学学报(自然科学版),2011,29(1):39-41

[9] 刁远明. 三桠苦茎活性成分的研究. 广州中医药大学,2005

[10] GUO-LIN LI,DA-YUAN ZHU. Two dichromenes from evodia lepta. J Asian Nat Prod Res,1999,1(4):337-341

[11]邓琪,黄美景,郭丽冰,等. 三丫苦抗炎镇痛作用及机制研究. 中国实验方剂学杂志,2011,17(4):125-128

[12]庞辉,玉艳红,汤桂芳. 三叉苦提取物对小鼠实验性肝损伤的保护作用. 广西医科大学学报,2006,23(6):961,962

[13]毕和平,张立伟,韩长日,等. 三叉苦提取物抗氧化作用的研究. 食品科学,2008,28(07):57-60

[14]赖伟勇,谭银丰,杨卫丽,等. 三种黎药的急性毒性研究. 海南医学院学报,2010,16(4):411,412

(陈晓颐　聂　晶　康四和)

440. *Melilotus indicus*(印度草木犀)

【民族药名】 "莫兵哩"(傈僳族)。

【来源】 豆科植物印度草木犀 *Melilotus indicus*(Linn.)All. 的全草。有小毒。夏季、秋季收割地上部分,洗净,晒干,切断。

二年生草本;茎高 10～50cm,无毛。叶具 3 小叶;小叶倒披针状矩圆形至宽倒卵形,长 1～3cm,宽约 1cm,先端截形或微凹,中脉突出,边缘中部以上具疏锯齿。总状花序,腋生,长 5～10cm;花萼钟状,萼齿披针形,与萼筒等长或稍长,均有白色柔毛;花冠黄色,旗瓣与翼瓣近等长或稍长。荚果长 2～3mm,表面脉网凸出,卵圆形,有种子 1 粒。花期 6～8 月,果期 7～10 月。

生于山沟、溪旁、路旁或栽培。分布于云南、湖北、台湾、福建、江苏、山东、陕西、河北。

【药用经验】 傈僳族　用于虚汗、皮肤瘙痒、暑热胸闷、疟疾(《怒江药》)。

【使用注意】 内服用量 9～15g,不可过量内服,孕妇及年老体弱者慎用。

【中毒与解毒】 印度草木犀含香豆精,小量毒性不大,大量可导致恶心、呕吐、眩晕、心脏抑制及四肢发冷。马、羊等牲畜食此草过多可发生麻痹[1]。

【药材鉴定】 性状　叶为三出复叶,托叶和叶柄合生;小叶片倒披针形至宽倒卵形,先端截形或微凹,基部楔形,中脉突出,边缘中部以上有细齿。总状花序腋生,长 5～10cm;花萼钟形,花冠蝶形,黄色,二体雄蕊。质轻脆或稍韧,气芳香[2]。

【化学成分】 主要含香豆精类成分,如 3,4-二氢香豆素(3,4-dihydrocoumarin)、二氢香豆素等[1]。还含有 β-谷甾醇(β-sitosterol)及多种糖类[3]。

参 考 文 献

[1] 冉先德. 中华药海. 上册. 北京:人民出版社,1993;504

[2]《中华本草》编委会. 中华本草. 第四册. 上海:上海科学技术出版社,2004:561

[3] 杨再波,龙成梅,毛海立,等. 微波辅助顶空固相微萃取法分析印度草木犀不同部位挥发油化学成分. 精细化工,
2011,28(8):765-769

（董远文　聂　晶）

441. *Melilotus officinalis*（草木犀）

【民族药名】　"扎日图-呼吉"、"札贝"、"呼庆黑"（蒙古族）；"甲贝"（藏族）；避汗草（土家族）。

【来源】　豆科植物黄香草木犀（草木犀）*Melilotus officinalis*（L.）Pall.（*Melilotus suaveolens* Ledeb.）的地上部分。有小毒。夏季、秋季收割,洗净,切断,晒干。

一年生或二年生草本；茎高通常 60～90cm,多分枝,无毛。叶具 3 小叶；小叶长椭圆形至倒披针形,长 1～1.5cm,宽 0.3～0.6cm,先端截形,中脉突出成短尖头,边缘有疏细齿；托叶条形,长约 5mm。总状花序,腋生,长达 20cm；花萼钟状；花冠黄色,旗瓣长于翼瓣。荚果长 3mm,无毛,卵球形,有网脉,有种子 1 粒；种子卵球形,褐色。花期 6～8 月,果期 7～10 月。

适生于较潮湿的地方,但耐旱性和抗寒性也很强。分布于华北、西南、华东。

【药用经验】　蒙古族　用于咽喉肿痛、中毒、狂犬病、毒蛇咬伤、陈旧性发热等症（《百科全书蒙医学》）。用于陈热、发症、结喉、狂犬病、毒蛇咬伤（《蒙植药志》）。藏族　用于脾脏病、绞肠痧、白喉、乳蛾等（《部藏标》）。用于胃痛、扁桃体炎、白喉、炭疽（《青藏药鉴》）及喉哦、四肢关节积黄水（《藏本草》）。土家族　用于暑湿胸闷、口腻口臭、疟疾、痢疾、淋病、皮肤疮疡等症（《土家药志下》）。

【使用注意】　内服用量 9～15g,不可过量服；孕妇及年老体弱者慎用。

【药材鉴定】　性状　多切成小段。茎多分枝,外表有纵棱,黄绿色。三出复叶,互生,有柄,小叶片多皱缩,展平后呈长椭圆形或倒披针形,长 1～3cm,宽 0.5～1cm,先端钝圆或近平截,有纤柔小齿；基部楔形,边缘有细齿；托叶线形,长约 5mm。总状花序纤细,腋生或顶生,花多数,小形,长 3～4mm；花萼钟形,花冠蝶形,黄色,二体雄蕊。质轻脆或稍韧,气芳香[1]。

薄层色谱　取本品粉末 1g,加 50% 甲醇 25ml,超声处理 30 分钟,滤过,滤液于 60℃水浴浓缩至 5ml,作为供试品溶液。另取香豆素对照品适量,加甲醇制成每 1ml 含 1.5mg 的溶液,作为对照品溶液。吸取上述 2 种溶液各 5μl,点于同一硅胶 GF$_{254}$ 薄层板上,以环己烷-乙酸乙酯-甲酸（10：5：0.05）为展开剂,展开,取出,晾干,于紫外光灯（254nm）下检视。供试品色谱在与对照品色谱相应的位置上,显相同颜色的斑点。

【化学成分】　含挥发油、香豆精类、黄酮类、甾醇类等成分。香豆精类有香豆素（coumarin）、东莨菪内酯（scopoletin）、滨蒿内酯（scoparone）[2]；黄酮类成分有槲皮素（quercetin）、木犀草素（luteolin）等；甾醇类成分有 β-谷甾醇（β-sitosterol）、豆甾醇（stigmasterol）等。尚含 2α-羟基熊果酸（2α-hydroxy ursolic acid）、齐墩果酸（oleanolic acid）等成分[3]。香豆精是主要毒性成分。

【药理毒理】　1. 抗疟作用：草木犀能使鸡疟的红细胞被原虫侵染的数目减少,适当用药,血片检查可变成阴性,能破坏疟原虫的形态使之死亡[4]。2. 抗炎作用：草木犀提取物对促炎症细胞因子的下调作用是通过抑制核因子-kB（nuclear factor-kB, NF-kB）和抑制因子-kB（I-kB）起作用的,同时对抗炎症因子具有正相调节作用。3. 扩张皮肤血管：草木犀水煎液膏对大鼠后肢

急性梗阻淋巴水肿有明显的消退作用,对皮肤血管有扩张作用[4]。4. 毒性:小鼠腹腔注射甲醇或氯仿提取物 1g/kg,出现肌张力增加、呼吸深慢、活动减少和共济失调。另外,全草在温度和湿度过高的环境下易霉变而增加其毒性,毒性可保持 3~4 年而不消失。牛、羊和马食发霉的干草后,可见皮下出血乃至皮肤肿胀,甚至脏器和黏膜也可见广泛出血,并导致多种并发症,如食欲减退、肌强直、跛行、神经麻痹、严重贫血甚至失明,牲畜可因出血过多而突然死亡[5]。

参 考 文 献

[1]《中华本草》编委会. 中华本草(第四册). 上海:上海科学技术出版社,2004:561

[2] 郑国华,李静,何明三,等. 草木犀的化学成分研究. 中成药,2009,31(4):638-640

[3] 康菊珍. 藏药草木犀的化学成分研究. 西北民族大学学报,2009,30(75):40,41

[4] 方志先,赵晖,赵敬华,等. 土家族药物志(下册). 北京:中国医药科技出版社,2006:1198

[5] 陈冀胜. 中国有毒植物. 北京:科学出版社,1987:346

(董远文　聂　晶)

442. *Melodinus tenuicaudatus*(薄叶山橙)

【民族药名】 "勾兵"(壮族)。

【来源】 夹竹桃科植物薄叶山橙 *Melodinus tenuicaudatus* Tsiang et P. T. Li. 的树皮。有小毒。夏季、秋季剥取,切片,晒干。

攀援灌木,长 1.5~2m;枝灰色,无毛;小枝灰黄色,几无毛。叶薄膜质,无毛,长圆形至长圆状披针形,长 6~14.5cm,宽 1.5~4cm,基部楔形至宽楔形,顶端窄尾状,尾尖长 1~1.5cm;中脉在叶面略凹陷,在叶背凸起,侧脉纤细,很多,两面近扁平;叶柄长约 5mm,被微毛。聚伞花序伞形状,顶生,着花 3~5 朵,长 4~5.5cm;花序梗长约 1.2cm,被微毛,花梗长约 5mm,被微毛;苞片和小苞片披针形,长 2.5~4mm;花萼 5 深裂,外面被微毛,裂片双盖覆瓦状排列,卵圆形,顶端钝;花冠白色,高脚碟状,花冠裂片长圆形,向左覆盖,长 1.8cm,宽 5~7cm,顶端钝或浑圆,无毛,花冠筒圆筒状,长 1.8cm,外面无毛,内面被短柔毛;副花冠鳞片状,着生于冠筒的喉部;雄蕊在冠筒的近基部着生,花丝被微毛,花药长圆状披针形,长 3mm;雌蕊长 5.5mm,子房 2 室,无毛,每室有胚珠多颗,花柱丝状,柱头喙状,顶端 2 裂。浆果椭圆状,长 6.5~7cm,直径 1.8~2.5cm,两端渐尖或基部钝。花期 5~9 月,果期 9 月至翌年 3 月。

生于海拔 750~1800m 山地密林中或灌木丛中。分布于广西、云南等省区。

【药用经验】 壮族 用于腰骨酸痛、病后虚弱;研粉敷患处用于外伤出血(《桂药编》)。

【化学成分】 树皮含多种生物碱类化合物:双吲哚生物碱 melodinine A[1]、melodinines H-K[2]、scandine、11-甲氧基他波宁(11-methoxytabersonine)、文朵尼宁碱(vindolinine)、hazuntine、可王巴内文(compactinervine)、降马枯素 B(normacusine B)、10-羟基攀援山橙碱(10-hydroxyscandine)等[3]。

【药理毒理】 细胞毒活性:生物碱 melodinines A、H、J、K 等对多种肿瘤细胞株显示出与阳性药物顺铂和长春瑞滨相似的抑制效力[1,2]。

参 考 文 献

[1] Feng T,Li Y,Liu Y P,et al. Melotenine A,a cytotoxic monoterpenoid indole alkaloid from *Melodinus tenuicaudatus*. Organic Letters,2010,12(5):968-971

［2］Feng T，Li Y，Wang Y Y，et al. Cytotoxic indole alkaloids from *Melodinus tenuicaudatus*. J Nat Prod，2010，73（6）：1075-1079

［3］Zhou Y L，Ye J H，Li Z M，et al. Study on the Alkaloids of *Melodinus tenuicaudatus*. Planta Med，1988，54（4）：315-317

（王　静）

443. *Menispermum dauricum*（北豆根）

【民族药名】　“尼莫巴”、“阿古拉-布日其格”、“哈日-奥日秧古”（蒙古族）；“尼木巴”、“奴木巴”（藏族）。

【来源】　防己科植物蝙蝠葛 *Menispermum dauricum* DC. 的干燥根茎或茎。有毒。8～11月采集根茎或藤茎，除去杂质，晒干。

缠绕性落叶木质藤本，长达 13m；小枝带绿色，有细纵条纹。叶圆肾形或卵圆形，长宽均 7～10cm，顶端急尖或渐尖，基部浅心形或近于截形，边缘近全缘或 3～7 浅裂，无毛，下面苍白色，掌状脉 5～7 条；叶柄盾状着生，长 6～12cm。花单性，雌雄异株；花序圆锥状，腋生；雄花序总花梗长 3cm，花梗长约 5mm；花黄绿色；雄花萼片 6 枚左右，覆瓦状排列；花瓣 6～8，卵形，边缘稍内卷，较萼片小；雄蕊 12 或更多，花药球形。果实核果状，圆肾形，直径 8～10mm，成熟时黑紫色。花期 6～7 月，果期 8～9 月。

生于山地灌木丛中或攀援于岩石上。分布于东北、华北和华东。

【药用经验】　蒙古族　根或茎：用于血热、希日热、骨热、热性“协日沃素”症、丹毒、口渴、恶心、呕吐、皮肤病（《蒙药学》）。藏族　根茎用于咽喉肿痛、牙龈肿痛、腹痛、腹泻、咳嗽气喘、虫蛇咬伤（《藏本草》）；根茎用于热病、血病、皮肤病（《中国藏药》）。

【使用注意】　本品有毒。所含生物碱为毒性成分。煎煮时生物碱的溶出与煎煮时间有关，煎煮时间长，则其毒性可能增大，故应注意掌握煎煮时间[1]。中国药典（2010 版）记载蝙蝠葛临床日用剂量为 3～9g，不可过量服用[2]。脾虚便溏者不宜用。

【中毒与解毒】　服用不当引起轻度中毒时，可出现室性动过速等症状，利多卡因能用于解救，因此，一旦出现中毒症状，除按一般处理中毒原则外，应静脉注射利多卡因。在过度服用蝙蝠葛或其生物碱制剂导致中毒时，可导致惊厥、严重心律紊乱和呼吸肌麻痹等症状，需首先洗胃清除毒物使其不再吸收，并静脉输液加快毒物排出，同时对症处理使用新斯的明对抗呼吸肌麻痹[1]。

【药材鉴定】　性状　本品根茎呈细长圆柱形，弯曲，有分枝，长可达 50cm，直径 0.3～0.8cm。表面黄棕色至暗棕色，多有弯曲的细根，并可见突起的根痕和纵皱纹，外皮易剥落。质韧，不易折断，断面不整齐，纤维细，木部淡黄色，呈放射状排列，中心有髓。气微，味苦。

显微特征　（1）根茎横切面：表皮细胞 1 列，外被厚的棕黄色角质层，表皮下方常有断续的木栓层，具明显皮孔。皮层细胞多列，有单个石细胞散在，石细胞呈分枝状、不规则形、类圆形和类方形，壁厚或较厚，木化。中柱鞘纤维排列成新月形，两侧有石细胞群，石细胞类圆形或椭圆形，壁稍厚，木化。韧皮部均为薄壁性细胞。束间形成层不明显。木质部由导管、管胞、木纤维及木薄壁细胞组成，均木化；木薄壁细胞具纹孔，通常 1～3 列径向排在木质束部两侧。射线细胞 5～13 列，有石细胞散在。髓细胞具纹孔。薄壁细胞中含细小淀粉粒及细小草酸钙方晶、棒晶和针晶。（2）根茎粉末：棕黄色。木壁细胞多呈长方形或长圆形，具纹孔。中柱鞘纤维长梭形，直径 18～34μm，末端稍钝，常具分隔，壁稍弯曲，内含细小颗粒物。木纤维长梭形，直径 10～26μm，两端尖锐，壁具斜纹孔。具缘纹孔导管及管胞易见，网纹及螺纹导管少见。草酸钙结晶细小,方形、棒晶或针形,长 3 ~ 7μm。淀粉粒小,直径约 1μm。

薄层色谱　取本品根茎粗粉 0.5g,加乙酸乙酯 15ml 及浓氨试液 0.5ml,回流 30 分钟,滤过,滤液蒸干,残渣加乙酸乙酯溶解,作为供试品溶液。另取蝙蝠葛(根茎)对照药材 0.5g,同法制成对照品溶液。吸取上述 2 种溶液各 2μl,分别点于同一硅胶 G 薄层板上,以三氯甲烷-甲醇-浓氨试液(9∶1∶1 滴)为展开剂,展开,取出,晾干,喷以碘化铋钾试液。供试品色谱中,在与对照药材色谱对相应位置上,显相同颜色斑点。

【化学成分】　根茎含生物碱 1% 以上,主要有北豆根碱(dauricine),含量可达总碱之半[3]。其次为去甲北豆根碱(dauricinoline)、北豆根酚碱(dauricoline)、青藤碱(sinomenine)、尖防己碱(acutumine)、蝙蝠葛碱(dauricine)、木兰花碱(magnoflorine)、北豆根苏林碱(daurisoline)[3]。青藤碱(sinomenine)、北豆根碱(dauricine)、北豆根苏林碱(daurisoline)、北豆根酚碱(dauricoline)为毒性成分[1]。

【药理毒理】　1. 对心血管系统的作用:蝙蝠葛有降压、抗心律失常和保护心肌作用。2. 镇咳、祛痰和平喘作用:北豆根总碱 20mg/kg 腹腔注射,对氨水及二氧化硫诱导的小鼠咳嗽有明显的镇咳作用。以 8mg/kg 对兔灌胃,可缩短酚红在呼吸道的排出时间,说明其有一定的祛痰作用。北豆根总碱注射液 10mg/ml 有平喘作用。3. 对消化系统的作用:北豆根碱能抑制胃液的分泌,给试验性溃疡大鼠灌胃后,对溃疡有明显的修复作用;北豆根碱能抑制离体兔小肠的收缩和降低在位肠的张力;青藤碱能抑制离体肠肌的活动,并能对抗毛果芸香碱、组胺和乙酰胆碱对离体肠肌的作用,具有解痉的作用。4. 镇静作用。5. 其他:蝙蝠葛还有抗炎镇痛、抗血小栓形成、肌肉松弛等作用。6. 毒副作用:蝙蝠葛酚性总碱给小鼠静脉点滴和灌胃时,单次给药的 LD_{50} 分别为(36.7±3.3)mg/kg 和(608±82)mg/kg,大鼠依次为(45.1±3.2)mg/kg 和>3000mg/kg。相当于预期临床用药剂量 5 ~ 7 倍时有一定的肝脏毒性;北豆根碱治疗大鼠肾性高血压,用药 8 ~ 21 天后,可引起肝糖元减少,三磷酸腺苷、琥珀酸脱氢酶活性降低,碱性磷酸酶活性增高及肝细胞坏死,表明北豆根碱对肝细胞功能有轻度的抑制作用。北豆根碱的牙亚急性毒性试验表明,用量 4.8 ~ 600mg 持续 18 天至 3 个月时,对心脏无不良影响,150mg 剂量以上用药 2 ~ 3 个月,对肝脏有不同程度的损害,受损程度随剂量的增加而加重;对肾有轻度损害。150mg 以下对肾和肾上腺基本无不良影响。75mg 以下无不良影响。该药的降压和抗心律失常的有效量只对肝脏有轻度损害。北豆根碱小鼠腹腔注射的 LD_{50} 为 205mg/kg,家兔注射北豆根碱的最小致死量为(37±4)mg/kg;小鼠腹腔注射青藤碱的 LD_{50} 为(285±29)mg/kg,中毒后先出现呼吸抑制继而发生阵挛性惊厥死亡;小鼠静脉注射北豆根苏林碱的 LD_{50} 为(1.25±0.16)mg/kg。小鼠腹腔注射北豆根总碱的 LD_{50} 为 79.6mg/kg[1]。

【附注】　1. 本品根茎为中药"北豆根",收载于现版中国药典。2. 在临床应用中,北豆根很容易与豆科植物山豆根混淆使用,国内有的地区曾经出现由于北豆根和山豆根的混淆使用造成多数人中毒。两者成分及作用均有差别,因此在临床上应该严格区分使用,以保证其安全有效。

参 考 文 献

[1] 杜贵友,方文贤. 有毒中药现代研究与合理应用. 北京:人民卫生出版社,2003:435-441

[2] 国家药典委员会. 中国药典 2015 年版(一部). 北京:中国医药科技出版社,2015:99-100

[3] 崔月犁,冉先德. 中华药海. 哈尔滨:哈尔滨出版社,1993:163

(胡华胜　康四和)

444. *Millettia bonatiana*（滇桂崖豆藤）

【民族药名】　大发汗、"阿黑给"（阿昌族）。

【来源】　豆科植物滇桂崖豆藤 *Millettia bonatiana* Pamp. 的根、藤茎、叶。有毒。根、藤茎全年均可采集，洗净或除去杂质，切片，晒干。叶适时采收。

藤本。长达 10m。小枝密被黄色柔毛，渐稀疏，具纵棱。羽状复叶长 25~30cm；叶柄长 2~3cm，叶轴上面有凹沟，均密被黄色绒毛；托叶针刺状，长约 1cm；小叶 5~6 对，卵形或卵状椭圆形，长 6~10cm，宽 3~4cm，先端渐尖或锐尖，基部圆钝或近心形，两面均被柔毛，上面较稀，下面密被毛，侧脉 4~5 对，顶生小叶较大，侧脉可达 7 对；小叶柄长约 3mm。总状花序腋生，长 8~12cm，密被黄色绒毛；苞片披针形，锥尖，长 6mm，早落，小苞片甚小，生于花梗上端；花长约 2.5cm，单生节上；花梗长 1cm，花萼钟状，长 12mm，宽约 6mm，密被绢毛，萼齿狭三角形，渐尖，下方 1 枚最长，上方 2 枚大部合生；花冠淡紫色，旗瓣密被黄色绢毛，长圆状卵形，先端微凹，基部钝圆，瓣柄长约 4mm，翼瓣长圆状镰形，基部耳成尾钩状，龙骨瓣阔镰形，基部耳形；雄蕊二体，对旗瓣的 1 枚分离；花盘筒状，倾斜；子房线形，有柄，密被绢毛，花柱斜向上弯，柱头点状。荚果线状长圆形，长 10~11cm，扁平，顶端截形，基部渐狭，果颈长近 1cm，密被灰褐色绒毛，果瓣革质，瓣裂。种子 4 粒，扁圆形，宽约 1.1cm。花期 4~6 月，果期 6~10 月。

生于海拔 1500m 左右的溪谷灌木丛中。分布于云南、广西。

【药用经验】　阿昌族　用于感冒发热、头痛、鼻塞、风湿疼痛（《德宏药录》）。

【药材鉴定】　性状　根呈圆柱形，上粗下渐细，长 30~80cm，直径 0.5~3cm。有的顶端带有膨大根茎或具茎的残基，表面纵皱明显，具皮孔样的横条形或点状突起以及支根或根痕。质坚实，断面皮部棕褐色，木部黄白色，呈放射状。气微，味微苦，嚼之具豆腥味。

薄层色谱　取本品根粉末 2g，加乙醇 20ml，加热回流 20 分钟，滤过，滤液蒸干，残渣加甲醇 1ml 使溶解，作为供试品溶液。另取滇桂崖豆藤根对照药材 2g，同法制成对照药材溶液。吸取上述 2 种溶液各 2μl，分别点于同一用 0.5% 羧甲基纤维素钠溶液制备的硅胶 G 薄层板上，以环己烷-乙酸乙酯（4∶1）为展开剂，展开，取出，晾干，喷以 10% 硫酸乙醇溶液，加热至斑点显色清晰，供试品色谱在与对照药材色谱相应的位置上，显相同颜色的斑点[1]。

【使用注意】　体虚、经期及孕妇忌服。

【中毒与解毒】　有毒，大量服用可导致恶心、大汗不止、四肢发凉、颤抖，甚则虚脱。解毒方法：饮盐茶水或冷稀饭[2]。

【化学成分】　根瘤含抗肿瘤的多糖如 polysaccharide。

【药理毒理】　本品具解热、镇痛作用。毒性：大量服用时出汗过多可致虚脱；对胃肠黏膜有刺激作用[1]。

参 考 文 献

[1] 云南省食品药品监督管理局. 云南省中药材标准（第一册）. 2005 版. 昆明：云南美术出版社，2006：8
[2] 杨仓良. 毒药本草. 北京：中国中医药出版社，1993：216

（王雪芹　陈吉炎）

445. *Millettia pachycarpa*（厚果崖豆藤）

【民族药名】　"嘿吗喜欢"（傣族）；"汪夺爪"（傈僳族）；"阿折"（藏族）；冲天子、苦檀子

（佤族）；"阿莫没尾"（彝族）。

【来源】 豆科植物厚果崖豆藤 Millettia pachycarpa Benth. 的根、叶、果实、种子、全株。叶、果实有毒，种子有大毒。根全年可采，叶夏季、秋季采收，果实种子成熟时采集，晒干。

大型攀援灌木；幼枝有白色绒毛。羽状复叶长 30～50cm；小叶 13～17，披针形或矩圆状倒披针形，长 5～15cm，宽 2～5.5cm，先端钝，基部圆楔形，下面有绢毛。圆锥花序腋生，长 15～30cm；花 2～5 朵簇生于序轴的节上，长 2～2.3cm；萼有短柔毛；花冠淡紫色，旗瓣无毛。荚果厚，木质，卵球形或矩圆形，长 6～23cm，宽约 5cm，厚约 3cm，有种子 1 枚至数枚。花期 4～6 月，果期 6～11 月。

生于山间灌丛中。分布于四川、云南、贵州、湖南、广西、广东、福建。

【药用经验】 傣族　根、果实：用于急性肠胃炎、痧症、跌打损伤、骨折（《滇药录》）。拉祜族　根、果：用于痧症、胃肠炎（《拉祜医药》）。傈僳族　根、叶、种子：用于疥疮、癣、癫、痧气腹痛、小儿疳积、跌打损伤、骨折。全株：用于虚汗、皮肤瘙痒、暑热胸闷、疟疾（《怒江药》）。藏族　种子：用于肾虚及肾功能损伤。佤族　根、叶、种子：用于急性肠胃炎、痧症腹痛、跌打损伤、骨折（《中佤药》）。彝族　根：用于疟疾（《滇省志》《哀牢》）。

【使用注意】 本品毒性较大，常作外用，内服宜慎。种子研末内服，1.5～3g，或入丸[1]。经常接触尘末可引起肝损伤[2]。

【中毒与解毒】 本品内服过量或内服不慎时出现中毒。中毒症状：呕吐、腹痛、眩晕、黏膜干燥、呼吸迫促、神志不清、对神经先兴奋后麻痹。解救方法：早期可考虑洗胃，给润滑保护剂，补充体液等对症治疗[2]。

【药材鉴定】 性状　种子扁圆而略呈肾形；着生在荚果两端的种子，一面圆形，另一面平截；居于荚果中间的种子，两面均平截；长约 4cm，厚约 3cm。表面红棕色至黑褐色，有光泽，或带有灰白色的薄膜。脐点位于中腰陷凹处。子叶 2 片，肥厚，角质样，易纵裂；近脐点周围有不规则的突起，使子叶纵裂而不平。气微，味淡而后带窜透性的麻感[3]。

【化学成分】 根部主要含有：厚果崖豆藤素甲～戊（pachycarins A-E）[4~6]、水黄皮素（karanjin）[4]、2-苯基-5-甲氧基-7,8-呋喃并黄酮[5]、呋喃[4″,5″,8,7]黄酮（lanceolatin B）[6]、3-甲氧基-2″,2″-二甲基吡喃[5″,6″,8,7]黄酮[6]、5-甲氧基呋喃[4″,5″,7,6]黄酮（pinnatin）[6]、2″,2″-二甲基吡喃[5″,6″,8,7]黄烷酮[（-）-isolonchocarpin][6]、毛蕊异黄酮（calycosin）[7]、刺芒柄花素（formononetin）[7]、去氢鱼藤素（dehydrodeguelin）[7]、鱼藤素（deguelin）[7]、灰叶素（tephrosin）[7]、鱼藤酮（rotenone）[8]、拟鱼藤酮（rotenoids）[8]、rot-2'-enonie acid[8]、cis-12a-hydroxy-rotenone[8]、cis-12a-hydroxy-2'-enonie acid[8]。地上部分主要含有：5,7,4'-trihydroxy-6,8-diprenylisoflavone[9]、5,7,4'-trihydroxy-6,3'-diprenylisoflavone[9]、5,7,3',4'-tetrahydroxy-6,8-diprenylisoflavone[9]、（2R,3R）-5,4'-dihy-droxy-8-prenyl-6″,6″ dimethylpyrano [2″,3″,7,6]-dihydroflavonol[9]。叶主要含有异黄酮类化合物：millewanins G、millewanins H、furowanin B、warangalone、isoerysenegalensein E、8-γ,γ-dimethylallyl wighteone 和 6,8-di-γ,γ-dimethylally-lorobol 等[10]。种子中主要含有：5,7,3',4'-tetrahydroxy-6,8-diprenylisoflavone[11]、pomiferin[11]、momome-thoxy chalone[11]。厚果崖豆藤还含有 friedelin、friedelan-3β-ol、campesterol 和 stigmasterol[12]等三萜和甾醇类成分；也含 2 条相同肽链（相对分子质量为 19 800）组成的酸性糖蛋白（相对分子质量 40 700）[13]。

【药理毒理】 1. 具有强凝集活性和强促有丝分裂的作用：种子中的凝集素在浓度为 0.48μg/ml 时即可凝集兔红细胞，无血型专一性，凝集活性依赖于 Ca^{2+} 的存在；该凝集素是一种强促有丝分裂原,对人外围血中淋巴细胞的转化率高达 84.3%,细胞分离率可达 7.8%^[14]。2. 提取物对鼠反转录病毒的反转录酶和人 DNA 聚合酶有较强的抑制作用^[14]。3. 对雌激素的影响:从本植物分离得到的 5 个异戊烯基取代的异黄酮化合物有直接的雌激素样活性。染料木素有拮抗雌激素的作用^[15]。4. 杀虫作用:厚果崖豆藤对褐飞虱、桃蚜、柑橘红蜘蛛、二斑波缘龟甲幼虫等有害昆虫有较强的毒杀作用^[16~20]。种子乙醚提取物对家蚕有毒杀作用^[21]。根皮提取物可驱绦虫^[22]。5. 毒性:种子中的鱼藤酮和拟鱼藤酮具有胃毒性和接触毒活性^[23]。

【附注】 据文献记载^[24],云南思茅曾用本品鲜根 6~9g 捣烂取汁水冲服,用于急性胃肠炎,效果满意,有条件在严格观察下方可试用。

参 考 文 献

[1]《中华本草》编委会. 中华本草(藏药卷). 上海:上海科学技术出版社,2002:246,247

[2] 朱亚峰. 中药中成药解毒手册. 第 3 版. 北京:人民军医出版社,2009:385

[3]《中华本草》编委会. 中华本草(第 4 册). 上海:上海科学技术出版社,1999:568-570

[4] 陈凤庭,陆江海,陈祺聪,等. 厚果崖豆藤化学成分的研究(Ⅰ). 中草药,1999,30(1):3-5

[5] 陆江海,曾静星,邝柱庭,等. 厚果崖豆藤化学成分的研究(Ⅱ). 中草药,1999,30(10):721

[6] 邵伟艳,祝亚非,关山越,等. 厚果崖豆藤的化学成分研究. 天然产物研究与开发,2001,3(1):1-4

[7] 康洁,陈若芸,于德泉. 厚果崖豆藤化学成分的研究. 中草药,2003,34(3):209

[8] Singhal A K,Sharma R P,Baruah J N. Retenoids from the roots of *M. pachycarpa*. Phytochem,1982,21(4):949

[9] Singhal A K,Sharma R P,Thyagrajan G. New prenykated isoflavone and a prenylated dihydroflavonol from *M. pachycarpa*. Phytochem,1980,19(5):929

[10] Singhal A K,Sharma R P,Thyagrajan G. New prenykated isoflavones from *M. pachycarpa*. Phytochem,1981,20(4):803

[11] Singhal A K,Baruah J N,Sharma R P. A chalcone and an isoflavone from *M. pachycarpa* seeds. Phytochem,1983,22(4):1005

[12] Hui W H,Chan W S,Leung H K. Triterpenoids and sterols from three *Millettia* species. Phytochem,1973,12(2):474

[13] 曾仲奎,邓俊林,鲍锦库. 厚果崖豆藤凝集素的纯化及性质. 植物学报,1998,40(9):820

[14] Ono K,Nalane H,Meng Z W. Differential inhibitory effects of variousherb extracts on the activitiesof reverse transcriptase and various deoxyribonucleic acid(DNA)polymerases. Chem. Pharm. Bull. ,1989,37(3):1810-1812

[15] Okamoto Y,Suzuki A,Ueda K. Anti-estrogenic activity of prenylated isoflavones from *M. pachycarpa*:Implications for pharmacophores and unique mechanisms. J Health Sci,2006,52(2):186

[16] 邓业成,徐汉虹. 厚果崖豆藤提取物对两种同翅目害虫的生物活性. 农药,2004,43(3):106

[17] 邓业成,徐汉虹. 53 种植物提取物对褐飞虱的杀虫活性测定. 西南农业大学学报(自然科学版),2005,27(5):668

[18] 陈新华,邓业成,朱燕红. 46 种植物提取物对柑橘红蜘蛛的杀螨活性. 广西师范大学学报:自然科学版,2006,24(1):94

[19] 姚松林,王济虹. 厚果崖豆藤提取物对二斑波缘龟甲幼虫毒力的研究. 贵州科学,1999,17(2):135

[20] 姚松林,李凤良,王济虹. 厚果崖豆藤种子提取物对两种蔬菜害虫的毒力. 西南农业学报,2002,13(2):72

[21] Mukerjea T D,Tripathi R L. Indigenous insecticidal plants:*Millettia pachycarpa*,J. Sci. Ind. Research(India),1956,15:106

[22] Roy B,Dasgupta S,Tandon V. Ultrastructural observations on tegumental surface of Raillietina echinobothrida and its alterations caused by root-peel extract of *Millettia pachycarpa*. . Microsc Res Tech. ,2008,71(11):810-815

[23] Chin S F,Lin S,Hu C Y. Toxicity studies of insecticidal plants in southwesternChina. CasntonUnivcoll. Publ,1945

[24] 谢宗万. 全国中草药汇编(下册). 第 2 版. 北京:人民卫生出版社,2000:354

（陈雨洁）

446. *Mimosa pudica*（含羞草）

【民族药名】 "尼刹摆茄"(阿昌族);"牙对约"、"短喝嗯"(傣族);"藤点藤希"(哈尼族);

"苗火"（景颇族）；"捏慈莫"（傈僳族）；"多楷岩"、"日楷"（佤族）；"腊来"、怕羞草、"虾巴牢"（壮族）。

【来源】　豆科植物含羞草 *Mimosa pudica* L. 的全草。有小毒。夏季、秋季采集，洗净，切段，晒干或鲜用。

直立、蔓生或攀援半灌木，高达 1m，枝散生倒刺毛和锐刺。羽片 2～4 个，掌状排列；小叶 14～48 个，触之即闭合而下垂，矩圆形，长 6～11mm，宽 1.5～2mm，边缘及叶脉有刺毛。头状花序矩圆形，2～3 个生于叶腋；花淡红色；萼钟状，有 8 个微小萼齿；花瓣 4，基部合生，外面有短柔毛；雄蕊 4，伸出于花瓣之外；子房无毛。荚果扁，长 1.2～2cm，宽约 4mm，边缘有刺毛，有 3～4 荚节，每荚节有一粒种子，成熟时节间脱落，有长刺毛的荚缘宿存。花期 3～10 月，果期 5～11 月。

生于山坡丛林中、路旁、潮湿地或栽培。分布于华东、华南、西南。

【药用经验】　阿昌族　用于感冒、小儿高热、胃炎、神经衰弱《德宏药录》。傣族　用于小儿高热、神经衰弱、全身水肿（《傣药录》、《滇药录》、《滇省志》）。用于神经衰弱、失眠《版纳傣药》。哈尼族　用于感冒、小儿高热、支气管炎、肠胃炎、神经衰弱、泌尿系结石、跌打肿痛《哈尼药》。景颇族　用于神经衰弱、失眠《滇药录》、《滇省志》。用于风湿、失眠《德宏药录》。傈僳族　用于感冒、肠炎、胃炎、失眠、小儿疳积、目热肿痛、带状疱疹《怒江药》。佤族　用于消热利尿、止咳化痰、安神镇痛、子宫脱垂《滇药录》、《滇省志》。壮族　用于遗尿、夜多小便、小儿腹泻、神经衰弱、小儿疳积及跌打内伤引起的尿漏、癔症《桂药编》。

【使用注意】　孕妇禁服。

【中毒与解毒】　中毒后头发突然脱落、恶心呕吐、食欲下降、大便稀烂。解救方法：（1）补充酪氨酸。大量酪氨酸可拮抗含羞草碱对大鼠生长的抑制过程。（2）按一般中毒解毒原理处理。

【药材鉴定】　性状　根呈圆柱形，常带有较多须根，主根弯曲或微扭曲，多切为长 0.8～3cm 的短段，直径 0.6～1.8cm。外皮红棕色或灰棕色，有明显的纵皱纹，皮部与木质部大部分分离，两端切面中央稍凸起。质坚实，断面黄白色，显纤维性。气微，味甘、涩、微苦。

显微特征　根横切面：木栓细胞 3～7 列，外被落皮层；皮层宽窄不一，纤维散在，薄壁细胞中含有淀粉粒或色素块，油细胞偶见，在皮层、韧皮部可见分泌腔，内含不规则黄色分泌物；韧皮部纤维束较多，周围薄壁细胞中含有草酸钙方晶。

【化学成分】　叶枕含藏红花酸（crocetin）的苷。嫩芽及叶柄含含羞草素（mimosine 或 leucenine）。根显示生物碱、黄酮类及内酯性物质的反应[1]。叶含收缩性蛋白质（contractile protein）、三磷腺苷（ATP）和三磷腺苷酶（ATPase），亦含含羞草碱（mimosine）、羞草苷（mimoside）、D-松醇（D-pinitol）和亚硒酸盐（selenite）。全草含含羞草碱、含羞草苷、D-松醇（D-pinitol）、亚硒酸盐（selenite），还含蛋白质、鞣质、2″-*O*-鼠李糖基荭草素（2″-*O*-rhamnosylorientin）和 2″-*O*-鼠李糖基异荭草素（2″-*O*-rhamnosylisoorientin）。种子含油约 17%，性质似大豆油，油中的脂肪酸组成为：亚麻酸（linolenic acid）0.4%、亚油酸（linoleic acid）51%、油酸（oleic acid）31%、棕榈酸（palmitic acid）8.7%、硬脂酸（stearic acid）8.9%，另含谷甾醇（sitosterol）、山嵛酸（behenic acid）5.7%、黏液质（mucilage）、硒化合物（其中一为亚硒酸盐）[2]。

【药理毒理】　1. 镇咳祛痰作用：含羞草煎剂给小鼠灌胃，具有镇咳及微弱的祛痰作用[1]。2. 抑菌试验：对金黄色葡萄球菌、白色葡萄球菌、卡他球菌均有较强的抑制作用。并对亚洲甲型流感病毒和鼻病毒 17 型均有抑制作用[1]。3. 抗痉挛作用：含羞草根煎剂能对抗组织胺引致豚鼠支气管的痉挛的作用,亦能对抗乙酰胆碱引致离体兔肠的痉挛作用[1]。4. 升压作用:根的注射液促使麻醉猫的血压升高[1]。5. 毒性:含羞草碱可看做一种毒性氨基酸,饲料中含 0.5% ~ 1% 即可使大鼠或小鼠生长停滞、脱发、白内障。小鼠服根煎剂 200g/kg,活动减少,5 只中 1 只腹泻;服 250g/kg,活动明显减少,腹泻增多,5 只中 2 只死亡。麻醉猫静脉注射复方含羞草 8.3ml/kg(每 100ml 含有含羞草根 240g),血压迅速下降,心跳明显减弱,5 ~ 10 分钟后心脏停搏而死亡。正常兔静脉注射 11ml/kg,可致死[3]。

参 考 文 献

[1] 谢宗万. 全国中草药汇编(上册). 第 2 版. 北京:人民卫生出版社,2000:475
[2] 《中华本草》编委会. 中华本草(第 4 册). 上海:上海科学技术出版社,1999:574
[3] 江苏新医学院.《中药大辞典》(上册). 上海:上海人民出版社,1977:1148

（杨　琛）

447. *Mirabilis jalapa*（紫茉莉）

【民族药名】 "糯外娘"、"玛完憨"(傣族);亮亮花、"喂喂阿波"(基诺族);"水粉"、"猴蹦莲"(瑶族);"拜黑"、"姆庆维"(彝族)。

【来源】 紫茉莉科植物紫茉莉 *Mirabilis jalapa* L. 的根、叶、果实、种子、全草。根及全草有小毒。根于秋后采挖,洗净,鲜用,或立即晒干;果实、种子成熟时采集。叶、全草多鲜用。

一年生草本,高可达 1m,无毛或近无毛。根肥粗,倒圆锥形,黑色或黑褐色。茎直立,圆柱形,多分枝,无毛或疏生细柔毛,节稍膨大。叶片卵形或卵状三角形,长 3 ~ 15cm,宽 2 ~ 9cm,顶端渐尖,基部截形或心形,全缘,两面均无毛,脉隆起;叶柄长 1 ~ 4cm,上部叶几无柄。花常数朵簇生枝端;花梗长 1 ~ 2mm;苞片钟形,长约 1cm,5 裂,裂片三角状卵形,顶端渐尖,无毛,具脉纹,果时宿存;花被呈花冠状,紫红色、黄色、白色、粉红色或杂色,漏斗状,花被管圆柱形,长 4 ~ 6.5cm,上部稍扩大,顶端 5 裂,基部膨大成球形而包裹子房;雄蕊 5,花丝细长,常伸出花外,花药球形;花柱单生,线形,伸出花外,柱头头状。瘦果球形,长 5 ~ 8mm,革质,黑色,具棱;种子胚乳白粉质。花期 6 ~ 10 月,果期 8 ~ 11 月。

生于水沟边、墙角下或庭院中,有栽培。全国大部分地区常作为观赏花卉栽培,有时逸为野生。

【药用经验】 傣族 全草用于结肠炎、腹胀、腹泻、鼻涕便、疮疡疖肿(《滇药录》、《版纳傣药》、《傣药录》);根用于月经不调、白带、小儿肝炎(《滇药录》);种子内胚乳用于斑痣、粉刺(《滇省志》)。基诺族 根及全草用于水肿病、腮腺炎、乳腺炎、痈疮疔疮、疥癣等(《民毒药研用》)。纳西族 根用于淋浊白带、月经不调、红崩、痈疽背疮、肺痨吐血、水肿、风湿关节酸痛;其叶用于跌打损伤、湿疹、痈肿疔癣、疮疡等(《民毒药研用》)。瑶族 全草用于月经不调、糖尿病、跌打损伤、前列腺炎、附件炎、宫颈炎、乳腺炎、痈疮、闭经;果实研末调水外涂治皮肤溃疡(《湘蓝考》)。彝族 根用于消化系统的癌症(《滇省志》)。全草用于口蛾舌疮、湿热下注、关节肿痛、乳痈疔疮、白浊湿淋、月经不调、跌打损伤、瘀血肿痛(《哀牢》)。

【使用注意】 脾胃虚寒者慎服,孕妇禁服[1,2]。

【中毒与解毒】 根含树脂成分,不良反应主要为消化道刺激症状,产生呕吐、腹泻、腹痛等,用时须慎[1]。

【药材鉴定】 **性状** 根长圆锥形或圆柱形,有的压扁,长5~10cm,直径1.5~5cm,可见支根。表面灰黄色,有纵皱纹及须根痕。顶端有茎基痕。质坚硬,不易折断,断面不整齐,可见环纹。经蒸煮者断面角质样。无臭,味淡,有刺喉感。

显微特征 (1)根横切面:木栓细胞达数10列,暗棕褐色,或木栓组织多已除去。皮层较窄。异常维管束多轮,间断排列成环。维管束外韧型,木质部导管多角形。薄壁组织含大量草酸钙针晶束与糊化淀粉粒。(2)粉末:淡白色。草酸钙针晶极多,成束或分散,长50~150μm。导管主为网纹导管,纹孔呈狭长形,壁木化,亦可见梯纹导管,直径15~130μm。淀粉粒颇多。

薄层色谱 取根的粉末1g,加甲醇10ml,超声处理30分钟,滤过,滤液作为供试品溶液。另取紫茉莉根对照药材1g,同法制成对照药材溶液。吸取上述2种溶液各5μl,分别点于同一硅胶G薄层板上,以甲苯-乙酸乙酯(5:1)为展开剂,展开,取出,喷以25%磷钼酸乙醇溶液,在105℃加热至斑点显色清晰。供试品色谱在与对照药材色谱相应的位置上,显相同颜色的斑点。

【化学成分】 根含黄芪苷Ⅱ、Ⅲ、Ⅳ、Ⅵ(astragaloside Ⅱ,Ⅲ,Ⅳ,Ⅵ)、4′-羟基-2,3-二氢黄酮-7-β-D-吡喃葡萄糖苷(4′-hydroxyl-2,3-dihydroflavone-7-β-D-glucopyranoside)、姜糖脂A(gingerglycolipid A)、3,4-二羟基苯甲醛(3,4-dihydroxybenzaldehyde)、β-谷甾醇(β-sitosterol)、胡萝卜苷(daucosterol)、二十三碳酸单甘油酯(twenty-three carbonic acid monoglyceride)、黄细心酮(boeravinone)、mirabijalone A、大黄酚(chrysophanol)、豆甾醇(stigmasterol)、呋喃甲醛(furfural)、抗病毒蛋白(MPA)、葫芦巴碱(trigonelline)等[3~7]。

【药理毒理】 1. 降血糖作用:根的醇提物高剂量组(28.4g/kg)能降低肾上腺素及葡萄糖性高血糖小鼠的血糖水平,对正常小鼠血糖无明显降低作用[8]。另以葡萄糖、四氧嘧啶、葡萄糖+四氧嘧啶致高血糖小鼠为模型,用根水提取物[10g/(kg·bw)]连续灌胃10天,均有显著的降糖作用,还能提高模型鼠的胸腺、脾指数,促进其肝、肌糖原的合成[9]。2. 抗病毒作用:从根提取分离得到的紫茉莉抗病毒蛋白(MPA)具有抗病毒作用,在一定程度上能抑制HIV-1病毒在受感染的巨噬细胞和T淋巴细胞内复制[7]。3. 抑菌作用:根水提取物和醇提取物对大肠杆菌有抑制作用,对金黄色葡萄球菌亦有抑制作用,醇提取物抑菌效果较强[10]。4. 抗癌作用:根乙醇提取物在一定程度上有抑制体外人白血病细胞株和人肝癌细胞株活性的作用。根中的葫芦巴碱(12.5mg/kg)可延长白血病小鼠寿命,并能明显抑制小鼠肝癌细胞(HAC)[7]。从叶中分离得到的核糖体失活蛋白(RIP)MJ-30对乳腺癌T47D细胞和宫颈癌SiHa细胞有明显细胞毒作用,其LC_{50}分别为0.36μg/ml、5.6μg/ml[11]。5. 其他作用:叶或全草的醇沉水提取物可增大离体兔心的心振幅,加速心率,但很快恢复;予猫注射,血压迅速上升,随即恢复[7,12]。该品根中的MPA抑制蛋白合成,导致妊娠小鼠堕胎[2]。根水提取物可降低前列腺组织Ki67、CD34抗原表达水平,一定程度抑制前列腺细胞增生[13]。

参 考 文 献

[1] 夏丽英. 现代中药毒理学. 天津:天津科技翻译出版社,2005:370

[2] 田代华. 实用中药辞典(下卷). 北京:人民卫生出版社,2002:1976,1977

[3] 来国防,魏士德,曹建新,等. 黄花紫茉莉化学成分研究Ⅰ. 中国中药杂志,2008,33(1):42-46

[4] 危英,杨小生,郝小江. 紫茉莉根的化学成分. 中国中药杂志,2003,28(12):1151,1152

[5] 邝嘉乐,张德志. 紫茉莉根化学成分研究. 广东药学院学报,2007,23(1):1,2

[6] 党丽娟. 紫茉莉根挥发油成分分析. 广东微量元素科学,2006,13(5):56-58

[7] 罗艺萍,尚宇南,李秀,等. 紫茉莉属植物的化学成分和药理作用研究. 思茅师范高等专科学校学报,2011,27(6):1-3

[8] 罗良胜,屈磊磊,杨丽英,等. 紫茉莉对高血糖模型小鼠降血糖作用研究. 云南中医中药杂志,2009,30(4):51-53

［9］刘安军,王云霞,李海燕,等. 紫茉莉根水提物对葡萄糖及四氧嘧啶致高血糖小鼠的降血糖作用. 现代食品科技,
　　2011,27(2):128-130,152

［10］赵锦慧,赖　颖,葛红莲. 紫茉莉根提取物的体外抑菌实验. 时珍国医国药,2012,23(6):1444,1445

［11］Zullies Ikawati,Sudjadi,Sismindari. Cytotoxicity against tumor cell Lines of a Ribosome Inactivating Protein(RIP)-Like protein i-
　　solated from leaves of*Mirabilis jalapa* L. Malaysian Journal of Pharmaceutical Sciences,2006,4(1):31-41

［12］谢宗万. 全国中草药汇编(上册). 第 2 版. 北京:人民卫生出版社,1996:866

［13］王峻,陈铭,谢建兴,等. 紫茉莉根对前列腺增生大鼠前列腺组织 CD34、Ki67 抗原表达的影响. 广州中医药大学学报,
　　2011,28(2):167-170,215-216

（李　聪）

448. *Momordica cochinchinensis*（木鳖子）

【民族药名】　木鳖子(种子通称);"麻杨嘎"、"麻锡嘎"(傣族);"杯把那"(哈尼族);"峒
冻"、"吉辣岗"、"栖拉冬"(毛南族);"陶木-阿拉坦-其其格"、"色日吉莫德格"(蒙古族);"再维
污"、"子文武"、"黑规密"、毛冬瓜(苗族);"瓜挪"、"孟呀"(仫佬族);"果西拉"(藏族);地同
子(土家族);"杜表"、"病瓦"(瑶族);"棵拉望"、"棵模别"、"模别果"、"墨扣"、"派
丕"(壮族)。

【来源】　葫芦科植物木鳖子 *Momordica cochinchinensis*(Lour.) Spreng.(*M. macrophylla*
Gage.)的种子、块根、叶、果实。种子有毒。根、叶夏季采集,多鲜用。冬季采收成熟果实,剖开,
晒至半干,除去果肉,取出种子,干燥。

粗壮大藤本;根块状;茎无毛。卷须不分叉;叶柄长 5 ~ 10cm,顶端或叶片基部有 2 ~ 4 个腺
体;叶片长宽均 10 ~ 20cm,3 ~ 5 深裂或中裂,缘有波状小齿或稀全缘。花雌雄异株,单生;雄花
花梗顶端生以大型苞片,苞片圆肾形,长 3 ~ 4cm,全缘,花托漏斗状,花萼裂片宽披针形,花冠白
色而稍带黄色,裂片卵状矩圆形,长 5 ~ 6cm,外面 2 枚稍大,基部有黄色腺体,雄蕊 3;雌花花梗
长 5 ~ 10cm,近中部生一小型苞片,子房密生刺状凸起。果实卵状,长 12 ~ 15cm,生刺状凸起;
种子卵形,边缘有波状微裂。花期 7 ~ 8 月,果期 9 ~ 10 月。

分布于广东、广西、江西、湖南和四川等省区。

【炮制】　通过制霜以除去种子中大部分油脂,降低毒性,缓和药性,也可防止油脂滑肠致
泻的作用过猛而影响健康[1,2]。炒后、奶制后降低毒性,增强疗效[3]。沸水烫后,增强止呕作
用[3]。蒙古族　(1)制霜:取净仁,炒热,研末,用纸包裹加压去油。(2)清炒:取木鳖子,除去外
壳,取净仁,用清炒法炒焦,以青烟尽及白烟初起为度,取出,放冷,用时研碎。(3)煨制:将净木
鳖子放入炒热的净木材炭中,用慢火(100 ~ 150℃)炒至外壳干裂有响声,外皮呈焦黄色时,去
净硬壳,取出晾凉,捣碎。(4)砂炒:取河砂置锅内,加火烧至湿气除尽,放入木鳖子一起炒至木
鳖子壳鼓起,待有芳香味时取出,筛去河砂,晾干,剥去外壳,刮净绿色表皮,备用。(5)水烫:取
净木鳖子仁,置入水中稍烫,除去绿色内种皮。藏族　奶制法:取去毛后的木鳖子仁与牛奶共置
在锅内煮约 30 分钟,取出,晾干。其他　木鳖子霜(药典):取净木鳖子仁,炒热,研末,用纸包
裹,加压去油,使成白色或灰白色的松散粉末。

【药用经验】　傣族　根:用于全身水肿、湿疹瘙痒、顽癣不愈(《滇药录》)。根、果实:用于
全身水肿、湿疹瘙痒、顽癣不愈(《版纳傣药》)。哈尼族　根:用于肠炎、痢疾、消化不良、肝炎、
胃及十二指肠溃疡、扁桃体炎、肺炎(《哈尼药》)。毛南族　种子:用于无名肿毒、痈疽疔肿(《桂
药编》《民族药志一》)。蒙古族　种子:用于肠炎、痈疮肿毒、颈淋巴结结核、乳腺炎(《蒙药

学》)。还用于脾热、肠鸣、腹胀(《民族药志一》)及"希拉病"、中毒症(《中本草蒙卷》)。用于因胃肠部赫依协日相搏而宿食不消化和由肝胆之热而引起的黄疸[1]。**苗族** 根、叶、果实、种子用于感冒头痛、发冷发热、神经痛、跌打肿痛(《桂药编》)。根用于感冒头痛、发冷发热、神经痛；叶用于跌打肿痛(《民族药志一》)。**仫佬族** 根、叶、果实、种子用于肺结核、痢疾、拔疮脓；种子用于痔疮、无名肿毒、痈疽疔肿(《桂药编》)；根用于肺结核、痢疾(《民族药志一》)。**土家族** 种子用于癫癣、皮肤痒疹、痈疽肿毒(《土家药》)。**瑶族** 根、叶、果实、种子用于痈疮肿毒；种子用于淋巴结核、胃病、无名肿毒、痈疽疔肿(《桂药编》)。种子用于胃痛、淋巴结核、淋巴肿大；叶用于痈疮(《民族药志一》)。种子用于痈疮肿毒、颈淋巴结核、乳腺炎(《湘蓝考》)。**壮族** 根、叶、果实、种子用于拔疮脓、跌打肿痛；果实(除去种子)用于头晕；种子用于无名肿毒、痈疽疔肿(《桂药编》)。块根用于拔疮脓；叶用于跌打肿痛；果实用于头昏；种子用于无名肿毒、痈疮疔肿(《民族药志一》)。

【使用注意】 有毒，生品多外用(研末用油或醋调涂患处，或煎水磨汁外用)，制霜后毒性降低，可入丸、散内服，用量0.6~2g，慎用。孕妇及体虚者忌服[2~4]。

【中毒与解毒】 木鳖子有毒，过量极易发生中毒。内服木鳖子仁中毒后的临床表现：头痛、头晕、恶心、呕吐、烦躁不安、胸闷气促、呼吸困难、咳嗽并咳血痰、血压下降，继之出现腹痛、腹泻、头部及四肢发麻、全身抽搐、不能言语，但患者意识清楚，严重者可因呼吸中枢抑制引起窒息及肾功能障碍而致死[4]。外用也可引起过敏性休克[5]。狗大量食入能立即死亡，人若中毒也难以解救[4]。木鳖子仁中毒急救处理、治疗原则：催吐、洗胃、导泻、补液、抗休克。解救方法[6,7]：以1:4000高锰酸钾洗胃液及时彻底洗胃。病史不清楚或条件不允许者可用清水或1000ml复方氯化钠注射液彻底洗胃，再用硫酸镁或硫酸钠20~30g导泻。对重度中毒及生命体征不稳定者，可先抢救；清醒患者可予催吐。可用5%葡萄糖注射液250ml+维生素C 2g，维生素B 0.1g静脉滴注，50%葡萄糖注射液20ml静脉注射以促进排毒。出现抽搐的患者予异戊巴比妥钠0.10~0.25g肌肉注射或异戊巴比妥钠0.30g/次灌服，对反复抽搐者应每6小时使用脱水剂与镇静剂防治脑水肿。同时注意保持呼吸道通畅，予中流量或高流量吸氧，改善机体缺氧情况。

【药材鉴定】 性状 (1)干燥块根：圆锥状或长圆锥状，粗细不等，长者可达数十厘米，直径可达10cm以上，或呈块状、片状。表面灰黄色或棕褐色，有干缩所成的纵沟及细横纹，尤以根的上部多见，并可见众多横向长椭圆形突起的皮孔及圆点状细根痕。质坚韧，不易折断，折断面呈纤维性，纤维黄白色，粗而长，平整切断面干后呈颗粒状，有众多中空的圆点状突起，排列成数轮同心环纹。气微，味微苦。(2)种子：呈扁平圆板状，两侧多少不对称，中间稍隆起或微凹陷，长2~4cm，宽1.5~3.5cm，厚约0.5cm。表面灰棕色至黑褐色，粗糙，有凹陷的网状花纹或仅有细皱纹，周边有十几个排列不规则的粗齿，有时波状，在边缘较大的一个齿状突起上有浅黄色种脐，种脐端稍窄缩，端处近长方形。外种皮质硬脆；内种皮甚薄，灰绿色，绒毛样。子叶2，肥大，黄白色，富油性。有特殊的油腻气，味苦[1]。

显微特征 (1)根横切面：木栓细胞10数列，细胞大小不一，木化。皮层较狭窄，有石细胞群散在，石细胞椭圆形或多边形，细胞壁较薄，木化，孔沟及层纹明显。韧皮部纤维常数十个成群，细胞大小不一，壁薄，微木化，纤维群周围的薄壁细胞中常见草酸钙棱晶及方晶，长21~42μm；老根的韧皮部中常有数条切向延长呈眉状的颓废筛管群。导管多单个，放射状排列，偶见2个相连，直径较大，椭圆形，长径65~200μm，短径55~140μm，周围有较多的纤维群，纤维群旁的薄壁细胞中也含草酸钙棱晶及方晶。(2)种子粉末：灰黄色或浅棕黄色。厚壁细胞有2

种:一种棕黄色,不规则椭圆形或矩圆形,边缘多(深)波状,长 50～338μm,壁厚 9～50μm,木化,有层纹,胞腔明显、狭窄、或几无胞腔;另一种呈条状或棒状,长 100～270μm,直径约 25μm,壁厚约 10μm,边缘深波状。子叶薄壁细胞五角形、六角形或多角形,内含脂肪油块和糊粉粒;脂肪油块类圆形,直径 27～73μm,表面可见网状纹理。

薄层色谱　取木鳖子(种子)粗粉 1.5g,置索氏提取器中,加石油醚(60～90℃)-三氯甲烷(1∶1)混合溶液 60ml,加热回流 1～2 小时,弃去石油醚-三氯甲烷混合溶液,滤纸筒挥尽溶剂,置圆底烧瓶中,加 60% 甲醇 100ml,加热回流 4 小时,提取液蒸干,残渣加水 10ml 使溶解并转移至具塞试管中,加硫酸 0.6ml,摇匀,塞紧。置沸水浴中加热 2 小时,取出,放冷,滤过,弃去滤液,残渣加甲醇 8ml 使溶解,转移至 10ml 容量瓶中,加硫酸 1 滴使溶液 pH 至 2,摇匀,50℃ 水浴中放置 4 小时,取出,放冷,摇匀即得供试品溶液。取丝石竹皂苷元 3-*O*-β-D-葡萄糖醛酸甲酯对照品,加甲醇制成每 1ml 含 0.5mg 的溶液,作为对照品溶液。取上述 2 种溶液各 5μl,分别点于同一硅胶 G 薄层板上,以三氯甲烷-甲醇-水(8∶2∶1)为展开剂,展开,取出,晾干,喷以 10% 硫酸乙醇溶液,在 105℃ 加热至斑点显色清晰。供试品色谱在与对照品色谱相应的位置上,显相同颜色的斑点。

【化学成分】　根含木鳖子皂苷(momordin)、菠菜甾醇(bessisterol)、木香醇(costol)[8]。茎皮含生物碱类成分[8]。种子含脂肪、脂肪酸、蛋白质、甾醇、萜类、皂苷类等成分。饱和脂肪酸有羊蜡酸(即癸酸)、十五酸、软脂酸(即十六酸)、十七酸、硬脂酸(即十八酸)、十九酸、花生酸(即二十酸)和二十二酸等,其中硬脂酸含量最高;不饱和脂肪酸有 11-十六碳烯酸、2-乙基-环丙烷辛酸、(Z)-13-十八碳烯酸、(Z,Z)-9,12-十八碳二烯酸、10,13-亚油酸、10-十九碳烯酸、油酸(即 9-十八碳烯酸)和 11-二十碳烯酸等[9,10];蛋白质有木鳖子素(cochinchinin)[11]、木鳖糖蛋白(momorcochin)[5,12]、抗胰糜蛋白酶特异性抑制剂(MCoCI)[13]等。甾醇类化合物有 β-谷甾醇、豆甾-7 烯-3β-醇、豆甾-7,22-二烯-3β-醇[14]及豆甾-4-烯-3β,6α-二醇[15]等。萜类化合物有栝楼萜二醇(karounisiol)、异栝楼萜二醇(isokarounidiol)、5-脱氢栝楼萜二醇(5-dehydro-karounidiol)、7-氧化二氢栝楼萜二醇(7-oxodihydrodarounidiol)[14]及熊果酸(ursolicacid)、齐墩果酸(oleanolic acid)[15]等。皂苷类化合物有木鳖子皂苷(momordica saponin)Ⅰ、Ⅱ[16]等。此外,还含有正二十七烷(heptacosane)、18-三十五酮(1,8-pentatria-contanone)[15]、木鳖子酸(momordic acid)[17]、α-桐酸(α-eleostearic acid)、佝偻酸[8]等。

【药理毒理】　1. 对心血管的作用:大鼠静脉注射木鳖子皂苷,血压下降,呼吸短暂兴奋,心搏加快。注射于狗股动脉,可暂时增加后肢血流量,其作用强度约为罂粟碱的 1/8,对离体蛙心则呈抑制作用[18]。木鳖子水浸液、乙醇-水浸出液和乙醇浸出液试验于狗、猫、兔等麻醉动物,有降压作用,但毒性较大,无论静脉或肌肉注射,动物均于数日内死亡[19]。2. 对肠管的作用:木鳖子皂苷对离体兔十二指肠呈抑制作用,而对豚鼠回肠则能加强乙酰胆碱的作用,拮抗罂粟碱的作用,高浓度时引起不可逆性收缩。3. 抗炎镇痛作用:大鼠口服或皮下注射木鳖子皂苷,能显著抑制角叉菜胶引起的足踝浮肿。木鳖子在 20% 含油量时抗炎、镇痛作用最为明显[20]。4. 抗病毒作用:在单磷酸阿糖腺苷交联物及植物毒素蛋白抗乙型肝炎病毒的体外研究中表明,木鳖子素在 5～40mg/ml 浓度范围内有轻度到明显的抗病毒作用,对 HBsAg 或 HBeAg 的治疗指数分别达到 2.6 和 5.9[21]。5. 抑菌杀螨作用:木鳖子水煎液对白色念珠菌具有一定的抑制作用[22]。木鳖子汤剂及粉剂均可抑制葡萄球菌及化脓链球菌的生长,但无杀菌作用[23]。木鳖子煎剂对嗜热链球菌及人蠕形螨也有一定作用[24,25]。6. 抗肿瘤作用:木鳖子醇提物对小鼠及人黑素瘤 B16、肺癌细胞 A549、乳腺癌细胞 MDA-MB-231、食管癌细胞 TE-13 细胞增殖均有明显的抑制作用($P<0.01$),对正常人外周血淋巴细胞(PBMC)的增殖没有明显影响[26]。其抗肿瘤机制可能与阻滞肿瘤细胞周期和诱导凋亡有关[27,28]。7. 增强免疫作用:木鳖子提取物可使豚鼠免疫增强[29]。抗胰糜蛋白酶特异性抑制剂(MCoCI)可促进免疫细胞的增殖[13]。8. 毒性:木鳖子仁水、醇浸液静脉或肌肉注射,动物均于数日内死亡。小鼠静脉注射木鳖子皂苷半数致死量为 32.35mg/ml,腹腔注射则为 37.34mg/ml[30]。有人认为木鳖子的毒性成分是木鳖子皂苷[29]。木鳖子仁水煎剂长期给药可以造成大鼠肝脏、肾脏损伤,血中 ALT 及 BIL 含量显著升高,血糖下降[31,32]。另一种毒性成分为木鳖子素,小鼠腹腔注射 LD_{50} 为 16mg/ml,中毒动物安静衰竭死亡[11]。此外,木鳖子中的单链核糖体失活蛋白 momorcochins 可以抑制蛋白质合成,并能抑制组织液中 HIV-I 的复制。另外一种单链核糖体失活蛋白,木鳖子素(cochinchinin)能强烈地抑制兔网组织裂解液的蛋白质生物合成(LD_{50} 约为 30mg/ml),对小鼠 thyl、l 阳性细胞(SL-2)的蛋白质合成的抑制作用更强,其 LD_{50} 为 3mg/ml。

【附注】 据报道[32]木鳖子饮片水煎服用于肿瘤和类风湿性关节炎,最大剂量 3～9g,没有发现明显的毒副作用。用于淋巴结肿大,一次可用 10g[32]。

参 考 文 献

[1]《中华本草》编委会. 中华本草(蒙药卷). 上海:上海科学技术出版社,2004:116

[2] 王琦,王龙虎. 现代中药炮制与质量控制技术. 北京:化学工业出版社,2005:104

[3] 苗明三. 实用中药毒理学. 上海:第二军医大学出版社,2007:674

[4] 朱亚峰. 中药中成药解毒手册. 第3版. 上海:人民军医出版社,2009:273

[5] Bolognesi Andrea,Barbieri Luigi,Carnicelli Domenica,et al. Purification and properties of a new ribosome-inactivating protein with RNA N-glycosidase activity suitable for immunotoxin preparation from the seeds of *Momordica cochinchinensis*. Biochim. Biophys. Acta,1989, 93(2-3):287

[6] 唐维骏,卜炳光,归旺发. 木鳖子急性中毒五例抢救分析. 中国全科医学,2009,12(118):2061,2062

[7] 方克美,杨大明,常俊. 急性中毒治疗学. 南京:江苏科学技术出版社,2002:482-484

[8] 曾育麟,周海钧. 中国民族药志(第一卷). 北京:人民卫生出版社,1984:98-102

[9] 商慧娟,王威,袁春芳,等. Studies on fatty acid composition in the oil of *Momordica cochinchinensis*. 中草药,2000,31(10): 727,728

[10] 丁旭光,张捷莉,郑杰,等. 中药木鳖子中脂肪酸的气相色谱-质谱联用分析. 时珍国医国药,2005,16(3):202,203

[11] 郑硕,李格娥,颜松民. 木鳖子素的纯化和性质研究. 生物化学与生物物理学报,1992,24(4):311-315

[12] Stirpe Fiorenzo,Barbieri Luigi,Gromo Gianni. Ribisome inactivating proteins for use in immunotoxins. Eur,Pat. Apple. EP,1990, 3:390

[13] Tsoi A Y,Ng T B,Fong W P. Immunomodulatory activity of a chymotrypsin inhibitor from *Momordica cochinchinensis* seeds. J Pept Sci,2006,12(9):605-611

[14] 阚连姝,胡全,巢志茂,等. 木鳖子脂肪油不皂化物质的化学成分研究. 中国中药杂志,2006,31(17):1441-l444

[15] 刘涛,石军飞,吴晓忠. 蒙药木鳖子的化学成分研究. 内蒙古医学院学报,2010,32(4):390-393

[16] 郭明全,宋风瑞,商慧娟. 电喷雾多级串联质谱快速鉴定木鳖子皂苷. 质谱学报. 2002,23(3):135-139

[17] T Murakami,H Nagasawa,H Hokawa,et al. The structure of a new triterpene, momordic acids, obtained from *Momordica cochinchinensis* sprenger. Tetrahedron Letters,1966,42(7):137

[18] 杨仓良. 毒药本草. 北京:中国中医药出版社,1998:1037

[19] 吴国娟,张中文,李焕荣,等. 中草药对奶牛乳房炎6种致病菌的抑菌效果观察. 北京农学院学报,2003,3:33

[20] 孙付军,路俊仙,崔璐. 不同含油量木鳖子霜抗炎镇痛作用比较. 时珍国医国药,2010,21(5):1084,1085

[21] 杨生,黄继强,梁勇,等. 单磷酸阿糖腺苷交联物及植物毒素蛋白抗乙型肝炎病毒的体外研究. 解放军医学杂志, 1995,20(3):196

[22] 欧阳录明,黄晓敏,吴兴无,等.中草药体外抗白色念珠菌的实验研究.中国中医药信息杂志,2000,7(3):26

[23] 张应烙,尹彩萍.15种中药提取物对几种植物病源菌抑菌活性的初步研究.西北农林科技大学学报(自然科学版), 2005,1:78

[24] 宋晓平,于三科,张为民,等.杀螨植物药及其有效部位的离体筛选研试验.西北农林科技大学学报(自然科学版), 2002,30(6):69

[25] 袁方曙,郭淑玲,于安珂,等.杀人体蠕形螨螨中药筛选试验研究.中国病原生物学杂志,1993,3:15

[26] 赵连梅,韩丽娜,单保恩.木鳖子提取物体外抗肿瘤活性的初步研究.癌变、畸变、突变,2010:22(1):19-23

[27] 张智,闪增郁,向丽华,等.24味有毒中药长期给药对大鼠血液生化学指标的影响.中国中医基础医学杂志, 2005,11(12):918

[28] 赵连梅,韩丽娜,商晓辉.木鳖子醇提物对黑素瘤B16细胞增殖的抑制及其可能机制.中国肿瘤生物治疗杂志, 2010,17(1):13-18

[29] 松田久司.皂苷类功能的开发:齐墩果酸糖苷的胃粘膜保护作用(日).国外医学:中医中药分册,1999,21(4):56

[30] 于智敏,王克林.常用有毒中药的毒性分析与配伍宜忌.北京:北京科学技术文献出版社,2005:202

[31] 向丽华,陈燕萍,张智,等.24味有毒中药长期毒性实验对大鼠脏器指数的影响.中国中医基础医学杂志,2006, 12(1):47

[32] 沈丕安.中药药理与临床运用.北京:人民卫生出版社,2006:888

（陈雨洁　杨芳云）

449. *Mucuna birdwoodiana*（白花油麻藤）

【民族药名】　"拉果肖夏"、"达郭肖夏"、"夏鲁嘎"(藏族)。

【来源】　豆科植物白花油麻藤 *Mucuna birdwoodiana* Tutcher. 的种子、种仁。有小毒。秋季采集果实,取出种子,晒干。

藤本。小叶3,革质,椭圆形或卵状椭圆形,长8~13cm,宽4~6cm,先端短尾状渐尖,基部圆形,两面无毛,侧生小叶较小,基部斜形;叶柄无毛,小叶柄有疏长硬毛;托叶早落。总状花序腋生,长30~38cm;萼钟状,萼齿5,上面2萼齿合生,有稀疏棕色长硬毛;花冠灰白色,长7.5~8.5cm,伸出于萼外;雄蕊(9+1)二组,花药二型;子房密生锈色短柔毛,花柱丝形,长而内弯。荚果木质,长矩形,长可达40cm,沿背腹缝线有锐翅,种子间稍紧缩;种子达10余粒,肾形,黑色,种脐半包种子。花期4~6月,果期6~11月。

生于海拔800~2500m的山地阳处、路旁、溪边,常攀援在乔、灌木上。分布于江西、福建、广东、广西、贵州、四川等省区。

【药用经验】　藏族　种子:用于肺病、脾病、经络病、"培根"病、中毒症;外敷消肿。种仁: 滋补,增精液(《部藏标》《中国藏药》)。

【使用注意】　煎汤内服用量9~30g;或浸酒。不可过量。

【药材鉴定】　性状　呈肾形,两面中间稍内凹,表面深棕色至黑色,具光泽,长2.5~3cm, 宽约2cm,厚约0.8cm;种脐黑色,条状凸起,包围于种子的约3/4。质坚硬。种皮厚,种仁两片,类白色。气微,味苦。

【化学成分】　种子含L-多巴(L-dopa)。藤茎主要含酚性物质和三萜皂苷类成分。酚性成分有2,6-二甲氧基苯酚(dimethoxyphenol)、丁香酸(syringic acid)、香草酸(vanillic acid)和 *N*-(反式-阿魏酰基)酪胺[*N*-(*trans*-feruloyl)-tyramine]。三萜皂苷类有3-*O*-(6-*O*-甲基-β-D-吡喃葡萄糖醛酸基)积雪草酸甲酯[3-*O*-(6-*O*-methyl-β-D-glucuronopyranosyl) methyl asiatate]、3-*O*-[α-L-阿拉伯吡喃糖基(1→2)]-6-*O*-甲基-β-D-吡喃葡萄糖醛酸基马斯里酸甲酯{3-*O*-[α-L-arabinopyranosyl(1→2)]-6-*O*-methyl-β-D-glucuronopyranosyl methyl maslinate}、3-*O*-[α-L-阿拉伯

吡喃糖基(1→2)-6-O-甲基-β-D-吡喃葡萄糖醛酸基积雪草酸甲酯｛3-O-[α-L-arabinopyranosyl (1→2)-6-O-methyl-β-D-glucuronopyranosyl methyl asiatate｝和3-O-(6-O-甲基-β-D-吡喃葡萄糖醛酸基)积雪草酸-28-O-β-D-吡喃葡萄糖苷［3-O-(6-O-methy-β-D-glucuronopyranosyl) asiatate acid 28-O-β-D-glucopyranoside][1]；另含3′-methoxy coumestrol、芒柄花黄素(formononetin)、染料木素(genistein)、8-O-甲雷杜辛(8-O-methylretusin)、7,3′-二羟基-5′-甲氧基异黄酮、大黄酚(chrysophanol)、丁香脂素(syringaresinol)、表木栓醇(epifriedelanol)、羽扇豆醇(lupeol)[2]。

【药理毒理】　白花油麻藤种子的药理毒理作用未见报道。其藤茎提取物2,6-二甲氧基苯酚和N-(反式-阿魏酰基)酪胺能抑制前列腺素的生物合成,且2,6-二甲氧基苯酚体外对血小板聚集有很强的抑制作用[1]。藤茎的水提物对失血性小鼠贫血有补血作用[3]。

参 考 文 献

[1]《中华本草》编委会. 中华本草(第4册). 上海:上海科学技术出版社,1999:575
[2] 巩婷,王东晓,刘屏,等. 白花油麻藤化学成分研究. 中国中药杂志,2010,35(13):1720-1722
[3] 田洪,陈子渊,潘善庆. 白花油麻藤水提取物补血作用的实验研究. 中国医药导报,2008,14(11):83,84

(焦　玉)

450. *Munronia pinnata*(矮陀陀)

【民族药名】　"雅害黑"、"雅害里"(傣族);"希帕崔"(基诺族);"西别农"(佤族);"利噜吐"(彝族)。

【来源】　楝科植物矮陀陀(滇黔地黄连)*Munronia pinnata*(Wall.) W. Theobald (*Munronia henryi* Harms)的根、全株。全株有小毒。全年可采,鲜用或晒干用。

矮小亚灌木,高15～30cm,不分枝。叶簇生于茎顶,单数羽状复叶,长5～7cm,被柔毛;小叶5～7,顶生小叶具柄,披针形或矩圆状披针形,长3～7cm,宽1.5～3cm,顶端短渐尖,边缘有不规则的粗锯齿,侧生小叶无柄,基部一对最小,倒卵形或近圆形,长0.5～1cm,通常全缘。聚伞花序腋生,通常有2～3花;花白色,长达3cm;萼片5,披针形,被长柔毛;花瓣5;雄蕊的花丝筒顶端撕裂状,花药10。蒴果扁球形,5裂。花期6～11月。

生于海拔1000～1400m的山谷林下。分布于贵州、云南等省。

【药用经验】　傣族　全株:用于伤风感冒、高热不退、胃痛、风湿关节痛(《滇药录》、《傣药录》、《滇省志》)。基诺族　根:用于疟疾、各种疼痛、跌打损伤(《基诺药》)。拉祜族　全株:用于胃痛、风湿关节痛(《拉祜医药》)。佤族　全株:清热解毒、活血通络。用于支气管炎、肺结核,配方用于风湿跌打(《滇药录》、《滇省志》)。彝族　全株:用于感冒、疟疾(《滇药录》、《滇省志》)。全株:用于跌打损伤、风湿性关节炎、胃痛、感冒发热、疟疾、气胀腹痛、高热不退、青光眼、夜盲(《楚彝本草》)。全株:用于疟疾(《彝药志》)。全株用于跌打损伤、骨折瘀血、寒湿气滞、胃脘冷痛(《哀牢》)。

【使用注意】　不宜多服。脾胃虚寒及孕妇慎服。

(杨　琛)

451. *Murraya paniculata*(千里香)

【民族药名】　"外牙可救"、"奶卖苗"(阿昌族);"节我洞"(德昂族);"都九里香"(苗族);

"拉孟西为"（佤族）；"哈羊"（瑶族）；"本讷锡"（彝族）；"棵九里香"、九柳香、"美刚下"（壮族）。

【来源】　芸香科植物千里香 *Murraya paniculata*（L.）Jack. 的根、枝、叶。全年可采。叶于荫凉处阴干；枝和根采收后除净泥土杂质，切段阴干。鲜品随用随采。

灌木或小乔木；分枝多，小枝圆柱形，无毛。单数羽状复叶，叶轴不具翅；小叶 3~9，互生，变异大，由卵形、倒卵形至近菱形，长 2~8cm，宽 1~3cm，全缘，上面深绿色有光泽。聚伞花序，腋生同时有顶生，花轴近于无毛；花大而少，极芳香，直径达 4cm，花梗细瘦；萼片 5，三角形，长约 2mm，宿存；花瓣 5，倒披针形或狭矩圆形，长 2~2.5cm，有透明腺点；雄蕊 10，长短相间；花柱棒状，柱头极增广，常较子房宽。果朱红色，纺锤形或榄形，大小变化很大。花期 4~9 月，也有秋季、冬季开花，果期 9~12 月。

生于较旱的疏林中。分布于南部至西南。

【药用经验】　阿昌族　根、叶：用于跌打肿痛、风湿骨痛、牙痛（《德宏药录》）。德昂族　效用同阿昌族（《德宏药录》）。景颇族　效用同阿昌族（《德宏药录》）。苗族　叶：用于心气痛、跌打损伤（《桂药编》）。佤族　叶：用于疟疾、流感、感冒、风湿热、扁桃体炎（《滇药录》）。瑶族　叶：用于骨折（《桂药编》）。彝族　根、叶：用于胃痛、风湿骨痛、跌打肿痛、感冒头痛、破伤风、牙痛、流脑、手术麻醉（《楚彝本草》）。叶：用于跌打损伤、风湿骨痛、风火虫牙、胃脘冷痛、肾病水肿（《哀牢》）。壮族　枝、叶：用于风湿骨痛、关节痛。叶：用于吹风蛇咬伤。全株：用于疥疮（《桂药编》）。

【使用注意】　本品内服用量一般为 6~12g，过量服用易中毒。阴虚者慎用[1]。

【中毒与解毒】　中毒症状有呼吸困难、攀爬力减弱、后肢无力，最后抽搐至死。解救方法：对症处理。

【药材鉴定】　性状　嫩枝呈圆柱形，直径 1~4mm，表面深绿色。质韧，不易折断，断面不平坦。羽状复叶有小叶 3~9 片，小叶片多卷缩，破碎，完整者展平后呈卵形、椭圆形或近菱形，长 2~7cm，宽 1~3.5cm，最宽部在中部以下，深绿色，先端钝或渐尖，基部略偏斜，全缘，薄革质，上表面有透明腺点，小叶柄短或几无柄，质脆。气香，味苦、辛，有麻舌感。

显微特征　叶横切面：上下表皮各 1 列，长方形。叶肉组织不等面形。栅栏细胞 2~3 列，不通过中脉，内含多数草酸钙簇晶，直径 12~20μm。中脉向上微隆起，于下方突出，下表面内侧有 4~5 列厚角组织细胞。维管束半月形，双韧型。木质部导管呈放射状排列，薄壁细胞排成狭缝状，上方纤维和导管约占 1/3；其上下两侧有纤维束，纤维壁厚，木化。油室多数，类圆形，直径 80~120μm。

【化学成分】　叶含香豆精类、黄酮类、挥发油等成分。香豆精类成分有千里香内酯酮醇异戊酸酯（paniculonol isovalerate）、九里香甲素（isomexoticin）、九里香乙素（murpanidin）、九里香丙素（murpanicin）、新九里香素（murrangtin）、九里香醛（murralogin）、5,7-二甲氧基-8-(3′-甲基-2′-酮基丁基)香豆精、7-甲氧基-8-(1′-乙酰氧基-2′-酮基-3′-甲基丁基)香豆精、异橙皮内酯（isomeranzin）、7-甲氧基-8-(2′-甲基-2′-甲酰基丙基)香豆精、欧芹酚甲醚（osthol）、九里香内酯、7-甲氧基-8-(2′-甲酰基-2′-甲基丙基)香豆精、7-甲氧基-8-(1′-甲氧基-2′-羟基-3′-甲基-3′-丁烯基)香豆精、5,7-二甲氧基-8-(2′-酮基-3′-甲基丁基)香豆精、5,6-二甲氧基-8-(3′-甲基-2′-酮基丁基)香豆精、王草素（imperatorin）。黄酮类成分有 3′,4′,5,5′,7-五甲氧基黄酮、木犀素七甲醚（hibiscetin heptamethyl ether）、版纳九里香素（bannamurpanisin）、月橘素（exoticin）。叶含挥发油约 0.25%，从中分离出单萜类、倍半萜类和芳香族化合物。单萜类有香叶醇（lemonol）、香茅醇

(citronellol)、Δ^3-蒈烯(3-carene)、倍半萜类有杜松烯(1-cadinene)和甜没药烯(bisabolene)。大环倍半萜类有石竹烯(caryophyllene)和愈创木薁(guaiazulene)。芳香族化合物有丁香酚(euge-nol)、水杨酸甲酯(methyl salicylate)、邻氨基苯甲酸甲酯(methyl anthranilate)。根和茎皮主要含生物碱:N-脱甲基降山油柑碱(N-demethyl noracronycine)、降山油柑碱(noracronycine)、N-脱甲基山油柑碱(N-demethylacronycine)、山油柑碱(acronycine)、N-甲基山油柑碱(N-methylacro-nycine)、九里香碱(murrayacine)、3-甲酰基吲哚和月橘烯碱(yueh-chukene)。果实和花瓣含东莨菪内酯(scopoletin)和东莨菪苷(scopolin)[2]。

【药理毒理】 1. 抗生育作用:小鼠腹腔注射千里香根皮煎剂 0.3g/30g,对小鼠有明显抗着床效果,对小鼠抗孕卵则几乎无效。小鼠一次腹腔注射根皮煎剂 0.025g/30g、0.05g/30g、0.1g/30g、0.2g/30g、0.4g/30g,均产生良好抗早孕效果,抗早孕率在 80% 以上。与 PGE$_2$ 合用,对小鼠抗早孕有明显增效作用。小鼠腹腔注射千里香根茎煎剂 0.14g/30g,中期妊娠引产率达100%。给小鼠腹腔注射千里香蛋白多糖 2.08mg/kg,抗早孕率达 72% ~ 83%。千里香皮粗提取物抗早孕有效剂量为 3.0mg/30g。2. 兴奋子宫:给小鼠腹腔注射千里香皮煎剂 0.3g/30g,对小鼠离体和在体子宫都有明显的兴奋作用。与 PGE$_2$ 合用对小鼠离体子宫收缩有明显的增效作用。在麻醉状态下给孕兔静脉注射千里香糖蛋白 10mg/kg,5 ~ 6 分钟后子宫呈张力增强性节律收缩。但对已孕和未孕小鼠离体子宫收缩无明显改变。3. 抗炎作用:给小鼠腹腔注射九里香糖蛋白 2.08mg/kg 对二甲苯所致小鼠耳部炎症有对抗作用,抑制率达 52%。4. 抗凝血作用:家兔静脉注射千里香糖蛋白 18mg/kg,有抗凝血作用,使凝血时间延长 1.76 分钟。5. 其他作用:小鼠腹腔注射千里香糖蛋白 2.08mg/kg 能增强小鼠腹腔巨噬细胞的吞噬功能,吞噬指数和吞噬百分数分别为对照组的 5.42 倍和 1.70 倍。6. 毒性:小鼠腹腔注射千里香皮煎剂的 LD$_{50}$ 为 14.14g/kg[3]。

【附注】 同属植物九里香 *Murraya exotica* L.［*Murraya paniculata*(L.)Jack. var. *exotica*(L.)Huang］的根、叶在壮族作药用。称为小叶四季青,有小毒。用于止痛生肌《桂药编》。

参 考 文 献

[1] 夏丽英. 现代中药毒理学. 天津:天津科技翻译出版社,2005:401,402
[2] 肖培根. 新编中药志(第3卷). 北京:化学工业出版社,2002:415-420
[3] 王本祥. 现代中药药理与临床. 天津:天津科技翻译出版社,2004:72-74

(胡华胜　康四和)

452. *Musa balbisiana*(野蕉)

【民族药名】 伦阿蕉(景颇族)。

【来源】 芭蕉科植物野蕉 *Musa balbisiana* Colla 的种子。有小毒。秋后采收,晒干。

假茎丛生,高约 6m,黄绿色,有大块黑斑,具匍匐茎。叶片卵状长圆形,长约 2.9m,宽约90cm,基部耳形,两侧不对称,叶面绿色,微被蜡粉;叶柄约 75cm,叶翼张开约 2cm,但幼时常闭合。花序长 2.5m,雌花的苞片脱落,中性花及雄花的苞片宿存,苞片卵形至披针形,外面暗紫红色,被白粉,内面紫红色,开放后反卷;合生花被片具条纹,外面淡紫白色,内面淡紫色;离生花被片乳白色,透明,倒卵形,基部圆形,先端内凹,在凹陷处有一小尖头。果丛共 8 段,每段有果2 列,15 ~ 16 个。浆果倒卵形,长约 13cm,直径 4cm,灰绿色,棱角明显,先端收缩成一具棱角、长约 2cm 的柱状体,基部渐狭成长 2.5cm 的柄,果内具多数种子;种子扁球形,褐色,具疣。

生于沟谷坡地的湿润常绿林中。分布于云南西部、广西、广东。

【药用经验】 景颇族 用于跌打损伤引起的便秘（《滇省志》）。

【使用注意】 无瘀血者忌用[1]。

【化学成分】 种子含 1-二十八烷醇-22-酮（*n*-octacosanl-1-ol-22-one）、25-甲基-1[2],7-胆甾二烯-3-酮-5α-醇（25-methylcholest-1(2),7-dien-3-on-5α-ol）、野蕉素（musabalbisiane）A ~ C[2]。

参 考 文 献

[1] 杨仓良. 毒药本草. 北京:中国中医药出版社,1993:983

[2]《中华本草》编委会. 中华本草(第8卷). 上海:上海科学技术出版社,1999:582

（王雪芹　陈吉炎）

453. *Mussaenda divaricata*（白常山）

【民族药名】 "白常山"（土家族）。

【来源】 茜草科植物展枝玉叶金花 *Mussaenda divaricata* Hutch. 的根、茎。有毒。根秋季采挖,洗净,茎夏季、秋季采收,晒干。

直立攀援灌木:小枝被稀疏的短柔毛,后近无毛。叶对生,薄纸质或近膜质,椭圆形或卵状椭圆形,长 7 ~ 12cm,宽 5 ~ 7cm,顶端骤渐尖,基部楔形或短尖,上面淡绿色,下面浅灰色,两面有极稀疏的短柔毛,脉上被毛较密;侧脉 9 ~ 11 对,两面均明显,细脉稠密,近平行;叶柄长 0.5 ~ 1cm,被粗毛;托叶三角状,深 2 裂,裂片钻形,被稀疏的硬毛。聚伞花序具疏花;花萼管陀螺形,疏被硬毛,萼裂片钻形,短尖,被短柔毛;花叶广椭圆形或卵圆形,长 4 ~ 6cm,宽 3 ~ 5cm,顶端短渐尖,基部楔形,两面仅在脉上被微柔毛,通常有纵脉 7 条,柄长 2.5cm;花冠黄色,外面被密的短柔毛,内面的上部密被黄色棒状毛,花冠管长 2 ~ 2.5cm,向上部膨大,花冠裂片卵形,短尖,长 3.5mm,内面有密生的黄色小疣突;花药长 5mm,内藏;花柱极短,长 3mm,柱头 2 裂。浆果椭圆形,外面被稀疏的毛,有细纵条纹,长 1 ~ 1.2cm,果柄长 6mm,密被毛。花期 6 ~ 9 月。

生于沿河灌丛及田野中。分布于云南、广西、四川、贵州和湖北。

【药用经验】 土家族 用于中暑、暑热感冒、暑湿泻泄、上焦湿热、小便不利、疟疾等症（《土家药志上》）。

【使用注意】 体虚无食积寒热者忌用[1]。

【药材鉴定】 性状 主根多粗直而长,或作不规则弯曲,直径 6 ~ 20mm;侧根多数,并有无数细根,表面灰棕色,具不规则纵横裂纹。质坚硬,不易折断,断面黄白色或淡黄色,皮部厚,鲜时易剥离,内面光滑,富有黏质。外形极似常山,但断面为白心,故称白常山。气微,味淡[1]。茎圆柱形,直径 3 ~ 7mm,表面棕色或棕褐色,具细纵皱纹、点状皮孔及叶痕。质坚硬,不易折断。断面黄白色或淡黄绿色,髓部明显,白色。气微,味淡[1]。

显微特征 根横切面:木栓层为数列木栓细胞,皮层较窄,有散在或成群的石细胞,间有纤维,胞腔大,有纹孔。韧皮部狭窄。形成层明显。木质部发达,年轮清晰可见,导管单个或数个切向聚集;射线 2 ~ 4 列细胞[1]。

【附注】 《中华本草》记载的"白常山"还有同属植物玉叶金花 *Mussaenda pubescens* Ait. f. 的根[1]。有毒。

参 考 文 献

[1]《中华本草》编委会. 中华本草(第6册). 上海:上海科学技术出版社,1999:455

（王　静）

454. *Nandina domestica*（南天竹）

【民族药名】 "阿罗棍"、"热抓"(苗族);"梅就"(水族);土黄芩、"秧"(瑶族)"非问兹"、"肥献"、"红天酒"(壮族)。

【来源】 小檗科植物南天竹 *Nandina domestica* Thumb. 的根、茎、叶、果实、全株。果实有小毒。果实于秋季成熟时或至次年春季采收,剪取果枝,摘取果实,晒干。其他药用部位适时采集,除去杂质,鲜用或晒干用。

常绿灌木,高约2m;茎直立,少分枝,幼枝常为红色。叶对生,二至三回羽状复叶;小叶革质,椭圆披针形,长3~10cm,顶端渐尖,基部楔形,全缘,深绿色,冬季常变红色,两面光滑无毛。圆锥花序顶生,长20~35cm;花白色;萼片多轮,每轮3片,外轮较小,卵状三角形,内轮较大,卵圆形;雄蕊6,花瓣状,离生;子房1室,有2胚珠。浆果球形,鲜红色,偶有黄色,内有种子2枚;种子扁圆形。花期4~6月,果期7~11月。

生于山地疏林下和灌木丛中。各地庭园有栽培。分布于江苏、浙江、安徽、江西、湖北、重庆、四川、陕西和广西。

【药用经验】 苗族 根、叶、果实:用于肺结核、胃痛(《苗医药》)。畲族 根:用于湿热黄疸、肺热咳嗽。果实:用于百日咳(《畲医药》)。水族 根、叶、果实:用于咳嗽(《水医药》)。瑶族 根、叶、果实:用于感冒发热、急性支气管炎、急性胃肠炎、坐骨神经痛、利湿(《湘蓝考》)。壮族 茎、全株:用于感冒发热、咳嗽、肺结核、腹泻、疮疥(《桂药编》)。

【使用注意】 内服煎汤,果实用量6~15g,叶9~15g,鲜根30~60g;过量服用可中毒。外感咳嗽初起慎服。

【中毒与解毒】 中毒时首先出现恶心、呕吐、兴奋,脉搏先快后慢且不规则,肌肉痉挛、惊厥,继而血压下降、呼吸困难、麻痹、昏迷、四肢瘫痪,最后死于心力衰竭。解救方法:(1)发生惊厥可用乙醚或一氧化二氮使患者处于轻度麻醉状态,或用硫喷妥钠、阿米妥钠等短效巴比妥类药物缓慢静脉给药,必要时重复应用。需注意勿使呼吸受到抑制或血压下降。如需进一步镇惊,也可用时效稍长的巴比妥类或副醛行肌内注射,或10%水合氯醛液30ml灌肠。(2)可在无惊厥情况下,或惊厥制止后,用1:2000的高锰酸钾溶液、1:250碘酊水稀释液或2%鞣酸溶液或浓茶等洗胃。之后给通用解毒药或稀糊状活性炭,用硫酸钠导泻。(3)静脉注入10%葡萄糖溶液,或放血后再输液。(4)其他对症治疗:血压下降用阿拉明肌内注射或去甲肾上腺素加入生理盐水中静脉输入;呼吸麻痹可注射呼吸中枢兴奋药,如尼可刹米、洛贝林等。(5)甘草9g、黄芪9g,水煎分2次服,每6小时1次。(6)甘草120g、制南星15g、蝉蜕9g、天麻9g,水煎分2次服。每4小时服1次。(7)心力衰竭用人参9g(另煎)、制附片6g(先煎)、五味子9g,水煎2次合并煎液,每1~2小时服1次,连服2~4剂。(8)痉挛惊厥时用全蝎6g、蜈蚣2条、厚朴9g、蝉衣9g、甘草30g,水煎分2次服,每2~3小时服1次,可连续服3~4剂。

【药材鉴定】 性状 果实球形,直径6~9mm。表面黄红色、暗红色或紫红色,平滑,微具光泽,有的局部下陷,先端具突起的宿存柱基,基部具果柄或果柄痕。果皮质松脆,易破碎,种子

2 粒,略呈半球形,内面下凹,类白色至黄棕色。气无,味微涩。

显微特征　粉末:石细胞众多,无色、淡黄色、棕黄色,类圆形、椭圆形或类方形,长径 15 ~ 65μm,短径 10 ~ 30μm,壁厚 3 ~ 10μm,孔沟明显。果皮表皮细胞表面观多角形,垂周壁平直,另有小形螺纹导管,直径 8 ~ 12μm。

【化学成分】　果实含南天宁碱(*O*-methyldomesticine 或 nantenine)、原阿片碱(protopine)、异紫堇定碱(isocorydine)、南天竹种碱(domesticine)、南天竹碱(nandinine)、南天青碱(nandazurine)、药根碱(jatrorrhizine)、*N*-去甲南天宁碱(*N*-nornantenine)、去氢南天宁碱(dehydronantenine)、4,5-二氧代去氢南天宁碱(4,5-dioxodehydronantenine)、1,2-二甲氧基-9,10-亚甲二氧基-7-氧代二苯〔de,g〕喹啉{1,2-dimethoxy-9,10-methylenedioxy-7-oxodibenzo〔de,g〕quinoline};此外尚含脂肪酸、翠菊苷(callistephin)、蹄纹天竺素-3-木糖基葡萄糖苷(pelargonidin-3-xylosyglucoside)。根含南天竹种碱、南天宁碱、南天青碱(nandazurine)、小檗碱(berberine)及药根碱。茎含南天竹种碱、南天宁碱、小檗碱、药根碱、木兰花碱(magnoflorine)、蝙蝠葛任碱(menisperine)、南天竹碱、异波尔定碱(isoboldine)、南天青碱、去氢南天宁碱(dehydronantenine)、清风藤碱(sinoacutine)、*N*-去甲南天宁碱(*N*-nornantenine)、羟基南天宁碱(hydroxynantenine)、荷叶碱(nuciferine)、去氢异波尔定碱(dehydroisoboldine)、掌叶防己碱(palmatine)、黄连碱(coptisine)、非洲防己碱(columbamine)、芬氏唐松草定碱(thalifendine)、芬氏唐松草亭碱(thalidastine)、5-羟基小檗碱(berberastine)、表小檗碱(epiberberine)、去四氢碎叶紫堇碱(groenlandicine)。叶含微量木兰花碱,嫩叶含维生素 C、南天竹氰苷(nandinin)、穗花杉双黄酮(amentoflavone)、南天竹苷(nantenoside)A 与 B[1,2]。本种所含生物碱中以南天竹碱、南天宁碱毒性最大。

【药理毒理】　1. 对心血管系统的作用:南天竹碱对离体蛙心和离体兔心有抑制作用,毒毛旋花子素有良好拮抗作用,肾上腺素次之;南天竹碱可使冠脉流量增加,可能系该药抑制心肌使紧张度降低所致,而非直接作用于冠脉血管[1];2. 对平滑肌的作用:南天竹碱对离体兔肠及子宫、离体狗肠皆为低浓度兴奋,高浓度抑制;对在位兔肠及子宫,离体狗常皆为低浓度兴奋,高浓度抑制;对在位兔肠及子宫则皆为兴奋作用[1];3. 对中枢神经系统的作用:南天竹碱对蛙先轻度麻痹,继则反射亢进引起痉挛,最后因心脏麻痹死亡,对温血动物小鼠的作用性质和蛙类类似[1]。4. 毒性:超量内服可中毒,对中枢神经系统由麻醉引起痉挛最后麻痹。对心血管系统可抑制心脏。大剂量南天竹碱可抑制平滑肌,对横纹肌有直接麻痹作用,对呼吸中枢有抑制或麻痹作用。南天竹生物碱中以南天竹碱、南天宁碱毒性最大,对中枢神经系统有吗啡样麻醉作用,小剂量引起轻度麻醉,大剂量则导致痉挛。并能抑制心脏,可使心脏停搏而死亡。对呼吸中枢有抑制和麻痹作用,南天竹碱具有吗啡样的"菲类"结构,对神经系统的作用较强。南天宁碱具有"原小檗碱"样结构,属于原浆毒,对心肌、骨骼肌作用较强,而对中枢神经作用较弱。成人口服南天竹的中毒量为 30 ~ 60g[3]。

参 考 文 献

[1]《中华本草》编委会. 中华本草(第 3 册). 上海:上海科学技术出版社,1999:325-327

[2] 中国医学科学院药物研究所. 中草药有效成分的研究(第一分册). 北京:人民卫生出版社,1972:337

[3] 周立国. 中药毒性机制及解毒措施. 北京:人民卫生出版社,2006:187

（杨　琛　张　飞　胡吉清）

455. *Narcissus tazetta* var. *chinensis*（水仙）

【民族药名】 "知嗯平胆"（阿昌族）；"菠毛"（德昂族）。

【来源】 石蒜科植物水仙 *Narcissus tazetta* L. var. *chinensis* Roem. 的鳞茎。有小毒。春季、秋季采挖鳞茎,洗去泥沙,用开水烫后,切片晒干或鲜用。

多年生草本,鳞茎卵圆形。叶直立而扁平,长 30～45cm,宽 1～1.8cm,顶端钝,稍粉绿色。花葶中空,扁平,约与叶等长;总苞片佛焰苞状,膜质;伞形花序由 4～8（10）朵花组成,花平伸或下垂;花梗长于总苞片;花被高脚碟状,筒部 3 棱,长 1.5～2cm,裂片 6,倒卵形,扩展而外反,白色;副花冠浅杯状,淡黄色,不皱缩,短于花被;雄蕊 6,着生于花被筒上;子房 3 室,每室有胚珠多数,花柱长,柱头 3 裂。蒴果,室背开裂。花期 3～4 月。

原产浙江和福建,其他各地也常见盆栽。

【炮制】 童便制以降低毒性[1]。童便制:取水仙在童便浸中 5 天,取出晒干。

【药用经验】 阿昌族 用于腮腺炎、痈疖、初期肿热、止痛（《德宏药录》）。德昂族 效用同阿昌族（《德宏药录》）。傈僳族 效用同阿昌族（《德宏药录》）。

【使用注意】 生品有毒,多作外用;内服宜慎。阴疽及痈疮已溃者禁用。

【中毒与解毒】 中毒表现:呕吐、腹泻、下痢、呼吸困难、昏睡、虚脱[2]。

【药材鉴定】 性状 类球形,单一或数个伴生。表面被 1～2 层棕褐色外皮,除去后为白色肥厚的鳞叶,层层包合,割破后遇水有黏液渗出。鳞片内有数个叶芽和花芽。鳞茎盘下有数 10 条细长圆柱形根。气微,味微苦[3]。

【化学成分】 主要含生物碱,如石蒜碱（lycorine）、伪石蒜碱（（pseudolycorine）、多花水仙碱（tazettine）、漳州水仙碱（pretazettine）等[4]。

【药理毒理】 1. 对子宫的作用:粗浸剂对豚鼠、兔与猫的离体及在体子宫都有强大的兴奋作用,小剂量引起紧张度增加,大剂量可出现强直性收缩,对离体豚鼠子宫作用更显著,对怀孕豚鼠有明显的堕胎作用[4]。2. 抗肿瘤作用:水仙总生物碱 20～30mg/kg 腹腔注射对大鼠 Jensen 肉瘤、小鼠 Croker 肉瘤及艾式腹水癌均有明显抑制作用[4]。3. 抗病毒作用:水仙煎剂对小鼠淋巴细胞性脉络丛脑膜炎病毒有一定疗效[4]。4. 其他作用:所含的秋水仙碱能诱导植物染色体数目同源加倍[5],并具有抗痛风、抗肝炎等作用[6]。5. 毒性:粗浸剂灌胃能使鸽呕吐。狗肌肉注射 16mg/（kg·d）共 10 天,第 1、第 2 天均有呕吐,以后即能耐受,中间死亡 1 只,另 2 只停药后观察 1 个多月未见异常,中毒症状为活动减少、食欲及体重明显下降,1mg/kg 及 4mg/kg 者则无明显表现。用药狗末梢血液中白细胞总数均有明显增加,且能维持较长时间。小鼠腹腔注射总生物碱 LD_{50} 为 182mg/kg;亚急性试验大鼠为 23mg/kg,小鼠为 59mg/kg[2]。

参 考 文 献

［1］田华咏,瞿显友,熊鹏辉. 中国民族药炮制集成. 北京:中医古籍出版社,2000:119

［2］朱亚峰. 中药中成药解毒手册（第 3 册）. 北京:人民军医出版社,2009:181

［3］《中华本草》编委会. 中华本草（第 8 册）. 上海:上海科学技术出版社,1999:213

［4］江苏新医学院. 中药大辞典（上册）. 上海:上海科学技术出版社,1977:526

［5］王亚茹,邓高松,李云,等. 秋水仙碱对微管蛋白的作用机制及其细胞效应研究进展. 西北植物学报,2010,30（12）: 2570-2576

［6］申利红,李雅. 秋水仙碱的研究与应用进展. 中国农学通报,2009,25（21）:185-187

（焦 玉 陈雨洁）

456. *Neopicrorhiza scrophulariiflora*（胡黄连）

【民族药名】　"洪连"、"宝日-温都苏"、"宝日-洪连"、"布泽希勒"（蒙古族）

【来源】　玄参科植物胡黄连 *Neopicrorhiza scrophulariiflora*（Pennell）D. Y. Hong（*Picrorhiza scrophulariiflora* Pennell）的根茎。有毒。秋季采挖，除去须根和泥沙，晒干。

多年生矮小草本。根状茎粗壮，长达20cm。叶全部基生，莲座状，匙形至卵形，长3～6cm，宽1.5～2.5cm，顶端圆形，基部渐狭成短柄，边缘尖锯齿，有时为重锯齿，干时变黑。花葶直立，高5～10cm，有多节的棕色腺毛；花序总状，花序长约2cm；花片卵形，有睫毛；花萼裂片5，几分生，不等，后方一枚条形，其余的为披针形；花冠深紫色，长约1cm，唇形，上唇一片最长，长椭圆形，下唇3片；雄蕊4枚，着生花冠筒基部，与花冠上唇近等长，略2强。蒴果长卵形，长约1cm，4瓣裂。花期7～8月，果期8～9月。

生于海拔3600～4400m的高山草地必之石堆中。分布于西藏东部、云南西北部、四川西部。

【药用经验】　蒙古族　用于低热、目赤、痢疾、黄疸、疳积、痔疮（《蒙药》）。维吾尔族　用于虚热头痛、偏头痛，清涤内脏、膀胱及子宫不良津液，能攻下胆质及黑胆质（《维医药》）。用于湿热性或血液质性疾病，如热性消化不良、纳差便秘、全身水肿、膀胱炎肿、尿路感染、肠内生虫、肝病黄疸（《中本草维卷》）。

【使用注意】　脾胃虚寒者慎服。

【中毒与解毒】　内服过量可引起呕吐和抽筋。矫正药为巴丹杏仁油、洋乳香。

【药材鉴定】　性状　根茎圆柱形，平直、略弯曲或弯曲，多不分枝，长3～12cm，直径2～14mm。表面灰黄色、灰棕色至暗棕色，有突起的芽痕及圆形根痕或细根残基，粗糙，具纵皱及紧密横环纹，栓皮脱落处呈褐色；上端有残留的密集鳞片状叶柄残基，暗红棕色，或脱落后具半圆状的节痕。质硬而脆，易折断，折断时有粉尘；断面可见白色维管束小点4～10个，排列成环。气微，味极苦而持久。

显微特征　根茎横切面：表皮细胞1列，较粗根茎的表皮多不存在。木栓层为数列或10余列木栓细胞。皮层薄壁细胞壁稍厚，有的具数个大的圆形单纹孔或网状纹孔，胞腔内含脂肪油滴；内皮层细胞长方形。中柱鞘为2～3列薄壁细胞。韧皮部薄壁细胞含淀粉粒、脂肪油滴及树脂块。束间形成层不明显。木质部由导管、木薄壁细胞等组成，壁木化。初生射线宽数列细胞。髓部薄壁细胞中有的壁具圆形单纹孔及网状纹孔。

薄层色谱　取本品粉末0.5g，置适宜器皿中，60～80℃升华4小时，升华物（显微镜下为针状、针簇状、棒状、板状结晶及黄色球状物）加三氯甲烷数滴使溶解，作为供试品溶液。另取香草酸、肉桂酸对照，加三氯甲烷制成每1ml各含1mg的混合溶液，作为对照品溶液。吸取上述2种溶液各5μl，分别点于同一硅胶 GF$_{254}$ 薄层板上，以正己烷-乙醚-冰醋酸（5：5：0.1）为展开剂，展开，取出，晾干，置紫外光灯（254nm）下检视。供试品色谱在与对照品色谱相应的位置上，显相同颜色的斑点[1]。

【化学成分】　胡黄连含胡黄连素（kutkin）约3.4%、D-甘露醇（D-mannitol）0.5%、香草酸（vanillic acid）约0.1%，以及胡黄连醇（kutkiol）、胡黄连甾醇（kutkiserol）0.1%。胡黄连素是胡黄连苦苷（picroside）和胡黄连苷（kutkoside）的稳定混晶。胡黄连根中含 D-甘露醇、香草酸、茶叶花宁（apocynin）、胡黄连苦苷Ⅱ、胡黄连苷、6-阿魏酰基梓醇（6-vanilloylcatalpol）、婆婆纳苷（veronicoside）、米内苷（minecoside）、支杉苷（picein）、盾叶夹竹桃苷、已乙酰基-6′-桂皮酰基梓醇(panta-acetyl-6′-vaniloyl catalpol)、六乙酰基梓醇(hexaacetyl catalpol)。还含多种葫芦素类糖苷成分,如葫芦苦素 B-2-O-葡萄糖苷即海绿甾苷 Ⅰ(cucurbitacin B-2-O-glucoside arvenin Ⅰ)、23,24-二氢葫芦苦素 B-2-O-葡萄糖苷(23,24-dihydrocucurbitacin B-2-O-glucoside)等。根茎中还含有环烯醚萜糖苷:胡黄连苦苷(picroside)Ⅰ、Ⅱ、Ⅲ 以及桃叶珊瑚苷(aucubin)、梓醇(catalpol);酚苷:盾叶夹竹桃苷(androsin);葫芦素类糖苷:25-乙酰氧基-2β-吡喃葡萄糖氧基-3,16,20-三羟基-9-去甲羊毛甾-5,23-二烯-22-酮(25-acetoxyl-2β-glucopyranosyloxy-3,16,20-trihydroxy-9-methyl-19-norlanosta-5,23-diene-23-one)、2β-吡喃葡萄糖氧基-3,16,20,23-四羟基-9-甲基-19-去甲羊毛甾-5,24-二烯(2β-glucopyranosyloxy-3,16,20,22-tetrahydroxy-9-methyl-19-norlanosta-5,24-diene)。还含香草酸(vanillic acid)、桂皮酸(cinnamic acid)、阿魏酸(ferulic acid)及 D-甘露醇(D-mannitol)。

【药理毒理】 1. 保肝利胆活性[2]:乙醇等因素可使大鼠体内乙醛脱氢酶(aldehyele de-hydrogerase,ALDH)、SOD、过氧化氢酶(CAT)、过氧化物酶、谷胱甘肽转移酶(GST)等的活性显著下降,还可降低谷胱甘肽水平,升高脂质过氧化物及胆红素水平。口服 picroliv(胡黄连中提取的环烯醚萜类物质)可显著拮抗上述诸酶活性降低及降低谷胱甘肽水平,减少自由基的生成,促进损伤细胞膜的修复,防止酶向血清中渗漏,还可抑制大鼠因长时间口服乙醇而致的脂质过氧化物及胆红素水平升高,降低血脂。Picroliv 能通过抑制大鼠肝脏胆固醇的生物合成,促进其分解代谢,加速粪便中的胆酸和脱氧胆酸排泄,达到降血脂和保肝的作用。Picroliv 也可对抗黄曲霉素引起的肝脏损害,与其能抑制病变大鼠肝脏脂质过氧化有关[3]。2. 对局部缺血损伤的保护作用[2]:预先服用胡黄连提取物 picroliv 12mg/kg 的小鼠对暂时夹闭肝动脉或肾动脉 30 分钟所致的缺血损伤有保护作用,可以减少缺血组织细胞的凋亡,减少局部炎性细胞因子的释放,减轻组织损伤[4,5]。3. 抗糖尿病活性[2]:胡黄连甲醇提取物 75mg/kg 灌胃能最显著降低血糖,能最大限度提高其糖耐量,用药 1 小时后作用最明显;使四氧嘧啶诱导的糖尿病大鼠的血糖明显下降,75mg/kg、150mg/kg 剂量组服后 2 小时血糖分别降低 37.4% 和 54.0%,并可抑制糖尿病大鼠血清脂质过氧化物水平的增高[6]。4. 抗肿瘤作用[2]:胡黄连提取物对用注射 20-甲基胆蒽而诱发肉瘤的 Swiss 小鼠和 BALB/c 小鼠,能延缓肿瘤发生,减小肿瘤体积,降低死亡率,延长生存时间,其抗癌作用可能与其清除氧自由基的能力有关[7]。5. 抗菌消炎作用[2]:对以胶原诱发的大鼠关节炎,服用 apocynin 14 天后,关节炎恢复明显优于对照组,且血浆中胶原抗体水平恢复正常,血浆中 IL-6 水平也低于对照组,说明口服 apocynin 可以对大鼠关节炎产生免疫保护作用;同时还发现 apocynin 在体外对能够释放超氧化酶和活性氧(reactive oxygenspecieses,ROS)的细胞非常敏感,对超氧化酶缺乏的细胞不敏感,可抑制中性粒细胞过氧离子释放[8]。Apocynin 还能抑制凝血恶烷的形成,可促进前列腺素 E2 和 F2 的产生;对花生四烯酸引起的血小板聚合有非常明显的抑制作用,可能是由于抑制凝血恶烷的形成而引起的。胡黄连根茎干粉乙醚提取物灌胃对角叉菜胶引起的小鼠爪肿胀有明显的剂量相关的抑制作用,剂量为 1000mg/kg 时抑制作用最强[9]。6. 对神经细胞损伤的保护作用[2]:胡黄连环烯醚萜类化合物有增强神经生长因子诱导 $PC1_2$ 神经细胞轴突生长的作用[10]。胡黄连苷Ⅱ对 H_2O_2 导致的 PC12 神经细胞损伤也具有明显的保护作用[11]。

参 考 文 献

[1] 国家药典委员会. 中国药典(一部)2015 年版. 北京. 中国医药科技出版社,2015;242-243
[2] 何薇,林江涛. 中药胡黄连的化学成分和药理作用的研究进展. 中日友好医院学报,2005,19(6);369,370

［3］Rastogi R,Srivastava A K,Rastogi A K. Long term effect of aflatoxin B(1)on lipid peroxidation in rat liver and kidney:effect of picroliv and silymarin. Phytother Res,2001,15(4):307-310

［4］Singh A K,Mani H,Seth P,et al. Picroliv preconditioning protects the rat liver against ischemia-reperfusion injury. Eur J Pharmacol,2000,395(3):229-239

［5］Seth P,Kumari R,Madhman S,et al. Prevention of renal ischemia-reperfusion-induced injury in rats by picroliv. Biochem Pharmacol,2000,59(10):1315-1322

［6］Joy K L,Kuttan R. Anli-diabetic activity of *Picrorhiza kurrooa* extract. Journal of Ethnopharmacology,1999,67(2):143-148

［7］Rajeshkumar N V,Kuttan R. Modulation of carcinogenic response and antioxidant enzymes of rats administered with 1,2-dimethyl-hydrazine by Picroliv. Cancer Lett,2003,191(2):137-143

［8］Johnson D K,Schillinger K J,Kwait D M,et al. Inhibition of NADPH oxidase activation in endothelial cells by orthomethoxy-substituted catechols. Endothelium,2002,9(3):191-203

［9］张学梅,梁文波.胡黄连的免疫调节和抗炎作用.国外医药植物学分册,2001,16(6):266,267

［10］Li P,Matsunaga K,Yamakuni T,et al. Picrosides I and II,selective enhancers of the mitogen-activated protein kinase-dependent signaling pathway in the action of neuritogenic substances on PC12D cells. Life Sci,2002,71(15):1821-1835

［11］陶移文,刘建文,魏东芝,等.胡黄连苷Ⅱ在体外对 PC12 神经细胞损伤的保护作用.中国临床药理学与治疗学,2003,8(1):27-31

（任永申）

457. *Nerium oleander*（夹竹桃）

【民族药名】 "哀四腊米"（傈僳族）。

【来源】 夹竹桃科植物欧洲夹竹桃（夹竹桃）*Nerium oleander* L.（*Nerium indicum* Mill.）的叶、树皮、全株。有大毒。四季可采,晒干、阴干或鲜用。

常绿大灌木,高达 5m,含水液,无毛。叶 3~4 枚轮生,在枝条下部为对生,窄披针形,长 11~15cm,宽 2~2.5cm,下面浅绿色;侧脉扁平,密生而平行。聚伞花序顶生;花萼直立;花冠深红色,芳香,重瓣;副花冠鳞片状,顶端撕裂。蓇葖果矩圆形,长 10~23cm,直径 1.5~2cm;种子顶端具黄褐色种毛。盛花期 5~10 月。

我国各地均有栽培。

【炮制】 维吾尔族 奶制:生品与牛奶共煎煮后内服,可降低毒性[1]。

【药用经验】 傈僳族 叶、树皮:用于心力衰竭、喘咳、跌打损伤、经闭（《怒江药》）。维吾尔族 全株:分散,使肤发亮,净血,燥湿,壮阳。用于各种肿痛、炎症、瘙痒、皮疹、性功能低下、痔疮。外用适量。

【使用注意】 本品有大毒,人畜误食可致命。多外用,少口服。叶提取物的治疗剂量和中毒剂量比较接近,在使用时应合理掌握用药剂量,内服量一般为 0.5~1g,煎汤用叶 3~4 片,研末 0.1~0.16g。不可过量及过长期服用,孕妇忌服[2~4]。

【中毒与解毒】 全株及乳白色枝叶有毒。新鲜树皮、茎皮与木质部毒性最强,干燥后毒性减弱;叶的毒性类似洋地黄,花的毒力较轻[5]。一般在误服 2~5 小时后出现中毒症状。表现为:头痛、头晕、恶心、呕吐（呕吐物为黄绿色液体）、腹痛、腹泻（为黄绿色水样便）、烦躁、说胡话。其后四肢麻木、冰冷而有汗、肢端紫绀、脸色苍白、心悸、脉搏不规则、心律不齐、血压及体温下降、瞳孔散大、视力模糊、对光不敏感、嗜睡,继而痉挛、呼吸急促浅表、昏迷、休克、心脏停止而死亡。对胎儿的影响,夹竹桃小剂量抑制子宫收缩,大剂量则使其张力增加。中毒后可引起胎儿在子宫内缺氧死亡。解救方法:食后 6 小时内,催吐,洗胃（洗胃可用 0.05% 高锰酸钾溶液或生理盐水）。洗胃后可口服药用炭吸附。误食量大或就诊较晚者用 1%~2% 生理盐水高位灌肠),内服蛋清、维生素 C,中毒早期诱吐后可用甘草 12g、绿豆 60g、防风 12g、生姜 10 片、水 5 碗,煎至 2 碗,分 2 次服用。有胸闷心悸、脉迟者可取绿茶 10g、蜜糖 30g 调服。中晚期可导泻、利尿,服蛋清、维生素 C;大量饮浓茶;肌肉注射阿托品;静脉注射葡萄糖液;保温;口服氯化钾,每次 2g,2 小时 1 次,尿量正常者可给 3 ~ 6 次,轻度中毒者每日 3 次;不能口服者给予氯化钾 2g,加入 10% 葡萄糖溶液 500ml 中缓慢静滴,1 ~ 2 小时滴完,输液时心电监测。对症治疗及支持疗法:烦躁不安或痉挛者给予镇静剂(口服水合氯醛 1.2g 或肌肉注射苯巴比妥钠);如循环衰竭则给予兴奋剂。室性心动过速或期前收缩时可以口服 10% 氯化钾 10 ~ 20ml,每日 3 次;无效时可用普鲁卡因 0.25 ~ 0.5g,每日 3 次。重症者,立即口服 1g,以后每 3 ~ 6 小时口服 0.5g,直至病情控制。房室传导阻滞时可用阿托品 0.5 ~ 5mg 皮下或静脉注射。无效时,用异丙基肾上腺素 1mg,以 5% 葡萄糖 500ml 稀释后静脉点滴。注意禁用钙剂和拟肾上腺素药物。肾功能不全者给氯化钾时忌用静脉点滴。窦性心动过缓者,Ⅱ度或完全房室传导阻滞,钾盐相对禁用,补钾时也必须十分慎重。解毒方法可参照洋地黄中毒[2~4,6]。

【药材鉴定】 性状 叶窄披针形,长可达 15cm,宽约 2cm,先端渐尖,基部楔形,全缘稍反卷。上面暗绿色,下面色较浅,主脉于下面凸起,侧脉细密而平行。厚革质而硬。叶柄长约 5mm。气特异,味苦[7]。

显微特征 叶横切面:上、下表皮分化为 3 ~ 5 列复表皮细胞,类长方形,最外层表皮细胞被较厚的角质层及非腺毛;气孔仅见于下表皮,下陷形成气孔窝。栅栏细胞 2 ~ 3 列,海绵组织细胞间隙不发达,散有草酸钙簇晶。主脉维管束双韧型,木质部新月形,韧皮部散有草酸钙簇晶、方晶及乳汁管;纵切面观,束鞘纤维束及韧皮纤维束周围的细胞中,含有草酸钙方晶,形成晶纤维。主脉近上、下表皮内侧均有厚角组织。薄壁细胞含淀粉粒。

薄层色谱 取夹竹桃叶粗粉 2g,加乙醇 20ml,加热回流 1 小时,滤过,滤液蒸干,残渣加水 20ml 使溶解,移置分液漏斗中,加水饱和正丁醇振摇提取 2 次,每次 20ml,分取正丁醇液,用正丁醇饱和水 20ml 洗涤,正丁醇液蒸干,残渣加甲醇 1ml 使溶解,作为供试品溶液。另取夹竹桃对照药材 1g,同法制成对照药材溶液。吸取上述 2 种溶液各 3μl,分别点于同一硅胶 G 薄层板上,以石油醚(60 ~ 90℃)-乙酸乙酯(1:1)为展开剂,展开,取出,晾干,置紫外灯(365nm)下检视。供试品色谱在与对照药材色谱相应的位置上,显相同的蓝色荧光斑点。

【化学成分】 根及树皮含强心苷、酚类结晶物质及少量精油[6]。树皮含多种强心苷:夹竹桃苷 A(odoroside A)、夹竹桃苷 B(odoroside B)、夹竹桃苷 D(odoroside D)、夹竹桃苷 F(odoroside F)、夹竹桃苷 G(odoroside G)、夹竹桃苷 H(odoroside H)、夹竹桃苷 K(odoroside K)、欧夹竹桃苷乙(adynerin),尚含齐墩果酸(oleanolic acid)、熊果酸(ursolic acid)、芸香苷(rutin)等。根含酚性结晶物质、三萜成分、挥发油等[6]。叶含夹竹桃苷(oleandrin)、16-去乙酸基去水夹竹桃苷(16-deacetyl anhydro oleandrin)、欧夹竹桃苷(adynerin)甲,乙,丙,Δ16-去氢欧夹竹桃苷乙(Δ16-dehydroadynerin);另含三萜皂苷、芸香苷(rutin)、橡胶肌醇等;叶中的强心苷在开花期含量最高[2,7]。夹竹桃枝中含 16β,17β-环氧-12β-羟基-孕甾-4,6-二烯-3,20-二酮(16β,17β-epoxy-12β-hydroxypregna-4,6-diene-3,20-dione)、12β-羟基-孕甾-4,6,16-三烯-3,20-二酮(12β-hydroxypregna-4,6,16-triene-3,20-dione)、20(s)21-二羟基-孕甾-3,12-二酮[20(s)21-dihydroxypregna-3,12-dione]、3β,14β-二羟基-孕甾-5β-强心甾-20(22)-烯[3β,14β-dihydmxypregna-5β-card-20(22)-enolide][8]。花含羟基洋地黄毒苷元(gitoxigenin)、乌他苷元、洋地黄次苷、夹竹桃苷 H 等[7]。日本产夹竹桃枝中含有东莨菪内酯、对羟基苯乙酮、白桦脂酸和齐墩果酸[9]。

【药理毒理】 1. 强心作用:地上部分有较显著的强心作用,以叶的作用最强。叶的醇提取物所含欧夹竹桃苷 C 对实验动物心脏及心电图表现有强心苷样作用,可增强心肌纤维收缩力,延长不应期,抑制心脏传导和刺激迷走神经,使心脏传导功能更为降低。其有效剂量使实验动物心肌收缩加强。收缩振幅加大的同时,血压随之升高,接近中毒时,血压开始下降,心律紊乱。它是一种迟效强心苷,作用强于洋地黄,弱于毒毛旋花子苷。2. 利尿作用:浸剂及醇提取物对实验动物表现出利尿作用,但比洋地黄弱。3. 镇静作用:煎剂及醇提取液对实验小鼠有镇静作用,表现为自发活动减少、嗜睡,并能延长巴比妥的睡眠时间,但无抗惊厥作用,其镇静作用出现在心律变化之后。用镇静剂量时,部分小鼠的心率显著减慢,加大剂量,对心率的影响也特别显著。4. 其他作用:欧夹竹桃苷 C 有较强的致吐作用。小剂量时抑制子宫收缩,扩张血管;大剂量时使子宫肌张力增强,收缩血管平滑肌。另外,叶对小鼠艾氏腹水癌有抑制作用。5. 毒性:叶片乙醇提取物对柳蓝叶甲、福寿螺有毒杀作用,夹竹桃植物各部的新鲜材料的水浸液对钉螺都具有较强的毒杀作用。树皮和树叶乙醇提取物对棉蚜有较强的毒杀作用。叶水煎剂灌胃,小鼠最高耐受量为 8g/kg,其水浸剂灌胃,小鼠最高耐受量为 4.17g/kg。叶毒性反应与洋地黄相似,唯呕吐反应较明显。小白鼠静脉注射夹竹桃溶液 600mg/kg 或家兔注射 150mg/kg,可出现不良反应或药源性疾病,如呼吸困难、惊厥、昏迷,分别在 6 ~ 10 分钟、20 ~ 60 分钟死亡。慢性毒性实验按 10mg/kg 给药,10 天内实验的 5 只猫中 4 只死亡。以本品的主要成分欧夹竹桃苷丙静脉注射,鸽的 MLD 为 0.368mg/kg,狗为 0.135mg/kg,猫的 LD_{50} 为 0.18mg/kg。小鼠腹腔注射其去苷提取物,LD_{50} 为 84.37mg/kg,乙醚提取物为 22g/kg。人每次服干燥夹竹桃叶 3g 足以致死。体内过程:夹竹桃之摄取物在胃、肠吸收都比较快。实验猫口服后,3 小时吸收 50% 左右。用鸽测得口服吸收率,欧夹竹桃苷 C 为 53%,比洋地黄、地高辛高一倍左右,作用出现迅速,蓄积作用比较明显,鸽蓄积率为 37%,介于羊角拗与洋地黄毒苷之间。3 天消除 56.3%,15 天才排泄完[2,10~14]。

参 考 文 献

[1] 田华咏. 中国民族药炮制集成. 北京:中医古籍出版社,2000;193
[2] 谢宗万. 全国中草药汇编. 下册. 第 2 版. 北京:人民卫生出版社,2000;219
[3] 刘晓艳,席明名. 夹竹桃叶提取物的急性毒性实验研究. 吉林中医药,2009;29(6):525,526
[4] 高渌汶. 有毒中药临床精要. 北京:学苑出版社,2006;265-267
[5] 朱亚峰. 中药中成药解毒手册. 第 3 版. 北京:人民军医出版社,2009;215
[6] 李嘉. 中草药中毒的急救. 中国乡村医药杂志,2004,11(3):55
[7]《中华本草》编委会. 中华本草(第 6 册). 上海:上海科学技术出版社,2004;5617
[8] 白丽明,赵桦萍,赵立杰,等. 国产夹竹桃枝中化学成分的研究. 高师理科学刊,2009,29(2):71,72
[9] 白丽明,王金兰,高立娣,等. 日本夹竹桃化学成分及细胞毒活性研究. 安徽农业科学,2009,37(20):9480-9488
[10] 邢晓娟. 夹竹桃的药理作用与临床应用. 现代医药卫生,2007,23(16):2466
[11] 李玉玲,陈慧施,丘海成,等. 海芒果、夹竹桃、黄婵、乌相对柳蓝叶甲的毒杀活性. 广东林业科技,2009,25(5):27-30
[12] 董道青,陈建明,俞晓平. 夹竹桃不同溶剂提取物对福寿螺的毒杀作用评价. 浙江农业学报,2009,21(2):154-158
[13] 王万贤,杨毅,王宏,等. 夹竹桃对钉螺的毒杀作用及机理研究. 水生生物学报,2007,31(3):448-452
[14] 陈琳. 夹竹桃提取物的棉蚜毒杀活性研究. 安徽农业科学,2009,37(3):1157-1159

（陈雨洁）

458. *Nicandra physaloides*（假酸浆）

【民族药名】 "阿扑他他"（傈僳族）。

【来源】 茄科植物假酸浆 *Nicandra physaloides* (L.) Gaertn. 的全草。果实有小毒。秋季采集全草,鲜用或晒干用。

一年生直立草本,高 0.4~1.5m。主根长锥形。茎粗壮,有棱沟,上部叉状分枝。叶互生,卵形或椭圆形,长 4~12cm,宽 2~8cm,顶端急尖或短渐尖,基部楔形,缘有不规则锯齿或浅裂,叶面有疏毛。花淡紫色,单生,俯垂,直径 3~4cm;花萼 5 深裂,果时膀胱状膨大,裂片顶端锐尖,基部心形,有尖锐的耳片;花冠宽钟状,5 浅裂;雄蕊 5;子房 3~5 室。浆果球状,直径 1.5~2cm,被膨大的宿萼所包围;种子淡褐色。花期 5~7 月。

我国有栽培或逸为野生。

【药用经验】 傈僳族 用于狂犬病、癫痫、风湿痛、疮疖、感冒(《怒江药》)。

【化学成分】 叶含假酸浆烯酮(nicandrenone)、魏察假酸浆酮(withanicandrin)[1]。全草含假酸浆苷苦素(nicandrin)0.65%、托品酮(tropinone)及古豆碱[1]。假酸浆籽含粗蛋白质为 26.63%,含油率为 24.82%[2]。种子的果胶可能是一种以 α-糖苷键相连接的,以吡喃型糖环为基本结构单元的纯粹多糖,而非蛋白多糖。其中含有羧基,部分羧基甲氧基化成酯[3]。

【药理毒理】 抗肿瘤作用[4]:假酸浆中含有的假酸浆烯酮在体外试验中对淋巴细胞白血病 P388 细胞株的 ED_{50} 为 0.74μg/ml,对鼻咽癌 KB 细胞的 ED_{50} 为 2.0μg/ml,但在体内抗 P388 试验中未见活性。

参 考 文 献

[1] 谢宗万. 全国中草药汇编(下册). 第 2 版. 北京:人民卫生出版社,2000:32
[2] 董宝生,和承尧,梅文泉. 假酸浆籽油的理化指标及其脂肪酸组成分析. 中国油脂,2006,31(12):59,60
[3] 彭斌,周仁超,唐丽素. 假酸浆种子果胶类物质化学成分及其结构的初步研究. 天然产物研究与开发,1994,6(2):52-55
[4]《中华本草》编委会. 中华本草(第 7 册). 上海:上海科学技术出版社,1999:280,281

(陈雨洁)

459. *Nicotiana tabacum*(烟草)

【民族药名】 "且言"(阿昌族);"牙娘"(傣族);"布哇"(德昂族);"喝尼"、"鸦活"(哈尼族);烤烟、"加烟"、"嘎英"、膏油(苗族);"燕"(水族);烟(土家族);烟锅屎、烟筒水、"擞努"(佤族);"塔玛卡"、"太潭"(维吾尔族)。

【来源】 茄科植物烟草 *Nicotiana tabacum* Linn. 的叶、全草。有毒。秋季采收,阴干。

一年生草本,高 0.7~1.5m。茎直立,粗壮,有腺毛。叶互生;叶片大,矩圆形,长 10~30cm,宽 8~15cm,顶端渐尖,基部渐狭而半抱茎,稍呈耳状,全缘或微波状。圆锥花序顶生;花萼坛状,5 裂;花冠长管状漏斗形,较萼长 2~3 倍,长 4~5cm,裂片短尖,淡红色或白色;雄蕊 5。蒴果卵球形,与宿萼近等长,长 1.5cm,熟后 2 瓣裂。花期 8~11 月。

我国各地均有栽培。

【药用经验】 阿昌族 全草:用于疔疮肿毒、头癣、秃疮、毒蛇咬伤(《德宏药录》)。傣族 全草:用于疮疖肿疡、刀伤、皮肤瘙痒(《傣医药》、《滇药录》、《傣药录》)。全草、叶:用于疔疮肿毒、头癣、疮、毒蛇咬伤,灭钉螺、蚊、蝇、老鼠(《滇省志》)。德昂族 效用同阿昌族(《德宏药录》)。哈尼族 全草、叶:用于疔疮肿毒、头癣、头疮、毒蛇咬伤,灭钉螺、蚊、蝇、老鼠(《滇省志》)。全草:用于疔疮肿毒、头癣、蛇咬伤(《版纳哈尼药》)。景颇族 效用同阿昌族(《德宏药录》)。傈僳族 效用同阿昌族(《德宏药录》)。苗族 用于南蛇症、蚂蟥症(《苗医药》）。畲族　全草：用于妇女胞寒、月经不调、疔疮痈毒、狂犬咬伤、火伤、漏管（《畲医药》）。水族　用于蛇伤、蜈蚣咬伤、蚂蟥咬伤及肥儿疮（《水医药》）。土家族　叶和全草：用于痈疽肿毒、癣、皮肤痒疹。全草：切碎，倒入厕所可杀蛆（《土家药》）。佤族　叶：用于疔疮肿毒、牛皮癣、皮炎、头癣、秃疮、毒蛇咬伤。烟锅屎（黑色、泥状、有黏性的液体）：用于肚子热结疼痛、烂疮、毒虫、蛇咬伤，并可防蚂蝗等；烟筒水（竹制烟筒多次连续抽雾留余筒内淡绿色水溶液）用于感冒发热、呕吐、痧症、下腹部扭痛难忍（《中佤药》）。叶用于疮疖肿疡、刀伤、皮肤瘙痒（《滇药录》）。维吾尔族　叶：用于疮脓、癣和出血症、水肿、蛇咬、尿频、多汗、慢性淋巴结核、夜盲症、痰咳、慢性咳嗽、哮喘、眼花（《维医药》）。瑶族　叶：用于骨节疼痛、偏头痛、蛇伤；烟油垢用于蛇伤、蜈蚣咬伤（《湘蓝考》）。

【药材鉴定】　性状　完整叶片呈卵形或椭圆状披针形，长约至60cm，宽约至25cm，先端渐尖，基部稍下延成翅状柄，全缘或带微波状，上面黄棕色，下面色较淡，主脉宽而凸出，具睫毛，稍经湿润，则带黏性。气特异，味苦、辣，作呕性[1]。

显微特征　粉末：棕色，有特异臭气。上表皮细胞长方形，壁平直，亦有为波状的；下表皮细胞壁极为波状弯曲，气孔不等式，副卫细胞3~4个。腺毛头部3~8细胞，略呈长椭圆形，常含细小的草酸钙簇晶；柄单细胞及3~5细胞，柄部分枝的腺毛时可察见。非腺毛较少见，3~6细胞组成，有时顶部分枝。叶肉细胞含草酸钙砂晶。

【化学成分】　全草主要含生物碱类[2,3]。如左旋烟碱（l-nicotine）、毒藜碱（anabasine）、去氢毒藜碱（anatabine）、咖啡酰腐胺（caffeoyl putrescine）、对香豆酰腐胺（*p*-coumaroyl-putrescine）、阿魏酰腐胺（feruloyl putrescine）、茄呢醇（solanesol）等。此外，尚含芦丁（rutin）、苹果酸（malic acid）、枸橼酸（citric acid）、咖啡酸（caffeic acid）、莽草酸（shikimic acid）、奎宁酸（quinic acid）、绿原酸（chlorogenic acid）、4,8,13-杜伐三烯-1-醇-3-酮（4,8,13-duvatriene-1-ol-3-one）、11-异丙酸-4,8-二甲基-3,7,12-十五碳三烯-2,14-双酮、α-莱防脱内酯（α-levantenolide）、β-莱防脱内酯（β-levantenolide）、β-丁香烯环氧化物（β-caryophyllene epoxide）等。种子含顺式及反式咖啡酸、芦丁、东莨菪素（scopoletin）、东莨菪苷（scopolin）及绿原酸。花含槲皮素-3,3′-二甲醚（quercetin-3,3′-dimethyl ether）。根含去甲烟碱（nornicotine）。

【药理毒理】　1. 兴奋呼吸与循环的作用：其作用途径可能是先作用于颈动脉化学感受器，也作用于延脑呼吸、循环中枢而达到兴奋呼吸与循环的目的。2. 毒性：烟碱慢性中毒，出现龋齿、慢性口炎、喉炎、胃炎、神经过敏、记忆力衰退、心悸、心绞痛等症。引起肺、气管、喉、唇、舌等发生癌肿[4]。烟气可以通过多种机制导致机体发生癌症，可致基因突变[5]，吸烟还可致胎儿畸形、影响儿童生长发育、降低男性生殖力等[6]。

参 考 文 献

[1]《中华本草》编委会. 中华本草(第7册). 上海：上海科学技术出版社,1999：281-285

[2] 彭志昌. 烟草烟雾成分与致癌作用机制. 职业与健康,1995,58(2)：47,48

[3] 李丁梅. 烟草中的化学成分及临床研究. 职业与健康,2006,22(11)：816,817

[4] 谢宗万. 全国中草药汇编(下册). 第2版. 北京：人民卫生出版社,2000,32

[5] 马晓英,崔留欣. 烟草毒理研究进展. 中国烟草学报,2008,14(2)：56-64

[6] 李丁梅. 烟草中的化学成分及临床研究. 职业与健康,2006,22(11)：816,817

（陈雨洁）

460. *Odontites vulgaris*（疗齿草）

【民族药名】 "宝日-巴沙嘎"（蒙古族）。

【来源】 玄参科植物疗齿草（齿叶草）Odontites vulgaris Moench［*Odontites serotina*（Lam.）Dum.］的地上部分。有小毒。夏季、秋季开花时采收，阴干。

一年生草本，全体被贴伏而倒生的白色细硬毛。茎上部四方形，高 20～60cm，常在中上部分枝。叶对生，有时上部的互生，无柄，披针形至条状披针形，长 1～1.5cm，边缘疏生锯齿。穗状花序长而顶生；苞片下部的叶状；花梗极短；花萼钟状，长 4～7mm，果期多少增大，萼齿狭三角形；花冠紫红色，长 8～10mm，外面被白色柔毛，上唇直立，略呈盔状，微凹或 2 浅裂，裂片有时微凹，下唇开展，3 裂片倒卵形，顶端凹；花药箭形，药室下面延成短芒。蒴果矩圆形，长 3～7mm，略扁，顶端微凹，有细硬毛，室背开裂；种子有数条纵的狭翅。花期 7～8 月。

生于水边及湿草地。分布于西北、华北及东北的西北部。

【药用经验】 蒙古族 用于止痛，及血热、血刺痛、肝热、痧症、产褥热（《民族药志要》）。

【药材鉴定】 性状 本品多断碎，全株被白色倒硬短毛。茎四棱形或圆柱形，直径 1.5～2.5mm，表面褐色，质脆，断面中空。叶多脱落，破碎，完整叶片展平后呈披针形、条状披针形，长 1～3cm，直径 5mm。总状花序；花萼钟状，长 4～7mm，4 裂。蒴果矩圆形，长 5～7mm，直径 2～3mm，略扁，扁侧面各有一条纵沟。气微，味微苦。

显微特征 （1）茎横切面：表皮由 1 列细胞组成，皮层由 3 列椭圆形细胞组成。韧皮部较窄，细胞界线不清。木质部较宽。髓部薄壁细胞有数列，中空[1]。（2）叶横切面：上、下表皮均为 1 列细胞，上表皮可见腺毛及非腺毛，下表皮的气孔明显。栅栏组织为 1 列细胞，在中脉处中断。主脉维管束外韧型[1]。（3）粉末：呈绿色。叶上表皮细胞多角形，具平轴式气孔或不定式气孔；叶下表皮细胞不规则状，具不定式气孔。茎表皮细胞多角形，有的具平轴式气孔。果皮内表皮纤维呈黄色，表面具有斜状纹理。果皮外表皮细胞多角形，壁连珠状增厚，单细胞非腺毛多数。花粉粒球形，外壁有刺。腺毛有 2 种：一种腺头由 5～6 细胞组成，腺柄为单细胞；另一种为细胞间腺毛，腺头为 1 个球形细胞。花柱碎片红棕色，表皮具单细胞毛。种子厚壁组织红棕色，细胞壁波状增厚。螺纹导管易见[1]。

【化学成分】 全草主要含生物碱和黄酮类成分[2]。花含环烯醚萜苷，如桃叶珊瑚苷（aucubin）、梓醇衍生物（catalpol derivatives）、5-对香豆酰基桃叶珊瑚苷（5-*p*-coumaroyl aucubin）即齿叶草苷（odontoside）、脂酰基环烯醚萜苷（acyliridoids）；黄酮类，如芹菜素（apigenin）、木犀草素（luteolin）、金圣草黄素（chrysoeriol）及小麦黄素糖苷（tricin glycosides）。茎所含环烯醚萜苷的数量及含量均较花低。地下部分含桃叶珊瑚及齿叶草苷。

【药理毒理】 泻下作用：全草所含桃叶珊瑚苷对小鼠有泻下作用，服后 6 小时起效，ED_{50} 为 0.39g/kg，并有促进尿酸排泄的作用[2]。

参 考 文 献

［1］图雅. 蒙药材宝日-巴沙嘎的生药鉴定. 中国民族民间医药杂志，1997（28）；38，39

［2］《中华本草》编委会. 中华本草（第 7 册）. 上海：上海科学技术出版，1999；356

（陈雨洁）

461. *Opuntia stricta* var. *dillenii*(仙人掌)

【民族药名】 "租别那哇"(阿昌族);"些顾章"(傣药);"阿达格瑞"(德昂族);"麻独"(侗族);"麻闷"(毛南族);"斗嘎脑牛"(苗族);"别奖"(仫佬族);"分门上"、"醒排"(瑶族);"纳巴"、"窝尼瑙包帕"(彝族);"棵海低"(壮族)。

【来源】 仙人掌科植物仙人掌 *Opuntia stricta*(Haw.)Haw. var. *dillenii*(Ker-Gawl.)Benson.[*Opuntia dillenii*(Ker-Gawl.)Haw.]的根、茎。有小毒。四季均可采集,除去皮刺,洗净,切片,鲜用或晒干备用。

丛生肉质灌木,高0.5~3m。茎基部近圆柱形,稍木质;上部有叶状枝,扁平,宽倒卵形、倒卵状椭圆形或近圆形,长10~40cm,宽7.5~20cm,先端圆形,边缘通常不规则波状,基部楔形或渐狭,绿色至蓝绿色,其上散生多数小窠,每小窠具1~10(20)根刺,密生短绵毛和倒刺刚毛。叶退化成钻形,生于刺囊之下,早落。花辐状,单生于近分枝顶端的小窠上;花托倒卵形,绿色;花被片多数,外部呈萼状,宽倒卵形至狭倒卵形,先端急尖或圆形,具小尖头,黄色,具绿色中肋,向内渐变成瓣状花被片,倒卵形或匙状倒卵形,先端圆形、截形或微凹,边缘全缘或浅啮蚀状;雄蕊多数,数轮排列。浆果倒卵球形,紫红色。种子多数,扁圆形,淡黄褐色。花期6~10(12)月。

生于向阳干燥的山坡、石上、路旁或海滨沙滩等处。我国南方常有栽培。分布于山东、湖北、湖南、江西、福建、广东、广西和云南等省区。

【药用经验】 阿昌族 用于胃及十二指肠溃疡、烧烫伤(《德宏药录》)。傣族 茎:用于心胃气痛、痞块、痢疾、痔血等(《傣医药》)。侗族 用于急性结膜炎、静脉炎、乳腺炎、烧烫伤、颈部生癣(《桂药编》)。茎:用于"份审"(癣)、"美呃翁"(睡不着)(《侗医学》)。景颇族 效用同阿昌族(《德宏药录》)。毛南族 用于急性结膜炎、静脉炎、乳腺炎、烧烫伤、颈部生癣(《桂药编》)。苗族 根、茎:用于胃痛、痞块、痢疾、喉痛、肺热咳嗽、肺痨咯血、痔血、乳痈、疔疮、烫伤、蛇虫咬伤等。仫佬族 效用同毛南族(《桂药编》)。畲族 根或茎:用于头痛、胃痛、吐血、腮腺炎、烫火伤、脚底深部脓肿、鹅掌风、实热肠痈下血等(《畲医药》)。瑶族 茎:用于肝炎、脾大、胃痛、急性结膜炎、静脉炎、乳腺炎、烧烫伤、腮腺炎、疮疡肿痛(《桂药编》)。彝族 茎:用于烧伤烫伤、腹泻、乳疮、痄腮、瘰疬。临床用于冻伤、早期急性乳腺炎、腮腺炎及胃、十二指肠溃疡(《彝植药续》)。壮族 用于咽炎、咳嗽、咳血、吐血,心悸、失眠、腮腺炎、胃痛、湿疹、痢疾、肺痈、乳痈、痈疮、痔疮、癣、毒蛇咬伤、烧伤、冻伤(《桂壮药标准一》)。

【使用注意】 孕妇慎服。

【药材鉴定】 性状 本品近基部老茎呈圆柱形,其余均呈掌状,扁平,每节呈倒卵形至椭圆形,每节长6~25cm或更长,直径4~15cm,厚0.2~0.6cm,表面灰绿色至黄棕色。气微,味酸。

显微特征 茎横切面:表皮细胞1列,细胞类方形或长方形,排列紧密,外壁增厚。表皮下方为1列下皮细胞,几乎每个下皮细胞的胞腔内均含草酸钙簇晶,连接成环,形成草酸钙簇晶层,簇晶直径20~30μm。下皮层内侧为3~4列厚角细胞,细胞壁和角隅处明显增厚。皮层薄壁细胞径向延长,胞腔内含大量叶绿体。维管束外韧型,大小悬殊,通常每间隔3~5个小维管束就有1个大型维管束。髓部宽阔,黏液腔特多,分布于皮层和髓部,直径150~300μm;在每个大型维管束外侧伴有大型溶生性分泌腔,直径500~700μm,内含大量草酸钙簇晶。草酸钙簇晶在皮层和髓部薄壁细胞也有零星分布。淀粉粒多分布于大型维管束两侧的薄壁细胞,单粒类圆形或瓜子形,脐点明显,短线状或十字状。

薄层色谱 取本品 2g,加乙醇 25ml,置水浴上加热回流 1 小时,滤过,滤液蒸干,残渣加甲醇 1ml 使溶解,作为供试品溶液。另取仙人掌对照药材 2g,同法制成对照药材溶液。吸取上述 2 种溶液各 2μl,分别点于同一以含羧甲基纤维素钠为黏合剂的硅胶 G 薄层板上,以氯仿-甲醇-甲酸(9∶1∶1)为展开剂,展开,取出,晾干,喷以三氯化铝试液,干后,置紫外光灯(365nm)下检视。供试品色谱与对照药材色谱相应的位置上,显相同颜色的荧光斑点。

【化学成分】 全草含无羁萜(friedlin)、3α-无羁萜醇(friedelin-3α-ol)、蒲公英赛酮(taraxerone)和蒲公英赛醇(taraxerol)。另含有大麦芽碱(hordenine)、坎狄辛(candicine)、无盐掌宁(anhalonine)等。茎含有槲皮素-3-葡萄糖苷(quercetin-3-glucoside)、酒石酸(tartaric acid)、3-O-甲基槲皮素(3-O-methyl quercetin)、山奈酚(kaempferol)、槲皮素(quercetin)、异鼠李黄素(isorhamnetin)、β-谷甾醇(β-sitosterol)、苹果酸(malic acid)、琥珀酸(succinic acid)、仙人掌酮(6R-9,10-dihydroxy-4-megastigmen-3one)、(−)-丁香脂素-4-O-β-D-吡喃葡萄糖苷〔(−)-syringaresinol-4-O-β-D-glucopyranoside〕、(E)-阿魏酸甲酯(ferulic acid methyl ester)、D-酒石酸(D-tartaric acid)[1,2]。

【药理毒理】 1. 抗炎作用 新鲜仙人掌水煎液灌胃或腹腔给药 6 天,能明显抑制二甲基苯所致小白鼠耳郭肿胀;水煎液(5ml/kg)灌胃给药,对琼脂致大鼠足肿胀有明显抑制作用;水煎液(10ml/kg)灌胃给药 7 天,可明显降低棉球诱发小鼠肉芽组织增生的作用;灌胃给药 8 天,小白鼠腹腔毛细血管通透性降低[1]。本品联合湿润烧伤膏治疗化疗性静脉炎效果明显,优于 50% 硫酸镁湿敷[3]。2. 免疫调节作用 仙人掌水提液连续灌胃给药 7 天,对小白鼠腹腔巨噬细胞吞噬功能有明显促进作用。连续 7 天用仙人掌水煎液腹腔注射幼年小鼠,其胸腺重量明显减轻,提示有一定的免疫抑制作用。该品粗多糖灌胃,可增加正常小鼠胸腺及脾脏重量,提高单核吞噬细胞的吞噬能力[1]。3. 抗氧化作用 仙人掌水煎液体外能明显抑制由四氯化碳(CCl_4)所致小鼠和大鼠肝匀浆中丙二醛(MDA)的生成,灌胃给药亦能明显降低 CCl_4 所致肝损伤小鼠肝组织中 MDA 的含量[1]。本品多糖主要成分 ODP-Ⅰa 能抑制活性氧(H_2O_2)诱导的红细胞溶血和高铁血红蛋白的产生,提高 H_2O_2 氧化损伤红细胞中超氧化物歧化酶活性、谷胱甘肽过氧化物酶活性和降低 MDA 含量,且可抑制 H_2O_2 致膜蛋白巯基含量的降低和红细胞膜蛋白高分子聚合物的形成,提示化合物 ODP-Ⅰa 对活性氧引起的红细胞脂质过氧化损伤具有保护作用[4]。4. 降血糖作用 仙人掌酸水(0.75%)提取物腹腔注射,连续 6 天,能显著降低正常小白鼠和四氧嘧啶诱发糖尿病小鼠的血糖,且降血糖作用与剂量有关。经脱水处理而成的仙人掌粉能显著降低四氧嘧啶诱发糖尿病大鼠的血糖,降糖作用与给药剂量有关,高剂量亦能显著降低糖尿病大鼠 24 小时的尿量[1]。5. 降血脂作用 由仙人掌中提取的果胶按 1% 含量加入到 0.25% 胆固醇的饲料中喂饲豚鼠,可降低血中低密度脂蛋白(LDL)水平,肝中游离和结合的胆固醇分别降低 40% 和 85%[1]。6. 其他作用 仙人掌多糖可缓解大鼠大脑中动脉栓塞症状,具有一定的神经保护作用[5];本品与冰片合用外敷能够缓解肝癌疼痛[6];本品尚有抑菌[7]、抗溃疡和抗疲劳的作用[1]。7. 毒性研究:仙人掌粉给小鼠、大鼠灌胃的 LD_{30} 大于 10g/kg[8]。

【附注】 仙人掌味苦性寒,有较好的解毒消肿作用,其鲜品捣敷,用于治疗热毒壅盛之乳痈疮疡、痄腮、烫伤、蛇虫咬伤、冻伤(已溃烂者不适用)等。本品亦能行气活血、凉血止血,用于气滞血瘀及血热出血之证。另外,本品富含维生素 C、维生素 B_2 和钙、镁等微量元素,可作药用和保健食品。但外用有出现不良反应的报道,应值得注意[9]。

参 考 文 献

[1]《中华本草》编委会. 中华本草(苗族卷). 贵阳:贵州科学技术出版社,2005;215,216

[2] 王政,丘鹰昆. 仙人掌的化学成分研究. 中草药,2012,43(9):1688-1690

[3] 贺春英,王颖. 仙人掌联合湿润烧伤膏治疗化疗性静脉炎的效果观察. 延安大学学报,2012,10(2):39

[4] 赵龙岩,兰琦杰,曾富华,等. 仙人掌多糖主要成分对大鼠红细胞脂质过氧化损伤的影响. 时珍国医国药,2011,22(5):1078-1080

[5] 唐焜,谢小慧,陈志达,等. 仙人掌多糖对大鼠局灶性脑缺血的神经保护作用. 医药导报,2012,31(9):1109-1112

[6] 秦月影,禄保平. 仙人掌、冰片外敷治疗肝癌疼痛探析. 光明中医,2011,26(6):1121

[7] 缪晓平,邓开野. 仙人掌中抑菌活性成分的提取与分析. 河南工业大学学报,2010,3(6):58-61

[8] 夏丽英. 现代中药毒理学. 天津:天津科技翻译出版社公司,2005:115

[9] 李志勇. 中国少数民族有毒药物研究与应用. 北京:中央民族大学出版社,2011:247

（李　聪）

462. *Ormosia hosiei*（红豆）

【民族药名】　"稻秀"（苗族）

【来源】　豆科植物红豆树 *Ormosia hosiei* Hemsl. et Wils. 的种子。有小毒。10~11月种子成熟后（栽培后15~20年开花结果），打下果实,晒干至果荚开裂后筛出种子。

乔木,高5~9m。羽状复叶长8~10cm;小叶7~9,长卵形、矩圆状倒卵形至矩圆状倒披针形,长5~12cm,宽2.5~5cm,先端骤急尖,基部楔形或钝,无毛。圆锥花序顶生或腋生;萼钟状,密生黄棕色短柔毛,裂片短,几圆形;花冠白色或淡红色;子房无毛,有胚珠5~6个。荚果木质,扁平,圆形或椭圆形,长4~6.5cm,宽2.5~4cm,先端喙状,有种子1~2粒;种子红色,光亮,近圆形,长1.3~2cm,种脐长约8mm。花期4~5月,果期10~11月。

生于海拔200~900(1350)m的河旁、山坡、山谷林内。分布于陕西南部、甘肃东南部、江苏、安徽、浙江、江西、福建、湖北、重庆、贵州。

【药用经验】　苗族　理气止痛、清热凉血、利水渗湿、杀虫。用于心胃气痛、疝气疼痛、小便短赤、涩痛、无名肿毒、疔疮、烧烫伤（《中本草苗卷》）。

【药材鉴别】　性状　种子椭圆形或近圆形,长1.3~1.8cm,表面鲜红色或暗红色,有光泽,一侧有条状的种脐,长约8mm,种皮坚脆。子叶2枚,富油性。气微[1]。

【化学成分】　种子含 *N*-甲基金雀花碱（*N*-methylcytisine）、*N*-甲基四氢金雀花碱（*N*-methyltetrahydrocytisine）、红豆裂碱（ormosanine）、18-表红豆裂碱（18-epiormosanine）和黄花木碱（piptanthine）以及蛋白质[1]。

【附注】　同属植物秀叶红豆 *Ormosia nuda*（How）R. H. Chang et Q. W. Yao 的果实有小毒。苗族称为"倒秀",用于心胃气痛、膀胱热淋、小便短赤、淋漓涩痛、咳血、衄血、腹泻等（《民毒药研用》）。果实含 *N*-甲基金雀花碱（*N*-methylcytisine）、*N*-甲基四氢金雀花碱（*N*-methyltetrahydrocytisine）、红豆裂碱（ormosanine）、18-表红豆裂碱（18-epiormosanine）和黄花木碱（piptanthine）等成分[2]。

参 考 文 献

[1]《中华本草》编委会. 中华本草（第4册）. 上海:上海科学技术出版社,1999:580,581

[2] 李志勇. 中国少数民族有毒药物研究与应用. 北京:中央民族大学出版社,2011:247

（王雪芹　陈吉炎）

463. *Orostachys fimbriatus*（瓦松）

【民族药名】　"英空太深"（阿昌族）；"决不绕网"（德昂族）；"克秀巴"、"苦又巴"（藏族）。

【来源】　景天科植物瓦松 *Orostachys fimbriatus*（Turcz.）Berg. 的全草或地上部分。有小毒。夏季、秋季花开时采收，除去泥土杂质，晒干。

二年生草本；第一年生莲座叶，叶宽条形，渐尖；花茎高 10 ~ 40cm。基部叶早落，条形至倒披针形，与莲座叶的顶端都有一个半圆形软骨质的附属物，其边缘流苏状，中央有一长刺，叶长可达 5cm，宽可达 5mm，干后有暗赤色圆点。花序穗状，有时下部分枝，基部宽达 20cm，呈塔形；花梗长可达 1cm；萼片 5，狭卵形，长 1 ~ 3mm；花瓣 5，紫红色，披针形至矩圆形，长 5 ~ 6mm；雄蕊 10，与花瓣同长或稍短，花药紫色；心皮 5。蓇葖矩圆形，长约 5mm。花期 9 月。

生于屋顶瓦缝中或岩石上。分布于长江中下游各省及以北各省区。

【药用经验】　阿昌族　清热解毒、利湿消肿。用于便血、吐血，肝炎、热淋、湿疹（《德宏药录》）。德昂族　效用同阿昌族（《德宏药录》）。景颇族　效用同阿昌族（《德宏药录》）。藏族　用于淋病（《青藏药鉴》、《藏本草》）。瑶族　地上部分用于血痢、便血；外治疮口久不愈合（《湘蓝考》）。

【使用注意】　年老体弱、脾胃虚弱者忌服。

【中毒与解毒】　中毒时出现房室传导阻滞和室性期前收缩。解毒方法：立即停药，服生绿豆汤解毒，其他对症处理。

【药材鉴定】　性状　茎呈细长圆柱形，长 5 ~ 27cm，直径 2 ~ 6mm。表面灰棕色，具多数突起的残留叶基，有明显的纵棱线。叶多脱落、破碎或卷曲，灰绿色。圆锥花序穗状，小花白色或粉红色，花梗长约 5mm。体轻，质脆，易碎。气微，味酸。

显微特征　茎横切面：最外层为 1 列表皮细胞，长方形或近方形，外被角质层。皮层由数列薄壁细胞组成，有分泌细胞散在。维管束外韧型，形成层成环，木质部导管排列整齐。中央髓部较大，薄壁细胞常含红棕色物。

薄层色谱　取本品粉末 5g，加甲醇-25% 盐酸溶液（4∶1）混合溶液 50ml，加热回流 1 小时，滤过，滤液蒸至近干，残渣加水 20ml 使溶解，用乙酸乙酯振摇提取 2 次，每次 20ml，合并乙酸乙酯液，用水 10ml 洗涤，弃去水液，滤液挥干，残渣加甲醇 2ml 使溶解，作为供试品溶液。另取瓦松对照药材 2g，同法制成对照药材溶液。再取山柰素对照品，加甲醇制成每 1ml 含 0.5mg 的溶液，作为对照品溶液。吸取供试品溶液和对照药材溶液各 5μl、对照品溶液 2μl，分别点于同一用 1% 氢氧化钠溶液制备的硅胶 G 薄层板上，以甲苯—乙酸乙酯—甲酸（25∶20∶1）为展开剂，展开，取出，晾干，喷以 10% 三氯化铝乙醇溶液，置紫外光灯（365nm）下检视。供试品色谱中，在与对照药材色谱和对照品色谱相应的位置上，显相同颜色的荧光斑点。

【化学成分】　含 β-谷甾醇（β-sitosterol）、木栓酮（friedelin）、2,2-二甲基-色满环-6-羧酸（2,2-dimethylchroman-6-carboxylic acid）、对羟基苯甲酸（p-hydroxy benzoic acid）、3-羟基-4-甲氧基苯甲酸（3-hydroxy-4-methoxy benzoic acid）、没食子酸（gallic acid）、4-羟基-3,5-二甲氧基苯甲酸（4-hydroxy-3,5-dimethoxy benzoic acid）、山柰酚（kaempferol）、山柰酚-3-*O*-α-L-鼠李糖苷（kaempferol-3-*O*-α-L-rhamnoside）、山柰酚-7-*O*-α-L-鼠李糖苷（kaempferol-7-*O*-α-L-rhamnoside）、山柰酚-3-*O*-β-D-葡萄糖苷（kaempferol-3-*O*-β-D-glucoside）、山柰酚-7-*O*-β-D-葡萄糖苷（kaempferol-7-*O*-β-D-glucoside）、山柰酚-3-葡萄糖-7-鼠李糖苷（kaempferol-3-glucosyl-7-rhamnoside）、槲皮素（quercetin）、槲皮素-3-*O*-α-L-鼠李糖苷（quercetin-3-*O*-α-L-rhamnoside）、槲皮素-3-*O*-β-D-葡萄糖苷（quercetin-3-*O*-β-

D-glucoside）、2,7-脱水-β-D-阿卓庚酮吡喃糖（2,7-anhydro-β-D-altroheptulopyranoses），还含齐墩果酸（oleanolic acid）、胡萝卜苷（daucosterol）、草质素-8-*O*-α-D-来苏糖苷（herbacetin-8-*O*-α-D-lyxoside）、3,4-二羟基苯甲酸（3,4-dihydroxy benzoic acid）、尿嘧啶（uracil）[1,2]。

【药理毒理】 1. 心血管作用：瓦松的干燥全草制成浓度为 1g（生药）/ml 的水煎剂，对离体蟾蜍心，兔心房和在位兔心试验，均具有强心作用。对豚鼠心电图的影响与毒毛花苷 G（哇巴因）相似，表现为心率明显减慢，随着剂量的增加，逐渐出现 ST 段下移，T 波平坦或倒置。中毒时出现房性、室性早搏和室性心动过速等心律失常，并有不同程度的房室传导阻滞发生。其治疗宽度比毒毛花苷 G 为大。瓦松可使心衰家兔的颈动脉流量增加，说明该药可以改善衰竭心脏的排血功能[3]。 2. 抗菌作用：瓦松粗提物对革兰氏阳性菌和革兰氏阴性菌等临床菌株的抗菌试验，证实具有明显的抗菌效应[4,5]。 3. 抗癌作用：瓦松粗提物具有抗肿瘤活性，对动物移植性肿瘤抑制率为 35%～52%；临床观察 38 例经病理学诊断为宫颈癌，总有效率达 55.3%，有一个水溶性产物对 S_{180}、肝癌有肯定的抗肿瘤活性[6]。 4. 抗炎作用：瓦松栓是由单味瓦松经化学提取制成的中药栓剂，通过抗炎效应试验，证明对大鼠体内抗炎作用是肯定的[7]。

参 考 文 献

[1] 左春旭,仲英,姜岩青,等. 瓦松中黄酮类化合物的分离与鉴定. 中草药,1988,19(4):148
[2] 郑万金,仲英,孙敬勇,等. 瓦松的化学成分研究. 中草药,2009,40(6):859-861
[3] 安琨,郑万金,李海波,等. 瓦松的化学成分研究(Ⅱ). 食品与药品,2011,13(7):247,248
[4] 王化洲,刘晓娟. 瓦松甙的强心作用及其对血流动力学的影响. 中草药,1993,24(11):585
[5] 蔡玉英,张伟,韦兴光,等. 中药瓦松粗提物抗菌效应. 时珍国医国药,1999,12(12):885,886
[6] 周燚,刘属燕,邹丽芳,等. 几种野生植物提取物抑菌作用研究. 中国野生植物作物资源,2004,23(2):30-38
[7] 左春旭,李凤琴. 几种天然药物的研究与开发. 中草药,1996,27(9):202-205

（杨 琛 张 飞）

464. *Orostachys spinosus*（黄花瓦松）

【民族药名】 黄花瓦松（通称）。

【来源】 景天科植物黄花瓦松 *Orostachys spinosus*（L.）C. A. Mey.［*Cotyledon spinosa* L.；*Sedum spinosum*（L.）Thunb.］的全草。有大毒。夏季、秋季采收，用开水泡后晒干或鲜用。

二年生草本；第一年仅有莲座叶，密生叶，叶矩圆形，顶端有一个半圆形白色软骨质的边，中央有一长 2～4mm 的刺。花茎于第二年生出，长 10～30cm，基部密生叶。叶宽条形至倒披针形，长 1～3cm，宽 2～5mm，渐尖，顶端有软骨质的刺。花序顶生，穗状，狭长，长 5～20cm，花密生；萼片 5，卵形，长 2～3mm，锐渐尖；花瓣 5，绿黄色，矩圆形，长 5～7mm，渐尖；雄蕊 10，较花瓣稍长，花药黄色；心皮 5。蓇葖果椭圆状披针形，长 5～6mm，直立，基部狭。花期 7～8 月，果期 9 月。

生于山坡石上或戈壁滩上。分布于西藏、新疆、内蒙古、吉林等省区。

【药用经验】 朝鲜族 用于顽固性皮肤溃疡、痔疮（《图朝药》）。

【使用注意】 本品有毒，内服用量不宜过大，脾胃虚寒者慎服。

【药理毒理】 毒性：小鼠腹腔注射黄花瓦松流浸膏 50～100g（生药）/kg 可以致死，豚鼠腹腔注射 50g（生药）/kg 亦引起死亡。家兔静脉注射 20g（生药）/kg，可引起跌倒、呼吸加快、战栗,但0.5小时后即能立起而逐渐恢复。

（杨　琛）

465. *Osmunda japonica*（紫萁贯众）

【民族药名】　贯众(白族);"梭涡泚"(朝鲜族);"打俄勒给"(傈僳族);"窝汉嘎相"(苗族);"那日苏-额布斯"(蒙古族);"尼克服切"、"唔坝"(羌族);豆豉巴叶(土家族);"蔽子"(彝族)。

【来源】　紫萁科植物紫萁 *Osmunda japonica* Thunb. 的根茎及叶柄残基、幼叶上的绵毛。根茎及叶柄残基有小毒。春季、秋季采挖根茎,削去叶柄、须根,除净泥土,鲜用或晒干用。

株高 50～80cm。根茎短粗,叶簇生,直立,柄长 20～30cm,禾秆色,幼时被密绒毛,不久脱落;叶片为三角状广卵形,长 30～50cm,宽 25～40cm,顶部一回羽状,其下为二回羽状;羽片 3～5 对,对生,长圆形,长 15～25cm,基部宽 8～11cm,基部一对稍大,有柄(柄长 1～1.5cm),斜向上,奇数羽状;小羽片 5～9 对,长圆形或长圆披针形,对生或近对生,无柄,分离,长 4～7cm,宽 1.5～1.8cm,先端稍钝或急尖,向基部稍宽,圆形,或近截形,相距 1.5～2cm,向上部稍小,顶生的同形,有柄,基部往往有 1～2 片的合生圆裂片,或阔披形的短裂片,边缘有均匀的细锯齿;叶脉两面明显,二回分枝,小脉平行,叶纸质,成长后光滑无毛,干后为棕绿色。孢子叶同营养叶等高或稍高,羽片和小羽片均短缩,小羽片变成线形,长 1.5～2cm,沿中肋两侧背面密生孢子囊。孢子叶春季、夏季间抽出,深棕色,成熟后枯死。

生于林下或溪边酸性土上。为我国暖温带、亚热带最常见的一种蕨类。北起山东(崂山),南达两广,东自海边,西迄云、贵、川西,向北至秦岭南坡。

【药用经验】　白族　根茎:清热解毒,祛瘀,止血,杀虫。用于痢疾、崩漏、白带。幼叶上绵毛:外用治创伤出血(《民族药志四》)。朝鲜族　根茎及叶柄残基:清热解毒,止血。用于预防感冒、鼻衄头昏、崩漏带下、痢疾、脚气、湿疹、淋病、肠风便血等症(《民族药志四》)。傈僳族　根茎:用于绦虫病、钩虫病、腮腺炎、便血、外伤出血等;叶内服用于水肿、淋病、脚气病(《民族药志四》)。苗族　根茎及叶柄残基:清热解毒,凉血,止血,杀虫。用于流感、头痛、痄腮、各种出血症、虫积腹痛(《民族药志四》)。蒙古族　根茎及叶柄残基:清热解毒,愈伤。用于胃腹胀满、神志不清、视物昏花、狂犬病、希日病、外伤等(《民族药志四》)。羌族　叶柄:清热消肿。单味 5～10g 水煎服用于除瘟疫、消红肿(《民族药志四》)。土家族　根茎及叶柄残基:用于流行性感冒、流行性乙型脑炎、痢疾、子宫出血、吐血、衄血、肠风下血等症及预防麻疹(《民族药志四》)。彝族　根茎及叶柄残基:用于腹痛(有虫)、(心)气痛、伤风(《民族药志四》)。

【使用注意】　内服用量 3～15g,煎汤,或捣汁,或入丸、散;外用适量,鲜品捣敷,或研末调敷。脾胃虚寒者慎服。

【药材鉴定】　性状　根茎及叶柄残基整体略呈圆锥状、近纺锤形或圆柱形,稍弯曲,先端钝,下端较尖。长 10～20cm,直径 3～8cm。根茎上侧密被斜生的叶柄基部,下侧着生黑色而硬的须根。叶柄残基呈扁圆形,斜向上,长 4～6cm,直径 0.2～0.5cm,表面棕褐色,切断面可见一个"U"形的筋脉纹(维管束),常与皮部分开。质硬,不易折断,气微弱而特异,味淡、微涩。

显微特征　叶柄基部横切面:表皮黄色,多已脱落。下皮为 10 余列厚壁细胞组成的环带。内皮层明显。周韧维管束"U"形。木质部管胞聚成 8～11 群,成半环形排列,周围为韧皮部,韧皮部内有红棕色分泌细胞散在,"U"形维管束凹入侧有厚壁细胞数列。薄壁细胞含淀粉粒。

薄层色谱 取本品粉末3g,加含1%盐酸的稀乙醇50ml,加热回流1小时,放冷,滤过,滤液蒸干,残渣加水30ml使溶解,用乙酸乙酯振摇提取2次,每次20ml,合并乙酸乙酯液,用水洗至中性,蒸干,残渣加2~5ml乙酸乙酯使溶解,加入硅胶柱(160~200目,2g,内径1.8cm,干法装柱),以乙酸乙酯10ml洗脱,收集洗脱液,蒸干,残渣加甲醇1ml使溶解,作为供试品溶液。另取紫萁酮对照品,加甲醇制成每1ml含0.2mg的溶液,作为对照品溶液。吸取上述2种溶液各5μl,分别点于同一硅胶GF$_{254}$薄层板上,以石油醚(60~90℃)-乙酸乙酯-甲酸(6∶4∶0.1)为展开剂,展开,取出,晾干,置紫外光灯(254nm)下检视。供试品色谱在与对照品相应的位置上,显相同颜色的斑点。

【化学成分】 根茎含东北贯众素(dryocrassin)及多种内酯成分:紫萁内酯[(4R,5S)-osmundalactone]、5-羟基-2-己烯酸-4-内酯[(4R,5S)-5-hydroxy-2-hexen-4-olide]、5-羟基己酸-4-内酯[(4R,5S)-5-hydroxyhexan-4-olide]、3-羟基己酸-5-内酯[(3R,5S)-3-hydroxyhexan-5-olide][1,2]、葡萄糖基紫萁内酯(osmundalin)、二氢异葡萄糖基紫萁内酯(dihydroisoomundalin)、2-去氧-2-吡喃核糖内酯(2-deoxy-2-ribopyranolactone)[2];还含类花楸酸苷(parasorboside)、5-羟基-3-(β-D-吡喃葡萄糖氧基)己酸甲酯[methyl-(3S,5S)-5-hydroxy-3-(β-D-glucopyranoside)hexanoate]、麦芽酚-β-D吡喃葡萄糖苷(maltol-β-D-glucopyranoside)、5-羟甲基-2-糠醛(5-hydroxymethyl-2-furfural)、甘油(glycerin)[2]、琥珀酸(succinic acid)[1]、尖叶土杉甾酮(ponasterone)A、蜕皮甾酮(ecdysterone)、蜕皮素(ecdysone)[3]和多糖[2]

【药理毒理】 1.驱虫作用:紫萁贯众(根茎及叶柄基部)煎剂稀释到16%浓度时,体外对猪蛔虫头段有不同程度的抑制和松弛作用,50%~60%的煎剂对整体猪蛔虫作用2~6小时后,猪蛔虫的活动呈不同程度的抑制[4]。紫萁提取物对驱除人体肠蛲虫有较好疗效。2.抗病毒作用:1g/ml的紫萁贯众水提取液稀释320倍后能抵抗腺病毒3型(Ad$_3$)对培养的HeLa单层细胞的攻击,有较强抗Ad$_3$活性;能抵抗单纯疱疹病毒Ⅰ型对肝癌细胞(Hep-2细胞)的攻击[5]。3.凝血作用:给家兔口服紫萁水提取液11.1g/kg,每日1次,共4次,能缩短家兔凝血酶原时间[6]。100%紫萁煎剂能明显缩短兔的凝血时间[6]。紫萁提取物有显著抑制凝血的作用[2]。

【附注】 同属植物华南紫萁 *Osmunda vachellii* Hook. 的根茎及叶柄残基有小毒,在苗族作药用(称为"削欧"),用于痈疮初起(《桂药编》)。

参 考 文 献

[1] Numata A,Hokimoto K,Takemura T,et al. Plant constituents biologically active to insects. V;Antifeedants for the larvae of the yellow butterfly,Eurema hecabe mandarina,in Osmunda japoruica. Chem Pharm Bull,1984,32(7):2815-2820

[2] 《中华本草》编委会. 中华本草(第2册). 上海:上海科学技术出版社,1999:80

[3] 卫生部药品生物制品检定所,等. 中药鉴别手册(第一册). 北京:科学出版社,1972:312

[4] 南京药学院. 中草药(中册). 南京:江苏人民出版社,1976:52

[5] 楼之岑,秦波. 常用中药材品种整理和质量研究(北方编第二册). 北京:北京医科大学、中国协和医科大学联合出版社,1995:101

[6] 楼之岑,秦波. 常用中药材品种整理和质量研究(北方编第二册). 北京:北京医科大学、中国协和医科大学联合出版社,1995:104

（杨　琛　王璐瑶　万定荣）

466. *Oxytropis microphylla*（臭棘豆）

【民族药名】 "莪达夏"（藏族）。

【来源】 豆科植物臭棘豆（轮叶棘豆）*Oxytropis microphylla*（pall.）DC.（*Oxytropis chiliophylla* Royle ex Benth.）的全草。有小毒。7~9月采集全草,洗净,切段,晒干。

多年生草本,植株高4~20cm。地下根粗壮,直立,外皮暗褐色。叶近丛生,为羽状复叶,长3~7cm,小叶多而密,每3~6个小叶轮生,小叶片线叶、广椭圆形、椭圆形或窄卵形,长3~6mm,先端钝、基部圆,两面密被短柔毛及腺体,干时内卷。花葶自叶丛中抽出,较叶为高,密被卷曲柔毛,总状花序顶生,生花5~15朵;花萼管状,疏被黑色和白色绵毛及腺体;花冠蝶形,紫色或蓝紫色,旗瓣最长,龙骨瓣最短,顶端有一短喙。荚果长椭圆形,密被长柔毛和瘤状腺体。花期5~7月,果期6~8月。

生于海拔2800~5200m的山坡碎石地、山顶、山坡草地、河滩、湖盆地。分布于新疆及西藏南部。

【药用经验】 藏族 用于疫疠、中毒病、黄水病、便秘、炭疽;外敷用于疮疖肿痛(《部藏标》)还用于高热、喉炎、痢疾、疮伤(《藏标》)。用于疫疠病、脉热病、肺热咳喘;外用于黄水疮、痈疽肿毒、疮疡久溃不愈(《中国藏药》)。用于高热、喉炎、痢疾、气管病、出血、血病、便秘、中毒症、黄水病;外用于炭疽病、痈疖肿毒、刀伤、创伤、骨伤疼痛(《藏本草》)。

【化学成分】 全草含 azukisapogenol、(22E,24R)-24-甲基-5α-胆甾-7,22-二烯-3β,5α,6β-三醇[(22E,24R)-24-methyl-5α-cholesta-7,22-diene-3β,5α,6β-triol]、芹菜素(apigenin)、3′,4′-二甲氧基-槲皮素-3-*O*-β-D-半乳糖吡喃苷(3′,4′-dimethoxy-quercetin-3-*O*-β-D-galactopyranoside)、7,3′,4′-二甲氧基-槲皮素-3-*O*-α-L-鼠李糖吡喃基(1→2)-β-D-葡萄糖吡喃苷[7,3′,4′-trimethoxy-quercetin-3-*O*-α-L-rhamnopyranosyl(1→2)-β-D-glucopyranosid]、(2S,3S,4R)-N-[(R)-2′-羟基二十四烷醇基]-1,3,4-三羟基-2-氨基-十八-6-烯[(2S,3S,4R)-N-[(R)-2′-hydroxytetracosanoy1]-1,3,4-trihydroxy-2-amino-octadeca-6-ene]等[1]。

【药理毒理】 抗病毒等作用:轮叶棘豆中分离得到的部分化合物有抗 HBV、HSV-1 及抗口腔微生物活性研究[2]。

【附注】 藏族将同属植物镰荚棘豆（镰形棘豆）*Oxytropis falcate* Bunge. 和小叶棘豆 *Oxytropis microphylla*（Pall.）DC. 的全草与本种同等药用(《部藏标》《藏标》《青藏药鉴》《藏本草》)。全草均有毒。具祛痰、平喘、抗炎、增加离体心脏冠脉的灌流量、抑制心缩力、降低血压等作用。毒性表现主要为肠黏膜水肿、充血,上皮细胞脱落,炎细胞浸润,肝细胞灶性坏死,枯否氏细胞肥大,肝丙氨酸转氨酶可能有升高。心电图可能出现 T 波扁平或倒置,心律不齐。服药初期,动物出现不食、腹泻,以后症状自行消失[3]。

参 考 文 献

[1] 姚淑英,马云保,唐亚,等. 轮叶棘豆的化学成分研究. 中国中药杂志,2007,32(16):1660-1662

[2] 姚淑英. 轮叶棘豆、镰形棘豆、桑白皮化学成分及抗 HBV,HSV-1 生物活性研究. 中国科学院昆明植物研究所硕士学位论文,2007:37

[3] 李志勇. 中国少数民族有毒药物研究与应用. 北京:中央民族大学出版社,2011:365

（陈雨洁）

467. *Oxytropis glabra*（小花棘豆）

【民族药名】 "扫格图-额布斯"、"扫格图-奥日都扎"（蒙古族）；

【来源】 豆科植物小花棘豆 *Oxytropis glabra*（Lam.）DC. 的全草。有毒。夏季开花前采收，晒干或鲜用。

多年生草本。茎高 20~30cm 余，多分枝，直立或平铺，有疏毛。托叶矩圆状卵形，基部连合，与叶柄分离；小叶 9~13，矩圆形，长 7~18mm，宽 2~6mm，先端渐尖，有突尖，基部圆，上面无毛，下面有疏柔毛。花稀疏，排成腋生总状花序；总花梗长 5~9cm，通常较叶长；花萼筒状，长约 5mm，宽约 2mm，疏生长柔毛，萼齿条形；花冠紫色，长约 7mm，旗瓣倒卵形，顶端近截形，浅凹或具细尖，龙骨瓣长约 5mm，先端有喙。荚果下垂，长椭圆形，膨胀，长 1~1.7cm，宽 4~7mm，密生长柔毛。花期 6~9 月，果期 7~9 月。

生于山坡草地、河滩或盐土上。分布于山西、内蒙古、陕西、甘肃、青海、新疆、西藏等地。

【药用经验】 蒙古族 用于牙痛、关节疼痛、失眠、健忘、皮肤瘙痒（《蒙植药志》）。

【使用注意】 内服切勿过量，以免中毒[1]。

【药材鉴定】 性状 根长圆锥形，有分枝。羽状复叶，托叶三角形，顶端渐尖，基部与叶柄合生，有刚毛。小叶椭圆形，长 10~20mm，宽 2.5~6mm，先端钝，基部圆形，全缘，表面绿色或枯绿色，皱缩，质脆易碎。有的可见总状花序，或矩形荚果，长 15mm，宽 4mm，先端有弯曲的小喙。气微，味微苦[1]。

显微特征 叶：叶呈典型的背腹型叶。表皮被有单细胞长柔毛，表皮细胞 1 列，排列紧密，细胞外壁外突呈波浪状，角质层较厚。气孔器小、密度大，十字交叉型或不等型[2]。

【化学成分】 全草主要含生物碱和黄酮类化合物。生物碱类如苦马豆素（swainsonine）[3]、臭豆碱（anagyrine）、黄华碱（thermopsine）、N-甲基野靛碱（N-methylcytisine）、鹰爪豆碱（sparteine）、鹰靛叶碱（baptifoline）、腺嘌呤（adenine）、白藓碱（dictamnine）、脲基甲酸乙酯（ethyl allophanate）[4]、2-吡咯烷酮（2-pyrrolidinone）、五甲基哌啶（pempidine）、3-丁基吲哚里西啶（3-butylindolizidin）、9H-吡啶[3,4-B]-吲哚-1-羧酸（9H-pyrido[3,4-B]-indole-1-carboxylic acid）、5-甲基-1-丁基-2-吡唑啉（5-methyl-1-butyl-2-pyrazolin）、1-丁基-2,5-吡咯环烷（1-butyl-2,5-pyrrolidi-nedione）、1-乙酰基-9H-吡啶[3,4-B]并吲哚（1-acetyl-9H-pyrido[3,4-B]indol）、N-(2-苯乙基)-甲酰胺（N-(2-phenylethy1)-formamid）[5]等生物碱。且地上部分和地下部分主要生物碱成分的种类和含量略有不同，地下部分至少比地上部分多 2 种生物碱成分[6]。黄酮类成分如：山奈酚（kaempferol）、槲皮素（quercetin）、山奈酚-7-鼠李糖苷、山奈酚-葡萄糖苷和山奈酚-3-双葡萄糖苷[7]、3-O-[α-L-rhamnovyranosyl(1-6)-β-D-glucopyranosyl]-kaempferol[8]。此外，还含有 1,1,1,7,7,7-六氯-2,6-二羟基庚-4-酮（1,1,1,7,7,7-hexachloro-2,6-d-ihydroxyheptan-4-one）、2,2,2-三氯乙醛-乙基半缩醛（2,2,2-trichloroacetaldehyde hemiethylacet-al）、棕榈酸（palmitic acid）、胡萝卜苷醇（daucosterol）、正三十四烷（tetratriacontane）等[9]，尚含有多种氨基酸及钙、磷、钾等微量元素[10]。

【药理毒理】 1. 抗肿瘤作用：小花棘豆醇提取物对小鼠移植性 S180 腹水瘤细胞有明显抑制作用[11]。2. 镇痛、镇静和降压作用：小花棘豆根总碱对小鼠有较强的镇痛、镇静作用，对麻醉犬有降压作用，对离体兔心有短暂、轻微的抑制作用，对离体兔耳血管有收缩作用，对离体兔肠平滑肌有兴奋作用等[12]。3. 对氧自由基代谢的影响：小花棘豆总生物碱进入机体后，能引起氧自由基代谢系统紊乱，使机体主要组织器官的抗氧化酶系统活性下降，抗氧化能力降低，导致脂质过氧化损伤,进而损伤机体的主要组织器官,特别是对膜系统和中枢神经系统的损伤。氧自由基代谢机能紊乱是动物食用小花棘豆中毒的可能机制之一[13]。4. 对酶活性的影响:小花棘豆总碱能使小鼠肝脏和脑组织中谷胱甘肽过氧化物酶和超氧化物歧化酶活性显著降低,大脑和血浆中丙二醛量显著升高,肝微粒体 P450 酶受到严重损伤,参与氧化代谢的能力降低[13]。5. 毒性:全草有毒,牲口误吃后中毒。纯化的小花棘豆溶血毒素能通过影响线粒体,抑制并杀死培养的非洲罗猴胎肾细胞系细胞(MA-104)和绵羊胎肾细胞[14],并显著影响兔脑神经细胞线粒体的结构和功能[15],小白鼠腹腔注射有毒性反应表现。

参 考 文 献

[1]《中华本草》编委会. 中华本草(第4册). 上海:上海科学技术出版社,1999,584,585

[2] 章英才,张晋宁. 小花棘豆叶解剖结构的研究. 宁夏农学院学报,2001,22(1):36-38

[3] 葛鹏斌,赵宝玉,童德文,等. 小花棘豆中苦马豆素的提取分离与结构鉴定. 中国农学通报,2003,19(1):1-4

[4] 于荣敏,李铣,宋丽艳,等. 小花棘豆毒性生物碱的研究. 中国中药杂志,1991,16(3):160-163

[5] 王占新,路浩,赵宝玉,等. 小花棘豆生物碱薄层色谱分析及 GC-MS 检测. 西北农业学报,2010,19(4):42-46

[6] 范伟全,刘永刚,张宏桂,等. 毒草小花棘豆的地下与地上部分生物碱成分对比分析. 内蒙古民族大学学报(自然科学版),2007,22(5):538-542

[7] 于荣敏,李铣,朱廷儒. 小花棘豆中黄酮醇和黄酮醇苷的分离鉴定. 中国中药杂志,1989,11(8):34-36

[8] Yu Rongmin,Li Xian,Zhu Tingru. 2D-NMR spectroscopic studies of flavonoid from *Axytropis glabra*. 波谱学杂志,1991,8(1):99-105

[9] 于荣敏,李铣,朱廷儒. 小花棘豆毒性成分的研究. 沈阳药学院学报,1991,8(2):113-116

[10] 王帅,胡建军,阿力木别克,等. 南疆地区小花棘豆的营养成分分析. 草业科学,2010,27(5):136-139

[11] 潘和平,卢建雄,阎萍. 棘豆植物的毒性研究及利用. 中兽医医药杂志,2003(4):42,43

[12] 刘斌. 中国棘豆属药用植物及其现代研究. 中国野生植物资源,1997,l6(2):15-18

[13] 李培锋,赵树臣,杨保收,等. 小花棘豆总生物碱对小鼠氧自由基的影响. 动物医学进展,2005,26(9):93-95

[14] 许键,沙依拉,喻梅辉. 小花棘豆(*Oxytropis glabra* DC.)溶血毒素对培养细胞的影响初探. 新疆农业大学学报,1999,22(3):185-188

[15] 许键,郑世昌,喻梅辉. 小花棘豆溶血毒素对兔脑神经细胞线粒体的影响. 八一农学院学报,1990,13(4):37-41

(陈雨洁)

468. *Pachyrhizus erosus*(凉薯)

【民族药名】　地瓜、凉薯(块根通称);"摘麻嗨东"(傣族);"阿柱地罗卜"、"嘎纽窝榜答"、"本斗攀"、钩葛薯(苗族);"葛薯亚"(仫佬族)。

【来源】　豆科植物豆薯(地瓜)*Pachyrhizus erosus*(L.)Urban. 的块根、种子。种子有大毒。粗壮、缠绕、草质藤木,稍有毛;根块状纺锤形或扁球形,肉质。小叶3,顶生小叶菱形,长3.5~13cm,中部以上呈不规则的浅裂,两面有疏毛,侧生小叶斜卵形。总状花序疏散,长15~30cm;花梗有黄色柔毛;萼钟状,萼齿4,上面1个宽卵形,下面3个卵形,均有黄色短毛;花冠紫堇色,长约2.3cm,旗瓣近基部处有一黄绿色斑块及2个附属物;子房密生黄色长硬毛,花长,旋卷。荚果条形,稍膨胀,长7~13cm,扁平,有毛,种子间缢缩;种子黄褐色。花果期7~11月。

我国南方各省区有栽培。

【药用经验】　白族　块根及种子:用于慢性酒精中毒(《大理资志》)。傣族　种子:用于湿疹瘙痒、疥疮溃烂(《傣药志》)。苗族　种子:杀虫。用于疥疮、头癣(《苗医药》)。种子:用于小儿烂头癣、湿疹(《桂药编》)。仫佬族　根:用于淋巴结核(《桂药编》)。

【使用注意】 一般外用研末调敷，忌内服。多用于杀虫[1]。

【中毒与解毒】 种子中毒后的潜伏期短者数分钟，长者 4～10 小时，首发症状为头昏、口腔黏膜麻木、腹痛腹泻、恶心呕吐、烦躁不安、全身软弱无力、站立不稳、四肢发麻、肌肉松弛等。严重者出现发热、抽搐、体温下降、尿失禁、皮肤苍白、口干、四肢冰冷、昏迷、休克、血压下降或测不到、呼吸困难、双吸气、瞳孔散大、对光反射消失。神经系统损害可引起呼吸中枢兴奋和惊厥，继而呼吸和血管运动中枢麻痹、呼吸减慢、心率减慢、肌肉震颤、痉挛、窒息，重者因呼吸中枢麻痹而死于呼吸衰竭。解救方法：(1) 催吐、洗胃、导泻，如已出现休克，应先行抢救。(2) 及时应用有针对性的治疗措施如给予亚甲蓝、硫代硫酸钠及相关综合治疗方案。(3) 早期足量应用纳洛酮，对种子中毒致昏迷、呼吸抑制有一定作用。(4) 静脉输入 5% 葡萄糖盐水或 10% 葡萄糖水。(5) 肌内注射或皮下注射新斯的明，或静脉注射氯化腾喜龙，可使呼吸道分泌物增多。但拟胆碱药的使用尚有争议，待研究，慎用。(6) 呼吸机机械辅助通气是治疗中毒所致呼吸衰竭的有效手段[2~5]。

【药材鉴定】 性状　块根呈纺锤形或扁球形，有的凹陷呈瓣状，长 5～20cm，直径可达 20cm，表面黄白色或棕褐色，肥厚肉质，鲜时外皮易撕去，内面白色，水分较多，干品粉白色，粉性足。气微，味甘。种子近方形而扁，直径约 6mm，表面棕色至深棕色，有光泽[6]。

【化学成分】 块根含豆薯皂苷元 A（pachy sapogenin A）、豆薯皂苷元 B（pachy sapogenin B）、豆薯黄酮[7]。种子含凉薯素（erosnin）、鱼藤酮（rotenone）、凉薯酮（erosone）、豆薯素（pachyrhizin）、异毛鱼藤酮（isoelliptone）、豆薯酮（pachyrhizone）、去甲氧基豆薯酮、扁豆酮（dolineone）、12α-羟基扁豆酮（12α-hydroxydolineone）、12α-羟基豆薯酮（12α-hydroxypachyrhizone）、豆薯内酯、地瓜内酯、豆薯苷[1,6,7]。种子还有 pachyrin I 和 pachyrin II、YBG1、YBG2、α-淀粉酶等蛋白质类[8~10]、脂类以及 Fe、Cu 等[11]。

【药理毒理】 1. 抗肿瘤作用：种子的氯仿提取物对 P388 淋巴白血病细胞具有显著的细胞毒活性，从中分离得到 9 个异黄酮成分，其中鱼藤酮对鼻咽癌 KB 细胞有很强活性，对 KB-Ⅵ 也有很强的作用[6]。种子乙酸乙酯和正丁醇提取物对 KB 细胞有一定抑制作用。2. 毒性：种子所含鱼藤酮是神经毒，误食可致死。种子正丁醇提取物和石油醚提取物的毒性较大，水溶性提取物的毒性较小[12]。鱼藤酮对中枢神经，特别是对延脑呼吸中枢及血管运动中枢有毒害作用，大剂量直接作用于心脏使心跳变慢[13]。鱼藤酮和豆薯酮可使昆虫的心脏和呼吸系统受到毒害，可作杀虫剂，

参 考 文 献

[1] 朱亚峰. 中药中成药解毒手册. 第 3 版. 北京：人民军医出版社,2009:373-375
[2] 刘劲松. 凉薯种籽中毒的临床特点及预后. 健康大视野（医学分册）,2005,3:78,79
[3] 袁平根. 凉薯子中毒致呼吸衰竭、昏迷抢救成功 1 例报道. 江西医药,2010,45(4):338,339
[4] 刘兰英、王大容. 急性豆薯子中毒一例抢救体会. 遵义医学院学报,2007,30(3):397,398
[5] 刘劲松. 应用美蓝等抢救凉薯种籽中毒的体会. 健康大视野（医学分册）,2005,4:64
[6]《中华本草》编委会. 中华本草（第 4 册）. 上海：上海科学技术出版社,2004:588,589
[7] 谢宗万. 全国中草药汇编（下册）. 第 2 版. 北京：人民卫生出版社,2000:776
[8] 郝冰,林玉娟,叶晓明,等. 豆薯种子中两种蛋白质的分离纯化及其性质研究. 生物化学杂志,1996,12(5):578-582
[9] Stamford T L,Stamford N P,Coelho L C,et al. Production and characterization of a thermostable alpha-amylase from Nocardiopsis sp. endophyte of yam bean. Bioresour Technol,2001,76(2):137-141
[10] Gomes A V,Sirju-Charran G,Barnes J A. Major proteins of yam bean tubers. Phytochemistry,1997,6(2):185-193
[11] Santos A C,Cavalcanti M S,Coelho L C. Chemical composition and nutritional potential of yam bean seeds（*Pachyrhizus erosus*

L. urban). Plant Foods Hum Nutr,1996,49(1):35-41

[12] 唐祖年,龚受基,戴支凯,等.凉薯种子提取物急性毒性和对 KB 细胞抑制作用的初步研究.食品科学,2008,29(7):435-437

[13] 田华咏.中国民族药炮制集成.北京:中医古籍出版社,2000:373

（陈雨洁）

469. *Pachysandra axillaris*（金丝矮陀陀）

【民族药名】　"千年矮"（阿昌族）;"刀格巴"（德昂族）。

【来源】　黄杨科植物板凳果 *Pachysandra axillaris* Franch. 的全株。有小毒。全年均可采,洗净,切段,阴干或晒干。

常绿半灌木,匍匐斜升,高 20 ~ 40cm。根茎长。单叶互生,有柄;叶片长椭圆形或卵状披针形,长 5 ~ 8cm,宽 3 ~ 5cm,先端尖,基部宽楔形至圆形,边缘有粗齿,基部有明显的 3 条脉。花成短缩的穗状花序,腋生,淡黄绿色,单性同株,雌花生花序下部,雄花生花序上部;萼片 4,覆瓦状排列或在雌花中多于 4 片;无花瓣;雄蕊 4 个,与萼片对生,花丝厚,突出;花柱 2 ~ 3。蒴果近球形,顶部有 2 ~ 3 个长尖,黑紫色。花期 2 ~ 5 月,果期 9 ~ 10 月。

生于海拔 1800 ~ 2500m 的岩脚、沟边、林下或灌丛中湿润处。分布于中国台湾、广西、四川、贵州、云南等地。

【药用经验】　阿昌族　用于风湿关节痛、肢体麻木、跌打损伤（《德宏药录》）。德昂族　效用同阿昌族（《德宏药录》）。景颇族　效用同阿昌族（《德宏药录》）。用于风湿关节痛、肢体麻木、跌打损伤（《大理资志》）。

【使用注意】　3 ~ 9g 煎汤或浸酒内服。孕妇慎服。忌与豆类同服[1]。

【药材鉴定】　性状　茎枝呈圆柱形,上被极匀细的短柔毛。叶多皱缩,纸质,形状不一,完整叶或为卵形、椭圆状卵形,较阔,基部浅心形、截形,或为长圆形、卵状长圆形,较狭,基部圆形,一般长 5 ~ 8cm,宽 3 ~ 5cm,先端急尖,中脉在叶面平坦,叶背凸出,叶背有极细的乳头,密被匀细的短柔毛;叶柄长 2 ~ 4cm,具细短柔毛。气微,味苦、微辛。

【化学成分】　全株含异螺旋富贵草碱（isospiropachysine）、螺旋富贵草碱（spiropachysine）A-B、矮陀陀胺碱（pachyaximine）A-B、矮陀陀碱（axillarine）A ~ F、富贵草碱（pachyamine）G-H、矮陀陀酯碱 A（pachysanaximine A）、矮陀陀酰胺碱 A（axillaridine A）、矮陀陀苷（pachyaxioside）A-B、粉蕊黄杨胺（pachysamine）A-B 及 G-H、表富贵草碱 B（epipachysamine B）[1,2]。

【附注】　《中华本草》金丝矮陀陀项下还收载了光叶板凳果 *Pachysandra axillaris* Franch. var. *glaberrima*（Hand. -Mazz.）C. Y. Wu. 的全株。其茎、叶和叶柄均无毛[1]。

参 考 文 献

[1]《中华本草》编委会.中华本草(第5册).上海:上海科学技术出版社,1999:222,223

[2] 邱明华,聂瑞麟,李忠荣,等.金丝矮陀陀植物中甾体生物碱的分离与化学结构.有机化学,1990,10:41-43

（陈雨洁）

470. *Panicum miliaceum*（黍）

【民族药名】　"黍米"（蒙古族）。

【来源】 为禾本科植物稷 *Panicum miliaceum* 的根、茎、种仁（黍米）。根、茎有小毒。秋季采收，鲜用或晒干用。

一年生草本。秆直立，单生或少数丛生，高 60~120cm。叶片条状披针形，宽达 1.5cm。圆锥花序开展或较紧密，成熟后下垂，长约 30cm；小穗长 4~5mm，含 2 小花，仅第二小花结实；第一颖长为小穗 1/2~2/3，具 5~7 脉，先端尖或锥尖；第二颖与小穗等长，大都具 11 脉；第一外稃大都具 13 脉；第二外稃革质，成熟后呈乳白色或褐色，边缘卷抱内稃。花果期 7~10 月。

我国西北、华北、西南、东北、华南以及华东等地山区都有栽培，新疆偶见有野生状的。

【药用经验】 蒙古族 黍米：用于痢疾、心烦口渴、呕吐嗝逆；外用于烫伤。茎、根：用于小便不利、水肿喘满、妊娠尿血（《蒙植药志》）。

【使用注意】 黍米无毒，不宜多食。根、茎有小毒[1]。

【化学成分】 去壳黍米含粗纤维（crude fiber）0.25%，粗蛋白（crude protein）15.86%，淀粉（starch）59.65%，含油 5.07%。油中饱和脂肪酸主要为棕榈酸（palmitic acid）、二十四烷酸（carnaubic acid）、十七烷酸（daturie acid）；不饱和脂肪酸主要有油酸（oleic acid）、亚油酸（1inoleic acid）、异亚油酸（isolinoleic acid）等。蛋白质主要有清蛋白（albumin）、球蛋白（globulin）、谷蛋白（glutelin）、醇溶谷蛋白（prolamine）等。黍米还含黍素（miliacin）、鞣质（tannin）及肌醇六磷酸（phytate）等[2]。

【药理毒理】 1. 对消化酶的影响：黍米提取物可抑制人胰淀粉酶的活性。黍种子提取物可抑制人、牛、豚鼠、大鼠和狗的 α-淀粉酶，但对猫、兔、鸡、马和猪的 α-淀粉酶无影响。2. 其他作用：含 21.1% 黍蛋白的饮食饲养的大鼠，其血浆总胆固醇和高密度脂蛋白水平高于大豆蛋白组。肝脏中胆固醇、三酰甘油水平和血浆三酰甘油水平不受影响[1]。

参 考 文 献

[1] 蔡光先. 湖南药物志（第 7 卷）. 长沙：湖南科学技术出版社，2004：4741
[2]《中华本草》编委会. 中华本草（第 8 册）. 上海：上海科学技术出版社，1999：384-386

（王雪芹　陈吉炎）

471. *Papaver nudicaule*（野罂粟）

【民族药名】 "哲日利格-阿木"、"浩日根-札萨嘎"、"希日-札敏"（蒙古族）；"美多赛尔庆"（藏族）。

【来源】 罂粟科植物野罂粟 *Papaver nudicaule* L.（*Papaver nudicaule* L. var. *chinense* Fedde）的果实、花。全草有毒，花、果实毒性较大。秋季果实成熟时采收，晒干备用，花于开放时采收。

多年生草本，高 20~60cm，具白色乳汁。茎极缩短。叶多达 10 余个，均基生，长 7~20cm，有长柄；叶片轮廓卵形至披针形，长 3~8cm，羽状浅裂、深裂或全裂，裂片 2~4 对，全缘或再次羽状浅裂或深裂，小裂片狭卵形、披针形或长圆形，两面密被疏生微硬毛；叶柄长（1）5~12cm。花葶 1 枚至数枚，密被或疏生斜展的刚毛；花单一顶生，稍下垂；萼片 2，早落；花瓣 4，黄色或橘黄色，稀红色，宽楔形或倒卵形，基部具短爪；雄蕊多数，长 1.2~1.6cm，花药矩圆形，长约 2mm；子房倒卵形，密被倒贴的刚毛，柱头辐射状。蒴果狭倒卵形、倒卵形、倒卵状长圆形，长约 1.5cm，孔裂。花果期 5~9 月。

生于海拔 580~3500m 的林下、林缘、山坡或沟边草地。分布于黑龙江、内蒙古、河北、山西、陕西、宁夏、新疆等地,许多省区有栽培。

【药用经验】　蒙古族　果实:用于神经性头痛、偏头痛、胸胁作痛、泻痢、胃痛、咳嗽、喘息、遗精、痛经、白带、脱肛(《蒙药》)。藏族　花:用于头伤、筋脉病(《中国藏药》)。

【使用注意】　本品有毒,不可多服,内服煎汤用量3～6g[1]。

【中毒与解毒】　服用过量可出现头昏、耳鸣、皮肤出疹、瘙痒、青紫等毒性反应[2]。中毒后使心脏麻痹及呕吐、昏迷[1]。

【化学成分】　全草主要含生物碱类成分:黑龙辛甲醚(amurensinine)、黑水罂粟菲酮碱(amurine)、二氢黑水罂粟菲酮碱(amurinine)、黑水罂粟螺酚碱(amuroline)、黄连碱(coptisine)、黑水罂粟菲酚碱(nudaurine,amurinol Ⅰ)、瑞芙热米定(reframidine)、野罂粟碱(nudicauline)、野罂粟醇(nudicaulonol)等。果实含黑龙辛碱及黑龙辛(amurensine)、刺罂粟碱(stylopine)、海罂粟胺(glucamine)、丽春花宁(rhoeagenine)、丽春花定(rhoeadine)、乙基丽春花宁(ethylrhoeagenine)和瑞芙热胺(vefractamine)、白屈菜碱(chelidonine)、5-羟基-2-羟甲基吡啶(5-hydroxy-2-hydroxy-methypyridine)、姆拉明碱(muramine,即cryptopalmatine)等。果壳含有隐掌叶防己碱(cryptopalmatine)。叶含氰苷类。花含含氮的色素——野罂粟素(nudicaulin)[1~9]。

【药理毒理】　1. 止咳平喘作用:野罂粟蒴果水煎剂、总生物碱对小鼠氨水引起的咳嗽和刺激猫的喉上神经引起的咳嗽都有显著抑制作用,且呈良好的量效关系[10,11]。总生物碱对豚鼠离体气管平滑肌白三烯B_4(LTB_4)的合成具有抑制作用[12]。2. 镇痛作用:总生物碱对于小鼠热板法、大鼠4%盐水法、大鼠压尾法、犬压耳法、猴钾离子导入法、小鼠扭体法及电刺激小鼠鼠尾所致疼痛均有明显镇痛作用,并且表现出良好的剂量相关性[13]。野罂粟碱和野罂粟醇单体是镇痛的最有效成分[14,15]。野罂粟碱单体Nu对福尔马林致痛反应的第Ⅱ时相疼痛反应有显著的抑制作用;高剂量对第Ⅰ时相疼痛反应也有一定的抑制作用;其镇痛作用不被纳洛酮所拮抗[16]。野罂粟碱能够明显减少酒石酸锑钾(ip)引起的小鼠扭体反应次数、提高55℃热板法小鼠疼痛反应的阈值,降低小鼠福尔马林实验疼痛反应积分[17]。总生物碱发挥外周镇痛作用的主要机制可能是其抑制PGs的合成,且其镇痛作用与减少脑组织NO生成有关,同时被Ca^{2+}所影响[18]。3. 对心血管的作用:总生物碱能浓度依赖性地减慢心率,抑制心肌收缩力,具有一定的钙拮抗作用[19]。4. 胃肠道作用:水煎剂对家兔的肠管蠕动有明显的抑制作用[2];对番泻叶致泻小鼠具有止泻作用,能抑制正常小鼠小肠推进率,对小鼠离体小肠自主运动具有抑制作用[20]。5. 抗过敏作用:野罂粟总生物碱对肺组织过敏介质(SRS-A)及卵蛋白引起的过敏反应有显著的拮抗作用[21]。6. 毒性:全草水煎剂对小白鼠腹腔给药的半数致死量LD_{50}为(15.85±0.08)g/kg[2]。野罂粟总生物碱及提取物各浓度组与人外周血淋巴细胞姐妹染色单位互换(SCE)、微核率之间虽存在着明显的剂量效应关系[22,23]。7. 镇痛作用:野罂粟生物碱(91～94)具有较强的镇痛作用,其作用特点不同于吗啡,且对麻醉犬呼吸中枢无抑制作用,特别是无致机体依赖性作用[24,25]。

参 考 文 献

[1]《中华本草》编委会. 中华本草(第3册). 上海:上海科学技术出版社,1999:663,664

[2]谢宗万. 全国中草药汇编(下册). 第2版. 北京:人民卫生出版社,2000:561

[3]康少文. 野罂粟生物碱的提取分离. 中草药通讯,1979,10(11):21,22

[4]康少文. 野罂粟有效成分的研究(第1报). 中草药,1979,10(12):8-10

[5]康少文. 野罂粟有效成分的研究(第2报). 中草药,1980,11(11):481,482

[6]康少文. 野罂粟有效成分的研究(第3报). 中草药,1980,11(01):15

［7］ 张沿军,潘海峰,于永芳,等.野罂粟硕果化学成分的研究（Ⅰ）.中草药,1997,28(1):7-10

［8］ 张沿军,李锦,康少文,等.野罂粟硕果化学成分的研究（Ⅱ）.中草药,1998,29(5):296-298

［9］ 张沿军,潘海峰,陈四平,等.野罂粟硕果中微量生物碱的研究.中国中药杂志,1997,22(9):550,551

［10］ 佟继铭,符景春,高巍,等.野罂粟总生物碱止咳平喘作用实验研究.承德医学院学报,1998,15(1):6-8

［11］ 佟继铭,符景春,苏桂兰,等.野罂粟止咳平喘作用的研究.中国民族民间医药杂志,1997(27):32-34

［12］ 张海娟,张士贤,程桂芳.野罂粟总生物碱及其单体的抗白三烯类作用.中国民族民间医药杂志,1998,3(5):34-36

［13］ 佟继铭,佟悦,符景春.野罂粟总生物碱镇痛作用实验观察研究.中国民族民间医药杂志,1998(32):31-33

［14］ 李锦,张沿军,张海娟,等.91041和9104Ⅵ的镇痛作用.新药研究基金会报,1994(4):135-138

［15］ 刘永平,佟继铭.野罂粟碱镇痛作用及其机制研究.中国临床康复,2005,9(24):238,239

［16］ 佟继铭,李兰芳,宋成军.野罂粟碱对福尔马林致痛反应的镇痛作用及其机制.中草药,2004,35(9):1027-1030

［17］ 刘永平.野罂粟碱镇痛作用研究.时珍国医国药,2005,16(3):197,198

［18］ 杨宇杰,刘豫安,王春民,等.野罂粟总生物碱镇痛作用与中枢去甲肾上腺素能系统的关系.中草药,2006,37(3):412-415

［19］ 金宏伟,郝希俊,王瑞婷,等.野罂粟总生物碱对离体心脏的作用.西北药学杂志,1997,(12):25,26

［20］ 刘朝晖,佟继铭,崔箭,等.野罂粟全草水煎剂止泻作用的实验研究.四川中医,2006,24(3):36,37

［21］ 刘玉玲,佟继铭,陈光晖.野罂粟总碱抗过敏实验研究.时珍国医国药,2005,16(3):207,208

［22］ 肖桂芝,刘朝晖,王栋.野罂粟总生物碱及其提取物对人淋巴细胞的遗传毒理作用.中医药学报,2002,30(3):53,54

［23］ 王旭英,朱道玉.野罂粟全草提取物对人外周血淋巴细胞微核率的影响.辽宁大学学报（自然科学版）,2005,32(3):236,237

［24］ 李锦,张海娟,杨鹤松,等.野罂粟碱镇痛作用及其它中枢抑制作用.新药研究基金会报,1992,2:115-118

［25］ 李锦,张海娟,杨鹤松,等.野罂粟碱对小鼠、大鼠和猴的躯体依赖性作用.新药研究基金会报,1992,2:119-121

（陈雨洁）

472. *Papaver rhoeas*（虞美人）

【民族药名】 "加曼"（藏药）

【来源】 罂粟科植物虞美人 *Papaver rhoeas* L. 的花或全草。全草有毒,果实有大毒。4~6月花开时采收,晒干。

一年生草本。茎高30~80cm,分枝,有伸展的糙毛。叶互生,羽状深裂,裂片披针形或条状披针形,顶端急尖,边缘生粗锯齿,两面有糙毛。花蕾卵球形,有长梗,未开放时下垂;萼片绿色,椭圆形,长约1.8cm,花开后即脱落;花瓣4,紫红色,基部常具深紫色斑,宽倒卵形或近圆形,长约3.5cm;雄蕊多数,花丝深红紫色,花药黄色;雌蕊倒卵球形,长约1cm,柱头辐射状。花果期3~8月。

我国庭园有栽培。

【药用经验】 藏族 润色,补元气,镇咳,镇痛,止泻。全草:用于咳嗽、腹痛、痢疾、丹毒、皮炎[1]。花:用于血瘀疼痛、热邪妄动所致的上身烦痛（《中国藏药》）。

【使用注意】 本品有毒,服用不当可引起中毒,咳嗽或泻痢初起忌服。花用量1.5~3g,全草用量3~6g。不可过量服[2]。

【中毒与解毒】 中毒反应有头痛、头晕、恶心、呕吐、便秘、尿急而又排尿困难、出汗、胆绞痛等,最危险者为呼吸抑制,甚至死亡。一般处理为洗胃,导泻,补液。呼吸抑制时用阿托品或梗菜碱等兴奋呼吸,必要时用盐酸丙烯吗啡等以消除植物中存在的吗啡类成分引起的呼吸和循环的抑制,升高血压,防止循环衰竭和昏迷。惊厥时服用苯巴比妥钠或安定等镇静剂[3]。

【药材鉴定】 性状 茎高30~90cm,全株密生粗毛。茎直立,疏分枝。叶互生,羽状中裂或全裂,少有全缘,裂片线状披针形,锐尖头,有齿牙边缘。花直径 5cm 以上,生于枝的顶端,未开放时花蕾下向;萼片 2,外面生粗毛。绿色白边,成椭圆形船状,花开时即脱落;花瓣 4,略成圆形或广圆形,有光泽,长 3~4cm,全缘,有时有圆齿或深切裂,花色有赭红色、深紫色、猩红色等,少有白色或淡红色,边缘有时有深色斑点,相对的 2 瓣较其他 2 瓣稍大;雄蕊多数;子房倒卵形,长 1.3cm,柱头呈放射状。蒴果长约 1cm 以上[2]。

【化学成分】　全草含黄连碱(coptisine)、四氢黄连碱(tetrahydrocoptisine)、丽春花定碱(rhoeadine)、丽春花宁碱(rhoeagenine)、异丽春花定碱(isorhoeadine)、原阿片碱(protopine)、粉绿罂碱(glaudine)、白屈菜红碱(chelerythrine)、血根碱(sanguinarine)、蒂巴因(thebaine)、罂粟红碱(papaverrubine)A~E、左旋四氢表小檗碱(sinactine)。花中含有花青素(anthocyaniden)、矢车菊素(cyanidin)、对羟基苯甲酸(p-hydroxybenzoicacid)、袂康蹄纹天竺苷(mecopelargonin)、袂康酸(meconicacid)、丽春花定碱、丽春花宁碱、原阿片碱、蒂巴因、黄连碱。种皮含吗啡(morphine)、那可汀(narcotine)、蒂巴因。种子含脂肪油,主要有亚麻酸、油酸、亚油酸[4]。

【药理毒理】　1. 降低眼压及对瞳孔的作用:全草所含丽春花定碱能降低眼压、散瞳。吗啡具有显著的缩瞳作用。2. 兴奋呼吸作用:丽春花定碱能轻度兴奋呼吸[5]。3. 呼吸抑制与镇咳作用:吗啡对呼吸中枢有高度选择性抑制作用,在低于镇痛的剂量时,对呼吸已有抑制。在吗啡的作用下,颈动脉体的化学感受器反应性提高,这是呼吸抑制造成缺氧的结果。吗啡的止咳作用也很强,主要由于对咳嗽中枢的抑制。4. 抗肿瘤作用:种子中多糖类对吉田肉瘤细胞的最小有效量在 20mg/kg 以下,在动物的体内试验中,对吉田肉瘤、艾氏腹水癌也有作用,并能延长动物寿命。5. 镇痛作用:种子所含吗啡有显著的镇痛作用,并有高度选择性,镇痛时患者意识不受影响,其他感觉亦存在。对持续性疼痛(慢性痛)效力胜过其对间断性的锐痛。如增加剂量对锐痛亦有效。6. 催眠作用:种皮中吗啡有催眠作用,但睡眠浅而易醒,不能视为真正的催眠药。7. 对心血管系统的作用:可发生体位性低血压。吗啡有舒张外周小血管及释放组织胺的作用。那可汀也能抑制平滑肌及心肌,但在止咳剂量时,这些作用并不出现。8. 对消化道作用:吗啡可致便秘,主要由于胃肠道及其括约肌张力提高,加上消化液分泌减少和便意迟钝,因而使胃肠道内容物向前推进的运动大大延缓。9. 其他作用:反复应用吗啡后可产生耐受性,但只有中枢抑制作用有耐受性,如镇痛、催眠、抑制呼吸等,其兴奋作用以及其对瞳孔、平滑肌等作用则无耐受性[2]。

参 考 文 献

[1] 杜品. 西藏高原甘南藏药植物志. 兰州:甘肃科学技术出版社,2006:307
[2] 南京中医药大学. 中药大辞典(上册). 上海:上海科学技术出版社,2006:1546,1547
[3] 王通洲,朱山寅. 罂粟壳与丽春花果实的鉴别. 中药材,1998,21(1):14,15
[4] 《中华本草》编委会. 中华本草(第3册). 上海:上海科学技术出版社,1999:666
[5] 陈冀胜,郑硕. 中国有毒植物. 北京:科学出版社,1987:445

(黄　蕾　聂　晶)

473. *Papaver somniferum*(罂粟)

【民族药名】　"羊烟"(基诺族);"阿芙蓉"、"底野迦"、"叶丕"(彝族)。

【来源】　罂粟科植物罂粟 *Papaver somniferum* L. 果壳、果实的乳汁。有大毒。秋季将已割取浆汁后的成熟果实摘下,破开,除去种子及枝梗,干燥。

一年生草本,无毛或稀在植株下部或总花梗上被极少的刚毛,高 30~60(100)cm,栽培者可达 1.5m。主根近圆锥状,垂直。茎直立,不分枝,无毛,具白粉。叶互生,叶片卵形或长卵形,长 7~25cm,先端渐尖至钝,基部心形,边缘为不规则的波状锯齿,两面无毛,具白粉,叶脉明显,略突起;下部叶具短柄,上部叶无柄,抱茎。花单生;花梗长达 25cm,无毛或稀散生刚毛。花蕾卵圆状长圆形或宽卵形,长 1.5~3.5cm,宽 1~3cm,无毛;萼片 2,宽卵形,绿色,边缘膜质;花瓣 4,近圆形或近扇形,长 4~7cm,宽 3~11cm,边缘浅波状或各式分裂,白色、粉红色、红色、紫色或杂色;雄蕊多数,花丝线形,长 1~1.5cm,白色,花药长圆形,长 3~6mm,淡黄色;子房球形,直径 1~2cm,绿色,无毛,柱头(5)8~12(18),辐射状,连合成扁平的盘状体,盘边缘深裂,裂片具细圆齿。蒴果球形或长圆状椭圆形,长 4~7cm,直径 4~5cm,无毛,成熟时褐色。种子多数,黑色或深灰色,表面呈蜂窝状。花果期 3~11 月。

我国经国家批准种植的许多地区有栽培。

【药用经验】 藏族 敛肺,止咳,涩肠,止痛。果实:用于久咳、久泻、脱肛、心腹筋骨诸痛[1]。彝族 果实的乳汁:用于"略拉"目痛、"海拉"胃痛、生疮、疮肿疼痛、腹泻等症(《彝植药》)。基诺族 果壳:用于瘴气(疟疾)、高热、痢疾(《基诺药》)。

【使用注意】 日用量 2.4~6g。本品易成瘾,不宜常服,孕妇及儿童禁用,运动员慎用。藏族认为有外邪热者不宜用。

【中毒与解毒】 罂粟壳服用不当,初起头痛、头晕、恶心、呕吐、烦躁不安、汗出,继而脉搏由快渐慢而弱,瞳孔缩小如针尖大,呼吸浅慢而不规则。严重者呼吸抑制、抽搐、牙关紧闭、两目上视、对光反射消失,最后发生呼吸衰竭而死亡。救治措施:(1)先用碘酒 20~30 滴,加入温开水中冲服,然后洗胃、导泻、补液。必要时,输入血浆,吸氧。给予呼吸兴奋剂,如山梗菜碱、可拉明等。必要时,皮下注射或肌肉注射盐酸丙烯吗啡及丙烯左吗喃等,可消除吗啡及其有关镇痛剂所引起的呼吸及循环抑制,并可升高血压。丙烯吗啡成人用量为 5~10mg,静脉注射,对严重中毒者剂量可酌情增加,如 10~15 分钟,肺换气量尚未增加,可用同量重复注射,但总量不超过 40mg,小儿每次按 0.1mg/kg 计算。丙烯左吗喃成人 1~2mg,肌肉注射,也可静脉注射。小儿每次 0.02mg/kg。(2)人参 9g,五味子 6g,麦冬 12g,水煎服;或甘草 30g,防风 15g,水煎服[2]。

【药材鉴定】 性状 果壳椭圆形或瓶状卵形,多已破碎成片状,直径 1.5~5cm,长 3~7cm。外表面黄白色、浅棕色至淡紫色,平滑,略有光泽,无割痕或有纵向或横向的割痕。顶端有 6~14 条放射状排列呈圆盘状的残留柱头;基部有短柄。体轻,质脆。内表面淡黄色,微有光泽。有纵向排列的假隔膜,棕黄色,上面密布略突起的棕褐色小点。气微清香,味微苦。

显微特征 果壳粉末黄白色。果皮外表皮细胞表面观类多角形或类方形,直径 20~50μm,壁厚,有的胞腔内含淡黄色物。果皮内表皮细胞表面观长多角形、长方形或长条形,直径 20~65μm,长 25~230μm,垂周壁厚,纹孔及孔沟明显,有的可见层纹。果皮薄壁细胞类圆形或长圆形,壁稍厚。导管多为网纹或螺纹导管,直径 10~70μm。韧皮纤维长梭形,直径 20~30μm,壁稍厚,斜纹孔明显,有的纹孔相交成"人"字形或"十"字形。乳汁管长条形,壁厚,内含淡黄色物。

薄层色谱 果壳取本品粉末 2g,加甲醇 20ml,加热回流 30 分钟,趁热滤过,滤液蒸干,残渣加甲醇 1ml 使溶解,作为供试品溶液。另取盐酸吗啡对照品、磷酸可待因对照品和盐酸罂粟碱对照品,加甲醇制成每 1ml 各含 1mg 的混合溶液,作为对照品溶液。吸取上述 2 种溶液各 2~4μl,分别点于同一用 2% 氢氧化钠溶液制备的硅胶 G 薄层板上,以甲苯-丙酮-乙醇-浓氨试液(20:20:3:1)为展开剂,展开,取出,晾干,置紫外光灯(365nm)下检视。供试品色谱中,在与对照品色谱相应的位置上,显相同颜色的荧光斑点;再依次喷以稀碘化铋钾试液和亚硝酸钠乙醇试液,显相同颜色的斑点。

【化学成分】　果实含吗啡(morphine)、那可汀(narcotine)、那碎因(narceine)、罂粟碱(papaverine)、可待因(codeine)、原阿片碱(protopine)、景天庚酮糖(sedoheptulose)、D-甘露庚酮糖(D-mannoheptulose)、D-甘油基-D-甘露辛酮糖(D-glycero-D-mannooctulose)、内消旋肌醇(meso-inositol)、赤藓醇(erythritol)、异紫堇杷明碱(isocorypalmine)、杷拉乌定碱(palaudine)、多花罂粟碱(salutaridine)、罂粟壳碱(narcotoline)、半日花酚碱(laudanidine)、右旋网叶番荔枝碱(reticuline)和多糖。种子含少量罂粟碱(papaverine)、吗啡(morphine)和痕量那可汀(narcotine)[3]。

【药理毒理】　1. 对中枢神经系统的作用:罂粟壳中吗啡有镇痛、催眠、呼吸抑制与镇咳作用。2. 对消化道及其他平滑肌器官的作用:所含吗啡能减少肠道平滑肌蠕动,提高胃肠道及括约肌的张力,可导致便秘。对支气管炎、胆管、输尿管、膀胱具有兴奋作用。3. 对心血管系统的作用:大剂量吗啡可引起心动过缓。4. 毒性:罂粟壳的毒性主要为所含吗啡、可待因、罂粟碱等成分所致。本品内服中毒量30～45g。吗啡的毒性较大,动物实验吗啡对小鼠的LD_{50}皮下注射为531mg/kg,腹腔注射为500mg/kg。可待因毒性小而轻,罂粟碱口服毒性甚低,那可汀则无明显毒性[4]。

参 考 文 献

[1] 杜品. 青藏高原甘南藏药植物志. 兰州:甘肃科学技术出版社,2006:355
[2] 朱亚峰. 中药中成药解毒手册. 北京:人民军医出版社,2009:91
[3] 南京中医药大学. 中药大辞典. 上海:上海科学技术出版社,2006:3875
[4] 高渌汶. 有毒中药临床精要. 北京:学苑出版社,2006:179

(黄 蕾 聂 晶)

474. *Parabarium huaitingii*(毛杜仲藤)

【民族药名】　"教白血藤"、照丝瓜、交登杆、交杜仲(侗族);雷杜仲(景颇族);"不见合"、"蒙钳萎"、毛杜仲、土仲藤、九牛藤、红九牛(瑶族);毛杜仲、九龙丝、"叩兵"、"扣近"、土杜仲、乙厚藤(壮族)

【来源】　夹竹桃科植物毛杜仲藤 *Parabarium huaitingii* Chun et Tsiang 的根、根皮、茎、茎皮和。茎及根有小毒。秋季采集根、茎,或剥取茎皮和根皮,切片,晒干。

粗壮木质藤本,长达13m,具乳汁;除老枝及花冠裂片无毛外,全株密被淡黄色锈毛。叶对生,卵状椭圆形,长5～7.5cm,宽1.5～3.5cm。聚伞花序近顶生或腋生;花萼5深裂;花冠黄色,芳香,外面及基部内面被柔毛,花冠筒长2cm,花冠裂片5枚,向右覆盖,在花蕾时顶端内折,长约2mm,宽约1mm;雄蕊5枚,生于花冠筒下部,花药箭头状。蓇葖果双生,基部膨大,向顶端渐狭,长6～7cm,基部直径1.5～2cm;种子条状矩圆形,暗褐色,顶端被白绢质种毛。花期4～6月,果期7月至翌年6月。

生于海拔250～750m低丘陵山地疏林中。分布于广东、广西、贵州。

【药用经验】　侗族　茎及根:用于"耿并蜱"(火牙)、"挡朗"(骨折)、"挫缝刀任"(伤筋)(《侗医学》)。老茎皮:用于腰腿痛、骨折、外伤出血(《桂药编》)。茎皮:用于风湿性关节炎、坐骨神经痛、腰腿痛;外敷用于骨折、外伤出血(《民族药志三》)。景颇族　根茎:用于跌打损伤、腰痛、骨折、小儿麻痹、肚痛（《滇药录》）。茎皮：用于跌打损伤、腰痛。外敷用于骨折、外伤出血（《民族药志三》）。**瑶族** 根或根皮：用于风湿性关节痛、接筋、生肌。老茎皮：用于骨折、外伤出血。叶：用于骨折、外伤出血（《桂药编》）。茎皮：用于风湿性关节炎。外敷用于接筋、生肌（《民族药志三》）。用于风湿疼痛、跌打损伤及肾虚腰痛、子宫脱垂（《民族药志要》）。**壮族** 老茎皮：用于腰腿痛、风湿骨痛、跌打肿痛、骨折、外伤出血。叶用于骨折、外伤出血（《桂药编》）。茎皮：用于风湿骨痛、跌打肿痛、腰腿痛（《民族药志三》）。

【使用注意】 内服过量有头晕、呕吐等中毒症状。本品不可混做杜仲使用。

【中毒与解毒】 解毒可用甘草60g，水煎服；或用红磷60g、生姜15g，水煎服。

【药材鉴定】 **性状** 茎皮呈卷筒状或槽状，厚2～5mm。外表面灰棕色，稍粗糙，无横向裂纹，皮孔稀疏细小，灰白色，刮去栓皮呈棕红色。内表面浅棕色或棕黄色。折断面有白色胶丝相连、稍有弹性。

显微特征 （1）茎皮横切面：木栓细胞4～10余列。皮层窄，石细胞单个散在或数个成群，或断续排列成环；纤维束易见。韧皮部宽广，其外侧散有石细胞；乳汁管多见。射线宽1～5列细胞。本品薄壁细胞含草酸钙方晶及细小淀粉粒。（2）粉末：棕红色。酸钙方晶多，直径15～30μm。石细胞多，呈椭圆形、类方形、类长方形，长43～110μm，直径23～45μm，壁孔及孔沟明显，胞腔较大。淀粉粒多，直径4～15μm，单粒，长椭圆形或椭圆形、类三角形，脐点短缝状。胶丝长方形，弯曲或扭曲成块状，直径15～40μm。乳汁管直径35μm。纤维较少，长梭形，壁厚，直径15μm。筛管侧壁筛域较小，椭圆形或长椭圆形。木栓细胞表面观多角形，直径15～56μm。射线宽1～5列细胞。

【化学成分】 含有神经酰胺类化合物：*N*-(2′-羟基二十一碳酰基)-1,3,4-三羟基-2-氨基-$\Delta^{8,9}$(E)-十八碳烯｛(2R,3S,4S,8E)-2-[（2′R）-2′-hydroxyhenicosanoylamino]-8-octadecene-1,3,4-triol)｝、*N*-(2′-羟基二十二碳酰基)-1,3,4-三羟基-2-氨基-$\Delta^{8,9}$(E)-十八碳烯｛(2R,3S,4S,8E)-2-[（2′R）-2′-hydroxybehenoylamino]-8-octadecene-1,3,4-triol)｝、*N*-(2′-羟基二十三碳酰基)-1,3,4-三羟基-2-氨基-$\Delta^{8,9}$(E)-十八碳烯｛(2R,3S,4S,8E)-2-[（2′R）-2′-hydroxytrieosanoylamino]-8-oeta-decene-1,3,4-triol｝、*N*-(2′-羟基二十四碳酰基)-1,3,4-三羟基-2-氨基-$\Delta^{8,9}$(E)-十八碳烯｛(2R,3S,4S,8E)-2-[（2′R）-2′-hydroxytetracosanoylamino]-8-octadecene-1,3,4-triol)｝；多酚类物质：表儿茶素(epicatechin)、原花青素(proanthocyanidin)；还含大黄素甲醚(physcion)、延胡索酸(fumaric acid)、龙胆酸甲酯(methyl gentisate)、4-羟基-3,5-二甲氧基苯甲酸甲酯(4-hydroxy-3,5-dimethoxybenzoic acid methyl ester)、丁香酸(syringic acid)、2,5-二甲氧基对苯醌(2,5-dimethoxy-p-benzoquinone)、香草酸(vanillic acid)、3,4,5-三甲氧基苯甲酸(3,4,5-trimethoxy benzoic acid)、6-甲氧基-7-羟基香豆素(6-methoxy-7-hydroxy coumarin)、缩合鞣质类成分等[1～3]。

【药理毒理】 **对心血管系统的影响**：有一定的降压作用，同时有收缩心肌和扩张血管的作用[4]。毛杜仲藤中的多酚类提取物质能增加小鼠梗死细胞内的Ca^{2+}浓度从而产生正性肌力和抗心肌梗死作用，表明其对抑制和治疗心力衰竭尤其是急性心肌梗死有潜在的疗效[2]。

参 考 文 献

[1] 江海燕,雷婷,岑颖州. 毛杜仲藤中神经酰胺类化合物的分离与结构鉴定. 广州化工,2011,39(13):117

[2] Lei Ting,Jiang Hai-Yan,Hu Ying,et al. Chemical Constituents of *Parabarium huaitingii*. Chinese Journal of Natural Medicines,2011,9(3):0185-0187

[3] J S Tanga,Y L Houb,H Gaoa,et al. Polyphenols from *Parabarium huaitingii* and their positive inotropic and anti-myocardial infarction effects in rats. Phytomedicine,2011,18:544-550

[4] 曾育麟. 中国民族药志(第3卷). 成都:四川民族出版社,2000:96-101

（杨 琛 张 飞）

475. *Parabarium micranthum*（杜仲藤）

【民族药名】 红杜仲(通称);"美送"(瑶族);"喉崩"(壮族)。

【来源】 夹竹桃科植物欧洲夹竹桃(杜仲藤)*Parabarium micranthum*(A. DC.)Pierre 的茎皮、根皮、叶。有小毒。秋季剥取茎皮和根皮,切片,晒干;叶夏季、秋季采收,鲜用。

粗壮木质大藤本,具乳汁,除花冠外,全株无毛。叶对生,椭圆形或卵状椭圆形,长 5~8cm,宽 1.5~3cm。聚伞花序近顶生及腋生;花萼 5 深裂;花冠白色或粉红色,坛状;雄蕊 5 枚,生于花冠筒基部,花药箭头状;子房有毛。蓇葖果基部膨大,向顶端渐狭成长喙状,长约 7cm,基部直径 1cm;种子长 2cm,顶端具白绢质长达 4cm 的种毛。花期 3~6 月,果期 7~12 月。

生于海拔 300~800m 的山地疏林、山谷或密林肥沃土壤地方。分布于云南、广西、广东。

【药用经验】 瑶族 茎皮或根皮:用于腰腿痛、风湿骨痛(《桂药编》)。壮族 茎皮或根皮:用于腰腿痛、风湿骨痛。叶:捣敷患处用于骨折(《桂药编》)。

【使用注意】 本品有小毒,注意勿过量使用。本品不可混做杜仲用。

【中毒与解毒】 内服过量有头晕、呕吐等中毒症状。解毒方法:民间用甘草 60g,水煎服;或用红糖 60g、生姜 15g,水煎服。

【药材鉴定】 性状 树皮呈卷筒状或槽状,厚 1~2.5mm。外表带栓皮,灰棕色或灰黄色,有皱纹及横长皮孔,黄白色,刮去栓皮显红棕色,较平坦。内表面红棕色或黄棕色,有细纵纹。折断面有白色胶丝相连,稍有弹性。气微,味微苦、涩。

显微特征 (1)树皮横切面:木栓层细胞 10 余列,切向壁稍厚,木化,栓内层明显。皮层窄,有多数石细胞群散在,近栓内层处呈断续环状排列,有的胞腔含棕色物;有的石细胞伴有非木化纤维。韧皮部宽广,有石细胞群和乳汁管散在,有时可见胶质团块。射线宽 1~5 列细胞。本品薄壁细胞含草酸钙方晶及细小淀粉粒。(2)粉末:红棕色。石细胞多,成群或散在,类矩形、类方形、椭圆形或形状不规则,长 40~90μm,直径 20~60μm,大部分石细胞层纹明显;纤维状石细胞长 180μm。草酸钙方晶多,直径 10~25μm。淀粉粒多,单粒椭圆形、类圆形、类三角形等,直径 4~15μm,脐点"十"字形、"人"字形或裂缝状。胶丝长条形,弯曲或扭曲成团状,直径 30~60μm。乳汁管直径 30~40μm。纤维较少,一种壁薄,另一种壁厚,直径 20~30μm。木栓细胞表面观呈多角形,直径 15~50μm。

薄层色谱 取本品粉末 2g,加甲醇 20ml,超声处理 30 分钟,滤过,滤液蒸干,残渣加水约 10ml 溶解,加石油醚(30~60℃)提取 2 次,每次 15ml,合并石油醚液,挥发至约 1ml,作为供试品溶液。另取杜仲藤对照药材 2g,同法制成对照药材溶液。吸取上述 2 种溶液各 5μl,分别点于同一硅胶 G 薄层板上,以甲苯-乙酸乙酯-甲酸(10:1:0.5)为展开剂,展开,取出,晾干,置紫外光灯(365nm)下检视。供试品色谱中,在与对照药材色谱相应的位置上,显相同颜色的荧光斑点。

【化学成分】 主要含生物碱、酚类、有机酸、糖类、黄酮等化合物[1]。又含硬脂酸(stearic acid)、β-谷甾醇(β-sitosterol)[2]。

参 考 文 献

[1] 巫繁菁,韦玉燕,卢森华,等. 红杜仲的研究概况. 广西科学院学报,2010,26(3):379

[2] 韦松,思秀玲,许学健. 藤杜仲化学成分初探. 广西中医学院学报,2000,17(2):42

（姜书军）

476. *Paris polyphylla*（七叶一枝花）

【民族药名】 "牙赶壮"（傣族）;"良伞"、"翁独脚莲"（侗族）;"阿剋利雌"（基诺族）;"魁桑"（景颇族）;"加格略"、"了古锣"（苗族）;"阿拉坦-阿斯日图-其其格"（蒙古族）;"海螺七"（土家族）;"切翠林"、七仔连（瑶族）;棵独卖、棵七叶（壮族）。

【来源】 百合科植物七叶一枝花 *Paris polyphylla* Smith. 的根茎。有小毒。秋季采挖,除去须根,洗净,晒干。

植株高 35~100cm,根茎粗厚,直径达 2.5cm,棕褐色,其上密生有多数环节。茎通常带紫色,基部具 1~3 枚膜质鞘。叶(5)7~10 枚,轮生茎顶,矩圆形、椭圆形或倒卵状披针形,长 7~15cm,宽 2.5~5cm,顶端短尖或渐尖,基部圆形或楔形,叶柄长 5~6cm,带紫红色;花梗长 5~16(30)cm;外轮花被片绿色,(3)4~6 枚,卵状披针形或披针形,长 3.5~7cm,内轮花被片条形,通常远比外轮长;雄蕊 8~12 枚,花药长 5~8mm,与花丝近等长,药隔长 0.5~1(2)mm;子房圆锥形,具 5~6 棱,顶端具一盘状花柱基,花柱粗短,分枝 4~5。蒴果直径 1.5~2.5cm,3~6 瓣裂开,种子多数。花期 5~6 月,果期 8~11 月。

生于海拔 1800~3200m 的林下。分布于西藏、云南、四川、重庆、贵州和湖北。

【药用经验】 傣族 用于毒蛇、毒虫咬伤、疮疡肿疖、跌打损伤、胃溃疡、刀伤出血（《滇药录》）。侗族 用于毒蛇咬伤（《桂药编》）。用于"宾炬痉皮"（风团块）、"耿茸耳"（寸耳癀）、"降呓"（内伤）（《侗医学》）。基诺族 用于小儿肺炎、胆囊炎、扁桃体炎、肾炎、胃炎;外治疮疖肿毒、关节炎、毒蛇咬伤（《基诺药》）。景颇族 用于毒蛇、毒虫咬伤、疮疡肿疖、胃溃疡、刀伤出血（《滇药录》）。苗族 用于中耳炎、无名肿毒（《苗药集》）。用于寸耳癀、以及各种无名肿毒、虫蛇咬伤（《苗医药》）。用于咳嗽、跌打损伤、颈淋巴结核、无名肿毒、恶疮（《桂药编》）。蒙古族 用于瘟热、肺热咳嗽、流行性乙型脑炎、扁桃体炎、乳腺炎、阑尾炎、淋巴结核、毒蛇、毒虫咬伤、疮疡肿毒（《蒙药》）。土家族 用于头身痛、跌打损伤、外治蛇伤、痄腮、九子疡（《土家药》）。瑶族 用于胃痛、颈淋巴结核、毒蛇咬伤、无名肿毒、恶疮（《桂药编》）。壮族 用于胃痛、咳嗽、肠炎、哮喘、跌打损伤、腮腺炎、无名肿毒、恶疮、风湿性关节炎（《桂药编》）。

【使用注意】 孕妇及患阴证疮疡者均忌服。

【中毒与解毒】 服用剂量过大可致中毒,症状有恶心呕吐、头晕眼花、头痛、腹泻、面色苍白、烦躁不安、精神萎靡、唇绀;严重者痉挛、抽搐、心律失常、心音低钝[1]。解救方法[3]:洗胃、导泻、补液;口服稀释 50~100 倍的食醋 50~200ml;用氯丙嗪 50mg 肌肉注射,或用苯巴比妥钠、阿托品等制止痉挛性惊厥。对症治疗:甘草 15g,先煎,与适量白米醋及生姜汁 60g 混合,一半含漱,一半口服;痉挛时可用乌梢蛇 9g、全蝎 3g、蝉衣 4.5g、厚朴 6g、甘草 6g,水煎服。

【药材鉴定】 性状 根茎类圆柱形,多平直,直径 1~2.5cm,长 3~8cm。表面淡黄棕色或黄棕色,具斜向环节,环节突起不明显,茎痕半圆形或椭圆形,略交错排列;顶端有凹陷的茎残基,或有芽痕。质较坚实,易折断,断面平坦,粉质,少数部分角质。气微,味苦。

显微特征 粉末:灰白色。淀粉粒长圆形、类圆形、圆三角形或肾形,少数边缘凹凸,直径 3~11μm;复粒较多,2~3 分粒组成。具有网纹、梯纹、螺纹或环纹导管。黏液细胞少数[3]。

【化学成分】 根状茎含多种甾体皂苷成分[3]:薯蓣皂苷元-3-*O*-α-L-吡喃鼠李糖基(1→2)-

［α-L-呋喃阿拉伯糖（1→4）］-β-D-葡萄糖苷｛diosgenin-3-O-α-L-rhamnopyranosyl（1→2）-［α-L-ar-abino-furanosyl（1→4）］-β-D-glucopyranoside｝、薯蓣皂苷元-3-O-α-L-吡喃鼠李糖基（1→4）-［α-L-吡喃鼠李糖基（1→2）］-β-D-葡萄糖苷｛diosgenin-3-O-α-L-rhamnopyranosyl-（1→4）-α-L-rham-nopyranosyl-（1→4）-［α-L-rhamno-pyranosyl-（1→2）］-β-D-glucopyranoside）｝、薯蓣皂苷（diosgenin-3-O-β-chacotrioside）、娠二烯醇酮-3-查考茄三糖苷（pregna-5,16-dien-3β-ol-20-one-3-O-β-chacotrioside）、蚤休皂苷甲（pariphyllin A）、蚤休皂苷乙（pariphyllin B）；此外，还含生物碱、氨基酸等成分[3]。

【药理毒理】　1. 抗菌作用：抗菌谱较广，对化脓性球菌的作用优于小檗碱[3]。对伤寒、副伤寒和痢疾杆菌有较强的抑菌作用；对肠道杆菌和化脓性球菌等多种致病菌皆有抗菌作用；水或醇提取物对甲型及亚洲甲型流感病毒有抑制作用[4]。2. 抗肿瘤作用：对小鼠艾氏腹水癌细胞、S_{180}、S_{37} 等肿瘤细胞均有抑制作用[4]，对 L929 有很强的细胞毒性，体内实验表明对小鼠肉瘤180 和肉瘤37 抑制率可达40%～50%[3]。3. 镇静、镇痛作用：蚤休苷可使小鼠的活动减少，与戊巴比妥钠有显著协同作用，并有镇痛作用[3]。4. 平喘止咳作用：根状茎水煎剂对小鼠实验性咳嗽有明显镇咳作用；对豚鼠实验性喘息有明显平喘作用[3]。5. 抗炎作用：本品煎剂对右旋糖酐所致"无菌性炎症"具有对抗作用[3]；6. 抑制精子活性作用：对人、鼠的精子有明显抑制作用，家兔阴道内给药可抑制受精[3]。7. 其他作用：所含皂苷对离体兔耳血管平滑肌有直接收缩作用；其煎剂与皂苷对豚鼠的离体回肠均有兴奋作用，二者还有溶血作用[3]。8. 毒副作用：超量使用可致中毒，内服中毒剂量 60～90g。总皂苷用量为 265mg/kg 时，肝细胞有坏死现象[4]。对胃肠道与神经系统均有毒害作用。对心脏也有毒害作用，可致心律失常[1]。

【附注】　1. 同属植物狭叶重楼 *Paris polyphylla* Smith var. *stenophylla* Franch. 根茎有小毒，在彝族也作七叶一枝花（重楼）药用，又称独脚莲、麻补。用于疮、癣、痈、肿等各种皮肤病和毒蛇咬伤、腮腺炎、疟疾、咽喉炎、风湿、类风湿、外伤瘀肿流血、胃病等症（《彝植药》）。2. 同属植物球药隔重楼 *Paris fargesii* Franch 和金线重楼 *Paris delavayi* Franch. 的根茎均有小毒，在鄂西土家族也均作七叶一枝花（重楼）药用。

参 考 文 献

［1］朱亚峰. 中国中成药解毒手册. 第 3 版. 北京：人民卫生出版社,2009：257
［2］《中华本草》编委会. 中华本草(第 8 册),上海：上海科学技术出版社,1999：132
［3］谢宗万. 全国中草药汇编(上册). 北京：人民卫生出版社,2000：5
［4］高录汶. 有毒中药临床精要. 北京：学苑出版社,2006：303

（林亲雄）

477. *Paris polyphylla* var. *chinensis*（重楼）

【民族药名】　"七把一化"（侗族）；"加格略"、"独脚莲"、"了古锣"（苗族）；"阿拉坦-阿斯日图-其其格"（蒙古族）；裸重楼（壮族）。

【来源】　百合科植物华重楼（七叶一枝花）*Paris polyphylla* Smith. var. *chinensis*（Franch.）Hara 的根茎。有小毒。夏季、秋季采挖，去掉地上的茎叶，洗净润透，去须根，切片，晒干。

多年生草本，高 30～100cm。根茎肥厚，直径 1～3cm，黄褐色，结节明显。茎直立，圆柱形，常带紫红色或青紫色，基部有 1～3 片膜质叶鞘抱茎。叶轮生茎顶，通常 7 片；叶柄长 5～18mm；叶片长圆状披针形、倒卵状披针形或倒披针形，长 8～27cm，宽 2.2～10cm，先端急尖或渐尖，基部楔形,全缘,膜质或薄纸质。花柄出自轮生叶中央,通常比叶长,顶生一花;花两性,外轮花被片4～6,叶状,绿色,长卵形至卵状披针形,长3～7cm,内轮花被片细线形,与外轮花被片同数,黄色或黄绿色,宽1～1.5mm,长为外轮花被片的1/3左右或近等长;雄蕊8～10,排成2轮,花药长1.2～2cm,花丝很短,长仅为花药的1/3～1/4,药隔在花药上方突出0.5～2mm;子房近球形,具棱,花柱短,具4～5向外反卷的分枝。蒴果球形,成熟时瓣裂;种子多数,具鲜红色多浆汁的外种皮。花期5～7月,果期8～10月。

生于山坡林下荫处或沟谷边的草地阴湿处。分布于陕西、江苏、安徽、浙江、江西、福建、中国台湾、湖北、湖南、广东、广西、四川、贵州、云南。

【药用经验】　侗族　用于毒蛇咬伤、无名肿毒(《民族药志要》)。蒙古族　用于瘟热、肺热咳嗽、流行性乙型脑炎、扁桃体炎、乳腺炎、阑尾炎、淋巴结核、毒蛇咬伤、毒虫咬伤、疮疡肿毒(《蒙药》)。苗族　用于寸耳癀、各种无名肿毒、毒虫咬伤、毒蛇咬伤(《苗医药》)。壮族　用于痈疮、咽痛、乳痈、腮腺炎、肝硬化腹水、黄疸、跌打损伤、高热抽搐、毒蛇咬伤(《桂壮药标准一》)。

【使用注意】　内服用量3～9g;外用适量,研末调敷。孕妇及患阴证疮疡者均忌服[1]。

【中毒与解毒】　本品中毒表现为烦躁不安、恶心呕吐、头痛腹泻,甚至出现痉挛、抽搐、面色苍白、呼吸困难、紫绀、心律不齐、心音低钝、心电图图示频发性早搏等[2]。本品还可致变态反应:鼻腔发痒、流清涕,继而面部麻木、水肿明显、双眼睁开困难。解毒方法有:洗胃、导泄、内服稀醋酸液适量。可用氯丙嗪、阿托品等制止痉挛的药物。中草药可用甘草15g,先煎水后与适量白米醋、生姜汁60g混合,一半含漱,一半内服;痉挛时可用乌梢蛇9g、全蝎3g、厚朴6g、甘草6g,水煎服[1]。

【药材鉴定】　性状　本品呈结节状扁圆柱形,略弯曲,长5～12cm,直径1.0～4.5cm。表面黄棕色或灰棕色,外皮脱落处呈白色;密具层状凸起的粗环纹,一面结节明显,结节上具椭圆形凹陷茎痕,另一面有疏生的须根或疣状须根痕。顶端具鳞叶及茎的残基。质坚实,断面平坦,白色至浅棕色,粉性或角质样。无臭,味微苦、麻。

显微特征　本品粉末白色。淀粉粒甚多,类圆形、长椭圆形或肾形,直径3～18μm。草酸钙针晶成束或散在,长80～250μm。梯纹及网纹导管直径10～25μm。皮层和中柱的黏液细胞众多[2]。

薄层色谱　取本品粉末0.5g,加乙醇10ml,加热回流30分钟,滤过,滤液作为供试品溶液。另取重楼对照药材0.5g,同法制成对照药材溶液。吸取供试品溶液、对照药材溶液各5μl及含重楼皂苷I、Ⅱ、Ⅵ、Ⅶ各0.4mg/ml的对照品溶液10μl,分别点于同一硅胶G薄层板上,以三氯甲烷-甲醇-水(15:5:1)的下层溶液为展开剂,展开,取出,晾干,喷以10%硫酸乙醇溶液,在105℃加热至斑点显色清晰,分别置日光和紫外光灯(365nm)下检视。供试品色谱在与对照药材色谱和对照品色谱相应的位置上,显相同颜色的斑点或荧光斑点。

【化学成分】　根茎含多种甾体皂苷[2,3~7],如薯蓣皂苷和偏诺皂苷,其含薯蓣皂苷有薯蓣皂苷元-3-*O*-α-L-吡喃鼠李糖基(1→2)-β-D-葡萄糖苷[diosgenin-3-*O*-α-L-rhamnopyranosyl(1→2)-β-D-glucopyranoside]、薯蓣皂苷元-3-*O*-α-L-吡喃鼠李糖基(1→4)-α-L-吡喃鼠李糖基(1→4)-[α-L-吡喃鼠李糖基(1→2)]-β-D-葡萄糖苷{diosgenin-3-*O*-α-L-rha-mnopyranosyl(1→4)-α-L-rhamnopyranosyl(1→4)-[α-L-rhamnopyranosyl(1→2)]-β-D-glucopyranoside}、薯蓣皂苷元-3-*O*-α-L-吡喃鼠李糖基(1→2)-[α-L-呋喃阿拉伯糖基(1→3)]-β-D-葡萄糖苷{diosgenin-3-*O*-α-L-rhamnopyranosyl(1→2)-[α-L-arabinofuranosyl(1→3)]-β-D-glucopyranoside}即蚤休苷、薯蓣皂苷

元-3-O-α-L-吡喃鼠李糖基（1→2)-[α-L-吡喃鼠李糖基（1→4)]-β-葡萄糖苷{diosgenin-3-O-α-L-rhamnopyranosyl（1→2)-[α-L-rhamnopyranosyl（1→4)]-β-D-glucopyrano-side}、重楼皂苷Ⅰ（polyphyllin Ⅰ）、薯蓣皂苷元-3-O-α-L-呋喃阿拉伯糖基（1→4)-[α-L-吡喃鼠李糖基（1→2)]-β-D-葡萄糖苷{diosgenin-3-O-α-L-arabinofuranosyl（1→4)-[α-L-rhamnopyranos-yl（1→2)]-β-D-glucopyranoside}、薯蓣皂苷元-3-O-α-L-吡喃鼠李糖基（1→4)-[α-L-吡喃鼠李糖基（1→2)]-β-D-葡萄糖苷{diosgenin-3-O-α-L-rhamno-pyranosyl（1→4)-[α-L-rhamnopyranosyl（1→2)]-β-D-glucopy-ranoside}；含偏诺皂苷有偏诺皂苷 D（pen-nogenin D）、偏诺皂苷元-O-β-D-葡萄糖苷（pennogenin-O-β-D-glucopyranoside）、偏诺皂苷元-3-O-α-L-吡喃鼠李糖基（1→4)-[α-L-吡喃鼠李糖基（1→4)]-β-D-葡萄糖苷{pennogenin-3-O-α-L-rhamnopy-ranosyl（1→4)-[α-L-rhamnopyranosyl（1→4)]-β-D-glucopyranoside}、偏诺皂苷元-3-O-α-L-吡喃鼠李糖基（1→4)-α-L-吡喃鼠李糖基（1→3)-[α-L-吡喃鼠李糖基（1→2)]-β-D-葡萄糖苷{pennogenin-3-O-α-L-rhamnopyranosyl（1→4)-α-L-rhamnopyranosyl（1→3)-[α-L-rhamnopyranosyl（1→2)]-β-D-glucopyranosi-de}。含类胆甾烷皂苷有 3-O-α-L-呋喃阿拉伯糖基（1→4)-α-L-吡喃鼠李糖基（1→2)-β-D-吡喃葡萄糖基-β-D-chacotriosyl-26-O-β-D-葡萄糖苷{3-O-α-L-arabinofuranosyl（1→4)-[α-L-rhamnopyranosyl（1→2)]-β-D-glucopyranosyl-β-D-chacotriosyl-26-O-β-D-glucopy-ranoside}。此外,还含丙氨酸、天冬酰胺、γ-氨基丁酸、β-氨基异丁酸、天冬氨酸、丝氨酸和谷氨酸等氨基酸及肌酸酐[8]。

【药理毒理】 1. 抗菌、抗病毒作用:本品煎剂对金黄色葡萄球菌、溶血性链球菌、脑膜炎双球菌、痢疾杆菌、伤寒杆菌、副伤寒杆菌、大肠杆菌和绿脓杆菌均有不同程度的抑制作用;水及醇提取物对甲型和亚洲甲型流感病毒有较强的抑制作用[9];有较强的抗白色念珠菌活性,MIC 为 1.5mg/ml[9]。2. 抗肿瘤作用[10]:水和醇提取物对人宫颈癌 Hela、人肺癌 A2549、人乳腺癌 MCF27、人结肠腺癌 HT229、人肾腺癌 A2496、人胰腺癌 PACA22、人前列腺癌 PC236 等多种人体肿瘤细胞和小鼠成纤维细胞 L2929 瘤株均有抑制作用,体内能抑制小鼠艾氏腹水癌 EAC 细胞的生长。重楼皂苷是主要的抗肿瘤活性成分,对艾氏腹水癌 EAC、宫颈癌 U14、RS615、小鼠肉瘤 S180、肝癌腹水型 Hep、小鼠肝癌 H22 等细胞株有明显抑制作用,可抑制 DNA 合成。重楼皂苷Ⅰ对白血病 P388、L1210 和鼻咽鳞癌 KB 细胞的 ED_{50} 分别为 0.94μg/ml、0.14μg/ml、0.16μg/ml。3. 止血作用[9]:重楼皂苷单体能显著缩短小鼠凝血时间和大鼠血浆复钙时间,还能诱导家兔主动脉条收缩,降低小鼠腹腔毛细血管通透性。低浓度的偏诺皂苷元的三糖苷体内呈现较强的止血作用。4. 抗炎与免疫调节作用:重楼颗粒剂能有效缓解哮喘气道高反应性[11]。总皂苷对多发性创伤大鼠和脓毒症大鼠的肺损伤具有保护作用[12];重楼皂苷Ⅰ~Ⅲ对小鼠成纤维细胞 L929 可引起 ConA 诱导的小鼠淋巴细胞增殖效应,并能促进小鼠粒/巨噬细胞克隆形成细胞增殖[9]。5. 其他作用:薯蓣皂苷可促进心肌细胞搏动,显著增加心肌细胞钙离子摄入。水提取物可部分拮抗内皮素引起的小鼠猝死作用[13];重楼皂苷Ⅰ有抑制新生血管生长活性。重楼皂苷有杀灭血吸虫尾蚴和阻止尾蚴进入皮肤的防护作用[14]。6. 毒性:主要毒性成分为皂苷及酚类,重楼皂苷给小鼠灌胃的 LD_{50} 为 2.68g/kg[15]。亚急性毒性[16]:大白鼠连续口服皂苷 0.53g/kg,每日给药 1 次,多数鼠体重持续减轻,食欲减退,排稀便,毛松,呼吸不畅,2 周后腹胀死亡解剖,见肝组织内有散在的坏死灶,周围肝细胞体积增大。超量应用主要表现为对消化系统、神经系统和心脏的毒性[17]。高浓度重楼总皂苷有溶血作用,溶血强度与皂苷浓度呈剂量依赖性[18]。

【附注】 1. 本种又为中国药典收载的中药材重楼来源之一,其原植物名在中国药典中为"七叶一枝花"。2. 同属植物北重楼 *Paris verticillata* M. Bieb. 的根茎有小毒。蒙古族用于高热抽搐、咽喉肿痛、痈疖肿毒、毒蛇咬伤(《蒙植药志》)。

参 考 文 献

［1］苗明三．实用中药毒理学．上海：第二军医大学出版社，2007：223

［2］《中华本草》编委会．中华本草（第8册），上海：上海科学技术出版社，1999：132

［3］于素强，武毅，曲玮，等．重楼属植物的研究进展．海峡药学，2011，23（5）：1-6

［4］Ting Zhang，Hai Liu，XueTing Liu，et al. Qualitative and quantitative analysis of st eroidal saponins in crude extracts from *Paris polyphylla* var. *yunnanensis* and *P. polyphylla* var. *chinensis* by high performance liquid chromatography coupled with mass spectrometry. Journal of Pharmaceutical and Biomedical Analysis，2010，51：1142-1241

［5］Yoshihiro M，Minpei K，Yuusuke O，et al. Steroidal saponins from the Rhizomes of *Paris polyphylla* var. *chinensis* and their cytotoxic activity on HL260 cells. Natural Product Letters，1999，14（5）：3572-3641

［6］Hisashi Matsuda，Yutana Pongpiriyadacha，Toshio Morikawa，et al. Protective effects of steroid saponins from *Paris polyphylla* var. *yunnanensis* on ethanol-or indomethacin-induced gastric mucosal lesions in rats：structure requirement for activity and mode of action. Bioorganic & Medicinal Chemistry Letters，2003，13：11012-11061

［7］Huang Yun，Wang Qiang，Ye Wen，et al. A new Homo-cholestane Glycoside from *Paris polyphyll* var. *chinensis*. Chin J Nat Med，2005，3（3）：138-141

［8］张树潘．重楼属植物的化学成分及其药理活性研究进展．海峡药学，2007，19（6）：4-7

［9］Ouyang L M，Huang X M. Studies on the chinese traditional herbal drugs anti-white candida in vitro. Chin J Inf Tradit Chin Med，2000，7（3）：26

［10］武ســ珊，高文远，段宏泉，等．重楼化学成分和药理作用研究进展．中草药，2004，35（3）：344-347

［11］张霄霖，陈霭，曾智．重楼对大鼠哮喘模型 IgE 水平及嗜酸性粒细胞的影响．疑难病杂志，2008，7（9）：528-530

［12］周满红，汪松，马璇岚，等．重楼总皂苷对脓毒症大鼠的保护作用研究．中国危重病急救医学，2008，20（9）：568-570

［13］边洪荣，李小娜，王会敏．重楼的研究及应用进展．中药材，2002，25（3）：218-220

［14］黄文通，黄珊，谈佩萍，等．重楼皂苷杀灭血吸虫尾蚴及防护效果的研究．实用预防医学，1999，6（2）：90

［15］苗明三．实用中药毒理学．上海第二军医大学出版社，2007：222

［16］王羽．滇重楼抗肿瘤活性成分的研究．天津大学药物科学与技术学院硕士学位论文，2007，1：16

［17］刘学敏，陈柏松．七叶一枝花中毒3例．咸宁学院学报（医学版），2009，23（2）：124，125

［18］周满红，李建国，王瑞烈，等．重楼总皂苷溶血作用实验研究．中国药房，2007，18（21）：1611，1612

（林亲雄）

478. *Paris polyphylla* var. *yunnanensis*（重楼）

【民族药名】　"勇母销"（白族）；"牙赶压"（傣族）；"鲁醋岭"、七叶莲（瑶族）；"麻补"、独脚莲、重楼（彝族）。

【来源】　百合科植物宽瓣重楼（云南重楼）*Paris polyplylla* Smith. var. *yunnanensis*（Franch.）Hand. -Mazz. 的根茎。有小毒。夏季、秋季采挖，去掉地上的茎叶，洗净润透，削去须根，切片，晒干。

与正种七叶一枝花 *Paris polyphylla* Smith. 的主要区别为：内轮花被片宽线形，长为外轮的1/2 至近等长，宽 3~6mm；花丝较短，长约 4mm，花药长 1~1.5cm，药隔突出部分长 1~2（3）mm；花柱有 5~6（10）分枝。花期4月。

生于海拔 1500~2000m 的山坡林下。分布于福建、湖北、湖南、广西、四川、贵州、云南。

【药用经验】　白族　用于痈疽、乳痛、疔疮、疖疮、瘰疬、惊痫、癫疾、骨结核、关节炎、跌打损伤、骨折、小儿腹痛、腹泻、胃痛、外伤出血（《滇药录》）。傣族　用于痈疽疮疡、毒蛇咬伤、脑炎、腮腺炎、扁桃腺炎、肺炎、癌症（《滇药录》）。瑶族　用于咳嗽、胃痛、毒蛇咬伤、跌打损伤、淋巴结核、疮疖（《桂药编》）。彝族　用于疔疮、癣、痈、肿等各种皮肤病、毒蛇咬伤、腮腺炎、疟疾、咽喉炎、风湿、类风湿、外伤瘀肿流血、胃病等症(《彝植药》)。

【使用注意】　内服用量 3 ~ 9g;外用适量,研末调敷。孕妇及患阴证疮疡者均忌服[1]。

【中毒与解毒】　同"*Paris polyphylla* var. *chinenisis*(重楼)"条[2]。

【药材鉴定】　性状　呈类圆柱形,多平直,直径 1.2 ~ 6cm,长 4.5 ~ 12cm。表面黄棕色,少数灰褐色,外皮脱落处呈白色;具层状突起的粗环纹,一面结节明显,结节上具半圆形或扁圆形茎痕,不规则排列,另一面有疏生的须根或疣状须根痕。顶端具鳞叶和茎的残基。质坚硬,不易折断,白色至浅棕色,粉性或角质。气微,味微苦、麻[3]。

显微特征　粉末白色。淀粉粒甚多,类圆形、长椭圆形或肾形,直径 3 ~ 18μm。草酸钙针晶成束或散在,长 80 ~ 250μm。梯纹及网纹导管直径 10 ~ 25μm。皮层和中柱的黏液细胞少数[3]。

薄层色谱　同"*Paris polyphylla* var. *chinenisis*(重楼)"条[3]。

【化学成分】　根茎主要含多种类型的甾体皂苷活性成分,其苷元主要为薯蓣皂苷元、偏诺皂苷元、24α-羟基偏诺皂苷元、27-羟基偏诺皂苷元、呋甾烷醇类皂苷元、25S-异纽替皂苷元、纽替苷元以及 C_{21} 甾类皂苷元等 15 种[4]。含重楼皂苷 I ~ V(polyphyllin I-V)、重楼皂苷 B(polyphyllin B)、重楼皂苷 C(polyphyllin C)、纤细薯蓣皂苷(gracillin)、原纤细薯蓣皂苷(protogracillin)等 21 种薯蓣皂苷[4]、偏诺皂苷 A ~ C(pennogenins A-C)。也含偏诺皂苷元-3-*O*-α-L-呋喃阿拉伯糖基(1→4)-β-D-葡萄糖苷[pennogenin-3-*O*-α-L-arabinofuranosyl(1→4)-β-D-glucopyranoside]、偏诺皂苷元-3-*O*-α-L-呋喃阿拉伯糖基(1→4)-[α-L-吡喃鼠李糖基(1→2)]-β-D-葡萄糖苷{pennogen-in-3-*O*-α-L-arabinofuranosyl(1→4)-[α-L-rhamnopy-ranosyl(1→2)]-β-D-glucopyranoside}、偏诺皂苷元-3-*O*-α-L-吡喃鼠李糖基(1→2)-[α-L-呋喃阿拉伯糖基(1→4)]-β-D-葡萄糖苷{pennogenin-3-*O*-α-L-rhamnopyranosyl(1→2)-[α-L-arabinofuranosyl(1→4)]-β-D-glucopyranoside}、偏诺皂苷元-3-*O*-α-L-吡喃鼠李糖基(1→2)-[β-D-吡喃葡萄糖基(1→3)]-β-D-葡萄糖苷{3-*O*-α-L-rhamnopyranosyl(1→2)-[β-D-glucopyranosyl(1→3)]-β-D-glucopyranoside}、偏诺皂苷元-3-*O*-α-L-吡喃鼠李糖基(1→2)-β-D-葡萄糖苷[3-*O*-α-L-rhamnopyranosyl(1→2)-β-D-glucopy-ranoside]。还含有纽替皂苷元、异纽替皂苷元、(25R)-26-*O*-β-D-吡喃葡萄糖基-3β,22α,26-三羟基-呋甾-5-*N*-3-*O*-α-L 吡喃鼠李糖基(1→2)-[α-L-呋喃阿拉伯糖基(1→4)]-β-D-葡萄糖苷(parisaponin I)、(25R)-3β,5α,6β-三羟基-Δ7-螺甾烯-3-*O*-β-D-吡喃葡萄糖基(1→3)-[α-L-吡喃鼠李糖基(1→2)]-β-D-葡萄糖苷(parisvietnaside A)、padelaoside A、padelaoside F、gracilin、methylylmotogracillin。尚含山奈酚-3-*O*-鼠李糖基(1→4)-葡萄糖苷等 5 种黄酮类成分、β-蜕皮激素(β-ecdysone)、β-谷甾醇(β-sitosterol)、豆甾醇(stigmasterol)及其苷类成分[1]。

【药理毒理】　1. 抗菌、抗病毒作用[1]:提取液对宋内氏痢疾杆菌、黏质沙雷氏菌、大肠杆菌、耐药金黄色葡萄球菌、敏感金黄色葡萄球菌的 MIC 分别为 25.0mg/ml、50.0mg/ml、25.0mg/ml、50.0mg/ml、25.0mg/ml。醇提物有杀灭钩端螺旋体的作用。水或醇提取物对甲型及亚洲甲型流感病毒均有抑制作用。2. 抗肿瘤作用[5]:水、甲醇和乙醇提取物对人源性肺癌 A549、乳腺癌 MCF7、结肠腺癌 HT29、肾腺癌 A496、胰腺癌 PACA2、前列腺癌 PC3 宫颈癌、宫颈癌 Hela 细胞和小鼠成纤维细胞 L92、艾氏腹水癌 EAC 均有抑制作用。云南重楼总皂苷对宫颈癌 U14、艾氏腹水癌 EAC、小鼠肉瘤 S180、肝癌腹水型 Hep、小鼠肝癌 H22 等细胞均有明显的非特异性抑制作用。重楼皂苷 I 对白血病 P388、L1210 和鼻咽鳞癌 KB 细胞的 ED_{50} 分别为 0.94μg/ml、0.14μg/ml、0.16μg/ml 和 0.22μg/ml、0.43μg/ml、0.029μg/ml;重楼皂苷 II 对裸鼠卵巢癌 SK-OV-3、结肠癌 HT29 及 3H/HeN 小鼠肝癌 MH134 等移植性肿瘤也有显著的细胞毒性。重楼皂苷 gracilin、methylylmotogracillin 对人肺癌 A549、人乳腺癌 MCF7、人结肠腺癌 HT29、人肾腺癌 A496、人胰腺癌 PACA2、人前列腺癌 PC3 肿瘤细胞的 IC_{50} 均小于 $1.0\mu g/ml$。3. 免疫调节作用：重楼皂苷 II 是一种作用较强的免疫调节剂。重楼皂苷 I-III 对 ConA 诱导小鼠淋巴细胞的增殖有促进效应，并能促进小鼠粒/巨噬细胞克隆形成细胞的增殖[6]。重楼皂苷 p2 对 PHA 诱导的人外周全血细胞有丝分裂有促进作用，体内试验能增强 C3H/HeN 小鼠自然杀伤细胞的活性，诱导干扰素产生[5]。4. 止血作用：小鼠灌服甲醇提取物，可使其血凝时间明显缩短。从云南重楼中提取的偏诺皂苷 C，体内试验显示在低浓度下即呈现较强的止血作用，能显著缩短小鼠凝血时间和大鼠血浆复钙时间，还能诱导家兔主动脉条收缩，降低小鼠腹腔毛细血管通透性[7,8]。5. 镇静、镇痛作用：小鼠电刺激测痛试验结果表明，滇重楼具有较明显的镇痛作用，用药后痛阈提高。滇重楼有显著的镇静作用，而且其强度不弱于安定[9,10]。6. 止咳、平喘作用：其煎剂 15g/kg 灌胃，对二氧化硫引咳的小鼠有止咳作用；煎剂或乙醇提取物 15g/kg 灌胃，对组织胺喷雾所致气管痉挛的豚鼠有保护作用，乙醇提取物作用尤强[11]。7. 对心血管系统的影响[1]：薯蓣皂苷能显著增加心肌细胞钙离子摄入，增加心肌细胞搏动次数或使其停搏。偏诺皂苷在心率不变的情况下可增强兔心及离体蛙心的搏动力和心肌张力，此外，偏诺皂苷和滇重楼中的黄酮可降低小鼠血压。重楼属植物的水提取物可部分拮抗内皮素引起的小鼠猝死作用，并对内皮素引起的离体大鼠主动脉环收缩有内皮依赖的舒张作用。8. 其他作用[1]：乙醇提取物有明显的杀精子作用。对大鼠精子杀精有效浓度为 3mg/ml，对小鼠精子杀精有效浓度为 1.5～3mg/ml。薯蓣皂苷元有雌激素样作用，0.5g/kg 灌服重楼皂苷，连续 13 天，能显著增加幼年大鼠的子宫重量。9. 毒副作用：同 *Paris polyphylla* Smith var. *chinenisis*（Franch.）Hara。

【附注】　本种又为中国药典收载的中药材重楼来源之一。

参 考 文 献

[1] 邓子超,黄玮,张文生,等. 滇重楼研究进展. 中国医药技术经济与管理,2007,1(2):57-63
[2]《中华本草》编委会. 中华本草(第 8 册),上海:上海科学技术出版社,1999;132
[3] 苗明三. 实用中药毒理学,上海:第二军医大学出版社,2007;223
[4] 于素强,武毅,曲玮,等. 重楼属植物的研究进展. 海峡药学,2011,23(5):1-6
[5] 王羽. 滇重楼抗肿瘤活性成分的研究. 天津大学药物科学与技术学院硕士论文,2007:1-16
[6] 武珊珊,高文远,段宏,等. 重楼化学成分和药理作用研究进展. 中草药,2004,35(3):344-347
[7] 王强,徐国均,程永宝. 中药七叶一枝花类的抑菌和止血作用研究. 中国药科大学学报,1989,20(4):251
[8] 钟广玲,陈渭良,陈燕平,等. 去伤片对创伤瘀血模型大鼠血液流变学的影响及毒理研究. 广州中医药大学学报,2001,18(2):167-171
[9] 王强,徐国均,蒋莹. 重楼类中药镇痛和镇静作用的研究. 中国中药杂志,1990,15(2):46
[10] 王建,黎海蒂,徐海伟,等. 重楼皂苷对急性吗啡耐受大鼠痛反应及海马 ACTH 和 β-EP 含量的影响. 第三军医大学学报,2000,22(12):1142-1145
[11] 马云淑,淤泽溥,吕俊,等. 胶质重楼与粉质重楼主要药理作用的比较研究. 中医药研究,1999,15(1):26-29

（林亲雄）

479. *Paris verticillata*（北重楼）

【民族药名】　"阿斯日-其其格"、"钦达干-齐赫"、"（蒙古族）；"果西拉"（藏族）。

【来源】　百合科植物北重楼 *Paris verticillata* M. Bieb. 的根茎。有小毒。夏末秋初采挖，除去茎叶及须根,洗净,鲜用或晒干用。

多年生直立草本,高 25 ~60cm;根茎细长。茎单一。叶 6 ~8 枚,轮生茎顶,披针形、狭矩圆形、倒披针形或倒卵状披针形,长(4)7 ~13(15)cm,宽 1.5 ~3.5cm,先端渐尖,全缘,基部楔形,主脉 3 条基出;具短叶柄或几无柄。花梗单一,自叶轮中心抽出,长 4.5 ~12cm,顶生 1 花,外轮花被片绿色,叶状,通常 4(5)片,内轮花被片条形,长 1 ~2cm;雄蕊 8 枚,花丝长约 5.7mm,花药条形,长 1cm,药隔延伸 6 ~8(10)mm;子房近球形,紫褐色,无棱,花柱分枝 4(5)枚,分枝细长并向外反卷。蒴果浆果状,不开裂;种子多数。花期 5 ~6 月,果期 7 ~9 月。

生于海拔 1100 ~2300m 的山坡林下、草丛、阴湿地或沟边。分布于东北、华北及陕西、甘肃、安徽、浙江和四川等地。

【药用经验】　蒙古族　用于高热抽搐、咽喉肿痛、痈疖肿毒、毒蛇咬伤(《蒙植药志》)。

【使用注意】　有小毒,用量 3 ~6g。

【药材鉴定】　性状　呈结节状扁圆柱形,弯曲,长 1 ~13cm,直径 0.1 ~0.5cm。表面黄棕色或棕褐色,皱缩,外皮脱落处呈白色,节明显,节间长 9 ~20mm,节上残留膜状鳞叶、须根或根痕。顶端具鳞叶或茎的残基。质脆,易折断,断面平坦,淡黄色或白色,粉质或角质。气无,味微苦、麻[1]。

显微特征　(1)根茎横切面(直径 3mm):表皮细胞 1 列,排列紧密,细胞类长方形、类长圆形、类多角形,略径向延长,壁微木栓化,外壁稍增厚,并微向外凸出,径向 20 ~60μm,切向 20 ~50μm。皮层较宽,与中柱比为 2:1,细胞类扁圆形、类长圆形、类多角形,大小均一,表皮内侧有 1 ~3 列木栓化细胞,其内不含淀粉粒,皮层稍靠外侧部位散生小型维管束 14 ~18 个,黏液细胞类圆形或类长圆形,与周围薄壁细胞近等大,直径 50 ~80μm,长 80 ~110μm;内含针晶束,针晶束长 50 ~80μm,宽 30 ~60μm。内皮层细胞明显,由 1 列扁平细胞组成,排列较紧密整齐,凯氏带明显。中柱内维管束为周木型,类圆形、长圆形,不规则形,12 ~16 个,外侧较密,断续环列于中柱外侧,向内稀少。中柱内分布少量黏液细胞,内含针晶束,与周围薄壁细胞近等大。薄壁细胞中含淀粉粒。(2)粉末:类白色。淀粉粒长圆形、类三角形、类圆形、类卵形、不规则形,脐点可见,层纹不明显,少数边缘有突起,长约至 15μm,直径 2.5 ~10μm。草酸钙针晶束,长 55 ~110μm,宽 27 ~47μm,也有的单个散在宽至 2.5μm。此外,可见薄壁细胞具细小纹孔,有的壁呈连珠状增厚;网纹导管直径约至 43μm,还可见螺纹导管、鳞叶表皮细胞等。

【化学成分】　根茎含 β-谷甾醇(β-sitosterol)、豆甾醇(stigmasterol)、胡萝卜苷(daucosterol)、β-蜕皮激素(β-ecdysone)、4-羟甲基-γ-丁内酯、偏诺皂苷元-3-O-α-L-吡喃鼠李糖基(1→4)-β-D-吡喃葡萄糖苷、偏诺皂苷元-3-O-α-L-呋喃阿拉伯糖基(1→4)-[α-L-吡喃鼠李糖基(1→2)]-β-D-吡喃葡萄糖苷、偏诺皂苷元-3-O-α-L-吡喃鼠李糖基(1→4)-α-L-吡喃鼠李糖基(1→4)-[α-L-吡喃鼠李糖基(1→2)]-β-D-吡喃葡萄糖苷[2]。此外,尚含 Zn、Mn、Cr、Fe、B、Ca、Mg、K、Ni 等 15 种微量元素[3]。

【药理毒理】　抗癌作用:含有的多种皂苷对小鼠肺腺癌细胞都显示出一定的抑制作用,其中薯蓣皂苷元-3-O-α-L-呋喃阿拉伯糖基(1→4)-[α-L-吡喃鼠李糖基(1→2)]-β-D-吡喃葡萄糖苷、偏诺皂苷元-3-O-α-L-呋喃阿拉伯糖基(1→4)-[α-L-吡喃鼠李糖基(1→2)]-β-D-吡喃葡萄糖苷、偏诺皂苷元-3-O-α-L-吡喃鼠李糖基(1→4)-α-L-吡喃鼠李糖基(1→4)-[α-L-吡喃鼠李糖基(1→2)]-β-D-吡喃葡萄糖苷的作用较为显著[2]。

参 考 文 献

[1] 毛淑敏. 黑龙江省两种重楼的生药学研究. 佳木斯大学硕士学位论文,2007:20

［2］黄贤校,高文远,满淑丽,等. 北重楼的化学成分研究. 中国中药杂志,2009(14):1812-1815

［3］李秀珍,于昌贵,柏岩. 清热解毒药北重楼中微量元素的分析. 黑龙江医药,1995,8(2):328,329

（陈雨洁）

480. *Pedicularis davidii*（太白参）

【民族药名】　太白参、黑参(根通称);大卫马先蒿、扭盔马先蒿、马先蒿、"卜苏"(彝族);
煤参(藏族)。

【来源】　玄参科植物大卫马先蒿 *Pedicularis davidii* Franch. 的根、全草。根有小毒。根秋
季采挖,洗净,晒干;全草夏季、秋季采集,晒干。

多年生草本,高 15～30(50)cm,密被短毛。根粗大。茎单一或常 3～4 条由根颈发出。叶
在茎下部者多假对生,上部者互生;叶片卵状矩圆形至披针状矩圆形,一般长约7cm,羽状全裂,
裂片羽状浅裂或半裂,边缘有重锯齿。总状花序;花萼前方开裂至中部或更深,长 5～6mm,齿
3,后方 1 枚较小而钻形,其余的条形,均全缘;花冠全部为紫色或红色,长 12～16mm,筒伸直,盔
的直立部分在自身的轴上扭旋两整转,且在含雄蕊部分的基部强烈扭折,使喙指向后方,卷成半
环形,先端 2 浅裂,下唇大,中裂小,宽倒卵形;花丝均有毛。花期 6～8 月,果期 8～9 月。

生于海拔 1750～3500m 的沟边、路旁及草坡上。分布于甘肃西南部、陕西南部和四川。

【药用经验】　彝族　全草:用于咽喉痛、咳嗽、尿管辣痛、干疮、大疮、红肿(《彝植药》)。藏
族　根:用于身体虚弱、肾虚、骨蒸劳热、关节疼痛、不思饮食。

【使用注意】　煎汤内服,9～15g(大剂量 30～60g)。忌生冷饮食及浆水[1]。

【化学成分】　根主要含酚酸类和萜类化合物,还含有毛蕊花苷[2]。同属植物美观马先蒿
Pedicularis decora Franch. 含水杨酸(salicylic acid)、2,5-二羟基苯甲酸(2,5-dihydroxybenzoic
acid)、3-羟基-4-甲氧基苯甲酸(3-hydroxy-4-methoxybenzoic acid)、3-甲氧基-4-羟基苯甲酸(3-me-
thoxy-4-hydroxybenzoic acid)等酚酸类[3];β(3,4-dihydroxyphenyl)etylo-*O*-α-L-rhamnopyranosyl(1
→3)-β-D-glucopyranoside、acetosideisomer、phantainosideC 等酚苷类[4];mussaenoside、山栀苷甲酯
及 lamalbid 等环烯醚萜苷类[5];edichlaris-lactone-l-*O*-β-D-glucoside、ningpogosideB 等去甲基单萜
苷[6]。此外,还含有生物碱、有机酸、皂苷、黄酮类化合物等[7,8]。

【药理毒理】　1. 对运动能力、身体机能的影响:同属植物美观马先蒿的根可明显延长小
鼠力竭游泳的时间;能加速力竭游泳小鼠 SOD、MDA、Hb、肝糖原、肌糖原和血清 LDH 的恢
复,并显著降低丙二醛含量[9,10]。其醇溶成分和水溶成分均能降低 LPO、AST 和 AKP 的含
量,提高 SOD、GSH-Px、肝糖原和肌糖原的含量[11]。其冷提取物可以显著延长小鼠游泳至力
竭的时间,清除自由基,减轻极量运动应激所致的氧化胁迫,促进力竭运动后小鼠物质与能
量的恢复[12]。美观马先蒿可抑制由于运动导致的超氧化物歧化酶活性上升以及血红蛋白、
肌糖原、肝糖原含量下降。2. 抗氧化作用:大卫马先蒿和美观马先蒿的正丁醇部位和水提取
部位均可显著降低由四氧嘧啶引起的小鼠抗氧化酶活性的异常升高,肝损伤及体内脂质过
氧化产物的积累,抑制肝指数的异常降低[11]。美观马先蒿及其提取物可降低四氧嘧啶引起
的小鼠肝脏和血液中 SOD、POD、CAT、MDA、GSH-Px、LPO、ALT、AKP、MAO-B 含量的异常增
高、降低四氧嘧啶引起的 Hb 增高[13～15]。3. 同属植物美观马先蒿提取物可显著提高饥饿所
致"脾虚"小鼠的血清淀粉酶活力、胸腺指数及胸腺 RNA 含量;小白鼠对美观马先蒿的最大
耐受量为180g 生药/kg[16]。4. 同属植物美观马先蒿可显著改善甲状腺素服用过量小鼠的机

体耗氧量上升、痛阈下降、体温上升、饮水上升等症状[17]。

【附注】　1. 同属植物美观马先蒿 *Pedicularis decora* Franch. 及邓氏马先蒿 *Pedicularis dunniana* Bonati 的根在藏族均称为太白参、煤参(藏族),与大卫马先蒿的根同等药用。文献记载前者的根有毒,后者的根有小毒[7]。美观马先蒿根性状:主根粗壮,呈圆柱形,稍弯曲、扭转,长5～15cm,直径达0.8～1.5cm,表面灰黑色,全体有疏浅断续的粗横纹及明显的纵沟。主根常具"人"字形分叉,下部常有支根2～4条及少数细侧根;根茎较短细,长0.4～1.5cm,直径0.3～1cm。全根都着生多数须状细根及须状细根脱落后遗留下的疣状突起。主根质较硬,轻而脆,柴性,断面灰白色,呈放射状。气特异、微香,味甘微苦。水煎液有焦糖味。美观马先蒿根横切面:木栓层由4～6列排列紧密而整齐的扁平细胞组成;皮层细胞排列疏松不规则,有裂隙;韧皮部外侧多裂隙,内侧薄壁细胞排列较紧密,细胞内具较多的淀粉粒;形成层环不明显,由4～6列细胞断续组成;木质部导管多单个散生或数个相聚,分化到根的中心,木射线由2～3列薄壁细胞组成;无髓部。2. 同属植物粗野马先蒿 *Pedicularis rudis* Maxim. 根亦作太白参用[18]。3. 同属植物全裂马先蒿 *Pedicularis dissecta*(Bonati)Pennell et Li 的肉质根亦有小毒。蒙古族称为"查干-浩尼-额布日其其格",用于病后体虚、阴虚潮热、疮毒内陷、关节疼痛(《蒙药》)。藏族亦用于病后体虚、阴虚潮热、疮毒内陷、关节疼痛,(《民族药志要》)。

参 考 文 献

[1]《中华本草》编委会. 中华本草(第7册). 上海:上海科学技术出版社,1999:362-363

[2] 马福军. 高效液相色谱法测定扭盔马先蒿中毛蕊花苷的含量. 安徽农业科学,2009,37(8):3590,3692

[3] 张承忠,李冲,封士兰 等. 黑参化学成分研究. 兰州医学院学报,1991,17(4):199,200

[4] 李冲,张承忠,刘美. 黑参中的酚苷. 中草药,1998,(1):11-13

[5] 李冲,陶保全,张承忠. 黑参中的环烯醚萜苷. 中国中药杂志,1999,24(1):40,41

[6] 李冲,张承忠. 黑参中的去甲基单萜苷. 中草药,1999(7):482-484

[7] 谢宗万. 全国中草药汇编(下册). 第3版. 北京:人民卫生出版社,2000:608

[8] 关放,王军宪,杨云. 美观马先蒿化学成分的研究. 中药材,2004,27(20):920,921

[9] 田京伟,杨建雄,李发荣,等. 太白参对力竭游泳小鼠的作用. 陕西医学杂志,2002,31(4):375-377

[10] 李发荣,田京伟,杨建雄. 太白参对运动小鼠身体机能的增强作用. 陕西师范大学学报(自然科学版),2002,30(4):89-91

[11] 高美丽,王丽娟,杨建雄. 太白参提取物对运动小鼠若干生化指标的影响. 西北药学杂志,2006,21(4):160-162

[12] 邱娟,邱毅,杨建雄. 太白参冷提物对力竭与恢复运动小鼠自由基代谢的影响. 汉中师范学院学报(自然科学),2003,21(1):73-77

[13] 邱娟,杨建雄,李发荣. 马先蒿属三种植物提取物对小鼠氧化损伤的影响. 陕西师范大学学报(自然科学版),2004,32(3):94-97

[14] 杨建雄,田京伟,李发荣. 太白参对小鼠抗氧化能力的影响. 西北药学杂志,2001,16(5):209-211

[15] 杨建雄,高美丽,李发荣. 太白参提取物对小鼠氧化损伤的保护作用. 中药材,2002,25(1):37-39

[16] 李发荣,宋建平,太白参对饥饿致"脾虚"小鼠的影响. 陕西中医,2002,23(2):180,181

[17] 李发荣,徐文友,曹永孝. 太白参对甲亢型肾阴虚小鼠的影响. 中药材,2001,34(3):190,191

[18] 徐文友,马鸿翔. 太白参的生药学研究. 西安医科大学学报,1992,13(1):34-37

(陈雨洁　万定荣)

481. *Pedilanthus tithymaloides*(红雀珊瑚)

【民族药名】　"广好修"(傣族,西傣)、"牙古学"(傣族,德傣);麻稀骆驼(基诺族);羊角藤（壮族）。

【来源】　大戟科植物红雀珊瑚（青竹标）*Pedilanthus tithymaloides*（Linn.）Poit. 的茎、全草。有小毒。全年可采，多为鲜用。

直立亚灌木，高40~70cm；茎、枝粗壮，带肉质，作"之"字状扭曲，无毛或嫩时被短柔毛。叶肉质，近无柄或具短柄，叶片卵形或长卵形，长3.5~8cm，宽2.5~5cm，顶端短尖至渐尖，基部钝、圆，两面被短柔毛，老时脱落；中脉在背面强壮凸起，侧脉7~9对，远离边缘网结，网脉略明显；托叶为一圆形的腺体，直径约1mm。聚伞花序丛生于枝顶或上部叶腋内，每一花序为一鞋状的总苞所包围，内含多数雄花和1朵雌花；总苞鲜红或紫红色，仰卧，无毛，两侧对称，长约1cm，顶端近唇状2裂，一裂片小，长圆形，长约6mm，顶端具3细齿，另一裂片大，舟状，长约1cm，顶端2深裂。雄花每花仅具1雄蕊；花梗纤细，长2.5~4mm，其与花丝极相似，为关节所连接；花药球形，略短于花丝；雌花着生于总苞中央而斜伸出于总苞之外；花梗远粗于雄花者，长6~8mm；子房纺锤形，花柱大部分合生，柱头3，2裂。花期12月至翌年6月。

我国云南、广西、广东南部常见栽培，北方温室亦有栽培。

【药用经验】　傣族　全草：用于跌打损伤、骨折、外伤出血、疮疡肿毒（《傣药录》）及刀创、蜂蜇（《滇药录》）。基诺族　茎：用于痧症。外用于跌打损伤、创伤出血、痈疮疖肿（《基诺药》）。壮族　全草：用于骨折、外伤出血（《桂药编》）。

【中毒与解毒】　若误服中毒，按一般中毒处理。也可加用生姜、甘草、防风各15g，水煎服，可解毒[1]。

【化学成分】　全草含黄酮苷、酚类、氨基酸等成分[1]。文献报道[2,3]红雀珊瑚含甘遂-7,24-二烯-3β-醇、环阿屯醇（cycloartenol）、羽扇豆醇（lupeol）、β-香树素（β-amyrin）、β-谷甾醇（β-sitosterol）、1α,13β,14α-三羟基-3β,7β-二苯甲酰氧基-9β,15β-二乙酰氧基麻疯树-5,11E-二烯、1α,7β,13β,14α-四羟基-3β-苯甲酰氧基-9β,15β-二乙酰氧基麻疯树-5,11E-二烯、1α,8β,9β,14α,15β-五乙酰氧基-3β-苯甲酰氧基-7-氧代麻疯树-5,12-二烯、7,8β,9β,14α,15β-五乙酰氧基-3β-苯甲酰氧基-1α,5β-二羟基麻疯树-6(7),12-二烯、1α,7,8β,9β,14α,15β-六乙酰氧基-3β-苯甲酰氧基-5β-羟基麻疯树-6(7),12-二烯、1α,7,8β,9β,14α,15β,-六乙酰氧基-3β-苯甲酰氧基-3β-羟基麻疯树-6(7),12-二烯、1α,7,8β,9β,14α,15β-六乙酰氧基-3β-烟酰氧基-5,13β,11,12β-二环氧麻疯树-6(7)-烯。还含有黄酮类成分：kaempferol 3-*O*-β-D-glucopyranoside-6″-(3-hydroxy-3-methylglutarate)、槲皮素（quercetin）、异槲皮素（isoquercetin）、东莨菪素（scopoletin）。红雀珊瑚汁液中含聚氧酰化麻风树烷型二萜类化合物[4]。尚含Ca、Mg、Mn、Fe、Zn、Cr等金属元素[5]。

【药理毒理】　1. 对免疫系统的影响：红雀珊瑚多糖对小鼠脾脏、淋巴细胞转化率、巨噬细胞吞噬功能、抗体形成细胞等均有明显影响[6]。2. 灭蚊作用：叶提取物对未成熟的致倦库蚊有显著的毒杀作用[7,8]。3. 抗菌作用：叶乙醇提取物有抗真菌作用[9]。4. 其他作用：红雀珊瑚酊剂有抗炎、抗氧化作用[10]。红雀珊瑚液中的聚氧酰化麻风树烷型二萜类化合物有截疟、抗结核作用[11]。5. 毒性：红雀珊瑚汁液可致眼损伤[12]。

参 考 文 献

[1] 谢宗万. 全国中草药汇编（下册）. 第2版. 北京：人民卫生出版社，2000：272

[2] Mongkolvisut W，Sutthivaiyakit S. Antimalarial and antituberculous poly-*O*-acylated jatrophane diterpenoids from *Pedilanthus tithymaloides*. J Nat Prod，2007，70（9）：1434-1438

[3] Abreu P M, Matthew S, González T, et al. Isolation and identification of antioxidants from *Pedilanthus tithymaloides*. J Nat Med, 2008,62(1):67-70

[4] Mongkolvisut W, Sutthivaiyakit S. Antimalarial and antituberculous poly-*O*-acylated jatrophane diterpenoids from *Pedilanthus tithymaloides*. J Nat Prod,2007,70(9):1434-1438

[5] 叶艳青,念晓,刘晓芳,等. 微波消解-原子吸收法测定青竹标中的金属元素. 安徽农业科学,2008,36(23):10024,10025

[6] 罗其葵,郑子敏,韦健全,等. 红雀珊瑚多糖对小鼠免疫功能的影响. 右江民族医学院学报,1995,17(2):146-148

[7] Kamalakannan S, Madhiyazhagan P, Dhandapani A, et al. *Pedilanthus tithymaloides*(Euphorbiaceae)leaf extract phytochemicals: toxicity to the filariasis vector Culex quinquefasciatus(Diptera:Culicidae). Vector Borne Zoonotic Dis,2010,10(8):817-820

[8] Rahuman A A, Gopalakrishnan G, Venkatesan P, et al. Larvicidal activity of some Euphorbiaceae plant extracts against Aedes aegypti and Culex quinquefasciatus(Diptera:Culicidae). Parasitol Res,2008,102(5):867-873

[9] Vidotti G J, Zimmermann A, Sarragiotto M H, et al. Antimicrobial and phytochemical studies on *Pedilanthus tithymaloides*. Fitoterapia,2006,77(1):43-46

[10] Abreu P, Matthew S, González T, et al. Anti-inflammatory and antioxidant activity of a medicinal tincture from *Pedilanthus tithymaloides*. Life Sci,2006,78(14):1578-1585

[11] Mongkolvisut W, Sutthivaiyakit S. Antimalarial and antituberculous poly-*O*-acylated jatrophane diterpenoids from *Pedilanthus tithymaloides*. J Nat Prod,2007,70(9):1434-1438

[12] Lim T K, Soepadmo E. Eye injury from plant sap of *Pedilanthus tithymaloides* Poit. Singapore Med J,1984,25(6):412-419

（陈雨洁）

482. *Peganum harmala*（骆驼蓬）

【民族药名】　"阿得阿热斯潘"（哈萨克族）；"阿尔格林依德"（蒙古族）；"阿格豆林"（藏族）；"阿德拉曼斯"、"阿德拉斯曼乌拉盖"、"乌鲁克牙俄"、"然吾俄尼活尔米勒"、"阿地拉斯曼"（维吾尔族）。

【来源】　蒺藜科植物骆驼蓬 *Peganum harmala* L. 的全草、种子。有全草毒,种子毒性较大。全草在花初期采收,晒干。种子于成熟时采集,除去杂质,晒干或鲜用。

多年生草本,高20~70cm,多分枝,分枝铺地散生,光滑无毛。叶互生,肉质,3~5全裂,裂片条状披针形,长达3cm;托叶条形。花单生,与叶对生;萼片5,披针形,有时顶端分裂,长达2cm;花瓣5,倒卵状矩圆形,长1.5~2cm;雄蕊15,花丝近基部宽展;子房3室,花柱3。蒴果近球形,褐色,3瓣裂开;种子三棱形,黑褐色,有小疣状突起。花期5~6月,果期7~9月。

多生于干旱草地、盐碱化荒地。分布于我国西北和北部各省区。

【炮制】　生物碱为有毒成分。不同炮制法对骆驼蓬子总生物碱的浸出率的影响有显著性差异[1]。总生物碱含量依次为捣碎品>炒制品>盐制品>醋制品>酒制品>生品[1]。据《中国民族药炮制集成》记载,红酒制增强其活血通经作用,同时可除去毒性。哈萨克族　红酒制:取骆驼蓬草500g,加红酒0.5L,文火煮沸至酒干,取出放凉(《民族药炮制集成》)。

【药用经验】　哈萨克族　种子或全草:用于呕吐、头痛、牙痛、风湿痛、咳嗽气喘。回族用于包囊虫。蒙古族　用于咳嗽气喘、热毒肿块、风湿性关节炎。种子:用于嗽气喘。全草:用于毒肿块、关节炎(《民族药志要》)。藏族　种子及全草:用于风湿痹症、心悸气促、头痛头晕、月经不调、闭经、痛经、无名肿毒(《中国藏药》)。维吾尔族　种子:用于精神郁闷、健忘、瘫痪、咳嗽气喘、肠炎痢疾、妇女经闭。外洗用于关节炎、滴虫病(《维药志》)。种子:用于脑栓塞、瘫痪、面部麻痹、手足震颤、筋无力、癫痫、心跳。外敷祛风强筋。敷于脊椎壮阳。灌肠用于腰痛、胯部痛、肾与子宫受寒(《维医药》)。种子:用于关节炎、精神郁闷、瘫痪、健忘、癫痫、咳嗽气喘、肠炎痢疾、妇女经闭。全草:除虫。还用于关节炎、(《民族药志》)。配胡麻、蜂蜜服用于哮喘

（《民族药炮制集成》）。

【使用注意】 煎汤内服,全草 1.5 ~ 6g;种子 0.6 ~ 1.2g 研末服。不宜过量。孕妇忌服[2,3]。

【中毒与解毒】 全草有毒[4,5],种子毒性最大,叶片毒性稍小[6]。人或动物过量食用易引起心悸、头晕眼花、胃部灼热感、恶心呕吐、食欲下降、产生幻觉、神经系统异常、轻微的体温升高以及心血管系统紊乱等症状,在短时间内可自行消除,个别病例转氨酶略高[2,7]。中毒则表现为全身震颤、眼球突出、心跳加快、呼吸急促,终至窒息[2]。国外报道,大剂量服用可引起流产[3]。骆驼蓬可引起家畜严重中毒,出现厌食、呕吐、腹泻症状,明显处于麻醉状态并伴有间歇性兴奋,尔后呼吸困难,瞳孔放大,在 30 ~ 36 小时内死亡,尸体解剖发现心脏、肺、胃肠系统有充血现象。应用本药时,如同时食用含有高浓度升压胺及酪胺的乳酪、啤酒及酒类可出现高血压危象;同时使用新福林、苯丙胺、丙胺嗪等可发生严重反应;同时使用哌替啶等可能出现血压下降[3]。未查见解毒方法。

【药材鉴定】 性状 全草长 15 ~ 35cm,全体无毛。茎呈圆柱形,多分枝,直径 2 ~ 4mm,表面浅黄绿色,具纵条纹,略光滑,质脆易折断,断面黄白色,中央髓部白色;叶互生,无柄或具短柄;叶片二至三回羽状全裂,呈角叉状,终裂片线状披针形,长达 0.6 ~ 3.2cm,宽 2 ~ 3cm,先端渐长,全缘,边有时略反卷;花与叶对生,单一,花梗长约 1cm;花萼 5 枚,每枚常 3 裂,线状披针形,长约 2cm;花瓣 5 枚,白色或淡黄色,倒卵状矩圆形,长约 1.5cm,宽 5 ~ 9mm;雄蕊 15 枚,长约 10mm,花药短柱状,基着,黄色,长约 10mm,柱头箭头状,略呈 3 棱状。果期花柱伸长,宿存;蒴果类球形,直径 10 ~ 13mm,成熟时棕褐色至黑褐色,3 瓣裂;种子多数。全体具芳香味,味苦涩[8]。种子三角状四面体,长 2 ~ 4mm,中部直径 1 ~ 2mm,棕褐色,顶端较狭而尖,可见脐点,下端顿圆,表面粗糙,放大镜下可见表面皱缩呈蜂窝状。用水浸泡后膨胀,表面平滑。气微,味苦。

显微特征 (1)全草粉末:黄绿色。气孔椭圆形,不定式副卫细胞 3 ~ 5 个,长径约 45μm,短径约 25μm。花粉粒圆形,具 3 ~ 4 孔沟,直径 5 ~ 28μm。纤维条状或梭形,有的壁有隔纹,直径 13 ~ 36μm。导管多为螺纹型,少数为网纹导管,直径 15 ~ 40μm。簇晶直径 20 ~ 60μm。髓细胞大,有的含淀粉粒和簇晶,并可见孔纹。叶肉细胞含淀粉粒和簇晶。带果实的粉末中可见圆形或多角形石细胞,长 36 ~ 140μm,宽 20 ~ 80μm。(2)种子横切面:外种皮的 1 列表皮细胞为巨细胞,黄棕色,切向延长,细胞壁较厚,可见内壁有小刺状突起,外被角质层。下皮薄壁细胞为 3 ~ 4 列,类圆形、多角形或不规则形,一端可见维管束 1 个,内层为 1 列栅状细胞,黄棕色。内种皮细胞 1 列,黄棕色,可见有较多的螺纹导管。外胚乳细胞颓废,1 ~ 2 列,不含色素,内胚乳为 5 ~ 6 列细胞。子叶细胞径向延长,内侧细胞多角形,类圆形。胚乳细胞和子叶细胞含丰富的脂肪油和糊粉粒。(3)种子粉末:黄棕色。巨细胞黄棕色,长 170 ~ 270μm,宽 130 ~ 170μm。胚乳细胞多角形,内含众多油滴。内种皮细胞长方形或多角形,细胞壁不均匀增厚,可见颗粒状细网纹。

薄层色谱 取骆驼蓬草粉末 0.5g,加乙醇 5ml,超声处理 15 分钟,滤过,滤液作为供试品溶液。分别吸取供试品溶液 10μl,对照品去氢骆驼蓬碱及二氢骆驼蓬碱乙醇液(1mg/ml)各 5μl,以乙酸乙酯-甲醇-氨水(20∶5∶1)为展开剂,展开,展距 9cm,取出,晾干,置紫外灯(365nm)下检视,供试品显 5 个荧光斑点,在与对照品的相对应的位置上,供试品与对照品均显相同颜色的荧光斑点。

【化学成分】 全草主要含生物碱类化合物。全草含 1-骆驼蓬碱(1-peganine)、dl-骆驼蓬碱(dl-peganine)、去氧鸭嘴花酮碱(deoxyvasicinone)、脱氧骆驼蓬碱(deoxypeganine)、去氢骆驼蓬碱（harmine）、四氢哈尔明碱（tetrahydroharmine）、骆驼蓬定碱（peganidin）、骆驼蓬醇碱（peganol）、骆驼蓬胺碱（pegamine）、去甲骆驼蓬碱（harmalol），以及骆驼蓬酸（pegaline）、路因碱（ruine）、双骆驼蓬碱（dipegine）、异骆驼蓬定碱（isopeganidin）、哈尔满碱（harman）、喹啉（quinoline）、二氢路因碱（dihydroruine）、哈尔满醇（harmol）、5-羟基色胺（5-oxytryptamine）等[2]。还含哈马立定（harmalidine）、哈马灵辛（harmalicine）、哈马拉宁（harmalanine）、哈马拉西定（harmalacidine）、N,N-二[（3-羟基5-甲基）苯基]乙二酰二胺、降哈尔明碱（norharmine）、peganone-2、羊毛甾醇（lanosterol）、克里托皂苷元（kryptogenin）、四氯乙烯、十二烷、十一烷、二（2-甲基丙基）邻苯二甲酸酯、1,3-二甲苯、乙苯、1,2-二甲苯等挥发油类及多种氨基酸、蛋白质、葡萄糖、蔗糖、半乳糖等[9,10]。种子含骆驼蓬碱、去氢骆驼蓬碱、二氢骆驼蓬碱（哈梅林，harmaline）、四氢哈尔明碱、鸭嘴花碱（vasicine）、脱氧鸭嘴花酮碱（deoxypeganine）、哈米定碱（harmidine）等生物碱类[11~14]。地上部分含脱氧鸭嘴花酮碱（deoxyvasicinone）、消旋鸭嘴花酮碱（vasicinone）、（-）鸭嘴花酮碱[（-）vasicinone]、（±）鸭嘴花碱[（±）vasicine, peganine]、脱氧鸭嘴花碱（deoxyvasicine）、哈尔明（harmine）等生物碱类；并含刺槐素（acacetin）、骆驼蓬苷（peganetin）、脱乙酰骆驼蓬苷（deacetylpeganetin）、7,4′-二羟基-3′-甲氧基黄酮-5-O-芸香糖苷等黄酮类[15]。籽苗和愈伤组织中含路因碱（ruine, 8-hydroxy harmine-β-glucoside）、二氢路因碱（dihydroruine, 8-hydroxylucosylharmaline）、5-羟基色胺（5-hydroxytryptamine）、6-羟基色胺（6-hydroxytryptamine）和龙胆酸-2,5-双葡萄糖苷（gentisate-2,5-diglucoside）[2]。骆驼蓬中尚含挥发油成分，主要是烷类和苯环类，如四氯乙烯、十二烷等。

【药理毒理】 1. 对中枢神经系统的作用：骆驼蓬碱对皮层及运动中枢、脊髓和脑桥等有兴奋作用，可引起幻觉、震颤、阵发性惊厥和某些特异动作及四肢僵硬；去氢骆驼蓬碱作用与骆驼蓬碱相似，而去氢甲氧基骆驼蓬引起进行性麻痹，无初期兴奋现象，大剂量则抑制中枢神经系统，导致血压下降而死亡。HM 和 HI 还能显著抑制豚鼠肝线粒体的单胺氧化酶（MAO），能使动物脑干中 5-HT 和去甲肾上腺素增加，而 HOL 和去甲骆驼蓬碱则无此作用[16~19]。2. 对心血管系统的作用：去氢骆驼蓬碱、骆驼蓬碱及去甲氧基骆驼蓬碱对预先用脱羟肾上腺素和氯化钾收缩的大鼠离体胸部大动脉有血管弛豫活性，且 3 种生物碱的活性依次减小。骆驼蓬碱可抑制二磷酸腺苷、胶原、肾上腺素和花生四烯酸等引起的血小板聚集，高浓度可消除肾上腺素及二磷酸腺苷引起的血小板聚集，总碱可阻止利血平消耗肾上髓质儿茶酚胺的作用[20]。3. 抗肿瘤作用：骆驼蓬总碱在体内（鼠源肉瘤细胞 S-180、肝癌 H_{22} 及艾氏腹水癌等荷瘤小鼠）及体外（Hela、S-180、人肝癌 H_{22}、BEL-7402、HepG2、人胃癌 MGC-803、鼻咽癌 CNE2、乳腺癌 MA782/5S 细胞株）均有明显的抑制作用[21~24]；对人视网膜母细胞系 SO-RB$_{50}$ 细胞接种于裸小鼠颈背皮下所形成得移植瘤有明显的抑杀作用[25]。骆驼蓬提取物和水提取物对肿瘤细胞 L-1210 和 K-562 均有一定的抑制作用，其中醇提取物的抗肿瘤作用最强[26]。骆驼蓬总碱与顺铂或阿霉素合用可增强抗肝癌的作用[27]。HM 对 K_{562} 白血病细胞有明显的体外抑制和杀灭作用，其活性指标超过阳性对照组的环磷酰胺[28]。4. 对肌肉的作用：骆驼蓬乙醇浸膏具有明显增强小鼠小肠推进性蠕动作用，对兔离体正常肠平滑肌有小剂量收缩、大剂量舒张的双向调节作用[29]。骆驼蓬碱和去氢骆驼蓬碱对蛙的骨骼肌有麻痹作用，对蚯蚓的肌肉有刺激作用。鸭嘴华碱可兴奋中等反刍类动物的肠道平滑肌，并增加胃液分泌[30]。5. 对呼吸系统的作用：骆驼蓬碱低浓度对离体豚鼠气管呈弱松弛作用，高浓度则使其收缩；对组胺引起的支气管痉挛有弱而短暂拮抗作用。总碱和鸭嘴花碱以剂量依赖的方式抑制乙酰胆碱、组胺、氯化钾诱发的豚鼠气管平滑肌收缩。鸭嘴花碱对气管作用与骆驼蓬碱相似。鸭嘴花酮碱对支气管具有弱的松弛及抗组胺作用，但无支气管扩张作用,浓度增加反而有收缩作用。鸭嘴花碱在体内外显示支气管扩张作用;鸭嘴花酮碱与鸭嘴花碱合用,在体内外均显示更强的支气管扩张作用[20,31]。6. 对子宫的作用:骆驼蓬碱、去氢骆驼蓬碱对蛙子宫有麻痹作用。骆驼蓬碱收缩活体子宫。去氢骆驼蓬碱对动物子宫整体为兴奋作用,对张力高的离体子宫则有松弛作用。鸭嘴花碱可诱发动物流产,其机制可能是其能引起妊娠子宫肌的节律收缩作用类相似于催产素和甲基麦角新碱[32]。7. 抗炎、镇痛及止痒作用:HM 剂量为 25mg/kg 时,注入用二甲苯和角叉菜胶致耳和足肿、生理盐水致痒、醋酸致扭体反应的鼠,表现显著的抗炎、镇痛和止痒作用[33]。8. 对免疫功能的影响:HM 和其他骆驼蓬生物碱是单胺氧化酶抑制剂,具有抑制细胞免疫和体液免疫的作用[34]。16mg/kg、25mg/kg 剂量的 HM 能减轻小鼠免疫器官重量,减少 SRFC 和抗体;减轻 SRBC 诱导的足垫 DTH 反应;不影响碳粒廓清功能和腹腔巨噬细胞吞噬功能;$30\mu g/ml$、$37\mu g/ml$、$47\mu g/ml$ 对体外 PHA 诱导3HTdR 参入的淋巴细胞转化也有抑制作用,具有抑制细胞免疫和体液免疫的作用[35]。9. 抗银屑病:HM 软膏能抑制雌激素周期小鼠阴道上皮模型及鼠尾鳞片表皮模型的活跃的上皮细胞并促使表皮角化完全,起到治疗银屑病的作用[36]。10. 杀虫、抑菌作用:骆驼蓬籽提取液及 HM、HL 对腹腔棘球蚴和泡球蚴(简称包虫病)均具有抑制生长的作用,并证实其生物碱可以通过棘球蚴囊壁进入囊液而发挥药效[37,38]。骆驼蓬蛋白质粗提取物对表皮细胞球菌、福氏志贺氏菌、表皮葡萄球菌、粪肠球菌、臭鼻克雷伯菌、金黄色葡萄球菌和鲍曼不动杆菌等病原细菌有抑制作用,对前三者抑制作用较好[39]。骆驼蓬生物碱类和种子提取物对金黄色葡萄球菌和普通变形杆菌有明显的毒杀作用,种子提取物还可抑制苹果白粉菌和黄瓜白粉菌[40~41]。骆驼蓬粗提取物对蚊虫、家蝇和螨虫等有较好杀灭活性[42~44]。骆驼蓬碱有杀阿巴米原虫、抗疟原虫等作用[45]。鸭嘴花碱、鸭嘴花酮碱可驱蛔虫;去氢骆驼蓬碱有抗路氏锥虫活性[46]。四氢哈尔明能有效抑制山羊胃肠线虫的产卵量;总碱对受血孢子虫感染的牛有一定治疗作用。11. 其他作用:骆驼蓬总碱能有效抑制兔晶状体上皮细胞组织化生长和增殖,减轻后发性白内障的形成,且对眼组织毒性小[47];骆驼蓬对胃黏膜溃疡也有促进愈合作用,骆驼蓬总碱对阿司匹林及消炎痛所致的胃黏膜损伤具有明显的保护作用[11];一定剂量的几种骆驼蓬生物碱对^{60}Co 照射纯系NIH 雄性小鼠有抗辐射功能[48];骆驼蓬甲醇提取物、去氢骆驼蓬碱和骆驼蓬碱体外对 Cu^{2+} 诱导的低密度脂蛋白(LDL)氧化变形有抑制作用及对自由基的清除能力[49]。12. 毒性:为原生质毒,并为单胺氧化酶抑制药,对人体至少 10 种以上的酶产生作用,对中枢神经系统、心血管系统等有作用,死亡原因为心力衰竭[3]。HM 对大鼠正常肝细胞(BRL)的细胞毒作用与药物浓度呈线性关系,其细胞毒作用较羟基喜树碱(HCPT)注射液的作用为小[50]。骆驼蓬总生物碱对孕鼠胚胎期胎鼠生长发育指标未见有生殖毒性反应的致畸变影响[51]。从甘肃酒泉地区产骆驼蓬地上部分提取的总生物碱给小鼠腹腔注射的 LD_{50} 为$(84.79\pm7.25)mg/kg$,主要中毒症状是兴奋、跳跃、全身肌群震颤、眼球突出、呼吸迫促而窒息死亡[2]。5% 骆驼蓬碱总生物碱注射液以 10 ~15$\mu g/kg$ 给 5 头健康土种黄牛肌注每日 1 次,连续 6 次,血清生理指标及肝、肾功能指标均无明显变化,但血清氯升高显著。药后反应为兴奋、易惊、全身肌肉震颤、空嚼、分泌大量浆黏性白色泡沫、口液、鼻液,频排粪尿,30 ~40 分钟后逐渐减轻[2]。骆驼蓬总碱对小鼠表现出神经系统先兴奋后抑制,最后死亡;在大鼠亚急性毒性试验中 300mg/g 总碱引起肾病变和氮素升高,停药后肾毒性程度可降低,高剂量可以致死亡[6]。小白鼠皮下注射哈梅灵的 LD_{50} 为 120mg/kg;哈尔明碱家兔皮下注射的 LD_{50} 为 200mg/kg。另骆驼蓬种子总生物碱在大剂量时会影响动物肝功能[52]。

参 考 文 献

[1] 刘军,王长虹.不同炮制方法对骆驼蓬子总生物碱浸出率的影响.现代应用药学,1996,13(1):25,26

[2] 《中华本草》编委会.中华本草(第4册).上海:上海科学技术出版社,1999:734-739

[3] 朱亚峰.中药中成药解毒手册.第3版.北京:人民军医出版社,2009:189

[4] Massoud M,Hossein J,Piroz S. Toxicity of*Peganum harmala*:review and a case report. Iranian Journal of Pharmacology & Therapeutics,2002,1(1):1-4

[5] Lamchouri F,Settaf A,Chenah Y,et al. Experimental toxicity of *Peganum harmala* seeds. Annales Pharmaceutiques Francaises,2002,60(2):123-129

[6] 杨小平,潘启超,潘伟光,等.骆驼蓬总碱的毒性.中山医科大学学报,1998,19(3):170,171,178

[7] Massoud M,Hossein J,Piroz S. Toxicity of *Peganum harmala*:review and a case report. Iranian Journal of Pharmacology & Therapeutics,2002,1(1):1-4

[8] 刘伟新,石春新,张丽萍.骆驼蓬草的生药学研究.中国民族民间医药,2009,03(上):4-6

[9] 宁雪飞,陈亮亮,唐海淑.骆驼蓬(*Peganum harmala*)蛋白质的分布、提取及活性研究.天然产物研究与开发,2009,21:800-805,812

[10] 俞腾飞,朱惠珍.骆驼蓬的研究概括.国外医药(植物药分册),1992,7(3):104-107

[11] 谢宗万.全国中草药汇编(下册).第2版.北京:人民卫生出版社,2000:444

[12] 艾力·沙爱尔,古丽斯玛依·艾拜都拉.新疆有毒植物骆驼蓬挥发油的化学成分测定.生物技术,2009,19(4):56-58

[13] 段金廒,周荣汉,赵守训,等.多裂骆驼蓬化学成分研究Ⅰ.种子生物碱类成分及其抗肿瘤活性.中国药科大学学报,1998,29(1):21-23

[14] 田晓丽,孙殿甲,堵年生,等.新疆骆驼蓬种子抗肿瘤活性成分的研究.新疆医科大学学报,2003,28(2):113-116

[15] 段金廒,车镇涛,周荣汉,等.多裂骆驼蓬化学成分研究Ⅱ.地上部分化合物的分离鉴定.中国药科大学学报.1998,29(2):100-104

[16] Etscher A,Besendorf H,Bachtold H P,et al. Pharmacological influence on the central nervous system by brief-acting monoamlne oxidase inhibitions of the harmala alkaloid group. Helv Phsiol et Pharmacol Acta,1959,17:202-214

[17] Yu A M,Idle J R,Krausz K W,et al. Contribution of individual cytochrome p450 isozymes to the o-demethylation of the psychotropic beta-carbofine alkaloids harmaline and harmine. J Pharmacol Exp Ther,2003,305(1):315-322

[18] Herraiz T,Chaparro C. Human monoamine oxidase enzyine inhlbition by coffee and beta-carbolines norharman and harman isolated from coffee. Life Sci,2006,78(8):795-802

[19] Herraiz T,Chaparro C. Human monoamine oxidase is inhibited by tobacco smoke:beta-carbohne alkaloids act as potent and reversible inhibitors. Biochem Biophys Res Commun,2005,326(2):378-386

[20] Shi C C,Liao J F,Chen C F. Comparative study on the vasorelaxant effects of three harmala alkaloids in vitro. Jpn J Pharmacal,2001,85:299-305

[21] 李英辉,张晶,何中秋,等.骆驼蓬碱抗癌作用的研究.辽宁药物与临床,2000,3(3):106,107

[22] 金捷.骆驼蓬总碱氟尿嘧啶对视网膜母细胞瘤细胞系 SO-RB50 生物效应.中山医科大学学报,1990,11(4):24

[23] 杨小平,潘启超,李春杰.骆驼蓬总碱体内外对人肝癌和胃癌瘤株的抑制作用.癌症,1991,10(6):463

[24] 谢燕,罗天锡.骆驼蓬总碱诱导人宫颈癌 HeLa 细胞凋亡的研究.肿瘤,1998,18(3):131-133

[25] 冯官光,张平,郑建梁,等.骆驼蓬总碱对 SO-RB50 细胞裸小鼠移植瘤抑瘤作用研究(初步报告).实验动物科学与管理,1996,13(3):48-48

[26] 王晓华,王宏,何安光,等.骆驼蓬全草提取物抗肿瘤作用体外实验研究.中国医科大学学报.1996,25(3):240-242

[27] 杨小平,潘启超,谢冰芬,等.骆驼蓬总碱抗肿瘤及其协同肿瘤作用.中草药,1998,22(9):609-611

[28] 段金廒,周荣汉,赵守训,等.多裂骆驼蓬化学成分研究:种子生物碱类成分及其抗肿瘤活性.中国药科大学学报,1998,29(1):21-23

[29] 徐小平,同妙维.骆驼蓬对肠平滑肌的影响.西北药学杂志,1992,7(14):15-17

[30] 张义英,王俊儒,李越鲲,等.骆驼蓬生物碱生物活性的研究进展.动物医学进展,2006,27(10):37-40

[31] Zabeer A,Bhagat A,Gupta O P,et al. Synthesis and bronchodilator activity of new quinazohn derivative. Eur J Med Chem,2006,41(3):1429-434

［32］张义英,王俊儒,李越鲲,等.骆驼蓬生物碱生物活性的研究进展.动物医学进展,2006,27(10):37-40

［33］陈蔚如,张海丽,张岩,等.去氢骆驼蓬生物碱在小鼠的抗炎镇痛及止痒作用.天津医药,2004,32(11):681-683

［34］Kim H,Sahlin S O,Ramsay R R.Inhibition of monoamine oxidase A bybeta-carboline derivati-Ves.Arch Biehem Biophys,1997,337(1):137-142

［35］边棣,李观海,张洪采.去氢骆驼蓬碱对小鼠免疫系统功能的影响.中国药理学报,1987,8(5):177-180

［36］李宇晶,陈蔚如,王根厚,等.去氢骆驼蓬软膏对小鼠上皮细胞有丝分裂及表皮角化的影响.新疆医科大学学报,2000,23(1):8,9

［37］杨文光,马新民,张新峰,等.骆驼蓬籽治疗人体肝棘球蚴病的临床观察.新疆医学院学报,1993,16(3):202,203

［38］李文科.中药骆驼蓬生物碱提取及抗包虫化学成分研究.兰州医学院学报,1996,22(1):16-18

［39］宁雪飞,陈亮亮,唐海淑.骆驼蓬(*Peganum harmala*)蛋白质的分布、提取及活性研究.天然产物研究与开发,2009,21:800-805,812

［40］薛林贵,赵国林,赵宝芹,等.多裂骆驼蓬生物碱的提取及抗菌活性研究.中兽医医药杂志,2007(3):16-19

［41］薛林贵,赵国林,李师翁,等.多裂骆驼蓬乙醇提取物的杀菌抑菌试验研究.中国沙漠,2007,27(3):491-494

［42］马安勤,钟国华,骆驼蓬,等.植物提取物杀虫活性研究.华南农业大学学报,2003,24(1):38-41

［43］杨贵军,张建英,吴涛.20种植物对枸杞瘿螨的生物活性测定.宁夏农林科技,2006(3):4,5

［44］姚伟琴,王俊儒,张普照,等.骆驼蓬粗提物杀虫活性初步研究.西北植物学报,2004,24(6):1096-1099

［45］Di Giorgio C,Delmas F,Ollivier E,et al.In vitro activity of the beta-carboline alkaloids harmane,harmine,and harmaline toward parasites of the species Leishmania in fantum.Exp Parasitol,2004,106(3-4):67-74

［46］邢建国,管慧.盐酸去氢骆驼蓬碱软膏的处理筛选.中成药,2001,23(5):316-318

［47］吴明星,利明华,李绍珍,等.骆驼蓬总碱对兔后发性白内障形成的影响.中国中医眼科杂志,1998,8(4):195-198

［48］利国威,梁培根,潘国英,等.γ-去氢骆驼蓬碱等咔啉类生物碱的辐射防护作用.药学学报,1995,30(9):715-717

［49］Berrougui H,Isabelle M,Cloutier M,et al.Protective effects of *Peganum harmala* L.extract harmine and harmaline against human low-density lipoprotein oxidation.J Pharm Pharmacol,2006,58(7):967-974

［50］赵春芳,李岩,阿孜古丽·吐尔逊.MTT法测定HM与HCPT细胞毒作用的体外研究.新疆医科大学学报,2002,25(2):121-123

［51］徐小平,陈兴华,卜端.骆驼蓬总碱对孕鼠胚胎期胎鼠生长发育的影响.陕西中医学院学报,2009,32(2):53-56

［52］周海钧,曾育麟.中国民族药志(第一卷).北京:人民卫生出版社,1984:396-401

（陈雨洁　杨芳云）

483. *Peganum nigellastrum*（骆驼蒿）

【民族药名】　细叶骆驼蓬、葡根骆驼蓬、骆驼蓬、哈日-乌木黑-额布斯(蒙古族)。

【来源】　蒺藜科植物骆驼蒿 *Peganum nigellastrum* Bunge 的地上部分及种子。有毒。夏季、秋季采割地上部分,洗净,切段,晒干。种子于秋季成熟时采集。

多年生草本;茎高10~25cm,多分枝,密生短毛。叶互生,肉质,3~5全裂;小裂片针状条形,长达1cm,顶端锐尖,疏生短硬毛;托叶披针形。花单生于枝的上端;萼片5,宿存,长约1.5cm,深裂成5~7条状裂片;花瓣长1.2~1.5cm,倒披针形;雄蕊15,花丝基部宽展;子房3室。蒴果近球形,黄褐色,3瓣裂开;种子纺锤形,黑褐色,有小疣状突起。花期5~7月,果期7~9月。

多生于干旱地。分布于我国西北各地。

【药用经验】　蒙古族　用于咳嗽气喘、风湿痹痛、无名肿毒(《蒙植药志》)。

【药材鉴定】　性状　茎长10~25cm,多分枝,密生短毛。叶互生,三至五回全裂;小裂片针状条形,长约1cm,先端锐尖,疏生短硬毛;托叶披针形。花单生于枝的上端;萼片5,宿存,长约1.5cm,深裂或5~7条状裂片;花瓣长1.2~1.5cm,倒披针形;子房3室。蒴果近球形,黄褐色,3瓣裂开。种子纺锤形,黑褐色,有小疣状突起。味苦、辛。

　　显微特征　(1)叶表皮:气孔不规则形,副卫细胞3～5个,气孔密度150个/mm³以上,其气孔大小25.9μm×21.2μm。(2)花粉形态与表皮纹饰:亚长球形,3沟孔型,穴网状纹饰,穴孔与网眼相间分布,穴孔较多。(3)花瓣表面纹饰:条纹状,条纹较细而平滑。(4)种子表皮纹饰:细网状纹饰,网眼较小,网格清晰[1]。

　　【化学成分】　全草含有生物碱、甾体、黄酮、蒽醌、氨基酸等成分,生物碱最多。叶含生物碱:消旋骆驼蓬碱(dl-peganine)、去氧骆驼蓬碱(deoxypeganine)、鸭嘴花酮碱(vasicinone)、去氧鸭嘴花酮碱(deoxyvasicinone)和哈尔明碱(harmine);根含哈尔明碱和哈尔马灵碱(harmaline)。茎叶中含挥发油,以脂肪族化合物为主,含量较高的有十六烷酸(dexadecanoic acid)、1-辛烯-3-醇(1-octene-3-ol)、12-十七碳炔醇-1(12-heptadecayn-1-ol)[2]。茎叶中还含有β-谷甾醇(β-sitosterol)、胡萝卜苷(daucosterol)。另从骆驼蒿地上部分中分离鉴定了 O-amino-N-formylbenzyamine、butyl-1H-imidazole-4-carboxylate、鹅掌楸碱(liriodendrin)、反式阿魏酸(trans-ferulic acid)、β-D-吡喃葡萄糖苷(β-D-glucopyranoside)、(6S,7E,9R)-6,9-dihydroxy-megastigma-4,7-dien-3-one-9-O-β-D-glucopyranoside、(3S,5R,6R,7E,9S)-megastigman-7-ene-3,5,6,9-tetrol-3-O-β-D-glucopyranoside 等6个化合物[3]。

　　【药理毒理】　1. 抗肿瘤作用:脂溶性生物碱25mg/(kg·d)或50mg/(kg·d)腹腔注射,连续7天,对腹水型肝癌(AH)小鼠的腹水形成有显著抑制作用;其机制同显著提高小鼠血浆环磷腺苷含量有关。脂溶性生物碱100μg/ml,可使培养24h离体AH细胞死亡率达50%,该作用随作用时间延长和剂量增大而增加[4]。水溶性总碱及去氢骆驼蓬碱对离体AH细胞有类似作用。体内外抑瘤试验表明,骆驼蓬碱、去氢骆驼蓬碱对小鼠肝癌、食管鳞癌、胃腺癌、宫颈癌、肺癌等瘤株均有抑制作用,且无明显毒性。2. 对免疫系统的作用:去氢骆驼蓬碱对体液免疫过程中致敏β-细胞的产生和抗体形成均有抑制作用,还具有抑制DNA拓扑酶Ⅰ的作用。3. 抗辐射作用:骆驼蓬碱、去氢骆驼蓬碱、哈尔醇对受⁶⁰Co γ线照射后的小鼠均有显著的辐射防护作用。4. 其他作用:可抑制二磷酸腺苷、胶原、肾上腺素和花生四烯酸等引起的血小板聚集;对气管平滑肌起解痉作用,鸭嘴花酮碱与鸭嘴花碱合用,可用于治疗外因性气喘;可抑制中枢神经系统,导致血压下降而死亡。还有杀虫、广谱抗菌、抗病毒、消炎止痛作用、对阿司匹林及消炎所致的小鼠胃黏膜损伤有明显保护作用[5]。

　　【附注】　蒙古族将同属植物多裂骆驼蓬 Peganum multisectum(Maxim.)Bobr. 的地上部分及种子一同药用(《蒙植药志》)。有毒。

参 考 文 献

[1] 李俊祯,马骥,王小玖,等. 骆驼蓬属3种民族药的微形态鉴别. 中药材,1997,20(1):14-16

[2] 《中华本草》编委会. 中华本草. 上海:上海科学技术出版社,1999:740

[3] Yang Fei,Chen Rong,Feng Lin. Chemical Constituents from the Aerial Part of Peganum nigellastrum. Chinese Journal of Natural Medicines,2010,8(3):199-201

[4] 肖显华. 甘肃细叶骆驼蓬生物碱对小鼠腹水型肝癌及离体细胞的影响. 中国药理学与毒理学杂志,1988,2(3):232

[5] 武珊珊,张洪亮. 骆驼蓬研究现状. 新疆中医药,2011,29(6):61-63

（黄　蕾　聂　晶）

484. *Penthorum chinense*(赶黄草)

　　【民族药名】　赶黄草(通称);红七根(瑶族)。

【来源】 虎耳草科植物扯根菜 *Penthorum chinense* Pursh 的全草。有小毒。秋后采收，洗净，晒干用或鲜用。

多年生草本，高达 90cm。茎红紫色，无毛，不分枝或分枝。叶无柄或几无柄，披针形或狭披针形，长 3～11.5cm，宽 0.6～1.2cm，先端长渐尖或渐尖，基部楔形，边缘有细锯齿，两面无毛，脉不明显。聚伞花序具多花，长 1.5～4cm；花序分枝与花梗均疏生短腺毛；苞片小，卵形或钻形；花梗长 0.5～2mm；花萼黄绿色，宽钟形，长约 2mm，5 深裂，裂片三角形，先端微尖或微钝；花瓣无；雄蕊 10，稍伸出花萼之外，花药淡黄色，椭圆形，长约 0.8mm；心皮 5，下部合生，子房 5 室，胚珠多数，花柱 5，粗，柱头扁球形。蒴果红紫色，直径达 4～5mm，短喙星状斜展。花果期 7～10 月。

生于溪边湿地。我国华南和西南至东北广布。

【药用经验】 瑶族 用于胃痛（《桂药编》）。朝鲜族 用于疮痈（《图朝药》）。

【药材鉴定】 性状 茎圆柱形，淡黄棕色或淡黄红色，直径 0.2～0.8cm，具细密纵向纹理，质脆，易折断，断面中空。叶互生，多破碎，脱落，完整展开为披针形至狭披针形，长 4～10cm，宽 0.4～1.2cm，先端渐尖，基部楔形，边缘有细锯齿。花黄绿色，聚伞花序 2～3 分枝，偏于花序的一侧，顶端近弯卷，花柄极短；萼 5 裂，基部连合，裂片三角状卵圆形，先端尖。蒴果扁平，5 裂，有 5 喙，于心皮的分离部开裂。种子细小，多数，红色。气微，味苦[1]。

显微特征 （1）茎（直径 4mm）横切面：表皮细胞 1 列，含棕黄色色素块。表皮下方由多列厚角细胞组成，气室 4～6 列，被单列或双列厚角细胞隔开。韧皮部较窄，形成层可见。木质部由导管、纤维组成，射线平直，由 1～2 列细胞组成。髓部细胞类圆形。厚角细胞和韧皮薄壁细胞均含草酸钙簇晶，簇晶直径 20～50μm[2]。（2）叶表皮：上表皮细胞略成连珠状增厚，表面观细胞由叶脉向叶缘呈规则长方形向多角形变化，部分细胞含有棕黄色物质。气孔长圆形或类圆形，突出于叶表面，副卫细胞 4～6 个，不定式。上表皮下栅栏细胞明显；下表皮细胞壁较薄，表面观细胞呈不规则形，垂周壁波状弯曲，有些细胞含有棕黄色物质，气孔较密集，突出于叶表面，副卫细胞 4～6 个，不定式[2]。

【化学成分】 含没食子酸（gallic acid）、槲皮素（quercetin）、槲皮素-3-*O*-α-L-吡喃鼠李糖苷（quercetin-3-*O*-α-L-rhamnoside）、乔松素-7-β-*O*-D-吡喃葡萄糖苷（pinocembrin-7-β-*O*-D-glucoside）、2,6-二羟基苯乙酮-4-*O*-β-D-吡喃葡萄糖苷（2,6-dihydroxyacetophenon-4-*O*-β-D-glucoside）、β-谷甾醇（β-sitosterol）以及 2 个具有二氢黄酮骨架的化合物。其中没食子酸和槲皮素为已知具有抗乙肝病毒和保肝作用的成分，是赶黄草的有效成分[3]。

【药理毒理】 1. 护肝作用：扯根菜对大鼠肝损伤有降低血清中丙谷转氨酶的作用。2. 抗病毒作用：扯根菜水提取物达到一定浓度时，有一定的抗乙肝病毒作用。3. 利胆退黄作用：水提取物能增加正常大鼠胆汁的分泌量，能显著降低血清 TBIL 含量，抑制血清 ALP、GGT、AST 和 ALT 活性。4. 解酒作用：扯根菜可明显延缓小鼠血清乙醇浓度升高。5. 抗突变作用：临床上可预防细胞中 DNA 的突变，防止癌变的发生[4]。

参 考 文 献

[1] 何颖，朱烨，欧丽兰，等．赶黄草的性状与显微鉴别．泸州医学院学报，2010，33（4）：373-375
[2] 孙佩，童文，杨晓，等．赶黄草的显微鉴别研究．时珍国医国药，2011，22（6）：1465，1466
[3] 宋丽，臧志和，廖洪利，等．赶黄草的研究进展．西南军医，2007，9（2）：87，88
[4] 池少铃，庄元春，税丕先．中药材扯根菜的研究进展．辽宁中医药大学学报，2009，11（5）：61-64

（聂 晶 黄 蕾）

485. *Periploca forrestii*（黑龙骨）

【民族药名】　"西搜罗"（傈僳族）；"芒蕚"（苗族）；"亥延奶"、岩藤（普米族）；"奴玛贝下"、"奴该选"（佤族）；"延奶"、黑骨藤、黑骨头（彝族）。

【来源】　萝藦科植物西南杠柳（滇杠柳）*Periploca forrestii* Schltr. 的根、茎、叶、全株。有小毒。根和茎秋季、冬季采集，洗净，切片晒干；叶适时采集。

藤状灌木，具乳汁，多分枝，全株无毛。叶对生，革质，有短柄；叶片狭披针形，长 4～6cm，宽 0.5～1cm，顶端渐尖，基部楔形；侧脉纤细密生，有边脉。聚伞花序腋生，比叶为短，有花几朵，花萼裂片 5 枚，宽卵形或近圆形；花冠黄绿色，近辐状，花冠裂片 5 枚，无毛；副花冠钻状，被微毛；载粉器匙形，花粉颗粒状。蓇葖果双生，圆柱状，长约 10cm，直径约 5mm；种子矩圆形，顶端具白绢质种毛。花期 5～6 月，果期 7～9 月。

生于海拔 2000m 以下疏林向阳处。分布于我国西南及青海、西藏。

【药用经验】　侗族　根、全株：用于"耿来"（腰痛）、风湿骨痛及跌打损伤（《侗医学》）。傈僳族　根、叶：用于骨折、筋骨疼痛、跌打损伤（《滇药录》）。苗族　根、叶：效用同傈僳族（《滇药录》）。普米族　根、叶：效用同傈僳族（《滇药录》）。佤族　根、叶：效用同傈僳族（《滇药录》）。彝族　用于风湿着痹、跌打损伤、骨折、身肿肢麻、蛇咬伤（《民族药志要》）。

【使用注意】　内服用量 3～6g，剂量过大可致中毒；肝炎、溃疡病患者忌用[1]。外用适量。

【中毒与解毒】　超量或大量误服引起中毒，轻则恶心、呕吐、晕厥，严重时出现心律失常，甚则危及生命。救治措施：及时洗胃、导泻、输液、给氧、给镇静剂等。

【药材鉴定】　性状　根呈长圆柱形，直径 0.2～0.3cm，常呈不规则弯曲或扭旋状，具分枝，有的顶端粗大；表面黑褐色或浅棕色，有皮孔及支根痕；栓皮呈鳞片状剥离；内皮白色，粉质；木部发达，淡黄色，具旋扭状纹；质坚硬，易折断，断面黄白色，不整齐。老茎黑色，树皮横裂，具棕色皮孔，断面黄白色。嫩茎光滑，有纵棱，黄绿色至浅绿色。叶为单叶，对生，全缘，革质，线状披针形，顶端渐尖，基部楔形；叶片上具稀疏的毛，上面棕褐色，背面黄褐色；主脉背面突出，侧脉纤细，在叶缘结成边脉。气微香，味淡[2]。

显微特征　根粉末：灰黄色。草酸钙结晶呈棱形、方形等，长 10～35μm。淀粉粒单粒类三角形、椭圆形、半圆形、葫芦形或多边形，直径 3～16μm；复粒由 2～4 单粒组成。石细胞淡黄色，类多边形或类方形，长 16～54μm，胞腔及壁孔明显，壁厚 10～16μm。导管多有具缘纹孔及少数网纹和单纹孔，直径 27～180μm[3]。

【化学成分】　根、茎含甾类、三萜类、黄酮类、蒽醌类、香豆素类、神经酰胺类等成分。甾类成分有[4～8]：滇杠柳苷 I（periforoside I）、滇杠柳苷元 A（periforoside A）、杠柳苷（periplocin）、杠柳苷元（periplogenin）、杠柳苷 N（periplocoside N）、8-羟基杠柳苷元（8-hydroxy-periplogenin）、3β，5β-二羟基-15（14→8）abeo-（8s）-14-酮-强心甾-20（22）-烯内酯［3β，5β-dihydroxy-15（14→8）abeo-（8s）-14-oxocard-20（22）-enolide］、3β，5β，14β-三羟基-8β-H-强心甾-20（22）-烯内酯（3β，5β，14β-3OH-8β-H-card-20（22）-enolide）、滇杠柳苷元 A-3-*O*-β-D-吡喃葡萄糖基-β-D-吡喃磁麻糖苷（periforoside A-3-*O*-β-D-glucopynanosyl（1→4）-β-D-cymaropynanoside）、5β-羟基-8，14β-环氧-强心甾-20（22）-烯-3-*O*-β-D-吡喃磁麻糖苷（5β-hydroxy-8，14β-epoxy-carden-20（22）-olide-3β-yl-D-cymaropynano-side）、5β-羟基-8，14β-环氧-强心甾-20（22）-烯-3-*O*-β-D-吡喃葡萄糖基-（1→4）-β-D-吡喃磁麻糖苷（5β-hydroxy-8，14β-epoxy-carden-20（22）-olide-3β-yl-D-glucopynanosyl-（1→4）-β-D-cymaropyn-anoside）、北五加皮苷 E（periplocoside E）、β-谷甾醇（β-sitosterol）、β-胡萝

卜苷（β-daucosterol）。三萜类成分有[4~9]：α-香树脂醇乙酸酯（α-amyrin acetate）、β-香树脂醇乙酸酯（β-amyrin acetate）、α-香树脂醇（α-amyrin）、β-香树脂醇（β-amyrin）、27-羟基-α-香树脂醇（27-hydroxy-α-amyrin）、3β-乙酰基-乌苏-12-烯-11-酮（3β-acetyl-ursa-12-en-11-one）、齐墩果酸（oleanic acid）、3β-羟基-齐墩果-11,13(18)-二烯-28-羧酸（3β-hydroxy-11,13(18)-oleanadien-28-oic acid）、3-O-乙酰基齐墩果酸（3-O-acetyloleanolic acid）、2α,3β,5,24-四羟基-齐墩果-12-烯-28-羧酸（2α,3β,5,24-tetrehydroxy-olean-12-en-28-oic acid）、乌苏-14-烯-3-醇-1-酮（ursa-l4-en-3-ol-1-one）、蒲公英甾醇（taraxasterol）、高加蓝花楹三萜酸（jacoumaric acid）、熊果酸（ursolic acid）、2α,3β-二羟基熊果酸（2α,3β-dihydroxyursolic acid）。黄酮类成分有[4,8,9]：槲皮素（quercetin）、槲皮素-3-O-β-D-吡喃葡萄糖苷（quercetin-3-O-β-D-glucopyranoside）、槲皮素-3-O-α-L-吡喃阿拉伯糖苷（quercetin-3-O-α-L-arabinofuranoside）、山奈酚（kaempferol）、原花青素 A_2（proanthocyanidin A_2）、山奈酚-3-O-β-D-半乳糖苷（kaempferol-3-O-β-D-galactoside）、山奈酚-3-O-α-L-吡喃阿拉伯糖苷（kaempferol-3-O-α-L-arabinofurano-side）、大豆异黄酮（daidzein）、甘草素（liquiritigenin）、异甘草素（isoliquiritigenin）。神经酰胺类成分有[4]：1-O-β-D-吡喃葡萄糖基-(2S,3S,4R,10E)-2-[(2R)-2-羟基二十四烷酰氨基]-10-十八烷-3,4-二醇｛1-O-β-D-glucopyranosyl-(2S,3S,4R,10E)-2-[(2R)-2-hydroxy-tetradecanamin-o]-10-octadecyl-3,4-diol｝、(2S,3S,4R,10E)-2-[(2R)-2-羟基二十四烷酰氨基]-10-十八烷-1,3,4-三醇｛(2S,3S,4R,10E)-2-[(2R)-2-hydroxy-tetrade-canamino]-10-octadecyl-1,3,4-triol｝。蒽醌类成分有[4,8,9]：大黄酚（chrysophanol）、大黄素（emodin）、大黄素甲醚（physcion）、大黄素甲醚-8-O-β-D-葡萄糖苷（physcion-8-O-β-D-glucoside）、大黄素-8-O-β-D-葡萄糖苷（emodin-8-O-β-D-glucoside）。香豆素类成分有[9]：臭矢菜素 A（cleomiscosin A）、臭矢菜素 B（cleomiscosin B）、香草酸（vanillic acid）。还含其他化合物[4,8,9]：东莨菪素（scopoletin）、反式对羟基肉桂酸（p-hydroxycinnamic acid）、咖啡酸（caffeic acid）、原儿茶酸（protocatechuic acid）；尚含反式茴香脑（E-anethole）、甲基蒌叶酚（methyl chavicol）、芳樟醇（linalool）、α-雪松醇（α-cedrol）、甘菊环（azulene）、对聚伞花素（p-cymene）等 26 种挥发性成分[10]。

【药理毒理】 1. 强心作用[11]：在位蛙心、兔心及离体豚鼠心试验证明茎皮总苷有强心作用，作用特点类似毒毛旋花子苷 G，小剂量能出现正性肌力作用，负性频率作用，T 波变为扁平。2. 抗炎与免疫调节作用：乙醇提取物对二甲苯所致小鼠耳肿胀有显著抑制作用，对醋酸所致小鼠腹腔毛细血管通透性增加也有抑制作用[12]；提取物 100~500mg/kg 灌胃，对巴豆油诱发的小鼠急性耳肿胀和二硝基氯苯诱导的小鼠迟发型超敏反应均具有明显抑制作用，对二硝基氯苯诱导模型小鼠脾细胞增殖反应具有明显抑制作用[13]。能增强佛氏完全佐剂导致的类风湿性关节炎大鼠免疫器官的功能，降低外周血中白细胞总数及血清、组织液中 IL-6、IL-18、TNF-a 的含量水平，从而减轻炎性浸润；抑制 NOS 的活性，降低血清中 NO 的浓度；抑制关节滑膜组织 ICAM-I 表达[14]。3. 镇痛作用[12]：热板和冰醋酸刺激痛、醋酸扭体法实验表明可有效提高小鼠痛阈值，抑制小鼠醋酸扭体反应率，具有明显的镇痛作用。4. 抗肿瘤作用：25μg/ml 的正丁醇酯、乙酸乙酯提取物及 10μg/ml 的杠柳苷对白血病 K562 细胞的抑制率分别达 65.97%、80.71%、97.48%[15]；滇杠柳苷 I、杠柳苷元、杠柳苷对白血病 HL-60 细胞、CCRT-CEM 细胞、前列腺肿瘤 PC-3 细胞、DU-145 细胞、黑色素瘤 UACC-62 细胞、乳腺癌细胞 MCF-7 细胞、卵巢癌 OVCAR-3 细胞、结肠癌 HCT-116 细胞、肺癌 NCIH460 细胞、中枢神经系统肿瘤 SF-268 细胞均有很强的细胞毒性，IC_{50} 值为 12.28~0.09μg/ml[16]。5. 毒性：大剂量使用可出现室性期外收缩，阵发性心动过速，室性传导阻滞及自发节律，终至心搏停止[11]。总苷对鸽的平均致死量为 5.9mg/kg[1]。

参 考 文 献

[1] 谢宗万. 全国中草药汇编(上册). 北京:人民卫生出版社,2000:886

[2] 廖海民,李良俊,任轶,等. 黑骨藤的生药鉴定. 中国民族民间医药杂志,2006(4):241-243

[3] 《中华本草》编委会. 中华本草(苗药卷). 贵阳:贵州科学技术出版社,2005:526

[4] 甘秀海. 黑骨藤化学成分研究. 贵州大学硕士学位论文,2009:4-6

[5] 胡英杰,木全章. 滇杠柳中的新强心甾内酯成分. 化学学报,1990,48:714-719

[6] 张援虎,陈东林,王锋鹏. 黑龙骨中两个新强心苷的结构鉴定. 有机化学,2006,26(3):329-332

[7] 甘秀海,周欣,赵超,等. 黑骨藤化学成分的研究. 中草药,2009,40(5):708-710

[8] 张嫩玲,蔡佳仲,黄日明,等. 滇杠柳的化学成分研究. 中草药,2011,42(10):1909-1912

[9] 徐冉,张援虎,赵延涛. 黑骨藤化学成分的研究. 中国药学杂志,2011,46(11):823-826

[10] 高玉琼,刘建华,赵德刚. 黑骨藤根挥发性成分研究. 药物分析杂志,2007,27(8):1240-1242

[11] 朱欣婷. 黑骨藤的化学成分研究. 贵州大学硕士学位论文,2007,6:21,22

[12] 李晶晶,代云龙,杨耀敏,等. 黑骨头抗炎镇痛作用的实验研究. 云南中医中药杂志,2008,19(1):35,36

[13] 吴荣荣,张晓锐,孙磊,等. 黑骨藤活性部位抗炎与免疫调节作用研究. 医药导报,2010,29(11):1425-1428

[14] 黄明进. 苗药黑骨藤抗类风湿性关节炎作用及相关化学成分研究. 贵阳中医学院硕士学位论文,2006,6:2

[15] 梁勇,廖颖,张宏,等. 黑骨藤的抗肿瘤活性成分. 中国实验方剂学杂志,2011,17(15):119-122

[16] 王瑾. 苗药黑骨藤的化学成分及活性研究. 贵阳中医学院硕士学位论文,2005,5:21,22

(林亲雄)

486. *Periploca sepium*(香加皮)

【民族药名】 "亚曼-额布热"、"苏都-毛都"(蒙古族)。

【来源】 萝藦科植物杠柳 *Periploca sepium* Bunge 的根皮。有毒。春季、秋季采挖,剥取根皮,晒干。

蔓性灌木,具乳汁,除花外全株无毛。叶对生,膜质,卵状矩圆形。长 5～9cm,宽 1.5～2.5cm,顶端渐尖,基部楔形;侧脉多数。聚伞花序腋生,有花几朵,花冠紫红色,花张开直径 1.5～2cm,花冠裂片 5 枚,中间加厚,反折,内面被疏柔毛;副花冠环状,顶端 5 裂,裂片丝状伸长,被柔毛;花粉颗粒状,藏在直立匙形的载粉器内。菁葖果双生,圆柱状,长 7～12cm,直径约 5mm;种子长圆形,顶端具白绢质长 3cm 的种毛。花期 5～6 月,果期 7～9 月。

生平原及低山丘的林缘、沟坡。分布于东北、华北、西北、华东及河南、贵州、四川等省区。

【药用经验】 蒙古族 用于毒热、隐热、血热、"希日乌素"热、陈热,多入丸散汤剂;外用适量,作药浴。

【使用注意】 本品有毒,不可过量服用或久服。本品不是五加皮,不可代五加皮药用;如用于制作"五加皮酒",饮用稍过量即可引起中毒。

【中毒与解毒】 中毒发病急,轻者有恶心、头痛、头昏、流涎等症状。剂量过大的重症即昏迷、肌肉瘫痪、全身麻痹、肢端冷厥、皮肤苍白、视力模糊、血压先升后降、心律失常。可致多元性室性早搏、心性心动过速、心室颤动、心房颤动、房室传导阻滞等,并可使心肌梗死合并心衰患者再度梗死,最终因循环衰竭而死亡[1,2]。中毒后可采用催吐后用 0.2%～0.5% 鞣酸液洗胃,之后用通用解毒剂导泻洗肠。可用甘草 15g、绿豆 30g,水煎,分 2 次服用。心律失常时,用附子 12g、甘草 6g、葱白二节,加水 600ml,煎至 300ml,分 2 次服,间隔 2～4 小时;或肌肉注射四逆针 2ml,每日 2 次[3];在临床上可使用抗心律失常的药物,如利多卡因、异搏定、美西律等药物治疗[4]。

【药材鉴定】 性状 根皮呈卷筒状或槽状,少数呈不规则的块片状,长 3～10cm,直径 1～

2cm,厚0.2~0.4cm。外表面灰棕色或黄棕色,栓皮松软常呈鳞片状,易剥落。内表面淡黄色或淡黄棕色,较平滑,有细纵纹。体轻,质脆,易折断,断面不整齐,黄白色。有特异香气,味苦。

显微特征 粉末:淡棕色。草酸钙方晶直径9~20μm。石细胞长方形或类多角形,直径24~70μm。乳管含无色油滴状颗粒。木栓细胞棕黄色,多角形。淀粉粒甚多,单粒类圆形或长圆形,直径3~11μm;复粒由2~6分粒组成。

薄层色谱 取本品粉末2g,加甲醇30ml,加热回流1小时,滤过,滤液蒸干,残渣加甲醇2ml使溶解,作为供试品溶液。另取4-甲氧基水杨醛对照品,加甲醇制成每1ml含1mg的溶液,作为对照品溶液。吸取上述2种溶液各2μl,分别点于同一硅胶G薄层板上,以石油醚(60~90℃)-乙酸乙酯-冰醋酸(20:3:0.5)为展开剂,展开,取出,晾干,喷以二硝基苯肼试液。供试品色谱中,在与对照品色谱相应的位置上,显相同颜色的斑点。

【化学成分】 根皮含C_{21}甾体苷类、三萜类、黄酮类、醛类、低聚糖类、脂肪酸类等多种类型的化学成分[5~10]。C_{21}甾体类成分有:杠柳毒苷(periplocin)、杠柳加拿大麻糖苷(peripocymarin)、杠柳苷元(periplogenin)、昔斯马洛苷元(xysmalogenin)、杠柳毒苷元(periplocogenin)、杠柳苷A~F(periplocosides A-F)、杠柳苷J~M(periplocosides J-M)、杠柳苷O(periplocoside O)、杠柳苷A~C(periplosides A-C)、杠柳次苷B(plocoside B)、Δ^5-孕甾烯-3β,20(R)-二醇[Δ^5-pregnene-3β,20(R)-diol]、Δ^5-孕甾烯-3β,20(R)-二醇-3-单乙酸酯[Δ^5-pregnene-3β,20(R)-diol-3-monoacetate]、3-O-β-D-吡喃葡萄糖基(3β,20S)-孕甾烯-3,20-二醇-20-O-β-D-吡喃葡萄糖基[3-O-β-D-glucopyranosyl(3β,20S)-pregnene-3,20-diol-20-O-β-D-glucopyranoside]、3-O-β-D-吡喃葡萄糖基(1→4)-β-D-吡喃洋地黄糖基(3β,20S)-孕甾烯-3,20-二醇-20-O-β-D-吡喃葡萄糖基(1→6)-β-D-吡喃葡萄糖苷[3-O-β-D-glucopyranosyl(1→4)-β-D-digitalo-pyranosyl(3β,20S)-pregnene-3,20-diol-20-O-β-D-glucopyranosyl(1→6)-β-D-glucopyranoside]、3-O-β-D-吡喃葡萄糖基(3β,16α,20S)-孕甾烯-3,16,20-三醇-20-O-β-D-吡喃葡萄糖苷[3-O-β-D-glucopyranosyl(3β,16α,20S)-pregnene-3,16,20-triol-20-O-β-D-glucopyranoside]、(3β,17α,20S)-孕甾烯-3,17,20-三醇-3-O-β-D-吡喃葡萄糖基(1→4)-β-D-吡喃洋地黄糖苷{(3β,17α,20S)-pregnene-3,17,20-triol-3-O-β-D-glucopyranosyl(1→4)-β-D-digitalopyranoside}、(3β,17α,20S)-孕甾烯-3,17,20-三醇-3-O-β-D-吡喃葡萄糖基(1→6)-β-D-吡喃葡萄糖苷[(3β,17α,20S)-pregnene-3,17,20-triol-3-O-β-D-glucopyranosyl(1→6)-β-D-glucopyranoside]、Δ^5-孕甾烯-3β,20S-二醇-20-O-β-D-吡喃葡萄-3-O-β-D-吡喃葡萄糖苷[Δ^5-pregene-3β,20S-diol-20-O-β-D-glucopyranosyl-3-O-β-D-gluco-pyranoside]、秦岭藤苷C[Δ^5-pregnene-3β,20(S)-diol-20-O-β-D-glucopyranosyl(1→6)-β-D-gluco-pyranoside]、秦岭藤苷D[Δ^5-pregnene-3β,20(S)-diol-3-O-β-D-glucopyranosyl-20-O-β-D-glucopyr-anosyl(1→6)-β-D-glucopyranoside]、Δ^5-孕甾烯-3β,17α,20α-三醇(Δ^5-pregnene-3β,17α,20α-triol)、Δ^5-孕甾烯-3β,20(S)-二醇-3-O-[2-O-乙酰基-β-D-吡喃洋地黄糖基(1→4)-β-D-吡喃加拿大麻糖]-20-O-β-D-吡喃葡萄糖基(1→6)-β-D-吡喃葡萄糖基(1→2)-β-D-吡喃洋地黄糖苷{Δ^5-pregene-3β,20(S)-diol-3-O-[2-O-acetyl-β-D-digitalopyranosyl(1→4)-β-D-cymaropyrano-syl]-20-O-β-D-glucopyranosyl(1→6)-β-D-glucopy ranosyl(1→2)-β-D-digitalopyranoside}、Δ^5-孕甾烯-3β,16α,20α-三醇(Δ^5-pregnene-3β,16α,20α-triol)、Δ^5-孕甾烯-3β,16α,20(S)-三醇20-O-β-D-吡喃葡萄糖基(1→6)-吡喃葡萄糖基(1→2)-β-D-毛地黄糖苷[Δ^5-pregnene-3β,16α,20(S)-triol-20-O-β-D-glucopyra-nosyl(1→6)-β-D-glucopyranos yl(1→2)-β-D-digitalopyranoside]、21-O-甲基-5,14-孕甾二烯-3β,17β,20,21-四醇(21-O-methyl-5,14-pregnadiene-3β,17β,20,21-tetrol)、21-O-甲基-5-孕甾烯-3β,14β,17β,20,21-五醇(21-O-methyl-5-pregnene-3β,14β,17β,20,21-pentol)、21-

O-甲基-5-孕甾烯-3β,14β,17β,21-四醇-20-酮(21-O-methyl-5,14-pregnadiene-3β,17β,21-tetrol-20-one)、夹竹桃烯酮(neridionone)等 30 多种成分。三萜类成分有:α-香树脂醇乙酸酯(α-amyrin acetate)、β-香树脂醇乙酸酯(β-amyrin acetate)、羽扇豆醇(lupeol)、羽扇豆烷乙酸酯(lupinan acetate)、羽扇-11(12)-20(29)-二烯-3β-醇[lup-11(12)-20(29)-diene-3β-ol]、熊果酸(ursolic acid)、齐墩果酸(oleanolic acid)、常春藤皂苷元(hederagenin),环阿尔廷型三萜化合物(24R)-9,19-环阿尔廷-25-烯-3β,24-二醇[(24R)-9,19-cycloart-25-ene-3β,24-diol]、(24S)-9,19-环阿尔廷-25-烯-3β,24-二醇[(24S)-9,19-cycloart-25-ene-3β,24-diol]、环桉烯醇(cycloeucalenol)。黄酮类成分有:槲皮素-3-O-β-D-葡萄糖醛酸甲酯(quercetin-3-O-β-D-methylglucuronate)、槲皮素(quercetin)、异槲皮苷、宝藿苷Ⅰ(baohuoside Ⅰ)。醛类成分有:4-甲氧基水杨酸(4-methoxy salicylate)、4-甲氧基水杨醛(4-methoxy salicylal)、4-甲氧基苯甲醛(4-methoxy benzaldehyde)、香草醛(vanillin)、异香草醛(isovanillin)、香草醛氨基乳糖苷(vanillin alactosaminide)。含低聚糖类成分:寡聚糖苷 C_1,D_2,F_1,F_2、4-甲氧基水杨醛-2-O-[β-D-木糖(1→6)]-β-D-葡萄糖苷{4-methoxysalicylal-2-O-[β-D-xylose(1→6)]-β-D-glucopyranoside}、4-O-(2-O-乙基-D-洋地黄糖基)-D-磁麻糖[4-O-(2-O-ethide-D-digitalose)-D-cymarose]、甲基-4-O-(2-O-乙基-D-洋地黄糖基)-D-磁麻糖苷[methy-4-O-(2-O-ethide-D-digitalose)-D-cymaroside]。也含脂肪酸类成分:棕榈酸(palmitic acid)、亚油酸(linoleic acid)、油酸(oleic acid)、亚麻酸(linolenic acid)、硬脂酸(stearic acid)、肉豆蔻酸(myristic acid)、花生酸(eicosanoic acid)等 21 种脂肪酸。尚含其他成分:β-谷甾醇(β-sitosterol)、β-谷甾醇-葡萄苷(β-sitosterol-D-glucoside)、东莨菪内酯(scopolactone)、胡萝卜苷(daucosterol)、咖啡酸乙酯(caffeic acid ethylester)、5,5'-二甲氧基落叶松脂醇-4'-O-β-D-吡喃葡萄糖苷等。

【药理毒理】 1. 强心作用[5]:离体心脏灌流实验表明,香加皮有效部位能直接作用于大鼠离体心肌,显著性升高左室收缩峰压,增加左心室内压变化最大速度,降低左室舒张末压,改善心功能;香加皮提取物能使猫心血压上升,心脏收缩力增强;能使衰竭猫心每分钟输出量增加。杠柳次苷起效迅速,持续时间短,无蓄积作用,比杠柳毒苷的强心作用更强。强心作用机制与抑制心肌细胞膜 Na^+-K^+-ATP 酶有关。2. 抗癌作用[5~12]:醇提取物和水提取物对人源乳腺癌 MCF-7、食管癌 TE-13、肺扁平上皮癌 QG56、肝癌 SMMC-7721、膀胱癌 T24、宫颈癌 Hela、胃癌 BGC-823、红白血病 K562 和小鼠腹水癌 S180 等多种肿瘤细胞的增殖均有明显的抑制作用,可将乳腺癌 MCF-7 细胞阻滞于 G_0/G_1 期,并能诱导 MCF-7 细胞发生凋亡。杠柳苷元对体外培养的多种来源的肿瘤细胞株具有显著的细胞毒性,IC_{50} 为 0.46~1.50 μg/ml,具有明显的时间和剂量依赖性。荷瘤动物实验显示,杠柳苷元可显著延长荷腹水瘤小鼠的存活时间,抑制实体瘤的生长,抗瘤机制与阻滞肿瘤细胞周期和诱导凋亡有关。3. 抗炎与免疫调节作用[13~15]:α-香树脂醇及其乙酸酯、β-香树酯醇乙酸酯对角叉菜胶、醋酸所致的大鼠实验性关节炎有明显的对抗作用。大鼠腹腔注射 α-或 β-香树酯醇乙酸酯可抑制棉球肉芽肿,强度与氢化可的松相似。β-香树酯醇乙酸酯可明显降低关节炎大鼠的天门冬氨酸转氨酶和丙氨酸转氨酶水平,使肝匀浆 ATP 磷酸水解酶明显升高。杠柳苷元能显著抑制肥大细胞脱颗粒和组胺释放。杠柳苷可使荷瘤小鼠免疫器官、淋巴细胞增殖、细胞因子分泌等免疫指标值显著升高。羽扇豆烷乙酸酯能增强人外周血淋巴细胞和巨噬细胞的免疫功能。4. 其他作用[5]:甾体苷 glyocoside K、H_1、H_2 具有神经纤维生长促进作用;醇提取物中得到的 9 个强心苷与 C_{21} 甾体苷类化合物具有细胞分化诱导活性。此外,醇提取物还有升白细胞、杀虫及镇痛等生理作用。5. 毒性[16,17]:香加皮的毒性主要表现在胃肠道的不良反应和心血管系统,使心肌兴奋性增加,产生高频异位节律致心律失常。杠柳毒苷是主要的毒性成分。其毒副作用与毒毛旋花子苷相似，中毒后血压先升而后下降，心收缩力增强，继而减弱，心律不齐，乃至心肌纤颤而死亡[17]。杠柳毒苷引起豚鼠半数出现心电异常的剂量为 0.39mg/kg，灌胃给药小鼠 MTD 为 103mg/kg，腹腔注射给药小鼠 LD_{50} 为 15.20mg/kg。

参考文献

[1] 张援虎，王锋鹏．杠柳属植物化学成分研究进展．天然产物研究与开发，2003，15（2）：157-161

[2] 欧明，王宁生．中药及其制剂不良反应大典．沈阳：辽宁科学技术出版社，2002：13

[3] 朱亚峰．中国中成药解毒手册．第 3 版．北京：人民卫生出版社，2009：219

[4] 王朝霞，方习红．北五加皮中毒致心律失常% 例．中国中医急症，2008，15（8）：921

[5] 李超，潘桂湘，何新．香加皮的化学成分及药理作用研究进展．药物评价研究，2010，33（1）：36-41

[6] 李金楠，赵丽迎，于静，等．香加皮化学成分的研究．中成药，2010，30（9）：97-100

[7] 殷志琦，王磊，张晓琦，等．香加皮中甾体类化学成分研究．中国药学杂志，2009，44（13）：968-971

[8] Wang Lei，Yin Zhiqi，Zhang Qingwen，et al. Five new C21 steroidal glycoside from Periploca sepium，Steroids，2010，76（23）：238-243

[9] 陈玲．杠柳叶化学成分的研究．西北农林科技大学硕士学位论文，2007

[10] 王宁．香加皮的化学成分研究．中国药学会学术年会暨第八届中国药师周论文集，2008

[11] 张静，单保恩，刘刚叁，等．香加皮提取物抗肿瘤活性的研究．癌变·畸变·突变，2006，18（2）：108-111

[12] 毕波，周昆，胡利民．香加皮及其主要毒性成分的研究进展．毒理学杂志，2010，24（2）：73-75

[13] 顾卫，赵力建，赵爱国．杠柳苷元对肥大细胞脱颗粒及释放组胺影响的研究．中国药房，2008，19（3）：166-168

[14] 张静，单保恩，张超，等．香加皮羽扇豆烷醋酸酯（CP2LA）对树突状细胞分化成熟的影响．细胞与分子免疫学杂志，2006，22（1）：26-28

[15] 单保恩，赵连梅，艾军，等．香加皮羽扇豆烷乙酸酯对人外周血淋巴细胞免疫调节功能的影响．中草药，2008，39（7）：1035-1039

[16] 卫银盘，赵丽迎，邓雁如．杠柳的化学成分及药理作用研究进展．天津中医药大学学报，2009，28（3）：165，166

[17] 孙达，张静，陈金堂，等．杠柳毒苷单次给药的毒性研究．毒理学杂志，2010，24（6）：461-463

（林亲雄）

487. *Phlomis mongolica*（串铃草）

【民族药名】 “奥古乐今-土古日爱”（蒙古族）；“楼莫尔”（藏族）。

【来源】 唇形科植物串铃草 *Phlomis mongolica* Turcz. 的块根。有毒。秋季花萎谢后挖根，洗净，切段或切片后晒干。

多年生直立草本；根木质，粗厚，须根常作块根状增粗。茎高 40～70cm，被具节疏柔毛或具节刚毛。基生叶具长 7～13.5cm 的柄，卵状三角形至三角状披针形，长 4～13.5cm，茎生叶较小，具较短的柄；叶片上面均被中枝特长的星状刚毛及单毛，下面被疏或较密的星状疏柔毛。轮伞花序多花，彼此分离，下有被具节平展睫毛的条状钻形苞片；花萼筒状，长约 1.4cm，外面脉上被具节刚毛，齿 5，顶端有刺尖头，花冠紫色，长约 2.2cm，上唇边缘流苏状，下唇中裂片圆倒卵形，顶端微凹；后对花丝基部在毛环上有反折距状附属器。小坚果顶端被毛。花期 5～9 月，果期在 7 月以后。

生于海拔 700～2200m 的山坡草地。分布于河北、山西、陕西、甘肃、内蒙古。

【药用经验】 *蒙古族* 用于感冒发热、鼻痒喷嚏、痰咳、咽热干燥、胸热、头痛、关节痛、骨“奇哈”病、脉“奇哈”、肌“奇哈”病（《蒙植药志》）。*藏族* 用于咽喉疫疠、肺病（《中国藏药》）。

【药材鉴定】 性状 块根常呈类圆形、椭圆形或纺锤形,少为哑铃形,长 1～3cm,直径 1～2cm,少数大的直径可达 4cm。表面棕色或黄褐色,凸凹不平,有明显的粗纵皱,两端有残留的细根或根痕。质轻而脆,易折断,断面较平坦,白色,疏松有辐射状排列的裂隙,具 2 同心性黄色环纹。气微,味甜、味苦。

显微特征 (1)根横切面:木栓层由多列扁平的木栓细胞细成,排列整齐紧密,最外方的木栓细胞多破裂、脱落、木栓形成层有的明显,为数列细胞,也有的不明显;栓内层为数列扁圆形薄壁细胞。韧皮部狭窄,韧皮纤维不发达;韧皮射线宽广,细胞呈扁圆形。维管形成层多不明显。木质部占横切面的大部分,由木纤维、木薄壁细胞和导管组成,主为木薄壁细胞;外方导管、木纤维较多,被木射线分隔成放射状,内方导管、木纤维较稀,零星分散于薄壁组织中;木射线宽广,由数列径向延长的薄壁细胞组成;中央为初生木质部。(2)粉末:呈白灰色。木栓细胞褐色,类方形、长方形或不规则形。纤维长梭形,多碎断,常成束存在,直径 5～13μm,常与导管相连。导管多为网纹导管,直径 8～71μm,有时可见梯纹、螺纹和环纹导管。淀粉粒单粒类球形,直径约 3μm,有的可见点状脐点。

【化学成分】 根含 8-O-乙酰山栀苷甲酯(8-O-acetylshanzhiside methyl ester)、胡麻属苷(sesamoside)、肉苁蓉苷 B(cistanoside B)及 phloyoside Ⅰ、Ⅱ、Ⅲ等[1]。

【附注】 1. 藏族均称为"楼莫尔"并一同入药的还有同属植物假秦艽 Phlomis betonicoides Diels.、萝卜秦艽 Phlomis medicinalis Diels.、螃蟹甲 Phlomis younghusbandii Mukerj 的块根(《民族药志要》)。2. 蒙古族同等入药的还有同属植物块根糙苏 Phlomis tuberosa L. 的块根(《民族药志要》)。

参 考 文 献

[1] 赵汝能. 甘肃中草药资源志 上. 兰州:甘肃科学技术出版社,2004:1134

(王雪芹 陈吉炎 丁 奇)

488. *Phlomis tuberosa*(块根糙苏)

【民族药名】 "奥嘎乐金-图古列"、"鲁格木日"(蒙古族)。

【来源】 唇形科植物块根糙苏 Phlomis tuberosa L. 的块根。有小毒。夏季采收,洗净,晒干。

多年生草本,高 40～150cm。根粗大成纺锤状块根。茎具分枝,四棱形,下部被疏柔毛,褐紫色或绿色。基生叶和下部的茎生叶柄长 4～25cm;叶片三角形或卵状三角形,长 5.5～19cm,宽 5～13cm,先端钝或急尖,基部深心形,边缘粗圆齿状,中部叶较小,三角状披针形,边缘粗牙齿状,叶片上面、被具节刚毛或近五毛,下面无毛或仅脉上被少许具节刚毛。轮伞花序多数,多花密集;苞片线状钻形,被具节长缘毛;花萼管状,长 8～10mm,萼齿 5,半圆形,先端具刺尖;花冠紫红色,长 1.8～2cm,唇形,唇瓣外面被具长射线的星状绒毛,筒状无毛。上唇边缘为不整齐的牙齿状,下唇 3 圆裂,中裂片较大,倒心形,侧裂片卵形;雄蕊 4,前对较长,后对基部具短距状附属物;雌蕊子房 2,合生,花柱单一,柱头 2 裂。小坚果卵状三棱形,先端被毛。花期 6～8 月,果期 7～9 月。

生于海拔 1200～2100m 的湿草原或山沟中。分布于黑龙江、内蒙古及新疆等地。

【药用经验】 蒙古族 用于感冒发热、鼻痒喷嚏、痰咳、咽热干燥、胸热、头痛、关节痛、骨

"奇哈"病、脉"奇哈"、肌"奇哈"病(《蒙植药志》)。用于痈疽、肺热、口干(《中本草蒙卷》)。

【使用注意】　孕妇慎服。

【药材鉴定】　性状　呈椭圆形、长椭圆形或扁圆形,长 0.8～3cm,直径 0.5～1.5cm,少数可达 4cm;表面棕色或棕褐色,有粗抽皱,有的一端残留茎基,另端为连接 2 块根间的细根,有的两侧端均有细根,细根直径约 2mm。质硬,不易折断,断面黄色或黄白色。气微,味淡[1]。

显微特征　(1)根横切面:木栓层由 9～11 列木栓细胞组成,排列疏松,每层间隙较大。木栓细胞呈长方形,大小不一,栓内层由 1～2 列细胞组成,细胞为类方形。皮层细胞类圆形或椭圆形,由 5～7 层细胞组成。韧皮部较宽。形成层不明显。木质部大,导管类圆多角形,射线放射状,有裂隙。(2)粉末:浅黄色。木纤维单个散在,长梭形,较长,细胞壁较窄,胞腔较大,末端稍尖或钝圆,纹孔不明显。木栓细胞浅黄色,呈多角形。木薄壁细胞多角形,细胞壁呈锯齿状增厚。淀粉粒少见,多呈单粒,有圆形、卵形或椭圆形,脐点点状,层纹明显;复粒少。网纹导管极多,直径大小不一,有少数螺纹导管。

【化学成分】　根含耐阴香茶菜素苷(umbroside)[2],还含环烯醚萜类化合物 8-O-acetyls-hanzhiside[3]、5-desoxysesamoside、sesamoside、shanziside methyl ester 和 lamalbid[4]。茎主要含黄酮类、环烯醚萜和羟基桂皮酸类。地上部分含咖啡酸(caffeic acid)、4-O-咖啡酰-D-奎宁酸(4-O-caffeoyl-D-quinic acid)及咖啡酸的葡萄糖、木糖、鼠李糖酯[2]。

参考文献

[1] 金淑杰,娜仁花,包桂花. 蒙药材块根糙苏生药学研究. 内蒙古民族大学学报(自然科学版),2006,21(1):63-64
[2]《中华本草》编委会. 中华本草(第 2 册). 上海:上海科学技术出版社,1999:127
[3] Ersöz T,Ivancheva S,Akbay P,et al. Iridoid and phenylethanoid glycosides from *Phlomis tuberosa* L. Z Naturforsch C,2001,56(9-10):695-698
[4] Alipieva K I,Jensen S R,Franzyk H,et al. Iridoid glucosides from *Phlomis tuberosa* L. and *Phlomis herba-ventis* L. Z Naturforsch C,2000,55(3-4):137-140

（焦　玉）

489. *Photinia serrulata*（石楠）

【来源】　蔷薇科植物石楠 *Photinia serrulata* L. 的根、叶。有小毒。根秋季采,洗净,切片,晒干。叶随用随采,或夏季采集,晒干。

常绿灌木或小乔木,高 4～6m,稀可达 12m;小枝褐灰色,无毛。叶革质,长椭圆形、长倒卵形或倒卵状椭圆形,长 9～22cm,宽 3～6.5cm,先端尾尖,基部圆形或宽楔形,边缘有疏生带腺细锯齿,近基部全缘,无毛;叶柄长 2～4cm,老时无毛。复伞房花序顶生,总花梗和花梗无毛;花梗长 3～5mm;花白色,直径 6～8mm。梨果球形,直径 5～6mm,红色或褐紫色。花期 5～7 月,果期 10 月。

生于海拔 1000～2500m 的杂木林中。分布于陕西、华东、中南、西南。

【药用经验】　彝族　根、叶:用于头风头痛、腰膝无力、风湿筋骨疼痛(《畲医药》)。

【使用注意】　阴虚火旺者禁服。煎汤内服,叶 3～10g,或入丸、散;根 6～9g。叶忌与小蓟同服[1]。

【中毒与解毒】　服用过量可引起头晕、头痛、恶心、呕吐、心悸、脉速、四肢无力、烦躁等。解毒方法:除洗胃、催吐外,可参照氰化物中毒处理方法进行处理[2]。

【化学成分】 根主要含生物碱、黄酮苷[3]等化合物。叶含野樱苷(prunasin)等氰苷类,水解后产生氢氰酸,并含熊果酸(ursolic acid)、皂苷、挥发油、山梨醇(sorbitol)、正烷烃(n-alkane)、苯甲醛(benzaldehyde);枝中亦有少量野樱苷[1,3]。

【药理毒理】 1. 治疗胰腺炎作用:石楠藤提取物可明显降低急性出血性坏死性胰腺炎大鼠的血清淀粉酶值、血中血小板活化因子含量及血浆内毒素含量[4]。2. 对心血管的作用:3.7%煎剂对离体蛙心、100%煎剂经淋巴囊给药对在体蛙心,或75%煎剂10ml静注对在体兔心均有兴奋作用。70%叶乙醇浸出液能抑制离体蛙心,收缩离体兔耳血管,降低麻醉犬血压[2]。3. 其他作用:10%叶浸剂在试管内可杀死日本血吸虫尾蚴,也能杀灭钉螺[5]。4. 毒性[2]:对大鼠毒性较小,60mg/kg、100mg/kg分别服药一个月,对生长无影响,肝及脂质代谢亦无改变。

【附注】 同属植物小叶石楠 Photinia parvifolia (Pritz) Schneid. 在彝族称为"娘格尼帕",根、茎、叶用于牙痛、黄疸、乳痈等;外用于跌打损伤、劳伤腰痛、牙痛等。有小毒。中毒现象有头晕、头痛、恶心、呕吐、心悸、四肢无力、烦躁等。

参 考 文 献

[1]《中华本草》编委会. 中华本草(第4册). 上海:上海科学技术出版社,1999:169,172

[2] 苗明三. 实用中药毒理学. 北京:第二军医大学出版社,2007:331

[3] 谢宗万. 全国中草药汇编(下册). 第2版. 北京:人民卫生出版社,2000:180

[4] 许宝华,赵尚达,杨春明. 石楠藤提取物防治急性出血性坏死性胰腺炎大鼠内毒素血症的实验研究. 中国危重病急救医学,1998,10(10):611,612

[5] 汪艳. 石楠藤与其混淆品的比较鉴别. 海峡药学,2010,22(6):96-98

(陈雨洁)

490. *Phyllanthus reticulatus* var. *glaber*(红鱼眼)

【民族药名】 "叩去诺也"、美定、美庭(壮族)。

【来源】 大戟科植物无毛小果叶下珠(无毛龙眼睛)Phyllanthus reticulatus Poir. var. glaber Muell. Arg. 的根、茎、叶、全株。全株有小毒。根、茎、全株全年可采,除去杂质,干燥;叶适时采集,鲜用或晒干用。

灌木,高达4m;全株无毛。枝条淡褐色。叶片膜质至纸质,椭圆形、卵形至圆形,长1~5cm,宽0.7~3cm,顶端急尖、钝至圆,基部钝至圆,下面有时灰白色;叶脉通常两面明显,侧脉每边5~7条;叶柄长2~5mm;托叶钻状三角形,长达1.7mm,干后变硬刺状,褐色。通常雄花2~10朵和雌花1朵簇生于叶腋,稀组成聚伞花序,雄花直径约2mm,花梗纤细,长5~10mm;萼片5~6,2轮,卵形或倒卵形,不等大,长0.7~1.5mm,宽0.5~1.2mm,全缘;雄蕊5,直立,其中3枚较长,花丝合生,2枚较短而花丝离生,花药三角形;花盘腺体5,鳞片状,宽0.5mm;雄花花梗长4~8mm,纤细;萼片5~6,2轮,不等大,宽卵形,长1~1.6mm,宽0.9~1.2mm,外面基部被微柔毛;花盘腺体5~6,长圆形或倒卵形;子房圆球形,4~12室,花柱分离,顶端2裂,裂片线形卷曲贴于子房顶端。蒴果浆果状,球形或近球形,直径约6mm,红色,干后灰黑色,不分裂,4~12室,每室种子2;种子三棱形,长1.6~2mm。花期3~6月,果期6~10月。

生于山地林下山谷及灌木丛中。分布于中国台湾、广东、海南、广西、贵州和云南等省区。

【药用经验】 壮族 根、茎、叶或全株:祛风活血,散瘀消肿。用于风湿骨痛。鲜叶:适量捣烂外搽用于疥癣。鲜茎、叶:适量捣烂外敷,用于跌打损伤(《民族药志三》)。

【药材鉴定】 性状 茎呈圆柱形,有枝、芽痕突起,直径0.5~5cm;老茎表面棕褐色,具5条纵向细棱和皱纹,皮孔较大,具密集点状突起,粗糙,幼茎表面红棕色,具不明显棱线和皱纹,皮孔细小;具点状突起,稍粗糙。质韧,折断面纤维性强,切断面皮部呈深棕红色,木部呈黄白色或浅黄色,有多数细孔。髓部浅棕色,中空。饮片:茎常斜切成长2~4cm大小不等的切片或碎片,外皮棕褐色或灰棕褐色,木部浅红棕色,髓部暗棕红色。质硬,难折断。气微,味淡涩。

显微特征 (1)茎(直径约5mm)的横切面:木栓层约为数列类长方形的细胞,木栓化。栓内层为1~4列较扁平的细胞,有单个或石细胞群散在,壁木化。皮层约为10列椭圆形的细胞。中柱鞘纤维常至数十个成群,有的近于环状连接,亦有少数石细胞散在。韧皮部较皮层稍宽或等宽,皮层及韧皮部薄壁细胞内含棕色至棕红色内含物,有的含草酸钙方晶、棱晶和柱晶,结晶长为22~54μm。木质部发达,导管类圆形或椭圆形,直径18~83μm,多2~6个径向排列,木射线1~3列细胞。髓部细胞有的含草酸钙方晶、柱晶或针晶。(2)叶的横切面(主脉中段):上表皮为1层扁平类长方形细胞,外壁增厚,下表皮细胞较上表皮细胞小,上表皮内有栅状组织细胞1~2列,约占叶片切面的1/2,短列细胞长约22μm,长列细胞长至53μm;海绵组织疏松。主脉维管束呈橘瓣状,外韧型,韧皮组织为5~8列皱缩的细胞,韧皮部外侧有3~5列纤维,木化;木质部导管类圆形,多2~6个径向排列,射线1~2列细胞。薄壁细胞中含草酸钙方晶和簇晶,直径8~16μm。(3)茎粉末:呈灰黄色。导管多为具缘纹孔及螺纹或网纹型,直径18~80μm。石细胞多为椭圆形、类方形、长方形等,长45~81μm。草酸钙方晶常为多面形,长22~54μm,柱晶和针晶可见。纤维顺直,壁薄,长至700μm,直径9~20μm。木栓细胞表面观多呈六角形。

【化学成分】 茎含甾萜、有机酸、鞣质、糖类等化合物[1],如无羁萜(friedelin)、木栓3β醇(friedelan-3β-ol)、算盘子酮醇(glochidonol)、谷甾醇(sitosterol)以及21α-羟基Δ4(23)木栓烯酮-3(21α-hydroxyfriedel-4(23)-en-3 one)、苦桦木酸(betulinic acid)等[2]。其同属植物小果叶下珠 *Phyllanthus reticulatus* Poir. 的茎、叶含皂苷、丹宁、甲酸、过氧化物酶,茎含无羁萜(friedelin)、无羁萜-3β-醇(friedelan-3β-ol)、算盘子醇、谷甾醇(sitosterol)、桦木酸、21-α-羟基无羁萜-3-酮(21-α-hydroxyfriedelan-3-one)、21-α-hydroxyfriedel-4(23)-en-3-one[1]。

【药理毒理】 1. 抗炎镇痛作用:壮药风湿药酒(含红鱼眼)对二甲苯所致小鼠耳郭肿胀、小鼠醋酸造模的疼痛扭体次数以及大鼠佐剂性关节炎的足跖肿胀度具有抑制作用[2]。2. 抑菌作用:红鱼眼提取液对炭疽病菌的抑菌效果较好,对蒂腐病亦有一定的抑菌效果[2]。3. 其他作用:红鱼眼水煎液对糖尿病腹泻症状有一定的改善和治疗作用[3]。

参 考 文 献

[1] 曾育麟,周海钧. 中国民族药志(第3卷). 成都:四川民族出版社,2000:229-233
[2] 秦贻强,蔡小玲. 壮药红鱼眼的研究进展. 中国民族民间医药,2011,20(5):3-5
[3] 朱红梅. 壮药红鱼眼治疗糖尿病腹泻疗效观察. 辽宁中医杂志,2004,31(9):724

(杨芳云)

491. *Phyllanthus ussuriensis*(蜜柑草)

【民族药名】 夜关门、"麻木冠"(仫佬族);"挤挤榜"(瑶族)。

【来源】 大戟科植物蜜柑草 Phyllanthus ussuriensis Rupr. et Maxim(*Phyllanthus matsumurae* Hayata)的全草。有小毒。夏季、秋季采收,鲜用或晒干备用。

一年生草本,高 15～60cm;茎直立,无毛,分枝细长。叶 2 列,互生,条形或披针形,长 8～20mm,宽 2～5mm,顶端尖,基部近圆形,具短柄;托叶小。花小,单性,雌雄同株;无花瓣,腋生;雄花萼片 4;花盘腺体 4,分离,与萼片互生;无退化子房;雌花萼片 6,花盘腺体 6,子房 6 室,柱头 6。蒴果圆形,具细柄,下垂,直径约 2mm,表面平滑。花期 4～7 月,果期 7～10 月。

野生于山坡或路旁。分布于东北及山东、江苏、安徽、浙江、江西、福建、中国台湾、湖北、湖南、广东、广西等省区。

【药用经验】 仫佬族 用于小儿疳积、夜多大便(《桂药编》)。瑶族 用于毒蛇咬伤(《桂药编》)。

【使用注意】 内服煎汤用量 15～30g[1],不宜过量。

【药材鉴定】 性状 根稍斜生,表面黄棕色,常带有须根。茎圆柱形,长 20～60cm,直径 0.1～0.3cm,表面黄绿色。光滑无毛,分枝较多,茎上部及分枝两侧有翅状纵棱。叶两侧互生,披针形,顶端渐尖,基部近圆形,长 0.5～2cm,宽 0.3～0.7cm,表面黄绿色,背面色稍浅,主脉一条,背面突出明显,叶柄短,近无柄;托叶膜质,棕色,长至 1mm。花小,单生于叶腋,花梗长 0.1～0.4cm,单性,无花瓣,雌雄同株;雄花萼片 4,花盘腺体 4,分离,与萼片互生;雌花萼片 6,花盘腺体 6,子房 3 室。蒴果扁圆形,具钝三棱,直径约 2mm,表面有细小瘤状突起。茎质地硬脆,易折断,断面黄白色。气微,味淡、微涩[2]。

显微特征 (1)茎横切面(直径 2.5mm):呈圆形。表皮由 1 列长方形细胞组成,外被角质层。皮层较窄。韧皮部狭窄,外侧有纤维束。形成层不明显。木质部宽广,导管径向排列,直径 31～50μm,木纤维较多,横断面呈类方形、类圆形,直径 15～32μm,壁厚 2～8μm,木化。射线细胞 1 列。髓部由薄壁细胞组成,细胞呈类圆形。(2)全草粉末:呈黄绿色。纤维较多,常呈束存在,细长,长 160～840μm,直径 15～32μm,壁厚,胞腔狭窄。表皮组织碎片常见,叶上表皮细胞壁波状弯曲,气孔多数;茎表皮细胞长方形,壁平直,增厚,有气孔;气孔平轴式,2 个副卫细胞大小不一。草酸钙簇晶棱角明显,直径 8～22μm,在叶肉组织中常排列成行。导管为螺纹、孔纹、网纹导管,直径 15～30μm。

薄层色谱 称取蜜柑草粉末 2g,加甲醇 30ml,加热回流提取 1.5 小时,滤过,滤液水浴蒸干,残渣加甲醇 2ml 使溶解,作为供试品溶液。另取蜜柑草对照药材,同法制成对照药材溶液。吸取上述供试品溶液及对照品溶液各 5μl,分别点于同一硅胶 G 薄层板上,以甲苯-乙酸乙酯-甲酸(4：3：1)为展开剂,展开,取出,晾干,喷以 1% AlCl₃ 乙醇溶液,在紫外光灯(365nm)下观察,供试品色谱在与对照品色谱相应的位置上,显相同颜色的荧光斑点。

【化学成分】 全草含老鹳草素(geraniin)、柯里拉京(corilagin)、短叶苏木酚酸(brevifolin)、鞣花酸(ellagic acid)、没食子酸(gallic acid)、原儿茶酸(protocatechuic acid)、槲皮素(quercetin)等黄酮类、多酚类等物质[3~5]。

【药理毒理】 抗癌活性:所含柯里拉京有较强的抗癌活性[3]。

参 考 文 献

[1]《中华本草》编委会. 中华本草(第 4 册). 上海:上海科学技术出版社,1999:839-840

[2] 陈随清,李雪菊,刘新,等. 蜜柑草的生药鉴定. 中药材,1999,22(11):556,557

[3] 陈玉武,任丽娟. 蜜柑草抗癌有效成分研究. 中草药,1997,28(4):198-202

［4］陈玉武,任丽娟. 蜜柑草抗癌有效成分研究：Ⅰ黄酮类成分的分离与鉴定. 中草药,1997,28(1):5-7
［5］禹琦,曾振中. HPLC 法测定蜜柑草中槲皮素的含量. 中医药导报,2008,14(1):58,59

（陈雨洁）

492. *Phyllodium pulchellum*（排钱草）

【民族药名】 "秧耐缺"（阿昌族）；"鲁黑"（傣族）；"秧耐缺"（德昂族）；"听厂苗"（景颇族）；"吨胚旦"（瑶族）；"棵刷莽"、"埋答羡"、"堂冷草"（壮族）。

【来源】 豆科植物排钱树 *Phyllodium pulchellum*（L.）Desv. 的根、叶或全株。有小毒。根、全株夏季、秋季采收,鲜用或切片晒干,叶适时采收。

半灌木,高 0.5~1.5m。根细而弯曲。茎直立,分枝多而纤细,被有柔毛。三出复叶互生,叶柄短,有钻形托叶 1 片,中间小叶大,椭圆状卵形或披针状卵形,长 5.5~11.5cm,宽 2.5~6.5cm,先端稍钝,基部宽楔形,边缘浅波状,下面脉上被短柔毛,两侧小叶较小。花腋生,花序长达 30cm,叶状苞片约 30 对排为总状,两两对生,好像两串钱；苞片近圆形,直径约 1cm,每对苞片内着生由 2 至数朵花组成的伞形花序；蝶形花冠白色,长约 6mm。荚果仅 2 荚节,荚节处紧缩,长约 6mm,先端有长喙,边缘被毛。种子细长,近矩形。花期 7~9 月,果期 10~11 月。

生于山坡林下、路旁及灌丛中。分布于江西、福建、中国台湾、广东、海南、广西、贵州、云南等地。

【炮制】 炒制可减少本品对胃肠刺激,增强疗效[1]。炒制：取排钱草置锅内炒至微黄,取出,放凉。

【药用经验】 阿昌族 根：用于偏瘫、面神经麻痹（《滇药录》）。用于感冒、风湿痹痛、喉风、牙痛、跌打肿痛（《德宏药录》）。傣族 根、叶：用于疟疾、肝脾肿大、感冒、跌打损伤、风湿骨痛、红崩、痛经、闭经、难产（《滇药录》）。德昂族 根：效用同阿昌族（《德宏药录》）。景颇族 根：效用同阿昌族（《德宏药录》）。瑶族 根、叶、全株：用于风湿痛、腰痛、肾炎血尿、砂淋、结石症、肝脾肿大（《桂药编》）。壮族 根、叶、全株：用于胃痛、贫血、黄疸性肝炎、蜈蚣咬伤、小儿疳积、湿热、腹泻、腹胀（《桂药编》）。

【使用注意】 内服煎汤用量 6~9g。外用适量。孕妇忌服。

【中毒与解毒】 过量或长期服用可致呕吐[2]。

【药材鉴定】 性状 根呈团块状,直径 0.5~3cm；表面灰色至灰褐色,有栓皮,粗糙、不平坦；支根较多,多横出,呈圆柱形,直径 1~3mm,断面黄白色,具密集同心性环纹及细孔,须根细长,质硬,不易折断；断面皮部棕褐色至深褐色,厚约 1mm,木部黄白色或黄棕色。气微,味淡。

显微特征 （1）根横切面：木栓层 5~9 列,细胞呈长方形或类椭圆形,切向延长,排列整齐。皮层含大量色素细胞或红棕色棕块。韧皮部由含红棕色树脂状物质,与韧皮纤维呈切向间隔排列。形成层 1~3 列。木质部射线宽 1~2 列细胞,径向延长；导管直径大,常单个或 2~3 个成群；木纤维外多有草酸钙方晶,形成晶纤维；草酸钙方晶靠形成层处多散在,越近中部分布越密,多成群存在；木薄壁细胞少,散在。（2）根粉末：黄白色。木栓细胞呈长方形或类椭圆形,淡黄色,微木化。韧皮纤维细长,微弯曲,直径 6~13μm,壁薄,晶纤维多。木纤维直径 9~2μm,壁稍厚,微木化,晶纤维多。导管多网纹型,少见具缘纹孔导管,直径 16~63μm。草酸钙方晶多而大,呈长方形、类方形、棱形或锥形等,长 13~25μm。红棕色或淡黄色树脂状分泌物大而多,呈块状、卵圆形、圆柱状等。木射线细胞呈长方形,长 50~125μm,宽 10~25μm,具单纹孔。木薄壁细胞呈类方形,直径 15 ~ 25μm,具单纹孔。淀粉粒少数,单粒呈圆形、卵形或椭圆形,直径 2 ~ 12μm,脐点短缝状、人字形或点状等,复粒由 2 ~ 4 个单粒组成。

【化学成分】 全株主要含生物碱和酚类衍生物。生物碱有[3]:蟾毒色胺(bufotenine)、N,N-二甲基色胺(N,N-dimethyltryptamine)、N,N-二甲基色胺氧化物(N,N-dimethyltryptamine oxide)、5-甲氧基-N-甲基色胺(5-methoxy-N-methyltryptamine)、5-甲氧基-N,N-二甲基色胺(5-methoxy-N,N-dimehyltryptamine)、5-甲氧基-N,N-二甲基色胺氧化物(5-methoxy-N,N-di-methyl-tryptamine oxide)、3-二甲氨基甲基吲哚(3-dimethylaminomethyl-indole)、1-甲基-1,2,3,4-四氢-β-咔巴啉(1-methyl-1,2,3,4-terahydro-β-carboline)、禾草碱(gramine)等。酚类衍生物有:肉桂酚类成分 pulchelstyrenes A-D[4]、柠檬酚(citrusinol)、异柠檬酚(yukovanol)、4-羟基2,3-二甲氧苯甲醛(4-hydroxy-2,3-dimethoxybenzaldehyde)。尚含其他成分:α-香树脂醇(α-amyrin)、白桦脂醇(betulin)、β-谷甾醇(β-sitosterol)、甲基辣薄荷醇(methyl piperitol)等。种子含大黄素甲醚-1-葡萄基鼠李糖苷(physcion-1-glucosylrahamnoside)[3]。

【药理毒理】 1. 抗肝纤维化的作用:四氯化碳致肝纤维化大鼠模型动物实验研究表明[5~7],排钱草水、醇提取物能显著降低肝脏羟脯氨酸含量及血清中谷丙转氨酶和碱性磷酸酶活性,肝细胞变性坏死与肝内病理性增生明显减少,对大鼠肝细胞坏死和肝内纤维增生有抑制作用。排钱草总生物碱可减轻大鼠四氯化碳致肝纤维化的病变程度,抑制肝纤维化的发展。总碱能显著提高肝纤维化大鼠肝线粒体及血清中超氧化物歧化酶活性,降低肝线粒体、血清中丙二醛的含量,肝组织中羟脯氨酸的含量,拮抗纤维化大鼠肝脏脂质的过氧化作用,显著降低免疫性肝纤维化大鼠肝脏 I、Ⅲ 型胶原 mRNA 的表达,抑制 TGF-β1 的合成,提高免疫性肝纤维化大鼠血清 IFN-γ 的含量[7]。2. 对超氧阴离子自由基 O^{2-} 的影响[8]:应用 TEMET-AP 系统比色法实验显示,排钱草醇提液及其三草胶囊水提液对 O^{2-} 均有明显的清除作用,且有剂量依赖关系。3. 抗肿瘤作用[4]:异柠檬酚、肉桂酚类成分 pulchelstyrenes B,C 具有选择性细胞毒性,对鼻咽癌细胞和肝癌细胞 HepG2 细胞的 IC_{50} 值分别为 14.9μg/ml、55.6μg/ml、39.8μg/ml 和 15.2μg/ml、42.3μg/ml、43.3μg/ml。4. 毒性[9]:急性毒性试验表明排钱草根的乙醇提取物小鼠灌胃的 LD_{50} 为 61.49g(生药)/kg。

参 考 文 献

[1] 田华咏,瞿显友,熊鹏辉. 中国民族药炮制集成. 北京:中医古籍出版社,2000:335

[2] 罗崇念,卞庆亚,王硕. 排钱草的药理研究与临床应用. 广西医科大学学报,2009,26(1):158-160

[3] 《中华本草》编委会. 中华本草(第4册). 上海:上海科学技术出版,1999:594

[4] Shen Chienchang, Wang Shrting, Tsai Showyinn, et al. Cinnamylphenols from *Phyllodium pulchellum*. J. Nat. Prod. ,2005,68(5):791-793

[5] 罗崇念,王硕. 排钱草的研究进展. 现代中药研究与实践,2008,22(6):74-76

[6] 钟鸣,余胜民,杨增艳,等. 排钱草总生物碱对免疫性肝纤维化大鼠 I、Ⅲ、Ⅳ型胶原及 TGF-β1 表达的影响. 中西医结合肝病杂志,2005,15(1):38-40

[7] 黄琳芸,钟鸣,杨增艳,等. 排钱草总生物碱对肝纤维化大鼠血清干扰素 γ 和肝脏组织病理学的影响. 中国中医药科技,2006,13(2):101,102

[8] 钟鸣,张树球,蒙金秋,等. 排钱草及其复方三草胶囊对 O_2^- 的影响. 现代中西医结合杂志,2003,12(8):795,796

[9] 黄琳芸,杨增艳,余胜民,等. 排钱草的毒性研究. 云南中医中药杂志,2001,22(4):37

(林亲雄)

493. *Phymatodes cuspidatus*（光亮瘤蕨）

【民族药名】 "个喊"（傣族）。

【来源】 水龙骨科植物光亮瘤蕨 *Phymatodes cuspidatus*（D. Don）Pic Serm. 的根茎。有小毒。全年均可采挖，出去须根，洗净，鲜用或晒干用。

石上附生植物，植株高 40~100cm。根茎横走，粗约 2cm，灰绿色，疏被鳞片；鳞片卵圆形，盾状着生，褐色，边缘不整齐。叶远生；叶柄长 30~50cm，禾秆色，粗壮，无毛；叶片一回羽状，长 30~50cm，宽 20~25cm；羽片 8~15 对，长 15~20cm，宽 2~3.5cm，顶端渐尖，基部具柄（柄长达 1cm），边缘全缘。侧脉不明显，小脉网状。叶近革质，两面光滑无毛。孢子囊群在羽片中脉两侧各 1 行，位于中脉与边缘之间；孢子表面具很小的颗粒状纹饰。

生于海拔 230~1600m 的林缘石灰岩石壁上。分布于云南、西藏、四川、贵州、广西、广东、海南。

【药用经验】 傣族 用于骨折、跌打损伤、肠炎、腹泻（《滇省志》）。

【使用注意】 本品有小毒。用量 5~9g，大剂量可用至 15g。外用适量，研末酒调敷。服药期间忌食萝卜及酸味食物[1]。

参 考 文 献

[1]《中华本草》编委会. 中华本草（第 2 册）. 上海：上海科学技术出版社，1999；243，244

（王雪芹　陈吉炎）

494. *Physochlaina physaloides*（泡囊草）

【民族药名】 "混-浩日素"、查干-唐普荣（蒙古族）

【来源】 为茄科植物泡囊草 *Physochlaina physaloides*（L.）G. Don 的根。有毒。秋季地上部分枯萎时采挖，除去泥沙，晒干。

多年生草本，高 0.3~0.5m。根茎粗壮，茎直立，分枝细。叶卵形或椭圆状卵形，长 3~5cm，宽 2.5~3cm，顶端急尖，基部截形、心形或楔形，全缘或浅波状；叶柄长 4~5cm。伞房式聚伞花序，顶生；具小而叶状或鳞片状苞片；花梗细，长 5~10mm，有长柔毛；花萼筒状钟形，长 8~10mm，宽约 4.5mm，有长柔毛，5 中裂；花冠漏斗状，5 浅裂，裂片紫堇色，筒部黄白色；雄蕊 5，插生于花冠筒近中部；子房近圆形，基部花盘垫座状。蒴果近球状，直径 8mm，盖裂，被增大成宽卵形或近球形的宿萼所包围，宿萼长 1.5~2.5cm，径 1~1.5cm；种子肾形，压扁状。花期 4~6 月，果期 5~7 月。

生于山坡草地、林边或山谷岩石下半阴处。分布于东北和华北。

【炮制】 炒制降低毒性，提高疗效。蒙古族 炒制：取净泡囊草片，置锅中，用文火炒至微黄，取出，晒干。

【药用经验】 蒙古族 有杀"黏"，消肿，杀虫，镇痛，解痉，清"协日沃素"，壮阳之功效。用于"黏"性胃痧、炭疽、结喉、发症、虫疾、脑刺痛、头痛、阳痿、"亚麻"病（《蒙药炮制》）。

【使用注意】 青光眼患者及孕妇忌用，体弱者慎用。

【中毒与解毒】 泡囊草服用过量可引起中毒，山现口干、吞咽困难、声音嘶哑、面红、皮肤干燥、头痛、心动过速、心悸、发热、瞳孔扩大、视力模糊、排尿困难、谵妄、狂躁、眩晕、幻觉、摸空动作和共济失调等症状，严重者可致昏迷等。救治方法：可用常规法催吐、导泻；用 2%~3% 碳酸氢钠溶液洗胃,并用生理盐水做高位洗肠;静脉滴入 10% 葡萄糖溶液 1500~2000ml,加维生素 C3g,用拮抗药新斯的明 0.5mg,肌肉注射,每 15 分钟 1 次,或用毛果芸香碱,每次 1~3mg,皮下注射,每 15 分钟 1 次,直至口腔湿润为度。其他对症治疗如呼吸困难时,给予氧气吸入或行人工呼吸;烦躁不安或惊厥时,可肌肉注射镇静剂;出现中枢抑制症状可用中枢兴奋药;高热时物理降温;尿闭时导尿,用抗菌素预防继发感染。也可用中草药解毒,如甘草 60g,绿豆 90g,水煎即服;或茶叶 30g,煎浓汁饮服[1]。

【药材鉴定】 性状 根略呈长圆柱形,长 10~14cm,直径 2~3.5cm。根头顶端有 2~3 个茎基痕及点状突起,主根下部常有 2~3 分枝,表面棕褐色或浅棕色,有明显的横向突起的皮孔。质轻,断面木部占绝大部分,可见 4~5 层同心环纹,且有多数放射状裂隙。气弱,味微苦[1]。

显微特征 支根(直径 7mm)横切面:木栓层为 6~12 列木栓细胞,栓内层及韧皮部狭窄。形成层成环。木质部射线宽,导管较少,单个稀疏径向排列,导管内侧有木间韧皮部。粗根(直径 1.5cm)横切面中可见单列导管中有略等距的导管群,形成 4~5 层同心环状,木射线中常有径向裂隙。韧皮部、木射线内有含草酸钙砂晶细胞[1]。

【化学成分】 根含山莨菪碱(anisodamine)0.37%~0.46%,莨菪碱(hyoscyamine),还含东莨菪碱(scopolamine)及红古豆碱(cuscohygrine);地上部分含山莨菪碱 0.15%~0.28%,还含有莨菪碱和东莨菪碱[2]。

【药理毒理】 1. 抗胆碱作用[2]:所含生物碱如山莨菪碱有明显的外周抗胆碱作用。能对抗乙酰胆碱引起的肠及膀胱平滑肌收缩,并能使在体肠张力降低,作用强度与阿托品近似。但其抑制唾液分泌的作用比阿托品弱约 20 倍,扩瞳作用较阿托品约弱 10 倍,对脑电活动、条件反射及用震颤索引起的震颤等中枢作用指标较阿托品弱 6~20 倍。在较大剂量时很少出现类似阿托品引起的动物行为兴奋。2. 抗休克作用[2]:实验研究和临床均证实山莨菪碱能改善休克时微循环、保护细胞膜、抑制心肌钙内流、阻断胆碱能神经、保护肺的非呼吸功能,从而起到抗休克作用。实验还提示山莨菪碱对溶酶体膜有稳定作用,对白细胞聚集有抑制作用,可能是山莨菪碱抗休克作用的两个环节。3. 改善微循环的作用[2]:山莨菪碱可以解除因脑膜炎球菌菌血症引起的细菌性休克所致的微血管痉挛和红细胞聚集;可以抑制血小板内环氧化酶和/或磷脂酶 A2,不妨碍能使血管扩张并解聚血小板的前列环素 PG12 的产生,从而有力地解除微循环障碍,防止血小板性微血栓的形成。山莨菪碱在体内可对抗凝血酶的凝作用,保护微循环的正常流速的流态。体外实验证实,山莨菪碱能抑制血栓素 A2 合成,而改善微循环。山莨菪碱还具有改善家兔红细胞的变形性和降低全血黏度的作用。实验研究和临床应用还证明,山莨菪碱在改善烫伤早期微循环的功能方面具有较好的作用。其改善微循环的作用机制是可直接阻滞 M 受体,间接抑制儿茶酚胺的释放和降低 α 受体的过度兴奋性。4. 毒副作用[2]:泡囊草所含的有毒成分山莨菪碱 I、山莨菪碱 J、山莨菪碱 K 腹腔注射的 LD_{50} 为(350±11)mg/kg,静脉注射的 LD_{50} 为 123.3mg/kg,口服最小致死量为 1 600mg/kg,毒性较阿托品低。山莨菪碱在体内无积蓄作用,口服吸收为注射的 1/3。

【附注】 泡囊草与华山参同属于茄科泡囊草属(*Physochlaina*)植物,它们的根部组织结构、化学成分和临床应用等基本相同,但是植物地上部分有明显区别:泡囊草的叶卵形,全缘或波状,花蓝紫色;华山参的叶三角形,花绿黄色[3]。

参 考 文 献

[1]《中华本草》编委会.中华本草.蒙药卷.上海:上海科学技术出版社,2004:265

[2] 杨仓良.毒药本草.北京:中国中医药出版社,1993:858
[3] 郭晓庄.有毒中草药大辞典.天津:天津科技翻译出版社,1992:347,348

（龙珊珊）

495. *Phytolacca acinosa*（商陆）

【民族药名】　"寿册"、"鲨册"、"商奶黄"、山蚂蟥(白族);"磅岑"、"磅人参"(侗族);"阿约约玛"(哈尼族);"须雅尼"(拉祜族);"答奶刺"(傈僳族);"阿比干"(苗族);"沙日-额莫"、"沙日-唐普荣"(蒙古族);"骂八动"(水族);"八窝嘎博"、"八果"(藏族);萝卜七、"子可巴页"(土家族);"歹归"(佤族);"钳来把"(瑶族);"诺卧芷"(彝族);商陆、"勒卜岜"(壮族)。

【来源】　商陆科植物商陆 *Phytolacca acinosa* Roxb. 的根、全草。有毒。根多于秋季采挖,洗净,切片,晒干。全草鲜用,用时采集。

多年生草本。根肥大,肉质,圆锥形。茎直立,高 0.8 ~ 1.5m,绿色或带紫红色。叶互生;叶柄长 1.5 ~ 3cm;叶片椭圆形至长椭圆形,长 10 ~ 30cm,宽 5 ~ 15cm,顶端急尖,基部楔形,两面均无毛。总状花序顶生或与叶对生,直立,通常比叶为短;苞片线状,膜质;花两性,小形;花被片 5,白色、淡黄绿色或带粉红色,椭圆形至长圆形,长 3 ~ 4mm;雄蕊 8 ~ 10,罕 10 枚以上;心皮 5 ~ 8(10),分离,但紧贴;花柱短,顶端下弯。果实为肉质浆果,由 5 ~ 8(10)个分果组成,扁球形,直径 7 ~ 8mm,熟时紫黑色。种子肾形,黑褐色。花期 4 ~ 7 月,果期 7 ~ 10 月。

生于海拔 500 ~ 3400m 的山沟边、林下及林缘路边湿润的土壤中,常栽培于庭园或半野生。全国大部分省区均有分布。

【炮制】　醋制、奶制、炒制或蒸制以降低毒性、增强疗效[1]。蒙古族　(1)奶制:取商陆片置容器内,加牛奶或绵羊奶适量,拌匀,放约 30 分钟,闷润或煮至透心,取出,干燥。(2)蒸制:取商陆片置锅内,与黑豆同蒸透,取出,阴干。土家族　(1)醋制:取商陆片置锅内,加 1/3 量的米醋,共煎至醋干,再炒至微黄,取出,阴干。(2)蒸制:取商陆薄片,置流水中浸泡 2 天,蒸制 12 小时,取出,阴干。

【药用经验】　白族　根:用于淋巴结结核、水肿、疮痈肿毒(《滇省志》)。用于水肿、腹水、小便不利、子宫颈糜烂、白带、痈肿毒(《滇药录》)。侗族　根:退热,退水,消肿。用于"吓谬吕·崩形"(小产流血)(《侗医学》)。哈尼族　根:活血通经,利湿,消肿。用于痢疾、风湿骨痛、月经不调、经痛、闭经(《民族药志四》)。拉祜族　根:泻水,利尿消肿。用于水肿、腹水、小便不利、宫颈糜烂、白带;外用适量捣烂敷患处,治痈肿疮毒(《民族药志四》)。傈僳族　根:用于淋巴结结核、水肿、疮痈肿毒(《滇省志》)。蒙古族　根:用于水肿尿少、腹水胀满;外治外伤出血、痈肿疮毒(《蒙药》)。奶制商陆:能消肿,杀"黏"。多配方用于结喉、发症、"黏"疹、脑刺痛、"亚玛"病(《民族药志四》)。苗族　根:用于虚弱盗汗、水肿。水族　根:用于食积、隔食、脾虚引起的腹部水肿(《水医药》)。藏族　根:清热解毒,逐水消肿。用于中毒性炎症、口臭、呕逆(《藏本草》),以及热性病、水肿胀满、小便不利等(《中国藏药》)。土家族　根:赶水赶湿,赶水消肿,通二便。用于虚弱盗汗水肿、痈肿疮毒、跌打损伤等(《民族药志四》)。佤族　根:用于淋巴结结核、水肿、疮痈肿毒(《滇省志》)。瑶族　根:利水消肿。用于肾炎水肿、外伤出血、疮痈肿毒(《民族药志四》)。彝族　根:泻水消肿。用于孕妇或产妇之面部、四肢浮肿(《彝族医药》)。壮族　全草:适量捣烂敷患处,用于风湿性关节炎(《民族药志四》)。

【使用注意】　本品有毒,服用不当可引起中毒。有记载生用及肝肾功能不全者易中毒[2]。根的日用量 3 ~ 9g,不可过量内服。孕妇及年老体弱者禁服。

【中毒与解毒】 一般在过量服用(文献报道为 5~20g)20 分钟至 3 小时后发病。中毒症状有轻度至中度的体温升高、心悸、呼吸频数、口渴、恶心呕吐、腹痛腹泻、头痛眩晕、全身乏力、躁动、肌肉抽搐、言语不清、幻觉谵语、神志恍惚,甚至昏迷、瞳孔放大、对光反应消失、膝反射亢进、大小便失禁。大剂量可使中枢神经麻痹、呼吸功能障碍、血压下降、心肌麻痹而死亡。孕妇多服有流产的危险。轻度的胃肠道反应可在 3~5 天后自行消失,也可用支持疗法及对症治疗[3]。重症应入院抢救,采取立即洗胃、补液、吸氧、止呕、利尿、保肝护心,以及对症治疗和支持治疗。一般住院 2~5 天可痊愈[2,4]。民间解救方法:生甘草、生绿豆各 50~100g,捣烂开水泡服或水煎服[3]。

【药材鉴定】 性状 根呈圆锥形,有多数分枝,表面灰棕色或灰黄色,有明显的横向皮孔及纵沟纹,商品为横切或纵切的块片,大小厚薄不一。横切面弯曲不平,边缘皱缩,直径 3~9cm,厚 0.2~1cm。切断面浅黄棕色或黄白色,带粉性,木部隆起成数个同心性环轮。纵切片弯曲或卷曲,长 10~14cm,直径 1~5cm,表面凸凹不平,木部呈多数隆起的纵条纹。质坚硬,不易折断。气微,味稍甜后微苦,久嚼麻舌。

显微特征 (1)根横切面:木栓层为数列至 10 余列木栓细胞,栓内层较窄;维管组织为三生构造,有数层同心性的形成层环,每环有几十个微管束,微管束外侧为韧皮部,内侧为木质部,2 轮维管束之间为薄壁细胞,含大量草酸钙针晶束,并有少数草酸钙方晶和簇晶散在。薄壁细胞含众多淀粉粒。(2)粉末:灰白色。草酸钙针晶成束或散在,针晶束长 40~72μm,尚可见草酸钙方晶或簇晶。木纤维多成束,直径 10~20μm,壁厚或稍厚,有多数十字形纹孔。木栓细胞表面观长方形或多角形,有的含颗粒状物。淀粉粒单粒类圆形或长圆形,直径 3~28μm,脐点短缝状、点状、星状和人字形,层纹不明显;复粒少数,由 2~3 分粒组成。

薄层色谱 取本品粉末 3g,加稀乙醇 25ml,超声处理 30 分钟,滤过,滤液作为供试品溶液。另取商陆皂苷 A 对照品,加甲醇制成每 1ml 含 0.5mg 的溶液,作为对照品溶液。吸取上述 2 种各 10μl,分别点于同一硅胶 G 薄层板上,以三氯甲烷-甲醇-水(7:3:1)的下层溶液为展开剂,展开,取出,晾干,喷以 10% 硫酸乙醇溶液,加热至斑点显色清晰。供试品色谱在与对照品色谱相应的位置上,显相同颜色的斑点。

【化学成分】 主要含皂苷类成分。已从商陆及同属植物垂序商陆(美洲商陆)*Phytolacca americana* L. 的根中共分离得到近 20 种皂苷元和 20 余种皂苷类成分[5,6]。其中二者的共有成分有商陆皂苷 A、B、C、E(esculentoside A,B,C,E)和商陆酸(esculentic acid)、phytolaccacinoside A[5]、美商陆酸(phytolaccagentic acid)、商陆毒素(phytolaccatoxin)、2-羟基商陆酸(jaligonic acid)、商陆皂苷元等。商陆还含商陆皂苷(esculentoside D、F、H、K、L、O、P、Q、J、M、I、N)等[5,6]和商陆碱(phytolaccine)、商陆多糖(phytolacca acinosa polysaccharides)等[8]。商陆毒素为毒性成分[7]。

【药理毒理】 1. 利尿、泻下作用:本品小量可兴奋血管运动中枢,使肾区血流增进而利尿,但大量反而引起尿量减少[3]。本品能刺激胃肠道而引起腹泻。2. 祛痰、镇咳、平喘作用:商陆煎剂、酊剂、生物碱有祛痰、镇咳、平喘作用[3]。3. 抗菌作用:商陆煎剂、酊剂对肺炎双球菌、流感杆菌及多种痢疾杆菌均有抑制作用;水浸剂对许兰氏黄癣菌等皮肤癣菌有抑制作用[8]。4. 抗肿瘤及增强免疫功能:商陆水提液分离出的商陆多糖 I(PEP-I)能促进淋巴细胞增殖,产生细胞白介素 2(IL-2)及增加巨噬细胞的吞噬功能。商陆通过对机体免疫和代谢机能的增强而具有抗肿瘤作用。商陆皂苷可诱生干扰素[8]。5. 其他:商陆有抗炎及抗肾炎作用[6]。6. 毒性:商陆根水溶剂、煎剂、酊剂小鼠灌胃给药的 LD_{50} 分别为 26.0g/kg、28.0g/kg、46.5g/kg,腹腔注射的

LD_{50} 分别为 1.05g/kg、1.3g/kg、5.3g/kg[8]。商陆煎剂 50g/kg 给予小鼠 15 天,能引起肠黏膜淋巴细胞弥漫性浸润,呈炎性病变,体重减轻、体温升高。商陆总皂苷可终止兔精液中精子的活性,有抗生育作用[6]。商陆在一定剂量时对小鼠具有潜在致突变性[9]。

【附注】 同属植物垂序商陆(美洲商陆)*Phytolacca americana* L. 与本种的根又为中药"商陆",为多版《中国药典》所收载。垂序商陆(美洲商陆)在我国蒙古族也作为商陆入药。根有毒,文献记载毒性较商陆为大。

参 考 文 献

[1] 田华咏,瞿显友,熊鹏辉. 中国民族药炮制集成. 北京:中医古籍出版社,2000:433
[2] 曾育麟,李星炜. 中国民族药志. 第四卷. 成都:四川民族出版社,2007:606
[3] 夏建海,闫可杰,张金华,等. 商陆中毒 3 例临床分析. 中国民族民间医药杂志,2010,19(12):179
[4] 郭宝科,张凤琴,张黎,等. 急性商陆中毒 10 例临床分析. 中国工业医学杂志,2005,18(1):32
[5] 张巧艳,郑汉臣,易杨华,等. 商陆属植物皂苷类成分及其药理活性. 国外医药-植物药分册,2000,15(3):104-107
[6] 贾金萍,秦雪梅,李青山. 商陆化学成分和药理作用的研究进展. 山西医科大学学报,2003,34(1):89-91
[7] Gao H M,Liu J X,Wang Z M,et al. Phytolacacinoside A,a new triterpenoid saponin from *Phytolacca acinosa* Roxb. J Asian Nat Prod Res,2009,11(5):433-438
[8] 高渌汶. 有毒中药临床精要. 北京:学苑出版社,2006:317
[9] 李啸红,杨柳,李朝平,等. 商陆遗传毒性研究. 中药药理与临床,2003,19(2):27,28

(万定荣)

496. *Picrasma quassioides*(苦木)

【民族药名】 "美更"(毛难族);"美麻母"(仫佬族);"胆木"(瑶族);"烘杆购"、"买卖美"、"麦血"、"美尼咪"(壮族)。

【来源】 苦木科植物苦树(苦木)*Picrasma quassioides*(D. Don)Benn. 的根、茎皮、枝及叶。有小毒。夏季、秋季采收,除去杂质,干燥。

灌木或小乔木,高达 10m;小枝有黄色皮孔。单数羽状复叶互生,长 20~30cm;小叶 9~15,卵形至矩圆状卵形,长 4~10cm,宽 2~4cm,基部宽楔形,偏斜,顶端锐尖至短渐尖,边缘有锯齿。聚伞花序腋生,总花梗长达 12cm,被柔毛;花杂性异株,黄绿色;萼片 4~5,卵形,被毛;花瓣 4~5,倒卵形;雄蕊 4~5,着生于花盘基部;子房心皮 4~5,卵形。核果倒卵形,3~4 个并生,蓝至红色,萼宿存。花期 4~6 月,果期 6~10 月。

生于湿润且肥沃的山坡、山谷及村边。分布于黄河流域以南各省区。

【药用经验】 毛南族 茎皮:用于毒蛇咬伤、肺炎、尿道炎、肾炎、烂头疮、疔疮、皮肤湿疹(《桂药编》)。仫佬族 树皮:用于烂头疮、疔疮、皮肤湿疹(《桂药编》)。瑶族 树皮:用于肝硬化。叶:用于湿疹(《桂药编》)。壮族 根、树皮、叶:用于高热、毒蛇咬伤、疮疡溃烂久不收口。树皮:还用于脓疱疮、皮肤湿疹(《桂药编》)。

【使用注意】 内服不宜过量,中国药典规定用量为枝 3~4.5g,叶 1~3g;外用适量。孕妇慎服。

【中毒与解毒】 树皮、木质部及叶有毒,服用过量引起咽喉及胃疼痛、呕吐、眩晕、下痢、抽搐、严重者休克。

【药材鉴定】 性状 枝呈圆柱形,长短不一,直径 0.5~2cm;表面灰绿色或棕绿色,有细密的纵纹及多数点状皮孔;质脆,易折断,断面不平整,淡黄色,嫩枝色较浅且髓部较大。叶为单数羽状复叶,易脱落;小叶卵状长椭圆形或卵状披针形,近无柄,长 4～16cm,宽 1.5～6cm;先端锐尖,基部偏斜或稍圆,边缘具钝齿;两面通常暗绿色,有的下表面淡紫红色,沿中脉有柔毛。气微,味极苦。

　　显微特征　(1)茎皮的横切面:木栓层为 10 余列细胞,壁木栓化,内含黄棕色物质;栓内层薄壁组织中散步草酸钙簇晶及方晶,较老的树皮中尤多,并含少量淀粉粒。中柱鞘纤维束稀疏散列,由 20～60 个纤维细胞组成,壁木化,胞壁厚 6～8μm。韧皮部纤维束很发达,与筛管群和韧皮部薄壁细胞相间排列成长条形,胞壁薄,不木化;筛管群由 1～2 列皱缩的细胞组成;在纤维束之间常有 1 种长方形的多孔薄壁细胞,在薄壁细胞中有淀粉粒及草酸钙方晶或簇晶散在,有的薄壁组织中充满排列成行的草酸钙方晶或簇晶,包围纤维束形成结晶鞘。射线细胞宽 1～5 列,径向延长。(2)枝叶粉末:黄绿色。叶的上表皮细胞多边形;下表皮细胞气孔甚多,气孔不定式。叶肉细胞中含众多草酸钙簇晶。纤维成束,细长,周围薄壁细胞含草酸钙簇晶,偶见方晶,形成晶纤维。

　　薄层色谱　取本品枝叶粉末 1g,加甲醇 10ml,冷浸过夜,滤过,滤液蒸干,残渣加甲醇 1ml 使溶解,作为供试品溶液。另取苦木(枝叶)对照药材 1g,同法制成对照药材溶液。吸取上述 2 种溶液各 10μl,分别点于同一以羧甲基纤维素钠为黏合剂的硅胶 G 薄层板上,以氯仿-甲醇(17:3)为展开剂,展开,取出,晾干,喷以改良碘化铋钾试液。供试品色谱中,在与对照药材色谱相应的位置上,显相同颜色的斑点。

【化学成分】　苦木主要含生物碱类、苦木苦味素类、三萜类成分,还含挥发油、甾醇、皂苷、香豆素、醌类等成分。生物碱[1~4]:β-咔巴啉类生物碱有苦木碱 A(1-carboethoxy-carboline)、苦木碱 B(1-carbomethoxy-carboline)、苦木碱 C(1-formyl-carboline)、苦木碱 D(4,5-dimethoxy-canthin-6-one)、苦木碱 G(1-formyl-4-methoxy-carboline)、4,8-二甲氧基-1-乙基-咔巴啉(4,8-dimethoxy-1-ethyl-carboline)、4,8-二甲氧基-(2-甲氧基乙基)-β-咔巴啉[4,8-dimethoxy-(2-methoxy-ethyl)-β-carboline]、1-甲氧丙酰基-β-咔巴啉(1-methoxypropanoyl-β-carboline)、1-甲酰基-β-咔巴啉(1-formyl-β-carboline)、1-乙酰基-β-咔巴啉(1-acetyl-β-carboline)、β-咔巴啉-1-丙酸(1-β-carboline-acetyl-propionic acid)、1-乙基-4-甲氧基-β-咔巴啉(1-ethyl-4-methoxy-β-carboline)、1-羟甲基-咔巴啉(1-hydroxymethyl-carboline)、1-(2-羟基)-丙酸基-咔巴啉[1-(2-hydroxy)-propionyloxy-carboline)]、1-(1,2-二羟基)-丙酸基-咔巴啉[1-(1,2-dihydroxy)-propionyloxy-carboline]、1-乙烯基-4-甲氧基-咔巴啉(1-vinyl-ethyl-4-methoxy-carboline)、1-乙烯基-4,8-二甲氧基-咔巴啉(1-vinyl-4,8-dimethoxy-carboline)、1-乙烯基-4,9-二甲氧基-咔巴啉(1-vinyl-4,9-dimethoxy-carboline)、1,2,3,4-四氢-1,2,3-三氧代-β-咔巴啉(1,2,3,4-tetrahydro-1,2,3-tri-oxoquinoline-β-carboline)、甲基苦木酮碱(methylnigakinone)、苦木酮碱(nigakinone)、苦木碱 I[methyl 3(-carbolin-1-yl)propionate]、咔巴啉基[3-(4,8-二甲氧基-咔巴啉基)-1-甲氧基丙基]甲酮{carbelin-1-yl-[3-(4,8-dimethoxy-carbolin-1-yl)]-1-methoxy-propylketone}、picrasidines I-L、picrasidines O-Q、picrasidines V-Y、quassidine A-D 等;铁屎米酮类生物碱主要有苦木碱 E(canthin-6-one)、苦木碱 F(4-methoxy-canthin-6-one)、4-甲氧基-5-羟基铁屎米酮(4-methoxy-5-hydroxy-canthin-6-one)、5-甲氧基铁屎米酮(5-methoxy canthin-6-one)、3-甲基铁屎米-5,6-二酮(3-meihyl-cantin-5,6-dione)、3-甲基-铁屎米-2,6-二酮(3-meihyl-cantin-2,6-dione)、4,10-二羟基-5-甲氧基铁屎米酮(4,10-dihydroxy-5-methoxy-canthin-6-one)、1-羟基-3-甲基铁屎米-2,6-二酮(1-hydroxy-3-methyl-canthin-2,6-dione)等;二聚体类生物碱有苦木西碱 A、C、M、N、H、R、U(picrasidine A,C,M,N,H,R,U)、(±)苦木西碱 F,G,S,T[(±)picrasidine F,G,S,T]。苦木苦味素类成分多为四环三萜内酯及五环三萜内酯

和苦木苷,主要有苦木素(quassin)、异苦木素(picrasmin)、苦木半缩醛 A~F(nigakihemiacetals A-F)、苦木内酯 A~N(nigakilactones A-N)、苦树素 A~G(picrasins A-G)、picraqualides A-D、苦木苷 A~G(picrasinosides A-G)等成分,另含三萜类化合物有(24Z)-27-羟基-3-氧代-7,24-甘遂二烯-21-醛[(24Z)-27-hydroxy-3-oxo-7,24-tirucalladien-21-al]、(24Z)-27-羟基-7,24-甘遂二烯-3-酮[(24z)-27-hydroxy-7,24-tirucalladien-3-one]、(24Z)-3-氧代-3-高-27-羟基-7,24-甘遂二烯-3-酮[(24Z)-3-oxo-3-homo-27-hydroxy-7,24-tirucalladien-3-one]、(24Z)-27-羟基-3-氧代-7,24-甘遂二烯-21-酸甲酯[methyl(24Z)-27-hydroxy-3-oxo-7,24-tirucalladien-21-oate]、(24Z)-7,24-甘遂二烯-3β,27-二醇[(24Z)-7,24-tirucalladiene-3β,27-diol]、(24Z)-3β,27-二羟基-7,24-甘遂二烯-21-醛[(24Z)-3β,27-dihydroxy-7,24-tirucalladien-21-al]等成分。此外,还含有紫罗兰酮衍生物、苯丙素类化合物、黄酮类以及酚酸类化合物。新鲜果实中含酚苷类成分有 picraquassiosides A-D。果实挥发油中含有顺十八碳-6-烯酸(petroselinic acid)和十八碳烯酸(octadecenoic acid)、棕榈酸(palmitic acid)、油酸(oleic)、亚油酸(linoleic acid)等有机酸。

【药理作用】 1. 抗菌作用[5]:脂溶性苦木生物碱在体外对大肠杆菌有较强的抑制作用,对大肠杆菌 C249、WM、YL 株的最小抑菌浓度分别为 3.2mg/ml、1.6mg/ml 和 1.6mg/ml;苦木总碱对溶血性乙型链球菌 816、金黄色葡萄球菌 209P、宋内氏痢疾杆菌 51334、枯草杆菌 6633 和八叠球菌有抑菌作用;苦木成分有抑制结核杆菌的活性。2. 抗癌作用[6]:苦木提取物对人肝癌细胞 HepG-2 有生长抑制作用和显著的促凋亡作用。picrasinoside A、picrasinoside B 和 picrasin B 对 P388 白血病细胞有抑制活性。3. 降压作用[1]:蟾蜍离体心脏灌流实验显示总碱有减慢心率作用,但不降低心肌收缩力。苦木总生物碱能抑制家兔颈交感神经放电;对麻醉犬、兔和正常大鼠、肾型高血压大鼠均有明显降压作用,未见快速耐受现象。苦木内酯甲具有较强的降压作用,剂量为 3μg/kg 时降压作用非常明显,苦木内酯甲片剂降压效果强于降压灵。4. cAMP 磷酸二酯酶抑制活性:苦木溶于硫酸的碱性部分具有很强 cAMP 磷酸酶抑制活性,β-咔巴啉类生物碱在有甲酰基取代时抑制 cAMP 磷酸酯酶活性较强,甲氧基是铁屎米酮类 cAMP 磷酸酯酶活性抑制剂的必需基团[1]。苦木的单体生物碱,4-甲氧基-5-羟基铁屎米酮、4,5-二甲氧基铁屎米酮、3-甲基铁屎米-2,6-二酮体对猪嗜中性粒细胞提取的磷酸二酯酶有显著的抑制作用,可能是其具有较强抗炎活性的原因[7]。5. 降低转氨酶作用[1]:家兔耳静脉给药发现苦木总生物碱对正常家兔血清谷-丙转氨酶没有明显影响,但对四氯化碳严重中毒性肝炎家兔血清谷-丙转氨酶却有明显的降低作用,而且能减少四氯化碳中毒家兔的死亡率,表明其具有解毒能力。6. 抗蛇毒作用[1]:苦木注射液对对银环蛇毒中毒小白鼠和狗的保护作用非常显著,小白鼠保护率为 75.6%,犬为 100%,但对眼镜蛇毒和五步蛇毒中毒小白鼠没有明显的保护作用。7. 其他作用:苦木能够保护胃黏膜,治疗胃黏膜损伤和胃溃疡[8];临床试验表明苦木注射液治疗带状疱疹,其止疱、止痛、结痂、痊愈时间较病毒唑注射液明显缩短[9];部分 β-咔巴啉生物碱对烟草花叶病毒有中等强度的抑制作用,当与苦木内酯 B 联合应用时则抑制效果显著[10]。8. 毒性:小鼠灌胃给药的 LD_{50} 为 1.971g/kg;给予较大剂量药物后,小鼠出现活动降低,站立不稳、闭眼伏下不动,呼吸平稳,一般在给药后 4 小时内中毒死亡。

【附注】 本种的干燥枝叶以“苦木”为名收于中国药典(2015 年版)一部。

参 考 文 献

[1] 赵文娜,张新新,谢人明,等. 苦木化学成分和药理作用研究进展. 中药材,2011,34(7):1149-1152

[2] Jiao W H,Hao Gao,Chen Y L,et al. Quassidines A-D,bis-beta-carboline alkaloids from the stems of *Picrasma quassioides*. J Nat

Prod. ,2010,73(2):167-170

[3] Yang S P,Yue J M. Five new quassinoids from the Bark of *Picrasma quassioide*. Helv Chim Acta,2004,87(6):1591-1600

[4] Koike K,Ohmoto T,Keiji I. β-carboline alkaloids from the *Picrasma quassioides*. Phytochemistry,1990,29(9):3060,3061

[5] 何颖,刘伟,陈忠伟,等. 苦木生物碱体外抑制大肠杆菌效果的研究. 安徽农业科学,2008,36(7):2777,2778

[6] 刘岩,张虹,戴玮,等. 苦木对 HepG-2 细胞增殖抑制作用及机制的研究. 中药材,2010,33(7):1143-1146

[7] 刘军峰,邵萌,李景源,等. RP-HPLC 测定苦木生物碱体外对磷酸二醋酶 4 的抑制活性. 中国现代中药,2009,11(3):30-33

[8] Yujiro N,Koike K,Katsugoshi M,et al. Gastric aniulcercomponents from the woods of *Picrasma quassioides*. Nat Med,1994,48(2):116-121

[9] Jia Chen,Xiao Huiyan,Jia Hongdong,et al. Tabacco Mosaic Virus(TMV)Inhibitors from *Picrasma quassioides* Benn. Agric Food Chem,2009,57:6590-6595

[10] 谢伟宜. 苦木注射液治疗带状疱疹效果观察. 右江民族医学院学报,2000,22(6):1

（林亲雄）

497. *Picria felterrae*（苦玄参）

【民族药名】 "牙引怀"（傣族）;鱼胆草（侗族）;"不涩雌"（基诺族）;"差芒"、"穷布"（景颇族）;"夥别蓉"（苗族）;"抽卡"、"玻卡"（纳西族）;"梳摸"（怒族）;"拱松累"（佤族）;"麻挨旺"、苦玄参（瑶族）;"棵兜"、苦草、"美兆"、"时苦"、四环素草、"挨米"（壮族）。

【来源】 玄参科植物苦玄参 *Picria felterrae* Lour 的全草。有毒。夏季采收,晒干。

一年生草本,全体被短糙毛。茎基部匍匐或倾卧,长可达 1m,节常肿大而生根。叶对生,柄长约 1cm;叶片卵圆形,长 3～5cm,边缘具圆钝锯齿,上面密布粗糙的短毛,下面脉上有糙毛。总状花序短,腋生或顶生,花数朵;苞片细小;花梗长约 1cm;萼片 4,分生,后方 1 枚最大,卵圆形,基部变心形,前方 1 枚略小,侧面 2 枚居内方,丝状,果期大大增大,长达 13mm;花冠白色或红褐色,长约 12mm,管长约 6.5mm,唇形,上唇直立,基部很宽,向上变舌状,顶端微凹,下唇 3 裂,顶端圆钝;雄蕊 4 枚,前面 2 枚不育,花丝贴生,贴生处密生毛。蒴果卵形,长约 6mm,室间 2 裂,包于宿存的萼片内;种子多数。

生于海拔 750～1400m 的疏林中及荒田中。分布于广东、广西、贵州、云南南部。

【药用经验】 傣族　用于皮肤过敏、眼目昏花、热性痢疾腹痛（《滇药录》《傣药志》）。侗族　用于感冒高热、急性肠胃炎、胃热痛、肝炎、腮腺炎（《桂药编》）。用于腮腺炎（《民族药志二》）。基诺族　用于感冒风热、咽喉肿痛、消化不良、痢疾、毒蛇咬伤;外用治风湿肿痛、跌打瘀肿（《基诺药》）。景颇族　用于疟疾、发热身痛（《滇药录》）。苗族　用于发热不退、疖疮（《滇药录》）。纳西族　用于疟疾、感冒（《滇药录》）。怒族　地上部分:用于感冒发热、口干、中暑（《滇药录》）。佤族　用于咽喉肿痛、消化不良[1]。瑶族　用于感冒高热、急性肠胃炎、胃热痛、肝炎、疮疖、痔疮（《桂药编》）。用于感冒发热、肠炎、腹泻、皮肤瘙痒、疮疖、蛇咬伤后伤口溃烂（《滇药录》）。壮族　用于感冒高热、急性肠胃炎、胃热痛、肝炎、头部湿疹（《桂药编》）。全草或地上部分:用于疟疾、骨蒸湿热、痧疾发热、头痛、身痒、毒蛇咬伤（《滇药录》）。用于感冒高热、急性扁桃体炎、急性肠胃炎、痢疾、胃热痛;外用于头部湿疹（《民族药志二》）。

【药材鉴定】 性状　茎呈类方形棱柱状,两面具槽,直径 1～3mm,红棕色,表面粗糙,有毛,节稍膨大,节间长 8～15cm,质脆,易折断,折断面不平整,稍纤维性,中空。叶对生,多皱缩或破碎,完整叶片湿润后展平呈卵形,长 3～5cm,宽 2～3cm,边缘有钝圆锯齿,上面黄绿色至黄褐色,下面黄绿色至淡黄灰,少数紫红色,两面均被毛。果序腋生,萼片宿存,外面 2 枚最大,卵形,内面2枚最小,条形。蒴果卵形,种子多数,细小。气味,味苦[2]。

显微特征　（1）茎（直径2mm）横切面:类方形,表皮细胞1列,具非腺毛和腺鳞,非腺毛短锥状,单个细胞或2~5个细胞;腺鳞的腺头单细胞,腺柄短,内含淡黄色物质。皮层细胞5~10列,有的细胞含有细小淀粉粒,在四个角隅处各有一纤维束,纤维壁木化。维管束外韧型,韧皮部环带宽窄不匀,宽为1~7列较小的细胞,在导管群外侧的韧皮部稍宽呈弯眉状。形成层不明显。木质部环带宽窄不匀,宽为8~18列细胞,在导管群处稍宽,导管多单个散在或2~5个相连,射线1~2列,在整个木质部环带中导管群为6~8个,各群间为呈放射状排列整齐的木细胞,木质部细胞均木化。髓部宽大[2]。（2）叶横切面:上下表皮为单列细胞,不平整,具非腺毛和腺鳞及气孔,非腺毛多数呈类三角形或梭形,多为单细胞,少数为2~5个细胞组成,腺鳞头状,单细胞,内含淡黄色物质,上表皮细胞较大。栅栏细胞2列,细胞短小,排列不甚整齐,海绵组织窄,主脉维管束为外韧型[2]。（3）全草粉末:呈黄绿色。腺鳞头状,单细胞,直径约20μm。非腺毛圆锥形或长三角形,长50~120μm,单个或2~4个细胞,基部大。气孔为不定式,副卫细胞2~5个。纤维单个或多成束存在,顺直,单个纤维直径约10μm,壁厚,胞腔小。导管为螺纹及网纹增厚,直径10~25μm[2]。

【化学成分】　含苦玄参苷（picfeltarraenin）ⅠA及ⅠB、苦玄参苷Ⅱ、苦玄参苷Ⅰ~Ⅵ（picfeltarraenins Ⅰ-Ⅵ）、苦玄参苷X（picfeltarraenin X）、阿克替苷（acteoside）、苦玄参酮（picfeltarraenone）、芹菜素（apigenin）、芹菜素-7-*O*-β-D-葡萄糖醛酸苷（apigenin-7-*O*-β-D-glucuronide）、芹菜素-7-*O*-α-L-吡喃鼠李糖基（1→2）-β-D-吡喃葡萄糖醛酸苷［apigenin-7-*O*-α-L-rhamnopyranosyl（1→2）-β-D-glucuronide］、迷迭香酸（rosmarinic acid）、*N*-benzoylphenylalany-L-phenylalaninol acetate、1-羟基-7-羟甲基蒽醌、9,16-二羰基-10,12,14-三烯-十八碳酸、5,7,4-三羟基黄酮、β-谷甾醇（β-sitosterol）和胡萝卜苷（daucosterol）[3~5]。

【药理毒理】　1. 中枢抑制作用:从苦玄参中提取的苦玄参苷提取物（1%）,小鼠50mg/kg腹腔注射,可显著延长硫喷妥钠（50mg/kg）对小鼠的睡眠时间;并能明显减少小鼠醋酸扭体的反应次数,提高热板法小鼠的痛阈值;地西泮（安定）试验表明,苦玄参苷可显著减少激怒小鼠的格斗次数。表明苦玄参苷具有中枢镇静、镇痛和安定作用[3]。2. 抗菌作用:苦玄参对大肠杆菌、金黄色葡萄球菌、伤寒杆菌、痢疾杆菌、绿脓杆菌、八叠球菌、蜡状杆菌、枯草杆菌均有抗菌作用。与一般抗菌植物药相比,效价较强,抗菌谱也较广[3]。苦玄参根、茎、叶的水煎液和醇提液对多菌株有不同程度的抑制作用,其中对金黄色葡萄球菌、金黄色葡萄球菌耐药株、乙型溶血性链球菌抑制作用较强[6]。苦玄参各提取部位对HBsAg也有一定的抑制作用。苦玄参不同提取部位含药血清都有较好的体外抗乙肝作用[7]。3. 抗癌作用:苦玄参根提取物B部分,具有抗艾氏腹水癌的作用,对小鼠S180实体瘤的抑瘤率34.8%~56.1%[3]。4. 毒性:小鼠腹腔注射本品水浸膏（干浸膏）的LD_{50}为（1432.0±145.4）mg/kg,口服给药的LD_{50}>22 500mg/kg;兔亚急性毒性:小剂量组0.6g/kg,大剂量组3.0g/kg,连续给药10天,给药组动物体重略有下降。少数动物3~4天出现软便或烂便,经1~2天后即自行恢复。肝肾功能用药前后均无变化。试验动物分别于停药后立即处死一半,停药一个月后再处死另一半。病理切片检查,小剂量组无变化,大剂量组半数有轻度间质性肝炎及慢性肾盂肾炎病变,其他脏器则无变化;狗亚急性毒性:采用0.6g/kg和3.0g/kg两个剂量组给药,动物食欲略有下降,体重也略有减轻。大剂量组出现呕吐腹泻,肝肾功能无异常,病理检查大剂量组有肝细胞萎缩,肝组织坏死,周围伴有炎性浸润。肾脏也出现肾盂肾炎病变,小剂量有轻微肝肾病变。表明狗的毒性反应较兔更为严重[3]。

参考文献

[1] 许德龙. 云南沧源县几种佤族药介绍. 中药材,1995,18(11):554

[2] 曾育麟. 中国民族药志(第二卷). 北京:人民卫生出版社,1990:308

[3]《中华本草》编委会. 中华本草(第7册). 上海:上海科学技术出版社,1999:369,370

[4] 黄永林,陈月圆,文永新,等. 苦玄参的化学成分研究. 广西植物,2010,30(6):887-890

[5] 王力生,马学敏,郭亚健,等. 苦玄参的化学成分研究. 中国中药杂志,2004,29(2):149-152

[6] 黄燕,肖艳芬,甄汉深. 苦玄参体外抗菌作用的实验研究. 广西中医药,2008,31(1):46,47

[7] 曾金强,潘小姣,杨柯,等. 苦玄参不同提取部位抑制 2215 细胞分泌 HBeAg 和 HBsAg 的实验研究. 中国医药导报,2010,
7(16):27-29

（王　刚　陈吉炎　马丰懿）

498. *Pinellia cordata*（滴水珠）

【民族药名】　"岩隙子"（土家药）；"被嘎"（彝药）。

【来源】　天南星科植物滴水珠（石半夏）*Pinellia cordata* N. E. Brown 的块茎。有小毒。四季可采,鲜用或晒干用。

多年生草本。块茎球状,直径 1.5~3cm,通常仅具 1 叶。叶近心形至戟形,长 5~15cm,绿色或下面带淡紫色,弯曲处有 1 珠芽,叶柄 12~25cm,不具或中部以下具 1 珠芽。花葶长 6~8cm,佛焰苞全长 2.5~3.5cm,下部筒状长 5~7mm,上部兜状;肉穗花序下部雌花部分长约 4mm,贴生于佛焰苞,上部雄花部分约与雌花部分等长,二者之间有不育部分相隔,顶端附属体长达 10cm,细长。子房椭圆形,长约 1mm,具短而明显的花柱,1 室 1 胚珠;花药 2 室,药室直缝开裂。花期 3~6 月,果期 7~9 月。

生于村边、阴湿草丛、岩石上。分布于江苏、浙江、江西、福建、广东、贵州。

【药用经验】　土家族　用于痨病、腰膝酸痛、跌打损伤,外裹枣肉或饭团吞服（《土家药》）。彝族　用于刀枪伤、骨折（《彝药志》）。

【使用注意】　内服研末装胶囊,每次 0.3~0.6g,或 1~3 粒吞服（不可嚼服）。外用适量捣敷。孕妇及阴虚、热证禁服。

【中毒与解毒】　块茎的汁液对皮肤和黏膜有刺激性,误食后喉舌麻木辛辣及肿痛、失声、头晕、流涎、呕吐,继而全身麻木。未见解救方法记载。

【药材鉴定】　性状　块茎扁圆球形,直径 0.8~3.5cm,高约 1mm,四周有时可见疣状突起的小块茎。表面浅黄色或浅棕色,顶端平,中心有凹陷的茎痕,有时可见点状根痕;底部扁圆,有皱纹,表面较粗糙。质坚实,断面白色,富粉性。气微,味辛辣,麻舌而刺喉。

显微特征　块茎横切面:最外为数列木栓细胞,近木栓层处有断续成环的大型黏液腔。基本组织细胞内富含淀粉粒,黏液细胞椭圆形,内含草酸钙针晶束,针晶长 20~76μm。维管束散在,外韧型或周木型,导管直径 12~24μm。淀粉粒多为单粒,圆形或椭圆形,脐点明显,裂缝状或"人"字形;复粒多至 7 分粒。

薄层色谱　取粉末 1g,加石油醚（60~90℃）10ml,冷浸 1 昼夜,吸取上清液作供试品溶液。另取 β-谷甾醇制成对照品溶液。分别吸取上述 2 种溶液,点于同一硅胶 G 薄层板上,以氯仿-甲醇（9.5:0.5）为展开剂,展开,取出,晾干。喷以 10% 磷钼酸乙醇溶液显色,供试品色谱再与对照品色谱相应的位置上,显相同的蓝色斑点。

【化学成分】　块茎含有生物碱、油酸、多种氨基酸、β-谷甾醇及其 β-谷甾醇-D-葡萄糖苷[1]等成分。活性成分有麻黄碱[2]、吲哚类生物碱 neoechinulin A[3]。

【药理毒理】　本品有止痛、消炎及抗过敏作用[1]。毒性：内服过量，可引起喉舌麻痹[4]。

参 考 文 献

[1] 楼之岑,秦波. 常用中药材品种整理和质量研究(第2册). 北京:北京大学医学出版社,2003:960
[2] 葛尔宁,严建伟. 高效液相色谱法测定中药滴水珠中麻黄碱的含量. 现代中药研究与实践,2003,17(6):29-30
[3] 王琦,赵云丽,高晓霞. 中药滴水珠中 Neoechinulin A 的分离及测定. 色谱,2009,27(4):509-512
[4] 《中华本草》编委会. 中华本草(第8册). 上海:上海科学技术出版社,1999:503

（林亲雄）

499. *Pinellia pedatisecta*（虎掌）

【民族药名】　虎掌、大三步跳(土家族)。

【来源】　天南星科植物虎掌(掌叶半夏、狗爪半夏)*Pinellia pedatisecta* schott. 的块茎。有毒。10 月挖出块茎,去掉泥土及茎叶、须根,装入撞兜内撞搓,撞去表皮,倒出用水清洗,对未撞净的表皮再用竹刀刮净,晒干。

块茎近圆球形,直径可达 4cm,根密集,肉质,长 5～6cm;块茎四旁常生若干小球茎。叶 1～3 或更多,叶柄淡绿色,长 20～70cm,下部具鞘;叶片鸟足状分裂,裂片 6～11,披针形,渐尖,基部渐狭,楔形,中裂片长 15～18cm,宽 3cm,两侧裂片依次渐短小,最外的有时长仅 4～5cm;侧脉 6～7 对,离边缘 3～4mm 处弧曲,连结为集合脉,网脉不明显。花序柄长 20～50cm,直立。佛焰苞淡绿色,管部长圆形,长 2～4cm,直径约 1cm,向下渐收缩;檐部长披针形,锐尖,长 8～15cm,基部展平宽 1.5cm。肉穗花序,雌花序长 1.5～3cm;雄花序长 5～7mm;附属器黄绿色,细线形,长 10cm,直立或略呈"S"形弯曲。浆果小,卵圆形,绿色至黄白色,藏于宿存的佛焰苞管部内。花期 6～7 月,果 9～11 月成熟。

生于海拔 1000m 以下的林下、山谷或河谷阴湿处。分布于北京、河北、山西、陕西、河南、湖北、湖南、广西、四川、贵州、云南东北部及华东各省市。

【炮制】　通过炮制降低毒性并具有不同功效,方法有白矾制、姜制、姜矾制[1]。可参照中国药典半夏(法半夏、姜半夏、清半夏)的炮制方法进行炮制。

【药用经验】　土家族　消肿解毒。用于无名肿毒、毒蛇咬伤(《土家药志下》)。壮族　用于咳嗽痰多、呕吐;磨醋搽患处用于蛇斑疮;与生盐共捣烂敷患处用于痈疖(《桂药编》)。

【使用注意】　本品有毒,加工操作时应戴手套、口罩或手上擦菜油,可预防皮肤发痒红肿[1]。勿生食,煎煮后毒性减低。注意体质差异,应用大剂量时应从常规剂量渐增[2]。阴虚燥咳、热极、血虚动风者禁服,孕妇慎服[1]。

【中毒与解毒】　本品块茎生食可使口腔黏膜轻度糜烂,甚至部分坏死脱落,咽喉干燥,并有烧灼感,舌体肿大,口唇水肿,大量流涎,口舌麻木,味觉丧失,声音嘶哑,张口困难,严重者可致窒息。误食后立即以醋 30～60g 内服或含漱,或用生姜汁 5～10ml 内服或含漱。西药可用 1:4000 的高锰酸钾或 0.2% 鞣酸溶液洗胃,或口服鞣酸或鞣酸蛋白,必要时补充液体、吸氧[2]。

【药材鉴定】　性状　不规则扁平球形,由主块茎及多个附着的小块茎组成,状如虎的脚掌,故名"虎掌"。高 1～1.2cm,直径 1.5～5cm。表面淡黄色至淡棕色,每一块茎中心均有一茎痕,周围有麻点状须根痕。质坚硬,断面白色,粉性。气微辛,味麻舌刺喉。

【化学成分】　虎掌含多种生物碱和环二肽类化合物,已分离得到:L-脯氨酰-L-缬氨酸酐(L-prolyl-L-valine anhydride)、L-缬氨酰-L-缬氨酸酐(L-valyl-L-valine anhydride)、L-缬氨酰-L-丙氨酸酐(L-valyl-L-alanine anhydride)、β-咔啉(β-carboline)、1-乙酰基-β-咔啉(1-acetyl-β-carbo-line)、2-甲基-3-羟基吡啶(2-methyl-3-hydroxypyridine)、尿嘧啶(uracil)、胸腺嘧啶(thymine)、烟酰胺(nicotinamide)、L-脯氨酰-L-脯氨酸酐(L-prolyl-L-proline anhydride)、L-缬氨酰-L-亮氨酸酐(L-valyl-L-leucine anhydride)、L-苯丙氨酰-L-丙氨酸酐(L-phenylalanyl-L-alanine anhydride)、L-甘氨酰-L-脯氨酸酐(L-glucyl-L-proline anhydride)、L-酪氨酰-L-亮氨酸酐(L-tyrosyl-L-leucine an-hydride)、L-酪氨酰-L-缬氨酸酐(L-tyrosyl-L-valine anhydricde)、L-丙氨酰-L-亮氨酸酐(L-alanyl-L-leucine anhydricde)、L-丙氨酰-L-异亮氨酸酐(L-alanyl-L-isoleucine anhydricde)、L-苯丙氨酰-L-丝氨酸酐(L-phenylalanyl-L-serine anhydride)、L-酪氨酰-L-丙氨酸酐(L-tyrosyl-L-alanine an-hydride)、L-脯氨酰-L-丙氨酸酐(L-prolyl-L-alanine anhydride)、3-乙酰氨基-2-哌啶酮(3-acetamino-2-piperidone)、腺苷(adenosine)及掌叶半夏碱A～G(pedatisectine A-G),还含有胡萝卜苷(daucosterol)、β-谷甾醇(β-sitosterol)、棕榈酸(palmitic acid)、6-氧嘌呤(hypoxanthine)、尿苷(uridine)、赤藓醇(erythritol)、掌叶半夏凝集素A(pinellia pedatisecta lectin A)及丝氨酸(ser-ine)、缬氨酸(valine)、赖氨酸(lysine)、脯氨酸(proline)等30多种氨基酸[1~4]。块茎尚含脂溶性成分:10-十一碳炔酸(10-undecynoic acid)、吡咯并[1,2-A]吡嗪-1,4-二酮(pyrrolo[1,2-a]pyrazine-1,4-dione)、吡咯并[1,2-A]吡嗪-1,4-二酮,六氢-3(苯){pyrrolo[1,2-a]pyrazine-1,4-di-one,hexahydro-3-(phenylmethy)}、Z型-2-十一碳烯[(Z)-2-undecene]、1-丁氧基-2-乙基己烯(1-hexene,1-butoxy-2-ethyl)、顺式-1,2-环己二醇(cis-1,2-cyclohexanediol)、2,5-哌嗪,3-苄基-6-异丙基(2,5-piperazinedione,3-benzyl-6-isopropyl)、三氯乙酸(trichloroacetic acid)等[5]。

【药理毒理】　1. 抗肿瘤作用:本品对实验性动物肿瘤如子宫颈癌14、肉瘤180、肝癌实体型,以及对海拉细胞等均有一定抑制作用。本品所含β-谷甾醇对子宫颈癌有抑制作用,1/516浓度时对海拉细胞有抑制作用。临床药理学研究,用本品治疗子宫颈癌,见子宫颈上皮与间质有分化成熟并向正常组织转化的趋势;部分单用本品治愈的患者,再作广泛切除镜检,未能找到癌细胞[2]。本品对卵巢癌细胞株SKOV3、OVCAR、AO、3AO均有程度不同的抑制作用,抑制率为62.22%~92.43%。其中SKOV3、OV2CAR细胞株抑制率对掌叶半夏总蛋白浓度变化表现良好的量效反应[6,7]。虎掌总蛋白对小鼠S180肿瘤细胞的生长具有显著抑制作用,其体外抑制小鼠S180细胞的生长却并非通过促进其细胞凋亡途径实现,而对S180荷瘤小鼠体内的肿瘤细胞杀伤作用弱且无明显的免疫激活作用[8]。β-谷甾醇对子宫颈癌细胞SiHa的活性表现出明显的抑制作用,且具有时间、剂量依赖关系[9]。虎掌的有效提取物半夏蛋白对肝癌HepG2细胞有明显的抑制生长作用,同时对各种肝癌细胞作用的程度有一定差别[10]。虎掌凝集素A也具有抗肿瘤活性[11]。2. 祛痰作用:本品有明显的祛痰作用,其水剂口服能显著增加家兔呼吸道黏膜分泌,祛痰作用明显。所含皂苷对胃黏膜具有刺激性,因而口服时能反射性地增加气管或支气管的分泌液。虎掌的产地加工炮制品祛痰作用最强,生品次之,药典炮制品作用最弱。与药典炮制法长时间清水浸漂造成有效成分流失有关[12]。3. 对心血管的作用:掌叶半夏碱乙对犬、猫及大白鼠均有降压作用,而对心率无明显影响,冠状动脉血流量无变化,心肌耗氧量有降低趋势,左心室作功明显减少。能抑制ADP、胶原诱导的血小板聚集[13]。可使猫血管明显扩张,降低血管阻力。本品生物碱部分有明显对抗乌头碱和氯仿所致小鼠实验性心律失常的作用,并能延长心肌细胞的动作电位的有效不应期。由掌叶半夏块茎中分离到的掌叶半夏碱甲经药理初筛提示,静脉注射 $0.3 \sim 10 \mu g$ 对窦房率、心肌及乳头状肌收缩力均有抑制作用,其拮抗异丙肾上腺素的作用与普萘洛尔相似[14]。4. 镇静、镇痛作用:虎掌对小鼠有镇静催眠作用,生品、制品均能抑制小鼠自主活动。其可明显增加戊巴比妥钠阈下催眠剂量的入睡动物数;能明显延长戊巴比妥钠小鼠睡眠时间[15]。虎掌与戊巴比妥钠有协同作用,且生品、制品作用无明显差异。5. 抗惊厥作用:虎掌水浸剂(3g/Kg)能降低士的宁、五烯四氮唑和咖啡因对小鼠的惊厥率,对于碱所致小鼠的惊厥有明显的对抗作用,并能消除其对肌肉震颤的症状[16]。虎掌冷浸剂对士的宁引起小鼠惊厥及死亡有明显对抗作用[17]。6. 抗氧化作用:虎掌具有清除自由基的作用,用氯仿自虎掌块茎中分得的 2 种生物碱均能不同程度地清除超氧阴离子自由基,抑制肝线粒体脂质过氧化反应和膜 ATP 酶反应,虎掌能显著增强小鼠血中谷胱甘肽过氧化物酶(CSH-Px)和过氧化氢酶(CAT)的活性,对亚油酸自动氧化的抑制率 IR 很高,IR 与抗氧化性能成正比[18]。7. 凝集活性:凝集素是虎掌总蛋白的重要组分之一,能专一结合甘露糖而不结合葡萄糖,具有显著的凝血活性,最低凝集浓度为 $25 \mu g/ml$[19]。8. 其他作用:掌叶半夏尚具有催吐、泻下作用。生品水提液给家鸽灌胃能引起鸽呕吐,催吐作用的半数有效量 ED50 为 0.2g/kg[20]。9. 毒性:小鼠静脉注射掌叶半夏碱乙(上下法)LD_{50} 为 530.8mg/kg。本品生食有强烈刺激作用,可使上消化道黏膜糜烂,甚至部分坏死脱落[2]。

参 考 文 献

[1]《中华本草》编委会. 中华本草(第 8 册). 上海:上海科学技术出版社,1999:504-509

[2] 杨仓良. 毒药本草. 北京:中国中医药出版社,1993:93

[3] 王瑞,温月笙,杨岚,等. 掌叶半夏化学成分的研究. 中国中药杂志,1997,22(7):421

[4] 孙光星,丁声颂,钱瑶君. 掌叶半夏凝集素 A 的分离纯化及分析. 上海医科大学学报,1995,22(4):299

[5] 栾阳,张慧,康廷国. 掌叶半夏脂溶性成分 GC-MS 研究. 中国实验方剂学杂志,2013,19(2):52-54

[6] 孙光星,丁声颂,钱瑶君,等. 掌叶半夏总蛋白的提取、化学分析和对小鼠 S180 瘤株的抑制作用. 上海医科大学学报,1992,19(1):17

[7] 朱铭伟,周抗美,丁声颂,等. 掌叶半夏总蛋白对卵巢癌细胞株及人脐造血细胞的作用. 上海医科大学学报,1999,26(6):455

[8] 朱黎,范汉东,王雪,等. 掌叶半夏凝集素的分离纯化及其在体内外对小鼠肉瘤 S180 细胞的影响. 武汉大学学报(医学版),2009,30(1):10-15

[9] 王莉,杨永杰,归绥琪,等. 掌叶半夏主要成分对子宫颈癌细胞生长的抑制作用. 复旦大学学报(医学版),2009,36(6):675-680

[10] 谷杭芝,郑飞云,周莉,等. 掌叶半夏总蛋白诱导人卵巢癌 SKOV3 细胞凋亡的实验研究. 海峡药学,2009,21(9):160-162

[11] 汪荣斌,王存琴,刘晓龙. 天南星(虎掌南星)的化学成分和药理作用研究. 长春中医药大学学报,2010,26(4):590

[12] 张振凌,王正益,李军,等. 虎掌南星不同工艺炮制品药理作用的比较. 中药材,1996,19(5):248

[13] 刘进杨,杨志明,谭友庄. 掌叶半夏碱乙对实验性血栓形成的影响. 北京医药工业,1984(2):13

[14] 王义雄,孔庆芬,范志同,等. 掌叶半夏化学成分的研究. 中国药理通报,1986,7(5):435

[15] 詹爱萍,王平,陈科力. 半夏、掌叶半夏和水半夏对小鼠镇静催眠作用的比较研究. 中药材,2006,29(9):964,965

[16] 毛淑杰,吴连英,程立萍,等. 天南星(虎掌南星)生、制品镇静抗惊厥作用比较研究. 中国中药杂志,1994(4):218

[17] 毛淑杰,程立萍,吴连英,等. 天南星(虎掌南星)抗惊厥作用探讨. 中药材,2001,24(11):813

[18] 张企兰,郑英,张如松. 虎掌南星、白附片抗氧化作用实验研究. 中草药,1996,27(9):544-546

[19] 梁江丽,陈波,田晓平,等. 三叶半夏和掌叶半夏凝集素原核表达及特性研究. 中国生物工程杂志,2009,29(3):80-84

[20] 李晓静,李志宏,王玉芹,等. 掌叶半夏研究概况. 中医药信息,2004,21(1):16,17

(胡吉清　龙珊珊)

500. *Pinellia ternata* (半夏)

【民族药名】　半夏(通称);尚土麻药、三不跳(侗族);"照吉日-额布斯"(蒙古族);"居飞依"(水族)。

【来源】　天南星科植物半夏 *Pinellia ternata* (Thunb.) Breit. 的块茎、根。有毒(内服需炮制)。夏季采挖,洗净,块茎需除去外皮及须根,晒干。

多年生草本,高 15 ~ 30cm。块茎球形,直径 1 ~ 1.5cm。叶少数基生,一年生者为单叶,心状箭形至椭圆状箭形,2 ~ 3 年生者为 3 小叶的复叶,小叶卵状椭圆形至倒卵状矩圆形,稀披针形,长 5 ~ 10(17)cm,叶柄长达25cm,下部有 1 珠芽。花葶长达 30cm,佛焰苞全长 5 ~ 7cm,下部筒状长约 2.5cm;肉穗花序下部雌花部分长约 1cm,贴生于佛焰苞,雄花部分长约 5mm,二者之间有一段不育部分,顶端附属体长 6 ~ 10cm,细柱状;子房具短而明显的花柱;花药 2 室,药室直缝开裂。浆果卵形,长 4 ~ 5mm。花期 5 ~ 7 月,果期 8 月。

生石缝、田野或林下。东自辽宁至广东,西至甘肃,西南至云南都有分布。

【炮制】　通过炮制以减低毒性并有不同的疗效。(1)法半夏:取半夏,大小分开,用水浸泡至内无干心,取出;另取甘草适量,加水煎煮二次,合并煎液,倒入用适量水制成的石灰液中,搅匀,加入上述已浸透的半夏,浸泡,每日搅拌 1 ~ 2 次,并保持浸液 pH12 以上,至剖面黄色均匀,口尝微有麻舌感时,取出,洗净,阴干或烘干,即得。每 100kg 净半夏,用甘草 15kg、生石灰 10kg。(2)姜半夏:取净半夏,大小分开,用水浸泡至内无干心时,取出;另取生姜切片煎汤,加白矾与半夏共煮透,取出,晾干,或晾至半干,干燥;或切薄片,干燥。每 100kg 净半夏,用生姜 25kg、白矾 12.5kg。(3)清半夏:取净半夏,大小分开,用 8% 白矾溶液浸泡至内无干心,口尝微有麻舌感,取出,洗净,切厚片,干燥。每 100kg 净半夏,用白矾 20kg。

【药用经验】　侗族　块茎:用于"兜隋啃"(蛇咬伤)、"宾吓夜"(肺气肿)(《侗医学》)。蒙古族　块茎:用于咳嗽痰多、胸脘痞痛闷、恶心呕吐、眩晕,生用外治痈肿(《蒙药》)。用于咳嗽痰盛、胸闷痞满、恶心呕吐、痰厥头痛、头晕不眠、梅核气、瘿瘤瘰疬、痈肿痰核(《蒙植药志》)。水族　根:用于牙痛(《水医药》)。块茎:研末冲服用于咳嗽。壮族　块茎:用于皮肤黑痣(《桂药编》)。

【使用注意】　清半夏、姜半夏、法半夏煎汤内服用量 3 ~ 9g。外用适量,磨汁涂或研末以酒调敷患处。不宜与乌头类药材同用。生半夏有毒,不可内服。

【中毒与解毒】　中毒首先出现口舌麻木、咽喉干燥、胃部不适等症状,继而喉舌肿胀、灼痛充血、流涎、呼吸迟缓、声音嘶哑、语言不清、吞咽困难、剧烈呕吐、腹痛腹泻、头疼发热、出汗、心悸、面色苍白、脉弱无力、呼吸不规则、喉部痉挛,最后麻痹而死亡。救治方法:半夏中毒可用 1:5000 倍高锰酸钾溶液催吐;3% ~ 5% 鞣酸或浓茶洗胃;硫酸钠导泻;口服蛋清、牛乳或稀醋酸。呼吸抑制可用可拉明等中枢兴奋药。过敏者可用激素、维生素 C 及甘草 60g 煎水洗患处。中药治疗:生姜 30g、防风 60g、绿豆 30g、甘草 15g,加水煎至 300ml,先含漱一半,后内服一半;生姜汁 5g、白矾 6g,调匀内服;醋 3 ~ 6g,加姜汁约 5ml,一次内服[1]。

【药材鉴定】　性状　块茎呈类球形,有的稍偏斜,直径 1 ~ 1.5cm。表面白色或浅黄色,顶端有凹陷的茎痕,周围密布麻点状根痕;下面钝圆,较光滑。质坚实,断面洁白,富粉性。无臭,味辛辣、麻舌而刺喉。

显微特征　(1)块茎横切面:基本组织为薄壁细胞,靠外的薄壁细胞含淀粉粒较少,向内的薄壁细胞含淀粉粒较多。黏液细胞较多,含草酸钙针晶束。维管束散在,外韧型或周木型,纵横分布,导管直径 4～40μm,常数个相聚。（2）块茎粉末:类白色。淀粉粒甚多,单粒类圆形、半圆形或圆多角形,直径 2～20μm,脐点裂缝状、人字状或星状;复粒由 2～6 分粒组成。草酸钙针晶束存在于椭圆形黏液细胞中,或随处散在,针晶长 20～110μm。螺纹导管直径 10～24μm。

薄层色谱　取本品（块茎）粉末 1g,加甲醇 10ml,加热回流 30 分钟,滤过,滤液挥至约 0.5ml,作为供试品溶液。另取精氨酸、丙氨酸、缬氨酸、亮氨酸对照品,加 70% 甲醇制成每 1ml 各含 1mg 的混合溶液,作为对照品溶液。吸取供试品溶液 5μl、对照品溶液 1μl,分别点于同一以羧甲基纤维素钠为黏合剂的硅胶 G 薄层板上,以正丁醇-冰醋酸-水（8：3：1）为展开剂,展开,取出,晾干。喷以茚三酮试液,在 105℃ 加热至斑点显色清晰。供试品色谱在与对照品色谱相应的位置上,显相同颜色的斑点。

【化学成分】　块茎含半夏蛋白、生物碱、刺激性成分、挥发油、有机酸、氨基酸、萜类等多种化学成分。半夏蛋白有结晶蛋白质和 6KDP 糖蛋白[2]。生物碱[2,3]有:左旋麻黄碱、胆碱（choline）、鸟苷、胸苷、次黄嘌呤核苷等生物碱成分。还含 2,5-二羟基苯乙酸及其苷、原儿茶醛（protocatechuic aldehyde）、3,4-二羟基苯甲酸及其苷、草酸钙针晶,以及 L-脯氨酸-L-缬氨酸（被认为是半夏的刺激性成分[2,4,5]）。氨基酸有:苏氨酸、丝氨酸、谷氨酸、甘氨酸、丙氨酸、缬氨酸、亮氨酸、异亮氨酸、酪氨酸、苯丙氨酸、赖氨酸、组氨酸、精氨酸等十六种氨基酸。含豆甾-4-烯-3-酮、环阿尔廷醇、$5\alpha,8\alpha$-桥二氧麦角甾-6,22-双烯-3-醇、谷甾醇、β-谷甾醇 3-O-β-D-葡萄糖苷-6'-O-二十烷酸酯、棕榈精等甾类和萜类成分[6]。此外,尚含大黄酚（chrysophanol）、邻二羟基苯酚、对二羟基苯酚[7]等酚类成分。

【药理毒理】　1. 镇咳、祛痰作用[8]:生半夏、姜半夏、明矾半夏的煎剂对电刺激猫喉上神经或胸腔注入碘液引起的咳嗽有明显抑制作用;醇提液能使氨水引起的小鼠咳嗽次数减少,使枸橼酸致豚鼠咳嗽的潜伏期延长;半夏生品、制品粉末混悬液灌胃,对小鼠氨熏所致咳嗽有不同程度的抑制作用。生半夏和清半夏的乙醇提取物对小鼠有祛痰作用。2. 镇吐作用[8]:半夏能显著升高猫的阿扑吗啡最小催吐量,有效抑制犬硫酸铜或吗啡所引起的催吐。生品与制品煎剂能显著地减少家鸽硫酸铜致呕吐次数。镇吐作用与激活迷走神经传出活动有关。3. 镇痛、抗溃疡作用[8]:清半夏醇提取物能显著延长小鼠甩尾反应的潜伏期,显著减少醋酸引起的小鼠扭体反应次数。清半夏醇提取物能抑制胃窦分泌,降低胃液游离酸度和总酸度,抑制胃蛋白酶活性,保护胃黏膜,促进胃黏膜的修复。4. 对肝胆的作用[9]:半夏可作用于小鼠肾上腺,使血中皮质酮上升,增强皮质酮对肝脏内酪氨酸转氨酶的诱导作用,从而升高肝脏内酪氨酸转氨酶的活性。另外,可促进家兔胆汁分泌,显著增强在胆汁肠道中的输送能力。5. 对心血管系统的作用[2]:半夏浸剂静脉注射有明显的抗心律失常作用,清半夏水煎液预防性给药,对氯化钡诱发的大鼠心律失常有明显的拮抗作用。半夏水煎醇沉物可增加离体心脏冠状动脉流量,静脉注射对大鼠、犬、猫均有一过性的降压作用。可阻止或延缓食饵性高脂血症的形成,降低总胆固醇和低密度脂蛋白的作用较显著。半夏碱乙能抑制二磷酸腺苷、胶原诱导的血小板聚集,半夏生物碱的丙酮溶解部分能显著延长小鼠体内血栓形成的时间。6. 抗早孕作用:早孕小鼠皮下注射一定量的半夏蛋白,抑孕率显著提高,家兔宫内注射半夏蛋白,抗胚胎泡着床率达 100%,在子宫内经半夏蛋白孵育的胚泡移植到同步的假孕子宫,着床率随孵育时间延长而降低[9]。7. 抗肿瘤的作用[9]:半夏蛋白、多糖、生物碱均有抗肿瘤的作用。从半夏新鲜磷茎中分离的外源性凝集素（PTA,低分子蛋白）,对慢性骨髓性白血症 K562 细胞的生长有明显抑制作用。半夏多糖能增强网状内皮系统吞噬功能和分泌作用,抑制肿瘤的发生和增殖。半夏各炮制品总生物碱对悬浮生长的慢性髓性白血病 K562 细胞有损伤作用,抑制其增殖。8. 抗抑郁作用[9]:半夏厚朴汤醇提取物通过增加动物蔗糖摄取量,升高血清中高密度脂蛋白水平,降低血红蛋白细胞内超氧化物歧化酶活性及血清和肝组织一氧化氮合成酶活性,拮抗大鼠的抑郁症。9. 毒副作用[10]:(1)急性毒性:对舌、咽喉、眼、胃、肠等多种黏膜具刺激性,导致舌及咽喉刺痛肿胀、失音、眼结膜水肿、呕吐、水泻等副作用。小鼠灌胃给药,生半夏混悬液的 LD_{50} 为 42.7g/kg。小鼠腹腔注射半夏浸膏的 LD_{50} 为生药 325mg/kg。(2)长期毒性:生半夏、制半夏混悬液给小鼠连续灌胃,制半夏未见毒性,生半夏显著抑制小鼠体重增长,引起死亡,对肝、肾功能虽无明显影响,但生半夏长时间给药使肾脏代偿性增大。半夏浸膏大剂量连续灌胃给药 40 天,多数兔有腹泻,半数兔于 20 天内死亡。(3)神经毒性:半夏水溶成分加入醋酸铅后沉淀的物质中,含有引起蛙及小鼠骨胳肌痉挛的物质和使蛙瞳孔散大的物质,滤液中则含有使蛙产生中枢性及箭毒样骨骼肌松弛的物质。半夏所含甾醇、生物碱对中枢及周围神经有抑制作用,对神经系统有抑制甚至麻痹作用。(4)生殖毒性与致畸作用:生半夏粉9g/kg灌胃,对妊娠母鼠和胚胎均有非常显著的毒性。制半夏、生半夏汤剂在对家兔母体无影响的剂量下,能引起死胎显著增加,胎儿体重显著下降,个体大小差异增大。半夏蛋白能降低母鼠血浆孕酮水平,导致子宫蜕膜变性,胚胎发育停止而流产。生半夏、姜半夏、法半夏水煎剂腹腔注射对正常小鼠与胎鼠均有致畸作用,生半夏作用最大,但灌胃给药的毒性与致畸作用显著低于腹腔注射。

参 考 文 献

[1] 苗明三. 实用中药毒理学. 上海:第二军医大学出版社,2007:496
[2] 王新胜,吴艳芳,马军营. 半夏化学成分和药理作用研究. 齐鲁药事,2008,27(2):165-167
[3] 范美华,周吉源. 半夏的研究进展. 西北药学杂志,2004,19(12):90-92
[4] 吴皓,李伟. 半夏刺激性成分的研究. 中国中药杂志,1999,24(12):725-730
[5] 钟凌云,吴皓,张科卫,等. 生半夏中草酸钙针晶的刺激性作用研究. 中国中药杂志,2006,31(20):1706-1710
[6] 何萍,李帅,王素娟,等. 半夏化学成分的研究. 中国中药杂志,2005,30(9):671-674
[7] 杨虹,俞桂新,王峥涛,等. 半夏的化学成分研究. 中国中药杂志,2007,42(2):99-101
[8] 王志强. 半夏药理作用研究进展. 山西医药杂志,2009,38(1):65-67
[9] 李玉先,刘晓东,朱照静. 半夏药理作用的研究述要. 辽宁中医学院学报,2004,6(6):459,460
[10] 季旭明. 半夏毒性毒理研究进展. 山东中医药大学学报,2004,28(1):74-76

(林亲雄)

501. *Pinus massoniana*(马尾松)

【民族药名】 架从柏、美柄松、"美从"(侗族);"美宗别"(仫佬族);"贵梅梭"(水族);"仲象"(藏族);"棵给"、松浆(瑶族);"美仲"(壮族)。

【来源】 松科植物马尾松 *Pinus massoniana* Lamb. 的根、根皮、树皮、嫩梢、叶、花粉、果实、松子仁、松节、松香(树脂)。根、根皮、树皮、松节、松香等有小毒。

常绿乔木;一年生枝淡黄褐色,无毛;冬芽褐色。针叶 2 针一束,细柔,长 12~20cm;树脂管 4~7 个,边生;叶鞘宿存。球果卵圆形或圆锥状卵形,长 4~7cm,直径 2.5~4cm,成熟后果褐色。种鳞的鳞盾平或微肥厚,微具横脊;鳞脐微凹,无刺尖;种子长卵圆形,长 4~6mm,种翅长 1.6~2cm。花期 4~5 月,球果翌年 10~12 月成熟。

能生于石砾土及沙质土中,或生于岩缝。分布于淮河流域和汉水流域以南,西至四川中部、贵州中部和云南东南部。多有栽培。

【药用经验】 侗族 叶、茎皮:用于"北刀"(跌伤)(《侗医学》)。根、根皮、树皮、嫩梢、叶、果实：用于风湿、跌打肿痛、风疹、睾丸炎、烧烫伤、骨折、稻田皮炎、解毒（《桂药编》）。仫佬族　根、根皮、树皮、嫩梢、叶、果实：用于腹泻（《桂药编》）。畲族　叶、花粉、树皮、种仁、松节、松塔用于感冒、跌打肿痛、夜盲症、风湿关节痛、烧烫伤、皮肤溃烂、小儿湿疹、肺热咳嗽、慢性便秘、慢性气管炎、哮喘（《畲医药》）。水族　松节：用于风湿性关节炎（《水医药》）。藏族　节木：用于"培根"病与龙病并发症、黄水病（《藏标》）。用于风寒湿痹、关节积黄水、水肿、龙与培根并发症；球果用于咽喉疾病、肺部疾病；松脂用于风寒湿痹、疮疖溃烂、关节积黄水、筋络扭伤（《中国藏药》）。瑶族　根、根皮、树皮、嫩梢、叶、果实：用于气管炎咳嗽、神经衰弱失眠、咳嗽、鼻衄、跌打损伤（《桂药编》）。壮族　根、根皮、树皮、嫩梢、叶、果实：用于风湿、跌打肿痛、风疹、睾丸炎、烧烫伤、骨折（《桂药编》）。

【使用注意】　一般只作外用，不能内服。皮肤破损部位用药应谨慎，防止药物经破损部位大量吸收。阴虚血燥者慎服；不宜过量。

【中毒与解毒】　中毒症状：口腔、胃灼痛、口渴、恶心、呕吐、腹泻、腹绞痛、头痛、眩晕、兴奋、谵妄、共济失调、瞳孔缩小、惊厥、昏迷、休克、肺水肿、蛋白尿、尿痛、糖尿。尿检查有红细胞管型[1]。中毒机制：松节中所含的挥发油是其主要成分，具有剧烈的刺激性，可通过消化道、呼吸道、皮肤黏膜吸收。大量的吸入可刺激呼吸道黏膜引起的炎症反应，甚至导致化学性肺炎[2]。解毒方法[2]：（1）消除致病物：口服中毒早期，应进行常规催吐或洗胃，如服用温开水或2%碳酸氢钠，并根据实际情况导泻，如服用盐类泻药或鸡蛋清、米糊、豆浆等以加速药物的排除，减少吸收。（2）抗炎：应用糖皮质激素氢化可的松或地塞米松抗炎，减轻炎症反应，促进肺部炎症消失。针对具体情况，或口服给药或静脉注射给药。（3）防止肺水肿：松节油可引起急性肺炎，进一步发展，出现肺水肿的患者，必要时可合用利尿药，以扩张内脏血管、减少血容量、减少回心血量、减轻心脏负担和非循环压力，防止肺水肿。（4）预防并发症：由于松节油中毒严重时并发肺水肿、呼吸衰竭，故应特别预防肺水肿和呼吸衰竭。应使用抗生素，预防并发感染。并给予吸氧。

【药材鉴定】　性状　松香呈透明或半透明不规则块状物，大小不等。颜色浅黄到深棕色。常湿时质地较脆，破碎而平滑，有玻璃样光泽，气微弱。遇热先变软，而后融化，经燃烧产生黄棕色浓烟。不溶于水，部分溶于石油醚，易溶于乙醇、乙醚、苯、氯仿及乙酸乙酯等溶剂中[3]。

　　显微特征　（1）取粉松香末0.1g，加乙醚2ml溶解后，加10%醋酸铜溶液1ml，振摇后，醚层呈绿色（检查松香酸）。（2）取粉末0.1g，加醋酐5ml，稍加热使溶解，冷后加浓硫酸1滴，初显紫红色，后变蓝紫色。

【化学成分】　松香主要含松香酸酐（abietic anhydride）、游离的松香酸（abietic acid）。并含树脂烃、树脂、挥发油。还含槲皮素（quercetin）、山奈酚（kaempferol）的苷及苦味物质[3]。

【药理毒理】　1. 对胃肠平滑肌的作用：从松香内提取的松香酸 $5×10^{-4}$g/ml 浓度时对小鼠立体肠肌自发性收缩有明显抑制作用；小鼠灌服100倍成人用药量能明显抑制空肠蠕动。$2×10^{3}$g/ml 浓度对大鼠离体胃肌自发活动收缩幅度有抑制作用；对毛果芸香碱或氯化钡所致的大鼠胃肌痉挛有抑制和解痉作用。松香酸 $5×10^{-3}$g/ml 和银屑平（松香粗提取物）$2.5×10^{3}$g/ml 对毛果芸香碱或氯化钡所致的家兔痉挛也有相似作用。2. 镇咳祛痰作用：松香中 α-蒎烯、β-蒎烯具有镇咳祛痰作用。3. 其他作用：15%～30% 松香乙醇溶液涂于家兔皮肤，能防止血吸虫尾蚴感染。单味松香炮制的松香散具有抗凝作用。另银屑平对白细胞具有双向调节作用，可使治疗前低于或高于正常值的白细胞，服药后均恢复正常，并有免疫增强作用。马尾松酯对麻醉大鼠、猫有降压作用。4. 毒性：银屑平急性毒性试验，小鼠灌胃 LD_{50} 为（$1.725±0.166$）g/kg。亚急性毒性试验,分别用 0.28g/kg 和 0.3g/kg,每日 1 次,连续 3 天和 3 个月后,观察大鼠和狗的肝、肾功能,结果均无明显影响。主要副反应表现为食欲减退、恶心、呕吐,少数患者有腹泻等胃肠道反应;精神症状表现为头昏、精神萎靡、嗜睡,个别患者出现梦游样活动。副反应出现后,一般不需停药。经适当对症处理 1~2 天即可消失[3]。

【附注】 同属植物云南松 *Pinus yunnanensis* Franch. 的松明、根、根皮有小毒,基诺族用于风湿腰痛(松明 20~30g 配方泡酒服)、咳嗽(根或皮 20g,水煎服)。含挥发油及树脂等。与马尾松的区别:云南松冬芽红褐色,针叶通常 3 针(稀 2 针)一束,长 15~25(30)cm,柔软,树脂管 4~6,边生或中生并存;叶鞘宿存。

参 考 文 献

[1] 朱亚峰. 中药中成药解毒手册(第 3 册). 北京:人民军医出版社,2009;409
[2] 苗明三. 实用中药毒理学. 上海:第二军医大学出版社,2007;303-304
[3]《中华本草》编委会. 中华本草(第 2 册). 上海:上海科学技术出版社,1999;303-305

(焦　玉)

502. *Piper boehmeriaefolium*(苎叶胡椒)

【民族药名】 麻果(布朗族);"代盾"、"牙说氧"(傣族);"车歌侧噜"(基诺族);"莴杞槟榔"(景颇族);"者"(佤族);大肠风(瑶族)。

【来源】 胡椒科植物苎叶蒟(苎叶胡椒)*Piper boehmeriaefolium*(Miq.)C. DC. 的根、全株。有小毒。秋季、冬季采集,洗净,切碎,晒干。

直立亚灌木;枝干时有纵棱和疣状凸起。叶薄纸质,有密细腺点,形状多变异,长椭圆形、长圆形或长圆状披针形,长 12~23cm,宽 2.5~8cm,顶端渐尖至长渐尖,基部偏斜不等,一侧圆,另一侧狭短尖,腹面无毛,背面沿脉上或在脉的基部被疏毛,间有两面无毛者,侧脉在宽的一侧 3~4 条,在狭的一侧 2~3 条,常有 2 对离基从中脉发出,最上 1 对互生,在叶片 1/3 或中部从中脉发出,小脉横走而分枝,网状脉明显;叶柄长 5~8mm,两侧差距约 2mm,无毛或有时被疏毛;叶鞘长约为叶柄的一半。花单性,雌雄异株,聚集成与叶对生的穗状花序;雄花序短于叶片,长 10~15cm;总花梗远长于叶柄,长 2~3.5cm;苞片圆形,具短柄,盾状,直径约 1.2mm,无毛;雄蕊 2 枚,花药肾形,2 裂,花丝短;雌花序长 10~12cm;总花梗与雄花序的相同,花序轴被撕裂状疏毛;苞片与雄花序的相同,但较小,直径约 1mm 或微过之。浆果近球形,离生,直径约 3mm,密集成长的柱状体。花期 4~6 月。

生于山谷、山顶、疏林或密林中。分布于云南东南、西南和西北部。

【药用经验】 布朗族　全株:用于流感、感冒、跌打损伤、风湿骨痛、胃痛、痛经(《民族药志要》)。傣族　全株:用于风寒湿痹症的肢体关节酸痛、屈伸不利、跌打损伤、骨折、颈腰椎骨质增生、腰腿酸麻胀痛等(《民毒药研用》)。用于体虚畏寒、咽喉炎、续筋接骨、跌打损伤;根用于消化不良、腹胀(《滇省志》)。用于跌打损伤、续筋接骨、体虚畏寒、咽喉炎(《傣药志》)。用于跌打损伤、风湿疼痛、痛经、风寒感冒(《滇药录》)。基诺族　根:用于腰腿痛(《基诺族》)。景颇族　效用同傣族(《滇省志》)。佤族　效用同傣族(《滇药录》)。瑶族　全株:用于风湿骨痛、胃痛、产后月经不调(《民族药志要》)。

【化学成分】 全株含胡椒碱(piperine)、头花千金藤酮 B(cepharanone)、马兜铃内酰胺 A Ⅱ （aristololactam A Ⅱ）、头花千金藤二酮（cepharadione）等[1]。

参 考 文 献

[1] 李志勇. 中国少数民族有毒药物研究与应用. 北京：中央民族大学出版社,2011:122

（李　聪）

503. *Piper wallichii*（石楠藤）

【民族药名】　"胶宾"、酒饼藤（侗族）；胡椒棍、"蛙猛漫烟"（苗族）；"要哈哄"（水族）；"蒌差"（壮族）。

【来源】　胡椒科植物石南藤（爬岩香）*Piper wallichii*（Miq.）Hand.-Mazz. 的带叶茎枝或全株。有小毒。夏季、秋季采集，除去杂质，晒干。

常绿攀援木质藤本，揉之有香气。茎深绿色，节膨大，生不定根。叶互生，叶柄长 1～2.5cm；叶硬纸质，椭圆形、狭卵形或卵形，长 7～14cm，宽 4～6.5cm，先端渐尖，基部钝圆或阔楔形，腹面无毛，背面被长短不一的疏粗毛。花单性，雌雄异株，聚集成与叶对生的穗状花序。雄花序于花期几与叶片等长；总花梗与叶柄近等长或略长，无毛或被疏毛；花序轴被毛；苞片圆形，稀倒卵状圆形，边缘不整齐，近无柄或具被毛的短柄，盾状；雄蕊 2 枚，比花丝短。雌花序比叶片短；总花梗远长于叶柄，长 2～4cm；花序轴和苞片与雄花序的相同，但苞片柄于果期延长可达 2mm，密被白色长毛；子房离生，柱头 3～4，稀 5，披针形。浆果球形，直径 3～3.5mm，无毛，有疣状突起。花期 5～6 月；果期 7～8 月。

生于林中荫处或湿润处，攀爬于树上或岩壁上。分布于甘肃、湖北、湖南、广西、四川、贵州、云南等省区。

【药用经验】　侗族　全株用于风湿骨痛、跌打内伤、骨折（《桂药编》）。苗族　全株用于寒湿筋骨疼痛、腰膝酸软（《苗医药》）。水族　全株用于跌打损伤、风湿病（《水医药》）。土家族　带叶茎枝用于风湿痹痛、腰膝酸软、头风头痛、咳嗽气喘等（《民毒药研用》）。壮族　效用同侗族（《桂药编》）。

【药材鉴定】　性状　本品藤茎呈扁圆柱形，有分枝，长达 150cm 或更长，直径 0.3～0.6cm；表面灰褐色或灰棕色，有细皱纹和纵沟纹，节膨大，节间长 7～9cm，具不定根；体轻而脆，易折断；断面纤维性。叶多皱缩，展平后呈卵圆形，长 5～11cm，宽 2～6cm，顶端渐尖至短尖，基部稍偏斜，上表面灰绿色至灰褐色，下表面灰白色，两面或下面被短柔毛，有 5 条明显凸起的叶脉。气清香，味辛辣。

显微特征　（1）茎横切面：表皮细胞 1 列，角质层呈瘤状突起。较粗的藤茎中表皮细胞内侧有纤维与石细胞群断续排列成环，皮层中散有较多的石细胞。外韧型维管束外侧有半月形纤维束，与束间石细胞群连接成环。髓部宽，环髓纤维连接成环，髓内有维管束数个散在。薄壁细胞含草酸钙砂晶。（2）粉末：棕黄色或棕褐色。纤维多单个散在，细长。石细胞散在或成群，淡黄色或黄色，类方形或不规则形，长 40～70μm，宽 20～40μm，壁厚，孔沟及层纹明显。螺纹导管细长，直径 20～40μm。非腺毛 1～3 细胞，少数多细胞，外壁有明显疣状突起。草酸钙砂晶细小。淀粉粒多为单粒，脐点、层纹均不甚明显。

薄层色谱　取本品（带叶藤茎）粉末 2g，加乙酸乙酯 20ml，85℃下回流提取 30 分钟，滤过，滤液浓缩至 5ml，作为供试品溶液。另取石楠藤对照药材 2g，同法制成对照药材溶液。再取荜拨明宁碱对照品适量,加乙酸乙酯制成每1ml含1mg的溶液,作为对照品溶液。吸取上述3种溶液各10μl,分别点于同一硅胶G薄层板上,以甲苯-乙酸乙酯-丙酮(20∶2∶1)为展开剂,展开,取出,晾干,喷以10%硫酸乙醇溶液,在105℃加热至斑点显色清晰,分别置日光及紫外灯(365nm)下检视。供试品色谱中,在与对照药材及对照品色谱相应的位置上,分别显相同颜色的斑点和荧光斑点。

【化学成分】 全株含海风藤酮(kadsurenone)及其异构体玉兰脂B(denudatinB)、N-异丁基反-2-反-4癸二烯酰胺(N-isobutyldeca-trans-2-trans-4-dienamide)、南藤素(wallichinine)、山蒟素C(hancinone C)、galgravin、二氢荜拔明宁碱(di-hydropiperlonguminine)、巴豆环氧素(crotepoxide)、头花千金藤酮(cepharanone B)、马兜铃内酰胺A II(aristolactam A II)、丁香酸(syringic acid)即4-羟基-3,5-二甲氧基-苯甲酸(4-hydroxy-3,5-dimethoxy benzoic acid)、α-桉叶醇(α-eudesmol)、香桧烯(sabinene)、δ-荜澄茄烯(cadinene)、香草酸(vanillic acid)、α-芝麻素(α-sesamin)、蜡酸(cerotic acid)等[1~6]。还含有异细叶青蒌藤醌醇A(futoquinol A)、软毛青霉素A(puberulin A)、软毛青霉素B和C(puberulin B,C)、榄香素(elemicin)、(E)-异榄香素[(E)-isoelemicin]和(Z)-异榄香素[(Z)-isoelemicin]、β-谷甾醇(β-sitosterol)及胡萝卜苷(daucosterol)[7]。

【药理毒理】 1. 抗血小板活化因子(PFA)作用:从本品中分离得到的活性成分海风藤酮具有明显抑制PAF诱导的血小板聚集作用[2]。2. 对冠脉循环的影响:石楠藤制剂10g/kg腹腔注射,能显著增加小鼠心肌营养性血流量,而40g/kg腹腔注射,能提高小鼠心肌对缺氧的耐力。石楠藤注射液1g/kg股静脉注射,能降低狗心肌缺血区侧支血管阻力,增加侧支循环血流量。离体试验表明,石楠藤黄酮粗品能降低冠脉阻力,增加冠脉流量,且随剂量增加而增强[2]。3. 毒性:小鼠静脉注射石南藤黄酮乙的LD_{50}为2923mg/kg[2]。

【附注】 本品以"石楠藤"为名收载于湖北省中药材质量标准(2009年版)。

参 考 文 献

[1] 谢宗万. 全国中草药汇编(上册). 第2版. 北京:人民卫生出版社,1996;252

[2]《中华本草》编委会. 中华本草(苗药卷). 贵阳:贵州科学技术出版社,2005;183-185

[3] 韩桂秋,魏丽华,李长龄. 石楠藤、山蒟活性成分的分离和鉴定. 药学学报,1989,24(6):438-443

[4] Zhao Yun,Ruan Jin-lan. Chemical Constituents from *Piper wallichii*. Journal of Chinese Pharmaceutical Sciences,2006,15(1):21-23

[5] 赵云,阮金兰,蔡亚玲. 石南藤中马兜铃内酰胺类化学成分研究. 中药材,2005,28(3):191-193

[6] 葛月宾,万定荣.《湖北省中药材质量标准》拟收载部分土家族药材的成分和药理研究进展. 中南民族大学学报(自然科学版),2008,27(4):50-55

[7] 冀治鑫,赵兵,李文婧,等. 石楠藤的化学成分、药理及临床应用研究. 安徽农业科学,2012,40(18):9663-9665

(李　聪)

504. *Pistacia chinensis*(黄连木)

【民族药名】 "岩林倍"(土家族);"约吾比思塔乌拉盖"(维吾尔族);"瓦哆"、"禾列使"(彝族)。

【来源】 漆树科植物黄连木 *Pistacia chinensis* Bunge 的根、树皮、叶及叶芽、果实。根、树皮有小毒。根及树皮全年可采,洗净,切片,晒干;春季采集叶芽,鲜用;夏季、秋季采叶,鲜用或晒干用。

落叶乔木，高可达 25m；冬芽红色，有特殊气味；小枝有柔毛。双数羽状复叶互生；小叶10～12，具短柄，长 5～8cm，宽约 2cm，顶端渐尖，基部斜楔形，边全缘，幼时有毛，后变光滑，仅两面主脉有微柔毛。花单性，雌雄异株，雄花排成密总状花序，长 5～8cm，雌花排成疏松的圆锥花序，长 18～22cm；花小，无花瓣。核果倒卵圆形，直径约 6mm，端具小尖头，初为黄白色，成熟时变红色、紫蓝色。

生于平原、山林中。分布于长江中下游及河北、河南、陕西、山东。

【药用经验】 土家族　清热解毒，止渴。根、树皮：用于痢疾、淋症、痔疮、漆疮、无名肿毒。叶芽：用于暑热口渴、痧症、痢疾、口舌糜烂、咽喉肿痛（《土家药志下》）。维吾尔族　果实：清热，安神，补气，益脾，养胃，利湿，强肾，调经，镇咳。用于心神不宁、心悸气短、脾胃不适、小便不利、月经不调、喘咳、疮疖肿毒（《民族药志四》）。彝族　叶芽：配树洞水，醋煎服，用于久病体弱（《民族药志四》）。

【药材鉴定】 性状　果实呈扁广卵形或略近圆球形，稍带棱或为不规则四面体，先端扁而略尖，底端稍厚而微钝圆，长 10～16mm，中部直径 5～8mm。表面略粗糙，在放大镜下可见蜂窝状纹理，黄棕色至紫褐色；果皮菲薄而脆，极易被撞落；果无柄，仅在微钝圆的一端有 1 圆形褐色的果柄痕。去外果皮可见浅黄棕色光滑的果核，去果核可见表面棕色的种仁 1 粒，一侧可见圆形种阜一片，长约 5mm，易落，紫褐色；子叶位于种子横切面中央，周围为白色胚乳，富油性。气微；果皮味酸涩，种仁味甘淡。

显微特征　（1）果实（直径约6mm）横切面：外果皮表皮细胞 1 列，略呈切向延长，为不甚规则的木栓化细胞，胞腔内含黄棕色物；外被角质层；内为中果皮细胞，矩形，排列整齐，含黄棕色颗粒状物和簇晶；内果皮为 8～12 列石细胞，细胞类圆形、类方形或不规则形，壁孔及孔沟明显。种皮外层为类方形或长方形细胞，棕黄色，壁厚，内层细胞类圆形或不规则形，具网纹；胚乳组织广阔，细胞类圆形、多角形，内含颗粒状物及油滴。（2）粉末：黄棕色。果皮表皮细胞类圆形或不规则形，棕黄色，壁木质化，细胞间常有纹孔。中果皮细胞多为方形，壁厚，内含颗粒状物，并偶见簇晶，直径 7～14μm。内果皮石细胞呈类圆形、类方形或不规则形，直径 25～60μm，胞腔和纹孔明显，集群或散在。种皮外层细胞类方形或多角形，棕色的厚壁细胞；内层为类椭圆形或不规则的网纹细胞，网孔稀疏，浅黄色。纤维细长梭形，直径约 10μm。导管螺纹型，直径 8～12μm。

【化学成分】 果实含有鞣质、黄酮类、酚类、有机酸、蛋白质、油脂及淀粉等化合物。黄连木心材含非瑟素（fisetin）、黄颜木素（fustin）、槲皮素（quercetin）、花旗松素（taxifolin）、齐墩果酸（oleanolicacid）、水杨酸（salicylic acid）、没食子酸（gallic acid）和 β-谷甾醇（β-sitosterol）[1,2]。黄连木叶中含有间双没食子酸（*m*-digallic acid）、单宁（tannicacid）、6-*O*-没食子酰熊果苷（6-*O*-galloylarbutin）、槲皮苷（quercitrin）和槲皮素-3-*O*-（6″-没食子酰）-β-D-葡萄糖苷［quercetin-3-*O*-（6″-galloyl）-β-D-glucoside］[3]。尚含甾醇类成分：胆甾醇（cholesterol）、菜油甾醇（campesterol）、Δ-（5,22）-豆甾醇、Δ-5-燕麦甾醇等[3]。黄连木果实挥发油主要化学成分为（Z）-3,7-二甲基-1,3,6-辛三烯［（1,3,6-octatriene,3,7-dimethyl-（Z）］、4-甲基-1-（1-甲基乙基）-3-环己烯-1-醇［3-cyclohexen-1-ol,4-methyl-1-（1-methylethy1］、D-柠檬烯（D-limonene）、3-蒈烯（3-carene）等[4]。

【药理毒理】 1. 抗肿瘤作用：花旗松素剂量为 50mg/kg 和 100mg/kg 时，可使白血病 P_{388} 小鼠存活时间分别延长 40% 和 37%。2. 对前列腺素的作用：非瑟素对由甲基胆蒽转型变异的 3T3 小鼠纤维细胞的前列腺素生成有抑制作用，半数有效抑制浓度（ID_{50}）为 42.0μmol/L。3. 抗菌作

用:花旗松素对金黄色葡萄球菌、大肠杆菌、痢疾杆菌和伤寒杆菌均有较强的抑制作用。4. 其他:
黄连木嫩叶提取物具有较好的体外抗氧化活性,尤以乙酸乙酯和正丁醇提取物活性最高,活性强
于 BHA,与维生素 C 相当[5];有文献报道其抗清除自由基活性成分为槲皮素和儿茶酚[6];干旱胁
迫使黄连木根系中 SOD、POD、CAT、APX 活性升高,表明黄连木根系的抗氧化酶系还具有相当的
清除活性氧的潜在能力,表现出一定的抗旱能力[7]。

参 考 文 献

[1] 曾育麟,李星炜. 中国民族药志(第四卷). 成都:四川民族出版社,2007:567-571
[2] 董晓宁,董博,李荣飞. 等. 黄连木根化学成分的研究. 广东化工,2006,37(206):17,18
[3] 刘杰,杨松,邵思常. 黄连木植物资源的研究与开发利用进展. 阜阳师范学院学报(自然科学版),2008,25(1):43-46
[4] 陈利军,陈月华,史洪中,等. 黄连木果实挥发油化学成分 GC-MS 分析. 信阳农业高等专科学校学报,2009,19(1):
    118-120
[5] 柳建军,许立,王菁菁,等. 黄连木嫩叶抗氧化活性研究. 食品科学,2008,29(9):45-47
[6] 秦飞,郭同斌,刘忠刚,等. 中国黄连木研究综述. 经济林研究,2007,25(4):90-96
[7] 李成忠,孙燕,杜庆平. 黄连木根系抗氧化酶系对干旱胁迫的响应. 林业科技开发,2008,22(2):57-60

(杨芳云)

505. *Platycarya strobilacea*(化香树)

【民族药名】 化香树、"豆加基"、"斗固京紧"(苗族);饭香树(土家族)。

【来源】 为胡桃科植物化香树 *Platycarya strobilacea* Sieb. et Zucc. 的根、根皮、树皮、果序
及叶。有毒。

落叶小乔木,高 4 ~ 6(8)m;树皮灰色,枝条暗褐色,髓部实心。单数羽状复叶互生,长 15 ~
30cm,叶柄较叶轴短;小叶 7 ~ 23,无柄,薄革质,长 4 ~ 12cm,宽 2 ~ 4cm,上面无毛,下面初时脉
上有褐色柔毛,后几无毛。花单性,雌雄同株;穗状花序直立,伞房状排列于小枝顶端;两性花序
通常生于中央顶端,雌花序在下,雄花序在上,开花后脱落,生于两性花序下方周围者为雄花序。
果序卵状椭圆形至长椭圆状圆柱形、长椭圆形;小坚果扁平,有 2 狭翅。花期 5 ~ 6 月,果期 7 ~
8 月。

多生长在 400 ~ 800m 处山地疏林中。分布于华东、华中、华南、西南广大地区。

【药用经验】 苗族 根、叶:外用治疮痈肿毒、骨痈流脓、阴囊湿疮及癞头疮(《中本草苗
卷》)。根皮:外用治筋骨疼痛。土家族 根皮、树皮、果序及叶:用于淋巴结核、阴疽、疥癣、骨
结核等(《土家药志上》)。果序:用于小儿头疮、痔疮肿痛以及疥癣、湿疹等(《土家药学》)。水
族 辛辣,热,有毒。捣烂取汁搽或捣敷,用于骨痈流脓、痈疽疔毒、癞头疮。

【使用注意】 本品有毒,不作内服。

【药材鉴定】 性状 叶为羽状奇数复叶,多不完整,叶柄及叶轴较粗,淡黄棕色。小叶片
多皱缩破碎,完整者宽披针形,不等边,略呈镰状弯曲,长 4 ~ 11cm,宽 2 ~ 4cm,上表面灰绿色,
下表面黄绿色,边缘有重锯齿,薄革质。气微清香,味淡。

显微特征 叶横切面:上表皮细胞长方形或长圆形,外被角质层;下表皮细胞类圆形,可见
非腺毛或腺鳞。栅栏组织细胞 2 列,第 1 列细胞较长,有的细胞异常增大,内含大型草酸钙簇
晶。主脉维管束外韧型,束鞘纤维成环[1]。

【化学成分】 叶含胡桃叶醌(juglone)、5-羟基-2-甲氧基-1,4-萘醌(5-hydroxy-2-methoxy-l,4-

naphthoquinone）、5-羟基-3-甲氧基-1,4-萘醌（5-hydroxy-3-methoxy-1,4-naphthoquinone）、对香豆酸甲酯（methyl-*p*-coumarate）、对香豆酸（*p*-coumaric acid）、香豆精（coumarln）。果实含化香树属鞣质（p-latyccaryanin）A～D、丁香鞣质（eugenin）、小麻黄碱素（strictinin）等。木材含并没食子酸（ellagic acid）、没食子酸（gallic acid）及木糖（xylose）、鼠李糖（rhamnose）[2]。

【药理毒理】 1. 杀菌作用：叶中提取的萘醌类化合物具有杀菌作用，对枯草芽孢杆菌、大肠杆菌、金黄色葡萄球菌有抗菌作用。2. 抗炎作用：果穗中提取物具有对抗蛋清致足趾炎症的作用，也有抑菌作用[2]。

参 考 文 献

[1] 张炳填,潘清平. 湖南药物志(第2卷). 长沙:湖南科学技术出版社,2004:970,971
[2]《中华本草》编委会. 中华本草(苗药卷). 贵阳:贵州科学技术出版社,2005:144,145

（龙珊珊）

506. *Pleione bulbocodioides*（山慈菇）

【民族药名】 "高格斯勒"、"乌斯图-毕德巴拉"（蒙古族）；山茨菇、扣子七、"比摇扁"（苗族）；怀抱子、鸡心七（土家族）。

【来源】 兰科植物独蒜兰 *Pleione bulbocodioides*（Franch.）Rolfe 的假鳞茎。有小毒。夏季、秋季采挖，除去地上部分及泥沙，置沸水锅中蒸煮至透心，干燥。

多年生草本。陆生兰,高15～25cm。假鳞茎狭卵形成长颈瓶状,长1～2cm,顶生1枚叶,叶掉后有一杯状齿环。叶和花同时出现,椭圆状披针形,顶端稍钝或渐尖,长10～25cm,宽2～5cm,基部收狭成柄,抱花葶。花葶顶生1花,花苞片矩圆形,近急尖,等于或长于子房;花淡紫色或粉红色,萼片直立,狭披针形,长达4cm,宽5～7mm;急尖;花瓣和萼片近等长,但较狭,几为条形,急尖;唇瓣基部楔形,不明显3裂,侧裂片半卵形,顶端钝,中裂片半圆形或近楔形,顶端凹缺或几乎不凹缺,边缘具不整齐的锯齿,内面有3～5条波状或近直的褶片。花期4～5月,果期6～9月。

生于海拔630～3000m的密林下或沟谷旁有泥土的石壁上。广布于长江流域及以南各省区。

【药用经验】 蒙古族 用于痈肿疔毒、淋巴结结核、蛇咬伤（《蒙药》）。苗族 用于痈疮瘰疬、喉痹、狂犬病、毒蛇咬伤（《民族药志要》）。土家族 用于肺热咳血、支气管炎、鼻出血（碾末吹鼻）、风湿疼痛、咳嗽;外用治外伤出血、无名肿毒等。

【使用注意】 内服用量3～9g[1],多入丸、散,较少入煎剂。外用适量,研粉醋调涂敷,或用醋磨汁外涂。孕妇、儿童及体弱者慎服。

【中毒与解毒】 本品含秋水仙碱,中毒特征是无论皮下注射或口服给药,都有数小时或更长时间的潜伏期,与急性砷中毒症状相似[2]。解救方法：(1)内服0.2%～0.5%胆矾溶液200ml,然后用手指刺激咽喉引起呕吐;用5%碳酸氢钠溶液或用1%～2%鞣酸溶液洗胃,服用活性炭。(2)剧烈腹痛可给予蛋清水、稀藕粉、牛奶等以保护黏膜。(3)呼吸麻痹时可吸氧、气管插管及用简易呼吸器或呼吸机,必要时可用尼可刹米、山梗菜碱等呼吸、循环、中枢兴奋剂。(4)后期以促细胞生长药物为主,肌注维生素B12,或口服铁剂量、维生素等;其他对症治疗或支持治疗。(5)中药治疗:当归9g、大黄(后下)、明矾和甘草各15g,水煎即服;或用天名精60g、大黄 19g、元明粉 30g,水煎即服[2]。

【药材鉴定】 性状 呈不规则扁球形或圆锥形,顶端渐突起,基部有须根痕。长 1.8 ~ 3cm,膨大部直径 1 ~ 2cm。表面黄棕色或棕褐色,有纵皱纹或纵沟,中部有 2 ~ 3 条微突起的环节,节上有鳞片叶干枯腐烂后留下的丝状纤维。质坚硬,难折断,断面灰白色或黄白色,略呈角质。气微,味淡,带黏性。

显微特征 横切面:最外层为一列扁平的表皮细胞,其内有 2 ~ 3 列细胞,壁稍厚,浅黄色,再向内为大的类圆形薄壁细胞,含黏液质,并含有淀粉粒。近表皮处的薄壁细胞中含有草酸钙针晶束,长 70 ~ 150μm。维管束散在,外韧型。

【化学成分】 假鳞茎含以二氢菲类、联苄类、木脂素类、菲并呋喃类、芪类、黄酮类等化合物[3~11]。二氢菲类有 shanciol、shanciols C-F、shancilin、shancidin、白及二氢菲并吡喃酚 A-C(bletilols A-C)、coelonin、lusiantridin、pleionol 等成分。联苄类有 bulbocodin、bulbocol、bulbocodin C、bulbocodin D、shanciguol、gymconopin D、3,3′-二羟基-4-(p-苯酚基)-5-甲氧基-联苄、3,3′-二甲氧基-5-羟基-2-(p-苯酚基)-联苄、5-甲氧基-3-羟基-2-(p-苯酚基)-联苄、3,5-二甲氧基-3-羟基-联苄、3,5′-二羟基-2-(p-苯酚基)-3-甲氧基-联苄、山药素 Ⅲ(batatasin Ⅲ)、3′-O-甲基山药素 Ⅲ、3′-羟基-5-甲氧基-联苄基-3-O-β-D-吡喃葡萄糖苷、3′,5-二羟基-联苄基-3-O-β-D-呋喃葡萄糖苷、3′,5-二羟基-甲氧苯基-3-O-β-D-吡喃葡萄糖苷等成分。木脂素类有:sanjidin A、B;黄烷化合物有:shanciol A、shanciol B、pleionin A。菲并呋喃类化合物有:7-hydroxy-2-(4-hydroxy-3-methoxyphenyl)-10-methoxy-2,3,4,5-tetrahydrophenanthro[2,1-b]furan-3-y1-methyl acetate、shanciol G、shanciol H、3-hydroxy-9-(4′-hydroxy-3′-methoxyphenyl)-11-Metho-xy-5,6,9,10-tetrahydrophenanthro-[2,3-b]furan-10-yl)methyl acetate。芪类化合物有:9-(4′-hydroxy-3′-met-hoxyphenyl)-10-(hydroxy-methyl)-11-methoxy-5,6,9,10-tetrahydro-phenanthro[2,3-b]furan-3-ol。2-(4″-hydroxybenzyl)-3-3′-hydroxy-phenethyl)-5-methoxy-cyclohexa-2,5-diene-1,4-dione。α,β 不饱和丁内酯化合物有:4-(4″-hydroxy-benzyl)-3-(3′-hydroxy-phen-eth-yl)furan-2(5H)-one、3-(3′-hydroxyphenethyl)furan-2(5H)-one。黄酮类化合物有:5,5′,7,4′,4‴,7″-六羟基-(3′-8″)双黄酮、5,5′,7-三羟基-4′,4‴,7″-三甲氧基-[3′-8″]双黄酮(kayanavone)。此外含秋水仙碱(colchicine)、β-胡萝卜苷(β-daucosterol)、4-羟基苯乙酸甲酯(4-hydroxy-phenylacetate)、对羟基苯甲醛(p-hydroxybenzaldehyde)、对羟基苯甲酸(p-hydroxybenzoic acid)、间羟基苯甲酸(3-hydroxybenzcic acid)、5-羟甲基糠醛(5-hydroxymethyl furfura)、3-羟基苯丙酸(3-hydroxyphenylpropionic acid)、p-二羟基苯(p-dihydroxyl-benzene)、天麻苷(gastrodin)、肉桂酸(cinnamic acid)等成分。

【药理毒理】 1. 抗肿瘤的作用:shanciol F、3-hydroxy-9-(4′-hydroxy-3′-methoxyphenyl)-11-methoxy-5,6,9,10-tetrahydrophenanthro-[2,3-b]furan-10-yl)methyl acetate、batatansin Ⅲ 和 p-二羟基苯对小鼠肺腺癌细胞 LA795 细胞株的 IC_{50} 分别为 76μg/ml、66μg/ml、21μg/ml、12μg/ml[6,9]。所含有秋水仙碱及其衍生物秋水仙胺等对小鼠肉瘤 S190、S37、腹水肝癌实体型、大鼠 W256 肉瘤有抑制作用[2]。2. 对免疫细胞与组织的影响[2]:动物实验表明,秋水仙碱引起胸腺、淋巴腺、骨髓、肾上腺和毛发细胞的有丝分裂,引起淋巴组织和胸腺组织退化,嗜伊红细胞减少,肾上腺素释放。3. 其他作用[2]:秋水仙碱有增强或延长催眠药的作用;还可降低体温,升高血压,增强胃肠活动。4. 毒性:所含有秋水仙碱在体内氧化成有毒的氧化二秋水仙碱,对人本有一定的毒性,大剂量可引起死亡。

【附注】 1.《中国药典》一部(2015 年版)收载的"山慈菇'药材来源还有同属的植物云南

独蒜兰 *Pleione yunnanensis* Rolfe 以及兰科植物杜鹃兰 *Cremastra appendiculata*（D. Don）Makino、的干燥假鳞茎。2. 文献记载云南独蒜兰的假鳞茎在多个民族药用。有小毒。白族称为"工般优"，用于肺结核、气管炎、消化道出血、疖肿、跌打损伤、手脚皲裂（《滇药录》）。侗族称为"构岑"、"骂棕岑"，用于"病稿朗"（疤骨癀）、"降吣"（内伤）（《侗医学》）。蒙古族药用同独蒜兰（《蒙药》）。纳西族称为"锅边羊"，用于百日咳、肺结核、气管炎、溃疡病痈肿（《滇药录》）。佤族称为"西亚"，效用同纳西族（《滇药录》）。彝族称为"资糯区"，用于咯血、盗汗、咳嗽、潮热、颧红、消瘦（《彝药志》）。

参 考 文 献

[1] 国家药典委员会. 中国药典(一部)2015年版. 北京:中国医药科技出版社,2015:32

[2] 高录汶. 有毒中药临床精要. 北京:学苑出版社,2006:139-141

[3] 董海玲,郭顺星,王春兰,等. 山慈菇的化学成分和药理作用研究进展. 中草药,2007,38(11):1734-1738

[4] 刘新桥. 中药山慈菇的化学成分及其抗肿瘤活性研究. 天津大学博士学位论文,2007,8:35-88

[5] 古今. 高效毛细管电泳法测定及鉴别含秋水仙碱的制剂和药材. 中国药房,2007,18(6):453,454

[6] Liu Xinqiao,Gao Wenyuan,Guo Yuanqiang,et al. A new phenanthro[2,3-b] furan from *Pleione bulbocodioides*. Chinese chemical letters,2007,18(9):1089-1091

[7] Xin Qiao Liu,Wen Yuan Gao,Yuan Qiang Guo,et al. Two new a,b-unsaturated butyrolactone derivatives from *Pleione bulbocodioides*. Chinese Chemical Letters,2007,18(9):1075-1077

[8] Xin Qiao Liu,Yuan Qiang Guo,Wen Yuan Gao,et al. Two new phenanthrofurans from *Pleione bulbocodioides*. Journal of Asian Natural Products Research,2008,10(5):453-457

[9] Liu Xinqiao,Yuan Qiaoyu,Guo Yuanqiang. A new bibenzyl derivative from *Pleione bulbocodioides*. Chinese Chemical Letters,2008,19:559-561

[10] Liu Xinqiao,Yuan Qiaoyu,Guo Yuanqiang. Two new stilbenoids from *Pleione bulbocodioides*. Journal of Asian Natural Products Research,2009,19(5):1-6

[11] 刘新桥,袁桥玉,邵群梅. 土家族药独蒜兰的化学成分研究. 中南民族大学学报(自然科学版),2011,30(3):54-56

（林亲雄　万定荣）

507. *Plumbago indica*（红花丹）

【民族药名】　"比比娘"、"比嚷"、红花矮陀（傣族）。

【来源】　白花丹科植物红花丹（紫花丹、紫雪花）*Plumbago indica* L. 的根、全草。有小毒。全年均可采，切段鲜用或晒干用。

直立或多少攀援状的植物，高0.5～1.5m;茎绿色，无毛。叶矩形或矩圆状披针形，长5～15cm，宽2～8cm，顶端急尖或钝，基部楔形，无毛。穗状花序顶生和腋生，长15～30cm，花序轴无毛;苞片短于花萼;花萼圆筒状，红色，长8～9mm，顶端5裂，具5棱，有腺毛;花冠高脚碟状，红色，筒长约2.5cm，顶端5裂;雄蕊5，与花冠裂片对生;花柱合生，基部有短毛，子房小。蒴果，盖裂。花期11月至翌年4月。

我国广东、云南等地常庭园栽培。

【药用经验】　傣族　全草:用于风湿病、麻痹症、麻风病、眼炎、疥癣。根:用于哮喘、月经不调、闭经（《滇药录》《傣药志》）。根:配伍用于经闭（《德傣药》）。

【使用注意】　内服6～15g，不宜过量;孕妇忌服[1,2]。

【药材鉴定】　性状　主根呈细长圆柱形，多分枝，表面灰褐色;断面黄白色。茎圆柱形，有分枝，表面黄绿色至淡褐色，节明显，具细纵棱，质硬，易折断，断面淡黄白色。叶片多皱缩，破碎或脱落,完整叶片湿润展平后呈卵形或长圆状卵形,长 4 ~ 10cm,宽 3 ~ 7cm,表面淡绿色至黄绿色,背面淡灰绿色至淡黄绿色。穗状花序顶生,萼管状,被有腺体,花白色至淡黄色。气微,味辛辣[3]。

显微特征　(1)根横切面:木栓细胞为 6 ~ 7 列排列较整齐的类方形细胞。皮层宽广,约占横切面的 1/2,细胞呈多角形;皮层纤维单个散在或成束。韧皮部较窄,具纤维束。形成层由 2 ~ 3 列切向延长的细胞组成凹凸环。木质部较宽,部分导管较大,常 2 ~ 3 个复管孔径向排列;射线宽广,常由 7 ~ 9 列细胞组成。皮层、韧皮部细胞中有较多灰绿色块状物[3]。(2)叶横切面:上表皮细胞为 1 列稍大的类方形细胞,外被角质层,下表皮细胞为 1 列稍小的方形细胞,具气孔。栅栏组织由 2 ~ 3 列长柱形细胞组成;主脉维管束 6 ~ 8 个,维管束外韧型,韧皮部较窄。叶中脉维管束的上、下方为厚角组织。栅栏组织和海绵组织细胞中有大量灰绿色和紫红色块状物[3]。

【化学成分】　全草含有白花丹素(plumbagin)、聚酮合成酶等[3~5]。根含白花丹素、糖类、维生素及无机盐类化合物[2]。地上部分含白花丹素、6-羟基白花丹素(6-hydroxyplumbagin)和菜油甾醇(campesterol)[2]。

【药理毒理】　1. 抗菌作用:煎剂提取液对金黄色葡萄球菌、枯草杆菌、溶血性链球菌、肺炎双球菌、脑膜炎双球菌及表皮真菌有抑制作用,其抑制强度与黄连素相当。对大肠杆菌、绿脓杆菌也有抑制作用[1]。含有的白花丹素对许多细菌有显著抗菌作用;对结核杆菌的最低抑菌浓度为 7.8μg/ml,接近双氢链霉素的强度;对流感病毒亦有杀灭作用[2]。2. 对心血管的作用:白花丹素有抑制心脏及舒张动脉而引起血压下降的作用;动物实验有抗凝血作用[2]。3. 抗生育作用:水提物对离体豚鼠子宫有兴奋作用;白花丹素给大鼠口服有抗着床和堕胎作用,对兔有抑制排卵作用[2]。4. 祛痰作用:白花丹素 80mg/kg 给小鼠灌胃,有明显的祛痰作用[2]。5. 抗肿瘤作用:红花丹水提液 3 种剂量对小鼠 S180 瘤均有不同程度的抑制生长作用。水提液在发挥抑瘤作用的同时,可降低肝脏和脾脏的重量,但对胸腺有明显的保护作用。水提液与 5-Fu 合用对小鼠移植性肿瘤 S180 有抑制作用;同时,具有明显的对抗 5-Fu 抑制胸腺的作用[6]。6. 毒性:白花丹素给小鼠灌胃的 LD_{50} 为 164mg/kg,大鼠为 65mg/kg。

参 考 文 献

[1] 田华咏. 中国民族药炮制集成. 北京:中医古籍出版社,2000:459

[2] 《中华本草》编委会. 中华本草(第 6 册). 上海:上海科学技术出版社,1999:132

[3] 刘超,刘圆,张雪梅,等. 民族药白花丹和红花丹的药材比较研究. 西南民族大学学报(自然科学版),2007,33(1):104-107

[4] 彭霞,刘云芳. 傣药红花丹中白花丹醌的含量测定. 中国民族医药杂志,2002,8(3):39

[5] Springob K,Samappito S,Jindaprasert A,et al. A polyketide synthase of *Plumbago indica* that catalyzes the formation of hexaketide pyrones. FEBS J,2007,274(2):406-417

[6] 陈志东,吴明寿,张丽媛,等. 紫雪花水提液抗肿瘤的初步研究. 时珍国医国药,2008,19(11):2779,2780

(陈雨洁)

508. *Plumbago zeylanica*(白花丹)

【民族药名】　"柄比蒿"、"毕别早"、"毕比撒"(侗族);"打哟哟巴决"、"阿珠阿扯"(哈尼族);"补的勒雌"(基诺族);"矮陀匹"(景颇族);"勒阿侯给欺"(苦聪人);"发马丹"(毛南族）；"安那糯娃"、"安那娃"（苗族）；"日埃陀扁"（佤族）；"六甲母"、"姜捏边"（瑶族）；"郁疏"、"维鲁浪酿"（彝族）；"巅邦"、"棵端"、"茂占林"（壮族）。

【来源】　白花丹科（蓝雪科）植物白花丹 *Plumbago zeylanica* L. 的根、茎、叶、花、全草。有毒。根、叶、全草全年均可采，切段晒干或鲜用；花适时采收。

攀援状亚灌木，高 2 ~ 3m。茎多分枝，有细棱，节上带红色，光滑无毛。叶互生，叶柄基部扩大而抱茎；叶片纸质，矩圆状卵形至卵形，长 4 ~ 10cm，宽 1.5 ~ 5cm，先端短尖或渐尖，基部渐窄，全缘或微波状，无毛。穗状花序顶生，长 5 ~ 25cm；花萼管状，长约 1cm，具 5 棱，密被长腺毛，有黏性；花冠高脚碟状，白色或白而略带蓝色，花冠管纤弱，裂片 5，广展；雄蕊 5，与花冠分离。蒴果膜质，盖裂。花期 10 月至翌年 3 月，果期 12 月至翌年 4 月。也有栽培。

常见于阴湿的沟边或村边路旁的旷地。分布于西南及福建、中国台湾、广东、广西等地。

【药用经验】　**傣族**　全草：用于风湿性关节炎、腰痛、跌打损伤（《滇药录》、《傣药录》、《傣药志》）。根：用于风湿骨痛、跌扑损伤、腰扭伤、心胃气痛。**哈尼族**　根、叶：用于风湿骨痛、跌打肿痛、胃痛、肝脾肿大、跌打肿痛、扭挫伤、体癣（《哈尼药》）。全草：用于跌打损伤、腰腿扭伤、内寒关节疼痛、经闭、白血病、高血压、疮疖、毒蛇咬伤（《滇药录》）。根或全株：用于风湿疼痛、跌打损伤、骨折、疮疖、毒蛇咬伤（《民族药志二》）。**基诺族**　根：用于风湿、风湿性关节炎。鲜叶：外敷用于跌打损伤、扭挫伤（《基诺药》）。**景颇族**　根：用于跌打损伤（《滇药录》、《民族药志二》）。**苦聪人**　全草：用于喉炎、腹胀（《民族药志二》）。**毛南族**　根：用于肝区疼痛；叶用于疟疾（《桂药编》）。叶：用于肝区疼痛、疟疾（《民族药志二》）。**苗族**　全草：用于腹泻、绞肠痧、虚弱、睾丸炎、慢性关节痛、牙痛、癫子、麻风（《滇药录》）。全草或根、叶：用于腹痛、绞肠痧、虚弱、睾丸炎、慢性关节痛、牙痛、癫子、麻风（《民族药志二》）。**佤族**　花、根：用于补气、风湿（《滇药录》）。根：用于风湿、气虚（《民族药志二》）。**瑶族**　根：用于腰扭伤（《桂药编》）。用于腰扭伤（《民族药志二》）。用于风湿骨痛、高血压、皮肤癣、疮疥及肝炎、肝硬化、跌扑损伤（民族药志要》）。**彝族**　全草：用于跌打损伤、骨折（《滇药录》）。根、叶：用于骨折、软组织损伤、皮下瘀血肿痛（《彝药志》）。茎叶：用于风湿关节疼痛、跌打损伤、目障差明。**壮族**　根：用于慢性肝炎、风湿腰痛。叶：用于疟疾、发痧（《桂药编》）。根：用于跌打损伤（《滇药录》）。根：用于慢性肝炎、风湿骨痛。叶：用于疟疾、跌打损伤、痈疮肿毒、牛皮癣（《民族药志二》）。

【使用注意】　常用内服量为 9 ~ 15g，过量或误食会引起中毒。外敷用药一般在 15 ~ 30 分钟除去，时间过长则产生局部反应。孕妇禁服。

【中毒与解毒】　白花丹鲜叶是强烈的起泡引赤剂，汁液可引起皮肤红肿、脱皮、疼痛、糜烂。多食中毒，可引起呕吐、腹泻、食道与胃出现炎性反应和糜烂，继而可出现中枢神经系统麻痹、呼吸抑制、血压下降、心搏停止等。孕妇误食引起流产[1]。皮肤接触中毒，可用清水或硼酸水洗涤，糜烂时可用硼酸软膏敷患处。内服中毒后，先用 1：5000 高锰酸钾液洗胃，用硫酸钠导泻，而后服蛋清、糖水、药用炭末等保护胃黏膜。静脉输入葡萄糖盐水等促进毒物排出。对症治疗：出现呼吸中枢麻痹时，可用尼可刹米、回苏灵等中枢兴奋药；如出现肾衰竭，应立即给予抗生素及利尿合剂，注意纠正水、电解质、酸碱平衡失调和对症治疗；孕妇有流产征兆时，可用维生素 E、黄体酮等保胎；中药治疗：金银花 15g、甘草 15g、防风 12g，浓煎，冲蜜糖服。

【药材鉴定】　**性状**　根呈圆柱形，分枝极多，表面呈浅棕色或褐棕色，有横向突起皮孔。质坚实，不易折断，断面呈灰黄色或浅黄色。有的根长有瘤，直径 4 ~ 8mm，质脆，易折断。断面呈灰棕色，有大小不等的针孔状洞眼。茎呈圆柱形，黄褐色，有棱槽，直径 2 ~ 7mm，节膨大。质脆，易折断，断面皮部呈黄褐色，木部淡黄色，髓部大，白色，疏松，呈海绵状。干燥叶皱缩，淡黄绿色,易碎。呈卵形或长圆状卵形,长 5~7cm,宽 3~4.5cm,叶柄基部扩大,抱茎[2]。

显微特征 (1)根横切面:木栓层细胞数列,含有棕黄色物质。皮层薄壁细胞 10 余列,含有淀粉粒及棕黄色块状物;皮层纤维单个散在或成束。维管束外韧型。韧皮部有纤维束。形成层成环。木质部导管多单个径向排列;木射线宽 1~2 列细胞,木纤维壁厚,木化。(2)茎横切面:表皮细胞 1 列,外被角质层。表皮内侧具厚角组织,皮层散有分泌细胞,内含棕色物质;内侧有纤维,2~5 列,波状排列成环,壁增厚。维管束外韧型。髓部由薄壁细胞组成。(3)叶横切面:上、下表皮细胞各 1 列,细胞扁圆形或类方形,下表皮细胞较小。外被角质层,栅栏细胞 1~2 列,海绵组织薄壁细胞含棕色物质。主脉上面突起,下面明显突起,表皮内侧均具厚角组织。主脉维管束外韧型,4~7 个,与叶片垂直,排列成一纵行。(4)粉末:黄绿色。淀粉粒较多,单粒类圆形、卵圆形或不规则形,层纹及脐点不明显,复粒少数。气孔环式,副卫细胞 3 个,大小近相等。萼管腺毛具长柄,较大,腺头多细胞,膨大呈球形或椭圆形;腺柄多细胞,长方形,排成 10 余列。花粉粒圆球形或椭圆形,有 3 条明显的沟,外壁雕纹网状,网眼圆形,直径 60~90pm。网纹、具缘纹及螺纹导管直径 10~30μm。纤维细长,先端钝或呈梭状,直径 10~30μm,壁厚 3~5μm,胞腔及孔沟明显。

薄层色谱 取茎粉末 1g,加乙酸乙酯 10ml,超声处理 30 分钟,滤过,滤液蒸干,残渣加甲醇 1ml 使溶解,作为供试品溶液。另取白花丹茎叶对照药材 1g,同法制成对照药材溶液。吸取上述 2 种溶液各 4μl,分别点于同一硅胶 G 薄层板上,以环己烷-乙酸乙酯-甲醇(10:1:0.5)为展开剂,展开,取出,晾干,喷以 5% 香草醛硫酸溶液,在 105℃ 加热至斑点显色清晰。供试品色谱在与对照药材色谱相应的位置上,显相同颜色的斑点。

【化学成分】 全草和根主要含萘醌类、黄酮类、香豆素类、甾族类、有机酸类等成分[3~6]。萘醌类化合物是主要的活性成分,其主要骨架类型为 1,4-萘醌,包括单体、二聚体、三聚体。萘醌类有:白花丹素(plumbagin)、3,6′-双白花丹素(chitranone)、亚甲基-3,3′-双白花丹素(methylene-3,3′-diplumbagin)、3-氯白花丹素(3-chloroplumbagin)、3,3′-双白花丹素(3,3′-biplumbagin)、1,2(3)-四氢-3,3′-双白花丹素[1,2(3)-tetrahydro-3,3′-biplumbagin]、白花丹酮(zeylanone)、异白花丹酮(isozeylanone)、马替柿醌(maritinone)、茅膏醌(droserone)、椭圆叶柿醌(elliptinone)、2-甲基-5,8-二羟基萘醌(2-methylnaph-thazarin)、毛鱼藤酮(elliptone)、异信浓柿醇酮(isoshinznolone)、异柿萘醇酮(isoshinanolone)、2,5-二甲基-7-羟基-色原酮(2,5-dimethyl-7-hydroxy-chromone)、白花丹醌(plumbazeylanone)、3,8-二羟基-6-甲氧基-2-异丙基-1,4-萘醌(3,8-dihydroxy-6-methoxy-2-isopropyl-1,4-naphthoquinone)、5,7-二羟基-8-甲氧基-2-甲基-1,4-萘醌(5,7-dihydroxy-8-methoxy-2-methyl-1,4-naphthoquinone)、2-甲氧基-5-(3′-甲氧基-丁-2′-烯氧基)-[1,4]-萘醌{2-methoxy-5-(3′-methoxy-but-2′-enyloxy)-[1,4]-naphthoquinone}等。黄酮类成分有:白翠雀花素(leucodelphinidin)、杜鹃花苷(azeleatin-3-rhamnoside)、异槲皮苷(isoquercitrin)等。香豆素类成分有:花椒内酯(xanthyletin)、美花椒内酯(xanthoxyletin)、栓花椒素(suberosin)、邪蒿素(seselin)、5-甲氧基邪蒿素(5-methoxyseselin)等。甾族类成分有:β-谷甾醇(β-sitosterol)、β-谷甾醇-3β-葡萄糖苷(3β-sitosterol-3β-glucopyranoside)、β-谷甾醇-3β-葡萄糖苷-6′-O-棕榈酸酯(β-sitosterol-3β-glucopy-ranoside-6′-O-palmitate)、蒲公英甾醇(taraxasterol)、ψ-蒲公英甾醇(ψ-taraxasterol)等。有机酸类成分有:香草酸(vanillic acid)、白花丹酸(plumbagic acid)、香草酸(vanillic acid)、3′-O-β-葡萄糖基-白花丹酸(3′-O-β-glucopyranosyl-plumbagic acid)、3′-O-β-葡萄糖基-白花丹酸甲酯(3′-O-β-glucopy-ranosyl-plumbagic acid methylester)等。氨基酸有:天门冬酸、组氨酸、酪氨酸、苏氨酸、丙氨酸、色氨酸、甲硫氨酸、羟脯氨酸等。尚含其他化合物:对羟基

苯甲醛（4-hydroxybenzaldehyde）、α-香树脂醇（α-amyrin）、β-香树脂醇（β-amyrin）、3-吲哚甲醛（3-indolealdehyde）、羽扇烯酮（lupenone）、羽扇豆醇乙酸酯（lupeol acetate）、3β-羟基羽扇-20(29)-烯-27,28-二甲酸酯[3β-hydroxylup-20(29)-ene-27,28-dioic acid dimethylester]等。白花丹素（plumbagin）为有毒成分。

【药理毒理】 1. 抑菌作用：白花丹素对流感杆菌、肠炎杆菌、脑膜炎双球菌、葡萄球菌、溶血性链球菌、福氏痢疾杆菌、伤寒杆菌、结核分枝杆菌等病原细菌均有很强的抗菌活性[7~11]。醇提取物对临床分离的多药耐药金黄色葡萄球菌、副伤寒沙门氏菌、大肠杆菌及其质粒的转移有较强的抑制作用[12]。白花丹对体、股癣及手癣等各种癣症有效，疗效显著[13]。2. 抗氧化作用[8]：白花丹素在一定浓度范围内对羟自由基有较强的清除作用，能抑制由 Fe^{2+}-维生素 C 引起的小鼠线粒体肿胀。3. 抗肿瘤作用：1:100 的白花丹提取稀释液对肝癌细胞的生长抑制率可达 86.37%[14]。白花丹素是白花丹主要的抗肿瘤活性成分，对肿瘤 Raji、Calu-1、HeLa 和 Wish 细胞有较强的细胞毒活性，IC_{50} 分别为 8.1μmol/L、25.0μmol/L、21.5μmol/L 和 21.2μmol/L[3]。体内抑瘤实验表明，白花丹素静脉注射和口服给药对 P388 淋巴白血病细胞瘤的抑瘤率分别为 70% 和 60%，且呈剂量依赖性，半数有效量为 0.75mg/kg[15]。白花丹醇提取物和 3β-羟基羽扇-20(29)-烯-27,28-二甲酸酯能诱导乳腺癌 MDA-MB-231 细胞的凋亡，降低与胞瘤细胞转移相关因子 P-PI3K、P-AKT、P-JNK、P-ERK1/2、MMP-2、MMP-9、VEGF 和 HIF-1α 的蛋白质水平[16]。4. 肝损伤保护作用[17~19]：白花丹水煎液能显著降低 CCl_4 肝损害小鼠血中血清谷丙转氨酶的活性和小鼠肝指数，减轻实验性肝纤维化小鼠肝组织内纤维增生，明显减轻肝细胞变性、坏死程度和肝纤维化程度。5. 抗炎与致炎作用[20]：不同剂量的白花丹醌可分别产生抗炎和致炎 2 种截然不同的作用，原因与抑制花生四烯酸代谢有关：高浓度（10^{-4}μmol/L）抑制 AA 释放并完全抑制脂氧合酶活性，从而抑制致炎物质白三烯 B4 和廿碳烯酸的产生，显示强烈的抗炎作用；中浓度（$10^{-6} \sim 10^{-7}$μmol/L）则刺激 AA 的代谢，从而增强 5-LO 和 12-LO 产物的生成，产生致炎作用；低浓度（$10^{-8} \sim 10^{-9}$μmol/L）能明显降低 5-LO 产物的生成而产生抗炎作用。6. 对中枢神经系统的兴奋作用[21]：大鼠口服根乙醇提取物，能显著提高大鼠纹状体内多巴胺及其代谢产物高香草酸的含量，对中枢神经系统有兴奋作用。7. 抑制葡萄糖酵解作用[21]：乙醇提取物对血液中己糖激酶和磷酸果糖激酶、丙酮酸激酶活性、乳酸脱氢酶活性有抑制作用，阻断糖的酵解。8. 其他作用[22,23]：有抗病毒和抗衣原体、抗生育、杀螨、杀卵作用以及对昆虫的拒食作用等。9. 毒性[24]：（1）急性毒性：白花丹醌的口服半数致死量为 164mg/kg（冠氏法）。白花丹素小鼠灌胃的 LD_{50} 为 164mg/kg，大鼠为 65mg/kg。30mg/kg 以上剂量对豚鼠有明显的毒性反应及消化道有强烈刺激作用。（2）亚急性毒性：每日给小鼠灌胃 20 ~ 40mg/kg 白花丹素，连续 14 天，大剂量组肝内汇管区周围见个别肝细胞小灶性坏死，被炎症细胞浸润。

参 考 文 献

[1] 郭晓庄. 有毒中药大辞典. 天津:天津科技翻译出版社,1991:177,178

[2] 韦松基,刘寿养. 有毒药用植物的生药学研究. 广西中医药,2002,25(5):52-54

[3] 谭明雄,王恒山,陈振锋,等. 白花丹化学成分和药理活性研究进展. 中草药,2007,38(2):289-293

[4] 张倩睿,梅之南,杨光忠,等. 白花丹化学成分的研究. 中药材,2007,30(5):558-560

[5] Navneet Kishore, Bhuwan Bhushan Mishra, Vinod Kumar Tiwari, et al. A novel naphthoquinone from *Plumbago zeylanica* roots. Chemistry of Natural Compounds,46(4):517-519

[6] Sathya S,Sudhagar S,Vidhya Priya M,et al. A novel natural product from *Plumbago zeylanica* inhibits the proliferation and migration of MDA-MB-231 cells. Chemico-biological Interactions,2010,188(3):412-420

[7] Jaber S M, Farouk S E, Muhammad I. Antimycobacterial constituents from *Juniperus procera*, *Ferula communis* and *Plumbago zeylanica* and their in vitro synergistic activity with isonicotinic acid hydrazide. Phytother Res. ,2004,18:934-937

[8] Tilak J C, Devasagayam T P A, Banerjee M. Differential antioxidant effects of plumbagin in rat tissues. BARC Newslett. ,2002,225: 117-129

[9] Srinivas P, Gopinath G, Banerji A. Plumbagin induces reactive oxygen species which mediate apoptosis in human cervical cancer cells. Mol carcinog,2004,40:201-211

[10] Zhao T J, Zhong Z G, Fang Z, etal. Experimental study on extract of *Plumbago zeylanica* on mice hepaticin jury induced by-CCl4. Jguang xi Coll Tradit Chinmed,2004,7(4):43-45

[11] Bopaiah C P, Pradhan N. Central nervous system stimulatory action from the root extracts of *Plumbago zeylanica* in rats. Phytother Res,2001,15:153-156

[12] Arina Z Beg, Iqbal Ahmad. Effect of *Plumbago zeylanica* extract and certain curing agents on multidrug resistantbacteria of clinical origin. World Journal of Microbiology and Biotechnology,2000,16:841-844

[13] 赵辉,常新军. 白花丹治疗体、股癣62 例. 中医外治杂志,2003,12(3):74

[14] 韦金育,李延,韦涛,等. 50 种广西常用中草药、壮药抗肿瘤作用的筛选研究. 广西中医学院学报,2003,6(4):3

[15] Peng C Z, Duang L S, Gao H O. The planting technology of *Plumbago zeylanica*. Lishizhen Med Mater Med Res,2004,15(11): 806,807

[16] Sathya S, Sudhagar S, Vidhya Priya M, et al. 3β-hydroxylup-20(29)-ene-27,28-dioic acid dimethyl ester, a novel natural product from *Plumbago zeylanica* inhibits the proliferation and migration of MDA-MB-231 cells. Chemico-Biological Interactions,2010,18(8):412-420

[17] 赵铁建,钟振国,方卓,等. 白花丹水煎液对小鼠四氯化碳肝损害的影响. 广西中医学院学报,2004,7(4):43-45

[18] 赵铁建,钟振国,方卓,等. 白花丹提取物抗小鼠肝纤维化作用的研究. 广西中医药,2005,25(4):50-52

[19] 覃贵伦,黄振国,涂荫国,等. 五莲益肝汤抗肝纤维化的实验研究. 实用中西医结合杂志,1996,9(3):157,158

[20] 赵霞. 不同剂量白花丹醌对猪多形核白细胞中花生四烯酸的代谢产生相反作用. 中草药,1996,27(5):315

[21] Bopaiah C P, Pradhan N. Central nervous systems timulatory action from the root extracts of *Plumbago zeylanica* in rats. Phytothe Res,2001,15:153-156

[22] 韩建勇,曾鑫年,杜利香. 白花丹根提取物的杀螨活性. 植物保护学报,2004,31(1):85-90

[23] Han J Y, Zeng X N, Du L X. A caricidal activity of root extracts of *Plumbago zeylanica*. Acta phytophysin,2004,31(3):85-90

[24] 黄琳芸,钟鸣,余胜民,等. "虎钻"类传统瑶药的急性毒性研究. 广西中医药,2005,28(5):42,43

（林亲雄）

509. *Polycarpon prostratum*（多荚草）

【民族药名】 "多爹烈哇"、"多烈哇"（傣族）

【来源】 石竹科植物多荚草 *Polycarpon prostratum*（Forssk.）Aschers. et Schwein ex Aschers. 的全草。有毒。多用鲜品,随用随采,或晒干备用。

一年生草本;主根长,具多数须根。茎丛生,铺散,长 10～25cm,疏生柔毛,稀无毛。叶假轮生,叶片匙形或线状长圆形,长 5～15mm,宽 1.5～2.5mm,顶端尖,基部渐狭,无毛。聚伞花序密簇生,圆锥状;苞片卵状,膜质,透明;花梗短或近无,被细柔毛;萼片狭披针形,长 2.5～3mm,中部厚,深褐色,边缘白色,膜质,顶端钝,外面有脊;花瓣线状长圆形,短于萼片,白色,膜质,透明,顶端全缘;雄蕊 5,短于萼片;子房卵形;花柱顶端 3 裂。蒴果卵形,短于宿存萼;种子长圆形或卵形,直径 0.25mm,淡褐色。花期 2～5 月,果期 5～6 月。

生于海拔 350～1500m 的农田中。分布于福建、广东、海南、广西、云南。

【药用经验】 傣族 用于麻风病、癣等（《民毒药研用》）。

【化学成分】 主含三萜皂苷类成分:多荚草皂苷 A、B、C、D、E、I、J(prostratoside A,B,C,D, E,I,J)[1~3]。尚含环肽化合物 polycarponin B 和 C[4]。

参 考 文 献

[1] 丁中涛,周俊,何以能,等.多萝草中的新三萜皂甙(英).植物学报,2000,42(3):306-310
[2] 丁中涛,周俊,戴好富,等.多萝草皂甙 D 和 E 的结构(英).云南植物研究,2001,23(2):261-265
[3] 丁中涛,杨雪琼,保志娟,等.多萝草中的两个新单糖苷(英).中草药,2003,34(5):388-390
[4] 丁中涛,周俊,谭宁华,等.多萝草中的新环肽(英).植物学报,2001,43(5):541-544

(李 聪)

510. *Polygonum amplexicaule* var. *sinense*(血三七)

【民族药名】 血三七(通称);鸡心七(土家族)。

【来源】 蓼科植物中华抱茎蓼 *Polygonum amplexicaule* D. Don var. *sinense* Forb. et Hemsl. ex Stew. 的根茎。有毒。秋季采挖,洗净、去粗皮,鲜用或晒干用。

多年生草本,高 30~60cm。根茎圆柱状,紫褐色,断面淡紫红色。茎直立或倾斜,上部常分枝,枝端于秋季产生球状的根茎,行无性繁殖。单叶互生,具柄;叶片心状卵形,长 6~13cm,宽 4~8cm,先端长渐尖;托叶鞘膜质,管状,褐色,易破裂。穗形总状花序,顶生或腋生,花小,红色。瘦果椭圆形,黑褐色。花期 8~9 月,果期 9~10 月。

生于阴湿山沟、水边、沙地、林下或草丛中。分布于陕西。

【药用经验】 土家族 用于跌打损伤、腰腿痛、痢疾(《土家药》)。彝族 用于崩漏、痛经、胃痛、跌扑损伤、外用止血(《民族药志要》)。

【使用注意】 本品不宜与鸡冠花、钩藤同用[1]。

【药材鉴定】 性状 根茎呈长圆柱形或略呈结节状长圆柱形,有的稍扁,较直或稍弯曲,长 4~30cm,直径 0.5~2cm。表面棕褐色至紫褐色,环节明显,节间短,有的残留紫褐色鳞片状叶鞘,表面并有叶柄残基、须根或须根痕,顶端和上面有时有残留茎基或茎痕。质硬,易折断。折断面较平坦,紫红色或红棕色,近边缘处有黄白色维管束小点 15~37 个,排列成断续的环状。气微,味涩[2]。

显微特征 (1)根茎(直径约 0.6cm)横切面:木栓层由 2~7 列木栓细胞组成,黄棕色。皮层由多列薄壁细胞组成,散在较多草酸钙簇晶,棱角较钝或稍尖锐。维管束外韧型,大小不一,断续环列,韧皮部外侧多有纤维束或散在的纤维。形成层不明显。木质部导管较多,单个散在或数个成群,常伴有木纤维。髓部较大,由薄壁细胞组成,有少数草酸钙簇晶散在。薄壁细胞内充满淀粉粒,有的并含大量黄棕色物[2]。(2)粉末:淡红棕色。纤维数个成束或散在,多碎断,少数长梭形,直径 12~36μm,壁孔、孔沟均明显,多较密,胞腔较大;有的纹孔稀疏,胞腔较狭窄。草酸钙簇晶直径 20~70μm,棱角较钝或稍尖锐。淀粉粒较多,单粒呈卵形、长椭圆形,少数为类圆形,直径 3~15μm,脐点多明显,呈点状或裂缝状,少数人字形,层纹不明显;复粒少见,常由 2 分粒组成。木栓细胞黄棕色,表面观多角形或长方状多角形。具缘纹孔、螺纹或网状导管直径 15~55μm。尚常见黄棕色块状物[2]。

【化学成分】 根茎含挥发油:邻苯二甲酸二异丁酯(19.9%)、2,4-戊二酮(17.2%)、邻苯二甲酸二丁酯(11.7%)、3-甲基-2,3-二氢苯并呋喃(10.7%)[3]。尚含木栓酮(friedelin)、β-谷甾醇(β-sitosterol)、西米杜鹃酮(simiarenone)、白芷内酯(angelicin)、补骨脂内酯(psoralen)、棕榈酸(palmitic acid)、表儿茶素((-)-epicatechin)和槲皮素(quercetin)[4]。又含对羟基苯甲酸(*p*-hydroxybenzoic acid)、对羟基苯乙醇(*p*-hydroxybenzoic ethanol)、邻苯二甲酸二异丁酯

（diisobutyl phthalate）、香兰素（vanillin）、异香草酸（isovanillic acid）、没食子酸正丁基酯（3,4,5-trihydroxy-benzoic acid-butyl ester）、阿魏酸（4-hydroxy-3-methoxycinnamic acid）、6-甲氧基-7-羟基香豆素（7-hydroxy-6-methoxycoumarin）[5]，以及胡萝卜苷（daucosterol）、槲皮素-3-*O*-α-D-呋喃阿拉伯糖苷（quercetin-3-*O*-α-D-arabinopyranoside）、根皮苷（catechin）、没食子酸（gallic acid）、（2R,3R）-5,7,2′,5′-四羟基-黄烷-3-醇（5,7,2′,5′-tetrahydroxy-（2R,3R）-flavan-3-ol）、儿茶素（phlorizin）、原儿茶酸甲酯（protocatechuic acid methyl ester）、没食子酸甲酯（methyl gallate）、lyoniresinol、反式阿魏酸（*trans*-ferulic acid）、原儿茶酸（protocatechuic acid）和绿原酸甲酯（methyl chlorogenate）[6]。

【药理毒理】 1. 抗病毒作用[1]：经过除鞣处理（明胶法）的中华抱茎蓼根茎煎剂，在鸡胚外有较明显的抗亚洲甲型流感病毒（京科68-1）和抗Ⅰ型副流感病毒（仙台株）的作用。在鸡胚内对仙台病毒以各种给药方式均能显示作用，在感染后注射则不能显示作用。2. 抑菌作用：中华抱茎蓼煎剂除鞣质前对金黄色葡萄球菌、奈瑟氏球菌、福氏痢疾杆菌、甲型链球菌、乙型链球菌抑制作用较好，除鞣质后，作用明显降低[1]。3. 促进骨生长作用：中华抱茎蓼的醇提物可促进体外成骨细胞 MC3T3-E1 的增殖和分化[7]。

【附注】 中华抱茎蓼的原种抱茎蓼 *Polygonum amplexicaule* D. Don 的根茎在土家族也作"血三七"药用[2]。亦有毒。

参 考 文 献

[1] 谢宗万. 全国中草药汇编（下册）. 第2版. 北京：人民卫生出版社,2000:317
[2] 万定荣,陈家春,余汉华. 湖北药材志（第一卷）. 武汉：湖北科学技术出版社,2002:209-212
[3] 杨战军,李宝林,田先华,等. 翼蓼和中华抱茎蓼挥发油化学成分分析. 西北植物学报,2007,27(6):1261-1264
[4] 任恒春. 火炭母和血三七化学成分及火炭母质量标准研究. 中国协和医科大学,2009:49-56
[5] 向梅先,胡亚京,闫云君. 血三七乙酸乙酯部位化学成分研究. 中药材,2012,35(10):1610-1613
[6] 王海楼,任恒春,邹忠梅. 血三七抗氧化活性成分研究. 中国药学杂志,2011,46(11):819-821
[7] Xiang M X,Su H W,Hu J,et al. Stimulative effects of *Polygonum amplexicaule* var. *sinense* on osteoblastic MC3T3-E1 cells. Pharm Biol,2011,49(10):1091-1096

（陈雨洁 胡吉清）

511. *Polygonum barbatum*（毛蓼）

【民族药名】 "哑放兰姆"（傣族）；"摆"（侗族）；"黑申阿"（彝族）。

【来源】 蓼科植物毛蓼 *Polygonum barbatum* L. 的全草。根有毒。初花期采收,鲜用或晒干用。

多年生草木,高 40~100cm。茎直立,无毛或生稀疏的短柔毛。叶柄长约 1cm,密生柔毛；叶披针形,长 8~15cm,宽 1.5~3cm,顶端渐尖,基部狭窄,两面疏生短柔毛；叶脉明显,沿中脉密生柔毛；托叶鞘筒状,长 1.5~2cm,膜质,密生长柔毛,顶端有粗壮的长睫毛,睫毛通常长过托叶鞘或等长。花序穗状,长 3~10cm,顶生或腋生；总花梗疏生短柔毛或近于无毛；花淡红色或白色；花被 5 深裂。瘦果卵形,有 3 棱,长约 2mm,黑色,光亮。花期 8~9 月,果期 9~10 月。

生于海拔 200~1300m 的沟边湿地、水边。分布于江苏、安徽、浙江、福建、中国台湾、广东、广西、贵州和云南。

【药用经验】 傣族 用于痢疾（《桂药编》）。侗族 效用同傣族。彝族 用于痈肿疽瘘、瘰疬(《滇省志》)。

【使用注意】 煎汤内服用量 9~15g,不可过量。

【中毒与解毒】 中毒症状:恶心、呕吐、腹痛、腹泻、尿频、尿痛、血尿,严重者痉挛和麻痹而死。中毒机制:刺激胃肠道及膀胱[1]。

【药材鉴定】 性状 茎枝圆柱形,粗壮,黄褐色,密被伏毛,断面中空,节部略膨大。叶卷曲,易破碎,展平后呈披针形,或狭披针形,长 8~15cm,宽 1~2cm,先端长渐尖,基部楔形,并下延至叶柄,两面被短伏毛,褐色,草质;托叶鞘长筒状,长 1.5~2cm,密被粗伏毛,膜质,先端有粗壮的长睫毛。总状花序顶生或腋生,长可达 10cm;花被淡红色或黄白色。瘦果卵形,有 3 棱,长约 2mm,黑色,有光泽,具宿存花被。气微,味微涩[2]。

【化学成分】 叶含甲氧基蒽醌、金丝桃苷(hyperoside)、蓼酸、氧芑类化合物及挥发油[2]。

【药理毒理】 全草对志贺和舒密茨痢疾杆菌有显著抑制作用。根有收敛作用。种子大剂量时有催吐和泻下作用[2]。

参 考 文 献

[1] 朱亚峰. 中药中成药解毒手册(第3册). 北京:人民军医出版社,2009;319
[2]《中华本草》编委会. 中华本草(第2册). 上海:上海科学技术出版社,1999;642,643

(焦　玉)

512. *Polygonum bistorta*(拳参)

【民族药名】 "莫和日"、"乌赫日-莫和日"、"嘎都日"(蒙古族);"然布"(藏族);活血莲、倒丝莲(土家族)。

【来源】 蓼科植物拳参 *Polygonum bistorta* L. 的根茎。有小毒。春季、秋季挖取,去除茎、叶及须根,洗净,晒干或切片晒干,或鲜用。

多年生草本,高 50~80cm。根茎肥厚,黑褐色。茎直立,不分枝,无毛。基生叶有长柄;叶矩圆状披针形或狭卵形,长 10~18cm,宽 2.5~5cm,顶端急尖或狭尖,基部圆钝或截形,沿叶柄下延成狭翅,边缘外卷;上部叶无柄,狭条形或披针形;托叶鞘筒状,膜质。花序穗状,顶生;苞片卵形,淡褐色,膜质,花梗纤细;花淡红色或白色;花被 5 深裂,裂片椭圆形;雄蕊 8,与花被近等长;花枝 3。瘦果椭圆形,有 3 棱,红褐色,光亮。花期 6~7 月,果期 8~9 月。

生于山坡草丛或林间草甸。分布于吉林、华北、西北、山东、江苏、浙江、湖北。

【药用经验】 蒙古族 用于肺热咳嗽、肺陈热、隐付热、热病神昏谵妄、中风昏迷不语、小儿惊风抽搐、癫痫;外用治口腔糜烂、咽喉溃疡(《百科全书·蒙医学》)。用于温病、肺热、痈肿、肠炎、痢疾、肝炎;外用治口腔糜烂、咽喉溃疡(《蒙药》)。藏族 用于寒性胃腹疼痛、腹脏疾病、寒性泻痢、久痢不止(《藏本草》)。土家族 用于肠炎痢疾、肝炎、呼吸道感染、疔疮肿毒、虫蛇咬伤等(《土家药志下》)。

【使用注意】 阴疽患者禁服。

【药材鉴定】 性状 根茎扁圆柱形,弯曲成虾状,长 4~15cm,直径 1~2.5cm。表面紫褐色或紫黑色,稍粗糙,有较密环节及残留须根或根痕,一面隆起,另面较平坦或略有凹槽。质硬,断面近肾形,浅棕红色,有黄白色维管束细点排成断续的环状。气微,味苦、涩。

显微特征 (1)根茎横切面:木栓层为数列木栓细胞,深棕色。皮层较宽。维管束外韧形,断续排列成环,有的韧皮部外侧有纤维束。髓大。薄壁细胞含较多淀粉粒及草酸钙簇晶[1]。
(2)根茎粉末:淡棕红色。木栓细胞多角形,含棕红色物。草酸钙簇晶甚多,直径 15～65μm。
具缘纹孔导管直径 20～55μm,亦有网纹导管和螺纹导管。纤维长梭形,直径 10～20μm,壁较
厚,木化,孔沟明显。淀粉粒单粒椭圆形、卵圆形或类圆形,直径 5～12μm。

　　薄层色谱　取本品粉末 0.5g,加甲醇 20ml,超声处理 15 分钟,滤过。滤液蒸干,残渣加甲
醇 5ml 使溶解,作为供试品溶液。另取拳参对照药材 0.5g,同法制成对照药材溶液。再取没食
子酸对照品,加甲醇制成每 1ml 含 1mg 的溶液,作为对照品溶液。吸取上述 3 种溶液各 5μl,分
别点于同一硅胶 G 薄层板上,以二氯甲烷-乙酸乙酯-甲酸(5:4:1)为展开剂,展开,取出,晾
干,置氨蒸气中熏至斑点清晰。供试品色谱中,在与对照药材色谱和对照品色谱相应的位置上,
显相同颜色的斑点。

　　【化学成分】　根茎主要含酚酸和黄酮类化合物。根茎含[1~5]鞣质 8.7%～25.0%,鞣质中,
有可水解鞣质和缩合鞣质;也含丁香苷(syringin)、儿茶素(catechin)、芦丁(rutin)、mururin A、没
食子酸(gallic acid)、鞣花酸(ellagic acid)、D-儿茶酚(catechol)、L-表儿茶酚(epicatechol)、6-没
食子酰葡萄糖(6-galloylglucose)和 3,6-二没食子酰葡萄糖(3,6-diga-lloyl glucose)和葡萄糖(glu-
cose);另含羟基甲基蒽醌、维生素、β-谷甾醇的异构体等。全草含绿原酸(chloroenic acid)、咖啡
酸(caffeicacid)、原儿茶酸(protocatechuic acid)及金丝桃苷(hyperin)等[1,6]。

　　【药理毒理】　1. 抗菌作用:不同浓度的拳参提取物对金黄色葡萄球菌、大肠杆菌、枯草芽
孢杆菌、变形杆菌、产气杆菌、绿脓杆菌和肺炎链球菌均有一定抑菌效果,但拳参提取物对痢疾
杆菌却无抑菌效果[7,8]。2. 中枢抑制作用:拳参正丁醇提取物对小鼠自发活动有明显抑制作
用,能加速戊巴比妥钠的入睡时间和延长其睡眠时间,并与戊巴比妥钠有协同作用[9]。3. 镇痛
作用:拳参水提取物和正丁醇提取物具有明显的镇痛作用,其镇痛强度与氨基比林、吗啡相当。
阿片受体拮抗剂纳洛酮可拮抗吗啡的镇痛作用,但不能拮抗拳参水提取物的镇痛作用,这表明
拳参水提取物的镇痛作用并非通过激动阿片受体而发挥[10,11];4. 对心血管的保护作用:拳参正
丁醇提取物对大鼠结扎冠状动脉的损伤均有保护作用。对异丙肾上腺素所致大鼠心肌肥厚也
具有保护作用。并可抑制豚鼠离体右心房的自律性,明显降低豚鼠离体右心房的收缩幅度、收
缩速度、舒张速度[12~14]。5. 其他作用:所含左旋表儿茶精能显著降低胆碱酯酶活性[15],并能降
低大鼠血清和肝脏中的胆固醇[1],对四氧嘧啶引起的大鼠糖尿病有预防作用[1]。6. 毒性:小鼠
腹腔注射其提取液(100%)的半数致死量为 0.33g/只[16]。

参 考 文 献

[1]《中华本草》编委会. 中华本草(第 2 册). 上海:上海科学技术出版社,1999;643,645

[2] 刘晓秋,陈发奎,吴立军,等. 拳参的化学成分. 沈阳药科大学学报,2004,21(3):187-189

[3] 刘晓秋,李维维,华会明,等. 拳参的化学成分研究. 中草药,2006,37(10):1476-1478

[4] 刘晓秋,李维,生可心,等. 拳参正丁醇提取物的化学成分. 沈阳药科大学学报,2006,23(1):15-17

[5] 南京药学院《中草药学》编写组. 中草药学(中册). 南京:江苏人民出版社,1976:154

[6] 江苏植物研究所. 新华本草纲要(第 2 册). 上海:上海科学技术出版社,1990:21

[7] 刘春棋,王小丽,曾靖. 拳参提取物抑菌活性的初步研究. 赣南医学院学报,2006:489,490

[8] 刘晓,李维维,李晓丹,等. 拳参提取物及单体化合物的体外抑菌活性初步研究. 中药材,2006,29(1):51-53

[9] 曾靖,黄志华,叶和杨. 拳参正丁醇提取物中枢抑制作用的研究. 赣南医学院学报,2003,23(4):360,361

[10] Zeng Zhao-yi,Wang Min,Ye He-yang,Analgesic effect of *polygonum bistorta* L. water extract. Chinese Journal of Clinical Rehabil-
itation,2006,10(47):99-201

[11] 黄玉珊,曾靖,叶和杨. 拳参正丁醇提取物的镇痛作用的研究. 赣南医学院学报,2004,24(1):12,13

[12] 叶和杨,汪秀荣,黄志华,等．拳参正丁醇提取物对心肌缺血的影响．时珍国医国药,2006,17(6):907-909

[13] 黄志华,钟富有,李良东,等．拳参正丁醇提取物对豚鼠离体右心房自律性及收缩特性的影响．中药药理与临床,2007,23(4):35,36

[14] 张乡城,薛金雄,杨晓光,等．拳参正丁醇提取物对异丙肾上腺素致大鼠心肌肥厚的保护作用．时珍国医国药,2008,19(7):1665-1666

[15] 林启寿．中草药成分化学．北京:科学出版社,1977:344

[16] 江苏新医学院．中药大辞典(下册)．上海:上海科学技术出版社,1977:1960

（任　炜　黄先菊　李路扬）

513. *Polygonum hydropiper*（水蓼）

【民族药名】　辣蓼(通称);"侧儿且"(阿昌族);"丘鼓"、"丘巫脂"、"欺科脂"、"启各尖"(白族);"牙坏狼"、"非喃"、"坊分匹"、"啪劈喃"(傣族);"刀崩补"(德昂族);"拜亚"、"摆"、"娘拜奴亚"(侗族);"麻辣连"(仡佬族);"安机把铅"(哈尼族);"苗匹"(景颇族);"莫巴马嘎"、"莫把拉"(傈僳族);"窝疗"、"蛙掠"、"稿夷"、"锐阿太务"(苗族);"麻辣连"(仫佬族);"甘仔比"(纳西族);水蓼(畲族);"曲孜札嘎"(藏族);"德拜"、"歹排"(佤族);"素卡木齐"、"卡本恰古丽"、"苏卡毛欧提"(维吾尔族);"拿馏觅"(瑶族);"苊冽遁"、"辣矢"、"机拍"、"哼呢哑波"(彝族);"稞威"、"补"、"腊了"(壮族)。

【来源】　蓼科植物水蓼 *Polygonum hydropiper* L. 的根、叶、果实、全草。有小毒。根、叶、全草夏季、秋季采收,除去杂质,鲜用或晒干用。果实成熟时采集。

一年生草本,高 40～80cm。茎直立或倾斜,多分枝,无毛。叶有短柄;叶片披针形,长 4～7cm,宽 5～15mm,顶端渐尖,基部楔形,全缘,通常两面有腺点;托叶鞘筒形,膜质,紫褐色,有睫毛。花序穗状,顶生或腋生,细长,下部间断;苞片钟形,疏生睫毛或无毛;花疏生,淡绿色或淡红色;花被 5 深裂,有腺点;雄蕊通常 6;花柱 2～3。瘦果卵形,扁平,少有 3 棱,有小点,暗褐色,稍有光泽。花期 5～9 月,果期 6～10 月。

生于田野水边或山谷湿地。分布于东北、华北、河南、陕西、甘肃、江苏、浙江、湖北、福建、广东、广西和云南。

【药用经验】　阿昌族　全草:用于胃痛、吐泻、痛经、尿频、风湿、外伤出血(《民族药志四》)。白族　全草:散寒化湿,行滞祛风,解毒消炎,消肿。用于寒湿腹痛、吐泻痉挛、风寒体痛、痢疾、风湿痛、跌打损伤、痈肿、肠炎(《滇药录》)。果实:消食积,散云翳,通淋(《民族药志四》)。傣族　全草:清热解毒,散瘀消肿,截疟。用于小儿腹泻、夜不能眠、发热、咽喉肿痛、扁桃体炎(《傣药录》)。鲜叶:捣烂敷患处用于蜂蜇、毒虫咬伤。全草:用于小儿腹泻、夜间不眠、发热、咽喉肿痛、扁桃体炎、蜂螫毒虫咬伤(《傣药志》)。配青蛙共为粉末,每服 10g,用于疳积(《滇药录》)。全草:还用于湿疹(《滇省志》)。德昂族　全草:效用同阿昌族外,亦用于痢疾、腹泻(《民族药志四》)。侗族　全草:防寒止痛,去毒,杀虫。用于"宾燔焜"(火瘟症)、"鲤鱼上滩"(胃寒疼痛)(《民族药志四》、《侗医学》)和菌痢肠炎、毒蛇咬伤等(《桂药编》)。仡佬族　全草:用于菌痢(《桂药编》)。哈尼族　全草、根、叶:用于胃肠炎、痢疾、皮肤湿疹(《哈尼药》)。景颇族　全草:效用除同阿昌族外,还用于痢疾、腹泻、高热惊厥(《滇药录》)。傈僳族　全草:祛风利湿,解毒消肿,杀虫止痒。用于痢疾、胃肠炎、腹泻、风湿关节痛、跌打肿痛、功能性子宫出血(《民族药志四》)和高热惊厥(《滇药录》)。外用适量,用于毒蛇咬伤、皮肤湿疹(《民族药志四》)。苗族　全草:散寒止痛,除热解毒(《民族药志四》)。用于汗闭(《桂药编》)。水煎液煮鸡蛋或鸭蛋服,用于"老鼠钻心"(急性胃炎)。**仫佬族**　全草:用于痢疾(《民族药志四》)。**纳西族**　效用同白族。**畲族**　全草:祛风利湿,散瘀止痛,解毒,杀虫。用于痢疾、胃肠炎、腹泻、风湿、关节痛、跌打肿痛(《民族药志四》)。**藏族**　地上部分:用于寒性胃痛、腹痛、痢疾、痔疮、虫病(《藏本草》)。**维吾尔族**　地上部分:祛风除湿,消炎,杀虫,止痒,止泻。用于风湿性关节炎、痢疾、肠炎、小儿消化不良、跌打红肿。外用水煎液洗患处,用于荨麻疹、湿疹(《民族药志四》)。**佤族**　全草:止泻止痢,除湿消肿,杀虫。用于肠胃炎、痢疾(《民族药志四》)。另用于风湿性关节炎、跌打肿痛(《民族药志四》)及高热惊厥(《滇药录》)。**瑶族**　全草:利尿消肿,解毒止痢。用于痧症腹痛、小儿疳积、肠炎、菌痢、外伤出血、湿疹、脚癣、蛇咬伤、疮疖肿毒、跌打损伤、功能性子宫出血(《民族药志四》)。**彝族**　全草:水煎液趁热浴洗患处,用于风寒湿关节痛(《民族药志四》)。根:用于感冒(《滇省志》)。**壮族**　叶或全草:用于慢性鼻炎、急性胃肠炎、寒性腹泻(《民族药志四》《桂药编》)。

【**药材鉴定**】　**性状**　根须状,表面紫褐色。茎圆柱形,无毛,有分枝,长 30~70cm;表面灰绿色或棕红色,有细棱线,节膨大;质脆,易折断,断面中空,黄绿色。叶互生,有短柄,叶片通常皱缩或破碎,完整叶片展平后呈披针形,长 4~10cm,宽 0.7~1.8cm,淡绿色或褐绿色,先端渐尖,基部楔形,全缘;两面有棕黑色斑点及细小半透明腺点;无毛或中脉及叶缘有刺状伏毛;托叶鞘筒状,长 0.08~0.11cm,褐色,睫毛长 0.1~0.3cm。总状花序顶生或腋生,长 4~10cm,稍弯曲,下部花常间断;苞片漏斗状,疏生睫毛或无毛,花被 5 裂,淡绿色,密被腺点;雄蕊 6~8;花柱 2~3,基部合生。瘦果卵形稍扁或三棱形,直径约 0.2cm,有小点,暗褐色。气微,味辛、辣。

显微特征　(1)茎中段(直径约 5mm)横切面[1]:表皮细胞 1 列,长圆形,内含蓝紫色物质。皮层细胞类圆形,向内渐大,细胞不甚规则,有的细胞中含有蓝紫色色素块,偶见大型簇晶。韧皮纤维束月牙形,位于维管束上方,纤维壁薄。形成层细胞 3~5 列,成环。维管束约 30 个,呈环状排列,维管束多由 4 个导管组成,少数有 1~2 个导管,每束中有 1 个分泌腔。髓部宽广,约占横切面的 4/5,细胞大,不甚规则,部分细胞呈淡蓝紫色,偶见大型簇晶。(2)叶表面观:上表皮细胞呈不规则多角形,垂周壁较平直,气孔平轴式或不等式;下表皮细胞垂周壁弯曲,气孔较多。腺鳞头部为 4~8 个细胞,腺柄单细胞。叶肉组织中可见分泌道,直径 50μm,含棕黄色分泌物、草酸钙簇晶及少量方晶。(3)全草粉末[1]:灰绿色。草酸钙簇晶众多,大小不一,直径 10~53μm,棱角尖或钝,散于薄壁细胞中。非腺毛黄绿色,长可达 800μm,直径约 17μm,常多个非腺毛基部合生,基部细胞木化。花粉粒圆球形,边缘不平整,表面有网状雕纹,直径约 40μm。纤维成群,壁厚,较长,平直,直径 20~43μm。叶表皮细胞可见平轴式气孔,叶肉组织上可见众多小型螺纹导管和小簇晶。导管多网纹、梯纹,直径 10~40μm。少数皮层细胞壁呈波状增厚。黏液细胞类圆形,较少见。可见少数方晶。

薄层色谱　取本品粉末 1g,加乙醇 15ml,冷浸 24 小时,超声处理 20 分钟,滤过,滤液浓缩至约 1ml,作为供试品溶液。另取芦丁对照品,加乙醇制成每 1ml 含 1mg 的溶液,作为对照品溶液。吸取上述 2 种溶液各 1~2μl,分别点于同一聚酰胺薄膜上,以乙酸乙酯-甲酸-水(8:1:1)为展开剂,展开,取出,晾干,喷以三氯化铝试液,待乙醇挥干后,置紫外光灯(365nm)下检视。供试品色谱中,在与对照品色谱相应的位置上,先相同颜色的荧光斑点。

【**化学成分**】　全草含黄酮类、内酯、香豆素及其苷类、生物碱、糖类、挥发油、有机酸等成分。全草含黄酮类:槲皮素(quercetin)、槲皮苷(quercitrin)、槲皮黄苷(quercimeritrin)、金丝桃苷(hyperoside)、芦丁(rutin);酚酸类:顺/反阿魏酸(cis/trans-ferulic acid)、顺/反芥子酸(cis/trans-sinapic acid)、香草酸(vanillic acid)、丁香酸(syringic acid)、草木犀酸(melilotic acid)、顺/

反对香豆酸(*cis/trans-p*-coumaric acid)、对羟基苯甲酸(*p*-hydroxybenzoic acid)、龙胆酸(gentisic acid)、顺/反咖啡酸(*cis/trans*-caffeic acid)、原儿茶酸(protocatechuic acid)、没食子酸(gallic acid)、对羟基苯乙酸(*p*-hydroxyphenyl acetic acid)、绿原酸(chlorogenic acid)、水杨酸(salicylic acid)、并没食子酸(ellagic acid)。还含有精油成分,主要为1-水芹烯(1-phellandrene)、1-异丙烯基-甲基苯(1-isopropenyl-methyl-benzene)、姜烯(zingiberene)、α-侧柏烯(α-thujene)、β-丁香烯(β-caryophyllene)、α-蒎烯(α-pinene)、γ-松油烯(γ-terpinene)、反-α-佛手柑油烯(trans-α-bergamotene)、α-葎草烯(α-humulene)、顺-α-艾叶甜没药烯(cis-alpha-bisabolene)、姜黄烯(curcumene)、β-榄香烯(β-elemene)、(z)-β-金合欢烯[(z)-β-farnesene]。全草还含水蓼二醛(Polygodial,tadeonal)、异水蓼二醛(isotadeonal,isopolygodial)、密叶辛木素(confertifolin)、水蓼酮(polygonone)、水蓼素-7-甲醚(Persicarin-7-methylether)、水蓼素(persicarin)、(6S,9S)-长春花苷[(6S,9S)-roseoside]。地上部分还含有聚胡椒酸(polypiperic acid)、酰基葡萄糖基甾醇(acylglucosyl sterol)、甲酸(formicacid)、乙酸(acetic acid)、丙酮酸(pyruvic acid)、缬草酸(valericacid)、葡萄糖醛酸(glucuronic acid)、半乳糖醛酸(galacturonicacid)及焦性没食子酸(pyrogallic acid)和微量元素。还含有蒲公英萜酮(taraxerone)、木栓烷醇(friedelanol)、乌索酸(ursolic acid)、齐墩果酸(oleanolic acid)、3β,13β-二羟基-11-烯-28-乌索酸(3β,13β-dihydroxy-urs-11-en-28-oic acid)、(−)-clovane-2,9-diol。其茎和叶中含有槲皮素(quercetin)、槲皮素-7-*O*-葡萄糖苷(quercetin-7-*O*-glucoside)、β-谷甾醇葡萄糖苷(β-sitosterol-D-glucoside),及少量生物碱和 D-葡萄糖(D-glucose)。其叶中含异水蓼醇醛(isopolygonal)、水蓼醛酸(polygonic acid)、11-乙氧基桂皮内酯(11-ethoxycinnamolide)、水蓼二醛缩二甲醇(polygodial acetal)、水蓼酮、11-羟基密叶辛木素(valdiviolide)、7,11-二羟基密叶辛木素(fuegin)、八氢三甲基萘醇二醛(warburganal)、八氢三甲基萘甲醇(drimenol)、异十氢三甲基萘并呋喃醇(isodrimeninol)、β-谷甾醇(β-sitosterol)、花白苷(leucoanthocyanin)。还含槲皮素-3-硫酸酯(quercetin-3-sulphate)、异鼠李素-3,7-二硫酸酯(isorhamnetin-3,7-disulphate)及柽柳素-3-葡萄糖苷-7-硫酸酯(tamarixetin-3-glucoside-7-sulphate)、7,4′-二甲基槲皮素(7,4′-dimethylquercetin)、3′-甲基槲皮素(3'-methylquercetin)、异槲皮苷(isoquercitrin),没食子酰槲皮苷(galloylquercitrin)[2~4]

【药理毒理】 1. 止血及收缩子宫作用:水蓼煎剂具有收缩子宫、止血作用;水蓼叶用于子宫出血、痔疮出血及其他内出血;水蓼所含苷类有加速血液凝固的作用;水蓼中所含的苷能加速血液凝固;水蓼根对于大鼠早期怀孕有抗着床作用[1]。此外,水蓼根的提取物含有潜在能通过调控雌性老鼠子宫蛋白表达来改变老鼠的繁殖行为的物质,在妊娠期给老鼠每天按 5mg/kg 剂量注射水蓼提取物 2~6 天后可降低影响老鼠子宫着床位置的生长转移因子 βⅠ(TNF-βⅠ)表达[5,6]。2. 抑菌作用:水蓼煎剂对痢疾杆菌、白喉杆菌、变形杆菌、鼠伤寒杆菌、绿脓杆菌及大肠杆菌均有抑制作用;蓼二醛对革兰氏阳性菌的 MIC 为 5~20μg/ml;对许多酵母菌(特别是啤酒酵母)和大毛霉的 MIC 为 0.78~25μg/ml。抗真菌的 MIC 为 1~5μg/ml。沃伯木醛有很强的抗霉菌活性。水蓼倍半萜二醛类化合物对念珠菌属、白假丝酵母、产胱假丝酵母、癣菌等有较强的抑制活性。另叶、茎中含鞣质,对痢疾杆菌有轻度抑制作用[1]。3. 止泻作用:水蓼对番泻叶、蓖麻油所致的小鼠大肠性、小肠性腹泻均有显著抑制作用;亦能显著抑制乙酸所致家兔肠黏膜或小鼠腹膜的急性炎性渗出[1]。4. 抗肿瘤、抗突变作用:蓼二醛对 ECA、L_{1210} 有细胞毒活性,其 IC_{50} 为 10μg/ml[1]。水蓼水提取物抑制苯并芘对鼠伤寒沙门菌的致突变性,粗提取物轻度抑制 EB 病毒活性,其有效成分对肿瘤促进剂 TPA 所致 EB 病毒活化有抑制作用,还抑制小鼠体内二甲基苯并蒽(DMBA)诱发的乳头瘤[3]。5. 抗炎、镇痛作用:水蓼对巴豆油所致大鼠肉芽急性炎症有抗炎作用,降低毛细血管和细胞的通透性,减少炎症渗出,抑制结缔组织增生,水蓼己烷,乙酸乙酯和甲醇提取物对醋酸引起的小鼠扭体反应有抑制作用,其中乙酸乙酯提取物作用最强[3]。水蓼的甲醇提取物剂量依赖性抑制 RAW264.7 细胞和腹膜巨噬细胞中 NO,TNF-α 和 PGE2 的释放,其强抗炎活性是通过抑制蛋白酪氨酸激酶(Src,Syk)/核因子 κB(NF-κB)/白细胞介素-1 受体相关激酶(IRAK-1)/活化蛋白(AP-1)/cAMP-response element binding protein (CREB)通路来实现的[7]。6. 抗氧化作用:水蓼叶中的 10 种黄酮类物质体外有较强的抗氧化作用,作用最强的是没食子酰槲皮苷。叶中所含槲皮素-3-硫酸酯、异鼠李素-3,7-二硫酸酯等抗氧化作用均强于生育酚。在消除黄嘌呤-黄嘌呤氧化酶诱导产生阴离子的试验中均强于槲皮素[3]。7. 其他作用:挥发油(含 polygonone)对哺乳动物能降血压(主要由于血管扩张作用),降低小肠及子宫平滑肌的张力[1]。8. 毒性:挥发油具辛辣味,有刺激性,敷于皮肤可使之发炎。另水蓼对蛆虫有杀灭作用。文献报道不同溶剂的水蓼萃取物对菜青虫 5 龄幼虫具有一定的触杀活性,以乙醚萃取物的触杀活性较强,24 小时、48 小时和 72 小时的校正死亡率分别为 24.14%、41.07% 和 56.60%[8]。

【附注】 贵州省苗族除用水蓼外,还用粗毛水蓼 *Polygonum hydropiper* L. var. *hispidum* (Hook. f.)Steward 的全草。

参 考 文 献

[1] 曾育麟,李星炜. 中国民族药志(第 4 卷). 成都:四川民族出版社,2007:104-111

[2]《中华本草》编委会. 中华本草(第 2 册). 上海:上海科学技术出版社,1999:663,664

[3] 南京中医药大学. 中药大辞典(上册). 第 2 版. 上海:上海科学技术出版社,2006:727

[4] 黄健,侯朋艺,吴立军,等. 水蓼化学成分的分离与鉴定. 沈阳药科大学学报,2012,29(1):22-25

[5] Pranjiv Goswami. Root Extract of *Polygonum Hydropiper* Alters the Expression of Rat Uterine Protein Profile in Presence and Absence of Ovary in-situ during Periimplantation Period:An Evidence on SDS-PAGE. Journal of Reproduction and Contraception, 2009,20(4):223-236

[6] Pranjiv Goswami. Chromatographic Fraction of *Polygonum hydropiper* Root Modulates the Expression of Transforming Growth Factor-βI(TGF-βI)in Rat Uterus during Days 2-6 of Gestation. Journal of Reproduction and Contraception,2011,22(3):153-167

[7] Yanyan Yang. *In vitro* and in vivo anti-inflammatory activities of *Polygonum hydropiper* methanol extract. Journal of Ethnopharmacolog,2012,139(2):616-625

[8] 曾维爱,谭济才,张春艳,等. 水蓼杀虫活性成分的提取与活性. 植物保护,2007,33(1):131-133

(杨芳云　张　飞)

514. *Polygonum orientale*(红蓼)

【民族药名】 水红花子(果实通称);"马儿野贵"(朝鲜族);"乌兰-混迪"、"乌兰空底"(蒙古族);荭草(畲族)、"邦让木"、"拉冈永哇"(藏族)。

【来源】 蓼科植物红蓼 *Polygonum orientale* L. 的根、茎叶、果实(种子)、全草。全草有小毒。晚秋霜后,采割茎叶,洗净,茎切成小段,晒干;叶置通风处阴干。秋季果实成熟时割取果穗,晒干,打下果实,除去杂质。

一年生草本,高 1~3m。茎直立,中空,多分枝,密生长毛。叶互生;叶柄长 3~8cm;托叶鞘筒状,下部膜质,褐色,上部草质,被长毛,上部常展开成环状翅;叶片卵形或宽卵形,长 10~20cm,宽 6~12cm,先端渐尖,基部近圆形,全缘,两面疏生软毛。总状花序由多数小花穗组成,顶生或腋生;苞片宽卵形;花淡红色或白色;花被 5 深裂,裂片椭圆形;雄蕊通常 7,长于花被;子房上位,花柱 2。瘦果近圆形,扁平,黑色,有光泽。花期 7～8 月,果期 8～10 月。

生于海拔 30～2700m 的沟边湿地、村边路旁。除西藏自治区外,分布几遍全国。

【炮制】 本品果实经炒制后减轻寒性,并使有效成分易于吸收[1]。

【药用经验】 朝鲜族 全草:用于呕吐泄泻、小儿疳积(《民族药志三》)。蒙古族 全草及种子:祛风湿,消食,利水;果实活血,破积,清热明目,止痛(《蒙药》)。全草及果实:用于淋巴结核、肝脾肿大、食积腹痛、结膜炎、疮痈(《民族药志三》)。畲族 全草:用于痛风脚气、结块红肿、风疹湿痹(《畲族药》)。种子:用于头晕、腰酸;果实用于痢疾腹痛(《民族药志要》)。藏族 全草:祛风利湿,活血止痛。用于风湿性关节炎、胃痛(《民族药志三》)。根:用于胃寒消化不良、寒性腹泻、痢疾、月经不调(《藏本草》),以及肺热咳嗽、瘟病时疫、脏腑热证(《中国藏药》)。壮族 茎叶:祛风湿,舒筋骨。用于风湿性关节炎、跌打扭伤、小儿脓疱疮等。果实:清热消肿,用于颈淋巴结炎、颈淋巴结核。叶:用于跌打扭伤、小儿脓疱疮。

【使用注意】 内服煎汤用量 9～15g;不可过量。误服大量时可引起中毒,孕妇禁用[2]。

【中毒与解毒】 按中药中毒的急救原则处理,如洗胃、导泻,输注葡萄糖生理盐水及对症治疗等[2]。

【药材鉴定】 性状 (1)干燥全草:根粗细不等,浅棕黄色。茎圆柱形,多分枝,被粗毛,中空,有明显的节。叶皱缩或多已破碎,完整的叶展平后呈长卵形,先端渐尖,基部近圆形或浅心形,全缘,两面被毛;叶柄长,托叶鞘状,被长毛。总状花序顶生或腋生,花多脱落。果实扁圆形,直径 2～3.5mm,厚 1～1.5mm。表面棕黑色,有的红棕色,有光泽,两面微凹,中部略有纵向隆起。顶端有突起的柱基,基部有浅棕色略突起的果梗痕,有的有膜质花被残留。质硬,气微,味淡[3]。(2)干燥果实:呈扁圆形,直径 2～3.5mm,厚 1～1.5mm。表面棕黑色,有的红棕色,有光泽,两面微凹,中部略有纵向隆起。顶端有突起的柱基,基部有浅棕色略突起的果梗痕,有的有膜质花被残留。质硬。气微。味淡。

显微特征 (1)根(直径约 1cm)的横切面:木栓层由 2～4 列棕色的木栓细胞组成。皮层窄,胞壁略增厚,且含有草酸钙簇晶。中柱鞘呈断续的环状排列,由厚壁细胞组成,略呈新月形。韧皮部狭窄。木质部宽广,占横切面的 7/8;导管呈放射状排列,稀疏,多单个散在;木质部细胞排列整齐,壁略增厚。中央有略呈四方形的髓,其中含有少数草酸钙簇晶[3]。(2)茎(直径 0.8cm)的横切面:表皮细胞略呈方形,排列整齐,外被角质层。其内约有 6 层薄壁细胞,胞腔内可见颗粒状物及少量草酸钙簇晶。韧皮部狭窄,有韧皮纤维。木质部较宽,导管多单个散在,腔大。髓部宽广,薄壁细胞中散在众多的草酸钙簇晶。中心有一空洞[3]。(3)叶的横切面:上表皮为 1 列方形细胞组成,其外壁有多细胞组成的非腺毛和腺毛。栅状组织由 1 列长柱形细胞组成;海绵组织为不规则形的细胞组成,排列疏松并含有较大的草酸钙簇晶;下表皮也有腺毛及非腺毛。主脉维管束为外韧型,在其周围的基本组织中含有草酸钙簇晶[3]。(4)粉末:果实(水红花子)灰棕色或灰褐色。果皮栅状细胞多成片,黄棕色或红棕色,侧面观细胞 1 列,长 100～190μm,宽 15～30μm,壁厚约 9μm;表面观细胞多角形或类圆形,细胞间隙不明显,胞腔小,稍下胞腔星状;底面观类圆形,内含黄棕色或红棕色物。角质层与种皮细胞碎片易见,与角质层连接的表皮细胞甚扁平;表面观角质层边缘常卷曲,表皮细胞长形,垂周壁深波状弯曲,凸出部分末端较平截,有的与相邻细胞嵌合不全,形成类圆或圆锥形间隙;种皮细胞长条形或不规则形,排列疏松,细胞间隙大[3]。

薄层色谱 取本品果实粉末 1g,加甲醇 20ml,超声处理 40 分钟,滤过,滤液蒸干,残渣加甲醇 1ml 使溶解,作为供试品溶液。另取花旗松素对照品,加甲醇制成每 1ml 含 1mg 的溶液,作为对照品溶液。吸取供试品溶液 10μl,对照品溶液 5μl,分别点于同一硅胶 G 薄层板上,以石油醚(60~90℃)-乙酸乙酯-甲酸(10∶11∶0.5)为展开剂,展开,取出,晾干,喷以 10% 硫酸乙醇溶液,在 105℃加热至斑点显色清晰。供试品色谱中,在与对照品色谱相应的位置上,显相同颜色的斑点[3]。

【化学成分】 茎叶中主要含黄酮类成分[2],如槲皮苷(quercitrin)、3,3′,5,6,7,8-六甲氧基-4′,5′-亚甲二氧基黄酮(3,3′,5,6,7,8-hexamethoxy-4′,5′-methylenedioxyflavone)、5-羟基-3,3′,6,7,8-五甲氧基-4′,5′-亚甲二氧基黄酮(5-hydroxy-3,3′,6,7,8-pentamethoxy-4′,5′-methylenedioxyflavone)、3,3′,5,8-四甲氧基-4′,5′,6,7-双(亚甲二氧基)黄酮[3,3′,5,8-tetramethoxy-4′,5′,6,7-bis(methylenedioxy)flavone]、3′-羟基-3,4′,5,5′,8-五甲氧基-6,7-亚甲二氧基黄酮(3′-hydroxy-3,4′,5,5′,8-pentamethoxy-6,7-methylenedioxyflavone)、洋地黄黄酮(digicitrin)等。叶中主要含黄酮类[3],如含牡荆素(vitexin)、异牡荆素(isovitexin)、荭草素(orientin)、荭草苷 A 和 B(orientosideA,B)、异荭草素(isoorientin)、槲皮苷(quercitrin)、异槲皮苷(isoquercitrin)、木犀草素-7-葡萄糖苷(luteolin-7-glucoside)。此外,尚含有大量叶绿体醌-9(plastoquinone-9)。果实中分离得到 3,5,7-三羟基色原酮(3,5,7-trihydroxychromone)、阿魏酸-对羟基苯乙醇酯(p-hydroxyphenylethanol ferulate)、槲皮素(quercetin)、花旗松素(taxifolin)、对香豆酸-对羟基苯乙醇酯(p-hydroxyphenylethanol-p-coumarate[4];三萜皂苷类 28-O-β-D-glucopyranosyl-3β,7β-dihydroxy-lup-20(29)-en-28-oate 及黄酮类 5,7-二羟基色原酮(5,7-dihydroxychromone)和柚皮素(naringenin)[5]。从红蓼籽的乙酸乙酯浸膏中分离得到 3 个黄酮苷化合物[6]:花旗松素-3-O-β-D-葡萄糖苷(taxifolin-3-O-β-D-glucoside)、山奈素-3-O-α-L-鼠李糖苷(kaempferol-3-O-α-L-rhamnoside)和柯伊利素-7-O-β-D-葡萄糖苷(chrysoeriol-7-O-D-glucoside)。从地上部分分离得到黄酮类化合物[6]:槲皮素、3,3′,5,6,7,8-六甲氧基-4′,5′-亚甲二氧基黄酮(3,3′,5,6,7,8-hexamethoxy-4′,5′-methylenedioxyflavone)、5-羟基-3,3′,6,7,8-五甲氧基-4′,5′-亚甲二氧基黄酮(5-hydroxy-3,3′,6,7,8-pentamethoxy-4′,5′-methylenedioxyflavone)、3′-羟基-3,4′,5,5′,6,7,8-七甲氧基黄酮(3′-hydroxy-3,4′,5,5′,6,7,8-heptamethoxyflavone)、3,3′,5,8-四甲氧基-4′,5′,6,7-双(亚甲二氧基)黄酮(3,3′,5,8-teramethoxy-4′,5′,6,7-bis(methylenedioxy)flavone、3′-羟基-3,4′,5,5′,8-五甲氧基-4′,5′-亚甲二氧基黄酮-6,7 亚甲二氧基黄酮(3′-hydroxyl-3,4′,5,5′,8-pentamethoxy-6,7methylnedioxyflavone)、3′,5-二羟基-3,4′,5′,8-四甲氧基-6,7 亚甲二氧基黄酮(3′,5-dihydroxy-3,4′,5′,8-teramethoxy-6,7methylene-dioxyflavone)、3,3′,4′,5,5′,8-六甲氧基-6,7 亚甲二氧基黄酮(3,3′,4′,5,5′,8-hexamethoxy-6,7methylenedioxytlavone)、洋地黄黄酮(digicitrin)和月橘素(exoticin)。另从地上部分分离得到木脂素类化合物[7],如牛蒡子苷(arctiin)、拉帕酚 B(lappaol B)、红蓼脂素(orientalin);柠檬苦素类化合物[7],如 Polygonum Ⅰ、Polygonum Ⅱ、闹米林(nomilin)、去乙酰闹米林(deacetylnomilin)、吴茱萸苦素(rutaevin)、乙酰吴茱萸苦素(rutaevine acetate)。

【药理毒理】 1. 抗癌作用:煎剂、酊剂或石油醚提取物灌胃,对小鼠艾氏腹水癌和肉瘤 S_{180} 有一定抑制作用,但效果不稳定。乙酸乙酯部位对人结肠癌 Caco-2 细胞抑制作用显著[8]。所含牡荆苷具有一定程度的抗癌活性[9]。2. 利尿作用:本品煎剂或流浸膏灌胃,对大鼠有显著利尿作用。3. 抑菌作用:水煎剂体外对志贺痢疾杆菌和福氏痢疾杆菌有明显抗菌作用。荭草煎剂在试管内对金黄色葡萄球菌、炭疽杆菌和白喉杆菌具有显著抑制作用,对乙型链球菌、伤寒杆菌和绿脓杆菌有较弱抑制作用[10]。4. 抗自由基、抗氧化作用:茎叶和种子的乙醇提取物具有抗自由基活性[11];水红花子水提取物和醇提取物具有抗氧化作用[12]。5. 降低血清胆固醇:荭草苷能降低正常及血瘀模型大鼠全血黏度、血浆黏度、纤维蛋白原的含量和细胞比容积,减慢血沉速度,明显降低高胆固醇血症的小白鼠血清胆固醇[13]。6. 其他作用[14]:果实能增加豚鼠心脏的冠脉流量、扩张冠脉;延长小鼠缺氧的存活时间,并使氧耗减慢。对组胺引起的支气管痉挛有拮抗作用,能扩张支气管平滑肌,改善肺部通气。7. 毒性:荭草液 100g(生药)/kg 给小鼠腹腔注射,观察 7 天,未见死亡;小鼠静脉注射的 LD_{50} 为(33.2±3.6)g(生药)/kg。果实的急性毒性试验 LD_{50} 为(95.37±13.9)g/kg,毒性甚小。

【附注】 1. 本种果实即中药"水红花子",收载于中国药典 2015 年版一部。2. 同属植物酸模叶蓼 *Polygonum lapathifolium* L. 的全草有小毒。文献记载蒙古族亦称为"乌兰-混迪",果实用于淋巴结核、肝脾肿大、食积腹痛、结膜炎、疮痈肿毒[15]。

参 考 文 献

[1] 田华咏,瞿显友,熊鹏辉. 中国民族药炮制集成. 北京:中医古籍出版社,2000:221

[2] 夏丽英. 现代中药毒理学. 天津:天津科技翻译出版公司,2005:282,283

[3] 曾育麟. 中国民族药志(第 3 卷). 成都:四川民族出版社,2007:328-333

[4] 杨国勋,宋蕾,李奎莲,等. 红蓼果实化学成分的研究. 中国药学杂志,2003,38(5):338-340

[5] 杨志云,钱士辉,秦民坚. 红蓼果实中的一个新三萜皂苷. 药学学报,2008,43(4):388-391

[6] 郑尚珍,王定勇,刘武霞,等. 红蓼籽中的黄酮类化合物. 西北师范大学学报(自然科学版),1999,35(4):42-45

[7] 谢周涛,何再安,刘焱文. 红蓼的化学成分及药理研究进展. 时珍国医国药,2005,16(10):1034,1035

[8] 宋青. 红蓼对肿瘤细胞的作用研究. 中国药师,2009,12(10):1340-1342

[9] 曾育麟,周海钧. 中国民族药志(第 3 卷). 成都:四川民族出版社,2000:328-333

[10]《中华本草》编委会. 中华本草(第 2 册). 上海:上海科学技术出版社,1999:681-682

[11] Jiang X Y,Chen X Q,Wei Y. Free radical-scavenging activity and flavonoid contents of *Polygonum orientale* leaf,stem,and seed extracts. Arch. Biol. Sci.,Belgrade,2009,61(1):79-83

[12] 杨志云,秦民坚,钱士辉. 红蓼研究进展. 中国野生植物资源,2008,27(1):11-15

[13] 付晓春,杨群华,汪小根,等. 荭草苷对大鼠血液流变学及高胆固醇症小鼠血清胆固醇的影响. 中国医院药学杂志,2007,27(1):16-18

[14] 谢宗万. 全国中草药汇编(上册). 北京:人民卫生出版社,1996:191

[15] 贾敏如. 中国民族药志要. 北京:中国医药科技出版社,2005:482

(焦 玉 杨芳云)

515. *Polygonum pubescens*(伏毛蓼)

【民族药名】 "帕阿拍"(土家族)。

【来源】 蓼科植物伏毛蓼(短毛蓼)*Polygonum pubescens* Blume(*Polygonum flacciolum* Meisn.)的全草。有小毒。花期采收,鲜用或晾干。

一年生草本。茎直立,高 60~90cm,疏生短硬伏毛,带红色,中上部多分枝,节部明显膨大。叶卵状披针形或宽披针形,长 5~10cm,宽 1~2.5cm,顶端渐尖或急尖,基部宽楔形,上面绿色,中部具黑褐色斑点,两面密被短硬伏毛,边缘具缘毛;叶柄稍粗壮,长 4~7mm,密生硬伏毛;托叶鞘筒状,膜质,长 1~1.5cm,具硬伏毛,顶端截形,具粗壮的长缘毛。总状花序呈穗状,顶生或腋生,花稀疏,长 7~15cm,上部下垂,下部间断;苞片漏斗状,绿色,边缘近膜质,具缘毛,每苞内具 3~4 花;花梗细弱,比苞片长;花被 5 深裂,绿色,上部红色,密生淡紫色透明腺点,花被片椭圆形,长 3~4mm;雄蕊 8,比花被短;花柱 3,中下部合生。瘦果卵形,具 3 棱,黑色,密生小凹点,无光泽，长 2.5~3mm，包于宿存花被内。花期 8~9 月，果期 8~10 月。

生海拔 50~2700m 的沟边、水旁、田边湿地。产辽宁(大连)、陕西、甘肃及华东、华中、华南及西南。

【药用经验】 土家族 用于毒蛇咬伤、发痧、跌打损伤(《土家药》)。壮族 祛风燥湿，杀虫止血。用于跌打肿痛、风湿骨痛、崩漏、痢疾、肠炎、皮肤湿疹等(《民族药炮制集成》)。

【使用注意】 孕妇禁服。

【药材鉴定】 性状 本品根须状，表面灰棕色或紫褐色。茎类圆形，长 20~95cm，直径达 10mm；表面紫红色或灰绿色，有细棱线，具毛茸，少数有紫红色小斑点，节膨大；质脆，较易折断；断面灰绿色、黄绿色或浅黄棕色，中空。叶互生，有短柄，叶片皱缩或破碎，完整者展平后呈广披针形，先端渐尖，长 5.5~15cm，宽 1.5~2.0cm；全缘，黄绿色或黄棕色，叶两面被粗毛，托叶鞘呈筒状，膜质，黄白色或黄棕色，长 11~14mm，睫毛长约 6mm。穗状花序，花梗细长，长 6~12cm，花穗长 1.5~5.5cm，少数下部花簇间断。气微，味辣[1]。

显微特征 茎横切面：表皮细胞 1 列，外被角质层。皮层窄，由数层厚角细胞组成。中柱鞘纤维束断续排列成环。韧皮部狭窄，部分细胞含棕黄色块状物。形成层不明显。木质部导管单个或数个相聚，呈放射状排列，壁微木化；木纤维和木薄壁细胞壁较薄，微木化；木射线甚宽。髓周薄壁细胞类圆形，壁薄，髓中细胞萎缩呈空洞。皮层、髓部薄壁细胞内含草酸钙簇晶和淀粉粒[1]。

【化学成分】 全草及根含挥发油、鞣质及黄酮类等成分。有水蓼素(persicarin)、水蓼素-7-甲醚(persicarin-7-methyl ether)、3′-甲基鼠李素(rhamnazin)及金丝桃苷(hyperin)。还含蒽醌衍生物及水蓼醛酸(polygonic acid)等[2]。

【药理毒理】 1. 抗菌作用：全草煎剂对金黄色葡萄球菌、乙型链球菌、白喉杆菌、炭疽杆菌、伤寒杆菌、痢疾杆菌、绿脓杆菌、大肠杆菌、变形杆菌、鼠伤寒杆菌、枯草杆菌、腊样芽孢杆菌和八叠杆菌等有较强的抗菌作用。2. 抗病毒作用：本品水煎剂对单纯疱疹病毒(HSV)有抑制作用。3. 其他作用：本品所含挥发油对哺乳动物有显著降压作用；本品尚有收缩鼻黏膜血管及抗炎作用。4. 毒性研究：26~28g/kg(治疗量的 4 倍)给家兔连服 10 天，对家兔一般状态、食欲和大便无影响，对骨髓象、麝香草酚絮状试验、脑磷脂胆固醇絮状试验、麝香草酚浊度试验、硫酸锌浊度试验及丙氨酸转氨酶(ALT)等均无明显影响。血红蛋白含量、红细胞及中性粒细胞数曾一度下降，但均于停药后两星期内恢复或接近正常[2]。

参 考 文 献

[1] 湖南省食品药品监督管理局. 湖南省中药材标准(2009 年版). 长沙：湖南科学技术出版社,2009：163
[2] 《中华本草》编委会. 中华本草(第 2 册). 上海：上海科学技术出版社,1999：666,667

(王 刚 陈吉炎 马丰懿)

516. *Potentilla kleniana* (蛇含委陵菜)

【民族药名】 "骂隋"、"骂五些龙"(侗族)；"街则午冷"(仡佬族)；"董嘎"(水族)；"翁蜜提铺"、五爪龙、五匹风(土家族)。

【来源】 蔷薇科植物蛇含委陵菜 *Potentilla kleniana* Wight et Arn. 的根、全草。果实有毒。每年可收 2 次，在 5 月和 9~10 月挖取全草，抖净泥沙，拣去杂质，晒干。

多年生草本,高 20~40cm;根茎短。茎多分枝,细长,稍匍匐,有丝状柔毛。掌状复叶,基生叶小叶 5,倒卵形或倒披针形,长 1.5~5cm,宽 0.6~1.5cm,先端圆形或钝尖,基部楔形,边缘有粗锯齿,基部全缘,下面沿叶脉有贴生柔毛;叶柄长,有柔毛,托叶近膜质,贴生于叶柄;茎生叶有 1~3 小叶,叶柄短。伞房状聚伞花序有多花,总花梗和花梗有丝状柔毛;花梗长 5~20mm;花黄色,直径约 8mm,副萼片条形。瘦果宽卵形,微纵皱,黄褐色。花果期 4~9 月。

生于山坡、草甸、河边。分布于东北至广东、广西。

【药用经验】 侗族 全草:用于"燔耿"(发热)、"故喉久天"(串串咳)(《侗医学》)。仫佬族 全草:捣烂后淘米水冲服,用于狂犬咬伤(《民族药志要》)。水族 全草:用于小儿高热、火烫伤(《水医药》)。土家族 全草:用于头痛、伤风感冒、咳嗽痰多、青水疮、癣、癫疮等(《土家药》)。全草:用于疟疾、腹泻、痢疾、咳嗽、喉痛、产后气血痛。鲜品捣烂外敷用于痈疔、顽癣、蛇咬伤、外伤出血、烧烫伤(《民族药志要》)。彝族 根:用于跌打损伤、风寒湿痹、腰腿疼痛、筋骨酸软、小便不利、全身浮肿(《哀牢》)。全草:用于感冒咳嗽、百日咳、咽喉肿痛、小儿高热惊风疟疾、痢疾、疖疮、外伤出血(《大理资志》)。

【药材鉴定】 性状 全草长约 40cm。根茎粗短,根多数,须状。茎细长,多分枝,被疏毛。叶为掌状复叶;基生叶有 5 小叶,小叶倒卵形或倒披针形,长 1~5cm,边缘具粗锯齿,上下表面均被毛;茎生叶有 3~5 小叶。花多,黄色。果实表面微有皱纹。气微,味苦、微涩。

显微特征 (1)叶表面观:上下表皮细胞垂周壁平直或微弯曲。气孔不定式或不等式。非腺毛微弯曲,长 112~950μm,直径约 20μm。草酸钙簇晶直径约 28μm。(2)花粉粒形态[1]:花粉表面呈条状纹饰,脊间充满凹穴。脊呈直线状沿极轴两端方向延伸。一部分很长并连接两极。一部分较短,只有 2~3μm。花粉粒的大小为(16.99±0.25)μm×(12.03±0.03)μm。

【化学成分】 全草含仙鹤草素(agrimoniin),蛇含鞣质(potentillin),长梗马兜铃素(pedunculagin)。还含有豆甾醇、β-谷甾醇、熊果酸、没食子酸[2]。

【药理毒理】 抑菌作用[3]:蛇含委陵菜的乙酸乙酯萃取物有较好的抑菌效果,尤其是对金黄色葡萄球菌,最小抑菌浓度(MIC)≤0.33mg/ml。

参 考 文 献

[1] 孙航,曲波. 蛇含委陵菜与蔓委陵菜的花粉形态研究. 湖北农业科学,2010,49(2):384-386
[2] 黄易安. 蛇含委陵菜化学成分及抑菌活性研究. 贵州大学硕士学位论文,2008
[3] 黄易安,黄思菊,国兴明. 蛇含委陵菜提取物抑菌作用的研究. 贵州大学学报,2008,25(3):320,321

（龙娓芳）

517. *Pothos chinensis*（石柑子）

【民族药名】 "歪令"(傣族);葫芦石(侗族);"娘摆"(基诺族);葫芦钻(瑶族);"那辣朴"、一叶上楼台、山葫芦茶、"雅和平"(壮族)。

【来源】 天南星科植物石柑子 *Pothos chinensis*(Raf.)Merr. 的叶、全草。有小毒。春季、夏季采收,洗净,鲜用或切段晒干用。

藤本,攀于石上或树上。叶卵状椭圆形至披针状矩圆形,长 6~8cm,茎下部的叶可甚小;叶柄长 1~3.5cm,具翅,宽达 8mm。总花梗长约 1cm,基部有 3~4 枚长达 6mm 的芽苞叶,佛焰苞兜状,长 6~8mm;肉穗花序近球形至椭圆形,长 6~8mm,具长约 4mm 的梗;花两性,花被片 6,

雄蕊6。浆果椭圆形,长达10mm,红色。花果期四季。

生于林下或灌丛。分布于广东、中国台湾。

【药用经验】 傣族 全草:用于消炎止痛、清热解毒(《傣医药》)。全草:用于痢疾腹痛、胸腹疼痛、咽炎(《傣药志》)。侗族 全草:用于小儿疳积(《民族药志要》)。基诺族 叶:泡酒用于气管炎。全草:外用治风湿麻木、跌打损伤、骨折(《基诺药》)。瑶族 全草:用于肝硬化腹水、风湿痛、骨折、蛇伤(《民族药志要》)。壮族 全草:用于骨鲠喉、乳腺炎、咳嗽、消化不良(《桂药编》)。全草:用于肝硬化腹水、毒蛇咬伤(《民族药志要》)。

【使用注意】 内服用量3~15g;外用适量浸酒搽,或鲜品捣敷。孕妇禁用,虚寒者忌用。

【药材鉴定】 性状 本品茎枝呈类方形,绿色,茎纤细,多分枝,有细纵沟。叶互生,卵状椭圆形或披针状矩圆形,长5~10cm,宽1.5~3cm,先端渐尖,网脉两面凸起;叶柄长1~6cm,具绿色扁平的翅,宽0.5~1.2cm;茎下部的叶甚小。气微,味淡[1]。

显微特征 叶横切面:上下表皮细胞均为类方形细胞,细胞内易见大型簇晶,上表皮气孔少,下表皮气孔较多;叶肉组织分化明显,栅栏组织为2列类圆形细胞,排列紧密,较整齐,海绵组织薄壁细胞排列疏松,有时可见草酸钙簇晶;主脉中有多个散在的有限外韧型维管,大小不一,中间有一较大,其余较小,维管束外多有明显木化的厚壁组织包围;下表皮内方有2~3列厚角组织细胞[2]。

薄层色谱 取本品粗粉1g,加乙醇20ml,回流提取1小时,放冷,滤过,滤液蒸干,残渣加乙醇1ml使溶解,作为供试品溶液。另取石柑子对照药材1g,同法制成对照药材溶液;再取β-谷甾醇对照品,加乙醇制成每1ml含1mg的对照品溶液。吸取上述3种溶液各5μl,分别点于同一高效硅胶G薄层板上,以石油醚(30~60℃)-乙酸乙酯(8.5:1.5)为展开剂,展开,取出,晾干,喷以10%磷钼酸乙醇液,加热至斑点显色清晰。供试品色谱中,在与对照药材及对照品色谱相应位置上,显相同颜色的斑点[1]。

【化学成分】 全草含琥珀酸(succinic acid)、香草酸(vanillic acid)及β-谷甾醇。

【药理毒理】 1. 抗蛇毒作用:给小鼠皮下注射100%致死量的眼镜蛇毒后,立即灌服60%石柑子醇提取液75g/kg,在24小时内小鼠存活率为68.3%,与对照组比较有极显著差异(P<0.001)。2. 抗氧化作用:石柑子石油醚提取物、氯仿提取物、乙酸乙酯提取物和乙醇提取物及其总蒽醌的具有抗氧化活性[3]。

参 考 文 献

[1] 马丽莎,黄诺嘉. 石蒲藤的生药学研究. 今日药学,2008,18(3):36,37

[2] 田辉,倪海燕,王进声. 石柑子的显微鉴别中国民族民间医药,2008,17(9):38,39

[3] 尹文清,张岩,曾立,等. 石柑子不同溶剂提取物及其总蒽醌的抗氧化活性研究. 食品工业,2009(3):7,8

(龙娓芳)

518. *Przewalskia tangutica*(马尿泡)

【民族药名】 "唐冲嘎保"、"我大"、"嘎宝起兔"、"浪青捏巴"、"昆巴吹底"、"奶加门已"、"堆浪古久"、"番巴贡单"、"起美思呢"(藏族)。

【来源】 茄科植物马尿泡 *Przewalskia tangutica* Maxim. 的根、种子。根及种子均有毒[1]。秋季采挖,洗净,晒干或阴干;同时将成熟的果实采下,取种子,晒干备用。

多年生草本,高 20～35cm,有腺毛。根粗壮,肉质。叶在茎下部鳞片状,在上部密集,草质、铲形、长椭圆形至长椭圆状倒卵形,通常连叶柄长 10～15cm,宽 3～3.5cm,全缘或浅波状。花 1～3 朵生于长 2～3cm 的总花梗上,腋生,花梗长 5mm;花萼筒状钟形,长 14mm,宽 5mm,5 浅裂,花后极度增大成膀胱状而包围果实;花冠筒状,黄色,长约 2.5cm,5 浅裂,外面密生短腺毛;雄蕊 5;花柱不伸出花冠。蒴果球形,直径约 1cm,自近中部盖裂,被宿萼包围,宿萼长 8～13cm,具明显凸起的网脉,顶端截平状而不闭合。花期 6～7 月。

常生于沙质土上。分布于青海、甘肃、四川。

【药用经验】 藏族 根:用于炭疽病、白喉、胃肠道等疼痛。外敷用于创伤及皮肤病(《藏标》)。根:用于炭疽病、热性传染病、白喉、痉挛性腹痛、胃肠道疼痛。外敷用于痈肿疔毒、皮肤病(《部藏标》)。种子:用于毒疮、瘤癌及皮肤病,内服慎用(《青藏药鉴》)。根、种子:用于虫病、炭疽病、白喉、乳蛾、胃病、癫狂、黄水病。外敷用于痈肿疔毒、皮肤病(《中国藏药》)。种子:用于风火牙痛、虫牙痛(《民族药志一》)。用于急性腹痛、肠梗阻、热性传染病、白喉、乳蛾、炭疽病、胃肠道寄生虫病(《民族药志要》)。

【中毒与解毒】 内服煎汤用量 0.15～0.3g,不可过量;或 1～2g 入丸或散,不单用[1,2]。

【药材鉴定】 性状 (1)根:呈长圆柱形,稍弯曲,长 10～25cm,直径 1.3～3cm,表面暗棕色或淡棕黄色,顶端有数个圆柱状的茎基痕及少数叶柄残基,近根尖处常呈明显环状。主根粗壮,表皮淡黄色,于根头下部或于根头数厘米处常分为 2～3 枝,具细纵皱纹,并有多数浅色横向突起的皮孔。质坚脆,折断时有粉尘,断面粗糙而疏松,呈类白色至黄白色的菊花心,皮部很薄,形成层环棕色,木部占极大部分,有多数放射状裂隙。气微,味苦[1,2]。(2)种子:近肾形,稍扁,长约 3mm,宽约 2.5mm。表面黑褐色,有蜂窝状突起。气微,味苦。

显微特征 根横切面[2]:木栓层为多列木栓细胞,栓内层较狭窄。韧皮射线宽 8～20 列细胞,多弯曲,常有径向裂隙。形成层成环。木质部导管 3～5 个成群,直径 18～80(～110)μm;木间韧皮部散在,多位于导管群内侧;木射线常有径向裂隙。本品薄壁细胞含草酸钙砂晶,并有细小淀粉粒。

薄层色谱 取本品根粗粉 2g,用浓氨水湿润后,加氯仿 15ml,在振摇下温浸 20 分钟,滤过。取滤液 5ml,浓缩至小量,作供试品液。另取樟柳碱、山莨菪碱、莨菪碱、红古豆碱、东莨菪碱为对照品。分别点样于同一中性氧化铝薄板上,以二甲苯-丙酮-无水乙醇-二乙胺(50∶40∶10∶0.6)为展开剂,展开,取出,晾干,喷以改良碘化铋钾试剂-碘碘化钾试剂(1∶1)。供试品色谱在与对照品色谱相应位置上,显相同颜色的斑点。

【化学成分】 根主含莨菪碱(hyoscyamine)[2～6]。尚含山莨菪碱(anisodamine)、东莨菪碱(scopolamine)、阿托品(atropine)、樟柳碱(daturamine)、红古豆碱(cuscohygrine)、(−)-6β-hydroxyhyoscyamine、脱辅基阿托品(apoatropine)、托烷醇(tropanol)、相思子碱(abrine)。茎、叶所含成分大致与根相仿。

【附注】 在西藏宁静一带有一种茄科植物青海茄参 *Mandragora chinghaiensis* Kuang et A. M. Lu 的根部外形与马尿泡类似,藏医用于肺脓肿[3]。

参 考 文 献

[1]《中华本草》编委会. 中华本草(藏药卷). 上海:上海科学技术出版社,2002:77,78

[2]《中华本草》编委会. 中华本草(第7册). 上海:上海科学技术出版社,1999:296,297

[3] 谢宗万. 全国中草药汇编(下册). 第 2 版. 北京:人民卫生出版社,2000:52

[4] 王环,潘莉,张晓峰. HPLC 法测定天仙子和马尿泡中 3 种托烷类生物碱的含量. 西北药学杂志,2002,17(1):9,10

[5] 任小娜,马永钧,周敏,等. 毛细管电泳-电致化学发光检测法分离测定中药马尿泡中的托烷类生物碱成分. 色谱,2008,
　　26(2):223-227

[6] Peigen X,Liyi H. Przewalskia tangutica-A tropane alkaloid-containing plant. Planta Med,1982,45(2):112-115

（陈雨洁）

519. *Psammosilene tunicoides*（金铁锁）

【民族药名】　蜈蚣草（白族）；"庆尼夺"（傈僳族）；蜈蚣七（纳西族）；"都丁孜"（藏族）；
"史卓"、"独丁子"、小马桑、巴地蜈蚣（彝族）。

【来源】　石竹科植物金铁锁 *Psammosilene tunicoides* W. C. Wu et C. Y. Wu 的根。有毒。秋
季采挖,除去外皮,晒干。

多年生草本,茎平卧,具细柔毛。根多单生,肥大,长圆锥形。茎圆柱形,中空,中、上部节间
长 5 ~ 7cm。叶无柄,卵形,微带肉质,长 1 ~ 2.5cm,宽 1 ~ 1.5cm,上面疏生细柔毛,下面仅沿中
脉有柔毛。聚伞花序顶生,三歧出,花后稍倾下,有头状腺毛;花无梗或有极短梗;萼筒狭漏斗
形,有 15 棱,多腺毛,萼齿 5;花瓣 5,狭匙形,紫堇色,长 7 ~ 8mm;雄蕊 5,和萼片对生,伸出花
外;子房有 2 胚珠,花柱 2,丝形。蒴果长棍棒形,有 1 颗种子;种子长倒卵形,褐色,扁平,长约
3mm。花期 6 ~ 9 月,果期 7 ~ 10 月。

生于荒地或山坡。特产于云南西北部和东北部。

【药用经验】　白族　用于跌打损伤、风湿疼痛;外用于创伤出血（《大理资志》）。用于胃
痛、筋骨疼痛、风湿痛、跌打损伤、创伤出血、疮痛（《滇省志》）。用于跌打劳伤、风湿疼痛、四肢
浮肿、毒蛇咬伤（《滇药录》）。傈僳族　用于跌打损伤、风湿疼痛、胃痛;外用于创伤出血（《怒江
药》）。纳西族　用于跌打损伤、风湿痛、胃痛、疮疖、蛇咬伤、外伤出血（《滇药录》）。用于面寒
疼痛（《香格里拉药》）。藏族　用于跌打损伤、瘀血作痛、骨折疼痛、外伤出血（《藏本草》）。彝
族　用于胃痛、风湿痛、跌打伤病、下肢瘫痪、手足麻木、骨折、外伤流血、咳嗽（《彝植药续》）。

【使用注意】　有毒,内服宜慎,用量 0.1 ~ 0.3g,多入丸散服;孕妇慎用。外用适量。

【药材鉴定】　性状　呈长圆锥形,有的略扭曲,长 8 ~ 25cm,直径 0.6 ~ 2cm。表面黄白色,
有多数纵皱纹和褐色横孔纹。质硬,易折断,断面不平坦,粉性,皮部白色,木部黄色,有放射状
纹理。气微,味辛、麻,有刺喉感。

显微特征　(1)横切面[1]:最外为残留木栓层,由 4 ~ 6 列扁长方形、长圆形或类圆形的细
胞组成。皮层 4 ~ 5 列细胞,呈不规则的切向排列。韧皮部宽广,韧皮射线细胞长方形,数列排
列整齐。形成层较明显,为 1 ~ 2 列细小的扁长圆形细胞。木质部宽广,导管单个散在或 2 ~ 10
个成群,常纵列成串;木质部束 17 ~ 19 个,与木射线相间排列呈放射状;木射线细胞长方形、长
圆形,16 ~ 18 列排列整齐。(2)粉末[1]:类白色。网纹导管多见,偶有螺纹导管或具缘纹孔导
管,直径 16 ~ 25μm。淀粉粒扁卵形,单粒的直径 6 ~ 12μm,复粒可见。油滴可见。

薄层色谱　取本品粉末 1g,,加 70% 甲醇 30ml,超声处理 1 小时,滤过,滤液蒸干,残渣加
50% 甲醇 1ml 使溶解,作为供试品溶液。另取金铁锁对照药材 1g,同法制成对照药材溶液。吸
取上述 2 种溶液各 2 ~ 3μl,分别点于同一硅胶 G 薄层板上,以正丁醇-醋酸-水（3:1:1）为展开
剂,展开,取出,晾干,喷以茚三酮试液,在 105℃ 加热至斑点显色清晰。供试品色谱中,在与对
照药材色谱相应的位置上,显相同颜色的斑点。

【化学成分】　金铁锁根含三萜皂苷、环肽、内酰胺等成分。三萜皂苷有[2~5]:齐墩果烷-3α,

16α-二羟基-12 烯-23-酸-28-*O*-β-D-葡萄吡喃糖基(1→3)-β-D-葡萄吡喃糖基(1→6)-β-D-葡萄吡喃糖苷、齐墩果烷-3α,16α-二羟基-12 烯-23-酸-28-*O*-β-D-葡萄吡喃糖基(1→6)[-β-D-葡萄吡喃糖基(1→3)]-β-D-吡喃葡萄糖苷、3-*O*-β-D-galactopyranosyl-(1→2)-β-D-glucouronopyranosyl-gypsogenin、3-*O*-β -D-galactopyranosyl-(1 → 2)-[β -D-xylopyranosyl-(1 → 3)-]-β-D-glucouronopyranosyl-gypsogenin、3-*O*-β-D-galactopyranosyl-(1→2)-β-D-glucouro-nopyranosylgypso-genin-28-*O*-β-D-xylopyranosyl-(1→4)-[β-D-glucopyranosyl-(1→3)]-α-L-rhamnopyranosyl(1→2)-β-D-fucopyranoside(lobatoside Ⅰ)、3-*O*-β-D-galactopyranosyl-(1→2)-[β-D-xylopyranosyl-(1→3)]-β-D-glucouronopyranosyl-gypsogenin-28-*O*-β-D-xylopyranosyl-(1 → 4)-[β-D-glucopyranosyl-(1 → 3)]-α-L-rhamnopyranosyl(1→2)-β-D-fucopyranoside、3-*O*-β-D-galactopyranosyl-(1→2)-β-D-glu-couronopyanosyl-gypsogenin-28-*O*-β-D-xylopyranosyl-(1 → 4)-[β-D-6-*O*-acetylglucopyranosyl-(1 → 3)]-α-L-rhamnopyranosyl(1→2)-β-D-fucopyranoside、3-*O*-β-D-galactopyranosyl-(1→2)-β-D-6-*O*-methylglucouronopyanosyl quillaic acid、3-*O*-β-D-galactopyranosyl-(1→2)-[β-D-xylopyranosyl-(1→3)]-β-D-glucouronopyranosyl quillaic acid、3-*O*-β-D-galactopyranosyl-(1→2)-[β-D-xylopyranosyl-(1→3)]-β-D-6-*O*-methylglucourono-pyranosyl quillaic acid、3-*O*-β-D-galactopyranosyl-(1→2)-[β-D-xylopyranosyl-(1→3)]-β-D-6-*O*-ethylglucouronopyranosyl quillaic acid、3-*O*-β-D-galactopyranosyl-(1→2)-[β-D-xylopyranosyl-(1→3)]-β-D-6-*O*-methylglucuronopyranosyl-gypsogenin。环肽成分有[6~8]:环(丙-丙)、环(丙-缬)、环(丙-亮)、环(丙-异亮)、环(脯-缬)、环(脯-丙)、环(脯-脯)、金铁锁环肽 A 和 B(psamosilenins A,B)。内酰胺有[7]:α-吡咯烷酮、焦谷氨酸、焦谷氨酸乙酯、焦谷氨酸丙酯。其他成分有[5,9]:goyaprosaponin、大豆脑苷Ⅰ(soyacerebroside Ⅰ)、鸢尾苷(tectoridin)、α-菠菜甾醇(α-spinasterol)、正二十五烷酸、β-谷甾醇、胡萝卜苷、2α-羟基熊果酸(2α-hydroxyursolic acid)、委陵菜酸(tormentic acid)。

【药理毒理】 1. 镇痛作用[10]:金铁锁水煎浸膏对实验性 RA 关节痛有显著的镇痛效应,明显提高痛阈并显著提高大鼠脑组织神经递质中 5-羟色胺、5-羟吲哚乙酸、5-羟色氨酸的含量,降低脑组织神经递质多巴胺、去甲肾上腺素含量。2. 抗炎作用[11]:巴豆油致炎剂致小鼠耳肿实验表明,金铁锁总皂苷(5mg/kg)对巴豆油所致耳肿的抑制率为 64% ,氢化可的松为 61% ;棉球肉芽肿实验,小鼠皮下注射金铁锁总皂苷 5mg/kg,对慢性增殖性炎症也有一定抑制作用。3. 对免疫功能的影响:适量的金铁锁总皂苷既能增强小鼠细胞免疫,也调节免疫[12]。4. 毒性:在小鼠颈背皮下注射金铁锁总皂苷生理盐水溶液,其 LD_{50} 为 48.7mg/kg。小鼠中毒后呈现活动减少、闭目嗜睡、四肢无力、腹部着地匍匐不动、呼吸急促、毛竖立,因呼吸衰竭而死。观察健康家兔正常眼结膜的色泽及血管分布情况后,将下眼睑拉成杯状并用手指压迫鼻泪管,左眼滴入 0.05% 金铁锁总皂苷 2 滴(约 1ml),右眼滴入生理盐水 2 滴,30 分钟后左眼结膜充血红肿,约 2 小时后逐渐恢复;右眼无明显变化,提示金铁锁总皂苷对黏膜具有强刺激性[11]。金铁锁醇提液小鼠皮下注射的 LD_{50} 为 (15.63 ± 0.23)g/kg;动物中毒后呈现活动减少、肌肉松弛、呼吸加速、毛耸立,部分动物有流涎,死于呼吸衰竭。小鼠腹腔注射 20g/kg 根的水提取物,2 分钟后活动减少、翻正反射消失,全部死亡。根的乙醇提取物亦可使小鼠产生活动减少、翻正反射消失、共济失调、惊厥以至死亡[13]。

参 考 文 献

[1] 王世清,郑芸 . 金铁锁的显微和理化鉴定研究 . 中国民族民间医药杂志,2006(6):351-354
[2] 浦湘渝,周俊 . 金铁锁皂苷的研究 . 云南植物研究,1989,11(2):198

［3］钟惠民,倪伟,华燕,等.金铁锁的新三萜皂苷.云南植物研究,2002,24(6):781

［4］钟惠民,倪伟,华燕,等.金铁锁的两个新三萜皂苷.云南植物研究,2003,25(3):361

［5］Deng Xuetao,Liu Xiaoxiao,Zhu Di,et al. A New Triterpenoid Saponin from *Psammosilene tunicoides*. Chinese Journal of Natural Medicines,2009,7(2):101

［6］丁中涛,周俊,谭宁华.金铁锁中的四个环二肽.中草药,2000,31(11):803

［7］丁中涛,保志娟,杨雪琼,等.金铁锁根中的3个环二肽.中国中药杂志,2003,28(4):337

［8］丁中涛,汪有初,周俊.金铁锁根中的环肽成分.云南植物研究,2002,22(3):331

［9］刘潇潇,王磊,王强,等.金铁锁根的化学成分研究.中国中药杂志,2007,32(5):921

［10］王美娥,潘慧娟,许建阳,等.金铁锁对实验性类风湿性关节炎大鼠痛阈及其脑儿茶酚胺类神经递质的影响.中国临床康复,2005,9(10):96

［11］宋烈昌.金铁锁总皂苷的药理研究.云南植物研究,1981,3(3):288,289

［12］郑维发,石枫,王莉,等.金铁锁总苷对小鼠细胞免疫功能的影响.武警医学,2003,14(10):598

［13］贵州省中医研究所.金铁锁镇痛作用的初步实验.中草药通讯,1978,10(11):30

（龙娓芳　任　炜　黄先菊）

520. *Pseudolarix amabilis*(土荆皮)

【民族药名】　土荆皮(土家族)。

【来源】　松科植物金钱松 *Pseudolarix amabilis*(Nelson)Rehd.［*Pseudolarix kaempferi*(Lindl.)Gord.］的根皮及近根树皮。有毒。春季、秋季采挖,剥取根皮,除去外粗皮,洗净,晒干。

乔木,高达40m。一年生长枝褐色或黄褐色,无毛。叶线形,扁平,柔软,长2~7cm,宽1.5~5mm,上部稍宽,先端尖,上面绿色,无气孔线,下面蓝绿色,中脉明显,每边各有气孔线5~14条,叶在秋后呈金黄色。球果卵圆形,幼时绿色,熟时淡红褐色,种鳞卵状披针形,先端凹,苞鳞卵状披针形,长为种鳞的1/4~1/3;种子卵圆形,种翅连同种子几乎与种鳞等长。花期4月,球果10月成熟。

生于海拔1500m以下的山区。分布于四川东部、湖北、湖南、安徽、江西、福建、江苏宜兴、浙江。

【药用经验】　土家族　用于疥癣瘙痒、皮炎、湿疹(《土家药志上》)。

【使用注意】　本品有毒,只供外用,不宜内服。

【中毒与解毒】　误服中毒时有呕吐、腹泻、便血、头晕,甚至烦躁不安、大汗淋漓、面色苍白等不良反应。未见解毒方法记载。

【药材鉴定】　性状　根皮呈不规则的长条状,稍扭曲而卷成槽状,长短及宽度不一,厚2~5mm,外表面粗糙,深灰棕色,具纵横皱纹,并有横向灰白皮孔,栓皮常呈鳞片状剥落。内表面黄棕色至红棕色,平坦,有细致的纵向纹理。质坚韧,折断面裂片状。树皮呈板片状,栓皮较厚,外表面龟裂状,内表面较粗糙。气微,味苦涩[1]。

显微特征　(1)根皮横切面:木栓细胞常脱落。栓内层约3列细胞、含棕色物。皮层和韧皮部散在石细胞、树脂细胞及多数黏液细胞。韧皮部筛胞成群散在,外侧筛胞颓废;射线细胞1列,常弯曲。本品薄壁细胞含淀粉粒[1]。(2)粉末:呈棕红色。石细胞大多成群,类方形、类长方形或不规则分枝状,直径30~100μm,壁厚达34μm,层纹微波状,孔沟极细密,大多含黄棕色块状物。筛胞直径16~40μm,侧壁有多数椭圆形筛域,排列成网状。黏液细胞类圆形,直径100~300μm,长达360μm。树脂细胞纵向连接成管状,含红棕色至黄棕色树脂状物,有的埋有草酸钙方晶。木栓细胞棕色,壁稍厚,有的木化,并可见细小圆纹孔[1]。

　　薄层色谱　取本品粉末 1g,加甲醇 20ml,超声处理 20 分钟,放冷,滤过,取滤液作为供试品溶液。另取土荆皮对照药材 1g,同法制成对照药材溶液。再取土荆皮乙酸对照品,加甲醇制成每 1ml 含 0.2mg 的溶液,作为对照品溶液。吸取上述 3 种溶液各 5μl,分别点于同一硅胶 G 薄层板上,以甲苯-乙酸乙酯-甲酸(14:4:0.5)为展开剂,展开,取出,晾干,喷以 10% 硫酸乙醇溶液,在 105℃加热至斑点显色清晰,置紫外光灯(365nm)下检视。供试品色谱中,在与对照药材色谱和对照品色谱相应的位置上,分别显示相同颜色的荧光斑点。

　　【化学成分】　根皮含土荆皮酸(pseudolaric acid)、土荆皮酸 A-β-D-葡萄糖苷(pseudolaric acid A-β-D-glucoside)、土荆皮酸 B-β-D-葡萄糖苷(pseudolaric acid B-β-D-glucoside)、金钱松呋喃酸(pseudolarifuroic acid)、白桦脂酸(betulinic acid)、β-谷甾醇(β-sitosterol)、β-谷甾醇-β-D-葡萄糖苷(β-sitosterol-β-D-glucoside)[2]、isopseudolarifuroic acid A 和 B、auronol A 和 B[3]。

　　【药理毒理】　1. 抗真菌作用:土荆皮的有机酸、乙醇浸膏及苯浸膏对我国常见 10 种致病真菌有一定的抗菌作用,其中以粗提取的土荆皮酸的作用最强,抗菌范围亦广[2]。2. 抗生育作用:土荆皮酸 A、B 及土荆皮酸 B-β-D-葡萄糖苷等均有抗早孕作用,主要表现为抗早孕及抑制卵子受精[2,4]。3. 止血作用:土荆皮醇提取物具有良好的止血作用。4. 抗肿瘤活性:土荆皮乙酸(PAB)能抑制新生血管的血管内皮生长因子(VEGF)的增殖和移殖[3,4],而新生血管的生成在肿瘤的形成过程中起着重要的作用,PAB 体外诱导 A375-S2 细胞和 Hela 细胞凋亡。土荆皮酸 B-β-D-葡萄糖苷浓度大于或等于 5μg/ml 时,对培养的人体肝癌细胞株 SMMC7721 便有一定的抗癌活性,且随浓度增加而抗癌作用增强。5. 毒性[1]:土荆皮酸 A 和土荆皮酸 B 小鼠静脉给药的 LD_{50} 分别为 485mg/kg 和 423mg/kg;腹腔注射的 LD_{50} 分别为 396mg/kg 和 316mg/kg。土荆皮酸 A 皮下注射的 LD_{50} 为 311mg/kg;大鼠口服的 ED_{50}(抗早孕)、LD_{50} 各是 14.5mg/kg 和 219mg/kg。土荆皮酸 B 大鼠口服 ED_{50}、LD_{50} 各是 9.3mg/kg 和 130mg/kg;LD_{50} 和 ED_{95} 分别为 84mg/kg 和 27mg/kg。土荆皮酸 A 给犬灌胃 14 天,中毒症状主要在消化系统,有厌食、呕吐、稀便、肠黏膜出血。对犬的心、肝、肾、脑及其他脏器未见明显病理变化。它对肠黏膜的损害随剂量增大而加重,提示给药时应注意胃肠道反应。

参 考 文 献

[1]《中华本草》编委会．中华本草(第2册)．上海:上海科学技术出版社,2000;309,310
[2] 张燕林,吕容真,颜阿林．土槿皮乙酸抑制仓鼠卵子的受精能力．中国药理学报,1990,11(1):60-62
[3] 何佳,陈钧,赵启美,等．微量稀释法筛选金钱松内生真菌抗菌活性的研究．食品科学,2007,28(4):199-203
[4] 刘洪亮,何承忠．金钱松化学成分及生物活性研究现状与展望．西南林学院学报,2008,28:1

（王兴云）

521. *Pteridium aquilinum* var. *latiusculum*（蕨）

　　【民族药名】　"拍古藤"(傣族);"也切"(哈尼族);杀不死(景颇族);"玉周歧哇曼巴"(藏族);"朵背聂"(彝族)。

　　【来源】　凤尾蕨科植物蕨 *Pteridium aquilinum*(L.)Kuhn var. *Latiusculum*(Desv.)Underw 的根茎、孢子叶、全草。根茎有毒。夏季、秋季采集,洗净,鲜用或晒干用。

　　植株高可达 1m。根茎长而横走,有黑褐色茸毛。叶远生,近革质,小羽轴及主脉下面有疏毛,其余无毛;叶片阔三角形或矩圆三角形,长 30～60cm,宽 20～45cm,三至四回羽状分裂;末回小羽片或裂片矩圆形,圆钝头,全缘或下部的有 1～3 对浅裂片或呈波状圆齿。侧脉二叉。孢子囊群生小脉顶端的联结脉上,沿叶缘分布;囊群盖条形,有变质的叶缘反折而成的假盖。

生于海拔 200~1200m 的林缘及荒坡。广布全国各地。

【药用经验】 傣族　根茎或全草:用于发热、痢疾、黄疸、高血压、失眠、白带、风湿关节痛(《滇省志》)。哈尼族　效用同傣族(《滇省志》)。景颇族　效用同傣族(《滇省志》)。藏族　根茎和孢子叶:用于中毒性发热、慢性病发热、筋骨疼痛、胎衣不下(《藏本草》《民族药志四》)。彝族　全草:用于血痢(《滇省志》)。

【使用注意】 不宜生用、久用,脾胃虚寒及生疔疮者慎服。

【中毒与解毒】 本品有毒,毒性物质可能系硫胺酶,故维生素 B_1 有治疗作用。

【药材鉴定】 性状　根茎横走,具分枝,生有不定根并被有棕色的茸毛。二至四回羽状复叶,着生于根茎上,有长而粗壮的叶柄;叶片大,多卷曲,展平后呈三角形[2]。质轻,气微。

【化学成分】 含 1-茚满酮(1-indanone)类化合物及淀粉、氨基酸等成分。1-茚满酮(1-indanone)类化合物包括蕨素 A~G 及 J、K、L、Z(pterosins A-G、J、K、L、Z),蕨苷 A~D 及 Z(pterosides A-D、Z),棕榈酰蕨素 A~C(palmitylpterosins A-C),以及异巴豆酰蕨素 B(isoorotonylplerosin B)、苯甲酰蕨素 B(bonzoylplerosin B)、乙酰蕨素 C(acetyl pterosin C)。还含致癌物蕨内酰胺(pterolactam)。又含坡那甾酮 A(ponasterone A)、坡那甾酮苷 A(ponasteroside A 或 warabisterone)、蕨甾酮(pterosterone)[1]。

【药理毒理】 1. 致癌作用:蕨可诱发实验动物肠道、膀胱及乳腺肿瘤,并有协同致癌作用;蕨对 N-丙基-亚甲基乌拉坦诱发大鼠舌和食管肿瘤有协同作用或促癌作用;蕨在体内代谢后,其致癌成分可泌入尿液,也可泌入乳汁。因此,食用饲食蕨的母牛奶汁也有致癌作用;氯化钙、叔丁基对甲基酚、二硫龙及聚烯吡酮等均可抑制蕨的致癌性,吩噻嗪也可抑制蕨诱发动物肠道膀胱肿瘤[2]。2. 其他毒性:本品对全骨髓造血系统都有伤害,特别是抑制红细胞之生成,抑制红细胞对 ^{59}Fe 的摄取。亦能使血小板及白细胞减少,发生广泛的点状出血[1]。有人认为毒性物质不仅有硫胺酶,还有其他成分。

【附注】 嫩叶可食,称蕨菜;根茎可提取蕨粉供食用。

参 考 文 献

[1] 周琼,肖开田,张涛. 蕨及其研究进展. 中国野生植物资源,2003,22(6):7,8,68
[2] 谢宗万. 全国中草药汇编(下册). 第2版. 北京:人民卫生出版社,1996:668

（杨　希　聂　晶）

522. *Pteris ensiformis*(井边茜)

【民族药名】 "妈点解"(侗族),"榜堆涯"(瑶族),"汤燕"(壮族)。

【来源】 凤尾蕨科植物剑叶凤尾蕨 *Pteris ensiformis* Burm. 的全草。全年可采,鲜用或晒干用。

植株高 30~50cm。根茎斜升,有条状披针形鳞片。叶二型,簇生,草质,无毛;叶柄禾秆色,表面光滑,有四棱;能育叶片矩圆状卵形,长 10~25cm,宽 5~15cm,二回羽状;羽片 3~5 对,下部的有柄,向上无柄,有侧生小羽片 1~3 对,或有时仅为二叉,顶生小羽片特长,和其下的 1 对合生;小羽片披针形或条状披针形,宽 2~6mm,除不育的顶部有细锯齿外,全缘;不育叶较小,小羽片矩圆形或卵状披针形,宽达 1cm,边缘有尖锯齿。孢子囊群沿叶缘分布(但小羽片的顶部及基部不育)。

生于海拔 150 ~ 1000m 的溪边或林下潮湿的酸性土上。广布于福建、中国台湾、广东、广西、云南和四川。

【药用经验】 侗族 用于消化不良腹泻、肠炎、痢疾、小儿发热呕吐（《桂药编》）。瑶族 用于消化不良腹泻、肠炎、痢疾、烧烫伤（《桂药编》）。壮族 用于消化不良腹泻、肠炎、痢疾、产后流血过多、乳腺炎（《桂药编》）。

【化学成分】 全草含有二萜及其苷、黄酮及其苷、倍半萜、挥发油和多糖等多种类型的化合物[1]。二萜以贝壳杉烷、对应贝壳杉烯为基本骨架，羟基取代一般在 2 位, 6 位, 7 位, 9 位, 11位, 15 等位, 少部分在 16 位, 17 位, 15 位羟基氧化生成 15-氧对映贝壳杉烷或 15-氧-对映贝壳杉烯, 部分化合物的 19 位与 6 位结合成对映贝壳杉烷内酯或对映贝壳杉烯内酯; 黄酮及其苷类化合物主要有芹菜素（apigenin）、木犀草素（luteolin）、芹菜素-7-O-B-D-葡萄糖苷、芹菜素-7-O-p-D-葡萄糖 4′-O-d-L-鼠李糖苷、芹菜素 4′-O-L-鼠李糖苷、木犀草素-7-O-β-D-葡萄糖苷（luteolin-7-O-β-D-glucoside）等; 倍半萜类化合物多数都具有 lH-茚-1-酮结构骨架, 是一类具有 14 个或 15 个碳原子的倍半萜类化合物[1]。

【药理毒理】 1. 抗菌作用: 剑叶凤尾蕨的水提液对金黄色葡萄球菌、大肠杆菌、八叠球菌曼、变形杆菌、枯草杆菌、酵母菌均具有较强抑菌活性[1]。2. 抗肿瘤活性: 剑叶凤尾蕨的乙酸乙酯萃取物在体外对人鼻咽癌细胞 CNE-2Z 增殖有明显的抑制作用[2]。

参 考 文 献

[1] 龚先玲, 陈志红, 梁念慈. 凤尾蕨属植物化学成分及药理活性研究. 中国中药杂志, 2007, 32（14）: 1382-1387
[2] 龚先玲, 苟占平, 梁念慈, 等. 凤尾蕨属 6 种植物不同部位体外抗肿瘤作用研究. 辽宁中医药大学学报, 2011, 13（1）: 67-69

（杨 希 聂 晶）

523. *Pteris vittata*（蜈蚣草）

【民族药名】 "芽当"（傣族）; 鸡凤凰（仫佬族）; "傲麻冬"（藏族）。

【来源】 凤尾蕨科植物蜈蚣草 *Pteris vittata* L. 的根茎、全草。有小毒。全年可采, 洗净, 鲜用或晒干用。

植株高 30 ~ 150cm。根茎直立, 短而粗健, 木质, 密生黄褐色鳞片。叶簇生, 薄草质, 除叶柄及叶轴有疏鳞片外, 其余光滑; 叶片阔倒披针形, 长 20 ~ 90cm, 宽 5 ~ 25cm, 一回羽状; 羽片无柄, 条状披针形, 中部的长 6 ~ 15cm, 宽 5 ~ 10mm, 渐尖头, 基部圆截形或浅心形, 稍膨大, 两侧多少呈耳形, 上侧常覆盖叶轴; 不育羽片的边缘有细密锯齿。侧脉单一或分叉。孢子囊群条形, 生于小脉顶端的联结脉上, 靠近羽片两侧边缘, 连续分布; 囊群盖同形, 膜质。

生于钙质土或石灰岩上, 达海拔 2000m 以下, 也常生于石隙或墙壁上, 在不同的生境下, 形体大小变异很大。广布于长江以南各省区, 向北到甘肃（康县）、陕西（秦岭南坡）和河南南部。

【药用经验】 白族 全草或根茎: 用于痢疾、风湿疼痛、跌打损伤。外用于蜈蚣咬伤、疥疮、消肿（《大理资志》）。傣族 用于瘟疫及消肿、退热（《傣医药》）。仫佬族 全草: 用于风肿（《桂药编》）。藏族 全草: 用于感冒咳嗽、扁桃体炎; 外用于烧伤、烫伤、外伤出血（《藏本草》）。佤族 全草: 用于腹痛、痢疾、疥疮、蜈蚣咬伤、无名肿痛（《中佤药》）。

【中毒与解毒】 食用剂量过大时出现中毒现象, 可形成广泛的出血点。此时需停药, 服用

维生素 B_4,并进行对症治疗[1]。

【化学成分】 全草含木脂体苷顺-二氢-去氢二松柏醇-9-O-β-D-葡萄糖苷(cis-dihydro-de-hydrodiconiferyl-9-O-β-D-glucoside)、落叶松酯醇-9-O-β-D-葡萄糖(lariciresinol-9-O-β-D-glucoside)、二脂酰甘油基三甲基高丝氨酸(diacylglyceryltrimethylhomoserine)[2]。尚含有多种葡萄糖苷[3]。根茎含淀粉(约30%)、绵马酚(aspidinol)及渥尼亭、渥尼亭-2′-β-D-葡萄糖苷、渥尼亭-2′-β-D-阿洛糖苷;尚含香草醛(vanillin)、丁香酚(syringol)、香荚兰乙酮(acetovanillone)[4]。

参考文献

[1] 杨仓良. 毒药本草. 北京:中国中医药出版社,1993:461
[2] 《中华本草》编委会. 中华本草(第2册). 上海:上海科学技术出版社,1999:125,126
[3] 关培生,吴兆洪. 香港药用蕨类植物. 香港:杏林馆有限公司,2005:105
[4] 梁启成,钟鸣. 中国壮药学. 南宁:广西民族出版社,2005:42

(王　刚　陈吉炎　马丰懿　胡吉清)

524. *Pterocarya stenoptera*(枫杨)

【民族药名】 鸡尾木(仫佬族)。

【来源】 胡桃科植物枫杨 *Pterocarya stenoptera* C. DC. 的叶。有小毒。夏季、秋季采集,鲜用或晒干用。

大乔木,高达30m;小枝灰色,有灰黄色皮孔,髓部薄片状;芽裸出,有柄。双数,少有单数羽状复叶,长8~16cm,叶轴有翅;小叶10~16,无柄,长椭圆形至长椭圆状披针形,长8~12cm,宽2~3cm,上面有细小疣状凸起,中脉和侧脉有极短星状毛,下面有极稀疏盾状腺体,侧脉腋内有一丛星状毛。花单性,雌雄同株;雄柔荑花序单生叶痕腋内,长6~10cm,下垂;雌柔荑花序顶生,长10~15cm,俯垂。果序长20~45cm,下垂,果序轴常有宿存的毛;果实长椭圆形,长6~7mm;果翅2片,矩圆形至条状矩圆形,长12~20mm,宽3~6mm。花期4~5月,果期6~9月。

各地广泛栽培作为行道树。分布于陕西、河南及江南广大地区。

【药用经验】 仫佬族 用于牛皮癣、沙虫脚(《桂药编》)。

【使用注意】 叶有毒,不宜内服[1]。

【中毒与解毒】 内服易中毒,能刺激中枢神经和胃肠道。过量内服4~5小时后出现腹痛、腹泻、呕吐、恶心、头痛、头晕、全身无力等症状。中毒后采取洗胃、输液及对症治疗[2]。

【化学成分】 叶主要含萘醌、萜、甾体、鞣质、二芳基庚烷、挥发油等成分。萜类成分有2β,3β-二羟基齐墩果-12-烯-23-28-二羧酸[3]、2-羟基熊果酸[4]、pterolactone[4]。甾类成分有 β-谷甾醇、胡萝卜苷[4]。叶还含槲皮素[4]。另从枫杨属植物中分得的鞣质为并没食子鞣质(ellagitarmins),包括自枫杨茎中分离得到的主要鞣质 pterocarinin A、pteroearinin B[5]以及 pterocarnin A[6]。

【药理毒理】 1. 对单纯性疱疹病毒(HSV)的抑制作用:枫杨叶中的化合物对 HSV 有抑制作用,且在高浓度时只显示较低水平的细胞毒活性。对 HSV-2 型病毒复制周期的前期及后期均有抑制作用[6]。2. 对雷公藤中毒的解毒作用:枫杨嫩枝抢救雷公藤中毒疗效显著,可以减轻雷公藤毒性作用[7]。3. 治疗牛皮癣等皮肤病:枫杨茎、叶、花或果实的醋酸提取液,可用于寻常性牛皮癣、玫瑰型糠疹以及手、体、股癣等皮肤病,可迅速止痒,恢复皮肤的正常功能[8]。4. 毒杀钉螺:枫杨的正丁醇提取物和水提物表现了较强的灭螺活性[9~11]。

参 考 文 献

［1］《中华本草》编委会. 中华本草(第2册). 上海:上海科学技术出版社,1999:384,385

［2］朱亚峰. 中药中成药解毒手册. 第3版. 北京:人民军医出版社,2009:562

［3］杨光忠,王松平,张世琏,等. 从植物中寻找农药活性物质——枫杨化学成分的研究. 湖北化工,1996,(增刊):41-42

［4］Zhou G X,Zhang Y J,Peng D M,et al. Pterolactone,a new norsesquiterpene lactone from *Pterocarya stenoptera*. Journal of Chin. Pharm. Sci. ,1999,8(1):11-14

［5］Liu H B,Cui C B,Cai B,et al. Pterocarine,a new diarylheptanoid from *Pterocarya tonkinesis*,its cell cycle inhibition at Go/Gl phase and induction of apoptosis in HCT-15 and K562 Cells. Chin Chem Lett,2005,16(2):215-218

［6］Cheng H Y,Lin T C,Yang C M,et al. Mechanism of action of the suppression of herpes simplex virus type 2 replication by ptero-camin A. Microbes Infect,2004,6:738-744

［7］孔繁智,陈君柱. 枫杨为主抢救雷公藤中毒28例介绍. 浙江中医杂志,1983,18(4):173,174

［8］曾科. 牛皮癣外用擦洗液. 中国专利,CNI733065A,2006-02-15

［9］Wang H,Cai W M,Wang W X,et al. MoUuseicidal activity of Nerium indicum Mill,*Pterocarya stenoptera* DC,and *Rumex japonicum* Houtt on Oncomelania hupensis. Biomed Environ Sci,2006,19:245-248

［10］王宏,王万贤,潘磊,等. 夹竹桃、枫杨、羊蹄皂苷类成分灭螺活性分析. 环境科学与技术,2002,25(1):34,35

［11］王宏,温和秀,王万贤,等. 夹竹桃、枫杨、羊蹄灭螺活性成分的初步分离. 湖北大学学报(自然科学版),2001,23(2):182-184

（任 炜 黄先菊 李路扬）

525. *Pterocephalus bretschneideri*（裂叶翼首花）

【民族药名】 "哀诺期"(彝族)。

【来源】 川续断科植物裂叶翼首花 *Pterocephalus bretschneideri*(Batal.)Pritz. 的根。有小毒。秋季采挖,洗净,晒干或鲜用。

多年生草本。根圆柱块状,顶端多头,每头生一叶丛。叶基生,矩圆状披针形或倒披针形,长5~20cm,一至二回羽状全裂,裂片条形或矩圆状条形;叶柄长3~12cm。花茎高5~40cm,无叶;花序头状,直径达2.5cm;总苞条形,被极短毛;苞片极窄小,条状倒披针形,长约5mm;花萼全裂为8~10条刚毛状毛,毛稍粗糙,长约为花冠之半;花冠淡粉色至紫红色,筒状,密被长柔毛,裂片4,最上一片稍大;雄蕊4,外露甚多;子房下位,包于篮状长毛小总苞内。果序半球状,小总苞椭圆状倒卵形,长5~6mm,有约6条圆棱,密被长白毛;冠檐短,毛稍少或近无毛;宿萼长硬毛状,8~10条,棕褐色,长达12mm。花期7~8月,果期9~10月。

生于海拔1700~2300m石山或林下草坡上。分布于云南、四川和西藏东部。

【药用经验】 彝族 用于跌打损伤、食积不化(《滇药录》)。

【使用注意】 体虚者及孕妇禁用。

【化学成分】 裂叶翼首花皂苷A(bretschnoside A)、裂叶翼首花皂苷B(bretschnoside B)、齐墩果酸(oleanolic acid)、齐墩果酸甲酯(methyl oleanolate)、古柯二醇(erythrodiol)、3-oxo-oleanolic acid、oleanolic glucuside、马钱子苷(loganin)、荼茱萸苷(cantleyoside)、胡萝卜苷(daucosterol)、β-谷甾醇(β-sitosterol)及咖啡酸(caffeic acid)[1]。

参 考 文 献

［1］田军,吴凤锷,邱明华,等. 裂叶翼首花的化学成分. 云南植物研究,1995,17(1):108-110

（王兴云）

526. *Pterocephalus hookeri*(翼首草)

【民族药名】　"榜姿多沃"、"榜姿"、"那古穷"、"归其杰布"、"赤迪新"、"培多"、"布娃国"、"其都嘎布"、"阿盖贝尔均"、"弟仁国"、"江母德集"、"鲁孜多乌"、"榜姿加巴"(藏族)。

【来源】　川续断科植物匙叶翼首花 *Pterocephalus hookeri*(C. B. Clarke)Hock. 的带根全草。有小毒。7月末在花蕾期间挖取带根全草,洗净,切段,晒干备用。

多年生草本。宿根粗,木质化,近圆锥形。叶基生,匙形或条状匙形,长5~15cm,顶端圆钝,基部渐窄成长或短的叶柄,全缘或有少数窄裂片,两面被疏毛。花茎由叶丛抽出,高10~35cm,无叶,头状花序单生茎顶,直径达3cm,总苞片长卵形,被柔毛,边缘有长缘毛,苞片条状匙形,长达12mm,基部有细爪;花萼全裂,成约20条柔软羽毛状毛;花冠白色至淡紫色,筒状漏斗形,长12~15mm,外被长柔毛,顶端5浅裂,最上裂片较大,最下1对最小;雄蕊4,稍伸出;子房下位,包于杯状长毛小总苞内。果序毛球状,小总苞被灰白色长毛,倒卵形,长约8mm,顶端稍缩后有杯状冠檐;宿萼羽毛状,多条,露出苞外约10mm。花果期7~10月。

生于海拔3000m以上草地、路边及石隙等处。分布于云南、四川和西藏东部。

【药用经验】　藏族　用于瘟毒、新旧热病、垢甲病、痹症、痢疾、关节炎等症(《部藏标》)。用于感冒发热、心热、痢疾、血热、关节炎及传染性热症(《藏标》)。用于肠炎、风湿性关节炎(《青藏药鉴》)及瘟病时疫、心热病、血热病、湿痹症(《中国藏药》)。

【药材鉴定】　性状　根呈类圆柱形,长5~20cm,直径0.8~2.5cm;表面棕褐色或黑褐色,具扭曲的纵皱纹和黄白色点状须根痕,外皮易脱落;顶端常有数个麻花状扭曲的根茎丛生,有的上部密被褐色叶柄残基。体轻,质脆,易折断,断面不平坦,木部白色。叶基生,灰绿色,多破碎,完整叶片长披针形至长椭圆形,全缘,基部常羽状浅裂至中裂,两面均被粗毛。花茎被毛,头状花序近球形,直径0.8~2.5cm;花白色至淡黄色,萼片为羽毛状,多数。气微,味苦。

显微特征　(1)根横切面:木栓细胞10~12列,细胞壁薄,栓化。皮层窄或缺少。韧皮部较宽,无裂隙,细胞四边形、多边形、多切向排列,偶见草酸钙簇晶;筛管群少见。形成层区显著,细胞6~10列,切向排列。木质部宽,导管自中央向周边形成4~5条辐射带,单个或2~7个集合,多径向排列,薄壁组织含草酸钙簇晶[1]。(2)叶片横切面:表皮细胞1列,外密被单细胞毛,细胞切向、纵向排列,外壁加厚,气孔平于表皮。栅栏组织3~4列,分布到叶缘,细胞柱状,排列整齐,栅表比2.4~4.3;海绵组织多道气道,细胞延长,多径向排列,胞稍弯曲;维管束位于海绵组织中。中脉凸起,单个维管束,筛管群显著;导管密集,径向排列[1]。(3)全草粉末:灰棕色或灰绿色。非腺毛单细胞,长240~980μm,壁较光滑,有的壁上有细小的疣状突起。草酸钙簇晶直径12~56μm,单个散在或存在于薄壁细胞中,有的2~5个排列成行。导管多为网纹导管、螺纹导管,直径16~68μm。花粉粒淡黄色,类圆球形或长圆形,直径89~125μm,外壁具刺状突起,有3个萌发孔。

薄层色谱　取本品粉末1g,加乙醚30ml,超声处理30分钟,滤过,滤液蒸干,残渣加甲醇2ml使溶解,作为供试品溶液。另取熊果酸对照品,加甲醇制成每1ml含1mg的溶液,作为对照品溶液。吸取上述2种溶液各2~8μl,分别点于同一硅胶G薄层板上,以三氯甲烷-丙酮(12:1)为展开剂,薄层板置展开缸中预饱和10分钟,展开,取出,晾干,喷以10%硫酸乙醇溶液,在105℃加热至斑点显色清晰,分别置日光和紫外光灯(365nm)下检视。供试品色谱在与对照品色谱相应的位置上,显相同颜色的斑点或荧光斑点。

【使用注意】　内服用量内服1~9g[1,2];或入丸剂。身体虚弱者和孕妇忌服。

【化学成分】 全草含生物碱及黄酮苷[2]。花含匙叶翼首花苷 A ~ D（hookerosides A-D）、songoroside A、loganin、软脂酸（palmitic acid）、乌索酸（ursolic acid）、齐墩果酸（oleanolic acid）、β-龙胆二糖（β-gentiobiose）[3]。

【药理毒理】 抗炎、镇痛作用：匙叶翼首花的水提物和醇提物能显著提高小鼠的痛阈，降低乙酸所致扭体反应，抑制乙酸所致的血管通透性增加，抑制二甲苯所致的耳肿。醇提取物还能显著减轻角叉菜胶所致小鼠爪水肿，并抑制肉芽肿增重。其水提取物和醇提物都显示有中枢及外围抗炎止痛作用[4]。

【附注】 同属植物裂叶翼首花 *Pterocephalus bretschneideri*（Batal.）Pretz. 的根为彝药，药名"哀诺期"。用于跌打损伤、食积不化（《滇药录》）

参 考 文 献

[1]《中华本草》编委会. 中华本草（藏药卷）. 上海：上海科学技术出版社，2002：366-368
[2] 谢宗万. 全国中草药汇编（下册）. 第 2 版. 北京：人民卫生出版社，2000：688
[3] 田军，吴凤锷，丘明华，等. 匙叶翼首花的化学成分. 天然产物研究与开发，1999，12（1）：35-38
[4] Zhang L，Hu J J，Lin J W，et al. Anti-inflammatory and analgesic effects of ethanol and aqueous extracts of *Pterocephalus hookeri*
（C. B. Clarke）Höeck. J Ethnopharmacol，2009，123（3）：510-514

（陈雨洁）

527. *Pulsatilla chinensis*（白头翁）

【民族药名】 白头翁（阿昌族）；"农乌格带"（德昂族）；"嘎哈拉他"（鄂伦春族）；"郭乐盖-花日"、"伊如贵-其其格"（蒙古族）。

【来源】 毛茛科植物白头翁 *Pulsatilla chinensis*（Bunge）Regel 的根。有大毒。开花前或秋后采挖，除去茎叶及须根，保留根头白绒毛，洗净，晒干。

多年生草本。叶 4 ~ 5；叶片宽卵形，长 4.5 ~ 14cm，宽 8.5 ~ 16cm，下面有柔毛，3 全裂，中央裂片通常具柄，3 深裂，侧生裂片较小，不等 3 裂；叶柄长 5 ~ 7cm，密生长柔毛。花葶 1 ~ 2，高 15 ~ 35cm；总苞的管长 3 ~ 10mm，裂片条形；花梗长 2.5 ~ 5.5cm；萼片 6，排成 2 轮，蓝紫色，狭卵形，长 2.8 ~ 4.4cm，背面有绵毛；无花瓣；雄蕊多数；心皮多数。聚合果直径 9 ~ 12cm；瘦果长 3.5 ~ 4mm，宿存花柱羽毛状，长 3.5 ~ 6.5cm，花期 4 ~ 5 月。

生于平原或山坡草地。分布于四川、湖北、陕西、安徽、江苏、华北和东北。

【药用经验】 阿昌族 用于细菌性痢疾、阿米巴痢疾（《德宏药录》）。德昂族 效用同阿昌族（《德宏药录》）。鄂伦春族 用于骨结核、淋巴结核、红白痢疾（《民族药志要》）。景颇族 效用同阿昌族（《德宏药录》）。满族 配伍用于滴虫性阴道炎、白带过多、外阴瘙痒、风湿性腰腿痛、下肢关节肿胀疼痛麻木等症（《民族药志四》）。蒙古族 用于细菌性痢疾、阿米巴痢疾、白带（《蒙药》）。

【中毒与解毒】 本植物以根最毒。接触皮肤黏膜，可发生肿胀、疼痛。超量内服或误食后，首先出现口腔灼热、肿胀等口腔炎症状，致使咀嚼困难、呕吐、腹痛腹泻，以致便血排黑色腐臭粪便，还出现心跳快而弱、血压下降、循环衰竭、呼吸困难、瞳孔散大。严重者可于 10 小时左右内死亡[1]。解救方法：皮肤或黏膜中毒者，可用清水、硼酸水、鞣酸溶液洗涤。内服中毒者，则催吐，洗胃，口服蛋清、冷面糊或活性炭末等。血压下降时，阿拉明加入葡萄糖盐水中静脉滴注。剧烈腹痛时，皮下注射阿托品；或用焦地榆 15g、盐黄柏、炙甘草各 9g，罂粟壳 6g，水煎服。心力衰竭时可用西地兰等药[2]。

【药材鉴定】 性状 根长圆柱形或圆锥形,稍扭曲,有时扭曲而稍扁,长 6~20cm,直径 0.5~2cm。表面黄棕色或棕褐色,有不规则的纵皱纹或纵沟,皮部易脱落,露出黄色木部,有的有网状裂纹或裂隙,近根头处常有朽状凹洞;根头部稍膨大,有白色长绒毛,有的可见鞘状叶柄残基。质硬而脆,折断面皮部黄白色或淡黄棕色,木部淡黄色。气微,味微苦涩。

显微特征 (1)根横切面:表皮、皮层、内皮层通常已脱落。韧皮部宽广,外侧细胞棕色,壁木栓化;韧皮纤维单个散在或数个成束,直径 15~35μm,壁较厚,有的根无纤维。形成层环明显。木质部射线较宽;导管呈圆多角形,单个散在或数个成群,直径 25~85μm;木纤维直径至 42μm,壁稍厚,非木化。较粗的根的中央常为薄壁细胞。(2)根粉末:灰棕色。韧皮纤维梭形或纺锤形,长 100~390μm,直径 16~42μm,壁木化。非腺毛单细胞,直径 13~33μm,基都稍膨大,壁大多木化,有时可见螺状或双螺状纹理。导管为具缘纹孔、网纹及螺纹导管,直径 10~72μm。

薄层色谱 取本品粉末 1g,加甲醇 10ml,超声处理 10 分钟,滤过,取滤液作为供试品溶液。另取白头翁对照药材 1g,同法制成对照药材溶液。分别吸取供试品溶液及对照品溶液 5μl,分别点于同一硅胶 G 薄层板上,以正丁醇-醋酸-水(4:1:2)的上层溶液为展开剂,展开,取出,吹干,喷以 10% 硫酸乙醇溶液,在 105℃加热至斑点显色清晰。供试品色谱中,在与对照药材色谱相应的位置上,显相同颜色的斑点。

【化学成分】 根含白头翁皂苷 A-D(pulchinenosides A-D)[3]、皂苷 1、皂苷 2、白桦脂酸(betulinic acid)、白桦脂酸-3-O-α-L-阿拉伯吡喃糖苷(betulinic acid 3-O-α-L-arabinopyranoside)、3-氧代白桦脂酸(3-oxobetulinic acid)、胡萝卜苷(daucosterol)、原白头翁素(protoanemonin)、白头翁素(anemonin)、白头翁灵(okinalin)、白头翁因(okinalein)。并含三萜皂苷约 9%,经水解后得苷元 23-羟基白桦脂酸(23-hydroxy betulinic acid)及葡萄糖、鼠李糖、阿拉伯糖[4,5]。

【药理毒理】 1. 抗菌作用:白头翁鲜汁、煎剂、乙醇提取物等于体外均有明显的抗菌作用,能抑制金黄色葡萄球菌、绿脓杆菌、痢疾杆菌、枯草杆菌、伤寒杆菌、沙门菌等的生长[4]。2. 抗其他病原体作用:本品具抗阿米巴原虫作用[4]。白头翁 60% 乙醇浸膏或水液于 5% 浓度 5 分钟即可杀死阴道滴虫;另报道白头翁粉杀滴虫的 MIC 为 2mg/ml。此外,白头翁及其复方如白头翁汤对皮肤真菌、酵母菌、锥虫、白色念珠菌等均有抑制作用。白头翁素有较强的杀灭真菌作用。白头翁还对小白鼠流感病毒感染有轻度抑制作用,其水浸液可延长感染流感病毒 PR8 株小鼠的存活时间,减轻肺部炎症[4]。3. 其他作用:本品还具抑制巨噬细胞分泌 IL-6 作用、抗癌作用及杀精子作用[4]。

参 考 文 献

[1] 朱亚峰. 中药中成药解读手册. 北京:人民军医出版社,2009
[2] 高渌汶. 有毒中药临床精要. 北京:学苑出版社,2006:317
[3] 陈文侃,林强,陈玲,等. 中药白头翁的皂苷Ⅳ. 主皂苷 B4 和 A3 结构的研究. 化学学报,1990,48:501
[4] 舒莹,韩广轩,刘文庸,等. 中药白头翁的药材、化学成分和药理作用的研究. 药学实践杂志,2000,18(6):387-389
[5] 叶文才,赵守训,刘静涵. 中药白头翁化学成分的研究. 中国药科大学学报,1990,21(5):264-266

(杨 希 聂 晶)

528. *Punica granatum*(石榴)

【民族药名】 石榴皮(果皮通称);"杆休绵故"(白族);"埋捕诡伙"(傣族);"赛朱"、"森珠"（侗族）；"阿纠咩生"（基诺族）；"阿纳日"、"色布如"（蒙古族）；"木古腮捏"（仫佬族）；浪石榴（水族）；"台勒维阿娜"、"茹玛哈米孜"、"阿娜儿"（维吾尔族）；"也那"、"气撒孟"（彝族）。

【来源】 石榴科植物石榴 *Punica granatum* L. 的根、根皮、茎皮、叶、花、果实、果皮、种子。果皮有毒。

落叶灌木或小乔木,高 2～7m;幼枝常呈四棱形,顶端多为刺状。叶对生或近簇生,矩圆形或倒卵形,长 2～8cm,宽 1～2cm,中脉在下面凸起;叶柄长 5～7mm。花 1 朵至数朵生于枝顶或腋生,两性,有短梗;花萼钟形,红色,质厚,长 2～3cm,顶端 5～7 裂,裂片外面有乳头状突起;花瓣与萼片同数,互生,生于萼筒内,倒卵形,稍高于花萼裂片,通常红色,少有白色;雄蕊多数,花丝细弱,子房下位,上部 6 室,为侧膜胎座,下部 3 室,为中轴胎座。浆果近球形,果皮厚,顶端有宿存花萼,直径约 6cm。种子多数,有肉质外种皮。花期 5～7 月,果期 6～10 月。

生于向阳山坡或栽培于庭园处。我国南北各省区均有栽培。

【药用经验】 白族 叶:用于痘风疮、风癫、跌打损伤。花:用于鼻衄、中耳炎、创伤出血。果实:用于筋骨疼痛、四肢无力、痢疾、蛔虫病、咽喉疼痛、齿床出血（《滇省志》）。果皮:用于久泻、久痢、便血、脱肛、滑精、崩漏、带下、虫积腹痛。根皮:用于虚寒久泻、肠炎、痢疾、蛔虫症（《滇药录》）。傣族 效用同白族（《滇省志》）。侗族 根、茎皮:用于"给冻亚"（红痢）、"份扁"（绦虫病）（《侗医学》）。种子:用于培根寒症、胃寒症及一切胃病（《部藏标》）及食欲不振、胃寒痛、胀满、消化不良（《藏标》）。基诺族 根、花、叶和果皮:用于虚寒久泻、肠炎痢疾（《基诺药》）。蒙古族 果实:提升胃火,祛巴达干,消食,开胃,止泻。用于胃火衰败、消化不良、"巴达干"病、肺"赫依"、肾"赫依"、恶心、嗳气、腹胀、寒泻等多种寒性疾病。仫佬族 果皮:用于腹泻。水族 根及果皮:用于腹泻（《水医药》）。维吾尔族 果实:用于受热引起的一般性和顽固性腹泻及肠疮、肛疮、腹痛、结膜炎、眼屎、口臭、口疮、走马疳、耳鼻疮、疥疮。根:汁浆用于牙痛、牙龈病、呕吐、牙龈出血和胸腹内出血。花:挤汁用于眼病、阴茎生疮。种子:用于胆质性热症、腹泻、萎黄、疥疮（《维医药》）。果实:用于心悸气短、心力衰弱、腹胀腹痛、小便灼热涩痛不利、妇女崩漏、赤白带下、口渴。种子:捣汁洗眼用于眼疾。花粉:热敷胃部用于恶心、呕吐。鲜花:绞汁用于退翳和神经衰弱。皮:用于足膝疼痛、行走不便、脱肛、腹泻、妇女崩漏带下、目赤流泪。根皮:用于脱肛、肠寄生虫、皮肤瘙痒（《维药志》）。彝族 果皮、叶:用于久泻、便血、滑精、脱肛、血崩带下、虫积腹痛;叶用于痘风疮、风癫、跌打损伤;花用于鼻衄、中耳炎、创伤出血。果实:用于筋骨疼痛、四肢无力、痢疾、蛔虫病、咽喉疼痛、齿床出血。茎皮:用于血痢（《滇省志》）。果皮:用于鼻衄便血、梦遗滑精、虫积泻痢、带浊崩漏（《哀牢》）。全株用于跌打劳伤、咳嗽（《滇药录》）。

【使用注意】 石榴皮煎汤内服用量 3～9g,不可过量。内热津伤、大便秘结及痢疾初期者勿服[1]。服石榴皮作驱虫用时,忌服油类泻剂及含有油脂的食物。

【中毒与解毒】 石榴皮超过常用剂量可引起轻度不良反应或药源性疾病,如眩晕、视觉模糊、虚弱、小腿痉挛、蚁走感及震颤。用量较大时出现恶心、呕吐、腹泻、头痛、反射亢进、惊厥,继而肌肉软弱无力、瞳孔散大、视力障碍、复视、虚脱、呼吸肌麻痹而致死。解毒方法:(1)洗胃,导泻(忌用蓖麻油),取碘酊 1ml 加水至 100ml 口服。(2)对症治疗和支持疗法,口服维生素 B_1、维生素 B_6、维生素 C 及鱼肝油。(3)当归、大黄(后下)各 9g,明矾 30g,甘草 15g,水煎服。如惊厥时可用天麻 9g、蜈蚣 2 条、钩藤 15g(后下)、琥珀 1.5g(冲服),水煎服[2,3]。

【药材鉴定】 性状 (1)叶:多卷缩,叶柄短。完整的叶展平后呈全缘长圆状披针形,长 3～9cm,宽 1～2cm。先端尖或微凹,基部渐狭,叶两面灰绿色或墨绿色,侧脉细密。质脆。气微,味涩。(2)花:多皱缩,有的破碎,完整者展平后略鹅鹅鹅呈卵形或卵圆形,长 20～30mm,

宽 20～25mm。花瓣红色或暗红色,具羽状网脉,主脉基部宽,至先端渐细,顶端圆形,边缘微波状,具疏而浅的钝锯齿,基部宽楔形或近圆形。薄而质脆,易碎。气微,味苦涩。(3)果实及果皮:果实通常近球形,直径 4～12cm。果皮呈不规则的片状或瓢状,大小不一,厚 1.5～3mm。外表面红棕色、棕黄色或暗棕色,略有光泽,粗糙,有多数疣状突起,有的有突起的筒状宿萼及粗短果柄或果梗痕。内表面黄色或红棕色,有隆起呈网状的果蒂残痕。质硬而脆,断面黄色,略显颗粒状。气微,味苦涩。(4)种子为具棱角的小颗粒,一端较大,有时多数种子粘连成块状。外种皮干缩于种子表面,黄红色至暗褐色,具黏性,味甜。内种皮亚骨质,淡红棕色,质较硬。种仁乳白色,子叶重叠卷曲。气微,味酸、甜。

显微特征 (1)果皮横切面:外果皮为 1 列表皮细胞,排列较紧密,外被角质层。中果皮较厚,薄壁细胞内含淀粉粒及草酸钙簇晶或方晶;石细胞单个散在,类圆形、长方形或不规则形,少数呈分枝状,壁较厚;维管束散在。内果皮薄壁细胞较小,亦含淀粉粒和草酸钙晶体,石细胞较小。(2)果皮粉末:红棕色。石细胞类圆形、长方形或不规则形,少数分枝状,直径 27～102μm,壁较厚,孔沟细密,胞腔大,有的含棕色物。表皮细胞类方形或类长方形,壁略厚。草酸钙簇晶直径 10～25μm,稀有方晶。螺纹导管和网纹导管直径 12～18μm。淀粉粒类圆形,直径 2～10μm。(3)花粉末:棕红色。花冠表皮细胞表面观呈类多角形或不规则形,壁波状弯曲,表面有细密弯曲的角质纹理,侧面观外壁向外隆起,呈乳突状,边缘微波状。螺纹导管直径 10～20μm。花粉粒类圆形或椭圆形,淡黄色或近无色,直径 14～22μm,具 3 孔沟。

薄层色谱 (1)取本品果皮 3g,加无水乙醇 30ml,加热回流 1 小时,滤过,滤液蒸干,残渣加水 20ml 使溶解,滤过,滤液用石油醚(60～90℃)振动摇提取 2 次,每次 20ml,弃去石油醚液,水液再用乙酸乙酯振摇提取 2 次,每次 20ml,合并乙酸乙酯液,蒸干,残渣加甲醇 1ml 使溶解,作为供试品溶液。另取没食子酸对照品,加甲醇制成每 1ml 含 1mg 的溶液,作为对照品溶液。吸取上述 2 种溶液各 5μl,分别点于同一聚酰胺薄膜上,以乙酸乙酯-丁酮-甲酸-水(10∶1∶1∶1)为展开剂,展开,取出,晾干,喷以 1% 三氯化铁乙醇溶液。供试品色谱在与对照品色谱相应的位置上,显相同颜色的斑点。(2)取本品叶粉末 5g,加甲醇 30ml,超声处理 20 分钟,滤过,滤液置水浴上蒸干,残渣加乙醚 2ml 使溶解,作为供试品溶液。另取石榴叶对照药材 5g,同法制成对照药材溶液。吸取供试品溶液 10μl,对照品溶液 5μl,分别点于同一硅胶 G 薄层板上,以甲苯-乙酸乙酯-甲酸(20∶4∶0.5)为展开剂,展开,取出,晾干,喷以硫酸乙醇溶液(1→10),在 80℃加热至斑点显色清晰。供试品色谱在与对照药材色谱相应的位置上,显相同颜色的斑点。

【化学成分】 果皮主要含生物碱和黄酮类成分[4,5]。生物碱有石榴皮碱(pelletierine)、异石榴皮碱(isopelletierine)、伪石榴皮碱(pseudopelletierine)、N-甲基异石榴皮碱(N-methy-lisopel-letierine)等。黄酮类有异槲皮苷(isoquercetrin)、矢车菊素-3-葡萄糖苷(cyanidin-3-glucoside)、矢车菊素-3,5-二葡萄糖(cyanidin-3,5-diglucoside)、蹄纹天竺素-3-葡萄糖苷(pelargonidin-3-gluco-side)、蹄纹天竺素-3,5-二葡萄糖苷(pelargonidin-3,5-diglucoside)。鞣质主要有石榴皮鞣质(pu-nicalin)、石榴皮苦素 A、B(granatin A、B)和 2,3-O-连二没食子酰石榴皮鞣质(punicalagin)。果皮含四聚没食子酸(tetrameric gallic acid)。其总生物碱为有毒物质,石榴皮碱、异石榴皮碱均为毒性成分。树皮含鞣质成分石榴皮鞣质、2,3-O-连二没食子酰石榴皮鞣质、2-O-没食子酰-4,6-(s,s)并没食子酸连二没食子酰-D-葡萄糖[2-O-galloyl-4,6(s,s)-gallgyl-D-glucose]、2,3-(s)-六羟基联苯二甲酰基-D-葡萄糖[2,3-(s)-hexahydroxydiphenoyl-D-glucose]、6-O-galloyl-2,3-(s)-hexahydroxydiphenoyl-D-glucose、石榴皮葡萄糖酸(punigluconin)、木麻黄鞣质(cacortein)、木麻黄鞣宁(casuarinin)。

【药理毒理】　1. 驱虫作用:石榴皮和伪石榴皮碱均为平滑肌毒,对绦虫有麻痹作用,石榴皮碱的驱虫作用比伪石榴皮碱大10倍。2. 抑菌作用:石榴皮对金黄色葡萄球菌、痢疾杆菌、伤寒杆菌等多种致病菌有抑制作用,对志贺氏痢疾杆菌作用最强。3. 对中枢神经的作用:石榴皮碱对中枢神经系统先兴奋后抑制;对视神经有特殊毒性作用;对横纹肌先强直后麻痹。4. 降低受孕的作用:服石榴果皮粉后可减少受孕率。5. 其他作用:灌服水浸剂可促进血液凝固。另外提取物有抗氧化、抗诱变生物活性及抗病毒、降血糖作用。6. 毒性:石榴皮总碱毒性约为石榴皮的25倍,1mg/kg引起脉搏变慢及血压上升,大剂量使脉搏显著加快;对视神经有毒害作用[2,4]。异石榴皮碱兔静脉注射致死量为0.3g/kg[5]。中毒机制:运动障碍和呼吸麻痹,其直接死亡原因是呼吸中枢麻痹,对心脏可使暂时兴奋,心搏数减少,对骨骼肌有藜芦样作用,对神经末梢呈箭毒样作用,对肠管可使其紧张度降低,对子宫则为兴奋,对自主神经节有烟碱样作用。所含有收敛、止泻、抗菌作用的水解性物质是直接肝脏毒,长期大量应用可引起肝小叶中央坏死、脂肪肝、肝硬化等。

参 考 文 献

[1] 高渌汶. 有毒中药临床精要. 北京:学苑出版社,2006:162-168
[2] 朱亚峰. 中药中成药解毒手册(第3册). 北京:人民军医出版社,2009:158-160
[3]《中华本草》编委会. 中华本草(第5册). 上海:上海科学技术出版社,1999:659-663
[4] 谢宗万. 全国中草药汇编(下册). 第2版. 北京:人民卫生出版社,1996:181,182
[5] 周立国. 中药毒性机制及解毒措施. 北京:人民卫生出版社,2006:142,143

（焦　玉）

529. *Pyrethrum cinerariifolium*（除虫菊）

【民族药名】　"阿克尔开尔哈"、"吾地勒开尔合"、"比合台尔洪库墨"(维吾尔族)。

【来源】　菊科植物除虫菊 *Pyrethrum cinerariifolium* Trev. 的根。有毒。秋季采收,洗净,晒干。

多年生草本,高15~45cm,全株浅银灰色,被贴伏绒毛,叶下面毛更密。茎单生或少数簇生,不分枝或分枝。叶银灰色,有腺点;基生叶长达10~20cm,有长叶柄,叶片卵形或矩圆形,沿有翅的羽轴羽状全裂,一回羽片羽状或掌状再浅裂或深裂,末回羽片条形至矩圆状卵形,顶端钝或短渐尖。头状花序单生茎枝顶端,排成疏散不规则伞房状,异形;总苞直径1.2~1.8cm;外层总苞片无膜质边缘异色,内层总苞片有宽而光亮的膜质边缘,顶端有加宽的附片;舌状花白色。瘦果有5~7条纵肋;冠状冠毛长不足1mm,边缘截齐或有齿缺。花果期5~8月。

我国南北都有栽培。

【药用经验】　维吾尔族　用于受寒引起的抽筋、慢性腹水肿、四肢肌肉感觉缺失症、感冒、浓津液引起的癫痫症、偏头痛、痰性头剧痛(《维医药》)。

【中毒与解毒】　本种全草常作蚊烟原料,亦作粉剂或乳油剂。敏感者接触或吸入后,可出现皮疹、鼻炎、哮喘等。吸入较多或吞服中毒,则出现恶心、呕吐、胃肠绞痛、腹泻、头痛、耳鸣、恶梦、晕厥或有肝门部烧灼感等症状。婴儿误食即中毒,还可出现面色苍白、惊厥等症。误服中毒应立即催吐,用1:2000高锰酸钾溶液洗胃,也可用2%碳酸氢钠溶液,其他对症治疗[1,2]。

【化学成分】　根的成分未见报道。花主要含有除虫菊素。包括除虫菊素Ⅰ和Ⅱ(pyrethrin Ⅰ,Ⅱ)、瓜叶菊素Ⅰ和Ⅱ(cinerin Ⅰ,Ⅱ)、茉酮菊素Ⅰ和Ⅱ(jasmolin Ⅰ,Ⅱ),其中除虫菊素Ⅰ、

Ⅱ是杀虫成分中的主要组分[3]。含倍半萜烯内酯如除虫菊内酯(pyrethrosin,chrysanthin)、β-环除虫菊内酯(β-cyclopyrethrosin)。此外,含水苏碱(stachydrine)、胆碱、结晶性植物甾醇除虫菊醇(pyrethrol)、7,11-二甲基-3-甲基烯-1,6,10-十二碳烯(7,11-dimethyl-3-methylene-1,6,10-dodecene)、十五烷(pentadecane)、2,6-二叔丁基-4-甲基苯酚(2,6-ditertbutyl-4-methylphenol)、3,7,11-三甲基-3-羟基-1,6,10-十二碳烯(3,7,11-trimethyl-3-hydroxy-1,6,10-dodecene)、十六烷(hexadecane)、匙叶桉油烯醇(spathulenol)、十七烷(heptadecane)、2,6,10,14-四甲基-十六烷(2,6,10,14-tetramethyl-hexadecane)、2-甲基-十七烷(2-methyl-heptadecane)、十八烷(octadecane)、十九烷(nonadccane)、二十烷(eicosane)、正十六烷酸(n-hexadecanoic acid)、邻苯二甲酸二丁酯(dibutyl phthalate)、9,12-(Z,Z)-十八碳二烯酸(9,12-octadecadienoic acid(Z,Z)、二十四烷(tetracosane)、角鲨烯(squalene)、二十九烷(nonacosane)、芝麻素(sesamin)、β-香树脂醇(β-amyrin)、羽扇豆醇(lupeol)等烷烃类以及烯醇、烯酸、甾醇、脂肪酸、挥发油、树脂及蜡类[2,4]。

【药理毒理】 1. 杀虫作用:除虫菊可麻痹昆虫的神经,在数分钟内即有效;昆虫中毒后,起初呕吐、下痢,身体前后蠕动,继而麻痹,可致死亡。致死时间的长短,视药量及昆虫种类而异。一般昆虫经麻痹醉倒后,可在24小时内复苏;家蝇中毒后,在10分钟内全部麻痹,但死亡率仅60%~70%;除虫菊素的浓乳剂对蜜蜂有毒,其水稀释喷射液则无害,且对蜜蜂有拒避作用;除虫菊素对钉螺、印鼠客蚤有良好的杀灭作用。2. 毒副作用:对节足动物、鱼类、两栖类及爬虫类亦有毒;在12℃的静水中,对鱼类的LC_{50}值(96h)为24.6~114μg/L,对幼年大西洋鲑鱼的致死浓度为0.0321μg/ml。对鸟类、哺乳动物则颇为安全。除虫菊素对大白鼠的急性口服LD_{50}值为1500mg/kg,小白鼠为400mg/kg,除虫菊素Ⅰ对大白鼠急性口服LD_{50}值为260~420mg/kg,除虫菊素Ⅱ为7600mg/kg;除虫菊素对大白鼠的急性经皮LD_{50}值>1800mg/kg,大白鼠静脉注射LD_{50}值除虫菊素Ⅰ为5mg/kg,除虫菊素Ⅱ为1mg/kg。除虫菊素在哺乳动物胃中能迅速水解为无毒物质,个别人长期接触,皮肤可能出现皮炎,但无慢性中毒症状。长期用<5000mg/kg体重的含除虫菊素饲料喂食大白鼠,未出现明显中毒病症。在工作场所工作超过7~8小时,空气中除虫菊素最高允许浓度为15mg/m³。除虫菊素Ⅰ的杀虫效果比除虫菊素Ⅱ强10倍;瓜叶菊素Ⅰ与除虫菊素Ⅰ的毒力相近,而瓜叶菊素Ⅱ与除虫菊素Ⅱ相近[2,3,5~8]。

【附注】 除虫菊花所含杀虫成分容易水解失效,所以必须充分干燥,防潮避光贮存。一般不耐久存;如贮藏一年,杀虫效力则能减少50%左右[2]。

参 考 文 献

[1] 朱亚峰. 中药中成药解毒手册. 第3版. 北京:人民军医出版社,2009:387
[2] 谢宗万. 全国中草药汇编(下册). 第2版. 北京:人民卫生出版社,2000:441
[3] 程暄生,赵平,于涌. 天然除虫菊. 农药,2005,44(9):391-394
[4] 郑建珍,刘文涵,吴小琼. ,超临界CO_2萃取天然除虫菊化学成分的GS-MS分析. 生物质化学工程,2006,40(6):22-24
[5] 王怀勇,钱乔林,彭寿辉.5%除虫菊素乳油毒理学试验及田间药效试验. 农药科学与管理,2004,25(12):23
[6] 王尚位,殷关麟,杨忠,等. 天然除虫菊素杀螺效果实验观察. 中国血吸虫病防治杂志,2005,17(3):225-226
[7] 蔡文凤,吴鹤松,董兴齐,等. 天然除虫菊素对印鼠客蚤杀灭效果研究. 中华卫生杀虫药械,2006,12(5):349-351
[8] Khera K S, Whalen C, Angers G. Teratogenicity study on pyrethrum and rotenone (natural origin) and ronnel in pregnant rats. Toxicol Environ Health,1982,10(1):111-119

(陈雨洁)

530. *Quisqualis indica*(使君子)

【民族药名】 使君子(通称);"扎满"、"丙搞罗亮"(傣族);"欠咱腊"(傈僳族);"腊浪"(毛南族);"塔本塔拉图"、"吉木斯"(蒙古族);棵面栽(瑶族)。

【来源】 使君子科植物使君子 *Quisqualis indica* L. 的根、叶、果实、种子。果实及种子有毒。栽后 3 年开始结果,当果壳由绿色变棕褐色或黑褐色时(8 月以后)采收,晒干或烘干;种子在用时砸碎果皮,取出;根、叶适时采集,除去杂质,晒干。

落叶藤状灌木。长 2 ~ 7m,幼株被锈色短柔毛。单叶对生,叶柄长约 1cm,叶落后宿存而成刺状;叶片椭圆形或卵状椭圆形,长 5 ~ 15cm,宽 2 ~ 6cm,先端渐尖,基部宽楔形或微心形,全缘,幼时被毛,老叶仅在脉上及边缘被毛。伞房式穗状花序顶生,10 余朵花着生较疏,下垂,苞片窄细;萼筒延伸于子房外成纤细管状,长约 6cm,先端 5 裂;花冠初放时白色,渐变成红色,芳香,花瓣 5,倒卵状长圆形,长约 1cm,先端浑圆;雄蕊 10,排为 2 轮,上轮 5 个外露;雌蕊 1,子房下位,花柱细长,条形,下部与萼筒合生,上端伸出筒口,柱头甚短,略平,微褐色。果实橄榄形,稍木化,长约 3cm,熟后暗棕色,有 5 条棱,断面五角星状,内有种子 1 粒,气微香。花期初夏,果期秋末。

生于山野林间。分布于江西、福建、台湾、湖南、广东、四川、贵州和云南等省区。

【炮制】 炒制降低毒性。炒使君子仁:取净使君子仁,置炒制容器内,用文火炒至有香气,取出,晾凉。

【药用经验】 阿昌族 果实用于蛔虫病(《德宏药录》)。傣族 果实驱虫,健脾益胃,清热解毒,用于痢疾(《傣医药》)。根用于痢疾(《傣药录》)。德昂族 效用同阿昌族。景颇族 果实用于蛔虫病(《德宏药录》)。傈僳族 果实用于慢性肠炎、支气管炎、哮喘、溃疡病、便血、脱肛、痔疮出血(《怒江药》)。毛南族 种子用于小儿疳积,驱蛔虫(《桂药编》)。蒙古族 种子用于蛔虫病(《蒙药》)。佤族 果实用于蛔虫病(《中佤药》)。瑶族 种子、叶用于虫积、虫牙痛、虚热、泻痢、白浊、蛔虫(《湘蓝考》)。叶用于身痒(《桂药编》)。

【使用注意】 种子不宜与热茶同服,剂量不宜过大(一般一次总量不得超过 20 粒),否则引起中毒。根的用量不应超过 6g。

【中毒和解毒】 其种子内服过量,轻则呃逆、恶心呕吐、眩晕、腹泻等,如与热茶、热药同服,可发生剧烈的腹痛、腹泻、炒食也宜放冷再食。严重时出冷汗、四肢发冷、头痛、抽搐、惊厥、呼吸困难、血压下降等,可因呼吸麻痹而死。报道有因服大量生品而致过敏性肾炎者。救治方法:早期中毒可催吐,用 1∶5000 高锰酸钾液或用中药洗胃液洗胃。静脉滴注 10% 葡萄糖溶液,或 5% 葡萄糖生理盐水。对症治疗:如有持续性呃逆,可肌内注射或口服氯丙嗪,并针刺天突、膈俞、内关、中脘穴,强刺激;出现惊厥或抽搐,可用 10% 水化氯醛、地西泮等;有呼吸困难时用尼可刹米、洛贝林等;如有肾脏毒性及体温升高等,则可用抗生素、激素等治疗。中药可用绿豆 60g、甘草 30g,煎水内服[1]。根也有毒,成人口服超过 6 ~ 7g 即可发生中毒[2]。

【药材鉴定】 性状 果实椭圆形或卵圆形,具 5 条纵棱,偶有 4 ~ 9 棱,长 2.5 ~ 4cm,直径约 2cm,表面黑褐色至紫褐色,平滑,微具光泽,先端狭尖,基部钝圆,有明显圆形的果梗痕;质坚硬,横切面多呈五角星形,棱角外壳较厚,中间呈类圆形空腔。种子长椭圆形或纺锤形,长约 2cm,直径约 1cm,表面棕褐色或黑褐色,有多数纵皱纹;种皮薄,易剥离;子叶 2,黄白色,有油性,断面有裂纹。气微香,味微甜。

显微特征 种子横切面:种皮表皮细胞由大形薄壁细胞组成,内含棕色物质。表皮以下为网纹细胞层,细胞切向延长,有网状纹理,并常散有小形维管束。子叶细胞含脂肪油滴和众多草酸钙簇晶,直径 10 ~ 15μm。

薄层色谱　取本品粉末 1g,加乙醚 20ml,超声处理 10 分钟,滤过,滤液挥干,残渣加乙酸乙酯 2ml 使溶解,作为供试品溶液。另取使君子仁对照药材 1g,同法制成对照药材溶液。吸取上述 2 种溶液各 1 ~ 2μl,分别点于同一硅胶 G 薄层板上,以石油醚(30 ~ 60℃)-乙酸乙酯(4∶1)为展开剂,展开,取出,晾干,喷以 10% 硫酸乙醇溶液,在 105℃加热至斑点显色清晰。供试品色谱在与对照品药材色谱相应的位置上,显相同颜色的斑点。

【化学成分】　种子含使君子氨酸(quisqualic acid)、使君子氨酸钾(potassium quisqualate)、D-甘露醇(D-mannitol)[3]。种子含油 23.9%,油中含肉豆蔻酸(myristic acid)4.5%、棕榈酸(palmitic acid)29.2%、硬脂酸(stearic acid)9.1%、油酸(oleic acid)48.2%、亚油酸(linoleic acid)9.0% 等脂肪酸;并含甾醇,以植物甾醇(phytosterol)为主[4]。果肉含葫芦巴碱(trigonelline)[4]、枸橼酸(citric acid)、琥珀酸(succinic acid)、苹果酸(malic acid)、蔗糖、葡萄糖[3]。还含 1-亚油酸-棕榈酸-甘油酯(1-linoleic acid-hexadecanoic acid-glyceride)、豆甾醇(stigmasterol)、白桦脂酸(betulinic acid)、苯甲酸(benzoic acid)等成分[5]。

【药理毒理】　1. 驱虫作用:果实对蛔虫、蛲虫有良好的驱杀作用[4]。2. 抑菌作用:使君子的水浸剂对常见致病性皮肤真菌有抑制作用[6]。3. 毒性:种子可致胃肠道刺激及膈肌痉挛,但症状较微,过量内服则症状加重,膈肌痉挛频繁,中枢神经系统呈抑制状态,甚则麻痹[2]。果实粗制品 26.6g/kg 犬口服可引起呃逆和呕吐,其树胶于 0.83g/kg 时也产生相似的反应,而提出的使君子油 0.75g/kg 无上述毒性反应,但可致轻泻。使君子油 5 ~ 10g/kg 小鼠或家兔灌胃未见毒性反应。使君子水浸膏给小鼠皮下注射,数分钟后,即呈抑制状态,呼吸缓慢不齐,1 ~ 2 小时后全身发生轻度痉挛、呼吸停止而死亡。其最小致死量为 20g/kg[7]。

【附注】　本种的干燥成熟果实又为中药使君子,收载于历版中国药典。

参 考 文 献

[1] 朱亚峰. 中药中成药解毒手册. 第 3 版. 北京:人民军医出版社,2009:348-350
[2] 周立国. 中药毒性机制及解毒措施. 北京:人民卫生出版社,2006:218
[3] 张人伟. 使君子化学成分的研究. 中草药,1981,12(7):328
[4] 《中华本草》编委会. 中华本草(第 5 册). 上海:上海科学技术出版社,1999:615-618
[5] 黄文强,施敏峰,宋小平,等. 使君子化学成分研究. 西北农林科技大学学报(自然科学版),2006,34(4):79
[6] 王筠默. 中药药理学. 北京:人民卫生出版社,1954:366
[7] 谢宗万. 全国中草药汇编(上册). 北京:人民卫生出版社,1996:563,564

(任　炜　黄先菊　李路扬)

531. *Ranunculus chinensis*(回回蒜)

【民族药名】　"丹明搜"、"名嗖"(布朗族);回回蒜(朝鲜族);"雇狠俄"(怒族)。

【来源】　毛茛科植物回回蒜 *Ranunculus chinensis* Bunge 的全草、果实。有毒。夏季、秋季采收,洗净,晒干或鲜用。

多年生草本。茎高 15 ~ 50cm,与叶柄均有伸展的淡黄色糙毛。叶为三出复叶,基生叶和下部叶具长柄;叶片宽卵形,长 2.6 ~ 7.5cm,中央小叶具长柄,3 深裂,裂片狭长,上部生少数不规则锯齿,侧生小叶具短柄,不等地 2 裂或 3 裂;茎上部叶渐变小。花序具疏花;萼片 5,淡绿色,船形,长约4mm,外面疏被柔毛;花瓣5,黄色,宽倒卵形,长约3.2mm,基部具蜜槽;雄蕊和心皮均多数。聚合果近矩圆形,长约1cm;瘦果扁,长约3.2mm,无毛。花期4~5月,果期6月。

生于溪边或湿草地。分布于西藏、云南、广西、贵州、四川、湖北、甘肃、陕西、江苏、华北和东北。

【药用经验】 布朗族 全草用于肝炎、哮喘、夜盲、白膜之翳、牙根烂(《滇药录》)。全草用于急性黄疸型肝炎、疟疾;果实用于夜盲《滇省志》。朝鲜族 全草用于黄疸、高血压、食道癌(《图朝药》)。怒族 全草外敷用于引赤发泡(《怒江药》)。

【使用注意】 本品有毒,内服宜慎,并需久煎。一般供外用,外用对皮肤刺激性大,用时局部要隔凡士林或纱布[1]。

【中毒与解毒】 误食致口腔灼热、恶心、呕吐、腹部剧痛,严重者呼吸衰竭而死亡。外敷回回蒜可导致严重刺激性皮炎[2]。未查见解毒方法。

【药材鉴定】 性状 全草长15~50cm。茎及叶柄均有伸展的淡黄色糙毛。三出复叶,黄绿色,基生叶及下部叶具长柄;叶片宽卵形,长3~12cm,小叶2~3深裂,上部具少数锯齿,两面有糙毛。花疏生于花序,花梗贴生糙毛;萼片5,狭卵形;花瓣5,宽卵圆形,直径6~10mm。瘦果扁平,长3~3.5mm,无毛。气微,味淡。

【化学成分】 全草含原白头翁素(protoanemonin)及其聚合物白头翁素(anemonin)。种子含黄酮及其苷类化合物,如槲皮素(quercetin)、山奈酚(kaempferol)、木犀草素(luteolin)、槲皮苷(quercitrin)、山奈酚-3-*O*-β-芸香糖苷(kaempferol-3-*O*-β-rutinoside);也含酚羧酸类及其衍生物,如原儿茶酸(protocatechuic acid)、没食子酸(gallic acid)、鞣花酸(ellagic acid)、对羟基苯甲酸(*p*-hydroxybenzcic acid)、咖啡酸(caffeic acid);另含β-谷甾醇(β-sitosterol)、7-酮香木鳖苷(ketologanin)[3]、tachioside(它乔糖苷)、蛇床子素(osthole)、蒽醌(anthraquinone)、大黄素(emodin)、1,7-二羟基-6-甲氧基-2-甲基蒽醌(1,7-dihydroxy-6-methoxymethy-2-lanthraquinone)、熊果酸(ursolic acid)[4]。

【药理毒理】 1. 镇痛作用:用0.2%水溶液局部应用于龋齿之蚀洞内即可镇痛。2. 抑菌作用:对金黄色葡萄球菌、大肠杆菌均有强抑制作用。3. 其他作用:原白头翁素用于局部,有发疱引赤作用,可使局部体液循环加强,集中白血球,增进吞噬细胞的吞噬作用,对侵入体内的有害物质及其代谢产物均有促进吸收、解毒、排泄的作用[5]。

参 考 文 献

[1]《中华本草》编委会. 中华本草(第3册). 上海:上海科学技术出版社,1999:245,246
[2] 冯佳,黄鹏英,马永莉. 1例外敷回回蒜致严重刺激性皮炎的护理. 中日友好医院学报,2010,24(2):126
[3] 李菅晟,李建,尹海龙,等. 回回蒜子的化学成分研究. 军事医学科学院院刊,2010,34(1):68-70
[4] 徐瑞,陈立,李彬,等. 回回蒜子正丁醇部位化学成分研究. 国际药学研究杂志,2011,38(1):68-70
[5] 谢宗万. 全国中草药汇编(上册). 第2版. 北京:人民卫生出版社,1996:368-369

(任 炜 黄先菊 李路扬)

532. *Ranunculus japonicus*(毛茛)

【民族药名】 毛茛(通称);"骂登鸦"、"骂邓架"、"刹强盗"(侗族);"莫射"(怒族);老虎脚迹、五虎草、(水族);起泡草、痒子药(土家族);"叶补裸果"、金毛莲、红毛莲(彝族)。

【来源】 毛茛科植物毛茛 *Ranunculus japonicus* Thunb. 的根、全草。全草有毒。7~8月采

收全草及根,洗净,阴干。鲜用可随采随用。

多年生草本。茎高 30~60cm,与叶柄均有伸展的柔毛。基生叶和茎下部叶有长柄;叶片五角形,长达 6cm,宽达 7cm,基部心形,3 深裂,中央裂片宽菱形或倒卵形,3 浅裂,疏生锯齿,侧生裂片不等地 2 裂;叶柄长达 15cm;茎中部叶具短柄,上部叶无柄,3 深裂。花序具数朵花;花直径达 2cm;萼片 5,淡绿色,船状椭圆形,长 4.5~6mm,外被柔毛;花瓣 5,黄色,倒卵形,长 6.5~11mm,宽 4.5~8mm,基部具蜜槽;雄蕊和心皮均多数。聚合果近球形,直径 4~5mm。花期 4~7 月,果期 6~10 月。

生于沟边或水田边。自华南至东北地区广布。

【药用经验】 侗族　全草用于疟疾(《侗医学》)。朝鲜族　全草用于乳腺炎、急性肾炎、黄疸(《图朝药》)。怒族　全草外搽用于跌打损伤、疟疾、疮癣(《怒江药》)。水族　全草用于牙痛、疟疾(《水族药》)。全草、根用于黄疸、偏头痛、胃痛、风湿性关节炎、鹤膝风、痈肿恶疮、牙痛(《滇省志》)。土家族　全草用于瘰疬、鹤膝风(《民族药志要》)。彝族　全草用于感冒头痛、咳嗽、风湿关节痛、慢性血吸虫病、关节扭伤、胃病(《彝植药续》)。

【使用注意】 本品有毒,一般不作内服。皮肤有破损及过敏者禁用,孕妇慎用[1]。

【中毒与解毒】 外用量过大时,可产生局部皮肤红肿、水泡甚至溃疡、坏死,误入眼中可引起眼结合膜炎或角膜溃疡等。内服可引起口腔黏膜糜烂、呕吐(甚至吐血)、腹痛、腹泻、肾脏出血或狂躁不安、舌挛缩、瞳孔散大等症状。外用毛茛中毒者,用 4% 碳酸氢钠溶液冲洗局部;误入眼中,用 3% 硼酸水冲洗。内服中毒者,用 4% 碳酸氢钠溶液漱口,用清水或 0.5% 药用炭混悬液洗胃,再给予大量乳汁或黏性饮料保护胃黏膜、补液。甘草、绿豆、煎汤口服。对症治疗[2]。

【药材鉴定】 性状　茎与叶柄均有伸展的柔毛。叶片五角形。长达 6cm,宽达 7cm,基部心性。萼片 5,船状椭圆形,长 4~6mm,有白柔毛;花瓣 5,倒卵形,长 6~11mm。聚合果近球形,直径 4~5mm[1]。

【化学成分】 鲜根含原白头翁素(protoanemonin)0.12%,为主要有毒成分,干燥过程中易发生分子重合反应而变成无刺激性的结晶性白头翁素(anemonin)[3];也含滨蒿内酯(scoparone)、小麦黄素(tricin)、原儿茶酸(protocatechuic acid)、木犀草素(luteolin)、东莨菪内酯(scopoletin)、5-羟基-6,7-二甲氧基黄酮(5-hydroxy-6,7-dimethoxyflavone)、5-羟基-7,8-二甲氧基黄酮(5-hydroxy-7,8-dime-thoxyflavone)、小毛茛内酯(ternatolide)[4]。

【药理毒理】 1. 抗菌作用:原白头翁素可抑制铜绿假单胞菌、金黄色葡萄球菌、大肠杆菌和普通变形杆菌的生长;也可抑制白假丝酵母菌的生长[1]。2. 对平滑肌的作用:1% 原白头翁素能对抗 0.01% 组胺引起的支气管痉挛。喷雾吸入 1% 原白头翁素,可降低豚鼠因吸入组胺而致的支气管痉挛窒息的死亡率,并可使静脉注射最小致死量组胺的小鼠免于死亡;1% 原白头翁素可拮抗组胺对豚鼠离体回肠平滑肌的收缩作用[3]。3. 抗肿瘤作用:原白头翁素、毛茛苷对多种肿瘤细胞有较强的抑制作用[5,6]。4. 对心脏的影响:毛茛总苷具有良好的抗心肌肥大作用[5,7];在一定程度上抑制心肌缺血所致的心率减慢,对小鼠的实验性心肌缺血有保护作用[8];能抑制异丙肾上腺素诱导的蛙心收缩作用;抑制去甲肾上腺素诱导的大鼠胸主动脉环收缩作用,但对主动脉环的基础张力和异丙肾上腺素诱导的动脉舒张均无影响[9]。5. 抗炎、镇痛作用:毛茛总苷具有显著的抗炎、镇痛作用[10]。6. 毒性机制:其强烈的挥发性刺激物质与皮肤接触过久或浓度过高,可使皮肤发泡、黏膜充血。内服可导致剧烈胃肠炎和中毒症状[11]。

【附注】 1. 同属植物扬子毛茛 *Ranunculus sieboldii* Miq. 的全草有小毒,土家族也称为"起泡草"、"痒子药",与毛茛同等药用。其植物形态与毛茛的主要区别:茎密生伸展的白色或黄色柔毛;叶片圆肾形至宽卵形,长 2~5cm,宽 3~6cm,下面密生柔毛;花瓣较小,近椭圆形,长仅至 7mm。2. 同属植物云南毛茛 *Ranunculus yunnanensis* Franch. 的全草有小毒。彝族称为"补木难诺齐、莱葛迪",用于各种疮疖肿毒、咽炎、扁桃体炎、肠痈、肝痛(《滇民志》)。3. 同属植物长叶毛茛(披针毛茛)*Ranunculus amurensis* Kom. 的全草也有小毒。藏族称为"索色巴",用于筋骨疼痛、外感风热、疮疖痈肿(《藏本草》)。其药材性状:全草长 40~60cm。茎中空,有紧贴短柔毛。叶条形或条状披针形,黄绿色,长 3~15cm,宽 3~6mm,先端渐变狭,基部渐狭,又稍变宽成膜质鞘,两面有紧贴柔毛,下面毛较密。花单个顶生;萼片 5,卵形,外有柔毛;花瓣 5,倒卵形,棕黄色。聚合果卵球形,直径约6mm;瘦果卵球形,两面膨起,长约 2mm,大多无毛。气微,味微苦[12]。

参 考 文 献

[1]《中华本草》编委会. 中华本草(第3册). 上海:上海科学技术出版社,1999:247-249
[2] 高渌汶. 有毒中药临床精要. 北京:学苑出版社,2006:317-321
[3]《全国中草药汇编》编写组. 全国中草药汇编(上册). 北京:人民卫生出版社,1996:201,202
[4] 郑威,周长新,张水利,等. 毛茛化学成分的研究. 中国中药杂志,2006,31(11):892-894
[5] 王榕乐. 毛茛化学成分及毛茛总苷的药理学研究. 广东药学院硕士研究生学位论文,2007:1-63
[6] 林於,曹纬国,周滢. 杨子毛茛体内抗肿瘤实验研究. 时珍国医国药,2006,17(7):1167,1168
[7] 王榕乐,谭毓治. 毛茛总苷对血管紧张素Ⅱ致心肌肥大的影响. 广东药学院学报,2008,24(2):154-156
[8] 赵晋. 毛茛总苷心血管药理作用研究. 广东药学院硕士研究生学位论文,2008:1-59
[9] 王榕乐,江欢,谭毓治. 毛茛总苷对离体蛙心和大鼠胸主动脉环张力的作用研究. 中华中医药学刊,2009,27(1):91-93
[10] 王榕乐,谭毓治,罗绍宝. 毛茛总苷抗炎镇痛作用研究. 时珍国医国药,2009,20(2):290-292
[11] 周立国. 中药中毒机制及解毒措施. 北京:人民卫生出版社,2006:341
[12]《中华本草》编委会. 中华本草(第3册). 上海:上海科学技术出版社,1999:244

（任　炜　陈吉炎　黄先菊　李路扬）

533. *Ranunculus sceleratus*（石龙芮）

【民族药名】　铜罐草、石龙芮(朝鲜族);小虎掌草、水毛茛(苗族);"打果里莫"(怒族);"塔俄芹菜"、"派台尔沙里约"(维吾尔族)。

【来源】　毛茛科植物石龙芮 *Ranunculus sceleratus* L. 的全草、果实。全草有毒。开花末期5月左右采收全草,鲜用或阴干备用。

一年生草本。茎高 15~45cm,疏生短柔毛或变无毛。基生叶和下部叶具长柄;叶片宽卵形,长 0.7~3cm,宽 1~3.5cm,3 深裂,有时裂达基部,中央裂片菱状倒卵形,3 浅裂,全缘或有疏圆齿,侧生裂片不等地 2 裂或 3 裂;茎上部叶变小,裂片狭倒卵形,3 裂。花序常具较多花;花小;萼片 5,淡绿色,船形,长 2.5~3.2mm,外面被短柔毛;花瓣 5,黄色,狭倒卵形,长 1.5~3mm,基部蜜槽不具鳞片;雄蕊 10~20;心皮 70~130,无毛,花柱短。聚合果矩圆形,长约 7mm;瘦果宽卵形,扁,长约 1.2mm。花期 3~6 月,果期 5~8 月。

生于溪沟边或湿地。广布全国各省区。

【药用经验】　朝鲜族　全草用于淋巴结核、肾虚、痢疾(《朝药志》);全草用于痈疖肿毒、瘰疬结核、疟疾、下肢溃疡、肾虚、痢疾(《朝药录》)。苗族　全草用于痈疖肿毒、瘰疬结核、疟疾、下肢溃疡、蛇咬伤(《滇省志》)。怒族　全草用于淋巴结结核、疟疾、痈肿、蛇咬伤、慢性下肢溃疡(《怒江药》)。维吾尔族　果实除黏痰,驱腹气,开窍,镇肋下和脐疼痛,利尿,通经,堕胎,壮阳,预防各种寒毒(《维医药》)。

【使用注意】 本品有毒,内服宜慎[1]。

【中毒与解毒】 外用中毒时,对接触的皮肤、黏膜有强烈的刺激性。内服超量对口腔黏膜、胃肠道也有严重的刺激性[2],临床可见口腔灼热、黏膜肿胀、剧烈腹泻,严重者脉搏缓慢、呼吸困难、瞳孔散大,可于10小时内死亡。救治时,对早期中毒用1∶5000的高锰酸钾液反复洗胃,每次500~1000ml;内服鸡蛋清或药用炭4g。对症治疗:腹痛可皮下注射或肌注阿托品0.5mg,4~6小时1次,同时纠正脱水及酸中毒;呼吸衰竭时,给予呼吸兴奋剂。石龙芮外敷可致接触性皮炎[3,4]。治疗方法:静脉注射地塞米松10mg/d,7天后减为7.5mg,同时口服氯雷他定10mg/d,酮替芬1mg/d,外用0.1%依沙吖啶液湿敷。3天后水疱塌陷,8天后改为口服泼尼松20mg,每日2次[4]。

【药材鉴定】 性状 全草长10~45cm,疏生短柔毛或无毛。基生叶及下部叶具长柄;叶片肾状圆形,棕绿色,长0.7~3cm,3深裂,中央裂片3浅裂;茎上部叶变小。聚伞花序有多数小花,花托被毛;萼片5,船形,外被短柔毛;花瓣5,狭倒卵形。聚合果矩圆形;瘦果小而极多,倒卵形,稍偏,长约1.2mm。气微,味苦、辛。

【化学成分】 全草含原白头翁素(protoanemonin)、毛茛苷(ranunculin)、5-羟色胺(serot-on-in)、白头翁素(anemonin)[1]、豆甾-4-烯-3,6-二酮(stigmasta-4-ene-3,6-dione)、豆甾醇(stigmas-terol)、6-羟基-7-甲氧基香豆素(isoscopoletin)、七叶内酯二甲醚(scoparone)、原儿茶醛(protocat-echuic aldehyde)、原儿茶酸(protocatechuic acid)[5]。还含有正十六烷酸(hexadecanoic acid)、β-谷甾醇(β-sitosterol)、1-二十二烯(1-docosene)、(3β,24S)-豆甾-5-烯-3-醇((3β,24S)-stigmast-5-en-3-ol)、大黄素(emodin)等成分[6]。

【药理毒理】 1. 抗癌作用:毛茛苷和原白头翁素具有抗肺癌作用[7]。2. 抗菌作用:原白头翁素对革兰氏阳性菌及阴性菌和霉菌都具有良好的抑制作用,如对链球菌(1∶60000),大肠杆菌(1∶83000~33000),白色念珠菌(1∶100000)都有抑制作用。3. 抗组胺作用:喷雾呼入1%原白头翁素,可降低豚鼠因吸入组胺而致的支气管痉挛窒息的死亡率;并可使静脉注射最小致死量组胺的小鼠免于死亡。豚鼠离体支气管灌流实验证明:1%原白头翁素能对抗0.01%组胺引起的支气管痉挛;先用1%白头翁素后,在1~2小时内可完全防止致痉量的组胺对支气管的痉挛作用。1%原白头翁素可拮抗组胺对豚鼠离体回肠平滑肌的收缩作用[1]。4. 抗炎作用:采用鲜石龙芮敷贴膝眼穴治疗,取其苦辛主风寒湿痹,利关节之作用,从而达到祛湿通络、通利关节之效[8]。新鲜石龙芮叶可改善局部血液循环,使炎症水肿消失,病变组织恢复. 从而达到治疗作用[9]。5. 毒性:石龙芮鲜草及鲜叶毒性最大。其所含原白头翁素及白头翁素为毒性成分,白头翁素小鼠腹腔注射的LD_{50}为150mg/kg[10]。新鲜石龙芮叶含原白头翁素,能引起皮炎、发泡,对患处具有较强的刺激作用。

参 考 文 献

[1] 《中华本草》编委会. 中华本草(第3册). 上海:上海科学技术出版社,1999:249-251

[2] 朱亚峰. 中药中成药解毒手册. 第3版. 北京:人民军医出版社,2009:271

[3] 王心声,乔娜,付萍,等. 石龙芮外敷致接触性皮炎2例. 临床皮肤科杂志,2011,40(4):209

[4] 向耘,张大维,裴玉新,等. 石龙芮外敷致母子同患接触性皮炎. 中华皮肤科杂志,2007,40(1):50

[5] 高晓忠,周长新,张水利,等. 毛茛科植物石龙芮的化学成分研究. 中国中药杂志,2005,30(2):124,125

[6] 彭涛,邢煜君,张前军,等. 石龙芮化学成分研究. 中国实验方剂学杂志,2011,17(6):66,67

[7] 谢宗万. 全国中草药汇编(上册). 第2版. 北京:人民卫生出版社,1996:248

[8] 杜彩霞. 鲜石龙芮贴膝眼穴治疗膝关节积液30例. 中医学报,2009,24(6):100,101

[9] 杜彩霞,周艳丽.中药贴敷治疗膝关节积液30例.江苏中医药,2009,41(9):45
[10] 任引津.实用急性中毒全书.北京:人民卫生出版社,2003:866

（任　炜　黄先菊　李路扬）

534. *Rauvolfia verticillata*（萝芙木）

【民族药名】　萝芙木(通称);"麻三端"(傣族);"娘打"(基诺族);"拿帕那此"(拉祜族);"矮陀陀"(佤族);"拉夺岜"(瑶族);"假棵焦"(壮族)。

【来源】　夹竹桃科植物萝芙木(云南萝芙木)*Rauvolfia verticillata*(Lour.)Baill.(*Rauvolfia yunnanensis* Tsiang)的根、根皮、茎皮、叶、种子、全株。有小毒。定植2~3年便可采挖或采集,以10月采收生物碱含量较高。粗根切成1cm厚的薄片,细根、根皮、茎皮切成短段,叶、种子适时采收,晒干。

直立灌木,高0.5~3m,具乳汁,无毛;茎有皮孔。单叶对生或3~5叶轮生,椭圆形或长椭圆状披针形,长5.5~30cm,宽1.3~9cm,顶端渐尖,基部楔形,侧脉弧曲上升。聚伞花序腋生或顶生;花白色;花萼5裂;花冠高脚碟状,花冠筒中部膨大,花冠裂片5枚,向左覆盖;雄蕊5枚,着生于花冠筒中部,心皮离生。核果卵形或椭圆形,离生,未熟时绿色,后渐变红色,成熟时为紫黑色。花期2~10月,果期4月至翌年春季。

生于较潮湿的溪边、山沟、坡地、山坡林下或灌丛中。分布于台湾、华南和西南各省区。

【药用经验】　傣族　根用于高血压、跌打损伤、风湿骨痛、蛇咬伤《滇药录》。根用于顽痘不解、毒蛇咬伤、头晕、胃痛、高血压、头痛、失眠、眩晕、高热不退、跌打损伤、急性黄疸型肝炎、胃痛、跌打损伤、风湿骨痛《滇药录》。根用于顽疾不解、毒蛇咬伤《傣药录》。根用于高血压、头痛眩晕、失眠、风湿骨病、跌打损伤(《滇省志》)。基诺族　根用于高血压、头痛、眩晕、肚子痛;叶外敷治跌打损伤、毒蛇咬伤(《基诺药》)。根用于胃热痛、下腹部疼痛、疟疾;鲜叶用于跌扑损伤(《民族药志要》)。拉祜族　根用于高血压、顽疾不解、毒蛇咬伤、肝炎(《滇省志》)。佤族　根用于降血压、疟疾、急性肠胃炎、毒蛇咬伤(《中佤药》)。根用于高血压(《德民志》)。瑶族　根、根皮、叶、种子、全株用于冠心病、疥癣等(《桂药编》)。用于高血压、风湿痹痛(《民族药志要》)。彝族　茎皮用于食积不化、腹胀气撑《哀牢》。壮族　效用同瑶族(《桂药编》)。

【使用注意】　有消化性溃疡者及气虚寒者慎用或忌用。

【中毒与解毒】　中毒后主要表现为恶心、头昏、食欲不振、鼻塞口干、鼻黏膜出血、腹痛、腹泻、腹胀、呼吸深而慢、血压过低、心率减慢、瞳孔缩小、颜面潮红、意识不清、嗜睡、神经过敏、荨麻疹、瘙痒,如长期应用可出现泌尿道烧灼感、感觉异常、焦虑、精神抑郁、震颤麻痹、惊厥、眼肌麻痹,有时似心绞痛样发作。成人有乳汁异常分泌、月经不调、性欲减退、阳痿等症状。偶可发生血小板减少性和不减少性紫癜及播散性红斑性狼疮等。较大剂量的肌内注射或静脉注射可导致呼吸困难及明显的呼吸减慢[1]。解毒方法:用1:5000高锰酸钾或用1%~2%鞣酸洗胃;也可用中药洗胃液;服硫酸钠30g导泻排毒;酌情静脉输入5%葡萄糖盐水3000ml左右。对症治疗:如呼吸衰竭时可用呼吸兴奋剂,如尼可刹米、山梗菜碱等。必要时人工呼吸,或给氧;口服人参生脉饮30ml,每2小时1次;甘草60g,绿豆30g,水煎服[1]。

【药材鉴定】　性状　根呈圆柱形。略弯曲,长短不一,直径约至3cm,主根下常有分枝。表面灰棕色至灰棕黄色,有不规则纵沟和棱线,栓皮松软,极易脱落露出暗棕色皮部或灰黄色木部。质坚硬,不易折断,切断面皮部很窄,淡棕色。木部占极大部分,黄白色,具明显的年轮和细密的放射状纹理。气微,皮部极苦,木部微苦。

显微特征　根横切面:木栓层由宽窄相间的木栓细胞带组成,外缘部分已脱落。老根及近根茎部位的根中皮层薄壁组织散有单个或2个相连的石细胞,石细胞长方形或近圆形,浅黄色,有的呈梭形,直径45~55μm,长129~257(490)μm。韧皮射线呈喇叭形,皮层和韧皮部薄壁组织散有乳汁管,薄壁细胞含草酸钙簇晶和方晶。形成层环明显。木质部占大部分,年轮明显,导管多单个或2~3个成群。放射状排列;木纤维众多,壁厚,木化;木薄壁细胞壁木化,具纹孔;木射线宽1~2列细胞。本品薄壁细胞含淀粉粒。根茎皮层有多数石细胞及薄壁纤维散在。

【化学成分】　根含生物碱,总含量1%~2%,主要含利血平(reserpine)、阿马里新(即四氢蛇根碱,ajmalicine)、萝芙木碱(rauvolfine 或 ajmaline)、蛇根碱(serpentine)、蛇根次碱(serpentinine)、育亨宾(yohimbine)等20多种生物碱[2]。还含四叶萝芙木新碱(tetraphyllicine)、魏氏波瑞木胺(vellosimine)、19-表四氢蛇根碱(19-epi-ajmalicine)、伪利血平-16,17-立体异构体(16,17-stereoisomer of pseudoreserpine)等生物碱。叶中含阿立新碱和刺槐素[2]。

【药理毒理】　1. 降压作用:其总生物碱有温和持久的降血压作用,对麻醉后的猫、正常及麻醉后的狗均有明显的降压作用;高血压狗在服萝芙木总碱期间,动脉压和血浆胆碱酯酶活性均较给药前及停药后有明显降低。2. 镇静作用:其总生物碱能使小鼠活动减少、安静,还能增强巴比妥类催眠药的作用[2]。3. 抑制中枢神经系统的作用:小鼠、豚鼠、兔、猫、狗经口灌服或静脉注射利血平后出现安静、嗜睡、眼睑下垂和瞳孔缩小的中枢抑制症状[3]。4. 抗心律失常作用:其总生物碱有减慢心率的作用,能治疗伴有心动过速的高血压患者[2]。5. 抗炎活性:萝芙木植物中的糖类物质具有抗炎活性,结肠炎小鼠灌服糖类粗提物后,结肠溃疡面积和直肠髓过氧化物酶含量都有所降低。6. 抗病毒活性:育亨宾的所有同分异构体形式,尤其是 α-育亨宾具有有效的抗病毒性能。7. 抗肿瘤活性:萝芙木生物碱能对肿瘤细胞内 DNA 双螺旋结构中的氢键进行破坏,从而抑制肿瘤细胞增殖。8. 降低血糖、血脂的作用:糖尿病 C57BL/KsBo m-db 小鼠经口灌服萝芙木和柑橘水煎剂6周后,小鼠体重比对照组小,体内血糖和血脂含量相比对照组减少[4]。9. 抗氧化活性:萝芙木水溶性生物碱具有抗氧化活性[5]。10. 毒性:小鼠一次服萝芙木(云南萝芙木)总生物碱的 LD_{50} 为(1.15±0.033)g/kg;高血压犬每日服总生物碱2~10mg/kg,呈安静、瞳孔缩小、瞬膜松弛、眼睑下垂的状态,个别动物发生颤抖,有些还有腹泻现象;除去利血平的总生物碱产生的副反应很小,除使动物食量稍有减少外,未见中枢神经及胃肠道症状;小鼠腹腔注射萝芙木甲素的 LD_{50} 约为 0.34g/kg,死前主要症状为呼吸困难,鸽静注 20~40mg/kg 时剧烈呕吐,但外表正常,无呼吸衰竭和平衡失调的症状;小鼠静脉注射萝芙木亭碱的 LD_{50} 为 23mg/kg[6]。利血平对小鼠灌胃的半数致死量为 500mg/kg;大鼠静脉注射的半数致死量为 15.75mg/kg。蛇根碱对小鼠静脉注射的半数致死量为 20mg/kg。异萝芙木碱对小鼠腹腔注射的半数致死量为 130mg/kg。尾静脉注射给药的 LD_{50} 为 294.2mg/kg;LD_{95} 为 383.7mg/kg[5]。经口灌胃给药急性毒性实验最大耐受量为 3445mg/kg[4]。

【附注】　过去不少专著将萝芙木 *Rauvolfia verticillata*(Lour.)Baill. 和云南萝芙木 *Rauvolfia yunnanensis* Tsiang 作为2种药用植物分别记载,因 *Rauvolfia yunnanensis* Tsiang 实为 *Rauvolfia verticillata*(Lour.)Baill. 的异名,故将两者各民族的药用经验予以合并。

参 考 文 献

[1] 朱亚峰. 中药中成药解毒手册. 第3版. 北京:人民军医出版社,2009:134,135

[2]《全国中草药汇编》编写组. 全国中草药汇编(上册). 北京:人民卫生出版社,1996:771,772

[3] 刘洋洋,许琼情,汪春牛,等. 南药萝芙木药理活性研究现状. 中国药学杂志,2010,45(20):1521-1523

[4] Campbell J I,Mortensen A,Molgaard P. Tissue lipid lowering-effect of a traditional Nigerian anti-diabetic infusion of*Rauwolfia vomitoria foilage* and Citrus aurantium fruit. J E thnopharmacol,2006,104(3):379-386

[5] 刘洋洋,刘平怀,时杰. 体外清除实验研究萝芙木水溶性生物碱抗氧化活性. 海南大学材料与化工学院硕士学位论文, 2010,3

[6]《中华本草》编委会. 中华本草(第6册). 上海:上海科学技术出版社,1999:304-307

（任　炜　黄先菊　李路扬）

535. *Remusatia vivipara*（岩芋）

【民族药名】 "哈帕都姆"、"拍都姆"(傣族);"基吹穴吹"(基诺族);零余芋、红岩芋(佤族)。

【来源】 天南星科植物岩芋 *Remusatia vivipara*(Lodd.)Schot 的块茎、茎叶。块茎和茎叶有大毒。全年均可采集,洗净,多鲜用。

块茎较大,扁球形,紫红色,直径达4~5cm,下部几无根,颈部密生长可达10cm以上、茎叶。块茎和茎叶有大毒。全年均可采集,洗净多,鲜用。的须根和红黄色至紫红色的芽条,芽条长30~40cm,粗5mm,直立或上升,当栽培于地里时,则埋藏于土壤中,不分枝或稀疏分枝,于鳞腋生多数鳞芽;芽鳞刺状,先端勾曲。叶柄圆柱形,长40~50cm;叶片薄革质,表面暗绿色,有时沿中肋和侧脉苍白色,阔心状卵形,长30~40cm,宽20~25cm;前裂片阔卵形,长宽几相等,先端渐尖,侧脉3~4对,外伸至叶缘;后裂片长约为前裂片的1/2,半卵形,下倾,3/4连合,分离部分形成的弯缺三角形,后基脉相交成40°~50°的锐角。花序柄翌年出现,栽培的同年出现,圆柱形,长10~15cm。佛焰苞管部外面浅绿色,内面苍白色,狭长圆形,长4~4.5cm,宽1cm;檐部下部1/4为黄色,上部紫红色,梯形,反折,长8~9cm,上部1/3等宽,具3~5mm长的凸尖。肉穗花序长一般不超过佛焰苞管,雌花序长不过2cm,粗6~7mm,绿色;不育雄花序长1.7cm,粗3mm,能育雄花序椭圆形或圆柱形,长1.5~2.2cm,粗4~7mm,黄色。花期4~9月。

常附生于海拔750~1900m的河谷疏林或灌丛中的岩石上。分布于云南南部至东南部。

【药用经验】 傣族　块茎:用于乳腺炎、跌打瘀肿、痈疖、疮毒、癣疥、无名肿毒、风湿关节痛(《滇药录》)。茎叶:用于皮肤瘙痒、皮疹。块茎:用于急性乳腺炎、痈疮肿疖、无名肿毒、癣疥、跌打肿毒(《滇省志》)。基诺族　块茎:外用于铁钉刺伤、大毒疮、无名肿毒、狗咬伤(《基诺药》)。拉祜族　块茎:用于乳腺炎、跌打损伤红肿及杀虫(《拉祜医药》)。佤族　块茎、茎叶:用于急性乳腺炎、跌打瘀肿、痈疮疖肿(《中佤药》)。

【使用注意】 内服控制用量;外敷面积不宜过大,以防局部吸收中毒。孕妇忌用[1]。

【中毒和解毒】 内服过量可致中毒。中毒时出现口舌咽喉灼痛和红肿、音哑、吞咽困难、味觉丧失、腹痛、心悸、呼吸不规则,严重时可致喉头痉挛、呼吸中枢麻痹而死亡。救治措施:给予洗胃、导泻;抽搐时给予解痉药;呼吸麻痹者给予吸氧及注射可拉明、苯甲酸、咖啡因等中枢兴奋药,必要时施行人工呼吸。初期中毒时亦可用中草药解毒:米醋30~60ml,加姜汁5ml,一次内服;或生姜汁5ml、白矾末9g,调匀内服[2]。

参 考 文 献

[1]《中华本草》编委会. 中华本草(第8册). 上海:上海科学技术出版社,1999,524

[2] 杨仓良. 毒药本草. 北京:中国中医药出版社,1993,1071

（王　刚　陈吉炎　马丰懿）

536. *Rhamnus crenata*（长叶冻绿）

【民族药名】 "美榴藜"、"尚美勒"、"尚勒"（侗族）；兜枝李（苗族）；癞皮树、"布地根"、牛癞皮、土黄柏（瑶族）。

【来源】 鼠李科植物长叶冻绿 *Rhamnus crenata* Sieb. et Zucc. 的根、根皮、枝叶、全株。根、根皮有毒。秋后采收，鲜用或切片晒干，或剥皮晒干[1]。

灌木，高 2～3m；幼枝红褐色，有锈色短柔毛或后脱毛。叶互生，长椭圆状披针形或椭圆状倒卵形，长 5～10cm，宽 2.5～3.5cm，顶端短尾状渐尖或短急尖，基部楔形或钝圆，边有小锯齿，上面无毛，下面沿脉有锈色短毛，侧脉 7～12 对；叶柄长达 1cm，有密或稀疏的锈色尘状短柔毛。聚伞花序腋生，总花梗短；花单性，淡绿色；花萼 5 裂；花瓣 5，小；雄蕊 5。核果近球形，成熟后黑色，有 2～3 核；种子倒卵形，背面基部有小沟。花期 5～7 月，果期 7～10 月。

常生于海拔 2000m 以下的向阳山坡或丛林中。分布于江苏、浙江、安徽、江西、河南、湖北、湖南、四川、贵州、福建、中国台湾、广东、广西。

【药用经验】 侗族 根皮：用于"痕"、"甚"、"经"（疱、疮、疥、癣）（《侗医学》）。苗族 根皮、枝、叶：用于小儿皮炎、疮疥、小儿湿疹（《桂药编》）。瑶族 全株或根：用于疥疮、各种疮毒、肿痛、癣、小儿蛔虫等症（《湘蓝考》）。

【使用注意】 本品有毒，以外用为主，内服宜慎[1,2]。内服煎汤用量 1～2g。外用适量煎水洗。

【中毒与解毒】 口服能引起胃肠刺激。口服 0.18g 即可引起吐泻。皮肤、黏膜皆可吸收，吸收后能刺激皮肤黏膜、胃肠道、肾脏，发生腹泻、腰痛、血尿、蛋白尿、管型尿等。解救方法：洗胃后服浓茶或鞣酸、活性炭。必要时静脉输液，对症治疗[3]。

【化学成分】 根含柯桠素（chrysarobin）、鼠李宁 A（rhamnin A）、鼠李宁 B（rhamnin B）。树皮含蒽醌类化合物大黄素（emodin）、大黄素甲醚（physcion）、大黄酚（chrysophanol）及欧鼠李苷（frangulin）[1]。

【药理毒理】 1. 对皮肤的作用：能治疗牛皮癣；对皮肤的炎症反应与治疗效果是相平行的。其油膏用于皮肤科，治其他慢性皮肤病或瘙痒等。2. 其他：据报道，用犬的肝匀浆做试验，柯桠素能增强酸性磷酸酯酶的活性。3. 毒副作用：柯桠素对皮肤、黏膜有刺激性。对面部，特别是眼有刺激性，应避免触及。其作用与其对皮肤角蛋白有化学亲和力，能摄取其中的氧，而使其本身氧化（变成氧化柯桠素）有关[1]。

参考文献

[1]《中华本草》编委会. 中华本草（第 5 册）. 上海：上海科学技术出版社，1999：245，246

[2] 庞声航. 实用瑶药学. 南宁：广西科学技术出版社，2008：356，357

[3] 朱亚峰. 中药中成药解毒手册. 第 3 版. 北京：人民军医出版社，2009：319

（吴 燕 张 飞）

537. *Rhamnus davurica*（鼠李）

【民族药名】 "嘎黑毛"（鄂伦春族）；"鸦西勒"（蒙古族）。

【来源】 鼠李科植物鼠李 *Rhamnus davurica* Pall. 的根皮、树皮、嫩枝、果实。果实有小毒。根皮全年可采，树皮夏末采收，晒干；果实于 8～9 月成熟时采摘，鲜用或微火烘干[1]；嫩枝适时采集。

小乔木或灌木,高可达 10m;树皮暗灰褐色;小枝粗壮,近对生;顶端有大型卵状披针形的顶芽,无刺。叶对生、近对生或在短枝上簇生,卵状椭圆形、矩圆状椭圆形、椭圆形或倒宽披针形,长 3 ~ 12cm,宽 2 ~ 5cm,先端急尖或渐尖,基部圆形,边缘有细圆齿,侧脉 4 ~ 5(6) 对,两面无毛。花单性,雌雄异株,4 基数,有花瓣,雌花 1 ~ 3 个生于叶腋或数个至 20 余个簇生于短枝端,有退化雄蕊。核果球形,成熟时黑紫色,直径 6mm;种子 2 个,卵形,背面有沟。花期 5 ~ 6 月,果期 7 ~ 10 月。

生于海拔 1800m 以下的山坡林下、灌丛或林缘和沟边阴湿处。分布于黑龙江、吉林、辽宁、内蒙古、河北、山西、河南。

【药用经验】 鄂伦春族 嫩枝和树皮:用于跌打损伤(《民族药志要》)。蒙古族 果实:用于咳喘、水肿胀满、瘰疬、疥癣、龋齿痛、痈疖。树皮及根皮:用于风癣、热毒、大便秘结(《蒙植药志》)。果实、树皮:用于支气管炎、肺气肿、龋齿痛、痈疖(《蒙药》)。

【使用注意】 内服不可过量;鲜果生用应谨慎[2]。鲜果有催吐作用,须贮藏 1 年以上,或加温处理后供药用。

【中毒和解毒】 口服用量过大可致中毒。中毒表现为恶心、呕吐、腹痛、严重腹泻,若失水过多可导致虚脱、休克、昏迷等症状。救治措施:采用中西医结合的方法进行对症处理。用茶叶 15g、红糖适量,煎汤频服。腹痛剧烈时,用白芍 15g、乌药 9g、黄连 9g、延胡索 9g、广木香 3g(后下)、藿香 9g、甘草 6g,水煎 2 次,合并水煎液,每 6 小时服一次,2 次服完。中毒早期也可采用催吐、洗胃,静注 5% 葡萄糖氯化钠溶液及其他对症治疗的方法[1]。

【药材鉴定】 性状 干燥的树皮扁平或呈卷曲的槽状,厚 2 ~ 3mm。表面粗糙,呈灰黑色,有纵向和横向裂纹以及横向延长的皮孔。嫩枝较光滑,除去栓皮者,表面呈红棕色。内表面色较暗,有类白色纵纹理(纤维束)。质脆,易折断,断面纤维性。气微,味苦[2]。

【化学成分】 树皮含大黄素(emodin)、大黄酚(chrysopbanol)、芦荟大黄素(aloeemodin)、去氧鼠李素(deoxyrhamnetin)、鼠李素(rhamnetin)、异鼠李素(isorhamnetin)、甲基异鼠李素(methyl isorhamnetin)等。果实含大黄素(emodin)、大黄酚(chrysopbanol)、山奈酚(kaempferol)[2]。

【药理毒理】 1. 泻下作用:鼠李树皮水浸膏对小鼠有泻下作用[2]。蒽醌类化合物能刺激大肠,促进肠蠕动有利于排便。2. 毒性:内服量大时,由于蒽醌类化合物对胃肠黏膜产生强烈的刺激作用,而产生呕吐、腹泻等毒性反应[1]。

【附注】 1. 同属植物乌苏里鼠李 _Rhamnus ussuriensis_ J. Vass. 的树皮、果实在蒙古族亦作药用,果实有小毒。树皮、果实效用同鼠李(《蒙植药志》《蒙药》)。其果实含大黄素(emodin)、大黄酚(chrysophanol)、蒽酚、山奈酚(kaempferol)。树皮含大黄素、芦荟大黄素(aloe-emodin)、大黄酚等多种蒽酮类[2]。2. 同属植物冻绿 _Rhamnus utilis_ Decne. 的根、根皮、树皮、叶亦作药用,有小毒。苗族称为"美丁摸",叶用于跌打内伤(《桂药编》)。瑶族称为"小对面齿"、"背标莲",根、根皮或树皮用于疥疮、湿疹、发痧肚痛、跌打损伤(《湘蓝考》)。

参 考 文 献

[1] 杨仓良. 毒药本草. 北京:中国中医药出版社,1993:825,826

[2]《中华本草》编委会. 中华本草(第 5 册). 上海:上海科学技术出版社,1999:246,247

（王 刚 陈吉炎 马丰懿 任 炜）

538. *Rhamnus leptophylla*(薄叶鼠李)

【民族药名】 绿刺果(彝族)。

【来源】 鼠李科植物薄叶鼠李 *Rhamnus leptophylla* Schneid. 的根、根内皮、叶、果实。果实有毒。果实8~9月成熟时采收,鲜用或晒干用。根、根内皮全年可采,洗净晒干;叶夏季、秋季采集。

灌木,高达5m。幼枝灰褐色,无毛或有微柔毛,对生或近对生,顶端成针刺状。叶常对生,或互生、束生于短枝顶端,薄纸质,倒卵形、椭圆形或长椭圆形,长4~8cm,宽2~4cm,顶端短急尖,基部楔形,上面无毛,下面仅脉腋处有髯毛,边缘有圆锯齿,侧脉3~5对,中脉在叶上面下陷;叶柄长0.8~1.5cm,有短柔毛或近无毛。花单性,绿色,成聚伞花序或束生于短枝;花萼4裂;花瓣4;雄蕊4。核果球形,成熟后黑色,直径4~6mm,有2核;种子宽倒卵形,背面有纵沟。花期3~5月,果期5~10月。

生于山坡、山谷或路旁灌丛中。分布于陕西、甘肃、河南、湖北、湖南、广东、广西、四川、贵州、云南。

【药用经验】 彝族 根:用于食积不化、瘀血水肿、闭经痛经、创伤出血(《哀牢》)。果实:用于消化不良、便秘、胃痛、草乌中毒。外用治急性眼结膜炎。根内皮:用于慢性肝炎、牙痛。叶:用于小儿食积、疳积(《滇省志》)。

【使用注意】 体弱者慎服,孕妇禁服[1]。

【化学成分】 果实含黄酮苷:蔷薇苷(multiflorin)A、山奈酚-3-*O*-β-鼠李糖苷(kaempferol-3-*O*-β-rhamnoside)和意大利鼠李蒽醌(alaternin)[1]。种子中含有多种黄酮苷酶。树皮中含大黄素、芦荟大黄素、大黄酚等多种蒽醌类[2]。

参 考 文 献

[1]《中华本草》编委会. 中华本草. 第5卷. 上海:上海科学技术出版社,2000;250
[2] 中国医学百科全书编辑委员会. 中国医学百科全书·七十八 中药学. 上海:上海科学技术出版社,1991;256

(杨 希)

539. *Rhamnus parvifolia*(小叶鼠李)

【民族药名】 " 亚西勒"(蒙古族);"松生等"、"桑当赛保"(藏族)。

【来源】 鼠李科植物小叶鼠李 *Rhamnus parvifolia* Bunge 的根皮及树皮、枝干、木材、果实。果实有小毒。果实于成熟后采收,鲜用或晒干用;根皮及树皮、枝干和木材全年可采,除去泥土杂质,晒干。

灌木;小枝灰色或灰褐色,互生或对生,顶端针刺状。叶通常密集丛生短枝上或在长枝上互生,纸质,菱状卵圆形或倒卵形,长1~3cm,宽0.5~1.5cm,先端圆或急尖,基部楔形,边缘有小钝锯齿,两面无毛,侧脉3对,纤细,不甚凸出;叶柄长达1cm。花单性,成聚伞花序;花萼4裂;花瓣4;雄蕊4。核果球形,成熟时黑色,直径3~4mm,有2个核;种子卵形,长2.5~3mm,背面有长为种子3/4的纵沟。花期4~5月,果期6~9月。

生于海拔400~2300m的向阳山坡上或多岩石处。分布于黑龙江、吉林、辽宁、内蒙古、河北、山西、山东、河南、陕西、甘肃。

【药用经验】 蒙古族 果实用于咳喘、水肿胀满、瘰疬、疥癣、龋齿痛、痈疽;树皮及根皮用于风癣、热毒、在便秘结（《蒙植药志》）。藏族　木材用于类风湿性关节炎、黄水病、高山多血症（《部藏标》）；枝干治骨节病、麻风病（《中国藏药》）。

【使用注意】　煎汤内服用量 1.5~3g。外用适量。

【药材鉴定】　性状　枝干呈圆柱形或分叉状，长 10~15cm，直径 1.5~3cm，表面黄褐色至褐色，具纵皱纹，其间分布较多黄棕色横长皮孔和类圆形突起的枝痕，并有黑棕色枝刺。质坚硬，不易折断。横断面年轮明显，皮部薄，淡黄棕色至红棕色，木部黄白色至黄棕色；纵切面纤维性极强。气微，味淡[1]。

【化学成分】　茎皮中含有黄酮类成分[2]。

参 考 文 献

[1] 青海省药品检验所、青海省藏医药研究所. 中国藏药（第 3 卷）. 上海：上海科学技术出版，1996：363，364
[2]《中华本草》编委会. 中华本草（第 5 册）. 上海：上海科学技术出版社，1999：251

（吴　燕　张　飞）

540. *Rhaphidophora decursiva*（大过山龙）

【民族药名】　"河高捞帕且"（基诺族）；"束挝"（苗族）；麒麟尾、过山龙、过江龙、"来然"（佤族）。

【来源】　天南星科植物爬树龙（裂叶崖角藤）*Rhaphidophora decursiva*（Roxb.）Schott 的根、茎。有小毒。全年均可采收，洗净，鲜用或切片晒干用。

木质藤本。老叶革质，轮廓矩圆形，长 30~70cm，羽状深裂达中脉，裂片宽条形，长达20cm，宽 2~5cm；叶柄长 20~40cm，顶端膝状膨大。总花梗长 10~20cm；佛焰苞宽卵形，长达20cm，肉质，褐黄色，顶端渐尖；肉穗花序长 10~15cm，直径 2~2.5cm；花两性，无花被；雄蕊 4，子房顶面近六角形，具长约 1mm 的花柱，柱头近圆形，有多数胚珠。果紧密靠合；种子狭矩圆形，长约 3mm。花期 5~8 月，果期翌年夏季、秋季。

生于林中或灌丛，攀援树上或附生石壁。分布于云南、贵州、广西等地。

【药用经验】　基诺族　茎：外敷用于风湿麻木、跌打损伤（《基诺药》）。苗族　茎：用于跌打、周身疼痛（《滇药录》）。茎、根：用于小儿百日咳、咽喉肿痛、跌打损伤、骨折、蛇咬伤、痈疮疔肿（《滇省志》）。佤族　茎：用于风湿性关节疼痛、骨折跌打损伤、痈疮肿痛（《中佤药》）。效用同苗族（《滇药录》《滇省志》）。

（蔡　虹）

541. *Rhaphidophora hongkongensis*（香港岩角藤）

【民族药名】　"顽纠占"（傣族）；节前爪（傈僳族）。

【来源】　天南星科植物狮子尾（香港岩角藤）*Rhaphidophora hongkongensis* Schott 的全株。有小毒。全年均可采收，洗净，切段晒干或鲜用。

木质藤本，小枝直径达 7mm，叶半革质，矩圆状披针形，两侧稍不相等而略呈镰形，长 10~25cm，顶端渐尖至尾状渐尖，基部楔形至渐狭，侧脉极多数，下面有无数腺点；叶柄长 4~10cm，顶端膝状膨大,有狭翅。总花梗长 2～4cm,佛焰苞卵状椭圆形,长 5～7cm,顶端尾尖;肉穗花序长 4～6cm,直径约 1.5cm;花两性,无花被;雄蕊 4,花丝扁平,约等长于子房,花药基部叉开;子房顶端平截,近六角形,柱头顶面观椭圆形至近椭圆形,具多数胚球。果紧密靠合。花期 4～8月,果翌年成熟。

生于林中或灌丛,攀援于树上。分布于福建南部、广东及其沿海岛屿、广西、贵州南部、云南(东南部、南部、西北部)。

【药用经验】 傣族 用于脾脏肿大、跌打损伤、骨折、水火烫伤(《傣药录》)。用于跌打损伤、骨折、脾脏肿大(《滇省志》)。傈僳族 用于跌打损伤、胃痛、腹痛、支气管炎、百日咳(《怒江药》)。

【使用注意】 本品有小毒,用量不宜过大。

【药材鉴定】 性状 茎呈圆柱形,有 2～3 纵棱角,长短不一,直径 2～10mm,表面灰褐色至灰黑色,有明显纵皱纹,节间长 0.2～10cm,节上有叶痕及气根,灰棕色。质韧不易折断,断面不平坦,黄白色。叶常脱落,未脱落者常皱缩,完整者展开后呈卵圆形至卵状椭圆形,长 5～10cm,宽 2～5cm,上表面灰黑色,下表面灰黄色,羽状脉明显,全缘。叶柄长 1～3.5cm,气微,味淡,微辛凉。

(吴　燕)

542. *Rhaponticum uniflorum* (漏芦)

【民族药名】 漏芦(根通称);"洪高日召勒"(朝鲜族);"洪古乐-株日"(蒙古族)。

【来源】 菊科植物祁州漏芦 *Rhaponticum uniflorum* (L.) DC. 的根、花。有小毒。根于春季、秋季采收,除去泥土,花开放时采集,鲜用或晒干用。

多年生草本。主根圆柱形,直径 1～2cm,上部密被残存叶柄。茎直立,高 30～80cm,不分枝,单生或数个同生一根上,有条纹,具白色绵毛或短毛。叶羽状深裂至浅裂,长 10～20cm,叶柄被厚绵毛,裂片矩圆形,长 2～3cm,具不规则齿,两面被软毛。头状花序单生茎顶,直径约5cm,总苞宽钟状,基部凹,总苞片多层,具干膜质的附片,外层短,卵形,中层附片宽,成掌状分裂,内层披针形,顶端尖锐;花冠淡紫色,长约 2.5cm,下部条形,上部稍扩张成圆筒形。瘦果倒圆锥形,棕褐色,具四棱;冠毛刚毛状,具羽状短毛。花果期 4～9 月。

生于海拔 390～2700m 的阳地、干山坡、草地、路边。分布于东北、华北。

【药用经验】 朝鲜族 花及根:用于热毒恶疮瘙痒、瘾疹、乳痈、瘰疬、疮疹等(《朝药志》)。蒙古族 花:用于感冒、湿热痢疾、血热以及传染性的热性病。根:用于乳腺炎、乳汁不通、腮腺炎、疖肿、淋巴结结核、风湿性关节炎、痔疮(《蒙药》)。用于杀"黏"、流感、瘟疫、猩红热、麻疹、"发症"、结喉、痢疾、心热、实热、久热、伤丸、"协日"热、血热、胃肠绞痛、阵发性疼痛(《蒙植药志》)。花:用于温热、毒热、心热、血热、新久热症、痛风、风湿、痢疾等(《民族药志二》)。

【使用注意】 阴证疮疡及孕妇禁服[1]。

【药材鉴定】 性状 (1)根:呈圆锥形或扁块状,多扭曲,长短不一,直径 1～2.5cm。表面暗棕色、灰褐色或黑褐色,粗糙,具纵沟及网状裂隙。外皮易剥落,根头部膨大,有残茎及鳞片状叶基,顶端有灰白色绒毛。体轻,质脆,易折断,断面不整齐,灰黄色,有裂隙,有的中心裂隙呈星状,灰黑色或棕黑色。气特异,味微苦。(2)花:为除去苞片不带子房的管状花,长 2～3cm,花冠筒细长,下部条形,淡黄色或黄白色,上部稍扩展成筒状,紫红色或粉红色,先端 5 裂,裂片线形,长 0.5～1cm。雄蕊 5,花药聚合,黄白色。花柱细长,伸出花冠外面,柱头 2 浅裂。质柔软。气微香,味淡。

显微特征　根横切面:表皮常已脱落,后生皮层为数列至20余列棕色细胞,壁稍厚,木质化及木栓化。韧皮部较宽广,射线宽。形成层环状。木质部呈辐射状排列,木射线宽广,可见径向延长的裂隙。皮层和射线中有油室散存,分泌细胞含黄棕色分泌物[1,2]。

【化学成分】　含植物蜕皮激素、黄酮类、有机酸和挥发油类成分[3~6]。主要有棕榈酸(palmitic acid)、牛蒡子醛(arctinal)、β-谷甾醇(β-sitosterol)、夏至矢车菊内酯(centaurepensin)、原儿茶酸(protocatechuic acid)、蜕皮甾酮 20,22-单异丙叉物(ecdysterone20,22-monoacetonide)、rubrosterone(红苋甾酮)、rhapisteroneC、viticosteroneE、筋骨草素 C(ajusterone C)、蜕皮甾酮(ecdysterone)、没食子酸(gallic acid)、槲皮素(quercetin)、6-甲氧基山柰酚 3-*O*-β-D-吡喃半乳糖苷(6-methoxykaempferol-3-*O*-β-D-galactopyranoside)和芹菜素 6,8-双碳-吡喃葡萄糖苷(apigenin-6,8-di-C-glucopyranoside)、正十六烷酸(*n*-palmitic acid)、正二十四烷酸(*n*-tetracosanoic acid)、胡萝卜苷(daucosterol)、齐墩果酸(oleanolic acid)、5-methoxyl-5′-(1-propinyl)-2,2′-dithiophene、5-(4-acetoxyl-1-butynyl)-2,2′-dithiophene 等。

【药理毒理】　1. 抗动脉粥样硬化作用:漏芦水煎剂对鹌鹑的高脂血症和动脉粥样硬化性(AS)病变具有防治作用。在给家兔饲用高脂饲料的同时给予漏芦水煎剂,能够降低血浆和动脉组织过氧化脂质(LPO)含量,提高前列环素/血栓烷素 A_2(PGI_2/TXA_2)值,减轻 AS 病变。2. 抗氧化作用:漏芦水提取部分有抗血卟啉衍生物(HpD)引起的光溶血作用,对抗 HPD 合并光照引起的红细胞膜脂质过氧化作用,可以清除超氧阴离子自由基。漏芦提取液体外试验,具有保护人红细胞膜流动性,抑制氧化剂诱导的细胞膜蛋白高聚物生成的作用[7]。用漏芦水提取物对 CCl_4 所致肝匀浆丙二醛(MDA)的清除作用进行实验,体外可显著降低肝匀浆脂质过氧化物 MDA 含量,表明其具有抗氧化作用[8]。3. 益智作用:采用漏芦乙醇提取物给正常大鼠灌胃,可促进大鼠主动回避性条件反射的形成;可以改善戊巴比妥钠所致的小鼠记忆获得障碍,亚硝酸钠致小鼠记忆巩固障碍,东莨菪碱致小鼠空间辨别性障碍;增强氧化震颤素致小鼠震颤的强度;延长急性脑缺血小鼠存活时间,降低急性脑缺血大鼠含水量。4. 保肝作用:漏芦水提取物灌胃对大鼠四氯化碳诱发的肝损伤有保护作用,可提高糖原含量,体外试验可降低四氯化碳性肝损伤大鼠的肝匀浆中丙二醛含量。5. 对免疫系统的作用:用漏芦蜕皮质酮 20mg/kg灌胃,提高正常小鼠末梢血酸性 α-乙酸萘酯酶(ANAE)阳性淋巴细胞值,预防因环磷酰胺引起的 ANAE 阳性和阴性淋巴细胞比值和绝对值的靠近或倒置现象。漏芦提高大鼠脾细胞在刀豆球蛋白刺激下产生 IL-2 的能力[1,2]。6. 抗癌作用:以漏芦抽提剂(RHU)灌胃制备的含药血清进行体外培养细胞 P170 蛋白表达水平的实验研究,RHU 在大剂量时可直接发挥抑瘤、抗癌作用,小剂量时可发挥突出的逆转耐药作用,有助于让耐药细胞株对化疗药重获敏感[9,10]。实验还发现 RHU 在体内具有一定抑瘤作用,与化疗药(环磷酰胺、盐酸维拉帕米等)合用时具有协同作用,并可保护荷瘤鼠的免疫器官,显著提高荷瘤鼠的免疫功能,延长生存时间。7. 抗衰老作用:研究发现漏芦提取物有增加小鼠血清中超氧化物歧化酶(SOD)活性和降低过氧化脂质(LPO)含量的趋势,提示漏芦对清除体内自由基、抗衰老具有一定的作用[11]。漏芦水提取物能提高 D-半乳糖致衰老小鼠脑组织中一氧化氮合酶活性及一氧化氮含量,降低脂褐素含量,表明漏芦具有抗衰老作用[12]。祁州漏芦水提取物能明显降低 SD 大鼠病毒感染心肌细胞内 MDA 含量,升高 SOD 活性,对心肌细胞具有保护作用。

【附注】　本种的干燥根为中国药典收载的"漏芦"。

参 考 文 献

[1]《中华本草》编委会．中华本草(第 7 册)．上海:上海科学技术出版社,1999:976-980

[2] 南京中医药大学. 中药大辞典(下册). 第2版. 上海科学技术出版社,2006:3628,3629

[3] 姜晓峰,李铣. 祁州漏芦地上部位化学成分的研究. 沈阳药科大学学报,1995,13(12):106

[4] 刘明生,李铣. 祁州漏芦化学成分研究. 时珍国医国药,1998,9(4):329

[5] 王晓静,丁杏苞,吴克霞,等. 祁州漏芦茎叶化学成分的研究. 中草药,2001,32(7):590

[6] 张喜萍,杨雁,吴明,等. 祁州漏芦根的化学成分研究. 中草药,2010,6(41):859-862

[7] 傅乃武,黄磊,燕利学,等. 漏芦对抗血叶琳衍生物光氧化作用的研究. 中国医学科学院,10(2):96-99

[8] 金香子,蔡英兰. 漏芦对衰老小鼠一氧化氮合酶、一氧化氮及过氧化脂质的影响. 时珍国医国药,2006,17(5):700,701

[9] 朴文花,朴桂花,沈明花,等. 漏芦对四氯化碳肝损伤的保护作用. 延边大学医学学报,2000,23(4):257-259

[10] 焦中华,刘培民,李秀荣,等. 漏芦抽提剂(RH U)含药血清对人乳腺癌耐药株MCF-7/ ADR细胞P170蛋白表达的研究. 光明中医,2003,18(5):17-19

[11] 张强,李凤琴,周玲,等. 漏芦抗氧化作用的实验研究. 山东医药工业,1998,17(4):22-25

[12] 宋伟. 漏芦提取物对病毒性心肌炎心肌细胞的抗氧化作用观察. 山东医药,2008,48(48):45,46

(王　刚　马丰懿　陈吉炎)

543. *Rhododendron dauricum*（满山红）

【民族药名】　"金达莱"（朝鲜族）;"哈日-阿拉坦-哈日布日"、"哈日-达理"、"苏日嘎日"（蒙古族）。

【来源】　杜鹃花科植物兴安杜鹃 *Rhododendron dauricum* L. 的叶、带叶嫩枝。有毒。夏季、秋季采叶或带叶嫩枝,晒干。

半常绿灌木,高 1～2m,多分枝;小枝有鳞片和柔毛。叶近革质,散生,椭圆形,长 1.5～3.5cm,宽 1～1.5cm,两端钝,顶端有短尖头,上面深绿色,有疏鳞片,下面淡绿色,有密鳞片,彼此接触成覆瓦状;叶柄长达2mm,有微毛。花序侧生枝端(同时也有顶生),有花 1～2 朵;花芽鳞早落;花梗长8mm,有微毛,无鳞片;花粉红色,先花后叶,花萼短,外面有密鳞片;花冠宽漏斗状,长约1.8cm,外面有柔毛;雄蕊10,伸出,花丝下部有毛;子房密生鳞片,花柱无毛,稍长过雄蕊。蒴果长1.2cm,矩圆形,有鳞片。花期5～6月,果期7～9月。

生于干燥山坡、山脊或林中。分布于东北、内蒙古。

【药用经验】　朝鲜族　叶:用于慢性支气管炎、咳喘、高血压、关节炎、小便不利、脱毛症、胃痉挛(《民族药志要》)。蒙古族　叶或带叶嫩枝:温胃,祛"巴达干",止刺痛,止咳祛痰,消肿,滋补,调元。用于"铁垢巴达干"、剑突痞、胃痛、食欲不振、肺"赫依性"喘咳、咳痰不利、呼吸急促、浮肿、营养不良、痛疖、搐搦僵直、"奇哈"病。

【中毒与解毒】　临床不良反应轻微,但长期服用满山红对肝脏有一定影响。少数患者服后可引起消化道和神经系统症状,出现轻度头晕、胃肠不适、胃痛、头痛、胸闷、口干等症状,但经停药 1～3 天后,可自行消失。叶内服量超过 90～120g 时,可产生恶心、呕吐、头昏、心跳缓慢、皮肤发红、呼吸困难、四肢发麻、平衡失调等症状。解毒方法:按一般中毒治疗原则处理[1]。

【药材鉴定】　性状　叶片多反卷成筒状,有的皱缩破碎。完整叶片展平后呈椭圆形或长倒卵形,长 2～7.5cm,宽 1～3cm;先端钝,基部近圆形或宽楔形,全缘;上表面暗绿色至褐绿色,散生浅黄色腺鳞;下表面灰绿色,腺鳞甚多;叶柄长 3～10mm。近革质。气芳香而特异,味较苦、微辛。

显微特征　叶横切面:上表皮细胞长方形,外被角质层,凹陷处有盾状毛;下表皮细胞近圆形,壁波状,有气孔和盾状毛。栅栏细胞2～3 列,海绵细胞类圆形。主脉维管束双韧性,外围有中柱鞘纤维不连续排列成环,上、下表皮内方有厚角细胞多列,叶脉上表面有单细胞非腺毛。薄壁细胞和海绵细胞含草酸钙簇晶。

　　薄层色谱　取本品叶的粗粉5g,加乙醇50ml,超声处理15分钟,滤过,滤液蒸干,残渣加40%乙醇,分3次置水浴上加热溶解,每次10ml,趁热滤过,合并滤液,蒸去乙醇,水溶液加乙醚振摇提取2次,每次15ml,合并乙醚液,挥干,残渣加甲醇1ml使溶解,作为供试品溶液。另取满山红对照药材5g,同法制成对照药材溶液。再取杜鹃素对照品,加甲醇制成每1ml含1mg的溶液,作为对照品溶液。吸取上述3种溶液各5μl,分别点于同一硅胶G薄层板上,以甲苯-乙酸乙酯-甲酸(7:2:0.5)为展开剂,置用展开剂预饱和15分钟的展开缸内,展开,取出,晾干,喷以三氯化铝乙醇试液,在105℃加热至斑点显色清晰,置紫外光灯(365nm)下检视。供试品色谱中在与对照药材色谱和对照品色谱相应的位置上,显相同颜色的荧光斑点。

　　【化学成分】　叶中主要含黄酮类、香豆素类和挥发油类[2~5]。黄酮类成分有金丝桃苷(hyperoside)、异金丝桃苷(isohyperoside)、杜鹃素(farrerol)、8-去甲杜鹃素(8-demethyl farrerol)、山奈酚(kaempferol)、槲皮素(quercetin)、杨梅树皮素(myricetin)、杜鹃黄素(azaleatin)、二氢槲皮素(dihydro-quercetin)、棉花皮素(gossypetin)、二氢山奈酚(dihydro-kaempferol)、二氢杨梅树皮素(dihydro-myricetin)、扁蓄苷(avicularin)、紫花杜鹃甲素(metteucinol)、5-甲基山奈酚(5-methylkaempferol)、5-甲基杨梅树皮素(5-methylmyricetin)、异鼠李素(isorhamnetin)、异鼠李素-3-*O*-半乳糖苷(cacticin)、山奈酚-3-β-D-半乳糖苷(kaemferol-3-β-D-galactoside)、杨梅树皮素-3-β-D-木糖苷(myricetin-3-β-D-xyloside)、6″-*O*-(4-羟基苯甲酰基)金丝桃苷[6″-*O*-(4-hydroxybenzoyl)hyperoside]。香豆素类成分有东莨菪素(scopoletin)、伞形花内酯(umbelliferone)。酚酸类及其他有机酸类成分有香草酸(vanillic acid)、对羟基苯甲酸(*p*-hydroxy benzoic acid)、没食子酸(gallic acid)、原儿茶酸(protocatechuic acid)、丁香酸(syringic acid)、杜鹃醇(rhododendrol)、茴香酸(anisic acid)、齐墩果酸(oleanolic acid)、rhododaurichromanic acids A,B、daurichromenic acide 等。亦含氢醌(hydroquinone)和微量梫木毒素(andromedotoxin)。挥发油成分有牻牛儿酮(germacrone)、桧脑(junipercamphor)、薄荷醇(menthol)、α-、β-,及 γ-桉叶醇(eudesmol)、4-苯基-2-丁酮(4-phenylbutan-2-one)、顺式4,11,11-三甲基-8-亚甲基双环[7,2,0]-4-十一碳烯(*cis*-4,11,11-trimethyl-8-methylenebi-cyclo[7,2,0]-undeca-4-ene)、葎草烯(humulene)、γ-芹子烯(γ-selinene)、γ-榄香烯(γ-elemene)、牻牛儿酮和桧脑。嫩枝中含有熊果酸(ursolic acid)等三萜类成分。还含β-谷甾醇(β-sitosterol)、正二十三酸二十三酯(*n*-tricosanoic acid-tricosyltran)、正二十二醇(*n*-docosanol)、正十七醇(*n*-hetanecanol)、3β,24-二羟基-齐墩果烷-12-烯(olean-12-ene-3β,24-diol)、3β-羟基-齐墩果烷-12-烯(3β-hydroxy-olean-12-ene)、正十八碳酸(stearic acid)、槲皮素-3-*O*-β-D-呋喃木糖苷(reynoutrin)。

　　【药理毒理】　1. 镇咳、祛痰、平喘作用:满山红乙醇或水提取的各种制剂、挥发油口服或腹腔注射均有止咳作用;大牻牛儿酮和金丝桃苷有较强止咳作用。满山红醇浸水沉液口服有明显祛痰作用;杜鹃素能促进呼吸道液体分泌,发挥祛痰作用。多次给杜鹃素使熏 SO2 大鼠呼吸道灌洗液"唾液酸/岩藻糖"值下降,增加唾液酸含量与痰液的黏度,对治疗慢性气管炎可能有利;家兔静脉注射满山红醇浸水溶液,可对抗乙酰胆碱引起的支气管痉挛。对豚鼠腹腔注射大牻牛儿酮、去挥发油总提物及水溶部分,均有对抗组胺引起的支气管痉挛作用(组胺喷雾法)。此外,杜鹃素能抑制大鼠气管-肺组织呼吸,使耗氧量降低,主要作用于吡啶核苷酸的酶体系。2. 对心血管系统的作用:豚鼠静注满山红浸膏的生理盐水溶液可使窦性心律减慢,P-R 间期延长,随着剂量加大可出现二度房室传导阻滞,轻度 S-T 段下降,T 波高耸及 Q-T 间期延长,最后致窦性停搏。3. 抗肿瘤作用[6]:槲皮素能显著抑制促癌剂的作用,能抑制离体恶性细胞的生长,抑制艾氏腹水癌细胞 DNA、RNA 和蛋白质的合成,诱发艾氏腹水癌细胞 cAMP 的增多。东莨菪素对于化学物质引起的大鼠乳腺癌有一定的抑制作用。4. 抗病原微生物及抗炎作用:杜鹃素对金黄色葡萄球菌有抑菌活性,丁香酸和香草酸亦有抑菌作用,茴香酸有防腐抗菌作用。100% 的煎剂及乙醇提取液对白色葡萄球菌、金黄色葡萄球菌、甲型链球菌、铜绿假单胞菌等有抑制作用。东莨菪素腹腔注射对大鼠蛋清性及右旋糖酐性关节炎,有明显的抗炎作用[6]。daurichromenic acid 和 rhododaurichromanic acids A 具有抗 HIV 活性,二者的 EC_{50} 和 TI(治疗指数)分别为 0.00567μg/ml、3.710 和 0.37μg/ml、91.9。5. 降压作用:梫木毒素给麻醉猫静脉注射有降压作用。萹蓄苷对麻醉犬虽有降压作用,但持续时间很短,且易产生快速耐受性。6. 利尿作用:萹蓄苷静脉注射 0.5mg/kg,对麻醉犬有利尿作用,作用随剂量而增加。7. 镇痛作用[6]:东莨菪素有一定的镇痛作用。金丝桃苷股动脉注射 10mg/kg,对同一途径注射缓激肽、1% 氯化钾、组胺所引起的疼痛有抑制作用,接在给金丝桃苷 5 分钟以内能迅速起效并达到高峰,维持 45 分钟以上。8. 毒性:满山红主要毒性成分为梫木毒素。其他成分如大牻牛儿酮、杜鹃素和金丝桃苷等毒性均较梫木毒素小。小鼠口服 LD_{50} 大牻牛儿酮为 0.97g/kg、杜鹃素为 1.5g/kg。小鼠口服金丝桃苷 10g/kg 不引起死亡,腹腔注射 LD_{50} 为(0.5±0.014)g/kg。水溶部分小鼠腹腔注射的 LD_{50} 为(0.5±0.014)g/kg。混合物杜鹃毒素的毒性甚剧,对小鼠的 LD_{50} 静注为 0.345mg/kg,腹腔注射为 1.03mg/kg,灌胃为 4.50mg/kg [2,4,6]。

　　【附注】　本种的叶为中药"满山红",收入中国药典 2015 年版一部。

参 考 文 献

[1] 苗明三. 实用中药毒理学. 上海:第二军医大学出版社,2007:540

[2]《中华本草》编委会. 中华本草(第 6 册). 上海:上海科学技术出版社,1999:24-27

[3] Cao Y,Chu Q,Ye J. Chromatographic and electrophoretic methods for pharmaceutically active compounds in *Rhododendron dauricum*. Journal of Chromatography B,2004,812(1-2):231-240

[4] Yoshiki Kashiwada,Kimihisa Yamazaki,Yasumasa Ikeshiro,et al. Isolation of rhododaurichromanic acid B and the anti-HIV principles rhododaurichromanic acid A and rhododaurichromenic acid from *Rhododendron dauricum*. Tetrahedron,2001,57(8):1559-1563

[5] 付晓丽. 满山红化学成分的研究. 中草药,2010,41(5):704-706

[6]《中华本草》编委会. 中华本草(蒙药卷). 上海:上海科学技术出版社,2004:170,171

(焦　玉　张　飞)

544. *Rhododendron delavayi*(马缨杜鹃)

　　【民族药名】　"歹把迈"、"歹哩摆"(佤族);"咩能味"(彝族)。

　　【来源】　杜鹃花科植物马缨杜鹃 *Rhododendron delavayi* Franch. 的叶、花、全株。有小毒。春季、夏季采集,鲜用或阴干后用。

　　常绿灌木至小乔木,高可达 12m;枝条粗壮,直立,初有丛卷毛。叶革质,簇生枝顶,矩圆状披针形,长 8～15cm,宽 2.5～3cm,两端急尖,成熟叶上面无毛,光绿色,下面有灰白色至淡棕色海绵状薄毡毛,中脉和侧脉上面凹入,下面隆起;叶柄长 1～2cm,后变无毛。顶生伞形花序紧密,有花 10～20 朵,有毛,苞片厚,椭圆形,有短尖头;花梗长约 1cm,有红棕色密毛;花萼小,长约 2mm,5 裂,有绒毛和腺体;花冠钟状,深红色,长 4～5cm,肉质,基部有 5 个蜜腺囊;雄蕊 10,花丝无毛;子房密生红棕色毛,花柱无毛。蒴果圆柱形,长 1.8cm,有毛。花期 5 月,果期 12 月。

生于灌丛中。分布于云南、贵州。

【药用经验】　佤族　花、叶用于痢疾、淋症、神经衰弱、阳痿（《滇省志》、《滇药录》）。彝族全株用于衄血、咯血、胃肠出血、外伤出血、月经不调、骨折瘀血、骨疮溃烂（《哀牢》）。花用于骨髓炎、消化道出血、衄血、咯血、月经不调、痛经；叶、根用于痢疾、流感；全株用于消化道出血、衄血、咯血、月经不调（《滇省志》）。

【化学成分】　含三萜、黄酮、降倍半萜、芬苷环烯醚萜苷[1]。茎叶含 3′,4′,7-三羟基-3,5-二甲氧基黄酮、3′,4′,5,7-四羟基-3-甲氧基黄酮、槲皮素-3-*O*-β-D-阿拉伯吡喃糖苷、儿茶素（catechin）、表儿茶素（epicatechin）、epicatechin（2β→*O*→7,4β→8）-ent-epicatechin、（2S）-4-（3,4-二羟基苯基）-2-丁醇、（3,4-二羟基苯基）-2-乙醇[2]。

参 考 文 献

[1] 姚广民. 三种杜鹃花科药用植物化学成分和生物活性研究. 上海：中科院上海药物所博士学位论文，2005：138

[2] 宋鹤娇, 潘玉银, 汪伟光, 等. 马缨杜鹃化学成分的研究. 中药材，2009，32（12）：1840-1842

（吴　燕）

545. *Rhododendron micranthum*（照山白）

【民族药名】　"查干-阿拉坦-哈日布日"、"孟根-哈日布日"、"查干-达理"、"苏日嘎日"（蒙古族）。

【来源】　杜鹃花科植物照山白 *Rhododendron micranthum* Turcz. 的叶、带花枝梢。有大毒。夏季、秋季采收，鲜用或晒干用。

常绿灌木，高 1～2m；枝条较细瘦，幼枝有疏鳞片。叶散生，厚革质，倒披针形，长 3～4cm，宽 8～12mm，顶端钝尖，向下渐狭，基部狭楔形，上面稍有鳞片，下面密生多少覆瓦状淡棕色鳞片；叶柄长约 3mm。顶生密总状花序多花，总轴长 1.8cm；花梗长约 8mm，有鳞片；花小，乳白色；花萼深 5 裂，裂片狭三角形，长约 3mm，有睫毛；花冠钟状，长 6～8mm，口径约 1cm，外面有鳞片；雄蕊 10，伸出，无毛；子房 5 室，有鳞片，花柱短于雄蕊，无毛。蒴果矩圆形，长达 8mm，有疏鳞片。花期 6～7 月，果期 8～9 月。

广布于东北、华北，西至甘肃、四川，南至山东、湖北。

【药用经验】　叶、带花枝梢用于消化不良、不思饮食、"巴达干"病、寒"赫依"、刺痛症、肺"赫依"症、喘咳、干咳气短、浮肿、体衰、肢体僵屈、"奇哈"、"苏日雅"（《蒙植药志》）。温中，开胃，祛巴达干，止咳祛痰。用于消化不良、胃脘腹痛、食欲欠佳、咳嗽、吐痰、气短、"敖西根灰疼"等病症（《蒙医》）。

【使用注意】　本品有毒，内服不可过量；孕妇禁服。

【中毒与解毒】　正常人每日口服 20g 照山白叶的糖浆或浸膏片仅有头晕、血压降低、心率减慢及肠胃道刺激等不良反应，但可恢复；过量服用，在半小时后出现中毒反应，1 小时即达高潮，表现为频繁打喷嚏、项痛、出冷汗、黄视、无力、脉弱、心律不齐、血压下降以至休克。小鼠腹腔注射 1g/kg 叶的水煎剂，出现流涎、出汗、呼吸抑制、四肢外展。小鼠腹腔注射 3～6ml/kg，引起呼吸抑制、抽搐和死亡。狗中毒后主要有频繁呕吐、流涎、下痢、共济失调、狂叫以至倒地不起。照山白叶含一种特殊气味的油状液体，狗静脉注射 0.7ml/kg 后，出现恶心、流涎、狂叫、身体扭曲、站立不稳，可持续 1 小时。大鼠灌胃 0.5ml/kg 后，翻正反射消失、闭眼、呼吸平稳；似麻醉态,持续 1 小时以上;若剂量加大 2 倍,大鼠在 3~7 分钟内死亡。用胃管插入法给药,兔亦出现闭眼、嗜睡等症状[1]。

【药材鉴定】 性状 叶片多反卷,有的破碎,完整者展平后呈长椭圆形或倒披针形,长 2~5cm,宽 0.5~1.5cm,先端钝尖,基部楔形,全缘,上面灰绿色或棕褐色,有灰白色毛茸,下面淡黄绿色,有密集的棕红色小点。主脉于下面突起,侧脉 4~7 对。叶柄长约 3mm。近革质,易碎。枝圆柱形,顶端有圆锥花序,有多数小花,花冠钟形,白色,外被淡棕色卵状苞片。气芳香,味苦。

显微特征 (1)叶表面观:上表皮细胞多边形,腺毛少见;有 2 种单细胞非腺毛,一种细长,长 100~300μm,直径 8μm,壁厚;一种粗短,长约 30μm,直径约 15μm,基部膨大。下表皮有多数不定式气孔;密生大型腺鳞,呈菊花形,直径 120~240μm,腺头由 3~4 列细胞组成,外周的 2 列细胞含有红色内含物;腺柄由 2~4 细胞组成。薄壁组织和海绵组织中散有草酸钙簇晶,直径 16~20μm。(2)叶横切面:上下表皮外侧壁均具较厚的角质层,厚角组织在中脉上部。上表皮散在少数腺鳞,中脉具多数非腺毛;上下表皮细胞直径 10~18μm,排列紧密。叶肉栅栏细胞 2~3 列;海绵组织细胞多列,大小不一,不规则形。主脉维管束双韧型,韧皮纤维断续排列呈环状,木质部中心具纤维,导管细小,略呈放射状排列,直径 8~14μm。叶肉及背侧薄壁组织细胞中散在多数草酸钙簇晶,直径可至 32μm。(3)叶粉末:为灰绿色。气孔不定式,常存在于表皮中,矩圆形或类圆形,直径 24~32μm,长 24~42μm。非腺毛有 2 种,均为单细胞,一种长,长 46~1002μm,直径 8~32μm,有的具螺状纹理;一种短,长约 30μm,直径约 15μm,基部膨大。下表皮有多数不定式气孔,密生大型腺鳞,呈菊花形,直径 130~240μm,腺头由 3~4 层细胞组成,外周的 2 层细胞含棕色内含物;腺柄由 2~4 细胞组成。导管主为螺纹及梯纹导管,直径 12~38μm。纤维多成束,壁稍增厚,直径 12~28μm。草酸钙簇晶散在或存在于薄壁细胞中,直径 12~22μm。偶见腺毛,单个散在,淡褐色,顶面观头部由 3 个细胞组成三角状,直径 10~28μm。

薄层色谱 取叶粗粉 5g,加碳酸钙 1g,加乙醇 50ml,水浴回流 2 小时,残渣加乙醇 50ml,回流 1 小时,合并滤液,取半量,减压浓缩至干,残渣用热水洗,浓缩 5ml,用乙酸乙酯提取,经无水硫酸钠脱水,滤过,减压浓缩至干,残渣溶于甲醇 0.5ml 中,作供试品溶液,另取金丝桃苷、槲皮素对照品制备对照品溶液。吸取上述 2 种溶液,分别点样于同一聚酰胺薄膜上,以氯仿-甲醇-丁酮-乙酰丙酮(16:10:5:1)为展开剂,展开 8cm,取出,晾干,置紫外光灯(254nm)下检视。供试品色谱在与对照品色谱相应的位置上,显相同颜色的斑点[1]。

【化学成分】 叶中含挥发油含量为 0.27%(鲜叶)。含酚酸类成分有对羟基苯甲酸(p-hydroxybenzoic acid)、原儿茶酸(protocatechuic acid)、香草酸(vanillic acid)和丁香酸(syringic acid)。还含槲皮素(quercetin)、棉花皮素(gossypetin)、山奈酚(kaempferol)、金丝桃苷(hyperoside)和紫云英苷(astragalin),毒性成分梫木毒素(andromedotoxin)[1]。又含羽扇豆酮(lupeone)、羽扇豆醇(lupeol)、3-羟基-30-降羽扇豆烷-20-酮(3-hydroxy-30-norlupan-20-one)、3-羟基-11-烯-11,12-脱氢-28,13-乌苏酸内酯(3-hydroxy-11-ursen-28,13-olide,11,12-dehydroursolic acid lactone)、熊果醇(uvaol)[2]。照山白制成的浸膏片含东莨菪亭(scopoletin)、异莨菪亭(isoscopoletin)、金丝桃苷、山奈酚等成分。

【药理毒理】 1. 止咳作用:小鼠口服照山白总黄酮 0.5g/kg 和 1.0g/kg,有明显止咳作用。小鼠口服金丝桃苷 500mg/kg,镇咳效果不亚于口服可待因 80mg/kg。照山白叶水煎剂小鼠腹腔注射有止咳作用。挥发油 100mg/kg 或挥发油烯烃部分 90mg/kg 对小鼠有止咳作用。2. 祛痰作用:大鼠口服照山白总黄酮 1.0g/kg,有一定祛痰作用,口服其三萜 1.0g/kg,祛痰作用超过总黄酮。照山白挥发油有明显祛痰作用。3. 平喘作用:豚鼠在服莨菪亭后 1~2 小时内对吸入组织胺气雾引起的喘息和抽搐症状均有一定的抑制作用,但作用强度不如氨茶碱。豚鼠离体回肠收缩实验又表明,莨菪亭对抗组织胺、乙酰胆碱及 5-羟色胺的作用效价比较接近。莨菪亭与氨茶碱在离体豚鼠气管平滑肌上实验表明,一定的药物浓度均能明显地对抗组织胺或乙酰胆碱引起的气管平滑肌痉挛。4. 对心率、血压和呼吸等的作用:小鼠腹腔注射照山白水煎剂(1∶1) 0.5~1.5mg/g,或乙酸乙酯提取物 1~2mg/g,可以观察到小鼠耳血管扩张充血,此外,病理检查心、肝、脾、肺、肾也见到血管扩张充血现象。照山白水煎剂(1∶1)1g/kg 对狗及家兔心脏有较强的抑制作用,先是心率减慢、收缩力减弱、心律不齐和传导阻滞,进而发生纤颤,最后心脏停止于舒张状态,在心脏受抑制的同时,动物血压显著下降 40~60mmHg。此外,对呼吸有强烈的抑制作用。小剂量的水煎剂(0.1g/kg),对实验动物心脏呈轻度抑制,但作用时间短暂,且易于恢复(心脏恢复较快,血压恢复较慢),恢复后的心脏有时表现出功能增强的现象。5. 消炎镇痛作用:所含金丝桃苷有显著的局部止痛作用和促进溃疡愈合作用[3,4]。6. 毒性:小鼠灌服照山白煎剂的 LD_{50} 为 85.5g/kg。桉木毒素是照山白中的主要毒性成分,含量较高,毒性很大,小鼠腹腔注射的 LD_{50} 为 0.89mg/kg。给狗静注的 LD_{50} 为 0.05mg/kg。动物中毒时立即倒地,呼吸明显抑制,心跳微弱,血压剧降,舌色苍白,口吐黏液,神志迟钝,3 小时后逐渐恢复。给大鼠静注 0.1mg/kg 后,立即出现心跳减慢,心电图见心律不齐。以上动物中毒表现与照山白临床中毒症状基本相似。去掉桉木毒素的照山白制剂(即总黄酮-酚性化合物部分),动物实验表明,其口服的急性毒性仅为煎剂的 1/17;临床应用于 1168 例,证明该制剂去毒理想,应用安全,而对慢性气管炎的疗效基本不变[1]。

参 考 文 献

[1]《中华本草》编委会. 中华本草(第6册). 上海:上海科学技术出版社,1999;29,30
[2] 常国栋,罗都强. 照山白化学成分研究. 亚太传统医药,2011,7(4);39,40
[3] 夏重道,杜安全,王红萍. 照山白有效成分的化学研究. 中国药科大学学报,1999,30(4);314,315
[4] 王先荣,杜安全,王红萍. 照山白中黄酮醇类成分的提取、分离和鉴定. 安徽医药,1997,1(4);17,18

（李路扬 任 炜 黄先菊 杨 晶）

546. *Rhododendron molle*（羊踯躅）

【民族药名】 闹羊花(花通称);洋号贺(白族);"胡日查-沙日-其其格"、"兴-巴沙嘎"(蒙古族);毛老虎(瑶族);

【来源】 杜鹃花科植物羊踯躅 *Rhododendron molle*(Blum) G. Don 的根、花。根(全株)有毒,花(果实)有大毒。根全年可采,洗净,晒干;花于 4 月、5 月初开时采收,阴干或晒干。

落叶灌木,高 0.3~1.4m,分枝稀疏;枝条直立,幼时有柔毛并常有刚毛。叶纸质,矩圆形至矩圆状披针形,长 6~12cm,宽 2.4~5cm,顶端钝,有短尖头,基部楔形,边缘有睫毛,上面有柔毛(至少在幼时),下面密生灰色柔毛,有时仅叶脉上有毛,叶柄长 2~6mm,有柔毛。顶生伞形花序有花多朵(达 9 朵),先花后叶或几同时开放;花梗长 1.2~2.5cm,有短柔毛,无(或有少数)刚毛;花萼小,有柔毛和长睫毛,并有少数刚毛;花冠宽钟状,口径 5~6.2cm,金黄色,上侧有淡绿色斑点,外面有绒毛;雄蕊 5,长等于花冠,花丝中部以下有长柔毛;子房有柔毛,花柱无毛。蒴果圆柱状矩圆形,长达 2.5cm,有细柔毛和疏刚毛。花期 4~5 月,果期 6~7 月。

生于丘陵地带。广布于长江流域各省,南达广东、福建。

【药用经验】 蒙古族 花:活血,杀黏,止痛。用于血热疼痛、"包如"病、咳嗽、气喘等病症(《蒙药学》)。畲族 根、花:用于风湿性关节炎、跌打损伤、慢性气管炎、顽癣、蛊毒《畲医药》。瑶族 根:用于寒湿痹痛、跌打损伤、骨质增生,(《民族药志要》)。

【使用注意】 花内服用量 0.6~1.5g,浸酒或入丸、散;外用适量,煎水洗。不宜多服、久服;体虚者及孕妇禁用。

【中毒与解毒】 中毒时恶心、呕吐、腹泻、心跳缓慢、血压下降、动作失调、呼吸困难,严重者还有呼吸困难、心律不齐、血压升高、手足麻木、运动失调和昏睡,因呼吸抑制而死亡。皮肤长期接触该植物可出现糜烂和灼痛。死后尸检可见瞳孔缩小,胃肠道出血、肺水肿和瘀血,心肌、心内膜及心外膜有溢血点,唇及指甲青紫等[1,2]。小鼠腹腔注射花的水或乙醇提取物(相当于花 20g/kg),出现活动减少、肌肉松弛、共济失调、瘫痪以至死亡[3]。解毒措施:(1)催吐或洗胃及导泻;(2)服蛋清、活性炭及糖水;(3)静脉滴注 5% 葡萄糖盐水,促进毒物排泄,纠正脱水酸中毒;(4)如出现心动过缓、休克时,用阿托品解除;血压下降则给去甲肾上腺素;如呼吸困难可给氧,必要时行人工呼吸;(5)给兴奋剂,保暖;(6)民间用栀子汁、黄糖、黄蚬汤、绿豆解毒[2]。

【药材鉴定】 性状 花数朵簇生于一总柄上,多脱落为单朵;灰黄色至黄褐色,皱缩。花萼 5 裂,裂片半圆形至三角形,边缘有较长的细毛;花冠钟状,筒部较长,约至 2.5cm,顶端卷折,5 裂,花瓣宽卵形,先端钝或微凹;雄蕊 5,花丝卷曲,等长或略长于花冠,中部以下有茸毛,花药红棕色,顶孔裂;雌蕊 1,柱头头状;花梗长 1~2.8cm,棕褐色,有短茸毛。气微,味微麻。

显微特征 花粉末:黄棕色。花粉粒四面体形,直径 58~97μm,具 3 个萌发孔。花萼非腺毛由多细胞组成,交叉排列成数列,直径 29~68μm。花冠非腺毛单细胞,直径 10~20μm,长可达 400μm 以上,壁薄,有的可见壁疣。花粉囊表皮细胞类多角形或类圆形,直径 13~31μm,排列整齐而紧密,壁稍增厚,有的纹孔明显,细胞内含黄棕色物质。花冠表皮细胞长方形、类方形或不规则形,直径 26~78μm,呈波状弯曲。

薄层色谱 取本品花的粉末 1g,加水饱和的正丁醇 50ml,超声处理 30 分钟,滤过,滤液蒸干,残渣加无水乙醇 2ml 使溶解,作为供试品溶液。另取闹羊花对照药材 1g,同法制成对照药材溶液。吸取上述 2 种溶液各 5μl,分别点于同一硅胶 G 薄层板上,以甲苯-乙酸乙酯-甲醇(5:4:0.5)为展开剂,展开,取出,晾干,喷以 10% 三氯化锑的三氯甲烷溶液,在 105℃加热至斑点显色清晰。供试品色谱中,在与对照药材色谱相应的位置上,显相同颜色的斑点。

【化学成分】 花含毒性成分梫木毒素(andromedotoxin)和石楠素(ericolin)。叶含黄酮类、杜鹃花毒素、煤地衣酸甲酯[3]、羊踯躅素 Ⅲ(rhodomollein Ⅲ)[4]、secorhodomollolides A-D[5]、羊踯躅素Ⅸ~ⅩⅣ、grayanotoxin Ⅱ、羊踯躅素 Ⅰ、羊踯躅素 ⅩⅨ、闹羊花毒素 Ⅱ~Ⅵ、kalmanol[6]。根含闹羊花毒素Ⅲ(rhodojaponin Ⅲ)、蒲公英赛醇(taraxerol)、β-谷甾醇(β-sitosterol)[4]、rhodomosides A-B、丁香酸葡萄糖苷[7]。果实含羊踯躅素 ⅩⅨ~ⅩⅩ、闹羊花毒素Ⅲ[8]、羊踯躅素ⅩⅤ~ⅩⅦ、kalmanol、闹羊花毒素Ⅵ[6,9~11]。

【药理毒理】 1. 对心脏的作用:二萜化合物闹羊花毒素Ⅲ(rhodojaponin Ⅲ)在离体豚鼠心肌细胞实验中对钠离子通道电流有显著抑制作用,显示对钠离子通道有拮抗作用[12]。八厘麻毒素可延长兔心室不应期,且这种作用与使用的剂量大小有关。八厘麻毒素延长心室不应期的机制不明,可能与其抑制心室肌收缩性能的机制有某种联系[13]。2. 镇痛作用:采用小鼠热板法和扭体法试验研究,表明其根的乙酸乙酯提取物有镇痛作用。对二甲苯所致小鼠耳部炎症的影响研究表明,对小鼠耳郭发炎肿胀无显著抗炎作用,对浅表性物理刺激(如热板刺激)抑制较强,而对腹腔注射醋酸引起的大面积且较持久的疼痛抑制作用不佳。结果表明乙酸乙酯提取物具有镇痛作用，但抗炎效果不强[14]。3. 其他作用：实验兔注射 BSA 的同时用中药羊踯躅根制剂治疗 4~8 周，按体表面积折算法计算每只家兔用药量为 0.8~1.3g/d，一次经口喂服，阳性对照组继续注射 BSA。羊踯躅根对兔慢性硬化性肾小球肾炎病变有一定的控制和治疗作用，可能与其抑制免疫发病机制有关[12]。羊踯躅花提取物、化合物 secorhodomollolides 可以选择性抑制肝癌细胞 Bel 7402 的生长（$IC_{50} = 0.97\mu mol/L$）[15]。4. 毒性：花和果实粉末的水混悬剂对小鼠灌胃的最小致死量（MLD）分别是 3.4g/kg 和 2.9g/kg[3]。乙酸乙酯提取物对小鼠灌胃给药的 LD_{50} 为 1258.5mg/kg；从羊踯躅果实中提取出八厘麻毒素，采用序贯法测定，测得小鼠灌胃八厘麻毒素的 LD_{50} 为 7.609mg/kg[16]。对鲤鱼的毒性：采用静水式试验方法，在水温为 (20 ± 1)℃ 的条件下，研究闹羊花提取物对鲤鱼、鳊鱼和白鲢的毒性效应，闹羊花提取物对鲤鱼的 24h LC_{50}、48h LC_{50}、96h LC_{50} 分别为 1086.43mg/L、619.44mg/L、349.14mg/L；安全浓度为 34.91mg/L。对鳊鱼的 24h LC_{50}、48h LC_{50}、96h LC_{50} 分别为 780.73mg/L、527.23mg/L、237.14mg/L；安全浓度为 23.71mg/L。对白鲢的 24h LC_{50}、48h LC_{50}、96h LC_{50} 分别为 1011.58mg/L、575.84mg/L、165.58mg/L。安全浓度为 16.56mg/L[17]。对家犬的毒理：以闹羊花根 0.170g/kg、0.345g/kg、1.420g/kg 剂量分 3 组饲喂家犬 3 个月，另一组为对照组，发现可致家犬肝灶状坏死、肝细胞水肿、气球样变性、脂肪变性、肾小球通透性增高、肾小管上皮细胞水肿、气球样变性。生化测定 GPT 及 BUN 值有增高趋势，与对照组比较，给药 45 天后，高剂量组 GPT 有极显著性差异，BUN 有显著性差异。尿常规蛋白定性、上皮细胞、白细胞、红细胞均呈阳性。认为闹羊花较长时间应用时，可致肝、肾功能结构损害，及时停药、治疗有一定可复性[18]。

参 考 文 献

[1] 谢宗万. 全国中草药汇编(上册). 第 2 版. 北京：人民卫生出版社，1996：484,485

[2] 朱亚峰. 中药中成药解毒手册(第 3 版). 北京：人民军医出版社，2009：287-289

[3] 刘助国，潘心富，陈常英. 中国羊踯躅花化学成分研究. 药学学报，1990,25(11)：830-833

[4] Bao G H，Wang L Q，Cheng K F，et al. Diterpenoid and phenolic glycosides from the roots of *Rhododendron molle*. Planta Med，2003,69(5)：434-439

[5] Chen S N，Zhang H P，Wang L Q，et al. Diterpenoids from the flowers of *Rhododendron molle*. J Nat Prod，2004,67(11)：1903-1906

[6] Li C J，Wang L Q，Chen S N，et al. Diterpenoids from the fruits of *Rhododendron molle*. J Nat Prod，2000,63(9)：1214-1217

[7] Xiang Y，Zhang C，Zheng Y. Studies on the chemical constituents of the roots of *Rhododendron molle* G. Don. J Huazhong Univ Sci Technolog Med Sci. ，2004,24(2)：202-204

[8] Wang S，Lin S，Zhu C，et al. Highly acylated diterpenoids with a new 3,4-secograyanane skeleton from the flower buds of *Rhododendron molle*. Org Lett，2010,12(7)：1560-1563

[9] 李灿军，刘慧，汪礼权. 羊踯躅果实中的二萜化合物. 化学学报，2003,61(7)：1153-1156

[10] 郭信芳，李手. 薄层扫描法测定不同季节采集羊踯躅根中八厘麻毒素的含量. 时珍国药研究，1994,5(1)：16,17

[11] 陈东生，黄艳兵. 薄层扫描法测定羊踯躅根及果实中八厘麻毒素的含量. 中国医药学报，1998,13(5)：69,70

[12] 邱汉婴，李迪俊，毛焕元. 八厘麻毒素对兔心室不应期的影响. 中国药理学通报，1997,13(3)：247,248

[13] 钟国华，胡美英，刘晓金，等. 高效薄层色谱法测定新型植物源杀虫剂闹羊花素含量. 色谱，2004,5(3)：296

[14] 张长弓，向彦妮，邓冬青. 羊踯躅根乙酸乙酯提取物的药理作用. 医药导报，2004,23(12)：893,894

[15] 熊密，彭杰青，陈昌纬. 羊踯躅根治疗慢性肾小球肾炎的实验及临床研究. 同济医科大学学报，1990,19(3)：198-201

[16] 程慧珍，丁伯平，张年宝. 八厘麻毒素的提取及其半数致死量研究. 药物研究，2010,19(15)：10,11

[17] 何亮华，李建生，李安烽. 闹羊花提取物对鲤科鱼类的急性毒性试验. 河北渔业，2006,12：12-14

[18] 王佐飞，刘世新，曾凡波. 闹羊花根对狗肝、肾亚急性毒性的研究. 中药新药与临库药理，1993,4(2)：27-29

（杨 晶 张 飞）

547. *Rhododendron przewalskii*(陇蜀杜鹃)

【民族药名】 "达玛"、"德玛美多"、"大勒"(藏族)。

【来源】 杜鹃花科植物陇蜀杜鹃 *Rhododendron przewalskii* Maxim. 的叶、花、种子。有大毒。叶全年可采,刷去背面的绒毛,切丝生用或蜜炙用。花、种子分别于开放及成熟时采集,晒干。

常绿灌木,高达 3m;幼枝粗,无毛。叶簇生枝顶,坚革质,椭圆形至矩圆形,长 7~10cm,宽 3~5cm,顶端钝,有短尖头,基部圆,稍呈心形,上面无毛,有细脉纹,下面初有黄棕色精致羔皮状薄绒毛,由长芒的星状毛组成,以后毛陆续脱落;叶柄长 1~2cm,无毛,伞房状球形花序有花 12~15;花梗长 1~1.5cm,无毛;花萼短,无毛,有半圆形齿;花冠钟状,白色至粉红色,长 3.5cm,裂片 5,圆形,顶端有缺刻;雄蕊 10,花丝下半部略有粗短毛;子房通常无毛,花柱无毛,略长过雄蕊,柱头头状,绿色。蒴果长达 1.5cm,圆柱形,光滑。花期 6~7月,果期 9月。

生于海拔 4000m 左右的高山,常成林。分布于青海、甘肃、陕西、四川北部。

【药用经验】 藏族 花:用于肺脓肿、肺部疾病、气管炎、梅毒炎症(《部藏标》)。花和叶:用于肺脓肿、肺病、咽喉疾病、气管炎、梅毒炎症(《中国藏药》)。花和叶:用于肺部疾病、肺脓肿、"培根"病、咽喉疾病、气管炎、梅毒性炎症(《藏本草》)。叶、花:用于清凉镇咳、梅毒性炎症、肺脓肿(《民族药志要》)。花:用于肺脓肿、肺部疾病、气管炎、梅毒炎症(《部藏标》)。花:用于溃疡脓肿、肺脓肿、梅毒、咳嗽痰喘(《藏标》)。叶、花、种子:用于梅毒性炎症、肺脓肿,外用治皮肤发痒(《青藏药鉴》)。

【使用注意】 煎汤内服用量 1~6g,或代茶饮。外用适量,煎水洗。

【药材鉴定】 性状 花皱缩。萼短,钟状,长 1cm 左右,顶端 4~5 齿裂,裂齿半圆形;冠钟形,长 3~4cm,顶端 5 裂,黄白色或粉红色,雄蕊 10 枚。气芳香,味涩、苦。

【化学成分】 地上部分含熊果酸(ursolic acid)、(+)-右旋儿茶精、松脂酚-4″-*O*-β-D-吡喃葡萄糖苷、白桦苷(betuloside)、桦木精醇(betuligenol)、梫木毒素-I(grayanotoxin-I)、闹羊花毒素-Ⅲ(rhodojaponin Ⅲ)及马醉木糖苷 A(pieroside A)[1]。

【附注】 1. 本种植物的干燥花以"杜鹃花"为名收入《卫生部药品标准(藏药标准)》(1995)。2. 同属植物凝毛栎叶杜鹃 *Rhododendron phaeochrysum* Balf. f. et W. W. Smith. var. *agglutinatum* (Balf. f et Forrest.)Chamberlain 的花有毒,藏族也称为"达玛",其花与陇蜀杜鹃的花同等药用(《中本草藏卷》)。

参 考 文 献

[1]《中华本草》编委会. 中华本草(藏药卷). 上海:上海科学技术出版社,2002:189

(吴　燕)

548. *Rhododendron simsii*(杜鹃)

【民族药名】 "歹哩哑"(佤族)

【来源】 杜鹃花科植物杜鹃(映山红)*Rhododendron simsii* Planch. 的根、花、果实。根和果实有毒,花有大毒。春末采花,秋季、冬季采根、果实,除去泥土或杂质,晒干。

落叶灌木,高约 2m,分枝多;枝条细而直,有亮棕色或褐色扁平糙伏毛。叶纸质,卵形、椭圆状卵形或倒卵形,春叶较短,夏叶较长,长 3~5cm,宽 2~3cm,顶端锐尖,基部楔形,上面有疏糙伏毛,下面的毛较密;叶柄长3～5mm,密生糙伏毛。花2～6朵簇生枝顶;花萼长4mm,5深裂,有密糙伏毛和睫毛;花冠蔷薇色、鲜红色或深红色,宽漏斗状,长4～5cm,裂片5,上方1～3裂片里面有深红色斑点;雄蕊10,花丝中部以下有微毛;子房有密糙伏毛;10室,花柱无毛。蒴果卵圆形,长达8mm,有密糙毛。花期4～5月,果期6～8月。

生于丘陵地疏灌丛中。广布于长江流域各省,东至台湾,西达四川、云南。

【药用经验】 佤族 花、果实:用于月经不调、闭经、跌打损伤、风湿痛、吐血、衄血。根:用于风湿性关节炎、跌打损伤、崩漏、肠风下血、闭经(《滇药录》)。

【使用注意】 严格控制用量;孕妇忌服。

【中毒与解毒】 中毒潜伏期一般1～2小时。中毒时首先出现恶心、呕吐、心慌、气急、头昏、眼花,继而胸闷、呼吸困难、四肢麻木、口唇及指端发绀、血压下降、心音弱、心率慢、窦性心动过缓及室性过早搏动[1]。有文献报道57日龄的婴儿摄入一瓶以红杜鹃汤液冲调的牛奶出现后呕吐、惊厥、休克,严重中毒的情况。解救方法:(1)用1:5000高锰酸钾液洗胃,继服通用解毒剂或万能解毒药;或用中药洗胃液;(2)静脉输入葡萄糖生理盐水,并加入维生素C;(3)皮下注射硫酸阿托品1mg,每次15～30分钟,直至中毒症状消失;(4)对症治疗:中枢抑制时给中枢兴奋药,血压下降给升压药,呼吸困难时给氧,必要时进行人工呼吸;(5)甘草21g,绿豆90g,红糖15g,水煎服[1]。

【药材鉴定】 性状 根呈细长圆柱形,弯曲,有分枝。长短不等,直径约1.5cm,根头部膨大,有多数木质茎基。表面灰棕色或红棕色,较光滑,有网状细皱纹。木质坚硬,难折断,断面淡棕色。无臭,味淡。花皱缩,淡红色至玫瑰色、紫色。花冠完整者展开呈宽漏斗状,长3～5cm,5裂,裂片近倒卵形,雄蕊10枚,稀7～9,花丝中部有微毛,花药紫色,子房卵圆形。花清香,味酸、甘。

显微特征 根横切面:木栓层为数列细胞,有的胞腔含棕红色物质.皮层为数列横长细胞,胞腔含棕红色物质。韧皮部为数列至10余列细胞,射线细胞1～4列。木质部发达,细胞排列紧密,导管仅较木薄壁细胞稍大,类方形或椭圆形,直径16～35μm。木射线1～4列细胞。

【化学成分】 花含花色苷类和黄酮苷类,已鉴定的花色苷类化合物有矢车菊素-3-葡萄糖苷(cyanidin-3-glucoside)、矢车菊素-3-半乳糖苷(cyanidin-3-galactoside)、矢车菊素-3-阿拉伯糖苷(cyanidin-3-arabinoside)、矢车菊素3,5-二-葡萄糖苷(cyanidin-3,5-diglucoside)、矢车菊素-3-半乳糖苷-5-葡萄糖苷(cyanidin-3-galactoside-5-glucoside)、芍药花素-3,5-二葡萄糖苷(peonidin-3,5-diglucoside)、锦葵花素3,5-二葡萄糖苷(malvidin 3,5-di-glucoside)。黄酮及黄酮苷类化合物有芦丁(rutin)、杜鹃黄苷(azalein)、槲皮素(quercetin)、杜鹃黄素(azaleatin)、山柰酚(kaempferol)、5-甲醚-3-半乳糖苷(5-methyl ether-3-galactoside)、杜鹃黄素-3-半乳糖苷(azaleatin-3-galactoside)、杜鹃黄素-3-鼠李糖苷(azaleatin-3-rhamnoside)、杨梅树皮素-5-甲醚-3-鼠李糖苷(myricetin-5-methyl ether-3-rhamnoside)、杨梅树皮素-5-甲醚-3-半乳糖苷(myricetin-5-methyl ether-3-galactoside)、棉花皮素-3-半乳糖苷(gossypetin-3-galactoside)[1]、槲皮素-3-半乳糖苷(quercetin-3-galactoside)、槲皮素3-鼠李糖苷(quercetin-3-rhamnoside)、槲皮素-3-阿拉伯糖苷(quercetin-3-arabinoside)。叶和嫩枝中含黄酮类、香豆素、三萜类、有机酸、氨基酸、鞣质、酚类、甾醇强心苷、挥发油等,黄酮类有红花杜鹃素甲和乙、莢果蕨醇(matteucinol)和莢果蕨苷(matteucinin),还含熊果酸(ursolic acid)、梫木毒素(andromedotoxin)和19,24-dihydroxyurs-12-en-3-one-28-oic acid,7-O-β-D-apiofuranosyl-(1→6)-β-D-glucopyranosyl matteucinol[2,3]。

【药理毒理】 1. 止咳作用:用氨雾法引致小鼠咳嗽,35g/kg杜鹃浸膏(1g浸膏相等于2g

生药)灌胃有止咳作用。2.祛痰作用:用酚红排泄法对小鼠进行平喘实验,32g/kg杜鹃浸膏(1g浸膏相等于2g生药)灌胃有祛痰作用。3.平喘作用:用磷酸组织胺引喘法,前30min先用32g/kg杜鹃浸膏(1g浸膏相等于2g生药)腹腔注射有缓解支气管痉挛作用[1]。4.毒性:如超量或作野菜食用或误服都易引起中毒。中毒时兴奋胆碱能神经,严重者死于呼吸抑制及心衰[2]。杜鹃毒素的毒性甚剧,对小鼠的LD_{50}静脉注射为0.345mg/kg、腹腔注射为1.03mg/kg、灌胃为4.50mg/kg。小鼠腹腔注射的中毒症状为兴奋、呼吸困难以至衰竭死亡[4]。

参 考 文 献

[1] 朱亚峰.中药中成药解毒手册.第3版.北京:人民军医出版社,2009:285,286

[2]《中华本草》编委会.中华本草(第6册).上海科学技术出版社,1999:42

[3] Takahashi H,Hirata S,Minami H,et al. Triterpene and flavanone glycoside from *Rhododendron simsii*. Phytochemistry,2001,6(8):875-879

[4] 周立国.中药毒性机制及解毒措施.北京:人民卫生出版社,2006:192

（杨　晶）

549. *Rhus chinensis*（盐肤木）

【民族药名】　盐肤木(通称);五倍子(虫瘿通称);"毕翁"(布朗族);"哥吗婆"、"戈马婆"、"卖爬"(傣族);"别阿芋"、盐肤木(德昂族);"腊层"(侗族);"生懋"、"苏茅"(基诺族);"阿马玛"(拉祜族);"西日合茵-乌日羊泡木"、"梢日利格-吉木斯"(蒙古族);"比怕"、"姜哥爬收"、"整斗爬"(苗族);"切马"(怒族);"羊泡木"、"喷白"、"洋碰沙"(瑶族);"羊桑咩"(彝族)。

【来源】　漆树科植物盐肤木 *Rhus chinensis* Mill. 的根、茎、茎皮、叶、果实、全株、虫瘿。全株有毒。根全年均可采,鲜用或切片晒干;叶于夏季、秋季采收,可随采随用;果实于10月成熟时采摘,鲜用或晒干用;其他部位适时采集。

灌木或小乔木,高5~10m;小枝、叶柄及花序都密生褐色柔毛。单数羽状复叶互生,叶轴及叶柄常有翅;小叶7~13,纸质,长5~12cm,宽2~5cm,边有粗锯齿,下面密生灰褐色柔毛。圆锥花序顶生;花小,杂性,黄白色;萼片5~6,花瓣5~6,核果近扁圆形,直径约5mm,红色,有灰白色短柔毛。花期8~9月,果期10月。

生于海拔350~2300m的石灰山灌丛、疏林中。除青海、新疆外,分布几遍全国。

【药用经验】　布朗族　根、叶、茎皮、嫩尖:用于腹泻痢疾、湿热黄疸、膀胱炎、咽喉、痘疹不透、跌打损伤、毒蛇咬伤、肠炎、咯血、金疮痈毒、胃腹痛、感冒、蜂蜇(《滇药录》)。傣族　根、叶:用于咽喉炎、扁桃体炎、止吐、湿疹瘙痒(《傣药志》)。根尖:用于咽喉炎、扁桃体炎、止吐、湿疹瘙痒(《傣药志》)。根、叶、茎皮、嫩尖:效用同布朗族(《滇药录》)。德昂族　根:用于感冒发热、咳嗽、咯血;叶用于跌打损伤、漆疮(《德宏药录》)。根、叶:用于跌打损伤、漆疮(《德民志》)。侗族　虫瘿:用于痔疮。基诺族　根:用于痢疾。根、茎、叶:外用于骨折、跌打损伤(《基诺药》)。根、茎皮:用于感冒、感冒发热;外用于跌打损伤、骨折。叶、根:煎水洗用于湿疹、牛皮癣(《民族药志要》)。拉祜族　根、叶、茎皮、嫩尖:效用同布朗族(《滇药录》)。蒙古族　虫瘿:用于久咳、久泻、消渴;外用于盗汗、手足多汗症、湿疹、外伤出血、疮疡肿毒、口腔溃疡、脱肛(《蒙药》)。苗族　虫瘿:用于体虚多汗、痔疮便血(《苗医药》)。怒族　根:用于感冒发热、支气管炎、咳嗽咯血、肠炎、痢疾、痔疮出血。叶:外用于跌打损伤、毒蛇咬伤、漆疮等(《怒江药》)。

水族　虫瘿:用于痔疮出血(《水族药》)。佤族　根、叶:用于湿热黄疸、膀胱炎、肠炎、痢疾、咯血、疮疡肿毒、胃腹痛、感冒、痘疹不透(《中佤药》)。瑶族　全株、根、叶:用于感冒发热、吐血、食滞腹泻、跌打、骨折、创伤出血、黄蜂蜇伤;外洗用于皮肤湿疹、牛皮癣、稻田皮炎、小儿盗汗。果实:用于便血、衄血、脱肛;外用于烫伤、疮疡。根:用于蛇伤、痔疮(《湘蓝考》)。彝族　全株:用于跌打损伤、瘀血肿胀、痰饮咳嗽、肝胆湿热、身浮体肿、血便血痢、鼻疳顽癣、肿毒疮疥(《哀牢》)。

【中毒与解毒】　盐肤木中毒可造成肾脏损害。肾脏损害尿中出现蛋白、管型、红细胞等。其他症状为口腔黏膜肿痛、糜烂、溃疡及恶心、呕吐、腹泻(或便秘)。接触皮肤引起皮炎。解毒方法:口腔炎用4%碳酸氢钠液洗涤,涂以1%甲紫;吐泻严重者针灸、输液;皮炎而有渗液时可作冷湿敷;红肿用肤氢松软膏;其他对症处理[1]。

【药材鉴定】　性状　茎呈长圆柱形,表面黑褐色,外皮有不规则鳞片状皱裂,皮孔明显,赤褐色,不规则切片圆形或长圆形,大小不等。断面皮部薄、棕色。木部黄白色,稍有光泽,纹理细,可见同心层纹,中心有棕色小髓,体轻,质硬。无臭,味涩,微咸。

显微特征　茎横切面:木栓层为5～8列细胞。皮层为10余列细胞,有众多草酸钙簇晶散在,皮层内侧有树脂道。韧皮部较窄,其间散有树脂道。形成层不明显。木质部发达,由导管及木纤维组成,导管多为单个放射状排列,射线1～2列细胞。髓部薄壁细胞大,含有树脂道。

薄层色谱　本品茎粗粉2g,加甲醇30ml,超声处理20分钟,滤过,滤液蒸干,残渣加甲醇1ml使溶解,作为供试品溶液。另取盐肤木对照药材2g,同法制成对照药材溶液。吸取上述2种溶液各4μl,分别点于同一以羧甲基纤维素钠为黏合剂的硅胶G薄层板上,以乙酸乙酯-甲酸-水(8∶1∶1)为展开剂,展开,取出,晾干,喷以5%香草醛硫酸溶液,加热至斑点显色清晰。供试品色谱在与对照药材色谱相应的位置上,显相同颜色的斑点。

【化学成分】　盐肤子主要含鞣质[2],主要为五-间双没食子酰-β-葡萄糖(penta-*m*-digalloyl-β-glucose),尚有游离没食子酸(gallic acid)及脂肪、树脂、淀粉。还含有机酸如苹果酸(malic acid)、酒石酸(tartaric acid)、枸橼酸(citric acid)等。叶中含槲皮苷(quercitrin)、没食子酸甲酯(methyl gallate)、并没食子酸(ellagic acid)、3,25-环氧模绕醇酸(semimoronic acid)、盐肤木酸(semialatic acid)。根、茎中含2种黄酮苷元:3,7,4'-三羟基黄酮(3,7,4'-trihydroxyflavone)、3,7,3',4'-四羟基黄酮(3,7,3',4'-tetrahydroxyflavone)。并含7-羟基-6-甲氧基香豆素(7-hydroxy-6-methoxycoumarin)、没食子酸乙酯(ethyl gallate)、水黄皮黄素(pongapin)、四甲氧基非瑟素(tetramethoxyfisetin)、去甲氧基小黄皮精(demethoxykanugin)、二苯甲酰甲烷(dibenzoylmethane)、椭圆叶崖豆藤酮(ovalitenone)和槲皮素(quercetin)。

【药理毒理】　1. 抑制组胺释放:从叶中得到的酚酸类对大鼠表现出抑制肥大细胞释放组胺的作用。2. 抗肿瘤活性:含有的酚酸类具有体外抗肿瘤活性,对人宫颈癌Hela细胞的IC_{50}值为6.7μg/ml。3. 抑菌作用:叶中的鞣质对大肠杆菌等细菌的抗菌活性比没食子酸、水杨酸、咖啡酸、绿原酸等强。4. 止泻作用:成熟果实的甲醇提取物给小鼠灌胃,能显著抑制由蓖麻油引起的腹泻。5. 抗凝血作用:酚酸类成分有很强的抗凝血酶原作用。6. 杀虫作用:鲜根的不同提取液对褐飞虱有触杀和拒食作用。7. 其他作用:盐肤木对人肾小球膜细胞(HMC)增生有抑制作用,其醇提物能显著抑制IL-1β、IL-6诱发的HMC增殖。还有抗氧化和抗HIV-1活性。8. 毒副作用:一般认为有毒成分为漆酚,也有记载为主要含鞣质。从盐肤木果实中提取的盐肤木油18g/kg给小鼠灌胃,未产生毒性。盐肤木油30天喂养大鼠,未出现毒性反应,即盐肤木油无亚急性毒性作用[3～7]。

参 考 文 献

[1] 朱亚峰. 中药中成药解毒手册(第3册). 北京:人民军医出版社,2009:378-380

[2]《中华本草》编委会. 中华本草(第5册). 上海:上海科学技术出版社,1999:83-86

[3] 赵军,崔承彬,蔡兵,等. 国产盐肤木属植物的研究进展. 解放军药学学报,2006,22(1):48-51

[4] 施玲,何增富,徐金富. 彝药盐肤木降压方治疗高血压病108例疗效观察. 中国民族民间医药,2009,(11):163,164

[5] 赵玉敏,车喜全,朱俊义,等. 盐肤木不同提取液对褐飞虱生物活性的研究. 江苏农业科学,2009,1:109,110,121

[6] Djakpo O, Yao W. *Rhus chinensis* and *Galla Chinensis*-folklore to modern evidence: review. Phytother Res, 2010, 24 (12): 1739-1747

[7] 谷仿丽,陈乃富,宣伟. 盐肤木油急性毒性及30d喂养实验. 毒理学杂志,2009,23(5):421,422

（焦　玉）

550. *Ricinus communis*（蓖麻）

【民族药名】 蓖麻子(种子通称);"麻烘娘"、"烘娘"(傣族);"昂桑夏喋"(德昂族);"救成"、"国陈"(侗族);"路丫区"(哈尼族);"呢剋老剋"(基诺族);"阿南称很"(傈僳族);美桐油(毛南族);"阿拉格—麻吉"、"丹达"、"丹日哈"、"额仁达"、"达麻籽"(蒙古族);"大堆欲"、"真冈涉罗"、"整关胜了"、"略冬"、(苗族);"丹查"(藏族);大马子、天麻子果(佤族);"冬茅剥标"(瑶族)。

【来源】 大戟科植物蓖麻 *Ricinus communis* L. 的根、茎、叶、种子、脂肪油(蓖麻油)。全株及蓖麻油均有毒,种子有大毒。夏季、秋季采根、茎、叶,分别晒干或鲜用;9~11月采集成熟的果实,除去杂质,干燥,敲碎果实外壳,拣取种子;蓖麻油经种子榨取精制而得。

高大一年生草本,在南方地区常成小乔木,幼嫩部分被白粉。叶互生,圆形,盾状着生,直径15~60cm,有时大至90cm,掌状中裂,裂片5~11,卵状披针形至矩圆形,顶端渐尖,边缘有锯齿;叶柄长。花单性,同株,无花瓣,圆锥花序与叶对生,长10~30cm或更长,下部雄花,上部雌花;雄花萼3~5裂;雄蕊多数,花丝多分枝;雌花萼3~5裂;子房3室,每室1胚珠;花枝3,深红色,2裂。蒴果球形,长1~2cm,有软刺。种子矩圆形,光滑有斑纹。花期几乎全年或6~9月(栽培)。

我国各地均有栽培。

【药用经验】 傣族　根:用于黄疸性肝炎(《傣药志》)。根:用于黄疸性肝炎、关节风湿;叶:用于难产(《滇药录》)。根:用于头晕目眩、失眠多梦,配方用于便血、腹痛腹泻。叶:配方外用治颈项酸痛。种子、根:用于大便干结难下(《傣医药彩图》)。德昂族　种子、种仁:用于脱肛、胎衣不下、面神经麻痹、淋巴结核、癫痫(《德宏药录》)。侗族　种子、叶、根:用于"落哉墨"(子宫脱垂)、"宾揩悟"(歪嘴风)、"落吆省"(落肛)《侗医学》)。哈尼族　种子、根、叶:用于子宫脱垂、脱肛、淋巴结核、大便秘结、疮疡肿毒、湿疹瘙痒(《哈尼药》)。基诺族　根:用于跌打损伤。叶:炒热外敷太阳穴用于头痛(《基诺药》)。傈僳族　种子、根、叶、油:用于痈疽肿毒、瘰疬、喉痹、疥癣癫疮、水肿腹满、大便燥结(《怒江药》)。毛南族　根、茎、叶、种子:用于风湿、疳积、痢疾等(《桂药编》)。蒙古族　种子:用于"巴达干"病、痈疖、跌扑肿痛、"包如"病、便秘、痞、浮肿、水肿、虫积、难产、胎盘不下(《蒙植药志》)。外用于疮疖、肿毒未溃(《蒙药》)。苗族　种子:用于小儿脱肛、子宫脱垂(《苗医药》)。佤族　叶、根、种子:用于疔疮痛肿毒、乳腺炎、跌打肿痛、子宫脱出(《中佤药》)。藏族　种子:用于不消化症(《中国藏药》)。种子用于中毒、大便秘结(《藏本草》)。瑶族 种子:外用治淋巴结核、玻璃人肉、胎盘不下、子宫脱垂。油:用于大便秘结。根:用于风湿骨痛、跌打肿痛、破伤风、脉管炎、面神经麻痹、胃及十二指肠溃疡。叶:用于乳腺炎、痈疮、感冒、痢疾、子宫脱垂、胎盘不下、脱肛等症(《湘蓝考》)。彝族 叶:用于生漆过敏、四肢骨折(《哀牢》)。

【使用注意】 孕妇及便溏者忌服[1,2]。

【中毒与解毒】 全株有毒,种子毒性大。儿童吃种子3~4粒,成人吃20粒即可中毒死亡。蓖麻碱160mg或蓖麻毒蛋白7mg可致人死亡。一般轻度中毒者半天后表现衰弱无力,重者有恶心、腹痛、吐泻、体温升高、呼吸加快、四肢抽搐、痉挛、昏迷死亡。牛、马、猪等误食蓖麻子,能引起食欲减少、呕吐、下痢、疝痛、痉挛,严重时死亡[1~3]。解毒方法:(1)口服酒石酸锑钾5mg催吐,洗胃,导泻,或温水高位灌肠,再服用牛奶、蛋清等。补液,并加入维生素B、维生素C,禁食油腻脂肪食物。(2)对症用药:胃内药物已排空仍剧烈呕吐者,应选用胃复安、爱茂尔、阿托品等药;有出血倾向及时使用维生素K、激素等药,必要时输血;心衰者酌用强心剂。(3)应用保肝、保肾药物,每日口服苏打10~15g,防止血红蛋白或其产物在肾中沉淀。如有条件可皮下注射抗蓖麻毒血清。(4)配合中药甘草30g、沙参和金银花各15g、黄连9g、茯苓3g,水煎服[3]。

【药材鉴定】 性状 (1)叶:多缩皱破碎,完整叶片展平后呈盾状圆形,掌状分裂,深达叶片的一半以上,裂片一般7~9,先端长尖,边缘有不规则的锯齿,齿端具腺体,下表面被白粉。气微,味甘、辛。(2)种子:呈椭圆形或卵形,稍扁平,长0.9~1.8cm,宽0.5~1cm,表面光滑,有灰白色与黑褐色或黄白色与红棕色相间的花斑纹。一面较平,一面较隆起,较平的一面有一条隆起的种脊;一端有灰白色或浅棕色突起的种阜。种皮薄而脆,胚乳肥厚,白色,富油性,子叶2,菲薄。无臭,味微苦辛。

显微特征 (1)种子横切面:外种皮细胞1列,长方形,外被角质层,其下为3~4列薄壁细胞,再下为1列栅状细胞,壁厚,木化。内种皮为数列薄壁细胞,其中散在螺纹导管。胚乳和子叶均含糊粉粒。(2)粉末:种皮厚壁栅状细胞淡黄色、黄棕色或红棕色,呈细长柱状,排列紧密平直或稍弧状弯曲,细胞界限有的不明显或胞间层略呈细波状弯曲,长144~483μm,壁极厚,孔沟极细密,胞腔狭窄,内含暗棕色物;表面观呈类圆形或类多角形,胞腔明显,有的分枝状。种皮厚壁栅状细胞常与种皮薄壁栅状细胞相连。种皮薄壁栅状细胞无色或淡灰色,呈类长方形,长32~56μm,宽10~29μm,多破碎,细波状弯曲或内壁稍厚,网孔不规则多角形或类长圆形,较大而密,有的细胞含灰棕色物;断面观呈类方形或类长方形,外壁增厚,占细胞1/3~2/3,可见较密的径向延长的纹孔,径向壁稍增厚。内胚乳细胞呈类多角形,直径36~72μm,壁薄,胞腔内充满圆球形糊粉粒,直径10~15μm,拟晶体及拟球体可见,并含脂肪油滴。外胚乳颓废组织细胞界限不明显,分布有螺纹导管及草酸钙簇晶。子叶细胞类多角形,含糊粉粒及脂肪油滴。种阜细胞大小与表皮细胞相似,壁略呈螺纹状增厚。

薄层色谱 取本品脱脂粉末5g,加盐酸水溶液(pH 2)25ml,沸浸1小时,滤过,滤液碱化后(pH 12),以氯仿10ml和15ml分次萃取,萃取液合并,回收氯仿至2ml作为供试品溶液。吸取供试品溶液5μl点于硅胶G板上,用氯仿-甲醇(8:2)为展开剂展开,取出,晾干,喷以碘化铋钾试剂,显色斑点呈红棕色。

【化学成分】 种子含蛋白质18%~26%、脂肪油64%~71%、碳水化合物2%、酚性物质2.50%、蓖麻毒蛋白(ricin)及蓖麻碱(ricinine)0.087%~0.15%。种子脂肪油的组成绝大部分为三酸甘油(甘油三酯)及甘油酯,还有少量的甾醇、磷脂、游离脂肪酸、碳氢化合物及蜡;甘油酯的脂肪酸中蓖麻油酸(ricinoleic acid)84%~91%、油酸3.1%~5.9%、亚油酸2.9%~6.5%、硬脂酸 1.4% ~ 2.1%、棕榈酸 0.9% ~ 1.5%;磷脂含量 0% ~ 0.12%,其中磷脂酸乙醇胺 (phosphatidyl ethanolamine)及其降解产物占83%,磷脂酰胆碱(phosphatidylcholine)占13%,其他磷脂占4%;磷脂的脂肪酸组成为:棕榈酸(27.7%)、硬脂酸(12.9%)、油酸(18.5%)、亚油酸(33.2%),不含蓖麻油酸;游离脂肪酸含量 0.3%,其中蓖麻油酸占 78.5%,十八碳二烯酸占8.4%,十八碳烯酸占 5.2%。种子含蓖麻毒蛋白,有蓖麻毒蛋白 D、酸性蓖麻毒蛋白(acidicricin)、碱性蓖麻毒蛋白(basic ricin)、蓖麻毒蛋白 E 及蓖麻毒蛋白 T 等。种子还含凝集素(agglutinin)和脂肪酶。种皮含 30-去甲羽扇豆-3β-醇-20-酮(30-norlupan-3β-ol-20-one)[4]。叶含芸香苷(rutin)、槲皮素(quercetin)、金丝桃苷(hyperoside)、异槲皮苷(isoquercetrin)、槲皮素-3-O-葡萄糖苷(quercetin-3-O-glucoside)、山奈酚(kaempferol)、山奈酚-3-O-芸香糖苷(kaempferol-3-O-rutinoside)、紫云英苷(astragalin)、瑞诺苷(reynoutrin)、(−)-表儿茶精[(−)-epi-catechin]、2,5-二羟基苯甲酸(2,5-dihydroxybenzoic acid)、绿原酸(chlorgenic acid)、新绿原酸(neochlorogenic acid)、没食子酸(gallic acid)、蓖麻碱、N-去甲基蓖麻毒蛋白(N-demethylricine)、蓖麻毒蛋白、维生素 C、天冬酰胺(asparagine)、丙氨酸(alanine)、甲硫氨酸(methionine)、脯氨酸(proline)、缬氨酸(valine)等[1,2,4]。根含反-2-癸烯-4,6,8-三炔酸甲酯(methyltrans-2-decene-4,6,8-triynoate)、1-十三碳烯-3,5,7,9,11-五炔(1-tridecene-3,5,7,9.11-pentayne)、β-谷甾醇(β-sitosterol)等[1,2,4]。蓖麻毒蛋白又称蓖麻毒素,为毒性较强的成分。

【药理毒理】 1. 泻下作用:蓖麻油本身无刺激性,蓖麻油内服后在小肠内可被胰脂肪酶分解成蓖麻油酸和甘油,前者对小肠有刺激作用,反射性增强肠蠕动,小肠内容物急速向结肠推进,服药 2 ~ 6 小时后,排出 1 ~ 2 次半固体粪便。2. 抗肿瘤作用:生蓖麻子灌胃,连续30天,对人肺癌裸小鼠移植瘤有明显抑制作用。蓖麻油提取物腹腔注射,对小鼠肉瘤 S_{180} 具有较强的抑制作用,64% 小鼠腹水癌完全治愈,生命延长率大于 136%。蓖麻毒素在高浓度下(5×10^{-8} ~ 5×10^{-10} mol/L)对正常细胞和结肠癌细胞的杀伤效率无差异,而在低浓度下(5×10^{11} ~ 5×10^{-13} mol/L)两者有显著性差异;各种浓度蓖麻毒素对白血病细胞 K562 和大肠癌细胞 SW480 的杀伤作用无统计学上的差别[5]。作用机制:蓖麻毒素极易与肿瘤细胞表面丰富的受体结合,使细胞膜内陷而导致整个毒素分子被吞噬而进入细胞。此后,毒素分子被细胞膜上的蛋白酶裂解成 A、B 2 条链,A 链先转入高尔基体内被修饰,接着穿过高尔基体而进入内质网。在内质网中,A 链的二级结构从折叠的球状变成部分展开的肽链,并通过内质网膜进入胞浆中。然后,当 A 链到达核糖体部位附近时,其构象又变回折叠球状并作用于核糖体6OS 亚基,发挥 N-糖苷酶的功能。催化断裂 6OS 亚基的组成成分 28SrRNA 中第 4234 位腺嘌呤失活,使之从核糖分子上脱落。因为 4234 位于核糖体的 14 个富含嘌呤核苷酸的高度保守序列内,这一部位中一个碱基的脱落即可导致整个核糖体失活,终止细胞的蛋白质合成,直至死亡[6,7]。3. 抗艾滋病毒作用:重组的细胞表面分子 CD4 与蓖麻毒蛋白的活性亚单位的结合物对艾滋病毒感染的 H9 细胞有特异性杀伤作用。4. 免疫作用:蓖麻毒蛋白具有很强的抗原性,以各种途径进入人体或各种哺乳动物体内,都可产生抗体和过敏反应,此外,还可使体内非特异性抗体升高。蓖麻毒蛋白可以影响体外培养的各类白细胞的呼吸作用。5. 热原作用:大鼠皮下注射,可致体温显著升高。对家兔、豚鼠和猫也可引起发热。家兔静脉注射或皮下注射蓖麻毒蛋白引起发热的同时,白细胞减少。6. 细胞凝集作用:蓖麻血凝素在体外对各种动物和人类的红细胞、小肠黏膜细胞、肝细胞及其他细胞组织悬液均有强烈的凝集作用[1,2]。7. 毒性:蓖麻毒蛋白有较强的毒性。麻醉猫静注蓖麻毒蛋白250 ~ 500μg/kg,血压立即升高,脉搏和呼吸加快,潮气量增加,异丙肾上腺受体作用减弱。静注蓖麻毒蛋白 30mg/kg,血压降至零,心跳停止于舒张期,出现潮式呼吸而死亡。动物实验表明蓖麻毒蛋白对多种哺乳动物都有毒性,对小鼠 1 次静脉注射的 LD_{50} 为 $6 \sim 12mg/kg$,对大鼠 1 次静脉注射的 LD_{50} 为 $50 \sim 150mg/kg^{[2]}$。对兔(肌肉注射)半数致死剂量 LD_{50} 为 $4.1mg/kg^{[5,8]}$。蓖麻毒素是由 A、B 2 条肽链通过二硫键连接而成。A 链是分子质量为 32 000 的 N-糖苷酶,可以催化 28S 核糖体在 4234 位脱去一个腺嘌呤,使得核糖体 60S 亚基失活,从而抑制蛋白质合成,导致细胞死亡。B 链是起辅助作用的转运链,有凝集素的活性可识别末端含半乳糖的受体,能与所有真核细胞上含半乳糖基的糖蛋白或糖脂结合,帮助 A 链穿透细胞膜,发挥毒性作用[5,8]。蓖麻碱口服可引起实验动物血压下降、呼吸抑制。

参 考 文 献

[1]《中华本草》编委会. 中华本草(藏药卷). 上海:上海科学技术出版社,2002:335,336
[2]《中华本草》编委会. 中华本草(蒙药卷). 上海:上海科学技术出版社,2004:386-388
[3] 高渌汶. 有毒药物临床精要. 北京:学苑出版社,2006:355-361
[4] 谢宗万. 全国中草药汇编(上册). 北京:人民卫生出版社,1996:903,904
[5] 叶锋,王德润. 蓖麻毒素的毒性和毒素的分离及检测方法. 中国油料作物学报,2004,26(1):89-93
[6] 邹立波,詹金彪. 蓖麻毒素的提取及其抗肿瘤作用研究. 浙江大学学报(医学版),2005,34(3):217-219
[7] 郑菁,陈华庭,黎维勇. 蓖麻蛋白毒素的研究进展. 中国医院药学杂志,2005,25(2):164,165
[8] 曾佑炜,宋光泉,彭永宏. 蓖麻毒蛋白的分离纯化和毒理作用研究. 中国农学通报,2004,20(4):23-26

（杨　晶）

551. *Rodgersia aesculifolia*（鬼灯檠）

【民族药名】　岩陀(傈僳族);"都红阿路嘎"(苗族)。

【来源】　虎耳草科植物七叶鬼灯檠(鬼灯檠)*Rodgersia aesculifolia* Batal. 的根茎。有毒。秋季采挖,除去茎叶、须根,洗净,切片晒干或鲜用。

多年生草本,高 $0.6 \sim 1.2m$。根茎横走,直径达 3cm。茎无毛,不分枝。基生叶 1,茎生叶约 2,均为掌状复叶;小叶(3)5 ~ 7,倒卵形至倒披针形,长 8 ~ 27(38)cm,宽 3 ~ 9(15)cm,先端短渐尖或急尖,基部楔形,边缘有重锯齿,上面无毛,下面沿脉生有柔毛。圆锥花序顶生,长 18 ~ 38cm;花梗短,具柔毛;花直径 4 ~ 4.5mm;花萼裂片 5,宽卵形,白色或淡黄色,长约 2mm;无花瓣;雄蕊 10,长 2 ~ 3.5mm;心皮 2,下部合生,子房半下位,2 室,胚珠多数。蒴果卵形,具喙;种子多数,褐色,纺锤形,长约 2mm。花果期 5 ~ 10 月。

生于海拔 1100 ~ 3400m 的林下、灌丛、草甸和石隙。分布于甘肃、陕西、河南西部、湖北西部、云南西北部、四川、西藏。

【药用经验】　傈僳族　用于痢疾、肠炎、感冒头痛、风湿骨痛、外伤出血、风湿(《滇药录》)。用于感冒头痛、肠炎、菌痢、风湿骨痛、外伤出血(《滇省志》)。苗族　效用同傈僳族(《滇药录》)。

【药材鉴定】　性状　根茎呈圆柱形,略弯曲,长 8 ~ 25cm,直径 1.3 ~ 3.5cm。表面黄棕色至红棕色,具细纵皱纹,上端有棕色或棕黄色鳞毛,节上有鳞片及残留的须根痕。质坚硬,不易折断,断面略显粉性或颗粒性,淡棕黄色或粉红色,有许多白色闪光小点,近边缘处有稀疏断续的维管束小点,环状排列。气香浓郁,味微苦、涩[1]。

显微特征　(1)根茎(直径 2.5cm)横切面:木栓细胞 3 ~ 7 列,细胞扁平,皱缩。皮层宽广,薄壁细胞 10~20 列,排列疏松。维管束外韧型,常排列呈断续的环状;韧皮部较窄,细胞皱缩。形成层不明显。木质部导管大多呈径向排列。髓及髓射线宽广,髓部约占根的 4/5,髓部外侧及髓射线中有小型的异型维管束散在,异型维管束外韧型,直径较小。薄壁细胞含大量淀粉粒和草酸钙针晶束[1]。(2)根(直径 0.75mm)横切面:木栓细胞 4~9 列,细胞长方形,呈切向延长,有的皱缩。皮层较窄,细胞类长圆形,略呈切向延长,内皮层不明显。韧皮部较宽,细胞呈径向延长。木质部四原型。薄壁细胞中含草酸钙针晶、淀粉粒或棕黄色物质[1]。(3)粉末:粉末黄褐色。淀粉粒极多,单粒长圆形、类圆形、长卵形或不规则形,有的中部略向内弯曲,直径长 5.2~52μm,宽 5.2~26μm,层纹、脐点不明显。草酸钙针晶较多,散在或成束存在于薄壁细胞中,长 60~130μm,直径约 2μm。棕色细胞类椭圆形或类圆形,直径长 30~250μm,宽 30~156μm。木栓细胞表面观多角形,细胞壁增厚。梯纹、网纹导管直径 13~40μm,木化。纤维直径 13~22μm,木化或微木化;纤维胞腔隙较大,壁较薄,有的纤维壁极厚,壁厚 5.2~7.8μm[2]。

【化学成分】 根茎含鬼灯檠素(岩白菜素,bergenin)、鬼灯檠新内酯(7-甲氧基岩白菜素,7-methoxybergenin)、鬼灯檠酯(methyl-2,6-dihydroxyphenyl acetate)、丁香酸(syringic acid)、熊果苷(arbutin)、没食子酸(gallic acid)、(+)-儿茶素(catechin)、原花色苷元 B-2 单没食子酸酯(procyanidian B-2 monogallate)、芳樟醇(linalool)、槲皮素(quercetin)、麦角甾醇(ergosterol)、5-豆甾-烯-3β-醇(stigmast-5-en-3β-ol)、β-谷甾醇(β-sitosterol);含挥发油 0.02%~0.03%,其中有苯酚(phenol)、左旋芳樟醇(linalool)、甲苯(toluene)、间二甲苯(m-xylene)、樟烯(camphene)、α-及 β-蒎烯(pinene)、月桂烯(myrcene)、左旋柠檬烯(limonene)、香荆芥酚(carvacrol)、1,3,3-三甲基双环[2,2,1]-庚-2-酮[1,3,3-trimethylbicyclo[2,2,1]-heptan-2-one]、甲基异丁香油酚(methylisoeugenol)、牻牛儿醇(geraniol)、丁香油酚(eugenol)、间苯甲酚(m-cresol)、邻苯甲酚(o-cresol)、茴香脑(anethole)、苯乙醇(phenyl ethyl alcohol)、3,5-二羟基甲苯(3,5-dihydroxytoluene)、丁酸(bulyric acid)、2,3,6-三甲基茴香醚(2,3,6-trimethylanisole)、香茅醛(citronellal)、棕榈酸(palmitic acid)等成分。根茎中还含有淀粉、糖类、鞣质和多种苷类[3]。

【药理毒理】 1. 抑菌作用:采用杯碟法研究鬼灯檠 6 种不同溶剂提取物(相当于生药 1g/ml)的体外抑菌作用,鬼灯檠对副溶血嗜血杆菌、支气管炎博德特氏菌、金黄色葡萄球菌、丹毒杆菌、沙门氏菌、绿脓杆菌、大肠杆菌、肺炎克雷氏菌均有抑菌作用,对肺炎链球菌的抑菌效果最佳,其中丙酮提取物和乙酸乙酯提取物的抑菌效果最显著。其抑菌强度由强到弱的顺序为:乙酸乙酯提取物>丙酮提取物>甲醇提取物>95% 乙醇提取物>1% 盐酸提取物>水提取物[4]。 2. 抗病毒作用:鬼灯檠乙醇浸膏浓度 0.017~0.034mg/ml,在直接抑制病毒中和试验和间接抑制病毒试验中(与 A_{549} 细胞共同孵育 30min),不仅能抑制灭活 DNA 病毒,而且抑制 RNA 病毒。采用鬼灯檠乙醇浸膏的不同溶剂提取部位,即 I(丁醇部位:皂苷类)、F(乙酸乙酯部位:黄酮类)、G(丙酮部位:酚酸类)、D(乙醚部位:香豆素类)部位分别进行抑杀病毒试验,发现 D、G 提取物对柯萨奇 B 组 I-Ⅵ型病毒($CoxB_{I-IV}$ V)的抑制效果不如 I、F 好;对于单纯疱疹 I 型病毒(HSV_I)效果基本相同。药物间接抑制病毒的药效较直接抑制病毒为低,似说明药物在细胞外有抑灭病毒作用而对于细胞内的病毒作用较差。另外其水煎剂对各型病毒均无抑制作用[5]。 3. 毒性:丙酮提取物和乙酸乙酯提取物高剂量组(分别为 20g/kg、23g/kg)小鼠灌胃给药后,10min 内即出现竖尾、痉挛、打嗝,持续约 10min 后,活动减少,安静,翻正反射逐渐消失,死亡,多数小鼠于给药后 24h 内死亡。经解剖发现部分死亡小鼠胃肠胀气,肝脏和肺部大多发生变化,提示该药可能在肺部的分布浓度较大,可能与岩白菜素治疗哮喘、慢性支气管炎的作用部位和效果有关。小鼠口服灌胃给药(0.2ml/10g),丙酮提取物和乙酸乙酯提取物的 LD_{50} 分别为 $(7.200\pm1.841)g/kg$、$(9.215\pm2.574)g/kg$[4]。

【附注】 鬼灯檠在湖北、陕西、云南等地区的民间应用较广泛，曾以"索骨丹根"之名收载于《中国药典》1977 年版（一部）[6]。国内少数地区被误作"红药子"或"黄药子"使用，应加以区别[7]。

参 考 文 献

[1] 南京中医药大学. 中药大辞典（下册）. 第 2 版. 上海：上海科学技术出版社,2006;2552,2553
[2] 朱德涛,邓淑萍,陈吉炎,等. 厚朴七的生药鉴定. 中药材,2008,10;1482-1485
[3] 史彦斌,胡振英,董鹏程,等. 中草药鬼灯檠的现代研究进展. 时珍国医国药,2004,15(9);622
[4] 张东佳,杨永建,史彦斌,等. 鬼灯檠的体外抑菌及急性毒性试验. 中成药,2005,27(5);605
[5] 徐以珍,白翠贤,周琪,等. 黄药子乙醇浸膏管内抑制灭活病毒的研究. 药学通报,1988,23(9);535-537
[6] 卫生部药典委员会. 中国药典（一部）.1977 年版. 北京：人民卫生出版社,1978;473
[7] 赵华英,许欣荣,陈永林. 何首乌与其伪品索骨丹的鉴别研究. 时珍国医国药,1998,9(2);147,148

（王 刚 陈吉炎 马丰懿）

552. *Rohdea japonica*（万年青）

【民族药名】 先厚（白族）；"格巴菠热"（德昂族）；"马宁素"（侗族）；"阿哼"、"蛙防"（苗族）；"包谷七"（土家族）。

【来源】 百合科植物万年青 *Rohdea japonica*（Thunb.）Roth. 的根茎、全草、果实。果实有小毒。秋季采挖根茎，洗净，去须根，鲜用或切片晒干。全草鲜用，四季可采。

多年生草本。根茎粗，有多数粗的纤维根。叶基生，3～6 枚，矩圆形、披针形或倒披针形，长 15～50cm，宽 2.5～7cm，顶端急尖，基部稍狭，纸质。穗状花序侧生，密生多花，长 3～4cm，宽 1.2～1.7cm；苞片卵形，膜质，短于花，花被合生，球状钟形，长 4～5mm，宽 6mm，裂片 6，不十分明显，内向，肉质，厚，淡黄色或褐色；雄蕊 6，花药卵形；子房球形；花柱不明显，柱头 3 裂。浆果红色。花期 4～6 月，果期 7～11 月。

生于海拔 750～1700m 的林下潮湿处或草地上；常栽培。分布于山东、江苏、浙江、江西、湖北、湖南、广西、贵州、四川。

【药用经验】 白族 全草：用于咽喉炎、乳腺炎、细菌性痢疾、心脏心力衰竭（《滇药录》）。德昂族 根茎：用于白喉引起的心肌炎（《德宏药录》）。侗族 根茎：用于"耿曼高"（偏头痛）（《侗医学》）。景颇族 根茎：效用同得昂族（《德宏药录》）。苗族 全草：效用同白族（《滇药录》）。根茎及叶：止咳、强心。用于跌打损伤及消肿（《苗医药》）。水族 根茎：用于支气管炎。土家族 根茎、全草：用于脾胃虚弱、咽喉疼痛、劳伤（《土家药》）。

【中毒与解毒】 过量内服约 1 小时后出现恶心呕吐、头痛头晕、流涎厌食、眼花、疲倦等症状，较重时出现腹痛腹泻、心前区压迫感、四肢麻木、肢端厥冷、皮肤苍白、视力模糊、心跳缓慢、血压下降，严重者烦躁、抽搐、昏迷、瞳孔散大，可能产生各种心律失常，如室性过早搏动、房室传导阻滞、房性或室性心动过速、房室分离、心房纤颤，或窦性心动过缓、窦房传导阻滞和结性心律等。由于极度虚弱，出现谵妄、心脏呈现完全性房室传导阻滞，甚至死亡。解救方法：用 1：2000 的高锰酸钾洗胃；给予鞣酸蛋白，以防毒物进一步吸收；用硫酸镁导泻；可作钾盐治疗性诊断，以 10% 氯化钾溶液 15～25ml，加入 5% 葡萄糖液 500ml 中，在密切观察心脏的情况下，于 2 小时静脉滴注完毕。如心律失常有所改善，提示为含强心苷类药物中毒；迷走神经兴奋者，给予 654-2 或阿托品注射液（青光眼患者忌用），无效时应用异丙肾上腺素 1mg，室颤者可用

利多卡因。中药治疗:人参 9g、麦冬 9g、五味子 6g,水煎 2 次,合并煎液,分 2 次服完;或甘草
15g、绿豆 30g,水煎分 2 次服完。也可用浓茶加适量白糖,频频饮服[1,2]。

【药材鉴定】 性状 (1)根茎:呈圆柱形,长 5 ~ 18cm,直径 1.5 ~ 2.5cm。表面灰黄色,皱
缩,具密集的波状环节,并散有圆点状根痕,有时留有长短不等的须根;顶端有时可见地上茎痕
和叶痕。质带韧性,折断面不平坦,黄白色(晒干品)或浅棕色至棕红色(烘干品),略带海绵性,
有黄色维管束小点散布。气微,味苦、辛。(2)果实:呈类球形或为不规则的多面体团粒状,直
径 0.8 ~ 1.6cm,表面棕褐色至黑褐色,极皱缩,具 1 ~ 4 条粗纵沟,于扩大镜下可见顶端具浅棕
色三角形柱头痕,基部具圆形果梗痕。果皮紧贴种子,质坚硬,分离后呈革质状,脆性;种子 1 ~
5 枚,呈球形、半球形、橘瓣形,长 0.6 ~ 0.9mm,宽 4 ~ 6mm,表面深棕色至棕黑色,角质化,半透
明。气微,味略酸涩,果皮嚼之有柔滑感。

显微特征 根茎横切面:木栓细胞数列。皮层较宽广,有的细胞含草酸钙针晶束;内皮层明
显。中柱维管束周木型和外韧型,散列,靠内皮层处的维管束较密,几排列成环[3]。

【化学成分】 根茎、叶、种子均含强心苷成分万年青苷(rhodexin)A ~ D。根茎含强心成分
毕平多苷元-3-O-β-D-吡喃阿洛糖苷(bipindogenin 3-O-β-D-allopyranoside)、毕平多苷元-3-O-β-
D-吡喃木糖基(1→4)-β-D-吡喃阿洛糖苷[bipindogenin-3-O-β-D-xylopyrano-syl(1→4)-β-D-al-
lopyranoside],少量的洋地黄毒苷元(digitoxigenin)及萝藦苷元(periplogenin)。叶含强心成分万
年青新苷(rhodexoside)。根茎中还含螺甾烷类成分:万年青皂苷元(rhodeasapogenin)、异万年青
皂苷元(isorhodeasapogenin)、22-表万年青皂苷元(22-epirhodeasapogenin)、铃兰苦苷元(conval-
lamarogenin)的 1-O-α-L-吡喃鼠李糖基(1→2)-β-D-吡喃木糖苷|convallamarogenin[1-O-α-L-rh-
amnopyranosyl(1→2)-β-D-xylopyranoside]|和铃兰苦苷元(convallamarogenin)的 3-O-β-D-吡喃葡
萄糖苷(convallamarogenin 3-O-β-D-glucopyranoside),及 1,2,3,4,5,7-六羟基螺甾-25(27)-烯-6-
酮[1,2,3,4,5,7-hexahydroxy-spirost-25(27)-ene-6-one],螺甾-eptol]。根茎、叶、果还含类脂,
有谷甾醇(sitosterol)及脂肪酸,其中的主要脂肪酸是十八碳烯酸(octadecenoic acid);叶中还有
十八碳二烯酸(octadecadienoic acid)[3,4]。

【药理毒理】 1. 对心脏的作用:离体蟾蜍心脏灌注试验表明,万年青浸膏 0.1mg/ml 可
使心脏振幅逐渐增大,在 15 分钟内达到顶点,而频率减慢。从万年青根基中分离出的苷类化
合物与洋地黄毒苷有相似的药理作用,可以增强心肌收缩力,兴奋迷走神经,使心动振幅及
频率起变化;参照两者的最小致死量则万年青素较洋地黄毒苷的作用约强 3 倍,持续时间较
短。在离体豚鼠乳头肌实验中,分别加入 3μmol/L 的该物质和毒毛花苷 G,能相应在 34.3 分
钟和 35.1 分钟后减慢收缩率,增加收缩力,增加幅度分别达 126.2% 和 108.8%。该物质和
毒毛花苷 G(ouabain)在 1.0μmol/L ~ 1.0mmol/L 都能抑制 Na^+-K^+(Mg^{2+})-ATP 酶活性,呈剂
量依赖关系。可认为该苷类是 1 个相当于毒毛花苷 G 强度的强心苷。万年青苷 A、万年青苷
B、万年青苷 C 均有强心作用,以万年青苷 A 的作用最强,与毒毛花苷 G 相等;口服效力差,
需 10 倍于注射量始达到同样效果;其起始作用与排泄速度均较毒毛花苷 G 快。万年青对心
脏房室间传导系统有抑制作用;大剂量中毒时可产生完全性房室传导阻滞,阻断迷走神经作
用的阿托品不能恢复房室传导,其作用机制尚待进一步研究[4]。2. 对血压的影响:麻醉猫静
注万年青提取液(含生药 0.5%)13.5ml 可使血压轻度升高,19ml 出现心率不规则时有血压
下降,29ml 引起心跳停止则血压骤降[4]。3. 对平滑肌的作用:万年青 1:10000 提取液对犬
离体小肠有兴奋作用,可使蠕动增加及张力稍有增加;对未妊娠犬离体子宫有兴奋作用,可
使节律性活动增加及张力稍有增加;万年青 1:100 提取液滴入兔眼后 15 ~ 20 分钟,瞳孔出

现显着缩小,16 小时后恢复正常[4]。4. 催吐作用:猫皮下注射 1/3 最小致死量约 20mg(生药)/kg 的万年青提取液,可于 6 小时内出现剧烈呕吐;鸽静注万年青的最小致吐剂量为 25～28mg 生药/kg[4]。5. 抗菌作用:万年青制剂用试管稀释法,1∶512 对白喉杆菌,1∶128 对金黄色葡萄球菌、乙型链球菌及枯草杆菌等均有抑制作用[3,4]。6. 抗肿瘤作用:10mg/ml 的万年青的乙醇提取物具有细胞毒性,其中主要细胞毒性成分为万年青苷 A(Rrhodexin A),万年青苷 A 可用于对抗人类白血病 K562 细胞的生长(IC_{50}=19nmol/L),其 K562 细胞抗活性明显强于毒毛花苷 G(ouabain)(IC_{50}=60nmol/L)[5]。已有临床报道证实癌症患者服用该强心苷后肿瘤衰退,万年青苷 A 可作为抗癌候选药物[6]。7. 毒理:万年青根茎、叶子、种子都含有强心苷万年青苷甲、乙、丙、丁。万年青苷具有洋地黄毒苷样作用,但毒性较大,动物实验证明对心脏作用较洋地黄强 3 倍,对迷走神经的刺激作用较洋地黄大 50%,对心肌可能有直接抑制作用,亦有积蓄作用,大量使用时较洋地黄更易发生中毒[1,2]。

参 考 文 献

[1] 朱亚峰. 中药中成药解毒手册. 第 3 版. 北京:人民军医出版社,2009:215-248

[2] 高渌汶. 有毒中药临床精要. 北京:学苑出版社,2006:249-251

[3] 《中华本草》编委会. 中华本草(第 8 册). 上海:上海科学技术出版社,1999:152-154

[4] 《全国中草药汇编》编写组. 全国中草药汇编(上册). 北京:人民卫生出版社,1996:35

[5] Masuda T,Oyama Y,Yamamoto N,et al. Cytotoxic screening of medicinal and edible plants in Okinawa,Japan,and identification of the main toxic constituent of *Rhodea japonica*(Omoto). Biosci Biotechnol Biochem,2003,67(6):1401-1404

[6] Umebayashi C,Yamamoto N,Nakao H,et al. Flow cytometric estimation of cytotoxic activity of rhodexin A isolated from *Rhodea japonica* in human leukemia K562 cells. Biol Pharm Bull,2003,26(5):627-630

（杨　晶）

553. *Rumex acetosa*（酸模）

【民族药名】　酸模(通称);山大黄、"胡日根-齐赫"、"楚日萨"(蒙古族);"肖芒"(藏族)。

【来源】　蓼科植物酸模 *Rumex acetosa* L. 的根及根茎、花、种子、全草。有小毒。根及根茎于秋季采挖,洗净,晒干,全草、花、种子适时采集。

多年生草本,高 30～80cm。茎直立,细弱,通常不分枝。基生叶有长柄;叶片矩圆形,长 3～11cm,宽 1.5～3.5cm,顶端急尖或圆钝,基部箭形,全缘;茎上部的叶较小,披针形,无柄;托叶鞘膜质,斜形。花序圆锥状,顶生;花单性,雌雄异株;花被片 6,椭圆形,成 2 轮;雄花内轮花被片长约 3mm,外轮花被片较小,直立,雄蕊 6;雌花内轮花被片在果时增大,圆形,全缘,基部心形,外轮花被片较小,反折;柱头 3,画笔状。瘦果椭圆形,有 3 棱,暗褐色,有光泽。花期 5～7 月,果期 6～8 月。

生于海拔 400～4100m 的山坡、林缘、沟边、路旁。分布于吉林、辽宁、河北、陕西、新疆、江苏、浙江、湖北、四川和云南。

【炮制】　酒制后能减轻泻下性能,增强治疗创伤和助消化作用[1]。蒙古族　(1)酒炙:取净酸模碎片,每 10kg 酸模用 10L 酒浸润后,置于锅内用文火炒至酒味消失、呈深褐色时,取出放凉。(2)酒制:将净酸模放入酒里浸煮,至煮透为度,取出晾干。每 10kg 酸模用 10L 酒。

【药用经验】　朝鲜族　全草:用于白癜风、瘰疬、褥疮(《图朝药》)。蒙古族　杀"黏",逐泻,消肿,愈伤。用于瘟疫、刺痛、"黏"疫、痧疫、丹毒、乳腺炎、腮腺炎、骨折、金伤、恶疮、疥癣、烧烫伤、炭疽(《民族药炮制集成》)。藏族　根及根茎:用于乳蛾、白喉、腹水、子宫功能性出血、肺结核、咳嗽、肝炎;外用于外伤出血、疮疖肿毒、湿疹、腮腺炎、神经性皮炎、疥疮(《藏本草》)。根:用于湿疹、皮肤病、痈疖肿毒、疫疠(《中国藏药》)。维吾尔族　根茎及根:泄泻胆津,止痛。用于腹泻、肠黏膜炎症、呕吐、恶心、烦渴、尿失禁。煎煮液坐浴可用于肛肠疾患。花或籽:常嚼可固齿;挤汁加蜜饮服可用于提神、止恶心、消渴(《民族药炮制集成》)。

【药材鉴定】　性状　根茎呈不规则圆柱形,弯曲,长 0.5 ~ 2.0cm,具环节,节上着生多数(细)根。根呈纺锤形,长 3 ~ 8cm,直径 0.5 ~ 1.2cm,上部较宽,下部细长而尖,表面淡黄色至黄褐色,网状膜质栓皮易脱落,有不规则的纵皱纹及点状须根痕。质脆易折断,断面平坦,黄白色至黄褐色。气微,味酸、微涩。

显微特征　(1)根横切面:木栓层为 3 ~ 4 列木栓细胞,内含棕褐色物。皮层中纤维成束或单个散在,壁较厚,微木化,孔沟及层纹明显,并可见类方形、不规则状或分枝状石细胞,胞腔较大,孔沟明显。韧皮部可见筛管群。形成层明显。木质部导管单个散在或多个相聚,成放射状排列;木纤维成束。(2)根茎及根粉末:棕褐色。草酸钙簇晶众多,有的棱角尖锐,直径 10 ~ 44μm。石细胞近无色或淡黄色,呈类方形、多角形或梭形,壁厚,直径 10 ~ 18μm,有的具明显分叉状,具有人字形或类圆形纹孔。韧皮纤维多成群,淡黄色,长梭形,有的稍弯曲,两端稍尖或钝圆,长 325 ~ 550μm,直径 10 ~ 15μm,孔沟明显,具裂缝状纹孔。导管有具缘纹孔导管、梯纹导管,直径 25 ~ 100μm,螺纹导管,直径 5 ~ 25μm。木栓细胞近长方形,黄棕色或无色,垂周壁微波状弯曲。淀粉粒众多,单粒近球形、肾形,直径 3 ~ 10μm,脐点裂缝状或半弧状,复粒由 2 ~ 5 分粒组成。

薄层色谱　取根茎及根粉末 5g,加无水乙醇 30ml,超声处理 30 分钟,滤过,滤液蒸干,残渣加二氯甲烷 1ml 溶解,作为供试品溶液。另取大黄素、大黄素甲醚、大黄酚对照品,加二氯甲烷制成每 1ml 含 1mg 的混合溶液作为对照品溶液。吸取上述供试品溶液、对照品溶液各 5μl,点于同一硅胶 G 薄层板上,以石油醚(30 ~ 60 ℃)-甲酸乙酯-甲酸(17:3:1)的上层溶液为展开剂,展开,取出,晾干。置紫外光灯(365nm)下检视,供试品色谱在与对照品色谱相应的位置上,显相同的橙黄色荧光斑点。置氨蒸气中熏后,斑点变为红色。

【化学成分】　根中主要含蒽醌类成分[2]:大黄酚(chrysophanol)、大黄素甲醚(physcion)、大黄素(emodin)、大黄酚蒽酮(chrysophanol anthrone)、大黄素甲醚蒽酮(physcion anthrone)、大黄素蒽酮(emodin anthrone)、芦荟大黄素(aloe emodin)、8-*O*-β-D-葡萄糖基大黄酚(8-*O*-β-D-glu-cosylchrysophanol)、8-*O*-β-D-葡萄糖基大黄素(8-*O*-β-D-glucosylemodin)、ω-乙酰氧基芦荟大黄素(ω-acetoxyaloe emodin)和酸模素(musizin)。叶主要含蒽醌类,有 1,8-二羟基蒽醌(1,8-di-hydroxyanthraquione)、槲皮素(quercetin)、山奈酚(kaempferol)、杨梅黄酮(myricetin)、牡荆素(vitexin)、金丝桃苷(hyperoside)、芦荟大黄素、大黄酚等。

【药理毒理】　1. 对血液系统的作用:酸模煎剂给血小板减少患者服用,可明显增加血小板数,并有较好的止血作用。大黄酚可明显缩短兔血凝时间。2. 抗菌作用:水提取物对发癣菌类有抗真菌作用,也能抑制大孢子真菌的生长和繁殖。根中含有强抗菌成分酸模素。3. 抗癌作用:根热水提取后得到的多糖部位(RAP)腹腔注射或灌服对小鼠 S_{180} 实体瘤有抑制作用。4. 其他作用:RAP 尚能延长戊巴比妥诱导的睡眠时间,降低苯胺羟化酶和氨基比林去甲基酶的活性,增强巨噬细胞吞噬作用。5. 毒副作用:因含酸性草酸钾及某些酒石酸,故有酸味,有时因草酸含量过多而致中毒[2,3]。

参 考 文 献

[1] 田华咏,瞿显友,熊鹏辉. 中国民族药炮制集成. 北京:中医古籍出版社,2000:484

［2］《中华本草》编委会. 中华本草(蒙药卷). 上海:上海科学技术出版社,2004:397-399
［3］《中华本草》编委会. 中华本草(第2册). 上海:上海科学技术出版社,1999:722-724

（焦　玉）

554. *Rumex crispus*（皱叶酸模）

【民族药名】　羊蹄叶(朝鲜族);"阿特日雅图-胡日根-齐赫"、"亚曼-爱日嘎纳"、"楚日萨"(蒙古族);"甲肖"(藏族);"塔俄库斯"、"胡玛孜洁拜力"(维吾尔族)。

【来源】　蓼科植物皱叶酸模 *Rumex crispus* L. 的根及根茎、叶、全草。根或全草有小毒。根于秋季采挖,洗净,晒干;叶、全草夏季、秋季采集。

多年生草本,高40～80cm。茎直立,通常不分枝,有浅沟槽。基生叶有长柄;叶片披针形或矩圆状披针形,长12～25cm,宽2～4cm,顶端急尖,基部楔形,边缘有波状皱折,两面无毛;托叶鞘筒状,膜质。花序为数个腋生的总状花序合成一狭长的圆锥状花序;花两性;花被片6,成2轮,在果时内轮花被片增大,宽卵形,顶端急尖,基部心形,全缘或有不明显的齿,有网纹,全部有瘤状突起;雄蕊6;柱头3,画笔状。瘦果椭圆形,有3棱,褐色,有光泽。花期4～5月,果期5～6月。

生于田边路旁湿地或水边。分布于吉林、辽宁、内蒙古、河北、陕西、青海、四川、广西、福建和台湾。

【药用经验】　朝鲜族　叶:用于便秘、出血性紫斑、血小板减少症、慢性肝炎、白血病、便血以及冻伤、蛇毒、寄生虫病、脱毛症、疔疮、癣等(《朝药志》)。蒙古族　根:用于鼻衄、功能性子宫出血、血小板减少性紫癜、慢性肝炎、肛门炎症、大便秘结;外用治外痔、急性乳腺炎、黄水疮、疖肿、皮癣(《蒙药》)。藏族　根及根茎:用于"培根"病、眼结膜炎、胆热病、咽喉病、中毒症、慢性肠炎、子宫功能性出血、血小板减少等症;外用治湿疹、皮癣、疮疖痈肿、外伤出血、跌打损伤(《藏本草》)。根及根茎:用于慢性肝炎、高热、白喉、乳痈、崩漏、疮疖痈肿、皮肤病、虫蛇咬伤(《中国藏药》)。根:内服杀虫;外用治疮疖肿痛、湿疹(《青藏药鉴》)。维吾尔族　全草:用于肾、胃、肝、肠病症,发热引起的心悸,以及腹泻、腹痛、内出血、月经过多、子宫出血、痔疮、癣、全身瘙痒、脾肿大、咳嗽、关节炎、四肢酸痛(《维药志》)。

【中毒与解毒】　使用过量出现腹泻、腹痛及腹胀,可对症处理[1]。

【药材鉴定】　性状　干燥根肥厚粗大,外表暗褐色,皱折而不平坦,有多数纵皱纹和皮孔,残留多数细根。一般切成块状,断面黄色,可见有由表面凹入的深沟条纹。饮片为圆形或类圆形片,直径1.5～3.5mm,厚3～6mm;切面黄色至黄棕色,形成层成环,放射状纹理明显。质硬,气微,味苦、涩。

显微特征　根横切面:木栓层为多列木栓细胞,内含棕褐色物质。皮层中纤维成束或单个散在,壁较厚,微木化,孔沟及层纹明显,并可见类方形、不规则状或分枝状石细胞,胞腔较大,孔沟明显。韧皮部可见筛管群。形成层明显。木质部导管单个散在或多个相聚,呈放射状排列;木纤维成束。薄壁细胞含草酸钙簇晶、淀粉粒及黄棕色或红棕色物。

薄层色谱　取本品粉末2g,加甲醇10ml,超声处理10分钟(或温浸10分钟),滤过。取续滤液作为供试液。另取土大黄苷对照品适量,加甲醇制成每1ml含1mg的溶液,作为对照品溶液。取上述供试品溶液1滴,点于滤纸上,干后再滴加45%的乙醇1滴,置紫外光灯(365nm)下观察,应显亮蓝紫色荧光。吸取上述2种溶液各2～5μl,分别点于同一硅胶G薄层板上,以乙酸乙酯-丁酮-水(10:7:1)为展开剂,展开,取出,晾干,置紫外光灯(365nm)下检视。供试品色谱中,在与土大黄苷对照品相应的位置上,出现相同的亮蓝紫色荧光斑点[2,3]。

【化学成分】　根含大黄酚(chrysophanol)、大黄素(emodin)、有机酸、鞣质等。还含β-谷甾醇、二十六烷酸、大黄素-8-O-β-D-吡喃葡萄糖苷、山柰酚、山柰酚-3-O-α-L-吡喃鼠李糖苷、(+)-儿茶素和(−)-表儿茶素[4,5]以及苔黑酚(orcinol)、clicoemodin、rumexoside C、chrysophaneime 和芦荟苦素(aloesin)[6],尚含 1,5-二羟基蒽酮(1,5-dihydroxyanthraquinone)[7]。

【药理毒理】　1. 抗菌作用:本品叶、种子乙醇提取物的乙醚部位对金黄色葡萄球菌和枯草芽孢杆菌的抗菌活性。2. 本品有抗甲型流感病毒的作用[8]。3. 毒理:所含蒽醌类成分对消化道有刺激作用[4]。

参 考 文 献

[1] 朱亚峰. 中药中成药解毒手册. 第3版. 北京:人民军医出版社,2009:319

[2] 果艳风,王会丽. 大黄与土大黄的鉴别及应用. 河北中医,2010,32(10):1546,1547

[3] 朱奇,叶水利,程建彤. 中药制剂中土大黄苷的检识. 湖北中医杂志,2011,33(1):73-75

[4] 谢宗万. 全国中草药汇编(上册). 第2版. 北京:人民卫生出版社,1996:323,324

[5] 王桂荣. 大黄、山大黄、土大黄的基源、成分、药理与临床应用概述. 邯郸医学高等专科学校校报,2003,16(1):89-91

[6] 范积平,张贞良. 皱叶酸模的化学成分研究(Ⅱ). 广东药学院学报,2009,25(6):585-587

[7] Günaydin K,Topçu G,Ion R M. 1,5-dihydroxyanthraquinones and an anthrone from roots of *Rumex crispus*. Nat Prod Lett,2002,16(1):65-70

[8] Yildirim A,Mavi A,Kara A A. Determination of antioxidant and antimicrobial activities of *Rumex crispus* L. extracts. J Agric Food Chem,2001,49(8):4083-4089

（杨　晶）

555. *Rumex gmelinii*(毛脉酸模)

【民族药名】　"胡日根-齐赫"、"乌苏图-胡日根-齐赫"、"楚日萨"(蒙古族)。

【来源】　蓼科植物毛脉酸模 *Rumex gmelinii* Turcz ex Ledeb. 的根及根茎。有小毒。夏季、秋季采挖,洗净,鲜用或晒干用。

多年生草本。根茎肥厚,多支根。茎高 30~120cm,直立,粗壮,具沟槽,无毛,中空,微红色或淡黄色。根生叶与茎下部叶具长柄,柄长可达30cm,具沟;叶片三角状卵形或三角状心形,长 8~14cm,基部宽 7~13cm,叶形变化幅度较大,先端钝,基部深心形,裂片圆形,表面无毛,下面脉上被糙硬短毛,全缘或微皱波状;茎上部叶较小,三角状狭卵形或披针形,基部微心形;托叶鞘长筒状,易破裂。花序圆锥状,通常多少具叶,花两性,具长小梗,中下部有关节;花被片6,外花被片卵形,长约2mm,内花被片果时椭圆状卵形、广卵形或圆形,长 3.5~6mm,宽 3~4mm;雄蕊6,花药大,花丝短;花柱3,侧生。小坚果三棱形,深褐色。花、果期6~8月。

生于水甸子旁、河流沿岸湿地。分布于东北、华北等地。

【炮制】　同"*Rumex acetosa*(酸模)"条。

【药用经验】　蒙古族　泻下,杀虫,消肿,愈伤。用于疫热、炭疽、痈肿、乳腺炎、骨折、恶疮、疥癣、烧伤、烫伤、利刃伤、丹毒(《中本草蒙卷》)。

【药材鉴定】　性状　根茎短缩,簇生多数粗根。根表面红棕色,外皮有纵皱纹,类长圆柱形,分枝甚少,长 5~20cm,直径 0.2~1.5cm。质脆,易折断,断面不平坦,黄白或淡棕色,形成层环不明显。老根表面颜色较深,断面棕红色,形成层环明显呈黄色。有的髓部中空(老根)。

气微,味微甘[1]。

显微特征 根粉末:草酸钙簇晶甚多,棱角大多短钝,少有长尖或细尖,有的棱角边缘不清楚,大小不一,直径 10～55μm。导管以具缘纹孔和梯纹导管多见。木栓细胞表面观多方形,细波状弯曲。

薄层色谱 取本品 0.5g,加氯仿 7ml,超声处理 20 分钟,滤过,滤液挥至 2ml,作为供试品溶液。另取大黄素、大黄酚、大黄素甲醚对照品各 0.2mg,加甲醇制成每 1ml 含 0.2mg 的混合溶液,作为对照品溶液。吸取上述 2 种供试品溶液和对照品溶液各 20μl,分别点于同一硅胶 G 薄层板上,用石油醚(30～60℃)-甲酸乙酯-甲酸(15:5:1)的上层溶液为展开剂,展开,取出,晾干,置紫外光灯(365nm)下检视。供试品色谱中,在与对照品色谱相应的位置上,显相同颜色的荧光斑点。置氨蒸气中熏后,日光下检视,斑点变为红色。

【化学成分】 主要含蒽醌类[2],如大黄素(emodin)、6-羟基芦荟大黄素(citreorosein)、6'-乙酰基-大黄酚-8-*O*-β-D-葡萄糖苷[chrysophanol 8-*O*-β-(6'-acetyl)glucopyranoside]、大黄酚-8-*O*-β-D-葡萄糖苷(chrysophanol 8-*O*-β-D-glucopyranoside)、大黄素-8-*O*-β-D-葡萄糖苷(emodin-8-*O*-β-D-glucopyranoside)等。另含酸模素(nepodin)、白藜芦醇(resveratrol)、酸模苷 A(rumoside A)、白藜芦醇-3-*O*-β-D-葡萄糖苷(resveratrol 3-*O*-β-D-glucoside)、芦丁(rutin)及 2,5-dimethyl-7-hydroxychromone-7-*O*-β-glucopyranoside[3]等。

【药理毒理】 1. 抑菌作用:根粉末水煎液(1mg/ml)在试管内对金黄色葡萄球菌的抑菌效果次于土霉素,对乙型链球菌和白喉杆菌的抑菌效果与土霉素相当[4]。2. 抗肿瘤作用:毛脉酸模中的二苯乙烯类成分能抑制 HepG2 肿瘤细胞,改变细胞周期进程、细胞增殖、细胞凋亡、血管生成等相关基因的表达[5]。

参 考 文 献

[1] 王振月,左月明,康毅华,等. 毛脉酸模药材质量标准研究. 中草药,2005,36(12):1875-1879
[2] 王振月,陈金铭,王谦博,等. 毛脉酸模的化学成分研究(Ⅳ). 中草药,2009,40(9):1352-1355
[3] 赵海鹏,王振月,程建蕊,等. 毛脉酸模根中一新的色原酮苷类化合物. 天然产物研究与开发,2009,21:189-191
[4] 《中华本草》编委会. 中华本草(第 2 册). 上海:上海科学技术出版社,1999:728
[5] 王振月,唐先明,赵海鹏,等. 毛脉酸模中二苯乙烯类成分对 HepG2 细胞肿瘤相关基因表达的影响. 第四军医大学学报,2008,29(23):2141-2143

（焦　玉）

556. *Rumex japonicus*（羊蹄）

【民族药名】 牛嘴舌、犬嘴舌(畲族);牛耳大黄、土大黄(土家族)。

【来源】 为蓼科植物羊蹄 *Rumex japonicus* Houtt. 的根。有小毒。秋季当地上叶变黄时,挖出根部,洗净鲜用或切片晒干。

多年生草本,高 50～100cm。茎直立,不分枝,稍粗壮;基生叶有长柄;叶片长椭圆形或卵状矩圆形,长 10～25cm,宽 4～10cm,顶端稍钝,基部心形,边缘有波状皱折,茎生叶较小,有短柄,基部楔形,两面都无毛;托叶鞘筒状,膜质,无毛。花序为狭长的圆锥状;花两性,花被片 6,成 2 轮,在果时内轮花被片增大,卵状心形,顶端急尖,基部心形,边缘有不整齐的牙齿,全部生瘤状突起;雄蕊 6;柱头 3。瘦果宽卵形,有 3 棱,黑褐色,有光泽。花期 4～5 月,果期 5～6 月。

生于山野、路旁湿地。分布于江苏、浙江、福建、台湾、安徽、江西、湖北、湖南、四川、广东和广西。

【药用经验】 畲族 用于癣、疔、疖(《畲医药》)。土家族 用于顽癣、肿毒、大便秘结、血小板减少性紫癜、血崩、湿疹、神经性皮炎、疮疖等(《土家药志上》)。

【使用注意】 剂量大时易中毒。脾胃虚寒、泄泻不食者忌服。

【中毒与解毒】 内服剂量过大时,易引恶心、呕吐、腹泻、发热、流涎、胃肠炎灼痛。羊蹄含草酸,大剂量应用可与体内钙离子结合,引起低钙血,出现手足抽搐或惊厥[1,2]。解治方法:服鞣酸蛋白及活性炭,以减少毒物吸收并止泻;静滴5%葡萄糖盐水。对症治疗:如有手足抽搐或惊厥,可用10%葡萄糖酸钙加入葡萄糖液20~40ml中,缓慢静滴或静注[1,2]。

【药材鉴定】 性状 根类圆锥形,长6~18cm,直径0.8~1.8cm。根头部有残留茎基及支根痕。根表面棕灰色,具纵皱纹及横向突起的皮孔样疤痕。质硬,易折断,断面灰黄色,颗粒状。气特殊,味微苦涩。

显微特征 根横切面:木栓层稍厚。皮层无机械组织。韧皮部细胞压缩。形成层呈环状。木质部导管单个散在或数个成群,少数伴有纤维束,呈径向排列,较稀疏。薄壁细胞含众多淀粉粒及草酸钙簇晶。淀粉粒长圆形或类球形,长3~27μm,簇晶直径38~115μm。尚含黄棕色物。根头部中心有髓[3,4]。

薄层色谱 取本品粉末0.2g,用甲醇浸泡5~6小时,上清液作为供试液;另取大黄素、大黄素甲醚、大黄酚对照品制备成混合对照品溶液。吸取上述2种溶液,分别点于同一硅胶G薄层板上,以苯-甲酸乙酯-甲酚-甲醇(3:1:1.5:2)为展开剂,展开,取出,晾干,置紫外光灯(365nm)下检视。供试液色谱在与对照品色谱的相应位置上,显相同的橙红色荧光斑点[3,4]。

【化学成分】 根及根茎含结合及游离的大黄素(emodin)、大黄素甲醚(physcion)、大黄酚(chrysophanol),总量1.73%,其中结合型占0.27%、游离型1.46%。还含有酸模素(musizin)[3,4]。根含大黄酚、大黄素甲醚、大黄素、酸模素、谷甾醇、大黄酚-8-O-β-D-吡喃葡萄糖苷、大黄素甲醚-8-O-β-D-吡喃葡萄糖苷、大黄素-8-O-β-D-吡喃葡萄糖苷[5]、5个蒽酚酮-C-苷(命名为rumejaposide A-E)、环氧萘羟醌、2,6-二羟基苯甲酸、2,6-二羟基苯甲酸、表儿茶素、4-羟基-3-甲氧基苯甲酸、2,6-二甲氧基-4-羟基苯甲酸、芦丁、大黄素、2-乙酰-1,8-二羟基-3-甲基-6-甲氧基[6]、2-羟甲基-3,6-二甲氧基-1,8-二羟基蒽醌[7]。根茎含2α,3α,19α-三羟基-24-norurs-4(23),12-二烯-28-酸、4(R),23-环氧-2α,3α,19α-三羟基-24-norurs-12-烯-8-乌苏酸、myrianthic acid、tormentic acid、大黄素[8]。果实含大黄素、山柰酚-3-O-β-D-葡萄糖苷(kaempferol-3-O-β-D-glucoside)、槲皮素(quercetin)、槲皮苷(quercitrin)、异槲皮苷(isoquercitrin)、(+)-儿茶素[(+)-catechin)][9,10]。

【药理毒理】 1. 抑菌作用:羊蹄根酊剂在试管内对多种致病真菌有一定的抑制作用。羊蹄地上部分的乙酸乙酯提取物对枯草芽孢杆菌、蜡状芽孢杆菌和大肠杆菌具有抗菌活性。HPLC分析显示邻苯三酚是提取物中主要活性物质[11]。2. 对消化系统的作用:与大黄相似,小剂量有收敛作用,大量有轻泻作用。并能反射性的利胆,亦有某些止血作用。3. 抗炎作用:羊蹄一直用于特异性皮炎(AD)的治疗,研究表明,氯化苦味基(PC)诱导的小鼠AD样皮肤创伤可用羊蹄提取物进行治疗,小鼠皮肤肥厚和皮肤角质化现象减少,炎症细胞透皮渗入减少,小鼠抓挠现象减少,金黄色葡萄球菌数目显著减小[12]。4. 抗氧化作用:根提取物可以显著抑制血卟啉诱导的光氧化反应。5. 毒理:羊蹄醇提取水溶液,有持久的中枢性降血压作用。人中毒后48小时内即出现明显的多器官功能损害(脑、肾、肝、心及肺),尤以脑、肾、肝脏功能障碍出现早,症状重。并且在持续静脉补充葡萄糖情况下,血糖仍不回升,循环衰竭而后呼吸衰竭可致死亡[1,2,13]。

参 考 文 献

[1] 高渌汶. 有毒药物临床精要. 北京:学苑出版社,2006:365-368

[2] 苗明三. 实用中药毒理学. 上海:第二军医大学出版社,2007:434,435

[3] 谢宗万. 全国中草药汇编(上册). 第2版. 北京:人民卫生出版社,1996:323-326

[4] 《中华本草》编委会. 中华本草(第2册). 上海:上海科学技术出版社,1999:730,731

[5] 郑水庆,陈万生,陶朝阳. 中药羊蹄化学成分的研究. 第二军医大学学报,2000,21(10):910-913

[6] Jiang L, Zhang S, Xuan L. Oxanthrone C-glycosides and epoxynaphthoquinol from the roots of *Rumex japonicus*. Phytochemistry, 2007,68(19):2444-2449

[7] 陈铭祥,王定勇,冯玉静,等. 羊蹄根中的一个新的蒽醌类化合物(英文). 中国中药杂志,2009,34(17):2194-2196

[8] Jang D S, Kim J M, Kim J H, et al. 24-nor-Ursane type triterpenoids from the stems of *Rumex japonicus*. Chem Pharm Bull(Tokyo),2005,53(12):1594-1596

[9] Jang D S, Kim J M, Kim J, et al. Effects of compounds isolated from the fruits of *Rumex japonicus* on the protein glycation. Chem Biodivers,2008,5(12):2718-2123

[10] Guo S, Feng B, Zhu R, et al. Preparative isolation of three anthraquinones from *Rumex japonicus* by high-speed counter-current chromatography. Molecules,2011,16(2):1201-1210

[11] Elzaawely A A, Xuan T D, Tawata S. Antioxidant and antibacterial activities of *Rumex japonicus* HOUTT. Aerial parts. Biol Pharm Bull,2005,28(12):2225-2230

[12] Lee H S, Kim S K, Han J B, et al. Inhibitory effects of *Rumex japonicus* Houtt. on the development of atopic dermatitis-like skin lesions in NC/Nga mice. Br J Dermatol,2006,155(1):33-38

[13] 沙丹,王长江. 羊蹄叶中毒1例报告. 中外健康文摘,2009,6(31):77,78

（杨　晶）

557. *Rumex patientia*（牛西西）

【民族药名】　"陶如格-胡日根-齐赫"、"乌赫日-爱日嘎纳"（蒙古族）；"甲肖"、"嘎肖"（藏族）。

【来源】　蓼科植物巴天酸模 *Rumex patientia* L. 的根及根茎。有小毒。秋季采挖,洗净,切片晒干或鲜用。

多年生草本,高1~1.5m。茎直立,粗壮,不分枝或分枝,有沟槽。基生叶有粗柄;叶片矩圆状披针形,长15~30cm,宽4~8cm,顶端急尖或圆钝,基部圆形或近心形,全缘或边缘波状;上部叶小而狭,近无柄;托叶鞘筒状,膜质。花序为大型圆锥花序,顶生或腋生;花两性;花被片6,成2轮,在果时内轮花被片增大,宽心形,有网纹,全缘,一部或全部有瘤状突起;雄蕊6;柱头3,画笔状。瘦果卵形,有3锐棱,褐色,光亮。花期4~6月,果期6~9月。

生于村边、路旁、潮湿地和水沟边。分布于黑龙江、辽宁、河北、山西、陕西和青海。

【药用经验】　蒙古族　根:用于吐血、咯血、鼻衄、牙龈出血、胃及十二指肠出血、便血、功能性子宫出血、紫癜、便秘、水肿;外用治疥癣、疮疖、脂溢性皮炎(《蒙药》)。藏族　根及根茎:用于"培根"病、眼结膜炎、胆热病、咽喉病、中毒症、慢性肠炎、子宫功能性出血、血小板减少等;外用治湿疹、皮癣、疮疖痈肿、外伤出血、跌打损伤(《藏本草》)。根:用于各种出血症、痈肿疔疮、皮肤病(《中国藏药》)。

【中毒与解毒】　过量服用引起腹泻、腹痛及腹胀。治疗方法:对症处理[1]。

【药材鉴定】　性状　根圆条形或类圆锥形,有少数分枝,长达20cm,直径达5cm。根头部膨大,顶端有残存茎基,周围有棕黑色的鳞片状叶基纤维束与须根痕,其下有密集的横纹。表面棕灰色至棕褐色,具纵皱纹与点状突起的须根痕及横向延长的皮孔样疤痕。质坚韧,难折断,折断面黄灰色,纤维性甚强。气微,味苦。

显微特征　根横切面:皮层散有单个或2~5个成群的纤维。韧皮部外侧有纤维群或单个纤维。形成层环明显。木质部导管呈径向排列,外侧导管伴有发达的木纤维。薄壁细胞含众多淀粉粒,长圆形或类球形,长3~32μm;有的含有草酸钙簇晶,直径30~68μm。根头部中心有髓[2]。

薄层色谱　取本品粉末0.1g,加甲醇5ml,浸渍20分钟,振摇,滤过,滤液作供试品溶液。另取大黄酚、大黄素甲醚、大黄酚对照品制备混合对照品溶液。吸取上述2种溶液各5μl,分别点于同一硅胶G薄层板上,以苯-甲酸乙酯-甲酸-甲醇(3∶1∶1∶4)为展开剂,展开,取出晾干,置紫外光灯(365nm)下检视。供试品色谱在与对照品色谱相应的位置上,显相同的橙红色荧光斑点。

【化学成分】　根含5-甲氧基-7-羟基-1(3H)-苯并呋喃酮[5-methoxy-7-hydroxy-1(3H)-benzofuranone]、5,7-二羟基-1(3H)-苯并呋喃酮[5,7-dihydroxy-1(3H)-benzofuranone]、十九烷酸-2,3-二羟丙酯(nonadecanoic acid-2,3-dihydroxypropyl ester)、决明酮-8-O-β-D-葡萄糖苷(torachrysone-8-O-β-D-glucopyranoside)、没食子酸(gallic acid)、β-谷甾醇(β-sitosterol)、胡萝卜苷(β-sitosterol-3-O-β-D-glucopyranoside)、儿茶素(catechin)、大黄素-6-O-β-D-吡喃葡萄糖苷(emodin-6-O-β-D-glucopyranoside)、6-氯儿茶素(6-chlorocatechin);还含大黄酚(chrysophanol)、大黄素甲醚(physcion)、大黄素(emodin)、大黄酚-8-O-β-吡喃葡萄糖苷、大黄素-8-O-βD-吡喃葡萄糖苷(emodin-8-O-β-D-glucoside)、苔黑酚(orcinol)、patientosides A、patientosides B[3,4]、2-乙酰基-4-氯-1,8-二羟基-3-甲基-8-O-β-D-葡萄糖苷(2-acetyl-3-methyl-6-carboxy-1,8-dihydroxynaphthalene-8-O-β-D-glucopyranoside)、4,4″-联萘,8,8″-O,O-二-β-D-吡喃葡萄糖苷(4,4″-binaphthalene-8,8″-O,O-di-β-D-glucopyranoside)[5]。全草含大黄素、大黄酚、大黄素甲醚、大黄素-1,6-二甲醚(emodin-dimethylether)、大黄素-8-O-β-D-葡萄糖苷[6]、山奈酚(kaempferol)、槲皮素-3-O-β-D-葡萄糖苷(quercetin-3-O-β-D-glucoside)、异鼠李素(isorhamnetin)、山奈素-3-O-β-D-葡萄糖苷(kaempferol-3-O-β-D-glucoside)和5-羟基-4′-甲氧基黄酮-7-O-芸香糖苷(5-hydroxy-4′-methyoxyflavanone-7-O-β-rutinoside)[7]。酸模籽含正三十二烷醇(n-dotriacontanol)、二十六烷酸(hexacasnic acid)、对羟基桂皮酸正二十二酯(p-coumaric acid n-eicosanyl ester)、三十四烷(tetratriacontane)[8]。

【药理毒理】　1. 对胃部的作用:巴天酸模地上部分的煎剂有胃保护作用,缓解胃痛、胃灼热症状[9]。根水提液有明显胃保护作用[10]。在大剂量非甾体抗炎药导致的小鼠胃溃疡模型中,巴天酸模根水提液可减少应激性溃疡的数目,缩小溃疡面积[11]。2. 对血糖的影响:巴天酸模治疗streptozotocin(STZ)诱导的糖尿病大鼠,与未经治疗的糖尿病大鼠相比,在第2~4周,空腹血糖显著降低;血清HDL-胆固醇显著增加,血清总胆固醇(胆固醇)和甘油三酯显著减少,低密度脂蛋白胆固醇也显著减少[12]。在菌素诱导的Ⅱ型糖尿病的Wistar大鼠模型中,应用巴天酸模籽粒汤剂(2%,W/V)治疗,一些线粒体中可见微弱的胰岛素B细胞的膨胀[13]。3. 对肝脏的作用:巴天酸模根的乙醇提取物含有大量多酚物质,具有抗氧化的活性,可以用于调节次氮三乙酸铁盐(Fe-NTA)诱导的肝氧化应激、肝毒性和促癌响应,可用于肝病的预防治疗。在Fe-NTA诱导的小鼠急性肝氧化组织损伤模型中,巴天酸模的根部乙醇提取物可以显著清除小鼠体内的自由基、活性氧和活性氮;延缓包括SOD、CAT、GPX在内的肝抗氧化酶活性[14,15]。4. 解热、镇痛作用：巴天酸模根的水提取物对大鼠和兔具有解热、镇痛作用[16,17]。

【药理毒理】　毒理：所含蒽醌类成分对消化道有刺激作用[1]。

【附注】　同属植物网果酸模（红丝酸模）*Rumex chalepensis* Mill.、狭叶酸模 *Rumex stenophyllus* Ledeb.、的根在蒙古族与本种同等药用，疗效一致。均有小毒，过量使用可引起中毒。

参 考 文 献

[1] 朱亚峰. 中药中成药解毒手册. 第3版. 北京：人民军医出版社，2009：319

[2]《中华本草》编委会. 中华本草（第2册）. 上海：上海科学技术出版社，2002：735,736

[3] 陈万生，郑水庆，杨根金. 巴天酸模的化学成分. 中国中药杂志，2001，26（4）：256-258

[4] Demirezer L O, Kuruüzüm-Uz A, Bergere I, et al. The structures of antioxidant and cytotoxic agents from natural source: anthraquinones and tannins from roots of *Rumex patientia*. Phytochemistry,2001,58（8）:1213-1217

[5] Kuruüzüm A, Demirezer L O, Bergere I, et al. Two new chlorinated naphthalene glycosides from *Rumex patientia*. J Nat Prod,2001, 64（5）:688-690

[6] Demirezer O, Kuruüzüm A, Bergere I, et al. Five naphthalene glycosides from the roots of *Rumex patientia*. Phytochemistry,2001, 56（4）:399-402

[7] 苏跃增，高黎明，郑旭东. 巴天酸模中的蒽醌类化合物. 西北师范大学学报（自然科学版），2000，36（3）：47-49

[8] 杨波，赵萍，许春晖. 巴天酸模籽非蒽醌化学成分的研究. 中成药，2008，30（2）：262,263

[9] Gürbüz I, Ozkan A M, Yesilada E, et al. Anti-ulcerogenic activity of some plants used in folk medicine of Pinarbasi（Kayseri,Turkey）. J Ethnopharmacol,2005,101（1-3）:313-318

[10] Süleyman H, Demirezer L O, Kuruüzüm-Uz A. Effects of *Rumex patientia* root extract on indomethacine and ethanol induced gastric damage in rats. Pharmazie,2004,59（2）:147-149

[11] Süleyman H, Demirezer L O, Kuruüzüm-Uz A, et al. Gastroprotective and antiulcerogenic effects of *Rumex patientia* L. extract. Pharmazie,2002,57（3）:204,205

[12] Sedaghat R, Roghani M, Ahmadi M, et al. Antihyperglycemic and antihyperlipidemic effect of *Rumex patientia* seed preparation in streptozotocin-diabetic rats. Pathophysiology,Epub 2010 Apr 14,2011,18（2）:111-115

[13] Degirmenci I, Ustuner M C, Kalender Y, et al. The effects of acarbose and *Rumex patientia* L. on ultrastructural and biochemical changes of pancreatic B cells in streptozotocin-induced diabetic rats. J Ethnopharmacol,2005,97（3）:555-559

[14] Lone I A, Kaur G, Athar M, et al. Protective effect of *Rumex patientia*（English Spinach）roots on ferric nitrilotriacetate（Fe-NTA）induced hepatic oxidative stress and tumor promotion response. Food Chem Toxicol. Epub 2007 Apr 19,2007,45（10）:1821-1829

[15] Cetinkaya O, Siliġ Y, Cetinkaya S, et al. The effects of *Rumex patientia* extract on rat liver and erythrocyte antioxidant enzyme system. Pharmazie,2002,57（7）:487,488

[16] Süleyman H, Demirezer L O, Kuruüzüm-Uz A. Analgesic and antipyretic activities of *Rumex patientia* extract on mice and rabbits. Pharmazie,2001,56（10）:815-817

[17] Süleyman H, Demirezer L O, Kuruüzüm A, et al. Antiinflammatory effect of the aqueous extract from *Rumex patientia* L. roots. J Ethnopharmacol,1999,65（2）:141-148

（杨　晶　张　飞）

558. *Sabia yunnanensis*（云南清风藤）

【民族药名】　老鼠吹箫、风藤草（白族）。

【来源】　清风藤科植物云南清风藤 *Sabia yunnanensis* Franch. 的根皮、叶。有小毒。夏季、秋季采叶，晒干；秋季、冬季挖根，洗净，切片，鲜用或晒干用。

　　落叶攀援木质藤本,长3~4m;嫩枝淡绿色,被短柔毛或微柔毛,老枝褐色或黑褐色,无毛,有条纹。叶膜质或近纸质,卵状披针形,长圆状卵形或倒卵状长圆形,长3~7cm,宽1~3.5cm,先端急尖、渐尖至短尾状渐尖,基部圆钝至阔楔形,两面均有短柔毛,或叶背仅脉上有毛;侧脉每边3~6条,纤细,向上弯拱网结;叶柄长3~10mm,有柔毛。聚伞花序有花2~4朵,总花梗长1.5~3cm,花梗长3~5mm;花绿色或黄绿色;萼片5,阔卵形或近圆形,长0.8~1.2mm,有紫红色斑点,无毛;花瓣5片,阔倒卵形或倒卵状长圆形,长4~6mm,宽3~4mm,有7~9条脉纹,基部有紫红色斑点,边缘有时具缘毛;雄蕊5枚;花盘肿胀,有3~4条肋状凸起,在其中部有很小的褐色凸起腺点;子房有柔毛或微柔毛。分果片近肾形,横径6~8mm;核有中肋,中肋两边各有1~2行蜂窝状凹穴,两侧面有浅块状凹穴,腹部平。花期4~5月,果期5月。

　　生于海拔2000~3600m的山谷、溪旁、疏林中。分布于云南西北部至中部。

　　【药用经验】　白族　根皮、叶用于风湿瘫痪、风湿腰痛、胃痛、皮肤疮毒(《滇省志》《大理资志》)。

　　【药材鉴定】　性状　叶膜质或近纸质,卵状披针形或长圆状卵形,长3~7cm,两面均被短柔毛;叶柄有柔毛。气微,味苦。

　　【化学成分】　茎叶含3-O-$\Delta^{11,13(18)}$-齐墩果二烯、二十九烷-10-醇、3-O-$\Delta^{9(11),12}$齐墩果二烯、羽扇豆醇(lupeol)、3,6-羟基-$\Delta^{11,13(18)}$齐墩果二烯、β-谷甾醇、豆甾醇(stigmasterol)、3β-羟基-$\Delta^{9(11),12}$-齐墩果二烯、蒲公英烷-3β,20β-二醇、蒲公英烷-3β,20α-二醇[1]。

　　【药理毒理】　本品具抗乙肝病毒活性[1]。

参 考 文 献

[1] 邓赟,李翔,吴凤锷. 云南清风藤化学成分的研究. 中草药,2006,37(2):183

(吴　燕)

559. *Sabina chinensis*(圆柏)

　　【民族药名】　"秀巴"(藏族);柏枝(瑶族)。

　　【来源】　柏科植物圆柏 *Sabina chinensis*(L.) Ant. 的枝、叶、树皮、球果。有小毒。枝、叶、树皮全年可采,鲜用或晒干用;球果成熟时采集。

　　常绿乔木;有鳞形叶的小枝圆形或近方形。叶在幼树上全为刺形,随着树龄的增长刺形叶逐渐被鳞形叶代替;刺形叶3叶轮生或交互对生,长6~12mm,斜展或近开展,下延部分明显外露,上面有2条白色气孔带;鳞形叶交互对生,排列紧密,先端钝或微尖,背面近中部有椭圆形腺体。雌雄异株。球果近圆形,直径6~8mm,有白粉,熟时褐色,内有1~4(多为2~3)粒种子。花期3~6月,球果翌年6~9月成熟。

　　分布广,南自两广北部,北至辽宁、吉林和内蒙古,东自华东、西至四川和甘肃。各地多栽培作园林树种。

　　【药用经验】　瑶族　叶:用于内痔大便出血(《桂药编》)。藏族　叶:用于肾病、炭疽病、痈疖肿毒。球果:用于肝、胆、肺之热症及风寒湿痹(《中国藏药》)。枝叶、树皮:用于风寒感冒、肺结核、尿路感染、荨麻疹、风湿关节痛(《滇省志》)。

　　【化学成分】　根及枝含树脂及挥发油,油中含雪松醇(cedrol)及蒎烯。心材含罗汉柏烯(thujopsene)、雪松醇、香芹酚(carvacrol)、麝香草氢醌(thymohydroquinone)、3-羟基麝香草氢醌、3,6-二羟基麝香草氢醌、诺脱卡素（nootkatin）、α,β-欧侧柏酚（α,β-thujaplicin）及雪松烯（cedrene）。叶含挥发油,油中主成分为α-蒎烯、柠檬烯,并含有银杏醇（ginnol）及10-十一烯酸[1]。

【药理毒理】 抑菌作用:3%的本树干的蒸馏液在体外可对黄癣菌、铁锈色毛癣菌有抑制作用;5%时可抑制红色毛皮癣菌、黄癣菌蒙古变种;10%对石膏样小孢子菌有作用,但对白色念珠菌及申克氏孢子丝菌,在以上浓度下均无抑制作用[1]。

参 考 文 献

[1] 谢宗万. 全国中草药汇编(下册). 第2版. 北京:人民卫生出版社,2000:489

（吴　燕）

560. *Salomonia cantoniensis*（齿果草）

【民族药名】 "乌仕拉笼"（景颇族）;川风（水族）;白蛇草（瑶族）。

【来源】 远志科植物齿果草 *Salomonia cantoniensis* Lour 的全草。有小毒。夏季、秋季采收,洗净,鲜用或晒干用。

一年生直立草本,高5～25cm;根纤细,芳香。茎细弱,多分枝,无毛,具狭翅。单叶互生,叶片膜质,卵状心形或心形,长5～16mm,宽5～12mm,先端钝,具短尖头,基部心形,全缘或微波状,绿色,无毛,基出3脉;叶柄长1.5～2mm。穗状花序顶生,多花,长1～6cm,花后延长;花极小,长2～3mm,无梗,小苞片极小,早落;萼片5,极小,线状钻形,基部连合,宿存;花瓣3,淡红色,侧瓣长约2.5mm,龙骨瓣舟状,长约3mm,无鸡冠状附属物;雄蕊4,花丝长约2mm,花丝几乎全部合生成鞘,并与花瓣基部贴生,鞘被蛛丝状柔毛,花药合生成块状;子房肾形,侧扁,直径约1mm,边缘具三角状长齿,2室,每室具1胚珠;花柱长约2.5mm,光滑,柱头微裂。蒴果肾形,长约1mm,宽约2mm,两侧具2列三角状尖齿;果爿具蜂窝状网纹;种子2粒,卵形,直径约1mm,亮黑色,无毛,无种阜。花期7～8月,果期8～10月。

生于海拔600～1450m山坡林下、灌丛中或草地。分布于华东、华中、华南和西南地区。

【药用经验】 景颇族　用于痈疮肿毒、蛇伤、跌打损伤（《德宏药录》）。水族　用于痈疮肿毒、蛇伤、跌打损伤（《水医药》《滇省志》）。瑶族　用于蛇伤、刀伤、无名肿毒（《湘蓝考》）。

【药材鉴定】 性状　本品长10～20cm,茎有窄翅,多分枝。单叶互生,具短柄;叶多皱缩,完整者呈卵状三角形,长0.7～2cm,宽0.5～1.2cm,先端钝或凸尖,基部略呈心形,全缘或稍呈波状,下面带紫色,主脉3～5掌状基出。质脆。气微,味麻辣。

（蔡　虹）

561. *Sambucus adnata*（血满草）

【民族药名】 "随毛的尼切"（阿昌族）;"除蒿"（白族）;"牙沙八"（布朗族）;"牙勒介"（傣族）;"牙勒介"（德昂族）;"可雌"（基诺族）;接骨草、"姿哈马"（拉祜族）;"石莲俄"、"塞拉喔"（傈僳族）;"莽沙"（纳西族）;"玉勾相那保"、"由格兴那保"、"尤格兴那搏"（藏族）;大叶风草、红山花（佤族）;"斯赤列"、"赤列"、"尔借取"（彝族）。

【来源】 忍冬科植物血满草 *Sambucus adnata* Wall. ex DC. 的全草、根或根皮。有小毒。夏季、秋季采收,鲜用或晒干用。

开展亚灌木,高 1~1.5m。根茎横走,圆柱形,外皮褐色,折断时流出红色液汁,故名"血满草"。茎有纵棱槽,节明显,被毛。单数羽状复叶对生;小叶 5~11 片,无柄,长圆状椭圆形至窄长圆形,长 6~12cm,宽 2.5~3cm,先端渐尖,基部偏斜,常下延,顶端第一对小叶片有时与顶端裂片相连,边缘有细锯齿,被柔毛或无毛;托叶小或无。花小,白色,排成顶生、极大的伞房式聚伞圆锥花序,萼片、花瓣、雄蕊均为 5,花间无黄色杯状腺体,小苞片极小或无。浆果小,球形,红色,核表面较平滑,仅稍有皱纹。花期 5~7 月,果期 9~10 月。

生于林下或沟边灌丛中。分布于甘肃(南部)、四川、云南。

【药用经验】 阿昌族　用于治风湿性关节痛、扭伤瘀血痛(《德宏药录》)。白族　全草、根用于治风湿性关节炎、慢性腰腿痛、扭伤瘀血肿痛;外用治骨折、跌打损伤(《怒江药》)。根和全草用于风疹、风湿疼痛、小儿麻痹、跌打损伤、骨折、水肿、扭伤、皮肤瘙痒、关节疼痛、荨麻疹(《滇药录》)。布朗族　用于肾炎、风湿骨痛、骨折。傣族　用于治风湿性关节痛、扭伤淤血痛(《德宏药录》)。德昂族　效用同傣族(《德宏药录》)。基诺族　根用于肝炎、小儿麻痹后遗症;外用治骨折(《基诺药》)。拉祜族　全草用于肿病、头病、骨折、软组织扭伤、急慢性肾炎、风湿疼痛、风疹瘙痒、小儿麻痹后遗症、大肠下血、肝炎,及妇女生孩子中风引起的半身不遂(《拉祜药》)。傈僳族　根、全草效用同白族(《滇药录》)。全草、根用于风湿性关节炎、慢性腰腿痛、扭伤瘀血肿痛;外用治骨折、跌损伤(《怒江药》)。纳西族　全草、根效用同白族(《滇药录》)。藏族　地上部分接骨、愈伤(《中国藏药》)。地上部分外用治疮疖、神经性皮炎、小儿湿疹;内服用于风湿性关节炎(《青藏药鉴》)。地上部分和根外用治疮疖、神经性皮炎、小儿湿疹;内服用于风湿性关节炎。根用于水肿(《藏本草》)。佤族　全草用于骨折、扭伤、妇女产后中风、风湿性关节炎(《中佤药》)。根和全草效用同白族(《滇药录》)。彝族　用于骨折、腰脚扭伤、跌打损伤、疮肿、咳嗽、饭后腹痛(《彝植药》)。全草用于跌打损伤、瘀血肿痛、小便不利、孕期腹痛(《哀牢》)。根和全草效用同白族(《滇药录》)。

【使用注意】　全草或根(根皮)有小毒,服用不当可引起中毒。

【中毒与解毒】　中毒症状与未见解毒方法报道。

【药材鉴定】　性状　茎呈圆柱形,直径 0.3~1.5cm,表面灰绿色至绿褐色,具多个纵棱,棱槽被黄褐色至锈色短茸毛,棱脊几乎无茸毛;茎质硬而脆,横截面外层较硬,木化;髓部宽广,白色,疏松呈海绵状,略具光泽,散在棕红色小点,以髓部外侧较多。奇数羽状复叶对生,小叶片绿褐色至深绿色,具短柄,被短茸毛,叶片多皱缩、破碎,完整者展开后呈披针形,长 5~15cm,宽 2~4cm,边缘锯齿状。偶见花,圆锥花序顶生,花小,浅黄色或白色。气略清香,味淡、微涩。

显微特征　(1)茎横切面:呈类多边形,具棱脊,外侧可见非腺毛,棱脊处厚角组织角隅状增厚明显;髓部宽广,多空隙;薄壁组织中可见散在的成环状排列的分泌管,管腔内含棕红色颗粒状或块状分泌物。(2)茎叶粉末:暗绿色至绿褐色。可见圆锥形单细胞非腺毛,偶见由 3~8 个细胞组成的腺毛;薄壁组织中可见充满块状棕红色分泌物的分泌管,类长条形或不规则形。厚角细胞类长圆形,角隅处增厚。叶表皮细胞呈多角形,壁略呈细连珠状增厚,气孔稀少,或细胞呈不规则的长条形,壁略呈波状弯曲,气孔较多。木纤维众多,成束,壁薄,孔沟较稀。导管多呈螺纹,也可见网纹或具缘纹孔导管。

薄层色谱　取本品粉末 2g,加乙醇 20ml,冷浸 2 小时,超声处理 30 分钟,滤过,滤液于水浴上蒸至近干,加硅胶 2g 拌匀,再继续蒸干,倾入玻璃色谱柱(10mm)中,用石油醚(60~90℃)洗至近无色,弃去石油醚液,加甲醇 30ml 洗脱,收集甲醇洗脱液,水浴上浓缩至 1ml,作为供试品溶液。另取血满草对照药材 2g,同法制成药材对照溶液。再取熊果酸对照品,加甲醇制成每 1ml 含 0.5mg 的溶液,作为对照品溶液。吸取上述 3 种溶液各 2μl,分别点于同一硅胶 G 薄层板上,以三氯甲烷-丙酮(95:5)为展开剂,展开,取出,晾干,喷以 10% 硫酸乙醇溶液,在 105℃ 加热至斑点清晰。供试品色谱中,在与对照品色谱相应的位置上,显相同颜色的斑点[1]。

【化学成分】 血满草中主要含三萜皂苷、酚酸类、黄酮类、木脂素等成分。三萜皂苷包括齐墩果酸(oleanolic acid)、熊果酸(ursolic acid)。酚酸类成分有对羟基苯甲酸(*p*- hydroxybenzoic acid)。黄酮类成分有 5,7,3',4'-四羟基黄酮-3-*O*-吡喃鼠李糖吡喃葡萄糖苷(5,7,3,4'-tetra-methoxyflavone-3-*O*-rhamnopyranosyl-glucopyranoside)、3,5-甲氧基-4-羟基-1-*O*-β-D-吡喃葡萄糖苷(3,5-dimethoxy-4-hydroxy-l-*O*-β-D-glucopyranoside)。木脂素类有落叶松脂醇(lariciresinol)。另外还含有鞣质、油脂、生物碱、甾体成分、蒽醌及其苷类[2~4]。血满草药材中含有较丰富的镁、钙、铁、锌等微量元素[5]。

【药理毒理】 抗真菌作用:血满草煎剂在试管内对红色毛癣菌、石膏样毛癣菌、絮状表皮癣菌、羊毛状小孢子菌和石膏样小孢子菌等有抗真菌作用;但对白色念珠菌无抑制作用[6]。

参 考 文 献

[1] 张森,张娜,杨增明,等. 云南习用药材血满草的质量标准研究. 云南中医学院学报,2008,31(1):17-21
[2] 陈晓珍,李国友,吴晓青. 血满草的化学成分. 应用环境生物学报,2010,16(2):197-201
[3] SHEN Xiao-yuan,WEI Ying,YANG Xiao-sheng. Studies on Chemical Constituents of *Sambucus adnata*. Nat Prod Res Dev,2006,18:249,250
[4] 杨红梅. 接骨木的化学成分、药理活性和食用价值研究进展. 人参研究,2006,4:423-426
[5] 张兴旺,陈晨,于瑞涛,等. 微波消解-原子吸收光谱法测定血满草中 8 种微量元素的含量. 广东微量元素科学,2010,17(2):30-33
[6] 《中华本草》编委会. 中华本草. 上海:上海科学技术出版社,2007:559

（郑露露 康四和）

562. *Sapindus mukorossi*（无患子）

【民族药名】 无患子(通称);"隆东"、"郎当"(藏族);皮哨子果、皮皂子(佤族);"芒苍"(壮族)。

【来源】 无患子科植物无患子 *Sapindus mukorossi* Gaertn. 的根、果实、种子。果实种子有小毒。果实、种子于果实成熟时采集;根全年可采,洗净,晒干。

落叶乔木,高 10~25m;树皮黄褐色。双数羽状复叶,连柄长 20~45cm,互生;小叶 4~8 对,互生或近对生,纸质,卵状披针形至矩圆状披针形,长 7~15cm,宽 2~5cm,无毛。圆锥花序顶生,长 15~30cm,有茸毛;花小,通常两性;萼片与花瓣各 5,边有细睫毛;雄蕊 8,花丝下部生长柔毛。核果肉质,球形,有棱,直径约 2cm,熟时黄色或橙黄色;种子球形,黑色,坚硬。花期 5~6 月,果期 7~10 月。

多生于温暖、土壤疏松而稍湿润的疏林中。分布于台湾、湖北西部及长江以南各省区。

【药用经验】 藏族 种子:用于白喉症、精囊病、淋浊尿频(《部藏标》)。用于白喉症、精囊病、淋浊尿频(《中国藏药》)。佤族 根:用于风湿性红肿、气管炎、肺炎、肝炎(《中佤药》)。瑶族 根、果实:清热解毒,化痰止咳(《湘蓝考》)。彝族 种子:用于风热感冒、口蛾喉赤、喘咳哮鸣、生漆中毒(《哀牢》)。壮族 根:用于流感、头痛。种子:用于蛔虫腹痛(《桂药编》)。

【药材鉴定】　性状　种子球形,直径约14mm。外表面黑色,光滑;种脐线形,周围附有白色绒毛。种皮骨质,坚硬。无胚乳,子叶肥厚,黄色,胚粗壮,稍弯曲。

【化学成分】　果皮含三萜皂苷,总皂苷含量约为5.33%,其中无患子皂苷(sapindussaponin)约4%,水解后生成常春藤皂苷元(hederagenin)。果实含甘氨酸(glycine)、酪氨酸(tyrosine)等游离氨基酸及蔗糖、葡萄糖。种子含有脂肪油、蛋白质[1,2]。果皮中脂肪含量约为0.212%,蛋白质含量约为0.98%。种仁油的质量分数高达40.7%,全果压榨出的油脂中油酸和亚油酸的质量分数高达62.5%,无患子籽油脂肪酸的碳链长度为$C_{14} \sim C_{22}$,其中$C_{18} \sim C_{22}$的脂肪酸占98.2%[3,4]。从无患子中还分离出常春藤皂苷元3-O-(3,4-O-二乙酰基-α-L-吡喃阿拉伯糖苷)-(1→3)-α-L-鼠李糖-(1→2)-α-L-吡喃阿拉伯糖苷(hederagenin 3-O-(3,4-O-di-acetyl-α-L-arabinopyranoside)-(1→3)-α-L-rhamnopyranosyl-(1→2)-α-L-arabino-pyranoside)。

【药理毒理】　1. 降压作用:皮下注射从无患子中提取的皂苷类物质,可致家兔血压下降,血胆固醇无变化。2. 降胆固醇作用:动脉硬化模型家兔连续口服无患子皂苷,可显著降低血胆固醇含量。3. 溶血作用:无患子皂苷有溶血作用,给家兔静脉注射,其致死量为0.03～0.04g/kg,死因为呼吸麻痹。4. 抗炎作用:本品粗皂苷对角叉菜胶引起的水肿、肉芽囊肿和佐剂性关节炎具有抗炎作用,能抑制毛细血管通透性。从无患子中分离出来的常春藤皂苷元3-O-(3,4-O-二乙酰基-α-L-吡喃阿拉伯糖苷)-(1→3)-α-L-鼠李糖-(1→2)-α-L-吡喃阿拉伯糖苷(hederagenin 3-O-(3,4-O-di-acetyl-α-L-arabinopyranoside)-(1→3)-α-L-rhamnopyranosyl-(1→2)-α-L-arabino-pyranoside),可以抑制N-甲酰-甲硫氨酸-亮氨酸-苯丙氨酸(FMLP)受体活性,可用于治疗中性粒细胞炎症[5]。5. 镇痛作用:本品粗皂苷有镇痛作用,对角叉菜胶性腹水有抑制作用。6. 抗菌作用:无患子乙醇提取物对金黄色葡萄球菌、枯草芽孢杆菌、大肠杆菌、普通变形杆菌和幽门螺旋杆菌有抑制作用。体外试验结果表明无患子醇提取物浓度非常低的浓度时(10μg/ml)对幽门螺旋杆菌有抑制作用。体内试验发现无患子提取物在2.5mg/ml时能清除幽门螺旋杆菌对模型小鼠的感染,且这些受试菌株未产生耐药性。无患子醇提取物不论对抗生素敏感型幽门螺旋杆菌菌株还是抗药性菌株均有相同的生物活性[6]。从果皮以甲醇提取的粗皂苷对酿酒酵母菌和产朊假丝酵母有明显的抗菌活性。70%和85%甲醇洗脱液混合后的皂苷混合物(包括单链和双链苷)的抗皮肤真菌作用显著(单链苷抑制作用较强,而双链苷无效),对酵母菌抑制作用较强,对一般真菌无效;对革兰氏阳性菌有中度抑制作用,而对革兰氏阴性菌无效[7]。无患子的乙醇、氯仿、苯提取物对2种革兰氏阳性菌和2种革兰氏阴性菌具有抗菌活性[8]。无患子提取物对光滑念珠菌、白色念珠菌和热带念珠菌具有明显的抑菌作用,可用于治疗对青霉素、四环素、萘啶酸和环丙沙星耐药的妇女念珠菌性阴道炎[7]。7. 杀精子作用:用50mg/(kg·d)剂量的无患子水提取物给雄性实验鼠灌胃45天,灌胃组实验鼠的附睾头、体、尾部精子活力均低于对照组,并观察到灌胃组实验鼠精子中的超氧化物歧化酶活性呈现非常态分布:附睾头部活性最低,附睾尾部最高,与对照组实验鼠精子中的超氧化物歧化酶活性分布相反。但对照组和灌胃组实验鼠的精子数量和形态没有差异,实验鼠睾丸和附睾未见组织病变[5]。无患子的果皮提取物具有杀精作用,并可在不改变睾丸和附睾形态的条件下,改变精子膜生理状态[7,9]。8. 抗癌作用:无患子甲醇提取物对小鼠黑素瘤、HeLa、MK1(人胃癌)细胞增殖具有抑制活性。从甲醇提取物中分离得到的无患子皂苷A及B、常春藤皂苷E1及G和3‴-O-乙酰无患子皂苷B对以上3种肿瘤细胞增殖的抑制程度与常春藤皂苷元相同。并且糖链中乙酰基结合时有使活性增强的趋势[9]。9. 保肝作用:无患子皂苷具有保肝作用[10]。在四氯化碳(CCl_4)诱导的小鼠肝损伤模型中,无患子提取物具有体内护肝作用[11]。

参 考 文 献

［1］谢宗万. 全国中草药汇编(上册). 第2版. 北京:人民卫生出版社,1996:162

［2］《中华本草》编委会. 中华本草(第5册). 上海:上海科学技术出版社,1999:121

［3］杨志斌,杨柳李. 无患子有效化学成分的分析研究. 湖北林业科技,2010,5:32-68

［4］王建章,吴子斌. 无患子籽油成分分析与提取工艺研究. 农业科学研究,2010,31(1):48-50

［5］王建章,吴子斌. 无患子籽油分析与提取工艺研究. 农业工程技术(新能源产业),2010,3:46-49

［6］唐青涛,马忠华,黄苑玲. 天然产物研究与开发,2007,19:562-565

［7］Hwang T L,Wang C C,Kuo Y H,et al. The hederagenin saponin SMG-1 is a natural FMLP receptor inhibitor that suppresses human neutrophil activation. Biochem Pharmacol,2010,80(8):1190-1200

［8］Ibrahim M,Khan A A,Tiwari S K,et al. Antimicrobial activity of *Sapindus mukorossi* and *Rheum emodi* extracts against H pylori:In vitro and in vivo studies. World J Gastroenterol,2006,12(44):7136-7142

［9］Talwar G P,Dar S A,Rai M K,et al. A novel polyherbal microbicide with inhibitory effect on bacterial,fungal and viral genital pathogens. Int J Antimicrob Agents,2008,32(2):180-185

［10］Nivsarkar M,Shrivastava N,Patel M,et al. Sperm membrane modulation by *Sapindus mukorossi* during sperm maturation. Asian J Androl,2002,4(3):233-235

［11］Dhar J D,Bajpai V K,Setty B S,et al. Morphological changes in human spermatozoa as examined under scanning electron microscope after in vitro exposure to saponins isolated from *Sapindus mukorossi*. Contraception,1989,39(5):563-568

（杨　晶）

563. *Sapindus rarak*（毛瓣无患子）

【民族药名】　"麻沙"、"戈抹刹"、洗衣果(傣族);"阿喝漏吗"(哈尼族);"鱼生玉勒"(基诺族)。

【来源】　无患子科植物毛瓣无患子 *Sapindus rarak* DC. 的根、果实、果皮和嫩叶。有小毒。秋季采收果实及果皮,挖取根,洗净,晒干;叶用鲜品,随用随采。

落叶大乔木,高20m以上。小枝粗壮,有直槽纹,仅幼枝被灰黄色短柔毛。叶连柄长25~40cm或更长,叶轴柱状,干时常赤色;小叶7~12对,近对生,通常薄纸质,长圆形或长卵状披针形,有时稍呈镰形,长7~13cm,宽1.5~4cm,顶端短尖或有时近渐尖,基部钝,上面稍有光泽,两面无毛;侧脉很密,纤细,两面稍凸起;小叶柄长5~8mm。花序顶生,尖塔形,直立,主轴有深槽纹,被金黄色短绒毛;花稍大,两侧对称,花蕾阔卵形,花梗长1.5mm;萼片5,近革质,长圆形或阔卵圆形,大的长约3mm,外面被金黄色绢质绒毛;花瓣4,倒披针形,长约3.8mm,亦被绒毛;鳞片大型,长约为花瓣2/3,边缘密被长柔毛;花盘肥厚,半月形;花丝密被短硬毛。果的发育果爿球形,直径约2.5cm,暗红色或橙红色。花期夏季,果期秋初。

生于海拔500~1700m处的疏林中,亦有栽培。分布于云南(东南部和南部)和台湾等省。

【药用经验】　傣族　果皮、嫩叶:用于痢疾、咽喉痛、过敏性湿疹、尿频、血尿(《滇药录》)。果实:用于痢疾、咽喉痛、过敏性湿疹、尿频、尿痛、血尿(《版纳傣药》《傣医药》)。哈尼族　果皮、嫩叶:效用同傣族(《滇药录》)。基诺族　根:用于跌打损伤。果皮:用于痢疾、便秘、肠梗阻。果实:炒炭用于白喉(《基诺药》)。

【使用注意】　果皮粉内服不宜过量。

（李　聪）

564. *Sapium discolor*（山乌桕）

【民族药名】 "美波牢"（侗族）；"都夜兴"（苗族）；"八孙八呢"（壮族）。

【来源】 大戟科山乌桕 *Sapium discolor*（Champ. ex Benth.）Muell. -Arg. 的根皮、树皮、枝、叶。有小毒。根皮、树皮、枝全年可采，叶夏季、秋季采，晒干。

灌木。叶椭圆状卵形，纸质，全缘，长 3～10cm，宽 2～5cm，下面粉绿色；叶柄细长，长 2～7.5cm，顶端有腺体 2。花单性，雌雄同株，无花瓣及花盘；穗状花序顶生，长 4～9cm；雄花花萼杯状，顶端不整齐齿状裂，雄蕊 2，极少 3；雌花生在花序的近基部，萼片 3，三角形；子房卵形；花柱 3，基部合生。蒴果球形，黑色，直径 1～1.5cm；种子近球形，长 4～5mm，直径 3～4mm，外被蜡层。花期 4～6 月。

生于山坡或山谷林中。分布于广东、广西、云南、贵州、江西、浙江、福建及台湾。

【药用经验】 侗族 枝、叶：用于毒蛇咬伤（《桂药编》）。苗族 枝、叶：效用同侗族（《滇药录》）。壮族 根、皮、叶：用于跌打、痈疮、毒蛇咬伤、小便不利（《滇药录》）。

【使用注意】 煎汤内服或捣汁用量 3～9g。外用适量。孕妇及体虚者忌服。

【药材鉴定】 性状 叶片菱状卵形，长 3～9cm，宽 2.5～5cm，先端长尖，基部楔形，全缘，上面暗绿色，微有光泽，下面黄绿色，基部有密腺 1 对。气微，味苦。

显微特征 （1）根横切面：类圆形。木栓层为数列细胞，排列整齐、紧密。皮层较窄，由数列薄壁细胞组成，草酸钙簇晶易见。维管束外韧型，中柱鞘纤维众多，非木化，周围薄壁细胞含草酸钙簇晶，形成晶鞘纤维。韧皮部狭小。形成层不明显。木质部宽广，导管多单列，呈断续放射状排列[1]。（2）茎横切面：类圆形。表皮细胞 1 列，类方形，排列整齐，外被角质层。皮层较窄。外韧型维管束环列，中柱鞘部位纤维束较多。韧皮部狭窄。形成层不明显。木质部占切面的大部分，导管多存于近髓部，由 2～10 个聚生；髓部明显，多由较大的薄壁细胞组成；薄壁细胞中可见淀粉粒、草酸钙簇晶[1]。（3）叶横切面：上、下表皮均为 1 列类长方形细胞，外被角质层，可见气孔。栅栏组织 1 列，略成长方形，不通过主脉。海绵组织疏松。主脉维管束外韧型，近环状，中脉上、下表皮内侧各有厚角组织数列[1]。

【化学成分】 叶含蒲公英赛醇（taraxerol）、β-谷甾醇（β-sitosterol）和并没食子酸（ellagic acid）[2]。茎枝含 3β-acetoxy-D-friedoolean-14-en-28-oic acid、β-谷甾醇、豆甾醇、胡萝卜苷（daucosterol）、异东莨菪素（isoscopoletin）、没食子酸、6,7,8-三甲氧基香豆素、没食子酸乙酯、3,3′-二甲基鞣花酸[3]、3,3′,4′-三甲氧基鞣花酸、3,3′-二甲氧基鞣花酸-4′-O-β-D-木糖苷、香草酸、短叶苏木酚酸乙酯、次没食子酸[4]。

参 考 文 献

[1] 朱华,李小云,苏玲,等. 山乌桕的显微鉴别. 时珍国医国药,2009,20(4):1004

[2] 《中华本草》编委会. 中华本草(第4册). 上海:上海科学技术出版社,2002:851

[3] 贾靓,闵知大. 山乌桕茎枝的化学成分研究. 中成药,2005,27(11):1319

[4] 贾靓,施瑶,刘晓燕,等. 山乌桕化学成分研究(Ⅱ). 中成药,2007,29(7):1043

（吴 燕）

565. *Sapium sebiferum*（乌桕）

【民族药名】 乌桕（通称）；"波安"（侗族）；"王路腊"（傈僳族）；木子树（土家族）；柏树

（瑶族）；"俄日"、卷子、卷子树（彝族）；"美猴"、"美苦"（壮族）。

【来源】 大戟科植物乌桕 *Sapium sebiferum*（L.）Roxb. 的根、根皮、树皮、枝叶、叶。有小毒。根、根皮、树皮全年均可采,洗净,其中皮类将皮剥下,除去栓皮,晒干;叶鲜用或晒干用。

乔木,高达 15m。叶菱形至宽菱状卵形,纸质,长和宽均 3～9cm;叶柄细长,长 2.5～6cm,顶端有 2 腺体。花单性,雌雄同株,无花瓣及花盘;穗状花序顶生,长 6～12cm,最初全为雄花,随后有 1～4 朵雌花生于花序基部;雄花小,萼杯状,3 浅裂,雄蕊 2 稀 3,花丝分离;雌花具梗,长 2～4mm,着生处两侧各有近肾形腺体 1,花萼 3 深裂;子房光滑,3 室。蒴果梨状球形,直径 1～1.5cm;种子近圆形,黑色,外被白蜡层。花期 5～8 月,果期 7～11 月。

分布于甘肃、山东、安徽、湖北、重庆、四川及长江以南各省区。

【药用经验】 傣族 叶:用于胸闷(《德傣药》)。侗族 根皮:用于小儿虫牙。根:用于大便不通、小儿营养不良。树皮:用于慢性耳炎。枝、叶:用于吹风蛇和青竹蛇咬伤(《桂药编》)。傈僳族 根皮:用于水肿、臌胀、癥瘕积聚、二便不通、湿疮、疥癣、疔毒(《怒江药》)。土家族 根皮、茎叶:用于内伤出血、腹部瘀血、腹痛;外用治坐板疮、风坨等病(《土家药》)。瑶族 根皮:效用同侗族(《桂药编》)。彝族 根皮或叶:用于胃肠道疾病、腹泻、乳疮、肿痛、毒蛇咬伤、跌打伤痛、干疮、烫伤、急性穿孔性阑尾炎、传染性肝炎、肾变性综合征(《彝植药续》)。壮族 根皮:效用同侗族(《桂药编》)。

【使用注意】 溃疡病、孕妇及体虚者忌服。

【中毒与解毒】 中毒潜伏期 0.5～2 小时,最先出现恶心呕吐、流涎(有的口干)、腹痛腹泻(大便可呈酱色)、肠鸣音亢进、头痛头昏、耳鸣、眼花、失眠、站立不稳、心慌、胸闷、严重咳嗽、喉痒、冷汗、畏寒、四肢及口唇发麻、脉速、脸色苍白、四肢冷厥[1,2]。解救措施:吐泻不严重的患者,可进行催吐、洗胃、导泻;内服活性炭;口服淡盐水,不能口服者可静脉滴注 5% 葡萄糖盐水。对症治疗:给予适当止痛药(如阿托品或颠茄酊);如口干时可改用其他药品,或用针刺疗法,可针刺上脘、中脘、足三里等;循环衰竭时给予中枢兴奋药。中药治疗:冬蜜糖冲水饮服;绿豆120g、生甘草 30g、连翘 30g、石斛 30g、白茅根 30g、大黄 15g(后下),用清水煎服,日夜各 1 剂,必要时每 6 小时 1 剂[1,2]。

【药材鉴定】 性状 皮呈长槽状或筒状,长 10～40cm,厚约 0.1cm。外表面浅黄棕色,有细纵纹及圆形或横长的皮孔,栓皮薄,易呈片状脱落。内表面黄白色至浅黄棕色,具细密纵直纹理。质硬而韧,不易折断,断面纤维性。气微,味微苦涩。

【化学成分】 叶含黄酮类成分氨基酸。氨基酸总含量为 1.3000mg/ml 左右,含量较高的有异亮氨酸、谷氨酸、天冬氨酸、亮氨酸和精氨酸,它们合计占总含量的 60% 以上。黄酮类物质主要为槲皮素(quercetin)、山奈酚(kaempferol)及其苷,其中槲皮素、山奈酚和槲皮素苷(quercitrin)含量分别为 0.0965%、0.123 2%、0.6975%[3]。

【药理毒理】 1. 药理作用:乌桕具多种活性,如体外抑菌、抗炎、降压、降胆固醇及促癌作用等。其黄酮类物质在抑制癌细胞、保护心血管、调节脂代谢、雌性激素作用、抗微生物、抗炎症、抗变态反应、清除自由基等方面均显示活性[3]。2. 毒理:毒性成分有乌桕苦味质(Sapiin),内服中毒量 15～30g。对胃肠道有强烈的刺激作用,吸收后可导致中枢神经和末梢神经的麻痹,以及循环系统的衰竭[1,2]。

参 考 文 献

[1]《中华本草》编委会. 中华本草(第 4 册). 上海:上海科学技术出版社,1999;853,854

[2] 朱亚峰．中药中成药解毒手册．第3版．北京：人民军医出版社，2009：353-355
[3] 李冬林，黄栋，王瑾．乌桕研究综述．江苏林业科技，2009，36(4)：43-47

（杨　晶）

566. *Sarcandra glabra*（草珊瑚）

【民族药名】 草珊瑚、九节风、九节茶（通称）；"标格来"（阿昌族）；"梅滇"、"牙登哥"（傣族）；"拉红养喋"（德昂族）；"雪某星"、"血谋"、"巴邪母"、"巴邪条朗"（侗族）；"冻颠"、"冻颠幕"（景颇族）；"扎母克资伯"（拉祜族）；"豆里欧确"、"者老翁德"、芊蘖、肿节风、"集居"、"七初"（苗族）；接骨草、驳节茶（畲族）；"茶动"、"古空"（水族）；九节生（土家族）；"低沙萨"、"侠少当"、"岭达对"、野茶（瑶族）；"茶肯"、"棵茶克"、"美骂"、"沙聋修"（壮族）。

【来源】 金粟科植物草珊瑚 *Sarcandra glabra*（Thunb.）Nakai 的根、茎、叶或全株。有小毒。秋季采全株，晒干；根、茎、叶适时采集。

常绿半灌木，高50～120cm；茎与枝均有膨大的节。叶革质，椭圆形、卵形至卵状披针形，长6～17cm，宽2～6cm，顶端渐尖，基部尖或楔形，边缘具粗锐锯齿，齿尖有一腺体，两面均无毛；叶柄长0.5～1.5cm，基部合生成鞘状；托叶钻形。穗状花序顶生，通常分枝，多少成圆锥花序状，连总花梗长1.5～4cm；苞片三角形；花黄绿色；雄蕊1枚，肉质，棒状至圆柱状，花药2室，生于药隔上部之两侧，侧向或有时内向；子房球形或卵形，无花柱，柱头近头状。核果球形，直径3～4mm，熟时亮红色。花期6月，果期8～10月。

生于海拔420～1500m的山坡、沟谷林下阴湿处。分布于于安徽、浙江、江西、福建、台湾、广东、广西、湖南、四川、贵州和云南。

【药用经验】 阿昌族　全株：用于肾结石、子宫脱垂、产后流血、风湿跌打、癫痫（《德宏药录》）。傣族　根、叶：用于肺炎、咳嗽、急性胃肠炎、月经不调、口腔炎、齿龈炎（《滇省志》）。全株：用于感冒、肾结石、子宫脱垂、产后流血、风湿、关节炎、跌打、癫痫、气管炎、菌痢、急性胃肠炎、风湿痛、脓肿、骨折（《滇药录》）。根：用于跌打劳伤、风湿骨痛、食欲不振。叶：用于骨折。德昂族　效用同阿昌族（《德宏药录》）。侗族　全株：用于风湿性关节炎、骨折、阑尾炎（《桂药编》），以及"挡朗"（骨折）、"给冻哑"（红痢）（《侗医学》）。景颇族　根：用于食欲不振、风湿劳伤（《滇省志》）以及痛经、跌打。茎、叶：用于感冒、子宫脱垂、产后血崩、风湿跌打《民族药志二》。全株：用于肾结石、子宫脱垂、产后流血、风湿跌打、癫痫（《德宏药录》）。拉祜族　全株：用于风湿痛、感冒、肝炎、骨折、跌打损伤（《拉祜医药》）及感冒、肾结石、子宫脱垂、产后流血、风湿、关节炎、跌打、癫痫、气管炎、菌痢、急胃肠炎、风湿痛、脓肿、骨折（《滇药录》）。茎、叶：用于感冒、子宫脱出、产后血崩、风湿跌打。根：用于痛经（《滇省志》）。根、叶：用于跌打损伤、骨折、肺炎、咳嗽、口腔炎、齿龈炎、急性胃肠炎、月经不调（《民族药志二》）。苗族　茎、叶：用于夏季湿病、骨折（《苗医药》）。茎或叶：用于头晕、骨折（《苗药集》）。全株：用于流鼻血、毒蛇咬伤、牙龈溃烂（《苗药集》）。根：用于痢疾、胃痛、跌打肿痛、骨折。茎：用于跌打肿痛。叶：用于骨折。根、茎、叶：用于风湿性关节炎。全株：用于阑尾炎、痢疾、骨折、风湿性关节炎、跌打肿痛、消除疲劳（《桂药编》）以及骨折、风湿性关节炎、跌打肿痛（《民族药志二》）。畲族　全株：用于产后腹痛、月经不调、跌打损伤、风湿性关节痛（《畲医药》）。根：用于风湿性关节炎（《民族药志二》）。水族　茎、叶：用于骨折（《水医药》）。根：用于胃痛。茎：用于跌打肿痛。全株：用于流行性感冒、痢疾、疮疡肿毒、骨折、跌打损伤、风湿性关节炎（《民族药志二》）。土家族　全株用于:跌打损伤、骨折、湿气骨痛、小儿咳嗽发热(《土家药》)。瑶族 效用同苗族(《桂药编》)。全株用于流感、胃痛、痢疾、跌打损伤、风湿性关节炎、疮疡肿毒(《滇省志》)。根:用于胃痛。茎:用于跌打肿痛。全株:用于流行性感冒、痢疾、疮疡肿毒、骨折、跌打损伤、风湿性关节炎(《民族药志二》)。根、全株:用于跌打损伤、肝风、产后腹痛、关节痛、肿瘤(《湘蓝考》)。壮族 效用同苗族(《桂药编》)。全株:效用同瑶族(《滇省志》)。全株:用于痢疾、流感、胃痛、跌打扭伤、风湿痛(《民族药志二》)。

【药材鉴定】 性状 全株长50~120cm。根茎较粗大,密生细根。茎圆柱形,多分枝,直径0.3~1.3cm;表面暗绿色至暗褐色,有明显细纵纹,散有纵向皮孔,节膨大;质脆,易折断,断面有髓或中空。叶对生,叶片卵状披针形至卵状椭圆形,长5~15cm,宽3~6cm;表面绿色、绿褐色至棕褐色或棕红色,光滑;边缘有粗锯齿,齿尖腺体黑褐色;叶柄长约1cm;近革质。穗状花序顶生,常分枝。气微香,味微辛。

显微特征 (1)茎横切面:表皮细胞类长方形或长圆形,外被角质层,外缘呈钝齿状。皮层细胞10余列,外侧为2~3列厚角细胞,内侧薄壁细胞内含棕黄色色素,石细胞单个或成群散在。中柱鞘纤维束呈新月形,断续环列,木化。韧皮部狭窄。木质部管胞多数,射线宽2~8列细胞。髓部薄壁细胞较大,有时可见石细胞单个或成群散在。(2)全株粉末:黄绿色至绿棕色。木薄壁细胞类方形或长方形,内含棕黄色色素。石细胞类方形、类圆形或不规则多角形,单个散在或成群,直径40~60μm,胞腔较大,内含分泌物,孔沟明显。纤维狭长梭形或长条形,直径6~30μm,壁厚,木化。叶上表皮细胞方形或长方形,垂周壁微波状弯曲或稍平直,外被厚角质层。叶下表皮细胞类多角形,垂周壁微波状弯曲或稍平直,气孔稍下陷,不定式,副卫细胞3~5个。网纹、螺纹及环纹导管易见,非木化。

薄层色谱 取本品粉末2g,加水50ml,超声处理30分钟,滤过,滤液加乙酸乙酯振摇提取2次,每次25ml,合并乙酸乙酯液,蒸干,残渣加甲醇1ml使溶解,作为供试品溶液。另取肿节风对照药材2g,同法制成对照药材溶液。再取异秦皮啶对照品,加甲醇制成每1ml含0.5mg的溶液,作为对照品溶液。吸取上述3种溶液各4μl,分别点于同一硅胶G薄层板上,以甲苯-乙酸乙酯-甲酸(9:4:1)为展开剂,展开,取出,晾干,置紫外光灯(365nm)下检视。供试品色谱中,在与对照药材色谱和对照品色谱相应的位置上,显相同颜色的荧光斑点;置氨蒸气中熏10分钟,与对照品色谱相应的斑点变为黄绿色。

【化学成分】 全株主要含倍半萜内酯类、黄酮类和香豆素类化合物[1]。倍半萜内酯有草珊瑚内酯C~H、金粟兰内酯A(chloranthalactone A)、金粟兰酮B和E(chloranthalactone B,E)、银线草内酯E和F(shizukanolide E,F)以及dihydrovomifoliol-*O*-β-D-glucopyranoside、drovomifoliol-*O*-β-D-glucopyranoside、dihydrovomi foliol等;黄酮类有柚皮素-6-*C*-β-D-葡萄糖苷(naringenin-6-*C*-β-D-glucoside)、柚皮素-8-*C*-β-D-葡萄糖苷(naringenin-8-*C*-β-D-glucoside)、5,7,3′,4′-四羟基-二氢黄酮-3-鼠李糖苷(5,7,3′,4′-quadrihydroxy-dihyflavanones-3-rhamnoside)等;香豆素类化合物有6,7-dimethoxy-coumarin-8-ethleneglyol-2′-*O*-β-D-glucopyranoside、东莨菪素(scopoletin)、异秦皮啶(isofraxidin)、秦皮啶(fraxidin)、秦皮乙素(esculetin)等。还含有挥发油、有机酸、三萜类化合物。

【药理毒理】 1. 抗肿瘤作用:草珊瑚具有显著的抗恶性肿瘤和增强非特异性免疫作用[2]。2. 抗菌消炎作用[2]:具有广谱抗菌消炎作用,对绿脓杆菌、金黄色葡萄球菌、伤寒沙门氏菌有较强的抗菌作用,对溶血性链球菌和大肠杆菌也有一定的抗菌作用。3. 对白细胞和血小板的作用[3]:能显著增强小鼠的血小板功能且对正常血小板数量无明显影响,对阿糖胞苷引起的血小板及白细胞下降有显著的抑制作用等。4. 其他作用[3]：还具有提高机体免疫力、抗疲劳、抗胃溃疡、镇痛等作用。

参 考 文 献

[1] 胡晓茹. 草珊瑚化学成分研究. 北京：北京协和医学院. 中国医学科学院生药学博士学位论文,2009：18-21
[2]《中华本草》编委会. 中华本草(第3册). 上海：上海科学技术出版社,1999：456-459
[3] 胡晓茹,许旭东,杨峻山. 草珊瑚的研究概况. 中国药学杂志,2008,43(10)：721-723

（熊姝颖）

567. *Sarcandra glabra* ssp. *brachystachys*（海南草珊瑚）

【民族药名】 "汝无糯鸡"（彝族）。

【来源】 金粟兰科植物海南草珊瑚 *Sarcandra glabra*（Blume）Verdc. ssp. *brachystachys*（Blume）Verdc.［*Sarcandra hainanensis*（Pei）Swamy et Bailey］的全株。有小毒。秋季采收,晒干。

常绿半灌木,高1~1.5m；茎直立,无毛。叶纸质,椭圆形、宽椭圆形至长圆形,长8~20cm,宽3~8cm,顶端急尖至短渐尖,基部宽楔形,边缘除近基部外均有不整齐粗锯齿,齿间有一腺体；侧脉5~7对,两面稍凸起；叶柄长0.5~2cm,基部合生呈一鞘；托叶钻形。穗状花序顶生,分枝少,对生,多少成圆锥花状序；苞片三角形或卵圆形；雄蕊1枚,药隔背腹压扁成卵圆形,顶端常微凹,花药2室,药室几乎与药隔等长,侧生；子房卵形,无花柱,柱头具小点。核果卵形,长约4mm,幼时绿色,熟时橙红色。花期10月至翌年5月,果期3~8月。

生于海拔400~1550m的山坡、沟谷林下阴湿处。分布于广东、广西和云南。

【药用经验】 彝族 用于骨折、风湿性关节炎、劳伤腰痛（《滇省志》）。用于风湿性关节炎、劳伤腰痛（《彝药志》）。用于流感、乙型脑炎、麻疹、肺炎、痢疾、风湿性关节炎、疮疡肿毒、劳伤腰痛（《彝药集》）。

【使用注意】 孕妇慎用。

【药材鉴定】 显微特征 (1)茎横切面：表皮为1列矩形细胞,外被角质层；皮层中有少数油细胞和含鞣质的细胞散在,内侧偶见1~2个多角形和类圆形石细胞,直径32~83μm,壁厚7~30μm,纹孔明显。初生韧皮纤维束呈新月形。形成层区1~3层扁平细胞。维管束约24个；木质部束间射线宽5~9列细胞,维管射线1~2列细胞,射线细胞壁均有不同程度的木化增厚。导管多少整齐的径向排列。髓部有油细胞和众多含鞣质的细胞散在及数个多边形或类圆形石细胞片状分布,石细胞直径87~120μm,壁厚14~33μm,纹孔明显。薄壁细胞中可见淀粉粒,多圆形,直径2~5μm,单数脐点点状、缝隙状,层纹明显,复粒2个至多个分粒组成。(2)根横切面：表皮为1列类方形细胞,壁部分木质化,有时破损脱落,脱落处有2~3列皮层细胞壁木栓化和木质化。皮层细胞9~12列,内皮层细胞明显,凯氏带不显著,细胞不木化。皮层中多见类圆形、长圆形石细胞单个或数个成群分布,石细胞直径20~90μm,壁厚7~30μm,可见油细胞分布,薄壁细胞中富含与茎中相同的淀粉粒；中柱鞘细胞1~2列；韧皮部狭窄,细胞排列紧密；木射线1~5列细胞,可见含鞣质的细胞分布[1]。

参 考 文 献

[1] 李松林,乔传卓. 海南草珊瑚及其两变种组织鉴别. 基层中药杂志,1992(3)：9,10

（葛月宾）

568. *Saruma henryi*（马蹄香）

【民族药名】 马蹄香（土家族）。

【来源】 马兜铃科植物马蹄香 *Saruma henryi* Oliv. 的全草。有毒。夏季、秋季采挖，除去泥土，摊通风处阴干。

多年生草本。茎高 50～100cm，被柔毛。叶心形，膜质，长 6～14cm，宽 6～15cm，顶端短渐尖，基部两侧耳片圆，边缘和两面被柔毛；下部的叶柄长 4～12cm。花辐射对称；外轮花被裂片 3，半圆形，外面被柔毛，果时宿存并增大；内轮花被裂片 3，与外轮花被裂片互生，肾状圆形，黄色，长约 8mm，宽 6～8mm；雄蕊 12；心皮 6，下部贴生于花萼，上部分离。果熟时革质，沿腹缝线开裂；种子卵形，顶端尖，长约 3mm，具明显的横皱纹。花期 4～7 月。

生于山坡阴湿林下和沟边草丛中。分布于四川、贵州、湖北、江西、河南、陕西和甘肃。

【药用经验】 土家族 用于风寒头痛、疔疮肿毒、胃寒痛等（《土家族医药》）。用于胃痛、心绞痛、关节痛、痈疡疮毒等症（《土家药志上》）。

【使用注意】 本品具肾毒性。小儿忌用。

【药材鉴定】 性状 全草常捆成把。根状茎粗短，常连接成疙瘩状，直径约 5mm，有短分枝，表面棕褐色，上面有多数凹窝状的茎痕，周围密生多数细长的须根，根直径约 1mm，表面灰棕色；质脆易折断，断面黄白色。地上茎表面灰棕色或灰褐色，有纵棱；断面中空。叶多皱缩，水浸展平后完整者呈心形，长 6～15cm，两面及边缘有柔毛，偶见已开裂的蓇葖果状蒴果。气微香，味微苦辛。

【化学成分】 主要含马兜铃酸和马兜铃内酰胺类成分[1]；7-甲氧基-马兜铃内酰胺 IV（7-methoxyaristololactam IV）、马兜铃内酰胺 I（aristololactam I）、马兜铃内酰胺 Ia（aristololactam Ia）、马兜铃内酰胺 II（aristololactam II）、马兜铃内酰胺 AII（aristololactam AII）、马兜铃酸 I（aristolochicacid I）、穆坪马兜铃酰胺、4β,10β-香兰木二醇（4β,10β-aromadendranediol）、马兜铃内酯（aristololactone）、马兜铃次酸 I（aristolochinic acid I）、内消旋二氢愈创木酸（meso-dihydroguaiaretic acid）、calopiptin。

【药理毒理】 1. 免疫增强作用：马蹄香含药血清能够增强小鼠脾淋巴细胞转化能力，提高腹腔巨噬细胞能量代谢水平和吞噬能力，具有一定的免疫增强作用[2]。2. 镇痛作用：热板法实验表明本品具有显著的镇痛作用[3]。3. 促进肠蠕动：在炭末推进试验中表明，本品有显著的促进肠蠕动作用[3]。4. 毒理：急性毒性试验表明，小鼠灌胃马蹄香后短时间内出现活动减少，而后趋于正常，病理学检测未发现小鼠组织或脏器有明显异常改变，$LD_{50}>10g/kg$；亚急性毒性试验结果显示，马蹄香各剂量组大鼠的增重、脏器系数、血常规指标、血生化指标及组织病理变化与对照组比较，差异均无统计学意义（$P>0.05$），这些表明马蹄香毒性较小[4]。

参 考 文 献

[1] 董诗文，尚明英，王璇，等. 马蹄香的化学成分研究. 中国药学,2009,11(02):146-150

[2] 马丽娟，李鹏，宋宇，等. 马蹄香含药血清对小鼠脾淋巴细胞和腹腔巨嗜细胞的影响. 安徽农业科技,2011,38(29):16230,16231

[3] 马丽娟，李鹏，宋宇，等. 马蹄香镇痛作用的研究及对肠蠕动的影响. 中国畜牧兽医,2010,37(7):47,48

[4] 孙远，付玉，刘冰，等. 马蹄香对小鼠的急性毒性及对大鼠的亚急性毒性观察. 中国生物制品学杂志,2011,24(11):1290-1292

（陈旅翼）

569. *Saurauia napaulensis*（尼泊尔水东哥）

【民族药名】　鼻涕果（布朗族）；牛嗓管树、水东果、撒罗夷（拉祜族）；牛嗓管树、蜜心果（佤族）。

【来源】　猕猴桃科植物尼泊尔水东哥 *Saurauia napaulensis* DC. 的树皮。有毒。全年均可采收，鲜用或晒干用。

乔木，高 10m 上下；小枝粗壮，有鳞片状糙伏毛。叶纸质或薄革质，矩圆形或狭椭圆形，长16～36cm，宽5～12cm，先端锐尖或短渐尖，基部钝或圆形，边缘有小锯齿，上面无毛，下面沿脉疏生鳞片状糙伏毛，侧脉每边 30～40 条；叶柄长 2～4.5cm。圆锥花序生枝条上部叶腋，长 12～32cm，分枝有锈色短柔毛；花淡紫红色，直径 1～1.5cm；萼片5，圆卵形，长 4～6mm，无毛；花瓣5，长约 8mm；雄蕊多数；子房球形，花柱5，下部合生。浆果球形，直径约 1.2cm。花果期 7～12 月。

分布于云南、四川、贵州和广西西部。

【药用经验】　布朗族　用于骨折、跌打损伤、创伤出血（《民族药志要》）。拉祜族　用于无名肿毒、大疮、胎儿不下、骨折、跌打损伤、创伤出血、尿淋、枪伤、血尿、慢性骨髓炎（《拉祜药》）。佤族　用于骨折、跌打损伤、创伤出血、慢性骨髓炎（《中佤药》）。

【化学成分】　树皮含 auranamide、aurantiamide benzoate、齐墩果酸（oleanolic acid）、β-谷甾醇（β-sitosterol）、胡萝卜苷（daucosterol）、乌苏酸（ursolic acid）、2α,3α-二羟基-12-烯-28-乌苏酸（2α,3α-dihydroxyurs-12-en-28-oic acid）、2α,3β,24-三羟基-12-烯-28-乌苏酸（2α,3β,24-trihydroxyurs-12-en-28-oic acid）、(2S,3S,4R,10E)-2-[(2′R)-2′-hydroxytetracosanoyl amino]-10-octadecene-1,3,4-triol、2α,3α,24-三羟基-12-烯-28-齐墩果酸（2α,3α,24-trihydroxyolean-12-en-28-oic acid）、2α,3β-二羟基-12-烯-28-乌苏酸（2α,3β-dihydroxyurs-12-en-28-oic acid）和 2α,3α,24-三羟基-12-烯-28-乌苏酸（2α,3α,24-trihydroxyurs-12-ene-28-oic acid）[1]。

参 考 文 献

[1] 肖艳华,张爱莲,张国林. 尼泊尔水东哥的化学成分研究. 天然产物研究与开发,2007,19:978

（吴　燕　张　飞）

570. *Saussurea involucrata*（天山雪莲）

【民族药名】　雪莲花（通称）；"霍加却仆"（哈萨克族）；"帮孜达娃"（蒙古族）；"恰果苏巴"（藏族）；"塔古来力斯"、"塔格来利斯"、"卡尔来力斯"（维吾尔族）。

【来源】　菊科植物天山雪莲（大苞雪莲、新疆雪莲、雪莲花）*Saussurea involucrata*（Kar. et Kir.）Sch. -Bip. 的带花全草。有毒。6～7 月开花时采收，除去泥沙，晾干。

多年生草本，高 15～25（48）cm。根茎粗，颈部被多数纤维状残叶基。茎粗壮，直径 2～3cm，无毛。叶密集，基生叶和茎生叶近革质，矩圆形或卵状矩圆形，长达 14cm，宽 2～3.5cm，无柄，顶端钝或稍尖，基部下延，边缘有尖齿，两面无毛，齿间有头状腺毛；最上部有 13～17 排成二层的膜质苞叶，宽 5～7cm，顶端渐尖，边缘有尖齿，常超出花序的 2 倍。头状花序 10～20 个在茎端密集成球状，无梗；总苞半球形，总苞片 3～4 层，披针形，顶端尖，边缘或全部黑色，被白色疏长毛；花冠紫色，长约 14mm。瘦果矩圆形，长约 5mm，具肋；冠毛污白色，外层短，糙毛状，内层羽毛状。花期 6～7 月。

生于海拔 3000m 以上的高山岩缝、砾石和沙质河滩中。分布于新疆的天山、昆仑山的高山区以及甘肃、青海等地。

【药用经验】 哈萨克族 用于肺寒咳嗽、催产、牙痛（《民族药志一》）。蒙古族 用于结核气喘、腰腿痛、妇女月经不调、经痛、筋骨损伤（《民族药志一》）。藏族 用于头疮、炭疽、风湿（《晶珠本草》）及癫痫、热性疼痛。维吾尔族 用于风寒引起的四肢麻木、风湿性关节炎、小腹冷痛、妇女月经不调、肾虚腰痛（《维药志》）。用于风湿性关节炎、小腹冷痛、妇女月经不调（《民族药志一》）。用于湿寒性或黏液质性疾病,如风湿性关节炎、关节疼痛、肾脏寒虚、性欲低下、经水不下、胎盘难下、小腹冷痛、白带增多等（《中本草维卷》）。

【使用注意】 孕妇忌服。

【中毒与解毒】 天山雪莲（大苞雪莲、新疆雪莲）内服用量为 0.6 ~ 1.5g,过量应用易发生中毒。主要成分为生物碱、黄酮、伞形花内酯、三十一烷、大黄素甲醚、柯依利素及挥发油等,还含类似乌头碱的成分等。雪莲花中有毒物质有终止妊娠作用,并对心脏有抑制。中毒潜伏期30 分钟至 3 小时,中毒表现为头晕、口唇和舌体及手足发麻、胸闷憋气、大汗淋漓、恶心、呕吐、肠鸣音亢进、脉速细弱、血压下降、心率加快后减慢、心律失常等[1]。中毒解救原则为洗胃、导泻、对症治疗。治疗措施:(1) 予 1:4000 高锰酸钾溶液洗胃;(2) 50% 硫酸镁 50ml 导泻;(3) 阿托品 0.5mg 肌内注射,视情况于 30 分钟至 1 小时再予重复 1 次,后改口服维持;(4) 补液,5% 葡萄糖盐液 500ml、10% 葡萄糖液 1000ml、维生素 C 1.5g 静脉滴注,若呕吐剧烈、失水过多应注意纠正水、电解质紊乱;(5) 抗心律失常药物视情况选用阿托品、山莨菪碱、利多卡因、异丙肾上腺素等;(6) 视情况择用细胞活化剂、中枢兴奋剂、利尿剂、糖皮质激素等[1]。

【药材鉴定】 性状 本品茎呈圆柱形,长 2 ~ 48cm,直径 0.5 ~ 3cm;表面黄绿色或黄棕色,有的微带紫色,具纵棱,断面中空。茎生叶密集排列,无柄,或脱落留有残基,完整叶片呈卵状长圆形或广披针形,两面被柔毛,边缘有锯齿和缘毛,主脉明显。头状花序顶生,10 ~ 42 个密集成圆球形,无梗。苞叶长卵形或卵形,无柄,中部凹陷呈舟状,膜质,半透明。总苞片 3 ~ 4 层,披针形,等长,外层多呈紫褐色,内层棕黄色或黄白色。花管状,紫红色,柱头 2 裂。瘦果圆柱形,具纵棱,羽状冠毛 2 层。体轻,质脆。气微香,味微苦。

显微特征 本品粉末黄灰色至黄绿色。腺毛类棒槌形,头部和柄多为 2 列细胞。非腺毛为多细胞或单细胞,基部细胞类长方形,先端细胞较细或扭曲,长 40 ~ 300μm。花粉粒球形。直径45 ~ 68μm,外壁有刺状突起,具 3 孔沟。气孔不定式。冠毛为多列分枝状毛。花柱碎片具刺状或绒毛状突起。

薄层色谱 取本品粉末 0.5g 加甲醇 20ml,超声处理 10 分钟,滤过,滤液蒸干,残渣加甲醇1ml 使溶解,作为供试品溶液。另取天山雪莲对照药材 0.5g,同法制成对照药材溶液。再取芦丁、绿原酸对照品,分别加甲醇制成每 1ml 各含 5mg 和 2mg 的溶液,作为对照品溶液。吸取上述 4 种溶液各 3 ~ 5μl,分别点于同一硅胶 G 薄层板上,以乙酸乙酯-丁酮甲酸-水(10:6:1:2)的上层溶液为展开剂,展开,取出,晾干,再喷以 1% 亚硝酸钠的 1% 甲醇溶液,加热至斑点显色清晰。供试品色谱在与对照药材色谱和对照品色谱相应的位置上,显相同颜色的斑点[2]。

【化学成分】 含黄酮、蒽醌、香豆精、甾体、木脂素、倍半萜内酯、生物碱、挥发油、糖类等多种类别的成分[3]。糖类成分有葡萄糖、果糖、蔗糖、多糖。黄酮及黄酮苷类成分有金合欢素(jaceosidin)、芹菜素(apigenin)、5,6-二甲氧基-芹菜素、6-甲氧基-芹菜素、木犀草素(luteolin)、山奈素(kaempferide)、槲皮素(quercetin)、芦丁(rutin)、日本椴苷、芹菜素-7-O-α-L-鼠李糖(1→2)-β-D-吡喃葡萄糖糖苷〔apigenin-7-O-α-L-rhamnose(1→2)-β-D-glucopyranoside〕、芹菜素-7-O-β-D-吡喃葡萄糖苷(apigenin-7-O-β-D-glucopyranoside)、芹菜素-7-O-β-D-新陈皮糖苷(apigenin-7-O-

β-D-neohesperoside)、柯利素-7-O-β-D-吡喃葡萄糖苷、木犀草素-7-O-β-D-吡喃葡萄糖苷（luteolin-7-O-β-D-glucopyranoside）、木犀草素-7-O-α-D-鼠李糖（1→2）-β-D-吡喃葡萄糖苷［luteolin-7-O-α-D-rhamnose（1→2）-β-D-glucopyranoside］、山奈素-3-O-α-L-鼠李糖苷（kaempferide-3-O-α-L-rhamnoside）、槲皮素-3-O-α-L-鼠李糖苷（quercetin-3-O-α-L-rhamnoside）、槲皮素-3-O-β-D-吡喃葡萄糖苷（quercetin-3-O-β-D-glucopyranoside）。其他苷类成分有正丁基-β-D-吡喃果糖苷（n-butyl-β-D-fructopyranoside）、3α-OH-11,13-二氢去氢广木香内酯-8-β-D-吡喃葡萄糖苷、大苞雪莲内酯-8-β-D-吡喃葡萄糖苷、伞形花内酯-7-O-β-D-吡喃葡萄糖苷（umbelliferone-7-O-β-D-glucopyranoside）。蒽醌类有大黄素甲醚（physcion）。香豆素类有东莨菪素（scopoletin）、伞形花内酯（umbelliferone）。三萜类有α-香树素（α-amyrin）、β-香树素（β-amyrin）、羽扇豆醇（lupeol）及其乙酸酯和棕榈酸酯。甾体类有β-谷甾醇（β-sitosterol）、豆甾烷醇（stigmasterol）、豆甾-7-烯-3-醇、麦角甾烷-3β,24-二醇。木脂素类有牛蒡苷元（arctigenin）、牛蒡苷（arctiin）、2-羟基拉伯酚 B、紫丁香苷。倍半萜内酯有11α,13-二氢去氢广木香内酯、去氢广木香内酯、大苞雪莲内酯（4,10-环外亚甲基-8-羟基-11-甲基愈创内酯）、母菊酯、雪莲内酯［xuelianlactone,8β-hydroxy-1αH,5αH,6βH,7αH,11αH-guaian-10（14）,4（15）-diene-6,12-olide］。生物碱有秋水仙碱（colchicine）、大苞雪莲碱（13-脯氨酸二氢去氢广木香内酯）。其他成分有 3-吲哚乙酸（indole-3-acetic acid）、对羟基苯乙酮。挥发油类成分主要是萜类、醇类、酮类、有机酸类、酯类、烷烯烃、含氮杂环以及少量的芳香烃。

【药理毒理】 1. 解痉、降压和平喘作用：天山雪莲花总黄酮除能抑制离体兔肠平滑肌外，可降低麻醉兔和犬的血压，其降压作用可部分地被普萘洛尔阻断[4,5]。 2. 抗癌作用[6]：天山雪莲花中的黄酮成分金合欢素（jaceosidin）和高丰前素（hispidulin）用体外细胞培养[3]H-TdR 掺入法，培养 12 小时、24 小时、36 小时和 48 小时，对腹水型肝癌和 S_{180} 癌细胞的 DNA 合成均有明显的抑制，二者对腹水型肝癌细胞 DNA 合成的抑制均比 S_{180} 高，对腹水型肝癌细胞 DNA 合成的 LD_{50} 依次为 70.8μg/ml 和 116μg/ml，jaceosidin 对癌细胞 DNA 合成的抑制机制，可能是对 DNA 模板损伤型。 3. 清除自由基及抗疲劳作用：天山雪莲花的 hispidulin，用氮蓝四唑比色法测得具有清除超氧阴离子自由基和抗 NADH 过氧化物酶的氧化的能力。同法，天山雪莲花多糖（SIP）能明显抑制小鼠肝匀浆硫代巴比妥酸钠反应物的产生，并降低小鼠耗氧量，延长游泳时间[7]。

【附注】 1. 除天山雪莲（大苞雪莲、新疆雪莲）外，作雪莲花入药的有绵头雪莲、水母雪莲等的带花全株。一般认为只有天山雪莲（大苞雪莲、新疆雪莲）有毒。 2. 本品为维吾尔族习用药材，其干燥地上部分以"天山雪莲"为名收载于中国药典 2015 年版。

参 考 文 献

［1］方克美,杨大明,常俊. 急性中毒治疗学. 南京:江苏科学技术出版社,2002:1-588
［2］国家药典委员会. 中国药典(一部). 2015 年版. 北京:中国医药科技出版社,2015:53-54
［3］李君山,蔡少青. 雪莲花类药材的化学和药理研究进展. 中国药学杂志,1998,33(8):449-452
［4］新疆医学院药理教研室. 雪莲的药理作用研究. 药学通报,1979,14:86
［5］何新,李观海,陈汉瑜. 新疆雪莲黄酮的抗炎镇痛作用肮抗炎机理研究. 西北药学杂志,1990,5(3):17
［6］崔志清,王国祥,王立斌,等. 雪莲的镇静作用. 天津医学院学报,1990,5(3):17
［7］郑荣梁,刘光顺,邢光新,等. 大苞雪莲花多糖清除自由基及抗疲劳作用. 中国药理学报,1993,14(11):47

（任永申）

571. *Saussurea medusa*（水母雪莲花）

【民族药名】 "杯拖勒"、"杯唾勒"（纳西族）；"楔楞花"（普米族）；"恰果苏巴"、"恰羔素巴"、"玄果搜花"（藏族）；水母雪莲、石莲（裕固族）。

【来源】 菊科植物水母雪莲花（水母雪兔子）*Saussurea medusa* Maxim. 的全草。有毒。夏季开花时拔取全株，除去泥土，晾干。

多年生草本，高8～15cm。根茎细长，有褐色残叶柄，自颈部发出莲座状叶丛。茎直立，被蛛丝状绵毛。叶密集，基部叶倒卵形或卵状菱形，顶端圆钝，上半部边缘有8～12个粗齿，基部楔形，渐狭成长达2.5cm而基部紫色的鞘状叶柄；上部叶渐小，卵形或卵状披针形，顶端尖或渐尖，两面被白色绵毛；最上部叶条形或条状披针形，边缘有条裂或细齿。头状花序多数，在茎端密集成球状，无梗，总苞狭筒状，长10～15mm，总苞片外层条状矩圆形，紫色，有白色或褐色绵毛，内层倒披针形；花冠紫色，长约12mm。瘦果条状纺锤形，长8～9mm，冠毛白色，内层羽毛状。花果期7～9月。

生于高山多砾石山坡和流石滩。分布于青海、甘肃、四川、云南、西藏。

【药用经验】 纳西族 用于夜盲症、月经不调、血崩、肺结核、跌打损伤（《滇省志》）。用于月经不调、白带（《民族药志一》）。普米族 用于体虚头晕、耳鸣眼花（《民族药志一》）。藏族 用于头部创伤、炭疽、热性刺痛、妇科病、类风湿性关节炎、中风；外敷消肿（《部藏标》）。用于炭疽病、中风、风湿性关节炎、胎衣不下、引产（《藏标》）。用于炭疽、风湿痹症、痛经、癫痫；外敷消肿（《中国藏药》）。用于炭疽（《青藏药鉴》）。用于炭疽病、中风、风湿性关节炎、崩漏带下、月经不调、妇女小腹冷痛、经痛、胎衣不下、肾虚腰痛、遗精阳痿、血热病引起的头痛（《民族药志一》）。裕固族 用于妇女引产；泡酒内服强身。外用治疗跌打损伤（《民族药志要》）。

【使用注意】 煎汤内服用量6～12g，或浸酒服。外用适量。过量服用可致大汗淋漓；孕妇忌服。

【药材鉴定】 性状 呈圆柱状或圆锥状，外形似棉球状。表面黄褐色、灰褐色或深灰色。茎长7～25cm，茎基部有残存黑色叶基，呈覆瓦状密集排列，膜质。茎中部至顶部的叶片密集，皱缩卷曲，密被白色或褐色绒毛。完整叶片长卵形、匙形、倒披针形或狭倒卵形，边缘近全缘或齿状。头状花序集生茎顶，呈半圆球形；花冠紫色、白色或红紫色。稀见瘦果，具白色或黑褐色长冠毛，密集成毡状，形似灰白色的绒球，直径4～8mm，可见紫红色或紫黑色的花柱和柱头露于冠毛外，组成紫灰色相间的斑点[1]。

显微特征 茎横切面：直径1～1.4cm，表皮细胞不规则，排列紧密，下皮细胞1～2列。皮层宽，多裂隙。分泌道单个，分布于韧皮部一侧，含橘黄色物质。厚壁组织分布在维管束的两端。59～61个外韧维管束排成1～2环。韧皮部宽，筛管群明显，形成层不显。木质部宽，导管为卵圆状多边形，3～5个成群。髓大，具髓腔。

【化学成分】 含黄酮、生物碱、雪莲内酯、甾醇、挥发油、多糖和16种氨基酸等多种成分，主要为黄酮及黄酮苷类[2,3]。含黄酮类有芹菜素、芹菜素-7-O-β-D-葡萄糖苷、伞形花内酯、伞形花内酯-7-O-β-D-葡萄糖苷（umbelliferone-7-O-β-D-glucoside）、东莨菪素、对羟基苯乙酮、3-吲哚乙酸（3-indolylacetic acid）、秋水仙碱（colchicine）及β-谷甾醇[4]。

【药理毒理】 1. 抗炎镇痛作用：雪莲总碱100mg/kg 皮下注射，对小鼠醋引起的腹腔毛细血管通透性增加无明显影响，20mg/kg 腹腔注射对大鼠蛋清性关节炎有抑制作用。雪莲黄酮

0.5mg/kg、5mg/kg 腹腔注射,对大鼠蛋清性足跖肿胀有抑制作用;20mg/kg 腹腔注射,小鼠热板法试验表明有镇痛作用;100mg/kg 腹腔注射使大鼠肾上腺维生素 C 含量下降。雪莲注射液(0.4g/ml)1ml/只腹腔注射对大鼠蛋清性关节炎有抑制作用,0.2ml/只腹腔注射,小鼠热板法试验有镇痛作用[1]。2. 抗癌作用:其甲醇提取物对癌细胞生长有抑制作用[5]。研究表明,从水母雪莲花中提取出来的 24 个组分中,有 4 种化合物对脂多糖刺激的细胞生长有显著的抑制作用。其中,木质素类的作用较明显。3. 抗损伤及清除自由基作用[2]:水母雪莲花黄酮成分注入小鼠腹腔后,活动次数减少,皮层脑电图慢 Q 波也减少,显示该成分对小鼠中枢神经系统有抑制作用。另外,黄酮类成分还对由超氧化物引起的嗜铬细胞瘤生长具有缓解作用。4. 对心血管系统的影响[3]:雪莲总碱和雪莲乙醇提取物均可降低家兔皮肤血管的通透性,作用较强,总碱可使离体兔血管收缩,其作用可被 α-受体阻断剂酚妥拉明所阻断。雪莲花乙醇提取物对血管呈现扩张作用,雪莲总碱和总黄酮均能降低家兔和麻醉犬的血压。总碱对离体兔心脏有抑制作用。使其收缩幅度变小,心率减慢,T 渡变凸,可持续 10 分钟。5. 对平滑肌的作用[3]:雪莲总碱对组胺、毛果芸香碱和乙酰胆碱引起的离体家兔肠平滑肌痉挛有显著的解痉作用,能部分的对抗组胺引起的豚鼠离体气管环的收缩作用。

参 考 文 献

[1] 陈阿梅. 简述青海雪莲花的鉴别方法. 青海医药杂志,2008,38(1):39
[2] 李咏华,葛发欢,苏薇薇. 水母雪莲花研究进展. 中药材,2004,27(4):297
[3] 金美子. 雪莲花的药理作用及临床应用研究进展. 中外健康文摘,2010,07(34):420
[4]《中华本草》编委会. 中华本草. 上海:上海科学技术出版社,2002
[5] Hongquan Duma. Immomosuppressive constituents from SoAtasurea nmdusa,Phythochemistly,2002(59):85

（吴　燕）

572. *Saussurea romuleifolia*（鸢尾叶风毛菊）

【民族药名】　"果蕨早莫"（傈僳族）;"拉拉克"（纳西族）。

【来源】　菊科植物鸢尾叶风毛菊 *Saussurea romuleifolia* Franch. 的全草。有小毒。秋末采集,洗净鲜用或晒干用。

多年生草本,高 10~30cm。根茎纺锤状,颈部密被纤维状残叶。茎直立,密被绢状长柔毛,杂有腺毛。叶较硬质,密集于基部,茎生叶少数,条形,基生叶常长于茎贴地而生,长 15~25cm,宽 2~5mm,顶端尖,边缘内卷,下面被灰白色柔毛。头状花序直径 2~3.5cm,单生于茎端;总苞卵状筒形,长 2~3.5cm,总苞片披针形或条状披针形,全部或上部及边缘紫色,顶端长渐尖,具硬刺尖,有疏细齿或全缘;花紫色,长 25~28mm,有腺点。瘦果长 4~5mm,先端有小冠;冠毛污白色,外层糙毛短,内层羽毛状。花果期 7~8 月。

生于高山山坡草地或林缘。分布于云南西北部、四川西部和西南部。

【药用经验】　傈僳族　用于风湿性关节痛、跌打损伤、小儿疳积（《怒江药》）。纳西族　用于风湿麻木、关节痛、跌打损伤、高热、毒蛇咬伤（《滇药录》）。

（吴　燕）

573. *Saxifraga stolonifera*（虎耳草）

【民族药名】　"把铜钱挪"、"金仙"、"骂卡猛当老"（侗族）;"拉背见俄"（傈僳族）;"窝比省"、"锐计档棍"、"弯功乃小"、"八抓"(苗族)；"铜架怀"、猪耳草、耳朵草、老虎耳(畲族)；"骂打痛"(水族)；"摸龙弄密"(藏族)；"绣席"(土家族)；"荡能"、"甘裂使"、"善芬兜付壮"(瑶族)；"牙丘西"(壮族)。

【来源】 虎耳草科植物虎耳草 *Saxifraga stolonifera* Meerb. 的全草。有小毒。全年均可采收,洗净,晒干。

多年生草本;根纤细;匍匐茎细长,有分枝,紫红色,有时生出叶与不定根。叶基生,通常数个;叶柄长 3~10cm;叶片肉质,圆形或肾形,直径 4~6cm,有时较大,基部心形或平截,边缘有浅裂和不规则浅钝圆齿,上面绿色,常有白色斑纹,下面紫红色,两面被长伏毛。花茎高达 15~45cm,直立或稍倾斜,有分枝;圆锥状花序,轴与分枝、花梗被腺毛及绒毛;苞片披针形,被柔毛;萼片卵形,先端尖,向外伸展;花多数,花瓣 5,白色或粉红色,下方 2 瓣特长,椭圆状披针形,长 1~2cm,宽 2~3mm,上方 3 瓣较小,卵形,基部有黄斑及紫斑;雄蕊 10,花丝棒状,比萼片长约 1 倍,花药紫红色;子房球形,花柱纤细,柱头细小。蒴果卵圆形,先端 2 深裂,呈喙状。花期 5~8 月,果期 7~11 月。

生于海拔 400~4500m 的林下、灌丛、草甸和阴湿岩隙。分布于华东、中南、西南及河北、陕西、甘肃、台湾等地。

【药用经验】 侗族 用于妇女乱经吐血、中耳炎、结膜炎、角膜云翳、小儿口腔炎、腮腺炎(《桂药编》)。用于"忍卡"(中耳炎)、面部湿疹(《侗医学》)。僳僳族 用于风疹、湿疹、中耳炎、丹毒、咳嗽吐血、肺痈、崩漏、痔疮(《怒江药》)。苗族 用于中耳炎、外耳道湿疹、慢性下肢溃疡(《苗医药》)。用于肺咳嗽、百日咳、中耳炎或外耳道湿疹、颈面部湿疹、下肢臁疮(《苗药集》)。纳西族 用于耳郭溃烂、肺结核、肺痈吐脓血、皮肤风疹、荨麻疹、小儿发热、咳嗽气喘、肺热咳嗽、外伤出血;外用于风疹瘙痒、皮肤湿疹、疖痈、冻疮溃烂等(《民毒药研用》)。畲族 用于中耳炎、耳疔、小儿急惊风、咳嗽、痈肿疔疮、吐血(《畲医药》)。水族 外用治腮腺炎(《水医药》)。藏族 用于急性中耳炎、风热咳嗽。外治大泡性鼓膜炎、风疹瘙痒(《湘考兰》)。土家族 用于蚕耳(化脓性中耳炎)、疮疖痈、青水疮、气管炎(《土家族》)。瑶族 效用同侗族(《桂药编》)。壮族 效用同侗族(《桂药编》)。

【使用注意】 历代均记载有毒或有小毒,又为寒凉之品,有损胃气,故脾胃虚弱及孕妇慎服。

【药材鉴定】 性状 多蜷缩成团状,全体被毛。根茎短,丛生细短须状根,灰褐色;匍匐枝线状。基生叶数片,密被黄棕色绒毛;叶柄长 2~10cm,稍扭曲,有纵皱纹,基部鞘状;叶片稍厚,展平后呈圆形或肾形,红棕色或棕褐色,长 2~6cm,宽 3~7cm,边缘具不规则齿。狭圆锥花序顶生,花有梗;花瓣 5 片,上面 3 片小,卵形,有黄色斑点,下面 2 片大,披针形,倒垂,似虎耳。蒴果卵圆形。气微,味微苦[1,2]。

显微特征 叶表面观:表皮细胞多角形,垂周壁平直,有的壁孔较明显,或具角质线纹。下表皮气孔不定式,副卫细胞 4~8 个,较表皮细胞小,垂周壁波状弯曲。腺毛头部 1~8 个细胞,椭圆形,含棕黄色分泌物;柄有多列和单列 2 种,前者长 1.3~5.6mm,其上部单列,向基部逐渐增粗至 7 列;后者 1~4 细胞,长 70~110μm。草酸钙簇晶直径 25~56μm,棱角长尖[2]。

薄层色谱 取本品粉末 2g,加甲醇 20ml,加热回流 2 小时,滤过,滤液加水 5ml,蒸去甲醇,残液用石油醚(30~60℃)提取 3 次,每次 5ml,弃去石油醚液。提取后的水溶液加稀盐酸 5ml,水浴上加热水解 30 分钟,冷后用乙酸乙酯 20ml 分 2 次振摇提取,合并提取液,挥干,残渣加甲醇 2ml 使溶解,作为供试品溶液。另取槲皮素对照品,加甲醇制成每 1ml 含 1mg 的溶液,作为对

照品溶液。吸取上述2种溶液各2μl,分别点于同一硅胶G薄层板上,以苯-乙酸乙酯-甲酸(5:
2:1.5)为展开剂,展开,取出,晾干,喷以三氯化铝试液,置紫外光灯(365nm)下检视。供试品
色谱在与对照品色谱相应的位置上,显相同颜色的荧光斑点。

【化学成分】 含黄酮类、香豆素类、有机酸类、木脂素类等成分。黄酮类有:槲皮素-3-鼠李
糖苷(quercetin-3-rhamnose glycoside)、槲皮素(quercetin)、槲皮素-3-O-β-D-吡喃葡萄糖苷(quer-
cetin 3-O-β-D-glucopyranoside)、槲皮素-3-O-β-D-木糖-(1→2)-β-D-半乳糖苷 [quercetin-3-O-β-
D-xylopyranosyl-(1→2)-β-D-galactopyranoside]、山奈酚-3-O-α-L-鼠李糖苷(kaempferol-3-O-α-L-
rhamnopyranoside)。香豆素有:岩白菜素(bergenin)、5-甲氧基异虎耳草素(5-O-methylnorberge-
nin)。有机酸有:没食子酸(gallic acid)、原儿茶酸(protocatechuic acid)、琥珀酸(succinic acid)、
反甲基丁烯二酸(methylfumaric acid)、对香豆酸(p-coumaric acid)、二十四烷酸(tetracosane
acid)、8,10-二甲氧基-十八烷酸(8,10-dimethoxy-octadecanoic acid)。木脂类化合物:(7R,8S)-
4,9,9'-三羟基-3-甲氧基-7,8-二氢苯并呋喃-1'-丙基新木脂素-3'-O-β-D-葡糖苷 [(7R,8S)-4,9,
9'-trihydroxyl-3-methoxyl-7,8-dihydrobenzofuran-1'-propylneolignan-3'-O-β-D-glucopyranoside]。另
含有 β-谷甾醇(β-sitosterol)、胡萝卜苷(daucosterol)、3,4-二羟基烯丙基苯-4-O-β-D-葡糖苷(3,
4-dihydroxyallylbenzene-4-O-β-D-glucopyranoside)、(3S,5R,6R,7E,9R)-3,5,6,9-四羟基-7-me-
gastigmane [(3S,5R,6R,7E,9R)-3,5,6,9-tetrahydroxy-7-megastigmane]、对羟基苯乙酮(p-
hydroxyacetophenone)、连苯三酚(pyrogallic acid)、对羟基苯酚(p-hydroxyphenol)、三十一烷醇(1-
hentriacontanol),十八碳酸单甘油酯(glyceryl monostearate)等[[3~7]]。

【药理毒理】 1. 抑菌作用:虎耳草乙醇提取物对金黄色葡萄球菌、苏云金芽孢杆菌、大
肠杆菌和枯草芽孢杆菌等4种细菌均有一定的抑制作用,其最低抑菌浓度(MIC)分别为
0.9/12ml、1.1/12ml、2.3/12ml 和 1.7/12ml[8]。虎耳草80%乙醇提取物的乙酸乙酯萃取部
分均对大肠杆菌、沙门氏菌、金黄色葡萄糖球菌、里默氏杆菌及巴氏杆菌有一定抑制的作用。
正丁醇萃取部分对金黄色葡萄球菌、里氏杆菌有较明显的抑制作用[9]。2. 抗炎作用:本品
80%乙醇提取物的乙酸乙酯部位对二甲苯致小鼠耳肿胀有明显抑制作用,肿胀抑制率为
48.3%;水溶性部分肿胀抑制率为23.94%。另外,本品80%乙醇提取物的乙酸乙酯部位对
琼脂肉芽肿抑制率最高(26.76%),水溶部分肉芽肿质量抑制率为11.83%。提示虎耳草提
取物尤以乙酸乙酯部分对急慢性炎症有较好抑制作用,同时水溶性部分也有一定的抗炎作
用[9]。3. 镇咳作用:虎耳草80%乙醇提取物的乙酸乙酯部位对氨水致小鼠咳嗽的潜伏期较
长,2分钟内咳嗽次数最少[9]。4. 体外抑制前列腺癌细胞增殖:虎耳草水煮醇沉后浓缩液提
取物在体外可抑制人前列腺癌 PC-3 细胞系的增殖,诱导前列腺癌细胞凋亡[10]。5. 强心作
用:离体蛙心滴入虎耳草压榨的鲜汁滤液或1:1醇提取物,均有一定的强心作用。提取液去
钙后心脏仍有兴奋作用,但较去钙前弱[1]。6. 其他作用:虎耳草乙醇提取液对麻醉犬及清醒
兔有明显利尿的作用[1]。

参 考 文 献

[1] 田代华. 实用中药辞典(上卷). 北京:人民卫生出版社,2002:1139

[2]《中华本草》编委会. 中华本草(苗药卷). 贵阳:贵州科学技术出版社,2005:353,354

[3] Zhuo Chen,Yu-Mei Liu,Song Yang,et al. Studies on the chemical constituents and anticancer activity of *Saxifraga stolonifera* (L)
Meeb. . Bioorganic & Medicinal Chemistry,2008(16):1337-1344

[4] FENG Wei-sheng,LI Zhen,ZHENG Xiao-ke,et al. Chemical constituents of *Saxifraga stolonifera*(L.) Meeb. Acta Pharmaceutica
Sinica,2010,45(6):742-746

[5] 先春,龚小见,赵超,等.虎耳草的化学成分研究.中国实验方剂学杂志,2012,18(10):124-126

[6] 罗厚蔚,吴葆金,陈节庵,等.虎耳草有效成分的研究.中国药科大学学报,1988,19(1):1-3

[7] 陈晨,赵晓辉,文怀秀,等.虎耳草石油醚提取物的化学成分分析.中国野生植物资源,2011,30(4):57-60

[8] 刘世旺,徐艳霞.虎耳草乙醇提取物抑菌作用的研究.资源开发与市场,2007,23(6):481-483

[9] 李亨东,李英伦,范巧佳,等.四川宝兴虎耳草活性部位筛选.中草药,2009,40:187-189

[10] 丁家欣,张立石,张玲,等.虎耳草提取物对前列腺癌细胞凋亡的影响.中国中医基础医学杂志,2005,11(12):905-907

（李 聪）

574. *Schima superba*（木荷）

【民族药名】 山大炮、药王树(土家族)。

【来源】 山茶科植物木荷 *Schima superba* Gardn. et Champ 的根皮。有大毒。全年均可采收,除去杂质,晒干。

乔木,高 8~18m;幼小枝无毛,或近顶端有细毛。叶革质,卵状椭圆形至矩圆形,长 10~12cm,宽 2.5~5cm,两面无毛;叶柄长 1.4~1.8cm。花白色,单独腋生或顶生成短总状花序;花梗长 1.2~4cm,通常直立;萼片 5,边缘有细毛;花瓣 5,倒卵形;子房基部密生细毛。蒴果直径约 1.5cm,5 裂。花期 6~8 月。

生于海拔 150~1500m 的山谷、林地。分布于安徽、浙江、福建、江西、湖南、广东、台湾、贵州、四川。

【药用经验】 土家族 用于疔疮、无名肿毒、风湿性关节痛、腹泻(《土家药志上》)。

【使用注意】 根皮有大毒,忌内服。

【中毒与解毒】 据报道,伐木者常因皮肤与该树皮接触引起红肿、发痒。解救方法:用清水、茶叶水或硼酸溶液洗涤[1]。

【附注】 同属植物南洋木荷(滇木荷)*Schima noronhae* Reinw. ex Bl. 的叶、茎皮有小毒,彝族痈疡疔疖(《哀牢》)。

参 考 文 献

[1] 方志先.土家族药物志(上).北京:中国医药科技出版社,2007:54

（陈旅翼）

575. *Schizocapsa plantaginea*（裂果薯）

【民族药名】 水田七(根茎通称);"骂朗介冷"、"三七冷"、"马朗改冷"(侗族);"水勒匍"(毛南族);"窝久欧"、"蛙菊欧"(苗族);"喇叭嫩"、"许勒拨"(仫佬族);"骂酒柳"(水族);水虾蚣、水哈公、"温勒扒"(瑶族);"泛莫"、"或投给"、"棵汪脑"、"那罗罢"、"三七喃"(壮族)。

【来源】 蒟蒻薯科（箭根薯科）植物裂果薯 *Schizocapsa plantaginea* Hance [*Tacca plantaginea*（Hance）Drenth.]的根茎、全草。根茎有毒。根茎夏季采挖,洗净,鲜用或切片晒干;全年可采,洗净,去掉须根,鲜用或晒干用[1]。

多年生草本,高 20~30cm。根茎粗短弯曲。叶片狭椭圆形或狭椭圆状披针形,长 10~15(25)cm,宽 4~6(8)cm,顶端渐尖,基部下延,在叶柄两侧成狭翅;叶柄长 5~11(16)cm,基部有鞘。花茎自叶丛中抽出,长 6~13cm;伞形花序顶生,有花 8~15;总苞 4,卵形或三角状卵形,外面 2 枚较大,内面 2 枚较小;小苞片线形,长达 7cm;花被裂片 6,淡绿色、青绿色、淡紫色或暗色、外轮 3 片披针形,长约 6mm,宽约 3mm,内轮 3 片卵圆形,较内轮短而宽;雄蕊 6 枚,花丝顶端兜状,两侧向下突出成耳状;子房下位。蒴果近倒卵形,长 6 ~ 8mm。花果期 4 ~ 11 月。

生于水边湿润处。分布于贵州、云南、广西、广东北部、湖南、江西。

【药用经验】　傣族　根茎:用于腹痛(《滇药录》)。侗族　根茎:用于胃痛,磨酒服兼搽患处用于跌打损伤(《桂药编》)。全草:用于"给捞亮"(冷泻)、"癀稿朗"(巴骨癀)、"耿胧忖"(胸口痛)(《侗医学》)。全草:用于胃炎、骨髓炎(《民族药志要》)。毛南族　根茎:捣敷用于疔疮、无名肿毒(《桂药编》)。苗族　全草:用于淋症、跌打损伤(《苗医药》)。仫佬族　根茎:磨醋服用于肚胀;取汁搽患牙用于风火牙痛(《桂药编》)。水族　根茎:用于跌打损伤(《水医药》)。瑶族　根茎:理气止痛,去瘀生新(《湘蓝考》)。根茎:用于胃痛。全草:用于咳嗽、肺结核(《桂药编》)。用于胃脘痛(《民族药志要》)。壮族　根茎:用于感冒发热、咳嗽、百日咳、腹痛、痢疾、消化不良引起的食滞、疳积、肝炎、咽炎、牙髓炎、牙周炎、痄腮、瘰疬、痈疮、烫伤、带状疱疹、跌打损伤、外伤出血(《桂壮药标准二》)。根茎:用于胃痛、肠炎腹泻、胃溃疡、肝炎。捣烂调醋搽患处用于带状疱疹;捣烂敷患处用于疔疮、无名肿毒;研粉浸酒精搽患处用于皮癣。全草:用于胃病、肝炎(《桂药编》)。

【使用注意】　内服用量 9 ~ 15g;外用适量,捣碎或研磨调敷患处。本品有毒,服用过量易致吐泻,严重者引起大量出血[2]。孕妇忌服。

【中毒与解毒】　本品有毒,部分患者服 15 ~ 30g 水煎剂 30 ~ 60 分钟后,即出现中毒症状:恶心、呕吐、腹痛、腹泻等;部分患者在服用 3 天后,谷丙转氨酶明显升高(长期大量服用对肝可能有一定损害),但停药后慢慢恢复正常;严重者引起大量出血。

【药材鉴定】　性状　本品根茎肥大,长圆形,有时略呈连珠状,长 2 ~ 4cm,直径约 1.5cm,表面淡灰棕色,周围具多数须根;质硬,折断面稍平,略显颗粒性,暗褐色或灰黄色,微有蜡样光泽,内皮层明显。叶基生,皱缩卷曲,展平后叶片长 15 ~ 30cm,宽 3 ~ 7cm,暗绿色或绿褐色,叶面颜色较深,薄革质,全缘,先端渐尖,基部下延;叶脉在上面下凹,于背面突起。有的可见长约 10cm 的花茎,花、果多脱落。气微,味苦、微甘。

显微特征　(1)根茎横切面:后生皮层为 1 ~ 3 列类圆形细胞,微木栓化。皮层宽,其中分布有稍大型的含草酸钙针晶的薄壁细胞。可见根迹维管束;内皮层为 1 列细胞。中央基本组织散在多个维管束,维管束多为外韧型。薄壁细胞中含众多的淀粉粒。(2)叶横切面:叶片上下表皮各为 1 列类方形细胞,叶肉分化不明显。主脉类半圆形或类圆形,上、下表皮内方的 3 ~ 6 列细胞胞壁稍增厚,维管束外韧型,9 ~ 12 个排成环状,薄壁细胞中可见草酸钙针晶[3]。

薄层色谱　取本品根茎粉末 2g,加甲醇 20ml,超声处理 30 分钟,滤过,滤液浓缩至约 1ml,作为供试品的溶液。另取裂果薯根茎对照药材 2g,同法制成对照药材溶液。吸取上述 2 种溶液各 5μl,分别点于同一硅胶 G 薄层板上,以三氯甲烷-甲醇-丙酮(9:1:1)为展开剂,展开,取出,晾干,喷以 10% 硫酸乙醇溶液,105℃加热至斑点显色清晰。供试品色谱在与对照药材色谱相应的位置上,显相同颜色的斑点;置紫外光灯(365nm)下检视,供试品色谱在与对照药材色谱相应的位置上,显相同颜色的荧光斑点。

【化学成分】　根茎含甾体苦味成分箭根酮内酯 A ~ F(taccalonolides A ~ F)、裂果薯皂苷 A(lieguonin A)、裂果薯皂苷 B(lieguonin A)、豆甾醇 3-O-β-D-吡喃葡萄糖苷(stigmasterol-3-O-β-D-glucopyranoside)[1]、二芳基庚烷、plantagiolides A-E、taccaosides A-D[4]。

【药理毒理】　1. 抗肿瘤作用:箭根酮内酯 A 和 B 对肿瘤细胞有抑制作用。实验表明 taccaoside C、D 对人白血病 CCRF-CEM 肿瘤细胞株有抑制作用(IC$_{50}$ = 1. 90μg/ml,3. 90μg/ml)[4]。2. 灭虫作用:并对鼠疟原虫有杀灭作用[5]。3. 毒性:动物毒性试验表明出现恶心、呕吐、腹泻等症状,严重者便血。死亡后解剖,见肠壁黏膜充血,并有坏死灶[5]。

参 考 文 献

[1]《中华本草》编委会. 中华本草(第 3 册). 上海:上海科学技术出版社,1999;220,221
[2] 湖南省食品药品监督管理局. 湖南省中药材标准(2009 年版). 长沙:湖南科学技术出版社,2010;266
[3] 王慧明,韦家福,丘明明,等. 水田七的性状与显微鉴定. 中药材,2004,27(10):724,725
[4] 刘海洋. 三种植物化学成分、serofendic acid 及其类似物的合成研究. 中国科学院昆明植物研究所博士学位论文,2005
[5] 谢宗万. 全国中草药汇编(下册). 第 2 版. 北京:人民卫生出版社,2000,2;122

(吴 燕 张 飞 杨 琛 李路扬)

576. *Scurrula atropurpurea*(梨果寄生)

【民族药名】 寄生草、黏鸟草(拉祜族)。

【来源】 桑寄生科植物梨果寄生 *Scurrula atropurpurea*(Blume)Danser[*Scurrula philippensis*(Cham. et Schlecht.)G. Don]的带叶茎枝。有大毒。全年均可采收,切片,晒干。

灌木,高 0. 7 ~ 1m。嫩枝、叶、花序和花均密被灰色、灰黄色或黄褐色的星状毛和叠生星状毛;小枝灰色,无毛,具疏生皮孔。叶对生,薄革质或纸质,卵形或长圆形,长 5 ~ 10cm,宽 3 ~ 6cm,顶端急尖,基部阔楔形或圆钝,上面无毛,下面被绒毛;侧脉 4 ~ 5 对,略明显;叶柄长 7 ~ 10mm,被毛。总状花序,1 ~ 3 个腋生或生于小枝已落叶腋部,花序梗长 5 ~ 8mm,具花 5 ~ 7 朵,花红色,密集,花梗长 1. 5 ~ 2mm;苞片卵状三角形,长约 1mm;花托梨形,长约 2. 5mm;副萼环状,全缘或具 4 齿;花冠花蕾时管状,长 2. 2 ~ 2. 5cm,弯曲,下半部稍膨胀,顶部椭圆状,开花时顶部 4 裂,裂片披针形,长 6 ~ 8mm,反折;花丝长约 1mm,花药长 2. 5(3)mm;花柱线状,柱头椭圆状。果梨形,长约 8mm,直径 3. 5mm,近基部渐狭,被疏星状毛。花期 6 ~ 9 月,果期 11 ~ 12 月。

海拔 1200 ~ 2900m 山地阔叶林中,常寄生于楸树、油桐、桑树或壳斗科植物上。分布于云南、贵州西南部、广西(隆林)。

【药用经验】 拉祜族 用于小儿风疹、皮肤瘙痒、腹泻、腰膝酸痛、筋骨痿弱、偏枯、脚气、风寒湿痹、胎漏血崩、产后乳汁不通(《拉祜药》)。

【使用注意】 本品有大毒,必须慎服;用量宜小(治疗精神分裂症除外),剂量过大可出现腹痛、恶心、呕吐、眩晕、惊厥、牙关紧闭、小便失禁、皮肤青紫、眼球上翻固定、瞳孔缩小等毒副反应。孕妇、小儿及体虚者禁服。忌与豆类同服[1]。

参 考 文 献

[1]《中华本草》编委会. 中华本草(第 2 册). 上海:上海科学技术出版社,1999;604

(王 刚 陈吉炎 马丰懿)

577. *Securidaca inappendiculata*(蝉翼藤)

【民族药名】 "中啷项"(傣族);"儿它甘草"(基诺族);"黄九牛"、"当低相悲"(瑶族);五味藤(壮族)。

【来源】 远志科植物蝉翼藤 *Securidaca inappendiculata* Hassk. 的根、根皮、茎、叶。根、叶有毒。根、根皮、茎秋季采集,洗净,切段,晒干。叶可鲜用。

攀援灌木。叶纸质或近革质,椭圆形或倒卵状矩圆形,长 7 ~ 12cm,宽 2.5 ~ 5cm;叶柄被微毛。圆锥花序,长 10 ~ 15cm,密被短柔毛;花淡紫红色,长 6 ~ 7cm;萼片 5,外轮 3 片小,内轮 2片花瓣状;花瓣 3,中间龙骨瓣顶端包卷成鸡冠状附属物,两侧的花瓣下部与花丝鞘贴生;雄蕊8,花丝下部 2/3 合生成鞘。果近扁球形,长约 1cm,顶端具长翅,翅为半匙形,长 6 ~ 7cm;种子1,长约 7mm。花期 5 ~ 8 月,果期 10 ~ 12 月。

生于密林或杂木林中。分布于广东、广西、云南。

【药用经验】 傣族 茎:用于产妇体虚、咳嗽、消瘦无力、过敏性皮疹(《滇省志》《傣医药》)。茎、叶:用于产妇体虚、咳嗽、消瘦无力、过敏性皮疹(《滇药录》《版纳傣药》《傣药录》)。基诺族 根、根皮:用于气管炎、小儿支气管炎、急性胃炎(《基诺药》)。瑶族 茎:用于风湿痛、产后恶露不净、骨折、跌扑损伤、胃肠炎(《桂药编》)。壮族 茎:效用同瑶族(《桂药编》)。

【使用注意】 本品有毒,孕妇忌服。

【药材鉴定】 性状 藤茎为不规则块片,厚 0.2 ~ 2cm。表面灰棕色至棕褐色,具明显纵皱纹,可见疣状突起的皮孔,外皮有时脱落。质硬。切面皮部灰白色至灰黄色,外侧略显颗粒性,内侧纤维性。木部较宽,黄白色,密布导管孔。髓部较小,类白色。气微,味淡,嚼之有刺喉感[1]。

显微特征 (1)茎(直径 1.2cm)横切面:木栓细胞数列,可见皮孔。皮层细胞 7 ~ 8 列,有石细胞散在。初生韧皮部细胞排列疏松,有的破裂,内侧有纤维单个或成束环状排列。次生韧皮部细胞较小,排列紧密,韧皮射线多为单列。形成层环波状。木质部导管外侧直径较大,向内渐小,径向排列。髓射线细胞多为单列。髓部细胞薄壁性,可见壁孔。薄壁细胞中含淀粉粒。(2)茎粉末:黄白色。木栓细胞黄棕色。纤维多成束,壁增厚,胞腔较大,可见纹孔,直径 20 ~50μm。石细胞长方形、类圆形,壁厚,孔沟明显,直径 30 ~ 115μm。淀粉粒多为单粒,直径 2 ~25μm,脐点点状、裂缝状,层纹不明显;少复粒。导管为具缘纹孔导管,直径 30 ~ 190μm[1]。

薄层色谱 取本品粉末 1g,加乙醇 15ml,超声处理 20 分钟,滤过,滤液蒸干,残渣加甲醇1ml 使溶解,作为供试品溶液。另取蝉翼藤对照药材 1g,同法制成对照药材溶液。吸取上述 2种溶液各 5μl,分别点于同一硅胶 G 薄层板上,以三氯甲烷-乙酸乙酯-甲醇水(10∶20∶11∶5)10℃ 以下放置分层的下层溶液为展开剂,预平衡 15 分钟,展开,取出,晾干,喷以 5% 三氯化铝乙醇溶液,在 105℃ 加热至斑点显色清晰,置紫外灯(365nm)下检视。供试品色谱在与对照药材色谱相应的位置上,显相同颜色的荧光斑点[1]。

【化学成分】 藤茎及根含有𠮿酮、𠮿酮苷、皂苷、苯丙烯酸糖苷、半萜酸糖苷、二苯酮、苯丙烯酸、木脂体苷、甾醇类、有机酸类等成分。𠮿酮类成分有:蝉翼藤𠮿酮(securixanthone)A ~ D、蝉翼藤𠮿酮(securixanthone)E ~ G、优𠮿酮(euxanthone)、1,6-二羟基𠮿酮(1,6-dihydroxyxanthone)、1,7-二羟基𠮿酮(1,7-dihydroxyxanthone)、2-羟基-7-二甲氧基𠮿酮(2-hydro-1,7-dimethoxyxanthone)、1,7-二羟基-4-甲氧基𠮿酮(1,7-dihydroxy-4-methoxyxanthone)、1,7-二羟基-3,4-二甲氧基𠮿酮、1,3,8-三羟基-2-甲氧基𠮿酮、1,3,6-三羟基-2,7-二甲氧基𠮿酮、1,8-二羟基-4-甲氧基𠮿酮、1,2,8-三羟基-3-甲氧基𠮿酮、1,3,8-三羟基-4-甲氧基𠮿酮、1,3,7-三羟基𠮿酮、1,3,7-二羟基-2-甲氧基𠮿酮、2,7-二羟基-1-甲氧基𠮿酮、3,8-二羟基-1,4-二甲氧基𠮿酮、1,2,5-三羟基-6,8-二甲氧基-叫酮、1,5-二羟基-2,6,8-三甲氧基叫酮、4,6-二羟基-1,5,7-三甲氧基叫酮、7-羟基 1,2,3,8-四甲氧基叫酮、ancuparin。叫酮苷类成分有：蝉翼藤叫酮苷（securixanside）A～B、蝉翼藤苷 C（securixanside C）、优叫酮-7-*O*-β-D 葡萄糖苷（euxanthone-7-*O*-β-D-glucopyranoside）。皂苷类成分有：蝉翼藤皂苷（securioside）A～G、远志皂苷（tenuifolin）、远志皂苷（polygalasaponin）XLⅣ～XLⅥ。苯丙烯酸糖苷类成分有：蝉翼藤糖苷（securiglycoside）A～B。半萜酸糖苷类成分有：蝉翼藤萜酸苷（securiterpenoside）、4,4′-二甲基-1,7-庚二酸（4,4′-dimethyl-1,7-heptanedioic acid）。二苯酮类成分有：蝉翼藤二苯酮 B（securiphenone B）、4-甲氧基-2,3,-亚甲二氧基二苯酮、4-羟基-2,3-二甲氧基二苯酮、4-轻基-2,6-二甲氧基二苯酮。苯丙烯酸类成分有：肉桂酸（cinnamic acid）、对甲氧基肉桂酸乙酯（ethyl *p*-methoxycinnamate）、对香豆酸（*p*-coumaric acid）、阿魏酸（ferulic acid）、古柯邻二酸（*p*-hydroxytruxinic acid）、苯丙烯酸糖苷。木脂体苷类成分有：鹅掌楸素（liriodendrin）、（+）丁香树脂醇-4-*O*-β-D-葡糖-（1→4）-β-D-葡糖-4′-*O*-β-D-葡糖苷、（+）丁香树脂醇-4-*O*-β-D-葡糖-（1→4）-β-D-葡糖-4′-*O*-β-D-葡糖-（1→4）-β-D-葡糖苷。甾醇类成分有：β-谷甾醇（β-sitosterol）、胡萝卜苷（daucosterol）、豆甾醇（stigmasterol）、维太菊苷（vittadinoside）、α-菠菜甾醇（spinasterol）、α-菠菜甾醇-3-*O*-β-D-葡萄糖苷（3-*O*-β-D-glucopyranosyl spinasterol）、α-菠菜甾醇葡糖苷-6′-*O*-棕榈酸酯。有机酸类成分有：齐墩果酸（oleanolic acid）、棕榈酸（palmic acid）、水杨酸（salicylic acid）、苯甲酸（benzoic acid）、3,4-二羟基苯甲酸、3-羟基-4-甲氧基苯甲酸。还有肌醇（inositol）、1-甲氧基环己四醇（1-methoxycyclohexanetetrol）、尿嘧啶核苷（uridine）、远志醇（polygalitol）、黄花远志素 A（arillanin A）和 4-羟基-3-甲氧基-1-烯丙醛基苯[2~5]。

【药理作用】 1. 抗炎作用：蝉翼藤水提物对巴豆油诱导的小鼠耳肿胀、角叉菜胶诱导的小鼠足爪肿胀、棉球诱导的大鼠肉芽肿、角叉菜胶致人鼠胸膜炎具有抑制作用[6]。2. 免疫调节作用：本品可增强正常小鼠的免疫功能,拮抗环胞素 A 引起的免疫功能低下[7]。其醇提取物对小鼠淋巴细胞活性有增强作用[8]。3. 抗氧化作用：本品总酮、总皂苷有较好的抗氧化和清除自由基的作用[4,5]。

参 考 文 献

[1] 徐荔,姜明辉,卯明霞等. 傣药材蝉翼藤质量标准研究. 中国民族医药杂志,2012,11(11):39-41
[2] 杨学东. 蝉翼藤的化学与生物活性研究. 中国协和医科大学,2001:61-63
[3] 张丽杰. 蝉翼藤根及茎化学成分研究. 中国协和医科大学,2005:55-57
[4] 康文艺,李彩芳. 蝉翼藤抗氧化叫酮成分研究. 中国中药杂志,2008,33(16):1982-1985
[5] 石磊,康文艺. 蝉翼藤根茎化学成分研究. 中国中药杂志,2008,33(7):780,781
[6] 李丽,李勇文,李植飞,等. 蝉翼藤的药效学研究. 贵阳中医学院学报,2006,28(6):46-48
[7] 李勇文,李丽,梁荣感,等. 含蝉翼藤大鼠血清的免疫调节作用. 中国现代应用药学杂志,2007,24(6):452-454
[8] 李勇文,李丽,李植飞,等. 蝉翼藤对小鼠脾细胞体外增殖和淋巴因子分泌水平的影响. 中国中医药信息杂志,2006,13(5):42,43

（胡吉清）

578. *Semecarpus anacardius*（鸡腰肉托果）

【民族药名】 "果其"、"果西"（藏族）;"巴拉都"（维吾尔族）。

【来源】 漆树科植物鸡腰肉托果 *Semecarpus anacardius* L. f. 的果实。有毒。

乔木,树皮灰白,韧皮部具树脂道,小枝粗壮,灰白色,单叶互生,近革质,倒披针形,圆锥花序顶生或生于叶腋,花萼5裂,裂片三角形,花瓣5枚,长卵形,雄蕊5枚,花药卵形,坚果广扁卵形,着生在较厚的花托上[1]。

原产印度,现广泛分布于亚洲南部许多国家。

【药用经验】　藏族　用于"木保病"、肉瘤、痞块、虫病、淋巴结炎溃疡、梅毒、痈疽等皮肤病、黄水病(《中国藏药》)。维吾尔族　用于精神不安、半身不遂、瘫痪、痉挛和身体虚弱(《维药志》)。

【使用注意】　内服用量0.75～1.5g;服用6g即可致死,故应严格控制内服量。不能单独服用和用于儿童,必须去毒后,配其他药物使用。热性气质者、脑部干性偏盛者、脑膜炎和抑郁症患者忌用。

【中毒与解毒】　内服过量可出现四肢酸胀、口喉舌有灼痛感、惊恐等症状。此时须立即服用核桃仁油、芝麻油,用天山堇菜油漱口,服用大麦汁或食用寒性食物。本品外用引起皮肤烧痛时,可将鱼切碎,煎于芝麻油中,外敷。若儿童误服出现上述症状时,必须立即服用新鲜奶油或新鲜芝麻油;并在身上反复擦油,连续服用浸莪术、牛黄水;将巴旦杏油、天山堇菜油滴于鼻孔;用人乳、玫瑰花油擦头;用天山堇菜水洗头后,可解其毒性[2]。

【药材鉴定】　性状　呈心脏形或椭圆形,略扁,长2～3cm,基部宽1.5～2cm,厚1～2cm。外表呈棕色至棕褐色,具微细斑点,带光泽。其横切面中果皮内有大型树脂道,含有辣而具腐蚀性的香胶[2]。

显微特征　粉末:呈棕褐色至黑褐色,具胶质状物。栅状细胞有2种,一种长50～60μm,一种长60～100μm,内含红棕色物。石细胞类圆形或不规则形,胞腔稍大,有的具少数粗的壁孔,直径20～40μm,长40～80μm。厚壁细胞内含棕色物质,薄壁细胞含众多粒状物和油滴状物。有时可见大型香胶树脂道碎片和分泌的棕褐色块状物。纤维梭形,一端较大。还可见导管、网纹细胞[2]。

参 考 文 献

[1] 刘勇民. 维吾尔药志上(修订版). 乌鲁木齐:新疆科技卫生出版社,1999;563-567
[2] 《中华本草》编委会. 中华本草·维吾尔药卷. 上海:上海科学技术出版社,2005;379-381

(胡吉清)

579. *Semiaquilegia adoxoides*(天葵)

【民族药名】　天葵子(通称);"嘘堆"(侗族);"比阿能"、"加格勒"、"弯嘎喽"、"加格勒"(苗族);"热蛇席"(土家族);千年老鼠屎(瑶族)。

【来源】　毛茛科植物天葵 *Semiaquilegia adoxoides*(DC.)Makino 的块根、嫩枝叶。块根有小毒。夏初采挖,洗净,干燥,除去须根。

块根长1～2.5cm,粗3～6mm,外皮棕黑色。茎高10～32cm,疏生短柔毛,分枝。基生叶多数,为一回三出复叶;小叶扇状菱形或倒卵状菱形,长0.6～2.5cm,宽1～2.8cm,3深裂,裂片疏生粗齿;叶柄长3～12cm。花序有2到数朵花;萼片5,白色,常带淡紫色,狭椭圆形,长4～6mm;花瓣匙形,长2.5～3.5mm,基部囊状;雄蕊8～14,花药椭圆形;退化雄蕊约2,小,狭披针形;心皮3～5,花柱短。蓇葖果长6～7mm。花期3～4月,果期4～5月。

生于丘陵或低山林下阴处。广布于长江中、下游各省,南达广东北部,北达陕西南部。

【药用经验】　侗族　块根：用于"给冻榜"（白痢）、阿米巴痢疾、"命刀"（扭伤）（《侗医学》）。苗族　块根：用于"九子疡"、指甲溃烂、扭伤（《苗医药》），还用于颈淋巴结核（《苗药集》）。蒙古族　嫩枝叶：用于口眼歪斜、偏瘫、手足麻木、风湿腰痛、阳痿、小儿麻痹后遗症、眩晕、耳聋、神经衰弱、嗜睡症（《蒙植药志》）。土家族　块根：用于奶痈、"摆白"、月经不调、慢性子宫内膜炎（《土家药》）。瑶族　块根：用于痈肿、乳腺炎、淋巴结核、毒蛇咬伤（《湘蓝考》）。

【使用注意】　内服煎汤用量 3～9g，研末用量 1.5～3g，或浸酒；外用适量，捣敷或捣汁点眼。脾胃虚寒者禁服。

【药材鉴定】　性状　块根呈不规则短柱状、纺锤状或块状，略弯曲，有的有 2～3 短分叉，长 1～3cm，直径 0.5～1cm。表面暗褐色至灰黑色，具不规则的皱纹及须根或须根痕；顶端常有茎叶残基，外被数层黄褐色鞘状鳞片；中部通常较膨大。质较软，易折断，断面皮部类白色，木部黄白色或黄褐色，略呈放射状纹理。气微，味甘、微苦辛。

显微特征　块根横切面：木栓层有多列细胞，含棕色物。皮层较窄。韧皮部较宽广，射线宽，筛管群明显。形成层成环。木质部射线宽至 20 余列细胞，导管束呈放射状排列，导管直径约 40μm，中央部位导管稀疏散在。有的中央为薄壁细胞。

【化学成分】　主要含生物碱、内酯、香豆素、酚性成分及氨基酸类，如芬氏唐松草定碱（thalifendine）、对羟基间甲氧基苯甲酸、阿魏酸（ferulic acid）、咖啡酸二十四酯（tetracosyl caffeate）、griffonilide、正丁基-α-D-呋喃型果糖苷、正丁基-β-D-呋喃型果糖苷、正丁基-β-D-吡喃果糖苷（n-butyl-β-D-fructopyranoside）、(Z)-6α-(β-D-glucosyloxy-4α-hydroxy-2-cyclohexene-Δ^1、α-acetonitrile、ehretioside B、邻苯二甲酸-二-2-乙基-己酯、对苯二甲酸-二丁酯、刺槐素（acacetin）、富马酸、3-羟基-4-羟基苯甲酸、辛二酸（suberic acid）、5-(2-羟乙基)-2-O-β-D-吡喃葡萄糖基苯酚、4-[β-D-呋喃芹糖基-(1→6)-O-β-D-吡喃葡萄糖基]苯乙腈、对羟基苯乙醇（p-hydroxyphenethyl alcohol）、果糖（fructose）、β-谷甾醇（β-sitosterol）、胡萝卜苷（daucosterol）等[1～5]。

参 考 文 献

[1] 叶娟. 中药天葵子的化学成分研究. 四川省卫生管理干部学院学报，2009(2)：94-96
[2] 牛锋，谢光波，崔征，等. 天葵子的化学成分研究. 中国药学（英文版），2006，15(4)：251-254
[3] 牛锋，崔征，常海涛，等. Constituents from the Roots of *Semiaquilegia adoxoides*. 中国化学（英文版），2006，24(12)：1788-1791
[4] 刘延泽，王荩卿. 天葵化学成分的研究（Ⅰ）. 天葵苷的结构. 中草药，1999，30(1)：5-7
[5] 苏艳芳，蓝华英，张贞霞，等. 天葵子化学成分研究. 中草药，2006，37(1)：27-29

（葛月宾）

580. *Senecio argunensis*（羽叶千里光）

【民族药名】　"西厄里汗"（鄂伦春族）；"给其格讷"、"乌都力格-给其格讷"（蒙古族）。

【来源】　菊科植物额河千里光（羽叶千里光）*Senecio argunensis* Turcz. 的带花地上部分或全草。有小毒。夏季开花时割取地上部分，或夏季、秋季采全草，除去杂质，切断，阴干。

多年生草本，有歪斜的地下茎。茎直立，高 50～150cm，初被蛛丝状毛，上部有分枝；下部叶在花期枯萎；中部叶密集，叶片卵状长圆形或椭圆形，无柄，长 6～10cm，宽 3～6cm，羽状深裂，裂片约 6 对，条形，全缘或有 1～2 小裂片或齿，上面近无毛，下面色浅而被疏蛛丝状毛；上部叶小，有少数裂片或全缘。头状花序多数，复伞房状排列；梗细长，有细条形苞叶；总苞近钟状，长

5~6mm,外面有条形苞片;总苞片1层,约13个,条形,顶端尖,边缘膜质,背面被蛛丝状毛;舌状花10余个,黄色,舌片条形;筒状花多数。瘦果圆柱形,有纵沟;冠毛白色,长约5mm。花期6~8月。

生于草地、林缘及溪岸。广布于我国东北、华北及青海、山西、陕西、甘肃、湖北、四川等地。

【药用经验】 鄂伦春族　用于疔疮痈肿、瘰疬、痢疾、目赤肿痛、咽喉肿痛、毒蛇咬伤等(《民毒药研用》)。蒙古族　治伤,接骨,止痛,燥协日沃素。用于脉瘟、疮痈肿毒、肠刺痛、外伤骨折(《蒙植药志》)。用于骨伤、脉伤、黏疫、黏性肠刺痛、血痢、热腑(《中本草蒙卷》)。

【使用注意】 本品有毒,日用量9~15g(鲜品30g)。中寒泄泻者勿服,肝肾心功能异常者慎用,过敏体质者亦慎用。

【中毒与解毒】 连续数天超量服用(文献报道为20~30g)可发生中毒。症状为疲乏无力、恶心呕吐、腹胀、黄疸、尿少、腹水等,少数发生过敏性药疹[1]。急性中毒能严重损害肝脏,导致肝坏死。慢性中毒为进行性肝细胞变性,乃至肝硬化、腹水,最后可因肝性脑病而死亡。中毒早期可催吐,口服活性炭末或通用解毒药,腹水严重时给氢氯噻嗪,必要时静脉注射呋塞米。静脉注射50%葡萄糖液60ml,加维生素C。口服维生素B_1、维生素B_6保肝[2]。

【药材鉴定】 性状　根数条,细小,圆锥形,表面黄棕色;质硬脆,易折断,断面黄白色。茎呈圆柱形,长短不一,表面黄绿色或紫褐色,具纵条棱,常被蛛丝状毛;质稍韧而脆,易折断,断面皮部和木部黄绿色,中央髓部白色。叶多皱缩,破碎,完整叶片展平后呈卵形或椭圆形,羽状深裂,条形或狭条形,上、下表面均呈黄绿色或灰绿色;叶下延成柄或无柄。可见多数头状花序,总苞钟形;花具管状花和舌状花2种,花冠黄色;冠毛白色。气微,味微苦[3]。

显微特征　根横切面:根皮层外侧细胞木栓化,皮层宽广,薄壁细胞间散在大量的木化厚壁细胞,大多呈椭圆形及卵形,层纹明显,皮层中可见少量分泌道,内含棕黄色物质;内皮层明显,有的可见凯氏点。韧皮部较窄,连成环带,射线不明显。木质部由导管和木纤维组成,射线为1~2列类方形或类长方形细胞,壁厚木化,排列较整齐;木纤维为多角形,壁厚。导管众多,径向排列[4]。

【化学成分】 主要含生物碱类,含量为0.03%~0.07%。主要有千里光碱(senecionine)、全缘千里光碱(integerrimine)、千里光菲林碱(seneciphylline)、奥氏千里光碱(otosenine)、芝麻菜叶千里光碱(erucifoline)和21-羟基全缘千里光碱(21-hydroxy integerrimine)等。地下部分尚含夹可宾(jacobine)、夹可定(jacodine)、夹可宁(jaconine)等生物碱。另含有菊糖、挥发油、黄酮类、甾体类、萜类等成分[5,6]。

【药理毒理】 1. 抗氧化活性:根、茎、叶和花等部位甲醇提取物具有抗氧化活性,其中叶的抗氧化能力最强。2. 抗菌作用:羽叶千里中的倍半萜类化合物对金黄色葡萄球菌、枯草芽孢杆菌、热带假丝酵母有弱的抑制作用。3. 抗肿瘤作用:羽叶千里光中的环己酮类化合物对人卵巢癌细胞(HeLa)、李斯特肺癌细胞(LLC)和人胸腺癌细胞(MCF-7)有较强的抑制作用[7]。4. 毒性:急性中毒能严重损害肝脏,导致肝坏死。慢性中毒为进行性肝细胞变性,乃至肝硬化、腹水,最后可因肝性脑病而死。主要病变可能是肝中央小叶静脉发生部分或完全阻塞,故名肝静脉塞症。此外尚有肝中央小叶出血性坏死、肝细胞的巨细胞症[2]。

参　考　文　献

[1] 邵晖. 毒药本草. 北京:中国医药科技出版社,2004;87

[2] 夏丽英. 现代中药毒理学. 天津:天津科技翻译出版公司,2005;89,90

［3］杨雪晶，杨莉，徐红，等．千里光属（Senecio）13 种植物的形态和组织学特征．药学学报，2011，46（7）：864-876

［4］程卫强，隋长惠，胡伟利，等．羽叶千里光的显微鉴定．沈阳药科大学学报，2000，17（1）：63-65

［5］刘航，杨晓燕，侯相民．羽叶千里光化学成分及生物活性研究进展．安徽农业科学，2011，39（1）：106-113

［6］周艳娟，李翠芹，王喆之．羽叶千里光不同部位提取物的抗氧化活性研究．现代生物医学进展，2008，8（3）：513，514

［7］王本祥．新编中药学词典．天津：天津科学技术出版社，1996：108-109

（郑露露　聂　晶）

581. *Senecio nudicaulis*（裸茎千里光）

【民族药名】　"豪母资"、天红地绿（彝族）。

【来源】　菊科植物裸茎千里光 *Senecio nudicaulis* Buch. -Ham. ex D. Don. 的根、带根全草。有小毒。夏季、秋季采收，洗净，鲜用或晒干用。

多年生近葶状草本。根茎斜升，有粗纤维状根。茎单生，或 2～3 簇生，直立，高 30～70cm，不分枝，被疏蛛丝状柔毛，脱毛至无毛。基生叶在花期通常生存，莲座状，无柄或具短柄，倒卵形、倒卵状长圆形或倒卵状匙形，长 3～18cm，顶端钝至圆形，基部楔状狭成短柄，边缘具不规则波状齿或具圆齿状，或锯齿状细裂，上面被疏柔毛至无毛，下面有蛛丝状绒毛或变无毛，有时变紫色，羽状脉侧脉 5～7 对，中脉和主脉在下面略凸起；茎叶少数，通常 3～5，无柄，长圆形或倒披针状长圆形，长 2～4cm，顶端钝，边缘有圆齿至细裂，基部扩大，具耳且半抱茎。头状花序排成顶生复伞房花序；花序梗长 1～2.5cm，有疏蛛丝状毛或短柔毛，具苞片和 1～3 线形小苞片。总苞宽钟状，长 5～6mm，宽 3～6mm，具外层苞片；苞片 4～5，线状锯形，长 2～3mm，尖，总苞片 13，长圆状披针形，长 5～6mm，渐尖，上端有短柔毛，边缘具宽干膜质，背面被疏蛛丝状毛或近无毛，具 3 脉。舌状花13；管部长 4mm；舌片黄色，长圆形，长 10mm，顶端具 3 细齿；管状花多数；花冠黄色，长 6mm，管部长 2.5mm，檐部漏斗状；裂片卵状三角形，长 0.8mm，尖。瘦果圆柱形，长 2mm，有柔毛；冠毛淡白色。花期 3～4 月。

生于海拔 1500～1850m 的林下和草坡。分布于四川、贵州、云南。

【药用经验】　彝族　全草：用于乳痈、乳岩、肝炎、小儿疳积、跌打损伤、痈疖肿毒、哑瘴。根：用于痢疾、肾炎水肿（《滇药录》）。全草：用于治食积不化、胸腹胀满、跌打损伤、骨折瘀痛、月经不调、白带淋漓、产后腹痛、小儿疳积、蛇虫咬伤（《哀牢》）。

【中毒与解毒】　本品服用不当可引起中毒。中毒症状为服后汗出不止，甚则不知人事。解毒方法：甘草 30～60g 煎水服用[1]。

【化学成分】　本品含有生物碱，还含有 3α，6β-双（当归酰氧基）呋喃佛术烷-1-羧酸［3α，6β-bis（angeloyloxy）-furanoeremophilane-15-carboxylic acid］、γ-葎草烯（γ-humulene）[2,3]。

【药理毒理】　抑菌作用：100% 煎剂用平板纸片法，对金黄色葡萄球菌有抑制作用[1]。

参 考 文 献

［1］邵晖．毒药本草．北京：中国医药科技出版社，2004：669

［2］《中华本草》编委会．中华本草（第 7 册）．上海：上海科学技术出版社，1999：949

［3］Cheng D，Niu Jinkui，E. Roeder. Pyrrolizidine alkaloids from *Senecio kaschkarovii* Phytochemistry，1992，31（10）：3671

（郑露露　聂　晶）

582. *Senna occidentalis*（望江南）

【民族药名】 望江南（通称）；"哥拢浪"、"扉朗鲁"（傣族）；"买刀越"（德昂族）；"望江南子"（朝鲜族）；"麻邕"（仫佬族）；"望江觅"（瑶族）；"棵仓立北筛"、"棵咩昂"（壮族）。

【来源】 豆科植物望江南 *Senna occidentalis*（L.）Link.（*Cassia occidentalis* L.）的根、茎叶、种子、全株。种子有毒。茎叶、全株于夏季、秋季生长旺盛时采收，阴干，鲜用随采随用；10 月果实成熟变黄时，割取全株，晒干后脱粒，取种子再晒干。

灌木或半灌木，高 1~2m。叶互生，双数羽状复叶；叶柄上面近基部有一个腺体；小叶 6~10，对生，卵形或卵状披针形，长 2~6cm，宽 1~2cm，边缘有细毛。伞房状总状花序顶生或腋生，花少数；萼筒短，裂片 5；花瓣 5，黄色，长 10~12mm；雄蕊 10，上面 3 个不育，最下面的 2 雄蕊花药较大。荚果条形，扁，长 10~13cm，宽 1cm，近无毛，沿缝线边缘增厚，中间棕色，边缘淡黄棕色。花期 8~9 月。果期 10 月。

生于沙质土的山坡或河边。分布于福建、台湾、广东、广西、云南。

【药用经验】 阿昌族 种子：用于高血压头痛、习惯性便秘、慢性肠炎。茎叶：用于蛇咬伤（《德宏药录》）。傣族 茎叶：用于呕吐、体虚、耳鸣、关节炎（《版纳傣药》、《傣医药》、《滇省志》、《傣药录》）。根：用于牙痛（《滇药录》）。德昂族 种子用于高血压头痛、习惯性便秘、慢性肠炎。茎叶：用于蛇咬伤（《德宏药录》）。种子、茎叶：配伍治慢性胃炎（《德宏药录》）。景颇族 效用同阿昌族（《德宏药录》）。朝鲜族 种子：用于目赤肿痛、头晕头胀、消化不良、胃病、腹痛、痢疾、便秘（《朝药录》）。仫佬族 叶或全株：用于痢疾、脱肛、蛲虫咬（《桂药编》）。瑶族 全株：用于消化不良、伤食胃痛、慢性胃肠炎、习惯性便秘、高血压头痛、治蛇伤（《湘蓝考》）。壮族 叶或全株：用于痢疾、脱肛、蚊虫咬（《桂药编》）。用于夜盲症、湿疹、牛皮癣（《民族药志要》）。

【使用注意】 体虚患者慎服。种子煎汤为 6~9g，研末剂量为 1.5~3g，过量服用易引起呕吐，腹泻[1]。

【中毒与解毒】 一般在过量服用后 1~3 天内发病，个别 5 天发病。消化系统表现为恶心呕吐，甚至剧烈呕吐以致脱水、低血钾、腹痛、腹泻或肝痛，黄疸、谷丙转氨酶增高、皮下出血、水肿。神经方面表现典型的昏睡症状。竟有中毒后昏睡 10 天以上者，有的昏睡 6 天后进入昏迷状态。嗜睡期间常伴有躁动、乱语，甚至狂哭乱闹等。另有肝脏损害症状。致死原因为肝功能衰竭，也有心肌损害死于心力衰竭。中毒早期可洗胃、催吐、导泻，之后服蛋清水、牛奶等润滑剂，服药用炭 2~4g/次，2~3 次/d，或根据病情进行护肝、解毒，静脉滴注高渗葡萄糖，严重者加氢化可的松、ATP、细胞色素 C、氯化钾，肌内注射维生素 B_1、维生素 B_2 等，心率过缓者用阿托品。也可服用中药解毒方剂：香附 6g、大小血藤各 15g、青广木香各 15g、田七粉 3g（冲服）、鲜小野鸡尾草 30g，每日 1 剂，水煎，分 2 次服[2]。

【药材鉴定】 性状 种子呈扁卵形，一端稍尖，长径 3~4mm，短径 2~3mm。表面暗绿色，中央有淡褐色椭圆形斑点，微凹，有的四周有白色细网纹，但贮藏后渐脱落而平滑。先端具斜生黑色条状的种脐。质地坚硬。气香，有豆腥味，富黏液。

【化学成分】 根及种子含大黄素（emodin）、柯桠素、鞣酸、毒蛋白、脂肪、黏液质等。根另含金钟柏醇Ⅰ（occidentalol Ⅰ）、金钟柏醇Ⅱ（occidentalol Ⅱ）、大黄酚（chrysophanol）、青霉抗菌素（pinselin）、大黄素-8-甲醚（questin）、计米大黄蒽酮（germichrysone）、甲基计米决明蒽酮（methylgermitorosone）、东非山扁豆醇（singueanol）。叶含大黄酚（chrysophanol）及一种双蒽醌[3]。

【药理毒理】 1. 致泻作用：种子中含大黄素，有致泻作用。2. 根煎剂有改善消化、消除痉挛的作用，并有驱虫作用。3. 对免疫功能的影响：种子中的有毒蛋白具有抗原性质，狗可以得到免疫；蒽醌苷可显著增强小鼠免疫功能，可能是望江南的主要活性物质之一[4,5]。4. 毒性作用：含多种蒽醌、蒽酮衍生物，种子含山扁豆灵、毒蛋白、柯桠素、挥发油等，超量应用可发生中毒。中毒机制主要是对中枢神经系统的抑制作用，表现昏睡，对胃肠黏膜有刺激作用，对心肝肾均有损害，尤其对肝脏损害更严重[1,3]。

参 考 文 献

[1] 夏丽英. 现代中药毒理学. 天津：天津科技翻译出版公司，2005：183
[2] 朱亚峰. 中药中成药解毒手册. 北京：人民军医出版社，2009，3：296
[3] 谢宗万. 全国中草药汇编(上册). 第2版. 北京：人民卫生出版社，2000，2：749
[4] 张秀军，徐俭，林志彬，等. 羧甲基茯苓多糖对小鼠免疫功能的影响. 中国药学志，2002，37(12)：913
[5] 李月玲，张太平，李俊，等. 望江南蒽醌苷对小鼠免疫功能的影响. 中国生化药物杂志，2009，30(2)：103

（彭　方）

583. *Seriphidium finitum*（东北蛔蒿）

【来源】 菊科植物东北蛔蒿 *Seriphidium finitum*（*Kitag.*）Ling et Y. R. Ling（*Artemisia finite Kitag.*）的花蕾。花蕾及全草有毒。夏季花开放前采集，阴干备用。

多年生草本，灰绿色，高达50cm，全株被灰白色绒毛或蛛丝状绵毛。根稍木质化，褐色。茎直立，单生或疏丛生，中部有短分枝，基部周围有叶柄残基。基生叶及不孕枝的叶具长柄；叶片椭圆状卵形，二至三回羽状分裂，最后裂片窄线形，先端钝头；茎生叶向上渐小，3裂或不分裂。花黄色或带红褐色，头状花序多数，无梗或具短梗，形成紧密的圆锥花丛；总苞长约4mm，外被蛛丝状绵毛；外列总苞片窄卵形，中列及内列窄长圆形，透明，背面有纹，边缘均全缘，先端钝，花全部管状，缘花雌性，盘花两性，花冠疏生腺点，5齿裂。瘦果小，无冠毛。花果期8~10月。

生于草原及河岸沙地。分布于黑龙江、内蒙古、新疆等省区。

【药用经验】 蒙古族　花蕾用于蛔虫病《蒙植药志》。

【中毒与解毒】 全草有毒，中毒后出现头痛、视觉紊乱、流涎、呕吐、腹泻、体温下降、呼吸抑制、震颤、牙关紧闭、惊厥、角弓反张、精神错乱、幻觉、谵妄、肾损害等症状。山道年过量时常产生视觉改变等；大量吸收后可产生中枢神经系统的症状，极严重的可因中枢抑制而死亡。救治方法：常规处理；控制剂量，注意用法[1]。

【化学成分】 本品含左旋β-山道年（β-santonin）、东北蛔蒿素（finitin）[2]。

【药理毒理】 急性毒性：主要有毒成分为左旋β-山道年，小鼠皮下注射山道年的最小致死量（MLD）为250mg/kg，静脉注射的 LD_{50} 180mg/kg，人 MLD 为15mg/kg。

参 考 文 献

[1] 夏丽英. 现代中药毒理学. 天津：天津科技翻译出版公司，2005：417
[2] 《中华本草》编委会. 中华本草(第7册). 上海：上海科学技术出版社，1999：954

（杨　琛　张　飞）

584. *Silene aprica*(女娄菜)

【民族药名】 "苏巴"、"下泡子"(藏族)。

【来源】 石竹科植物女娄菜 Silene aprica Turcz. ex Fisch. et Mey. [Melandrium apricum (Turcz.)Rohrb.]. 的根、花、果实、全草。有小毒。全草夏季、秋季采收,鲜用或晒干用;根、花、果实分别适时采收,干燥。

一年生或二年生草本,高 30~70cm,全株密被灰色短柔毛。主根较粗壮,稍木质。茎单生或数个,直立,分枝或不分枝。基生叶叶片倒披针形或狭匙形,长 4~7cm,宽 4~8mm,基部渐狭成长柄状,顶端急尖,中脉明显;茎生叶叶片倒披针形、披针形或线状披针形,比基生叶稍小。圆锥花序较大型;花梗长 5~20(40)mm,直立;苞片披针形,草质,渐尖,具缘毛;花萼卵状钟形,长 6~8mm,近草质,密被短柔毛,果期长达 12mm,纵脉绿色,脉端多少连接,萼齿三角状披针形,边缘膜质,具缘毛;雌雄蕊柄极短或近无,被短柔毛;花瓣白色或淡红色,倒披针形,长 7~9mm,微露出花萼或与花萼近等长,爪具缘毛,瓣片倒卵形,2 裂;副花冠片舌状;雄蕊不外露,花丝基部具缘毛;花柱不外露,基部具短毛。蒴果卵形,长 8~9mm,与宿存萼近等长或微长;种子圆肾形,灰褐色,长 0.6~0.7mm,肥厚,具小瘤。花期 5~7 月,果期 6~8 月。

生于平原、丘陵或山地。分布于我国大部分省区。

【药用经验】 全草:用于高血压、黄疸病、咽喉炎、月经过多、中耳炎。根:单用止泻(《藏本草》)。花及果实:用于月经过多(《青藏药鉴》)。

【使用注意】 本品有小毒。常用量 9~15g,大剂量可至 30g。

【中毒与解毒】 中毒剂量与未见解毒方法报道。

【药材鉴定】 性状 全株密被短柔毛,长 20~70cm。根细长纺锤形,木质化。茎基部多分枝。叶对生,完整叶片线状披针形至披针形,长 4~7cm,宽 4~8mm,先端尖锐,基部渐窄;上部叶无柄。花粉红色,常 2~3 朵生于分枝上。蒴果椭圆形。种子肾形,细小,黑褐色,边缘具瘤状小突起。气微。味淡。

显微特征 叶表面观:上表皮细胞垂周壁明显较下表皮弯曲,上、下表皮气孔直轴式及不定式。上、下表皮有 2~3 细胞组成的非腺毛,尤以叶脉处为多;非腺毛顶端稍弯曲或平直,长 292~1000μm,直径 17~42μm,先端钝圆,壁薄,具明显疣状突起,叶肉细胞含草酸钙簇晶,直径 17~84μm[1]。

【化学成分】 全草含有齐墩果酸皂苷、熊果酸皂苷、女娄菜素(melandrin)、牡荆素(vitexin)、异牡荆素(isovitexin)、荭草素(orientin)、合模荭草素(homoorientin)及它们的 8α、6α 和 6β 异构体、蒙花苷(linarin)、夏弗塔雪轮苷(schaftoside)[1]。还含有 α-菠菜甾醇(α-spinasterol)、α-菠菜甾醇葡萄糖苷(α-spinasterolglucoside)、白坚木醇((-)-bornesitol)、熊果酸(ursolic acid)、金雀儿黄素(cytisoside)等[2]。

参 考 文 献

[1]《中华本草》编委会. 中华本草. 第 2 册. 上海:上海科学技术出版社,2000:787

[2] Zheng M S,Hwang N K,Kim do H. Chemical constituents of Melandrium firmum Rohrbach and their anti-inflammatory activity. Arch Pharm Res,2008,31(3):318-322

(郑露露)

585. *Silene baccifera*（狗筋蔓）

【民族药名】 马强草（白族）;"吾瓦瓦期"、"秋所所玛"（哈尼族）;"克起局爪"（傈僳族）;"卡厚丝"（彝族）。

【来源】 石竹科植物狗筋蔓 *Silene baccifera*（L.）Roth（*Cucubalus baccifer* L.）的根、带根全草。有小毒。秋末冬初采挖,洗净泥沙,晒干或鲜用。

多年生草本。茎铺散而渐向上,有疏生短毛,节处明显膨大。叶有短柄,卵形至卵状披针形,长 2～3cm,宽 1～1.5cm,近茎基部的叶长 3～5cm,宽 2～2.5cm。聚伞花序顶生呈圆锥状,少数花腋生小枝上,每枝常有 1～3 花;花微下垂;花萼宽钟状,5 裂;花瓣 5,白色,喉部有 2 鳞片;雄蕊 10;子房 1 室,基部有假隔膜分为 3 室,各有多数胚珠,花柱 3,丝形。果实球形,浆果状,黑色,有光泽;种子肾形,黑色,有光泽,近平滑。花期 6～8 月,果期 7～9（10）月。

一般生于灌丛林缘或草地。自东北至四川、云南以及西北广布。

【药用经验】 白族 根:用于跌打损伤、骨折、慢性腰腿痛、风湿性关节炎。哈尼族 根:用于风湿跌打、续筋接骨、滋补、活血（《滇药录》）。傈僳族 全草:用于骨折、跌打损伤、风湿性关节痛（《怒江药》）。彝族 全草:用于骨折、跌打损伤、风湿性关节痛、疝气、水肿、难产、死胎不下、肺结核（《楚彝本草》）。

【药材鉴定】 性状 根细长圆柱形,稍扭曲,常数条着生于较短的根茎上,长 10～30cm,直径 3～6mm;表面黄白色,有纵皱纹;质硬而脆,易折断,断面黄白色。茎多分枝,表面黄绿色至黄棕色,节部膨大,有黄色毛;断面中央有白色的髓。叶对生,完整者卵状披针形或长圆形,长 2～4cm,宽 7～15mm,全缘,中脉有毛。茎枝顶端有单生或 2～3 朵聚生的小花,花瓣 5,白色。气微,味甘微苦。

显微特征 叶表面观:表皮细胞不规则形,直径 54～121μm,垂周壁波状弯曲,均匀增厚。气孔直轴式,亦有不定式。

【化学成分】 根含棉子糖、蔗糖及蔗糖半乳糖苷（sucrose galactoside）。还含剪秋罗糖（lychnose）、异剪秋罗糖（isolychnose）及这 2 种糖所组成的二糖、三糖等。全草含肥皂草素（saponaretin）、异肥皂草苷（isosaponarin）、肥皂草素-6″-O-半乳糖苷（saponaretin-6″-O-galactoside）、牡荆素（vitexin）、荭草素（orientin）、合模荭草素（homoorientin）、蕨内酰胺（pterolactam）、5,7,4′-trihydroxyflavone、4-hydroxy-3-methoxy benzopropanyl acid、*p*-hydroxyl benzoaldehyde、*p*-hydroxy benzoic acid[1]。

参 考 文 献

[1] 程永现,周俊,邓世明,等. 狗筋蔓的化学成分. 中草药,2002,33（5）:397,398

（彭 方）

586. *Sinacalia tangutica*（羽裂蟹甲草）

【民族药名】 "母粮页"、竹兜七（土家族）。

【来源】 菊科植物华蟹甲（羽裂蟹甲草）*Sinacalia tangutica*（Maxim.）B. Nord. ［*Ligularia tangutica*（Maxim.）Mattf.］的根茎。有小毒。秋季采挖,洗净晒干,或刮去外皮,蒸透晒干。

多年生草本,高 80～150cm;根茎肥大而呈块茎状。茎直立,初时疏生蛛丝状毛,后脱落。

下部叶花期常凋落,叶厚纸质,心形,羽状深裂,裂片 3 ~ 4 对,窄或宽矩圆形,每个裂片又有数个小尖裂片和锯齿,基部截形或微心形,上面疏生贴短毛,下面特别沿叶脉有疏蛛丝状毛,中部叶大,长 10 ~ 16cm,宽 10 ~ 15cm,叶柄长 3 ~ 5cm,基部突然扩大,半抱茎,有短柔毛,上部叶渐小。头状花序极多数,在顶端和上部叶腋密集成金字塔状的宽圆锥花序,花序轴和总花梗有黄褐色短毛,总花梗细,有 1 ~ 3 个刚毛状的小苞片;总苞圆柱形,长约 8mm;总苞片 5,条形,稍钝,有 2 ~ 3 个舌状花,筒状花 4 ~ 7 个,花冠黄色。瘦果圆柱形,冠毛白色。花期 8 月,果期 9 月。

生于山谷沟边、林缘和草坪中。分布于青海、甘肃、陕西、山西、河北、四川、重庆和湖北西部。

【药用经验】　土家族　用于病后体虚、食积、疳积、腹痛久泻(《土家药》)。

【药材鉴定】　性状　块茎呈长椭圆形或圆形,有的较扁,长 4 ~ 9cm,直径 1.5 ~ 2.5cm。表面灰棕色,半透明,未去皮的棕黄色,环节明显,有不规则沟纹及皱纹,并有须根痕,顶端有残留的茎基。质坚硬,不易折断,断面灰白色或黄白色,角质样。未加工蒸煮的中央髓部呈隔片状。无臭,味微甜。

显微特征　粉末:棕灰色。木纤维颇多,成束的多已成断块,亦有单个散在,单个纤维呈梭形或长梭形,两端钝圆或细尖,直径 20 ~ 30μm,壁不甚厚,木化,壁孔不明显。厚壁细胞(皮层石细胞)多单个散在,呈类圆形、多角形或长多角形,直径 30 ~ 70μm,壁不甚厚,木化,孔沟明显,胞腔中常含棕色特质。导管网纹型,直径约 50μm,壁木化。木栓细胞表面观呈长方形或多角形,栓化。可见少数多面体状单晶(直径 15 ~ 50μm)及不规则棕褐色块状物。

【化学成分】　含大量甾类化合物豆甾-4-烯-3β,6β-二醇(stigmast-4-ene-3β,7α-diol)、24-乙基-5α-胆甾-3β,5,6β-三醇、7β-甲氧基-豆甾-5-烯-3β-醇、7β-甲氧基-豆甾-5-烯-3β,22β-二醇、豆甾-5 烯-3β,7α-二醇(stigmast-5-ene-3β,7α-diol);也含伞形花内酯(umbelliferone)、7-羟基-8-甲氧基香豆素[1]。又含 α-姜烯(α-zingiberene)、大牻牛儿烯 D(germacrene D)、顺式丁香烯(cis-caryophyllene)、α-金合欢烯(α-farnesene)、α-蒎烯(α-pinene)、月桂烯(myrcene)、顺式罗勒烯(cis-ocimene)、芳樟醇(linalool)、顺式罗勒烯酮(cis-ocimenone)、反式罗勒烯酮(trans-ocimenone)、丁香烯环氧化物、α-杜松醇(α-cadinol)、斯巴醇(spathulenol)等[2]。

【药理毒理】　抗菌杀菌作用:对假丝酵母、金黄色葡萄球菌 91053、粪肠球菌有最强的抑菌杀菌能力,其次是金黄色葡萄球菌 91118、腐生葡萄球菌和奇异变形杆菌。而对普通变形杆菌、鼠伤寒沙门氏菌、异常汉逊酵母、肺炎克雷伯氏菌、弗劳地枸橼酸杆菌、大肠杆菌则表现为相对较弱的抑菌性[2]。

参 考 文 献

[1] 刘青,刘珍伶,田暄.羽裂蟹甲草中的甾醇类化合物.中国中药杂志,2008,33(9):1035
[2] 杨扬,朱顺英,唐李斐,等.羽裂蟹甲草挥发油的化学成分分析及抗菌活性研究.武汉大学学报(理学版),2007,53(2):198-203

(彭　方)

587. *Sinocrassula indica*(石莲)

【民族药名】　"卡粑"(普米族);"年托巴"(藏族);虎牙草、虎牙半枝、鼠牙还阳(土家族)。

【来源】 景天科植物石莲 *Sinocrassula indica*（Decne.）Berger 的茎、叶、全草。有毒。

二年生草本，无毛，有须根。茎高 15～50cm，直立。基生叶莲座状，匙状矩圆形，长 3～7cm，宽 1～1.8cm，渐尖，肉质，干后有时有暗红斑点；茎生叶与基生叶相似但较狭小。花序伞房状，长宽各 5～10cm；上部苞片条形；花梗长 3～6mm；萼片 5，基部合生，宽三角形，长 2mm，宽 1mm；花瓣 5，粉红色，直立，矩圆形至披针形，长 4～5mm，顶端常反折；雄蕊 5，较花瓣短；心皮 5，基部合生。果为蓇葖；种子细小，平滑。花期 10～11 月。

生于低山至高山的石上。分布于云南、四川、贵州、湖南、湖北、陕西。

【药用经验】 普米族 茎、叶：用于肺热咳嗽、肺结核、肺炎、支气管炎、疮痈、骨折、蛇咬伤（《民族药志要》）。藏族 全草：用于泻痢、便血、子宫出血，外用治诸疮（《藏本草》）。土家族全草：用于跌打损伤、便血、吐血、外伤出血、蛇狗咬伤等。外治牛皮癣（《民族药志要》）。

【使用注意】 有毒，用量 1.5～3g；外用适量。

（杨 琛）

588. *Sinomenium acutum*（青藤）

【民族药名】 青风藤（藤茎通称）；"叫素"（侗族）；"你海爪"（傈僳族）。

【来源】 防己科植物青藤（风龙）*Sinomenium acutum*（Thunb.）Rehd. et Wils. 的根及藤茎。有毒。秋末冬初采割，扎把或切长段，晒干。

木质落叶藤本，长达 5～7m。枝条灰褐色，无毛，具细沟纹。叶厚纸质或革质，宽卵形，长 7～12cm，宽 5～10cm，顶端渐尖，基部圆形、截形或心形，全缘，基部的叶常 5～7 裂，上部的叶偶尔 3～5 裂，上面浓绿色，下面苍白色，近无毛，基出脉 5～7 条；叶柄长 6～10cm。花单性，雌雄异株；圆锥花序腋生；雄花序长 10～20cm，花小，淡绿色；雄花萼片 6，淡黄色，二轮排列，外轮 3 片，内轮 3 片；花瓣 6，三角状圆形；雄蕊 8～12；雌花序长 8～18cm，雌花的萼片和花瓣与雄花的相似；有退化雄蕊 9；心皮 3，离生。核果近球形，压扁，蓝黑色，长 5～6mm。花期夏季，果期秋末。

生于山区路旁及山坡林缘、沟边等处。分布于我国西南、华中和华东。

【药用经验】 侗族 藤茎：用于伤寒转哑。傈僳族 根、茎：用于风湿性关节炎、水肿、神经、消食顺气、腹痛腹泻、劳损、毒蛇咬伤（《怒江药》）。

【使用注意】 内服用量为 6～12g，不可过量内服；孕妇及年老体弱者慎用。

【中毒与解毒】 服用过量时可出现瘙痒、皮疹、头昏头疼、皮肤发红、腹痛、畏寒发热、过敏性紫癜、血小板减少、白细胞减少等副作用。犬和猴分别口服青藤碱 45mg/kg 及 95mg/kg，呈现镇静及轻度胃肠反应，但静脉给药（5～13.5mg/kg）立即出现高度衰竭、血压下降、呼吸困难，此种严重反应于 1 小时后恢复。静脉注射或亚急性毒性试验中皆未发现肝肾功能之改变。由于其易致急性耐受，连续用药后，毒性显着减轻[1]。

【药材鉴定】 性状 藤茎呈长圆柱形，常微弯曲，长 20～70cm 或更长，直径 0.5～2cm。表面绿褐色至棕褐色，有的灰褐色，有细纵纹和皮孔。节部稍膨大，有分枝。体轻，质硬而脆，易折断，断面不平坦，灰黄色或淡灰棕色，皮部窄，木部射线呈放射状排列，髓部淡黄白色或黄棕色。气微，味苦。

显微特征 （1）藤茎横切面：表皮细胞 1 列，被厚角质层，有的具木栓细胞。皮层散有纤维和石细胞，多单个存在。中柱鞘纤维束新月形，其内侧常为 2～5 列石细胞，并切向延伸与射线中的石细胞群连接成环。维管束外韧型。韧皮射线向外渐宽,可见锥形或分枝状石细胞;韧皮部细胞大多颓废,有的外侧散有 1~3 个纤维。木质部导管单个散在或数个切向连接。环髓细胞壁稍厚,纹孔明显。薄壁细胞含淀粉粒和草酸钙针晶。(2)藤茎粉末:黄褐色或灰褐色。表皮细胞表面观多角形。石细胞淡黄色或黄色,类方形、梭形、椭圆形或不规则形,壁较厚,孔沟明显。皮层纤维微黄色或黄色,直径27~70μm,壁极厚,胞腔狭窄。草酸钙针晶细小,存在于薄壁细胞中。

薄层色谱　取本品藤茎粉末 2g,加乙醇 25ml,加热回流 1 小时,滤过,滤液蒸干,残渣加乙醇 1ml 使溶解,作为供试品溶液。另取青藤碱对照品,加乙醇制成每 1ml 含 1mg 的溶液,作为对照品溶液。吸取上述 2 种溶液各 5μl,分别点于同一硅胶 G 薄层板上,以甲苯-乙酸乙酯-甲醇-水(2∶4∶2∶1)10℃ 以下放置的上层溶液为展开剂,展开,取出,晾干,依次喷以碘化铋钾试液和亚硝酸钠乙醇试液。供试品色谱中,在与对照品色谱相应的位置上,显相同颜色的斑点。

【化学成分】　主要含生物碱类成分。青藤的根和茎含青风藤碱(sinoacutine)、尖防己碱(acutumine)、N-去甲尖防己碱(N-acutumidine)、白兰花碱(michelalbine)、光千金藤碱(stepharine)、青藤碱(sinomenine)、双青藤碱(disinomenine)、木兰花碱(magnoflorine)、四氢表小檗碱(sinactine)、异青藤碱(isosinomenine)、土藤碱(tuduranine)。此外含有豆甾醇(stigmasterol)、β-谷甾醇(β-sitosterol)、消旋丁香树脂酚(syringaresinol)以及十六烷酸甲酯(methyl palmitate)。其中清风藤碱的含量相对较高(2.85~3.99mg/g),青藤碱的含量则相对较低(1.50~1.57mg/g)。青藤碱是其主要毒性成分[1]。

【药理毒理】　1.镇静、镇痛、镇咳作用:青藤碱能明显减少小鼠自发活动和被动活动,并有一定的镇痛、镇咳作用。2.抗炎作用:青藤碱能降低实验性关节炎大鼠全血黏度,且随剂量增加作用增强。3.免疫抑制作用:青藤碱对机体非特异性免疫,细胞免疫和体液免疫均有抑制作用,与环磷酰胺作用相似。4.对心肌收缩力和心率的影响:离体豚鼠心房实验,青藤碱能降低心肌的收缩性,抑制肾上腺素诱发的自律性;在大于 2.7μmol/L 时,呈浓度依赖性地抑制豚鼠心室乳头肌收缩力。5.对心肌电生理的影响:青藤碱可以降低豚鼠心房肌兴奋性,延长功能不应期,降低动作电位 0 相最大上升速率及动作电位幅度。6.抗心律失常作用:青藤碱可能通过抑制离子跨膜转运及抑制中枢而发挥抗心律失常作用。7.抗心肌缺血、保护再灌注损伤作用。8.降压作用。9.阻断神经节及神经肌肉传递作用。10.对胃肠作用:青藤碱给犬、猴口服常有轻度的胃肠不良反应。11.释放组胺作用:给犬静脉注射青藤碱,血浆中组胺含量上,血压下降,门脉压上升,促进淋巴生成,皮下注射可出现典型的三重反应,并可为抗组胺药所抑制。12.对受体的作用:从青风藤中分离出的生物碱,初步筛选证实其对苯二氮卓受体、多巴胺受体、脑啡肽受体、肾上腺素 α 受体、血管紧张素Ⅱ受体均有较显著的作用[1]。13.毒副作用:(1)急性毒性:青藤碱小鼠口服 LD_{50} 为(580 ± 51)mg/kg,皮下注射为(535 ± 41.9)mg/kg。猫腹腔注射青藤碱的致死量为75mg/kg。犬和猴分别口服青藤碱45mg/kg 及95mg/kg,呈现镇静及轻度胃肠反应,但静脉给药(5~13.5mg/kg)立即出现高度衰竭,血压下降、呼吸困难,此种严重反应于 1 小时后恢复。(2)长期毒性:青藤碱150mg/(kg·d)给大鼠腹腔注射,连续 6 周后发现对肝细胞组织形态学有一定的影响,但对肝功能无明显损害。(3)生殖毒性:青藤碱150mg/(kg·d)给大鼠腹腔注射,连续 6 周后发现精子活力降低,死精增多,但停药 1 周后基本恢复正常[2]。

【附注】　1.本种的变种毛青藤 Sinomenium acutum (Thunb.) Rehd. et Wils. var. cinereum (Diels) Rehd. et Wils. 的根及藤茎在土家族作药用(有毒),称为"大风藤"。用于风寒湿痹、关节肿痛、水肿、鹤膝风、湿疹、腹痛吐酸水。2.青藤和毛青藤的干燥藤茎为中药"青风藤",收入

2015 年版中国药典。用于风湿痹痛、关节肿痛、麻痹瘙痒。

参 考 文 献

[1]《中华本草》编委会. 中华本草(第1册). 上海:上海科学技术出版社,2004:365
[2] 夏丽英. 现代中药毒理学. 天津:天津科技翻译出版社,2005:269,270

（董远文）

589. *Sinopodophyllum hexandrum*（鬼臼）

【民族药名】　"奥莫色"、"奥勒莫色"、"奥毛赛"(藏族);"奥莫色"(彝族)。

【来源】　小檗科植物桃儿七(鬼臼)*Sinopodophyllum hexandrum*（Royle）T. S. Ying［*Sinopodophyllum emodii*（Wall. ex Royle）T. Y. Ying;*Podophyllum emodi* Wall. var. *chinense* Sprague］的根、根茎、叶、果实。根茎及根、果实有小毒。根及根茎于春季、秋季采挖,洗净,晒干;果实于秋季成熟时采集,晒干。

多年生草本,植株高 20～50cm。根茎粗短,节状,多须根;茎直立,单生,具纵棱,无毛,基部被褐色大鳞片。叶 2～3 枚,薄纸质,非盾状,基部心形,3～5 深裂几达中部,裂片不裂或有时 2～3 小裂,裂片先端急尖或渐尖,上面无毛,背面被柔毛,边缘具粗锯齿;叶柄长 10～25cm,具纵棱,无毛。花大,单生,先叶开放,两性,整齐,粉红色;萼片 6,早萎;花瓣 6,倒卵形或倒卵状长圆形,长 2.5～4.5cm,宽 1.5～3cm,先端略呈波状;雄蕊 6,长约 1.5cm,花丝较花药稍短,花药线形,纵裂,先端圆钝;雌蕊 1,长约 1.2cm,子房斜卵形或椭圆形,花柱短,柱头头状。浆果卵圆形,长 3～7cm,直径 2.5～4cm,熟时橘红色;种子卵状三角形,红褐色,无肉质假种皮。花期 4～6 月,果期 6～9 月。

生于海拔 2200～4300m 的林下、林缘湿地、灌丛或草丛中。分布于云南、四川、西藏、甘肃、青海和陕西。

【药用经验】　藏族　果实:用于血瘀经闭、死胎不下(《民族药志一》)。用于妇女瘀症、死胎、胎盘不下、经闭(《藏标》)。用于月经不调、子宫癌、下死胎(《青藏药鉴》)。果实:用于血病、血瘀经闭、难产、胎衣不下、子宫病、肾病。根、叶:熬膏用于皮肤病(《中国藏药》)。根:外用治皮肤病、跌打损伤、黄水疮;熬膏外用治宫颈糜烂、宫颈癌。果实:用于血分病、妇科病、脉病、死胎不下、胎衣不下、肾脏病(《藏本草》)。彝族　根及根茎:用于风湿痹痛、跌打损伤、风寒咳嗽、月经不调。果实:用于血瘀经闭、死胎、胎盘不下、月经不调、白带等妇科病(《滇省志》)。

【使用注意】　本品有毒,煎汤内服用量 1.5～6g[1],不可过量。

【中毒与解毒】　服用鬼臼树脂所致中毒症状为呕吐、呼吸兴奋、运动失调和昏迷[1]。

【药材鉴定】　性状　(1)根茎:呈不规则结节块状,每一结节类球形,直径 0.8～1.2cm,表面棕褐色,有不明显的环节及众多须状根和须根痕。须根圆柱形,直径 1～3mm,表面棕黄色,平滑,有细纵纹。质硬,折断面黄色,纤维状,横断面皮部平坦,木质部突起,环状排列,髓部小,约占直径的 1/4。气微,味苦。(2)果实:呈椭圆形或近圆形,多压扁,长 3～5.5cm,直径 2～4cm,表面紫红色或紫褐色,皱缩,有的可见露出的种子。顶端稍尖,果梗黄棕色,多脱落,露出一圆形凹陷的黄白色疤痕。果皮与果肉粘贴,较薄,柔软,内表面色稍淡。种子多数,黏集成团,近卵形、类长圆形或三棱形,长 4～6cm,直径约 4cm,表面暗紫色,具细皱纹,一端有小突起。质坚硬,种仁白色,有油性。气微,味酸甜、微涩;种子味微苦。

显微特征 (1)根茎横切面:木栓细胞数列至10余列;栓内层可见。皮层宽广,散有根迹维管束。中柱维管束外韧型。韧皮部与木质部约等长,韧皮部外侧有部分颓废细胞。形成层明显。木质部主要由导管与薄壁细胞组成。射线宽,细胞可达20列。髓部大,由薄壁细胞组成。(2)根横切面:表皮细胞1列。皮层宽,下皮细胞1列,内皮层凯氏点可见。初生木质部5原型。(3)果实横切面:由外果皮、中果皮、内果皮组成。外果皮的表皮为1列方形或长方形的薄壁细胞,径向或切向延长,外壁较厚,角质化,有的细胞中含多数黄褐色不定形块状物。厚壁细胞1列,排列整齐,切向延长,内含少量黄褐色块状物。中果皮由10余列薄壁细胞组成,类圆形、长方形或不规则形。维管束稀疏散在,外韧型,不发达,韧皮部细胞小,导管微木化。内果皮由3~4裂薄壁细胞组成,细胞壁微皱缩,形状不规则。外向延长。外、中、内果皮的多数薄壁细胞中含类圆形或类椭圆形的细胞核。(4)种子横切面:外种皮为1列较大的薄壁细胞,紫色或黄紫色,径向延长;内种皮为5~8列薄壁细胞,类长圆形,切线向延长,细胞稍小,内含污褐色及紫色物质,有的细胞中可见细胞核。胚乳占种子面积绝大部分,最外有2列萎缩的薄壁细胞,往内为多角形的薄壁细胞,略呈放射状排列。胚位于中央,最外1列表皮细胞长方形,排列整齐,径向延长,其余为多角形的薄壁细胞,胚乳和胚的薄壁细胞中均含糊粉粒及油滴。(5)果实粉末:红褐色。胚乳细胞较多,类白色或淡黄白色,细胞类圆形、类方形、椭圆形或卵圆形。水封装片可见细胞中含糊粉粒较多,为小颗粒,聚结成堆,细胞中亦含有油滴,随处散在。种皮细胞易见,红色及黄红色,长方状多角形或纺锤形,细胞中含有红色素。外果皮细胞淡红棕色或淡黄棕色,表面观呈多角形、类方形或长方形,细胞中含有淡红棕色或淡黄棕色的色素块。中果皮细胞淡黄色,细胞类方形、多角形或椭圆形。导管少见,螺纹增厚。油滴较多,散在。

【化学成分】 全草主要含木脂素和黄酮类化合物。根、根茎含有鬼臼毒素(podophyllotoxin)、4′-去甲基鬼臼毒素、α-盾叶鬼臼素(α-peltatin)、β-盾叶鬼臼素、去氧鬼臼毒素、鬼臼毒酮(podophyllotoxone)、异鬼臼苦素酮(isopicropodophyllone)、4′-去甲基-去氧鬼臼毒素、鬼臼苦素(picropodophyllin)、去氢鬼臼毒素(dehydropodophyllotoxin)、山荷叶素(dinhyllin),黄酮类如山柰酚(kaempferol)和槲皮素(quercetin)[2]。鬼臼毒素等是毒性成分。

【药理毒理】 1. 抗肿瘤作用:鬼臼毒素对大、小鼠体内外实验均有抗肿瘤作用;鬼臼草脂及鬼臼毒素为有丝分裂抑制剂,能使细胞分裂停止于中期[1];另鬼臼毒素能抑制胃癌SGC-7901细胞的增殖,诱导SGC-7901细胞凋亡[3]。4′-去甲基鬼臼毒素也有抗癌活性[1]。2. 镇咳、平喘、祛痰作用:鬼臼黄酮及部分树脂具有镇咳、平喘、祛痰以及抑菌的作用[1]。3. 抗病毒作用:鬼臼毒素、鬼臼苦素、4′-去甲基-鬼臼毒素、去氧鬼臼毒素对羊膜细胞培养的单纯疱疹病毒有抑制作用,并有较高的化疗指数[2]。4. 抑菌作用:鬼臼毒素对油菜菌核、脱氧鬼臼毒素对辣椒疫霉有较好的抑制作用,其抑制率分别为87.42%和85.7%[4]。5. 毒副作用:脱氧鬼臼毒素抑制鱼类机体关键酶如ATPase、SOD、CAT的活性,从而导致机体抗氧化能力下降,甚至死亡[5];鬼臼草脂及鬼臼毒素的毒性相当大,用于癌症时不能内服,只能外用于皮肤癌、宫癌,且对正常黏膜组织有刺激作用;鬼臼草脂能引起代谢最旺盛的基层表皮细胞的异常分裂,原形质及细胞核的病变;鬼臼毒素能抑制大鼠淋巴、胸腺、肾、肿瘤、肝等组织的呼吸,抑制作用随时间增长而增强;鬼臼草脂对小鼠一次皮下注射的LD_{50}为(58 ± 1.7)mg/kg,灌胃的LD_{50}为(68 ± 0.42)mg/kg;鬼臼毒素对小白鼠皮下注射的LD_{50}为(24.6 ± 0.42)mg/kg,灌胃的LD_{50}为(90 ± 2.2)mg/kg[1]。

【附注】 我国藏族将同属植物西藏鬼臼 *Podophyllum emodi* Wall. 当做鬼臼用。有小毒。其主要分布在西藏。

参 考 文 献

[1] 曾育麟,周海钧. 中国民族药志(第一卷). 北京:人民卫生出版社,1984:32-37
[2] 《中华本草》编委会. 中华本草(第3册). 上海:上海科学技术出版社,1999:329
[3] 季宇彬,尹立,汲晨锋. 鬼臼毒素诱导胃癌细胞株 SGC-7901 凋亡的实验研究. 江西中医药,2010,41(10):63-65
[4] 朱海云,张兴. 鬼臼毒素和脱氧鬼臼毒素抑菌和除草活性初探. 中国农学通报,2009,25(1):73-75
[5] 高蓉,张守刚,肖杭. 脱氧鬼臼毒素对斑马鱼(Danio rerio)代谢酶和抗氧化酶活性的影响. 生态毒理学报,2009,4(5):700-704

（杨芳云　盘　珊）

590. *Skimmia reevesiana*（茵芋）

【民族药名】　"此木泽西"(彝族)

【来源】　芸香科植物茵芋 *Skimmia reevesiana* Fort 的根、茎、叶。有毒,叶的毒性较大。全年均可采收,除去泥土杂质,切段,晒干。

常绿灌木,高约1m,有芳香。单叶,常集生于枝顶,革质,狭矩圆形或矩圆形,长7~11cm,宽2~3cm,顶端短渐尖,基部楔形,边全缘或有时中部以上有疏而浅的锯齿,上面中脉密被微柔毛,有腺点;叶柄长4~7mm,有时为淡红色。聚伞状圆锥花序,顶生;花常为两性,白色,极芳香,5数;萼片宽卵形,边缘被短缘毛;花瓣卵状矩圆形,长3~5mm,花蕾时各瓣大小略不等;雄蕊与花瓣等长或较长;子房4~5室。浆果状核果矩圆形至卵状矩圆形,长10~15mm,红色。果期7~11月。

生于林下,有栽培。分布于东南沿海各省至湖南、湖北、广西、贵州。

【药用经验】　彝族　用于四肢挛急、两足酸软、风湿痹痛、麻木、跌打损伤(《彝药集》)。

【使用注意】　茵芋有毒,内服宜慎,用量不宜过大。阴虚而无风湿实邪者禁服。

【中毒与解毒】　用量过大易引起中毒。轻者可见轻度痉挛、恶心、呕吐、心慌气短,重者则可引起血压下降、心肌麻痹而死亡。解救方法:若出现痉挛,可肌肉注射苯巴比妥,痉挛控制后,可洗胃与导泻。若血压下降则注射肾上腺素或苯甲酸钠咖啡因。

【化学成分】　茎皮和根含呋喃喹啉生物碱7-异戊烯氧基-γ-崖椒碱(7-isopentenyloxy-γ-fagarine)、茵芋碱(skimmianine)、单叶芸香品碱(haplopine)、吴茱黄定碱(evodine)、吴茱黄素(evoxine)、茵芋宁碱(reevesianine)A和B;香豆精类化合物7-异戊烯氧基-8-异戊烯基香豆精(7-isopentenyloxy-8-isopentenyl coumarin)、橙皮油内酯(aurapten)、欧芹酚甲醚(osthol)、异橙皮内酯(isomeranzin)、野栓翅芹素(pranferin)、R-(-)-二氢山芹醇[R-(-)-columbianetin]、伞形花内酯(umbelliferone)、橙皮内酯水合物(meranzin hydrate)和茵芋苷(skimmin)[1]。叶含茵芋苷和茵芋碱[2]。茵芋碱为有毒成分。

【药理毒理】　毒性:皮下注射600mg/kg剂量时,小鼠可出现抑制、共济失调。实验猫皮下注射50mg/kg,无明显变化。剂量较大时可抑制心肌;兔在静注后,可产生心肌抑制,甚至麻痹、血压下降,终至痉挛而死[3]。茵芋碱有麻黄碱样作用,可升高麻醉猫血压,增强瞬膜收缩,加强肾上腺素对血压及子宫的作用,加强猫和兔的在位子宫收缩,抑制小肠收缩及扩张冠状血管等[4]。

参 考 文 献

[1] Wu T S. Alkaloids and coumarins of *Skimmia reevesiana*. Phytochemistry,1987,26(3):873

[2] 林启寿.中草药成分化学.北京:科学出版社,1977:239,721
[3] 江苏新医学院.中药大辞典(下册).上海:上海科学技术出版社,1977:1587
[4] 周立国.中药毒性机制及解毒措施.北京:人民卫生出版社,2006:380

（杨　琛）

591. *Solanum aculeatissimum*（喀西茄）

【民族药名】　"麻嘿影"（傣族）；"阿公"（哈尼族）；"处玛西"（拉祜族）；"嘎介西外"（佤族）；"陶拍申则"（彝族）

【来源】　茄科植物喀西茄 *Solanum aculeatissimum* Jacquem.（*Solanum khasianum* C. B. Clarke）根、叶、果实、全草。有小毒。全草秋季采收,鲜用或晒干用;其他部位适时采集。

　　直立草本至亚灌木,高1~2(3)m,茎、枝、叶及花柄多混生黄白色具节的长硬毛、短硬毛、腺毛及淡黄色基部宽扁的直刺,刺长2~15mm。叶阔卵形,长6~12cm,宽约与长相等,先端渐尖,基部戟形,5~7深裂,裂片边缘又作不规则的齿裂及浅裂;上面深绿,毛被在叶脉处更密;下面淡绿,除被有与上面相同的毛被外,还被有稀疏分散的星状毛;侧脉上散生基部宽扁的直刺,刺长5~15mm;叶柄粗壮,长约为叶片之半。蝎尾状花序腋外生,短而少花,花单生或2~4朵,花梗长约1cm;萼钟状,绿色,直径约1cm,长约7mm,5裂,裂片长圆状披针形,长约5mm,外面具细小的直刺及纤毛,边缘的纤毛更长而密;花冠筒淡黄色,隐于萼内;冠檐白色,5裂,裂片披针形,长约14mm,开放时先端反折;子房球形,被微绒毛,花柱纤细。浆果球状,直径2~2.5cm,初时绿白色,具绿色花纹,成熟时淡黄色,宿萼上具纤毛及细直刺,后逐渐脱落;种子近倒卵形,扁平,直径约2.5mm。花期春季、夏季,果熟期冬季。

　　生于海拔1300~2300m的沟边、路边灌丛、荒地、草坡或疏林中。云南除东北及西北部外均有分布,广西偶有发现。

【药用经验】　傣族　消炎解毒,镇静止痛(《傣医药》)。哈尼族　根、叶、果实:用于感冒、小儿惊风、麻风、疮毒出头、风湿、跌打疼痛、神经性头痛、胃痛、牙痛、乳腺炎、腮腺炎、外伤炎症、痈疮肿毒及犬、虫咬伤(《滇药录》)。拉祜族　效用同哈尼族(《滇药录》)。佤族　效用同哈尼族(《滇药录》)。彝族　全草:用于风湿跌打疼痛、神经性头痛、胃痛、牙痛、乳腺炎、腮腺炎、痈疮未溃等(《楚彝本草》)。全草:用于热毒内陷、肺痈痰厥、经血不和、疮痈疔疖(《哀牢》)。

【使用注意】　全草含有毒生物碱,未成熟果实毒性较大,慎用。

【药材鉴定】　性状　根黄棕色,主根明显且较直,有分枝,细长,表面有细纵皱纹,断面淡黄色,皮部具粉性,木质部坚韧,气闷、味微苦略甘。老茎圆柱形,黄棕色,表面密布类圆形突起皮孔,偶有基部扁平的倒钩刺;质坚韧而难折断,断面淡黄色,致密,髓部小、中空;气闷、味微苦。茎和根嚼之均有麻舌感[1]。

　　显微特征　(1)根横切面:木栓层3~5列扁平细胞,多裂隙或破碎。栓内层为多列扁平细胞,韧皮部较宽广,韧皮射线末端扩大。木质部约占横切面2/3,导管直径较大,单个或2~3个成束径向排列,射线细胞1~2列。薄壁细胞中多含砂晶和淀粉粒,可见砂晶囊细胞,皮层偶见方晶。(2)茎横切面:表皮细胞1列,残存有突起皮刺及毛绒基部。木栓层为3~5列类方形或切向延长的细胞。皮层由多列扁平的厚角细胞和薄壁细胞组成。中柱鞘纤维扁圆形,2~5个相聚,断续排列成环。维管束双韧型。木质部导管单个散在或2~4个相聚,径向排列,木纤维紧密整齐,射线细胞1~2列。内韧皮部成束排列。髓部较大,环髓纤维多角形,数个至十几个相聚,环髓排列。薄壁细胞含砂晶和淀粉粒,可见砂晶囊细胞,皮层偶见方晶[1]。

【化学成分】　浆果含澳洲茄胺（solasodine）、谷甾醇（sitosterol）、薯蓣皂苷元（diosgenin）等。还含澳洲茄胺苷类、澳洲茄边碱（solamargine）、澳洲茄碱（solasonine）和刺茄碱（solasunine），以及生物碱皂苷刺天茄碱（solakhasianin）[2]。

【药理毒理】　1. 抗炎作用：喀西茄果实及叶的醇提取制剂（注射液及口服制剂）均能显著减轻大鼠琼脂性、蛋清性以及甲醛性关节肿胀的程度[3]。2. 抑菌作用：喀西茄乙醇提取液对粪肠球菌、大肠杆菌、金黄色葡萄球菌和变形杆菌都有一定的抑菌作用[4]。

参 考 文 献

[1] 马莉，房志坚. 野颠茄及其混淆品喀西茄的性状与显微鉴别. 中药材，2012,32(2):216-220
[2] 《中华本草》编委会. 中华本草(第7册). 上海:上海科学技术出版社,1999:308,309
[3] 钱永龄，钟品伦，叶宗勤，等. 刺天茄对动物急性关节肿的抗炎作用实验研究. 泸州医学院学报,1986,9(4):222-224
[4] 李昌灵，沈延. 刺天茄提取物的抑菌作用研究. 安徽农业科学,2009,37(2):652,653

（杨　琛　丁　奇）

592. *Solanum americanum*（少花龙葵）

【民族药名】　"海俄普"（傈僳族）。

【来源】　茄科植物少花龙葵 *Solanum americanum* Mill.（*Solanum photeinocarpum* Nakam. et Odash.，*Solanum nigrum* L. var. *pauciflorum* Liou）的全草。有毒。春季至秋季采收，鲜用或晒干用。

纤弱草本，茎无毛或近于无毛，高约1m。叶薄，卵形至卵状长圆形，长4～8cm，宽2～4cm，先端渐尖，基部楔形下延至叶柄而成翅，叶缘近全缘，波状或有不规则的粗齿，两面均具疏柔毛或下面近无毛；叶柄纤细，长1～2cm，具疏柔毛。花序近伞形，腋外生，纤细，具微柔毛，着花1～6朵，总花梗长1～2cm，花梗长5～8mm，花小，直径约7mm；萼绿色，直径约2mm，5裂达中部，裂片卵形，先端钝，长约1mm，具缘毛；花冠白色，筒部隐于萼内，长不及1mm，冠檐长约3.5mm，5裂，裂片卵状披针形，长约2.5mm；花丝极短，花药黄色，长圆形，长1.5mm，为花丝长度的3～4倍；子房近圆形，花柱纤细，中部以下具白色绒毛，柱头头状。浆果球状，直径约5mm，成熟后黑色；种子近卵形，两侧压扁，直径1～1.5mm。几全年均开花结果。

生于溪边、密林阴湿处或林边荒地。分布于云南南部、江西、湖南、广西、广东、台湾等地。

【药用经验】　傈僳族　用于感冒、发热、关节痛、喉痛、咳嗽、失眠、高血压、疮痈肿毒（《怒江药》）。藏族　用于胆囊炎、肿瘤痞块、风湿痹痛、痈肿疮疖（《藏本草》）。

【使用注意】　脾虚便溏者慎用。

【药材鉴定】　显微特征　（1）茎横切面：表皮层数列细胞排列紧密，最外层细胞壁角质化增厚，可见非腺毛，偶见腺毛。非腺毛由1～4个细胞组成，腺毛的腺头细胞大多为4个，腺柄细胞1～2个。表皮细胞内侧有数层厚角细胞，皮层薄壁细胞类圆形。中柱鞘纤维单个散在或数个聚集成束。韧皮部细胞小，排列紧密。形成层环明显。木质部较宽，木纤维排列较整齐，壁厚，直径4～8μm，导管类圆形，单个或2～3个相聚，直径10～24μm。髓部宽广，薄壁细胞含草酸钙砂晶、方晶或簇晶[1]。（2）叶横切面：上下表皮细胞均为1列，类方形或长方形，外被角质层，非腺毛由1～4个细胞组成，腺毛的腺头细胞1～2个，腺柄细胞1～4个，主脉上下表皮内侧均有厚角组织。上表皮下有栅栏细胞1列，海绵组织细胞排列疏松。维管束外韧形，半月形。

韧皮部窄。薄壁细胞中可见有草酸钙簇晶、方晶或针晶,簇晶直径 20 ~ 70μm[1]。(3)粉末:黄绿色。表皮细胞垂周壁弯曲,气孔不定式或直轴式。花粉粒黄色,类圆形,直径 11 ~ 24μm,外壁的表面有细密短刺及圆形细颗粒状雕纹,具 3 个萌发孔。腺毛腺头由 1 ~ 4 个细胞组成,内含深黄色分泌物,腺柄 1 ~ 2 个细胞,长 35 ~ 107μm。非腺毛由 1 ~ 4 个细胞组成,常弯曲,长 109 ~ 219μm,壁上有疣状突起。草酸钙针晶较多,长 6 ~ 16μm;簇晶直径 30 ~ 70μm,棱角较尖;方晶较多,直径 5 ~ 9μm;砂晶较少。淀粉粒类圆形或椭圆形。导管具螺纹或具缘纹孔,壁木化。纤维多碎断,壁厚,完整者长 110 ~ 327μm。石细胞类圆形,单个散在或数个相聚成群,孔沟明显。薄壁细胞类圆形或椭圆形,壁稍厚。厚角细胞呈类长方形或类多角形[1]。

　　薄层色谱　取本品粗粉 1g,加甲醇 10ml,超声提取 30 分钟,滤过,滤液蒸干,残渣加甲醇 1ml 使溶解,作为供试品溶液。另取对照药材 1g,同法制成对照药材溶液。再取绿原酸对照品,加甲醇制成每 1ml 含 1mg 的对照品溶液。吸取上述供试品、对照品和对照药材溶液各 2μl,分别点于同一聚酰胺薄层板上,以体积分数 36% 醋酸溶液为展开剂,展开,取出,晾干,置紫外光灯下(365nm)检视。在供试品色谱与对照品色谱相应的位置上,显相同的蓝色荧光斑点[1]。

　　【化学成分】　定性鉴别实验表明含有生物碱、皂苷、黄酮类等成分。薄层色谱鉴别发现含有绿原酸(chlorogenic acid)[1]。

参 考 文 献

[1] 钟锐,陈伯财,姬生国. 少花龙葵的生药学研究. 广东药学院学报,2009,25(2):147-149

(王　刚　陈吉炎　马丰懿)

593. *Solanum indicum*(刺天茄)

　　【民族药名】　"其鲍"(阿昌族);"夸故故"(白族);"麻响展"、"大颠茄"、"买憨"、"麻王喝"、"歌温喝"、"傻里布"、"麻乡"、"苦子果"(傣族);"麻响展"(德昂族);苦果、扭扣果、"嘎梭下"(侗族);"处玛西"(拉祜族);"拖曲子"(傈僳族);"锐盆广"(苗族);"哥哩戈"、"罗长习弱"、"天天线根"(彝族);金山扣、金扣钮、"扛勒"(壮族)。

　　【来源】　茄科植物刺天茄 *Solanum indicum* L. 的根、叶、果实、种子。有毒。秋季采收,鲜用或晒干用。

　　灌木,通常高 1 ~ 1.5m,全株密生分枝具柄的星状绒毛,并生有基部宽扁的淡黄色弯形皮刺,刺长 4 ~ 7mm。叶卵形,长 5 ~ 11cm,宽 2.5 ~ 8.5cm,顶端钝,基部心形或截形,5 ~ 7 深裂或波状圆裂,两面有星状绒毛,脉上有皮刺;叶柄长 2 ~ 4cm。花序蝎尾状,腋外生,长 3.5 ~ 6cm;花梗长约 1.5cm;花萼杯状,5 裂;花冠辐状,蓝紫色,直径约 2cm,深 5 裂。浆果球形,成熟时橙黄色,直径约 1cm,宿萼向外反折,有针刺。全年开花结果。

　　分布于四川、贵州、云南、广西、广东、台湾。

　　【药用经验】　阿昌族　果实:用于牙痛、胃痛、失眠症(《德宏药录》)。白族　根、果实、叶:用于牙痛、胃痛、扁桃体炎、肾盂肾炎、气管炎、感冒、咳嗽、久咳不愈、白带、闭经、月经不调、恶露不净、体弱消瘦、疟疾、疔疮、外伤炎症、犬虫咬伤、痈疮肿毒(《滇药录》)。傣族　根、果实:用于心悸(《德傣药》);用于牙痛、胃痛、失眠症(《德民志》);用于久咳不愈、月经不调、恶露不净、体弱消瘦、疟疾(《版纳傣药》《傣药录》)。根:用于心慌心悸、全身浮肿、腹痛。果实:用于牙痛(《民族药志要》)。根、果实、叶:效用同白族(《滇药录》)。德昂族　根、果实、叶:效用同阿昌族（《德宏药录》）。侗族　根：用于尿道结石、无名肿痛、胃痛（《中佤药》）。根、果实、叶：效用同白族（《滇药录》）。景颇族　果实：效用同阿昌族（《德宏药录》）。拉祜族　根、果实、叶：效用同白族（《滇药录》）。傈僳族　果实、种子、叶：用于头痛目赤、鼻渊、齿痛（《怒江药》）。苗族　果实：用于胃痛、疮毒、脓肿溃破（《苗医药》）。彝族　用于咽喉肿痛、口蛾舌疮、风火虫牙、乳痈疔疮、寒湿痛痹、骨蒸头痛、瘀血肿痛、头癣股癣（《哀牢》）。根、果实、叶：效用同白族（《滇药录》）。壮族　根：用于黄疸型肝炎、头痛、中风（《桂药编》）。

【使用注意】　用量 3 ~ 9g。

【中毒与解毒】　本品有毒，服用过量，可致口干、口渴、吞咽困难、体温升高、皮肤干燥发红、瞳孔扩大、视力模糊等中毒症状，重者可出现呼吸、循环抑制，甚至呼吸衰竭而致死[1]。解毒方法不详。

【化学成分】　含茄碱（solanine）、龙葵胺（solanidine）、澳洲茄碱（solasonine）、澳洲茄边碱（solamargine）、澳洲茄胺（solasodine）、毛叶冬珊瑚碱（solanocapsine）等生物碱，还含薯蓣皂苷元（diosgenin）、羊毛甾醇（lanosterol）和刺天茄苷 A（indioside A）等[2]。

【药理毒理】　1. 抗肿瘤作用：刺天茄全株乙醇提取物的氯仿溶部位和氯仿不溶部位对结肠癌 Colo-205 细胞、鼻咽癌 KB 细胞、子宫颈癌 HeLa 细胞、肝细胞瘤 HA22T 细胞、喉表皮瘤 Hep-2 细胞、神经胶质瘤 GBM84O1/TSGH 细胞和黑素瘤 H1477 细胞有一定的细胞毒活性。薯蓣皂苷、薯蓣皂苷甲基原前皂苷元 A、甲基原薯蓣皂苷和原薯蓣皂苷在神经胶质瘤细胞培养试验中也表现出细胞毒活性。2. 抗菌作用：刺天茄 75% 乙醇提取物对粪肠球菌、大肠杆菌、金黄色葡萄球菌、普通变形杆菌都具有一定的抑菌效果，但对枯草芽孢杆菌几乎无抑制效果；乙酸乙酯提取物和水提取物对 5 种供试菌的抑菌效果一般，略高于丙酮提取物。乙醇提取物的 MIC（最低抑菌浓度）值为 0.125g/ml[3~5]。

参 考 文 献

[1] 谢宗万. 全国中草药汇编（上册）. 北京：人民卫生出版社,2000:549
[2]《中华本草》编委会. 中华本草（第 7 册）. 上海：上海科学技术出版社,1999:308
[3] 李昌灵,沈延. 刺天茄提取物的抑菌作用研究. 安徽农业科学,2009,37（2）:652,653,667
[4] 汪云,李祖强,杨靖华. 刺天茄化学成分研究. 云南大学学报（自然科学版）,1998,20（化学专辑）:396-398
[5] 谢纲,李冲. 茄属植物化学成分和生物活性. 国外医药（植物药分册）,2006,21（2）:63-65

（葛月宾）

594. *Solanum lyratum*（白英）

【民族药名】　"宽映干资"（白族）；"莫路志"（高山族）；"阿母辛哪洗"（傈僳族）；"锐鼠勾"、"蛙关拎"（苗族）；白毛藤（畲族）；"乌鲁组玛"（藏族）；"细介思切"（土家族）；毛虫草、三叉草、"巴麻用"（瑶族）；"麻捆坡"（壮族）。

【来源】　茄科植物白英 *Solanum lyratum* Thunb. 的全草或根。有小毒。夏季、秋季采收，除去杂质，晒干或鲜用。

草质藤本，长 0.5 ~ 1m；茎及小枝密生具节的长柔毛。叶多为琴形，长 3.5 ~ 5.5cm，宽 2.5 ~ 4.8cm，顶端渐尖，基部常 3 ~ 5 深裂或少数全缘，裂片全缘，侧裂片顶端圆钝，中裂片较大，卵形，两面均被长柔毛；叶柄长 1 ~ 3cm。聚伞花序，顶生或腋外生，疏花；花梗长 8 ~ 15mm；花萼杯状，直径约 3mm，萼齿 5；花冠蓝紫色或白色，直径 1.1cm，5 深裂；雄蕊 5；子房卵形。浆果球形,成熟时黑红色,直径 8mm。花期 7 ~ 9 月,果期 9 ~ 11 月。

分布于甘肃、陕西、河南、山东以及长江以南各省区。

【药用经验】 白族　全草:用于感冒、小儿高热、肝炎、咳嗽、风湿(《滇药录》)。全草或根:用于感冒发热、黄疸型肝炎、白带、肾炎水肿及风湿(《民族药志一》)。侗族　全草:用于"隋窜帕"(胆道蛔虫)、"降呔"(内伤)(《侗医学》)。高山族　全草:用于黄疸型肝炎及风热感冒(《民族药志一》)。傈僳族　全草:用于感冒、小儿高热、肝炎、咳嗽、风湿(《滇药录》)。全草:用于风火牙痛(《民族药志一》)。苗族　全草:用于黄疸、膝关节疼痛(《苗药集》)。用于黄疸病、风湿疼痛、丹毒、疔疮、膝关节疼痛(《苗医药》)。畲族　全草:用于黄疸型肝炎(《民族药志一》)。藏族　地上部分:用于胆囊炎、肿瘤痞块、风湿痹痛、痈肿疮疖(《藏本草》)。土家族　全草:用于胆石症、胆囊炎、水肿、下焦湿热、"摆白"(《土家药》)。瑶族　全草:用于痢疾、痈疮疖肿(《桂药编》)。用于风热感冒、发热、咳嗽、黄疸型肝炎、胆囊炎;外治痈肿、风湿性关节炎(《湘蓝考》)。用于痢疾、黄疸型肝炎、白带症、结膜炎、颈淋巴结核、风疹(《民族药志一》)。壮族　全草:用于痢疾、痈疮疖肿(《民族药志一》)。

【中毒与解毒】 过量服用会出现中毒反应:恶心、呕吐、喉头烧灼感、眩晕、瞳孔散大、呼吸困难,对胃肠道有强烈刺激性,严重时出现惊厥性肌肉运动引起全身性衰竭。解救方法:催吐,洗胃,内服通用解毒药;静脉输液;肌注毛果芸香碱或新斯的明;大量饮甘草绿豆汤;或以银花 15g、法半夏 12g、制南星 9g、焦地榆 9g、五倍子 6g,水煎服;其他对症治疗[1]。

【药材鉴定】 性状　全体被毛,幼枝及叶上尤多。根呈圆锥状,有分枝,稍弯曲,长短不一,直径 1cm。表面棕黄色或棕褐色,质坚韧,断面淡黄色。茎呈圆柱形,有分枝,直径约 5mm,表面黄绿色至暗绿色。叶互生,多皱缩卷曲,易碎,完整者展平后呈卵形或琴形,长 3 ~ 6cm,宽 2.5 ~ 3.5cm;先端渐尖,基部心形,全缘或基部有 2 ~ 5 深裂,裂片耳状或戟状;上表面暗绿色,下表面色较浅;叶柄长 1 ~ 3cm。有的可见聚伞花序,顶生或与叶对生;花黄白色。浆果球形,棕色或紫红色。气微,味微苦。

显微特征　(1)茎(直径约 4mm)横切面:表皮细胞 1 列,外被角质层,并可见多数腺毛(腺柄为 3 ~ 10 个单列的细胞,常见 1 ~ 2 个细胞已皱缩,头部单细胞,长圆形,直径(10 ~ 25μm)及少数非腺毛(2 ~ 6 个单列的细胞),腺毛长至 3mm。其下为数列厚角细胞,皮层窄。中柱鞘纤维束断续排列成环。维管束双韧型,韧皮部较窄。形成层成环。木质部导管单个散在或数个相聚,直径 25 ~ 150μm。髓部为薄壁细胞或中央呈空洞状;皮层、韧皮部及髓部有细胞含草酸钙砂晶。(2)叶表面片:下表面表皮细胞垂周壁呈波状弯曲,气孔众多,不定式,副卫细胞 3 ~ 6 个;密被腺毛,腺柄 3 ~ 7 个细胞,腺头单细胞,长圆形或长卵形;非腺毛少见,为 2 ~ 6 个单列的细胞。上表面表皮细胞垂周壁呈波状弯曲,无气孔;非腺毛少见,为 2 ~ 6 个单列的细胞;腺毛密被,柄部有 3 ~ 5 个细胞组成,头部单细胞,长圆形或长卵形;另见少数腺毛,柄部多为单细胞或 2 个单列的细胞,头部单细胞或 2 细胞,稀见 8 细胞,类圆形,直径 30 ~ 50μm。(3)茎、叶粉末:灰绿色或灰黄色。茎表皮细胞多角形或长多角形,可见气孔,副卫细胞 3 ~ 5 个;并可见毛茸脱落后留下的疤痕;较老茎表皮细胞木栓化。腺毛或碎片多见,腺柄由 3 ~ 10 个细胞组成,头部单细胞,长圆形或长卵形,直径 10 ~ 25μm;另见少数腺毛,柄部多单细胞或 2 个细胞单列,头部单细胞或 2 细胞,稀 8 细胞。类圆形,直径 30 ~ 50μm,非腺毛少见,为 2 ~ 6 个单列细胞。纤维淡黄色,成束或单个散在,直径 10 ~ 65μm,壁较厚。具缘纹孔多见,亦可见网纹和螺纹导管,直径 10 ~ 150μm。木射线细胞类方形或长方形,壁较厚,多数可见较细密纹孔。含草酸钙砂晶的薄壁细胞众多。叶上表面细胞垂周壁呈波状弯曲,无气孔。叶下表面细胞垂周壁呈波状弯曲,气孔不定式,副卫细胞 3~6 个。

【使用注意】 白英有小毒,不宜过量服用。内服干品用量 15~30g,鲜者 30~60g,煎汤或浸酒服;外用适量,煎水洗、捣敷或捣汁涂。

【化学成分】 含有甾体生物碱、皂苷、有机酸、萜类、多酚类、黄酮类及甾醇类等成分[2]。生物碱有番茄烯胺(tomatidenol)、澳洲茄胺(solasodine)、蜀羊泉碱、α-苦茄碱、β-苦茄碱、澳洲茄碱(solasonine)。皂苷类有替告皂苷元-3-O-β-D-吡喃葡萄糖-(1→2)-β-D-吡喃葡萄糖基-(1→4)-β-D-吡喃半乳糖苷(tigogenin-3-O-β-D-glucopyranosyl(1→2)-β-D-glucopyranosyl(1→4)-β-D-galactopyranoside)、新替告皂苷元-3-O-β-D-吡喃葡萄糖基-(1→2)-β-D-吡喃葡萄糖基-(1→4)-β-D-吡喃半乳糖苷、薯蓣皂苷元-3-O-β-D-吡喃葡萄糖基-(1→2)-β-D-吡喃葡萄糖基-(1→4)-β-D-吡喃半乳糖苷、雅姆皂苷元-3-O-β-D-吡喃葡萄糖基-(1→2)-β-D-吡喃葡萄糖基-(1→4)-β-D-吡喃半乳糖苷、呋甾烷-26-O-β-D-吡喃葡萄糖苷、(25ζ)-5-茄甾烯-3β,23β-二醇-3-O-β-D-吡喃半乳糖苷、(25ζ)-5-茄甾烯-3β,23β-二醇-3-O-β-D-吡喃葡萄糖基-(1→2)-β-D-吡喃葡萄糖基-(1→4)-β-D-吡喃半乳糖苷、(25ζ)-5-茄甾烯-3β,23β-二醇-3-O-β-D-吡喃葡萄糖基-(1→2)-[β-D-吡喃木糖基-(1→3)]-β-D-吡喃葡萄糖基-(1→4)-β-D-吡喃半乳糖苷、甲基原蜘蛛抱蛋苷、26-O-β-D-吡喃葡萄糖基-(22ζ,25R)-3β,22,26-三羟基-5-呋甾烯-3-O-α-L-吡喃鼠李糖基-(1→2)-[β-D-吡喃糖基-(1→3)]-β-D-吡喃葡萄糖醛酸苷、26-O-β-D-吡喃葡萄糖基-(22ζ,25R or 25S),3β,26-三羟基-22-甲氧基-呋甾-5-烯-3-O-α-L-吡喃鼠李糖基-(1→2)-β-D-吡喃葡萄糖醛酸苷、3-O-α-L-吡喃鼠李糖基-(1→2)-β-D-吡喃葡萄糖醛酸基-3β-羟基-(25R or S)-5-螺甾烯、(22R)-3β,16β,22,26-四羟基胆甾-5-烯-3-O-α-L-吡喃鼠李糖基-(1→2)-β-D-吡喃葡萄糖醛酸苷、白英素A-C(solalyratines A-C)、[(3β,25R)-螺-3,5 二烯]-薯蓣皂苷、2-羟基-3-甲氧基苯甲酸葡萄糖酯苷、替告皂苷元-3-O-β-D-吡喃葡萄糖基-(1→2)-[β-D-吡喃木糖基-(1→3)-β-D-吡喃葡萄糖基-(1→4)-β-D-吡喃半乳糖苷、[(25R)-螺-3,5 二烯]-脱氧替告皂苷、[(3β,25R)-螺-3,5 二烯]-脱氧替告皂苷。有机酸类有咖啡酸(caffeic acid)、香草酸(vanillic acid)、对羟基苯甲酸(p-hydroxybenzoic acid)、原儿茶酸(protocatechuic acid)。萜类有 atractylenolide、dehydrocarissone、ergosterol peroxide、9,11-dehydro ergosterol peroxide、熊果酸(ursolic acid)。多酚类化合物有白黎芦醇。黄酮类有芦丁(rutin)、槲皮素(quercetin)、柚皮素(naringenin)、芹菜素-7-O-β-D-芹糖(1→2)-β-D-葡萄糖苷、芹菜素-7-O-β-D-葡萄糖苷、芒柄花苷(ononin)、染料木苷(genistin)、5-羟基芒柄花苷(5-hydroxy ononin)、大豆苷(daidzein)。甾醇类化合物有氧麦角甾醇、9,11-去氢过氧麦角甾醇和谷甾醇(sitosterol)。另含有阿拉伯呋喃糖苷乙酯、7-羟基-6-甲氧基香豆素、蜀羊泉碱-3-O-β-D-吡喃木糖基-(1→3)-β-D-吡喃半乳糖苷、蜀羊泉碱-3-O-β-D-吡喃木糖基-(1→2)-β-D-吡喃葡萄糖基-(1→4)-β-D-吡喃半乳糖苷、东莨菪素、N-(p-hydroxyphenethy1)-p-coumaramide、腺苷、3-甲氧基-5-[(8'S)-3'-甲氧基-4'-羟基-苯丙醇-E-苯丙烯醇]-4-O-β-D-葡萄糖苷、N-(4-氨基正丁基)-3-(3-羟基-4-甲氧基-苯基)-E-丙烯酰胺、反式对羟基苯乙基阿魏酰胺。

【药理毒理】 1. 抗癌作用:白英水提液对 HL-60 细胞具有短时间作用后的细胞杀伤,也具有药物持续作用后的增殖抑制。白英甾体皂苷组分在体外对人类卵巢癌细胞 SKVO、HO8910 细胞[3]及人宫颈癌细胞胞 ME180 的增殖具有抑制作用,对人正常细胞 CCC-HPF-1 无明显抑制作用。白英乙醇提取物可能通过上调 fas 和 caspase-3 基因表达,诱导人肺癌 SPC-A-1 细胞细胞凋亡,从而抑制其增殖。白英水提物能诱导人胃癌 SGC-7901 细胞、肝癌 SMMC7721 细胞凋亡和抑制增殖[4],且有一定的量效关系,其作用机制可能与调控 bcl-xl、bid 基因表达有关。2. 抑菌作用:澳洲茄胺能抑制细胞膜上麦角醇的合成。白英热水提取液和酸性乙醇提取液对链球菌和葡萄球菌等多种细菌具有较强的抑菌能力,其酸性乙醇提取液对大肠杆菌和沙门氏菌的抑菌能力较强。白毛藤脂溶性生物碱对大肠杆菌、巴氏杆菌、金黄色葡萄球菌、链球菌均有抑制作用,抑菌效果明显优于黄连素和林可霉素,与烟酸诺氟沙星相当,但比痢菌净效果略差,而水溶性生物碱几乎无抑菌作用。3. 抗氧化作用:白英粗提物能够清除 DPPH,推迟剂量依赖性低密度脂蛋白的氧化,减弱氧化低密度脂蛋白诱导产生活性氧水平,减少内皮氧化蛋白酶的表达。白英提取物可以显著提高 POD 活性及血、肝、肾的 SOD 活性,并减少血、肝、肾组织种中 MDA 的含量。白英提取物有提高小鼠过氧化物酶、超氧化物歧化酶活性及减少脂质过氧化产物的抗氧化作用。4. 抗过敏作用:白英水提取液对由聚合物 48/80 导致的过敏性休克抑制率为 100%;口服白英水提取液(0.05mg/g BW)对皮肤过敏症的抑制率为 69.30%。此外还能抑制由混合物 48/80 引起的腹腔肥大细胞组织胺的过敏,化合物 48/80 诱导的小鼠腹膜肥大细胞组胺释放量也与白英剂量呈正比例,随白英剂量增大,抑制组胺释放作用也增强,且 RPMC 中 cAMP 的量较正常情况而言,会随白英剂量增加而明显增加。白英的水提取物和反二硝基苯基化 IrE 结合,能够有效地抑制皮肤肥大细胞过敏反应。白英水提取物能够显著地降低 L 组胺脱羧酶作为信使核糖核酸的水平。经过重组干扰素处理的白英能有效地刺激白鼠腹腔巨噬细胞 NO 的合成。
5. 毒理作用:白英含有一种有毒性、有异味的糖苷生物碱,含量超过一定阈值时有中毒或致畸危险。白英果实能引起小猪先天颅面畸形,而且发生率高,服用未成熟果实后会呈现毒性反应。毒性作用一是抑制中枢神经系统胆碱酯酶活性,二是破坏细胞膜从而导致消化系统和其他器官的损坏。服用白英糖苷生物碱中毒后出现呼吸减弱、精神错乱和昏迷症状是由于甾体生物碱抑止胆碱酯酶活性的缘故。同时,由于皂苷有使红细胞破裂的作用,因此具有溶血性。皂苷的溶血作用与分子结构有密切的关系,有无溶血作用与皂苷元有关,而溶血作用的强与弱则与糖部分有关[1]。

【附注】 同属植物欧白英 *Solanum dulcamara* L. 的全草有小毒。畲族用于温热黄疸、风火头痛、小儿惊风、癥瘕、恶疮、疖肿(《畲医药》)。其药材性状(干品):茎圆柱形,长 1～1.2cm,直径 2～7mm;外表绿或棕绿色,被稀疏短柔毛;质硬脆,易折断,断面纤维性,中上部常中空。叶互生,叶柄长 1～2cm;叶片皱缩卷曲,展平后呈卵圆状椭圆形或提琴形,长 3～7.5cm,宽 1.5～4cm,齿裂或 3～5 羽状深裂或不裂,裂片有波状齿或浅裂,两面疏被短柔毛。果实黄绿色或暗红色,内藏多数种子。气微,味苦[5]。全草含 3,4-去氢-16-番茄醛(3,4-dehydrolycopen-16-al)、番茄黄质(lycoxanthin)和白英果红素(lycophyll)等色素[6]。

参 考 文 献

[1] 朱亚峰. 中药中成药解毒手册. 第3版. 北京:人民军医出版社,2009:169

[2] 王文昌,胡德禹,杨松. 白英化学成分及生物活性研究进展. 广州化工,2011,39(9):3-6

[3] 黄宏思,韦星,黄衍强,等. 白英乙醇提取物对人卵巢癌 HO8910 细胞体外生长的抑制作用. 现代肿瘤医学,2011,19(7):1279-1281

[4] 单长民,李娟,王东,等. 白英提取物诱导肝癌 SMMC7721 细胞凋亡过程中 bax 和 bcl-2 基因表达. 滨州医学院学报,2011,34(3):170-174

[5] 《中华本草》编委会. 中华本草(第7册). 上海:上海:科学技术出版社,1999:299

[6] 江苏新医学院. 中药大辞典(上册). 上海:上海科学技术出版社,1977:1282,1283

(葛月宾 焦 玉)

595. *Solanum mammosum*（乳茄）

【民族药名】 "架姝"（侗族）；"鹅奴子旦科"、"颗精豹"（瑶族）；"咪奥也"（彝族）；"哪哥放"、五乳牛奶（壮族）。

【来源】 茄科植物乳茄（五指茄）*Solanum mammosum* Linn. 的根或根皮、叶、果实。全草有毒。秋季采收果实，根或根皮、叶、全草夏季、秋季采集，除去杂质，晒干。

直立草本。高约 1m，茎被短柔毛及扁刺，小枝被具节的长柔毛，腺毛及扁刺，刺蜡黄色，光亮，基部淡紫色，宽 3 ~ 5mm，端尖，钻形，直或略变，长 4 ~ 12mm。叶卵形，长 5 ~ 10cm，宽几与长相等，常 5 裂，有时 3 ~ 7 裂，裂片浅波状，先端尖或钝，基部微凹，两面密被亮白色极长的长柔毛及短柔毛；侧脉约与裂片数相等。具黄土色细长的皮刺，刺长 8 ~ 20mm，基部扁，具槽，先端钻形，叶柄长 2.5 ~ 8cm，上面具槽，被具节的长柔毛，腺毛及皮刺。蝎尾状花序腋外生，常着生于腋芽的外面基部，被有与枝、叶相似的毛被，通常 3 ~ 4 花，总花梗极短，无刺，花梗长 5 ~ 10mm。萼近浅杯状，外被极长具节的长柔毛及腺毛，5 深裂，裂片卵状披针形，端渐尖，长 5 ~ 6mm，花冠紫槿色，筒部隐于萼内，长约 1.5mm，冠檐直径 25 ~ 32mm，5 深裂，裂片长圆状线形，长 20 ~ 22mm，先端渐尖至极尖，外面被长柔毛，边缘膜质具缘毛；雄蕊 5 枚，花丝长约 1mm，子房卵状渐尖，柱头浅 2 裂。浆果倒梨状，长 4.5 ~ 5.5cm，外面土黄色，内面白色，具 5 个乳头状凸起；种子黑褐色，近圆形压扁，直径约 3mm。花果期夏季、秋季间。

原产美洲，现广东、广西及云南均有栽培，多栽培以供观赏。

【药用经验】 侗族 果实：用于乳腺炎（《桂药编》）。瑶族 根或根皮：用于感冒。果实：用于咳嗽、哮喘。全草：用于身体虚弱、肺结核咳嗽、慢性肝炎、乳汁不足（《桂药编》）。彝族 根或根皮：用于小儿消化不良、水肿、脾肿大、黄疸型肝炎（《桂药编》）。壮族 根或根皮：用于风湿。叶：捣敷用于乳腺炎。果实：用于咳嗽、哮喘（《桂药编》）。

【使用注意】 本品有毒，内服用量 3g，服用不当可引起中毒。外用鲜果切为两半，火烤热敷，禁内服。

【中毒与解毒】 服用不当可致中毒，中毒症状为恶心、呕吐、腹泻、腹痛、呼吸和心跳先快后慢、昏迷，甚至死亡。解救方法：洗胃、导泻、补液、解毒及对症治疗，必要时应用阿托品、麻黄碱、洛贝林等。并注意治疗肠源性发绀[1]。

【化学成分】 主要含生物碱。果实含澳洲茄碱（solasaonine）、澳洲茄边碱（solamargine）、澳洲茄胺（solasodine）、澳洲茄-3,5-二烯（$\Delta^{3,5}$-solasosiene）、薯蓣皂甘元（diosgenin）、3-羟基娠-5,16-二烯-20-酮（3-hydroxypregna-5,16-dien-20-one）、谷甾醇（sitosterol）、豆甾醇（stigmasterol）、菜油甾醇（campesterol）和微量胆甾醇（cholesterol）[1]。主要有毒成分为甾体生物碱[2]。

【药理毒理】 本品中毒机制为刺激胃肠和抑制中枢系统[2]。

参 考 文 献

[1]《中华本草》编委会. 中华本草（第 7 册）. 上海：上海科学技术出版社，1999：305
[2] 朱亚峰. 中药中成药解毒手册. 第 3 版. 北京：人民军医出版社，2009：194

（刘宏飞）

596. *Solanum nigrum*（龙葵）

【民族药名】 "土避起子"（白族）；"麻王喝"、"帕点郎"、"帕讲啷"、"帕点帕"、"马点帕"、

"帕颠"(傣族);"亮野"(侗族);"歌哩"(基诺族);"嘎马早翁"、"岗太"(朝鲜族);"夸应子"、"斗跨优子"、"海俄乃"(傈僳族);"锐过街"、"乌索欧"、"蛙关呆"、"孔一"、"加巩山"(苗族);"闹害音-乌吉马"(蒙古族);"毒吕"、"抖匡优脂"、"德匡脂"、"德英凸脂"、"斯滋拉"、"啃毒品"(纳西族);山海椒、苦葵、假辣椒、"骂宁"(水族);"乌鲁祖玛"(藏族);"怕书古叶"、野茄子、野辣椒(土家族);"衣提玉祖木"(维吾尔族);"地考"、"德考"(佤族);"罗沙则"(彝族)。

【来源】　茄科植物龙葵 *Solanum nigrum* L. 的全草、果实。有小毒。夏季、秋季采收,鲜用或晒干用。

一年生草本,高 0.3~1m。茎直立,多分枝。叶卵形,长 2.5~10cm,宽 1.5~5.5cm,全缘或有不规则的波状粗齿,两面光滑或有疏短柔毛;叶柄长 1~2cm。花序短蝎尾状,腋外生,有 4~10 朵花,总花梗长 1~2.5cm;花梗长约 5mm;花萼杯状,直径 1.5~2mm;花冠白色,辐状,裂片卵状三角形,长约 3mm;雄蕊 5;子房卵形,花柱中部以下有白色绒毛。浆果球形,直径约 8mm,熟时黑色;种子近卵形,压扁状。花果期 4~11 月。

广布于世界温带和热带地区;我国各地均有分布。

【药用经验】　**白族**　全草:用于感冒发热、牙痛、慢性气管炎、肝炎、痢疾、泌尿道感染、乳腺炎、白带、癌症、痈疖疔疮、蛇咬伤、止痒、疔毒、疖肿、小儿风热、疥癫痒痛、蛇咬伤(《滇药录》、《民族药志三》)。**傣族**　用于久咳不愈、月经不调、恶露不净、体弱消瘦(《傣医药》)。全草:用于感冒发热、牙痛、慢性气管炎、肝炎、痢疾、泌尿道感染、乳腺炎、白带、癌症、痈疖疔疮、疮疡、蛇咬伤、疔毒、疖肿、小儿风热、疥癫痒痛及止痒(《滇药录》、《傣药录》、《版纳傣药》)。用于扁桃体炎、喉、咽炎(《德民志》、《民族药志三》)。清热解毒、活血、消肿、散结(《傣医药》)。**侗族**　全草:用于"惊丑"(尿痛)、"耿疹"(疔疮疤毒)(《侗医学》)。**基诺族**　全草:用于感冒发热、支气管炎、痢疾;外治痈疖疼痛、疔疮、毒蛇及蜈蚣咬伤(《基诺药》)。**朝鲜族**　全草:用于消化道癌、肺癌(《民族药志三》)。**傈僳族**　全草:用于疔疮、痈肿、丹毒、跌打损伤、慢性气管炎、急性肾炎(《怒江药》)。**苗族**　全草:用于"寸耳癀"、痈痒、丹毒、恶疮和痈肿(《苗医药》)。全草:用于腮腺炎。根:用于咳嗽咳血、月经不调(《苗药集》)。**蒙古族**　全草:用于头晕、气管炎、癌肿、膀胱炎、小便不利、痢疾、咽喉肿痛(《民族药志三》)。**纳西族**　效用同傣族(《滇药录》)。全草:用于疮痈肿毒、丹毒、痞块、支气管炎、小儿发热、尿赤、肾炎水肿(《大理资志》)。用于肝炎、疔毒、疖肿、小儿风热、疥癣痒痛、尿路感染(《民族药志三》)。用于感冒发热、牙痛、慢性气管炎、泌尿系感染、癌症(《德宏药录》)。**水族**　全草:用于止咳化痰(《水医药》)。**藏族**　地上部分:用于胆囊炎、肿瘤痞块、风湿痹痛、痈肿疮疖(《藏本草》)。果实:用于咳嗽、喉痛、失音。根:用于驱蛔(《迪藏药》)。全草:用于痈肿疔疮、牙痛、咽喉肿痛、癌肿、小便不利(《民族药志三》)。**土家族**　全草:用于肺痨、压痨、疔疮痈肿、"摆白"(《土家药》)。用于风湿骨痛;外敷治疮痈肿毒(《民族药志三》)。**维吾尔族**　全草:用于头痛、胃疼、关节痛、目赤、耳脓、咽炎及皮肤痛(《民族药志三》)。**佤族**　效用同傣族《滇药录》。全草:用于泌尿系统结石、疮痈中毒(《民族药志三》)。**瑶族**　地上部分:用于疮疖肿痛、尿路感染、小便不利、肿瘤(《湘蓝考》)。**彝族**全草或果实:用于肝病("撕拉")、咳而有痰、干疮、风湿疼痛、跌打损伤、蛇咬伤诸症入药(《彝植药》)。

【使用注意】　本品常用量 9~15g,超量服用易中毒。

【中毒与解毒】　误食或超量内服后首先有头晕头痛、咽喉部及口腔烧灼感和痒感,继而恶心呕吐、腹痛、腹泻。剧烈吐泻后造成脱水、休克、血压下降、酸碱平衡失调,同时有耳鸣、畏光、发热、瞳孔散大、呼吸困难、精神错乱、惊厥等,由于剧烈刺激造成口腔炎和肠胃炎,严重者可发生脑水肿及心、肝、肺、肾上腺髓质水肿。有的出现肠源性发绀，最后死于心衰和呼吸中枢麻痹。解救方法：（1）先催吐，而后用2%碳酸氢钠液或0.5%鞣酸溶液洗胃，再服药用炭20g，或服矽炭银。（2）内服硫酸钠25～30g导泻；也可用1：5000高锰酸钾液洗肠；或用中药洗胃液。（3）剧烈呕吐或腹痛时，由于同时存在瞳孔散大等症状，不宜用阿托品类，或酌情慎用。（4）严重脱水及血压下降时，先输液，也可酌情加入升压药。（5）如有肠源性发绀症，可用1%亚甲蓝液50ml静脉注射，儿童可按8～10mg/kg。（6）其他对症处理。可酌情使用拟胆碱药。（7）民间疗法：适当饮用食醋。（8）茶叶15g、乌梅9g，水煎服。（9）内服元明粉30g[1]。

【药材鉴定】 性状 茎圆柱形，多分枝，长30～70cm，直径2～10mm，表面黄绿色，具纵皱纹。质硬而脆，断面黄白色，中空。叶皱缩或破碎，完整者呈卵形或椭圆形，长2～12cm，宽2～6cm，先端尖锐或钝，全缘或有不规则波状锯齿，暗绿色，两面光滑或疏被短柔毛；叶柄长0.3～2.2cm。花、果少见，聚伞花序蝎尾状，腋外生，花4～6朵，花萼棕褐色，花冠棕黄色。浆果球形，黑色或绿色，皱缩。种子多数，棕色。气微，味淡。

显微特征 （1）茎横切面：表皮细胞1列，外壁增厚，可见角突状组织（即棱）。表皮上着生非腺毛，1～5细胞。皮层细胞7～10列，少含草酸钙砂晶、草酸钙簇晶。内皮层不明显。维管束外韧型，形成层明显，韧皮部薄，木质部导管3～10个成群。髓部宽大，细胞类圆形，老茎髓部细胞死亡，形成中空[2]。（2）叶表面观：上、下表皮细胞垂周壁波状弯曲，有气孔、非腺毛及少数腺毛。非腺毛1～5细胞，以3～4细胞多见，有的有1～2细胞缢缩，长33～324μm，直径15～75μm，壁稍厚，具疣状突起。腺毛头部1～5细胞，类圆形，直径24～33μm，柄单细胞。气孔不等式或不定式，副卫细胞3～5个。（3）粉末：淡黄色至黄绿色。导管多为螺纹导管，直径15～70μm，少见具缘纹孔导管。纤维壁增厚，直径15～60μm。薄壁细胞中含草酸钙砂晶或草酸钙簇晶。花粉粒类圆形，直径15～25μm[2]。种皮石细胞成群，多角形，长25～120μm，宽22～85μm，壁波状弯曲，纹孔及胞腔明显。

【化学成分】 含生物碱类成分有茄碱（solanine）、茄解碱（solasonine）、澳洲茄碱（solaonine）、澳洲茄边碱（solamargine）、β-澳洲茄边碱（β-solamargine），澳洲茄碱与澳洲茄边碱水解后的苷元是澳洲茄胺（solasodine）。另外还含ε-龙葵碱（δ-solanigrine）、δ-龙葵碱（δ-solanigrine）、龙葵定碱（solanigridine）及少量阿托品等生物碱。含甾体皂苷化合物有替告皂苷元（tigogenin）和薯蓣皂苷元（diosgenin）。还含有6-甲氧基-7-羟基香豆素、丁香脂素-4-*O*-β-D-葡萄糖苷、松脂素-4-*O*-β-D-葡萄糖苷、3,4-二羟基苯甲酸、对羟基苯甲酸（*p*-hydroxybenzoic acid）、3-甲氧基-4-羟基苯甲酸、腺苷。此外还含有多糖、维生素A类物质、维生素C和树脂等。龙葵浆果的提取物中还含有酯、羧基化合物、甾醇、酚性化合物等[3]。

【药理毒理】 1. 抗肿瘤作用[4]：龙葵碱通过改变细胞膜的结构和功能，影响肿瘤细胞DNA和RNA的合成以及改变细胞周期分布来抑制肿瘤。龙葵碱可能是通过提高红细胞的膜流动性和增强红细胞对肿瘤细胞的免疫黏附作用，增强了荷瘤小鼠红细胞的免疫功能，激活了整个机体免疫系统。龙葵糖蛋白可通过阻断核转录因子（NF-KB）抗凋亡通路、激活caspase级联反应及促进一氧化氮（NO）的释放来促进肿瘤细胞的凋亡。龙葵糖蛋白可阻断NF-KB抗凋亡通路，并抑制氢氧自由基引起的NF-KB活性增强。龙葵的活性成分（SNLglycoprotein）能够有效地提高HCT-116人结肠癌细胞细胞内的半胱天冬胺的活性及多聚（ADP-核糖）聚合酶（PARP）的分解，引起肿瘤细胞凋亡。低能量激光照射联合龙葵多糖治疗荷瘤小鼠可以通过下调最强的凋亡抑制因子Survivin的表达诱导肿瘤细胞凋亡，有效抑制肿瘤。龙葵中的3种螺甾皂苷类化合物（solamargine，degalactotigonin，solasonine）对人肝癌高侵袭转移的细胞株FHCC298具有显著的细胞增殖抑制作用。龙葵给药组鸡胚绒毛尿囊膜新生血管明显少于对照组。2. 抗炎、抗休克、抗过敏[4]：澳洲茄碱有可的松样作用，能降低血管通透性及抑制透明质酸酶的活性；对豚鼠过敏性、组胺性、小鼠烧伤性和胰岛素性休克均有保护作用，并可使豚鼠及大鼠肾上腺中胆固醇和维生素 C 含量增加，肾上腺皮质功能下降。龙葵果对急性扁桃体炎、前列腺炎、急性肾炎具有明显的治疗作用。龙葵碱能抑制豚鼠对马血清的过敏反应，对豚鼠 2,4-二硝基氯苯所致皮肤迟发型过敏反应，也有抑制作用。3. 抗病原体[4]：龙葵饮片煎剂对金黄色葡萄球菌、伤寒杆菌、变形杆菌、大肠杆菌、绿脓杆菌和猪霍乱杆菌有一定的抑制作用。龙葵多糖具有一定的抑制乙肝病毒和艾滋病病毒复制的作用。另外龙葵碱也有较强的抗真菌作用。4. 对心血管系统作用[4]：用 0.5% 以上浓度的龙葵煎剂静脉注射(0.1~0.3mg/kg)，对麻醉猫有明显降压效果。静脉注射 100% 煎剂(0.2mg/kg)，可使血压降至零。龙葵煎剂 500mg/kg 静脉注射显著减弱阻断颈总动脉引起的加压反应，对肾上腺素致加压反应没有影响，对切断双侧迷走神经后电刺激中枢端及外周端引起的压力变化也没有影响。龙葵醇提取物对正常麻醉犬有急剧降压作用，在降压的同时还能减少心肌耗氧量。5. 对呼吸系统作用[4]：龙葵果浸膏、二氯甲烷提取物、石油醚提取物及水溶部分(剂量相当于最大耐受量的 1/2)灌服小鼠有明显的祛痰作用，龙葵果 60% 乙醇提取物有显著的镇咳作用。6. 对泌尿系统作用[4]：龙葵对由庆大霉素诱导的肾细胞损伤具有保护作用。7. 对神经系统作用[4]：研究表明龙葵醇提取物具有潜在的神经系统镇静作用。8. 对消化系统作用[4]：龙葵对由 CCl_4 诱导的肝损伤具有显著保护作用，且龙葵糖蛋白能够提高肝药酶的活性，同时抑制体内 HMG-CoA 还原酶活性，起到护肝作用。另外龙葵提取物能显著地降低由阿司匹林诱导的胃溃疡的溃疡指数，龙葵果实提取物治疗溃疡，其作用机制可能与抑制分泌活性有关。9. 其他作用[4]：澳洲茄胺可使实验动物正常体温下降，对静脉注射菌苗或腹腔注射 2,4-二硝基酚致热小鼠有解热作用；澳洲茄胺能降低试验动物对疼痛刺激的敏感性，其水杨酸盐与乌头酸盐也有较强的镇痛作用。龙葵含的澳洲茄碱(50~100mg/kg)对大鼠腹腔注射，有升高血糖作用，但是其皂苷元无此作用。10. 毒理作用：龙葵煎剂给小鼠一次腹腔注射的 LD_{50} 为(56.8±0.02)g/kg，口服的 LD_{50} 为(144.2±0.02)g/kg。龙葵碱小鼠腹腔注射的 LD_{50} 为 42mg/kg，大鼠腹腔注射的 LD_{50} 为 67mg/kg 与 75mg/kg，灌胃为 590mg/kg。给大鼠喂饲含 32% 龙葵种子的头 3 天内，可见大鼠体重增加缓慢，进食减少。澳洲茄碱作用类似茄碱亦能溶血，毒性较大。龙葵碱糖苷有较强的毒性。糖苷生物碱的致毒机制主要是通过抑制胆碱酯酶的活性引起中毒反应。胆碱酯酶被抑制失活后，造成乙酰胆碱(Ach)的累积，引起胃肠肌肉痉挛等一系列中毒症状。病理变化主要为急性脑水肿，其次是胃肠炎，肺、肝、心肌和肾脏皮质水肿。龙葵碱可致雄性小鼠精子畸形，干扰雄性小鼠生精功能，对雄性小鼠睾丸有毒性作用[4,5]。

【附注】 同属植物珊瑚豆 *Solanum pseudo-capsicum* L. var. *diflorum* (Vell)Bitter 在彝族也称为"罗沙则"，全草或果实有毒，同用于肝病("撕拉")、咳而有痰、干疮、风湿疼痛、跌打损伤、蛇咬伤诸症入药(《彝植药》)。

参 考 文 献

[1] 朱亚峰. 中药中成药解毒手册. 第 3 版. 北京：人民军医出版社,2009：123
[2] 湖北省食品药品监督管理局. 湖北省中药材质量标准. 2009 年版. 武汉：湖北科学技术出版社,2009：32
[3] 庞永峰,陈培丰. 中药龙葵的化学成分及药理毒理研究进展. 山西中医,2011,27(1)：47-49
[4] 《中华本草》编委会. 中华本草(第 7 册). 上海：上海科学技术出版社,1999：309
[5] 高渌汶. 有毒中药临床精要. 北京：学苑出版社,2006：144

(葛月宾 万定荣)

597. *Solanum torvum*（水茄）

【民族药名】　"木哈蒿"（傣族）；"木结生尻"（基诺族）；水茄、"嘎梭顶"（佤族）；"西好"（瑶族）

【来源】　茄科植物水茄 *Solanum torvum* Swartz. 的根、果实。有小毒。根全年可采，洗净，切片，晒干。果实成熟时采集，干燥。

灌木，高 1~3m，全株有分枝的尘土色星状毛。小枝有淡黄色的皮刺，皮刺基部宽扁。叶卵形至椭圆形，长 6~19cm，宽 4~13cm，顶端尖，基部心形或楔形，偏斜，5~7 中裂或仅波状，两面密生星状毛；叶柄长 2~4cm。伞房花序，2~3 歧，腋外生，总梗长 1~1.5cm；花梗长 5~10mm；花白色；花萼杯状，长 4mm，外面有星状毛和腺毛；花冠辐状，直径约 1.5cm，外面有星状毛；雄蕊 5；子房卵形，不孕花的花柱短于花药，能孕花的花柱较长于花药。浆果圆球状，黄色，直径 1~1.5cm；种子盘状。全年开花结果。

分布于云南、广西、广东、台湾。

【药用经验】　傣族　根：用于跌打损伤、腰肌劳损、胃痛、久咳、劳弱虚损。果实：明目（《滇药录》）。基诺族　根：用于跌打损伤、腰肌劳损（《基诺药》）。佤族　根：用于跌打瘀痛、腰肌劳损、胃痛、牙痛（《中佤药》）。根：效用同傣族（《滇药录》）。瑶族　根：效用同傣族（《滇药录》）。

【使用注意】　青光眼患者忌内服，以免增加眼压而使病情恶化。

【中毒与解毒】　服过量可致中毒，解救方法可以对症治疗。有狂躁、谵妄甚至惊厥等中枢兴奋症状时可用水合氯醛、巴比妥类镇静剂；有口干、视物模糊等症状，可用匹罗卡品或新斯的明等对抗。早期也可洗胃，导泻；或用绿豆皮、连翘、甘草水煎服；或用鲜积雪草 500g 捣烂取汁服[1]。

【药材鉴定】　性状　根呈不规则圆柱形，多扭曲，有分枝，长达 30cm，直径 0.7~5cm。表面灰黄色或棕黄色，粗糙，可见突起细根痕及斑点，皮薄，有的剥落，剥落处显淡黄色。质硬，断面淡黄色或黄白色，纤维性。

【化学成分】　根含圆锥茄碱（jurubine）、新绿莲皂苷元（neochlorogenin）。茎含澳洲茄胺（solasodine）、澳洲茄-3,5-二烯（$\Delta^{3,5}$-solasodiene）。叶含甾体皂苷，水解后得新绿莲皂苷元、绿莲皂苷元（chlorogenin）、潘尼枯罗皂苷元（paniculogenin），还含水茄皂苷（torvonin）A 和 B、海南皂苷元（solaspigenin 或 hainangenin）、新海南皂苷元（neosolaspigenin）、2,3,4-三甲基三十烷（2,3,4-trimethyltriacontane）、二十八醇三十烷酸酯（octacosanyltriacontanoate）、5-三十六酮（5-hexatriacontanone）、三十醇（triacontanol）、3-三十三酮（3-tritriaconetanone）、三十四烷酸（tetratriacotanoic acid）、谷甾醇（sitosterol）、豆甾醇（stigmasterol）、菜油甾醇（campesterol）。果实含谷甾醇葡萄糖苷（sitosterolin）、水茄皂苷元（torvogenin）、脱氢剑麻皂苷元（sisalagenone）。未成熟果实含甾体生物碱，水解后得澳洲茄胺（solasodine）；尚含甾体皂苷，水解后得绿莲皂苷元[1,2]。

【药理毒理】　所含生物碱可使中枢神经兴奋，引起狂躁谵妄甚至惊厥。可使眼压升高而致视物模糊[3]。

参 考 文 献

[1]《全国中草药汇编》编写组. 全国中草药汇编（下册）. 第 2 版. 北京：人民卫生出版社，1996：127
[2]《中华本草》编委会. 中华本草（第 7 册）. 上海：上海科学技术出版社，1999：317

[3] 夏丽英. 现代中药毒理学. 天津:天津科技翻译出版公司,2005:481

（杨　琛　张　飞）

598. *Solanum verbascifolium*（假烟叶树）

【民族药名】　洗碗叶、"扉忽"、天饼叶树、"法便"、"戈吗嘿"、"买麻嘿"、"哥法扁"（傣族）；"德帕"（基诺族）；"比兰子"（傈僳族）；"发多考"（毛南族）；"考西打丙"、"考把"（佤族）；"野烟"（瑶族）；"洗碗叶"（彝族）；"对鹤"、"美通赫"（壮族）。

【来源】　茄科植物假烟叶树 *Solanum verbascifolium* Linn. 的根、茎、叶。有毒。全年可采，鲜用或晒干用。

小乔木，高 1.5～10m。枝、叶、花梗及花萼密生有柄而分枝的簇绒毛。叶大而厚，卵状矩圆形，长 10～19cm，宽 4～12cm，顶端短渐尖，基部宽楔形或钝，全缘或略波状；叶柄粗壮，长 1.5～5.5cm。复聚伞花序成平顶状，多花，侧生或顶生，总花梗长 3～10cm；花梗长 3～5mm；花白色，直径约 1.5cm；花萼钟状，5 中裂，果时宿存；花冠檐部 5 裂，裂片矩圆形，长 6～7mm；雄蕊 5，花药顶孔略向内；子房卵形。浆果球状，黄褐色，直径约 1.2cm，初生星状绒毛，而后渐脱落；种子扁平。几乎全年开花结果。

常生于山坡、路旁或河谷。我国南部和西南部有分布。

【药用经验】　傣族　用于消炎解毒、祛风散表、消肿（《傣医药》）。根：用于鼻衄（《德傣药》）。根：用于感冒咳嗽、气管炎、扁桃腺炎（《版纳傣药》《傣药录》）。用于小儿咳嗽、咽喉肿痛、肢体关节疼痛（《傣医药彩图》）。根：用于感冒、咳嗽、气管炎、扁桃体炎、疟疾、跌打。皮：用于消炎（《滇药录》）。基诺族　根、叶：用于泥鳅痧、胃痛、腹痛（《基诺药》）。根、茎：用于感冒。叶：外用于跌扑损伤（《民族药志要》）。傈僳族　叶：用于黄肿、血崩、跌打肿痛、牙痛、瘰疬、痈疽、湿疹、皮炎（《怒江药》）。毛南族　根、叶：用于白带、跌打肿痛、毒蛇咬伤、褥疮、外伤出血、疝气（《桂药编》）。佤族　效用同傣族（《滇药录》）。瑶族　效用同毛南族（《桂药编》）。彝族　用于子宫脱垂、肛肠脱出（《哀牢》）。壮族　效用同毛南族（《桂药编》）。

【中毒与解毒】　中毒症状：咽喉干痛、腹泻、呕吐、眩晕、瞳孔先缩小后散大，严重时痉挛性惊厥导致死亡。解救方法：(1)洗胃催吐，导泻；(2)服蛋清，活性炭或通用解毒药；(3)大量输液；(4)皮下注射毛果芸香碱半小时 1 次，至口腔湿润为止[1]。

【使用注意】　全株有毒，以果实最毒，内服慎用。内服 4.5～9g；外用适量，煎水洗或捣敷。

【化学成分】　含澳洲茄胺（solasodine）、$\Delta^{3,5}$-澳洲茄二烯（solasodiene）、澳洲茄碱（solasonine）、澳洲茄边碱（solamargine）、刺茄碱（solasurine）、密花茄碱（solafloridine）、野烟叶碱（solaverbascine）、番茄胺（tomatidine）、番茄烯胺（tomatidenol）、薯蓣皂苷元（diosgenin）、魏斯泼蒂灵（vespertilin）、5,16-娠二烯醇酮（5,16-pregnadienolone）、Δ^{10}-5α-娠烯醇酮（Δ^{10}-5α-pregnenolone）、野烟叶苷Ⅰ-Ⅲ（solaverines Ⅰ-Ⅲ）、野烟叶醇 A（solaverol A）、野烟叶醇 B（solaverol B）[2]。挥发油中含有大牻牛儿烯 D（37.07%）、古巴烯（26.29%）、1β-(1-甲基乙基)-4,7-二甲基-1α,2,4α(β),5,8,8a(α-)-六氢萘、石竹烯（caryophyllene）、1β-乙烯基-1α-甲基-2β,4β-双(1-甲基乙烯基)环己烷、γ-榄香烯（γ-elemene）、α-荜澄茄油烯（α-cubebene）、异喇叭烯（isoledene）[3]。

【药理毒理】　1. 对肌肉的作用：叶或全草的水提取物可引起离体豚鼠回肠收缩，其强度相当于乙酰胆碱引发最大收缩的 65%，阿托品及麦角酰二乙胺可部分阻断其作用。但本品又使乙酰胆碱、组胺、氯化钡引起的收缩减少。煎剂对回肠无明显作用。水提取物可使离体兔十二指肠张力增加,继之产生痉挛。煎剂对离体大鼠子宫和蟾蜍腹直肌有轻度兴奋的作用[2]。2. 对心血管系统的作用:水提取物对离体兔心迅速引起心收缩不全,以后逐渐部分恢复。煎剂在大鼠后肢灌流试验中无明显作用,给麻醉狗静脉注射有降压作用[2]。3. 对中枢神经系统的作用:小鼠腹腔注射水提取物 5g(鲜生药)/kg,可显著延长环己巴比妥钠的睡眠时间[2]。4. 毒副作用:小鼠腹腔注射水提取物 10g(鲜生药)/kg,引起抑制、运动失调及呼吸加快,2 小时后 5 只小鼠全部死亡,如静脉注射 2.5g/kg,中毒症状相似,5 只中 2 只阵挛性惊厥、死亡,余鼠 24 小时后恢复正常。小鼠腹腔注射煎剂 0.1g(生药)/只,24 小时内 2 只小鼠全部死亡。中毒机制同曼陀罗类[1]。

参 考 文 献

[1] 朱亚峰. 中药中成药解毒手册. 第 3 版. 北京:人民军医出版社,2009:170
[2] 《中华本草》编委会. 中华本草(第 7 册). 上海:上海科学技术出版社,1999:318
[3] 马瑞君,郭守军,朱慧,等. 假烟叶树叶挥发油化学成分分析. 热带亚热带植物学报,2006,14(6):526-529

（葛月宾）

599. *Solanum surattense*（野颠茄）

【民族药名】 "保脑伟"(阿昌族);"别克当"(德昂族);"海茄顺"、"假弄"(侗族);野番茄、丁茄(景颇族);"骂剋阿腰"(基诺族);野番茄、"黑杭崽"、"棵根"(瑶族)。

【来源】 茄科植物牛茄子 *Solanum surattense* Burm. f. 的根、果或全草。全草有毒,果实毒较大。夏季、秋季采全草,鲜用或晒干用。秋季采根、果,洗净,鲜用或干用。

直立草本或半灌木,高 0.3~1m,全株生有纤毛和细直刺。叶宽卵形,长 5~12cm,宽 4~12cm,顶端急尖或渐尖,基部心形,5~7 浅裂或中裂,裂片三角形或卵形,两面有纤毛,脉上有直刺;叶柄长 2~5cm。聚伞花序腋外生,有 1~4 朵花,花梗纤细;花萼杯状,裂片卵形;花冠白色,檐部 5 裂,裂片披针形,长约 1.1cm,顶端尖;雄蕊 5。浆果扁球状,直径约 3.5cm,熟时橙红色,果梗长 2~2.5cm,有细直刺;种子扁平,直径约 4mm。花期 7~8 月。

广布于热带地区;我国四川、贵州、湖南、广西、广东、台湾、福建、江西、江苏,以及河南和辽宁有栽培。

【药用经验】 阿昌族 用于跌打损伤、风湿腰腿痛(《德宏药录》、《德民志》)。德昂族 效用同阿昌族(《德宏药录》、《德民志》)。侗族 用于病后体虚、失眠多梦(《民族药物志》)。景颇族 效用同阿昌族(《德宏药录》、《德民志》)。基诺族 根:用于感冒发热、头痛(《基诺药》)。瑶族 根:用于风湿腰痛、跌打、哮喘、慢性支气管炎、淋巴结核、寒性脓疡、慢性骨髓炎、冻疮、脚癣(《湘蓝考》)。果实:用于哮喘咳嗽(《桂药编》)。

【使用注意】 本品有毒,用量不宜过大。内服煎汤用量 3~6g,或研末用 0.3~0.9g;外用适量,捣敷,煎水洗或研末调敷。青光眼患者禁用,以免增加眼压而使病情恶化,甚至失明。

【中毒与解毒】 全株有毒,以未成熟的果实最毒,误食出现口渴、咽喉灼热、吞咽困难、皮肤干燥潮红、瞳孔散大、视物模糊、烦躁不安、幻觉、谵妄,甚至发生惊厥等症状。未见解毒方法报道。

【药材鉴定】 性状 根近圆柱形,分枝而扭曲,顶端有时具细直皮刺的残茎。茎枝无毛,或切成长 2~3cm,直径 5~15mm 的短段。表面灰黄色,刮去栓皮后呈白色。体轻,质松,断面黄白色,有裂隙,髓心淡绿色。气特异,味苦、辛。

【化学成分】 全草含生物碱茄碱(solanine)。浆果中含澳洲茄胺(solasodine)、$\Delta^{3,5}$-澳洲茄二烯(solasodiene)、澳洲茄碱(solasonine)、澳洲茄边碱(solamargine)、澳洲茄新碱(solasurine)、刺茄碱(solasurine)[1,2]。

【附注】 本种牛茄子 *Solanum surattense* Burm. f. 在《中国植物志》英文版中归入黄果茄 *Solanum virgininum* L. 。

参 考 文 献

[1]《中华本草》编委会. 中华本草(第7册). 上海:上海科学技术出版社,1999:315
[2] 谢宗万. 全国中草药汇编(上册). 北京:人民卫士出版社,2000:549

(葛月宾)

600. *Solanum virginianum*(黄果茄)

【民族药名】 红丁茄、大丁茄(壮族)。

【来源】 茄科植物黄果茄 *Solanum virginianum* L.(*Solanum xanthocarpum* Schrad. et Wendl.)的根、叶、果。有毒。根夏季、秋季采集,洗净,晒干或鲜用;果实夏季、秋季成熟时采摘。

直立或匍匐草本,高0.5~1m。植物体各部均被7~9分枝的星状绒毛,并密生细长的针状皮刺,除幼嫩部分外星状毛被逐渐脱落而变稀疏,刺长0.5~1.8cm,先端极尖,基部间或被有星状绒毛。叶卵状矩圆形,长4~6cm,宽3~5cm,先端钝或渐尖,基部近心形或偏斜,边缘通常5~9裂或羽状深裂,裂片边缘波状,两面均被星状短绒毛,中脉及侧脉的两面均着生尖锐的针状皮刺,侧脉约与裂片数相等;叶柄长2~3.5cm。聚伞花序腋外生,通常3~5朵花;花蓝紫色;花萼钟形,直径约1cm,外面被星状短绒毛及针状皮刺;裂片长圆形,先端骤渐尖;花冠辐状,直径2.5cm,5裂,筒部隐于萼内,长1.5mm,无毛,冠檐长1.3~1.4cm,先端5裂,裂瓣卵状三角形,长6~8mm,两面被星状绒毛;雄蕊5,长约9mm,花药约为花丝长的8倍;子房卵圆形,直径2mm,顶部疏被星状绒毛,花柱长约1cm,被极稀疏的绒毛及星状绒毛,柱头截形。浆果球形,直径1.3~1.9cm,初时绿色并具深绿色条纹,成熟后变为黄色;种子近肾形,扁平,直径约1.5mm。花期6~8月,果期7~9月。

生于海拔125~1100m的干旱河谷沙滩上。分布于湖北、四川、云南、海南及台湾等省区。

【药用经验】 壮族 用于风湿痹痛、跌打损伤、胃痛、痈疮肿毒、小儿疳积、冻疮、牙痛等(《民毒药研用》)。

【化学成分】 主含生物碱类、香豆素类、甾体类等成分。叶、根和果实中含香豆素类物质:东莨菪素(socpoletin)、马栗树皮苷(esculin)、马栗树皮素 esculetin。果实中含甾醇类物质:黄果茄甾醇(carpesterol)、薯蓣皂苷元(diosgenin)、β-谷甾醇(β-sitosterol)、环木菠萝烷醇(cycloartanol)、环木菠萝烯醇(cycloartenol)、豆甾醇(stigmasterol)、菜油甾醇(campesterol)、胆甾醇(cholesterol)、谷甾醇葡萄糖苷(sitosteryl glucoside)、豆甾醇葡萄糖苷(stigmasterol glucoside)、澳洲茄边碱(solamargine)、4α-甲基-(24R)-乙基胆甾-7-烯-3β-醇[4α-methyl-(24R)-ethylcholest-7-en-3β-ol]、4α-甲基-24ξ-乙基-5α-胆甾-7-烯-3β,22ξ-二醇[4α-methyl-24ξ-ethyl-5α-cholest-7-en-3β,22ξ-diol]、3β,22ξ-二羟基-4α-甲基-24ξ-乙基-5α-胆甾-7-烯-6-酮(3β,22ξ-dihydroxy-4α-methyl-

24ξ-ethyl-5α-cholest-7-en-6-one）、3β-苯甲酰-14β，22ξ-二羟基-4α-甲基-24ξ-乙基-5α-胆甾-7-烯-6-酮（3β-benzoxy-14β，22ξ-dihydroxy-4α-methyl-24ξ-ethyl-5α-cholest-7-en-6-one）、3β-苯甲酰-14α，22ξ-二羟基-4α-甲基-24ξ-乙基-5α-胆甾-7-烯-6-酮（3β-benzoxy-14α，22ξ-dihydroxy-4α-methyl-24ξ-ethyl-5α-cholest-7-en-6-one）、3β-（对羟基）苯甲酰-22ξ-羟基-4α-甲基-24ξ-乙基-5α-胆甾-7-烯-6-酮（3β-（p-hydroxy）-benzoxy-22ξ-hydroxy-4α-methyl-24ξ-ethyl-5α-cholest-7-en-6-one）、4α-甲基-24ξ-甲基胆甾-3β，22ξ-二醇（4α-methyl-24ξ-methyl cholest-3β，22ξ-diol）、去甲黄果茄甾醇（norcarpesterol，22-hydroxy-6-oxo-4-methyl-24-methylcholest-7-en-3β-yl benzoate）、澳洲茄碱（solasonein）、刺茄碱（solasurine）、β-谷甾醇-半乳糖苷（β-sitosterol-galactoside）[1]。生物碱有：茄解碱（solasonine）、茄边碱（solamargine）、茄碱（solanine）、边缘茄碱（α-solamargine）。香豆素类有：东莨菪亭（scopoletin）、七叶亭（esculetin）、七叶苷（esculin）。还含、澳洲茄胺（solasodine）、咖啡酸（caffeic acid）、咖啡酸甲酯（methyl caffeate）等[1~4]。

【药理毒理】 1. 细胞毒作用：本品中分得的甾体、生物碱类化合物薯蓣皂苷元、澳洲茄碱、茄边碱、茄碱对人克隆肿瘤细胞 HCT116 均有一定的细胞毒作用[3]。2. 降血糖作用：与对照组格列美脲相比，天茄子果实水提取物（200mg/kg）能显著降低正常血糖小鼠、四氧嘧啶致高血糖小鼠中血糖的含量。以大鼠偏侧膈为模型，体外研究表明本品果实水提取物（200mg/kg）具胰岛素样活性，可增加糖外周利用[5]。叶甲醇提取物（200mg/kg）亦具有显著降血糖作用[6]。3. 强心作用：全草醇提取物及生物碱皂苷部分有强心作用，对离体蛙心、猫心房肌或心室肌、乳头肌在一定浓度时，能增加其收缩及张力，但如浓度过高，反降低其收缩力。对完整犬的心房及心室，也能增强其收缩振幅，血压亦有逐步升高[7]。4. 对组胺含量的影响：长期用药可显著降低鼠肺及支气管组胺含量，而对皮肤、胃的组胺有轻度上升；含糖生物碱2mg/kg 腹腔注射2 周，对受鸡蛋清致敏的豚鼠有保护作用。对支气管病的治疗作用可能由于其使支气管及肺中的组胺耗竭有关；此外其中所含的无机硝酸盐成分也有某些祛痰作用。粗提取物、叶茎醇提取物、树脂性成分同样具有一定释放组胺的作用[7]。5. 其他作用：尚有抗氧化、抗炎、杀灭钉螺等作用[6~10]。6. 毒性：天茄子植物提取物浓度为4.32mg/L 时浸泡湖北钉螺，24 小时死亡率为96.7%，48 小时死亡率达100%；提取物浓度为17.28mg/L 时，24 小时对鱼类稀有鉠鲫的死亡率为100%，LC_{50} 为 2.02mg/L；对大鼠急性经口毒性的绝对致死剂量为2 150mg/（kg·bw），LD_{50} 为794mg/（kg·bw），属低毒类[9,10]。

【附注】 实验表明，黄果茄果实与其他灭螺植物相比，具有灭螺剂量低、效果好、对动物毒性低等优势。另有学者已从本品果实中提取分离得到了一种含澳洲茄碱（solasodine）骨架具有灭菌活性的新化合物，为开展研制新型灭螺剂提供了基础[11]。

参 考 文 献

[1]《中华本草》编委会．中华本草（第7 册）．上海：上海科学技术出版社，1999：320

[2] Karuna Shankera，Shalini Guptaa，Pooja Srivastavaa，et al. Simultaneous determination of three steroidal glycoalkaloids in *Solanum xanthocarpum* by high performance thin layer chromatography. Journal of Pharmaceutical and Biomedical Analysis，2011（54）：497-502

[3] Bhutani K K，Paul A T，Fayad W，et al. Apoptosis inducing activity of steroidal constituents from *Solanum xanthocarpum* and *Asparagus racemosus*. Phytomedicine，2010，17：789-793

[4] 李洲，程溪，王春静，等．黄果茄杀灭钉螺有效成分的分离提纯及其效果观察．中国寄生虫学与寄生虫病杂志，2005，23（4）：206-208

[5] Kar D M，Maharana L，Pattnaik S，et al. Studies on hypoglycaemic activity of *Solanum xanthocarpum* Schrad. & Wendl. fruit extract in rats. Journal of Ethnopharmacology，2006，108：251-256

[6] Poongothail K, Ponmurugan P, Syed Zameer Ahmed K, et al. Antihyperglycemic and antioxidant effects of *Solanum xanthocarpum* leaves(field grown & *in vitro* raised)extracts on alloxan induced diabetic rats. Asian Pacific Journal of Tropical Medicine,2011: 778-785

[7] 南京中医药大学. 中药大辞典(下册). 第2版. 上海:上海科学技术出版社,2006:2850

[8] Shraddha Anwikar, Milind Bhitre. Study of the synergistic anti-inflammatory activity of *Solanum xanthocarpum* Schrad and Wendl and *Cassia fistula* Linn. International Journal of Ayurveda research,2010,1(3):167-171

[9] 魏风华,徐兴建,刘建兵,等. 黄果茄植物提取物的灭螺效果及对鱼类和大鼠急性毒性试验研究. 中国地方病学杂志, 2001,20(6):419-421

[10] 徐兴建,魏风华,刘建兵,等. 黄果茄植物提取物对鱼类和大鼠急性毒性试验的观察. 地方病通报,2001,16(1):13-15

[11] 李文新,黄雪英,祁超,等. 黄果茄果实杀螺成分的分离和结构解析. 农药,2007,46(9):591-593

(李　聪)

601. *Solena amplexicaulis*（茅瓜）

【民族药名】 "夸坡"(白族);"颠努"(傣族);"粘甲边羊"(哈尼族);"我佐动科"(景颇族);"布丛梨啊"(苗族);"介搂丁"(佤族)。

【来源】 葫芦科植物茅瓜 *Solena amplexicaulis*（Lam.）Gandhi［*Melothria heterophylla*（Lour.）Cogn.］的块根、果实。块根有毒。块根于全年或秋季、冬季采挖,洗净,刮去粗皮,切片,鲜用或晒干用;果实于秋季成熟时采摘,晒干。

攀援草本,块根纺锤状,直径1.5~2cm。茎、枝柔弱,具沟纹。叶柄纤细,长0.5~1cm,初时被淡黄色短柔毛,后渐脱落;叶片薄革质,变异极大,卵形、长圆形、卵状三角形或戟形等,不分裂,3~5浅裂至深裂,裂片长圆状披针形、披针形或三角形,长8~12cm,宽1~5cm,先端钝或渐尖,上面稍粗糙,脉上有微柔毛,背面叶脉凸起,几无毛,基部心形,弯缺半圆形,有时基部向后靠合,边缘全缘或有疏齿。卷须纤细,不分歧。雌雄异株。雄花10~20朵生于2~5mm长的花序梗顶端,呈伞房状花序;花极小,花梗纤细,长2~8mm,几无毛;花萼筒钟状,基部圆,长5mm,直径3mm,裂片近钻形,长0.2~0.3mm;花冠黄色,外面被短柔毛,裂片开展,三角形,长1.5mm,顶端急尖;雄蕊3,着生在花萼筒基部,花药近圆形,长1.3mm,具毛。雌花单生于叶腋;花梗长5~10mm,被微柔毛;子房卵形,长2.5~3.5mm,直径2~3mm,无毛或疏被黄褐色柔毛,柱头3。果实红褐色,长圆状或近球形,长2~6cm,直径2~5cm,表面近平滑。种子数枚,灰白色,近圆球形或倒卵形,长5~7mm,直径5mm,边缘不拱起,表面光滑无毛。花期5~8月,果期8~11月。

常生于海拔600~2600m的山坡路旁、林下、杂木林中或灌丛中。分布于台湾、福建、江西、广东、广西、云南、贵州、四川和西藏。

【药用经验】 白族　块根:用于咽喉肿痛、各种疮疡肿毒(《滇药录》)。傣族　块根:用于骨折、肿痛(《滇药录》)。哈尼族　块根:用于毒蛇咬伤、胃痛、腹泻、淋巴腺结核(《哈尼药》)。景颇族　块根:用于胃痛、跌打、背寒(《滇药录》)。苗族　块根:用于热病口渴、痢疾、胃痛、毒蛇咬伤、疮疡(《滇药录》)。畲族　块根:用于多发性脓疡、痈疽肿毒、胃痛、肺痈、子宫脱垂、咽喉肿痛、腮腺炎、烫火伤、外伤出血(《畲族药》)。佤族　效用同苗族。彝族　果实:用于寒湿内结、湿热下注、痣疣疤疵、疮疡疔疖(《哀牢》)。

【使用注意】 块根内服用量15~30g,不可过量内服;虚寒疾患患者及孕妇慎用。

【药材鉴定】 性状　块根纺锤形或纺锤状圆柱形,长10~15cm,直径0.8~2cm,下部有时分枝。表面黄棕色或红棕色,较平滑,有多数近椭圆形的横长突起。断面粉性或稍纤维状。气微,味淡微苦[1]。

显微特征 根横切面:木栓层为5~18列细胞。石细胞层1~4列细胞断续排列成环。木质部导管5~25个成群,直径35~85(~135)μm,周围有8~25列木纤维及木薄壁细胞,中央可见近星状的初生木质部。薄壁细胞中有多数淀粉粒[1]。

【化学成分】 块根主要含氨基酸、烷基酸、甾体及萜类成分。氨基酸有瓜氨酸(citrulline)、精氨酸(arginine)、赖氨酸(lysine)、γ-氨基丁酸(γ-aminobutyric acid)、天冬氨酸(aspartic acid)、谷氨酸(glutamic acid)等。烷基酸有二十四烷酸(lignoceric acid)、二十三烷酸(tricosanoic acid)和山萮酸(behenic acid)。甾体类有 Δ^7-豆甾烯醇(Δ^7-stigmastenol)。四环三萜类有葫芦箭毒素 B(calebassine B)。葫芦箭毒素 B 是其毒性成分[1]。

【药理毒理】 1. 抗炎作用:临床应用中发现茅瓜可用于治疗多种炎症[2]。2. 毒性:块根水浸液给小鼠单次口服 LD_{50} 为 10.8g(生药)/kg,加热后毒性未见明显改变,LD_{50} 为 11.5g(生药)/kg[1]。

参 考 文 献

[1]《中华本草》编委会. 中华本草(第五册). 上海:上海科学技术出版社,2004:571-573
[2] 广东省新丰县卫生工作站. 茅瓜治疗多种炎症效果好. 新医学杂志,1972(12):57

(董远文　聂　晶)

602. *Solidago decurrens*(一枝黄花)

【民族药名】 "乌荣波灯"(德昂族);"骂袍"、"义尽怒蛮"、"雅怪莎"(侗族);"锐盆棍"、"窝乃略巴"(苗族);土柴胡、溪边黄、黄花仔、千金黄(畲族);"德爽单"、"写鸦马"、黄花草(瑶族);"蛇头工"(壮族)。

【来源】 菊科植物一枝黄花 *Solidago decurrens* Lour. 的全草。有小毒。秋季、冬季采收,洗净,鲜用或阴干。

多年生草本,高(9)35~100cm。茎直立,通常细弱,单生或少数簇生,不分枝或中部以上有分枝。中部茎叶椭圆形、长椭圆形、卵形或宽披针形,长2~5cm,宽1~1.5(2)cm,下部楔形渐窄,有具翅的柄,仅中部以上边缘有细齿或全缘;向上叶渐小;下部叶与中部茎叶同形,有长2~4cm 或更长的翅柄。全部叶质地较厚,叶两面、沿脉及叶缘有短柔毛或下面无毛。头状花序较小,长6~8mm,宽6~9mm,多数在茎上部排列成紧密或疏松的长6~25cm 的总状花序或伞房圆锥花序,少有排列成复头状花序的。总苞片4~6层,披针形或披狭针形,顶端急尖或渐尖,中内层长5~6mm。舌状花舌片椭圆形,长6mm,黄色。瘦果长3mm,无毛,极少有在顶端被稀疏柔毛的。花果期4~11月。

生于海拔565~2850m 的阔叶林缘、林下、灌丛中及山坡草地上。江苏、浙江、安徽、江西、四川、贵州、湖南、湖北、广东、广西、云南及陕西南部、台湾等地广为分布。

【药用经验】 德昂族 用于急慢性肾炎、乳腺炎(《德宏药录》)。侗族 用于肝炎、感冒发热、肺炎、肺结核、肠炎、痢疾、青蛇咬伤、疮疖、跌打损伤(《桂药编》)。用于"朗鸟形"(小儿发热)、"耿甚"(生疮)(《侗医学》)。景颇族 效用同德昂族(《德宏药录》)。苗族 用于高热不退、感冒头痛及全身疼痛(《苗医药》)。畲族 用于寒热往来、外感风寒、头身疼痛、毒蛇咬伤、刀伤(《畲医药》)。瑶族　效用同侗族(《桂药编》)。用于感冒、肾炎、疳积、痈肿疮疖(《民族药志要》)。用于感冒、急性咽喉炎、扁桃体炎、疮疖肿毒(《湘蓝考》)。壮族　效用同侗族(《桂药编》)。

【使用注意】　孕妇慎用。

【中毒与解毒】　中毒症状有恶心、呕吐、头昏、口干、咳嗽、小便灼热,严重时精神萎靡,长期应用会引起胃肠道出血。解毒措施:洗胃后用硫酸钠导泻;内服蛋清等;静脉输液;口服维生素 K、维生素 B_6 及乳酸钙[1]。

【药材鉴定】　性状　根茎圆柱形,略弯曲,长 2 ~ 4cm,直径 2 ~ 5mm,表面棕褐色,周围着生淡黄色或淡褐色细根,质脆,易折断。断面黄白色,纤维性。茎圆柱形,直径 2 ~ 5mm,表面灰绿色或紫红色,有棱线,上部被毛,质脆易折断,断面纤维性,有髓。单叶互生,多皱缩破碎,完整叶展平后呈卵形或披针形,长 2 ~ 7cm,宽 1 ~ 2.5cm,顶端尖或钝,边缘有不规则尖锐锯齿,基部下延成有翅的叶柄。气微香,味微辛。

显微特征　(1)茎(直径 2 ~ 3mm)的横切面:表皮细胞 1 列,外被角质层。皮层较窄,散有分泌腔,位于维管束帽外侧,偶见草酸钙针晶。维管束约 16 个,韧皮部狭窄,外侧为中柱梢纤维。木质部由导管、木纤维及木薄壁细胞组成;射线 4 ~ 5 列细胞。髓部细胞较大,含草酸钙结晶。(2)粉末:黄绿色。非腺毛由 1 ~ 7 个细胞组成,长 15 ~ 136 ~ 220μm,直径 10 ~ 150μm。气孔不定式,副位细胞 3 ~ 5 个。花粉粒呈圆球形,直径 17 ~ 22μm,胞壁有刺状突起。导管为具缘纹孔、孔纹或环纹导管,直径 6 ~ 34μm。纤维壁薄,胞腔明显,直径 9 ~ 15μm。草酸钙针晶可见。

薄层色谱　取本品粗粉 5g,加乙醇 100ml,水浴上回流 30 分钟,滤过,滤液加水 10ml,再加石油醚 30ml,振摇,分出乙醇液,蒸干,加乙醇 5ml 使溶解,滤过,滤液作为供试品溶液。另分别取芦丁、槲皮素对照品,各加适量乙醇溶解,制成混合对照品溶液。吸取上述 2 种溶液各 5 ~ 10μl,分别点于同一硅胶 G 薄层板上,以乙酸乙酯-甲酸-水(3:1:1)为展开剂,展开,取出,以碘蒸气显色。供试品色谱在与对照品色谱相应的位置上,显 2 个相对应的黄色斑点。

【化学成分】　含黄酮类,包括芦丁(rutin)、山奈酚-3-O-芦丁糖苷(kaempferol-3-O-rutinoside)、异槲皮苷(isoquercitrin)、山奈酚葡萄糖苷(kaempferol glucoside);皂苷类,有一枝黄花酚苷(leiocarposide);苯甲酸苄酯类,包括 2,3,6-三甲氧基苯甲酸-(2-甲氧基苄基)酯、2,6-二甲氧基苯甲酸-(2-甲氧基苄基)酯、2-羟基-6-甲氧基苯甲酸苄酯、2,6-二甲氧基苯甲酸苄酯(benzyl-2,6-dimethoxy benzoate)、2-羟基-3-甲氧基-5-吡喃糖-苯甲酸-2′-吡喃糖苷酯、2-羟基-6-甲氧基苯甲酸-2′-甲氧基苄酯;当归酸桂皮酯类,包括当归酸-3,5-二甲氧基-4-乙酰氧基桂皮酯(3,5-dimethoxy-4-acetoxycinnamyl angelate)、当归酸-3-甲氧基-4-乙酰氧基桂皮酯;炔属化合物,包括(2E-8Z)-葵-二烯-4,6-二炔酸甲酯、(2Z,8Z)-葵-二烯-4,6-二炔酸甲酯;苯丙酸类,包括咖啡酸(caffeic acid)、绿原酸(chlorogenicacid)。尚含谷甾醇(sitosterol)、6-杜松烯(6-cadinene)以及多种微量元素[2,3]。

【药理毒理】　1. 平喘祛痰作用:内服煎剂可解除家兔实验性支气管炎的喘息症状,亦有祛痰作用[2]。2. 抗菌作用:煎剂对金黄色葡萄球菌、伤寒杆菌有抑制作用,对红色癣菌及禽类癣菌有极强的杀菌作用。水煎醇提液有抗白色念珠菌作用,其疗效与制霉菌素相当[2]。3. 降压作用:煎剂能显著降低麻醉兔血压,抑制蟾蜍心收缩力,降低蟾蜍心率和心输出量,其降压幅度和降压持续时间与异丙肾上腺素相当。总皂苷能显著降低麻醉兔血压,总黄酮无显著降压效应[4]。总皂苷对家兔心输出量(CO)、颈动脉平均压(MAP)、左心室收缩压(LVSP)均显著降低作用;而对左心室舒张末期压(LVEDP)随剂量增加,效果依次加强,表明总皂苷具有明显的降压作用和抑制心功能的作用[5]。4. 其他作用:能促进白细胞吞噬功能。对急性(出血性)肾炎有止血作用,提取物经小鼠皮下注射有利尿作用,但大剂量反可使尿量减少。还发现能明显增强动物平滑肌的运动,煎剂对炭末在小鼠小肠内的推进率有明显增强作用;用不同浓度的煎剂均能提高大鼠回肠平滑肌的活动,且随浓度增加,活动也增加[2]。

参 考 文 献

[1] 周立国.中药毒性机制及解毒措施.北京:人民卫生出版社,2006:130
[2] 王玉兰.中药一枝黄花的药理作用分析.中国民族民间医药杂志,2010,19(6):150
[3] 谢宗万.全国中草药汇编(上册).第2版.北京:人民卫生出版社,2000:3
[4] 李晓岚,裘名宜,刘素鹏,等.一枝黄花总皂苷和总黄酮对家兔血压的影响.时珍国医国药,2010,21(3):552,553
[5] 林玉珊,林翅,黄贵霞.一枝黄花总皂苷对家兔心脏和血压的影响.中国中医药咨讯,2011,3(17):30,31

（葛月宾　万定荣）

603. *Solidago virgaurea*（毛果一枝黄花）

【民族药名】　"骂袍"(侗药);土柴胡(畲族);"可王卡那卡"(土家族);"马方丸"、"黄花草"、"马鸦马"、"得爽单"(瑶族);"罗应"、"蜡坝蒙骂薄"、"蛇头王"(壮族)。

【来源】　菊科植物毛果一枝黄花 *Solidago virgaurea* L. 的带根全草。有小毒。秋季、冬季采收,洗净,晒干。

多年生草本,高 30～100cm。下部茎叶卵形、近圆形或矩椭圆形,长 1～5.5cm,宽 0.5～2.5cm,有长 2～4cm 的有翅叶柄,边缘有粗或浅锯齿;中部茎叶卵形、矩圆形或宽披针形。头状花序排成总状或总状圆锥状,长 10～12mm;总苞片 4～6 层,边缘膜质;外围有 1 层结实的舌状花,舌片黄色,中央有多数结实的两性花,花冠筒状,黄色。瘦果全部被稀疏短柔毛。花果期 6～9 月。

生于林下、灌丛、草甸或林中空地。分布于新疆阿尔泰山地区。

【药用经验】　侗族　用于肠炎痢疾、青竹标蛇咬伤(《民族药志二》)。蒙古族　用于感冒头痛、咽喉肿痛、肺热咳嗽、咳血、黄疸、肾炎、小儿惊风、百日咳、跌打损伤、痈疖肿毒、毒蛇咬伤(《蒙植药志》)。畲族　用于风寒感冒、喉炎、疮疖肿毒(《民族药志二》)。土家族　用于毒蛇咬伤、发热恶寒(《土家药》)。瑶族　用于伤风感冒、小儿麻痹、火眼、痔疮、刀伤出血、毒蛇咬伤、淋巴管炎(《民族药志二》)。壮族　效用同瑶族(《民族药志二》)。

【中毒与解毒】　中毒症状:恶心、呕吐、头昏、口干、咳嗽、小便灼热、泄泻,严重时精神萎靡、运动障碍、麻痹,长期应用会引起胃肠道出血。解救方法:(1)洗胃后用硫酸钠导泻;(2)内服蛋清等;(3)静脉输液;(4)口服维生素 K、维生素 B$_6$、乳酸钙;(5)人参 9g(先煎)、五味子 12g、半夏 9g、茶叶 9g、栀子 9g、白及 9g、焦地榆 9g,水煎服;(6)甘草 15g、绿豆 30g、灶心土 30g、茶叶 9g,水煎频服[1]。

【化学成分】　含黄酮类、皂苷、挥发油及苯丙酸等成分。黄酮类包括黄酮苷元山奈酚(kaempferol)、槲皮素(quercetin)、异鼠李素(isorhamnetin),黄酮苷山奈酚-3-*O*-D-葡萄糖鼠李糖苷、异鼠李素-3-*O*-D-葡萄糖鼠李糖苷(isorharmnetin-3-*O*-D-glucorhamnoside)、鼠李素-3-*O*-D-葡萄糖鼠李糖苷(rhamnetin-3-*O*-D-glucorhamnoside)、槲皮素-3-*O*-D-芦丁糖苷(quercetin-3-*O*-D-rutinoside)、槲皮素-3-*O*-半乳糖苷(quercetin-3-*O*-D-galactoside)、槲皮素-3-*O*-鼠李糖葡萄糖苷(quercetin-3-*O*-rhamnoglucoside)、槲皮素-3-*O*-葡萄糖苷(quercetin-3-*O*-glucoside)、芹菜素-7-*O*-葡

萄糖苷(apigenin-7-O-glucoside)、芦丁(rutin)、异鼠李素-3-O-芦丁糖苷(isorharmnetin-3-O-rutino-side)、山奈酚-3-O-二刺槐糖苷、山奈酚-3-O-芦丁糖苷(kaempferol-3-O-rutinoside)等。皂苷类包括一枝黄花皂苷 I-XXIX(solidago saponins I-XXIX)、毛果一枝黄花皂苷1-3(virgaurea saponins 1-3)。二萜类包括一枝黄花内酯Ⅱ(solidagolactone Ⅱ)、一枝黄花内酯Ⅲ、一枝黄花内酯Ⅴ、一枝黄花内酯、clerodane 2b、clerodane 4a、clerodane 4e、clerodane 5、clerodane 6a、clerodane 6c、clerodane 7a等。挥发油类包括 n-蒎烯(n-pinene)、香叶烯(geranene)、β-蒎烯(β-pinene)、柠檬烯(limonene)、冬青油萜、大叶香根烯。苯丙酸类包括咖啡酸(caffeic acid)、阿魏酸(ferulic acid)、绿原酸(chlorogenic acid);尚含多糖、微量元素等[2]。

【药理毒理】 1. 抗炎作用:毛果一枝黄花水/醇提取物对角叉藻聚糖导致的大鼠足跖水肿及佐剂导致的大鼠足跖关节炎有明显的抗炎作用。一枝黄花糖苷在100mg/kg或200mg/kg时有抗炎镇痛作用,但是抗炎镇痛活性不如保泰松和氨基比林[2]。2. 抗菌作用:乙醇及甲醇粗提取物对所试菌株抗菌敏感性由强到弱依次为:枯草杆菌>奇异变形杆菌>藤黄细球菌>短小杆菌>表皮葡萄球菌>绿脓杆菌=普通变形杆菌=大肠杆菌>黑曲霉菌=金黄色葡萄球菌。分离到的远志酸糖苷能抑制人致病酵母的生长。分离到的 virgaureasaporuin 1 抑制白色念珠菌和酵母菌的生长。毛果一枝黄花提取物对皮肤真菌,特别是须毛癣菌、石膏样小孢子菌、犬小孢子菌有抑制作用[3]。3. 利尿作用:提取的黄酮给大鼠口服,结果提示有利尿作用,且对电解质平衡有影响[3]。4. 抗肿瘤作用:毛果一枝黄花对多种肿瘤细胞(前列腺瘤、乳房瘤、黑色素瘤、肺癌)有很强的细胞毒性。给具重度联合免疫缺陷的小鼠腹腔注射大鼠前列腺细胞(AT6.1),然后腹腔或皮下注射毛果一枝黄花提取物经葡聚糖凝胶 G-100 分离到的部分,结果 5mg/kg 的剂量能显著抑制肿瘤生长,且无明显副作用[3]。5. 抑制二氢叶酸还原酶活性:其主要成分是芦丁及总黄酮,能抑制二氢叶酸还原酶(DHFR)R 的活性。6. 毒性:毛果一枝黄花刺激消化道,引起胃肠出血[1]。

参 考 文 献

[1] 朱亚峰. 中药中成药解毒手册. 第3版. 北京:人民军医出版社,2009:312
[2] 薛晓霞,姚庆强,仲浩. 毛果一枝黄花的化学成分与药理活性研究进展. 齐鲁药事,2006,25(3):163-165
[3] 《中华本草》编委会. 中华本草(第7册). 上海:上海科学技术出版社,1999:967

(葛月宾)

604. *Sophora alopecuroides*(苦豆子)

【民族药名】 "阿本特米亚"(哈萨克族);苦豆草、苦甘草(回族);"嘎顺-宝日其格"、"藿林-宝亚"(蒙古族);"布牙"、"布牙乌拉盖"(维吾尔族)。

【来源】 豆科植物苦豆子 *Sophora alopecuroides* L. 的根、种子、全草。有毒。根春季、秋季采挖,种子秋季采集,全草夏季采收,除去杂质,鲜用或晒干用。

灌木;枝条密生灰色平贴绢毛。羽状复叶长 6~15cm;叶轴密生灰色平贴绢毛;小叶 15~25,灰绿色,矩圆状披针形或矩圆形,长 1.5~2.8cm,宽 7~10mm,先端渐尖或钝,基部近圆形或楔形,两面密生平贴绢毛。总状花序顶生,长 12~15cm;花密生;萼钟状,长约8mm,密生平贴绢毛;花冠黄色,较萼长 2~3 倍。荚果串珠状,长 3~7cm,密生短细而平伏的绢毛,有种子 6~12个。花期 5~6 月,果期 8~10 月。

常生于阳光充足、排水良好的石灰性土壤上或沙丘上,也常侵入农田。分布于河北、河南、山西、内蒙古、陕西、甘肃、新疆、西藏。

【药用经验】 哈萨克族 种子:用于阿米巴氏痢疾、胃痛泛酸、月经过多(《民族药志一》)。回族 全草:用于咽喉肿痛、气管炎、肠炎、菌痢、性葡萄胎、绒毛上皮癌等病(《民族药志一》)。蒙古族 根:用于痢疾、湿疹、黄疸、咳嗽、咽痛、牙痛。全草:用于痢疾、湿疹。种子:用于胃痛吐酸、湿疹、顽癣、疱疖、白带(《蒙植药志》)。根:用于细菌性痢疾、阿米巴痢疾。外用治疱疖、湿疹、顽癣(《蒙药》)。维吾尔族 全草:用于急性痢疾,胃肠炎。种子:用于胃痛、疮痢、湿疹(《民族药志一》)。地上部分或全草:用于咽喉肿痛、肠炎痢疾、疮疖肿毒、皮肤瘙痒(《维药志》)。种子:用于肠炎痢疾、咽喉肿痛、疮疖肿毒、湿疹(《民族药志要》)。

【使用注意】 本品有毒,应控制用量:全草 1.5～3g,种子 3～5 粒,研粉吞服;外用适量。

【中毒与解毒】 本品中毒时有头晕、恶心、腹胀等症状。可按生物碱中毒解救。救治方法:(1)早期洗胃,导泻。(2)对症处理:惊厥时可用安定、水合氯醛或苯巴比妥钠等治疗,有呼吸抑制者应采取给氧及用呼吸兴奋剂等积极措施。

【药材鉴定】 性状 (1)根:呈长圆柱形,稍弯曲,多切成长 15～20cm 的小段,直径 0.8～2cm。表面棕黄色至褐色,粗糙,有明显纵皱纹及裂纹,具横向皮孔,有时有支根痕。质坚硬,不易折断,断面纤维性,淡黄色,切断面木质部做放射状排列,有裂痕。气微,微苦[1]。(2)种子:呈卵圆形或两端平截,略扁,长 0.3～0.4cm,直径约 0.2cm。表面黄色或淡棕黄色,光滑,具蜡样光泽,一侧有棕色条形种脐,较宽的一端可见圆形凹陷的珠孔。质坚,不易破碎。种皮革质,子叶 2 枚,黄色。气微,味苦。

显微特征 根横切面:木栓层的外层常反卷。皮层及韧皮部散有草酸钙方晶及 8～10 个纤维束。束间形成层不明显。木射线宽 2～5 列细胞,木质部导管散列,直径 76～112μm;木纤维数十个成束,木薄壁细胞稀少[1]。

【化学成分】 全草含槐定碱(sophoridine)、槐根碱(sophocarpine)、金雀花碱(cytisine 或 sophorine)、N-羟乙基金雀花碱[N-(2-hydroxyethyl) cytisine]、3α-羟基槐定碱(3α-hydroxysophoridine)、赝靛叶碱(baptifoline)、莱曼碱(lehmannine)、13,14-去氢槐定碱(13,14-dehydrosophoridine)、槐定碱 N-氧化物(sophoridine-N-oxide)、N-甲基苦豆碱(N-methylaloperine)、N-羟基-13,14-去氢槐定碱(N-hydroxy-13,14-dehydrosophoridine)、N-羟基槐定碱(N-hydroxysophoridine)、苦参碱(matrine)、氧化苦参碱(oxymatrine)、N-甲基金雀花碱(N-methyl cytisine)、11-去氢苦豆碱(Δ^{11}-dehydroaloperine)、槐根碱-N-氧化物(sophocarpine-N-oxide)、氧化槐根碱(oxysophocarpine)、苦豆碱(aloperine)、槐胺(sophoramine)、新槐胺(neosophoramine)、lehmannine。地上部分含生物碱为(dehydromatrine)。根中含脱氢苦参碱(槐果碱)、槐定碱、槐胺及其他生物碱,尚含 N-甲基金雀花碱(N-methyl cytisine)、苦参碱、金雀花碱(cytisine)、氧化苦参碱。种子含苦豆双黄酮苷{6-β-D-glucopyranosyl-5,7-dihydroxy-2-(4-hydroxyphenyl)-8-[7-hydroxy-2-(4-hydroxyphenyl)-5-methoxy-6-β-D-xylopyranosyl-4-oxo-4H-1-benzopyran-8-yl]-4H-1-benzopyran-4-one}、蔗立醇[(+)-pinitol];含黄酮类成分:苦豆根酮(alopecurone)A-F、砂生槐异黄酮(sophoraflavanone)H-I、勒奇黄烷醇(leachianol)A-G、苍白粉藤醇(pallidol)、hopeaphenol、赖氨酸(lysine)、甘氨酸(glycine)、苏氨酸(threonine)、丝氨酸(serine)、丙氨酸(alanine)、酪氨酸(tyrosine)、缬氨酸(valine)、亮氨酸(leucine)。种子含生物碱:槐根碱、氧化槐根碱、苦参碱、槐定碱、槐胺、氧化苦参碱、金雀花碱、N-甲基金雀花碱、槐定碱-N-氧化物(sophoridine-N-oxide)、苦豆碱、胡萝卜素(carotene)、生育酚(tocophenol);油中的脂肪酸有:油酸

（oleic acid）、亚油酸、棕榈酸（palmitic acid）；又含苦豆子胶12.8%、苦豆双黄酮苷。根含生物碱类成分：槐根碱、苦参碱、槐定碱、氧化苦参碱、槐根碱-N-氧化物（sophocarpine-N-oxide）等；黄酮类成分：苦豆根酮（alopecurone）A-G、勒奇黄烷醇（leachianol）A、F、G、E-葡萄素（E-viniferin）、苍白粉藤醇、异补骨脂双氢黄酮（islbavachin）、光果甘草醇（glabrol）、三叶豆紫檀苷（trifolirhizin）、阿莫萨姆尼定（ammothamnidin）、苦甘草醇或槐属黄烷酮（vexibinol 或 sophoraflavanone G）、苦甘草定（vexibidin 或 leachianone A）[1,2]。

【药理毒理】 1. 抗肿瘤作用：本注射液对动物多种肿瘤模型都有抑制作用。槐果碱对多种动物实体瘤有中等程度的抑癌作用。2. 抗炎作用：苦豆子碱对多种致炎剂引起的急性炎症和Ⅲ、Ⅳ型变态反应及佐剂性关节炎有显著的抑制作用。3. 镇痛作用：苦参碱具有镇痛作用。4. 降低体温：苦参碱具有降低大鼠正常体温的作用。5. 中枢抑制：苦参碱也有中枢抑制作用。6. 免疫抑制：从苦豆子中提取的多种生物碱对小鼠的免疫功能有不同程度的抑制作用。7. 抑菌作用：苦参碱对鸡白痢沙门氏杆菌、羔羊痢B型魏氏梭菌及羊大肠杆菌均有抑制作用。8. 抗心律失常：总黄酮可减慢大鼠和家兔心率，并拮抗异丙肾上腺素引致的心率加快，表明有显著的抗心律失常作用[3]。苦豆碱10mg/kg静注具有相似的抗心律失常作用，其机制也与降低心脏自律性、慢性心律等有关。9. 毒性反应：总碱对小鼠及家兔的循环系统、呼吸系统、神经系统似有一定毒性反应[4]，小鼠腹腔注射总生物碱的LD_{50}为（130.66±22.64）mg/kg，苦豆子子渣煎剂给小鼠灌胃的LD_{50}大于167g/kg[2]。

参 考 文 献

[1]《中华本草》编委会. 中华本草（第4册）. 上海：上海科学技术出版社，1999：629-633

[2] 南京中医药大学. 中药大辞典（上册）. 第2版. 上海：上海科学技术出版社，2006：1774，1775

[3] 赵德化. 苦豆子总黄酮抗心律失常作用的实验观察. 陕西新医药，1985，14（10）：61

[4] 赵德化. 槐定碱抗实验性心律失常作用. 中药药理与临床，1985，1（1）：117

（杨 琛 张 飞）

605. *Sophora flavescens*（苦参）

【民族药名】 "苗那"（阿昌族）；"枯角"、"枯肯"、"柯格"（白族）；"玉角不热"（德昂族）；"尚哽照遛"（侗族）；苦参（朝鲜族）；"狂起腊"（傈僳族）；"野义"、"加巩山"、"弯更胸溜"、"非肯"（苗族）；"尚遛哽"、"道古勒-额布斯"、"道古勒-乌布斯"、"勒德日"（蒙古族）；牛参、苦骨、大号蜈蚣草（畲族）；"勒哲"（藏族）；"客几要"（土家族）；"晒阿轻"（彝族）。

【来源】 豆科植物苦参*Sophora flavescens* Alt. 的根、全株。根有小毒。春季、秋季采挖，除去根头及小支根，洗净，干燥，或趁鲜切片，干燥。茎、全株适时采集、干燥。

灌木，高1.5～3m；幼枝有疏毛，后变无毛。羽状复叶长20～25cm；小叶25～29，披针形至条状披针形，稀椭圆形，长3～4cm，宽1.2～2cm，先端渐尖，基部圆形，下面密生平贴柔毛。总状花序顶生，长15～20cm；萼钟状，长6～7mm，有疏短柔毛或近无毛；花冠淡黄色，旗瓣匙形，翼瓣无耳。荚果长5～8cm，于种子间微缢缩，呈不明显的串珠状，疏生短柔毛，有种子1～5粒。花期5～6月，果期8月。

常见于沙地或山坡的阴处。南北各省区均有分布。

【药用经验】 阿昌族 用于急性细菌性痢疾、阿米巴痢疾（《德宏药录》）。白族 根：用于急性痢疾、阿米巴痢疾、肠炎、黄疸渗出性胸膜炎、结核性胸膜炎、尿路感染、小便不利、白带、痔疮、外阴瘙痒、阴道滴虫、天蛆、风湿痹痛(《滇药录》)。用于疮疡、滴虫、痔疮、胃肠炎、湿疹瘙痒(《大理资志》)。**德昂族** 效用同阿昌族(《德宏药录》)。**侗族** 根:用于"宾楔括"(烂脚丫)、"宾炬痊皮"(风团块)(《侗医学》)。**景颇族** 效用同阿昌族(《德宏药录》)。**朝鲜族** 根:用于身寒腹痛无泄泻证、身寒腹痛泄泻证、少阳人下消、胞衣不下、死胎不下等证,也用于疡疮(《朝药志》)。用于胃下垂、胃及十二指肠溃疡、风湿性关节炎(《图朝药》)。**傈僳族** 根:用于痢疾、肠炎、黄疸、小便不利、白带、痔疮肿痛;外用于外阴瘙痒、阴道滴虫病、烧烫伤(《怒江药》)。**苗族** 退热止泻。用于热经引起的"吉嘎收",还用于全身风癫、瘙痒、皮肤病(《苗医药》)。**蒙古族** 根:用于感冒发热、瘟病初起、天花、麻疹、风热、痛风、游痛症、风湿性关节炎、疮疡(《蒙植药志》)。用于瘟热、黄疸、痢疾、湿热、风湿病、布氏杆菌病、皮肤瘙痒、疮疡;外治滴虫性阴道炎、外阴瘙痒(《蒙药》)。**畲族** 根用于痢疾、肠热下血、胃肠炎、黄疸、阴道滴虫、湿疹、耳道炎(《畲医药》)。**藏族** 茎用于肝热、五藏热、肺病及风湿性关节炎(《中国藏药》)。**土家族** 根或全株:用于痢疾、蛔虫炳、寸白虫、阴痒(《土家药》)。**瑶族** 根:用于痢疾、黄疸、皮肤瘙痒、疮疡;外治滴虫性阴道炎、外阴瘙痒(《湘蓝考》)。**彝族** 全株:用于肝胆湿热、痢瘘疮毒、痔疾湿疹、白浊带淋、外阴瘙痒(《哀牢》)。根:效用同白族(《滇药录》)。

【使用注意】 内服 4.5～9g;外用适量,煎汤洗患处。不宜与藜芦同用。

【中毒与解毒】 超量使用中毒后,可出现神经系统、消化系统的症状。对中枢神经系统有麻痹作用,中毒的初始呈中枢兴奋状态,出现头昏、头痛、烦躁不安、肢体麻木、小便增多等;消化系统症状有:流涎、胃痛、胃部灼感、恶心、呕吐、便秘和食欲下降等。还出现步态不稳、脉搏加快、呼吸急促等症状,严重中毒时则痉挛、惊厥、呼吸缓慢而不规则,最后呼吸衰竭而死亡。解救方法:(1)中毒之初可以催吐、洗胃及导泻。(2)内服蛋清、牛奶、鞣酸蛋白或浓茶。(3)静滴5%葡萄糖盐水。(4)对症处理:惊厥时可给苯巴比妥、水化氯醛、地西泮等,呼吸障碍时吸氧、应用呼吸兴奋药,如尼可刹米、洛贝林等。也可用支持疗法。(5)大黄、枳实、银花各9g,甘草6g,清水3碗,煎成1碗,加玄明粉9g冲服。(6)饮蜂蜜水。(7)茶叶21g、甘草9g,煎汤服[1]。

【药材鉴定】 根呈长圆柱形,下部常有分枝,长10～30cm,直径1～6.5cm。表面灰棕色或棕黄色,具纵皱纹及横长皮孔,外皮薄,多破裂反卷,易剥落,剥落处显黄色,光滑。质硬,不易折断,断面纤维性;切片厚3～6cm;切面黄白色,具放射状纹理及裂隙,有的具异型维管束呈同心性环列或不规则散在。气微,味极苦。

【化学成分】 根中含生物碱:苦参碱(matrine)1%～2%、氧化苦参碱(oxymatrine)、*N*-氧化槐根碱(*N*-oxysophocarpine)、槐定碱(sophoridine)、右旋别苦参碱(d-ailomatrine)、(+)槐花醇*N*-氧化物(sophoranol *N*-oxide)、左旋槐根碱(sophocarpine)、左旋槐胺碱(sophoramine)、右旋*N*-甲基金雀花碱(*N*-methylcytisine)、左旋臭豆碱(anagyrine)、赝靛叶碱(baptifoline)、金雀花碱(cytisine)、甲基金雀花碱(methylcytisine)、臭豆碱(anagyrine)。根还含黄酮类化合物:苦参新醇A～O(kushenols A-O)、苦参查耳酮(kuraridin)、苦参查耳酮醇(kuraridinol)、苦参醇(kurarinol)、新苦参醇(neokurarinol)、降苦参醇(norkurarinol)、异苦参酮(isokurarinone)、刺芒柄花素(formononetin)、苦参酮(kurarinone)、降苦参酮(norkurarinone)、甲基苦参新醇C(methylkushenol C)、1-山槐素(l-maackiain)、三叶豆紫檀苷(trifolirhizin)、三叶豆紫檀苷丙二酸酯(trifolirhizin-6″-*O*-malonate)、苦参素(kushenin)、异脱水淫羊藿素(isoansydroicaritin)、降脱水淫羊藿素(noransydroicaritin)、黄腐醇(xanthohumol)、异黄腐醇(isoxanthohumol)、木犀草素-7-葡萄糖苷(luteolin-7-glucoside)。此外,根中还含有三萜皂苷:苦参皂苷Ⅰ-Ⅳ(sophoraflavosides Ⅰ-Ⅳ)、大豆皂苷Ⅰ以

及醌类化合物苦参醌(kushequinone)A。种子含脂肪油及少量的金雀花碱(cytisine)[2]。

【药理毒理】 1. 对心血管系统的作用[2]:(1)对心脏的作用。苦参碱、槐根碱、氧化苦参碱、槐定碱、槐胺碱等生物碱对离体豚鼠乳头肌标本均呈剂量依赖的正性肌力作用,过量时出现自发性收缩或兴奋性降低。(2)抗心律失常作用。苦参碱和氧化苦参碱能显著对抗氯化钡、乌头碱和氯仿-肾上腺素诱发的大鼠心律失常及氯仿诱发的小鼠心室纤颤,提高乌头碱诱发大鼠心律失常所需的量,还可对抗结扎冠脉前降支所致的心律失常。(3)抗心肌缺血作用。大鼠急性失血性心脏停搏和兔静注垂体后叶素所致急性心肌缺血,预先腹腔注射200%苦参注射液2ml/kg可显著延缓大鼠心脏停搏时间,对心肌缺血造成的心电图病例变化也有一定的改善作用。(4)对血管及血压的影响。家兔血压试验和离体兔耳灌液试验均表明苦参有明显的扩张血管作用,对离体血管作用持续时间较长。2. 对中枢神经系统的作用:苦参碱能明显抑制小鼠的自主活动,拮抗苯丙胺和咖啡因的中枢兴奋作用。增强戊巴比妥钠及水合氯醛的中枢抑制作用,扭体法与热刺激法测痛实验显示苦参碱具有显著的镇痛作用,小鼠侧脑室注射微量的苦参碱后,仍有显著提高痛阈,推测其镇痛作用的部位在中枢[2]。3. 平喘及抗过敏作用:苦参流浸膏0.25g/kg灌服,对组胺引起的豚鼠哮喘具有明显的对抗作用,且可维持2小时以上。苦参煎剂、苦参总碱和苦参结晶碱对实验性哮喘豚鼠有显著的平喘作用[2]。4. 对免疫系统的影响:苦参碱、氧化苦参碱和槐根碱等苦参碱型生物碱在$1/5LD_{50}$剂量下对小鼠免疫功能都有抑制作用,即抑制巨噬细胞的吞噬作用,减少空斑形成细胞数和抗体几何平均滴度,但对溶菌酶含量无影响[2]。5. 抗肿瘤作用:苦参总碱、苦参碱、氧化苦参碱及槐根碱对小鼠肉瘤S180有明显的抑制作用,对小鼠子宫颈癌U14、肉瘤S37、腹水性肉瘤S180A和艾氏腹水癌(ECA)均有一定的抑制作用[2]。6. 抗炎作用:苦参碱肌注能明显对抗巴豆油诱发小鼠和大鼠耳郭发炎,长期给药时其作用随剂量增加而增强[2]。7. 抗病原微生物作用:体外实验表明,1%苦参碱对痢疾杆菌、大肠杆菌、变形杆菌、乙型链球菌及金黄色葡萄球菌均有较明显的抑制作用[2]。8. 其他作用:苦参能明显提高鸡胚细胞姊妹染色单体交换率和小鼠骨髓嗜多染红细胞微核率,并呈现明显剂量-反应关系[2]。8. 毒性:小鼠灌服苦参总碱的LD_{50}为(1.18 ± 0.1)g/kg,苦参结晶碱小鼠皮下注射的LD_{50}为(297 ± 18)mg/kg,苦参浸膏小鼠灌服和肌内注射的LD_{50}分别为14.5g/kg及14.4g/kg。犬每日肌内注射苦参碱浸膏0.1g/kg,13天为一疗程,共用1~3个疗程,每疗程结束后,病理检查均未见心肌明显改变。10只鸽肌内注射苦参生物碱100mg/kg,未发生任何中毒症状;注射200mg/kg者,部分鸽于5~10分钟内发生呕吐;注射400mg/kg者全部发生呕吐,24小时内4只死亡,6只恢复正常[3]。

参 考 文 献

[1] 朱亚峰. 中药中成药解毒手册. 第3版. 北京:人民军医出版社,2009:143

[2] 《中华本草》编委会. 中华本草(第4册). 上海:上海科学技术出版社,1999:635-637

[3] 周立国. 中药毒性机制及解毒措施. 北京:人民卫生出版社,2006:96

(葛月宾)

606. *Sophora tonkinensis*(山豆根)

【民族药名】 "崩途跌"(阿昌族);"玉摞所"(德昂族);"较弱"(侗族);"山头肯"(毛南族);"棵近"(瑶族);"三豆"、"省豆久"(壮族)。

【来源】　豆科植物越南槐（柔枝槐）*Sophora tonkinensis* Gagnep. (*Sophora subprostrata* Chun et T. Chen）的根及根茎。有毒。秋季采挖,除去杂质,洗净,晒干。

灌木,高 1~2m,通体被灰色毛茸。根有分枝,圆柱形,长约 30cm,外面黄棕色,味极苦。茎直立或平卧,分枝少,较柔弱。单数羽状复叶互生,叶柄长 5~17cm;小叶 11~21 片,卵状长椭圆形,长 1~2.5cm,宽 5~15mm,先端尖,基部圆,全缘,上面疏生短柔毛,下面密被灰棕色短柔毛。总状花序顶生或腋生,长达 15cm,有花近 20 朵,花梗长约 1cm;萼宽钟状,疏生毛茸,萼齿三角形;蝶形花冠淡黄色,长约 7mm,旗瓣近圆形,凹头,具明显的爪,雄蕊 10 个,分离;子房密被长柔毛。荚果圆柱形,长约 5cm,荚节之间紧缩而呈串球状,有种子 3~5 粒。花期 5~7 月,果期 8~12 月。

生于海拔 900~1100m 的山地和岩石缝中。分布于江西、广东、广西、贵州、云南等地。

【药用经验】　阿昌族　用于咽喉炎、扁桃体炎、湿疹(《德宏药录》《德民志》)。德昂族效用同阿昌族(《德宏药录》《德民志》)。侗族　用于咽喉痛、慢性咽喉炎、感冒、肝炎、小儿支气管炎、疬病、痢疾、胃痛、腹痛(《桂药编》)。景颇族　效用同阿昌族(《德宏药录》《德民志》)。毛南族　效用同侗族《桂药编》。瑶族　效用同侗族《桂药编》。壮族　效用同侗族《桂药编》。

【使用注意】　煎汤内服用量 6~12g,不可过量。入煎剂时煎煮时间不宜长,宜后下。脾胃虚寒泄泻者禁服。忌与大黄、洋地黄、硫酸亚铁、磺胺类、氨茶碱、制酸药、左旋多巴合用;忌与链霉素、新霉素、卡那霉素、巴龙霉素、庆大霉素、多黏菌素 B、万古霉素、紫霉素、卷曲霉素、消炎痛、石炭酸锂(过量)、金刚胺、吡喹酮、甲基苄肼、普鲁卡因、青霉素等合用[1]。

【中毒与解毒】　山豆根中毒的潜伏期为 1~3 小时,主要中毒症状有:(1)胃肠道反应:轻度症状为头晕眼花、腹痛腹泻、恶心呕吐、大汗淋漓。多数患者还可发生恶寒冒汗、步态不稳等神经症状;重度中毒常可发生肌肉痉挛、全身抽搐、心跳加快、血压下降甚至呼吸停止而死亡。(2)神经毒性反应:服用山豆根中毒后发生继发性亚急性坏死性基底节脑病,临床表现均以锥体外系损害为主,伴有意识障碍及椎体束征。所有患者均出现不同程度发音不清、张口伸舌及舌咽困难、四肢动作笨拙、站立行走不能、全身扭转痉挛、姿位性震颤、肌僵直、健反射亢进、Babinski 征及吸吮反射阳性等严重神经症状和体征。(3)呼吸系统不良反应:轻度反应仅头晕眼花、微恶寒、恶心;严重者恶寒、咳嗽、吐大量泡沫样痰,甚至咳吐血性样泡沫痰,呼吸急促或呼吸暂停、缺氧、紫绀;体检呼吸运动减弱,听诊双肺可闻及水泡音,胸部 X 线检查可见两肺模糊阴影。(4)变态反应:有报道服用山豆根致过敏出现头晕目眩,并伴胸闷气短,继发头晕目眩等症,继而全身皮肤散在性片状丘疹,瘙痒难忍。中毒解救方法:服用山豆根后出现头晕、眼花、微恶寒、冒汗、恶心等症状,是轻度中毒的反应,可嘱患者卧床盖被休息 1~2 小时,症状即可消失。如反应重者,出现头晕目眩、恶寒冒汗、恶心呕吐等症,轻度中毒可自行缓解。重度中毒者:①早期用大量温水或 1:4000 的高锰酸钾溶液洗胃;服药超过 4 小时,可服硫酸镁导泻;并用 2%~3% 的活性炭灌胃,吸附未被吸收的毒物。②以 10% 葡萄糖生理盐水加维生素 C 点滴,促进排毒解毒;用 5%~10% 葡萄糖盐水 1000ml,加入 15% 氯化钾 20ml,5% 碳酸氢钠 100ml,维生素 B6 200mg 静脉滴注,以维持酸碱及水电解质平衡。③抽搐痉挛患者用氯丙嗪等;昏迷者给氯酯醒,每 2 小时肌内注射 0.25g,吸氧;呼吸衰竭者给予呼吸中枢兴奋剂,如洛贝林等。④病情稳定后口服中药解毒剂,用绿豆 60g、甘草 30g、金银花 24g、穿心莲 9g,水煎,早晚各服 1 次。若病情加重,即应住院抢救。中医药处理:针灸百会、中脘;针内关、足三里;或用方药生姜、大枣、红糖煎汤服。⑤亚急性期有脑病症状者可根据病情选用甘露醇静脉滴注以脱水降颅压,肾上腺皮质激素抗炎,大剂量左旋多巴静脉滴注和溴隐停等拟多巴胺制剂口服以催醒。对抗椎体外系症状,采用川芎嗪、胞二磷胆碱、脑活素等静脉滴注以改善脑循环代谢,三七片等中药活血化瘀、泰必利等精神症状、丙戊酸钠等抗癫痫[1]。

【药材鉴定】　性状　根茎呈不规则的结节状,顶端常残存茎基,其下着生根数条。根呈长圆柱形,常有分枝,长短不等,直径 0.7~1.5cm。表面棕色至棕褐色,有不规则的纵皱纹及横长皮孔样突起。质坚硬,难折断,断面皮部浅棕色,木部淡黄色。有豆腥气,味极苦。

显微特征　根横切面:木栓层为数列至 10 数列细胞。栓内层外侧的 1~2 列细胞含草酸钙方晶,断续形成含晶细胞环,含晶细胞的壁木化增厚。栓内层与韧皮部均散有纤维束。形成层成环。木质部发达,射线宽 1~8 列细胞;导管类圆形,大多单个散在,或 2 个至数个相聚,有的含黄棕色物;木纤维成束散在。薄壁细胞含淀粉粒,少数含方晶。

薄层色谱　取本品粗粉约 0.5g,加三氯甲烷 10ml,浓氨试液 0.2ml,振摇 15 分钟,滤过,滤液蒸干,残渣加三氯甲烷 0.5ml 使溶解,作为供试品溶液。另取苦参碱、氧化苦参碱对照品,加三氯甲烷制成每 1ml 各含 1mg 的混合溶液,作为对照品溶液。吸取供试品溶液 1~2μl,对照品溶液 4~6μl,分别点于同一硅胶 G 薄层板上,以三氯甲烷-甲醇-浓氨试液(4:1:0.1)为展开剂,展开,取出,晾干,喷以稀碘化铋钾试液。供试品色谱中,在与对照品色谱相应的位置上,显相同的橙黄色斑点。

【化学成分】　主要含生物碱类和黄酮类[2,3]。生物碱有苦参碱(matrine)、氧化苦参碱(oxy-matrine)、臭豆碱(anagyrine)、N-甲基金雀花碱(N-methylcytisine)、金雀花碱(cytisine)、槐根碱(sophocarpine)、槐根碱-N-氧化物(sophocarpine-N-oxide)、槐胺碱(sophoramine)、槐花醇(sophoranol)。黄酮类有山豆根色满二氢黄酮 I(tonkinochromane I)、光甘草酚(glabrol)、lupinifolin、tonkinensisol、8-C-prenylkaempferol、7,2′-dihydroxy-4′-methoxy-isoflavanol、芒柄花黄素(formononetin)、金雀异黄素(genistein)、左旋山槐素(maackiain)、染料木素(genistein)、三叶豆紫檀苷(trifolirhizin)、紫檀素(pterocarpin)、山豆根酮(sophoranone)、山豆根色烯(sophoradochromene)、山豆根查耳酮(sophoradin)、山豆根色满素{2-[3′-hydroxy-2′,2′-dimethyl-8′-(3-methyl-2-butenyl)chroman-6′-yl]-7-hydroxy-8-(chroman-4-one}、山豆根新色烯[2-(2′,4′-dihydroxyphenyl)-8,8-dimethyl-10-(3-methyl-2-butenyl)-8H-pyreano(2,3-d)chroman-4-one]、山豆根苯并吡喃素{2-[(7′-hydroxy-2′,2′-dimethyl-2H-benzopyran)-6′-yl]-7-hydroxy-8-(3-methyl-2-butenyl)chroman-4-one}、山豆根苯并二氢呋喃{2-[(2′-(1-hydroxy-methylethyl)-7′-(3-methyl-2-butenyl)-2′,3′-dihydro-benzofunan)-5′-yl]-7-hydroxy-8-(3-methyl-2-butenyl)chroman-4-one}、7,4′-二羟基-6,8-双(3-甲基-2-丁烯)二氢黄酮[7,4′-dihydroxy-6,8-bis(3-methyl-2-butenyl)flavanone]、7,2′,4′-三羟基-6,8 双-(3-甲基-2 丁烯)二氢黄酮[7,2′,4′-trihydroxy-6,8-bis(3-methyl-2-butenyl)flavanone]、大豆素(daidzein)、山豆根色烯查耳酮(sophoradochromene)、sophoraflavone A、sophoraflavone B。还含三萜类如槐花二醇(sophoradiol)、广东相思子三醇(cantoniensistriol)、大豆皂醇 A(soyasapogenol A)、大豆皂醇 B、相思子皂醇 C~E(abrisapogenol C-E)、相思子皂醇 H、相思子皂醇 I、葛根皂醇(kudzusapogenol)、紫藤皂醇 A(wistariasapogenol A)、草木犀苷元(melilotigenin)、山豆根皂苷元 A-D(subprogenin A-D)、山豆根皂苷 I-Ⅷ(subproside I-Ⅷ)、大豆皂苷 Ⅱ(soyasaponin Ⅱ)、去氢大豆皂苷 I(dehydrosoyasaponin I)、相思子皂苷 I(abrisaponin I)、葛根皂苷 A_3(kudzusaponin A_3)、羽扇豆醇(lupeol)等。

【药理毒理】　1. 抗肿瘤作用:水提取物对人食管癌(Eca-109)、肝癌(SMMC-7721,HepG2,Hep3B)、肺癌(A549)、乳腺癌(MDA-MB231)、急性骨髓性白血病(KG-1)细胞株均有抑制和杀伤作用;苦参碱对人胰腺癌、肝癌、肺癌、恶性黑色素癌等多种癌细胞株均有抑制和杀伤作用;氧化苦参碱对人结肠癌、食管癌等多种癌细胞株亦有杀伤作用。2. 对心血管系统的影响：乙醇提取物经酸处理所得脂溶性酸性部分给麻醉犬静脉注射即刻升压作用。山豆根总碱能显著增加豚鼠离体心脏冠脉流量。3. 对免疫功能的影响：山豆根注射液腹腔注射能明显抑制小鼠腹腔巨噬细胞的吞噬功能，降低特异性玫瑰花形成细胞数和血清溶血素的水平，使体内淋巴细胞转化率下降，并且环磷酰胺合用可产生协同作用。4. 对中枢神经系统的影响：山豆根能抑制小鼠自发活动，拮抗苯丙胺的兴奋作用，加强戊巴比妥、硫喷妥钠及水合氯醛对中枢的抑制作用。5. 抗溃疡作用：山豆根口服对小鼠应激性溃疡有显著疗效，山豆根所含山豆根查耳酮具有较强的抗胃溃疡及抑制胃液分泌作用。6. 抗炎作用：山豆根水提液和山豆根碱对大鼠甲醛性足趾肿胀及小鼠耳肿胀诱导的炎症均有明显抑制作用。7. 保肝降酶活性：山豆根碱能防治多种原因引起的肝功能损伤。8. 抑菌作用：水煎液对大肠杆菌、金黄色葡萄球菌、白色葡萄球菌、甲型链球菌、乙型链球菌具有体外抑菌作用；乙醇提取物及其总生物碱对大肠杆菌和金黄色葡萄球菌均有抑制作用。9. 降血脂作用：苦参碱能显著降低大鼠实验性高脂血症的血清三酰甘油，升高 HDL 水平，降低血黏度，使血液流变学各项指标有所改善。10. 抗氧化作用：多糖对羟自由基、超氧阴离子有良好的清除作用。11. 其他作用：山豆根中的苦参碱、氧化苦参碱、槐果碱等均有镇静、镇痛及降低体温的作用。12. 毒性：山豆根煎剂按 10g（生药）/kg，灌服，小鼠仅有竖毛、兴奋、轻度震颤反应。按 25g（生药）/kg 灌服，小鼠出现呼吸抑制、震颤、痉挛反应并死亡。延长山豆根的煎药时间，以同样剂量灌服，小鼠均出现相同毒性反应和死亡。山豆根水提取物对 DO 系小鼠腹腔注射的 LD_{50} 为 15.58g/kg；山豆根醇提取物对小鼠腹腔注射 LD_{50} 为 1918.67mg/kg。苦参碱对雌性小鼠腹腔注射的 LD_{50} 为 158mg/kg，对家兔腹腔注射的 LD_{50} 为 125g/kg。氧化苦参碱对小鼠静脉注射给药的 LD_{50} 为 150g/kg，腹腔注射为 750g/kg，肌内注射为 (256.74 ± 573.6)g/kg。槐果碱对小鼠灌胃给药的 LD_{50} 为 241.5g/kg，肌内注射为 92.41g/kg，腹腔注射为 (78 ± 16)g/kg；大鼠皮内注射为 185g/kg，肌内注射为 198g/kg，腹腔注射为 120g/kg。槐树素对小鼠腹腔注射 LD_{50} 为 200~250g/kg，大鼠腹腔注射为 300g/kg。山豆根总碱对小鼠腹腔注射的 LD_{50} 为 140mg/kg。山豆根水煎液给小鼠灌胃剂量达 30g/kg 时可引起动物死亡，LD_{50} 为 40.06g/kg[2,4~5]。中毒机制：山豆根中毒主要是含苦参碱、金雀花碱等生物碱引起。苦参碱能使胆碱能自主神经系统兴奋，出现胃肠道平滑肌收缩、胃肠蠕动加快、唾液腺和汗腺等分泌增强、瞳孔缩小、神经-肌肉接头阻滞，而出现一系列临床表现。金雀花碱能反射性兴奋呼吸中枢和血管运动中枢，使呼吸急促、心跳加快、血压升高等。

参 考 文 献

[1] 苗明三. 实用中药毒理学. 上海：第二军医大学出版社，2007：231-235
[2] 《中华本草》编委会. 中华本草（第4册）. 上海：上海科学技术出版社，1999：652-655
[3] 李行诺，闫海霞，庞晓雁，等. 山豆根中黄酮化学成分研究. 中国中药杂志，2009，34（3）：282-285
[4] 王君明，崔瑛. 山豆根化学成分、药理作用及毒性研究进展. 中国实验方剂学杂志，2011，17（4）：229-232
[5] 何晓艳，周应军，田洪. 山豆根化学成分及药理作用研究进展. 中南药学，2011，9（7）：525-528

（焦　玉）

607. *Sorbaria sorbifolia*（珍珠梅）

【民族药名】　"马尿瘙"、"那拉疙瘩"（鄂伦春族）；"须当那木"、"珍珠梅"（朝鲜族）。

【来源】　蔷薇科植物珍珠梅 *Sorbaria sorbifolia*（L.）A. Br. 的根、茎皮、枝条、叶和果穗。有毒。春季、秋季采剥茎、皮,晒干;秋季、冬季采摘果穗,晒干,研粉;根、枝条、叶适时采集,除去杂质,晒干。

灌木,高达 2m,枝条开展;小枝圆柱形,稍屈曲,无毛或微被短柔毛,初时绿色,老时暗红褐色或暗黄褐色。羽状复叶,连叶柄长 13~23cm,宽 10~13cm,叶轴微被短柔毛,小叶片 11~17,对生,披针形至卵状披针形,长 5~7cm,宽 1.8~2.5cm,先端渐尖,稀尾尖,基部近圆形或宽楔形,稀偏斜,边缘有尖锐重锯齿,上下两面无毛或近于无毛,羽状网脉,具侧脉 12~16 对,下面明显;小叶无柄或近于无柄,托叶叶质,卵状披针形至三角状披针形,先端渐尖至急尖,边缘有不规则锯齿或全缘,长 8~13mm。顶生大型密集圆锥花序,分枝近于直立,长 10~20cm,直径 5~12cm,总花梗和花梗被星状毛或短柔毛,果期逐渐脱落,近于无毛;苞片卵状披针形至线状披针形,长 5~10mm,先端长渐尖,全缘或有浅齿,上下两面微被柔毛,果期逐渐脱落;花梗长 5~8mm;花直径 10~12mm;萼筒钟状,外面基部微被短柔毛;萼片三角状卵形,先端钝或急尖,萼片约与萼筒等长;花瓣长圆形或倒卵形,长 5~7mm,宽 3~5mm,白色;雄蕊 40~50,约长于花瓣 1.5~2 倍,生在花盘边缘;心皮 5,无毛或稍具柔毛。蓇葖果长圆形,有顶生弯曲花柱,长约 3mm,果梗直立;萼片宿存,反折,稀开展。花期 7~8 月,果期 9 月。

生于山海拔 250~1500m 的坡疏林中。产辽宁、吉林、黑龙江、内蒙古。

【药用经验】 达斡尔族　用于跌打损伤及软骨炎(《民族药志要》)。鄂伦春族　茎皮:用于骨折、跌打损伤、关节扭伤、红肿疼痛、风湿性关节炎(《民族药志三》)。鄂温克族　地上部分:用于红肿(《民族药志要》)。朝鲜族　茎皮、叶及果穗:用于类风湿性关节炎(《图朝药》)。根:用于关节炎(《民族药志三》)。

【使用注意】 服后如有恶心呕吐可减量,或暂停服用。

【中毒与解毒】 中毒症状有恶心、呕吐等。轻者服甘草水煎剂,重者应对症治疗[1]。

【药材鉴定】 性状　茎枝呈圆柱形,长短不一,直径 0.6~2cm。表面红褐色、黄褐色或灰棕色,具纵皱纹,有明显的嫩枝和嫩枝痕。老枝皮孔纵裂,明显突出于茎枝表面。质硬,较脆,易折断,断面不平坦,老枝断面有明显环纹,皮部薄,木质部较厚,黄褐色或黄绿色;髓部较大,黄白色或淡棕色;气特异,味苦。嫩枝表面黄绿色或绿色,光滑,具明显的细密纵纹,枝上具有残留的叶柄痕;质脆,易折断,断面不平坦,有髓;气特异,味苦。

显微特征　(1)茎枝(直径 6mm)横切面:表面细胞由 1 列扁平长方形细胞组成。偶见非腺毛,长 100~160μm。皮层细胞 3~5 列。内含草酸钙簇晶,直径 7~21μm,方晶直径 3~15μm 及多数小砂晶。内皮层由 1 列长方形细胞组成,内侧木栓形成层由 3~5 列细小扁平细胞组成,棕黄色。中柱鞘由石细胞和纤维束间隔紧密排列呈环状,石细胞有的可见层纹,胞腔小,可见壁纹。韧皮部细胞皱缩。形成层明显。木质部发达,细胞壁木化。导管大小不等,单个或数个相聚。木射线细胞多为 1~2 列,偶见 3 列,细胞壁木化,具壁孔。髓部薄壁细胞形圆而大,有的具壁孔。皮层、韧皮部、髓部的薄壁细胞中含草酸钙簇晶和方晶。韧皮部、射线、髓部常有少数细胞呈淡红色。(2)嫩茎(直径 2~4mm)横切面:表皮由 1 列扁平长方形细胞组成,可见单细胞非腺毛。皮层窄,为 5~6 列无色或黄色的薄壁细胞,脊棱处可增至 10 余列细胞。中柱约 10 个大小不一的相连接的维管束组成。中柱鞘的外方为内皮层,为 1 列椭圆形较大的细胞,细胞壁木化,有细小壁孔。中柱鞘由纤维束组成,纤维呈类圆形或多角形,细胞壁强木化。韧皮部较窄,由 5~6 列不规则多角形的韧皮薄壁细胞和筛管群组成。形成层不明显。木质部由导管、木纤维、木细胞组成,导管类圆形,常 2~5 个相聚径向排列成纵行,木射线细胞 1 列,细胞壁木化,具壁孔。髓部发达,近木质部的数列髓细胞形较小,细胞壁木化,有壁孔。(3)粉末:黄褐色。

皮层薄壁细胞多角形，鲜黄色。石细胞呈类方形，黄色或无色，多成群，壁厚，胞腔小，壁孔明显。木射线细胞呈方形，壁木化，常成行排列，形小，胞腔大，有壁孔。木纤维众多，成束存在，有两种：一种为黄色，壁厚，胞腔呈狭缝状，常和石细胞相伴；另一种无色，壁薄，胞腔大。导管为具缘纹孔导管。草酸钙簇晶直径 10～26μm，常碎裂成细小的方晶。

　　薄层色谱　取本品粗粉 1g，加水 10ml，温浸 2 小时，滤过，滤液于水浴上浓缩至约 3ml，置分液漏斗中，用乙酸乙酯 10ml 振摇提取，分取乙酸乙酯层，浓缩挥散至约 2ml，作为供试品溶液。吸取供试液 10μl 点样于以 0.2% 羧甲基纤维素钠为黏合剂制备的硅胶 G 薄层板上。以甲苯-甲酸乙酯-甲酸(10∶8∶3)为展开剂，展开，取出，晾干，喷以三氯化铁溶液，于 100℃ 烘 10 分钟。供试品溶液色谱依 Rf 值由小而大出现黑褐色、灰紫色、蓝色、灰紫色、黄色 5 个明显的斑点。

　　【化学成分】　含 5,7-二羟基-2-甲基色原酮、5,7-二羟基-8-甲氧基黄酮(5,7-dihydroxy-8-methylflavone)、5,7,3,4-四羟基-3-甲氧基黄酮、原儿茶酸(protocatechuic acid)、苯甲酸(benzoic acid)、对羟基苯甲酸(p-hydroxybenzoic acid)、大黄素(emodin)、胡萝卜苷(daucosterol)、5,2′,4′-三羟基-6,7,5′-三甲氧基黄酮、丁二酸(succinic acid)、芦丁(rutin)、槲皮素(quercetin)、5,7-二羟基-8-甲氧基黄酮[2,3]。

　　【药理毒理】　1. 保肝作用：珍珠梅乙酸乙酯提取物在体外对亚硝酸钠有明显的清除作用，能抑制肝匀浆中脂质过氧化产物丙二醛的产生；在体内能显著降低由于四氯化碳肝损伤所致的大鼠血清谷丙转氨酶的升高，明显回升肝线粒体琥珀酸脱氢酶活性的降低；珍珠梅能显著降低因四氯化碳所致急性肝损伤大鼠血清天冬氨酸转氨酶(ALT)、丙氨酸转氨酶(AST)的升高，明显回升四氯化碳所致肝损伤大鼠肝线粒体 SDH 活性的降低，对急性肝损伤大鼠血清、肝匀浆、肝线粒体超氧化歧化酶(SOD)、谷胱甘肽过氧化物酶 GSH-PX 的活性有明显的升高作用，并降低丙二醛(MDA)的含量，降低 α-平滑肌肌动蛋白(α-SMA)表达[4]。2. 抗肿瘤作用：珍珠梅乙酸乙酯提取物对二乙基亚硝胺(DEN)致癌初期 p53、C-myc 及 bcl-2 的表达有抑制作用；乙酸乙酯提取物在大鼠肝脏化学致癌初期对 TSGF 有抑制作用，并对小鼠 S180 肉瘤有抑制作用；水提取物可以抑制 S180 荷瘤小鼠的肿瘤生长，下调血管内皮生长因子(VEGF)在肿瘤组织中的表达，抑制肿瘤血管生成[5]。珍珠梅提取物可诱导肝癌 HepG-2 细胞凋亡，改变细胞周期分布，从而抑制细胞增殖[6]。3. 抗衰老作用：珍珠梅提取物(200mg/kg，150mg/kg，100mg/kg 灌胃给药)可提高 D-半乳糖所致大鼠脑组织超氧化物歧化酶(SOD)活性，降低丙二醛(MDA)含量，抑制单胺氧化酶(MAO)活性，电子显微镜观察到珍珠梅提取物可以减轻 D-半乳糖导致的线粒体等超微结构的改变，表明对 D-半乳糖致衰老大鼠具有保护作用[7]。4. 其他作用：珍珠梅提取物对二甲苯所致小鼠耳壳肿胀有抑制作用，能减少冰醋酸所致小鼠扭体反应次数，延长缺氧情况下小鼠的存活时间，且使肝糖原的含量明显增加、乳酸含量明显减少，说明珍珠梅提取物具有抗炎、镇痛、耐缺氧及抗疲劳作用[2]。

参 考 文 献

[1] 谢宗万. 全国中草药汇编(上册). 第 2 版. 北京：人民卫生出版社，2000：592

[2] 权迎春，关丽萍，张学武，等. 珍珠梅研究进展. 中华当代医学，2005，3(2)：23，24

[3] 全红梅，张学武. 长白山珍珠梅化学成分的研究(Ⅱ). 时珍国医国药，2006，17(3)：318

[4] 朴永泉，张学武. 珍珠梅提取物对四氯化碳致肝纤维化大鼠 SOD、MDA 及 α-平滑肌肌动蛋白表达的影响. 陕西中医，2005，26(1)：87，88

[5] 陈丽艳，柳明洙，张琚，等. 珍珠梅提取物对 S180 小鼠血管内皮生长因子及血管生成素蛋白-1 表达的影响. 时珍国医国药，2006，17(5)：688，689

［6］张学武,崔长旭,陈丽艳. 珍珠梅提取物抑制肝癌 HepG-2 细胞增殖的实验研究. 中药材,2007,30(6):681-684

［7］郭晓红,张学武. 珍珠梅提取物对亚急性衰老大鼠的抗衰老作用. 时珍国医国药,2005,16(10):957,958

(葛月宾)

608. *Sorbus hupehensis*（山梨子）

【民族药名】 山梨子(土家族)。

【来源】 蔷薇科植物湖北花楸 *Sorbus hupehensis* Schnied. 的叶。有毒。夏季、秋季采集,晒干。

乔木,高 5～10m;小枝暗灰褐色,幼时疏生白色绒毛,后脱落。单数羽状复叶;小叶 4～8 对,矩圆状披针形或卵状披针形,长 3～5cm,宽 1～2cm,先端急尖或短渐尖,边缘有尖锐锯齿,近基部 1/3 或 1/2 几为全缘,下面沿中脉有白色绒毛,渐脱落。复伞房花序有多花,总花梗和花梗无毛或疏生白色柔毛;花梗长 3～5mm;花白色,直径 5～7mm。梨果球形,直径 5～8mm,白色,萼裂片宿存且闭合。花期 5～7 月,果期 8～9 月。

生于海拔 1500～3500m 的高山阴坡或山沟密林内。分布于湖北、江西、安徽、四川、贵州、陕西、甘肃、青海、山东。

【药用经验】 土家族　止痒,杀虫。用于皮肤瘙痒、风癣疥癫、灭蛆杀孑。

【使用注意】 本品有毒,药用方法为外用(《土家药志上》)。

(刘宏飞)

609. *Sphaeranthus indicus*（绒毛戴星草）

【民族药名】 "麻腊干"、"牙洞卖"(傣族)

【来源】 菊科植物绒毛戴星草 *Sphaeranthus indicus* L. 的全草。有毒。全年均可采收,切段,阴干或晒干。

芳香草本。茎直立或斜升,高 20～60cm,基部直径 3～5mm,多分枝,有沟纹,被长柔毛或绒毛,节间长 1～2.5cm,茎翅狭窄,边缘有刺状尖齿。茎叶倒卵状长圆形,长 3.5～6.5cm,宽 1～2.5cm,基部渐狭,沿茎下延成狭翅,顶端钝,边缘有细尖重锯齿,两面被浅灰色绒毛或长柔毛和具柄的腺体,中脉在叶下面稍凸起,侧脉 5～7 对,不明显;上部叶较小,长约 1.2cm,宽约 0.5cm。复头状花序球形或近椭圆形,长 10～14mm,宽约 10mm,红紫色,单生于枝顶;头状花序极多数;总苞片 10～12 个,外层绒状匙形,草质,长 4～4.5mm,顶端细尖,背面被密毛,边缘有缘毛,内层匙状长圆形,干膜质,长约 4mm,顶端钝或有小尖头,背面被毛,上半部边缘有缘毛;雌花较多,12～16 个,丝状,长 3～4mm,具长 0.2～0.3mm 的细柄,花冠管下部不膨大或略膨大,无毛,檐部 3 齿;两性花 2～5 个,长约 4.5mm,花冠管近钟状,向下渐细,有时中部稍凹入,具腺点,檐部 5 裂,裂片近三角形。瘦果圆柱形,有 4 棱,具腺点,长约 1mm。花期 12 月至翌年 4 月。

生于海拔 700～1000m 的河边沙滩、草地或灌丛中。分布于云南西南部、广东等地。

【药用经验】 傣族　用于疔疮痈疖脓肿、皮肤红疹瘙痒、皮肤癣、麻风病、风寒湿痹证的肢体关节酸痛、屈伸不利等(《民毒药研用》)。

【药材鉴定】 性状　本品根呈圆柱形,直径 0.3～0.6cm,表面灰黄色,有细纵纹。茎圆柱形,多分枝,直径 0.1～0.5cm;表面黄绿色至黄棕色,有纵棱,被长柔毛或绒毛;质脆,断面黄白色至黄绿色,中空。叶多破碎,密被绒毛。复头状花序球形或近椭圆形,暗紫色。气特异,味浓。

薄层色谱 取本品粉末1g,加石油醚(60~90℃)15ml,超声处理20分钟,滤过,残渣挥干石油醚,加甲醇20ml,超声处理20分钟,滤过,滤液蒸干,残渣加甲醇1ml使溶解,作为供试品溶液。另取戴星草对照药材1g,同法制成对照药材溶液。吸取上述2种溶液各10μl,分别点于同一聚酰胺薄膜板上,以乙酸乙酯-丁酮-三氯甲烷-甲酸-水(15:15:6:4:1)为展开剂,展开,取出,晾干,置紫外光灯(365nm)下检视。供试品色谱在与对照药材色谱相应的位置上,显相同颜色的荧光斑点。

【化学成分】 含有桉烷内酯类化合物:11α-13-二氢-3α,7α-二羟基-桉叶-4-烯-6α,12-交酯、4-烯-6β,7α-桉烷内酯[1]

参 考 文 献

[1] 乔卫. 绒毛戴星草中两个新的桉烷内酯类化合物. 国外医药·植物药分册,2008,23(2):76

（李　聪）

610. *Spilanthes callimorpha*（小麻药）

【民族药名】 "响无龙"(阿昌族);"牙麻冷"、黄花草、"牙爬披"、"芽帕批"(傣族);"刀麻"(德昂族);过海龙、小铜锤(佤族)。

【来源】 菊科植物美形金钮扣(小麻药)*Spilanthes callimorpha* A. H. Moore 的全草。有小毒。秋季采收,鲜用或切段晒干。

多年生疏散草本。茎匍匐或平卧,高20~60cm,稍带紫色,有细纵条纹,无毛或近无毛;节上常生次根。叶宽披针形或披针形,长3~7cm,宽(0.8)1~2.5cm,顶端渐尖或长渐尖,常具小尖头,基部楔形,边缘有尖锯齿或常近缺刻,有2对或3对细侧脉,上面及边缘被疏短伏毛,下面几无毛或仅沿脉被疏短毛;叶柄长5~8mm,被短毛。头状花序卵状圆锥形,长9~11(14)mm,宽6~8mm,有或无舌状花;花序梗细长,顶端常被短柔毛;总苞片约8个,2层,卵状长圆形,长3~3.5mm,顶端尖或稍钝,边缘有缘毛;花托圆柱状锥形,长4~8mm,有长圆状舟形的膜质托片;花黄色;雌花舌状长约4mm,舌片短,宽倒卵形,顶端3浅裂;两性花花冠管状,长约2mm,具4~5个短裂片。瘦果长圆形,长1.5~2mm,褐色,有白色的细边,两面常有少数疣点及疏短毛或无毛,边缘有缘毛或无毛,顶端有2个不等长的细芒,易脱落。花果期5~12月。

生于海拔1000~1900m的山谷溪边、潮湿的沟边、林缘或路旁荒地。分布于云南南部及东南部。

【药用经验】 阿昌族 用于骨折、跌打损伤、牙痛(《德宏药录》)。布朗族 用于风湿痛、骨折、跌打损伤(《民族药志要》)。傣族 用于牙痛(《德民志》)。用于牙痛、气管炎、哮喘(《滇药录》、《版纳傣药》)。用于消炎消肿、止血止痛(《傣医药》)。德昂族 效用同阿昌族(《德宏药录》)。景颇族 效用同阿昌族(《德宏药录》)。佤族 用于跌打损伤、骨折、风湿性关节痛、牙痛、胃痛、痛经、毒蛇咬伤(《中佤药》)。

【药材鉴定】 性状 茎呈圆柱形,长50~100cm,直径1~4mm。表面黄棕色、棕褐色或黄绿色,具纵沟;质略硬,易折断,断面中部有髓。叶对生,棕绿色,卷缩易碎,完整者展平后披针形或卵圆形,先端渐尖,基部楔形,叶缘具疏锯齿,头状花序圆锥形,花序梗细长。瘦果扁形,暗褐色,具白色的软骨质边缘。气微,味辛麻舌。

显微特征　(1)茎横切面[1]：表皮细胞1列，外被非腺毛。皮层细胞数列，散布分泌腔。内皮层1列细胞，凯氏点明显。维管束呈环状排列。无束间形成层。髓部大，约占横切面的3/4，由类圆形薄壁细胞组成。中央破裂呈空洞状。(2)全草粉末[1]：花粉粒球形，直径23～28μm，外表有刺状雕纹。花瓣表皮细胞常见，细胞壁呈波浪状弯曲。线状非腺毛由多细胞构成，先端渐尖。纤维呈长梭形，长达509～881μm，直径24～38um。螺纹导管常见，直径12～14μm。

薄层色谱　取本品粉末4g，加水40ml，超声处理30分钟，滤过，滤液蒸干，残渣加甲醇1ml使溶解，作为供试品溶液。另取美形金钮扣对照药材4g，同法制成对照药材溶液。吸取上述2种溶液各4μl，分别点于同一硅胶G薄层板上，以石油醚-氯仿-乙酸乙酯-甲酸(1∶5∶3∶1)为展开剂，饱和30分钟后展开，取出，晾干。置紫外灯(365nm)下检视。供试品色谱在与对照药材色谱相应的位置上，显相同颜色的荧光斑点[1]。

参 考 文 献

[1] 赵琪钟，汪克孜·吐尔逊，肖霏. 拉祜族药材美形金钮扣质量标准研究. 中国民族民间医药，2010，19(12)：194

（杨　琛　李路扬）

611. *Spilanthes paniculata*（天文草）

【民族药名】　"行喊"（傣族）；"则可则勒"（基诺族）；"西质莫"（傈僳族）；小铜锤、黄花草、"马片啊梨"（佤族）；黄花龙骨草、"姜镊鸢"（瑶族）。

【来源】　菊科植物金钮扣 *Spilanthes paniculata* Wall. ex DC.（*Spilanthes acmella* L.）的全草。有小毒。春季、夏季采收，鲜用或切段晒干。

一年生草本，高20～60cm。茎直立或斜升，有分枝，略被毛。叶对生，有叶柄，卵状披针形，长2.5～4cm，宽1.5～2cm，顶端钝尖形，基部楔形，边缘有钝锯齿或近全缘，两面有疏毛或无毛，基部脉3条。头状花序卵形，1～3个顶生，总花梗长1～5cm或更长；总苞片2层，卵形；花托伸长，圆柱形或卵形；托片具短柄，包围小花；花异形，黄色；舌片小。瘦果倒卵形，两面扁平，边缘具睫毛；冠毛有时具2～3芒。花果期4～11月。

生于山坡下、河边、村边空地。分布于云南、四川、广东、广西。

【药用经验】　傣族　用于跌打劳伤、毒蛇咬伤、疮痈肿毒（《滇药录》）。基诺族　用于牙痛、跌打、骨折（《基诺药》）。傈僳族　用于疟疾、牙痛、肠炎、痢疾、咳嗽、哮喘、百日咳、肺结核。外用治毒蛇咬伤、狗咬伤、痈疖肿毒等（《怒江药》）。佤族　用于跌打损伤、齿痛、风湿性关节炎（《中佤药》）。用于跌打劳伤、毒蛇咬伤、疮痈肿毒（《滇药录》）。瑶族　解毒利湿，止咳定喘，消肿止痛（《湘蓝考》）。

【使用注意】　本品有毒，内服用量3～9g，研末服2～3g。孕妇慎服，青光眼患者忌内服。

【中毒与解毒】　过量服用可致口干、视力模糊等中毒现象。

【药材鉴定】　显微特征　(1)根横切面：呈圆形，外皮层细胞1列，类方形，其外侧常残留有表皮细胞。皮层细胞4～5列；内皮层细胞排列整齐，凯氏点可见。中柱鞘细胞较小，排列紧密。维管束辐射型，韧皮部可见韧皮纤维。木质部由导管、木薄壁细胞和木纤维组成，导管径向排列，木射线明显[1]。(2)茎横切面：呈圆形。表皮细胞1列，方形或多边形，较小，排列整齐。表皮下为1～2列腔隙厚角组织，细胞多边形；皮层细胞6～8列；内皮层细胞1列，凯氏点明显。维管束呈环状排列。束中形成层不明显，木质部由导管、木薄壁细胞等组成。髓大，占横切面的 3/5，中央破裂呈空洞状，周围有若干裂隙[1]。（3）叶横切面：上表面细胞 1 列，细胞较大，长方形；偶见气孔。下表皮细胞 1 列，细胞大小形状不一，其中具有泡状细胞；可见气孔和非腺毛。栅栏组织细胞 1 列，短柱状，不通过中脉。中脉维管束较小，外韧型；木质部导管纵向排列为数列；韧皮部呈槽状。韧皮部下方为数列厚角细胞，较为发达。叶片背面主脉呈显著突起[1]。（4）粉末：灰绿色，有草腥味。花粉粒球型，直径 23 ～ 28μm，外表有刺状雕纹。花瓣表皮细胞常见，金黄色，细胞壁呈波浪状弯曲。线状非腺毛偶见，多细胞构成，先端渐尖。纤维长梭形，长 509 ～ 881μm，直径 24 ～ 38μm。螺纹导管常见，直径 12 ～ 14μm。针晶众多，散在，长 13 ～ 51μm[1]。

【化学成分】　地上部分含棕榈酸（palmitic acid）、硬脂酸（stearic acid）、三十四烷酸（tetratriacontanoic acid）、谷甾醇（sitosterol）、豆甾醇（stigmasterol）、谷甾醇-*O*-β-D 葡萄糖苷（sitoserol-*O*-β-D-glucoside）。还有苏氨酸（threonine）、丙氨酸（alanine）、赖氨酸（lysine）、甲硫氨酸（methionine）、亮氨酸（leucine）、缬氨酸（valine）、脯氨酸（proline）、羟基脯氨酸（hydroxyproline）、酪氨酸（tyrosine）、组氨酸（histidine）、谷氨酸（glutamic acid）等[2]。

【药理毒理】　1. 抗菌作用：本品果实的甲醇提取物具有广谱抗菌活性。2. 其他作用：本品的水或醇提取物具有显著的抗血小板聚集作用；本品叶的水或甲醇提取物具有抗溃疡作用[3]。

参 考 文 献

[1] 蔡毅,朱意麟,韦炜. 金纽扣的显微结构研究. 时珍国医国药,2005,16(3):87
[2] 《中华本草》编委会. 中华本草(第 7 册). 上海:上海科学技术出版社,1999:974-975
[3] 范文昌,梅全喜,李楚源著. 广东地产清热解毒药物大全. 北京:中医古籍出版社,2011:414-416

（唐露萍）

612. *Spiraea japonica*（绣线菊）

【民族药名】　绣线菊（通称）；"前恩莫"（傈僳族）。

【来源】　蔷薇科植物绣线菊（粉花绣线菊、日本绣线菊）*Spiraea japonica* L. f. 的根、地上部分。有小毒。全年可采，洗净晒干。

直立灌木，高达 1.5m；枝条细长，开展，小枝近圆柱形，无毛或幼时被短柔毛；冬芽卵形，先端急尖，有数个鳞片。叶片卵形至卵状椭圆形，长 2 ～ 8cm，宽 1 ～ 3cm，先端急尖至短渐尖，基部楔形，边缘有缺刻状重锯齿或单锯齿，上面暗绿色，无毛或沿叶脉微具短柔毛，下面色浅或有白霜，通常沿叶脉有短柔毛；叶柄长 1 ～ 3mm，具短柔毛。复伞房花序生于当年生的直立新枝顶端，花朵密集，密被短柔毛；花梗长 4 ～ 6mm；苞片披针形至线状披针形，下面微被柔毛；花直径 4 ～ 7mm；花萼外面有稀疏短柔毛，萼筒钟状，内面有短柔毛；萼片三角形，先端急尖，内面近先端有短柔毛；花瓣卵形至圆形，先端通常圆钝，长 2.5 ～ 3.5mm，宽 2 ～ 3mm，粉红色；雄蕊 25 ～ 30，远较花瓣长；花盘圆环形，约有 10 个不整齐的裂片。蓇葖果半开张，无毛或沿腹缝有稀疏柔毛，花柱顶生，稍倾斜开展，萼片常直立。花期 6 ～ 7 月，果期 8 ～ 9 月。

我国各地栽培供观赏。

【药用经验】　傈僳族　根：用于咳嗽、眼赤、目翳、头痛（《怒江药》）。苗族　地上部分：用于闭经、月经不调、便结腹胀、疮痈肿痛、骨髓炎（《黔药材标准》）。

【使用注意】 内服日用量9～15g,不可过量;孕妇及年老体弱者慎用。

【药材鉴定】 性状　干燥的枝叶绿色或淡绿色,小枝无毛或幼时被短柔毛,茎呈圆柱状,上部有花枝。叶互生,多皱褶,展开后呈卵状长椭圆形,长3～8cm,先端尖,叶柄长1～3mm。复伞房花序,花淡红色或深粉红色,有的为白色。气微,味微苦[1]。

薄层色谱　取干燥地上部分粉末2g,加氨水湿润,加氯仿20ml,加热回流30分钟,滤过,滤液蒸干,残渣加氯仿1ml使溶解,作为供试品溶液。另取绣线菊对照药材粉末2g,同法制成对照药材溶液。吸取上述2种溶液各5μl,分别点于同一硅胶G薄层板上,以氯仿-甲醇(9:1)为展开剂,置氨蒸气预饱和的展开缸内,展开,取出,晾干,喷以稀碘化铋钾试。供试品色谱在与对照药材色谱相应的位置上,显相同颜色的斑点。

【化学成分】 主要含生物碱、挥发油类成分。生物碱主要有绣线菊新碱 I、II、III、V、VI、VII、VIII(spirasine I、II、III、V、VI、VII、VIII)[2],绣线菊碱A、B、C、D、F、G(spiradine A、B、C、D、F、G)[3]和绣线菊胺 N-6(spiramine N-6)[4]。绣线菊挥发油类有棕榈酸(palmific acid)、肉豆蔻酸(myristic acid)、亚麻酸(1inoleic acid)、十五烷酸(pentadecylic acid)、9-十六碳烯酸(9-hexadecenoic acid)、6,10,14-三甲基-2-十五烷酮(6,10,14-trimethyl-2-pentadecanone)、壬醛(nonanal)、亚油酸(oleic acid)、正己醇(1-hexanol)、月桂酸(1auric acid)等[5]。

【药理毒理】 1. 具有抗菌、抗炎、镇痛作用。2. 抗血小板凝集作用:spiramine N-6在体外选择性抑制血小板活化因子(PAF)诱导的血小板聚集,并呈量效关系,表明 spiramine N-6是一种较强的抗血小板聚集剂[4]。

【附注】 本种的变种光叶绣线菊 *Spiraea japonica* L. f. var. *fortunei*(Planchon)Rehd. 在侗族称为"此罗寸"、"培刀寸"。根及嫩叶用于"降万"(外伤)、"降吠"(内伤)、"挡朗"(骨折)、"命刀"(扭伤)(《侗医学》)。根亦有小毒。

参 考 文 献

[1] 黄璐琦. 中草药与民族药药材图谱. 北京:北京医科大学出版社,2005:260
[2] 《中华本草》编委会. 中华本草(第四册). 上海:上海科学技术出版社,2004:309,310
[3] Xiaojiang Hao, Yuemao Shen, Ling Li, et al. The Chemistry and Biochemistry of *Spiraea japonica* Complex. Current Medicinal Chemistry,2003,10:2253-2263
[4] 沈志强,陈植和,聂晶磊,等. Spiramine N-6 的抗血小板活性研究. 昆明医学院学报,1999,20(1):10-13
[5] 杨适嘉,刘文炜,霍昕,等. 绣线菊挥发性成分研究. 天然产物研究与开发,2008,20:852-854

(董远文)

613. *Stellaria vestita*（抽筋草）

【民族药名】 抽筋草(土家族);"日希桉敢"(佤族)。

【来源】 石竹科植物箐姑草(石生繁缕,星毛繁缕)*Stellaria vestita* Kurz. (*Stellaria saxatilis* Buch. -Ham. ex D. Don)的全草。有小毒。夏季、秋季采集,鲜用或晒干用。

多年生草本,高30～60(90)cm,全株被星状毛。茎疏丛生,铺散或俯仰,下部分枝,上部密被星状毛。叶片卵形或椭圆形,长1～3.5cm,宽8～20mm,顶端急尖,稀渐尖,基部圆形,稀急狭成短柄状,全缘,两面均被星状毛,下面中脉明显。聚伞花序疏散,具长花序梗,密被星状毛;苞片草质,卵状披针形,边缘膜质;花梗细,长短不等,长10～30mm,密被星状毛;萼片5,披针形,长4～6mm,顶端急尖,边缘膜质,外面被星状柔毛,显灰绿色,具3脉;花瓣5,2深裂近基部,短于萼片或近等长；裂片线形；雄蕊 10，与花瓣短或近等长；花柱 3，稀为 4。蒴果卵圆形，长 4 ~ 5mm，6 齿裂；种子多数，肾脏形，细扁，长约 1.5mm，脊具疣状凸起。花期 4 ~ 6 月，果期 6 ~ 8 月。

生于海拔 600 ~ 3600m 的石滩或石隙中、草坡或林下。产河北、山东、陕西、甘肃、河南、浙江、江西、湖南、湖北、广西、福建、台湾及西南地区。

【药用经验】 土家族 用于跌打损伤、风湿骨痛、小儿惊风等症（《土家药志下》）。佤族 用于中风不语、口眼歪斜、小儿惊风、风湿筋骨痛（《滇省志》）。

【药材鉴定】 性状 全草长 30 ~ 90cm。茎圆柱形，上部密生短毛，稀分枝；质脆易断，中央具维管束一缕似筋。叶对生，完整叶片展平后卵状椭圆形或狭卵形，长 2 ~ 3.5cm，宽 8 ~ 18mm，两面有星状毛；近无柄。聚伞花序生于叶腋或两分枝间，密生星状绒毛。萼片 5，披针形；花瓣 5，比萼稍短，先端 2 深裂。蒴果与宿萼几等长。种子多数，黑色，表面有瘤状突起。气微，味淡。

（唐露萍）

614. *Stellera chamaejasme*（瑞香狼毒）

【民族药名】 "取灯-拉嘎"、"热吉巴"（鄂伦春族）；"夺整里"（傈僳族）；"达冷图如"、"达楞图如"（蒙古族）；"捏仇背"（纳西族）；"古渡"、"吉渡"（普米族）；"热加巴"（藏族）"火柴花"（裕固族）；"落地达"（壮族）。

【来源】 瑞香科植物狼毒（瑞香狼毒）*Stellera chamaejasme* L. 的根、叶。根有大毒。根于秋季采挖，除去杂质、晒干；叶适时采集。

多年生草本；茎直立，丛生，高 20 ~ 50cm，有粗大圆柱形木质根茎。叶通常互生，披针形至椭圆状披针形，长 1.4 ~ 2.8cm，宽 3 ~ 9mm，全缘，无毛，无柄。头状花序顶生；花黄色或白色，具有绿色总苞；花被筒细瘦，长 8 ~ 12mm，下部常为紫色，具明显纵脉，顶端 5 裂，裂片长 2 ~ 3mm，其上有紫红色网纹；雄蕊 10，2 轮，着生于花被筒中部以上；子房 1 室，顶端被淡黄色细柔毛。果实圆锥形，干燥，为花被管基部所包。花果期 5 ~ 7 月。

喜干燥向阳地。分布于东北、河北、河南、甘肃、青海及西南。

【炮制】 通过奶制、诃子制或姜草制以降低毒性[1]。蒙古族 （1）奶制：将净瑞香狼毒片投入绵羊奶中，浸泡 9 ~ 12 小时，浸透至内无白心时，取出晾干。每 10kg 瑞香狼毒，用绵羊奶 15L。（2）诃子制：将净瑞香狼毒片放入诃子汤中（比例为 10 : 1），文火煎透，取出晾干即得。其他 姜草制：取净瑞香狼毒，加生姜与甘草，放入锅内加水适量共煮 1 ~ 2 小时，取出瑞香狼毒，晒干。每 100kg 瑞香狼毒，用甘草 12kg，生姜 24kg。

【药用经验】 傈僳族 根：用于水气肿胀、淋巴结核；外用治疥癣、杀蝇（《怒江药》）。蒙古族 根：用于黏瘟疫、肿块、结喉、发症、疥癣恶疮、淋巴结核、扁桃腺炎、阴道炎（《民族药志一》）。杀黏，逐泻，消肿，止腐。用于疔痈、骨疽、瘰疬、疮疡、"协日乌斯病"、"黏证"等病症（《现代蒙医学》）。纳西族 根：用于水肿胀满、便秘、外伤出血、跌打损伤、疥癣、肺炎（《滇省志》）。用于肺炎、创伤出血（《民族药志一》）。鄂伦春族 根：用于淋巴结核及皮肤顽癣（《民族药志要》）。普米族 根：用于水肿胀满、便秘、外伤出血、跌打损伤、疥癣、肺炎（《滇省志》）。用于蛊毒、腹痛（《民族药志一》）。藏族 根：用于内脏包块、各种炎症（《民族药志一》）。裕固族 根：磨粉醋调敷，治癣（《民族药志要》）。壮族 根、叶：用于大便秘结、腹胀腹痛、杀虫、黄水疮（《民族药志一》）。

【使用注意】 本品有毒,内服宜慎,过量服用可引起中毒。体质虚弱及孕妇禁用。

【中毒与解毒】 皮肤接触狼毒汁可发生瘙痒,起水泡。内服过量早期可有口腔和咽喉肿痛、流涎,继则恶心、呕吐、腹痛、腹泻、里急后重,甚则便血、头痛、头晕、烦躁、血压下降,严重时出现精神异常、痉挛、惊厥,或见神志不清、尿闭、休克、心肌麻痹而死亡。孕妇可致流产。解救方法:(1)皮肤接触用稀醋酸或醋洗涤。服药如未超过 8 小时,可用高锰酸钾液洗胃,口服蛋清及浓茶,补液及大量维生素 C。消化道症状可给新斯的明 1mg 肌注,必要时重复 1 次。亦可用阿托品。惊厥者给予镇静剂。(2)醋加生姜汁少许煎煮内服或含漱;杏仁 9g 煎服;甘草、生姜各 9g,绿豆 15g,水煎服[2]。

【药材鉴定】 性状 根呈纺锤形、圆锥形或长圆柱形,稍弯曲,单一或有分枝,长短不等,根头部有地上茎残迹,表面棕色至棕褐色,有扭曲的纵沟及横生隆起的皮孔和侧根痕,栓皮剥落处露出白色柔软纤维。体轻、质韧,不易折断,断面呈纤维状。皮部类白色,木部淡黄色。气微,味微辛。

显微特征 (1)根横切面:木栓层由十数层黄棕色木栓细胞组成;皮层菲薄,由薄壁细胞组成,韧皮部射线细胞 2~3 列,皮层及韧皮部均有多数纤维束群;形成层明显,细胞作切向延长,5~6 层;木质部宽阔,导管呈放射状排列。皮层及韧皮部的薄壁细胞内多含有淀粉粒。(2)粉末:黄白色。木栓细胞黄棕色。韧皮部薄壁细胞圆形或不规则形,有细胞间隙。网状导管,偶见具缘纹孔导管,直径 30~50μm。纤维无色,直径 7~15μm。淀粉粒多为单粒,类圆形、盆帽形,层纹不明显,脐点点状或裂缝状,直径 3~15μm。

【化学成分】 根含二萜类、黄酮、木脂素、香豆精类等[3]。二萜类成分有格尼迪木任(gnidimacrin)、河朔荛花素(simplexin)、瑞香狼毒任(stelleramacrin)A 和 B、18-去-(苯甲酰氧基)-28-去氧格尼木任(pimeleafactor P2)、12-乙酰氧基赫雷毒素(subtoxin A)、赭雷毒素(huratoxin)。黄酮类成分有狼毒素 A~C(chamaejasmines A-C)、异狼毒素(isochamaejasmine)、7-甲氧基狼毒素(7-methoxychamaejasmine)、新狼毒素(neo chamaejasmine)A 和 B、狼毒色酮(chamaechromone)及二氢山奈酚(dihydrokaempferol)。含木脂素有鹅掌楸树脂酚 B(lirioresinol B)、树脂酚(pinoresinol)、穗罗汉松脂酚(matairesinol)。挥发油主要含 3,7,17-三甲基十二碳-反-2,顺-6,10-三烯醇(3,7,17-trimethyl-trans-2,cis-6,10-dodecatrienol)、10,13-十八碳二烯酸甲酯(methyl-10,13-octadecadienoate)、正十三烷(n-tridecane)、正十二烷(n-dodecane)、2,6-二甲基庚烷(2,6-dimethylheptane)及肉桂醇(cinnamic alcohol)等。根还含有茴芹香豆精(pimpinellin)、异香柑内酯(isobergapten)、异茴芹香豆精(isopimpinellin)、牛防风素(sphondin)及蔗糖(sucrose);另含伞形花内酯(umbelliferone)、daphnoritin。

【药理毒理】 1.镇痛作用:狼毒煎剂灌服 0.6g(生药)/kg,可提高小鼠痛阈 20%~50%(小鼠电击法及热板法)。2.抗肿瘤作用:瑞香狼毒醇提取物和水提取物可抑制 Lewis 肺癌,水提取物也可抑制肝癌和子宫颈癌,格尼迪木任具有较强的抗癌活性,是瑞香狼毒抗癌作用的主要成分。3.其他作用:从瑞香狼毒根中提得一种狼毒苷原称川狼毒素,为抗菌物质。叶、根中可能含有蒽苷,能增强小肠蠕动,可治疗便秘[3]。

参 考 文 献

[1] 田华咏.中国民族药炮制集成.北京:中医古籍出版社,2000:472,473
[2] 高渌汶.有毒中药临床精要.北京:学苑出版社,2006:307
[3]《中华本草》编委会.中华本草(第 5 册).上海:上海科学技术出版社,1999:417

(葛月宾)

615. *Stemona japonica*（百部）

【民族药名】　百部（通称）；"芽南光"（傣族）；"不劳不拉"（德昂族）；"宝木斯"（蒙古族）。

【来源】　百部科植物百部（蔓生百部）*Stemona japonica*（Blume）Miq. 的块根。春季、秋季采挖，除去须根，洗净，置沸水中略烫或蒸至无白心，取出，晒干。

多年生攀援性草本。块根成束，肉质，长纺锤形。茎长达1m余。叶2～4(5)枚轮生，卵形、卵状披针形，长4～9(11)cm，宽1.5～4.5cm，顶端渐尖或锐尖；基部圆形或截形，稀为浅心形和楔形；叶具柄；花梗贴生于叶片中脉上，花单生或数朵；花被片4，2轮，淡绿色，披针形，开后反卷；雄蕊4，紫红色，花丝短；花药条形，顶端具箭头状附属物；药隔延伸为钻状附属物。蒴果卵形，稍扁，长1～1.4cm，宽4～8mm，熟时裂为2瓣；种子椭圆形，紫褐色，具槽纹。花期5～7月，果期7～10月。

生于山坡草丛、路旁和林下。分布于浙江、江苏、安徽、江西等省。

【药用经验】　阿昌族　根用于胃腹痛、急性胃炎、风湿性关节炎、风湿关节痛（《德宏药录》《德民志》）。傣族　根止咳，杀虫。用于湿润肺气、湿疹、疥癣（《傣医药》）。德昂族　效用同阿昌族（《德宏药录》《德民志》）。景颇族　效用同阿昌族（《德宏药录》《德民志》）。蒙古族　块根用于新旧咳嗽、肺结核、百日咳、蛲虫病；外用灭虱（《蒙药》）。畲族　块根用于咳嗽、蛲虫病、皮肤瘙痒（《畲医药》）。

【使用注意】　本品有毒，药典记载用量3～9g。外用适量，水煎或酒浸。本品易伤肠胃，故阴虚内热[1]、体虚便溏者忌用[2]。

【中毒与解毒】　百部根有小毒，超量服用可引起中毒。中毒症状为上腹部不适、恶心、呕吐、腹泻、头昏头痛、面色苍白、呼吸困难，严重时可引起呼吸中枢麻痹致死。解救方法有：(1)用高锰酸钾液或鞣酸液洗胃，硫酸钠导泻；或用中药洗胃液导泻；(2)给呼吸中枢兴奋药，如二甲弗林，每次8mg，肌内注射；或8～16mg加入5%葡萄糖溶液中静脉注射；也可用洛贝林碱、尼可刹米等；(3)给氧，必要时进行人工呼吸或气管插管；(4)静脉输液；(5)中药治疗：生姜60g（榨汁）和白米醋60ml，共饮用，或半边莲15g水煎即服[3]。

【药材鉴定】　性状　本品根呈纺锤形，两端稍狭细，皱缩而弯曲，长6～12cm，直径0.5～1.2cm。表面淡灰白色，多不规则皱褶及横皱纹。质脆，易折断，断面平坦，角质样，淡黄棕色或黄白色，皮部较宽，中柱扁缩。气微，味甘、苦。

显微特征　根横切面：根被为3～6列细胞，壁木栓化及木化，具致密细条纹。皮层宽广，内皮层明显。维管柱韧皮部及木质部束交互排列，韧皮纤维木化；木质部束导管类多角形，径向直径约至184μm，通常有少数导管深入至髓部，大多呈三轮排列状。

薄层色谱　取本品粉末0.5g，加水饱和正丁醇50ml，放置过夜，再超声提取20分钟，取上清液减压蒸干，加甲醇1ml使溶解，作为供试品溶液。另取对叶百部碱和原百部次碱各1mg，分别加甲醇1ml溶解，作对照品溶液。分别吸取上述供试液各10μl，点于同一硅胶G-CMC薄层板上，以氯仿-乙醚-甲醇（10：2：1）为展开剂，展开，展距10cm，取出晾干。喷改良碘化铋钾试液。供试品色谱在与对照品色谱相应的位置上，显相同颜色的斑点。

【化学成分】　蔓生百部根含有多种生物碱：百部碱（stemonine）、百部定碱（stemonidine）、异百部定碱（isostemonidine）、原百部碱（protostemonine）、百部宁碱（paipunine）、华百部碱（sinostemonine）、百部新碱（stemoninine）、双去氢原百部碱（didedehydroprotostemonine）、异原百部碱（isoprotostemonine）、新百部碱（neostemonine）、百部二醇（stemodiol）等[4]。其同属植物直立百部根

含百部碱、原百部碱、百部定碱、异百部定碱、对叶百部碱(tubrostemonine)、直立百部碱(sessilis-temonine)、霍多林碱(hordorine)[4]。生物碱有毒性,其中百部碱、对叶百部碱、霍多林碱为主要有毒成分[2]。

【药理毒理】 1.中枢神经作用:百部能降低呼吸中枢的兴奋性,具有镇咳作用[5]。2.抑菌作用:百部对结核杆菌、白喉杆菌、葡萄球菌、肺炎球菌、绿脓杆菌及多种皮肤真菌均有抑制作用[5]。3.抗病毒作用:百部能降低亚洲甲型流感病毒对小鼠的致病力,对未感染流感病毒的小鼠有一定的预防作用,对已感染病毒的小鼠亦有治疗作用[5]。4.杀虫作用:百部水浸液和70%醇浸液对头虱及衣虱均有显著的杀灭作用,并可杀死虱卵[1]。5.毒性:本品服量过多可减低呼吸中枢兴奋性,继而呼吸中枢麻痹。对黏膜有刺激作用,可使黏膜充血[6]。对叶百部碱对小鼠静注的 LD_{50} 为62.0mg/kg,口服为1079.4mg/kg[1]。

【附注】 百部科植物直立百部 *Stemona sessilifolia*(Miq.)Miq.、大百部(对叶百部)*Stemona tuberosa* Lour. 的块根同为多版《中国药典》收载的中药百部的来源,我国蒙古族也均一同药用。根有小毒。

参 考 文 献

[1] 高渌汶. 中有毒中药临床精要. 北京:学苑出版社,2006:87
[2] 苗明三. 实用中药毒理学. 上海:第二军医大学出版社,2007:523
[3] 朱亚峰. 中药中成药解毒手册. 第3版. 北京:人民军医出版社,2009:138
[4] 阴键. 中药现代研究与临床应用(2). 北京:中医古籍出版社,1995:145
[5] 谢宗万. 全国中草药汇编. 上册. 第2版. 北京:人民卫生出版社,2000:333-335
[6] 周立国. 中药毒性机制及解毒措施. 北京:人民卫生出版社,2006:193

(廖矛川　杨芳云　万定荣)

616. *Stemona tuberosa*(百部)

【民族药名】 百部(通称);"宝木斯"(蒙古族)。

【来源】 百部科植物大百部(对叶百部)*Stemona tuberosa* Lour. 的块根。有小毒。春季、秋季采挖,除去须根,洗净,置沸水中略烫或蒸至无白心,取出,晒干。

多年生攀援性草本。块根肉质,纺锤形,成束。叶对生或轮生,偶兼有互生,卵状披针形或宽卵形,长6~30cm,宽2~17cm,顶端渐尖至短尖,基部心形,主脉7~13条,横脉细密而平行;叶柄长3~10cm。花单生或2~3朵排成总状花序,生于叶腋,罕有贴生于叶柄的;花被片4,黄绿色,披针形,长3.5~7.5cm,宽7~10mm;雄蕊4,紫色;花丝粗、短;花药条形,直立,顶端具附属物;药隔伸延为长钻状或披针形的附属物。蒴果倒卵形,长2.5~6cm,宽1~3cm,熟时2瓣裂,种子多数。花期4~7月,果期5~8月。

生于山坡林下、路旁和溪边。分布于长江以南各省区。

【药用经验】 傣族 块根用于风寒咳嗽、百日咳、肺结核、老年咳喘、蛔虫、蛲虫病、皮肤疥癣、湿疹、香港脚、风湿关节刺痛(《版纳傣药》《傣药录》《滇药录》)及皮肤瘙痒(《德民志》)。仡佬族 块根用于哮喘(《民族药志要》)。蒙古族 块根用于新久咳嗽、肺结核、百日咳、蛲虫病;外用灭虱(《蒙药》)。苗族 块根用于退虚热、止咳、肺结核(《苗医药》)。块根用于肺结核、百日咳(《苗药集》)。佤族 块根用于肠蛔虫病、肺结核、百日咳(《中佤药》)。瑶族 用于杀蛔虫、寸白虫、蛲虫(《湘蓝考》)。

【使用注意】 本品有毒,煎服用量 5～15g;外用适量。久咳虚嗽宜蜜灸用[1]。

【中毒与解毒】 本品有小毒,超量可引起中毒。中毒症状为上腹部不适,恶心、呕吐、腹泻、头昏头痛、面色苍白、呼吸困难,严重时可引起呼吸中枢麻痹致死。解救方法:(1)用高锰酸钾液或鞣酸液洗胃,硫酸钠导泻;或用中药洗胃液导泻;(2)给呼吸中枢兴奋药,如二甲弗林,每次 8mg,肌内注射;或 8～16mg 加入 5% 葡萄糖溶液中静脉注射;也可用洛贝林碱、尼可刹米等;(3)给氧,必要时进行人工呼吸或气管插管;(4)进行静脉输液;(5)中药治疗:生姜 60g(榨汁)和白米醋 60ml,共饮用,或半边莲 15g 水煎即服[2]。

【药材鉴定】 性状 长纺锤形或长条形,长 8～24cm,直径 0.8～2cm。表面淡黄棕色至灰棕色,具浅纵皱纹或不规则纵槽。质坚实,易折断,断面黄白色至暗棕色,中柱较大,髓部类白色。气微,味甘、苦。

显微特征 (1)块根横切面:根被细胞 3～6 列,细胞壁木栓化及木化,无细条纹,其最内层细胞的内壁特厚。皮层外缘散有纤维,呈类方形,壁非木化或微木化;中柱韧皮部束与木质部束各 32～40 个,相间排列;木质部导管圆多角形,直径至 107μm,其内侧与木纤维及微木化的木薄壁细胞连成环层;髓部纤维少,常单个散在。(2)粉末:淀粉粒众多,蚌壳形、螺丝形、扇形、棒槌形、肾形、类圆形或不规则形,边缘大多凹凸不平,直径 5～52μm,长约至 72μm;经烫煮加工的商品,大多糊化。根被细胞表面观类多角形,壁稍厚,木化,无致密的细条纹。皮层纤维细长,稍弯曲,一边略呈齿状突出,直径 16～54μm,壁厚 5～15μm,非木化,纹孔及孔沟偶见。

薄层色谱 取本品粉末 0.5g,加水饱和正丁醇 50ml,放置过夜,再超声提取 20 分钟,取上清液减压蒸干,加甲醇 1ml 溶解作为供试品溶液。另取对叶百部碱和原百部次碱各 1mg,分别加甲醇 1ml 使溶解,作对照品溶液。分别吸取上述溶液各 10μl,点于同一硅胶 G-CMC 薄层板上,以氯仿-乙醚-甲醇(10:2:1)为展开剂,展开,展距 10cm,取出晾干,喷改良碘化铋钾试液。样品色谱在与对照品色谱相应的位置上,显相同颜色的斑点。

【化学成分】 根含有百部碱、对叶百部碱(tuberostemonine)、异对叶百部碱(isotuberostemonine)、次对叶百部碱(hypotuberostemonine)、氧基对叶百部碱(oxotuberostemonine)、斯替明碱(stemine)、斯替宁碱(stenine)[3]。叶及茎含有生物碱百部弗林(stemofolin)[3]、tuberostemoenone、N-氧化对叶百部碱(N-oxy-tuberostemonine)、异二去氢对叶百部碱(isodidehydrotuberostemonine)、二去氢对叶百部碱(didehydrotuberostemonine)、对叶百部酮碱(tuberostemonone)、氧代对叶百部碱(oxotuberostemonine)[4]。

【药理毒理】 1. 镇咳作用:动物实验证明,百部能降低呼吸中枢的兴奋性。2. 杀虫作用:为接触性杀虫剂,对多种人体寄生虫有杀灭作用。3. 抑菌作用:对结核杆菌、白喉杆菌、葡萄球菌、肺炎球菌、绿脓杆菌及多种皮肤真菌均有抑制作用。4. 抗病毒作用:百部能降低亚洲甲型流感病毒对小鼠的致病力;对未感染流感病毒的小鼠有一定的预防作用。对已感染病毒的小鼠亦有治疗作用[5]。5. 毒副作用:对叶百部碱对小鼠的 LD_{50} 静注为 62.0mg/kg,口服为 1079.4mg/kg[2]。

【附注】 本属植物直立百部 *Stemona sessilifolia* (Miq) Miq. 和蔓生百部 *S. japonica* (Blume) Miq. 的块根与对叶百部 *S. tuberosa* Lour. 的块根均作中药百部用,并收入多版《中国药典》。我国蒙古族也将其同等入药。根有小毒。

参 考 文 献

[1] 田华咏,瞿显友,熊鹏辉. 中国民族药炮制集成. 北京:中医古籍出版社,2000:191

[2] 高渌汶. 中有毒中药临床精要. 北京:学苑出版社,2006:87

[3] 《中华本草》编委会. 中华本草(第8册). 上海:上海科学技术出版社,1999:189-194

[4] Lin Wenhan,Fu Hongzheng. New Alkaloids from the Roots of *Stemona tuberosa* Lour. Journal of Chinese pharmaceutical sciences,1999,8(1):1-7

[5] 谢宗万. 全国中草药汇编(上册). 第2版. 北京:人民卫生出版社,2000:333-335

（廖矛川　杨芳云）

617. *Stephania brachyandra*（白线薯）

【民族药名】　"波摸硬"、"保别"(傣族)。

【来源】　防己科植物白线薯 *Stephania brachyandra* Diels 的块根。有小毒。全年均可采挖,除去须根,洗净,横切或纵切成片,晒干。

草质、落叶藤本;枝稍扭曲,有直纹,干时浅灰色或微褐色。叶薄纸质,三角形或微圆形,长8~18cm,宽与长近相等,顶端钝或有时短尖,基部近截平至微圆,边缘有波状粗齿至近全缘,两面无毛或下面脉上稍被微柔毛;掌状脉向上和向下的常各5条,在下面凸起,网脉纤细;叶柄比叶片长或与之近相等,在叶片上着生于距叶片基部1.5~3cm。复伞形聚伞花序腋生或生于腋生、具小型叶的短枝上,雄花序稍纤弱,总梗长3~7cm,伞梗常5~7条,长1.5~3cm,末端常拱形向上弯,小聚伞序稍密集;雄花萼片6,倒卵形或阔倒卵形,长1.7~2.2mm,外轮宽1~1.3mm,内轮较阔;花瓣3(4),肉质,很阔,长0.8~1mm,宽1.5~1.9mm,两侧边缘内卷,镊合状排列;聚药雄蕊长0.5~0.7mm;雌花序紧密呈头状,花期不见伞梗和小聚伞花序梗;雌花通常有1片卵状披针形的萼片,长约1mm;花瓣2个,近圆形,长约0.6mm。核果的果梗非肉质,阔倒卵形,红色;果核长约9mm,宽约8mm,背部有4行柱状雕纹,柱状凸起的顶端呈头状。花期5~6月,果期7~8月。

常生于海拔约1000m的林区沟谷边。分布于云南东南部。

【药用经验】　傣族　用于胃及十二指肠溃疡、神经衰弱、月经不调、痛经、风湿骨痛、跌打损伤(《滇省志》)。

【药材鉴定】　性状　块根类球形或不规则块状,直径10~40cm。表面灰褐色至黑褐色,有不规则的龟裂纹,散生众多小凸点。商品多为横切或纵切片,厚0.5~1cm;新鲜切面淡黄色至黄色,或放置后呈棕黄色、灰黄色或黄褐色,粉性稍强,纤维束散在。断面可见筋脉纹(三生维管束)环状排列呈同心环状。气微,味苦[1]。

显微特征　皮层石细胞群较大而多,常数十个成群断续排列成一宽环状;石细胞长圆形或长方形,长径40~100(160)μm,短径40~80(100)μm,并有类方形或圆形的石细胞,直径50~70μm,壁厚。薄壁细胞含有众多草酸钙棒晶,长7~25μm,并有少数针晶和细长片状结晶;粉末中淀粉粒单粒圆形或卵圆形,直径3~30(40)μm,脐点线状、裂缝状、点状;少数为复粒,由2~4分粒组成[1]。

【化学成分】　块根中含多种生物碱。已从中分得原小檗碱型生物碱:L-四氢巴马亭(L-tetrahydropalmatine);阿朴啡型生物碱:荷苞牡丹碱(dicentrine)、去氢荷包牡丹碱(dehydrodicentrine)、异紫堇定碱(isocorydine)、紫堇块茎碱(corytuberine)、异波尔定碱(isoboldine)、*N*-甲基六驳碱(*N*-methyllaurotetanine);吗啡型生物碱青藤碱(sinomenine)、青风藤碱(sinoacutine)、8,14-二氢萨鲁搭里定碱(8,14-dihydrosalutaridine)[2]。其中异紫堇定碱含量达1.48%[1]。

【药理毒理】　1. 镇痛作用:L-四氢巴马亭通过BDA受体使脑内纹状体亮氨酸脑啡肽含量

增加而产生镇痛作用[3]。原小檗碱型生物碱与吗啡型生物碱具有镇痛、消炎作用[2]。2. 其他作用：原小檗碱型生物碱具有抗菌消炎、镇静、治疗溃疡和冠心病等作用；阿朴啡型生物碱主要具有抗菌和抗癌活性；吗啡型生物碱具有镇咳、消炎和降压等作用[2]。

参 考 文 献

[1]《中华本草》编委会. 中华本草(第3册). 上海：上海科学技术出版社,1999：368
[2] 张严,徐羽,崔箭,等. 彝药金不换戒毒作用的有效成分确定. 中央民族大学学报(自然科学版),2007,16(4)：361-366
[3] 马养民. 千金藤属植物化学成分研究. 西北林学院学报,2004,19(3)：125-130

（王　静）

618. *Stephania cepharantha*（白药子）

【民族药名】　地不生、头花千金藤(白族)；"散门芹"(侗族)；"锐保地"、"加非裂"、"蛙掠半"(苗族)；山乌龟(瑶族)。

【来源】　防己科植物金线吊乌龟 *Stephania cepharantha* Hayata 的块根、全草。块根有小毒。秋末冬初采挖，除去须根、泥土，洗净，切片，晒干；全草适时采集。

多年生缠绕性落叶藤本，全株平滑无毛。块根肥厚，椭圆形或呈不规则块状，长3~10cm，直径2~9cm。老茎下部木质化，有细沟纹。叶互生，纸质，三角状近圆形，长5~9cm，宽与长几相等或较宽，顶端圆钝，具小突尖，基部近截形或向内微凹，边缘全缘或微波状，下面粉白色，掌状脉5~9条；叶柄盾状着生，长5~11cm。花单性，雌雄异株；花序腋生；雄花序为头状聚伞花序，扁圆形，由18~20朵花组成，再成总状花序式排列；总花梗丝状，长1~2cm；雄萼片4~6；花瓣3~5；雄蕊6，花丝愈合成柱状体，花药合生，圆盘状；雌花萼片3~5，花瓣3~5。核果球形，成熟后紫红色。花期4~7月，果期7~9月。

生长于肥沃湿润的草丛、山坡路旁阴处或灌木林中，亦生于石灰质石山上。分布于长江以南各省区。

【炮制】　糠炒增加燥性，醋制增加其清热解毒功效，并均可降低其副作用[1]。(1)糠炒：取白药子片置锅中，加入糠后，文火炒至药材表面微黄色，取出，筛去糠，备用。(2)醋制：取白药子片，加入醋中拌匀，润透，晒干。

【药用经验】　白族　块根：用于胃痛腹痛、急性胃肠炎、风湿性关节炎、疟疾、痈疔肿毒、湿疹(《滇药录》)。全草：用于肚痛、蛇咬伤(《桂药编》)。侗族　块根：用于无名肿毒。苗族　块根：外用于无名肿痛、疔疮、各种毒疮、毒蛇咬伤、腹痛(《苗医药》)。瑶族　块根：用于腮腺炎、蛇伤、肝炎、痢疾(《民族药志要》)。

【使用注意】　脾虚及泄泻者禁服。

【中毒与解毒】　中毒症状：上腹部不适、恶心呕吐、头昏、血压下降。解毒方法：(1)立即服蛋清、活性炭末或通用解毒药。(2)静脉滴注生理盐水。(3)肌内注射苯巴比妥钠或用10%水化氯醛液灌肠。(4)皮下注射硫酸阿托品[2]。

【药材鉴定】　性状　呈不规则团块或短圆柱形，直径2~9cm，其下常有几个略短圆柱形的根相连，稍弯曲，有缢缩的横沟，根的远端有时纤细，其后膨大成椭圆形，并常数个相连成念珠状；根的顶端有根茎残基。市售品多为不规则横切或纵切块片，直径2~7cm，厚0.2~1.5cm，表面棕色或暗褐色，有皱纹及须根痕，切面粉性足，类白色或灰白色，可见筋脉纹(三生维管束),呈点状或条纹状排列。质硬脆,易折断,断面粉性。气微,味苦[3]。

　　显微特征　块根横切面:木栓层为8～10余列木栓细胞。皮层外侧有少数单个或2～4个成群的石细胞,长径60～90μm,短径28～52μm;薄壁细胞含草酸钙细小方晶、针晶或棒晶。中柱占根的大部分,为三生构造,有多数外韧型维管束,排列成1～4个同心环,中央的木质部束较大,导管旁有多数纤维束及少数管胞;中柱薄壁细胞含少数细小方晶及棒状结晶。本品薄壁细胞含多数淀粉粒。

　　【化学成分】　块根主要含生物碱类成分[3~5],如左旋异紫堇定(isocorydine)、头花千金藤碱(cepharanthine)、异粉防己碱(isotetrandrine)、小檗胺(berbamine)、轮环藤宁碱(cycleanine)、头花千金藤醇灵碱(cepharanoline)、头花千金藤胺(cepharamine)、高阿罗莫灵碱(homoaromoline)、头花千金藤酮A(cepharanone A)、头花千金藤酮B、头花千金藤二酮A(cepharadione A)、头花千金藤二酮B、木防己碱(trilobine)、粉防己碱(tetrandrine)、奎宁(quinine)、罂粟碱(papaverine)、可待因(codeine)、吗啡(morphine)、小檗碱(berberine)。茎叶中含生物碱如观音莲明(lysicamine)、四氢巴马亭(tetrahadropalmatine)、巴马亭(palmatine)、isocorydione、紫堇单酚碱(corydalmine)、紫堇根碱(corypalmine)、sinoracutine、青风藤碱(sinoacutine)、顶花防己胺(cepharamine)、异紫堇定(isocorydine)、紫堇定(corydine)、离木明碱(discretamine)、尖防己碱(acutumine)、青藤碱(sinomenine)、stephasunoline、aknadinine。种子含去氢千金藤碱(dehydrostephanine)、去氢克列班宁(dehydrocrebanine)、千金藤碱(stephanine)、克列班宁(crebanine)、异粉防己碱、原荷叶碱(onornuciferine)、佐佐木千金藤碱(stesakine)、小檗胺。

　　【药理毒理】　1. 药理活性:金线吊乌龟有杀虫和抑菌活性。含有的生物碱成分具有增强免疫调节、促进血管舒张、抗HIV-1、抗癌、抗过敏等作用。千金藤素具有解蛇毒、抗结核、抗麻风、抗变态反应、刺激网状内皮系统、活化造血组织、促进骨髓组织增生、扩张血管的作用[3,6]。2. 毒性:毒性成分为金线吊乌龟碱、异汉防己碱、汉防己碱、吗啡、罂粟碱、可待因等。超量服用对胃肠道有刺激作用,对中枢神经系统无兴奋作用,毒性类似箭毒和汉防己甲素[2]。

参 考 文 献

[1] 田华咏,瞿显友,熊鹏辉. 中国民族药炮制集成. 北京:中医古籍出版社,2000:157,158
[2] 朱亚峰. 中药中成药解毒手册(第3册). 北京:人民军医出版社,2009:181
[3] 《中华本草》编委会. 中华本草(第3册). 上海:上海科学技术出版社,1999:369-371
[4] 何丽,张援虎,唐丽佳,等. 金线吊乌龟茎叶中生物碱的研究. 中国中药杂志,2010,35(10):1273-1275
[5] 何丽,张援虎,唐丽佳,等. 金线吊乌龟茎叶中生物碱的研究(Ⅱ). 中药材,2010,33(10):1568-1570
[6] 玉艳珍,邓业成,张明,等. 中药植物金线吊乌龟对植物病原真菌的抗菌活性. 植物保护,2010,36(2):123-126

(焦　玉)

619. *Stephania delavayi*(地不容)

　　【民族药名】　地不容(通称);"吐噜姑"、"几当口"、一文钱(白族);"棒另"、地瓜、"模波恩"(傣族);"古各罗"(德昂族);"一剁懋姐"、"鱼克出姐"(基诺族);"阿克乃"(拉祜族);"嘎布齐图"(藏族);"小黑藤"、一文钱、"毛东路"(佤族);"耐努若"(彝族)。

　　【来源】　防己科植物一文钱(地不容)*Stephania delavayi* Diels 的块根、全草。块根有小毒。秋季、冬季采挖,洗净,晒干。

　　纤细草质藤本,长1～2m;茎、枝细瘦,有条纹,均无毛。叶薄纸质,三角状近圆形,长通常

3~5cm,有时可达7cm。宽与长近相等或稍过之,顶端钝圆,常有小凸尖,基部近截平,二侧圆,两面无毛;下面粉绿色;掌状脉9~10条,纤细,连同很密的网状小脉均在下面微凸起,干时褐色,明显可见;叶柄通常与叶片近等长,在叶片上明显盾状着生。复伞形聚伞花序腋生或生于腋生、具小型叶的短枝上,总梗长1~3.5cm或过之,伞梗3~7,长0.3~1.2cm,均纤细;花梗纤细,长不及0.5mm;雄花:萼片6(很少8),排成2轮,倒卵状楔形或阔倒卵状楔形,较少倒卵圆形,长1~1.2mm,宽0.5~0.8mm,很少达1mm,质地薄;花瓣3~4,稍肉质,近倒三角形或阔楔形,长约0.5mm;聚药雄蕊长0.7mm;雌花:萼片和花瓣均3片,很少4片,形状和大小均与雄花的相似;心皮无毛,柱头常3裂,裂片长而尖。核果红色,无毛,果核倒卵形,长4~5mm,背部有2行小横肋状雕纹,每行约5~8条,很少达10条,胎座迹穿孔。

生于灌丛、园篱、路边等处。分布于云南、四川南部和贵州南部。

【药用经验】 阿昌族 块根:用于胃腹痛、急性胃炎、风湿性关节炎(《德宏药录》)。白族 块根:用于跌打损伤、筋骨疼痛、骨折、关节脱臼、胃痛、痈疽肿痛、乳腺炎(《大理资志》)。全草:用于暑湿伤身、头重身困、风疹瘙痒、胃脘疼痛(《哀牢》)。傣族 块根:清热解毒、镇静镇痛(《傣医药》)。块根:用于风湿性关节炎(《德民志》)。德昂族 块根:效用同阿昌族(《德宏药录》)。基诺族 块根:用于胃痛、急慢性肠炎、食滞气胀、感冒、口腔炎、喉炎、哮喘(《基诺药》)。用于胃脘疼痛、口腔炎、喉炎、感冒(《民族药志要》)。景颇族 块根:效用同阿昌族(《德宏药录》)。拉祜族 块根:用于胃溃疡、痉痛、神经衰弱(《拉祜医药》)。用于胃痛、急慢性胃肠炎、食滞气胀、风湿性关节炎、腰膝痛、胃病、消化不良、感冒、支气管炎(《滇药录》)。藏族 块根:用于中毒症、炭疽病、疮疖痈肿(《藏本草》)。佤族 块根:效用同拉祜族(《滇药录》)。彝族 块根:用于风疹、风湿性关节炎(《滇省志》)及食滞气胀、胃脘冷痛、湿热下注、关节红肿、腰膝酸痛(《哀牢》)。

【使用注意】 内服需炮制,煎汤用量1~3g。年老体虚者慎用。

【中毒与解毒】 中毒症状:剧烈呕吐、大量脱水、四肢无力、抽搐、惊厥、血压下降、呼吸困难,最后心跳停止而死亡。解毒方法:给予中枢性止吐药;静脉输液;对症治疗[1]。

【化学成分】 主要含生物碱类成分[2],如地不容碱(delavaine)、16-氧代地不容碱(16-oxodelavaine)、轮环藤宁碱(cycleanine)、头花千金藤碱(cepharanthine)、高阿罗莫灵碱(homoaromoline)及荷包牡丹碱、青藤碱等。

【药理毒理】 1. 升白细胞作用:千金藤素(即头花千金藤碱)对环磷酰胺所致小白鼠白细胞减少和对放射线引起的狗白细胞减少有保护作用;对由苯中毒引起低白细胞症的大眼有治疗作用[1]。2. 肌松作用:所含的轮环碱有明显肌松作用,可用作麻醉辅助药[1]。3. 降压作用:轮环藤碱有降血压作用[1]。4. 毒性:千金藤素游离碱小鼠腹腔注射的LD_{50}=60mg/kg。中毒症状表现为肌肉紧张、竖尾、活动减少、呼吸困难、抽筋而死亡。家兔1次灌胃最大受耐量为200mg/kg,致死量为300mg/kg。千金藤素氢溴酸盐家兔1次静脉注射最大耐受量为10mg/kg,致死量为20~25mg/kg。狗1次口服千金藤素片10mg/kg,或静脉注射千金藤素盐酸盐100mg/只,均未见明显反应,连续给药,3天中累积剂量为600~700mg,均出现中毒症状,超过该剂量,动物有发生死亡的危险[2,3]。5. 中毒机制:动物中毒可兴奋脊髓,抑制麻痹呼吸中枢,干扰心肌活动[1]。

参 考 文 献

[1] 朱亚峰. 中药中成药解毒手册(第3册). 北京:人民军医出版社,2009:184

[2]《中华本草》编委会. 中华本草(第3册). 上海:上海科学技术出版社,1999;371,372
[3] 谢宗万. 全国中草药汇编(上册). 第2版. 北京:人民卫生出版社,1996;341-342

（焦　玉）

620. *Stephania epigaea*（地不容）

【民族药名】　“抹汉”、“波摸硬”、“帮令”(傣族)；“乌拖擦雌”(基诺族)；“阿克乃”(拉祜族)；“矛冬路”(佤族)；“申拍”、“益乌挤”(彝族)。

【来源】　防己科植物地不容 *Stephania epigaea* Lo 的块根。有小毒。全年均可采挖,以秋季采为佳,洗净切片,晒干用,或煮2小时,去皮晒干,研粉备用。

多年生草质藤本,长达数米。块根肥大,扁圆形,重者可达百余斤,外皮厚而粗糙,暗灰褐色,断面黄白色,粉质。茎有时部分为红色,密布淡绿色细点。叶互生,具长柄,盾状着生;叶片近圆形、扁圆形或三角形,长58cm,通常宽大于长,先端多钝圆,基部圆或近平截,近缘常带红色,全缘或微波状,掌状叶脉7~9条,两面无毛,下面粉红色。伞形聚伞花序腋生,总花梗与叶柄近等长,花小,暗红色,雌雄异株;雄花序的小伞序有花20余朵;雌花序的小伞序有花10余朵。核果圆形,熟时红色。花期春季,果期夏季。

生于山坡草丛、沟边、岩边、石峰等阴湿地方及灌木丛中,间有栽培。我国四川、云南有分布。

【炮制】　米糠抄可以减轻毒副作用,增加健胃行气功效。米糠炒:取地不容片置锅中,加入细米糠炒至黄色,取出,筛去米糠[1]。

【药用经验】　傣族　用于胃痛、气胀腹痛、胃脘疼痛、痈疮肿毒(《滇省志》)。用于风湿性关节炎、胃痛、胃及十二指肠溃疡(《民族药志三》)。用于肌肉酸痛、腹部包块、腮腺炎、疔疮肿毒、失眠多梦(《傣医药彩图》)。基诺族　根用于妇科病腹痛、血崩、胃痛、神经衰弱;外用于跌打损伤、骨折(《基诺药》)。拉祜族　用于胃痛、气胀腹痛、胃脘疼痛、痈疮肿毒(《滇省志》)及急慢性胃肠炎、风湿性关节炎、腰膝疼痛(《民族药志三》)。佤族　用于胃痛、气胀腹痛、胃脘疼痛、痈疮肿毒(《滇省志》)。彝族　用于胃痛、气胀腹痛、胃脘疼痛、痈疮肿毒(《滇省志》)及跌打疼痛(《民族药志三》)。

【使用注意】　本品有小毒,需炮制后用,孕妇及体弱者忌服[2]。内服煎汤用量1.5~3g,研末用量0.5~1g;外用适量,鲜品捣敷,或研末敷[3]。

【中毒与解毒】　中毒症状表现为恶心、呕吐、胃部灼热等[1]。

【药材鉴定】　性状　块根类球形或扁球形,直径4~20cm,表面棕褐色,有不规则皱纹,凹凸不平。商品多为横切或纵切片,一般直径2~7cm,厚0.3~1cm。质坚脆,易折断,断面灰黄色,隐约可见筋脉纹(三生维管束)环状排列,呈同心圆状。气微,味苦[3]。

显微特征　(1)块根横切面:木栓层为数列木栓细胞。皮层外侧有单个或成群的石细胞散在,石细胞椭圆形、类圆形或类方形,短径17~52μm,长径35~140μm,壁厚4~14μm。中柱占根的大部分,有多数外韧型三生维管束环状排列成数轮;导管直径21~52μm。薄壁细胞含多数草酸钙棒状结晶或方晶,方晶长7~18μm,宽7~12μm;并含淀粉粒,单粒圆形或椭圆形,直径5~33μm,脐点裂缝状或点状,复粒由2分粒组成。(2)块根粉末:浅黄色。淀粉粒甚多,圆形、椭圆形、半椭圆形、不规则形,直径5~30μm,脐点点状或裂缝状,或不明显。复粒由2~4单粒组成。石细胞金黄色,长方形、椭圆形、类圆形或不规则形,直径30~100μm,壁呈齿状增厚。导管为纹孔、梯纹、网纹和具缘纹孔导管,直径 $15 \sim 80\mu m$。

【化学成分】 块根含生物碱轮环藤碱(cycleanine)、头花千金藤碱(cepharanthine)、左旋箭毒碱(1-curine)、异紫堇定碱(isocorydine)、荷包牡丹碱((−)-dicentrine)、木兰花碱(magnoflorine)[2]、轮环藤酚碱(cycleanoline)、小檗胺(berbamine)、青藤碱(sinomenine)、橄榄形暗罗醇碱(oliveroline)、异谷树碱(isochondrodendrin)[3]。尚含1-四氢巴马亭(1-tetrahydropalmatine)、番荔枝宁(xylopinine)、巴马亭(palmatine)、紫堇定(corydine)、东罂粟灵(orientaline)[4]、delavaine、runanine、(−)-norcycleanine[5]。

【药理毒理】 1. 肌松作用:本品所含的轮环藤碱与左旋箭毒碱有明显的肌松作用,可用作麻醉辅助药[3]。2. 降血压作用:轮环藤碱有降血压作用,还可使麻醉狗心输出量、左心室作功量和总外周阻力减低,心率减慢,而每搏的搏出量并未减少[3]。3. 镇痛、镇静作用:本品所含的生物碱有镇痛、镇静作用[3]。4. 其他作用:千金藤素可防治辐射和化学疗法引起的白细胞减少症,轮环藤宁碱对于动物实验性矽肺有良好的防治效果[3]。

参 考 文 献

[1] 田华咏,瞿显友,熊鹏辉. 中国民族药炮制集成. 北京:中医古籍出版社,2000:177
[2] 谢宗万. 全国中草药汇编. 上册. 第2版. 北京:人民卫生出版社,2000:341,342
[3] 宋立人. 中华本草. 第3册. 上海:上海科学技术出版社,1999:374,375
[4] 张茂生,潘卫东,郁建平,等. 黄叶地不容生物碱成分研究. 时珍国医国药,2009,20(10):2437,2438
[5] Jin Huizi, Wang Hongbing, Wang Yubo, et al. Alkaloids from *Stephania epigaea*. Chinese Journal of Natural Medicines, 2007,5(2):112,113

（廖矛川 杨芳云）

621. *Stephania hernandifolia*（桐叶千金藤）

【民族药名】 "波莫罕"、"莫吃罕"(傣族);"你见乃腊爪"(傈僳族)

【来源】 防己科植物桐叶千金藤 *Stephania hernandifolia*(Willd.)Walp. 的块根。有小毒。全年可采,以秋季为佳,洗净切片,晒干。

藤本,根条状,木质;老茎稍木质,枝很长,卧地时在节上生不定根,被柔毛。叶纸质,三角状近圆形或近三角形,长 $4 \sim 15cm$,宽 $4 \sim 14cm$,顶端钝而具小凸尖或有时短尖,基部圆或近截平,上面无毛或近无毛,稍有光泽,下面粉白,被丛卷毛状柔毛;掌状脉 $9 \sim 12$ 条,向上的粗大,连同网脉两面均凸起,但下面更明显;叶柄长 $3 \sim 7cm$ 或稍过之,明显盾状着生。复伞形聚伞花序通常单生叶腋,很少2或几个生于腋生短枝上,总梗长 $1.5 \sim 5.5cm$,有二回或三回伞形分枝,小聚伞花序多个在末回分枝顶端密集呈头状,小聚伞花序梗和花梗均极短;雄花:萼片6或8,排成2轮,倒披针形至匙形,有时狭椭圆形,长 $1.1 \sim 1.5mm$,黄绿色,被短毛;花瓣 $3 \sim 4$,阔倒卵形至近圆形,长 $0.5 \sim 0.7mm$,稍肉质,无毛;聚药雄蕊长可达1mm;雌花:萼片 $3 \sim 4$,花瓣 $3 \sim 4$,形状和大小与雄花相似或稍小;柱头撕裂状。核果倒卵状近球形,红色;果核长 $5 \sim 6mm$,背部有2行高耸的小横肋状雕纹,每行约10条,小横肋中部近断裂,两端高凸,胎座迹穿孔。花期夏季,果期秋季、冬季。

生于疏林或灌丛和石山等处。分布于云南、贵州、广西、重庆和四川南部。

【药用经验】 傣族 用于腮腺颌下淋巴结肿痛、胃脘痛、腹部包块、风寒湿痹证的肢体关节酸痛、屈伸不利、失眠多梦等(《民毒药研用》)。清热解毒,止痛,理气。用于胃炎腹痛、气管炎(《傣医药》)。用于治疗胃炎腹痛、气管炎、失眠、风湿关节痛、肌肉痛(《滇省志》)。用于风湿关节痛、肌肉痛、胃炎、腹痛、气管炎、失眠(《滇药录》)。用于胃炎、腹痛、气管炎、失眠(《版纳傣药》)。**傈僳族**　用于治疗风湿性关节炎、痈疖疮毒、中暑痢疾、腮腺炎、咽喉炎和口腔炎(《怒江药》)。

【化学成分】　主含生物碱类成分:粉防己碱(tetrandrine)、防己诺林碱(fangchinoline)、异粒枝碱(isochondrodendrine)、异木防己碱(isotrilobine)、防己异阿魏碱(stephisoferuline)、地不容碱(delavaine)、汝兰酮碱(hernandoline)、汝兰叶碱(hernandifoline)、右旋千金藤松宾碱(stephasubine)、右旋表千金藤碱等(epistephanine)、千金藤默星碱(stephamiersine)、粪箕笃酮碱(longanone)、千金藤苏诺林碱(stephasunoline)、顶花防己胺(cepharamine)、l-四氢巴马亭(l-tetrahydropalmatine)、巴马亭(palmatine)、telitoxine、daurioxoisoporphine、N-methyl-stephuline、epistephamiersine、prostephabyssine、aknadilactam、dihydroepistephamiersine、hasubanonine[1,2]。

【药理毒理】　具有抗炎、抗菌、抗癌的作用[3]

参 考 文 献

[1]　唐丽佳,关焕玉,张援虎,等.桐叶千金藤生物碱研究.中药材,2010,33(12):1881-1883
[2]　唐丽佳,张援虎,郝小燕,等.桐叶千金藤中莲花烷类生物碱的研究.中国中药杂志,2010,35(15):1973-1977
[3]　李志勇.中国少数民族有毒药物研究与应用.北京:中央民族大学出版社,2011:135

(李　聪)

622. *Stephania japonica*(千金藤)

【民族药名】　白虎藤、千金坠、粪箕笃、"蛇姆尾"(畲族);"要多"(水族)。

【来源】　防己科植物千金藤 *Stephania japonica*(Thunb.)Miers 的根、茎叶、全株。有小毒。7~8月采茎叶或全株,晒干;9~10月挖根,洗净,鲜用或晒干用。

木质藤本,长4~5m,全体无毛;块茎粗壮;小枝有细纵条纹。叶草质或近纸质,互生,宽卵形或卵形,长4~8cm,宽3~7.5cm,顶端钝,基部圆形、近截形或微心形,全缘,下面通常粉白色,两面无毛,掌状脉7~9条;叶柄盾状着生,长5~8cm。花单性,雌雄异株;花序伞状至聚伞状,腋生;总花梗长2.5~4cm,分枝4~8,无毛;花小,淡绿色,有梗;雄花萼片6~8,卵形或倒卵形;花瓣3~5;雄蕊花丝愈合成柱状体;雌花萼片3~5;花瓣与萼片同数;无退化雄蕊;花柱3~6裂,外弯。核果近球形,直径约6mm,红色。花期6~7月,果期8~9月。

生于山坡、溪畔或路旁。分布于华东、华中、西南和华南。

【药用经验】　**畲族**　全株:清热利湿,泻火解毒。用于眼翳、赤眼、痢疾、风湿性关节痛、毒蛇咬伤、痈肿疮疖(《畲医药》)。**水族**　根、茎叶:清热解毒,祛风利湿。用于疟疾、痢疾、风湿痹痛、水肿、淋浊、咽喉肿痛(《民族药志要》)。

【使用注意】　煎剂内服用量9~15g,或研末水冲服3~5g。脾胃虚者慎服。不宜长期服用,忌与茶同服。

【中毒与解毒】　过量服用可致呕吐[1]。服用千金藤碱偶有恶心、呕吐、腹泻等轻度胃肠道不适[2]

【药材鉴定】　**性状**　根呈圆柱形。茎为木质藤本状,小枝纤细;质硬韧;切面表皮呈暗褐色,内呈黄白色。叶片盾状着生,多破碎,完整者展平后广卵形至卵圆形,全缘,有掌状叶脉7~

9 条,上面深绿色,下面有白粉。气淡香,味辛[3]。

【化学成分】 根和地上部分含多种生物碱,如千金藤碱(cepharanthine)、表千金藤碱(epistephanine)、次表千金藤碱(hypoepistephanine)、间千金藤碱(metaphanine)、千金藤比斯碱(stebisimine)、千金藤松诺灵(stephasunoline)、千金藤酮碱(stepinonine)、莲花宁碱(hasubanonine)、千金藤福灵(stepholine)、千金藤诺灵(steponine)、轮环藤酚碱(cyclanoline)、千金藤定碱(stepholidine)、异三叶木防己碱(isotrilobine)、三叶木防己碱(trilobine)[1,4,5]。叶含氧代千金藤默星碱(stepinonine)、千金藤比斯碱等[1]。

【药理毒理】 1. 肌松作用:千金藤所含轮环藤酚碱对大鼠坐骨神经-腓肠肌标本有肌松作用,能被新斯的明拮抗。2. 神经节阻断作用:如刺激犬大内脏神经引起的升压反应;刺激颈迷走神经末梢端产生的降压反应;刺激兔胃、猫骨盆神经引起的膀胱反应;刺激犬鼓索神经引起的唾液分泌增加以及烟碱引起的升压反应,均可被轮环藤酚碱阻断[1]。3. 抗肿瘤作用:藤中分得的异三叶木防己碱对阿霉素耐药的人乳腺癌细胞有维拉帕米样活性[5]。千金藤碱对大鼠 W_{256} 肉瘤和小鼠 S_{180} 均有抑制作用[1]。4. 对胃肠道的作用:千金藤碱对大鼠胃底的 5-HT 受体有阻断作用[4]。轮环藤酚碱对结扎幽门大鼠引起的胃液及胃酸分泌有轻度抑制作用[1]。千金藤立定能抑制离体兔十二指肠的收缩,降低肠张力,减少振幅[4]。5. 其他作用:千金藤属植物分离出的生物碱,能刺激单核-吞噬细胞系统,促进骨髓组织增生,升高外周血白细胞[2]。叶中分得的莲花烷型生物碱对人 δ 阿片受体结合 IC_{50} 值为 $0.7 \sim 46\mu mol/L$[6]。

参 考 文 献

[1]《中华本草》编委会. 中华本草(第 8 册). 上海:上海科学技术出版社,1999:377

[2] 黄红兵. 抗肿瘤及相关药物新编. 广州:广东科技出版社,2006:466,467

[3] 冉先德. 中华药海(上). 哈尔滨:哈尔滨出版社,1993:173

[4] 谢宗万. 全国中草药汇编(上). 第 2 版. 北京:人民卫生出版社,1996:125

[5] Hall A M,Chang C J. Multidrug-resistance modulators from *Stephania japonica*. J Nat Prod,1997,60(11):1193-1195

[6] Carroll A R,Arumugan T,Redburn J,et al. Hasubanan alkaloids with delta-opioid binding affinity from the aerial parts of *Stephania japonica*. J Nat Prod,2010,73(5):988-991

（王 静）

623. *Stephania kwangsiensis*（山乌龟）

【民族药名】 "交蛾"、"让扛桃"(侗族);"望哇"(毛南族);"赣胜堆"、"劈碰"(瑶族);山乌龟、金不换、蛤蟆藤、蟾蜍藤(壮族)。

【来源】 防己科植物广西地不容 *Stephania kwangsiensis* Lo. 的块根。有小毒。夏季、秋季采挖,洗净,切片,晒干。

草质、落叶藤本,有时基部有稍木质化老茎;枝圆柱状,直径 $2 \sim 3mm$,有直线纹,无毛。叶纸质,三角状圆形至近圆形,长、宽近相等,$5 \sim 12cm$ 或稍过之,全缘或有时有角状粗齿,两面无毛,鲜叶上面深绿,下面绿白,干时下面常变紫红色或有时变紫黑色,掌状脉上密覆小乳凸;掌状脉 $10 \sim 11$ 条,向上的粗大,常 5 条,很少 7 条,常 2 叉分枝,向下的纤细,常不分枝,网脉稍明显;叶柄长 $4 \sim 9cm$,基部扭曲。复伞形聚伞花序腋生,雄花序总梗长 $2 \sim 7cm$,有 $6 \sim 10$ 条伞梗,长 $0.5 \sim 2cm$,小聚伞花序很多,伞房状密集于伞梗的近顶部;雄花:萼片 6,淡绿色,排成 2 轮,外轮匙状倒披针形或倒卵形,长 $1.5 \sim 1.6mm$,宽 $0.4 \sim 0.6mm$,内轮阔倒卵形,长 $1.2 \sim 1.5mm$,外面均密生透明小乳凸;花瓣3,淡黄色,肉质,贝壳状,长0.7～0.8mm,有时达1mm,外面密生透明小乳凸,里面有2个大腺体;聚药雄蕊长0.7～1mm,花药4个;雌花序较粗壮,伞梗短,长3～4mm;雌花:萼片1,偶有2,近卵形,长约0.3mm;花瓣2,偶有3,阔卵形或阔卵状圆形,长0.4～0.8mm;子房无毛。核果红色;果核倒卵圆形,长5～6mm,宽4～5.5mm,背部有4行刺状凸起,每行18～19颗,刺稍扁,末端钩状下弯,胎座迹正中穿孔。花期5月。

生于石灰岩地区的石山上。分布于广西西北部至西南部、云南东南部。

【药用经验】 侗族 用于产后腹痛、胃痛、月经不调、口干、气喘、乳痈(《桂药编》)。毛南族 效用同侗族(《桂药编》)。瑶族 效用同侗族(《桂药编》)。壮族 用于胃痛、咽喉肿痛、跌打肿痛、牙痛、神经痛、风湿疼痛、产后腹痛、毒蛇咬伤等(《民毒药研用》)。效用同侗族(《桂药编》)。

【药材鉴定】 性状 本品为类球形、扁球形或不规则块状,表面灰褐色至黑褐色,有粗糙的皱纹或不规则的龟壳状裂纹。散生众多小凸点。切面灰黄色或浅灰棕色。质硬而脆,易折断,折断面黄色,断面粉性。气微,味苦。

显微特征 横切面:皮层石细胞单个散在或2～30个成群,石细胞类方形或类圆形,直径60～110μm,少数类长方形或椭圆形,长径59～140μm,短径42～129μm。中柱占根的大部分,有多数外韧型三生维管束。薄壁细胞含有针晶束,长10～52μm;并具细小淀粉粒,单粒为不规则形,直径2～9μm,边缘不甚整齐,脐点偶见点状或裂缝状;复粒由2～8分粒组成。

薄层色谱 取本品粉末1g,加乙醇10ml,水浴回流30分钟,滤过,滤液蒸干,残渣加乙醇1ml使溶解,作为供试品溶液。另取千金藤素对照品适量,加无水乙醇制成每1ml含5mg的溶液,作为对照品溶液。吸取上述2种溶液各5μl,分别点于同一硅胶G薄层板上,以氯仿-无水甲醇(9∶1)为展开剂,置氨蒸气预饱和的展开缸内展开,取出,晾干,喷以改良碘化铋钾试液。供试品色谱在与对照品色谱相应的位置上,显相同的橙色斑点。

【化学成分】 主要含生物碱类化合物:克列班宁(crebanine)、千金藤碱(stephanine)、左旋莲碱(l-capaurine)、左旋四氢巴马亭(l-tetrahydropalmatine)、左旋卡巴灵碱(l-capaurine)、d-异紫堇定碱(d-isocorydine)、左旋若美灵碱(l-roemerine)、去氢若美灵碱(dehydroroemerine)、去氢千金藤碱(dehydrostephanine)、西法安生(cepharanthine)、小檗胺(berbamine)、异粒枝碱(isochondrodendrine)及木兰花碱(magnoflorine)等[1,2]。

参 考 文 献

[1] Dong Hongjing, Zhang Yongqing, Fang Lei, et al. Combinative application of pH-zone-refining and conventional high-speed counter-current chromatography for preparative separation of alkaloids from *Stephania kwangsiensis*. Journal of Chromatography B, 2011, 879:945-949

[2] 谢宗万. 全国中草药汇编(上册). 第2版. 北京:人民卫生出版社,1996:341

(李 聪)

624. *Steudnera colocasiaefolia*(泉七)

【民族药名】 "婉空"(傣族);"拉姐别恩秧"(基诺族)。

【来源】 天南星科植物泉七 *Steudnera colocasiaefolia* C. Koch 的块茎。有毒。秋后采挖,洗净,切片晒干或鲜用。

多年生草本,茎短、圆柱形、上升,粗2~3cm,具残存的叶鞘。叶柄圆柱形,绿色或稀带青紫色,纤细,长30~50cm,下部具鞘;叶片薄革质,表面淡绿色,背面绿白色,卵形,先端锐尖或渐尖,基部微凹或稍外凸,长20~30cm,宽12~17cm,侧脉5~7对,稍隆起,弯拱,后裂片长为前裂片的1/4~1/2。花序柄绿色或青紫色,远短于叶柄,长8~15cm。佛焰苞外面黄色,基部紫色;内面紫色,基部深紫色,卵状披针形或长圆披针形,先端长尾状渐尖,基部钝或圆,长10~15cm,展开宽5~7cm,初直立,后反卷。肉穗花序长3~4cm:雌花序长2~2.5cm,圆柱形,粗2~3mm,背面3/4与佛焰苞合生;雄花序椭圆形,钝,长1~1.5cm,粗5~6mm。子房近球形,柱头4~5浅裂。子房周围常有假雄蕊。花期3~4月。

【药用经验】 傣族 用于湿疹、带状疱疹(《德傣药》)。舒筋络,祛风湿,止痛,消炎,散瘀肿(《傣医药》)。基诺族 外用于外伤出血、枪伤、狗咬伤、铁钉刺肉(《基诺药》)。

【化学成分】 块茎含山柰酚-3,7-二-*O*-α-L-鼠李吡喃糖苷(kaempferol-3,7-di-*O*-α-L-rhamnopyranoside)、山柰酚-7-*O*-α-L-鼠李吡喃糖苷(kaempferol-7-*O*-α-L-rhamnopyranoside)、异鼠李素-3-*O*-α-L-鼠李吡喃糖苷(isorhamnetin-3-*O*-α-L-rhamnopyranoside)、异鼠李素-3-*O*-α-L-阿拉伯吡喃糖苷(isorhamnetin-3-*O*-α-L-arabinopyranoside)、异鼠李素-3-*O*-β-D-葡萄吡喃糖苷(isorhamnetin-3-*O*-β-D-glucopyranoside)、异鼠李素-3-*O*-α-L-阿拉伯吡喃糖基-7-*O*-α-L-鼠李吡喃糖苷(isorhamnetin-3-*O*-α-L-arabinopyranosyl-7-*O*-α-L-rhamnopyranoside)、异鼠李素-7-*O*-α-L-鼠李吡喃糖苷(isorhamnetin-7-*O*-α-L-rhamnopyranoside)、β-谷甾醇(β-sitosterol)、胡萝卜苷(daucosterol)、香草酸(vanillic acid)、丁二酸(succinic acid)[1]。

参 考 文 献

[1] 李崇前,张国林,张成刚,等. 泉七化学成分研究. 中草药,2004,35(7):737-739

(王 刚 陈吉炎 马丰懿)

625. *Streptocaulon juventas*(藤苦参)

【民族药名】 藤苦参(通称);"骂醒合"、"辛哈哺"、"麻新哈不"、"哈新哈布"(傣族);"骂不果"(哈尼族);"玛摆丁"(佤族);"枯勾木"、"腊倍麦"(壮族)。

【来源】 萝藦科植物暗消藤(马连鞍)*Streptocaulon juventas*(Lour.)Merr.(*Streptocaulon griffithii* Hook. f.)的根、叶。有小毒。根全年均可采,洗净,切片,晒干或鲜用;叶适时采集。

木质藤本,具乳汁;茎褐色,有皮孔,老时被毛渐脱落;枝条、叶、花梗、果均密被棕黄色绒毛。根圆柱状,弯曲,根皮暗棕色,有瘤状突起和纵皱纹。叶对生,倒卵形至阔椭圆形,长7~15cm,宽3~7cm,中部以上较宽;侧脉羽状平行。聚伞花序腋生;花小;花冠外面黄绿色,内面黄红色;副花冠线状突起,与花丝同时着生于花冠基部;花粉颗粒状,黏结成网状,每室1个。蓇葖果叉生,圆柱状,长7~12cm,直径5~7mm;种子顶端具白绢质种毛。花期6~10月,果期8月至翌年3月。

生于山野、疏林或灌丛中。分布于广西、云南。

【药用经验】 傣族 根:用于感冒、肠腹泻、跌打损伤、慢性肾炎、胃肠绞痛、消化不良(《滇省志》)。用于感冒发热、喉炎、咳嗽咯血、胸腹胀痛、妇女月经不调(《版纳傣药》)。用于清热利咽、止咳润肺(《傣医药》)及风湿、痢疾(《滇药录》)。哈尼族 根:效用同傣族(《滇省志》、《滇药录》)。佤族 根:效用同傣族(《滇药录》)。壮族 根:用于胃痛、小儿热泻。叶:用于催乳(《桂药编》)。

【使用注意】 体弱虚寒者禁服[1]。

【中毒与解毒】 中毒症状:头晕腹痛[2]。解毒方法:按一般原则解毒[2]。

【药材鉴定】 性状 根长圆柱形,略弯,上部稍粗,下部渐细,商品多已切成扁椭圆形片状,直径0.5~2cm,厚2~5mm;较细的根切成长短不一的段。外皮棕色至暗棕色,有小瘤状凸起和不规则的纵皱纹。质硬,不易折断,断面不平整。皮部类白色,稍带粉性,可与木部剥离。木部微黄色,具放射状纹理,导管显著,小孔状。气微,味苦[2]。

薄层色谱 取根粉末1g,加乙醇10ml,回流30分钟,滤过,滤液蒸干,残渣加甲醇1m溶解,作为供试品溶液。另取藤苦参(马连鞍根)对照药材1g,同法制成对照药材溶液。吸取上述2种溶液各10μl,分别点于同一硅胶G薄层板上,以石油醚(60~90℃)-丙酮(8∶2)溶液为展开剂,展开,取出,晾干,喷以1%香草醛硫酸溶液,在105℃加热至斑点显色清晰。供试品色谱中,在与对照药材色谱相应的位置上,显相同颜色的斑点。

【化学成分】 根含α-香树脂醇乙酸酯(α-amyrin acetate)、羽扇豆醇乙酸酯(lupeol acetate)、11-乙氧基3-乙酰基-12-乌苏烯-3-醇(1l-ethoxy-3-acetyl-12-ursene-3-ol)、11-酮基-α-香树脂醇乙酸酯(11-oxo-α-amyrin acetate)、α-香树脂醇(α-amyrin)、羽扇豆醇(lupeol)、24-亚甲基环木波罗烷醇(24-methylenecycloartanol)、环木波罗-23-烯-3β,25-二醇(cycloart-23-ene-3β,25-diol)、9,19-环木波罗烷-3,24,25-三醇(9,19-cycloartan-3,4,25-triol)、柳苷元洋地黄毒糖苷(periplogenin digitoxiside)、藤苦参苷元(griffithigenin)、洋地黄毒苷元(digitoxigenin)、16-O-乙酰基羟基洋地黄毒苷元(16-O-acetylgitoxigenin)、杠柳苷元(periplogenin)、16-O-乙酰基羟基杠柳苷元(16-O-acetyl-hydroxyperiplogenin)、corchorusosede C、杠柳苷元葡萄糖苷(periplogenin glucoside)、藤苦参毒苷A(griffithoside A)、烟酸(nicotinic)、β-谷甾醇(β-sitosterol)[3]。还含有acovenosigenin A、3-O-(β-gluc opyranosy1)acovenosigeninA、Δ⁵-pregnene-3β,17α,20(S)-triol、pinoresinol、cleomiscosinA、chinensin、patriscabratine、乌苏酸(ursolic acid)、(24R)-cycloartane-3β,24,25-triol、β-胡萝卜苷(β-daucosterol)[4]。

【药理毒理】 抗肿瘤活性:马连鞍所含强心苷类成分如藤苦参素在体外可诱导肿瘤细胞凋亡,具有较好的抗肿瘤活性。藤苦参素对人的4种肿瘤细胞株的半数抑制浓度(IC50)为0.17~0.43μg/ml,体外抑制率呈明显剂量依赖性;并能诱导PC-3细胞的凋亡[5]。

参 考 文 献

[1] 朱亚峰. 中药中成药解毒手册. 第3版. 北京:人民军医出版社,2009;419
[2] 《中华本草》编委会. 中华本草(第6册). 上海:上海科学技术出版社,1999;387
[3] 张琳. 傣药藤苦参及箭根薯化学成分的研究. 中国协和医科大学-中国医学科学院博士论文,2005;33-59
[4] 周劲松,张婷婷,陈纪军,等. 藤苦参的化学成分. 中国天然药物,2009,7(2);108-110
[5] 栾连军,王叶飞,张琳,等. 藤苦参素的体外抗肿瘤活性及其对癌细胞凋亡的作用. 药学学报,2007,42(1);104-107

(焦 玉 张 飞)

626. *Strophanthus divaricatus*(羊角拗)

【民族药名】 "极烈"(侗族);"图木绒"(藏族);羊角风(瑶族)。

【来源】 夹竹桃科植物羊角拗 Strophanthus divaricatus(Lour.)Hook. et Arn. 的种子、叶。有大毒。叶四季可采,种子秋季、冬季采收,晒干。

灌木,高达2m,上部枝条蔓延,具乳汁,全株无毛;小枝棕褐色,密被灰白色皮孔。叶对生,薄纸质,椭圆状矩圆形,长 3~10cm,宽 1.5~5cm。聚伞花序顶生;花黄绿色;花萼 5 深裂,内面有腺体;花冠漏斗状,花冠裂片 5 枚,外弯,顶端延长成一长尾带,长达 10cm,花冠喉部具 10 枚舌状鳞片副花冠,副花冠鳞片顶端截形或微凹。雄蕊 5 枚;蓇葖果叉生,木质,椭圆状矩圆形,长达 15cm;种子纺锤状,扁平,上部渐狭延成喙,沿喙围生白绢质种毛。花期 3~7 月,果期 6 月至翌年 2 月。

生于丘陵地区疏林或灌丛中。分布于贵州、云南、广西、广东、福建等省区。

【药用经验】 侗族 叶用于淋巴结核、跌打损伤、骨折(《桂药编》)。藏族 种子用于"赤巴"病、肝热、胆囊炎、肠道寄生虫(《民族药志要》)。瑶族 用于风湿肿痛、疥癣、痈疮、蛇咬伤(《民族药志要》)。

【使用注意】 本品有大毒,一般多作外用[1]。冠状动脉硬化症患者应慎用[2];白喉、风湿热、甲亢、梅毒所引起的心脏衰竭、休克和急性传染病引起的循环衰竭、急性和亚急性心内膜炎等症禁用[3]。

【中毒与解毒】 误服本品或用量过大会发生中毒,潜伏期约 20 分钟至 2 小时。中毒症状首先表现为头痛、头晕、恶心、呕吐、腹痛、腹泻、烦躁;随后四肢冰冷有汗、脸色苍白、脉搏不规则、瞳孔散大、对光不敏感;继而痉挛、昏迷、心跳停止而死亡[3]。解救方法[3]:(1)吸氧,给予兴奋剂,若毒物未吐出可催吐、洗胃;中晚期可导泻,服蛋清、乳汁、维生素 C 等,或大量饮浓茶。(2)烦躁不安或痉挛者给予镇静剂,口服水合氯醛或肌注苯巴比妥钠,循环衰竭时救治方法同一般强心苷中毒。(3)民间用细叶黄栀子根或果,加白茅根共煎服。

【药材鉴定】 性状 (1)叶:皱缩,展平后呈椭圆状长圆形,长 3~8cm,宽 2.5~3.5cm,全缘,中脉于下面突起。气微,味苦。(2)种子:呈扁纺锤形,长约 2cm,宽约 5mm,基部钝,先端尖,顶部留有白色丝状长毛的痕迹。上部渐狭延长成喙状,近喙一侧有一凸起的棱线至种皮中部。表面棕褐色,有皱纹,微扭曲。质脆,易折断,断面可见白色种仁,富油性。气微,味苦。

【化学成分】 含强心苷类化合物,分为亲脂性苷与弱亲脂性苷 2 类。亲脂性苷有 7 种:羊角拗苷(divaricoside)、异羊角拗苷(divarstroside)、西诺苷(sinoside)、异西诺苷(sinostroside)、伪考多苷(ψ-caudoside)、异伪考多苷(ψ-caudostroside)、沙木苷(sarmutoside)[1]。弱亲脂性苷有:D-毒毛旋花苷 I(D-strophanthin-I)、D-毒毛旋花苷 III(D-strophanthin-III)[1]。毒性成分为羊角拗苷及毒毛旋花苷等。

【药理毒理】 1. 对心脏的作用:羊角拗苷对水合氯醛引起的动物(蛙、兔、猫)心脏收缩力减弱,有加强心脏收缩力、增加每分钟输出量、降低静脉压[3]、减慢心率的作用,也能有效地改进心脏功能。应用大量之后,常见室性期外收缩,但出现后常能自行恢复。剂量过大,会产生心脏传导阻滞,甚至使心脏停止于收缩期[1]。2. 对冠脉及心肌代谢的作用:羊角拗苷在肠胃道内吸收缓慢而不规则,并能影响心肌代谢过程;羊角拗苷在一般剂量对冠状动脉的影响较小,只有在中毒量时才能引起冠状动脉收缩[1]。3. 子宫兴奋作用:本品有兴奋子宫平滑肌的作用[1]。4. 镇静作用:小鼠皮下注射羊角拗苷 11.5mg/kg 时,50% 动物呈明显镇静变化,且心率减慢[2]。5. 利尿作用:正常大鼠皮下注射羊角拗苷 4.99mg/kg 后 0.5~2 小时利尿达高峰[2]。6. 毒性:羊角拗苷静注对小鼠和鸽的 LD_{50} 分别为 6.93(5.45~7.68)mg/kg 与 0.43(0.412~0.442)mg/kg;猫静脉注射的 MLD 为 0.194mg/kg,最大耐受量为 0.097mg/kg[3];猫口服的 MLD 为 0.927mg/kg[2],最大耐受量为 0.162mg/kg。中毒量的羊角拗苷可引起心脏频率和节律的变化[4]。

【附注】 羊角拗 *Strophanthus divaricatus* (Lour.) Hook. et Arn. 的根及茎也作药用,以药材

名"羊角拗"收入《广东省中药材标准》(第二册)(2011)。

参 考 文 献

[1] 谢宗万. 全国中草药汇编. 上册. 第2版. 北京:人民卫生出版社,2000:321,322

[2]《中华本草》编委会. 中华本草. 第6册. 上海:上海科学技术出版社,1999:309-311

[3] 高渌汶. 有毒中药临床精要. 北京:学苑出版社,2006:252-254

[4] 周立国. 中药毒性机制及解毒措施. 北京:人民卫生出版社,2006:249,250

(廖矛川　杨芳云)

627. *Strychnos nux-vomica*(马钱子)

【民族药名】　"郭齐拉"、"敦母达合"、"果齐拉"(藏族)。

【来源】　马钱科植物马钱 *Strychnos nux-vomica* L. 的种子。有剧毒。秋季、冬季果实成熟时摘下,取出种子,洗净附着的果肉,晒干。

乔木,高10～13m。树皮灰色,具皮孔,枝光滑。单叶对生;叶柄长5～12mm;叶片革质,广卵形或近圆形,长6～15cm,宽3～9cm,先端急尖或微凹,基部广楔形或圆形,全缘,光滑,无毛,主脉3～5条,背面突起,细脉成不规则网状;叶腋有短卷须。圆锥状聚伞花序腋生,长3～5cm,直径2.5～5cm,被短柔毛;总苞片及小苞片均小,三角形,先端尖,被短柔毛;花白色,几无梗;花萼绿色,先端5裂,密被短柔毛;花冠筒状,先端5裂,裂片卵形,内面密生短毛;雄蕊5,着生于花冠管喉部,花丝极短,花药黄色,椭圆形;雄蕊长9.5～12mm,花柱圆柱形,长达11mm,柱头头状;子房卵形。浆果球形,直径2～4cm,幼时绿色,熟时橙色,表面光滑。种子1～4颗,圆盘形,直径1～3cm,表面灰黄色,密被银色绒毛。花期春季、夏季,果期8月至翌年1月。

生于热带、亚热带地区的深山老林中。福建、台湾、广东、海南、广西、云南等地有栽培。

【炮制】　炮制能降低马钱子的毒性。藏族　油制:取净马钱子,加热煮沸,取出,刮去皮毛,加奶油少许炒至微黄色,微晾,切成薄片。烫制:取净马钱子,加石灰水(石灰块10kg,加水50kg,溶化去渣)淹过药面,浸2～3小时,至裂口,取出,漂去石灰水,晾干,炒至酥脆,除去毛绒。用时碾成细粉[1]。其他　制马钱子:取洁净河沙置炒制容器内,用武火加热至滑利状态,投入净马钱子,不断翻动,炒至烫至鼓起并显棕褐色或深棕色。取出,筛去河沙,放凉。河沙以能掩埋马钱子为度。

【药用经验】　藏族　用于血的"龙"病、血热病、血龙上亢、胃肠绞痛、中毒症(《中国藏药》)及咽喉痹痛、风湿关节痛、虫牙、痞块、痈疽、肿毒(《藏本草》)。

【使用注意】　炮制后入丸、散,每次用量0.2～0.6g,大剂量0.9g。体质虚弱者及孕妇禁服,高血压、心脏病及肝肾功能不全者亦应禁服或慎服[2],急慢性肾炎、癫痫、破伤风、突眼性甲状腺患者忌用[3]。外用适量。

【中毒与解毒】　本品服用过量易中毒。中毒潜伏期一般为30分钟至3小时[3]。早期可有头痛、头晕、烦躁不安、呼吸急促、全身肌肉抽搐精神轻度异常等症状;严重时神志不清、恶心呕吐、腹痛腹泻、口角流涎、大小便失禁、食欲抑制,同时可出现四肢肌肉松弛、全身淋巴结肿大等急性淋巴性白血病症状;连续发作后常死于呼吸麻痹[4]。文献报道解救方法:(1)有惊厥症状者,立即予异戊巴比妥0.25～0.5g(小儿则按每千克体重3～6mg/次计算)用注射用水配制后缓慢静脉注射,以抑制惊厥,但应注意防止呼吸中枢受到抑制或血压下降。其他抗惊厥方法如巴比妥类、水合氯醛灌肠、肌内注射地西泮等；(2)予低流量氧吸入进行吸氧；(3)惊厥控制后予1：2000高锰酸钾溶液洗胃；(4)灌入要用炭糊剂（药用炭20~30g、鸡蛋清3~5个、牛乳200~300ml），以吸附毒物；(5)灌入50%硫酸钠60ml导泻，以促进毒物排出；(6)禁用催吐剂、阿片类；(7)如呼吸心跳停止，即予人工呼吸，胸外心脏按压，应用二甲弗林、洛贝林、肾上腺素抢救[4]；(8)蜈蚣3条、全蝎6g，研末，1次冲服。胃内有余毒者用甘草120g煎汤服[3]。

【药材鉴定】 性状 种子扁圆形，纽扣状，直径1~3cm，厚3~6mm，常一面凹下，另一面稍突出。表面灰棕色或灰绿色，密生匍匐的银灰色毛，有丝状光泽，由中央向四周射出。边缘有一条隆起脊线，并有一小形突起的珠孔，底面中心有一稍突出的圆点状种脐，珠孔与种脐间隐约可见一条隆起线。质坚硬，难破碎。浸软后沿边缘纵向剖开，可见淡黄色角质肥厚的胚乳，胚乳中央部分有空隙，近珠孔处有心形的胚，子叶2枚，菲薄，长5~6mm，有5条掌状脉，胚根长约4mm。气微，味极苦[2]。

显微特征 (1)种子横切面：种皮表皮细胞向一方倾斜，延长成单细胞非腺毛，长500~1000(~1700)μm，宽约25μm，壁厚，强木化，壁约有10条纵肋线，基部稍膨大，有纹孔及孔沟，似石细胞样。表皮下有数列棕色颓废的薄壁细胞。胚乳细胞多角形，壁厚，隐约可见胞间连丝，细胞内含脂肪油及少量糊粉粒。(2)粉末灰黄色。非腺毛单细胞，基部膨大似石细胞，壁极厚，多碎断，木化。胚乳细胞多角形，壁厚，内含脂肪油及糊粉粒。

薄层色谱 取本品粉末0.5g，加三氯甲烷-乙醇(10：1)混合溶液5ml与浓氨试液0.5ml，密塞，振摇5分钟，放置2小时，滤过，取滤液作为供试品溶液。另取士的宁、马钱子碱对照品，加三氯甲烷制成每1ml各含2mg的混合溶液，作为对照品溶液。吸取上述2种溶液各10μl，分别点于同一硅胶G薄层板上，以甲苯-丙酮-乙醇-浓氨试液(4：5：0.6：0.4)为展开剂，展开，取出，晾干，喷以稀碘化铋钾试液。供试品色谱中，在于对照品色谱相应的位置上，显相同颜色的斑点。

【化学成分】 种子主要含生物碱类化合物，可分为3种类型。正系列生物碱：番木鳖碱（士的宁，strychnine）、马钱子碱（brucine）、异番木鳖碱（isostrychnine）、异马钱子碱（isobrucine）、马钱子碱N-氧化物（brucine N-oxide）、β-可鲁勃林（β-colubrine）；"伪"系列生物碱：伪番木鳖碱（pseudostrychnine）、伪马钱子碱（pseudobrucine）；"N-甲基伪"系列生物碱：番木鳖次碱（vomicine）、奴伐新碱（novacine）[2,5]。

【药理毒理】 1. 中枢兴奋作用：番木鳖碱具有较强的中枢兴奋作用，可兴奋迷走神经中枢，使心动缓慢，提高延髓内血管运动中枢、呼吸中枢、咳嗽中枢的兴奋性，使血压上升，呼吸加深加快。另其主要作用于脊髓，兴奋其反射功能，使神经冲动在神经原间易于传导，亦具兴奋大脑的作用，引起各种感觉器官功能的敏感。能促使抑制状态的患者苏醒，并调节大脑皮质的兴奋和抑制过程[2]。2. 番木鳖碱可提高横纹肌、平滑肌及心肌的张力[5]。3. 健胃作用：内服能促进消化液的分泌，促进消化功能，并因提高味觉、嗅觉等功能而增进食欲[2]。4. 镇痛作用：马钱子碱具有明显的镇痛、镇静作用，并与M胆碱能系统有一定联系[2,5]。5. 镇咳祛痰作用：马钱子治疗慢性气管炎，给动物灌胃时，其镇咳作用显著。其祛痰作用类似氯化铵。当用药时间延长，药量增加，则能加强家兔抗组织胺的引喘[5]。6. 抑菌作用：本品对嗜血流感杆菌有抑制作用。对常见致病性皮肤真菌有抑制作用[5]。7. 心血管作用：异马钱子碱及其氮氧化物对心肌细胞具有保护作用，体内给药能抗血栓的形成，马钱子氮氧化物及马钱子有利于改善微循环，增加血流[2]。8. 抗肿瘤：通过体外培养肿瘤细胞发现，马钱子碱及其氮氧化物和士的宁及其氮氧化物对肿瘤细胞株具有抑制生长和抑制其形态损伤作用，其机制可能是抑制肿瘤细胞的蛋白质合成作用而不是直接作用[2]。9. 其他作用：马钱子碱对感觉神经末梢有麻痹作用，马钱子碱与极大剂量的士的宁均可阻断神经肌肉传导,呈箭毒样作用[3]。10. 毒副作用:过量可致强直性惊厥,最后因呼吸麻痹而死亡。马钱子仁对小鼠的 LD_{50} 灌服为 235mg/kg,腹腔注射为 77.8mg/kg。鼠皮下注射士的宁的 LD_{50} 为 0.474mg/kg,小鼠口服 MLD5mg/kg,小鼠急性灌胃的 LD_{50} 为 3.27mg/kg;4-羟基士的宁为 0.556mg/kg,马钱子碱和马钱子仁小鼠灌胃的急性 LD_{50} 分别为 233mg/kg 和 234.5mg/kg。犬静脉注射马钱子碱 LD_{50} 为 8mg/kg。成人一次服士的宁 5 ~ 10mg,可致中毒,30mg 可致死亡[2];口服士的宁致死量 60~80mg[3]。

【附注】 1. 藏族尚将同属植物牛眼马钱 Strychnos angustiflora Benth. 和吕宋果 S. ignatii Bergius 的种子与本品同等入药(《中国藏药》、《滇省志》),药名均为"敦母达合",种子均有剧毒。吕宋果(种子)在藏族代马钱子药用(《滇省志》)。 2. 吕宋果药材性状:种子呈不规则卵圆形,长 1.8 ~ 2.5cm,宽约 1.3cm,厚约 0.5cm,全体不平坦,有钝棱。表面黄棕色或灰黑色,有稍隆起的细皱纹,少数有残留的毛茸,基部有明显的圆形种脐。质坚硬,纵剖面可见角质状棕色的胚乳,中央具子叶 2 片,叶脉 5 ~ 7 条,胚根长 3 ~ 4mm。 3. 吕宋果成分:种子含番木鳖碱(strychnine)、4-羟基番木鳖碱(4-hydroxystrychnine)、α-可鲁勃林(α-colubrine)及 β-可鲁勃林(β-colubrine)、马钱子碱(brucine)、伪番木鳖碱(pseudostrychnine)、伪马钱子碱(pseudobrucine)、N-甲基-断-伪马钱子碱(novacine)、马钱子碱-N-氧化物(brucine-N-oxide)[2]、小檗碱(berberine)[2]、16-甲氧基番木鳖碱(16-methoxystrychnine)、16-乙氧基番木鳖碱(16-ethoxystrychnine)、16-丙氧基番木鳖碱(16-propoxystrychnine)[2]以及马钱子苷(loganin)[2]。

参 考 文 献

[1] 田华咏,瞿显友,熊鹏辉. 中国民族药炮制集成. 北京:中医古籍出版社,2000:62
[2] 《中华本草》编委会. 中华本草(第6册). 上海:上海科学技术出版社,1999:223,224
[3] 高渌汶. 有毒中药临床精要. 北京:学苑出版社,2006:131
[4] 苗明三. 实用中药毒理学. 上海:第二军医大学出版社,2007:474,475
[5] 谢宗万. 全国中草药汇编. 上册. 第 2 版. 北京:人民卫生出版社,2000:81-83

(杨芳云 廖矛川 万定荣)

628. *Strychnos wallichiana*(马钱子)

【民族药名】 "旁缺阿吉"(阿昌族);"骂过伯"(傣族);"瓦帮巴"(德昂族);"高吉拉"、"棍其勒"、"混其勒"(蒙古族);"果西拉"、"敦母达合"(藏族);"苦出拉"(维吾尔族)。

【来源】 马钱科植物长籽马钱(云南马钱)*Strychnos wallichiana* Steud et DC. (*Strychnos pierriana* Hill.)的种子。有剧毒。秋季、冬季果实成熟时摘下,取出种子,洗净附着的果肉,晒干。

木质大藤本。树皮灰白色,小枝圆柱状,光滑;卷须腋生,单生或成对。叶对生;叶柄长 5 ~ 7cm;叶片近革质,椭圆形、倒卵形至近圆形,长 5 ~ 12cm,宽 3 ~ 5cm,先端短渐尖至急尖,基部楔形或近圆形,全缘,具三出脉,两面光滑无毛。圆锥状聚伞花序顶生;花白色,花萼 5 深裂,花冠黄白色,长 14cm,花冠管圆筒状,长约 11cm,上部 5 裂,裂片长卵形;雄蕊 5,着生于花冠管顶端,花丝极短,花药背着。子房卵形,直径约 1cm。浆果球形,熟时橘红色,直径 4 ~ 6cm。种子长圆形而扁,长 2 ~ 3cm,表面密被浅灰棕色绢毛。花期 4 ~ 6 月,果期 8 月至翌年 1 月。

生于热带石灰岩地区沟谷杂木林中。我国云南有分布。

【炮制】 牛乳煮制、砂炒、油煮、烫制均能降低马钱子的毒性[1]。蒙古族 奶煮制:取净马钱子,置鲜奶中,保持微沸约 2 小时,取出,清净,70℃ 干燥(每 50g 马钱子,置脱脂酸牛奶

1000ml）即可。**藏族** （1）油制：取净马钱子，加热煮沸，取出，刮去皮毛，加奶油少许炒至微黄色，微晾，切成薄片。（2）烫制：取净马钱子，加石灰水（石灰块 10kg，加水 50kg，溶化去渣）淹过药面，浸 2～3 小时，至裂口，取出，漂去石灰水，晾干，炒至酥脆，出去毛绒。用时碾成细粉。**壮族** 砂炒制：将砂子置锅中加热炒烫，倒入马钱子，用武火炒至鼓起，外面显棕褐色功深棕色，内面红褐色并起小泡时为度，取出，筛去砂子，刮去茸毛用时捣碎。

【药用经验】 **阿昌族** 用于面神经麻痹、半身不遂、跌打损伤、骨折（《德宏药录》）。**傣族** 用于肿毒、疥癞（《傣医药》）。**德昂族** 效用同阿昌族（《德宏药录》）。**蒙古族** 清热，解毒，止痛，杀黏。用于发热、胸闷气短、胸胁刺痛、身体发僵、活动不利、狂犬病、疔疮等（《现代蒙医学》）。用于胸闷、气喘、胸肋作痛、肢体软瘫、小儿麻痹后遗症、类风湿性关节痛、跌扑损伤、痈疽（《蒙药》）。**景颇族** 效用同阿昌族（《德宏药录》）。**藏族** 种子用于咽喉痹痛、痞块、痈疽、肿毒（《藏标》）及血龙上亢、胃肠绞痛、中毒症（《中国藏药》）。**维吾尔族** 种子用于关节炎、半身不遂、腰膝酸软、肌肉松弛、各种皮肤病（《维药志》）。

【使用注意】 炮制后入丸、散，每次用量 0.2～0.6g，大剂量 0.9g。体质虚弱者及孕妇禁服，高血压、心脏病及肝肾功能不全者亦应禁服或慎服[2]。外用适量。

【中毒与解毒】 同"*Strychnos nux-vomica* L.（马钱）"条。

【药材鉴定】 **性状** 种子长扁圆形，边缘较薄略向上翘成盘状，长 2～3cm，直径 1.5～2.2cm，表面密生灰黄色或淡棕色光亮的毛茸，自中央向四周辐射状匍匐排列。子叶卵形而薄，叶脉 3 条。气微，味极苦。

显微特征 粉末：表皮非腺毛长 520～1040μm，宽约 20μm，平直或多少扭曲，壁具 9～10 个纵肋，常自然分离成无色细长条状，先端尖锐或钝圆，基部仍互相连合，毛茸基部不规则增厚，有纹孔。

【化学成分】 种子主要含生物碱类化合物，可分为 3 种类型。"正"系列生物碱：番木鳖碱（士的宁，strychnine）、马钱子碱（brucine）、4-羟基番木鳖碱（4-hydroxy strychnine）、番木鳖碱 *N*-氧化物（strychnine *N*-oxide）、4-羟基-3-甲氧基-番木鳖碱（4-hydroxy-3-methoxy strychnine）；"伪"系列生物碱：伪番木鳖碱（pseudostrychnine）、伪马钱子碱（pseudobrucine）；"*N*-甲基伪"系列生物碱：番木鳖次碱（vomicine）、*N*-甲基-断-伪番木鳖碱（icajine）[2,3]。此外，叶还含有 *N*-氰基-断-伪番木鳖碱（*N*-cyano-sec-pseudostrychnine）及 *N*-氰基-断-伪马钱子碱（*N*-cyano-sec-pseudobrucine）[2]。

【药理毒理】 1. 中枢兴奋作用：番木鳖碱具有较强的中枢兴奋作用，可兴奋迷走神经中枢，使心动缓慢，提高延髓内血管运动中枢、呼吸中枢、咳嗽中枢的兴奋性，使血压上升，呼吸加深加快。另其主要作用于脊髓，兴奋其反射功能，使神经冲动在神经原间易于传导，亦具兴奋大脑的作用，引起各种感觉器官功能的敏感。能促使抑制状态的患者苏醒，并调节大脑皮质的兴奋和抑制过程[2]。2. 番木鳖碱可提高横纹肌、平滑肌及心肌的张力[5]。3. 健胃作用：内服能促进消化液的分泌，促进消化功能，并因提高味觉、嗅觉等功能而增进食欲[2]。4. 镇痛作用：马钱子碱具有明显的镇痛、镇静作用，并与 M 胆碱能系统有一定联系[2,3]。5. 镇咳祛痰作用：马钱子治疗慢性气管炎，给动物灌胃时，其镇咳作用显著。其祛痰作用类似氯化铵，当用药时间延长，药量增加，则能加强家兔抗组织胺的引喘[3]。6. 抑菌作用：本品对嗜血流感杆菌有抑制作用，对常见致病性皮肤真菌有抑制作用[3]。7. 其他作用：马钱子碱对感觉神经末梢有麻痹作用，马钱子碱与极大剂量的土的宁均可阻断神经肌肉传导，呈箭毒样作用[4]。8. 毒副作用：过量可致强直性惊厥，最后因呼吸麻痹而死亡。马钱子仁对小鼠的 LD_{50} 灌服为 235mg/kg，腹腔注射为 77.8mg/kg。成人一次服番木鳖碱 5～10mg,可致中毒,30mg 可致死亡[2];口服土的宁致死量 60～80mg[4]。

【附注】 本品为国产来源,又称为"国产马钱子",有时代替进口马钱子(马钱 *Strychnos nux-vomica* L. 的种子)。

参 考 文 献

[1] 田华咏,瞿显友,熊鹏辉. 中国民族药炮制集成. 北京:中医古籍出版社,2000;62
[2] 《中华本草》编委会. 中华本草. 第6册. 上海:上海科学技术出版社,1999;223,224
[3] 谢宗万. 全国中草药汇编. 上册. 第2版. 北京:人民卫生出版社,2000;81-83
[4] 高渌汶. 有毒中药临床精要. 北京:学苑出版社,2006;131

(廖矛川　杨芳云)

629. *Symplocos paniculata*(白檀)

【民族药名】 "美捐善"(仫佬族);六甲药、苦药、"毛毕解"、"杂柴孔"、"补借记"(瑶族);土常山(壮族)。

【来源】 山矾科植物白檀(华山矾)*Symplocos paniculata*(Thunb.)Miq.[*Symplocos chinensis*(Lour.)Druce]的根、叶、果实、全株。根、叶有小毒。叶夏季、秋季采收,切碎,鲜用或晒干用;8～9 月采收成熟的果实,晒干。根全年可采挖,洗净,鲜用或切片晒干。

落叶灌木;幼枝、叶柄、叶下面、花序均被灰黄色皱曲柔毛。叶纸质,椭圆形或倒卵形,长4～7(10)cm,宽2～4(5)cm,顶端急尖或短尖,基部楔形或钝圆,边缘有细尖齿,叶上面被短柔毛,中脉在上面凹下。圆锥花序狭长似总状花序,长4～7cm;花萼长2～3mm,被柔毛;花冠白色,芳香,长约4mm,5 深裂几达基部;雄蕊约45 枚,花丝基部合生成不显著的五体雄蕊;子房2室,顶端无毛。核果卵形,歪斜,长5～7mm,被紧贴的柔毛,熟时蓝色。花期4～5 月,果期8～9 月。

生于海拔800m 以下的丘陵。分布于长江流域以南各省区。

【炮制】 酒炙可降低毒性。酒炙:取华山矾根片同酒浸一宿,炒干,研细,备用(每生药1kg,用酒0.5kg)[1]。

【药用经验】 仫佬族　根:用于痢疾、阳痿、疮疡久不收口(《桂药编》)。瑶族　全株:清热利湿,化痰截疟,解表退热,理气宽肠。用于大肠闭结、风热感冒、疟疾、腰腿筋骨痛、狂犬咬伤、疮疖肿毒、蛇咬伤[2]。根、叶、果实:用于疟疾、痢疾、肾炎、便秘、牙痛、筋骨痛、感冒、疮疖、蛇伤、皮肤瘙痒、外伤出血(《湘蓝考》)。用于感冒发热、水肿。壮族　枝叶和根:清热利湿、化痰截疟。用于感冒发热、疟疾、筋骨疼痛、疮疖[3],以及瘴病、小儿感冒、疟疾、慢性支气管炎、外伤出血、急性肾炎、急性肝炎[4]。

【使用注意】 本品有毒,不亦过量内服。

【中毒与解毒】 本品服用过量可引起恶心、呕吐、头晕、胸闷等症状出现。可用甘草15～30g,水煎服,或用生姜30～60g,水煎服[5]。

【药材鉴定】 性状　叶片多皱缩破碎,绿色或黄绿色,完整者展平后呈椭圆形或倒卵形,长4～7cm,宽2～5cm,先端急尖或短尖,基部楔形或圆形,边缘有细小锯齿,上面有短柔毛,中脉在叶面凹下,侧脉每边4～7 条。嫩枝、叶柄、叶背均被有黄色皱曲柔毛。气微,味苦,有小毒[5]。根呈圆柱形,直或弯曲,表面具瘤状隆起,有不规则的纵裂,有时有小的支根痕;栓皮棕黄色,常呈片状剥离。质坚硬,难以折断。断面皮部外侧棕黄色。内侧淡黄色,形成层清楚,木部灰白色至淡黄色,射线纤细,不显著,有环状年轮[5]。气无,味苦[6]。

【化学成分】 从根中分得的活性成分主要为三萜和三萜皂苷类化合物。三萜皂苷类有:华山矾皂苷(symplocososides) A ~ S[7~10]、X、Y[11];三萜类有:2β,3β,19α,24-tetrahydroxy-23-norurs-12-en-28-oicacid、3-Oxo-19α,23,24-trihydroxyurs-12-en-28-oic acid、2α,3β,19α,23-tetra-hydroxyurs-12-en-28-oicacid[12]等。其他还含有甾醇类化合物等[13]。皂苷中的糖链和酯侧链对活性有重要贡献[9]。

【药理毒理】 抗肿瘤活性:根乙醇提取物的乙酸乙酯部位和正丁醇部位有抗肿瘤活性[10]。利用 MTT 方法对从乙酸乙酯部分分得的单体三萜化合物进行了多种小鼠及人实体瘤细胞株的抗肿瘤活性测定,结果表明:2β,3β,19α,24-tetrahydroxy-23-norurs-12-en-28-oicacid 对小鼠黑色素瘤 B16 和人胃癌 BGC-823 细胞有不同程度的抑制作用[12]。从根正丁醇部位总皂苷中分得的皂苷单体,在体外对人结肠癌细胞 HCT-8 和 HT-29(人结肠癌细胞)、人肝癌细胞 Bel7420、人卵巢癌细胞 A2780、人肺腺癌细胞 A549、人乳腺癌细胞 MCF-7、人口腔上皮癌细胞 KB、人肾癌细胞 Ketr3 和小鼠黑色素瘤高转移细胞株 B16BL6 的生长均具有明显的抑制作用。对小鼠肝癌 H22 和 B16 的生长均呈一定的抑制作用,且具有较好的剂量效应关系,以对黑色素瘤敏感[10]。

参 考 文 献

[1] 田华咏,瞿显友,熊鹏辉. 中国民族药炮制集成. 北京:中医古籍出版社,2000:202

[2] 刘育衡. 湖南瑶族医药研究. 湖南:湖南科学技术出版社,2002:202

[3] 梁启成,钟鸣. 中国壮药学. 南宁:广西民族出版社,2005:55

[4] 钟鸣. 简明壮医药学. 南宁:广西民族出版社,2009:35

[5] 《中华本草》编委会. 中华本草(第6册). 上海:上海科学技术出版社,1999:149,150

[6] 广东中药志编辑委员会. 广东中药志(第2卷). 广州:广东科技出版社,1996:586,587

[7] Tang M,Shen D,Hu Y,et al. Cytotoxic triterpenoid saponins from *Symplocos chinensis*. Journal Natural Products,2004,67(12):1969-1974

[8] Fu G M,Wang Y H,Gao S,et al. Five new cytotoxic triterpenoid saponins from the roots of *Symplocos chinensis*. Planta Med,2005,71(7):666-672

[9] Fu G,Liu Y,Yu S,et al. Cytotoxic oxygenated triterpenoid saponins from *Symplocos chinensis*. Journal of Natural Products,2006,69(12):1680-1686

[10] 刘耕陶,于德泉. 中草药现代研究(第5卷). 北京:中国协和医科大学联合出版社,2010:766-792

[11] Zhao J,Yu S S. Two new triterpenoid saponins from *Symplocos chinensis*. Journal Asian Natural Products Research,2005,7(6):791-797

[12] Li X H,Shen D D,Li N,et al. Bioactive triterpenoids from *Symplocos chinensis*. Journal Asian Natural Products Research,2003,5(1):49-56

[13] 李曦昊. 山矾属植物华山矾抗肿瘤化学成分研究. 中国协和医科大学硕士学位论文,2001:1-109

（王　静）

630. *Syneilesis aconitifolia* (兔儿伞)

【民族药名】 兔儿伞(蒙古族)。

【来源】 菊科植物兔儿伞 *Syneilesis aconitifolia* (Bunge) Maxim. 的根、根茎、全草。有毒。秋季采收,除净泥土,鲜用或晒干用。

多年生草本;根茎匍匐。茎高70~120cm,无毛。基生叶1,花期枯萎。茎叶2,互生,叶片圆盾形,直径20~30cm,掌状深裂,裂片7~9,做二至三回叉状分裂,宽4~8mm,边缘有不规则的锐齿,无毛,下部茎叶有长10~16cm的叶柄;中部茎叶较小,直径12~24cm,通常有4~5裂片,叶柄长2~6cm。头状花序多数,在顶端密集成复伞房状,梗长5~16mm,基部有条形苞片;总苞圆筒状;总苞片排成5,矩圆状披针形,长9~12mm,无毛,1层;花筒状,淡红色,上部狭钟状,5裂。瘦果圆柱形,长5~6mm,有纵条纹;冠毛灰白色或淡红褐色。花期9~10月,果期11~12月。

生于山坡荒地、林缘、路旁。分布于我国东北、华北、华中及华东。

【药用经验】 蒙古族 用于风湿痹痛、四肢麻木、腰腿疼痛、月经不调、行经腹痛、跌打损伤、痈疽疮肿(《蒙植药志》)。

【使用注意】 孕妇忌服。与生姜同服[1]。

【药材鉴定】 性状 根茎扁圆柱形,多弯曲,长1~4cm,直径0.3~0.8cm,。表面棕褐色,粗糙,具不规则的环节和纵皱纹,两侧向下生多条根。根类圆柱状,弯曲,长5~15cm,直径0.1~0.3cm,灰棕色或淡浅棕色,表面密被灰白色根毛,具纵皱纹。质脆,易折断,折断面略平坦,皮部白色,木部棕黄色。气微特异,味辛凉。

显微特征 根横切面:表皮细胞2~3列,外被众多长200~500μm的根毛。皮层宽广,细胞类圆形,壁增厚,皮层内侧具数个大型分泌腔。维管束外韧型,呈环状,内具薄壁细胞。薄层细胞中含淀粉粒,偶见有小的草酸钙针晶[2]。

薄层色谱 取根及根茎粉末2g,加乙醇20ml,振摇30分钟,滤过,滤液蒸干,残渣用甲醇1ml使溶解,作为供试品溶液。另取兔儿伞对照药材2g,同法制成对照药材溶液。吸取上述2种溶液各5μl,分别点于同一含羧甲基纤维素钠为黏合剂的硅胶G薄层板上,以甲苯-氯仿-乙酸乙酯-冰醋酸(10:5:1:0.2)为展开剂,展开,取出,晾干,喷以10%磷钼酸试液,105℃加热约5分钟,供试品色谱与对照药材色谱相应的位置上,显相同颜色的斑点。

【化学成分】 全草挥发油[3]、黄酮[4]、生物碱[5]等成分。挥发油中主要为倍半萜、单萜,倍半萜有7,11-二甲基-3亚甲基-1,6,10-十二(碳)三烯、反-Z-α-环氧化防风根烯、α-防风根醇[3]。总黄酮含量为6.01%[4]。

【药理毒理】 1. 抗氧化作用:研究发现兔儿伞4种提取物(水、乙醇、丙酮和乙酸乙酯)均有一定的清除O_2^-·和·OH的作用,其中乙醇提取物对自由基的清除效果最好[6]。 2. 抗肿瘤作用:兔儿伞醇提物对小鼠肉瘤S_{180}移植性肿瘤生长有显著的抑制作用,明显增加胸腺指数,改善荷瘤小鼠的非特异性免疫功能,但对脾脏指数没有明显影响[7]。 3. 镇痛、抗炎作用:兔儿伞对醋酸、甲醛、温度所致小鼠疼痛有较好的镇痛作用,对复方巴豆油合剂所致小鼠耳肿胀有消肿作用[8]。

参 考 文 献

[1] 李松龄. 常用中药禁忌手册. 重庆:重庆大学出版社,1989:70

[2] 广西壮族自治区卫生厅. 广西中药材标准. 第2册. 南宁:广西科学技术出版社,1992:151

[3] 许亮,王冰,贾天柱. 锦灯笼与兔儿伞两种药材的挥发油成分研究. 中成药,2007,29(12):1840-1843

[4] 吴素珍,李加林,陈水亲,等. 兔儿伞中总黄酮及微量元素含量测定. 中成药,2009,31(9):1468-1470

[5] Roeder E,Wiedenfeld H,Liu K,et al. Pyrrolizidine alkaloids from *Syneilesis aconitifolia*. Planta Med,1995,61(1):97,98

[6] 李加林,刘丽华,吴素珍,等. 兔儿伞不同溶剂提取物的体外抗氧化作用研究. 时珍国医国药,2010,21(1):145,146

[7] 吴素珍,李加林,朱秀志,等. 兔儿伞醇提物的抗肿瘤实验. 中国医院药学杂志,2011,31(2):102-104

[8] 潘国良,张志梅. 兔儿伞镇痛抗炎作用的研究. 现代中西医结合杂志,2002,11(20):1985-1991

（王　静）

631. *Synurus deltoides*（山牛蒡）

【民族药名】　山牛蒡(蒙古族)。

【来源】　菊科植物山牛蒡 *Synurus deltoides*(Alt.)Nakai 的根、全草。有小毒。夏季、秋季采收,全草切段晒干;秋季、冬季采收根,切段晒干。

多年生草本,高 50～100cm。茎单生,直立,多少被蛛丝状毛,上部稍分枝。基生叶花期枯萎,下部叶有长柄,卵形或卵状矩圆形,顶端尖,基部稍呈戟形,边缘有不规则缺刻状齿,上面有短毛,下面密生灰白色毡毛,上部叶有短柄,披针形。头状花序单生于茎顶,直径4cm,下垂;总苞钟状,总苞片多层,带紫色,被蛛丝状毛,条状披针形,锐尖,宽 1.5mm,外层短;花冠筒状,深紫色,长 2.5cm,筒部比檐部短。瘦果长形,无毛;冠毛淡褐色,不等长,一层,长 12～17mm。花果期6～10月。

生于海拔 550～2200m 的山坡林缘、林下或草甸。分布于东北、华北、华中及陕西。

【药用经验】　蒙古族　用于感冒发热、咳嗽、咽喉肿痛、瘰疬、疮肿(《蒙植药志》)。

【药材鉴定】　性状　叶多皱缩,易破碎,完整叶片呈卵状三角形或广卵形,基部呈心形,前端钝圆,表面有短糙毛及黄色斑点,背面有白色绵毛,上部叶有短柄,下部叶有长柄;茎呈红棕色,表面粗糙,有棱角,中空,断面类白色,折断时可见白色丝状纤维。根直径 0.4～0.7cm,质脆,味甘[1]。

显微特征　(1)叶横切面:上表皮细胞呈长方形,下表皮细胞较小,略呈扁圆形,大小不一,气孔与非腺毛较多,栅栏组织细胞 1～2 列,海绵组织细胞 4～6 列,排列疏松。主脉维管束外韧型。(2)粉末:呈棕褐色。螺纹导管或网纹导管直径为 20～39μm。单细胞非腺毛较多,细长,直径为 9～12μm。不定式气孔少见。纤维多成束,棕色,壁较厚,直径 14～27μm[1]。

【化学成分】　化学成分预实验表明含有糖类、生物碱类、木脂素、黄酮类、皂苷、强心苷、蒽醌类、鞣质类及氨基酸等成分[1]。

参 考 文 献

[1] 黄顺福,吕惠子,李红梅. 山牛蒡生药学研究. 延边大学医学学报,2006,29(1):44-46

（王　刚　陈吉炎　马丰懿）

632. *Syzygium nervousum*（水翁）

【民族药名】　"美登冬"(侗族);"白菇敖"(黎族);"美拉喃"(壮族)。

【来源】　桃金娘科植物水翁 *Syzygium nervosum* DC.[*Cleistocalyx operculatus*(Roxb.)Merr. et Perry.]的枝叶、花蕾、树皮。有小毒。全年均可采,鲜用或晒干用。

乔木,高可达 15m;小枝有时略带四棱形。叶对生,近革质,卵状矩圆形或狭椭圆形,长 7～22cm,宽 3～7cm,无毛,羽状脉稍明显;叶柄粗壮,长 1～2cm。圆锥花序侧生,花序轴和分枝均呈四棱形;花绿白色,直径 8～10mm;萼筒钟形,长约 3mm,顶端近截形,裂片合生成帽状体,直径约 5mm,顶端尖,有腺点,整个脱落;花瓣 4,有腺点,早落;雄雌多数;子房下位。浆果球形,直径 6 ~ 8mm,黑紫色。花期 5 ~ 6 月。

喜生水旁。分布于广东、广西南部。

【药用经验】 侗族 枝叶:用于风湿骨痛、疥疮(《桂药编》)。黎族 花蕾、叶、树皮:用于湿热泻痢、食积腹胀、乳痈、湿疮、脚气、疥癣、皮肤瘙痒、痔疮、肾囊痈(阴囊痈)、烧烫伤、刀枪伤(《民毒药研用》)。壮族 枝叶:效用同侗族(《桂药编》)。

【药材鉴定】 性状 叶片薄革质,长圆形至椭圆形,长 11 ~ 17cm,宽 4.5 ~ 7cm,先端急尖或渐尖,基部宽楔形或略圆,全缘或稍有波状弯曲,两面多透明腺点。叶柄长 1 ~ 2cm。干后叶呈枯绿色,皱缩或有破碎。气微,味苦。

显微特征 花的粉末:黄棕色。分泌腔类圆形或椭圆形,直径 48 ~ 85μm,分泌细胞棕黄色,界限不明显,腔内可见黄棕色颗粒状分泌物或油滴。花粉粒呈三角形或类椭圆形,极面观三角形,具 3 副合沟,直径约 13μm。草酸钙簇晶多存在于薄壁组织中,成群或数个排列,直径 5 ~ 15μm,棱角锐尖。花冠表皮细胞黄棕色,外被浅黄绿色角质层,厚约 13μm,表面观细胞界限不甚明显,角质层有裂纹。花丝薄壁组织棕黄色,表皮细胞呈类方形或类长方形,直径 13 ~ 25μm,垂周壁波状弯曲,表面有角质纹理。导管多为螺纹或环纹导管。

【化学成分】 茎皮含齐墩果烷型三萜、$2\alpha,3\beta,23$-三羟基齐墩果烷-12-烯-28 油酸($2\alpha,3\beta$, 23-trihydroxyolean-12-en-28-oleic acid)等。花含黄酮类、酚类、氨基酸;花蕾中含没食子酸乙酯(ethyl gallate)、没食子酸(gallic acid)、β-谷甾醇(β-sitosterol)、桂皮酸(cinnamic acid)[1]、熊果酸(ursolic acid)、去甲氧基莨菪蕨醇(desmethoxymatteucinol)、7-羟基-5 甲氧基-6,8-二甲基黄烷酮(7-hydroxy-5-methoxy-6,8-dimethyl flavanone)和 2′,4′-二羟基-6 甲氧基-3′,5′-二甲基查耳酮(2′, 4′-dihydroxy-6 methoxy-3′,5′-dimethyl chalcone)。还含多种挥发油。叶含黄酮苷、酚类、氨基酸、糖。

【药理作用】 1. 抗氧化作用:水翁花水提取物不仅对小鼠肝微粒体膜脂氧化有很强的抑制作用,而且对 H_2O_2 诱导的 PC_{12} 神经细胞的氧化损伤亦有很强的保护作用[2]。2. 强心作用:在小鼠心脏灌注系统中,水翁花提取物能抑制 Na$^+$/K ~ ATPases 的活性,加强心脏的收缩 功能,同时降低心脏的收缩频率[3]。3. 抑菌作用:本品对常见的化脓性球菌和肠道致病菌均有较强的抑制作用[4]。

参 考 文 献

[1] 李志勇. 中国少数民族有毒药物研究与应用. 北京:中央民族大学出版社,2011:204,205

[2] 卢艳花,杜长斌,吴子斌,等. 水翁花对微粒体和神经细胞氧化损伤的保护作用. 中国中药杂志,2003,28(10):964-966

[3] Woo Anthony Y H,Waye Mary M Y,Kwan H S,et al. Inhibition of ATPases by Cleistocalyx Operculatus. A Possible Mechanism for the Cardiotonic Actions of the Herb. Vascular Pharmacology,2002(38):163

[4] 广东中药志编委会. 广东中药志. 广州:广东科技出版社,1996:412,413

(李路扬 彭 方)

633. *Tabernaemontana divaricata*(单瓣狗牙花)

【民族药名】 "摆哈介"、"风沙门"(傣族)。

【来源】 夹竹桃科植物单瓣狗牙花 *Tabernaemontana divaricata*(L.)R. Br. ex Roem. et Schult. [*Ervatamia divaricata*(L.)Burk]的根、叶、全株。有小毒。根于夏季、秋季采,洗净,切片晒干;叶鲜用临时采集;全株全年可采。

灌木,通常高达 3m,除萼片有缘毛外,其余无毛;枝和小枝灰绿色,有皮孔,干时有纵裂条纹;节间长 1.5 ~ 8cm。腋内假托叶卵圆形,基部扩大而合生,长约 2mm。叶坚纸质,椭圆形或椭圆状长圆形,短渐尖,基部楔形,长 5.5 ~ 11.5cm,宽 1.5 ~ 3.5cm,叶面深绿色,背面淡绿色;侧脉 12 对,在叶面扁平,在背面略为凸起;叶柄长 0.5 ~ 1cm。聚伞花序腋生,通常双生,近小枝端部集成假二歧状,着花 6 ~ 10 朵;总花梗长 2.5 ~ 6cm;花梗长 0.5 ~ 1cm;苞片和小苞片卵状披针形,长 2mm;花蕾端部长圆状急尖;花萼基部内面有腺体,萼片长圆形,边缘有缘毛,长 3mm;花冠白色,花冠筒长达 2cm;雄蕊着生于花冠筒中部之下;花柱长 11mm,柱头倒卵球形。蓇葖长 2.5 ~ 7cm,极叉开或外弯;种子 3 ~ 6,长圆形。花期 6 ~ 11 月,果期秋季。

生于山野疏林间。分布于福建、台湾、广东、海南、广西、云南等地。

【药用经验】 傣族 根:用于风湿性关节炎、产后虚弱、头晕眼花、恶露淋漓、奶汁不下、下肢麻木(《滇药录》)。叶:用于乳腺炎、眼病、疯狗咬伤(《滇省志》)。全株:用于产后虚弱、头晕眼花、恶露淋漓(《版纳傣药》)及腹痛腹泻、红白下痢(《傣医药彩图》)。

【化学成分】 根、茎中含冠狗牙花定碱等多种生物碱,种子中含冠狗牙花定碱(coronaridine)等[1]。

参 考 文 献

[1]《中华本草》编委会. 中华本草(第 6 册). 上海:上海科学技术出版社,1999:288

（王兵娥　焦　玉）

634. *Tacca chantrieri*（箭根薯）

【民族药名】 黄牛胆、山大黄、"咪火蛙"、"米阔凹"(傣族);"嘿"(德昂族);"爬舍爬呢"、"杯把那"(哈尼族);"雀裸帕来"(基诺族);"冬吞"(壮族)。

【来源】 蒟蒻薯科(箭根薯科)植物箭根薯(蒟蒻薯)*Tacca chantrieri* Andre[*Tacca esquirolii* (Lévl.) Rehder]的根茎、叶、全草。根茎及全草有小毒。根茎全年可采,切片晒干或鲜用,叶、全草适时采收。

草本,高 50 ~ 80cm,根茎粗壮,圆柱形。叶片矩圆形或矩圆状椭圆形,长 25 ~ 60cm,宽 7 ~ 20cm。外面的总苞 4 片,外轮 2 片卵状披针形,紫色,内轮 2 片宽卵形,淡绿色;内面的苞片条形,长 10 ~ 15cm;伞形花序有花 5 ~ 7(18) 朵;花被裂片 6,红色或紫褐色,外轮 3 片披针形,长约 1cm,内轮 3 片较宽,顶端具小尖头;雄蕊 6 枚,花丝顶部兜状;子房下位。果紫黑色,长约 3cm,具 6 棱,顶端冠以宿存的花被裂片。花果期 4 ~ 11 月。

生于海拔 170 ~ 1300m 的水边、林下阴湿处。分布于湖南南部、广东、广西、云南。

【药用经验】 傣族 全草:用于治疗淋巴结肿、深部脓肿(《版纳傣药》)。根茎:用于胃炎、胃肠溃疡、高血压、烫伤、烧伤(《中佤药》)。鲜叶:用于淋巴结肿大(《滇药录》)。用于清热解毒、消炎止痛(《傣医药》)。德昂族 根茎:用于急慢性肠炎(《德宏药录》)。哈尼族 全草:用于肠炎、肾炎、痛经(《滇药录》)。根茎:用于肠炎、痢疾、消化不良、肝炎、胃及十二指肠溃疡、扁桃体炎、肺炎(《哈尼药》)。基诺族 根茎:用于咽喉肿痛、扁桃体炎、肺炎、疟疾、胃病。外治跌打瘀肿(《基诺药》)。拉祜族 根茎:用于胃及十二指肠溃疡、胃出血、肝炎(《拉祜药》)。壮族 根茎:用于疮疖(《桂药编》)。

【中毒与解毒】 全草有毒,慎用。中毒后轻者出现腹泻、呕吐,严重者出现肠黏膜脱落,引起大量出血。救治措施:可按解毒的一般原则进行处理[1]。

【药材鉴定】 　性状　根茎切成片,呈类圆形片,直径 2.5~5cm。表面棕褐色,皱缩,有较多须根及须根痕,密布环纹。质硬,不易折断,断面灰褐色,有一明显环纹,环外散在根迹维管束,明显突起;环内散在白色点状维管束。气清香,味苦。

薄层色谱　取本品根茎粉末 1g,加甲醇 20ml,超声处理 30 分钟,滤过,滤液蒸干,残渣加水 20ml 使溶解,用乙醚振摇提取 2 次,每次 20ml,弃去乙醚液,水层用水饱和的正丁醇振摇提取 2 次,每次 20ml,合并正丁醇液,蒸干,残渣加甲醇 2ml 使溶解,作为供试品溶液。另取箭根薯(根茎)对照药材 1g,同法制成对照药材溶液。吸取上述 2 种溶液各 2μl,分别点于同一硅胶 G 薄层板上,以三氯甲烷-甲醇-水(65:35:10)下层溶液为展开剂,展开,取出,晾干,喷以 10% 硫酸乙醇溶液,加热至斑点显色清晰。供试品色谱在与对照药材色谱相应的位置上,显相同颜色的斑点;置紫外光灯(365nm)下检视,显相同的亮蓝色荧光斑点。

【化学成分】 　主要含甾体和双苯庚烷类化合物。甾体类化合物主要有呋甾烷型甾体苷、变形螺甾烷型甾体苷、孕甾烷型甾体苷、螺甾烷型甾体苷、C_{28}-甾醇寡糖苷(taccasterosides)和睡茄甾内酯类甾体苷(chantriolide)。还含二芳基庚酯、二芳基庚酯糖苷、箭根薯酮内酯(taccalonolide)等化合物[2,3]。

【药理毒理】 　1. 降血压作用:箭根薯的乙醇提取物及其粗提、精制皂苷以 5mg/kg 的剂量注射麻醉的正常小鼠,结果显示小鼠的血压降低,心率减慢[4]。2. 毒性:双苯庚烷和螺甾烷型甾体有细胞毒活性[5];小鼠腹腔注射根和叶的氯仿提取物 1000mg/kg 时,动物出现安静、呼吸减慢、各种反射均消失,最后死亡。

【附注】 　箭根薯为国家三级保护植物。

参 考 文 献

[1] 唐德英,何明荣. 珍惜濒危药用植物箭根薯的研究进展. 时珍国医国药,2009,20(7):1831-1833
[2] 李志勇. 中国少数民族有毒药物研究与应用. 北京:中央民族大学出版社,2011:173
[3] 张琳. 傣药藤苦参及箭根薯化学成分的研究. 中国协和医科大学博士论文,2006,11
[4] Tiamjan R,Panthong A,Taesotikul T,et al. Hypotensive Activity of *Tacca chantrieri* and Its Hypotensive Principles. Pharmaceutical Biology,2007,45(6):481-485
[5] 陈冀胜,郑硕. 中国有毒植物. 北京:科学出版社,1987:581

(杨　琛　张　飞)

635. *Tephroseris kirilowii*(狗舌草)

【民族药名】 　"阿夏塞卷"(藏族);淖海-赫勒-额布斯(蒙古族)

【来源】 　为菊科植物狗舌草 *Tephroseris kirilowii*(Turcz. ex DC.) Holub(*Senecio kirilowii* Turcz. ex DC.)的全草、花。有小毒。春季、夏季采收,洗净,鲜用或晒干用。

多年生草本。茎直立,高 20~60cm,被白色蛛丝状密毛。下部叶在花后生存,矩圆形或倒卵状矩圆形,长 5~10cm,宽 1.5~2.5cm,顶端钝,下部渐狭成翅状的柄,边缘有浅齿或近全缘,两面被蛛丝状密毛;茎生叶少数,条状披针形至条形,基部抱茎,且稍下延。头状花序 5~11 个,伞房状排列,有长 1.5~5cm 的梗;总苞筒状,长约 8mm,直径达 11mm;总苞片 1 层,条形或矩圆状披针形,背面被蛛丝状毛,边缘膜质;舌状花 1 层,黄色,矩圆形;筒状花多数。瘦果圆柱形,有纵肋,被密毛;冠毛白色。花期 4~5 月。

广布于我国北部、东北及东部。

【药用经验】　蒙古族　全草：用于肺痈、淋病、小便不利、水肿、痢疾、白血病、疖肿、疥疮（《蒙植药志》）。藏族　花：用于治头痛、神经痛（《青藏药鉴》）。

【中毒与解毒】　本品有毒，家畜尤其是幼畜，常在采食狗舌草后数月至 2 年发病，甚至死亡[1]。

【药材鉴定】　本品长 20 ~ 65cm，灰黄色至黄绿色。根多数，细索状。茎具白色绒毛。基生叶稍呈莲座丛状，有短柄，完整叶片椭圆形或近似匙形，长 5 ~ 10cm，宽 1.5 ~ 2.5cm，边缘有浅齿或近全缘，两面均有白色绒毛；茎生叶无柄，卵状椭圆形，基部半抱茎；上部叶片披针形或条状披针形，基部抱茎，叶形似狗舌。头状花序，数个在茎顶端排列成伞房状。瘦果，圆柱形，有纵肋，被密毛，冠毛白色。质轻，气微，味淡[2]。

【化学成分】　主要含生物碱类成分，如千里光宁（senecionine）、千里光非灵（seneciphylline）、全缘千里光碱（integerrimine）、当归酰天芥菜定（angeloyl-heliotridine）、天芥菜定（heliotridine）等[3]。挥发油类有（E）-7,11-二甲基-3-亚甲基-1,6,10-十二碳三烯 [（E）-7,11-dimethyl-3-methylene-1,6,10-dodecatriene]、[3aS-(3aα,3bβ,4β,7α,7aS＊)]-八氢-7-甲基-3-亚甲基-4-(1-甲基乙基)-1H-环戊[1,3]环丙[1,2]苯{1H-cyclopenta[1,3]cyclopropa[1,2]-benzene-octahydro-7-methyl-3-methylene-4-(1-methylethyl)-[3aS-(3aα,3bβ,4β,7α,7aS＊)]}、2,6-二甲基-6-(4-甲基-3-戊烯基)-二环[3,1,1]庚-2-烯（bicyclo[3,1,1]hept-2-ene-2,6-dimethyl-6-(4-methyl-3-pentenyl)）、石竹烯（caryophyllene）、α-金合欢烯（α-farnesene）等[4]。还含黄酮、酚类成分。双稠吡咯啶生物碱（pyrrolizidine alkaloids）为毒性成分[5]。

【药理毒理】　1. 抗肿瘤作用：狗舌草对白血病细胞、恶性网状细胞肉瘤及皮肤癌有较强的抑制作用。2. 阿托品样作用：本品具阿托品样作用，但效力较阿托品弱 20 ~ 30 倍。3. 中枢抑制作用：本品能增强小剂量硫酸镁之中枢抑制作用。4. 降压作用：具降压作用。其作用原理可能为中枢性[2]。5. 毒性：狗舌草对动物具有强烈的肝毒性、肾脏毒性、神经毒性、心脏毒性。用质量分数为 10% 的狗舌草饲料喂猪 144 天，病理组织学特征变化为：肝脏出现巨肝细胞；肾脏近曲小管上皮细胞肿大，胞浆内陷；大脑神经细胞出现卫星化和噬神经现象，小脑浦肯野氏细胞肿胀，尼氏小体不清；心肌纤维颗粒变性，有的核变圆、淡染。透射电镜检查可见肝细胞核常染色质数量增加，异染色质边集。胞质内充满峰溶解的线粒体，内质网及高尔基体消失；Ⅰ型肺泡上皮细胞核膜破裂；Ⅱ型肺泡上皮细胞游离端微绒毛增多，嗜锇性板层小体减少[5]。

参 考 文 献

[1] 王建元,薛登民,张琼瑶,等. 陕西陇县黄山牧场幼驹"肝病"初报. 西北农学院学报,1980(2):105,106
[2] 谢宗万. 全国中草药汇编(上册). 第 2 版. 北京:人民卫生出版社,1996:570
[3] 王建华,王跃虎,司红丽. 狗舌草生物碱成分分析. 西北农林科技大学学报,2004,32(1):93-95
[4] 周顺玉,陈利军. 狗舌草挥发油化学成分 GC-MS 分析. 湖北农业科学,2011,50(15):3194-3196
[5] 陈进军,王建华,薛登民. 猪狗舌草中毒的病理学研究. 西北农业大学学报,1999,27(2):53-56

（郑露露　康四和）

636. *Terminalia bellirica*（毛诃子）

【民族药名】　"埋姆哈"、"埋先丹"（傣族）；"埋享"（基诺族）；"图布德-巴如拉"、"乌苏图-阿如拉"（蒙古族）；"帕如拉"、"帕肉拉"、"毛诃子"（藏族）。

【来源】 使君子科植物毗黎勒 *Terminalia bellirica*（Gaertn.）Roxb. 的果实。有小毒。果实成熟后采摘,晒干。

大乔木,高可超过 20m。树皮暗灰色,木材淡黄灰色;幼枝具锈褐色毛。叶宽椭圆形或倒卵椭圆形,长达 19cm,革质,先端钝或急尖,基部不对称,幼被疏毛,后光滑,侧脉 5~8 条;叶柄长为叶的 1/3。穗状花序柔弱,腋生或叶下生,长 7~15cm;雄花、两性花混生;苞片线形,早落;花小,污灰色或黄绿色;花萼杯状,5 中裂,裂片三角形,急尖,被褐色长毛;花丝着生于花萼裂片下部,长于裂片 2 倍。果实卵形,长约 2cm,具不明显的槽。花期 2~3 月。

生于海拔 540~1350m 的山坡向阳地方及疏林中。分布于云南南部。

【药用经验】 傣族　用于热病、泻痢、体虚、秃发(《滇省志》)。基诺族　用于口干舌燥、喉痛(《滇省志》)。蒙古族　"清巴达干希日",燥热性"协日沃素",杀虫,止痛,明目。用于热性"协日沃素"、"巴达干希日"并发症、脱发、皮肤瘙痒、"协日沃素"疮、痘疹、湿疹、白癜风、秃疮、疥癣、"陶赖"、"赫如虎"、浊热、新热陈热、眼疾(《中本草蒙卷》)。藏族　用于各种虚弱、热症、泻痢、黄水病、肝胆病(《藏标》)。用于"赤巴病"、"培根"病、黄水病(《中国藏药》)。用于虚弱、各种热疟、泻痢、黄水病、肝胆病(《滇药录》)。

【使用注意】 煎汤内服,用量 3~10g,或研末服用。不可过量。

【药材鉴定】 性状　呈卵形或椭圆形,长 2~3.8cm,直径 1.5~3cm。表面棕褐色,被细密绒毛,基部有残留果柄或果柄痕。具 5 棱脊,棱脊间平滑或有不规则皱纹。质坚硬。果肉厚 2~5mm,暗棕色或浅绿黄色,果核淡棕黄色;种子 1,种皮棕黄色,种仁黄白色,有油性。气微,味涩、苦。

显微特征　(1)果实横切面:外果皮表皮细胞 1 列,近方形,内含棕黄色物。外被非腺毛,由 2~3 个细胞组成,内含棕黄色物。中果皮为数 10 列薄壁细胞,有的细胞含棕色物及草酸钙簇晶,中果皮外侧有数列切向延长而间断排列的厚壁细胞带,内侧的薄壁组织中有维管束、石细胞单个散在或成群。内果皮主要由纤维组成,并有石细胞群镶嵌在其间。外果皮为 1~2 列厚壁细胞。内种皮为 1~3 列薄壁细胞。胚内含油滴及草酸钙簇晶。(2)果实粉末:黄褐色。非腺毛易见,由 2~3 细胞组成,基部细胞常内含棕黄色物。草酸钙簇晶众多,直径 10~65μm。石细胞类圆形、卵圆形或长方形,孔沟明显,具层纹。内果皮纤维壁厚,木化,孔沟明显。外果皮表皮细胞具非腺毛脱落的疤痕。可见油滴和螺纹导管。

薄层色谱　取本品(去核)粉末 0.5g,加无水乙醇 30ml,加热回流 30 分钟,滤过,滤液蒸干,残渣用甲醇 5ml 溶解,加在中性氧化铝柱(100~200 目,5g,内径为 2cm)上,用稀乙醇 50ml 洗脱,收集洗脱液,蒸干,残渣用水 5ml 溶解后加在 C_{18} 固相萃取小柱上,以 30% 甲醇 10ml 洗脱,弃去 30% 甲醇液,再用甲醇 10ml 洗脱,收集洗脱液,蒸干,残渣用甲醇 1ml 使溶解,作为供试品溶液。另取毛诃子对照药材(去核)0.5g,同法制成对照药材溶液。吸取上述 2 种溶液各 4μl,分别点于同一硅胶 G 薄层板上,以甲苯-冰醋酸-水(12∶10∶0.4)为展开剂,展开,取出,晾干,喷以 10% 硫酸乙醇溶液,在 105℃加热至斑点显色清晰,置紫外光灯(365nm)下检视。供试品色谱中,在与对照药材色谱相应的位置上,显相同颜色的斑点。

(焦　玉)

637. *Ternstroemia gymnanthera*（厚皮香）

【民族药名】 白花果、山茶树、"削削包"(哈尼族)。

【来源】　山茶科植物厚皮香 *Ternstroemia gymnanthera*（Wight et Arn.）Beddome 的根、叶、花、全株。花、果有小毒。根、全株全年均可采收，切碎，晒干或鲜用；其余部位适时采收。

小乔木或灌木，高 3 ~ 8m；小枝粗壮，圆柱形，无毛。叶革质，矩圆状倒卵形，长 5 ~ 10cm，宽 2.5 ~ 5cm，基部渐窄而下延，全缘，两面无毛，中脉在叶上面下陷，侧脉不显；叶柄长 1.5cm。花淡黄色，直径 1.8cm，单独腋生或簇生小枝顶端，花梗长 1 ~ 1.5cm；萼片和花瓣各 5，基部合生；雄蕊多数；子房 2 ~ 3 室，柱头顶端 3 浅裂。果为干燥的浆果状，直径 1.2 ~ 1.5cm，萼片宿存。花期 6 ~ 8 月。

生于海拔 700 ~ 3500m 的山坡、林地。分布于江西、湖北、湖南、贵州、云南、广东、广西、福建。

【药用经验】　哈尼族　根：用于尿血（《滇药录》）。叶：杀虫。外用于乳腺炎、大疮痈，杀灭钉螺。花：捣烂搽癣。全株：用于感冒（《滇省志》）。叶、全株：用于痈疮、乳腺炎。花：用于疥癣（《大理资志》）。

【药材鉴定】　性状　叶常破碎，完整叶片展平后呈倒卵状长圆形，长 3 ~ 7cm，宽 2 ~ 3cm，先端渐尖或短尖，基部楔形，全缘；表面棕绿色，光滑，革质，中脉在表面下陷，侧脉不明显；叶柄长 5 ~ 10mm。气微，味苦、涩。

（何思文）

638. *Tetradium glabrifolia*（楝叶吴萸）

【民族药名】　金鸡尾（侗族）；山茶辣（仫佬族）；臭茶辣、金鸡尾（壮族）。

【来源】　为芸香科植物楝叶吴萸 *Tetradium glabrifolia*（Champ. ex Benth.）Hartley［*Evodia meliaefolia*（Hance ex Walp.）Benth.］的枝叶。有毒。夏季、秋季采收，晒干。

乔木，高达 20m，树皮暗灰色或灰褐色，枝近于无毛。单数羽状复叶，对生；小叶 5 ~ 11，对生，纸质，无腺点，卵状矩圆形至卵状披针形，长 5 ~ 13cm，宽 2 ~ 5cm，顶端长渐尖，基部楔形，不对称，边缘浅波状或具细钝锯齿，稀全缘，无毛，下面灰白色或粉绿色。聚伞状圆锥花序，顶生；花雌雄异株，极小，雄花序较雌花序大，长 8 ~ 14cm，宽 10 ~ 26cm，花 5 数，花丝下部被毛，有退化子房；雌花花瓣较大，白色。菁葖果紫红色，表面有网状皱纹；种子黑色。花期 7 ~ 9 月，果期 10 ~ 12 月。

生于丛林中。分布于福建、广东、广西、云南。

【药用经验】　侗族　用于感冒；研粉与糯米饭拌成饼，贴肚脐用于婴幼儿腹痛（《桂药编》）。仫佬族　用于感冒（《桂药编》）。壮族　用于感冒（《桂药编》）。

【化学成分】　叶含黄柏内酯（obaculactone）[1]，另含有大柱香波龙烷葡萄糖苷类化合物，包括 euodionosides A-G[1,2]；还含有异戊烯基黄酮类葡萄糖苷类化合物和脂肪醇葡萄糖苷类化合物，如（2R,3R）-5,7,4′-trihydroxy-8-（3-methylbut-2-enyl）dihydroflavonol 7-O-β-D-glucopyranoside（phellamurin）、（2R,3R）-dihydroquercetin 3′-O-β-D-glucopyranoside、（7R,8S）-dihydrodiconiferyl alcohol 4-O-β-D-glucopyranoside[3]。根含萜类成分[4]，另含 evomeliaefolin、vofolins A-B[5]。

【药理毒理】　1. 驱虫作用：其煎液含有黄柏内酯，具抗驱虫作用。2. 抗溃疡作用：黄柏内酯具抗溃疡作用。3. 降血糖作用：实验证明本品有降低家兔血糖的作用[1]。

参 考 文 献

[1]《中华本草》编委会．中华本草（第 2 册）．上海：上海科学技术出版社，1999

[2] Zhao Y L, He Q X, Miwako Yamamoto, et al. Euodionosides A-G: Megastigmane glucosides from leaves of *Euodia meliaefolia*. Phytochemistry,2008,69:1586-1596

[3] Koyama Y,Yamamoto M,Matsunami K,et al. Prenylated flavonoid glucoside and two aliphatic alcohol glycosides from the leaves of *Euodia meliaefolia* (Hance) Benth. J Nat Med,2011,65(1):212-216

[4] Lengyel E,Gellért M. Terpenoids from the root barks of *Euodia meliaefolia*. Pharmazie,1978,33(6):372

[5] Wu Tian-Shung, Yeh Jyh-Her, Wu Pei-Lin. Theheaetwood constituents of tetradiumglabrifolium. Phytochemistry,1995,40(1):121-124

（陈晓颢　聂　晶　康四和）

639. *Tetradium glabrifolium*（臭辣吴萸）

【民族药名】　野米辣子、熟鱼子（土家族）。

【来源】　芸香科植物棟叶吴萸（臭辣吴萸）*Tetradium glabrifolium*（Champ. Ex Benth.）Hartley（*Evodia fargesii* Dode）的果实、叶。有毒。8~9月采摘近成熟果实，鲜用或晒干用；叶适时采集。

乔木，高17m，胸径40cm，树皮平滑，暗灰色，嫩枝紫褐色，散生小皮孔。奇数羽状复叶对生；叶有小叶5~9(11)片，小叶斜卵形至斜披针形，长8~16cm，宽3~7cm，生于叶轴基部的较小，小叶基部通常一侧圆，另一侧楔尖，两侧甚不对称，叶面无毛，叶背灰绿色，干后带苍灰色，沿中脉两侧有灰白色卷曲长毛，或在脉腋上有卷曲丛毛，油点不显或甚细小且稀少，叶缘波纹状或有细钝齿，叶轴及小叶柄均无毛，侧脉每边8~14条；小叶柄长很少达1cm。花序顶生，花多；5基数；萼片卵形，长不及1mm，边缘被短毛；花瓣长约3mm，腹面被短柔毛；雄花的雄蕊长约5mm，花丝中部以下被长柔毛，退化雌蕊顶部5深裂，裂瓣被毛；雌花的退化雄蕊甚短，通常难于察见，子房近圆球形，无毛，成熟心皮5~4，稀3个，紫红色，干后色较暗淡。每分果瓣有1种子，褐黑色，有光泽。花期6~8月，果期8~10月。

生于海拔600~1500m山地山谷较湿润处。分布于安徽、浙江、湖北、湖南、江西、福建、广东北部（乳源）、广西、贵州、四川、云南。

【药用经验】　侗族　叶：外用于枪伤、拔铁砂（《桂药编》）。土家族　果实：用于腹痛、麻疹后咳嗽（《土家药志下》）。用于半边风、小儿惊风、虚汗症，民间还用于伤寒、腹泻、疝气、口疮等症（《土家药学》）。

【使用注意】　煎汤内服用量6~9g，鲜品15~18g，不可过量。

【药材鉴定】　性状　果实呈星状扁球形，多由5枚或4枚自中部离生的蓇葖果组成。表面棕黄色至绿褐色，略粗糙，具皱纹，油点稀疏，或不甚明显，顶端呈梅花状深裂，基部残留果梗，略被柔毛或无毛。种子棕黑色。质硬而脆。气微香，味苦、微辛辣[1]。

参 考 文 献

[1]《中华本草》编委会. 中华本草(第4册). 上海:上海科学技术出版社,1999:925

（王兵娥　焦　玉）

640. *Tetradium ruticarpum*（吴茱萸）

【民族药名】　"无瓦"（阿昌族）；"许格掉"（德昂族）；"朗西"、"曲油"（侗族）；"莫杀爬罗"(哈尼族);"四乃休"(傈僳族);"波特格图-胡珠"(蒙古族);"米辣子"、"豆卡欧"、"豆哈有"(苗族);熟鱼子(土家族);茶辣叶(瑶族)。

【来源】 芸香科植物吴茱萸 *Tetradium ruticarpum* (A. Jussieu) T. G. Hartley [*Evodia rutaecarpa* (Juss.) Benth.]的近成熟果实、根、嫩枝、叶。近成熟果实有小毒。近成熟果实在 8～11 月果实尚未开裂时,剪下果枝,晒干或低温干燥,除去枝、叶、果梗等杂质;根、嫩枝、叶适时采集。

灌木或小乔木,高 3～10m;小枝紫褐色;幼枝、叶轴及花序轴均被锈色长柔毛,裸芽密被褐紫色长茸毛。单数羽状复叶,对生,长 16～32cm;小叶 5～9,对生,椭圆形至卵形,长 6～15cm,宽 3～7cm,全缘或有不明显的钝锯齿,下面密被长柔毛,有粗大腺点。聚伞状圆锥花序顶生,花雌雄、异株,白色,5 数;雌花的花瓣较雄花的大,内面被长柔毛,退化雄蕊鳞片状。蓇葖果紫红色,有粗大腺点,顶端无喙,有 1 种子;种子卵状球形,黑色,有光泽。花期 4～6 月,果期 8～11 月。

生于疏林及林缘旷地。分布于长江流域及以南各省区;也有栽培。

【药用经验】 阿昌族 近熟果实:用于胃腹冷痛、恶心呕吐、腹泻、蛲虫病、湿疹(《德宏药录》)。德昂族 近熟果实:效用同阿昌族(《德宏药录》)。侗族 近熟果实:用于"宾胎比岑仑"(阴囊湿疹)、"耿胧寸"(胸口痛)(《侗医学》)。哈尼族 近熟果实:用于胃腹冷痛、恶心呕吐、泛酸嗳气、腹泻、脚气水肿、高血压、湿疹(《滇省志》)。景颇族 近熟果实:效用同阿昌族(《德宏药录》)。傈僳族 近熟果实:用于呕逆吞酸、厥阴头痛、脏寒吐泻、脘腹胀痛、脚气、疝气、口疮溃疡、湿疹、黄水疮(《怒江药》)。苗族 近熟果实:用于鱼鳅症、老鼠钻心、冷痧、积冷引起的胃腹冷气和小儿腹泻(《苗医药》)、肠胃炎、行经腹痛、腹部冷痛以及止痛、止呕(《苗药集》)。土家族 近熟果实:用于肚腹冷痛、半边风、小儿惊风、虚汗症。民间还用于伤寒风症、腹泻、疝气、口疮等症(《土家族药学》)。瑶族 根、嫩枝、叶、未成熟果实:用于风湿骨痛、毒蛇咬伤、无名肿毒、寒性腹痛、消化不良、急腹症、婴儿腹痛、小儿发热、感冒、湿疹(《桂药编》)及呃逆吞酸、呕吐、腹泻、疝痛、痛经。外用于口疮(《湘蓝考》)。

【使用注意】 煎汤内服用量 1.5～5g。不宜多服久服;无寒湿气滞及阴虚火旺者禁服。

【中毒与解毒】 中毒后 3～6 小时发病,表现为强烈的腹痛、腹泻、呕吐、体温升高、视力障碍、错觉、毛发脱落等症状,孕妇易流产。解毒方法:(1)洗胃,导泻,服用活性炭末,补液。(2)剧烈腹痛时,皮下注射硫酸阿托品,或服颠茄合剂;或用地锦草 24g,元胡、黄柏各 9g,秦皮 12g,甘草 15g,水煎服。(3)有视力障碍、毛发脱落症状时,可采用组织疗法,补充 B 族维生素。也可用石斛、谷精草、枸杞子各 15g,黄芩、生地、甘草各 9g 和菊花 12g,水煎服;或杞菊地黄丸,一次 1 丸,一日 2 次[1]。

【药材鉴定】 性状 近成熟果实呈球形或略呈五角状扁球形,直径 2～5mm。表面暗黄绿色至褐色,粗糙,有多数点状突起或凹下的油点。顶端有五角星状的裂隙,基部残留被有黄色茸毛的果梗。质硬而脆,横切面可见子房 5 室,每室有淡黄色种子 1 粒。气芳香浓郁,味辛辣而苦。

显微特征 近成熟果实粉末:褐色。非腺毛 2～6 细胞,长 140～350μm,壁疣明显,有的胞腔内含棕黄色至棕红色物。腺毛头部 7～14 细胞,椭圆形,常含黄棕色内含物;柄 2～5 细胞。草酸钙簇晶较多,直径 10～25μm;偶有方晶。石细胞类圆形或长方形,直径 35～70μm,胞腔大。油室碎片有时可见,淡黄色。

薄层色谱 取近成熟果实粉末 0.4g,加乙醇 10ml,静置 30 分钟,超声处理 30 分钟,滤过,取滤液作为供试品溶液。另取吴茱萸次碱、吴茱萸碱对照品,加乙醇分别制成每1ml含0.2mg和1.5mg的溶液,作为对照品溶液。吸取上述3种溶液各2μl,分别点于同一硅胶G薄层板上,以石油醚(60～90℃)-乙酸乙酯-三乙胺(7：3：0.1)为展开剂,展开,取出,晾干,置紫外光灯(365nm)下检视。供试品色谱在与对照品色谱相应的位置上,显相同颜色的荧光斑点。

【化学成分】　主要含生物碱和挥发油[2,3]。生物碱有吴茱萸碱(evodiamine)、吴茱萸次碱(rutaecarpine)、吴茱萸卡品碱(evocarpine)、羟基吴茱萸碱(hydroxyevodiamine)、吴茱萸因碱(wuchuyine)等。挥发油中吴茱萸烯(evodene)为油的特殊香气成分,并含吴茱萸内酯(evodin)、罗勒烯(ocimene)等。另含苦味素类如吴茱萸苦素(rutaevin)、柠檬苦素(limonin)、吴茱萸内酯醇(evodol)等。

【药理毒理】　1.抗氧化、抑菌作用:吴茱萸提取物有抗氧化、抑菌作用[4,5]。2.抗肿瘤作用:吴茱萸碱对人胃腺癌细胞的增殖有剂量、时间依赖性抑制作用[6,7]。3.其他:吴茱萸中的生物碱有降血压、抗溃疡、镇痛、抗炎活性[7]。4.毒副作用:有毒成分为挥发油,大量吴茱萸对中枢有兴奋作用,并可引起视力障碍及错觉等,有内服30g引起中毒的个案报道[8]。吴茱萸中的生物碱Evoxin对小鼠皮下注射的LD_{50}为705mg/kg,静脉注射为135mg/kg。

【附注】　同属植物臭檀吴萸 Tetradium daniellii(Benn.)Hemsl.[Evodia daniellii(Benn.)Hartley.]的幼果在土家族也作药用,用于肝郁气滞、肝胃气逆所致的呕吐吞酸、胸膈胀满、寒疝腹痛、虚寒泄泻、寒湿脚气等症(《土家药志》)。有小毒,煎汤内服9～15g,不可过量。本品呈类圆球形或扁球形,长5～8mm,表面粗糙,具多数点状凸起,有的微裂成5果瓣,每果瓣顶端有长0.5～2.5mm的喙状凹陷的油室,果梗上有很多毛茸;果皮坚脆剥开后内表面平滑,黄白色,每1果内藏种子2粒。种子卵形,黑色,有光泽。气强烈,味辣、苦[2]。种子含少量吴茱萸苦素(rutaevin)[2]。

参 考 文 献

[1] 高渌汶.有毒中药临床精要.北京:学苑出版社,2006:96-101
[2] 《中华本草》编委会.中华本草(第4册).上海:上海科学技术出版社,1999:924-933
[3] 陈刚.吴茱萸治疗大鼠寒凝血瘀型心痛的药效学研究.贵阳中医学院硕士学位论文,2009
[4] 甄攀,史国茹,张卫,等.吴茱萸提取物的抗氧化作用.河北北方学院学报(医学版),2010,27(1):21-23
[5] 乔海霞,张彦霞,李艳鹏,等.吴茱萸不同提取物对铜绿假单胞菌的体外抑菌作用研究.河北北方学院学报(医学版),2010,27(5):13-15
[6] 田秀丽,张瑾,王小亮,等.吴茱萸碱对人胃腺癌细胞SGC-7901作用的研究.北京中医药大学学报,2011,34(2):115-118
[7] 王君伟.吴茱萸生物碱的提取、纯化、结构及抗氧化性能的研究.华中农业大学硕士学位论文,2009
[8] 周立国.中药毒性机制及解毒措施.北京:人民卫生出版社,2006:459,460

（王兵娥　焦　玉）

641. *Tetrastigma obtectum*(崖爬藤)

【民族药名】　"乌诺鸡"、"吾莫列古"、母猪藤、九子不离母、石猴子、小五爪金龙(彝族)。

【来源】　葡萄科植物崖爬藤 Tetrastigma obtectum(Wall.)Planch的根、茎、叶。有小毒。秋季采茎、叶,除去杂质,切碎,晒干;冬季挖取块根,洗净,切片,晒干。

常绿或半常绿木质藤本。小枝和叶柄有短刚毛;卷须有数个分枝,顶端有吸盘。掌状复叶有长柄;小叶(3)5,有极短的柄或近无柄,菱形倒卵形,长1.5～4.5cm,顶端急尖,边缘有稀疏的小锐锯齿,无毛。伞形花序长约2cm;花小,绿色;花瓣4,平展,顶端有极短的角;柱头四裂。果球形或倒卵形,长5mm。花期4~6月,果期8~11月。

生于山地林中。分布于云南、四川、贵州、湖北、湖南、江西、广东、广西。

【药用经验】 彝族 根:用于骨折、关节脱位(《彝药志》)。茎、叶:用于骨折、蛇咬伤(《大理资志》)。串珠状块根:用于骨折、刀伤血肿、跌打损伤、劳伤、疮癣、疯癫等症(《彝植药》)。

(李依学)

642. *Tetrastigma obtectum* var. *glabrum*(无毛崖爬藤)

【民族药名】 无毛崖藤、"旦卡车欧"、"岜卡扯欧"(纳西族);小绿藤根、"也是拉"(彝族);"下哩摆"(佤族);毛崖爬藤、岩五加(土家族)。

【来源】 葡萄科植物无毛崖爬藤 *Tetrastigma obtectum*(Wall.)Planch. var. *glabrum*(Lévl. et Vant.)Gagnep. 的根、藤茎、全草。有毒。秋季采挖全草,去净泥沙及杂质,切碎,晒干;冬季挖取根部,洗净,切片,晒干。

常绿或半常绿木质藤本,全株无毛。卷须有数个分枝,顶端有吸盘。掌状复叶有长柄;小叶(3)5,有极短的柄或近无柄,菱状倒卵形,长1.5~4.5cm,顶端急尖,边缘有稀疏的小锐锯齿。伞形花序长约2cm;花小,绿色;花瓣4,平展,顶端有极短的角;柱头4裂。果球形或倒卵形,长5mm。花期3~5月,果期7~11月。

生于海拔150~2400m的山坡或沟谷林下或崖石上。分布于江西、福建、台湾、广东、广西、四川、贵州、云南。

【药用经验】 纳西族 根:用于颈淋巴结核、头癣、黄水疮、跌打损伤、外伤出血(《滇药录》)。用于跌打损伤、骨折、外伤出血、黄水疮、颈淋巴结核、无名肿毒(《滇省志》)。彝族 根、藤茎:用于风湿麻木、经痛、崩漏、跌打损伤(《滇药录》)。根:用于风寒湿痹、四肢麻木、跌打损伤、咽喉肿痛、口疮舌疡(《哀牢》)。佤族 根、藤茎:效用同彝族(《滇药录》)。土家族 全株:用于筋骨疼痛、风寒麻木、头痛身痛、跌打损伤、骨折、痈肿疮毒[1]。

参 考 文 献

[1] 万定荣,陈卫江,钱赪. 鄂西土家族常用抗风湿类植物药. 中国中药杂志,1993,18(10):581

(何思文)

643. *Thalictrum microgynum*(小果唐松草)

【民族药名】 "王连冷""黄连冷"(侗族);柴防风(土家族)。

【来源】 毛茛科植物小果唐松草 *Thalictrum microgynum* Lecoy ex Oliv. 的根、全草。有毒。夏季、秋季采挖,洗净,晒干。

全株无毛。根茎短。须根有斜倒圆锥形的小块根。茎高20~42cm,上部分枝。基生叶1,二至三回三出复叶;叶片长10~15cm;小叶薄草质,顶生小叶有长柄,楔状倒卵形、菱形或卵形,长2~6.4(9.5)cm,宽1.5~3.8(4.8)cm,3浅裂,边缘有粗圆齿,两面脉平,不明显;叶柄长8~15cm。茎生叶1~2,似基生叶,但较小。复伞形花序;苞片近匙形,长约1.5mm;花梗丝形,长达1.5cm;萼片白色,狭椭圆形,长约1.5mm,早落;雄蕊长3.5~6.5mm,花药长圆形,长约1mm,顶端有短尖,花丝上部倒披针形,比花药宽,下部丝形;心皮 6 ~ 15,有细子房柄,柱头小,无花柱。瘦果下垂,狭椭圆球形,长约 1.8mm,有 6 条细纵肋,心皮柄长约 1.2mm。花期 4 ~ 7 月。

生于海拔 700 ~ 2800m 山地林下、草坡和岩石边较阴湿处。分布于云南西北部、四川、湖南西北部、湖北西部、陕西南部。

【药用经验】　白族　根:用于跌打损伤(《滇省志》《大理资志》)。侗族　全草:用于"惊隋豆麻"("蛇丝惊")、"独猡穿给"(痔漏)(《侗医学》)。土家族　全草:用于跌打损伤、骨折肿痛、全身黄肿、眼睛发黄或黄疸(《土家药志下》)。

【使用注意】　脾胃虚寒者慎服。

【化学成分】　根含氧代紫番荔枝碱(oxopurpureine)、箭头唐松草米定碱(thalicsimidine)、海罂粟碱(glaucine)、N-甲基六驳碱(N-methyllaurotetanine)[1,2]。全草含原阿片碱(protopine)、隐品碱(cryptopine)、α-别隐品碱(α-allocryptopine)、小檗胺(berbamine)、药根碱(jatrorrhizine)[1]。

【药理毒理】　1. 抗癌作用:氧代紫番荔枝碱有抗癌活性[3]。2. 氧化紫番荔枝碱和海罂粟碱均对 S180 肉瘤细胞有不同程度的杀伤作用[2]。3. 其他作用:海罂粟碱能显著抑制肉芽组织增生;并有显著的镇咳作用,此作用强于可待因且治疗指数更高;还能协同催眠药中枢抑制作用,具有肌肉松弛、抗肾上腺素、抗过敏、抗血栓形成及抗血小板聚集等作用[3]。

【附注】　同属植物盾叶唐松草 Thalictrum ichangense Lecoy. ex Oliv. 的全草有小毒,苗族称为"阿锐毕多理",用于身发黄、肾虚腰痛(《苗医药》)

参 考 文 献

[1]《中华本草》编委会. 中华本草(第 3 册). 上海:上海科学技术出版社,1999:269
[2] 王晓霞,郭允珍. 小果唐松草中三种生物碱的含量测定. 沈阳药学院学报,1992,9(1):22-25
[3]《中华本草》编委会. 中华本草(第 3 册). 上海:上海科学技术出版社,1999:270

(李依学　何思文)

644. *Thalictrum minus* var. *hypoleucum*(东亚唐松草)

【民族药名】　烟窝草(土家族)。

【来源】　毛茛科植物东亚唐松草 *Thalictrum minus* L. var. *hypoleucum*(Sieb. et Zucc.) Miq. (*Thalictrum thunbergii* DC.)的根及根茎。有小毒。夏季、秋季间采收,洗净,晒干用。

全株无毛。茎下部叶有稍长柄或短柄,茎中部叶有短柄或近无柄,为四回三出羽状复叶;叶片长达 20cm;小叶纸质或薄革质,顶生小叶楔状倒卵形、宽倒卵形、近圆形或狭菱形,长和宽均为 1.5 ~ 4(5)cm,基部楔形至圆形,3 浅裂或有疏牙齿,偶而不裂,背面有白粉,粉绿色,脉隆起,脉网明显;叶柄长达 4cm,基部有狭鞘。圆锥长达 30cm;花梗长 3 ~ 8mm,萼片 4,淡黄绿色,脱落,狭椭圆形,长约 3.5mm;雄蕊多数,长约 6mm,花药狭长圆形,长约 2mm,顶端有短尖头,花丝丝形;心皮 3 ~ 5,无柄,柱头正三角状箭头形。瘦果狭椭圆球形,稍扁,长约 3.5mm,有 8 条纵肋。花期 6 ~ 7 月。

生于丘陵或山地林边或山谷沟边。分布于广东北部、湖南、贵州、四川、湖北、安徽、江苏北部、河南、陕西、山西、山东及华北。

【药用经验】　土家族　清热解毒。用于牙痛、急性皮炎、湿疹(《土家药志下》)。

【使用注意】 虚寒证慎服。

【药材鉴定】 性状 根茎由数至十数个节结连生,常中空。细根数十至百余条密生于根茎下面,长 10~20(30)cm,直径 1~1.5mm,软而扭曲,常缠绕成团;表面浅棕色,疏松,皮层常脱落,脱落处现棕黄色木心。断面纤维性。气微,味稍苦。

显微特征 根横切面:类圆形。表皮常脱落,残留者可见 1 列方形表皮细胞,常压扁或特化为根毛。皮层较宽,靠外侧有 2~3 列纤维和纤维状石细胞,连成环带,细胞壁棕黄色,强木化;内皮层母细胞切向延长,分隔成 3~4 个子细胞,凯氏带明显。中柱鞘细胞 2~3 列,壁增厚,非木化。初生木质部三原型;木质部 3 束与大型纤维束相间排列。

薄层色谱 取本品粉末 1g,用甲醇回流提取,提取液浓缩至 1~2ml,作为供试品溶液。另取小檗碱、药根碱、木兰花碱对照品,加甲醇使溶解,制成每 1ml 各含 1mg 的混合对照品溶液。吸取上述 2 种溶液各适量,分别点与同一硅胶 G 薄层板上,以氯仿-甲醇-氨水(15:4:1)为展开剂,展开,取出,晾干。置紫外灯(254nm)下观察,供试品色谱与对照品色谱相应的位置上,显相同颜色的荧光斑点。喷以改良碘化铋钾试液,供试品色谱在与对照品色谱相应的位置上,均显相同的红色斑点[1]。

【化学成分】 根含 O-甲基唐松草檗碱(O-methylthalicbetine)、秋唐松草替定碱(thalmelatidine)、东亚唐松草碱(thalicthubeline)、木兰花碱(magnoflorine)[1]。茎叶中含唐松草碱(thalicberine)、高唐碱(takatonine)、唐松草亭碱(thalictine)、小檗碱(berberine)等[1]。本植物还含阿罗莫灵碱(aromoline)、O-甲基阿罗莫灵碱(O-methylaromoline, homoaromoline)[1]、双苄基异喹啉类生物碱、木兰花碱、高唐碱、马尾黄连碱、唐松草碱、白蓬草碱、烟锅草碱、高白蓬草碱等。叶含唐松草黄酮苷(thalictiin)即芹菜素-7-半乳糖苷(apigenin-7-galactoside)[1]。

【药理毒理】 1. 降压作用:O-甲基唐松草檗碱和 O-甲基阿罗莫灵碱均有降压作用[1]。2. 抗菌作用:O-甲基阿罗莫灵碱在小于 100μg/ml 浓度下有抗耻垢杆菌的作用[1]。3. 本品有抗癌作用。

参 考 文 献

[1]《中华本草》编委会. 中华本草(第 3 册). 上海:上海科学技术出版社,1999:266-271

(李依学)

645. *Thermopsis barbata*（紫花野决明）

【民族药名】 "拉瓦色玛"(藏族)。

【来源】 豆科植物紫花野决明(紫花黄华)*Thermopsis barbata* Benth. 的根及根茎、花。根及根茎有小毒。秋季采挖,切段,阴干;花夏季采收,干燥。

多年生草本。根茎木质,粗壮。茎高 20~45cm,花后,显著延伸,密生白色或黄褐色长柔毛。托叶 2,近披针形,基部连合;叶柄长约 5mm,密被长柔毛;小叶 3,长椭圆形或倒披针形,长 1.7~3.5cm,宽 3~7cm,下面密生白色或黄褐色长柔毛,先端急尖,基部楔形,侧生小叶的外侧叶基下延与叶柄连合。总状花序顶生;苞片每 3~5 个轮生;花轮生,长约 3cm;萼筒状,密生长柔毛;花冠蓝紫色。荚果膨胀呈膀胱状,近圆形至椭圆形,长 2~3.5cm,宽约 1.5cm;种子 2~4粒。花期 6~7 月,果期 8~9 月。

生于山坡草地。分布于四川、云南、西藏。

【药用经验】　藏族　根和根茎：杀虫，止痛，消炎。用于"生乃"病、疟疾、高血压、肺热咳嗽[1]。花用于狂犬病(《民族药志一》)。

【药材鉴定】　性状　本品根和根茎切成短节，呈圆柱形，长1~6cm，直径0.3~3.5cm。外皮黑褐色，有不规则皱纹及根痕，皮孔横向，明显突起。外皮部分脱落露出黄棕色的丝瓜络状纹理。横切面黄白色，木部宽广，木部与皮部间常有较大的裂隙。脱落皮部呈半卷筒状，内面黄白色，有的略呈丝瓜络状纹理。质坚硬，不易折断，断面纤维状，易纵向掰开。气微，味苦，嚼之微带豆腥气。

显微特征　(1)根横切面：木栓层由10余列木栓薄壁细胞组成，扁平长方形，切向延长，排列整齐。皮层为数列切向延长的细胞，呈长圆形、椭圆形，壁厚，壁孔明显。韧皮部由筛管群、韧皮薄壁细胞与韧皮纤维束相间交错排列，纤维木化，壁厚，有的韧皮射线细胞及韧皮部颓废薄壁细胞中含浅黄棕色物质。形成层为连续的环。韧皮部与木质部往往易从形成层裂开，形成较大裂隙。木质部由导管群、木纤维群和木薄壁细胞交错排列，纤维木化，壁厚。射线细胞2~8列。薄壁细胞中含有多数淀粉粒。(2)根粉末：浅黄白色。淀粉粒众多，易见，球形、类圆形、半圆形、盔帽形及多角形，直径3~19μm，脐点点状、裂缝状、人字状或星状，有的可见层纹，复粒为2~4粒组成。纤维多成束，或单个散在，长192~305μm，直径9~18μm，成束的纤维有的与薄壁细胞相连接。导管较多，多为具缘纹孔、网纹导管，直径24~95μm。木栓细胞少见，棕色，表面观呈类多角形或类方形，壁薄。薄壁细胞含淀粉粒。

【化学成分】　根含D-表羽扇豆碱(D-epilupinine)等。全草含羽扇豆碱(lupinine)、表羽扇豆碱(epilupinine)、金雀花碱(cytisine)、N-甲基金雀花碱(N-methylcytisine)及N-甲酰金雀花碱(N-formylcytisine)等[2]。

参 考 文 献

[1] 曾育麟，周海钧. 中国民族药志(第一卷). 北京：人民卫生出版社，1984：503-505
[2] 《中华本草》编委会. 中华本草(第4册). 上海：上海科学技术出版社，1999：667

(杨芳云)

646. *Thermopsis lanceolata*(披针叶野决明)

【民族药名】　"拉豆"、"热都"(藏族)。

【来源】　豆科植物披针叶野决明 *Thermopsis lanceolata* R. Brown 的根茎。有毒。秋季采挖，洗净，晒干。

多年生草本，高10~40cm。茎密生平伏长柔毛。托叶2，基部连合；小叶3，矩圆状倒卵形至倒披针形，长2.5~8.5cm，宽7~20mm，先端急尖，基部楔形，下面密生平伏短柔毛。总状花序顶生；苞片3个轮生，基部连合；花轮生，长约3cm；萼筒状，长约1.6cm，密生平伏短柔毛；花冠黄色。荚果条形，长5~9cm，宽7~12mm，密生短柔毛，扁，有种子6~14粒；种子肾形，黑褐色，有光泽。花期5~7月，果期6~10月。

生于河岸草地、砂丘、路旁及田边。分布于东北、华北、陕西、甘肃、青海、四川。

【药用经验】　藏族　用于梅毒性鼻疳、虫牙(《青藏药鉴》《藏本草》)。用于虫病(《中国藏药》)。

【使用注意】　本品有毒，用量6~9g[1]。

【药材鉴定】 性状 根茎呈圆柱状长条形，弯曲，长 13～35cm，直径 3～5mm。表面棕黄色至棕黑色，有纵皱纹，有的外皮剥落，节上有芽痕或叶基痕。质硬，易折断，断面不平整，淡黄色或淡黄绿色。气微，味微苦、涩、微腥[2]。

显微特征 （1）根茎横切面：木栓细胞 10～14 列，部分细胞含棕色或金黄色物质。皮层较宽，多裂隙，有时可见叶迹维管束。中柱鞘纤维束木化，断续环列。韧皮部稍宽，有纤维束。木质部导管伴有纤维束，有的导管含黄色物质，木薄壁细胞不发达。髓部有裂隙，常有纤维束。本品薄壁细胞含淀粉粒。（2）粉末：淡黄棕色。淀粉粒众多，圆形、椭圆形、卵圆形及盔帽形，直径 1～6μm，脐点不明显。纤维成束淡黄色，多断碎，直径 19～39μm，壁厚，平直，少纹孔。导管为螺纹、梯纹和网纹导管，以网纹为主，直径 19～69μm。尚有木栓细胞及薄壁细胞。

【化学成分】 全草及种子含多种生物碱：金雀花碱（cytisine）、臭豆碱（anagyrine）、野决明碱（thermopcine）、高野决明碱（homothermopcine）、厚果槐碱（pachycarpine）、1-硫酸鹰爪豆碱、菱形黄华碱（rhombifoline）、黄华碱（thermopsine）、染料木苷（genistin）[1]、N-甲基金雀花碱（N-methyl cytisine）[3]、阿金廷碱（argenteine）、羽扇豆碱（lupanine）等[4]。

【药理毒理】 1. 对呼吸及心血管系统的作用：野靛碱有强烈的兴奋呼吸作用，其 0.15% 注射液相当于 1% 山梗菜碱（lobeline）注射液的效果[1]；并有升高血压的作用[1]。鹰爪豆碱还有显著的抗心律失常作用，能降低心肌的应激性和传导性，减慢心率[2]。2. 对骨骼肌的作用：本品所含总生物碱有较强的肌肉松弛作用，作用部位在神经-肌肉接头处[1,2]。3. 祛痰作用：本品全草浸剂有祛痰作用，能直接使呕吐和呼吸中枢兴奋，刺激味感觉神经末梢[2]。4. 子宫兴奋作用：d-鹰爪豆碱在体内外均有子宫兴奋作用；具有催产素和麦角生物碱的全部催产性能[4]。5. 其他作用：总生物碱有降压、减慢心率、释放组织胺等作用，对心脏有一定的抑制作用；本品所含的 d-鹰爪豆碱及 1-硫酸鹰爪豆碱对家兔、猫的胫前肌及离体大鼠的膈肌均有显著的兴奋作用，两药均有降低血压、阻断交感神经节的作用[1]。6. 毒副作用：本品所含总生物碱（肌松作用者）小鼠腹腔注射 LD_{50} 为 1938mg/kg，鹰爪豆碱腹腔注射对小鼠的 LD_{50} 为（89.1±1.9）mg/kg[2]。

参 考 文 献

[1] 谢宗万. 全国中草药汇编. 上册. 第 2 版. 北京：人民卫生出版社，2000：811，812
[2]《中华本草》编委会. 中华本草（第 4 册）. 上海：上海科学技术出版社，1999：668-670
[3] 赵宝玉，张靖飞，哈斯巴图，等. 披针叶黄华生物碱成分研究. 西北农林科技大学学报（自然科学版），2002，30（3）：9-12
[4] 魏启华，赵博光. 披针叶黄华生物碱及其生物活性. 南京林业大学学报，2000，24（5）：73-76

（廖矛川 杨芳云）

647. *Thevetia peruviana*（黄花夹竹桃）

【民族药名】 "都拉"、"马克沙"、"树都拉"（傣族）；"四曲簸兰"（傈僳族）；"么娘棍"（佤族）。

【来源】 夹竹桃科植物黄花夹竹桃 *Thevetia peruviana*（Pers.）K. Schum. 的根皮、叶或种子。叶、种子有大毒。果实成熟后取出种子，晒干；根皮、叶随时可采。

小乔木，高达 5m，具丰富乳汁。单叶互生，条形或条状披针形，长 10～15cm，宽 5～12mm，无毛。聚伞花序顶生；花萼 5 深裂，绿色；花冠黄色，漏斗状，花冠裂片 5 枚，向左覆盖，花冠喉部具 5 枚被毛鳞片；雄蕊 5 枚，着生于花冠喉部。核果扁三角状球形，肉质，未熟时绿色，熟时变浅黄色,干后变黑色,直径 2.5 ~ 4cm,有种子 2 ~ 4 粒;种子两面凸起,坚硬。花期 5 ~ 12 月,果期 8 月至翌年春季。

我国南部各省区栽培。

【药用经验】 傣族 种子用于各种心脏病引起的心力衰竭、阵发性室上心动过速、阵发性心房纤颤(《滇省志》)。根皮用于支气管炎(《滇药录》)。傈僳族 叶及种子用于各种心脏病引起的心力衰竭,灭蝇子子(《怒江药》)。佤族 根皮用于支气管炎(《滇药录》)。

【使用注意】 本品有大毒,应在医师指导下使用[1]。鲜叶 0.2 ~ 0.25g/kg 则引起动物死亡,不可内服,误食可致死[2]。

【中毒与解毒】 食用后 2 ~ 5 小时后发病[3]。中毒症状表现为口腔有烧灼感及舌刺痛、喉干、头痛头晕、恶心呕吐、腹痛、烦躁,其后四肢冰冷、脸色苍白、脉搏不规则、瞳孔散大、对光不敏感、体温及血压下降、心律失常、心室纤颤、心脑供血不足、昏迷,最后心跳停止而死亡[2,3]。解救方法[3]:(1)内服中毒 6h 内可选用 1 : 5000 高锰酸钾或 0.5% 活性炭混悬液或 0.5% 鞣酸液或浓茶洗胃;必要时服用泻剂或灌肠,然后服用蛋清、牛乳等;(2)静脉输入 5% 葡萄糖盐水或 10% 葡萄糖水,也可输入高渗葡萄糖利尿,促进毒物排泄;(3)心律失常或心动过速者可用普鲁卡因酰胺或苯妥英钠静脉注射,或用氯化钾加入葡萄糖液缓缓静滴;(4)心动过缓者可给硫酸阿托品,禁用钙剂和拟肾上腺素药物;(5)中毒早期诱吐后,可用甘草 12g、绿豆 60g、防风 12g、生姜 10 片水煎服,脉迟者取绿茶 10g,蜜糖 30g 调服。

【药材鉴定】 性状 (1)种子:卵形,先端稍尖,两面凸起。一侧有圆形种脐。外种皮表面淡棕红色,内种皮乳白色,光滑,质脆,易破碎。颓废的胚乳呈白色丝绒状,贴附于子叶的外周。子叶 2 枚,富油性。气微,味极苦。(2)叶片:向外卷曲成筒状,完整叶片呈条形,长 10 ~ 15cm,展开宽 0.5 ~ 1cm,全缘,近无柄,上表面黄绿色,下表面浅黄绿色。两面光滑无毛;叶背面主脉突出,腹面呈槽形。叶质脆易碎。气微,味苦。

显微特征 叶横切面:上表面细胞 1 列,类长方形至长方形,外被角质层,无气孔。下表皮细胞较小,具气孔,栅状细胞 1 列。海绵组织由不规则长椭圆形细胞组成,内含草酸钙簇晶。主脉上表皮下方和下表皮上方具厚角组织。维管束鞘纤维排列成间断的环状。维管束外韧型。韧皮部较窄,薄壁组织中具乳管。

【化学成分】 种子含有多种强心苷,主要有黄夹苷(theveside)、黄夹苷甲(thevetin A)、黄夹苷乙(thevetin B)、黄夹次苷甲(peruvoside)、黄夹次苷乙(neriifolin)、黄夹次苷丙(ruvoside)、单乙酰黄夹次苷乙(cerberin)和黄夹次苷丁(perusitin)[1]。药用黄夹苷系由次苷甲、次苷乙和单乙酰次苷乙三个亲脂性苷组成[1]。叶含黄花夹竹桃新苷 A ~ G(thevetiosides A-G)、黄花夹竹桃新苷元 β-龙胆二糖基-(1→4)-α-L-3-O-甲基鼠李糖苷(thevetiogenin β-gentibiosyl-(1→4)-α-L-3-O-acofrioside)、洋地黄毒苷元 β-D-葡萄糖基-(1→4)-α-L-黄花夹竹桃糖苷[digitoxigenin β-D-glucosyl-(1→4)-α-L-thevetoside]、卫矛单糖苷(evomonoside)、坎纳苷元 α-L-鼠李糖苷(cannogenin α-L-rhamnoside)、马来亚苷(malayoside)、乌它苷元 β-龙胆二糖基-α-L-3-O-甲基鼠李糖苷(uzarigenin β-gentiobiosyl-α-L-3-O-acofrioside)等强心苷类。另含羽扇豆醇乙酸酯(lupeol acetate)、熊果酸(ursolic acid)等和氨基酸类化合物[2]。

【药理毒理】 1. 强心作用:种子所含黄夹苷,对猫和犬在位心脏有加强收缩力、减慢心率及抑制传导之作用,能加强心输出量,改善冠状动脉循环,使心肌代谢增强;在猫心电图上发现典型的强心反应,并有继发性利尿作用;叶的醇提取液对离体、在体蛙心及离体兔心均表现强心作用;本品的花的醇提取液能加强蛙及猫心脏的收缩力和张力,并使心率减慢,血压微升[1]。2. 镇静作用;黄夹苷对动物有一定的镇静作用[1]。3. 对平滑肌作用:黄夹苷对动物离体肠管及离体子宫均有明显的兴奋作用;黄花夹竹桃叶能使家兔、豚鼠的离体肠管及子宫的活动和张力增加,甚至痉挛;花醇提取液的溶液对多种动物(猫、兔及豚鼠)的子宫和兔、豚鼠的离体肠管均有兴奋作用[1]。4. 抗肿瘤:黄花夹竹桃苷对肉瘤 5180 和肝癌 HAc 实体瘤细胞有明显的抑制作用,对肝癌腹水型荷瘤小鼠的生命延长率有明显增加作用[4]。5. 其他作用:黄花夹竹桃次苷甲和乙对豚鼠和犬心 Na^+,K^+-ATP 酶有抑制作用[1]。6. 毒性:本品积蓄性较毒毛旋花子苷-K 小[1]。全株及树枝均含毒,以新鲜树皮、茎皮与木质部毒性最强,叶的毒性类似洋地黄,花的作用较弱,主要含毒性成分为多种强心苷。次苷甲、乙对猫的 MLD 分别为(165.4±10.7)μg/kg 和(207.2±16.9)μg/kg,致吐量分别为(105.9±15.6)μg/kg 和(86.2±10.1)μg/kg;黄夹苷对鸽的 MLD 为 1.574mg/kg,次苷乙对鸽的 MLD 为(0.217±0.008)mg/kg。强心苷的强心作用一般与其毒性相平行,因此,强心苷的最少致死量(MLD)既表示毒性,也表示其生物活性。几种黄花夹竹桃强心苷对鸽的生物活性比较的结果表明,其顺序是:次苷丙>次苷乙>黄夹苷>次苷甲>单乙酰次苷乙[5]。

参 考 文 献

[1] 谢宗万. 全国中草药汇编. 上册. 第 2 版. 北京:人民卫生出版社,2000;790,791
[2] 宋立人. 中华本草. 第 6 册. 上海:上海科学技术出版社,1999;313-315
[3] 朱亚峰. 中药中成药解毒手册. 北京:人民军医出版社,2009;213
[4] 伊金艳,段玉敏. 对黄花夹竹桃普抗肿瘤活性的研究. 黑龙江医药,2003,16(3);199,200
[5] 周立国. 中药毒性机制及解毒措施. 北京:人民卫生出版社,2006;399,400

（廖矛川　杨芳云）

648. *Thladiantha hookeri*（异叶赤瓟）

【民族药名】　"根勒此"（傈僳族）

【来源】　葫芦科植物异叶赤瓟 *Thladiantha hookeri* C. B. Clarke. 的块根。有小毒。秋季、冬季挖根,切片晒干或研粉备用。

攀援草本。块根扁圆形,重可达数十斤。茎可长达 2~4(10)m,直径达 10mm,多分枝,近无毛。叶柄纤细,长 3~6cm,无毛或仅有微柔毛;叶片膜质,不分裂或不规则 2~3 裂,卵形,长 8~12cm,宽 4~8cm,先端渐尖,基部心形,边缘微波状,有稀疏小齿,上面有白色的疣状小点,无毛,下面近无毛。卷须纤细,单一,光滑无毛。雌雄异株。雄花序总状,或与一单花并生,3~7(12)朵生于 2~4cm 长的花序轴上,无苞片,花序轴纤细,丝状,单生花的花梗长达 2.5cm,生于花序的花梗长不及 1cm;花萼筒宽钟形,长 3~4mm,上部宽 6~7mm,有稀疏的柔毛,裂片伸直,狭三角形,长约 4mm,宽 1.5mm,3 脉;花冠黄色,裂片卵形,长 1~1.2cm,内面有乳头状凸起;雄蕊 5。雌花单生,花梗丝状,长 2~4cm,初时有微柔毛,老后变无毛;花萼、花冠与雄花同,但较之稍大,花萼裂片长 1cm,花冠裂片长近 2cm;子房纺锤形,长 1~2cm,外面密被黄褐色柔毛,两端狭,花柱细,长 4mm,顶端分 3 叉,柱头膨大,肾形。果实长圆形,长 4~6cm,两端稍圆,果皮光滑。种子阔卵形,长 6~7mm,基部钝圆,两面拱起,平滑。花果期 4~10 月。

生于海拔 1250~1760m 的山坡林下或林缘。分布于云南。

【药用经验】　傈僳族　用于胃痛、溃疡病、上呼吸道感染、支气管炎、肠炎、泌尿系感染、败血症及其他多种感染《怒江药》。

【化学成分】　块根含皂苷 10%,苷元为丝石竹苷元(gypsogenin),糖为木糖(xylose)、鼠李

870 第一部分
毒性植物药类

糖(rhamnose)、半乳糖(galactose)及葡萄糖醛酸(glucuronic acid)[1]。

参 考 文 献

[1] 钱信忠,徐国钧,肖培根. 中国本草彩色图鉴(中英文本)草药篇(第4卷). 北京:人民卫生出版社,2003;354

（王　静）

649. *Thunia alba*（笋兰）

【民族药名】　岩笋、岩角、接骨丹(白族);岩笋(布朗族);"罗哼"(傣族);"阿噜烛补""努玛鹅枯"(哈尼族);"米热"(佤族)。

【来源】　兰科植物笋兰 *Thunia alba*（Lindl.）Rchb. f.（*Thunia marshalliana* Rchb. f.）的全草。有小毒。全年可采,鲜用或开水烫后晒干备用。

陆生兰,高30~50cm。具粗短的根茎。茎粗壮,圆柱形,具节,形如竹笋。叶互生,长椭圆形,基部具关节,长12~20cm,宽2.5~5cm,渐尖,基部呈鞘抱茎,秋季落叶,叶基膜质鞘残存。总状花序顶生,具花3~7朵;苞片大,卵圆状椭圆形,短于花;花大,花瓣和萼片白色,萼片舌状,钝尖,长约4cm;花瓣和萼片等长,但较狭;唇瓣淡黄色,矩圆形,急尖或近截平,前面具细锯齿,内面具5条宽的赭黄色的褶片;距大,胼胝体半月形。花期6月。

生于海拔1500~2300m的林下石上或沟边。分布于云南、四川西部、西藏东部。

【药用经验】　白族　用于肺结核、肺炎、支气管炎、胃及十二指肠溃疡、骨折、跌打劳伤(《大理资志》)。布朗族　用于骨折、跌打扭伤、咳嗽。傣族　接骨止痒(《滇药录》)。哈尼族　用于骨折、跌打损伤、刀枪外伤(《哈尼药》)。拉祜族　用于肺结核、气管炎、胃及十二指肠溃疡、跌打扭伤(《拉祜药》)。佤族　用于跌打劳伤、风湿病、骨折、刀伤、枪伤(《滇药录》)。彝族　用于跌打劳伤、四肢骨折、肺热咳嗽、胃疼肠痛(《哀牢》)。

（王　静）

650. *Toddalia asiatica*（飞龙掌血）

【民族药名】　见血飞(布依族);"吗压藤"(傣族);"罪蛮"、"奴盘灵"(侗族);"拉披歌"(哈尼族);"卖丘卖勒"、"吕秋吕腊"(基诺族);"自嗟全"(景颇族);"出墨拐"、"墨拐"、"柱玛却根"(拉祜族);"噶共布梭学嘎八"、"郎昌"、白苦木(苗族);"胃卡麻"、通天岗根(仫佬族);三百棒、山椒(土家族);"歹垫农"、刺三加(佤族);过山漂、走血风、走血枫(瑶族);"出列"、"称木鲁帕"、见血飞、"奢载"(彝族);"骂酸秀"、"温肖"(壮族)。

【来源】　芸香科植物飞龙掌血 *Toddalia asiatica*（L.）Lam. 的根、根皮、茎、茎皮、叶。有毒。全年均可采收,挖根,洗净,鲜用或切段晒干。

木质藤本,枝及分枝常有下弯的皮刺;小枝常被有褐锈色的短柔毛和白色圆形皮孔。叶为三小叶复叶,具柄;小叶无柄,纸质或近革质,倒卵形、椭圆形或倒卵状矩圆形,长3~9cm,宽1.5~3.5cm,边有细钝锯齿,齿缝处及叶片到处均有透明腺点。花单性,白色、青色或黄色;萼片同花瓣均为4~5;雄花常排成腋生的伞房状圆锥花序;雌花常排成聚伞状圆锥花序,花较少。核果近球形,橙黄色至朱红色,有深色腺点,果皮肉质,有3~5条微凸的肋纹;种子肾形,黑色,有光泽。多于夏季开花,果期多在秋季、冬季。

生于山林、路旁、灌丛或疏林中。分布于陕西、湖北、湖南、浙江、福建、台湾、广东、广西、贵州、云南、四川。

【药用经验】 布依族 根或茎皮：用于刀伤出血（《民族药志二》）。傣族 根、皮：用于刀伤出血、骨折扭伤、风湿性关节炎、跌打损伤、胃痛、腰腿痛（《滇药录》《民族药志二》）。德昂族 根皮：用于跌打损伤、风湿性关节炎、胃痛；外用于骨折（《德宏药录》）。侗族 根：用于"宾独散"（老鼠疮）、风湿痛（《侗医学》）。哈尼族 根：用于跌打、外伤出血（《滇药录》）。用于风湿骨痛、跌打损伤（《滇省志》）。基诺族 茎：用于跌打损伤、骨折、肋间神经痛、风湿肿痛（《基诺药》）。根、茎：用于骨折、跌扑损伤。叶：外用于风湿性关节炎（《民族药志要》）。景颇族 根：用于风湿（《民族药志二》《滇药录》）。用于跌打损伤、风湿疼痛、胃痛（《滇省志》）。拉祜族 根、茎：用于跌打损伤、菌痢、疔疮肿毒、外伤出血（《滇药录》）。根或根皮：用于肾炎、风湿骨痛、跌打损伤、胃痛、吐血不止、鼻衄、刀伤出血、闭经、崩漏、接骨（《拉祜药》）。叶：用于毒蛇咬伤、痈疖肿毒（《哀牢医药》）及跌打损伤、风湿麻木（《民族药志二》）。苗族 根：用于接骨、跌打损伤（《苗药集》）。根、茎：用于风湿疼痛、跌打损伤、菌痢、疮疖肿毒、外伤出血（《滇药录》）。用于阿米巴痢疾、胃痛、牙痛（《桂药编》）。仫佬族 根：用于阿米巴痢疾、胃痛、牙痛、跌打损伤，与猪肉煲服用于风湿麻痹（《桂药编》）。根或根皮：用于风湿关节疼痛、跌打损伤、胃痛、腰腿痛、闭经；外用于骨折、疥疮、外伤出血。叶：外用于毒蛇咬伤、痈疖肿毒《滇省志》及牙痛、胃痛、跌打损伤、风湿痹痛（《民族药志二》）。土家族 根：散瘀止痛，祛风除湿，消肿解毒（《民族药志二》）。根皮或全株：用于湿气关节痛、跌打损伤、骨折肿痛（《土家药》）。佤族 根：用于跌打损伤、风湿（《滇药录》）。根、叶：用于风湿关节疼痛、胃痛、刀伤出血、闭经、痛经（《中佤药》）。瑶族 用于风湿骨痛、跌打损伤、鹤膝风、神经痛、偏瘫（《桂药编》）。用于风湿性关节炎、肋间神经痛、胃痛及风湿偏痛（《民族药志二》）。彝族 根：用于胃肠出血、风湿关节痛、外伤出血、跌打伤、血崩、经闭、伤风咳嗽、疥疮（《彝植药续》）。藤茎：用于跌扑打伤、胃脘寒痛、瘀血肿痛、寒湿痹痛（《哀牢》）。根皮：用于跌打损伤、风湿性关节炎、肋间神经痛。叶：外用于痈疖肿痛（《大理资志》）。壮族 根：用于风湿骨痛、跌打损伤、止血及痹病、腰痛、胃痛、扭挫伤、闭经、痛经（《滇药录》）。

【使用注意】 内服忌食鱼腥、豆类；孕妇禁服。

【中毒与解毒】 超量内服引起中毒，为神经肌肉毒，对心脏也有抑制作用，对胃肠道黏膜有强烈刺激作用，严重者因呼吸及心脏麻痹致死。解救方法：(1)立即用 1：4000 高锰酸钾溶液洗胃，之后注入 2% 活性炭混悬液及 50% 硫酸钠液 50ml。亦可用洗胃液洗胃、导泻。(2)静脉输入 5% 葡萄糖生理盐水 1500～2000ml，稀释毒素，促进排泄。(3)对症治疗：呼吸困难时给呼吸兴奋药，如尼克刹米等。呼吸中枢被抑制时给氧，必要时行人工呼吸。注意保暖。(4)甘草 60g，绿豆 60g，煎汤即服。每 4 小时 1 次，连服 3～4 剂。(5)抽搐严重时，用蜈蚣 2 条、全蝎 6g、僵虫 6g、天麻 9g、钩藤 9g、蝉蜕 6g、甘草 12g，加水煎煮 2 次，早晚 3 次分服。(6)人参 9g(先煎)、五味子 12g、麦冬 12g，加水煎煮 2 次，分 2 次服，每 4 小时 1 次，连服 2～3 剂。或肌内注射、静脉注射生脉针 2～4ml，适用于心力衰竭、低血压、呼吸中枢麻痹[1]。

【药材鉴定】 性状 (1)根：呈圆柱形，略弯曲，长约 30cm，直径 0.5～4.0cm，有的根头部直径可达 8cm。表面灰棕色至深黄棕色，粗糙，有细纵纹及稍凸起的白色类圆形或长椭圆形皮孔。栓皮易脱落，露出棕褐色或浅红棕色的皮部。质坚硬，不易折断，断面皮部与木部界限明显，木部淡黄色，年轮显著。气微，味辛、苦，有辛凉感。根皮呈不规则长块状，厚 5～10mm，质坚硬，不易折断，横断面及纵切面均显颗粒状，黄棕色或棕褐色，内表面淡褐色，有纵向纹理[2]。

（2）茎：呈圆柱形，略弯曲，老茎直径 3~8cm，表面灰绿色至灰褐色，圆形皮孔众多，可见突起的茎刺或刺痕，嫩枝上有倒生尖刺。质坚硬，断面皮部红棕色，木部淡黄色，中央可见白色的髓。气香，味淡、微苦。

显微特征　（1）根横切面：木栓层为数十列木栓细胞，皮层宽阔，散有较多油室。韧皮部外侧有晶鞘纤维和石细胞群，石细胞呈椭圆形、圆形或不规则长圆形，壁厚，胞腔明显。韧皮部散有较小的油室和晶鞘纤维束。木质部导管呈类圆形，直径 18~95μm，多单列断续放射状排列；木纤维发达；木射线宽 1~4 细胞。薄壁细胞含淀粉粒，有的含草酸钙棱晶或方晶，直径 8~20μm。（2）茎横切面：木栓层为数列椭圆形细胞，直径 25~40μm，棕黄色。皮层为数列横长细胞，其中含细小的淀粉粒及草酸钙方晶。中柱鞘纤维单个或数个横排。韧皮部宽，分泌腔散在，直径约 50μm，常含浅黄色物质；石细胞单个少见，类长方形，胞壁极厚；射线宽 1~2 列细胞；薄壁细胞中含众多的草酸钙方晶，直径 10~30μm。木质部宽广，导管圆形或类圆形，常单个或 1~4 个径向排列，直径 38~130μm；射线宽 1~2 列细胞，细胞可见点状壁孔，内含细小的淀粉粒。髓部细胞类圆形或多角形，髓周的细胞壁较厚，具多数点状壁孔。（3）根粉末：棕黄色。淀粉粒类圆形或椭圆形，直径 3~10μm，脐点点状或短缝状，层纹不明显。网纹导管、具缘纹孔导管多见，呈碎片状，直径 38~260μm。草酸钙方晶多成行排布在薄壁细胞中。石细胞呈类方形、类圆形或不规则形。纤维多成束，直径约 15μm，壁略增厚。

薄层色谱　（1）取本品根粉末 1g，加乙醇 40ml，超声处理 1 小时，滤过，滤液蒸干，残渣加乙醇 1ml 使溶解，作为供试品溶液。另取飞龙掌血根对照药材 1g，同法制成对照药材溶液。再取氯化两面针碱对照品，加乙醇制成每 1ml 含 1mg 的溶液，作为对照品溶液。吸取对照品溶液 5μl、供试品和对照药材溶液 5~10μl，分别点于同一硅胶 G 薄层板上，以三氯甲烷-甲醇-浓氨试液（30:1:0.2）为展开剂，展开，取出，晾干，置紫外光灯（365nm）下检视。供试品色谱在与对照药材色谱相应的位置上，显相同颜色的荧光主斑点；在与对照品色谱相应的位置上，显相同的黄色荧光斑点。（2）取本品茎粉末 1g，加甲醇 15ml，超声处理 30 分钟，滤过，滤液作为供试品溶液。另取飞龙掌血茎对照药材 1g，同法制成对照药材溶液。吸取上述 2 种溶液各 5μl，分别点于同一硅胶 G 薄层板上，以甲苯-乙酸乙酯-丙酮-甲酸（20:2:1:0.2）为展开剂，展开，取出，晾干，置紫外光灯（365nm）下检视。供试品色谱在与对照药材色谱相应的位置上，显示相同颜色的荧光斑点。

【化学成分】　根主要含生物碱类、香豆素类成分和挥发油[2,3]。生物碱类有白屈菜红碱（chelerythrine）、二氢白屈菜红碱（dihydrochelerythrine）、茵芋碱（skimmianine）、小檗碱（berberine）、飞龙掌血默碱（toddalidimerine）、8-羟基二氢白屈菜红碱（8-hydroxydihydrochelerythrine）、阿尔洛花椒酰胺（arnottianamide）、8-丙酮基-二氢白屈菜红碱（8-acetonyldihydrochelerythrine）等。香豆素类有去二羟基飞龙掌血内酯（toddaculin）、飞龙掌血双香豆素（toddasin）。挥发油中含丁香油酚（eugenol）、香茅醇（citronellol）、α-杜松醇（α-cadinol）、斯巴醇（spathulenol）、α-紫穗槐烯（α-amorphene）。根皮主要含生物碱和香豆素类。生物碱有苯并菲啶类生物碱去-N-甲基白屈菜红碱（des-N-methylchelerythrine）、氧化白屈菜红碱（oxychelerythrine）、阿尔洛花椒酸胺（arnottianmide）、勒檬碱（avicine）、氧化勒檬碱（oxyavicine）、白屈菜红碱（chelerythrine）、白屈菜红碱-φ-氰化物（chelerythrine-φ-cyanide）；喹啉类生物碱茵芋碱（skimmianine）、全缘喹诺酮（integriquinolone）、N-甲基芸香碱（N-methylflindersine）、4-甲氧基-1-甲基-2-喹诺酮（4-methoxy-1-methyl-2-quinolone）。香豆素类化合物有飞龙掌血香豆喹啉酮（toddacoumalone）、飞龙掌血香豆醌（toddacoumaquinone）、飞龙掌血内酯烯酮（toddalenone）、去二羟基飞龙掌血内酯（toddaculin)、九里香内酯(coumurrayin)、飞龙掌血内酯酮(toddanone)、8-(3,3-二甲基烯丙基)-6,7-二甲氧基香豆素[8-(3,3-dimethylallyl)-6,7-dimethoxycoumarin]、异茴芹香豆素(isopimpinellin)、6-(3-氯-2-羟基-3-甲丁基)-5,7-二甲氧基香豆素[6-(3-chloro-2-hydroxy-3-methylbutyl)5,7-dimethoxy coumarin]、6-甲酰基柠檬油素(6-formyllimettin)、5,7,8-三甲氧基香豆素(5,7,8-trimethoxy coumarin)、飞龙掌血双香豆素(toddasin)、飞龙掌血内酯烯醇(toddalenol)、飞龙掌血新双香豆素(toddalosin)、右旋飞龙掌血内酯醇(toddanol)、6-(2-羟基-3-甲氧基-3-甲丁基)-5,7-二甲氧基香豆素[6-(2-hydroxy-3-methoxy-3-methylbutyl)5,7-dimethoxy coumarin]、5-甲氧基苏北任酮(5-methoxysuberenon)。根皮中还含香叶木苷(diosmin)、橙皮苷(hesperidin)及三萜化合物β-香树脂醇(β-amyrin)。干皮中含香豆素类内酯成分阿枯列亭(aculeatin)、陶达洛内酯(toddalolactone)和陶达枯林[4]。有毒主要成分有白屈菜红碱、二氢白屈菜红碱、茵芋碱等生物碱[5]。

【药理毒理】 1. 对心脏的作用:根的水提取物对结扎冠脉前降支所致心肌梗死、垂体后叶素所致急性缺血心肌和心脏过度兴奋所致心肌缺血有保护作用。2. 镇痛和抗炎作用:飞龙掌血注射液及根心注射液给小鼠腹腔注射,对醋酸所致小鼠扭体反应有极显著抑制作用;飞龙掌血注射液给大鼠腹腔注射,对大鼠鲜蛋清性踝关节炎有明显抑制作用。3. 解痉作用:飞龙掌血中的香豆素类化合物对豚鼠回肠有解痉作用。4. 抗病毒和抑菌活性:乙醇提取物和含有的白屈菜红碱硫酸盐有抗病毒和抑菌作用,叶的乙酸乙酯提取物对金黄色葡萄球菌、大肠杆菌、痢疾杆菌等有明显抑菌活性。5. 其他作用:飞龙掌血中的香豆素类化合物具有升压和抗凝血作用。6. 毒副作用:飞龙掌血根皮注射液给小鼠腹腔注射的 LD_{50} 为(7.83±1.03)g/kg,根心注射液 LD_{50} 为(19.41±4.05)g/kg。两种注射液腹腔注射的中毒表现为先安静,后呼吸困难,5~7分钟肢体抽搐而死。根、叶中的白屈菜红碱为神经肌肉毒,对心脏也有抑制作用。对豚鼠小量可引起流产,大量引起麻痹、死亡[3,6]。

参 考 文 献

[1] 朱亚峰. 中药中成药解毒手册(第3册). 北京:人民军医出版社,2009:162
[2] 刘志刚,李莹,朱芳芳,等. 飞龙掌血挥发性化学成分的 GC-MS 分析. 辽宁中医药大学学报,2011,13(11):150,151
[3] 《中华本草》编委会. 中华本草(第4册). 上海:上海科学技术出版社,1999:965-967
[4] 江苏新医学院. 中药大辞典(上册). 上海:上海科学技术出版社,1977:279
[5] 周立国. 中药毒性机制及解毒措施. 北京:人民卫生出版社,2006:504
[6] 石磊,李东,康文艺. 飞龙掌血化学成分和药理作用研究进展. 中国药房,2011,22(7):666-668

（焦　玉）

651. *Torilis japonica*（窃衣）

【民族药名】 "汉来莫"(傈僳族);"查嘎里格-朝高日"(蒙古族);"切洗"(藏族);"鹤虱草"、"窃衣"(土家族);"癫姐蒙"(瑶族);"镊镊日"、"沾沾草"(彝族);"那吧"(壮族)。

【来源】 伞形科植物小窃衣 *Torilis japonica*（Houtt.）DC. 的根、果实、全草。8~9月果实成熟时采收果实同时挖根洗净,晒干。全草夏季、秋季采收,晒干。傈僳族、壮族认为果实有毒或有小毒;藏族认为果实和根有小毒。

一年生或二年生草本,高30~75cm,全体有贴生短硬毛;茎单生,向上有分枝。叶窄卵形,一至二回羽状分裂,小叶披针形至矩圆形,长0.5~6cm,宽2~15mm,边缘有整齐条裂状齿牙至缺刻或分裂;叶柄长约2cm。复伞形花序;总花梗长2~20cm;总苞片4~10,条形;伞幅4~10,

近等长;小总苞片数个,钻形,长2～3mm;花梗4～12;花小,白色。双悬果卵形,长1.5～3mm,有斜向上的内弯的具钩皮刺。花果期4～10月。

生于海拔150～3060m的杂木林下、林缘、路旁、沟边及溪草丛中,分布几遍及全国。

【药用经验】 傈僳族　果实:活血,消肿,杀虫,收敛。用于慢性腹泻、蛔虫病。蒙古族全草:消炎,止痒,杀虫(《民族药志四》)。藏族　果实:杀虫。用于蛔虫病。根:解毒。用于食物中毒(《民族药志四》)。土家族　果实:用于虫积腹痛、皮肤瘙痒。全草:用于食物中毒、疔疮(《民族药志四》)。瑶族　全草:杀虫止痒,消炎。用于慢性腹泻、蛔虫病、痈疮溃烂久不收口、阴道滴虫病(《民族药志四》)。彝族　果实:用于慢性腹泻、蛔虫病;水煎液冲洗用于痈疮溃烂久不收口、阴道滴虫(《民族药志四》)。壮族　果实:通调龙路,活血消肿,收敛杀虫。水煎服,或外用适量捣敷或煎水洗,用于疮痈溃烂久不收口、慢性腹泻、蛔虫病、阴道滴虫病、跌打损伤等(《民族药志四》)[1]。

【使用注意】 果实内服用量4～10g,孕妇忌服,口服宜慎。

【药材鉴定】 性状　果实为裂开的分果,扁圆形,长2～4mm,宽1～2mm。表面灰棕色、绿褐色或黄棕色,顶端有残留的花柱基,基部圆形,背面主棱、次棱不明显,棱间的槽内散有众多长短不等的钩刺,分果结合面明显内陷,中央有1条脉纹,横切面呈半圆形。种仁无色,显油性。接合面有2个棕色点(油管),周边具4个棕色点(油管)。有特异香气,味微辣而后苦。

显微特征　(1)果实(分果)中部横切面:外果皮为1列近长方形小细胞,内含色素,并分化出刺毛部分,其外有透明的角质层。中果皮为数列薄壁细胞,其间有维管束与油管各6个,每个维管束与油管相间排列,油管壁细胞颓废不清。内果皮及种皮为颓废组织,含棕色色素较多。胚细胞内含多数糊粉粒。(2)粉末:浅棕色,微有香气。刺毛由多数狭长细胞互相嵌合构成,壁木化。外果皮细胞近长方形,胞腔内含棕色色素。内果皮及种皮的颓废组织呈梭形,互相叠合。胚及胚乳细胞近圆形,内含多数糊粉粒。黄色油管碎片的细胞多角形。细小螺纹导管成束存在。

【化学成分】 果实含挥发油成分:β-芹子烯(β-selinene)、荜澄茄烯(cadinene)、窃衣醇(torilol)、窃衣醇酮(torilolone)、窃衣素(torilin)、窃衣烯(torilene)、β-榄香烯(β-lemene)、丁香烯(caryophyllene)等。另含愈创木烷型倍半萜类:如11-acetoxy-8-isobutyryl-4-guaien-3-one、11-acetoxy-8-methacrylyl-4-guaien-3-one、11-acetoxy-8-propionyl-4-guaien-3-one[2]等和窃衣内酯(torilolide)、氧化窃衣内酯(oxytorilolide)、半萜类化合物等。

【药理毒理】 1. 体外杀蛔虫作用:窃衣的水提干浸膏杀蛔虫有效率(48小时)达100%;窃衣醇使32例蛔虫卵阳性成人于服药4周后全部转为阴性而无副作用。2. 抗菌作用:窃衣醇提部分对枯草芽孢杆菌和营养细胞有明显的抗菌作用,活性成分为窃衣素[3]。3. 抗肿瘤作用:窃衣提取物能引起人恶性胶质瘤U87MG细胞S期的停滞,同时抑制细胞周期调控蛋白的表达,有一定抗肿瘤细胞增殖的作用[4];另窃衣愈创木烷型倍半萜类化合物对人A549、SK-OV-3、SK-MEL-2和HCT15等肿瘤细胞有细胞毒性作用[5]。4. 毒性:窃衣的水浸液毒性非常小,灌胃给药(相当于原生药20g/kg)无中毒反应,除小鼠行动迟缓外,其他无异常,次日即活动,7天内全部存活。

参 考 文 献

[1] 曾育麟,李星炜. 中国民族药志(第4册). 成都:四川民族出版社,2007:450-453
[2] Lee I K, Lee J H, Hwang E I, et al. New Guaiane Sesquiterpenes from the Fruits of *Torilis japonica*. Chem Pharm Bull(Tokyo),

2008,56(10):1483-1485

[3] Cho W I,Choi J B,Lee K,et al. Antimicrobial activity of torilin isolated from *Torilis japonica* fruit against Bacillus subtilis. J Food Sci,2008,73(2):37-46

[4] Jung H W,Ghil S H. A *Torilis japonica* extract exerts anti-proliferative activities on the U87MG human glioblastoma cell line. Mol Med Report,2010,3(6):1041-1045

[5] Park H W,Choi S U,Baek N I,et al. Guaiane sesquiterpenoids from *Torilis japonica* and their cytotoxic effects on human cancer cell lines. Arch Pharm Res,2006,29(2):131-134

（杨芳云）

652. *Torreya grandis*（榧子）

【民族药名】　"胡日干-布格日"、"胡日根-博格热"（蒙古族）；榧实、玉山果、"比恩都克"（维吾尔族）。

【来源】　红豆杉科植物榧树 *Torreya grandis* Fort ex Lindl. 的种子。有毒。10～11 月种子成熟时采摘,除去肉质外皮,取出种子,晒干。

常绿乔木；小枝近对生或近轮生。叶螺旋状着生,二列,条形,直,长 1.2～2.5cm,宽 2～4mm,先端急尖,有刺状短尖头,基部圆,上面微凸,无明显中脉,下面有 2 条与中脉带近等宽的窄气孔带。雌雄异株；雄球花单生叶腋；雌球花成对生于叶腋,基部各有 2 对交互对生的苞片及外侧的 1 小苞片,近无梗,胚珠直立,单生于假种皮上,受粉后假种皮包裹胚珠。种子椭圆形、倒卵形,长 2～4cm,假种皮淡紫红色,胚乳微皱。花期 4～5 月。

生于排水良好的沙质土壤、背阴山坡及湿润山谷常绿林内。分布于江苏南部、浙江、福建西北部、安徽南部、江西北部、湖南西南部及贵州松桃等地。

【药用经验】　蒙古族　补肾,祛肾寒。用于肾虚、肾寒、腰腿痛。维吾尔族　消积,驱虫,健脾胃,消虫杀虫,润肠通便,助阳,治咳。用于小儿疳积、虫积腹痛、脾胃虚弱、便秘咳嗽、体倦阳痿（《维药志》）。

【使用注意】　煎服用量 15～30g,不可过量。肝硬化患者忌服；大便溏薄、肺热咳嗽者忌用。榧子皮反绿豆[1,,2]。

【中毒与解毒】　过量服用易致中毒,中毒潜伏期为 30 分钟至 2 小时。中毒症状为头晕、恶心、呕吐、口干、疲乏、全身无力、睡眠差、烦躁不安、便秘、食欲减退。极个别患者还出现心肌供血不足、气促、呼吸困难、腰痛、腹痛、口唇紫绀、四肢毛细血管扩张、皮肤有紫斑。解毒方法:按一般解毒原则,对症处理[1,2]。

【药材鉴定】　性状　呈卵圆形或长卵圆形,长 2～3.5cm,直径 1.3～2cm。表面灰黄色或淡黄棕色,有纵皱纹,一端钝圆,可见椭圆形的种脐,另端稍尖。种皮质硬,厚约 1mm。种仁表面皱缩,外胚乳灰褐色,膜质；内胚乳黄白色,肥大,富油性。气微,味微甜而涩。

薄层色谱　取本品粉末 3g,加甲醇 30ml,超声处理 30 分钟,滤过,滤液蒸干,残渣加水 20ml 使溶解,用三氯甲烷 30ml 振摇提取,分取三氯甲烷液,蒸干,残渣加乙酸乙酯 2ml 使溶解,作为供试品溶液。另取榧子对照药材 3g,同法制成对照药材溶液。吸取上述 2 种溶液各 2μl,分别点于同一硅胶 G 薄层板上,以石油醚(60～90℃)-乙酸乙酯(8:2)为展开剂,展开,取出,晾干,喷以 10% 硫酸乙醇溶液,在 105℃ 加热至斑点显色清晰,分别置日光和紫外光灯(365nm)下检视。供试品色谱在与对照药材色谱相应的位置上,显相同颜色的斑点或荧光斑点。

【化学成分】　主要含脂肪油、多糖、鞣质、挥发油等[1]。脂肪油含亚油酸(linoleic acid)、硬脂酸(stearic acid)、油酸(oleic acid)、棕榈酸的甘油酯等。

【药理毒理】　1. 驱虫作用:榧子油有驱虫作用[3]。2. 其他:叶的乙醇提取物有抗炎作用[4]。3. 毒性:过量服用易致中毒。内服对消化道黏膜有刺激作用,严重者能麻痹呼吸中枢[1,2]。

参考文献

[1] 苗明三. 实用中药毒理学. 上海:第二军医大学出版社,2007:428

[2] 朱亚峰. 中药中成药解毒手册(第3册). 北京:人民军医出版社,2009:366

[3] 《中华本草》编委会. 中华本草(第2册). 上海:上海科学技术出版社,1999:346-348

[4] Saeed M K, Deng Y, Dai R, et al. Appraisal of antinociceptive and anti-inflammatory potential of extract and fractions from the leaves of *Torreya grandis* Fort ex Lindl. J Ethnopharmacol,2010,127(2):414-418

(焦　玉)

653. *Toxicodendron succedaneum*(野漆树)

【民族药名】　"克可可尼"(哈尼族);"碧乃金"(傈僳族);山漆树(土家族)。

【来源】　漆树科植物野漆树 *Toxicodendron succedaneum*(L.)O. Kuntze(*Rhus succedanea* L.)的根、根皮、叶、树皮、果实及树的分泌物。有小毒。根全年可采,洗净,用根或剥取根皮,鲜用,或切片晒干;叶春季、夏季采收嫩叶,鲜用或晒干用;果实成熟时采摘。

落叶灌木或小乔木,高达10m;小枝粗壮,无毛;顶芽大,紫褐色,外面近无毛。奇数羽状复叶互生,常集生小枝顶端,无毛,长25～35cm,有小叶4～7对,叶轴和叶柄圆柱形;叶柄长6～9cm;小叶对生或近对生,坚纸质至薄革质,长圆状椭圆形、阔披针形或卵状披针形,长5～16cm,宽2～5.5cm,先端渐尖或长渐尖,基部多少偏斜,圆形或阔楔形,全缘,两面无毛,叶背常具白粉,侧脉15～22对,弧形上升,两面略突;小叶柄长2～5mm。圆锥花序长7～15cm,为叶长之半,多分枝,无毛;花黄绿色,径约2mm;花梗长约2mm;花萼无毛,裂片阔卵形,先端钝,长约1mm;花瓣长圆形,先端钝,长约2mm,中部具不明显的羽状脉或近无脉,开花时外卷;雄蕊伸出,花丝线形,长约2mm,花药卵形,长约1mm;花盘5裂;子房球形,径约0.8mm,无毛,花柱1,短,柱头3裂,褐色。核果大,偏斜,径7～10mm,压扁,先端偏离中心,外果皮薄,淡黄色,无毛,中果皮厚,蜡质,白色,果核坚硬,压扁。花期5～6月,果期7～10月。

生于海拔(150)300～1500(2500)m的林中。分布于华北至长江以南各省区。

【药用经验】　哈尼族　根、果实:用于肺热咳嗽(《滇药录》《哈尼药》)。根、叶、树皮:用于哮喘、急慢性肝炎、胃痛、跌打损伤。外用于骨折、创伤出血(《滇省志》)。土家族　根、根皮:用于尿血、血崩、带下、疮癣(《民毒药研用》)。傈僳族　分泌物:用于心慌、心跳、胃痛、跌打损伤、年老多病、产妇和其他因病虚弱者(《民族药志要》)。

【中毒与解毒】　有人接触野漆树后会引起皮肤红肿、痒痛,故对本品过敏者慎用。若引起过敏可用韭菜烤热擦患处,或用肥皂水或碳酸氢钠溶液洗涤,同时内服扑尔敏片或非那根片。误食过量引起强烈刺激、呕吐、疲倦、瞳孔散大,可大量饮水后服蛋清、活性炭,亦可服苯海拉明及注射钙剂,或适时给予解痉剂。

【化学成分】　树皮含鞣质;树汁含漆酚、漆酶;木材含非瑟素(fisentin)和硫黄菊素(sulphuretin);叶含野漆树苷;果实含蜡20%～30%,蜡的主要成分为棕榈酸(84%)、油酸(14%)[1]、硬脂酸(7.89%)、肉豆蔻酸(myristic acid)、十五碳酸、花生酸(arachidic acid)[2]。

【药理毒理】 1. 抗肝损伤作用:野漆树根对 CCl_4 造成的急性肝损伤小鼠和急性肝损伤大鼠血清谷丙转氨酶(ALT)、天门冬氨酸氨基转移酶(AST)活性升高有显著的降低作用;根可显著降低 CCl_4 致急性肝损伤大鼠肝组织丙二醛 MDA 水平,升高肝组织超氧化物歧化酶(SOD)水平;根亦可显著降低 CCl_4 致慢性肝损伤大鼠肝羟脯氨酸(hyp)含量,表明野漆树根具有显著的抗肝损伤作用[3]。2. 本品有抑菌作用[4]。

参 考 文 献

[1] 谢宗万. 全国中草药汇编(下册). 第 2 版. 北京:人民卫生出版社,1996:560
[2] 唐丽,傅超凡,钟秋平,等. 中国野漆树与日本野漆树油脂成分差异性分析. 林业科学,2011(47):2
[3] 陈文,邓棋卫,王英,等. 野漆树根抗肝损伤作用的实验研究. 江西中医学院学报,2010,22(5):69-71
[4] 李志勇. 中国少数民族有毒药物研究与应用. 北京:中央民族大学出版社,2011:302

（李　聪　陈旅翼）

654. *Toxicodendron vernicifluum*（漆树）

【民族药名】 "核尽"(阿昌族);"碧乃金"(傈僳药);干漆(土家族)。

【来源】 漆树科植物漆树 *Toxicodendron vernicifluum* (Stokes) F. A. Barkl. (*Rhus verniciflua* Stokes)的根、干漆。干漆有毒。干漆系割伤漆树树皮,收集自行流出的树脂(生漆),干固后凝成的团块。多收集漆缸壁或底部黏着的干渣,经煅制后入药。

落叶乔木,高达 20m;树皮灰白色,粗糙,呈不规则纵裂,小枝粗壮,被棕黄色柔毛,后变无毛,具圆形或心形的大叶痕和突起的皮孔;顶芽大而显著,被棕黄色绒毛。奇数羽状复叶互生,常螺旋状排列,小叶 4~6 对,叶轴圆柱形,被微柔毛;叶柄长 7~14cm,被微柔毛,近基部膨大,小叶膜质至薄纸质,卵形或卵状椭圆形或长圆形,长 6~13cm,宽 3~6cm,先端急尖或渐尖,基部偏斜,圆形或阔楔形,全缘,叶面无毛或仅沿中脉疏被微柔毛,叶背沿脉上被平展黄色柔毛,稀近无毛,侧脉 10~15 对,小叶柄长 4~7mm,上面具槽,被柔毛。圆锥花序长 15~30cm,与叶近等长,被灰黄色微柔毛,序轴及分枝纤细,疏花;花黄绿色,雄花花梗纤细,雌花花梗短粗,花萼裂片卵形,长约 0.8mm,先端钝;花瓣长圆形,长约 2.5mm,宽约 1.2mm,具细密的褐色羽状脉纹,先端钝,开花时外卷;雄蕊长约 2.5mm,花丝线形,与花药等长或近等长,在雌花中较短,花药长圆形;花盘 5 浅裂,无毛;子房球形直径约 1.5mm,花柱 3。果序多少下垂,核果肾形或椭圆形,不偏斜,略压扁,长 5~6mm,宽 7~8mm;基部截形。花期 5~6 月,果期 7~10 月。

生于海拔 800~2800(3800)m 的向阳山坡林内,也有栽培。除黑龙江、吉林、内蒙古和新疆外,其余省区均有分布。

【炮制】 炒制与焖煅均能降低干漆的毒性与燥性,增加润性和消积不伤正的作用[1]。土家族　焖煅:拣去杂质,砸成小块,加至罐内密封,用火加热至烟尽,待凉,取出打碎,以焦黑存性为度,再将本品放锅内加入牛奶适量润,加热 20 分钟,取出晒干(《民族药炮制集成》)。壮族炒制:除去杂质,敲碎,置锅中用武火炒至浓烟消失、药材呈黑色为度,取出,放晾(《民族药炮制集成》)。

【药用经验】 阿昌族　干漆:用于风湿痛、闭经、月经不调。根:用于跌打损伤(《德宏药录》)。干漆:用于风湿痛、闭经、月经不调、跌打损伤(《德宏药志》)。土家族　干漆:用于妇女经闭、月经不调、癥瘕、虫积、风湿痛、绦虫病、蛔虫病(《土家族药志上》)。

【使用注意】 干漆有毒,孕妇及体虚者慎用,炮制时注意自身保护。内服用量 2~5g;外用适量,烧烟熏。干漆临床应用能引起人体过敏[2],临床需炮制减少其毒性后才能使用[3]。

【药材鉴定】 性状 干漆呈不规则块状,黑褐色或棕褐色,表面粗糙,有蜂窝状细小孔洞或呈颗粒状,有光泽。质坚硬,不易折断,断面不平坦,具特殊臭气。遇火燃烧,发黑烟,漆臭更强烈。

理化鉴别 取干漆粉末1g,加乙醇10ml,置热水浴中加热5分钟,放冷,滤过。取滤液1ml,加三氯化铁试液1~2滴,显墨绿色(检查酚类)。

【化学成分】 生漆主要成分为漆酚、漆酶、漆多糖和水分[4,5]。此外还含有油分、甘露糖醇(mannitol)、葡萄糖、微量的有机酸、烷烃、二黄烷酮以及钙(Ca)、锰(Mn)、镁(Mg)、铝(Al)、钾(K)、钠(Na)、硅(Si)等元素,还含微量的 α、β 不饱和六元环内酯等挥发性致敏物组分[6]。

【药理毒理】 1. 解痉作用:干漆的醇提取物对离体平滑肌具有拮抗组胺、5-羟色胺、乙酰胆碱的作用,与抗组胺药、麦角酸二乙胺及阿托品的相似,但强度较弱[7]。2. 对心血管系统的影响:干漆小剂量时,使蛙、兔心脏的收缩增强,搏动增快,舒张充分,因而搏动量增加,还能使动物的血管收缩,血压升高,瞳孔散大。而大剂量时,对心脏有抑制作用,使血压下降、瞳孔缩小,具中枢神经系统麻痹的作用[8]。3. 抗凝血酶作用:实验结果表明,干漆提取液(0.2g 生药/ml)与对照组相比,使凝血时间显著延长[9]。

【附注】 干漆的最主要成分为漆酚,但漆酚有一定的毒性并能引起人体过敏,临床使用须经煅制以减少其中的漆酚来减轻毒性。HPLC 检测结果表明,煅干漆中漆酚的量低于生干漆,推测其可能的原因是漆酚中的酚羟基在炮制过程中遇高温发生了氧化反应而发生变化。

参 考 文 献

[1] 田华咏,瞿显友,熊鹏辉. 中国民族药炮制集成. 北京:中医古籍出版社,2000:433
[2] 郭晓庄. 有毒中药大词典. 天津:天津科技翻译出版社,1992
[3] 范治忠. 生干漆的炮制与药用. 中国生漆,1990,9(3):42-45
[4] 李林,魏朔南. 生漆漆酚类化合物的 HPLC-ESI-MS 分析. 中草药,2008,39(12):1786,1787
[5] 赵一庆,薄颖生. 生漆及漆树文献综述. 陕西林业科技,2003(1):55-62
[6] 杜矛民. 中国生漆化学研究与应用开发. 涂料技术,1993(1):1-6
[7] 郭晓庄. 有毒中药大词典. 天津:天津科技翻译出版社,1992:23
[8] 金莲花. 中药干漆的药理作用及临床应用. 现代医药卫生,2007,16(23):2467,2468
[9] 欧兴长. 100 味中药和复方抗凝血酶作用的实验观察. 中西医结合杂志,1988,8(2):102

(陈旅翼)

655. *Trachelospermum axillare*(紫花络石)

【民族药名】 乌木七(土家族)。

【来源】 夹竹桃科植物紫花络石 *Trachelospermum axillare* Hook. f. 的全株。有毒。夏季、秋季采收,洗净,切段,晒干。

木质藤本,具乳汁;茎具皮孔,无毛或幼嫩部分被微毛。叶厚纸质,倒披针形或倒卵状矩圆形,长 8~15cm,宽 3~4.5cm,顶端尖尾状,基部楔形。聚伞花序腋生;花萼 5 裂,紧贴花冠筒上,内有腺体约 10 枚;花冠紫色,高脚碟状,花冠筒基部膨大,花冠裂片 5 枚,向右覆盖;雄蕊 5 枚,着生于花冠筒基部,花药内藏;花盘环状 5 裂,与子房等长;子房无毛。蓇葖果 2 个平行黏生,无毛,果皮厚;种子不规则卵形,扁平,顶端具种毛。花期5~7月,果期8~10月。

生于山地疏林中或山谷水沟边。分布于我国西南、华南、华中及华东各省区。

【药用经验】 土家族 用于感冒、风湿、跌打损伤、支气管炎、肺结核(《土家药志上》)。

【中毒与解毒】 中毒症状有心慌,出汗多。未见解毒方法报道。

【药材鉴定】 性状 茎藤圆柱形,外表面灰褐色,皮孔横向突起,并有微突起的横纹;质硬,折断时皮部有稀疏的白色胶丝,无弹性。气微,味微苦。茎皮卷筒状或槽状,外表面灰褐色,内表面黄白色或黄棕色,具细纵裂纹。折断时有稀疏白色胶丝[1]。

显微特征 (1)茎皮横切面:木栓层为9~30列木栓细胞,栓内层明显。皮层窄,石细胞群排成环状,并伴有非木化纤维。韧皮部宽广,石细胞成群,散布于外侧,其间伴有非木化纤维;乳汁管众多,有时可见胶质团块;射线宽2~4列细胞。本品石细胞常含草酸钙方晶,近石细胞群周围有含晶木化厚壁细胞,薄壁细胞含小淀粉粒[1]。(2)粉末:灰棕色。石细胞成群,圆形、长圆形、类三角形或不规则形,长30~450μm,直径27~90μm,壁厚,孔沟明显,有的石细胞有2~3个腔,亦有的腔中含草酸钙方晶。草酸钙方晶直径15~25μm、胶丝条状或扭曲成团,直径约19μm。乳汁管直径约25μm。纤维常成束,直径20~25μm,一种壁厚8~10μm,一种壁薄,胞腔含草酸钙方晶。尚有木栓细胞[1]。

【化学成分】 叶含黄酮类化合物:芹菜素(apigenin)、藤黄菌素、芹菜素-7-*O*-β-D-葡糖苷(apigenin 7-*O*-β-D-glucopyranoside)、藤黄菌素-7-*O*-β-D-葡糖苷、藤黄菌素-4′-*O*-β-D-葡糖苷、槲皮素-3-*O*-β-D-葡糖苷(quercetin-3-*O*-β-D-glucoside)、芹菜素-7-*O*-β-新橙皮苷(apigenin-7-*O*-β-neohesperidoside)、芹菜素-7-*O*-β-芸香苷(apigenin-7-*O*-β-rutinoside)、5,7,芹菜素-7-*O*-β-龙胆二糖苷(5,7,apigenin-7-*O*-β-gentiobioside)、藤黄菌素-7-*O*-β-龙胆二糖苷[2]。

参 考 文 献

[1]《中华本草》编委会. 中华本草(第6册). 上海:上海科学技术出版社,2000:325

[2] 怡悦. 紫花络石叶中的黄酮类化合物. 国外医学(中医中药分册),2001,23(2):102

（帖亚馨）

656. *Trachelospermum jasminoides* var. *heterophyllum*（石血）

【民族药名】 "岩巴席"(土家族)。

【来源】 夹竹桃科植物石血 *Trachelospermum jasminoides*(Lindl.) Lem. var. *heterophyllum* Tsiang 的全株。有小毒。秋季采收,切段,晒干。

木质藤本,具乳汁;茎皮褐色;嫩枝被柔毛,枝条及节上攀援树上或爬在岩石、墙壁上生气根。叶对生,具短柄,异型叶,通常披针形,长4~8cm,宽0.5~3cm,上面无毛,下面被疏短柔毛。花冠白色,高脚碟状,花冠筒中部膨大,内面被柔毛;雄蕊着生于花冠筒中部,花药不伸出花冠喉部外;花盘比子房短。蓇葖果双生,条状披针形,长达17cm,宽8mm;种子条状披针形,顶端具4cm长的种毛。花期夏季、果期秋季。

生于山野岩石上和攀伏在墙壁或树上。分布于西北(陕西、甘肃、宁夏)、华北、华中、华东、华南、西南。

【药用经验】 土家族 用于治湿气关节痛、腰腿痛、跌打扭伤(《土家药》)。

【药材鉴定】 性状 藤茎缠绕或切成段,长短不一,直径2~5mm,表面褐色,嫩枝被毛,有灰白色纤细的气生根。叶对生,二型,一种呈狭披针形,一种卵圆形,先端长尖。质较厚,不易破碎。气微,味微苦涩[1]。

　　显微特征　(1)茎横切面:木栓层由数列长方形细胞组成,内含棕色物;木栓层外方常残留单列多细胞非腺毛,其细胞壁微木化,具明显壁疣,非腺毛基部及周围相邻的细胞壁木化增厚成石细胞状,呈长方形或类方形,常1个至数个相聚。栓内层1~3列细胞,排列整齐。皮层外侧有石细胞,常单列断续成环状,老茎有时为2列至多列,相邻的薄壁细胞中有时含草酸钙棱晶,含晶细胞壁增厚,微木化;气生根根迹维管束常横向穿过皮层,向外突出。维管束双韧型,外生韧皮部狭窄,初生韧皮纤维成束,非木化,断续环列[2]。(2)叶横切面:上表皮细胞1列,呈长方形或类方形,外壁被帽状增厚的角质层,表皮内方有单个或成群的纤维,下表皮细胞1列,呈扁平长方形,有气孔和多细胞非腺毛。栅栏组织2~3列细胞,有的细胞中含草酸钙簇晶,直径20~42μm,海绵组织细胞呈不规则形,有大的细胞间隙,纤维纵横交错,在叶肉组织中排成网络状[2]。

　　【化学成分】　石血含牛蒡子-4′-β-龙胆二糖苷(arctigenin-4′-β-gentiobioside)、络石苷(tracheloside)和β-络石苷(β-tracheloside)的两种光学异构体[3]。

　　【附注】　本品原种络石 *Trachelospermum jasminoides*(Lindl.)Lem. 的干燥带叶藤茎为中药"络石藤",收载于中国药典2015年版(一部),用于湿热泻痢、赤白带下、目赤肿痛、目生翳膜。络石藤未见记载有毒。

参 考 文 献

[1]《中华本草》编委会. 中华本草(第6册). 上海:上海科学技术出版社,1999:330
[2] 周凤琴,范长启. 石血的形态组织学研究. 山东中医学院学报,1989,13(3):44-47
[3] 李熙龄,何慧. 石血化学成分的研究. 中国中药杂志,1994,19(4):231-232

(帖亚馨)

657. *Tribulus terrester*(蒺藜)

　　【民族药名】　蒺藜、刺蒺藜(通称);白蒺藜、硬蒺藜(白族);"左夺伯裂"(基诺族);"鸡儿利额"(朝鲜族);"益玛干·章古"、"舍玛"、"伊曼-章古"(蒙古族);"凄洌洌"(纳西族);"色玛"、"随玛拉高"(藏族);"欧哥里利凯恩"(维吾尔族)。

　　【来源】　蒺藜科植物蒺藜 *Tribulus terrester* L. 的根、果实、全株。有小毒。果实于秋季成熟时采割植株,晒干,打下果实,除去杂质;根、全株适时采集。

　　一年生草本;茎由基部分枝,平卧,淡褐色,长可达1m左右;全体被绢丝状柔毛。双数羽状复叶互生,长1.5~5cm;小叶6~14,对生,矩圆形,长6~15mm,宽2~5mm,顶端锐尖或钝,基部稍偏斜,近圆形,全缘。花小,黄色,单生叶腋;花梗短,萼片5,宿存;花瓣5;雄蕊10,生花盘基部,基部有鳞片状腺体。果为5个分果瓣组成,每果瓣具长短棘刺各1对;背面有短硬毛及瘤状突起。花期5~8月,果期6~9月。

　　多生于荒丘、田边及田间,常为田间杂草。分布于全国各地,长江以北最普遍。

　　【药用经验】　**白族**　果实或全株:用于头晕、头痛、目赤多泪、气管炎、高血压、皮肤瘙痒、风疹(《大理资志》)。**基诺族**　根:用于风湿性关节炎、扁桃体炎、胃气痛(《基诺药》)。**朝鲜族**　果实:散风,明目,行血(《朝药志》)。**蒙古族**　果实:用于头痛、眩晕、角膜炎、角膜云翳、胸肋胀闷、皮肤瘙痒、肾虚(《蒙药》)。用于肾寒腰痛、耳鸣、尿频、水肿、浮肿、尿闭、痛风、阳痿、遗精、久病体虚

（《蒙植药志》）。用于肾寒尿闭、小便不利、肾虚腰腿痛、遗精、浮肿、全身瘙痒（《民族药志二》）。
纳西族 果实：用于急性结膜炎、皮肤瘙痒（《滇药录》）。用于急性结膜炎、皮肤瘙痒（《民族药志二》）。**藏族** 果实：用于肾寒腰痛、尿频、风湿性关节炎、头痛、牛皮癣（《民族药志二》）。用于头痛、身痒、胸满、气逆、目赤肿翳、癥瘕、乳闭（《藏标》）。用于淋症、风湿痹症、营养不良性水肿（《中国藏药》）。用于肾炎、尿闭、营养不良性水肿、风湿性关节炎（《青藏药鉴》）。用于肾寒腰痛、风湿性关节痛、尿涩淋沥、营养不良性水肿、荨麻疹、头痛（《藏本草》）。**维吾尔族** 果实：用于淋病、各种结石、小便不利、大便秘结、慢性肠炎及热病引起的肿胀（《民族药志二》）。

【使用注意】 用量 6 ~ 10g。

【药材鉴定】 **性状** 茎直径 1 ~ 3mm，有棱脊、纵纹，表面黄绿色，具柔毛，质略硬，易折断；羽状复叶对生，小叶 5 ~ 14 对，绿色或棕绿色，具柔毛，多皱缩易碎，完整叶展开后呈长椭圆形，全缘，长 1.5 ~ 6.5cm；果实由 5 个分果瓣组成，呈放射状排列，直径 7 ~ 12mm。常裂为单一的分果瓣，分果瓣呈斧状，长 3 ~ 6mm；背部黄绿色，隆起，有纵棱及多数小刺，并有对称的长刺和短刺各 1 对，两侧面粗糙，有网纹，灰白色。质坚硬。气微，味苦、辛。

显微特征 果实粉末：黄绿色。内果皮纤维木化，上下层纵横交错排列，少数单个散在，有时纤维束与石细胞群相连接。中果皮纤维多成束，多碎断，直径 15 ~ 40mm，壁甚厚，胞腔疏具圆形点状纹孔。石细胞长椭圆形或类圆形，黄色，成群。种皮细胞多角形或类方形，直径约 30μm，壁网状增厚，木化。草酸钙方晶直径 8 ~ 20μm。

薄层色谱 取本品粉末 3g，加三氯甲烷 50ml，超声处理 30 分钟，滤过，弃去三氯甲烷液，药渣挥干，加水 1ml，搅匀，加水饱和的正丁醇 50ml，超声处理 30 分钟，分取上清液，加 2 倍量的氨试液洗涤，弃去洗液，取正丁醇液，蒸干，残渣加甲醇 1ml 使溶解，作为供试品溶液。另取蒺藜对照药材 3g，同法制成对照药材溶液。吸取上述 2 种溶液各 5μl，分别点于同一硅胶 G 薄层板上，以三氯甲烷-甲醇-水（13：7：2）10℃以下放置的下层溶液为展开剂，展开，取出，晾干，喷以改良对二甲氨基苯甲醛溶液（取对二甲氨基苯甲醛 1g，加盐酸 34ml，甲醇 100ml，摇匀，即得），在 105℃加热至斑点显色清晰。供试品色谱在与对照药材色谱相应的位置上，显相同颜色的斑点。

【化学成分】 果实主要含皂苷、生物碱及黄酮类化合物。其中，含蒺藜皂苷（甾体皂苷）；含哈尔满（harmane）、哈尔碱（harmine）、哈尔醇（harmol）、β-咔啉（β-carboline）、imdoleamines、去甲哈尔满（norharmane）、N-对羟基苯乙酮基-3-甲氧基-4-羟基取代桂皮酰胺、tribulusamide A、tribulusamides B、蒺藜酰胺（terrestriamide）等生物碱；并含山奈酚（kaempferol）、山奈酚-3-葡萄糖苷、山奈酚-3-O-芸香糖苷（kaempferol-3-O-rutinoside）、刺蒺藜苷（tribuloside）、槲皮素（quercetin）、异鼠李素（isorhamnetin）等黄酮类化合物[1]。

【药理毒理】 1. 对心脑血管系统的作用：（1）降血压作用：20mg/kg 蒺藜的醇提取物可使麻醉狗血压迅速下降；（2）蒺藜皂苷对脑动脉硬化症和脑血栓形成的后遗症有较好的疗效；（3）蒺藜有抗心肌缺血作用，能增强心肌收缩力，减慢心率，扩张冠状动脉和外周血管[2,3]。2. 止咳平喘的作用：临床实践证明，刺蒺藜全草的半提取物有止咳、祛痰、平喘作用，其中以止咳作用最佳[3]。3. 对肾上腺皮质功能的调节作用：腹腔注射蒺藜茎叶总皂苷，可抑制注射大剂量氢化可的松引起的小鼠"耗竭"现象，也能使处于应激状态的大鼠肾上腺内维生素 C 的降低得以缓解[3]。4. 其他作用：蒺藜尚有抗衰老、抑制用环磷酰胺前处理而致的迟发型变态反应等作用[3]。

【附注】 本种干燥成熟果实又为为中药蒺藜，收载于中国药典 2015 年版一部。

参 考 文 献

[1] 赵百岁,宝音图,田吉.蒙药材蒺藜的化学成分研究进展.中国民族医药杂志,2008,11:73-76

［2］朱景岩．蒺藜对心脑血管系统的药理作用及其他临床应用．中国民族医药杂志,2010,10:77,78

［3］谢宗万．全国中草药汇编(上).北京:人民卫生出版社,2000:365,367

（王璐瑶）

658. *Trichosanthes cucumeroides*（王瓜）

【民族药名】 "不杠"（水族）；苦瓜七（土家族）；水苦瓜、"千蒸堆"（瑶族）。

【来源】 葫芦科植物王瓜 *Trichosanthes cucumeroides*（Ser.）Maxim. 的块根。有小毒。深秋挖取,洗去泥土,切段,晒干。

多年生草质藤本,长数米。根呈纺锤形,黄白色,数枚簇生。茎细长,有纵棱。单叶互生；叶柄长 3～6cm,于叶片均被棕黄色粗毛,叶腋生有卷须,单一或分叉；叶片阔卵状心形,掌状 3～5浅裂,长约 5cm,宽约 4.5cm,先端钝,基部心形,边缘有波状钝齿。雌雄异株,花梗短,于结果时长 1～2cm；花冠白色；花瓣 5,先端细裂成流苏状。果实椭圆形或长卵形,长约 5.5cm,橙红色；种子多数,形似螳螂头,长约 1cm,宽约 7mm,灰棕色。中部有隆起的环带状物。花期 5～8 月,果期 8～11 月。

生于海拔（250）600～1700m 的山谷密林中或山坡疏林中或灌丛中。分布于华东、华中、华南、西南地区及台湾。

【药用经验】 畲族 用于消渴内痹、瘀血经闭、邪气热结、湿热溺黄、小便不利、疝气肿痛（《畲医药》）。水族 用于毒蛇咬伤（《水医药》）。土家族 用于毒蛇咬伤、白浊、瘰病（《土家药》）。瑶族 用于蛇伤、咽喉肿痛、跌打、胃痛、便血（《湘蓝考》）。

【使用注意】 本品有毒,脾胃虚寒及孕妇慎服。

【药材鉴定】 性状 块根纺锤形,直径 3cm,断面洁白或黄白色,粉性；味稍苦涩[1]。

显微特征 粉末:黄白色。导管 2～7 个成群或单生,直径可至 195μm。石细胞菱角形,长至 335μm,直径 75μm。淀粉粒单粒,直径可至 11μm。

【化学成分】 根含三萜皂苷、甾醇及甾醇苷等化合物。三萜皂苷有 11-氧代-5-葫芦烯-3β,24（R）,25-三醇-3-*O*-三糖苷［11-oxocucurbit-5-ene-3β,24（R）,25-triol-3-*O*-α-L-rhamnopyranosy（1→2）β-D-glucopyronosyl（1→2）β-D-glucopyranoside］、25-*O*-β-D-吡喃葡萄糖基-11-氧代-5-葫芦烯-3β,24（R）,25-三醇-3-*O*-三糖苷［25-*O*-β-D-glucopyranosyl-11-oxocucurbit-5-ene-3β,24（R）,25-triol-3-*O*-α-L-rhamnopyranosy（1→2）β-D-glucopyranosyl（1→2）β-D-glucopyranoside］；甾醇及甾醇苷类化合物有 α-菠菜甾醇（α-spinasterol）、Δ7-豆甾烯醇（Δ7-stigmasterol）、α-菠菜甾醇 3-*O*-β-D-吡喃葡萄糖苷（α-spinasterol 3-*O*-β-D-glucopyranoside）等[1]；另含棕榈酸（palmitic acid）、香草酸（vanillic acid）、亚油酸（linoleic acid）等有机酸化合物和 β-天花粉蛋白（β-trichosanthin）等引产有效蛋白[1]；还含 7-氧代二氢栝楼萜三醇（7-oxodihydrokarounitriol）、7,11-二氧代二氢栝楼萜二醇（7,11-dioxodihydrokarounidiol）、7-氧代二氢栝楼萜二醇（7-oxodihydrokarounidiol）等[2]。种子含脂肪油,为一种干性油,油中含栝楼酸（trichosanic acid）[3]。

【药理毒理】 王瓜根蛋白有抗着床、抗早孕作用。

参 考 文 献

［1］《中华本草》编委会．中华本草．第 5 册．上海:上海科学技术出版社,1999:576

［2］Chao Z,Shibusawa Y,Yanagida A,et al. Two new triterpenes from the seeds of *Trichosanthes cucumeroides*. Nat Prod Res,2005, 19（3）:211-216

[3] 谢宗万. 全国中草药汇编. 上册. 第 2 版. 北京：人民卫生出版社,2000:172,173

（廖矛川　杨芳云）

659. *Trifolium pratense*（红车轴草）

【民族药名】　"红三叶草"、"别代"（维吾尔族）。

【来源】　豆科植物红车轴草 *Trifolium pratense* L. 的花序、种子。有小毒。夏季采摘花序，阴干。果实成熟后采种子。

多年生草本；茎高 30～80cm，有疏毛。叶具 3 小叶；小叶椭圆状卵形至宽椭圆形，长 2.5～4cm，宽 1～2cm，先端钝圆，基部圆楔形，叶脉在边缘多少突出成不明显的细齿，下面有长毛；小叶无柄；托叶卵形，先端锐尖。花序腋生，头状，具大型总苞，总苞卵圆形，具纵脉；花萼筒状，萼齿条状披针形，最下面的一枚萼齿较长，有长毛；花冠紫色或淡紫红色。荚果小，包被于宿存的萼内，倒卵形，长约 2mm，果皮膜质，具纵脉，含种子 1 粒。花果期 5～9 月。

在江苏、江西、浙江、安徽及华北、东北各地有引种栽培。

【药用经验】　维吾尔族　花和种子：润便，壮阳，强身，造血，收敛，益精，催奶，通经。用于寒性或热性炎肿、肢体颤抖、胸闷、咳嗽、面神经麻痹（《维医药》）。研末调蜂蜜外敷消寒性炎肿，调醋外敷消热性炎肿[1]。

【药材鉴定】　性状　头状花序：呈扁球形或不规则球形，直径 2～3cm，近无总花梗。有大型总苞，总苞卵圆形，有纵脉。花萼钟状，萼齿线状披针形，有长毛。花瓣暗紫红色，具爪。有时花序带有枝叶，三出复叶；托叶卵形，基部抱茎。小叶 3，多卷缩或脱落，完整者展平后呈卵形或长椭圆形，长 2.5～4cm，宽 1～2cm，叶面有浅色斑纹。气微，味淡[2]。

【化学成分】　全草含黄酮、挥发油、蛋白质、氨基酸、糖类和维生素等成分[3]。花含异黄酮类成分：黄豆苷元（daidzein）、鹰嘴豆素 A（biochaninA）、染料木素（genistein）、芒柄花素（formononetin）等；黄酮类成分：三叶豆苷（trifolin）、车轴草醇（pratol）、槲皮素（quercetin）等；挥发油类成分：麦芽酚（maltol）、芳樟醇（linalool）、柠檬烯（limonene）等。叶含异黄酮类成分：鹰嘴豆素 A、染料木素、芒柄花素、芒柄花苷（ononin）[4]、叶酸和 5-甲酰四氢叶酸及少量甾醇、甘油酯、磷脂、糖脂等成分[5]。枝中含有植二烯（phytadiene）、3-甲基植基醚（3-methyl phytyl ether）、1-甲基植基醚（1-methyl phytyl ether）等。种子中含多肽类化合物：热精胺（thermospermine）和氨丙基高精脒（aminopropylhomospermidine）[2]。鲜草中含紫苜蓿酚（dicoumarol）约 15.5μg/g，具抗凝血作用[5]。

【药理毒理】　1. 雌激素样作用：异黄酮的双羟基酚式结构与动物体内雌激素的结构类似，能与雌二醇受体结合，产生雌激素样作用。当机体内源性雌激素水平较低时，异黄酮表现为雌激素激动剂作用；而当体内雌激素水平偏高时，则占据雌激素受体表现为抗雌激素作用。红车轴草异黄酮饲喂给药可通过提高血清雌激素水平，增加成骨细胞活性，降低骨高转换率以及减少骨丢失等多种途径，对去卵巢引起的大鼠骨质疏松症产生防治作用。更年期妇女持续服用红车轴草异黄酮，潮热发病率降低[4]。2. 抗肿瘤作用：水提取物予大鼠口服或腹腔注射，能阻止肉瘤 S_{45} 的生长，但对艾氏腹水癌无效；此种提取物新鲜制备者无效，必须将其灭菌提取物在 4℃下贮藏 100 天以上，才能发挥作用[6]。鹰嘴豆素 A 和染料木素能强烈抑制人乳腺癌细胞 MCF-7、人胃癌细胞 HSC-41E6、HSC-45M2 和 SH101-P4 等多种癌细胞增殖。红车轴草异黄酮能明显降低前列腺素 E_2（PGE_2）和血栓素 B_2（TXB_2）在鼠巨噬细胞和人单核细胞中的合成，抑制环氧合酶活性[4]。3. 提高免疫功能：小鼠灌服芒柄花黄素或大豆黄酮，能明显提高正常小鼠胸腺重量和腹腔巨噬细胞吞噬功能,提高空斑形成细胞的溶血能力和周边血 T 淋巴细胞百分率;体外实验表明,二者明显促进植物血凝素诱导的甲基-^{3}H 胸腺嘧啶核苷参与的淋巴细胞转化[4]。4. 抗氧化作用:染料木素能强烈抑制促癌剂 TPA 诱导的多形核细胞及人白血病细胞 HL-60 中 H_2O_2 的形成,并能中等强度地抑制 HL-60 细胞中超氧阴离子自由基的产生。以染料木素的自由基清除能力和抑制低密度脂蛋白过氧化能力最强[4]。芒柄花黄素也有显著的抗氧化活性,增加超氧化物歧化酶(SOD)、谷胱甘肽过氧化物酶(GSH-Px)、过氧化氢酶(CAT)含量,减少体内丙二醛(MDA)含量[7]。5. 神经保护作用:染料木素、黄豆苷元、鹰嘴豆素 A、芒柄花黄素的混合物对谷氨酸钠损伤人大脑皮层神经元细胞系 HCN 1-A 有保护作用[8]。异黄酮对细菌脂多糖介导的多巴胺能神经元损伤有保护作用,主要是通过抑制小神经胶质活化和促炎因子的产生[9]。6. 降血脂作用:染料木素对三硝基甲苯 WR$_{1339}$ 所致大鼠高脂血症有显著的降血清三酰甘油(甘油三酯)作用,也能使胆固醇降低。鹰嘴豆素 A 也可明显抑制高脂饲料所致大鼠的血清胆固醇升高[2]。7. 其他:红车轴草异黄酮对血管生成有显著抑制作用,以非甲基化的异黄酮活性较强[10];染料木素及其代谢产物和衍生物能明显降低紫外线辐射导致的无毛小鼠炎症水肿、过敏和免疫抑制[4]。

参 考 文 献

[1] 顾永寿,顾永福. 维吾尔医常用药材. 乌鲁木齐:新疆科技卫生出版社,1992:196,197

[2] 《中华本草》编委会. 中华本草(第4册). 上海:上海科学技术出版社,1999:671,672

[3] 邢世瑞. 宁夏中药志 上. 银川:宁夏人民出版社,2006:716

[4] 赵中振,肖培根. 当代药用植物典(第3册). 世界图书出版公司,2008:474-477

[5] 王本祥. 现代中药药理与临床. 天津:天津科技翻译出版公司,2004:667,668

[6] 程剑华,李以镑. 抗癌植物药及其验方. 南昌:江西科学技术出版社,1998:353,354

[7] Mu H,Bai Y H,Wang S T,et al. Research on antioxidant effects and estrogenic effect of formononetin from *Trifolium pratense* (red clover). Phytomedicine,2009,16(4):314-319

[8] Occhiuto F,Zangla G,Samperi S,et al. The phytoestrogenic isoflavones from *Trifolium pratense* L. (Red clover)protects human cortical neurons from glutamate toxicity. Phytomedicine,2008,15(9):676-682

[9] Chen H Q,Wang X J,Jin Z Y,et al. Protective effect of isoflavones from *Trifolium pratense* on dopaminergic neurons. Neuroscience Research,2008,62(2):123-130

[10] Krenn L,Paper D H. Inhibition of angiogenesis and inflammation by an extract of red clover (*Trifolium pratense* L.). Phytomedicine,2009,16(12):1083-1088

(王 静)

660. *Triglochin maritimum*(海韭菜籽)

【民族药名】 "锡勒-额布森-乌热"(蒙古族);"那任木"、"纳然姆"(藏族)。

【来源】 水麦冬科植物海韭菜 *Triglochin maritimum* L. 的果实。有小毒。成熟时采集.

多年生沼生草本。根茎粗壮,垂直向下,斜生或横生,有多数须根。叶全部基生,通常不超过花序,半圆柱形,宽约 2mm,上部稍扁,基部鞘状,宿存;叶舌长 3~5mm。花葶直立,高 10~60cm;总状花序有多数密生的花,长 10~20cm;花梗长约 1mm,花后常稍延长;花被片 6,鳞片状,外轮 3 枚宽卵形,内轮 3 枚较狭,绿紫色;雄蕊 6;心皮 6,柱头毛笔状。蒴果椭圆形,6 棱,长 3~5mm。果梗直或弯,长 4~5mm。花果期 6~10 月。

生于湿润沙地、海边及盐滩上。分布于东北、华北、西南、西北及山东。

【药用经验】　蒙古族　止泻。用于久泻腹痛、嗳气(《蒙植药志》)。藏族　用于眼痛(《青藏药鉴》)及体虚、神经衰弱、腹泻(《藏本草》)。

【使用注意】　煎汤内服用量6~12g,不可过量。

【中毒与解毒】　全草及果实有毒,中毒可引起呼吸麻痹,在1~10小时内致死。文献记载其中毒症状、机制及解毒方法同苦杏仁[1]。

【化学成分】　幼果、成熟果、茎、叶、花均含氢氰酸。全草含氨基酸:天冬酰胺(asparagine)、丙氨酸(alanine)、丝氨酸(serine)、谷氨酸(glutamic acid)、谷氨酰胺(glutamine)、天冬氨酸(aspartic acid)、缬氨酸(valine)、苏氨酸(threonine)。还含4-羟基扁桃腈(4-hydroxymandelonitrile)、4-羟基苯乙腈(4-hydroxyphenylacetonitrile)、β-葡萄糖苷酶(β-glucosidase)、海韭菜苷(triglochinin)、红豆杉氰苷(taxiphyllin)、氢氰酸及乙醇、乙醛。叶含哌啶酸(pipecolic acid)。花含海韭菜苷[2]。

参 考 文 献

[1] 朱亚峰. 中药中成药解毒手册(第3册). 北京:人民军医出版社,2009:239
[2] 《中华本草》编委会. 中华本草(第8册). 上海:上海科学技术出版社,1999:16

（焦　玉）

661. *Trillium tschonoskii*（头顶一颗珠）

【民族药名】　头顶珠、延龄草、芋儿七(土家族)。

【来源】　百合科植物延龄草 *Trillium tschonoskii* Maxim 的根茎、果实。有小毒。根茎夏季、秋季采挖,除去茎叶,洗净,晒干。果实夏季、秋季成熟后采摘。

多年生草本,高15~50cm。根茎粗而短。茎基部有1~2枚褐色的膜质鞘叶;叶3枚,无柄,轮生于茎顶端,菱状圆形或菱形,长6~15cm,宽5~15cm。花单生于叶轮之上,花梗长1~4cm;花被片6,2轮,外轮3片绿色,卵状披针形,长1.5~2cm,宽5~9mm,内轮3片白色,少有淡紫色,卵状披针形,长1.5~2.2cm,宽4~6mm;雄蕊6,花药短于花丝或与花丝近等长;子房圆锥状卵形,柱头3裂,反卷。浆果圆球形,黑紫色。花期4~6月,果期7~9月。

生于海拔1600~3200m的林下阴湿处、山坡和路旁石岩下。分布于安徽、陕西、甘肃、四川、云南。

【药用经验】　土家族　根茎镇静安神,祛风活血。用于头晕、失眠、跌打损伤、外伤出血。果实有滋补作用(《土家药志上》)。

【使用注意】　本品有小毒,内服煎汤用量6~9g,研末3g;外用适量,鲜品捣敷,或研末敷。

【药材鉴定】　性状　根茎呈短圆柱形,肥厚,直径0.7~2cm,长1.5~4.5cm,表面黄棕色或棕黄色。上端有棕色膜质鳞片及残留的茎基,根茎环节不甚明显,节上具有多数根痕或灰黄色须根,根直径1~2mm,松软而弯曲,表面具细密皱缩的环纹。根茎质较坚实,断面黄白色,有不明显的环纹与散在的小点[1]。气微,味微甜。

显微特征　(1)根:外侧为淡棕色栓化根被组织。外皮层细胞1~2列,皮层有2圈由极皱缩细胞形成的环带,内皮层细胞凯式点隐约可见。初生木质部束4或5,与韧皮部束组成辐射型维管束。薄壁细胞含淀粉粒。(2)根茎:根被为2~3列栓化细胞。皮层有根迹和叶迹维管束通过,内皮层不明显。中柱维管束周木型或外韧型。薄壁组织含淀粉粒,可见草酸钙针晶束和浅黄色油滴[2]。

【化学成分】　根状茎含有薯蓣皂素(diosgenin)[2]。全草含甾醇、甾烷衍生物及甾酮类物质[2]。另含甲基原薯蓣皂苷元（methylprotodioscin）、1-O-[2″,3″,4″-三-O-乙酰基-α-L-吡喃鼠李糖基-(1→2)-α-L-吡喃阿拉伯糖基]-表白花延龄草烯醇苷元-24-O-乙酸酯{1-O-[2″,3″,4″-tri-O-acetyl-α-L-rhamnopyranosyl-(1→2)-α-L-arabinopyranosyl]-epitrillenogenin-24-O-acetate}、1-O-[2″,3″-二-O-乙酰基-α-L-吡喃鼠李糖基-(1→2)-吡喃阿拉伯糖基]-表白花延龄草烯醇苷元-24-O-乙酸酯{1-O-[2″,3″-di-O-acetyl-α-L-rhamnopyranosyl-(1→2)-arabinopyranosyl]-epitrillenogenin-24-O-acetate}、7,11-二甲基-3-亚甲基-1,6-十二碳二烯-10,11-二醇-10-O-β-D-吡喃葡萄糖基(1→4)-β-D-吡喃葡萄糖苷[7,11-dimethyl-3-methylene-1,6-dodecadien-10,11-diol-10-O-β-D-glucopyranosyl(1→4)-β-D-glucopyranoside]。叶含山柰酚-3-O-阿拉伯糖基半乳糖苷（kaempferol-3-O-arabinosyl galactoside）、槲皮素-3-O-阿拉伯糖基半乳糖苷（quercetin-3-O-arabinosyl galactoside）[1]。根茎尚含皂苷元成分：偏诺皂苷元-3-O-α-L-吡喃鼠李糖基-(1→2)-β-D-葡萄糖苷[pennogenin-α-L-rhamnopyranosyl-(1→2)-β-D-glucopyranoside]、偏诺皂苷元-3-O-α-L-吡喃鼠李糖基-(1→4)-[α-L-吡喃鼠李糖基-(1→2)]-β-D-葡萄糖苷{pennogenin-3-O-α-L-rhamnopyranosyl-(1→4)-[α-L-rhamnopyranosyl-(1→2)]-β-D-glucopyranoside}、偏诺皂苷元-3-O-α-L-吡喃鼠李糖基-(1→4)-α-L-吡喃鼠李糖基-(1→4)-[α-L-吡喃鼠李糖基-(1→2)]-β-D-葡萄糖苷{pennogenin-3-O-α-L-rhamnopyranosyl-(1→4)-α-L-rhamnopy-ranosyl-(1→4)-[α-L-rhamnopyranosyl-(1→2)]-β-D-glucopyranoside}、偏诺皂苷元（pennogenin）、薯蓣皂苷元（diosgenin）、紫云英苷（astragalin）[3]。

【药理毒理】　1. 降压作用：煎剂和醇提取物对麻醉的猫与家兔均有较明显的降压作用。根据小量从动脉给药有降压作用，对坐骨神经及迷走神经向中端所致效应有抑制作用，故认为其降压作用有中枢神经系统参与[1]。2. 镇痛作用：醇提取物（1~2g/kg）给小鼠灌胃有非常明显的镇痛作用[1]。3. 溶血作用：醇提取物有溶血作用，经胆固醇处理后溶血作用消失，但降压作用也随之明显减弱[1]。4. 抗肿瘤作用：其总皂苷具有抗肿瘤作用，能诱导肿瘤细胞凋亡，在细胞早期能提高免疫功能[4]。5. 免疫调节作用：水煎液可提高小鼠碳粒廓清 K 值和 d 值，可增强单核巨噬细胞的吞噬功能，有一定的免疫调节作用。能明显拟制2,4-二硝基氯苯引起的小鼠迟发型超敏反应[5]。6. 抗衰老作用：在不同组织对 SOD、GSH-PX 表达量的影响研究表明，本品能抵消氟哌啶醇的致老化作用，维持学习记忆功能，并显著提高实验大鼠血、肝、肾、海马、脑皮质 SOD、GSH-PX 的表达量，说明有促进学习记忆和提高抗氧化酶表达作用[5]。7. 其他作用：延龄草中某些单体化合物的抗环氧化酶 COX-2 活性研究中，发现它们显著抑制由磷脂多糖（LPS）刺激所产生的 COX-2[5]。

【附注】　同属植物西藏延龄草 *Trillium govanianum* Wall. 主要分布于西藏地区，当地亦以其根状茎入药，功效类似[2]。有小毒。用量 1.5~3g[6]。

参 考 文 献

[1]《中华本草》编委会. 中华本草. 第8册. 上海：上海科学技术出版社,1999:174,175

[2] 李志勇,周凤琴,图雅,等. 土家族药头顶一颗珠现代研究进展. 中国中医药信息杂志,2011,18(1):104-106

[3] 张忠立,左月明,熊师华,等. 延龄草根及根茎的化学成分研究. 中草药,2011,42(9):1689-1691

[4] 喻玲玲,邹坤,汪鋆植,等. 延龄草总皂苷体内外抗肿瘤作用研究. 中药材,2008,31(5):733-736

[5] 喻玲玲,邹坤. 延龄草属植物的化学成分及药理活性研究进展. 中成药,2008,30(9):1350-1354

[6] 谢宗万. 全国中草药汇编. 上册. 第2版. 北京：人民卫生出版社,2000:225,226

（廖矛川　杨芳云）

662. *Triplostegia glandulifera*（双参）

【民族药名】 "都拉"、"则非"、鸡大腿、土洋参等（彝族）。

【来源】 川续断科植物西南囊苞花（双参）*Triplostegia glandulifera* Wall. 的根。有毒。秋季采挖,洗净,鲜用或晒干用。

多年生草本,高 20～60cm。主根常分为 2 枝并列,稍肉质,近纺锤形。基生叶与茎生叶同形,叶片倒卵状披针形,连柄长 4～7cm,2～3 对羽状浅裂,中央裂片大而圆,两侧裂片疏离,依次渐小,基部下延,边缘圆齿状浅裂,被渐脱毛;叶柄粗壮,茎上部叶渐小,浅裂,无柄。茎 1 条至数条,不分枝,顶端有疏大窄长方形聚伞圆锥花序,各分枝处有条状苞片 1 对,分枝和花梗被多数腺毛和少量非腺毛;花冠白色,短漏斗状,长约 5mm,5 裂;雄蕊 4,稍伸出;子房包于囊状小总苞内。瘦果包于椭圆卵状囊苞内;囊包长约 5mm,外被腺毛,4 裂,裂片顶端长渐尖,多钩曲。花果期 7～10 月。

生于山坡草地或沙质坡地上。分布于甘肃、陕西、湖北、四川及云南。

【炮制】 油炸能降低其毒性[1]。彝族 油炸:取净都拉置香油中炸至黄色时,取出,滤干油,备用。

【药用经验】 彝族 用于肾虚腰痛、贫血、咳嗽、遗精、阳痿、风湿性关节痛、月经不调、倒经、崩漏带下、不孕症、解乌头中毒;外用于外伤出血（《滇省志》）。用于体虚、不孕、月经不调、劳伤、风湿、头晕头痛、咳嗽、酒醉及解乌头毒（《彝植药》）。

【使用注意】 本品有毒,慎内服。

【药材鉴定】 性状 根呈棒状、肉质,常两个双生,外皮淡褐色,内面白色,干后变蓝色。

【化学成分】 根含环烯醚萜苷:大花双参苷（triplostoside）A、甲基马钱子苷（methylloganin）、马钱子苷酸（loganic acid）、当药苷（sweroside）等[2];含三萜皂苷:大花双参皂苷（triploside）A、B、C 等[3]。

【药理毒理】 降血糖作用:双参醇提取物可通过清除自由基及抗脂质过氧化过程,降低实验性糖尿病小鼠血糖的作用[4,5]。

参 考 文 献

[1] 田华咏,瞿显友,熊鹏辉. 中国民族药炮制集成. 北京:中医古籍出版社,2000:249
[2] 马伟光,王德祖,曾育麟,等. 大花双参的环烯醚萜贰化学研究. 云南植物研究,1992,14（1）:92-96
[3] Wei Guang Ma,Dezu Wang,Yu Lin Zeng,et al. Three triterpenoid saponins from Triplostegia grandiflora Phytochemistry,1991,30（10）:3401-3404
[4] 刘晓波,郭美仙,李龙星,等. 双参降血糖作用的研究. 云南中医中药杂志,2008,29（5）:49,50
[5] 刘晓波,郭美仙,施贵荣,等. 双参降血糖作用机制研究. 安徽农业科学,2012,40（33）:16111,16112

（陈旅翼）

663. *Tripterygium hypoglaucum*（昆明山海棠）

【民族药名】 火把花（阿昌族、德昂族）;"嘿见慌"（傣族）;"莫啊宰尼"（哈尼族）;紫金藤、"波怀"（拉祜族）;"车油根"（苗族）;老虎麻（土家族）;"一姑妹班"、掉毛草、黄金条（彝族）。

【来源】 卫矛科植物昆明山海棠 *Tripterygium hypoglaucum*（Lévl.）Hutch. 的根、根皮、茎皮、全株。全株有大毒,嫩芽、嫩叶和嫩枝毒性最大,根次之。全年可采,挖根洗净,或剥取根皮、茎皮,晒干。

落叶蔓生或攀援状灌木,植株高 2~3m。根圆柱状,红褐色。小枝有棱,红褐色,有圆形疣状突起,疏被短柔毛或近无毛。单叶互生;叶柄长约 1cm;叶片卵形或宽椭圆形,长 6~12cm,宽3~6cm,先端渐尖,边缘有细锯齿,基部近圆形或宽楔形,上面绿色,下面粉白色。圆锥花序顶生,总花梗长 10~15cm;花小,白色,花萼 5;花瓣 5;雄蕊 5,着生于花盘的边缘;子房上位,三棱形。翅果赤红色,具膜质的 3 翅。花期夏季。

生于山野向阳的灌木丛中或疏林下。分布于浙江、江西、湖南、四川、贵州、云南。

【药用经验】 阿昌族 根:用于风湿性关节炎、类风湿性关节炎、跌打损伤、骨结核、睾丸炎、副睾丸结核(《民族药志要》)。傣族 全株:用于续筋接骨、祛瘀通络、骨折(《傣医药》)。德昂族 效用同阿昌族(《民族药志要》)。哈尼族 根:用于风湿性关节炎、类风湿性关节炎、跌打损伤、骨结核、睾丸及副睾结核(《滇药录》)。拉祜族 根:用于风湿骨痛、腰肌劳损、肝炎、痢疾、半身不遂(《拉祜药》)。用于风湿骨痛、跌打瘀肿、腰肌劳损、急性传染性肝炎、产后流血不止、月经过多(《滇省志》)。傈僳族 根皮或全株:用于风湿性关节炎、跌打损伤、半身不遂、腰肌劳损;外用于骨折、外伤出血(《怒江药》)。苗族 根:用于无名肿毒、神经性皮炎、银屑病、黄痧病(《滇省志》)。土家族 根皮、全株:用于风湿性关节炎、跌打损伤、半身不遂、腰肌劳损;外用于骨折、外伤出血(《民毒药研用》)。彝族 根:用于类风湿性关节炎、风湿性关节炎(《滇省志》)。用于风寒湿痹、关节肿痛、跌打损伤、腰背扭伤(《哀牢》)。根皮:用于风湿疼痛、类风湿、跌打损伤(《民族药志要》)及系统性红斑狼疮、慢性肾小球肾炎、支气管炎、干疮、牛皮癣、湿疹、神经性皮炎等(《楚彝本草》)。根:用于类风湿性关节炎(《滇药录》)。根或茎皮:用于风湿、类风湿、咳喘、跌打劳伤、干疮、牛皮癣等症(《彝植药》)。根皮或全株:用于骨折、类风湿性关节炎、跌打损伤、外伤出血(《大理资志》)。

【使用注意】 本品有剧毒,不可多服,使用期间定期检查肝肾功能。孕妇、胃病患者及体弱者忌服;原有肝脏疾病的患者禁用;年老体弱、肝肾功能减退的患者慎用。

【中毒与解毒】 中毒表现为[1]神经系统的头晕、头痛、四肢发麻、肌肉酸痛、烦躁不安、精神亢奋、幻觉、神志不清等;消化系统症状有胃部烧灼感、恶心呕吐、腹痛腹泻、消化道散在出血、糜烂和坏死等;心血管系统出现心律不齐、心肌损伤等,严重者循环衰竭而死亡;呼吸系统表现为呼吸急促、紫绀、肺水肿、呼吸停止;泌尿系统表现为膀胱下坠感、尿意频繁、血尿、蛋白尿、尿闭,甚至急性肾功能衰竭。解救方法参照 *Tripterygium wilfordii* Hook. f. (雷公藤)条。

【药材鉴定】 性状 根圆柱状,红褐色。小枝有棱,红褐色,有圆形疣状突起,疏被短柔毛或近无毛。单叶互生;叶片卵形或宽椭圆形,先端渐尖,边缘有细锯齿,基部近圆形或宽楔形,上面绿色,下面粉白色。圆锥花序顶生,总花梗长 10~15cm;花小,白色,花萼 5;花瓣 5;花蕊 5;着生于花盘的边缘;子房上位,三棱形。翅果赤红色,具膜质的 3 翅。

显微特征 叶横切面:叶柄横切面呈马蹄形。表皮为 1 列小扁平细胞,可见多细胞非腺毛。皮层外为 1~2 列小型细胞,余为大型薄壁细胞,壁均增厚。主脉维管束外韧型,半月形。皮层、韧皮部、髓部薄壁细胞内含有大量草酸钙方晶和紫色团块。叶片横切面上下表皮为 1 列方形细胞,上表皮有的可见 2 列表皮细胞,外被蜡质层。栅栏组织为 1~2 列,不通过主脉。海绵组织细胞5~6 列,排列较紧密。主脉上下表皮下有 10 余列厚角细胞。主脉维管束外韧型,半月形[2]。

薄层色谱 取本品根粗粉 2g,加 5% 乙醇的氯仿溶液 20ml,振摇 30 分钟,静置,滤过。滤液蒸干,残渣用氯仿 2ml 使溶解,作为供试品溶液。另取昆明山海棠根对照药材 2g,同法制成对照药材溶液。吸取上述 2 种溶液各 5μl,分别点于同一含羧甲基纤维素钠为黏合剂的硅胶 G 薄层板上,以环己烷-丙酮(5∶3)为展开剂,展开,取出,晾干,喷以 10% 磷钼酸乙醇溶液,105℃烘约 5 分钟。供试品色谱在与对照药材色谱相应的位置上,显相同颜色的斑点。

【化学成分】 主要含生物碱类、二萜类、三萜类等。生物碱类包括雷公藤次碱(wilforine)、雷公藤春碱(wilfortrine)、雷公藤吉碱(wilforgine)。二萜类主要包括环氧二萜内酯化合物雷公藤内酯(triptolide)、雷公藤内酯酮(triptonide)、雷公藤内酯醇、雷酚萜酸、雷公藤二萜酸(triptoditerpenic acid)、山海棠二萜内酯 A(hypodiolide A)、雷酚萜醇(triptonoterpenol)、雷酚二萜醇、雷酚内酯三醇。三萜类含有雷公藤内酯甲(wilforlide A)、雷公藤内酯乙(wilforlide B)、山海棠内酯。还含 β 谷巢甾醇葡萄糖苷、表儿茶素、对羟基苯甲酸等[3]。

【药理毒理】 1. 抗炎作用:昆明山海棠对二甲苯组胺等所致的毛细血管通透性增加、鼠爪肿胀、肉芽组织增生均有强烈的抑制作用,对大鼠佐剂关节炎均有明显抑制作用 对继发性损害(未注射佐剂的鼠爪)的抑制作用强于对原发性(注射佐剂的鼠爪)的作用。还可通过抑制并拮抗炎症介质达到其独特的抗炎活性。可抑制 T 细胞、巨噬细胞、血管内皮细胞等的分泌能力下调细胞间黏附分子-1、TNF-α 及 IL-1、2、3、5、6、8 等表达,同时抑制外周血单核细胞(PBMC)IL-6 mRNA 表达[4,5]。2. 免疫作用[4,5]:(1)对细胞免疫的影响:昆明山海棠对 CoA 或脂多糖诱导的小鼠 T 淋巴细胞增殖及 B 细胞增殖均有明显抑制作用,其水煎液可直接或通过刺激自然杀伤细胞毒因子释放来增强 NK 细胞活性;对小鼠光线性变应性皮炎及二硝基氯苯诱发的迟发型变态反应均有明显抑制作用,并呈剂量依赖性。(2)对体液免疫的影响:昆明山海棠对绵羊红细胞所致小鼠抗体生成及网状内皮系统吞噬功能有一定抑制作用,针剂腹腔注射,可明显抑制小鼠溶血素抗体(特异性抗体)产生,能明显延长大鼠移植胰岛的存活时间,具有抑制抗原抗体复合物生成的作用。(3)对胸腺的影响:昆明山海棠水煎液使幼龄小鼠胸腺及脾脏萎缩,但剂量为 10g/(kg·d)时影响不显著,5g/(kg·d)时胸腺反而明显增重,小剂量对可的松所致的胸腺萎缩有一定的拮抗作用,与环磷酰胺等多种常用免疫抑制剂合用时无协同或相加作用[4,5]。3. 抗生育作用与生殖毒性:昆明山海棠乙醇提取物可影响抑制桑椹胚的发育生长甚至破坏桑椹胚,并可促进坏死解体的桑椹胚吸收,对雌性大鼠、小鼠有非常显著的抗早孕作用,该药也可使雄性大鼠附睾精子的活动率和密度明显下降,具有一定的生殖毒性,可诱发小鼠骨髓细胞和精子 8 号染色体不分离,使非整倍体频率显著增高及细胞微核率升高[4,5]。4. 改善肾脏功能:昆明山海堂可以清除肾小球基底膜免疫复合物的沉积,降低肾小球滤过膜的通透性,抑制系膜细胞增殖,减少间质炎症细胞浸润,从而减少尿蛋白及血尿的排泄,改善肾脏功能,防止肾小球硬化及小管间质纤维化[4,5]。5. 抗 HIV 作用:昆明山海棠中的二萜类、三倍半萜类生物碱均具有抗 HIV 活性,尤其雷公藤素 B 作用显著(EC$_{50}$<0.1),山海棠素 B 和雷公藤春碱的抗 HIV 很显著,TI 值均大于 1000[4,5]。6. 抗血管平滑肌细胞增殖作用:昆明山海棠提取物 THW-4 能有效抑制血管平滑肌细胞(VSMC)增殖,并呈浓度和时间依赖性[4,5]。7. 抗菌及杀虫作用:昆明山海棠水煎液湿敷、浸泡治疗手足癣病有一定疗效,昆明山海棠总碱对疟原虫有一定的抑制或杀灭作用[4,5]。8. 抗肿瘤活性:昆明山海棠有较强的体外抗肿瘤活性,总生物碱为活性部位之一。9. 毒性[1]:昆明山海棠水提取液给雄性、雌性小鼠的 LD$_{50}$ 为 79g/kg、100g/kg;全根煎剂小鼠灌胃的 LD$_{50}$ 为 35.2g/kg;昆明山海棠 A 给小鼠灌胃的 LD$_{50}$ 为(628.4±95.58)mg/kg;萜类小鼠灌胃的 LD$_{50}$ 为 770mg/kg;总生物碱小鼠灌胃的 LD$_{50}$ 为 431.0mg/kg。昆明山海棠所含的二萜类化合物(雷公藤内酯醇、雷公藤内酯酮和雷公藤内酯二醇等)可使大鼠丧失生育能力,但停药 5 周后,生育力及精子活力均恢复。

【附注】 1. 本品制剂有昆明山海棠片。2. 中国植物志英文版将本种归入同属植物雷公藤 *Tripterygium wilfordii* Hook. f. 。

参 考 文 献

[1] 李志勇. 中国少数民族有毒药物研究与应用. 北京:中央民族大学出版社,2011;292,293
[2] 孙卓然,刘圆. 民族药昆明山海棠的生药学鉴定. 华西药学杂志,2008,23(2):174,175
[3] 张莹,方勇飞,王勇. 昆明山海棠药理作用及临床应用研究进展. 人民军医,2008,51(7):463,464
[4] 韩进庭. 昆明山海棠药理作用及临床应用研究进展. 现代医药卫生,2009,25(16):2459,2460
[5] 韩玉,万屏. 昆明山海棠药理作用研究进展. 国外医学中医中药分册,2005,27(5):272-275

(何思文　万定荣)

664. *Tripterygium wilfordii*(雷公藤)

【来源】　卫矛科植物雷公藤 *Tripterygium wilfordii* Hook. f. 的根。有大毒,根皮毒甚。春季、秋季采挖,除去杂质,洗净,晒干。

藤本灌木,高达 3m;小枝棕红色,有 4~6 棱,密生瘤状皮孔及锈色短毛。叶椭圆形至宽卵形,长 4~7cm,宽 3~4cm;叶柄长达 8mm。聚伞圆锥花序顶生及腋生,长 5~7cm,被锈毛;花杂性,白绿色,直径达 5mm,5 数;花盘 5 浅裂;雄蕊生浅裂内凹处;子房三角形,不完全 3 室,每室胚珠 2,通常仅 1 胚珠发育,柱头 6 浅裂。蒴果具三片膜质翅,矩圆形,长 1.5cm,宽 1.2cm,翅上有斜生侧脉;种子 1,黑色,细柱状。花期 5~6 月,果期 9~10 月。

生于山地林内阴湿处。分布于长江流域以南各省区至西南。

【药用经验】　畲族　根心(木质部):用于关节炎、坐骨神经痛、麻风神经痛、手指瘰疬(《畲医药》)。根:用于麻风反应、类风湿性关节炎、肺结核,外用于烧伤、皮肤发痒、腰带疮、风湿性关节炎(《滇省志》)。

【使用注意】　煎剂内服日用量 10~12g,分 2~3 次口服。如制备成制剂,服用量需相当于此剂量。不可超量内服。下列患者禁用:心、肝、肾有器质损害、功能异常,胃肠疾病,严重心律紊乱,严重贫血、白细胞低于 $4×10^9$/L、血小板低于正常,孕妇及哺乳期妇女,过敏体质及体弱者。忌与茶同服及与细胞毒药物联合应用[1]。

【中毒与解毒】　过量服用约 2 小时可造成急性中毒,服煎剂同时饮酒,则症状出现得更早、更严重,中毒症状有胃部烧灼感或绞痛、恶心、呕吐(为咖啡样血性胃内容物)、口干、腹泻(呈水样便)、肝区痛、黄疸、头痛、眩晕、全身乏力、四肢麻木、抽搐、肌肉疼痛;严重者可出现心悸、胸闷、呼吸困难、脉搏细弱、血压下降、异常心电图;服药 1~3 天后出现少尿、浮肿、明显腰痛,重者血尿、血中 BUN 升高、CO_2 结合力下降、皮肤瘀斑、毛发脱落、口鼻出血,多死于肾功能衰竭及休克。用药过程中常出现慢性中毒,主要表现为食欲减退、胃部饱胀及灼热感、胃痛、腹泻,重者有恶心呕吐、剧烈腹泻、心悸、胸闷、血压下降、心电图有各种心律紊乱及传导阻滞,肝功能异常,SGPT 升高,尿常规异常,PSP 降低,BUN 升高及浮肿、皮疹、红斑;女性闭经,男性精子减少或缺、活动力差,白细胞、血小板减少,极少数呈再生障碍性贫血。急性中毒救治措施如下:(1)催吐,洗胃,导泻。(2)补液,扩容,利尿。予氟美松 5~10mg 加 50% 葡萄糖液 40ml 静脉注射,继之氟美松 1.5mg,每日 3 次口服,同时肌肉注射 654~2220mg,每 6 小时 1 次,脉压差甚小者可静注 20mg,每 30 分钟 1 次,用量以保持面部红润,心率<120 次/分钟为宜,至脉压差增大,情况改善后改肌注。慢性中毒救治措施:出现慢性不良反应或药源性疾病较轻者,不需停药,对症治疗一般可消除。症状较重者,应停药,同时针对性用药。严重呕吐、腹泻者内服云南白药、甲氰咪胍;胃部烧灼感用氢氧化铝胶;心血管系统症状及心电图改变者可用肌苷、ATP、维生素

B₁等;肝大、肝功能异常者用肝泰乐、联苯双酯等;肾功能轻度受损者可中药辨证治疗,重者须纠正酸中毒、利尿、透析等,白细胞减少症可用维生素 B_4、维生素 B_6、鲨肝醇、利血生等,以及抗生素预防感染。其余不良反应或药源性疾病可对症处理[1]。

【药材鉴定】 性状 根圆柱形,扭曲,常具茎残基。直径0.5~3cm,商品常切成长短不一的段块。表面土黄色至黄棕色或灰棕色,粗糙,具细密纵向沟纹及环状或半环状裂隙;栓皮层常脱落,脱落处显橙黄色或淡棕红色。皮部易剥离,露出黄白色的木部。质坚硬,折断时有粉尘飞扬,断面纤维性;横切面木栓层橙黄色,显层状;韧皮部红棕色或红褐色;木部黄白色,密布针眼状孔洞,射线较明显。根茎性状与根相似,多平直,有白色或浅红色髓部。气微、特异,味苦微辛。

显微特征 (1)根横切面:木栓层为数十列木栓细胞组成,有的细胞内含红棕色或黄棕色物质。皮层菲薄,界限不甚明显。韧皮部有众多分泌细胞,内含黄棕色物质,韧皮射线漏斗状或略呈漏斗状,射线细胞和韧皮部薄壁细胞含淀粉粒及较大的草酸钙结晶。形成层环明显。木质部导管多单个径向排列,傍管纤维常成束分布;木薄壁细胞壁较厚,含淀粉粒;木射线细胞1~6列,其旁常有1列至多列木纤维,有的纤维含淀粉粒。初生木质部三原型,多偏心性。(2)粉末:土黄色。木纤维散在或成束,长梭形,长300~780μm,直径11~28μm,其中一种壁较薄,平直或略呈波状,胞腔中含有淀粉粒;另一种壁较厚,可至6μm,孔沟明显。具缘纹孔及网纹导管直径23~116μm。管胞多为螺纹或孔纹型。淀粉粒众多,单粒类圆形、类三角形或类多角形,直径3~8(17)μm,脐点点状、星状或人字形;复粒2~3分粒组成。草酸钙方晶众多,呈棱形、四面体、六面体或八面体,直径可至70μm。木薄壁细胞类方形或长方形,孔沟及壁孔明显,有的胞腔内充满淀粉粒。木栓细胞表面观多角形,有的含黄棕色物质。分泌细胞类圆形或椭圆形,直径28~42μm,胞腔内含黄棕色物质。

薄层色谱 取本品粉末10g,加甲醇100ml,加热回流2小时,滤过,滤液浓缩至近干,加中性氧化铝约5g,拌匀,挥干溶剂,加于中性氧化铝柱(中性氧化铝柱3g,200~300目,内径1cm)上,用乙酸乙酯100ml洗脱,收集洗脱液,浓缩至0.5ml,作为供试品溶液。另取雷公藤甲素对照品,加乙酸乙酯制成每1ml含1mg的溶液,作为对照品溶液。吸取上述供试品溶液10μl、对照品溶液3μl,分别点于同一以羧甲基纤维素钠为黏合剂的硅胶G薄层板上,以环己烷-乙酸乙酯(3:2)为展开剂,展开,取出,晾干。喷以2% 3,5-二硝基苯甲酸乙醇溶液-8%氢氧化钠乙醇溶液(1:3)的混合溶液。供试品色谱在与对照品色谱相应的位置上,显相同颜色的斑点。

【化学成分】 含多种类型化合物,其中大环酯类生物碱有雷公藤定碱(wilfordine)、雷公藤灵碱(wolforine)、雷公藤晋碱(wilforgine)、雷公藤春碱(wilfortrine)、雷公藤增碱(wilforzine)、雷公藤碱戊;精脒类生物碱有苯乙烯南蛇碱(celacinnine)、呋喃南蛇碱(celafurine)、苯代南蛇碱(celabazine);倍半萜生物碱有 euonine、雷公藤康碱、雷公藤榕碱(wilfordlongine)、aquifoliunine E-Ⅲ、2-*O*-deacetyl-euonine;环氧二萜类有雷公藤酮(triptonide)、雷公藤甲素(triptolide)、雷公藤乙素(tripdiolide)、2-表雷公藤乙素(2-epitripdiolide)、雷醇内酯(triptolidenol)、16-羟基雷公藤内酯醇(16-hydroxytriptolide)、雷藤内酯三醇(triptriolide);山海棠素类有山海棠素(hypolide)、雷酚酮内酯(triptorolide)、雷酚新内酯(neotriptophenolide)、雷酚内酯甲醚(triptophenolidemethylether)、异雷酚新内酯(isoneotriptophenolide);雷酚萜类有雷酚萜(triptonoterpene)、雷酚萜甲醚(triptonoterpenemethylether)、雷酚萜醇(triptonoterpenol);贝壳杉烷型二萜内酯有雷公藤福定(tripterifordin)、20-epoxykaurane;松香烷型二萜有雷酚萜酸(triptohairic acid)、雷酚萜 L(triptobenzene L);倍半萜类有雷藤素(wilfornide)和雷公藤弗定(triptofordin)A、B、C1、C2、D1、D2、E、F1、F2、F3、F4 以及雷公藤酯(wilforlide)A1、A2、A3、A4、A5、A6、A7、A8、A9、A10、A11、B1、B2、C1、C2、C3、C3、E1、E2、E3、E4、G1、

D1;三萜类有雷藤三萜酸 A~C(triptotriterpenic acid A-C)、雷藤三萜酮酸 A(triptotriterpenonic acid A)、雷藤三萜内酯 A(triptotriterpenoidal lactone A)、3β,22α-二羟基-Δ¹²-齐墩果烯-29-羧酸(3β,22α-dihy-droxy-Δ¹²-oleanen-29-oic acid)、齐墩果烷-9(11),12-二烯-3-酮[oleane-9(11),12-dien-3-one]、3β,22β-dihydroxy-29-nor-D:A-friedoolean-21-one、2β,24-lactone triptotin C、regelin、demethylregelin、熊果酸(ursolic acid);黄酮类有表没食子儿茶素(epigallocatechin)、蜜橘黄素(nubiletin);木质素类有丁香脂素(syringaresinol)、(+)-medioresinol、5′-甲氧基-(−)-松脂素(5′-methoxy-medioresinol);鞣质类有 3-乙氧基-4-羟基苯甲酸、原茶儿醛、香兰子酸、萨拉子酸-3-乙基醚(salaspermic acid-3-ethylic aether);此外还有 β-谷甾醇(β-sitosterol)、三十二烷酸(lacceroic acid)、大黄素等、5-二甲氧基苯醌和琥珀酸[2,3]。

【药理毒理】 1. 抗肿瘤作用:雷公藤内酯、雷公藤内酯二醇 0.1mg/kg 对小鼠白血病 L1210、P388 有抗肿瘤活性;雷公藤内酯 0.2mg/kg、0.25mg/kg 腹腔注射,对小鼠白血病 L615 有明显的疗效;雷公藤内酯 1×10⁻⁸mol/L,可抑制乳癌与胃癌 MCF-7、BT-20、MKN-45、KATO-Ⅲ软琼酯集落形成,抑制率 70% 以上,IC$_{50}$ 为 0.504~1.22μg/L[2~7]。2. 抗炎作用:雷公藤乙酸乙酯提取物 40mg/kg 灌胃,连续 19 天,对佐剂性关节炎有抑制作用;80mg/kg 灌胃,对大鼠棉球肉芽肿有抑制作用;雷公藤总苷 30mg/kg 腹腔注射,抑制大鼠实验性关节肿、组胺引起的皮肤毛细血管通透性增高;20mg/kg 腹腔注射,抑制大鼠棉肉芽肿;雷公藤内酯 100μg/kg 皮下注射,对巴豆油所致小鼠耳肿胀有抑制作用,150μg/kg 皮下注射,连续 12 天,对 5-羟色胺所致大鼠皮肤血管通透性增高有抑制作用;0.05~1.0μg/ml 能抑制远志醇提物的溶血作用,对红细胞膜有稳定作用[2~7]。3. 免疫抑制作用:雷公藤乙酸乙酯提取物、雷公藤总生物碱灌胃,对小鼠溶血素抗体生成有抑制作用,也抑制小鼠脾细胞溶血空斑形成;雷公藤内酯皮下注射可使小鼠血清补体增加,但显著抑制特异性 IgM 抗体形成,灌胃抑制小鼠碳粒廓清及腹腔巨噬细胞的吞噬活性;雷公藤红素于试管内 0.1~1.0μg/ml,可以明显抑制 ConA、PHA、PHM 及 LPS 诱导的脾淋巴细胞增生反应,对淋巴结细胞增生也有相似的抑制作用;雷公藤红素 1mg/kg 腹腔注射,使小鼠血清溶血素抗体生成明显下降;雷公藤红素、雷公藤内酯 0.1~1.0μg/ml 显著抑制 ConA 诱导的小鼠淋巴细胞增生,总生物碱 1.0μg/ml 也有明显抑制作用;雷公藤红素 10μg/ml,可以明显抑制白细胞的移动;雷公藤总苷 80mg/kg、总萜 211mg/kg 灌胃,可使小鼠血液白细胞数减少,淋巴细胞总数也减少,嗜中性白细胞与单核细胞相对增加,选择性作用于淋巴细胞;脾、胸腺、颌下淋巴结非特异性酯酶(ANAE)染色,雷公藤总苷、总萜主要作用于 B 细胞而抑制体液免疫;雷公藤春碱、雷公藤新碱 40mg/kg、80mg/kg 腹腔注射,连续 4 天,对经溶血素反应为指标的体液免疫具有抑制作用;雷公藤春碱 160mg/kg 腹腔注射,对小鼠移植物抗宿主反应为指标的细胞免疫也抑制,雷公藤新碱 80mg/kg 腹腔注射,对 2,4-二硝基氯苯(DNCB)所致迟发型超敏反应具有抑制作用,并能降低小鼠碳粒廓清速率,使小鼠胸腺、脾重减轻[2~7]。4. 抑制生育作用:雷公藤多苷(GTW)16mg/kg 灌胃,连续 2 周或 5 周,或 10mg/kg 连续给药 7 周,可使雄性大鼠附睾精子成活率明显下降,畸形率上升,灌服抗生育剂量并不影响大鼠垂体-睾丸轴的内分泌功能[2~7]。5. 灭虫作用:雷公藤根木部煎剂 2g/kg、4g/kg 灌胃,连续 12 天,对日本血吸虫小鼠肝脏虫卵肉芽肿形成有明显抑制作用[2~7]。6. 毒性:雷公藤内酯静脉注射对小鼠的 LD$_{50}$ 为 0.8mg/kg;腹腔注射的 LD$_{50}$ 为 0.9mg/kg。20~160μg/kg 静脉注射,连续 7 天,使犬血清谷丙转氨酶升高,心电图 T 波异常,ST 段压低,160μg/kg,使犬体重下降,心肌出现颗粒性变,肝脏灶性坏死,致死原因主要是心、肝的损害。雷公藤总生物碱灌胃小鼠的 LD$_{50}$ 为(1139±204)μg/kg,皮下注射为(1136±217)μg/kg。雷公藤总生物碱灌胃对小鼠的 LD$_{50}$ 为(504.0±29.48)mg/kg[2~7]。

【附注】　1. 雷公藤皮薄,无石细胞,可与同属植物昆明山海棠 *Tripterygium hypoglaucum* (Levl.) Hutch. 的根相区别。2. 本品制剂有雷公藤多苷片、雷公藤片、雷公藤双层片和雷公藤总萜片等。雷公藤制剂有效成分同时又是毒性成分,连续服用可出现 肝、肾、血液系统和生殖系统等损害,故须在医师的指导下使用,用药初期从最小剂量开始。严格控制用药剂量和疗程,一般连续用药不宜超过 3 个月。用药期间应定期随诊并注意检查血、尿常规,加强心电图和肝肾功能监测。儿童、育龄期有孕育要求者、孕妇和哺乳期妇女禁用;心、肝、肾功能不全者禁用;严重贫血、白细胞和血小板降低者禁用;胃、十二指肠溃疡活动期及严重心律失常者禁用。2004 年 1 月至 2011 年 9 月,国家药品不良反应监测中心病例报告数据库中有关雷公藤制剂病例报告显示:涉及雷公藤多苷片的病例报告 633 例。

参 考 文 献

[1] 高渌汶. 有毒中药临床精要. 北京:学苑出版社,2006:189-191
[2] 马哲,梁茂新,张颖. 中药雷公藤化学成分及药理作用研究进展. 亚太传统医药,2011,7(3):157-160
[3] 薛璟,贾晓斌,谭晓斌,等. 雷公藤化学成分及毒性研究进展. 中华中医药杂志,2010,25(5):726-731
[4] 任春晓. 雷公藤的药理基础及其制剂的研究进展. 黑龙江医药,2010,23(2):160-162
[5] 张海鹏,郑晓克,王有琼. 雷公藤的药理作用研究及其展望. 中山大学研究生学刊,2010,31(2):5-8
[6] 孙振祥. 雷公藤免疫研究进展. 中国实用医药,2011,6(2):242,243
[7] 汪群红,胡敏. 雷公藤的药理作用与毒副作用. 中国药业,2010,19(19):85,86

（何思文　万定荣　丁　奇）

665. *Tupistra chinensis*（开口箭）

【民族药名】　竹根七(布依族);心不甘(傣族);"克武纳"、"纳开务"(侗族);"捋吗赃曼"(哈尼族);"背那此"、心不甘(拉祜族);"揉浆峝"、"谢列荣"、开喉箭、牛尾三七、苞谷三七、心不甘(苗族);开喉箭、牛尾三七、苞谷七(土家族);化骨莲、竹根七、白钱草、"喔爹"、过节风(瑶族);"潮稿"、"勒补输"、包谷七、牛尾七、万年青(彝族);"於捆"(壮族)。

【来源】　百合科植物开口箭 *Tupistra chinensis* Baker. 的根茎及根、叶、全草。根茎及根有毒。春季、秋季采挖,除去须根,洗净,晒干。

根茎长圆柱形。叶基生,4~8 枚,倒披针形、条状披针形或条形,长 15~35cm,宽 1.5~5.5cm,近革质,全缘。穗状花序侧生,长 2.5~5cm,多花;苞片绿色,位于花序下部的卵状披针形,短于花,位于花序上部的披针形,长于花;花短钟状,花被片 6,下部合生,花被筒长 2~2.5mm,裂片卵形,顶端长渐尖,长 3~3.5mm,宽约 2mm,肉质,黄色或黄绿色;雄蕊 6,花丝基部扩大,彼此合生或合生部分不明显,分离部分长 1~2mm,内弯,花药卵形,子房近球形,花柱不明显,柱头 3 裂。浆果圆形,紫红色。花期 4~7 月,果期 7~11 月。

生于海拔 1000~2000m 的林下阴湿处、溪边和路旁。分布于湖北、江西、福建、浙江、安徽、河南、陕西、四川、云南、广西。

【药用经验】　布依族　用于风湿疼痛、跌扑损伤(《民族药志要》)。傣族　主要用于胃痛、胃溃疡、跌扑损伤。侗族　全草主要用于耿来布冷(腰痛水肿)(《侗医学》);根茎用于急性咽喉炎和胃痛、胃溃疡、跌扑损伤(《民族药志要》)。哈尼族　根茎用于流感、胃肠炎、风湿痛、跌打损伤(《哈尼药》)。拉祜族　根及根茎用于肾炎水肿、牙痛、肚腹热病、心力衰竭、咽喉肿痛、白喉、臌胀、咯血、丹毒、蛇咬、烫伤及黄疸、天疱疮、蛇转疮、痔疮、痢疾、流行性腮腺炎(《拉祜药》);根茎还用于胃痛、胃溃疡、跌补损伤(《民族药志要》)。苗族　根茎用于跌打损伤、白喉、神经性皮炎(《滇药录》)。还用于关节炎、腰扭伤(《桂药编》)和白喉、风湿痹痛、跌扑损伤、狂犬病、毒蛇咬伤、胃痛、胃溃疡、跌扑损伤(《民族药志要》)。瑶族　根茎、叶用于咽喉炎、蛾喉、疯狗咬伤、牙痛、胃痛、风湿、骨痛、驱蛔虫(《桂药编》)。用于喉头炎、白喉、疯狗咬伤(《民族药志要》)。全草及根茎用于疮疖肿毒,毒蛇咬伤,风湿性关节痛,跌打损伤,肝硬化腹水,胃痛,咽喉肿痛,扁桃体炎。彝族　根及根茎用于红白痢疾、腹痛偏热型、热泻(《桂药编》)。根用于胃病、咽喉肿痛、风湿疼痛、骨折、外伤流血、月经不调、跌打伤、蛇咬伤、乳疮、水肿、肺咳(《彝植药续》)。壮族　根茎、叶用于咽喉炎、蛾喉、疯狗咬伤、牙痛、胃痛、风湿、骨痛、跌打肿痛(《桂药编》)。

【使用注意】　本品有毒,用量 0.6～0.9g,研粉服,或 1.5～3g 水煎服;孕妇忌服[1]。外用适量,鲜品捣烂敷患处。

【中毒与解毒】　用至 9g 曾有中毒报告,故用量不可过大。中毒症状有头痛、眩晕、恶心、呕吐等[2]。

【药材鉴定】　性状根茎扁圆柱形,略扭曲。长 10～15cm,直径约 1cm。节明显,略膨大,节处有芽及膜质鳞片状叶,节间短。表面黄棕色至黄绿色,有皱纹。断面淡黄白色,细颗粒状。气无,味苦涩。

【化学成分】　根茎含强心苷万年青苷(rhodexin)、tupichigenins A-F、螺甾四醇 A(ranmogenin A)、$\Delta 25(27)$-pentrogenin[3]、$(20S,22R)$-spirost-25(27)-ene-1β,2β,3β,4β,5β,7α-hexaol-6-one[4],另含 tupichinol A-C、tupipregnenolone[5]。根茎含强心苷万年青苷(rhodexin)。

【药理毒理】　1. 抗肿瘤:开口箭总提取物(75%甲醇超声提取物)和开口箭多糖具有很好的抑制小鼠移植性实体瘤 H22 活性的作用,其中开口箭多糖中剂量组活性最好[6];开口箭皂苷对宫颈癌细胞 Hela 和肝癌细胞 HepG2 较环磷酰胺具有明显的抑制作用,其中对 HepG2 细胞株较为敏感,且能将 Hela 细胞细胞周期阻滞于 S 期从而诱导 Hela 细胞凋亡[7];开口箭皂苷体外可以诱导人神经胶质瘤 U251 细胞凋亡[8]。2. 抗炎:开口箭醇提取物对大鼠实验性结肠炎有治疗作用,其机制可能为清除氧自由基、减轻脂质过氧化物对组织的损伤以及抑制血小板的聚集与活化,减少炎性因子的释放[9];开口箭提取物对急性咽炎有良好的治疗效果,其抗炎作用与其能抑制炎症介质 PGE2 的合成与释放有关[10]。3. 对血小板作用:开口箭皂苷成分能降低血小板聚集率和血小板表面 P-选择素的数量,因此它可以减少血小板和其他炎性细胞释放炎性因子,对炎症性肠病 IBD 能起到一定治疗作用[11]。4. 细胞毒作用:开口箭提取物对 HL-60 和 Caski 细胞具有明显的抑制作用[12]。

【附注】　同属植物疏花开口箭 *Tupistra sparsiflora* S. C. Chen et Y. T. Ma 和筒花开口箭 *Tupistra delavayi* Franch. 的根茎在土家族地区也作开口箭入药,亦有小毒。

参 考 文 献

[1]《中华本草》编委会. 中华本草. 第 8 册. 上海:上海科学技术出版社,1999:178,179

[2] 谢宗万. 全国中草药汇编. 上册. 第 2 版. 北京:人民卫生出版社,2000:163

[3] Pan W B, Chang F R, W u Y C. Spirostanol sapogenins from the underground parts of *Tupistra chinensis*. Chem Pharm Bull (Tokyo),2000,48(9):1350-1353

[4] Pan W B,Chang F R,W u Y C. Tupichigenin A, a new steroidal sapogenin from *Tupistra chinensis*. J Nat Prod. ,2000,63(6):861-863

[5] Pan W B,Chang F R,W u Y C. New flavans,spirostanol sapogenins,and a pregnane genin from *Tupistra chinensis* and their cytotox-

icity. J Nat Prod. ,2003,66(2):161-168

[6] 晏传奇,黄文峰,邹坤,等.开口箭提取物对小鼠移植性实体瘤 H22 的抑制作用.江苏中医药,2009,41(9):77,78

[7] 杨春艳,刘朝奇,邹坤,等.开口箭皂苷体外抗肿瘤作用的初步实验研究.时珍国医国药,2009,20(10):2390-2392

[8] 蔡晶,雷林生,朱正光,等.开口箭皂苷对人神经胶质瘤细胞作用及相关机制研究.时珍国医国药,2008,19(3):693-695

[9] 邱教,董卫国.开口箭提取物对大鼠实验性结肠炎的治疗机制研究.山东医药,2005,45(26):4-6

[10] 徐兰兰,邹坤,汪鋆植,等.开口箭提取物治疗急性咽炎的实验研究.江苏中医药,2008,40(8):78,79

[11] 邱教,董卫国,于皆平,等.开口箭提取物对结肠炎大鼠血小板活性的影响.中国中西医结合消化杂志,2005,13(6):363-365

[12] 李青,邹坤,汪鋆植,等.开口箭提取物细胞毒活性研究.时珍国医国药,2007,18(7):1594,1595

（廖矛川　杨芳云）

666. *Tupistra ensifolia*（剑叶开口箭）

【民族药名】　岩七、竹岩七、小万年青(白族);"亚蒙"(傣族)。

【来源】　百合科植物剑叶开口箭 *Tupistra ensifolia* Wang et Lang 的根茎。有毒。夏季、秋季采集,洗净,切片,晒干。

根茎圆柱形。茎长达 10cm,多节。叶多数,明显成两列,带形,长 35~50cm,宽 5~12mm,顶端渐渐纤细成长渐尖,基部扩大,抱茎,纸质,干时边缘微反卷。穗状花序侧生,密生多花,长 4~5.5cm;苞片披针形或三角状披针形,长于花,绿色或淡褐色;花被片 6,下部合生成筒,花被筒长 2~2.5mm,裂片卵形,开展,长 2~2.5mm,宽 1.5~2mm,肉质,顶端急尖,褐色或绿色,边缘白膜质,呈啮蚀状;雄蕊 6,花丝粗,基部扩大成皱褶贴生于花被片上,花丝上部分离,短于花药,花药卵形;子房卵形,花柱不明显,柱头顶端 3 裂。浆果干时红黑色。花期 6 月,果期 10 月。

生于海拔 1100~3200m 的林下。分布于云南。

【药用经验】　白族　用于喉炎、扁桃体炎、肾炎水肿(《大理资志》)。傣族　用于气喘、气满(《滇药录》)。

【化学成分】　根茎含强心苷。

【附注】　同属多种植物的根茎含有强心苷,常具有毒性,慎用。

（何思文）

667. *Tupistra pachynema*（心不干）

【民族药名】　"自直多"(彝族)。

【来源】　百合科植物粗丝开口箭 *Tupistra pachynema* Wang et tang. 的根、根茎。有毒。秋季采挖,去须根,洗净切片,鲜用或晒干用。

多年生宿根草本。根茎圆柱形,肉质,节细环状,横断面有同心圆轮,须根多,细长绳索状。叶基生,基部鞘状,叶片带状线形,鲜时稍肉质,长 10~50cm,宽 3~6cm,全缘。穗状花序,自叶丛中抽出;花白色,花被钟状,6 裂,喉部有环形增厚;雄蕊 6 个,着生花被管上,花丝粗短;子房上位,圆形,柱头 3 裂,无花柱。浆果近球形,有种子 1 粒。

生于疏林潮湿地或腐殖质深厚的土壤中。分布于云南。

【药用经验】　彝族　根或根茎用于胃脘冷痛、反酸呃逆、肠鸣腹胀、五更泻泄(《哀牢》)。根用于久咳不愈、痰带血丝(《彝药志》)。

（廖矛川　杨芳云）

668. *Tupistra wattii*（弯蕊开口箭）

【民族药名】 "尿慢哼"（阿昌族）；"牙干哈"（傣族）；"叉怕那"（拉祜族）；牛角七（土家族）。

【来源】 百合科植物弯蕊开口箭 *Tupistra wattii* Hook. f. 的根茎、全草。有毒。8～10月采全草，多鲜用；根茎全年可采，洗净，切片，晒干。

根茎极长，圆柱形。叶3～10枚，窄椭圆形、椭圆状披针形至椭圆状卵形，长6.5～20cm，宽3～7cm，顶端渐尖，基部楔形，有明显的柄，全缘；叶柄长3～9cm，基部扩大，抱茎。穗状花序侧生、直立或弯曲，长2.5～6cm；苞片披针形或条状披针形，绿色或黄色；花被片6，下部合生成筒，花被筒长3～5mm，裂片宽卵形，长3.5～4mm，宽2～4mm，肉质，红褐色或黄绿色，全缘；雄蕊6，花丝上部分离，长1.5～2mm，内弯，花药宽卵形；子房球形，花柱不明显，柱头3裂。浆果球形，红色。花期2～5月，果期翌年1～4月。

生于海拔800～2800m的密林下阴湿处。分布于云南东南部、四川、贵州、广西和广东。

【药用经验】 阿昌族 用于咽喉炎、扁桃体炎、胃出血、膀胱炎（《德宏药录》）。傣族 根茎：用于白喉、咽喉炎、扁桃体炎、膀胱热淋、胃痛、牙痛、跌打扭伤、腰痛、骨折（《滇药录》）。拉祜族 全草：用于胃痛、急性肝炎、气管炎、风湿痛、牙痛、半身不遂、肝血不足引起的眩晕、烦渴燥热、口苦咽干、咽痛（《拉祜药》）。土家族 根茎或全草：用于胃痛、腹痛、咽喉痛、虚热（《土家药》）。

【化学成分】 根茎含甾体皂苷弯蕊苷 B-E（ wattosides B-E）[1]、wattigenin B、wattigenin C、kitigenin、convallagenin B）[2]。

参 考 文 献

[1]Shen P, Wang S L, Yang C R, et al. Polyhydroxylated steroidal sapogenins from *Tupistra wattii*. Acta Botan. Sin. , 2003, 45（5）：626-629

[2] 杨帆, 沈平, 王一飞, 等. 弯蕊开口箭中的新甾体配糖体. 云南植物研究, 2001, 23（3）：373-380

（何思文）

669. *Tylophora atrofolliculata*（三分丹）

【民族药名】 "引亥"（京族）；"瞒古分"（仫佬族）；"百辣"、"棵盟古"、三百根、十六勒（壮族）。

【来源】 萝藦科植物三分丹（毛果娃儿藤）*Tylophora atrofolliculata* Metc. 的根、叶。有毒。根于冬季采挖，洗净，切片，晒干；叶适时采集。

攀援灌木，须根丛生；茎缠绕而具纵条，全株被锈黄色糙硬毛。叶对生，坚纸质，卵状矩圆形，长4.5～10.5cm，宽2.5～6cm，顶端锐尖或短渐尖，基部近心形，嫩叶叶面密被糙硬毛，老时脱落，下面密被糙硬毛。聚伞花序腋生，有花10余朵；花萼5深裂，外面被糙硬毛；花冠黄绿色，近钟状，外面略被长柔毛，裂片向右覆盖；副花冠5裂，裂片卵形，顶端宽钝形，肉质，隆肿，高仅达花药的基部；花粉块每室1个，近圆球状，上升。蓇葖果叉生成直线，短刺刀形，长4.5cm，直径1.5cm，被锈黄色短柔毛；种子有边缘，顶端具白绢质种毛，种毛长1.5cm。花期3～8月，果期9～12月。

生于丘陵疏林及灌丛中。分布于广东、广西、云南。

【药用经验】 京族 根:用于惊风、消化不良、咳喘(《桂药编》)。仫佬族 根:用于木薯中毒、毒蕈中毒、药物中毒(《桂药编》)。壮族 根:用于木薯中毒、毒蕈中毒、药物中毒、胃痛、支气管炎,捣烂敷"囟门",并取药挂于胸前治小儿口腔炎。叶:与猪瘦肉煎服用于小儿口腔炎(《桂药编》)。

【使用注意】 孕妇慎用。

【化学成分】 含娃儿藤定碱(tylophorinidine)、娃儿藤宁碱(tylophorinine)[1]、齐墩果酸(oleanic acid)、正十六烷酸(palmitic acid)、谷甾醇(sitosterol)、胡萝卜苷(daucosterol)、槲皮素(quercetin)、对羟基苯乙酮(4′-hydroxyacetophenone)、3-羟基-4-甲氧基-苯乙酮(3- hydroxy-4-methoxyacetophenone)、刺囊酸(echinocystic acid)、娃儿藤醇 B(tylolupenol B)、(S)-13-hydroxy-9Z,11E-octadecadienoic acid、二氢槲皮素(dihydroquercetin)、杨梅素(myricetin)、二氢杨梅素(dihydromyricetin)[2]。

【药理毒理】 抗肿瘤作用:三分丹提取物在体外除了可以抑制肿瘤蛋白质合成以外,还有较强的诱导肿瘤细胞凋亡作用[3]。

参 考 文 献

[1]《中华本草》编委会. 中华本草(第6册). 上海:上海科学技术出版社,1999:389,390
[2] 黄学石,邵嵩,范丽华,等. 三分丹化学成分的研究. 中国中药杂志,2004,29(11):1108,1109
[3] 黄学石. 有毒中草药三分丹抗肿瘤活性成分研究及菲骈吲哚里西丁生物碱全合成研究. 中国协和医科大学,2002:61

(何思文 丁 奇)

670. *Tylophora floribunda*（七层楼）

【民族药名】 藤老君须、路公闩(苗族)。

【来源】 萝藦科植物双飞蝴蝶(七层楼)*Tylophora floribunda* Miq. 的根。有小毒。秋季、冬季采挖,洗净,晒干。

多年生缠绕藤本,具乳汁。根须状,黄白色。茎纤细,分枝多。叶对生,卵状披针形,长3~5cm,顶端具小尖头,基部心形,下面密被乳头状突起。聚伞花序腋生,广展,比叶为长;总花梗曲折,每一曲度生有一至二回伞房式花序;花很小,直径约2mm;花萼裂片5,矩圆状披针形,内有5个腺体;花冠紫色,深5裂,裂片卵形;副花冠裂片卵状,钝头,顶端仅达花药的基部;花药菱状四方形,顶端有圆形膜片;花粉块每室1个,近球状,平展。蓇葖果叉开度180°~200°,条状披针形,长5cm,直径4mm;种子近卵形,具白色绢质的种毛,长2cm。花期5~9月,果期8~12月。

生于灌丛或疏林中。分布于贵州、广西、广东、湖南、江西、福建、浙江、江苏。

【药用经验】 瑶族 祛风解毒,止咳化痰,散瘀行气,催吐,杀菌(《湘蓝考》)。

【药材鉴定】 性状 根茎簇生,多数细长。根圆柱形,黄白色或淡黄色,稍皱缩。质脆,易折断,断面黄白色。气香,味辛辣麻[1]。

【化学成分】 根含多种生物碱,如娃儿藤碱(tylophorine)、异娃儿藤碱(tylocrebrine)、娃儿藤宁碱(tylophorinine)、异去羟基娃儿藤宁(antofine)等。还含新白前酮(hancolupenone)、新白前醇(hancolupenol)、香草酸(vanillic acid)、丁香酸(syringic acid)、阿魏酸(ferulic acid)、β-谷甾醇(β-sitosterol)、胡萝卜苷(daucosterol)[2]。

【药理毒理】 1. 抗肿瘤作用:本品脂溶性成分具强效抗肿瘤活性,其中的异去羟基娃儿藤宁具显著的抗肿瘤活性,是娃儿藤抗肿瘤的活性成分。2. 其他作用:有抗炎、抗过敏、平喘等作用[2]。

参 考 文 献

[1]《中华本草》编委会. 中华本草(第6册). 上海:上海科学技术出版社,1999:389,390
[2] 王红刚,马远刚,余伯阳,等. 娃儿藤抗肿瘤活性部位的成分. 中国天然药物,2006,4(5):352-354

(熊姝颖)

671. *Tylophora ovata* (娃儿藤)

【民族药名】 "麻洒牢"(傣族);"簸能骂"(德昂族)、生节节叉(基诺族);"胚宜三"(毛南族);"棵义胆"、"苗凤"(仫佬族)、乌须母(苗族);"勒菖布则"(纳西族);"码吹下"、"木不妹"、"码呗瑕"、"杯妹"(佤族);"翻切芦当"、"羊泥段"(瑶族);"勾百拉"(壮族)。

【来源】 萝藦科植物娃儿藤 *Tylophora ovata* (Lindl.) Hook. ex Steud. 的根、叶、种毛、全草。全草有毒。全草秋季采收,洗净,切段,晒干备用或鲜用;其他药用部位适时采收。

缠绕灌木;茎、叶、叶柄、总花梗、花梗及花萼外面均被锈色柔毛。叶对生,卵形,长2.5~6cm,宽2~5.5cm。聚伞花序伞房状,腋生,通常不规则二歧,有花多朵;花萼裂片卵形,内面无腺体;花冠淡黄色或黄绿色,辐状,直径5mm;副花冠裂片卵形,隆肿,贴生于合蕊冠上,钝头,高达花药一半;花粉块每室1个,平展。蓇葖果披针状圆柱形,长4~7cm,直径0.7~1.2cm,无毛,绿带紫色;种子卵形,顶端具白绢质种毛,种毛长3cm。花期4~8月,果期8~12月。

生于灌丛及杂木林中。分布于云南、广西、广东、台湾。

【药用经验】 傣族 根用于月经不调、白带;根或全草用于风湿筋骨痛、跌打肿痛、疟疾、咳嗽、哮喘、毒蛇咬伤(《滇省志》)。全草用于软骨病(《德傣药》)。德昂族 根及全草用于风湿腰痛、胃痛、哮喘、毒蛇咬伤;根用于风湿、扭伤及咽喉痛、蛇咬伤(《民族药志二》)。基诺族 根和种毛用于刀伤、创伤出血(《基诺药》)。毛南族 根效用同德昂族(《民族药志二》)。苗族 根用于牙痛、咽喉痛(《民族药志二》)。纳西族 根用于支气管炎、阴虚盗汗、淋巴结核(《民族药志二》)。仫佬族 根用于哮喘、咽喉痛、小儿惊风、风湿骨痛、跌打瘀痛;鲜叶外治用于毒蛇咬伤(《民族药志二》)。佤族 根用于尿道炎;茎叶用于腰痛(《民族药志二》)。瑶族 根用于小儿疳积、胃痛、毒蛇咬伤、口腔炎;外治深部脓疡、痈疮溃疡;全草用于蛇伤(《民族药志二》)。壮族 根用于哮喘、支气管炎、肠蛔虫病,解木薯或药物中毒;全草、叶用于哮喘全草(《民族药志二》)。

【使用注意】 本品有毒,内服用量3~9g;外用适量。孕妇及体弱者忌服。

【中毒与解毒】 过量服用后,中毒症状有头晕眼花、呕吐、四肢无力、麻木,严重者呼吸困难,心跳由强变弱,最后因心跳停止而死亡。一般急救方法:先用高锰酸钾洗胃,注射盐酸去水吗啡,口服硫酸镁,并迅速给予必要的救治[1]。

【药材鉴定】 性状 根茎短粗,呈结节状,上端有茎残基,下端丛生多数细根。根细长,略弯,长10~15cm,直径1~1.5mm,表面淡黄色至黄棕色,具细纵皱纹;体轻,质脆,易折断,粉质,断面皮部灰白色,木部淡黄色,置紫外光灯下观察,显淡黄色荧光。气微香,味辛、麻舌。茎类圆形,细长,稍扭曲,直径1~2mm,表面黄绿色至淡棕色,被柔毛,具细纵纹;质脆,易折断,断面不平,中空。叶对生,多皱缩破碎,完整者展平后呈卵形或长卵形,长 2.5~4cm,宽 1.5~2.5cm,先端急尖,基部近心形,全缘,略反卷,上面暗绿色,下面黄绿色至灰黄色,两面被柔毛;叶柄短,长约 5mm。

显微特征　(1)根横切面:表皮细胞残存。下皮细胞 1 列,径向延长,外壁增厚,木栓化。皮层宽广,石细胞单个散在或成群,薄壁细胞含淀粉粒及草酸钙簇晶,簇晶直径 16~29um;内皮层凯氏点明显。韧皮部窄。木质部导管单个散在,木纤维发达。(2)根茎横切面:表皮细胞扁小。皮层窄,石细胞单个或成群,薄壁细胞含淀粉粒及草酸钙簇晶。维管束双韧型,外韧皮部与木质部连成环状,内韧皮部在木质部内侧,呈束状。髓部为薄壁细胞。(3)叶表皮观:上、下表皮均可见非腺毛,由 4~8 个细胞组成。下表皮细胞壁稍呈波状,气孔不定式,副卫细胞 3~5 个,海绵组织细胞含草酸钙簇晶,直径 8~20μm。

【化学成分】　根主要含娃儿藤碱(tylophorine)、娃儿藤宁碱(tylophorinine)、氧甲基娃儿藤定碱(*O*-methyl tylophorinidine)、娃儿藤定碱(tylophorinidine)、tylophoridicine A[2]、S-(+)-去氧娃儿藤定碱[S-(+)-deoxytylophorinidine][3]等生物碱类成分。全草含 tylophovatines A-C 等生物碱类成分[4]以及黄酮苷、强心苷等。生物碱类为毒性成分[3,5]。

【药理毒理】　1. 抗肿瘤作用:本品总生物碱能抑制 HeLa 细胞的增殖和活力,呈现作用时间和剂量的依赖关系[6];从中分离得到的氧甲基娃儿藤定、娃儿藤定、tylophoridicine A 对 A549 及 KB 细胞有显著的细胞毒作用[3]。2. 抗炎作用:从该植物中分离得到的 tylophovatines A、B、C 等生物碱类成分具有较强的抗炎作用[4]。3. 镇咳作用:水煎剂及非水溶性总生物碱具有良好的镇咳作用。4. 抗菌作用:非水溶性总生物碱对金黄色葡萄球菌、卡他球菌、流感嗜血性杆菌等均有抑菌作用。5. 毒副作用:从中分离得到的 S-(+)-去氧娃儿藤定具有神经毒性[3];其生物碱对皮肤及黏膜有较强的刺激性,能引起痒痛、发肿或溃烂。

【附注】　同属植物密花娃儿藤 *Tylophora crebriflora* S. T. Blake 中所含的生物碱成分娃儿藤异碱(tylocrebrine)具有极强的抗肿瘤活性,但在临床试验时被发现对中枢神经系统具有不可逆的毒性[5]。

参 考 文 献

[1] 谢宗万. 全国中草药汇编(上册). 第 2 版. 北京:人民卫生出版社,2000:469

[2] Zhen Y Y,Huang X S,Y u D Q,et al. Antitumor alkaloids isolated from *Tylophora ovata*. Acta Botanica Sinica 2002,44 (3):349-353

[3] Liu Z J,Lv H N,Li H Y,et al. Anticancer effect and neurotoxicity of S-(+)-deoxytylophorinidine,a new phenanthroindolizidine alkaloid that interacts with nucleic acids. J Asian Nat Prod Res,2011,13(5):400-408

[4] Lee Y Z,Huang C W,Yang C W,et al. Isolation and Biological Activities of Phenanthroindolizidine and Septicine Alkaloids from the Formosan *Tylophora ovata*. Planta Med,2011,(17):1932-1938

[5] 张成刚,李建军,汪晓慧,等. 娃儿藤生物碱及其类似物的抗肿瘤构效关系研究进展. 中国药物化学杂志,2010,97(10):379-388

[6] 王远兴,贾素花,曾雯瑜,等. 卵叶娃儿藤生物碱对宫颈癌细胞株 HeLa 的体外作用. 食品科学,2008,29 (11):609-611

（刘新桥）

672. *Typhonium blumei* (犁头尖)

【民族药名】　"吞所岩串"、"万端哈"(阿昌族);"搭要加"(布朗族);"马茂扯"(侗族);

"摆约也"、芋头七(拉祜族);金鸭子、蛇不开口、"舍红求"(苗族);"九非报"(水族);耗儿七(土家族);野半夏(佤族);犁头尖、土半夏(瑶族)。

【来源】 天南星科植物犁头尖 Typhonium blumei Nicolson et Sivadasan〔Typhonium divaricatum（L.）Decne.〕的块茎、全草。夏季、秋季采挖，洗净，鲜用或晒干用。

块茎近球形。叶基出，心状戟形至心状箭形，长 5~10cm，叶柄长约 10cm。花莛长约 3cm；佛焰苞全长 10~12cm，下部筒状长约 1.5cm，上部宽卵状披针形，顶端渐尖，紫色；肉穗花序基部具雌花，长 3mm，中间不育部分长约 1.5cm，在雌花之上具多数棍棒状、上升的突起，上部雄花部分长约 4mm，顶端具紫色、细柱状附属体，长达 7cm。花期 5~7 月。

生于林下或草丛。分布于台湾、福建、广东等地。

【药用经验】 拉祜族　块茎：用于外伤出血、胃痛、胃溃疡、跌打劳伤、疮疡肿毒（《滇药录》）。块茎：用于外伤出血、胃痛（《拉祜药》）。布朗族　块茎：用于外伤出血、胃痛、胃溃疡、跌打劳伤、疮疡肿毒（《滇药录》）。苗族　块茎：用于腹痛、胃痛、哮喘、气促、疣子（《滇药录》）。块茎：外用于瘰疬、血管瘤、乳腺炎、颈淋巴结核、外伤出血、无名肿毒、蛇伤（《湘蓝考》）。佤族　全草或块茎：用于外伤出血、胃痛、胃溃疡、痈疖肿毒、跌打损伤（《中佤药》）。阿昌族　块茎：用于无名肿毒（《德宏药录》）。水族　块茎：用于面部神经麻痹（《水医药》）。瑶族　用于支气管炎、蛇伤、肿毒。侗族　全草：用于扭伤、肿痛。土家族　用于寒呕冷咳、乳腺炎、瘰疬、毒蛇咬伤、疖疮（《土家药志下》）。

【使用注意】 本品有毒，一般外用，少作内服。孕妇禁服。

【中毒与解毒】 中毒会出现舌喉麻辣、头晕、呕吐等症状。

【药材鉴定】 性状　块茎长圆锥形，直径为 0.3~1cm，表面褐色，栓皮薄，不易剥落，稍有皱纹。芽痕多偏向一侧，须根痕遍布全体，并有多数外凸的珠芽痕。

显微特征　块茎横切面：木栓层较薄，仅有 4~5 层细胞，木栓细胞方形、长方形或扁平，排列不整齐。薄壁细胞均充满淀粉粒。黏液细胞多分布于近木栓层的数层薄壁细胞间，明显大于薄壁细胞，直径 60~180μm。

【化学成分】 块茎含甾醇和生物碱[1]以及凝集素[2]。

【药理毒理】 1. 药理：从犁头尖球茎中纯化到一种甘露糖结合凝集素（TDL），研究发现 TDL 对部分肿瘤细胞和 HSV 病毒表现出特异的抑制作用[2]。2. 毒副反应：小鼠腹腔注射犁头尖去草的氯仿提取液 1g/kg，出现肌肉张力增加，活动减少，呼吸困难及神经系统症状[3]。人误服后会引起空腔黏膜起泡，舌、喉麻辣，头晕，呕吐等。可立即含漱及内服生姜汁和米醋，或服蛋清、面糊和大量糖水或葡糖糖盐水，腹部剧痛课注射吗啡，出现惊厥课注射镇静剂，继服溴化钾或吸入乙醚[3]。

参 考 文 献

[1]《中华本草》编委会. 中华本草(第8册). 上海:上海科学技术出版社,1999:527

[2] Luo Y T,Xu X C,Liu J W,et al. A novel mannose-binding tuber lectin from Typhonium divaricatum（L.）Decne (family Araceae) with antiviral activity against HSV-II and anti-proliferative effect on human cancer cell lines. J Biochem Mol Biol,2007,40:358-367

[3] 杨仓良. 毒药本草. 北京:中国中医药出版社,1993:970

（刘　杰）

673. *Typhonium flagelliforme*（水半夏）

【民族药名】　白梨头(阿昌族)。

【来源】　天南星科植物鞭檐犁头尖(水半夏)*Typhonium flagelliforme*（Lodd.）Blume. 的块茎。有毒。11 月采收,用石灰水浸泡 1 昼夜,用木棍搅拌去皮后,晒干或烘干,或鲜用。

块茎近圆形、椭圆形、圆锥形或倒卵形,直径 1~2cm,上部周围密生长 2~4cm 的肉质根。叶和花序同时抽出。叶 3~4,叶柄长 15~30cm,中部以下具宽鞘,基部鞘宽达 1.5~2cm;叶片戟状长圆形,基部心形或下延,前裂片长 5~14cm,宽 2~4cm,长圆形或长圆状披针形,侧裂片向外水平伸展或下倾,长三角形,长 4~5cm,宽 3~5mm,侧脉 4~5 对,其中 1 对基出,均上举,表面略隆起,背面不明显,Ⅱ级侧脉和网脉极纤细,集合脉 2 条,外圈靠近边缘,内圈与边缘相距 3~5mm。花序柄细,长 5~10(20)cm。佛焰苞管部绿色,卵圆形或长圆形,长 1.5~2.5cm,直径 1.2~2cm;檐部绿色至绿白色,披针形,常伸长卷曲为长鞭状或较短而渐尖,长 7.5~25cm,下部展平宽 5~8cm。肉穗花序比佛焰苞短或长,有时极长,达 20cm 余,雌花序卵形,长 1.5~1.8cm,下部粗 8~10mm;中性花序长 1.7cm;雄花序长 5~6mm,黄色;附属器淡黄绿色,具长 2.5mm 的柄,下部为长圆锥形,向上为细长的线形,共长 16~17cm,基部粗 5mm。雄花雄蕊 2;雌花子房倒卵形或近球形,花柱不存在,柱头小。中性花中部以下的棒状,长达 4mm,上弯,黄色,先端紫色;上部的锥形,长 2~3mm,淡黄色,下倾并有时内弯。浆果卵圆形,绿色。花期 4~5 月。

生于海拔 350m 以下的山溪水中、水田或田边以及其他湿地。分布于广东(从化、连山)、广西南半部至云南东南部。

【炮制】　炮制以降低毒性。姜制:取干水半夏 50kg,用清水浸泡 10 天,每天换水 2 次,然后用生姜(捣烂)12.5kg、白矾 2kg,同煮透至熟心为度,捞起,用清水冲洗后,滴干水,用硫黄熏之,晒干[1]。

【药用经验】　阿昌族　用于咳嗽痰多、支气管炎;外用于无名肿毒、毒蛇咬伤(《德宏药录》)。

【药材鉴定】　性状　略呈椭圆形、圆锥形或半圆形,直径 0.5~1.5cm,高 0.8~3cm。表面类白色或淡黄色,不平滑,有多数隐约可见的点状根痕。上端类圆形,有常呈偏斜而凸起的叶痕或芽痕,呈黄棕色。有的下端略尖。质坚实,断面白色,粉性。气微,味辛辣,麻舌而刺喉。

显微特征　横切面:木栓层多已除去。近木栓层处有大形类圆形黏液细胞,内含草酸钙针晶束,长 16~92μm。维管束多为周木型,也有外韧型,导管排列稀疏,直径 10~52μm。基本组织细胞含淀粉粒,淀粉粒单粒圆形、半圆形或多角形,直径 4~18μm,脐点隐约可见,点状、裂缝状或"人"字状,复粒以 2~4 分粒的为多见,偶见 5 分粒。

薄层色谱　取本品粉末 1g,加石油醚(60~90℃)10ml,冷浸一昼夜,上清液作为供试液。以 β-谷甾醇为对照品制成对照品溶液。吸取上述 2 种溶液各 10μl,分别点于同一硅胶 G 薄层板上,以氯仿-甲醇(95:0.5)为展开剂,展开,取出,晾干,喷以 10% 磷钼酸乙醇液,在 105℃加热至斑点显色清晰。供试品色谱在与对照品色谱相应的位置上,显相同颜色的色谱斑点。

【化学成分】　块茎含挥发油,主要为脂肪烃类和脂肪酸类,如 *N*-甲基氨基甲酸(*N*-methyl-carbamic acid)、4-羟基-3-戊烯-2-酮(4-hydroxyl-3-pentene-2-one)、4-羟基-4-甲基-2-戊酮(4-hy-droxyl-4-methy-2-pentanone)、十五烷(pentadecane)等[2]。还有脑苷脂类如 l-*O*-β-glucopyranosyl-2-[(2-hydroxyloctadecanoy1)amido]-4、8-octadecadiene-1,3-diol 和苯丙素糖苷类如 coniferin。此外还含大量的氨基酸[3]。

【药理毒理】　1. 细胞毒活性：水半夏块茎和茎叶的甲醇提取物显示弱细胞毒活性（IC_{50}：块茎为 15.0μg/ml，茎叶为 65.0μg/ml）；而二者的氯仿提取物细胞毒活性相对较高，IC_{50} 分别为 6.0μg/ml 和 8.0μg/ml。其提取物在体外有抑制淋巴细胞生长的作用[4]。2. 抗炎、抗过敏作用：水半夏提取物能减轻小鼠棉球肉芽组织重量和抑制毛细血管道透性；对组织胺所致过敏反应、迟发型过敏反应和小鼠被动皮肤过敏反应均有明显的抑制作用[5]。3. 镇咳、祛痰、平喘作用：提取物具有较好的止咳、祛痰、平喘作用。4. 其他作用：有镇痛、镇静作用[6]。

参 考 文 献

[1] 谢宗万. 全国中草药汇编(下册). 第 2 版. 北京：人民卫生出版社, 2000：123
[2] 刘布鸣, 梁凯妮, 黄平. 水半夏挥发油化学成分分析. 广西科学, 2004, 11(1)：52-54
[3] 韩凤华, 肖连玉, 陈宝江. 水半夏药材的研究进展. 山东中医杂志, 2007, 26(4)：265, 266
[4] 左风(摘译). 水半夏的细胞毒活性. 国外医学(中医中药分册), 2002, 24(2)：114
[5] 钟正贤, 陈学芬, 周桂芬, 等. 水半夏提取物的抗炎抗过敏作用研究. 中药药理与临床, 2003, 19(2)：26-28
[6] 钟正贤, 周桂芬, 陈学芬, 等. 半夏提取物的药理研究. 中药材, 2001, 24(10)：36-39

（熊姝颖）

674. *Typhonium giganteum*（白附子）

【民族药名】　白附子、禹白附(通称)；独角莲(阿昌族)；"查干-泵瓦"、"额布日图-菱华"(蒙古族)；"达唯扎哇"(藏族)。

【来源】　天南星科植物独角莲 *Typhonium giganteum* Engl. 的块茎。有毒。秋季、冬季采挖后，除去茎及须根，撞去或用竹刀削去粗皮，洗净，晒干。

块茎倒卵形、卵球形或卵状椭圆形，大小不等，直径 2~4cm，外被暗褐色小鳞片，有 7~8 条环状节，颈部周围生多条须根。通常一年生或二年生的只有 1 叶，三年生或四年生年生的有 3~4 叶。叶与花序同时抽出。叶柄圆柱形，长约 60cm，密生紫色斑点，中部以下具膜质叶鞘；叶片幼时内卷如角状，后即展开，箭形，长 15~45cm，宽 9~25cm，先端渐尖，基部箭状，后裂片叉开成 70°的锐角，钝；中肋背面隆起，I 级侧脉 7~8 对，最下部的两条基部重叠，集合脉与边缘相距 5~6mm。花序柄长 15cm。佛焰苞紫色，管部圆筒形或长圆状卵形，长约 6cm，粗 3cm；檐部卵形，展开，长达 15cm，先端渐尖常弯曲。肉穗花序几无梗，长达 14cm，雌花序圆柱形，长约 3cm，粗 1.5cm；中性花序长 3cm，粗约 5mm；雄花序长 2cm，粗 8mm；附属器紫色，长(2)6cm，粗 5mm，圆柱形，直立，基部无柄，先端钝。雄花无柄，药室卵圆形，顶孔开裂。雌花：子房圆柱形，顶部截平，胚珠 2；柱头无柄，圆形。花期 6~8 月，果期 7~9 月。

通常生于海拔在 1500m 以下荒地、山坡、水沟旁。我国特有，产河北、山东、吉林、辽宁、河南、湖北、陕西、甘肃、四川至西藏南部。辽宁、吉林、广东、广西有栽培。

【药用经验】　阿昌族　用于中风口眼歪斜、半身不遂、腰腿关节痛(《德宏药录》)。蒙古族　用于中风口眼歪斜、半身不遂、面神经麻痹、偏头痛、破伤风、腰腿关节疼痛、淋巴结结核、痈肿(《蒙药》)。藏族　用于虫病、疔疮、去骨瘤(《中国藏药》)。

【炮制】　制后降低毒性。制白附子：先用清水浸泡，每日换水二至三次，数日后如起黏沫，换水后加白矾(每 100kg 白附子，用白矾 2kg)，泡 1 天后再进行换水，至口尝微有麻舌感为度，取出。将生姜片、白矾粉置锅内加适量水，煮沸后，倒入本品共煮至无白心，捞出，除去生姜片，晾至六、七成干，切厚片，干燥。每 100kg 白附子，用生姜、白矾各 12.5kg。

【使用注意】 本品有毒,用量 3~6g,一般炮制后用;外用生品适量,熬膏或研末以酒调敷患处。孕妇慎用;生品内服宜慎。

【中毒与解毒】 生用对人对口腔及消化道黏膜有刺激作用,其中毒症状有口舌发麻、四肢及全身紧束感、全身大汗、口渴舌干、心慌、躁动不安,后出现谵语、呕吐、腹泻、颜面青紫、终止呼吸、循环衰竭而死亡。尸体解剖发现,口腔及鼻腔周围有大量黑色血痂,前胸及背后有大片水疱,内脏肝、脾、肾、胃肠均出血,肺出血水肿[1]。解毒措施:洗胃,口服硫酸镁 30g 导泻;补充液体,静脉滴注 5% 葡萄糖生理盐水 1500~2000ml,加速毒物排泄;痉挛时用水合氯醛灌。中药治疗:生姜 500g 榨汁,每半小时服姜汁 10ml;生甘草 60g、白矾 6g、生姜 15g,加水煎至 300ml,每 1 小时服 150ml,连服 2~3 剂[2]。

【药材鉴定】 性状 本品呈椭圆形或卵圆形,长 2~5cm,直径 1~3cm。表面白色或黄白色,略粗糙,有环纹及须根痕,顶端具茎痕或芽痕。质坚硬,断面白色,粉性。气微,味淡,麻辣刺舌。

显微特征 (1)本品横切面:木栓细胞有时残存。内皮层不明显。薄壁组织中散有大型黏液腔,外侧较大,常环状排列,向中心渐小而少,黏液细胞随处可见,内含草酸钙针晶束。维管束散列,外韧型及周木型。薄壁细胞含众多淀粉粒。(2)粉末:黄白色。淀粉粒甚多,单粒球形或类球形,直径 2~29μm,脐点点状、裂缝状或人字状;复粒由 2~12 分粒组成,以 2~4 分粒者多见。草酸钙针晶散在或成束存在于黏液细胞中,针晶长约 97(136)μm,螺纹导管,环纹导管直径 9~45μm。

薄层色谱 取本品粉末 10g,置索氏提取器中,加三氯甲烷-甲醇(3∶1)混合溶液 100ml,加热回流 2 小时,提取液蒸干,残渣加丙酮 2ml 使溶解,作为供试品溶液。另取白附子对照药材 10g,同法制成对照药材溶液。再取 β-谷甾醇对照品,加丙酮制成每 1ml 含 1mg 的溶液,作为对照品溶液。分别点于同一硅胶 GF$_{254}$薄层板上,以三氯甲烷-丙酮(25∶1)为展开剂,展开,取出,晾干,喷以 10% 硫酸乙醇溶液,在 105℃加热至斑点显示清晰,分别置日光和紫外灯(365nm)下检视。供试品色谱在与对照药材色谱和对照色谱相应的位置上,显相同颜色的斑点或荧光斑点。

【化学成分】 主要含脑苷类、有机酸类、氨基酸、挥发油类等成分。其中脑苷类成分主要有白附子脑苷 A~D(typhonosides A-D)等[3]。有机酸类成分主要有亚油酸(linoleic acid)、油酸(oleic acid)、琥珀酸(succinic acid)、棕榈酸(palmitic acid)[3,4]。氨基酸类成分主要有缬氨酸(valine)、酪氨酸(tyrosine)等[3]。另外还含有芸苔甾醇苷(24-methylcholest-5-enyl-3-β-O- gluco-pyranoside)、二苯胺、胆碱(choline)、尿嘧啶(uracil)、内消旋肌醇(meso-inositol)等[3]。二苯胺可能为其毒性成分之一[3]。

【药理毒理】 1. 抗肿瘤作用:水煎剂可明显抑制小鼠 S180 实体瘤的生长,抑瘤率在 30% 以上,可延长艾氏腹水癌荷瘤小鼠的生存期。其作用机制主要是抑制肿瘤生长、提高淋巴细胞转化能力及增强免疫调节功能等[5]。2. 止痛作用:甲醇提取物可选择性作用于 GGRP(一种与介导中枢神经系统疼痛有关的内神经肽,与偏头痛和其他血管性头痛的发病机制有关)受体,从而达到止痛作用[6]。3. 氯离子通道阻断作用:禹白附脑苷脂对小鼠肺动脉平滑肌钙离子激活氯离子通道(CACCs)的调节具有显著抑制作用[7]。4. 镇静、抗惊厥作用:水浸剂有明显的协同戊巴比妥钠催眠的作用,对中枢兴奋剂戊四唑、硝酸士的宁所致小鼠强直性惊厥,能明显或不同程度的推迟小鼠惊厥出现时间和死亡时间[3]。5. 抗菌消炎作用:禹白附对大鼠蛋清性、酵母性关节肿及甲醛性关节肿,具有明显或不同程度的抑制作用,对棉球肉芽肿增生和渗出亦有明显的抑制作用。水提取物对奶牛乳房炎的致病菌有明显抑菌作用,醇提取物对金黄色葡萄球菌、大肠杆菌、绿脓杆菌也有明显的抑菌作用,其最低抑菌浓度为 215g/ml[3]。6. 毒性:生制品混悬液以 12g/(kg·d)给小鼠连续灌胃用药 21 天,除生品对小鼠体重增长有明显影响外,其他各组对体重、肝、肾功能及血象均未见明显影响。生品冷浸液经小鼠腹腔注射 15g/(kg·d),可引起半数以上动物死亡。白附子毒性主要表现在对眼黏膜、胃黏膜及皮肤等有较强刺激作用,可引起兔结膜水肿和家鸽呕吐。有资料记载白附子生品对人中毒量为每日 15~30g,中毒潜伏期 0.5~3 小时。不宜与阿托品、咖啡因、氨茶碱等药同用,以免增加毒性。中毒机制:本品含有毒成分为皂苷及一种植物甾醇,对局部黏膜有刺激作用,而出现舌喉麻辣、咽喉部灼热等症。该有毒成分还可以降低胆固醇,对中枢神经毒害作用为使其先兴奋继而抑制,终至麻痹,以呼吸中枢为主,严重者呼吸中枢完全麻痹而致死亡[2]。

【附注】 独角莲 *Typhonium giganteum* Engl. 的块茎又为中药"白附子",收载于中国药典 2015 年版一部。

参 考 文 献

[1] 胡长效,朱静,孙晓静. 独角莲的化学成分及药理作用研究进展. 农业与技术,2007,27(2):50-54

[2] 周立国. 中药毒性机制及解毒措施. 北京:人民卫生出版社,2006:201,202

[3] 张婷婷,罗应刚. 禹白附的化学成分与药理作用研究进展. 时珍国医国药,2010,21(10):2642-2644

[4] Meija J,Soukup VG. Phenyl-terminated fatty acids in seeds of various aroids. Phytochemistry,2004,65:2229

[5] 朱耀寰,迟相林. 白附子抗肿瘤作用研究. 中药药理与临床,2006,22(3):122

[6] Sampson J H,Phillipson J D,Bowery N G,et,al. Ethnomedicinally selected plants as sources of potential analgesic compounds:indication of in vitro biological activity in receptor binding assays. Phytother Res,2000,14(1):24-29

[7] Gao S B,Wang C M,Chen X S,et,al. Cerebrosides of baifuzi,a novel prtential blocker of calcium -activated chloride channels in rat pulmonary artery smooth muscle cells. Cell Biol Int,2007,31:908

(刘新桥)

675. *Typhonium trilobatum* (马蹄犁头尖)

【民族药名】 "朋参拿"、"碰三那"、三面叶、野半夏(傣族);"都奴给"(瑶族)。

【来源】 天南星科植物马蹄犁头尖 *Typhonium trilobatum* (L.) Schott. 的块茎、全草。有毒。夏季、秋季采集,除去杂质,鲜用或晒干用。

块茎近球形或长圆形,密生长 5~10cm,具少数须根的肉质根。叶 2~4,叶柄长 25~35cm,下部具宽鞘;幼株叶片戟形,前裂片三角形,长 4cm,基部宽 2cm;后裂片狭披针形,长 3.5cm,基部宽 5mm。多年生植株叶片轮廓宽心状卵形,3 浅裂或深裂,中裂片卵形或菱状卵形,渐尖,有时具细尖头,长 10~15cm,宽 6~11cm,侧裂片斜卵形,长 8~13cm,外侧常耳状外展;中裂片侧脉约 10 对,斜伸,常分叉,集合脉 2 条,细脉网状。花序柄长 5~10cm。佛焰苞淡紫色带绿色,内面紫色,管部长圆形,长 2.5~3.5cm,粗 1~1.5cm;檐部长卵状披针形,渐尖,长 15cm 以上,外面干时绿白色,因表皮细胞密布银色骨针状结晶体而发亮,内面紫红色,展开宽 5~8cm。肉穗花序:雌花序短圆柱形,长约 7mm,子房黄绿色,柱头紫色;中性花序长 2.8cm,下半部具花,上半部无花,中性花黄色,线形,长约 7mm,卷曲;雄花序粉红色,长 1.25~1.7cm,粗约 5mm;附属器紫红色,长圆锥形,具短柄,基部粗 4~7mm,长 5~12cm,直立。花期 5~7 月。

生于海拔 650m 以下的热带芭蕉林、灌丛、草地、荒地、路旁。产广东、广西、云南各地的热带地区。

【药用经验】 傣族 块茎止血止痛,止痛祛湿,消火,解毒(《傣医药》)。块茎用于虫蛇咬伤、痈疖肿毒、血管瘤、淋巴结核、跌打损伤、外伤出血、瘀肿疼痛、胃脘疼痛、不思饮食(《滇药录》《傣药录》《版纳傣药》)。块茎用于胃脘疼痛、不思饮食、瘀肿疼痛(《傣医药彩图》)。瑶族 全草用于风湿痹痛(《桂药编》)。

【使用注意】 本品有毒,内服 3~6g;外用适量。

(刘新桥)

676. *Urophysa henryi*（尾囊草）

【民族药名】 牛角七、三百转、岩老鼠(土家族)。

【来源】 毛茛科植物尾囊草 *Urophysa henryi*(Oliv.)Ulbr 的根及根茎。有大毒。夏季、秋季采集,洗净,晒干。

多年生草本。根茎粗,分枝。叶多数,均基生,具长柄;叶片长 1.4~2.2cm,宽 3~4.5cm,3全裂,中央裂片无柄或具细柄,扇状倒卵形或扇状菱形,3 裂,小裂片疏生钝齿,侧生裂片不等地2 裂,两面被短柔毛。花葶高达 15cm;聚伞花序具 3 朵花;苞片楔状倒卵形,长 1~2.2cm,不分裂或 3 浅裂;小苞片条形;花直径 2~2.5cm;萼片 5,蓝色或粉红色,花瓣状,倒卵形,长 1~1.4cm;花瓣 5,舟形,长约 5mm,基部囊状;雄蕊多数;退化雄蕊膜质,狭披针形;心皮通常 5,具长花柱。花期 3~4 月。

生于山地岩石旁或陡崖上。分布于重庆、湖北西部、湖南北部、贵州。

【药用经验】 土家族 用于神经性疼痛、腰痛、胃痛、牙痛、耳痛、跌打损伤;外用止血。[1]

【使用注意】 用量不得过 1g。本品因有大毒,循回磨汁药用不得超过三百转,故土家族又名"三百转"。

参 考 文 献

[1] 万定荣. 湖北土家族常用植物药(毛茛科). 中药材,1990,13(3):15

(陈吉炎)

677. *Urtica angustifolia*（狭叶荨麻）

【民族药名】 "帕彩帕迷"(基诺族)。

【来源】 荨麻科植物狭叶荨麻 *Urtica angustifolia* Fisch. et Hornem 的全草。有大毒。夏季、秋季采收,鲜用或晒干备用。

多年生草本。茎高 40~150cm,四棱形,有螫毛,分枝或不分枝。叶对生;叶片披针形或狭卵形,长 4~10cm,宽 1.2~2.8cm,先端渐尖,基部圆形,边缘有尖牙齿,上面疏生短毛,下面沿脉有疏生短毛;叶柄长 0.5~2cm;托叶分生,条形。雌雄异株,花序约长达 4cm,多分枝;雄花直径约 2mm,花被片 4,雄蕊 4;雌花较雄花小,花被片 4,在果期增大,柱头画笔头状。瘦果卵形,扁,长约 1mm,光滑。花期 6~8 月,果期 8~9 月。

生于山地林边或沟边。分布于山西、河北、内蒙古及东北。

【药用经验】 基诺族 用于肾炎、小儿高热、惊风、痘疹不透;外敷用于跌打损伤(《基诺药》)。

【使用注意】　内服不宜过量;脾胃虚弱者慎服。

【化学成分】　全草主要含挥发油,如7-甲基-Z-十四碳烯醇乙酸酯(7-methyl-Z-tetradecen-1-ol acetate)、1-乙酰氧基-3,7-二甲基-6,11-十二碳二烯(6,11-undeca diene,1-acetoxy-3,7-di-methyl)、Z,E-2,13-十八烷二烯醇(Z,E-2,13-octadecadien-1-ol)[1]。还含黄酮类等化合物,有5,7,4′-三羟基-3′-甲氧基-黄酮醇、异鼠李素(isorhamnetin)、槲皮素-3-O-β-D-葡萄吡喃糖苷(quercetin-3-O-β-D-gluc-opyranoside)、反-对羟基桂皮酸(trans-4-hydroxycinnamic acid)、山奈酚-3-O-β-D-葡萄糖苷(kaempfero1-3-O-β-D-glucoside)、胡萝卜苷(daucosterol)、莨菪素(scopoletin)、5-羟甲基糠醛(5-hydroxymethyl furfural)、正丁基-β-D-吡喃果糖苷(n-butyl-β-D-fructopyranoside)、赤藓醇(erthyritol)等[2,3]。

【药理毒理】　1. 抗凝血作用:本品甲醇提取物能明显延长小鼠的凝血时间和出血时间,可抑制凝血因子、血小板和毛细血管功能,具有显著的抗凝血作用[4]。2. 抗炎、镇痛作用:狭叶荨麻根、茎、叶70%乙醇提取物及狭叶荨麻根水提取物能明显对抗二甲苯致小鼠耳郭肿胀,并显著抑制0.5%醋酸致小鼠扭体反应,具有显著的抗炎、镇痛活性[5]。

参 考 文 献

[1] 关枫,王莹,王艳宏,等. 黑龙江产狭叶荨麻挥发性成分 GC-MS 分析. 哈尔滨商业大学学报,2009,25(4):395-398
[2] 李帆,周本宏,闫兴国,等. 狭叶荨麻地上部分化学成分的研究. 中国医院药学杂志,2008,28(11):873,874
[3] 鞠志赫. 狭叶荨麻抗炎镇痛有效部位化学成分研究. 哈尔滨:黑龙江中医药大学,2008
[4] 秦元满,魏恩科. 狭叶荨麻抗凝血有效部位的探讨. 中国中医药科技,2006,13(2):72
[5] 王亚丽,秦民坚,戴岳,等. 狭叶荨麻根、茎、叶的抗炎镇痛作用. 现在中药研究与实践,2005,19(3):42-46

(熊姝颖)

678. *Urtica cannabina*（麻叶荨麻）

【民族药名】　"森麻"、"射给普尔"(朝鲜族);"哈辣盖"(蒙古族);"萨珠"(藏族);"查卡克·欧提"、"古力卡卡"(维吾尔族);"得不"、"荃木惹"(彝族)。

【来源】　荨麻科植物麻叶荨麻 *Urtica cannabina* L. 的根、种子、地上部分或全草。均有小毒。地上部分于春季、夏季割取,晒干。果实于秋季成熟期采收,晒干,打下种子。

多年生草本。茎高达150cm,有棱,生螫毛和紧贴的微柔毛。叶对生;叶片轮廓五角形,长4~12cm,宽3.5~12cm,3深裂或3全裂,一回裂片再羽状深裂,两面疏生短柔毛,下面疏生螫毛;叶柄长2~8cm;托叶离生,狭三角形。雌雄同株或异株。花序长达12cm,雄花序多分枝;雄花直径约2mm,花被片4,雄蕊4;雌花花被片花后增大,长达2.5mm,有短柔毛和少数螫毛,柱头画笔头状。瘦果卵形,扁,长约2mm,光滑。花期7~8月,果期8~10月。

生于干燥山坡或沙丘坡上。分布于西北、华北、东北。

【药用经验】　朝鲜族　全草:用于贫血、慢性胃肠炎(《民族药志四》)。蒙古族　全草:祛风,散寒,解毒。水煎洗患处用于关节炎、风湿痛;煎水洗身至汗出,用于风寒感冒、无汗。鲜品捣烂贴患处,用于毒蛇咬伤。荨麻尖3~4g水煎服,用于小儿惊风(《民族药志四》)。藏族　全草:祛风,散寒,化食,暖胃。0.5~1.5g研末冲服,用于风湿痛、关节炎、消化不良和胃寒疼痛(《民族药志四》)。维吾尔族　全草、种子:活血,祛风,镇静。用于风湿性关节炎、荨麻疹、惊悸失眠、白癜风(《民族药志四》)。彝族　全草:用于风湿、虫蛇咬伤。根:发表透疹,祛风止痒。用于湿疹痧痘、皮肤瘙痒(《民族药志四》)。

【使用注意】 内服不宜过量;脾胃虚弱者慎服。

【药材鉴定】 性状 药材长短不一,多为 50～100cm,直径 3～8mm。茎具纵钝棱,灰绿色或黄绿色,有短伏毛和螫毛,断面白色,中央常为空腔。叶片多皱缩卷曲,展平后,叶为 3～5 掌状分裂,并再呈羽状分裂,深绿色,在叶脉处可见有非腺毛和螫毛;叶柄细,长 2～7cm。穗状花序,花单性,同株或异株。气微,味淡。

显微特征 (1)茎(约 4mm)横切面:类方形,多钝棱。表皮细胞 1 列,长方形或类椭圆形,外被单细胞毛、小腺毛、多细胞腺毛和螫毛;在棱脊处为厚角组织;皮层细胞多角形,5～10 列细胞,较大,其中散在厚壁细胞;维管束外韧型,韧皮部细胞小,连成环带,内含草酸钙簇晶。形成层不明显,细胞小;木质部导管径向排列,每束常 10～16 个,束间有木射线细胞 3～12 列,髓细胞由外向内逐渐增大;中央为空腔。(2)叶主脉横切面:上、下表皮细胞各 1 列,椭圆形,切线延长;上表皮生有少数非腺毛,小腺毛罕见;下表皮细胞略小,生有较多单细胞非腺毛和少数小腺毛。叶肉细胞异型,上有 1 列栅栏组织,细胞圆柱形;其间海绵组织中具较大的网纹细胞(钟乳状细胞或称兜状细胞),海绵组织细胞 3～5 列,排列疏松,类圆形。维管束外韧型。在主脉上、下表皮内有厚角组织。(3)粉末:呈绿色。网纹细胞多,呈钟乳状、椭圆形、卵圆形或类圆形,长 40～120μm。非腺毛有 2 种,一种粗大,微弯或直,长达 1500μm;另一种较小,一般为 50～400μm。螫毛多粗大,长 500～2000μm,根部膨大呈瓶状,由多细胞组成,上部细长,细胞单一,内含颗粒状物。气孔不定式,长径约 30μm。腺毛有 2 种,均较少,一种为小腺毛,双头单柄,腺头直径 20～40μm;另一种为近椭圆形或类球形多细胞毛,直径 60～120μm。螺纹导管直径 10～40μm。花粉粒圆形或椭圆形,直径 18～22μm,具 3 个萌发孔,有时孔间不均匀,孔小,边缘微突出,外壁薄,表面呈模糊的颗粒状。

【化学成分】 全草含有机酸类、黄酮类和香豆素类等。有机酸有蚁酸、丁酸、酪酸、乙酸及乳酸。另含黄酮苷类成分,如黄芩素-7-*O*-α-L-鼠李糖苷(scutellarein-7-*O*-α-L-rhamnoside)、芹菜素-6,8-二-*C*-β-D-葡萄糖苷(apigenin-6,8-di-*C*-glycoside)等[1]。尚含香叶木苷(diosmin),根含甜菜碱(betaine)[2]、正辛醇、对香豆酸(*p*-coumaricacid)、对香豆酸甲酯(methyl -*p*-coumarate)、东莨菪素(scopoletin)[3]。另其同属植物异株荨麻 *U. dioica*L. 的有毒成分可能是吡喃酮香豆精衍生物[2]。

【药理毒理】 1. 降血压作用:100% 麻叶荨麻根水煎剂对实验狗有剂量依赖性降压作用,且持续时间长。2. 强心作用:麻叶荨麻对兔及蟾蜍心脏有明显的强心作用。3. 维生素 P 样作用:香叶木苷降低兔毛细血管渗透性较儿茶酚水合物、橙皮苷、槲皮素和芦丁强,具维生素 P 样作用;同时还有维生素 C_2 样作用,能增强豚鼠毛细血管的抵抗力和减少肾上腺抗坏血酸的排除。4. 抗炎消肿作用:腹腔注射时,对角叉菜胶引起的大鼠足跖水肿有抗炎消肿作用。5. 抑菌作用:麻叶荨麻籽提取物是较为有效的抑菌剂,其石油醚提取物所含酚类、鞣质、有机酸等化合物对大肠杆菌和枯草芽孢杆菌的最低抑菌浓度为 1.25mg/ml,金黄色葡萄球菌的最低抑菌浓度为 2.5mg/ml,同时对三种细菌脲酶活性均有不同程度的抑制作用[4]。

参 考 文 献

[1] 张嫚丽,李作平,贾湘曼. 麻叶荨麻化学成分研究. 天然产物研究与开发,2005,17(2):175,176

[2] 曾育麟,李星炜. 中国民族药志(第 4 卷). 成都:四川民族出版社,2007:586-591

[3] 马学敏,郭亚健,王力生. 麻叶荨麻的化学成分研究. 中国中药杂志,2004,29(5):472

[4] 程珍,李冠,齐丽杰. 麻叶荨麻籽抑菌成分和抑菌特性的研究. 生物技术,2005,15(5):30-32

(杨芳云)

679. *Urtica fissa*（裂叶荨麻）

【民族药名】 "勾纵"、"勾眩"（布依族）；"那旁"（傣族）；"萨真"、"杀针木"（藏族）；麻风草（瑶族）。

【来源】 荨麻科植物荨麻（裂叶荨麻）*Urtica fissa* Pritz. 的根、全草或地上部分。有小毒。

多年生草本。茎高 60~100cm，生螫毛和反曲的微柔毛。叶对生；叶片宽卵形或近五角形，长及宽均 5~12cm，先端渐尖，基部圆形或浅心形，近掌状浅裂，裂片三角形，有不规则牙齿，下面生微柔毛，沿脉生螫毛；叶柄长 1~7cm；托叶合生，卵形。雌雄同株或异株；雄花序长约达 10cm，生稀疏分枝，在雌雄同株时生雌花序之下；雄花直径约 2.5mm，具 4 花被片；雌花序较短，分枝极短；雌花小，长约 0.4mm，柱头画笔头状。花期 9~10 月，果期 10~11 月。

生于山地林中或路边。分布于云南中部、贵州、四川东南部、湖北和浙江。

【药用经验】 布依族 全草：用于风湿麻木（《民族药志一》）。傣族 根用于癣（《滇药录》）。藏族 地上部分：用于"龙"病引起的久热、消化不良（《部藏标》、《藏标》、《民族药志一》）。瑶族 全草：用于血管瘤（《桂药编》）。

【药材鉴定】 性状 切成短段，长短不等，直径 1.5~4mm，绿色至红紫色，有钝棱，疏生螫毛和短柔毛，节上有对生叶，叶片具 5~7 对掌状浅裂，裂片有三角状粗锯齿，皱缩易碎。花序穗状，皱缩，数个腋生，具短总梗。瘦果密集，宽卵形，稍扁，长约 1.5mm。体轻，质软。气微，味淡、微辛。

【化学成分】 全草含有胡萝卜苷（daucosterol）、β-谷甾醇（β-sitosterol）、槲皮素（quercetin）、异鼠李素（isohamnetin）、反-3-*O*-β-葡萄糖甲基-4-[双（3,4-二甲氧基苯基）甲基]丁内酯{3,4-trans-3-*O*-β-glucopyranosylmethyl-4-[bis（3-methoxy-4-methoxyphenyl）methyl]butyrolactone}、豆甾-4-烯-3-酮（stignast-4-en-3-one）、邻苯二甲酸二丁酯（dibutyl phthalate）、邻苯二甲酸二（2-乙基-己基）酯[bis（2-ethylhexyl）phthalate]等[1]。

【药理毒理】 1. 降血糖作用：动物实验表明具有较好的降血糖作用[1]。2. 其他作用：具有治疗荨麻疹、痤疮及消斑美容的作用[2]。

【附注】 同属植物狭叶荨麻 *Urtica angustifolia* Fisch. ex Hornem.、麻叶荨麻 *Urtica cannabina* L. 或宽叶荨麻 *Urtica laetevirens* Maxim. 有毒，鄂伦春族称为"切里桂黑"、"哈拉海"，全草用于风湿疼痛、产后抽风、小儿惊风、荨麻疹等；根及根茎用于祛风、活血止痛、湿疹、手足发麻。过量应用的不良反应有剧烈呕吐、腹痛、头晕、心悸等[3]。前两者在回族称为"安诸刺"，亦用于风湿疼痛、产后抽风、小儿惊风、荨麻疹。

参 考 文 献

[1] 范晓燕. 裂叶荨麻的化学成分研究. 内蒙古医学院硕士学位论文,2010:4-20

[2] 徐金富,何增富. 彝族药荨麻治疗皮肤病临床研究. 云南中医中药杂志,2004,25(1):37

[3] 李志勇. 中国少数民族有毒药物研究与应用. 北京:中央民族大学出版社,2011:342

（熊姝颖）

680. *Urtica laetevirens*（荨麻）

【民族药名】 "勾纵"、"勾眩"（布依族）；"山钟"、"萨珠木"、"萨真"、"撒珠母"（藏族）。

【来源】 荨麻科植物宽叶荨麻 *Urtica laetevirens* Maxim. 的果实、地上部分或全草。有小毒。秋季采收，洗净，略晾干，切段，用木棒敲打，微出香气，阴干。

多年生草本。茎高 40～100cm，疏生螯毛和微柔毛，不分枝或分枝。叶对生；叶片狭卵形至宽卵形，长 4～9cm，宽 2.5～4.5cm，先端短渐尖至长渐尖，基部宽楔形或圆形，边缘有锐或钝的牙齿，两面疏生短毛，基出脉 3 条；叶柄长 1～3cm；托叶离生，条状披针形。雌雄同株；雄花序生于茎上部，长约达 8cm；雄花花被片 4；雌花序生于雄花序之下，较短；雌花花被片 4，柱头画笔头状。瘦果卵形，稍扁，长达 1.5mm。花期 6～8 月，果期 8～9 月。

生于山地林下或沟边。分布于华北和东北。

【药用经验】 布依族　全草：用于风湿麻木（《民族药志一》）。藏族　地上部分：3～6g 用于"龙"病引起的久热、消化不良（《部藏标》）。果实、地上部分：用于风热病、"龙"病、胃寒、消化不良、风湿疼痛、高血压、产后抽风、小儿抽风、荨麻疹。外用治毒蛇咬伤、疮疖疔毒（《藏本草》）。地上部分：用于胃寒胃痛、消化不良、寒性龙病引起的久热不退、糖尿病、虫蛇咬伤、疔毒（《中国藏药》）。

【使用注意】 文献记载，本品能增加胃热，用于食物性的消化不良，用治"龙"病和长期发热，只限用于冷性病；若使用不当，可引起胃、胆、血发热病[1]。

【药材鉴定】 性状　本品切成短段，长短不等，茎长 1.4～3.8cm，直径 1.5～4mm，绿色至红紫色，有钝棱，疏生螯毛和短柔毛，节上有对生叶，叶绿色，皱缩易碎。花序穗状，皱缩，数个腋生，具短总梗。瘦果密集，宽卵形，稍扁，长约 1.5mm。体轻，质软。气微，味淡，微辛[1]。

显微特征　（1）茎横切面[1]：老茎与嫩茎的组织构造类同，但老茎木质部较发达，簇晶较多。茎的组织由表皮、皮层、维管束、髓核髓腔构成。表皮细胞外被角质层，毛茸少；腺毛的头部 2～4 个细胞，柄为单细胞，非腺毛 1～2 个细胞，弯曲。表皮细胞 1 列，细胞呈扁平长方形或稍不规则多边形，外壁较厚，细胞中有不定形浅黄棕色块状物。皮层较宽，厚角组织分布在茎表皮下的四角处，有 2～10 余列厚角细胞，在棱角处较多，亦含有浅黄棕色不定形块状物，往内为数列至 10 余列薄壁细胞，近韧皮部有厚壁细胞 2～5 列，排成弧形，其中散在少量纤维，厚壁细胞多边形、类圆形、不规则形，层纹明显，胞腔大。维管束外韧型，韧皮部较窄，筛管群散在。形成层细胞 3～6 列。木质部较宽，木化，由导管、木纤维、木细胞和木射线组成。木射线 1～4 列细胞。髓发达，中心有髓腔。簇晶在韧皮部分布较多，排成弧形，在皮层和髓细胞中亦散在，直径 14～42μm。（2）叶横切面[1]：老叶和嫩叶的组织类同，老叶簇晶稍多。上表皮细胞扁平长方形，内含浅黄棕色不定形块状物，有的类结晶状，表皮细胞外被角质层，下表皮细胞稍小；上下表皮可见非腺毛和腺毛，下表皮非腺毛稍多，1～2 个细胞，多弯曲，壁稍厚，腺毛 2～4 个细胞，柄为单细胞。栅栏组织为 1 列长柱状细胞，排列紧密；海绵组织由 3～6 列类圆形和长圆形细胞组成。主脉明显向下突出，上部微凹。维管束外韧型，木质部"U"形，韧皮部有 10 数列薄壁细胞，筛管群散在，近木质部处有草酸钙簇晶，直径 14～19μm，上、下表皮内侧有 2～4 层厚角细胞。

【化学成分】 地上部分含 3β 羟基-5-烯-欧洲桤木烷醇（3β-hydroxyglutin-5-ene）、豆甾-4-烯-3-酮（stigmasta-4-en-3-one）、1,3-二肉豆蔻酸-2-山梨酸-甘油三酯（glyceride-1,3-dimyristic-2-sorbate）、α-香树脂醇（α-amyrin）、β-香树脂醇（β-amyrin）、羽扇豆醇（lupeol）、4-羟基苯甲酸（4-hydroxybenzoic acid）、正二十八烷醇（1-octacosanol）、正二十八烷酸甲酯（octacosanoic acid methyl ester）、十六烷酸（hexadecanoic acid）、十一烷酸（hendecanoic acid）、胡萝卜苷（daucosterol）、β-谷甾醇（β-sitosterol）[2]、5α,6β-二羟基胡萝卜苷（5α,6β-dihydroxydaucosterol）、2α,3α,19α-三羟基-12-烯-28-乌苏酸（2α,3α,19α-trihydroxyurs-12-en-28-oic acid）、2,3,4,9-四氢-1H-吡啶并〔3,

4-b]吲哚-3-羧酸(2,3,4,9-tetrahydro-1H-pyrido[3,4-b]indole-3-carboxylic acid)、2,3,4,9-四氢-1-甲基-吡啶并[3,4-b]吲哚-3-羧酸(2,3,4,9-tetrahydro-1-methyl-1H-pyrido[3,4-b]indole-3-carboxyl-ic acid)、东莨菪素(scopoletin)、对羟基桂皮酸(*p*-hydroxycinnamic acid)、对甲氧基苯甲酸(*p*-methoxybenzoic acid)、己二酸(hexanedioic acid)[4]、松脂素-4-*O*-α-L-吡喃鼠李糖基(1→2)-β-D-吡喃葡萄糖苷[pinoresinol 4-*O*-α-L-rha-mnopyranosyl(1→2)-β-D-glucopyranoside]、异落叶松脂素-9-*O*-β-D-吡喃葡萄糖苷(isolariciresinol 9-*O*-β-D-glucopyranoside)、芹菜素-6,8-二-*C*-β-D-吡喃葡萄糖苷(apigenin 6,8-di-*C*-β-D-glucopyranoside)、木犀草素-7-*O*-新橙皮糖苷(luteolin- 7-*O*-neohesperidoside)、木犀草素-7-*O*-β-D-吡喃葡萄糖苷(luteolin-7-*O*-β-D-glucopyranoside)、5-甲氧基-木犀草素-7-*O*-β-D-吡喃葡萄糖苷(5-methoxyluteolin 7-*O*-β-D-glucopyranoside)、芦丁(rutin)[5]、(6R,9R)-3-氧-α-紫罗兰醇-9-*O*-β-D-吡喃葡萄糖基(1→2)-β-D-吡喃葡萄糖苷[(6R,9R)-3-oxo-α-ionol-9-*O*-β-D-glucopyr-anosyl(1→2)-β-D-glucopyranoside]、(6S,9R)-3-氧-α-紫罗兰醇-9-*O*-β-D-吡喃葡萄糖基(1→2)-β-D-吡喃葡萄糖苷[(6S,9R)-3-oxo-α-ionol-9-*O*-β-D-gluco-pyranosyl(1→2)-β-D-glucopyranoside][6]等成分。

【药理毒理】 1. 消炎、镇痛作用:宽叶荨麻对大鼠有明显的抗炎消肿作用,能减轻或减缓炎性反应,促进足跖炎症肿胀的吸收和消散[7~9]。2. 对骨形成的影响:宽叶荨麻全草醇提取物所含的成分对成骨细胞的分化也具有促进作用[7,10]。3. 对细胞增殖和凋亡的影响:采用MTT法发现宽叶荨麻提取物中的 5α,6β-二羟基胡萝卜苷化合物显示出了较强的抑制 MH7A 细胞增殖作用,其 IC_{50} 值为 140mg/L,DNA 片段化分析结果表明其能显著诱导 MH7A 细胞凋亡[11]。

【附注】 同属植物荨麻(裂叶荨麻)*Urtica fissa* Pritz. 的地上部分与宽叶荨麻同等入药,在《中国民族药志》(第一卷)中同为"荨麻"的来源[1]。

参 考 文 献

[1] 曾育麟,周海钧. 中国民族药志(第一卷). 北京:人民卫生出版社,1984:378-381

[2] 《中华本草》编委会. 中华本草(第2册). 上海:上海科学技术出版社,1999:584

[3] 周渊,冀保全,王炜,等. 宽叶荨麻化学成分的研究. 中草药,2008,39(9):1296-1298

[4] 周渊,王炜,闫兴国,等. 宽叶荨麻化学成分研究(Ⅱ). 中草药,2009,40(5):711,712

[5] Yuan Zhou,Wei Wang,Ling Tang,et al. Lignan and flavonoid glycosides from *Urtica laetevirens* Maxim. J Nat Med,2009,63:100,101

[6] Zhou Y,Feng B M,Shi L Y,et al. Two new 3-oxo-α-ionol glucosides from *Urtica laetevirens* Maxim. Nat Prod Res,2011,25(13):1219

[7] 闵勇,姚立华,张薇,等. 荨麻属植物的研究进展. 时珍国医国药,2010,21(9):2345,2346

[8] 唐玲,周渊,王炜,等. 宽叶荨麻抗类风湿性关节炎的研究. 时珍国医国药,2008,25(9):711

[9] 王梦月,刘瑛,卫莹芳,等. 川产荨麻药理作用的初步研究. 中国民族民间医药杂志,2001,5l:229-231

[10] 史丽颖,阎兴国,周渊,等. 荨麻属植物对骨形成影响的研究. 时珍国医国药,2008,19(10):2315

[11] 彭倩,于大永,史丽颖,等. 宽叶荨麻中化学成分对 MH7A 细胞增殖和凋亡的影响. 中国实验方剂学杂志,2013,19(3):172

(杨芳云 张 飞)

681. *Vaccinium vitis-idaea*(越橘)

【民族药名】 越橘(通用名)。

【来源】 杜鹃花科植物越橘 *Vaccinium vitis-idaea* L. 的地上部分。叶和果实有小毒。夏季、秋季采集,晒干。

　　常绿矮生半灌木,地下茎长,匍匐,地上茎高 10cm 左右,直立,有白微柔毛。叶革质,椭圆形或倒卵形,长 1~2cm,宽 8~10mm,顶端圆,常微缺,基部楔形,边缘有细睫毛,上部具微波状锯齿,下面淡绿色,散生腺体,叶柄短,有微毛。花 2~8 朵成短总状花序,生于前一年生的枝顶,稍下垂;小苞片 2,卵形,脱落;总轴和花梗密生微毛;花萼短,钟状,4 裂,无毛;花冠钟状,白色或水红色,直径 5mm,4 裂;雄蕊 8,花丝有毛,花药不具距;子房下位。浆果球形,直径约 7mm,红色。花期 6~7 月,果期 8~9 月。

　　生于亚寒带针叶林下。分布于新疆、内蒙古、东北。

　　【药用经验】　鄂温克族　用于脱肛(《民族药志要》)。

　　【药材鉴定】　性状　叶片多反卷,有的皱缩破碎,完整者展平后呈椭圆形或倒卵形,长 1~2cm,宽 0.5~1cm。先端圆钝或微缺,基部楔形,边缘有细睫毛。上面暗绿色而有光泽;下面浅绿色,散有腺点,叶有柄短,长 0.5~3mm,有白毛。革质,质脆。气微,味微酸、涩。

　　茎为细长圆柱形,长 7~21cm,直径 0.6~2.2mm,具分枝,茎常为暗绿色或黄褐色,有纵皱纹,表面分布有绒毛;质硬而脆,易折断,折断面纤维性;芽卵圆形,淡褐色,有毛。叶为单叶互生,叶柄极短,柄长 0.5~3mm;叶革质,完整者椭圆形或倒卵形,长 1~2cm,宽 8~10mm,先端钝圆或微凹,基部楔形,叶缘上部具微波状锯齿或全缘,稍外卷,近基部有细毛,上表面暗绿色或黄褐色,有光泽,下表面色淡,散生腺点,网状脉明显。气微辛,味苦涩,微甘。

　　【化学成分】　叶主要含黄酮类、鞣质、原花色素类和酚酸类成分[1]。黄酮类成分如 5,7,3′,4′-四羟基黄酮-3-*O*-β-D-吡喃半乳糖苷(5,7,3′,4′-tetrahydroxyflavone-3 -*O*-β-D-galactopyrano-side)、5,7,3′,4′-四羟基黄酮-3-*O*-β-D-吡喃葡萄糖(5,7,3′,4′-tetrahydroxyflavone-3-*O*-β-D-gluco-pyr-anoside)、洋梨苷(pyroside)、毛柳苷(salidroside)、4-羟苯基-β-龙胆二糖苷(4-hydroxyp-henyl-β-gentiobioside)、金丝桃苷(hyperoside)、萹蓄苷(avicularin)、槲皮素-3-*O*-葡萄糖-L-鼠李糖苷(quercetin-3-*O*-glucosyl-L-rhamnoside)、2-*O*-咖啡酰基熊果苷(2-*O*-caffeoylar-butin)、异槲皮苷(isoquercetin)。鞣质和原花色素类成分如 d-儿茶酚(d-catechol)、1-表儿茶酚(1-epicatechol)、d-没食子儿茶酚(d-gallocatechol)、左旋表儿茶素(epicatechin)、右旋儿茶素(catechin)、左旋表没食子儿茶素(epigallocatechin)、右旋没食子儿茶素(galloc-atechin)、原花青素 B1(procyanidin B1)、原花青素 B3(procyanidin B3),原花青素 B7(procyanidin B7)、原花色素 A1(proanthocyanidin A1),原花色素 A2(proanthocyanidin A2)、桂皮鞣质 B_1(cinnmatannin B_1)、桂皮鞣质 B_2(cinnamtannin B_2)、桂皮鞣质 D_1(cinnamtan-nin D_1)、桂皮鞣质 D_2(cinnamtannin D_2)、表儿茶素-(4β→8)-表儿茶素-(4β→8,2β→O→7)-儿茶素[epicatechin-(4β→8)-epicatechin-(4β→8,2β→O→7)-catechin]、表儿茶素-(4β→6)-表儿茶素-(4β→8,2β→O→7)-儿茶素[epi-catechin-(4β→6)-epicatechin(4β→8,2β→O→7)-catechin]、表儿茶素-(4β→8,2β→O→7)-表儿茶素-(4α→8)-表儿茶素-(4β→8)-儿茶素[epicatechin-(4β→8,2β→O→7)-epicatechin-(4α→8)-epicatechin-(4β→8)-catechin]、表儿茶素-(4β→8,2β→O→7)-表儿茶素-(4α→8)-表儿茶素-(4β→6)-儿茶素[epicatechin-(4β→8,2β→O→7)-epicatechin-(4α→8)-epicatechin-(4β→6)-catechin]。酚酸类,如水杨酸(salicylic acid)、对-羟基苯甲酸(p-hydroxybenzoic acid)、草木犀酸(meli lotic acid)、香草酸(vanillic acid)、龙胆酸(gentisic acid)、高原儿茶酸(homoprotocatechuic acid)、原儿茶酸(protocatechuic acid)、丁香酸(syringic acid)、香豆酸(*p*-couma ric acid)、没食子酸(gallic acid)、异阿魏酸(isoferulic acid)、阿魏酸(ferulic acid)、咖啡酸(caffeic acid)和芥子酸(sinapic acid)。又含苯甲酰葡萄糖苷类,如 1-*O*-苯甲酰-β-D-葡萄糖(1-*O*-benzoyl-β-D-glucose)、2-*O*-苯甲酰-β-D-葡萄糖(2-*O*-benzoyl-β-D-glucose)、6-*O*-苯甲酰-α-D-葡萄糖(6-*O*-benzoyl-α-D-glucose)、6-*O*-苯甲酰-β-D-葡萄糖(6-*O*-benzoyl-β-D-glucose)。萜类成分如熊果苷(arbutin)、熊果酸(ursolicacid)、甲基熊果苷(methylarbutin),醌类成分如氢醌(hydroquinone)、氢醌单甲醚(hydroquinone monomethyl ether)。此外,还含游离氨基酸(free amino acid)和蛋白质(protein)。

【药理毒理】 1. 抗菌作用[1]:地上部分的提取物对大肠杆菌和普通变形菌有极强的抑制作用,其抑菌强度为链霉素的1/300。2. 促进和活化视网膜的视红素再合成作用[2]:花色苷色素可促进视红素的再合成,从而增强人的视力。3. 保护毛细血管和改善循环系统功能的作用[2]:花色苷从毛细血管渗入血液后,通过抑制毛细血管通透性,达到保护毛细血管作用。4. 去除活性氧的作用[2]:花色苷比维生素和茶酸等有更强的除去自由基的功能。5. 其他作用[2]:有抗衰老、抗癌等功效。

参 考 文 献

[1]《中华本草》编委会. 中华本草(第6册). 上海:上海科学技术出版社,1999:51-53
[2] 关丽华,王秀华. 红豆越橘中化学成分的研究进展. 北方园艺,2007(4):81-83

(熊姝颖)

682. *Veratrilla baillonii*(黄秦艽)

【民族药名】 "胃霜优"、"梁优脂"(白族);"果俄兰"(傈僳族);"代彩放"、金不换(苗族);"过布育"(纳西族);"巴俄色波"(藏族);"基不华"、"木都次克"(彝族)。

【来源】 龙胆科植物黄秦艽 *Veratrilla baillonii* Franch. 的根。有毒。秋季采挖,洗净后切片,晒干。

多年生草本,高30~45(85)cm,全株光滑,基部有枯存的黑褐色残叶。主根粗壮,黄色,圆锥形。茎直立,粗壮,黄绿色或上部紫色,中空,圆形,有细条棱,不分枝。基部叶呈莲座状,具长柄,叶片矩圆状匙形,长5~14cm,宽1.2~2.5cm,先端圆形或钝圆,基部渐狭,边缘平滑,叶脉3~5条,在下面细而明显,叶柄细,长(2)5~8cm;茎生叶多对,无柄,卵状椭圆形,长3.5~8cm,宽1.3~3.5cm,越向茎上部叶越小,先端钝,基部圆形,半抱茎,边缘平滑,叶脉3~5条,在下面细而明显。圆锥状复聚伞花序异形,雌株花较少,花序狭窄,疏松,雄株花甚多,花序宽大,密集;花4数;花萼分裂至近基部,萼筒甚短,裂片先端钝,雌花的萼片长4~5mm,卵状披针形,雄花的萼片长2~2.5mm,线状披针形;花冠黄绿色,有紫色脉纹,长6~7mm,冠筒短,长仅1.5~2mm,裂片矩圆状匙形,长4~5mm,先端钝圆,雌花的先端常凹形,基部具2个紫色腺斑;雄蕊着生于花冠裂片弯缺处,与裂片互生,雌花的雄蕊退化,雄花的雄蕊发育,花丝线形,长1.5~2mm;子房卵形,先端渐尖,花柱不明显,柱头小,雌花者长4~5mm,雄花者不发育。蒴果卵圆形,长6~7mm;种子深褐色,近圆形,直径1.7~2mm,表面具细网纹,周缘具宽翅。花果期5~8月。

生于海拔3200~4600m的山坡草地、灌丛中、高山灌丛草甸。分布于西藏东南部、云南西北部、四川西部。

【药用经验】 白族 用于急慢性胃炎、肠炎、胃脘胁痛、肺热咳嗽、烧伤(《大理药志》)。傈僳族 用于肺热咳嗽、阿米巴痢疾、黄疸型肝炎、蛔虫、痈疮肿毒(《怒江药》)。苗族 用于胃痛、腹痛、菌痢、黄疸性肝炎、风湿痹痛、筋骨拘挛、黄疸、便血、骨蒸痨热、小儿疳热、跌打损伤,解草乌中毒(《滇药录》)。纳西族　用于痢疾、肺热咳嗽、慢性支气管炎、烧伤及拮抗乌头碱中毒(《滇药录》)。效用同苗族(《滇省志》)。藏族　用于肝热、胆热、时疫热、食物中毒、药物中毒(《藏本草》)。彝族　用于肺热咳嗽、肠炎、阿米巴痢疾、烧伤、蛔虫病,以及肺热咳嗽、黄疸性肝炎、驱蛔虫、外敷痈疮肿毒(《民族药志要》)。效用同苗族(《滇省志》)。

【药材鉴定】　性状　主根类圆形或类圆锥形,扭曲不直,下部分裂或不分裂成小根,长10~25cm,直径0.5~2cm,顶端有残存茎基及膜质状叶鞘。表面棕褐色,有纵向或扭曲的纵皱纹。质硬脆,易折断,断面皮部黄棕色,木部黄白色。气微,味极苦[1]。

显微特征　(1)根横切面:表皮细胞1列,壁木栓化及微木化。皮层狭窄,细胞切向延长。韧皮部宽广,外侧多裂隙,近形成层的细胞排列整齐,由外向内细胞逐渐变小。形成层明显。木质部导管类多角形,木薄壁细胞类圆形。(2)粉末:棕黄色,味极苦。表皮组织碎片黄棕色,表皮细胞类多角形,直径28~56μm。叶鞘表皮细胞黄色或淡黄色,类长方形,长77~113μm。导管以网纹为主,直径12~26μm,网孔较大,形状不规则,稀见叶鞘部位的螺纹导管。木薄壁细胞长梭形,微带黄色。

【化学成分】　根含𠮿酮及𠮿酮苷,如1-羟基-2,3,4,7-四甲氧基𠮿酮(1-hydroxy-2,3,4,7-tetramethoxyxanthone)、金不换苷元(veratrilogenin)、金不换苷(veratriloside)、1,3-二羟基-2,7-二甲氧基𠮿酮(1,3-dihydroxy-2,7-dimethoxyxanthone)、l-羟基-2,3,7-三甲氧基𠮿酮(1-hydroxy-2,3,7-trimethoxyxanthone)、1-羟基-2,3,5-三甲氧基𠮿酮(1-hydroxy-2,3,5-trimethoxyxanthone)、1-羟基-2,3,4,5-四甲氧基𠮿酮(1-hydroxy-2,3,4,5-tetramethoxyxanthone)、1,4-二羟基-2,3,7-三甲氧基𠮿酮(1,4-dihydroxy-2,3,7-trimethoxyxanthone)、2,3,4,7-四甲氧基𠮿酮1-*O*-β-D-吡喃木糖基(1→6)-β-D-吡喃葡萄糖苷[2,3,4,7-tetramethoxyxanthone-l-*O*-β-D-xylopyranosyl(1→6)-β-D-glucopyranoside)。还可能含皂苷、内酯、油脂、强心苷等成分[2]。

【药理毒理】　抗炎作用:本品在兽医学上被用作治疗猪的乳腺炎、感冒、外伤等炎性疾病,效果显著[3]。

参 考 文 献

[1]《中华本草》编委会.中华本草(第6册).上海:上海科学技术出版社,1999;270,271
[2]张洁,孙骄,王德良,等.民族药金不换的生药学研究.云南中医中药杂志,2008,29(6):67-69
[3]刘银贵,王新春,杨兴明.中草药金不换在兽医临床上的疗效观察.中兽医医药杂志,2005,24(3):42,43

(熊妹颖)

683. *Veratrum dahuricum*（兴安藜芦）

【民族药名】　"阿格西日嘎"、"恒安-爱日嘎纳"、"楚日萨"(蒙古族)。

【来源】　百合科植物兴安藜芦 *Veratrum dahuricum*(Turcz)Loes. f.　的根及根茎。有毒。5~6月未抽花茎时采挖,除去苗叶,晒干或用开水浸烫后晒干。

多年生草本,高70~150cm。茎粗壮,基部直径8~15mm,为仅具纵脉的叶鞘所包,枯死后残留形成无网眼的纤维束。叶椭圆形或卵状椭圆形,长10~20cm,宽5~10cm,平展,先端渐尖,基部无柄,抱茎,背面密生银白色柔毛。圆锥花序,近纺锤形,侧生总状花序多数,斜升,最下部者偶有再次分枝,与顶端总状花序等长;主轴和分枝轴密生绵毛,小花多数,密生,小苞片近卵形,长约3mm,背面和边缘有毛;花梗较长,长3~7mm,被绵毛;花被片淡黄绿色,椭圆形或卵状椭圆形,长 7~10mm,宽 3~5mm,近直立或稍开展,先端锐尖或稍钝,基部收缩成柄,边缘啮齿状,背面具短毛;雄蕊长约为花被片的一半;子房圆锥形,密生柔毛。花期 7~8 月,果期 8~9 月。

生于草甸和山坡湿草地。分布于东北。

【炮制】 蒙古族 用于催吐则制膏,泻下则同大麦炒。

【药用经验】 蒙古族 催吐,泻下,制腐。用于"希日病"、不消化症、"铁垢巴达干"、"剑突痞"、痧症、腹胀、虫症、疫热、炽热、毒热、胎衣不下、水肿、疮疽(《中本草蒙卷》)。

【使用注意】 体虚气弱患者及孕妇禁服。不宜与细辛、芍药、人参、党参、沙参、丹参等同用。

【中毒与解毒】 若服之吐不止,可饮葱汤解。

【药材鉴定】 性状 根茎圆柱形或圆锥形,长 1~2cm,直径 0.8~1.3cm;表面棕黄色或土黄色,顶端残留叶基及黑色纤维,形如蓑衣,有的可见斜方形的网眼,下部着生 10~30 条细根。根细长略弯曲,长 4~12cm,直径 1~3mm;黄白色或黄褐色,具细密的横皱纹;体轻,质坚脆,断面类白色,中心有淡黄色细木心,与皮部分离。气微,味苦、辛,有刺喉感。

显微特征 根横切面:表皮细胞略径向延长;腔隙占皮层宽度的 1/2~2/3,含草酸钙针晶束;中柱小,初生木质部 8~12 原型。

【化学成分】 根和根茎主要含生物碱[1,2]:伪芥芬胺(pseudojervine)、藜芦碱苷(veratrosine)、藜芦甾二烯胺(veratramine)、芥芬胺(jervine)、藜芦定(verdine)、玉红芥芬胺(rubijervine)、藜芦马林碱(veramarine)、藜芦酰棋盘花胺(veratroylzygadenine)、异玉红芥芬胺(isorubijervine)、藜芦嗪(verazine)、藜芦胺(veratramine)、(20R,22S,25S)-veratra-5,13-dien-3β-ol、当归酰棋盘花碱(angeloylzygadenine)、15-O-(2-methylbutanoyl)-3-O- veratroylprotoverine、20-isoveratramine。另含计明碱(germine)、藜芦托素(veratrosine)、白藜芦醇苷(piceid)、mulberroside、veramitaline 等[3]。

【药理毒理】 1. 降压等作用:浸膏水及醇溶液有降压作用;对妊娠毒血症亦有良好效果[4]。2. 毒性[1,5]:全株有毒,以根的毒性最大。根的粉剂对口、鼻、眼黏膜有刺激作用,其中所含藜芦定碱(veratridine)主要影响横纹肌,动物死于呼吸停止。所含的芥芬胺给小鼠静脉注射 LD_{50} 为 9.3mg/kg。

【附注】 同属植物毛穗藜芦 Veratrum maackii Regel 的根及根茎有毒,蒙古族称为"阿嘎西日嘎"、"杜日吉德",疗效应用与本种一致(《中本草蒙卷》)。毛穗藜芦根茎含藜芦嗪(verazine)、当归酰棋盘花胺(angeloylaygadenine)、毛穗藜芦碱(maackinine)、计马尼春碱(germanitrine)、棋盘花碱(zygadenine)、藜芦嗪宁(verazinine)等[1]。

参 考 文 献

[1]《中华本草》编委会. 中华本草(第 8 册). 上海:上海科学技术出版社,1999:183-188

[2] 赵朗,欧志强,王刊,等. 兴安藜芦中甾体生物碱成分的研究. 中国中药杂志,2009,34(23):3039

[3] 聂利月,汤建,李慧梁,等. 兴安藜芦乙酸乙酯部位化学成分的研究. 中国药学杂志,2008,43(13):971-973

[4] 谢宗万. 全国中草药汇编(下册). 第 2 版. 北京:人民卫生出版社,1996:957-959

[5] 江苏新医学院. 中药大辞典(下册). 上海:上海科学技术出版社,1977:2692-2695

(焦 玉)

684. *Veratrum mengtzeanum*（蒙自藜芦）

【民族药名】　"更以误"、"引恶"、皮麻树、"背利污"、"该野巫"、"嘿务爽"（白族）；"给百也"（拉祜族）；"阿尼拌卡西"、"哩吉"、"啊堵罗"（彝族）。

【来源】　百合科植物蒙自藜芦 *Veratrum mengtzeanum* Loes. f. 的鳞茎、根、带根全草。有毒。秋季采收，除去泥土杂质，分别晒干。

多年生草本，鳞茎不明显膨大。植株（连同花序）高 50~150cm，基部残存叶鞘撕裂成黑褐色网状纤维。下部叶 6~10 枚，条形，长达 60cm，宽 1.5~3cm。圆锥花序长（15）30~60cm，下部苞片叶状，短于分枝，主轴至花梗被丛卷毛，花梗长 7~18mm，生于主轴上或分枝上部的花常为两性，余则为雄性；花被片 6，匙形至倒卵状匙形，长 7~10mm，绿色而边缘白色，近水平开展；雄蕊 6，花丝长约 4mm，花药近肾形，背着，会合为 1 室；子房长约 4mm，宽约 2mm，花柱 3，平展而似偏向心皮外角生出，3 室，每室具 14~20 颗胚珠。蒴果长椭圆形，长 1.5~2.5cm，种子具翅。花期 7~10 月。

生于海拔 2400~2900m 的松林下或草坡。分布于贵州西部、四川西南部、云南。

【药用经验】　白族　鳞茎用于跌打损伤、骨折肿痛、疮疖、疔疣、灭蝇（《滇药录》）；根用于中风、疟疾、骨折、疥癣；鳞茎及须根用于风湿痹痛、跌打损伤、关节炎、骨折、牙痛、癫痫、外伤出血、疮痈溃烂、褥疮生疽、疥疮（《大理药志》）。拉祜族　用于内外伤出血、跌打损伤、骨折、水肿（《拉祜医药》）。彝族　根用于腹痛水泻、呕吐反酸（《哀牢》）。

【使用注意】　本品有毒，内服宜慎。孕妇、小儿及体弱者禁服。不宜与人参、细辛、白芍、赤芍同用。

【中毒与解毒】　中毒症状有头昏、呕吐、血压下降、心跳减慢等[1]。解毒方法可参见"*Veratrum nigrum* L.（藜芦）"条。

【药材鉴定】　性状　根呈细条状，下部渐细，有的略弯曲，长 8~15cm，直径 0.2~0.6mm。表面黑褐色，粗糙，根头部有细密的横皱纹，下端多纵皱纹。质轻，易折断，断面黄白色，中心有淡黄色的中柱。气微，味苦；粉末有强烈的催嚏性。

显微特征　根横切面：表皮细胞 2~3 列，外壁稍厚，量多角形。皮层宽广，外皮层细胞排列整齐，薄壁细胞中含草酸钙针晶束，并含淀粉粒，内皮层明显，内壁及侧壁增厚。维管束 9~10，呈放射状。中央髓部较小。

【化学成分】　主要含生物碱类成分，包括原藜芦碱（protoveratrine）、藜芦胺（veratramine）、藜芦胺-*N*-氧化物（veratramine -*N*-oxide）、藜芦明宁（veramiline）、3,15-二当归酰基计明碱（3,15-diangeloylgermine）、3-当归酰基计明碱（3-angeloylgermine）、茄定或龙葵胺（solanidine）。另外还含有胡萝卜苷、硬脂酸等化学成分[1,2]。

【附注】　本种的干燥根、干燥根及根茎均以"披麻草"为名，分别收载于《福建省中药材标准》（2006 年版）及《云南省药品标准》（1996 年版）；干燥根及根茎以"藜芦"为名收载于《贵州省中药材、民族药材质量标准》（2003 年版）。

参 考 文 献

[1] 谢宗万. 全国中草药汇编（上册）. 第 2 版. 北京：人民卫生出版社，2000：95
[2] 汤建，李慧梁，黄海强，等. 藜芦属植物化学成分的研究近况. 药学进展，2006，30（5）：207-210

（刘新桥）

685. *Veratrum nigrum* (藜芦)

【民族药名】 藜芦(通称);"棕包那光"(阿昌族);"阿格西日嘎"(蒙古族);"加超"(苗族);"都日吉德"(藏族);野棕、黑棕、(瑶族);"遮"(彝族)。

【来源】 百合科植物藜芦 *Veratrum nigrum* L. 根及根茎、带根全草。有毒。5~6月末抽花茎前采挖根部,除去地上部分的苗叶,洗净晒干;或拔取全草,除去泥土,晒干。

多年生草本,鳞茎不明显膨大。植株(连同花序)高60~100cm,基部残存叶鞘撕裂成黑褐色网状纤维。叶4~5枚,椭圆形至矩圆状披针形,长12~25cm,宽4~18cm。圆锥花序长30~50cm,下部苞片甚小,主轴至花梗密生丛卷毛,花梗长3~5mm,生于主轴上的花常为两性,余则为雄性;花被片6,黑紫色,椭圆形至倒卵状椭圆形,长5~7mm,开展或稍下反;雄蕊6,花药肾形,背着,会合为1室;子房长宽约相等,长2.5mm,花柱3,平展而似偏向心皮外角生出,3室,每室具胚珠10~12(22)枚。蒴果长1.5~2cm;种子具翅。花果期7~9月。

生于海拔1500~3000m的山谷或山坡。分布于东北、河北、山东、河南、山西、陕西、内蒙古、甘肃、新疆、湖北、江西、贵州、四川。

【炮制】 牛奶制以及以青稞、大麦为辅料炒制,均可降低其毒性,降低催吐作用,增强其泻下作用;蒸制能降低催吐作用,增强泻下作用。蒙古族 (1)炒藜芦:取净藜芦放入已炒热的苋菜籽内,炒至藜芦表面深黄色或棕黄色时,取出,晾冷,即得。(2)牛奶制:取净藜芦,放入牛奶中(每5kg藜芦加牛奶8L),煮沸,取出,晒干。(3)青稞炒制:先将青稞置锅中加热,然后将净藜芦放入热青稞内炒至藜芦深黄色时,取出,放凉。(4)大麦炒制:先将2kg大麦置锅中炒热,再加1kg净藜芦炒至藜芦呈深黄色或为度,取出,放凉。(5)蒸制藜芦:取净藜芦根;用适量白面混合后放入锅内蒸熟,取出,剥去面皮,放入锅内,加适量苋菜籽搅拌共炒烫,筛去苋菜籽,放凉备用。

【药用经验】 阿昌族 根及根茎用于中风壅、癫痫、骨折,外用治疥癣(《德宏药录》)。蒙古族 根及根茎用于"协日"病、食积、心口痞(《蒙植药志》);用于泻下、催吐及"希拉"病、腹胀、虫病等病症(《现代蒙医学》)。苗族 根或全草用于催吐;外用治跌打损伤(《苗医药》)。瑶族 根及根茎用于中风痰涌、风痫癫疾、黄疸、久疟、泻痢、头痛、喉痹、鼻息、疥癣、恶疮(《湘蓝考》)。彝族 根或全草用于疯癫、跌打损伤、风湿、骨折、头癣、疮肿、脓疱疮(《彝植药续》)。

【使用注意】 全株有毒,根和根茎的毒性最强,服用不当可引起中毒。内服用量1~1.5g,体虚气弱及孕妇忌用。不宜与人参、细辛、白芍、赤芍同用。

【中毒与解毒】 藜芦治疗量与中毒量很接近,服用极易引起急性中毒,若服用散剂,0.6g即可引起严重中毒,甚至死亡。中毒症状的发生一般在2小时内,表现为大量流涎和持续呕吐、不安、腹痛、腹胀、腹痛、腹泻、尿频,后期全身衰竭、抽搐、血压和体温下降、昏迷,最后因呼吸衰竭而死。中毒后应迅速用0.1% ~ 0.2%高锰酸钾溶液、0.5%~1%鞣酸溶液或浓茶反复洗胃,然后服用生物碱解毒剂和吸附剂,再加以对症治疗,如强心、抗痉、缓解呼吸困难等[1]。

【药材鉴定】 性状 根茎圆柱形或圆锥形,长2~4cm,直径0.5~1.5cm;表面棕黄色或土黄色,顶端残留叶基及黑色纤维,形如蓑衣,有的可见斜方形的网眼,下部着生10~30条细根。根细长略弯曲,长10~20cm,直径0.1~0.4cm;黄白色或黄褐色,具细密的横皱纹;体轻,质坚脆,断面类白色,中心有淡黄色细木心,与皮部分离。气微,味苦、辛,有刺喉感;粉末有强烈的催嚏性。

显微特征 (1)根横切面:表皮细胞略径向延长,外壁稍厚,下皮为2~3列类圆形细胞,无细胞间隙。皮层占根绝大部分，外侧有大型切向裂隙，薄壁细胞含针晶束及淀粉粒。内皮层明显，内壁及侧壁增厚，胞腔成"V"形或"U"形，通道细胞位于木质部束外方。中柱鞘为1列薄壁细胞，排列紧密。木质部发达，由木薄壁细胞和导管组成。导管类圆形，壁较厚，黄色微木化，原生导管较小，后生导管较大。韧皮部束位于木质部束弧角间，7～14原型，细胞较小。（2）根茎横切面：最外为黑褐色的后生皮层，3～4列细胞；皮层约占半径的1/3，有周木型叶迹维管束散在；内皮层细胞内壁及侧壁增厚；中柱有多数维管束散在，近皮层处密，多为外韧型，内部者多为周木型；尚可见自中柱鞘发生的根迹组织。

【化学成分】 主要含生物碱类成分，包括介芬胺（jervine）、原藜芦碱（protoveratrine）、伪介芬胺（pseudojervine）、红介芬胺（rubijervine）、异红介芬胺（isorubijervine）、哥美任（germerine）、3-藜芦酰棋盘花胺（3-veratroylzygadenine）、7-去乙酰原藜芦碱A（7-deacetylprotoveratrine A）、藜芦嗪（verazine）、新计巴丁（neogermbudine）、藜芦明（veramine）、藜芦马林碱（veramarine）、藜芦碱胺A～D（veratrum alkamines A-D）等。另外还含有白藜芦醇等化学成分[2]。生物碱类为其毒性成分[1]。

【药理毒理】 1. 抗真菌作用：藜芦水浸剂（1:4）在试管内对堇色毛癣菌、同心性毛癣菌、许兰氏黄癣菌、奥杜盎小芽孢癣菌、腹股沟表皮癣菌、星形奴卡菌等皮肤真菌均有不同程度的抑制作用。藜芦对结核菌也有较强的抑制作用[3]。2. 抗血吸虫作用：对感染日本血吸虫病的小鼠用藜芦进行实验性治疗，结果表明有杀灭成虫和幼虫的作用[3]。3. 降血压作用：藜芦浸液给麻醉狗静脉注射，能使血压下降[4]。4. 抗肿瘤作用：藜芦所含的生物碱能调节多药耐药基因（MDR1），从而抑制肿瘤侵袭转移[5]。5. 毒性：本品毒性较强，小鼠口服生藜芦1.8g/kg，即有死亡可能，增至3.6kg/kg时死亡率为60%；注射1%藜芦液0.5ml，15分钟内全部死亡。猫口服藜芦0.66g/kg，即有死亡可能，1.39g/kg时，有半数死亡。死亡动物病检发现肺、肝、脾组织广泛充血或出血，肾曲管上皮浊肿或坏死[6]。给小鼠皮下注射本品注射液，LD$_{50}$为1.40～2.16g/kg。其毒性机理为刺激延脑迷走神经核，使迷走神经兴奋性增高，导致血压下降，心率变慢，心律不齐，大量出汗，肠蠕动增强，呼吸抑制[1]。

【附注】 彝族将同属植物狭叶藜芦 *Veratrum stenophyllum* Diels 根或带根全草与本种同等入药，药名亦为"遮"（《彝植药续》；该种的根或全草在苗族亦作药用，主治风痫、跌打损伤、风湿、骨折、头癣、疮肿（《民族药志要》）。有毒。狭叶藜芦含介芬胺（jervine）、β1-查茄碱（β1-chaconine）、棋盘花胺（zygadenine）、3-当归棋盘花胺（3-angeloylzygadenine）、茄定二烯二醇（etiolin）、3-藜芦酰棋盘花胺 3-veratroylzygadenine、狭叶藜芦碱A～D（stenophylline A-D）等生物碱类成分[7]。所含狭叶藜芦碱A具降血压作用，能扩张脑血管和冠脉的作用，降压作用起效迅速，无快速耐受性，不反射性兴奋心脏，能显著减少心肌做功和耗氧量[8]。

参 考 文 献

[1] 毛晓峰,史志诚,王亚洲. 我国藜芦属植物研究进展. 动物毒物学,2003,18(1):17-21

[2] 汤建,李慧梁,黄海强,等. 藜芦属植物化学成分的研究近况. 药学进展,2006,30(5):207-210

[3] 徐暾海,徐雅红. 藜芦属植物化学成分和药理作用. 国外医药(植物药分册),2002,17(5):185-189

[4] 谢宗万. 全国中草药汇编(上册). 北京:人民卫生出版社,2000:10-12

[5] Christov V,Mikhova B,Selenge D. (-)-Veranigrine,a new steroidal alkaloid from *Veratrum nigrum* L. Fitoterapia,2009,80(1): 25-27

[6] 周立国. 中药毒性机制及解毒措施. 北京:人民卫生出版社,2006:230,231

[7] 汤建,李慧梁,黄海强,等. 藜芦属植物化学成分的研究近况. 药学进展,2006,30(5):207-210

[8] 马丽焱,周远鹏,江京俐.狭叶藜芦碱甲对犬血流动力学的影响.中草药,1998,29(2):105-107

（刘新桥）

686. *Veratrum schindleri*（牯岭藜芦）

【民族药名】　一蔸棕、"麻妹条"（苗族）。

【来源】　百合科植物牯岭藜芦 *Veratrum schindleri* Loes. f. 的根茎及根。有毒。5~6月未抽花葶前采收,除去叶及杂质,晒干或烘干。

植株高约 1m,基部具棕褐色带网眼的纤维网。叶在茎下部的宽椭圆形,有时狭矩圆形,长约 30cm,宽(2)5~10(13) cm,两面无毛,先端渐尖,基部收狭为柄,叶柄通常长 5~10cm。圆锥花序长而扩展,具多数近等长的侧生总状花序;总轴和枝轴生灰白色绵状毛;花被片伸展或反折,淡黄绿色、绿白色或褐色,近椭圆形或倒卵状椭圆形,长 6~8mm,宽 2~3mm,先端钝,基部无柄,全缘,外花被片背面至少在基部被毛;小苞片短于或近等长于花梗,背面生绵状毛,在侧生花序上的花梗长 6~8(14)mm;雄蕊长为花被片的 2/3;子房卵状矩圆形。蒴果直立,长 1.5~2cm,宽约 1cm。花果期 6~10月。

【药用经验】　苗族　涌吐风痰,杀虫止痛。用于跌打损伤、癫狂、疥癣恶疮(《湘苗药汇》)。透发麻疹,祛风通络,行气散血,消肿解毒。用于小儿麻痹、风湿筋骨疼痛、跌扑损伤、痧气呕吐腹痛、痈疽肿毒(《中本草苗卷》)。

【使用注意】　气虚体弱以及孕妇禁服。不宜与细辛、芍药、人参类合用。

【中毒与解毒】　若口服呕吐不止,可饮用葱汤解除[1]。

【药材鉴定】　性状　根茎疙瘩状,长 1~1.7cm,表面棕黄色,顶端残留有茎基及黑褐色纤维状的叶柄残基;下部着生 10~20 条细圆柱形根;长短不等,直径约 0.2cm,微弯曲,表面暗褐色,并现皱缩条纹。质坚脆,断面黄白色。味苦涩。

显微特征　(1)根横切面:表皮细胞略径向延长。皮层宽广,有较多的腔隙,可见草酸钙针晶束。中柱甚小,维管束辐射型,初生木质部 14~17 原型[1]。

【化学成分】　根及根茎含天目藜芦碱(tiemulilumine)、天目藜芦宁碱(tiemuliluminine)。尚含介文碱(芥芬胺)(jervine)、假介芬胺(pseudojervine)、玉红介芬胺(rubijervine)、秋水仙碱(colchicine)、计明胺、藜芦酰棋盘花碱(veratroylzygadenine)等生物碱[2]。

【药理毒理】　1. 催吐作用:藜芦所含的总生物碱口服可引起呕吐,催吐作用强烈。2. 对心血管的作用:在 4.0~40.0mg/L 的浓度范围内,藜芦总碱可提高心脏的收缩、舒张功能,具有剂量依赖性,且无明显的心律失常发生。3. 降压作用:藜芦浸液经多种麻醉动物试验均证明具有明显而持久的降压作用,同时伴有心跳减慢、呼吸抑制或暂停[2]。4. 抗微生物及灭虫作用:藜芦水浸剂对堇色毛癣菌、许兰黄癣菌和各种小芽孢癣菌等多种皮肤真菌均有不同程度的抑制作用。藜芦还抑制结核杆菌,对皮肤真菌有抑制作用,但有效剂量接近催吐剂量。藜芦乳膏含 250g/L 藜芦根氯仿提取物,体外加药 4 小时后,毛囊蠕形螨开始死亡。5. 毒性:本品毒性剧烈,给小鼠皮下注射本品浸出液,LD_{50} 为 (1.78 ± 0.38) g/kg;介文碱(芥芬胺)给小鼠静脉注射的 LD_{50} 为 9.3mg/kg。本品全株有毒,以根的毒性最大。除可由消化道吸收外,尚能通过皮肤吸收,主要从肾脏排泄。藜芦有明显的蓄积作用。动物试验表明,其毒性表现为瞳孔散大、对光反射消失、后肢瘫痪、抽搐、恶心、呕吐、流涎、腹泻、便血、心律不齐、呼吸困难、昏迷,最终以呼吸抑制而死亡。给小鼠皮下注射天目藜芦碱的 LD_{50} 为 26mg/kg,静脉注射的 LD_{50} 为 3.2mg/kg[2]。

【附注】 牯岭藜芦 *Veratrum schindleri* Loes. f 根茎及根又是中药藜芦的来源之一,同属多种植物的根茎及根在不同产区也作藜芦入药,如毛穗藜芦、兴安藜芦、毛叶藜芦等[1]。

参 考 文 献

[1]《中华本草》编委会. 中华本草(第8册). 上海:上海科学技术出版社,1999:183-188
[2] 方志先,廖朝林. 湖北恩施药用植物志(下册). 武汉:湖北科学技术出版社,2006:671

（王　刚　陈吉炎　马丰懿）

687. *Veratrum taliense*（大理藜芦）

【民族药名】 "更以误"、"更雨吴"(白族);"四喜七"、"事豆戚"(彝族)。

【来源】 百合科植物大理藜芦 *Veratrum taliense* Loes. f. 的根及根茎、带根全草。有大毒。秋季、冬季采收,洗净,鲜用或晒干用。

植株高60~110cm。茎无毛,基部具褐色或黄白色膜质鞘,鞘上部枯后变为具少数网眼的纤维束。根肉质,圆柱形,粗2~3mm,土黄色。叶黄绿色7~9枚,其中多数基生或近基生,2~3枚在茎中上部散生并远离,叶片带状,长圆状,长30~50cm,宽度变化大,常在1cm和4.5cm之间,先端渐尖,基部无柄,两面无毛,中肋明显。圆锥花序狭塔形,长40~50cm;侧生总状花序多数,常近直立,也有近平展的,长12~15cm,具8~20余朵花,花疏或密;顶生总状花序长达30cm,花多数,密或疏;花序轴、花梗和小苞片均被白色或污黄色绵毛。花淡黄绿色或黄绿色;花梗短或长,长7~12mm;小苞片黄绿色,长圆披针形、卵形,长4~5mm,短于花梗;花两性和雄花单性,花被片6,近相等,椭圆形,先端急尖,基部具短爪,长8~9mm,宽3~4mm;花丝下弯,无毛,长2~3mm,花药黄绿色;子房与花丝近等长,柱头3,分离,下弯;雄花中无退化子房,两性花生于顶生总状花序上和上部侧枝的基部,雄花生侧枝上。蒴果淡黄绿色,直立,约与主轴平行,压扁后为长卵形、长圆形,长2.8cm,宽约1.2cm;种子近圆柱形,长约5mm,两侧具狭翅,两头翅较长,连翅成椭圆形,两端较尖。花期8~9月,果11月成熟。

生于海拔2400m左右的山坡草地上。分布于云南和四川西南部。

【药用经验】 白族　用于跌打损伤、骨折肿痛、疮疖(《滇药录》)。彝族　根消炎止痛,接骨止血(《滇省志》)。

【使用注意】 本品有大毒,气虚体弱者及孕妇禁服。不宜与人参、细辛、白芍、赤芍同用。

【中毒与解毒】 服用过量引起中毒,中毒症状为头昏、呕吐、血压下降、心跳减慢等。解毒方法可参见"*Veratrum nigrum* L.(藜芦)"条。

【化学成分】 主要含生物碱类成分[1],包括藜芦明宁-3-*O*-β-D-吡喃葡萄糖苷(veramiline-3-*O*-β-D-glucopyranoside)、狭叶藜芦碱B-3-*O*-β-D-吡喃葡萄糖苷(stenophylline B-3-*O*-β-D-glucopyranoside)、大理藜芦碱B(verataline B)、新大理藜芦碱A(neoverataline A)、新大理藜芦碱B(neoverataline B)、介芬胺(jervine)、3-藜芦酰棋盘花胺3-veratroylzygadenine、15-当归酰基计明碱(15-angeloylgermine)、15-*O*-(2-甲基丁酰)计明碱[15-*O*-(2-methyl butyryl)germine]、3-当归酰基计明碱(3-angeloylgermine)、3-当归酰基计明碱-β-*N*-氧化物(3-angeloylgermine-β-*N*-oxide)、伪介芬胺(pseudojervine)。另外还含有二苯乙烯类化合物 veraphenol、白藜芦醇(resveratrol)等[2]。

【药理毒理】 1. 镇痛作用:根浸出液对小鼠皮下注射有镇痛作用,用角膜反射镇痛法对家兔开展实验,其所含生物碱的效力与吗啡相当而高于延胡索全碱。2. 强心作用:所含生物碱对离体蟾蜍心脏有强心作用。3. 镇静作用:本品对小鼠有镇静作用[3]。4. 抑制黄嘌呤氧化酶作用:体外实验表明,大理藜芦所含的二苯乙烯类化合物 veraphenol、白藜芦醇等对黄嘌呤氧化酶有抑制作用,其 IC_{50} 值分别为 11.0 mmol/L 和 96.7mmol/L。[4]

参 考 文 献

[1] 汤建,李慧梁,黄海强,等. 藜芦属植物化学成分的研究近况. 药学进展,2006,30(5):207-210

[2] Zhou C X,Tanaka J,Cheng C H,et al. Steroidal Alkaloids and Stilbenoids from Veratrum taliense. Planta Med.,1999,65(5): 480-482

[3] 谢宗万. 全国中草药汇编(上册). 北京:人民卫生出版社,2000:958

[4] Zhou C X,Kong L D,Ye W C,et al. Inhibition of xanthine and monoamine oxidases by stilbenoids from Veratrum taliense. Planta Med,2001,67(2):158-161

(刘新桥)

688. *Verbascum thapsus*（毛蕊花）

【民族药名】　野烟筛、"抖波兄"(白族);"莫狂闷"(傈僳族);"休们"(纳西族);"赛尔千曼巴"、"兴格色尔杰"(藏族);"沫日"、"恩痈坡儒"(彝族)。

【来源】　玄参科植物毛蕊草 *Verbascum thapsus* L. 的全草、种子。有小毒。全草夏季、秋季采收,除去杂质,鲜用或晒干用;种子成熟时采集。

二年生直立草本,高达 1m,全体密被浅黄色星状毡毛。基生叶具短柄,叶片矩圆形,长 10~30cm;茎生叶具短柄或无柄,下延,叶片矩圆形或倒卵形,顶端渐尖,具圆齿,比基生叶小。穗状花序顶生,圆柱形,长可达 25cm;花密集,数朵簇生;苞片卵状披针形至披针形;花梗粗短;花萼 5 裂几达基部,裂片狭披针形;花冠黄色,直径 1~2cm,辐状,裂片 5 枚,内面光滑,外面被星状毛;雄蕊 5 枚,全育,前面 2 枚的花丝略长,光滑,其花药略下延,其余 3 枚的花丝被白毛。蒴果椭圆形,稍超出花萼,顶端钝尖。花期 6~8 月,果期 7~10 月。

生于开旷草地。分布于新疆、西藏、云南、四川、浙江。

【药用经验】　白族　全草:用于鼻衄、感冒、支气管炎、疮痈(《大理资志》)。傈僳族　全草:用于肺炎、阑尾炎。外用治创伤出血、关节疮毒(《怒江药》)。纳西族　全草:用于膀胱炎、尿道炎、尿血(《大理资志》)。藏族　种子:用于水肿(《青藏药鉴》)及肾炎、淋病(《藏本草》)。全草:用于风热感冒、腹胀、气管炎、膀胱炎、尿血、疮毒;外用于跌打损伤、外伤出血(《滇省志》)。彝族　全草:用于疝气、肠胃炎(《滇药录》)。全草:用于膀胱炎、尿道炎、尿血(《大理资志》)。

【化学成分】　全草含棉子糖(raffinose)、水苏糖(stachyose);根含桃叶珊瑚苷(aucubin)、水苏糖(stachyose)、庚糖(heptose)、辛糖(octose)、壬糖(nonoses)等;叶含鱼藤酮(rotenone)、香豆素(coumarin);果实灰分含硬脂酸(stearic acid)、棕榈酸(palmitic acid)、油酸(oleic acid)、亚油酸(linoleic acid)、β-谷甾醇(β-sitosterol)及麦角甾醇过氧化物等。从毛蕊花中还分离得到环烯醚萜类、倍半萜类、二萜、双黄酮类化合物[1]。

【药理毒理】　1. 抗炎作用:毛蕊花糖苷对花生四烯酸诱导的小鼠耳肿胀有抑制作用。2. 抗癌作用:麦角甾醇过氧化物具有体外抑制 Walker256 癌肉瘤细胞和 MCF-7 乳腺癌细胞生长活性。3. 抗自由基和防止脂质过氧化作用:毛蕊花苷对骨骼肌中氧化自由基和脂质过氧化物有清除和抑制效应。4. 抗病毒作用:毛蕊花的煎剂对流感病毒 A_2 和 B 在成纤维细胞培养和鸡胚试验中有较强的抗病毒作用[3]。5. 其他作用：有增强免疫、抗缺氧[1]、阻断神经节[2]等作用。6. 毒性：毛蕊花中含有的鱼藤酮对犬静脉注射的致死量为 0.5mg/kg；口服则需加大 600 倍用量。中毒后引起呕吐、呼吸抑制、惊厥，最后死于呼吸麻痹。鱼藤酮还有致癌作用，给大鼠腹腔注射可诱发乳腺癌[3]。

参 考 文 献

[1] 韩丽娟，巩江，骆蓉芳，等．中药毛蕊花研究现状．安徽农业科学，2010，38(26)：14346，14347
[2] 谢宗万．全国中草药汇编(下册)．第 2 版．北京：人民卫生出版社，2000：146
[3]《中华本草》编委会．中华本草(第 7 卷)．上海：上海科学技术出版社，1999：401，402

（熊姝颖）

689. *Vernicia fordii*（油桐）

【民族药名】 桐、油桐（通称）；桐药（傈僳族）；"都头摇"、"榜真优"、斗油、冬桐王（苗族）；"忙马街"（仫佬族）；"桐卡蒙"（土家族）；桐油树（彝族）。

【来源】 大戟科植物油桐 *Vernicia fordii*（Hemsl.）Airy Shaw（*Aleurites fordii* Hemsl.）的根、叶、花、鲜果汁、种子或油。全株有毒，种子有大毒。根全年可采集，洗净，鲜用或晒干用；叶秋季采集，鲜用或晒干用；花 4～5 月收集凋落者，晒干；种子于秋季果实成熟时采收，堆积于潮湿处，泼水，覆以干草，10 天左右后外壳糜烂，除去外皮，收集种子，晒干。

落叶小乔木，高达 9m；树皮灰色；枝粗壮，无毛。叶卵状圆形，长 5～15cm，宽 3～12cm，基部截形或心形，不裂或 3 浅裂，全缘，幼叶被锈色短柔毛，后近于无毛；叶柄长达 12cm，顶端有 2 红色腺体，腺体扁平无柄。花大，白色略带红，单性，雌雄同株，排列于枝端成短圆锥花序；萼不规则，2～3 裂，裂片镊合状；花瓣 5；雄花有雄蕊 8～20，花丝基部合生，上端分离且在花芽中弯曲；雌花子房 3～5 室，每室 1 胚珠，花柱 2 裂。核果近球形，直径 3～6cm；种子具厚壳状种皮。花期 3～4 月，果期 8～9 月。

通常栽培于海拔 1000m 以下丘陵山地。在中南、西南、华东以及陕西和甘肃南部有栽培。

【药用经验】 傣族 根用于蛔虫病；叶治疮疡；花用于烧烫伤（《德宏药录》）。傈僳族 种子用于风痰喉痹、瘰疬、疥癣、烫伤、脓疱疮、丹毒、食积腹胀、二便不通（《怒江药》）。苗族 根、种子或油用于水臌病（《苗医药》）。仫佬族 果瓣烧红，淬水服，用于腹胀。土家族 花或种子榨油及桐树上桐子；外用于疮疖肿痛、癞癣、烧烫伤（《土家药》）。彝族 种子用于肺热痰壅、食积腹胀、瘰疬疥癣（《哀牢》）。

【使用注意】 种子及种子油毒性最大，新鲜者毒性较剧；孕妇禁服。

【中毒与解毒】 油桐全株有毒，以油桐子毒性最大，树叶和树皮次之，新鲜者毒性更剧。种仁含桐油，油中含有 3 个双键不饱和的脂肪酸——桐酸约 90%。油桐子内服煎汤 15～30g，油桐根 12～18g，鲜树皮 3～15g。内服如果超量或误食桐油、桐子，或食油中混有桐油，均可引起中毒。桐酸对肠胃道有强烈的刺激作用，吸收后经肾脏排泄，故可损害肾脏引起肾病。对肝、脾、神经亦可产生损害，尤其容易导致肝病患者症状加重，肝功能恶化。桐油的色、味与一般食用油相似，易误食中毒，误食纯桐油或小儿误食桐子均可导致急性中毒。如果食油中混有桐油，多次食用可引起亚急性中毒。进食后多在 40 分钟至 4 小时发病，中毒症状有头晕、胸闷、恶心、呕吐、腹痛、腹泻、便血，肾脏受损时出现蛋白尿、管型尿、红细胞及白细胞等。肝脏受损可致中毒性肝病,或加重原有的肝病症状及肝功能改变,表现食欲减退、腹胀、肝区疼痛、肝脏肿大等症状。或出现精神倦怠、烦躁不安、头痛等症状,严重时出现脱水、酸中毒、呼吸困难、意识模糊、惊厥、昏迷和休克等。亚急性中毒时,除肠胃道症状持续时间较长外(平均 15 天左右),还出现全身症状,如乏力、下肢水肿并逐渐向上扩展、肢体酸痛、四肢发软、发麻,气短、体温升高、皮肤潮红灼热,并有紫红色网状斑纹。体征检查为心脏扩大、心尖区可闻及收缩期杂音、舒张压降低、脉压差增大、下肢触觉及痛觉减退、膝腱反射减弱或消失(多数为亢进)、少数患者肺部有啰音、肝脏肿大,甚至出现奔马律,最后导致心力衰竭[1]。解救方法:(1)尽快催吐、洗胃、导泻。(2)口服牛奶、蛋清及大量糖水,或饮淡盐水。(3)静脉输入葡糖糖盐水及碱性溶液,如 5%碳酸氢钠溶液等,以纠正脱水和酸中毒。(4)积极治疗休克,保护肝肾功能,循环衰竭时给以强心药,补充维生素 B_1、维生素 B_{12}、维生素 C;水肿严重时,酌情选用利尿药;有高热情况,给予降温。其他对症治疗。(5)中药解毒:甘草 30g,水煎服。或绿豆 60g、白茅根 30g、甘草 15g,水煎服[1]。

【药材鉴定】 性状 (1)叶:具长柄,叶片卵形至心形,长 8~28cm,宽 6~15cm,先端尖或渐尖,基部心形,全缘或有时 3 浅裂,无锯齿。气微,味苦、涩。(2)花:萼不规则,2~3 裂,裂片镊合状;花瓣 5,花瓣白色略带红色。雄花有雄蕊 8~20,花丝基部合生;雌花子房 3~5 室,每室 1 胚珠,花柱 2。气微香,味涩。

【化学成分】 根、叶中含有槲皮素-3-O-α-L-吡喃鼠李糖苷(quercetin-3-O-α-L-rhamnopyrano- side)、杨梅素-3-O-α-L-吡喃鼠李糖苷(myricetin-3-O-α-L-rhamnopyranoside)、羽扇豆醇(lupeol)、白桦酸(betulinic acid)和齐墩果酸(oleanolic acid)。其种子油主要成分为脂肪酸类,种子油为毒性成分[2]。种子含 46%脂肪油(桐油),主要成分为桐酸(eleostearic acid)、异桐酸(isoeleostearic acid)及油酸(oleic acid)的甘油酯[3]。

参 考 文 献

[1] 朱亚峰. 中药中成药解毒手册. 北京:人民军医出版社,2009:337-339
[2] 曹晖,肖艳华,王绍云,等. 油桐叶和根化学成分的研究. 西南师范大学学报(自然科学版),2008,33(2):30-32
[3]《中华本草》编委会. 中华本草(第 4 册). 上海:上海科学技术出版社,1999:861,862,864,865

(刘新桥 王 刚 陈吉炎 马 丰)

690. *Vernonia cumingiana*(发痧藤)

【民族药名】 发痧藤(瑶族)

【来源】 菊科植物毒根斑鸠菊 *Vernonia cumingiana* Benth.(*Vernonia andersonii* auct. non Clarke)的藤茎、根。有毒。四季可采,洗净切片,晒干。

攀援灌木或藤本,长 3~12m。枝圆柱形,具条纹,被锈色或灰褐色密绒毛;叶具短柄,厚纸质,卵状长圆形、长圆状椭圆形或长圆状披针形,长 7~21cm,宽 3~8cm,顶端尖或短渐尖,基部楔形或近圆形,全缘或稀具疏浅齿,侧脉 5~7 对,弧状向近边缘相连接,细脉明显网状,叶脉在下面明显突起,上面除中脉和侧脉被短柔毛外,无毛或近无毛,下面被疏或较密的锈色短柔毛,两面均有树脂状腺;叶柄 5~15mm,密被锈色短绒毛;头状花序较多数,径 8~10mm,具 18~21 个花,通常在枝端或上部叶腋排成顶生或腋生疏圆锥花序;花序梗长 5~10mm,常具 1~2 个线形小苞片,密被锈色或灰褐色短绒毛和腺;总苞卵状球形或钟状,长 6~8mm,宽 8~10mm;总苞片 5

层,覆瓦状,卵形至长圆形,顶端钝或稍尖,背面被锈色或黄褐色短绒毛,外层短,内层长圆形,长 6~7mm,宽 1~1.5mm;花托平,径约 3mm,被锈色短柔毛,具窝孔;花淡红或淡红紫色,花冠管状,长 8~10mm,具腺,向上部稍扩大,裂片线状披针形,顶端外面具腺;瘦果近圆柱形,长 4~4.5mm,具 10 条肋,被短柔毛;冠毛红色或红褐色,外层少数或无,易脱落,内层糙毛状,长 8~10mm。花期 10 月至翌年 4 月。

生于海拔 300~1500m 的河边、溪边、山谷阴处灌丛或疏林中。常攀援于乔木上。产于云南南部和东南部、四川(北碚)、贵州西南部(册亨)、广西西部和西南部、广东北部至南部、福建和台湾。

【炮制】 盐制降低毒副作用。盐制:取本饮片,浸入盐水中 3 昼夜,取出,晒干[1]。

【药用经验】 瑶族 用于咽喉痛、胃痛、痧气腹痛、感冒发热、风湿痹痛、腰肌劳损、跌打损伤、皮炎、痛经、牙痛(《中国瑶药学》)。

【中毒与解毒】 藤茎和根有毒。中毒症状:腹痛腹泻,头晕眼花,谵语,甚至死亡[1]。救治方法:催吐,洗胃,服鞣酸或浓茶或稀醋、蛋清,饮糖水或注射葡萄糖,适时使用镇静剂等对症治疗。

【化学成分】 含咖啡酰基奎宁酸酯、甾醇[2]及糖[3]等。

参 考 文 献

[1] 田华咏,瞿显友,熊鹏辉.中国民族药炮制集成.北京:中医古籍出版社,2000:176
[2] 刘静,丁广治,庾石山.毒根斑鸠菊茎皮的化学成分研究.中国中药杂志,2010,(35)11:1421-1424
[3] Jing Liu,Yunbao Liu,Yikang Si,et al. New vernocuminosides from the stem barks of *Vernonia cumingiana* Benth. steroids,2009, 74(1):51-61

（刘　杰）

691. *Wedelia wallichii*（山蟛蜞菊）

【民族药名】 "谁的杜为"、血参(阿昌族);山蟛蜞菊(土家族);"啊八朵相"、"维六射含娃"、"阿拔朵妻"、"维六射含娃"、山蟛蜞菊(彝族)。

【来源】 菊科植物山蟛蜞菊(高原蟛蜞菊)*Wedelia wallichii* Less. 的全草。有毒。春季至秋季采收全草,鲜用或切段晒干。

多年生草本,高 30~60cm。须根丛生,肉质,折断后有红色汁液流出,故名"血参"。茎直立,圆柱形,绿红色。单叶对生,卵圆形或卵圆状披针形,长 3.5~7cm,宽 1~3.5cm,先端长渐尖,基部楔形并下延,被白色茸毛,边缘有锯齿,三出脉。头状花序顶生或腋生,缘花雌性,花冠舌状,黄色,中央管状花两性。瘦果长圆形。花期 4~10 月。

生于海拔 500~800m(云南达 3000m)的溪边、路旁或山区沟谷中。广布于我国南部和西南部各省区。

【药用经验】 阿昌族 用于稻田皮炎、疮毒、贫血、神经衰弱(《德宏药录》)。土家族 用于贫血、产后大流血、子宫肌瘤、闭经、神经衰弱(《土家药志上》)。彝族 用于月经不调、透麻疹、闭经、奶少(《滇药录》)。用于贫血、子宫肌瘤、闭经、神经衰弱(《滇省志》)。

【附注】 本品有毒,猪牛、羊和家兔误食能致死。

（陈旅翼）

692. *Wikstroemia dolichantha*(一把香)

【民族药名】 "由咂"(彝族)。

【来源】 瑞香科植物一把香(长花荛花)*Wikstroemia dolichantha* Diels 的根、枝、叶。根有小毒。秋季、冬季采挖,洗净,切片,鲜用或晒干用;枝、叶适时采收。

灌木,高 0.5~1m。多分枝,老枝渐变为紫红色,幼枝被灰色绢状毛。叶互生,纸质,长圆形至倒披针状长圆形,长 1.5~3cm,宽 0.4~1cm,先端短渐尖,基部宽楔形,上面灰绿色,下面较苍白,略被疏柔毛,侧脉每边 3~4 对,极倾斜,在两面均明显,具极短的柄。穗状花序具花序梗,被绢状疏柔毛,组成纤弱的圆锥花序;花近无梗,黄色,花萼窄圆柱形,外面被绢状柔毛,长 10~11mm,顶端 5 裂,裂片长圆形,先端钝,长 1.5~2mm,外面被绢状柔毛;雄蕊 10 枚,2 列,上列 5 枚着生于花萼筒喉部,下列 5 枚着生于花萼筒中部以上,与上列较靠近;花盘鳞片 1 枚,线状披针形,边缘缺刻状,或在上部成 2~3 阶梯状缺刻;子房棒状,长 3~4mm,上端被疏柔毛,花柱短,柱头球形。果长纺锤形,为残存花萼所包被。花期夏季、秋季,果期秋末。

分布于四川、云南。

【药用经验】 彝族 枝、叶:用于外伤出血、关节脱臼、骨折(《滇药录》)。根:用于面寒胀痛、胃脘饱闷、气滞腹胀、一心潮热、风湿、跌打、骨折(《滇省志》)。

【使用注意】 孕妇忌服。

【附注】 云南民间将荛花 *Wikstroemia canescens* (Wall.) Meissn. 的根皮也作药用,主用于消炎解毒、散瘀消肿、舒筋活络[1]。

参 考 文 献

[1]《滇南本草》整理组. 滇南本草. 第 2 卷. 昆明:云南人民出版社 ,1977:114,115

(王 静)

693. *Wikstroemia indica* (了哥王)

【民族药名】 "莫闻那"、野丁香(傣族);"莫闲那"(德昂族);呆子、"每现海"、美呆蓼天冷沙、"巴觉"、"巴哽"(侗族)。"奥毒凶"、"肉勾"(苗族);"美根巴"(仫佬族);"弟姑"、"棵非单"、雪花(瑶族);"棵勒嘎"、"勒格"、"麻架弄"、"坡派"、"下葛路"(壮族)。

【来源】 瑞香科植物了哥王 *Wikstroemia indica* C. A. Mey 的根皮、根、茎、叶、花或全草。全株有毒。夏季采茎、叶或全草,秋季采根及根的内皮,除去杂质,晒干。

灌木,高 0.6~2m;枝红褐色,无毛。叶对生,卵形或椭圆状矩圆形,长 1.5~5cm,宽 0.8~1.8cm,无毛。花黄绿色,数朵组成顶生的短总状花序,总花梗长达 10mm,无毛;花被筒状,长 6~8mm,几无毛,裂片 4,宽卵形至矩圆形,顶端钝尖;雄蕊 8,2 轮;花盘通常深裂成 2 或 4 鳞片;子房倒卵形或长椭圆形,顶端被淡黄色茸毛或无毛。果实椭圆形,无毛,熟时鲜红色至暗紫黑色。花果期夏季、秋季间。

生于丘陵草坡或灌丛中。分布于长江以南各省区。

【炮制】 通过蒸制以降低毒性。壮族 蒸了哥王:取净生了哥王片置蒸笼内,蒸 3~4 小时,取出,晒干。

【药用经验】 傣族 用于跌打损伤、呼吸道炎症(《德宏药录》)。根用于哮喘(《德傣药》）。**德昂族**　用于跌打损伤、呼吸道炎症（《德宏药录》）。**侗族**　用于便秘、偏头痛；全草用于百日咳；水煎液加芝麻粉服用于堕胎；捣烂塞患牙治牙痛；捣烂敷患处可拔疮脓；捣烂调茶油敷患处用于痈疮脓肿、无名肿毒、跌打损伤；水煎洗患处用于湿疹、疮疡肿毒、跌打损伤（《桂药编》）。根、茎、叶还可用于"胎液"（葡萄胎）（《侗医学》）。**景颇族**　用于跌打损伤、呼吸道炎症（《德宏药录》）。**苗族**　根用于肾炎水肿；捣烂敷患处治骨折、跌打损伤（《桂药编》）。**仫佬族**　根皮捣烂敷患处用于疮疡脓肿、趾缝开裂痒痛（《桂药编》）。**畲族**　根、茎、叶、花用于肝硬化腹水、淋巴结炎、肺炎、乳腺炎、跌打损伤（《畲医药》）。**瑶族**　根加鸡蛋煮服用于胃痛；水煎洗患处用于毒蛇咬伤，捣烂调茶油敷患处用于痈疮脓肿、无名肿毒、跌打损伤（《桂药编》）。**壮族**　根皮浸酒含漱用于牙痛；叶加黄糖煎服用于小便不利；水煎洗患处用于小儿头疮、湿疹、疮疡肿毒、跌打损伤（《桂药编》）。

【使用注意】　本品有毒，加工粉碎或煎煮时应尽量避免呼吸道吸入和与皮肤长时间接触，易引起皮肤过敏，注意防护。内服需久煎。孕妇忌服[1]。

【药材鉴定】　**性状**　根呈弯曲的长圆柱形，常有分枝，直径 0.5~3cm；表面黄棕色或暗棕色，有略突起的支根痕、不规则的纵沟纹及少数横裂纹，有的可见横长皮孔状突起；质硬而韧，断面皮部类白色，易剥离，木部淡黄色。根皮呈扭曲的条带状，厚 1.5~4mm；栓皮或有剥落，强纤维性，纤维绒毛状。气微，味微苦甘，嚼后有持久的灼热不适感。

显微特征　根的横切面：木栓层为 10~20 余列细胞，有的充满黄棕色或红棕色物。皮层较窄；纤维多，呈束或单个散在，类圆形，直径 7~22μm，壁厚，非木化至微木化。韧皮部宽广，射线宽 1~3 列细胞；纤维甚多，与薄壁细胞交互排列。形成层成环。木质部发达，射线细胞壁稍厚，纹孔明显；导管多单个散在，类圆形，直径 26~85μm；木纤维多。薄壁细胞含淀粉粒。

【中毒与解毒】　内服中毒量为 30~45g，所含树脂有强烈的泻下作用。过量或炮制不当服用均可引起毒性反应，表现为头昏、视力模糊、恶心、胸闷、呕吐、腹胀、腹痛、剧烈腹泻等症状，严重时呼吸困难、脱水休克。了哥王还可引起流产，根皮外用对皮肤有刺激性。内服中毒时解救方法：先洗胃，后饮浓茶，服活性炭或鞣酸蛋白，大量饮盐水或静脉滴注 5% 葡萄糖盐水；针刺"上脘"、"中脘"、"足三里"等穴位；对症治疗。亦可用米汤止泻，用桂枝 3g，或甘草防风各 6g，水煎服解之[2]。

【化学成分】　主要含香豆素类、黄酮类、木脂素类等成分。香豆素类成分主要有西瑞香素（daphnoretin）[3]、西瑞香素-7-*O*-β-D-葡萄糖苷（daphnoretin-7-*O*-β-D-glucoside）[4]、6′-OH-7-*O*-7′-双香豆素（6′-OH-7-*O*-7′-dicoumarin）[5]。黄酮类成分主要有南荛素（wikstroemin）、南荛花素（genkwanin）、槲皮素（quercetin）、杨梅素（myricetin）、山奈酚（kaempferol）[3]、西瑞香素-7-*O*-β-D-葡萄糖苷（daphnoretin-7-*O*-β-D-glucoside）、槲皮苷（quercitrin）、山奈酚-3-芸香糖苷（kaempferol-3- rutinoside）、荛花苷（D-primeversyl genkwanine）[4]、5,7,4′-三羟基-3′,5′-二甲氧基黄酮（tricin）[5]、sikokianin B 和 C[6]、荛花醇甲（wikstrol A）、荛花醇乙（wikstrol B）、genkwanol A[7]。木脂素类成分主要有罗汉松脂酚（matairesinol）、松脂醇（pinoresinol）、牛蒡酚（arctigenin）。另还含伞形香青酰胺（anabellamide）[4]及挥发油等成分。毒性成分有南荛素及黄酮苷。其树脂属强烈刺激性成分。

【药理毒理】　1. 抑菌作用[8]：了哥王水煎液在试管内对金黄色葡萄球菌有明显抑制作用。叶水煎液对肺炎双球菌、金黄色葡萄球菌高度敏感，对绿脓杆菌、伤寒杆菌中度敏感。2. 抗病毒作用：从了哥王中分离得到的牛蒡酚具有抗艾滋病毒的作用[9]，分离得到的 genkwanol A 具有抗 HIV 活性[7]。分离得到的西瑞香素能抑制乙型肝炎病毒在人类肝细胞内的基因表达[10]。

3. 抗炎作用[11]:所含成分西瑞香素对二甲苯所致小鼠耳部炎症及 5-HT 所致大鼠足肿胀有非常明显的抑制作用。

【附注】 同属植物荛花 *Wikstroemia canescens*（Wall.）Meisn. 的花有小毒。纳西族也做药用,用于妇人气胀、肚腹疼痛、风湿痹痛、跌打损伤、骨折等(《香格里拉药》)。煎汤内服用量 2.5~4.5g,或入丸剂。体虚无积及孕妇忌服。

参 考 文 献

［1］何建芳,于守堤. 了哥王研究进展. 浙江中西医结合杂志,2001,11(2):129,130

［2］谢宗万. 全国中草药汇编(上册). 北京:人民卫生出版社,2000:10-12

［3］陈定双,黄运东,王定勇. 了哥王茎皮化学成分研究. 亚热带植物科学,2008,37(4):26-28

［4］耿立冬,张村,肖永庆. 了哥王化学成分研究. 中国中药杂志, 2006,31(10):817-819

［5］耿立冬,张村,肖永庆. 了哥王中的 1 个新双香豆素. 中国中药杂志,2006,31(1):43-45

［6］ Wang L Y, Unehara T, Kitanaka S. Anti-inflammatory Activity of New Guaiane Type Sesquiterpene from *Wikstroemia indica*. Chem. Pharm. Bull. ,2005,53(1):137-139

［7］ Hu K,Kobayashi H,Dong A J. Antifungal ,Antimitotic and anti-HIV-1 Agents from the from the Roots of *Wikstroemia indica*. Planta Medica,2000,66(6):564-567

［8］杨振宇,杜智敏. 了哥王水煎剂的抑菌作用研究. 哈尔滨医科大学学报,2006,40(5):362-364

［9］ Vlietinck A J,De B T,Apers S. Plant-Derived Leading Compounds for Chemotherapy of Human Immunodeficiency Virus(HIV) infection. Planta Medica,1998,64(2):97-109

［10］ Chen H C,Chou C K,Kuo Y H. Identification of a Protein Kinase C(PKC) Activator,Daphnoretin,That Suppresses Hepatitis B VLrus Gene Express in Human Hepatoma Cells. Biochemical Pharmacology,1996,52(7):1025-1032

［11］王筠默,张海根,朱根麟. 了哥王素抗炎症作用的研究. 中国现代应用药学,1987,4(2):1-4

(刘新桥)

694. *Woodwardia japonica*（狗脊贯众）

【民族药名】 "啊达勾"、"加空"(苗族);"莫可巴"(土家族);"地捂"、贯众、狗脊(佤族)。

【来源】 乌毛蕨科植物狗脊蕨 *Woodwardia japonica*（L. f.）Sm 的根茎及叶柄残基。有小毒。春季、秋季采挖,洗净泥土,削去须根及叶柄(仅留残基),晒干。

植株高 65~90cm。根茎粗短,直立,密生红棕色披针形大鳞片。叶簇生,叶柄长 30~50cm,深禾秆色,基部以上到叶轴有同样而较小的鳞片;叶片矩圆形,厚纸质,长 40~60(80)cm,宽 24~35cm,仅羽轴下部有小鳞片,二回羽裂;下部羽片长 11~15(20)cm,宽 2~3cm,向基部略变狭,羽裂 1/2 或略深;裂片三角形或三角状矩圆形(基部下侧的缩小成圆耳形),锐尖头,边缘具矮锯齿。叶脉网状,有网眼 1~2 行,网眼外的小脉分离,无内藏小脉。孢子囊群长形,生于主脉两侧相对的网脉上;囊群盖上肾形,革质,以外侧边着生网脉,开向主脉。

生于疏林下,为酸性土指示植物。广布于长江以南各省区,向西南到云南。

【药用经验】 苗族 用于止咳(《苗医药》)。土家族 用于腹痛腹泻、痢疾、寸白虫、蛔虫病(《土家药》)。佤族 用于流行性乙脑、痢疾、虫疾、疮疡及预防流感;外用外伤出血(《滇药录》《滇省志》)。

【使用注意】 本品有毒,素体虚寒者及孕妇禁服。

【药材鉴定】　性状　呈不规则长圆柱形或削成柱状、方柱状,挺直或稍弯曲,上端较粗钝,下端较尖,长 6~30cm,直径 2~7cm。表面红棕色至黑褐色。密被粗短的叶柄残基;鳞片棕红色,全缘;细根棕黑色。叶柄基坚硬,横断面半圆形,有分体微管柱 2~4 个。

显微特征　叶柄基横切面:外方为数列厚壁细胞,壁非木化。基本组织中有分体微管柱 2~4 个,其中 2 个呈"八"字形排列;韧皮部狭窄,包围木质部;木质部的两端呈弯钩状,管胞多角形或类圆形,并有棕褐色的分泌细胞散在。

【化学成分】　主要含山奈素-3-*O*-α-L-(4-*O*-乙酰基) 鼠李糖基-7-*O*-α-L-鼠李糖苷〔kaempferol- 3-*O*-α-L-(4-*O*-acetyl) rhamnopyranosyl-7-*O*-α-L-rhamnopyranoside〕、山奈素-3-*O*-α-L-鼠李糖基-7-*O*-α-L-鼠李糖苷(kaempferol-3-*O*-α-L-rhamnopyranosyl-7-*O*-α-L-rhamnopyranoside) 等黄酮类成分。还含狗脊蕨酸(woodwardinic acid)、β-谷甾醇、胡萝卜苷等[1]。

【药理毒理】　1. 抗病毒作用:水提取液对腺病毒Ⅲ型很强的抑制作用,对 HSV-1 有中度抑制作用[2]。2. 抗菌作用:煎剂对金黄色葡萄球菌有抑制作用。3. 抗寄生虫作用:药液浓度为1:1时24 小时内杀蛔虫有效率为 100%,其煎剂在 16% 浓度时对猪蛔虫头段有不同程度的抑制作用。但在 50%~70%浓度时对整体猪蛔才有不同程度的抑制作用。4. 毒性:水煎剂对小鼠的半数致死量 LD_{50}>100g/kg[2]。

参 考 文 献

[1] 栾欣,王浩,温远影.狗脊化学成分研究. 亚热带植物学报,2002,10(4):361-365
[2] 马秉智,高增平. 狗脊属植物化学成分及药理作用的研究进展. 药品评价,2004,1(5):383,384

（刘新桥）

695. *Woodwardia unigemmata* (顶芽狗脊)

【民族药名】　"打俄答格"(傈僳族);"尼剪"、狗脊藤(水族)。

【来源】　乌毛蕨科植物顶芽狗脊(顶芽狗脊蕨、单芽狗脊蕨) *Woodwardia unigemmata*(Makino) Nakai. 的根茎及叶柄残基。有小毒。春季、秋季采挖,去叶柄、须根,除去泥土,晒干。

植株高 1m 左右。根茎粗短横走,连同叶柄基部密生棕色披针形大鳞片。叶近生;叶柄长30~60cm,禾秆色;叶片卵状矩圆形,厚纸质,长 40~80cm,宽 25~30cm,在叶轴顶部和羽片着生处下面生 1 个有红棕色鳞片的大芽孢,二回深羽裂;羽片长 18~25cm,宽 5~7cm,基部对称,羽裂达 4/5;裂片有软骨质尖锯齿,有网脉 2~3 行。孢子囊群长形,着生在靠近主脉两侧的 1 行网脉上;囊群盖上肾形,革质,以外侧边着生网脉上,开向主脉。

生于海拔 600~3000m 的林下或灌丛。分布于云南、广西、广东、长江中上游各省、陕西、甘肃和西藏。

【药用经验】　傈僳族　用于风寒湿痹、虫积腹痛等(《怒江药》)。苗族　用于止咳(《苗医药》)。水族　用于流感、流脑(《滇省志》《水医药》)。

【使用注意】　本品有毒,素体虚寒者及孕妇禁服。

【化学成分】　主要含有山奈素-3-*O*-α-L-鼠李糖基-7-*O*-α-L-鼠李糖苷(kaempferol -3-*O*-α-L-rhamnopyranosyl-7-*O*-α-L-rhamnopyranoside) 等黄酮类成分[1]。

【药理毒理】　1. 抗病毒作用:甲醇提取物和水提取物对 HIV-1 蛋白酶有明显的抑制作用,水提取物在 200μg/ml 的浓度下抑制率为 59.1%,甲醇提取物在 200μg/ml 的浓度下抑制率为

91.9%[2]。2. 抗菌作用:煎剂对金黄色葡萄球菌有抑制作用。3. 子宫抑制作用:顶芽狗脊对离体、在体子宫均呈抑制作用。4. 毒性:水煎剂对小鼠的半数致死量(LD_{50})>100g/kg[1]。

参 考 文 献

[1] 马秉智,高增平. 狗脊属植物化学成分及药理作用的研究进展. 药品评价,2004,1(5):383,384

[2] Lam T L,Lam M L,Au T K,et a1. A comparison of human immunodeficiency viruss type-1 protease inhibition activities by the aqueous and methanol extracts of Chinese medicinal herbs. Life Seiences,2000,67(23):2889-2896

(刘新桥)

696. *Wrightia pubescens*（倒吊笔）

【民族药名】　"资夺"(基诺族);倒吊笔(壮族)。

【来源】　夹竹桃科植物倒吊笔 *Wrightia pubescens* R. Br. 的根、根皮、叶。根、根皮有小毒。根、根皮全年均可采,洗净,切片,晒干。叶随用随采,或采用晒干。

乔木,高达20m,具乳汁,树皮黄灰色,浅裂;枝条密生皮孔。叶对生,坚纸质,卵状矩圆形,长2~6.5cm,宽1.5~2.5cm,上面被微柔毛,下面密被柔毛。聚伞花序顶生;花萼5裂,比花冠筒短;花冠粉红色,漏斗状,花冠裂片5枚,向左覆盖,副花冠由10枚鳞片组成,离生,比花药长或等长,顶端浅裂;雄蕊5枚,花药伸出花冠喉部之外;心皮黏生。蓇葖果2个黏生,条状披针形,长15~30cm,直径1~2cm;种子条状纺锤形,顶端具黄绢质长达3cm的种子。花期4~8月,果期8月至翌年2月。

生于低海拔热带雨林中,分布于云南、广西、广东。

【药用经验】　基诺族　根、根皮:用于颈淋巴结核、慢性支气管炎、黄疸型肝炎、风湿性关节炎、腰腿痛;叶:用于感冒发热(《基诺药》)。壮族　根:用于腮腺炎(《桂药编》)。

【使用注意】　有小毒,慎内服。

【药材鉴定】　性状　根多切成不规则的片块状,切面宽2.5~4cm。外皮灰白色、土黄色或灰褐色,具不规则纵皱纹及白色点状突起的皮孔;皮部松浮,易剥落。质轻而硬,断面木部黄白色。气微,味淡。

【化学成分】　根中含氨基酸、有机酸、糖类[1]。

参 考 文 献

[1] 江苏新医学院. 中药大辞典(下册). 上海:上海科学技术出版社,1977:1883

(陈旅翼)

697. *Xanthium sibiricum*（苍耳）

【民族药名】　苍耳(通称);"脂"、"书我果"(白族);"牙西温"、"雅其闻"、"芽希温"(傣族);"念把甲"、"耿耳卡"(侗族);"折嘎"(哈尼族);"他他能"(傈僳族);"浩尼-獐古"、"纳德玛"、"好您-掌古"(蒙古族);"比广棍"、"加欧"、"整家修"、"挑嘎摆"(苗族);"咯嘎"(仫佬族);羊带来、黏肉葵、道人头、野茄子(畲族);牛虱子、"独供"(水族):"切才尔"(藏族);羊屎果(土家族);"美农米"(瑶族);红刺树尖、"尼布什"(彝族);"棵威伦"(壮族)。

【来源】 菊科植物苍耳 *Xanthium sibiricum* Patrin ex Widder 带总苞的果实、全草。有毒,幼苗有剧毒。秋季果实成熟后采收,去杂质,晒干;全草夏季、秋季采收,晒干。

一年生草本,高达 90cm。叶三角状卵形或心形,长 4~9cm,宽 5~10cm,基出三脉,两面被贴生的糙伏毛;叶柄长 3~11cm。雄头状花序球形,密生柔毛;雌头状花序椭圆形,内层总苞片结成囊状。成熟时具瘦果的总苞变坚硬,绿色、淡黄色或红褐色,外面疏生具钩的总苞刺,苞刺长 1~1.5mm,喙长 1.5~2.5mm;瘦果 2,倒卵形。花期 7~8 月,果期 9~10 月。

生于平原或低山丘陵。广布全国各地。

【炮制】 炒制以降低毒性,并易去刺和洁净药物。炒黄:取苍耳子置锅中炒至焦黄时,取出,搓去刺,筛净。阿昌族、傣族、德昂族、景颇族、傈僳族、壮族 取原药材置石臼内,用木棒舂去刺或炒黄后再舂,取出,筛去灰刺,即可。

【药用经验】 阿昌族 果实用于慢性鼻窦炎、副鼻窦炎;全草用于子宫出血、深部脓肿(《德宏药录》)。白族 果实用于风湿头痛、鼻炎、牙痛、胃痛、风湿病、疮痈;全草用于麻风、腮腺炎、荨麻疹、湿疹、疮痈热病。根治痢疾、肠炎(《大理药志》)。果实、全草用于感冒、头痛、慢性鼻窦炎、疟疾、子宫出血、深部脓肿、麻风、皮肤湿疹(《滇药录》)。傣族 果实、根用于肾炎、睾丸炎、尿中夹砂石(《版纳傣药》);带总苞的果实用于风寒头痛、过敏性鼻炎、风湿疼痛、四肢拘挛、湿疹、虫伤(《滇省志》);全草用于肾炎、睾丸炎、尿痛(《傣医药》)。侗族 果实及全草用于"燔耿"(着热)、"耿耳卡"(腮腺炎)(《侗医学》)。哈尼族 全草用于肝炎、小儿脑震荡(《滇药录》)。朝鲜族 用于止痛、感冒、风湿性关节痛(《朝药录》)。傈僳族 果实用于风寒头痛、慢性鼻窦炎、疟疾、风湿性关节炎;全草用于子宫出血、深部脓肿、麻风病、皮肤湿疹(《怒江药》)。蒙古族 用于鼻炎、鼻窦炎、头痛、过敏性鼻炎、皮肤瘙痒、风湿痹痛(《蒙药》)以及疮疡、外伤(《蒙植药志》)。苗族 果实用于筋骨疼痛、鼻炎、皮肤瘙痒、治脚翻经(《苗医药》)。畲族 全草、果实用于风寒头痛、四肢酸麻、遍身发疹、手足拘挛、瘰疬疥疮(《畲医药》)。水族 果实及全草用于鼻炎头痛、麻风病(《水医药》)。土家族 果实和全草用于头痛、顽癣、皮肤痒疹(《土家药》)。藏族 全草用于肾炎。地上部分清热解毒,除风,用于瘟病时疫、脏腑之热症、风热、菌痢腹泻、腹痛、肾病高烧、郁热、风湿痹痛、风疹(《藏本草》《中国藏药》《青藏药鉴》)。维吾尔族 用于风寒感冒。瑶族 根、叶、果实、全草用于尿道感染;叶研粉冲米酒服用于麻风,研末吹入患耳治中耳炎;果实用于慢性鼻炎;全草用于牙痛、耳痛;水煎洗患处治皮肤瘙痒、疥疮(《桂药编》)。成熟带总苞的果实用于鼻炎、皮肤瘙痒、风湿痹痛(《湘蓝考》)。彝族 枝尖用于风寒湿痹、关节肿痛、伤风头痛、喉痛声哑(《哀牢》);根或果实具敛疮生肌,祛风止痒之功,用于麻风、疮痒、鼻痛、风湿、风丹(《彝植药》)。壮族 效用同瑶族(《桂药编》)。

【使用注意】 苍耳的幼苗有剧毒,切勿采食。苍耳的茎叶中皆含有对神经及肌肉有毒的物质,使用时应注意[1]。

【中毒与解毒】 中毒后全身无力、头晕、恶心、呕吐、腹痛、便闭、呼吸困难、烦躁不安、手脚发冷、脉搏慢,严重者出现黄疸甚至昏迷、体温下降、血压忽高忽低,或者广泛性出血,最后呼吸困难、循环衰竭而死亡。解救方法:轻度中毒者应暂停饮食数小时至 1 天,在此期间应大量喝糖水,严重者早期可洗胃、导泻及用 2% 生理盐水高位灌肠,同时注射 25% 葡萄糖液,加维生素 C 500mg;预防出血可注射维生素 K 及芦丁;必要时考虑输血浆;保护肝脏可服枸橼酸胆碱,肌肉注射甲硫氨基酸,低脂饮食。也可用甘草绿豆汤解毒[1]。

【药材鉴定】 性状 果实呈纺锤形或卵圆形,长 1~1.5cm,直径 0.4~0.7cm。表面黄棕色或黄绿色,全体有钩刺,顶端有 2 枚较粗的刺,分离或相连,基部有果梗刺。质硬而韧,横切面中央有纵隔膜,2 室,各有 1 枚瘦果。瘦果略呈纺锤形,一面较平坦,顶端具 1 突起的花柱基。果皮薄,灰黑色,具纵纹。种皮膜质,浅灰色,子叶 2,有油性。气微,味微苦。

显微特征 果实粉末:淡黄棕色至淡黄绿色。总苞纤维成束,常呈纵横交叉排列。果皮表皮细胞棕色,类长方形,常与下层纤维相连。果皮纤维成束或单个散在,细长棱形,纹孔和孔沟明显或不明显。种皮细胞淡黄色,外层细胞类多角形,壁稍厚;内层细胞具乳头状突起。木薄壁细胞类长方形,具纹孔。子叶细胞含糊粉粒和油滴。

薄层色谱 取果实粉末 2g,加甲醇 25ml,超声处理 20 分钟,滤过,滤液浓缩至 2ml,作为供试品溶液。另取苍耳子对照药材 2g,同法制成对照药材溶液。吸取上述 2 种溶液各 4μl,分别点于同一硅胶 G 薄层板上,以正丁醇-冰醋酸-水(4∶1∶5)上层溶液为展开剂,展开,取出,晾干,置氨蒸气中熏至斑点显色清晰。供试品色谱在与对照药材色谱相应的位置上,显相同颜色的斑点。

【化学成分】 主要含倍半萜内酯化合物、水溶性苷类成分和挥发油成分等。倍半萜内酯化合物主要有苍耳亭(xanthatin)、苍耳明(xanthumin)、黄质宁(xanthinin)、苍耳醇(xanthanol)、异苍耳醇(isoxanthanol)、xanthinosin 等。水溶性苷类主要有:苍术苷(atractyloside)与羧基苍术苷(carboxyatractyloside)。另还含咖啡酸(caffeic acid)、阿魏酸(ferulic acid)、咖啡酰奎宁酸类化合物、噻嗪二酮类化合物 xanthiazone 和 xanthiside,以及蒽醌类化合物大黄素(emodin)、大黄酚(chrysophanol)、芦荟大黄素(aloe-emodin)等。水溶性苷类化合物为其毒性成分[2~4]。

【药理毒理】 1. 抗菌作用:苍耳子煎剂对金黄色葡萄球菌有轻度或中度抑制作用,对乙型链球菌和肺炎球菌亦有抑制作用;从苍耳中分离得到的倍半萜内酯类成分 xanthatin 具显著的抗金黄色葡萄球菌群活性,包括耐甲氧西林金葡菌。2. 抗病毒作用:苍耳子提取液 1∶10 稀释时可抑制疱疹病毒生长。3. 抗炎作用:苍耳子甲醇提取物腹腔注射,对大鼠角叉菜胶性足肿的抑制率为 30%~60%。4. 镇痛作用:苍耳子甲醇提取物皮下注射,对小鼠醋酸扭体反应的抑制率为 10%~30%。5. 免疫抑制作用:苍耳子煎剂对 C57/BL 纯种小鼠的细胞免疫和体液免疫功能均有抑制作用,可使辅助型 T 细胞(T_H)和抑制型 T 细胞(T_S)细胞数减少,并使 T_H/T_S 值降低。6. 毒副作用[1]:苍耳子中毒会导致肾脏损害,造成氮质血症,使肝脏坏死,继而发生脑组织水肿从而引起惊厥,最后因产生全身中毒症状而死亡。

【附注】 本品在历代炮制方法有烧、炒、蒸、捣等。加辅料蒸制法有黄精蒸、酒蒸等。有关炮制的目的是为了去苍耳子的"刺",认为刺有小毒。

参 考 文 献

[1] 谢宗万. 全国中草药汇编(上册). 北京:人民卫生出版社,2000:452-454
[2] 阮贵华,李攻科. 苍耳子的化学成分及其分离分析研究进展. 中成药,2008,30(3):421-425
[3] Mahmoud A A, Almed A A, Alshihry S S, et al. A new heterocyclic glucoside from the fruits of *Xanthium pungens*. Natrual Product Research, 2005, 19(6):585-589
[4] 刘玉红,郝震峰. 苍耳子化学成分与药理作用研究进展. 山东医药工业,2003,22(1):22

(刘新桥)

698. *Xanthopappus subacaulis*(黄樱菊)

【民族药名】 "沙日-章刺日"(蒙古族);"江才尔"、"江采尔那保永哇"(藏族)。

【来源】 菊科植物黄樱菊 *Xanthopappus subacaulis* C. Winkl. 的根、种子、全草。有小毒。

全草春季、夏季采收,切段,晒干;种子成熟时采集,根适时采收。

多年生无茎草本。根茎粗,颈部被纤维状的残存叶柄。叶莲座状,平展,革质,矩圆状披针形,长 20~30cm,宽 5~8cm,羽状深裂,裂片边缘有不规则小裂片,上面无毛,下面密被灰白色蛛丝状绒毛,脉明显,边缘具硬刺;叶柄长 5cm,扁而多沟纹,密被白色蛛丝状绒毛。头状花序数个至 10 余个密集成近球形,直径达 5~12cm,无梗或有长 1~3cm 粗厚的梗;总苞片数层覆瓦状排列,条状披针形,顶端刺尖,干时禾黄色,外层开展下弯;花黄色,长 3~4cm。瘦果倒卵形,长 8mm,扁平,有褐色斑点;冠毛淡黄色刚毛状,有微短的羽毛,长 2.5~3.5cm。花果期 7~9 月。

生于海拔 2900~4000m 的山坡、干滩。分布于云南、四川、甘肃、青海、新疆。

【药用经验】 蒙古族 用于吐血、崩漏、食物中毒(《蒙植药志》)。根:用于"培根"病、水肿、疮疖痈肿。全草:用于凉血、止血;种子用于催吐(《藏本草》)。藏族 种子和根:用于催吐(《青藏药鉴》)。全草:用于不消化症、"培根"病、疮疖、痈疽(《中国藏药》)。

【化学成分】 全草含噻吩类衍生物,如 xanthopappins A-C、5-hydroxymethyl-2-(E)-hept-5-ene-1,3-diynylthiophene、5-(1,2-dihydroxyethyl)-2-(E)-hept-5-ene-1,3-diynylthiophene[1]。

【药理毒理】 杀虫:本品有显著的对抗亚纹伊蚊幼虫的光活化杀虫活性[1]。

参 考 文 献

[1] Tian Y Q, Wei X Y, Xu H H. Photoactivated insecticidal thiophene derivatives from *Xanthopappus subacaulis*. J. Nat. Prod. ,2006, 69(8):1241-1244

(熊妹颖)

699. *Zanthoxylum ailanthoides* (椿叶花椒)

【民族药名】 "乃作"(哈尼族)。

【来源】 芸香科植物椿叶花椒(樗叶花椒)*Zanthoxylum ailanthoides* Sieb. et Zucc. 的根、茎。茎皮、果实有小毒。根在春季、秋季采挖,茎全年可采,除去杂质,晒干。

乔木,高达 15m,树干上常有基部为圆环状凸出的锐刺;幼枝髓部常中空。单数羽状复叶,互生,长 25~60cm,最长可达 1m;小叶 11~27,对生,纸质,狭矩圆形或椭圆状矩圆形,长 7~13cm,顶端长渐尖或短尾尖,基部圆形,稍不对称,边具浅钝锯齿,齿缝处有透明的腺点,无毛,下面灰白色粉霜状。伞房状圆锥花序,顶生,长 10~30cm;花小而多,淡青色或白色,5 数;雄花雄蕊药隔顶端有透明的腺点 1 个,退化心皮短小,顶端 2~3 叉裂。菁葵果红色,先端具极短的喙;种子棕黑色,有光泽。花期 8~9 月,果期 10~12 月。

生于密林或湿润处。分布于我国东南部。

【药用经验】 哈尼族 根、茎:用于重感冒、跌打损伤(《版纳傣药》)。傈僳族 用于腹痛、避孕(《怒江药》)。

【药材鉴定】 显微特征 树皮横切面:木栓层由木栓细胞及木栓石细胞组成,木栓细胞位于外侧,类长方形或类方形,数列,壁较薄;木栓石细胞位于内侧,排列成环状,3~10 列,类长方形或类方形,切向长 14~27μm,径向长 3~9μm;钉刺部位由数列至数十列全木化的细胞组成,细胞呈类方形、长方形或类多角形,壁略增厚,有的增厚呈连珠状,可见孔沟及壁孔。皮层细胞多切向延长,有石细胞分布其间,石细胞多数个至十数个成群,少数单个散在,呈类圆形、不规则长方形或纺锤形,长径 18~527μm,短径 13~54μm;草酸钙方晶众多,呈方形、长方形或菱形,直径 5~20μm,散在或排列成行,有的包绕于石细胞周围,韧皮部较宽,筛管已颓废,纤维集成环带,环带 7~10 余条;纤维直径 7~32μm,木化;有的纤维周围的薄壁细胞含草酸钙方晶,形成晶鞘纤维;另有少数石细胞散在或数个成群,可见少数椭圆形分泌细胞;射线宽 1~2 细胞,夹于纤维束之间。

【化学成分】 叶含挥发油[1],主要成分为甲基正壬基甲酮(methyl-nonylketone)、树脂及酚性物质;果实含异茴芹素(isopimpinellin);树皮含茴芋碱(skimmianine)、木兰碱(magnoflorine)、月桂精(laurifoline)等。

【药理毒理】 1. 镇静、镇痛作用:茎皮水提醇沉液以 40g/kg 给小鼠灌服可显著延长戊巴比妥钠睡眠时间;以 30g/kg 给小鼠灌服,对醋酸所致小鼠扭体反应有显著抑制作用;60g/kg 灌服,极显著提高热板法所得的小鼠痛阈值。2. 解痉作用:其茎皮提取液 20mg/ml 可拮抗乙酰胆碱对鼠离体回肠的收缩作用,拮抗率达 100%。3. 抗病原微生物作用:茎皮提取液对金黄色葡萄球菌的体外抑菌浓度为 1∶100,但对痢疾杆菌无效;1∶10 时对堇色毛癣菌、许兰黄癣菌、红色毛癣菌有抑制作用。4. 毒性:茎皮提取液以 100g/kg 给小鼠灌服,连续 7 天,肉眼观察及尸检均正常。小鼠腹腔注射的 LD_{50} 为(82 ± 11.07)g/kg[2]。

参 考 文 献

[1] 谢宗万.全国中草药汇编(下册).第 2 版.北京:人民卫生出版社,2000;669,670
[2]《中华本草》编委会.中华本草(第 4 册).上海:上海科学技术出版社,1999;968-970

(熊姝颖)

700. *Zanthoxylum armatum*(竹叶花椒)

【民族药名】 "哥嘎"、"哥麻嘎"、"哥干"(傣族);"绥左"(哈尼族)、"则笔"(基诺族);"贼"(傈僳族);"嘎龚真索奥"(苗族);"也尔玛"(藏族);万花针(土家族);野花椒、"拉载景"(彝族)。

【来源】 芸香科植物竹叶花椒 *Zanthoxylum armatum* DC.(*Zanthoxylum planispinum* Sieb. et Zucc.)的根、根皮、茎皮、叶、果实、果壳、全株。根、根皮有小毒。根全年均可采挖,洗净,根皮鲜用或连根切片,晒干;叶全年可采,鲜用或晒干用;果实于 6~8 月成熟时采收,晒干。

灌木或小乔木;枝直出而扩展,有弯曲而基部扁平的皮刺,老枝上的皮刺基部木栓化。单数羽状复叶,叶轴具翅,下面有皮刺,在上面小叶片的基部处有托叶状的小皮刺一对;小叶 3~9,对生,纸质,披针形或椭圆状披针形,长 5~9cm,边常有细钝锯齿。聚伞状圆锥花序腋生,长 2~6cm;花单性,小,花被片 6~8,一轮;雄花雄蕊 6~8;雌花心皮 2~4,通常 1~2 发育。蓇葖果红色,有粗大而凸起的腺点;种子卵形,黑色。花期 4~5 月,果期 8~10 月。

生于海拔 1400m 以下的低山疏林下、灌丛中。分布于我国东南至西南,北至秦岭。

【药用经验】 傣族 根、果实:用于胃腹冷痛、肠功能紊乱、蛔虫病腹痛、感冒头痛、风寒咳喘、风湿性关节炎、毒蛇咬伤。叶:用于心腹冷痛、咳嗽(《滇省志》)。果实:散寒、止痛、驱蛔(《傣医药》)。根、叶:用于心腹冷痛、咳嗽、湿疹瘙痒(《滇药录》、《傣药录》、《版纳傣药》)。哈尼族 根、叶:用于胃痛、风湿性关节炎(《版纳哈尼药》)。基诺族 根:用于月经不调、胃腹冷痛、感冒头痛、风湿腰腿痛(《基诺药》)。傈僳族 果实:用于胃寒吞酸、蛔虫腹痛、风火牙痛、湿疹(《怒江药》)。苗族 根、根皮:用于风湿痹痛、胃脘冷痛、感冒头痛、牙痛、痛经、顽癣、咳嗽等

（《民毒药研用》）。畲族　果壳：用于风寒感冒、消化不良、腹胀（《民族药志要》）。藏族　果皮：用于胃病、虫病、酒病。外治皮肤虫病（《中国藏药》）。果实：用于"龙性"心脏病、胃腹冷痛、寒湿痢疾、皮肤瘙痒、口内疮。茎枝皮：用于风湿、风寒湿痹（《藏本草》）。土家族　全株：用于腹部冷痛、呕吐腹泻、咳嗽痰多、痧症（《土家药》）。彝族　根：用于疥癣疮疹（《哀牢》）。用于脘腹冷痛、虫积腹痛、寒湿痹痛、痛经、月经不调（《滇药材标准彝药》）。

【使用注意】　孕妇禁服。

【中毒与解毒】　不良反应有呕吐、腹痛、眩晕、黏膜干燥、呼吸急促、失神等。竹叶椒总碱对呼吸有一定抑制作用，微有麻醉性。

【药材鉴定】　性状　根圆柱形，长短不一，直径 0.5~2.6cm，暗灰色至灰黄色，有较密的浅纵沟。质坚硬，折断面纤维性，横断面栓皮呈灰黄色，皮部淡棕色，木部黄白色。味苦，麻舌[1]。

显微特征　（1）茎皮横切面：木栓组织棕褐色，细胞类长方形，数列至 10 余列。皮层由数列至 10 余列薄壁细胞组成，薄壁细胞呈椭圆形或长圆形，呈切向延长，有的含草酸钙簇晶。韧皮部较宽，宽度为皮层的 1~4 倍；其间分布多数纤维群，纤维呈卵形、椭圆形或扁长形，直径 20~36μm，壁厚、微木化，数个成群，略排成 1~4 个断续的同心环，最外一轮纤维群紧靠皮层；韧皮射线明显，微弯曲，多由单列的薄壁细胞组成[2]。（2）小叶片近基部横切面：上、下表皮细胞各 1 列，均呈类圆形、类方形或长方形，外被厚的角质层，下表皮细胞较小。栅栏组织占叶肉宽度的 1/3~2/5，由 1 列细长柱形的栅状细胞组成，主脉处无栅栏组织通过。主脉处上面略凸起，下面显著突出，上、下表皮内均有 1 列厚角细胞。主脉维管束周韧型；中柱鞘纤维群多数，断续排列成环状，或因中柱鞘纤维群多集中于下表皮一侧而排成半环状；木质部导管多 3~6 个呈径向放射状整齐排列。中央为髓部，髓部薄壁细胞壁微木化。叶肉及主脉维管束上、下的薄壁组织均分布有草酸钙簇晶[2]。（3）根粉末：灰黄色。石细胞呈类方形、不规则的类长方形或卵形，有短角分叉或突起，胞腔狭窄，层纹不明显。纤维多，一端斜截或波状弯曲，渐尖，有时呈分叉状，直径 10~31μm，长达 740μm；有晶纤维，草酸钙方晶直径 7~30μm。（4）叶粉末：上、下表皮成片（表面观），上表皮细胞呈不规则形，垂周壁呈波状弯曲，下表皮细胞多角形，垂周壁较平直或略呈波状弯曲，上、下表皮均密布不定式气孔，副卫细胞 4~6 个。草酸钙簇晶较多，直径 20~37μm，棱角较锐尖。螺纹导管细长，多成束，直径 7~18μm，较直或多少弯曲。纤维可见，细长而较直，直径 13~20μm，多数个成束，壁略厚，微木化或非木化，有时可见孔沟。栅栏组织碎块多见，具栅状细胞 1 列，与表皮相连[2]。

薄层色谱　取本品根粉末 1g，加乙醇 10ml，加热回流 1 小时，滤过，滤液蒸干，残渣加 10% 盐酸溶液 5ml 使溶解，用浓氨试液调节 pH 至 10，再用二氯甲烷提取 3 次，每次 10ml，合并二氯甲烷液，蒸干，残渣加二氯甲烷 0.5ml 使溶解，作为供试品溶液。另取竹叶椒根对照药材 1g，同法制成对照药材溶液。吸取上述 2 种溶液各 5μl，分别点于同一硅胶 G 薄层板上，以甲苯-丙酮（8：3）为展开剂，展开，取出，晾干，置紫外光灯（365nm）下检视。供试品色谱在与对照药材色谱相应的位置上，显相同颜色的荧光斑点。

【化学成分】　根含木脂素类、生物碱类化合物。木脂素类成分有 L-竹叶椒脂素（L-planinin）、L-细辛脂素（L-asarinin）、β-香树脂醇（β-amyrin）、桉脂素（eudesmin）、松脂醇单甲醚（pinoresinol monomethyl ether）、(1R,2S,5R,6S)-6-(4-羟基-3-甲氧苯基)-2-(3,4-二羟基苯基)-3,7-二氧杂二环(3,3,0)辛烷〔(1R,2S,5R,6S)-6-(4-hydroxy-3-methoxyphen yl)-2-(3,4-dihydroxyphenyl)-3,7-dioxabicyclo(3,3,0)octane〕、里立脂素-β 二甲醚（yangambin）、脱-4′-O-甲基里立脂素-β-二甲醚等（de-4′-O-methylyangambin）。生物碱类成分有崖椒碱（γ-fagarine）、木兰花碱

（magnoflorine）、竹叶椒碱（xanthoplanine）、白鲜碱（dictamnine）、茵芋碱（skimmianine）[3]。茎和根还含有辛夷脂素（fargesin）、芝麻脂素（sesamin）、horsfieldin、kobusin、planispine A、pinoresinol-di-3,3-dimethylallyl 等[4]。叶含 enzen、1-methox y-4-（2-propenyl）、ucalyptol、（1H）-azulenone- 2,4,6,7,8,8a- hecahydro- 3,8- dimethyl- 4-（1-methylethylidene）- （8S-cis）等[5]。果实含香柑内酯（bergarpten）、伞形花内酯（umbelliferone）、菌芋碱（skimmianine）、山奈酚（kaempfero1）、3,5-di-acetyltambulin、花椒腈（zanthonitrile）、苧烯（limonene）、L-辛醇（L-octanol）、L-芳樟醇（L-linalool）、牻牛儿醇乙酸酯（geranyl acetate）、萜品烯-4-醇（terpinene -4- alcohol）、癸醛（capraldehyde）和 β-蛇床烯（β-selinene）等[3,6]。

【药理毒理】 1. 镇痛抗炎：竹叶椒醇提取物乙酸乙酯部分可显著降低醋酸致小鼠扭体次数。乙酸乙酯部分及果实片亦能抑制二甲苯致小鼠耳肿胀，且前者呈剂量依赖性；果实片（0.35g/kg、0.7g/kg、1.4g/kg）能明显抑制甲醛致大鼠足肿胀[4,7]。2. 保肝作用：分别将竹叶椒茎皮醇提取物（100mg/kg、200mg/kg、400 mg/kg）给 CCl_4 致肝损伤大鼠灌胃，连续 7 天，结果上述提取物均能提升血清中血清转氨酶、碱性磷酸酶、总胆红素至正常范围，亦能增高超氧化物歧化酶、过氧化氢酶及谷胱甘肽等抗氧化酶水平，提示该品具有保肝活性[8]。3. 抗菌作用：以大肠杆菌 O-B4 致慢性盆腔炎大鼠为模型，分别予竹叶椒果实片（0.45g/kg、0.9g/kg、1.8g/kg），2 次/d，连续 21 天，测定大鼠免疫功能并观察子宫组织形态。结果表明给药组大鼠血清凝集素效价、淋巴细胞转化指数显著升高，慢性盆腔炎病理改变亦明显减轻，提示竹叶椒片对大肠杆菌致大鼠慢性盆腔炎有明显治疗作用[9]。体内实验表明，竹叶椒果实片小剂量（0.135g/ kg）可明显降低金黄色葡萄球菌感染小鼠的死亡率[10]。竹叶椒根片剂灌胃对大肠杆菌有明显抑制作用，对金黄色葡萄球菌有一定抑制作用[1]。4. 其他作用：竹叶椒根可提高小鼠腹腔巨噬细胞吞噬率及吞噬指数；根皮所含白鲜碱可兴奋离体蛙心，对离体兔耳血管有收缩作用，对兔和豚鼠子宫平滑肌亦有强大收缩作用[1]。5. 毒性试验：小鼠一次性灌胃给药，竹叶椒果实片的最大耐受量为 32g/ kg，相当于临床用药量的 200 倍[10]。

参 考 文 献

[1] 田代华. 实用中药辞典（上卷）. 北京：人民卫生出版社，2002：744
[2] 程旺元，刘学群，万定荣，等. 傣药"哥嘎"的显微鉴别. 中药材，2007，30（10）：1224-1226
[3] 程友斌，王庆林，杨茹. 竹叶椒的研究进展. 安徽医药，2011，15（1）：11-13
[4] Tao Guo，Yun-Xia Deng，Hui Xie，et al. Antinociceptive and anti-inflammatory activities of ethyl acetate fraction from *Zanthoxylum armatum* in mice. Fitoterapia，2011，82：347-351
[5] 熊艳，蒋孟良，吴学文. 竹叶椒叶挥发性成分的研究. 中药材，2003，26（6）：410,411
[6] 李航，李鹏，朱龙社，等. 竹叶椒的化学成分研究. 中国药房，2006，17（13）：1035-1037
[7] 杨军英，程体娟，于颖，等. 竹叶椒片的镇痛、抗炎作用. 中药药理与临床，2003，19（3）：36,37
[8] Lalitsingh Ranawata，Jigar Bhattb，Jagruti Patelb，et al. Hepatoprotective activity of ethanolic extracts of bark of *Zanthoxylum armatum* DC in CCl_4 induced hepatic damage in rats. Journal of Ethnopharmacology，2010，127：777-780
[9] 孙晓玮，程体娟，罗慧英，等. 竹叶椒片对大肠杆菌所致大鼠慢性盆腔炎的治疗作用. 中国临床药理学与治疗学，2005，10（7）：804-807
[10] 程体娟，田金徽，于颖，等. 竹叶椒片的急性毒性和抗菌作用研究. 中药药理与临床，2003，19（1）：44,45

（李　聪）

701. *Zanthoxylum bungeanum*（花椒）

【民族药名】 花椒（果皮通称）；"马嘎"、"麻嘎"（傣族）；"尚罪然"（侗族）；"木已"、"夜"

（仡佬族）；"贼"、"贼涩"、"展蒲展"（傈僳族）；"比西"、"真少"、"整相"、"枳腮"（苗族）；"叶儿马"、"也尔玛"（藏族）。"错古"（土家族）；"西加"、"希佳"（佤族）；"则玛"（彝族）。

【来源】 芸香科植物花椒 *Zanthoxylum bungeanum* Maxim. 的根、根皮、叶、果实（果皮）、种子。根有小毒。9~10 月果实成熟，选晴天，剪下果穗，摊开晾晒，待果实开裂，果皮与种子分开后，晒干；根和叶全年均可采收，根洗净，切片晒干，叶鲜用或晒干用。

落叶灌木或小乔木，高 3~7m，具香气，茎干通常有增大的皮刺。单数羽状复叶，互生，叶柄两侧常有 1 对扁平基部特宽的皮刺；小叶 5~13，对生，近于无柄，纸质，卵形或卵状矩圆形，长1.5~7cm，宽 1~3cm，边缘有细钝锯齿，齿缝处有粗大透明的腺点，下面中脉基部两侧常被 1 簇锈褐色长柔毛。聚伞状圆锥花序顶生；花单性，花被片 4~8，1 轮，子房无柄。蓇葖果球形，红色至紫红色，密生疣状突起的腺体。花期 4~5 月，果期 8~10 月。

喜生于阳光充足、温暖、肥沃的地方。除东北和新疆外几分布于全国各地。

【炮制】 花椒辛温性烈，为纯阳之物。爆炒后，能降低挥发油含量，缓和辛辣作用；醋制后借酸凉之性，缓和花椒之药性[1]。(1)炒花椒：将花椒置锅中炒至红色，有香气时，取出，放凉备用。(2)醋制：取净花椒入锅用文火炒热，再将醋洒入锅内拌炒至干，取出，放木桶内盖好，闷 1小时，至颜色呈老黄色后取出，晒干。

【药用经验】 布依族 根：用于风湿疼痛、跌打损伤、骨折。傣族 根：用于抽风。果实：温中散寒、除湿、止痛、杀虫、解鱼蟹毒（《傣医药》），及用于止痒、疮疖（《滇药录》）。侗族 果实、根皮：用于"嫩溶皮沦冷蛮"（烂穷脚杆）、"经甚"（疥疮）（《侗医学》）。仡佬族 果实：用于牙痛。傈僳族 根：效用同傣族（《滇药录》）。果皮：用于胃腹冷痛、呕吐、泄泻、血吸虫病；外用于齿痛、阴痒、疮疖。叶：用于寒积、霍乱转筋、脚气、漆疮、疥疮。种子：用于水饱胀满、痰饮喘逆（《滇省志》）。苗族 果实：用于虫积腹痛、杀虫止痒、妇人阴痒（《苗医药》）。藏族 果皮：用于胃腹冷痛、吐泻、口腔炎、杀蛔虫（《藏标》），及梅毒性鼻炎、瘙痒性皮肤病等（《青藏药鉴》）。外洗用于皮肤瘙痒（《藏标》）。用于胃病、虫病、酒病；外用于皮肤虫病（《中国藏药》）。果实：用于"龙性"心脏病、胃腹冷痛、寒湿痢疾、皮肤瘙痒、口内疮。茎、枝皮：用于风寒湿痹（《藏本草》）。土家族 果实：用于胃腹冷痛、止呕、腹胀。叶或果实：捣烂敷用于冷气流痰（《土家药》）。佤族 根：用于止痒、疮疖（《滇药录》）。彝族 果实：用于咳嗽气逆、胃寒疼痛、呕吐腹泻、食积气滞、黄疸水肿、风寒湿痹、鼻疳梅毒、痛疡疔疖。叶：用于乳痛胀痛、皮肤瘙痒。根：用于疥癣疮疹（《哀牢》）。果实、根、叶：用于脾胃虚寒、脘腹冷痛、呕吐下利、杨梅疮、独疮、癞疮、舌疮、骨折、出血、腹胀、腹泻、腹痛、关节痛、醉酒（《彝药集》）。

【使用注意】 本品辛烈，阴虚火旺者禁服。注意控制内服剂量，一般不超过 6g，散剂内服更要减量；孕妇慎服。

【中毒与解毒】 花椒（果皮）中毒症状：(1)过敏反应：服后出现荨麻疹、舌尖及四肢发麻、呕吐、腹泻，并可致过敏性休克[2]。(2)毒性反应：头晕、恶心呕吐，严重时抽搐、谵妄、昏迷、呼吸困难，最后可因呼吸衰竭而死亡[2]。解毒措施[2,3]：立即催吐、洗胃，后给服蛋清、牛奶、面糊等，并大量饮凉开水。西药静脉滴注 5% 葡萄糖氯化钠 1500~2000ml，促使毒物排出。按照中西医结合治疗原则对症处理。若有呼吸困难则给予吸氧，必要时进行人工呼吸，若肌无力严重者可肌内注射新斯的明对抗；有抽搐、谵妄者，可肌内注射安定等镇静剂。

【药材鉴定】 性状 (1)根：圆柱形，略弯曲，长短不一，直径 0.5~3cm。表面深黄色，具深纵沟及灰色斑痕。质坚硬，横断面栓皮易碎，深黄色，较粗的根可见环纹，皮部深棕色，木部鲜黄色，味极苦，稍麻舌。(2)叶：为奇数羽状复叶或散落的小叶。小叶片卵形或卵状长圆形，较大，长1.5~6cm,宽0.6~3cm。表面暗绿色或棕绿色,先端急尖,基部钝圆,边缘具钝齿,对光透视,齿缝间有大而透明的油点,主脉微凹,侧脉斜向上展。具叶轴者,叶轴腹面具狭小翼,背面有小皮刺。气香,味微苦。(3)果皮:蓇葖果多单生,直径4~5mm。外表面紫红色或棕红色,散有多数疣状突起的油点,直径0.5~1mm,对光观察半透明;内表面淡黄色。香气浓,味麻辣而持久。(4)种子:椭圆形、类圆形或半球形,直径3~4mm,外表面黑色,具光泽,密布细小疣点。表皮脱落后露出黑色多边形网状纹理。种脐椭圆形,种脊明显。种皮质硬脆,剥除后可见淡黄色胚乳或子叶,胚乳发达;子叶肥厚,位于胚乳中央,有的种子内面大部中空,仅残留黄白色胚乳。气芳香浓烈,味辛辣凉口。

显微特征 (1)根横切面:外面为落皮层。韧皮部外侧散有少数石细胞,纤维单个散在或数个成束。导管单个散在或2~4个径向排列。(2)种子粉末:种子表皮细胞多角形,长28~80μm,直径20~58μm,垂周壁连珠状增厚,少数均匀增厚,有的细胞较大,内充满黄棕色透明分泌物。栅状细胞多破碎,垂周壁连珠状增厚。石细胞类圆形、类方形或椭圆形,长26~52μm,直径14~40μm,纹孔和孔沟清晰。内种皮细胞平周壁网状增厚明显,木化。另有胚乳的油滴及棕色块。

薄层色谱 取本品果皮粉末2g,加乙醚10ml,充分振摇,浸渍过夜,滤过,滤液挥至1ml,作为供试品溶液。另取花椒对照药材2g,同法制成对照药材溶液。吸取上述2种溶液各5μl,分别点于同一硅胶G薄层板上,以正己烷-乙酸乙酯(4:1)为展开剂,展开,取出,晾干,置紫外光灯(365nm)下检视。供试品色谱中,在与对照药材色谱相应的位置上,显相同的红色荧光主斑点。

【化学成分】 主要含挥发油、生物碱、木脂素、香豆素、黄酮和脂肪酸等[4]。果皮主要含挥发油,如柠檬烯(limonene)、1,8-桉叶素(1,8-cineole)、月桂烯(myrcene)、α-蒎烯(α-pinene)、β-蒎烯(β-pinene)、香桧烯(sabinene)、β-水芹烯(β-phellandrene)、β-罗勒烯-X(β-ocimene-X)、对聚伞花素(p-cymene)、α-松油烯(α-terpinene)、紫苏烯(perillene)、芳樟醇(linalool)、松油烯-4-醇(terpinen-4-ol)、爱草脑(estragole)、α-松油醇(α-terpineol)、反式丁香烯(trans-caryophllene)、乙酸松油醇酯(terpinyl acetate)、葎草烯(humulene)、乙酸橙花醇酯(neryl acetate)、β-荜澄茄烯(β-cadinene)、乙酸牻牛儿醇酯(geranyl acetate)、橙花叔醇异构体(neroklidol isomer)等。果皮含有生物碱,如香草木宁碱(kokusaginine)、茵芋碱(skimmianine)、单叶芸香品碱(haplopine)、2'-羟基-N-异丁基[2E,6E,8E,10E]-十二碳四烯酰胺{2'-hydroxy-N-isobutyl-[2E,6E,8E,10E]-dodecatatraenamide}、青椒碱(schinif-oline)、N-甲基-2-庚基-4-喹啉酮(N-methyl-2-heptyl-4-quinol-inone)。种子的挥发油主要含芳樟醇、月桂烯、叔丁基苯(tert-butylbenzene)、香桧烯、α-蒎烯、柠檬烯、1,3,3-三甲基-2-氧杂双环[2.2.2]辛烷[1,3,3-trimethyl-2-oxabicyclo[2.2.2]octane]、松油醇、辣薄荷酮、(E)-3-异丙基-6-氧代-2-庚烯醛[(E)-3-isopropyl-6-oxo-2-heptenal]、(E)-8-甲基-5-异丙基-6,8-壬二烯-2-酮[(E)-8-methyl-5-isopropyl-6,8-nonadiene-2-one]、4-(2,2-二甲基-6-亚甲基环己基)-3-丁烯-2-酮[4-(2,2-dimethyl-6-methylenecyclohexyl)-3-buten-2-one]、α-羟基-4,6-二甲氧基苯乙酮(α-hydroxy-4,6-dimethoxyacetophenone)、1,1-二甲基-4,4-二烯丙基-5-氧代-环己烯-2-酮(1,1-dimethyl-4,4-diallyl-5-oxocyclohexyl-2-one)、β-古芸烯(β-gurjunene)、长叶烯(longifolene)、α-金合欢烯(α-farnesene)、γ-荜澄茄烯(γ-cadinene)、丁香三环烯(clovene)。叶中含有vanillic acid-4-O-glucoside、奎宁酸(quinic acid)、绿原酸(chlorogenic acid)、表儿茶素(epi-catechin)、5-feruloyquinic acid、丁香亭-3-O-葡糖苷(syringetin-3-O-glucoside)、芦丁(rutin)、金丝桃苷(hyperoside)、槲皮素-3-阿拉伯糖苷(quercetin-3-O-arabinoside)、槲皮素(quercetin)、异鼠李素-3-葡萄糖苷(isorhamnetin-3-O-glucoside)[5]。

【药理毒理】 1.抗实验性胃溃疡的作用:花椒水提取物5g/kg和10g/kg灌服,能抑制水浸应激性小鼠胃溃疡和吲哚美辛-乙醇致小鼠胃溃疡形成,也能抑制结扎大鼠幽门性胃溃疡形成,但不能抑制盐酸性大鼠胃溃疡形成。与此相反,花椒醚提取物只抑制盐酸性大鼠胃溃疡形成[4]。2. 对肠平滑肌运动的双向作用:花椒水煎剂低浓度时对离体兔空肠的自发活动表现为兴奋,高浓度时抑制;能对抗阿托品对离体小鼠的抑制作用[4]。3. 抗腹泻作用:水煎剂抑制蓖麻油引起的刺激小肠性腹泻和番泻叶引起的刺激大肠性腹泻。花椒醚提取物抑制蓖麻油引起的腹泻,作用强而持久,对番泻叶引起的腹泻无作用[4]。4. 保肝作用:花椒水提取物能防止四氯化碳诱发急性肝损伤大鼠血清丙氨酸转氨酶(ALT)升高。但对血清天冬氨酸转氨酶(AST)升高无保护作用[4]。5. 对实验性血栓形成及凝血系统的影响:花椒水提取物 $10\sim20g/kg$ 和醚提取物 $0.3ml/kg$ 剂量下对大鼠血栓形成有明显抑制作用。水提取物 $10g/kg$ 和醚提取物 $0.15\sim0.3ml/kg$ 剂量时具有一定的抗凝作用,水提取物抗凝作用强于醚提取物[4]。6. 镇痛抗炎作用:水煎剂、醚提取物和水提取物都能减少酒石酸锑钾或乙酸引起的小鼠扭体反应次数,延长热痛反应的潜伏期[4]。7. 局麻作用:花椒水浸液、挥发油或水溶物都具有局部麻醉作用,能可逆地阻滞蟾蜍离体坐骨神经冲动传导和降低其兴奋性[4]。8. 收缩平滑肌作用:花椒挥发油可抑制子宫自律性收缩以及催产素和 $CaCl_2$ 引起的子宫收缩,而且具有剂量依赖性;花椒挥发油对催产素诱导的依内钙性收缩和依外钙性收缩均有抑制作用[6]。9. 抑菌和防霉作用:花椒挥发油对 11 种皮肤癣菌和 4 种深部真菌均有一定的抑制和杀灭作用,其中羊毛小孢子菌和红色毛癣菌最敏感。花椒挥发油有明显抗霉菌作用[7]。10. 抗癌作用:花椒挥发油可抑制 Hela 细胞增殖并激发细胞凋亡[8]。高浓度的花椒挥发油对人肺癌 A549 细胞株有杀伤作用,低浓度的花椒挥发油对 A549 有诱导细胞凋亡的作用[9]。花椒挥发油可抑制抗宫颈癌 Caski 细胞增殖并诱导细胞凋亡[10]。花椒挥发油可抑制 H_{22} 肝癌细胞增殖并激发细胞凋亡[11]。11. 抗氧化作用:花椒挥发油具有较强的抗氧化活性[12]。花椒多酚类化合物总提取物有抗活性氧自由基和脂质过氧化作用,可改善慢性应激引起的抑郁样行为[13]。12. 其他作用:花椒的氯仿提取物对疥螨具有较强的触杀作用。花椒超临界萃取物具有平喘、止咳祛痰、抗炎作用[14]。花椒总生物碱有镇痛、抗炎、止痒[15],及抗抑郁作用[16]。13. 毒副作用:花椒 $10mg/kg$ 兔静脉注射可致剧烈惊厥,最终呼吸麻痹而死亡,但如灌胃,100 倍的上述剂量仍可耐受;茵芋碱小鼠皮下注射 $600mg/kg$ 以上,可出现抑制和共济失调;对小鼠的 LD_{50} 为 $150\sim250mg/kg$。蛙 $200mg/kg$ 可致死[2]。急性毒性:兔静脉注射花椒素 $10mg/kg$ 可致剧烈惊厥,继以呼吸麻痹而死亡[3]。给小鼠灌胃花椒的水提取液,LD_{50} 为 $(51.14\pm4.47)g/kg$[17]。特殊毒性:致突变研究表明花椒对 TA98 菌株呈阳性反应,对 TA100 作用较弱。花椒水提取物和石油醚提取物均能显著提高诱发人外周血淋巴细胞姐妹染色单体(SCE)的频率增加,表明花椒含有诱变物[3]。

【附注】 其同属植物青椒 *Zanthoxylum schinifolium* Sieb. et Zucc. 在化学成分、主要药效、毒性等方面均存在较大差别,其毒性小于花椒[17]。

参考文献

[1] 田华咏,瞿显友,熊鹏辉. 中国民族药炮制集成. 北京:中医古籍出版社,2000:230

[2] 周立国. 中药毒性机制及解毒措施. 北京:人民卫生出版社,2006:453,454

[3] 苗明三,朱飞鹏,朱平生. 实用中药毒理学. 上海:第二军医大学出版社,2007:373,374

[4] 《中华本草》编委会. 中华本草(第4册). 上海:上海科学技术出版社,1999:976-984

[5] Yang L C,Li R,Tan J,et al. Polyphenolics composition of the leaves of *Zanthoxylum bungeanum* Maxim. grown in Hebei,China, and their radical scavenging activities. J Agric Food Chem,2013,61(8):1772-1778

[6] 袁太宁. 花椒挥发油对小白鼠子宫平滑肌收缩功能的研究. 湖北民族学院学报,2009,26(3):23,24

[7] 谢小梅,陈资文,陈和利,等.花椒肉豆蔻防霉作用实验研究.时珍国医国药,2001,12(2):100,101

[8] 袁太宁,王艳林,汪鋆植.花椒挥发油抗宫颈癌 Hela 细胞作用研究.湖北民族学院学报,2008,25(3):26,27

[9] 臧林泉,胡枫,韦敏,等.花椒挥发油抗肿瘤药理作用研究.蛇志,2006,18(3):183,186

[10] 袁太宁,肖长义,汪鋆植.花椒抗宫颈癌 Caski 细胞作用及其机制的初步研究.时珍国医国药,2009,20(5):1119,1120

[11] 袁太宁,王艳林,汪鋆植.花椒体内外抗肿瘤作用及其机制的初步研究.时珍国医国药,2008,19(12):2915,2916

[12] 狄科,石雪萍,张卫明.花椒精油研究进展.中国野生植物资源,2011,30(4):7-12

[13] 凌智群,万杰,胡苗苗,等.花椒多酚类化合物抗自由基抗氧化损伤的研究.时珍国医国药,2009,20(8):1941-1943

[14] 曾晓会,周瑞玲,陈玉兴,等.花椒超临界萃取物治疗哮喘的药效学研究.中药材,2005,28(2):132-134

[15] 石雪萍,张卫明,张鸣镝,等.花椒总生物碱镇痛、抗炎、止痒作用研究.中国野生植物资源,2011,30(1):46-49

[16] 周皎,木海鸥,王玮.花椒多酚类化合物对慢性应激抑郁大鼠的治疗作用机制研究.中国药业,2011,20(3):8-10

[17] 宋丽,刘友平.花椒与青椒的毒性和药动学比较研究.时珍国医国药,2010,21(5):1142,1143

(焦 玉)

702. *Zanthoxylum dissitum*（蚬壳花椒）

【民族药名】 白三百棒(土家族)。

【来源】 芸香科植物蚬壳花椒 *Zanthoxylum dissitum* Hemsl．的根皮、茎皮。有小毒。全年可采,洗净,切片,晒干备用。

木质藤本,幼时为灌木状;茎枝着生略下弯的皮刺。单数羽状复叶;小叶 3~9,对生,坚纸质至革质,狭矩圆形至卵状矩圆形,长 7~16cm,宽 3~6cm,两侧略不等,边全缘或微波状,无毛,有时背面中脉上着生有下弯的钩状刺。聚伞状圆锥花序,腋生,较叶短,花 4 数;萼片宽卵形,长约1mm,边缘被短睫毛;花瓣卵状矩圆形,长 4~5mm;雄花的雄蕊开花时伸出花瓣外,退化心皮小,顶端 2~4 叉裂;雌花无退化雄蕊。蓇葖果成熟时淡褐色,外形似蚬,种子黑色,光亮。花期 3~5月,果期 7~11 月。

生于山地林中。分布于西南、广东、广西、湖南、湖北、陕西。

【药用经验】 土家族 活血散瘀、止痛。用于跌打损伤、瘀血肿痛[1]。

【化学成分】 根和皮含生物碱类化合物:白藓碱(dictamnine)、γ-花椒碱(γ-fagarine)、茵芋碱(skimmianine)、4-甲氧基-1-甲基-2-喹诺酮(4-methoxyl-1-methyl-2-quinolone)、合帕洛平(haplopine)、N-p-香豆酰酪胺(N-p-coumaroyltyramine)、橙黄胡椒酰胺(aurantiamide acetate)、大叶桉亭(r-obustine)等[2]。还有正三十烷(n-triacontane)、正十六烷醇(cetyl alcohol)、熊果酸(ursolic acid)、佛手内酯(bergapten)、异虎耳草素(isopimpinellin)等[3]。

【药理毒理】 1. 抑菌作用:本品中的中性亲脂性成分具有良好的抑菌作用,对金黄色葡萄球菌、沙门氏菌有明显的抑制作用,EC_{50}分别为 1.58mg/ml 和 2.79mg/ml,对大肠杆菌有一定的抑制作用[3]。2. 其他作用:含有的生物碱具有抗癌、消炎、止痛等功效[4]。

参 考 文 献

[1] 万定荣,王乐荣,李安娟,等.湖北土家族常用跌打损伤类植物药.中药材,1990,13(12):16-18

[2] 韦玮农,张翠仙,林朝展,等.蚬壳花椒中生物碱成分的研究.中药新药与临床药理,2009,20(5):471-474

[3] 马英姿,王平,袁园,等.蚬壳花椒中性亲脂性成分的抑菌活性及其化学成分.林业科学,2010,46(2):162-165

[4] 马英姿,王平,杨波华.蚬壳花椒总生物碱的提取工艺.中南林业科技大学学报,2009,29(2):68-72

(熊姝颖)

703. *Zanthoxylum nitidum*（两面针）

【民族药名】 "嘿南渴"、"哈唧喝"、"黑榔合"（傣族）；"霞杯家阿"（哈尼族）；入山虎（瑶族）。

【来源】 芸香科植物两面针 *Zanthoxylum nitidum*（Roxb.）DC 的根、根皮、茎皮、叶、全株。有小毒。全年可采,根除去泥土,根、茎洗净剥皮,晒干;叶及全株采集后晒干。

木质藤本;茎、枝、叶轴下面和小叶中脉两面均着生钩状皮刺。单数羽状复叶,长 7~15cm;小叶 3~11,对生,革质,卵形至卵状矩圆形,长 4~11cm,宽 2.5~6cm,顶端短尾状,基部圆形或宽楔形,边近全缘或微具波状疏锯齿,无毛,上面稍有光泽。伞房状圆锥花序,腋生,长 2~8cm;花 4 数;萼片宽卵形,长不及 1mm,花瓣长 2~3mm,雄花雄蕊药隔顶端有短的突尖体,退化心皮顶端常为 4 叉裂。蓇葖果成熟时紫红色,有粗大腺点,顶端具短喙。花期 3~5 月,果期 6~11 月。

生于山野。分布于广东、广西、福建、湖南、云南、中国台湾。

【药用经验】 傣族 全株用于气虚体弱、尿结石（《傣医药》）;根、茎、叶用于胃腹疼痛、外伤肿痛（《滇药录》）;根用于腹内肿块疮疡、尿道结石,外用治肿块和疖疮等（《傣药志》）。还用于体瘦体弱、乏力、跌打损伤、周身关节疼痛、胃痛、胃溃疡（《傣医药彩图》）。哈尼族 根、根皮、茎皮用于风湿性关节痛、跌打肿痛、牙痛、胃痛、毒蛇咬伤（《版纳哈尼药》）。畲族 根、茎皮用于腰肌劳损、风湿性关节痛、跌打肿痛、牙痛、胃痛、咽喉肿痛、毒蛇咬伤无名肿毒等（《畲医药》）。瑶族 用于风湿痛、跌打损伤、胃痛、牙痛（《民族药志要》）。

【使用注意】 超量应用已引起中毒,应控制用量。

【中毒与解毒】 中毒反应表现为头晕、眼花、恶心、呕吐、腹泻、腹痛。有记载当服药量过大时导致中枢神经系统功能受损,呼吸心跳生命中枢受抑制,引起昏迷、抽搐、呼吸心跳骤停[1]。解救方法:催吐,洗胃,导泻,服糖水或注射葡萄糖液[2,3]。

【药材鉴定】 性状 根切制后为厚片或圆柱形短段,长 2~20cm,厚 0.5~6(10)cm。表面淡棕黄色或淡黄色,有鲜黄色或黄褐色类圆形皮孔样斑痕。切面较光滑,皮部淡棕色,木部淡黄色,可见同心性环纹和密集的小孔。质坚硬。气微香,味辛辣麻舌而苦。

显微特征 根横切面:木栓层为 10~15 列木栓细胞。韧皮部有少数草酸钙方晶和油细胞散在,油细胞长径 52~122μm,短径 28~87μm;韧皮部外缘有木化的纤维,单个或 2~5 个成群。木质部导管直径 35~98μm,周围有纤维束;木射线宽 1~3 列细胞,有单纹孔。薄壁细胞充满淀粉粒。

薄层色谱 取本品根的粉末 1g,加乙醇 40ml,超声处理 1 小时,滤过,滤液蒸干,残渣加乙醇 1ml 使溶解,作为供试品溶液。再取氯化两面针碱对照品,加乙醇制成每 1ml 含 1mg 的溶液,作为对照品溶液。吸取上述 3 种溶液各 2μl,分别点于同一硅胶 G 薄层板上,以三氯甲烷-甲醇-浓氨试液（30：1：0.2）为展开剂,展开,取出,晾干,喷以 10% 硫酸乙醇溶液,在 105℃ 加热至斑点显色清晰,置紫外光灯（365nm）下检视。供试品色谱在与对照药材色谱相应的位置上,显相同颜色的荧光斑点;在与对照品色谱相应的位置上,显相同的浅黄色荧光斑点。另取乙氧基白屈菜红碱对照品,加乙醇制成每 1ml 含 1mg 的溶液,作为对照品溶液。吸取上述供试品溶液、对照药材溶液和乙氧基白屈菜红碱对照品溶液各 2μl,分别点于同一硅胶 G 薄层板上,以三氯甲烷-甲醇（25：1）为展开剂,展开,取出,晾干,置紫外光灯（365nm）下检视。供试品色谱在与对照药材色谱相应的位置上,显相同颜色的荧光斑点;在与对照品色谱相应的位置上,显相同的浅黄色荧光斑点。

【化学成分】 主要含生物碱类化合物[1,2]，包括两面针碱（nitidine）、氧化两面针碱（oxynitidine）、异崖椒定碱（isofagaridine）、氯化两面针碱（nitidine chloride）、双氢两面针碱（dihydronitidine）、白屈菜红碱（chelerythrine）、氧化白屈菜红碱（oxychelerythrine）、6-甲氧基-5,6-双氢白屈菜红碱（6-methoxy-5,6-dihydrochelerythrine）、6-乙氧基-5,6-双氢白屈菜红碱（6-ethoxy-5,6-dihydrochelerythrine）、7-去甲-6-甲氧基-5,6-双氢白屈菜红碱（7-demethyl-6-methoxy-5,6-dihydrochelerythrine）、茵芋碱（skimmianine）、鹅掌楸碱（liriodenine）、博落回醇碱（bocconoline）、德卡林碱（decarine）、epizanthocadinanine A 等。还含有 L-细辛脂素（L-asarinin）、左旋丁香树脂酚（syringaresinol）等木脂素类成分以及地奥明（diosmin）、牡荆素（vitexin）等黄酮类成分。氯化两面针碱、氧化两面针碱、二氢两面针碱、双氢白屈菜红碱、茵芋碱等为其毒性成分[1]。

【药理毒理】 1. 抗菌作用：两面针的乙醇提取液（1∶1），对溶血性链球菌及金色葡萄球菌有较强抑制作用；对肺炎球菌、甲型溶血性链球菌、卡它双球菌亦有很强的抑制作用，同时对结核杆菌也有抑制作用[4]。2. 抗肿瘤作用：两面针所含的两面针碱、白屈菜红碱、氯化两面针碱等均具有抗肿瘤作用，其主要作用靶点为拓扑异构酶 I[3]；鹅掌楸碱对 MCF-7、NCI-H460 细胞具有细胞毒作用，其 IC_{50} 值分别为 2.19mg/ml、2.38 mg/ml[5]。3. 麻醉作用：两面针根的水提取物用于腹部等手术的浸润麻醉剂，给药 2~6 分钟出现局部麻醉作用[6]。4. 抗氧化作用：两面针水提取物、乙醇提取物对全血化学发光有抑制作用；对碱性连苯三酚体产生的 O_2^- 有不同程度的清除作用；对由 Fe^{2+} 半胱基酸诱发的肝脂质过氧化有明显抑制作用[4]。5. 毒理：两面针所含的氯化两面针碱、氧化两面针碱、二氢两面针碱、双氢白屈菜红碱、茵芋碱等可致周围神经系统和中枢神经系统的损害[1]。另记载，小鼠一次腹腔注射 LD_{50} 为（82.23±10.03）mg/kg；给犬灌胃，每日一次，连续 3 天，剂量依次分别为 10mg/kg、20mg/kg、40mg/kg，停药后处死解剖，肉眼未见器官异常改变；对家兔重复给药毒性试验，剂量分别为 3mg/kg、6mg/kg，每日静脉注射一次，连续 14 天，血象、肝、肾功能、心电图均无显著变化，死后解剖其主要脏器肉眼观察未见异常。动物试验证明本液静脉外漏可产生局部刺激[7]。

参 考 文 献

[1] 姚荣成，胡疆. 两面针化学成分及其药理活性研究概况. 药学实践杂志，2004,22(5):264-267

[2] 谢宗万. 全国中草药汇编（上册）. 北京：人民卫生出版社，2000:413

[3] 周立国. 中药毒性机制及解毒措施. 北京：人民卫生出版社，2006:472,473

[4] 马春玉. 两面针的药理作用与临床应用. 吉林中医药，2007,27(1):50

[5] Yang C H，Cheng M J，Lee S J，et al. Secondary metabolites and cytotoxic activities from the stem bark of *Zanthoxylum nitidum*. Chem Biodivers，2009,6(6):846-857

[6] 刘华钢，黄秋洁，赖茂祥. 中药两面针的研究概况. 时珍国医国药，2007,18(1):222,223

[7] 周立国. 中药毒性机制及解毒措施. 北京：人民卫生出版社，2006:201,202

（刘新桥）

704. *Zanthoxylum oxyphyllum*（尖叶花椒）

【民族药名】 "麻先"（傣族）。

【来源】 芸香科植物尖叶花椒 *Zanthoxylum oxyphyllum* Edgew.（*Zanthoxylum tibetanum*

Huang. ）的果实。有小毒。9~10 月果实成熟,选晴天,剪下果穗,摊开晾晒,待果实开裂,果皮与种子分开后,晒干。

小乔木或灌木;小枝披垂,散生弯钩或劲直的刺。叶轴背面的刺较多,叶轴腹面及小叶叶面凹陷的中脉有灰色短柔毛,老叶几无毛,小叶 11~19 片,稀较少;小叶互生或部分对生,略厚而硬,披针形,稀卵形,长 5~12cm,宽 1.5~2.5cm,顶部渐狭长尖,基部楔尖,或长 2.5~3.5cm,宽约 1cm,基部一侧稍偏斜,叶缘由基至顶部有锯齿状锐齿;侧脉在叶缘附近连接,网状叶脉甚明显,干后微凸起,油点多,叶背干后带浅灰色;小叶柄长不超过 2mm。伞房状聚伞花序顶生,花通常不超过 30 朵;萼片紫绿色,4 片;花瓣长约 3mm;退化雌蕊 2~4 深裂,裂瓣短线状。果梗长 1~1.5cm,粗 1~1.5mm;分果瓣紫红色,长 6~7mm,顶端有短芒尖,油点大,干后微凹陷;种子直径约 5mm,花期 5~6 月,果期 9~10 月。

生于海拔 1800~2900m 疏林中或针叶阔叶混交林的林缘。分布于云南西部、西藏。

【药用经验】 傣族 用于蜈蚣咬伤、过敏、疥疮(《傣医药》)。

（陈旅翼）

2

第二部分 毒性动物药类

1. *Agkistrodon acutus*（蕲蛇）

【民族药名】 五步蛇（土家药）

【来源】 蝰科动物五步蛇 *Agkistrodon acutus*（Guenther）除去内脏的全体。有毒。多于夏季捕捉，剖腹，除去内脏，盘成圆形，烘干。用时剁去头尾，切成块即可。

吻端尖而翘向前上方，头呈三角形，与颈区分明显；头背黑色。头侧自吻棱经眼斜至口角以下为黄白色，头、腹及喉也为白色，体粗壮，尾较短，全长可达1.5m，背面深棕色或棕褐色。背脊有(15~20)+(2~5)个方形大斑，其边缘浅褐色，中央略深，有的方斑不完整；腹面白色，有交错排列的黑褐色斑块，略呈三纵行，有的若干斑块互相连续，而界限不清；尾腹面白色，散以疏密不等的黑褐色点斑。吻鳞甚高，上部窄长，构成尖吻的腹面；鼻间鳞1对，也窄长构成尖吻的腹面。头背具对称的而富疣粒的大鳞；有颊窝；眶前鳞2，眶后鳞1，有1较大的眶下鳞；上唇鳞7。背鳞21(23)~21(23)~17(19)行，除最外1~3行外，余均具结节状强棱；腹鳞157~170；肛鳞完整；尾下鳞52~59，大部双行，少数为单行，尾后段侧扁，末端1枚鳞片侧扁而尖长。

生活于山区或丘陵林木茂盛的阴湿地方，或路边草丛中。分布于安徽、浙江、江西、福建、台湾、湖北、湖南、广东、广西、贵州。

【药用经验】 土家族 用于手脚抽筋、风气病、偏瘫症、坐骨风症，民间还用于麻风、疥癣等症（《土家药学》）。

【使用注意】 阴虚内热及血虚生风者禁服。

【中毒与解毒】 蛇毒的作用复杂，主要是循环毒。被蕲蛇咬伤后可出现头晕头痛、血压升高、心慌心悸、局部肿痛、瘀斑、溃烂；全身可出现大量溶血、出血、咯血。水与电解质紊乱，严重病例的中毒症状与组胺休克相似，迅速出现血压骤降，导致心跳呼吸停止以至死亡。解毒方法：(1)早期尽快催吐，之后用1:5000高锰酸钾液洗胃；或用中药洗胃。服硫酸钠导泻；(2)静脉输液；(3)呼吸抑制时，可给予呼吸中枢兴奋药。

【药材鉴别】 性状 本品卷曲成圆盘形，盘径17~34cm，体长可达2m。头在中央稍向上，呈三角形而扁平，吻端向上，习称"翘鼻头"。上腭有管状毒牙，中空尖锐。背部两侧各有黑褐色与浅棕色组成的"∧"形斑纹17~25块，其"∧"形的顶端在背中线上相接，习称"方胜纹"，有的左右不相接，呈交错排列。腹部撑开或不撑开，灰白色，鳞片较大，有黑色圆形的斑点，习称"连珠斑"，腹内壁黄白色，脊椎骨的棘突较高，呈刀片状上突，前后椎体下突基本同形多为弯刀状，向后倾斜，尖端明显超过椎体后隆面。尾部骤细，末端有三角形深灰色的角质鳞片1枚。习称"指甲尾"。气腥，味微咸。

显微特征 粉末特征：淡黄色或黄白色。角质鳞片近无色或淡黄色，侧面观表面具半圆形或乳头状突起；表面观呈类圆形、卵形、类多角形隆起,覆瓦状排列,直径 18~45μm,布有淡灰色或淡棕色细颗粒状物。表皮近无色或淡黄色,表面观细胞界限不清楚,密布暗棕色色素颗粒,多聚集成不规则网状或分枝状。横纹肌纤维较多,无色或淡黄色,多碎断,侧面观多呈薄片状,边缘较平直,完整者中段直径 27~306μm,有细密横纹,明暗相间,横纹平直或微波状,有的不清楚,横断面呈圆形或类椭圆形,有小孔或裂隙。骨碎片近无色或淡灰色,呈不规则碎块,骨陷窝类圆形或梭形,大多同方向排列,少数排列不规则,骨小管较细,有的表面可见细密的斜行交错纹理。

【化学成分】 含蛋白质及脂肪,尚含皂苷[1]。其干燥体含 3 种毒蛋白:AaT-I、AaT-II、AaT-III,都由 18 种氨基酸约 200 个残基组成;也含透明质酸酶（hyaluronidase）、出血毒素 I（hemor-rhagin-l；AaH-I）、出血毒素 IV（AaH-IV）、出血因子 Acl-蛋白酶（Acl-proteinase）、Ac3-蛋白酶（Ac3 - proteinase）、Ac4-蛋白酶（Ac4- proteinase）、精氨酸酯酶（arginine esterase）、凝结因子（clotting factors）:cf-l（c）和 cf-2（c）,以及阻凝剂（anticoagulant）1（A_1）和 2（A_2）。

【药理毒理】 1. 降压作用:对麻醉犬可产生显著降压作用,主要为直接扩张血管引起,但对中枢及其他方面的作用也有一定的关系,故认为是综合作用。2. 对免疫功能的影响:小蕲蛇的 50% 乙醇提取物灌胃（250mg/kg 或 500mg/kg,1 次/d,服 3 天）可刺激巨噬细胞,增加其吞噬能力,显著增加碳廓清率[1]。3. 其他作用:蕲蛇的水提取物对纤溶系统有显著的激活活性[2]。此外,蕲蛇对小鼠有镇静、催眠作用,还有某些镇痛作用。在兔脑电图可出现高幅慢波,显示出抑制作用,其毒性很小[3]。

参 考 文 献

[1] 谢宗万. 全国中草药汇编（上册）. 第 2 版. 北京:人民卫生出版社,2000:942

[2] Moriura T,Matsuda H,Kubo M. Pharmacological study on *Agkistrodon blomhoffii blomhoffii* Boie. II. Effect of 50% ethanolic extract on phagocytic activity of mouse reticuloendothelial system. Yakugaku Zasshi,1990,110（5）:341

[3] Wang J D,NaruiT,Kurata H,et al. Hematological studies on naturally occurring substances. II. Effects of animal crude drugs on blood coagulation and fibrinolysis systems. Chem Pharm Bull,1989,37（8）:2236

（黄　蓉）

2. *Agkistrodon halys*（蝮蛇）

【民族药名】 "充衣朗"、"啊法兴牙"、"阿夫雨牙"、"阿福阿耶"、"哈亦也"、"艾也开比日"、"艾非阿"、"马日"（维吾尔族）。

【来源】 蝮科动物蝮蛇 *Agkistrodon halys*（Pallas）除去内脏的全体。有毒。春季、夏季间捕捉,捕得后剖腹除去内脏,盘成圆盘形,烘干;亦可鲜用。

全长 60cm 左右。头略呈三角形,与颈区分明显,背面浅褐色到红褐色,正脊有两行深棕色圆斑,批次交错排列略并列,背鳞外侧及腹鳞间有 1 行黑褐色不规则粗点,略呈星状;腹面灰白,密布棕褐色或黑褐色细点。鼻间鳞宽短,排成"Λ"形;眶前鳞 2,眶后鳞 2（3）,眶下鳞新月形;颞鳞 2+4（3）;上唇鳞 2-1-4（2-1-3、3-1-4）式。背鳞 21（23）-21-17（15）行,中段最外行平滑或均具棱;腹鳞 137~173,肛鳞完整;尾下鳞 29~54 对,少数为单行。

生活于平原、丘陵及山地,活动于稻田、耕作区、草地以及住宅附近。广泛分布于我国各地。

【药用经验】 散气软坚,消炎退肿,净血祛毒,祛湿健肌,恢复肤色。用于各种良性和恶性肿瘤、淋巴结核、各种顽固性皮肤病、恶疮、湿疹、白癜风、麻风以及风湿性关节炎、手足麻木

(《中本草维卷》)。

【使用注意】　内服 1~2g,外用适量。用量过大、使用过久对脑有害,并引起多汗、中毒等。应配牛乳、蛋清、肉汤和解毒剂[1]。阴虚血亏者慎服,孕妇禁服。

【药材鉴定】　**性状**　本品鳞片呈卵形或椭圆形,先端锐尖,基部多钝圆或微凹,少数渐尖,长 1.5~3.2mm,宽 1~1.7mm,厚约 11μm,淡褐色或灰白色,半透明,表面平展,粗糙,中肋明显隆起,基部较宽,质柔韧,不易折断,气微,味淡[2]。

显微特征　鳞片[2]:低倍镜观察,完整的鳞片中肋几达两端点,中肋边缘角质纹理斜长条形增厚。中肋部位横切面观察:呈“人”字形,中肋突出呈钝尖角状,外角质层呈乳头状小突起,外面附有众多的颗粒状物,常可见到连珠状的外角质层脱落的碎片,角质层纹呈弧形;内角质层较平直,具条纹状角质纹理[2]。鳞片粉末:呈细小的不规则块片,淡褐色或灰褐色,角质纹理呈不规则状网状增厚,无明显角质层纹,表面可见众多的小颗粒状物及圆形的角质脱落碎片[2]。

【化学成分】　全体含胆甾醇(cholesterol)、牛磺酸(taurine)、脂肪、脂质、挥发油。其头部、内脏及去皮后的肌肉中提取物中含蛇肉肽、组氨酸、精氨酸、赖氨酸、亮氨酸、缬氨酸、丙氨酸、谷氨酸、甘氨酸、肌酐等。其脂肪酸类成分主要有油酸(oleic acid)、亚麻酸(linolenic acid)、花生四烯酸(arachidonic acid)等不饱和脂肪酸。脂质类成分以磷脂(phospholipid)和胆甾醇居多,内脏中含三酰甘油(triglyceride)和胆甾醇[3]。挥发油含月桂酸、癸酸和辛酸。也含乙醇胺磷酸酯(phosporylethanolamine)、磷酸胆碱(choline phosphate)、磷酸丝氨酸(phosphoserine)、磷酸肌醇(phosphoinositide)、神经鞘磷脂(sphingomyelin)等磷脂。其肛门腺分泌物含胆甾醇、癸酸、十七烷酸、十八烷酸、二十烷酸、二十一烷酸、顺-9-十八烯酸等[3]。蛇毒中含蝮蛇神经毒素(agkistrodotoxin)、L-氨基酸氧化酶、蛇毒蛋白酶、类凝血酶、爬虫酶、肽链内切酶、精氨酸酯酶、酪蛋白水解酶、纤维蛋白溶酶、脱氧核糖核酸酶、核糖核酸酶[3]及神经生长因子[4]。

【药理毒理】　1. 抗炎作用:蝮蛇蛇体蒸馏液腹腔注射液对大鼠蛋清性足肿胀有明显的抑制作用,连续用药 7 天,对大鼠棉球肉芽肿有明显抑制作用,但对去肾上腺素大鼠无效,表明其抗炎作用必须依赖肾上腺素存在。大鼠腹腔注射用蛇体挥发油对角叉菜胶性足肿胀也有明显抑制作用。2. 对免疫功能的影响:大鼠腹腔注射蛇体分离的挥发油,能刺激网状内皮系统吞噬功能,小鼠连续 3 天口服日本蝮蛇蛇体乙醇提取物,能刺激脾脏和腹腔巨噬细胞吞噬功能。3. 其他作用:蝮蛇去内脏后,蛇体煎剂内服对雄小鼠性功能可能存在促进作用;明显降低正常小鼠和四氧嘧啶引起的高血糖小鼠的血糖,促进肝脏中蛋白质的合成;明显降低肝脏中单胺氧化酶 B(MAO-B)含量,表明其可能具清除自由基和延缓衰老作用,还可能有降血脂作用。4. 毒性:蝮蛇蛇体蒸馏液(1g 生药/ml)给小鼠腹腔注射或静脉注射 2ml/只,仅活动稍减少,无其他异常或死亡。腹腔注射蛇体挥发油的 LD_{50} 为 1426mg/kg。小鼠每日口服 100mg/kg 或500mg/kg,连续 14 天,对体重或主要脏器无影响。

参 考 文 献

[1] 岳善永,倪丽娟. 蝮蛇咬伤中毒的机制与治疗. 蛇志,2000,12(3):59-63

[2] 宣新中,陈建伟. 中药蕲蛇的鉴定方法. 中药材科技,1983,2:33-35

[3]《中华本草》编委会. 中华本草(第 9 册). 上海:上海科学技术出版社,1999;434-438

[4] 袁贤达. 蝮蛇酶解活性肽的制备工艺及其化学成分研究. 长春中医药大学硕士学位论文,2010:25-30

(任永申)

3. *Anoplophora chinensis*（星天牛）

【民族药名】 "绵应外"（傣族）。

【来源】 沟胫天牛科动物星天牛 *Anoplophora chinensis* Forster 的全虫。有毒。每年 5 月中下旬成虫开始活动时捕捉,用沸水烫死,焙干备用。

体长 19~39mm,宽 6~13.5mm。体漆黑,有时略带金属光泽,具小白斑点。触角 3~11 节各节基部有淡蓝色毛环,通常占节长的 1/3。头及体腹面被银灰及部分蓝灰色细毛(后者以足上较多),但不形成斑纹。前胸背板无明显毛斑。小盾片一般不具显著的灰色毛,有时较白,间或杂有蓝色。鞘翅具白色小毛斑,每翅约 20 个,排成不整齐的 5 横行。体长形,雄较宽,触角柄节端疤闭式,雌触角超出体末 1~2 节,雄超出 4~5 节。前胸背板中瘤明显,两侧另有瘤突,侧刺突粗壮。

幼虫 11 月开始在树干或根中越冬,春季化蛹,成虫自 5~8 月陆续羽化,即在树上咬食叶片及树皮。活动于梨、苹果、樱桃、花红、柳、白杨、桑及榆树附近。分布于辽宁、吉林、甘肃、陕西、河北、山西、湖南、湖北、江西、山东、江苏、浙江、福建、广东、海南、广西、四川、贵州、新疆、香港等地。

【药用经验】 傣族　用于疟疾、寒风、惊风(《傣医药》)。用于疟疾(《民族药志要》)。

【使用注意】 孕妇忌服[1]。

参 考 文 献

[1]《中华本草》编委会. 中华本草(第 9 册). 上海:上海科学技术出版社,1999:205,206

（孙荣进　陈吉炎　马丰懿）

4. *Araneus ventricosus*（大腹圆蛛）

【民族药名】 蜘蛛(通称);"供高呆千"、"哈共蒿"(傣族);"包构转"、"岗绕"(苗族);夺个(水族);"东木"(藏族);小蜘蛛(佤族)。

【来源】 圆蛛科动物大腹圆蛛 *Araneus ventricosus* (L. Koch) 的全体、蜕壳、体内浆汁及网丝。有毒。其全体于夏季、秋季捕捉,沸水烫死后晒干或烘干。

雌性成体长约 30mm,雄性约 15mm。头胸部短于腹部,皆黑褐色。头胸部梨形,扁平,有小白毛,8 眼分聚于 3 眼丘,前缘中央眼丘上有 4 眼,两侧眼丘各 2 眼。螯肢强壮,有 7 枚小齿。步足强大,多刺,上有深色环带。腹部近圆形而较大,肩部隆起,背面中央有清晰的叶状斑带,沿中线有 8 对细小圆斑。腹部有 1 对白斑。生殖大厣黑色,呈舌状体,纺锤形。

多栖息于屋檐、墙角和树间,结车轮状网,傍晚及夜间活动,以昆虫为食。遍布于我国各地,是最常见的蜘蛛。

【药用经验】 傣族　全体、外壳:用于疥疮、牙痛(《傣药志》)。用于虫牙、牙疳(《傣医药》)。体壳:用于肿毒、疥疮(《民族药志要》)。朝鲜族　全体:用于痔疮、骨结核等(《朝药录》)。苗族　全体:用于咽喉肿痛(《苗医药》)。水族　全体:加轻粉适量,用黄泥包好烧成灰,研末涂擦患处治狐臭(《水医药》)。藏族　网丝:用于疮口不收、肉疣、小儿脱肛等症(《藏本草》)。土家族　体内浆汁:将蜘蛛去头,挤出体内浆汁外涂,用于神经性皮炎(《民族药志要》)。佤族　蜕壳:用于牙痛、疥疮(《中佤药》)。彝族　全体:用于疬瘰病(《彝动药》)。瑶族　用于鼻衄、金疮出血、扁桃腺炎(《湘蓝考》)。

【中毒与解毒】 若被蜘蛛咬伤,局部可出现皮肤红肿、隆起、周围渗血,渐之发生坏死,形成溃疡。严重者可引起全身中毒反应,出现高热、呕吐、惊厥及肺水肿等症,还可以出现弥散性血管内凝血、溶血性贫血、肾功能衰竭等症。蜘蛛毒素还可以引起血管壁内皮细胞和内皮下结构损害,引起纤维蛋白原溶解,导致出血性疾病的发生[1]。有报道用蜘蛛汁治流行性腮腺炎,引起烦躁、嗜睡、四肢麻木、面部浮肿和全身出血为主要表现的神经中毒症状。解毒方法:口服蜘蛛中毒,可给予止血、输血、镇痛、抗过敏、抗感染及对症治疗[2]。

【附注】 本品在民间用于多种疾病治疗,文献报道有用于咽喉炎和咽喉息肉、喉蛾(又名乳蛾)、鼻炎和鼻息肉、牙疳、肺结核和淋巴结核、脑动脉硬化和脑供血不足、中风偏瘫、肾阳亏虚、男性不育症、脱肛等[2~10]。

参 考 文 献

[1] 黄新,王勤,黄勤,等.蜘蛛毒素的细胞毒作用研究进展.广西中医学院学报,2007,10(1):82-84
[2] 杨仓良.毒药本草.北京:中国中医药出版社,1993;732-734
[3] 钟慕陶.蜘蛛治热揞.江苏中医,1994,12:14
[4] 陈红梅.蜘蛛治疗蛇头疔.中国民间疗法,2002,10(5):61
[5] 李彦.蜘蛛油治疗脱肛.北京中医药大学学报,1995(5):4
[6] 杨正勇.蜘蛛散外用治疗狐臭经验介绍.中国民间疗法,1995,5:4
[7] 欧腾文,李艺珍.蜘蛛麻油治疗带状疱疹96例.中国民间疗法,2002,10(3):33
[8] 王菊秀,王会明.蜘蛛枯矾散治疗口糜.中医外治杂志,2001,10(5):39
[9] 何人.蜘蛛的药用价值与养殖方法.安徽农业,2000(3):31
[10] 刘炳仁.蜘蛛的临床药用验方.经济动物学报,2000,30(12):9

(孙荣进　陈吉炎　马丰懿)

5. *Atylotus bivittateinus* (虻虫)

【民族药名】 虻虫(通称);"夏章"(藏族)。

【来源】 虻科昆虫双斑黄虻 *Atylotus bivittateinus* Takahasi 的雌性全虫。有毒。夏季、秋季捕捉,捕后用沸水烫死,洗净,晒干。

雌虫体长 13~17mm,黄绿色。眼大型,中部有一条细窄的黑色横带。前额黄色或略带淡灰色。触角橙黄色,第3节有明显钝角突。翅透明,翅脉黄色。腹部暗黄灰色、多金黄色毛及少数黑毛。背板两侧具大块黄色斑,腹板灰色。雄虫与雌虫相似,但体较小。

成虫白日活动,喜强烈阳光。雌虫吸食牲畜的血液。广泛分布于东北、华北和华东等地。

【炮制】 米炒及清炒可降低毒性。(1)清炒:取净虻虫置锅内,用文火加热,微炒,取出放凉[1,2]。(2)米炒:取净虻虫与米置锅内,用文火加热,拌炒至米呈深黄色为度,取出筛去米粒,摊凉。每虻虫 1kg,用米 0.2kg[2]。

【药用经验】 藏族 用于消肿、通经;配伍则滋补,壮阳(《藏本草》)。

【使用注意】 本品有毒,用量 1.5~3g;孕妇及无瘀积者禁内服[1]。

【药材鉴定】 性状 雌虫体长 12 ~ 14 mm。前额黄色或略带淡灰色,高度为基部宽度的4 倍,两侧平行。基胛黑色,圆形,中胛黑色、呈心脏形。亚胛、颊、颜具黄灰色粉被。触角橙黄色,颚须浅黄色。胸部背板及小盾片均为黑灰色,无条纹,密覆黄色毛及少数黑毛,腋瓣上的一撮毛呈金黄色，侧板具灰色粉被及长白毛。翅脉黄色，R_4 脉有附枝。腹部背板暗黄灰色，富金黄色毛及少数黑毛，第 1～3 节或至 4 节两侧具大块黄色斑。腹板灰色，具黄色及黑色毛，两侧第 1～2 节或至 3 节具黄色斑，有时黄色斑不明显。多中空，质松而脆，易破碎，气浓略腥[3]。

显微特征　体壁碎片黄棕色，布满众多细小的黄色小绒毛，绒毛多弯曲，可见刚毛和毛窝，毛窝圆形或类圆形，其上常残留断裂刚毛或脱落痕。刚毛常于基部脱落，或碎断，有的单个散在。存在于虫体的刚毛可分 2 种类型：一类刚毛黄棕色、浅黄色或无色，先端锐尖或圆钝，毛干与毛基部粗细较均匀，长 40～130μm，基部直径 5～8μm，有的刚毛有向一侧旋转纵向纹理。此种刚毛存在于头部、胸部、腹部和足部，其中足部黑色尖硬较长刚毛较密。另一类长刚毛多淡黄色或无色，多弯曲，外壁具有小刺或小突起，长 120～300μm，基部直径 5～8μm，存在于头、胸和腹部。翅透明，有翅脉并分布较密的黑色坚硬短毛，黑色坚硬短毛仅存翅膀，多细小，长 10～11μm，基部直径 1～2μm。复眼由许多近六角形的单眼所组成。横纹肌碎片较少，近无色或淡黄色，多碎断，有横纹[5]。

【化学成分】　虻虫中含有蛋白质、多肽、胆固醇、多种氨基酸、脂肪酸、甾体及色素。如胆甾烯醇（cholesterol），邻苯二甲酸双（2-乙基己基）脂（bis（2-ethylhexyl）phthalate），3-甲氧基-4-甲基苯甲酸（3-methoxy-4-methyl-benzoic acid），胞嘧啶（cytosine），4-（2-甲硫基）乙基苯酚（4-（2-（methylthio）-ethyl）phenol），尿嘧啶（uracil），N-（2-（3,4-二羟苯基）-2-甲氧乙基）-乙酰胺（N-（2-（3,4-dihydroxyphenyl）-2-methoxyethyl）-acetamide），胆甾醇（cholesterol），胸腺嘧啶（thymine），2-（2-hydroxyphenyl）-2-methoxy-ethylcarbamic acid 等。此外，虻虫体内含有丰富的微量元素如 Fe、Zn、Cr、Mn、Mg、Sr 等[2,4,5]。

【药理毒理】　1. 抗凝作用：体外有较弱的抗凝血酶作用，体外和体内均有活化纤溶系统的作用。水提取物 540 mg/（kg·d）和 270 mg/（kg·d）灌胃，连续 7 天，均能延长大鼠的出血时间，减少血浆纤维蛋白原含量；大剂量组对血小板最大聚集率也有明显抑制作用[2]。2. 对小肠功能的影响：水煎剂对小鼠离体回肠运动有明显抑制作用。灌胃给药对小鼠小肠推进功能无明显影响[2]。3. 抗炎作用：提取物 B、C 和 D 组分（80mg/kg），分别腹腔注射，明显抑制大鼠角叉菜胶性足肿胀，B 组分作用较强。4. 镇痛作用：提取物 A 或 B 组分 100 mg/kg 灌胃，能明显对抗苯醌（phenylquinone）所致小鼠扭体反应，其 B 组分作用较强[2]。5. 其他作用：虻虫对家兔离体子宫有兴奋作用；对内毒素所致肝出血性坏死病灶的形成有显著抑制作用；虻虫醇提取物有明显溶血作用[2]。

【附注】　本种与同科昆虫华虻 *Tabanus mandarinus* Schiner 等同属昆虫的雌性成虫又均作中药“虻虫”用，皆有毒。其中华虻的雌性成虫在瑶族用于癥瘕坚积、脏腑蓄血、月经闭止（《湘蓝考》）。

参 考 文 献

[1] 谢宗万. 全国中草药汇编（下册）. 第 2 版. 北京：人民卫生出版社，2000：447

[2] 《中华本草》编委会. 中华本草（第 9 册）. 上海：上海科学技术出版社，2000：192

[3] 李军德，黄璐琦，冯学峰，等. 虻虫药材性状显微特征鉴别研究. 中国中药杂志，2010，35（16）：2057-2059

[4] 崔岩. 中药虻虫的化学成分研究 I. 沈阳药科大学硕士论文，2007

[5] 姜波，赵荣国. 五中虻虫微量元素的含量测定. 微量元素，1992，1：60，61

（杨新洲　胡吉清）

6. *Balaps japanensis yunnanensis*（云南琵琶甲）

【民族药名】 "寒斋"（彝族）。

【来源】 步行虫科昆虫云南琵琶甲 *Balaps japanensis yunnanensis* Mars 的全体。有小毒。

成虫体长约 2.4cm，体宽约 1.1cm。卵圆形，黑色，无光泽，跗节褐色；上唇凹入，被纤毛及茸毛；唇基略凸出，被一个颇明显的直缝和额分开，头被大刻点，两侧刻点近于相连。触角的 4~7 节，长约 2.5 倍于宽，8~11 节圆而略长，第十一节几乎不长于前方的节，形状尖。前胸较小，宽略过于长，前缘凹入，后缘稍凹入，从前角到中间略圆，略放宽，然后从中间至基部几乎缩小成直线，仅两侧有细边，沿着边有一个很浅的沟，中央几乎扁，雕着很大的刻点。鞘翅基部宽等于前胸，从基部到中部逐渐放宽成圆形，使近于中部之宽 2 倍于基部，越向后越显得钝圆，末端变成尖锐而短尖。鞘翅显得扁，几乎平，两侧的龙骨突起从上面看见前端的 1/3。缘折前端 1/4 宽，从此到末端突然缩窄平滑，和鞘翅背面的部分形成明显的对比，背部刻着明显的皱纹和粒点，从中可认出纵纹的遗迹。颏圆，前胸腹板在基节间沿中线有沟，向下弯而变扁，无龙骨突起。腹部刻着细皱纹，后腹有刚毛刷，呈铁锈色。但末两节似乎光滑而小，有稀刻点，胚节有刺，前端 1/4 的内侧稍弯，后端 1/2 直，跗节褐色。

常栖息于黑暗、阴湿地及仓库、长期堆放草灰、柴炭之处。主要分布于云南。

【药用经验】 彝族 用于烧伤抽搐、小儿虫疾腹胀、腹痛疳积、外感风寒、全身疼痛、膈食、腹胀痛、疮疖红肿热痛、癫痫、不省人事、胃寒、小儿麻痹；泡酒服用于跌打损伤（《民毒药研用》）。

【使用注意】 内服，煎汤，3~5 只，或泡酒服，或放入子母火中烧熟研粉服。外用，酒浸外擦，或捣敷。

【化学成分】 云南琵琶甲主要含苯二酚类化合物[1]和苯醌类化合物[2]。苯二酚类化合物如 2-乙基对苯二酚（2-ethyl-1,4-benzenediol）、2-甲基对苯二酚（2-methy1-1,4-benzenediol）、对苯二酚（1,4-benzenediol）、2-(2-羟基乙基)对苯二酚[2-(2-hydroxyethy1)-1,4-Benzendiol]。苯醌类化合物，如 1,4-苯醌（2,5-cyclohexadiene-1,4-dione）、2-甲基-1,4-苯醌（2,5-cyclohexa-diene-1,4-dione,2-methyl）、2-乙基-1,4-苯醌（2,5-cyclohexadiene-1,4-dione,2-ethyl）。从乙醚和石油醚层分得 2-甲基-1,4-苯二醇（2-methyl-1,4-benzenediol）、2-乙基-1,4-苯二醇（2-ethyl-1,4-benzene-diol）、13-丙基-二十五（碳）烷（13-propyl-pentacosane）、三十二烷酸（dotriacontanoic acid）、棕榈酸（hexadecylic acid）、三十烷醇（1-triacontanol）、对苯二酚（*p*-dioxybenzene）、胆甾醇（cholesterol）、油酸（oleicacid）、亚油酸（linoleicacid）等[3]。

另含甲壳素（chitin）[4]、13-丙基-二十五烷（13-propyl-pentacosane）[5]，还分得 blapsins A、B 和 blapsa-mide[6]。

【药理毒理】 1. 抑菌活性：含有的苯醌类及对苯二酚类衍生物有抗菌活性[6]。从石油醚、乙醚层中分得化合物 2-甲基-1,4-苯二醇、2-乙基-1,4-苯二醇和对苯二酚类化合物对大肠杆菌、绿脓杆菌、巨大芽孢杆菌、白色葡萄球菌、滕黄八叠球菌和枯草芽孢杆菌有很强的抑菌作用[7]。2. 抗肿瘤作用[8]：全虫粗提物对体外培养的肿瘤细胞增殖有抑制作用，对 Skov3 细胞的作用较为明显，但对体内试验无抑制活性，对正常细胞株有一定毒性。3. 其他作用：全虫具有抗炎和抗感染活性。

参 考 文 献

[1] 李维莉,谢金伦. 云南琵琶甲虫化学成分研究. 昆明师范高等专科学校学报,2000,22(4):18,19

[2] 刘勇,罗氚芸,李蕾,等. 云南琵琶甲防御性分泌物抗菌活性及 GC-MS 分析. 云南大学学报(自然科学版),2000,22(3): 217-219

[3] 李蕾,迟胜起,李文鹏,等. 云南琵琶甲化学成分的抑菌活性. 云南大学学报(自然科学版),2000,22(5):386-388

[4] 李维莉,林南英,李文鹏,等. 从云南琵琶甲中提取甲壳素的研究. 云南大学学报(自然科学版),1999,21(2):139,140

[5] 林南英,刘为忠,李维莉,等. 药用昆虫云南琵琶甲的化学成分研究. 中国民族民间医药杂志,2000,44:162-164

[6] Yan Y M,Dai H Q,Du Y H,et al. Identification of blapsins A and B as potent small-molecule 14-3-3 inhibitors from the insect *Blaps japanensis*. Bioorg. Med Chem Lett. ,2012,22: 4179-4181

[7] 李蕾,迟胜起,李文鹏,等. 云南琵琶甲化学成分的抑菌活性. 云南大学学报(自然科学版),2000,22(5):386-388

[8] 廖迪,王春梅,徐晓琳,等. 云南琵琶甲提取物体内外抗肿瘤活性的实验研究. 中药材,2011,34(1):95-98

(焦 玉)

7. *Blatta orientalis*(蟑螂)

【民族药名】 "绵下"(傣族);瓜油(侗族);偷油婆(佤族);灶马虫(彝族)。

【来源】 蜚蠊科动物东方蜚蠊 *Blatta orientalis* L. 的全体。有小毒。夜间在厨房、墙角、坑边、仓库等处捕捉,鲜用,或用沸水烫死后晒干或烘干。

东方蜚蠊成虫体椭圆形,背腹扁平,长约 2.5cm,黑色或暗褐色,有油状光泽。头部向腹面弯曲,大部分隐于前胸下。头小,复眼 1 对,单眼 2 只。咀嚼式口器。触角甚长,丝状,环节圆筒形,100 余节;前胸背板甚大,中、后胸较小;雄虫有短翅 2 对,仅掩盖腹部约 2/3;雌虫的翅退化,前翅仅 2 小片,后翅消失;足 3 对,多毛,胫节及跗节较长。跗节分为 5 节,具 2 爪。腹部 10 节,末端有尾须 1 对。不完全变态;幼虫色白,经一次蜕变而成褐色稚虫,经 5 次蜕变而成成虫。

多生活于房屋内,尤以厨房、碗柜及灶间更多,常在夜间活动。为杂食性动物,喜吃熟的菜肴、饭、糕点及油类。全国各地均有分布。

【药用经验】 傣族用于咽喉痛(《傣医药》)及疱疗(《民族药志要》)。侗族 用于皮肤瘙痒、淋巴结炎(《侗医药探》)。土家族 用于原发性肝癌、食道癌、肾癌(《民族药志要》)。佤族 全体用于小儿疳积、脚气水肿、无名肿毒、疔疮、蜈蚣咬伤(《中佤药》)。彝族 用于草乌中毒(《彝动药》)。

【药材鉴定】 性状 体呈椭圆形,背腹扁平,长约 2.5cm,外表面深褐色,有油状光泽。头部向腹面弯曲,大部分隐于前胸下。头小,复眼 1 对,肾形。单眼 2 只。咀嚼式口器。触角甚长,丝状,环节圆筒形,100 余节;前胸背板甚大,中、后胸较小;雄虫有短翅 2 对,仅掩盖腹部约 2/3;雌虫的翅退化,前翅仅 2 小片,后翅消失;足 3 对,多毛,胫节及跗节较长。跗节分为 5 节,具 2 爪。腹部 10 节,末端有尾须 1 对。

【化学成分】 全体含过敏原(变应原)成分(allergenic components),表皮和卵巢含有巩膜质(selerotin)、壳质(chitin)。

【药理毒理】 1. 抗癌作用:总提取物 50g/kg 或 25g/kg,腹腔注射给药,连续 10 天,对 S_{180} 小鼠和 W_{256} 大鼠肉瘤的生长有明显的抑制作用,但灌胃对 U_{14} 和肝癌小鼠瘤细胞生长无明显抑制作用。蟑螂提取物 0.05g/ml 对体外培养的小鼠艾氏腹水瘤细胞有明显的抑制作用[1]。蟑螂油(醇提取物)0.4g/kg 和 2g/kg 腹腔注射给药,连续 10 天,对 S_{180} 小鼠抑瘤率为 45% 和 50%,但对 S_{37}、U_{14}、EAC、ESE 及 L_{615} 小鼠无抑瘤作用。体外蟑螂油对 S_{180} 癌细胞有直接杀灭作用,但对急性粒细胞性白血病患者的癌细胞无直接杀灭作用[2]。蟑螂油 2g/kg 皮下注射,连续 5 天,对小鼠异种移植的人食管癌肿块也有显著地抑制作用[3],蟑螂提取物对 S_{180} 癌细胞和艾氏腹水癌细胞小鼠再植力有显著的抑制作用[4]。2. 对免疫功能的影响:蟑螂提取物40g/kg皮下注射及肌内注射,连续4天均能显著提高小鼠巨噬细胞吞噬率和吞噬指数[4,5]。腹腔注射蟑螂油2g/kg可促进小鼠溶血素和E玫瑰花结形成[2]。蟑螂提取物50g/kg腹腔注射,连续7天,可显著增加正常小鼠脾脏重量,但对胸腺重量无明显影响[4]。体内试验中,蟑螂水提取物对淋巴细胞转化无明显作用。但蟑螂水提取物0.2%和0.5%各0.1ml,体外可促进淋巴细胞自发的转化反应,也能促进适量或亚适量刀豆蛋白A对淋巴细胞的刺激作用;而5%的蟑螂水提取物0.1ml,抑制淋巴细胞转化作用[5]。

【附注】 药用蟑螂,文献记载其原动物有3种:东方蜚蠊 *Blatta orientalis* L.、美洲蜚蠊 *Periplaneta americana* L. 和澳洲蜚蠊 *Periplaneta australasiae* F.。均有毒。

参 考 文 献

[1]《中华本草》编委会. 中华本草(第9册). 上海:上海科学技术出版社,1999:149-151
[2] 黄厚聘,程才芬,李椒芳. 蟑螂油的抗癌作用. 中草药,1981,12(1):35
[3] 程才芬,林文琴,黄厚聘. 蟑螂油对人食管癌小鼠异种移植的抗癌作用. 中草药,1986,17(6):38
[4] 陈利铭,蟑螂提取物AT2抗癌作用的临床及实验研究. 中西医结合杂志,1986,6(11):647
[5] 刘延深,林素文,林宜衍,等. 蟑螂水提取物对实验动物免疫功能的影响. 福建医学院学报,1985,19(1):17

(黄 蓉)

8. *Bos taurus domesticus*(黄牛)

【民族药名】 牛黄(胆结石通称);"肯独"、"身"(侗族);"扫不尔(角)"、"扫爷尔(胆)"、"扫别(骨)"、"乌黄(牛黄)"、"扫帮胱(膀胱)"(朝鲜族);"给旺"(蒙古族);"严疫"、"厄料"、"刮览"(苗族);"索俄哈别"(羌族);"袜朗"、"杷"(藏族);"哗然"(佤族);"顶资亚"、"定伊孜牙"(维吾尔族);"勒"(彝族)。

【来源】 牛科动物黄牛 *Bos taurus domesticus*(Gmelin)的角、胆、胆结石、骨骼、肉、胃内的草结块、心、肝、膀胱等。牛黄有小毒。牛角:宰牛时锯下牛角,水煮,去除内部骨质角鳃后,洗净,干燥;牛胆:从宰牛场收集,取得后挂起阴干或自胆管处剪开,将胆汁倾入容器内,密封冷藏,或加热使之干燥;牛黄:宰牛时如发现有牛黄,即滤去胆汁,将牛黄取出,除去外部薄膜,阴干;牛骨:宰牛时或加工牛肉时留下骨骼,去净残肉,烘干或晾干备用。牛草结:宰杀牛时检查胃部,如有草结块,取出晾干。牛肉及心、肝、膀胱用时随取,洗净鲜用。

黄牛为人工养大型家畜。头大额宽,口大,鼻圆,鼻孔间皮肤光滑,称为鼻镜,眼极大,头上有角1对,左右分开,全身被短毛,绝大多数为黄色,四肢健壮。蹄趾坚硬。

属食草兽类。全国各地均有饲养。

【药用经验】 侗族 心:用于眼角膜软化症、小儿疳积。胆汁:用于治各种皮肤病(《民族药志四》)。朝鲜族 角:止血、止泻。用于久泻不止、痢疾、肛门出血等。胆:用于癫痫、中耳炎等。骨:用于湿疹、黄疸及一切失血症。牛黄:安神、强心、消炎。用于肝炎、破伤风等。膀胱:用于夜盲症、遗尿症等(《民族药志四》)。苗族 肉:强筋骨,补脾胃。蒙古族 胆结石:镇静,降逆止呕。用于噎膈反胃、晕车、晕船呕吐(《蒙中草药》)。 清热,解毒,镇静。用于瘟疫、毒热、肝热、胆热、高热抽搐、昏迷、神志不清、狂犬病、癫狂症。羌族 胆结石:用于高热引起的神志昏迷、狂乱烦躁(《民族药志四》)。藏族 胆结石:用于热病神昏、谵语、癫痫、发狂、小儿惊风抽搐、咽喉口舌生疮、痈疽、疔毒(《民族药志四》)。维吾尔族 牛黄:用于感冒发热、咽喉肿痛、口疮、神昏谵语、小儿惊风、疮疖肿毒(《民族药志四》)。佤族　胆结石:镇惊开窍、清热解毒。用于高热神昏、癫狂、小儿惊风、抽搐、咽喉肿痛、疮疖肿毒。牛角:清热、凉血、解毒。用于高热昏眩、吐衄、血崩、疮毒。牛胆汁:清热解毒,助消化(《民族药志四》)。彝族　肉:用于瘦病、寒冷疼痛、跌伤。肝:用于皮疹、湿疹、脓包疮、黄水疮等。胆:用于跌伤、腰部伤痛。骨髓:用于小儿癞痢壳(头部秃疮)。牛黄:用于"拉什"(伤寒病)、"姑拉"(传染病)、急性肺炎等(《民族药志四》)。壮族　粪:用于慢性肠炎;外用鲜品适量冷敷患处,用于烫伤(《民族药志四》)。

【使用注意】　牛胆:研末内服用量 0.3~0.9g,或入丸剂;外用适量,取汁调涂或点。脾胃虚寒者忌之;目病非风热者不宜用。牛黄:研末内服用量每次 1.5~3g,或入丸剂;外用适量,研末撒或调敷。脾虚便溏及孕妇慎服。牛骨:烧存性入散剂内服,每次 3~5g。牛草结:研末内服用量 3~6g。

【中毒与解毒】　引起牛黄中毒的主要成分为胆酸类和胆盐类。中毒症状:胃肠活动增加、腹泻,骨骼肌活动增加(严重时则抑制),血压下降、心律失常、红细胞及血红蛋白减少,最后患者呈半昏迷或昏迷状态,终因呼吸循环衰竭而死亡。解毒措施[1]:(1)早期应催吐、洗胃,然后服通用解毒剂。(2)给予中枢兴奋剂,对抗其中枢抑制作用。(3)血压下降可在静脉输液中加入升压药。(4)腹痛腹泻严重时,可口服颠茄片或皮下注射硫酸阿托品。必要时重复应用。(5)牛黄中所含牛磺酸对心脏有兴奋作用,对血管稍有舒张作用,为防止"不整脉"的出现,可预先肌注或口服利舍平。

【药材鉴定】　性状　(1)牛角:呈圆形或钝四棱稍扁平而弯曲的锥形,长短不一,上部渐尖或稍钝,有纵纹,表面黄棕或灰黑色,下部中空,表面米黄色、灰白色及灰黑色,具多数相互平行的波状横环纹,内表面光滑,有光泽,半透明,呈乳黄色、灰黄色、灰黑色等。质坚硬难劈。断面细腻,有环纹。气微,味淡[2]。(2)牛胆:新鲜胆囊呈长圆形或椭圆形囊状,长 18~20cm,粗径 5~6cm,干后皱缩,有纵皱纹及纵沟。胆汁新鲜时为绿褐色、黄绿色微透明的液体,略有黏性。胆仁干后呈绿褐色、黄棕色、黄褐色等。气腥,味苦。(3)牛黄:胆囊结石多呈卵形、类球形、三角形、多面体等,直径 0.6~3(5)cm。表面金黄色至棕黄色,深浅不一,较细腻而稍有光泽,有的外部挂有一层黑色光亮的薄膜,习称"乌金衣",有的粗糙,有裂纹。体轻,质松脆,易分层剥离,断面色较浅,可见紧密的同心环层纹,有的夹有白心。气清香,味苦而后甜,有明显的清香凉感,嚼之易碎,不黏牙。胆管结石呈管状,表面不平或有横曲纹,或为破碎的小片,长约 3cm,直径 0.5~1.5cm。表面红棕色或黄棕色,有的呈棕褐色,有裂纹及小突起。断面有较少的层纹,有的中空。(4)牛骨:肱骨骨体扭曲,无髁上孔;尺骨、桡骨相愈合,尺骨弯曲;掌骨 1 块,骨体长,另一块明显退化。股骨骨体中央圆柱状,远端呈三棱形;胫骨发达;腓骨退化;髌骨窄长形,上缘宽,下渐尖,内侧有一大隆起,质地坚实而重。前后肢骨断面骨髓腔大。气微膻。(5)牛草结:呈圆球形、椭圆形或不规则扁圆形,直径 4~6cm。表面略光滑,褐色、黄绿色或土灰色。体轻质坚。断面具众多纤维状毛绒。气微臭。

显微特征　牛黄:本品水合氯醛装片不加热,可见不规则团块,由多数黄棕色或棕红色小颗粒集成,遇水合氯醛液色素迅速溶解,并显鲜明金黄色,久置后变绿色

薄层色谱　牛黄:取粉末 10mg,加氯仿 20ml 超声波处理 30 分钟,滤过,蒸干滤液,残渣加乙醇 1ml 使溶解,作为供试品溶液。另取胆酸与去氧胆酸对照品,加乙醇制成每 1ml 中各含 2mg 的混合液,作为对照品溶液。吸取上述 2 溶液各 2μl,分别点样于同一硅胶 G 薄层板上,以异辛烷-乙酸乙酯-冰醋酸(15:7:5)为展开剂,展开,取出晾干后,喷以 10% 硫酸乙醇溶液,在 105℃烘约 5 分钟,置紫外光灯(365nm)下检测。供试品色谱在与对照品色谱相应的位置上,显

相同颜色的荧光斑点。

【化学成分】 黄牛的胆汁除水分外,主要含胆酸钠盐、胆色素、黏蛋白体及少量脂肪,也含胆甾醇(cholesterol)、卵磷脂(lecithin)、胆碱(choline)、尿素(urea),以及氯化钠、磷酸钙、磷酸铁等无机盐。天然牛黄中含有胆红素(bilirubin)、胆汁酸(bile acids)、胆汁酸盐、胆甾醇(cholesterol)、麦角甾醇(ergosterol)、脂肪酸(fatty acid)、卵磷脂(lecithine)、维生素 D 以及无机元素钙、钠、铁、钾、铜、镁、磷等。尚含类胡萝卜素及丙氨酸(alanine)、甘氨酸(glycine)、牛磺酸(taurine)、天冬氨酸(aspartic acid)等多种氨基酸及 2 种酸性肽类成分平滑肌收缩物质 SMC-S$_2$ 和 SMC-F[3]。牛骨以无机成分为主,其中 Ca$_3$(PO$_4$)$_2$ 约 86%,Mg$_3$(PO$_4$)$_2$ 约 1%;其他钙盐约 7%,氯约 0.2%,氟约 0.3%。钙盐有葡糖酸钙(calcium -gluconate)、甘油磷酸钙(calcium glycerophosphate)、泛酸钙(calcium pantothenate)。其有机成分为多种蛋白质,其中骨胶原(ossein)构成网络分布于骨中,骨胶原如皮肤中的胶原,与水共煮,则生明胶。牛骨的脂肪含量,因骨的种类而异,脂肪酸主要为棕榈酸(palmitic- acid)、硬脂酸(stearic acid)及油酸(oleic acid),及少量亚油酸(linoleic acid)等[2]。

【药理毒理】 1. 对心血管系统的作用:牛角煎剂、混悬剂或醚提取物对离体蟾蜍心脏有强心作用,在缺钙情况下作用更明显,但如用量大可使心脏停止于收缩期。牛角煎剂或注射液静脉注射,使麻醉猫或兔血压先升后降,降低作用持续 15～20 分钟。牛胆汁磷酸钙对离体蛙心有兴奋作用,并能扩张离体兔耳血管,使麻醉兔血压下降。牛黄及胆酸、胆红素对离体蛙心、豚鼠或家兔心脏,均表现强心作用。当心肌内牛磺酸减少时用牛磺酸治疗,心脏功能改善。另外,牛磺酸对自发性高血压大鼠或乙酸脱氧皮质酮引起的高血压大鼠均有降压作用[3]。2. 对血液系统的作用:牛角醚提取物静脉注射,可使家兔外周血中白细胞数量下降,5 小时后逐渐恢复正常,对红细胞无明显影响,预先静脉注射阿托品不能影响牛角降低白细胞的作用。此外牛角尚能使血小板数增加,凝血时间和出血时间缩短[3]。3. 对中枢神经系统的作用:小鼠口服牛胆汁、甘胆酸、牛磺胆酸或胆酸钙均有镇静作用;牛胆汁另对家兔灌胃,有镇静、镇痛及抗惊厥作用;胆酸或去氧胆酸皮下注射,对家兔有一定降温作用。牛磺能对抗由咖啡因、樟脑和印防己毒素等引起的小鼠中枢兴奋症状,并可增强水合氯醛、乌拉坦、吗啡或巴比妥钠的镇静作用。小鼠每日口服牛黄,可对抗咖啡因、可卡因引起的惊厥,并缓解樟脑、印防己毒素所致的小鼠惊厥;但对士的宁惊厥无效。牛黄对正常大鼠体温无降低作用,但可抑制 2,4-二硝基苯酚对大鼠引起的发热,降低酵母所致发热大鼠体温。但牛黄对伤寒、副伤寒甲乙三联菌苗引起的发热家兔体温影响不明显。小鼠口服牛黄无明显镇痛作用,但口服或注射牛磺酸,均有显著镇痛作用[3]。4. 镇咳、祛痰及平喘作用:小鼠氨雾引咳法实验表明,牛胆汁中的胆酸、胆酸钠、去氧胆酸均有明显镇咳作用;离体豚鼠肺灌流实验表明,胆酸钠有直接舒张支气管平滑肌的作用,作用缓慢而持久,并能对抗毛果芸香碱所致支气管痉挛;大鼠毛细管法祛痰实验表明胆酸及其钠盐口服有祛痰作用,小鼠酚红法实验表明去氧胆酸口服也有祛痰作用[3]。5. 对消化系统的作用:牛角煎剂对离体兔肠有兴奋作用,表现为张力提高。牛胆汁中的胆酸钠小剂量对离体肠管有兴奋作用(增加张力频率),大剂量则抑制。大鼠口服牛黄能松弛胆道括约肌,促进胆汁排泄。牛黄中的平滑肌收缩物质 SMC-S$_2$ 和 SMC-F 对豚鼠离体小肠都有明显的兴奋作用,可被阿托品及抗组胺药抑制[3]。6. 抗炎及抗过敏作用:牛胆汁注射液兔肌内注射,能显著增强机体抗炎作用,表现为酸性磷酸酶活性升高,网状纤维增多变厚,肝、脾、淋巴结等处网状内皮增生,吞噬能力提高等。胆酸豚鼠心内注射能对抗马血清所致过敏性休克,去氢胆酸心内注射也有显著作用。牛黄对巴豆油或二甲苯所致小鼠耳部炎症有显著抑制作用[3]。7. 抗菌与抗病毒作用:牛胆汁对百日咳杆菌、结核杆菌有抑制作用,去氧胆酸对霍乱弧菌、大肠杆菌、四联球菌、金黄色葡萄球菌、奈氏双球菌和链球菌有抑制作用。另外,去氧胆酸在试管内对乙脑病毒(京卫研 A_2)株有较强抑制作用,在小鼠体内也有较强的灭活作用。牛角也有抑菌、抗炎和抗感染作用,并能增强肾上腺皮质功能和巨噬细胞吞噬功能[3]。8. 抗癌与促癌作用:有报道称胆汁酸降解产物胆汁烯酸的酯对癌有一定治疗作用;也有报道称胆汁酸与结肠直肠癌发生有关。人工牛黄对小鼠肉瘤 S37 和 S180 的抑制率分别为 54.3%~72.5% 与 60%[3]。9. 骨诱导作用:新生小牛股骨经粉碎、脱脂、消化和部分脱蛋白后,植入家兔桡骨缺损处,有明显的骨诱导作用,如移植单纯异种皮质骨,16 周时可见部分家兔的骨缺损得到完全修复[3]。10. 其他作用:牛黄酸对子宫平滑肌有促收缩作用。牛骨髓骨粉酥糖给 6~7 岁儿童连续服用 3 个月,其龋齿的发生率明显低于对照组,而身高、体重的增长也优于对照组,更有减少感冒、使注意力集中、智商上升等优越性[3]。11. 毒性:牛黄的毒性成分主要为胆酸类和胆盐类。牛磺胆汁酸盐粗制品小鼠灌服 4g/kg 半数致死,8g/kg 全部死亡。小鼠口服 LD_{50} 为:胆酸 1.52g/kg,去氧胆酸 1.06g/kg。小鼠静脉注射 LD_{50} 为:甘氨胆酸 0.37g/kg,牛磺胆酸 0.33g/kg,去氧胆酸 0.15g/kg,胆酸钠给小鼠皮下注射的 LD_{50} 为 0.63g/kg。胆酸钠、去氧胆酸钠与鹅去氧胆酸钠皆有溶血作用[1]。

参 考 文 献

[1] 周立国. 中药毒性机制及解毒措施. 北京:人民卫生出版社,2006:103-105

[2] 中国民族药志编委会 中国民族药志(第 4 卷). 成都:四川民族出版社,2007:78-80

[3] 《中华本草》编委会. 中华本草(第 9 册). 上海:上海科学技术出版社,1999:694-700

（王璐瑶　张　飞　胡吉清）

9. *Bradybaena similaris*（蜗牛）

【民族药名】　蜗牛(通称);天螺蛳(阿昌族);"阿列"(德昂族);"布热-浩如海"、"布朱各"、"布蚤各"(蒙古族);"布觉"(藏族);山螺蛳(壮族)。

【来源】　巴蜗牛科动物同型巴蜗牛 *Bradybaena similaris*(Ferussae)的全体、贝壳。有小毒。夏季捕捉,捕得后用沸水烫死,晒干;鲜用时临时捕捉。

雌雄同体。螺形贝壳,通常淡黄色或黄褐色,上有 1~3 条暗褐色带(有的个体无)。质薄脆,无屑,壳口呈马蹄形,壳高 12mm,宽 16mm。体柔软,头、足可伸出壳外。头前端有触角 2 对,后方的 1 对长大,顶端各具一眼。头端腹侧有口,左右两缘成 2 对舌状唇,内有黄色的颚片。右侧大触角基部有生殖孔的开口。螺口右侧有一呼吸孔。足扁平,呈长舌状。全体除跖面外,外表都有多角形的皱纹。各部位感觉均极灵敏,遇刺激即全部缩入壳内。

多见于田野及阴湿处。常食草木及蔬菜等茎叶的表皮。分布于吉林、内蒙古、新疆、甘肃、山西、陕西、河北、山东、江苏、浙江、湖北、湖南、广东、广西、四川等省区。

【炮制】　蒙古族　取净蜗牛壳,置火硝水中煮约 1 小时,取出,漂洗,晾干。

【药用经验】　阿昌族　全体:用于痈肿疔毒、痔漏、小便不通(《德宏药录》)。德昂族　全体:效用同阿昌族(《德宏药录》)。佤族　鲜品:用于蜈蚣咬伤。景颇族　全体:效用同阿昌族(《德宏药录》)。朝鲜族　全体:用于淋巴结核、疮、脱肛、痔疮、心脏病、消渴、高血压、小便不利、百日咳等(《朝药志》)。干燥体或鲜体:用于淋巴结核、消渴、百日咳、高血压等(《朝药录》)。蒙古族　贝壳:用于肾脏病、腰腿疼痛、小肚疼痛、尿频尿急、尿血带脓、膀胱结石(《民族药志三》）。消水肿、利尿、杀虫、清瘟疫。用于水肿、肾热、膀胱热、尿闭、尿路结石、"希日疫"、"协日沃素疮"、肠虫病。**藏族**　全体：有辅助斑蝥开通水道的作用。贝壳：用于虫病及泻"黄水"（《藏本草》）。**壮族**　肉：研粉调茶油涂患处治脱肛（《桂药编》）。

【药材鉴定】　**性状**　呈扁球形，直径 8～17mm，高 5～10mm。表面黄褐色至淡灰白色。一面有右旋螺层 5～6 层，向外逐渐增大，每层均有放射状纹理。周边多有 2 条褐色带，另一面（背面）有一脐孔，直径 1～2mm，可见半月形壳口。质脆，易碎。气微，味淡[2]。

【化学成分】　含糖原（glycogen）、半乳糖原（galactogen）、谷胱甘肽 S-转移酶（glutathione S-transferases）、乙酰胆碱酯酶（acetylcholinesterase）[1]。

【附注】　蒙医所用的蜗牛，始载于《四部医典》，历代蒙医及 19 世纪《蒙药正典》中均有记载，即当"布朱各"药用。除以上品种外，还将蜗牛科动物条华蜗牛 *Cothaica fasciola*（Draparaud）、灰蜗牛 *Fruticicola ravida*（Benson）的全壳当"布朱各"药用[2]。

参 考 文 献

[1]《中华本草》编委会. 中华本草（蒙药卷）. 上海：上海科学技术出版社，2004：454
[2] 曾育麟，周海钧. 中国民族药志（第 3 卷）. 成都：四川民族出版社，2000：535，536

（王璐瑶）

10. *Bufo bufo gargarizans*（中华大蟾蜍）

【民族药名】　蟾酥（干燥分泌物通称）；癞蛤蟆（全体通称）；"呀坎心"（德昂族）；"蛙克山"（满族）；"巴哈因-舒斯"、"巴勒都格"（蒙古族）；"白哇那博"（藏族）；"癞疙宝"（土家族）；蛤蟆（彝族）。

【来源】　蟾蜍科动物中华大蟾蜍 *Bufo bufo gargarizans* Cantor 的肉、除去内脏的全体、耳后腺及皮肤腺所分泌的浆液的干燥品（蟾酥）。耳后腺分泌的浆液有毒，全体也有毒。春季、秋季均可捕捉，捕捉后将蟾蜍体上的白色浆液取出，晒干或烘干；或者剖腹除去内脏，并连同下颚及腹部一并除去，将体腔撑开，晒干，再放烘箱里用炭火烘，随时翻动，以免烧着。最好放密封室内用硫黄熏，如不烘熏，则易发臭。

全形如蛙而较大，体长一般在 10cm 以上。体粗壮；头宽大于长；吻端圆，吻棱显著；鼻孔近吻端，眼间距大于鼻间距；鼓膜明显；无锄骨齿，上下颌也无齿。前肢长而粗壮，指趾略扁，指侧微有缘膜而无蹼；指长顺序为 3、1、4、2；指关节下瘤多成对；掌突二，外侧者大。后肢粗壮而短，胫跗关节前达肩部，左右跟部不相遇；趾侧有缘膜，蹼尚发达；内蹠突形长而大，外蹠突小而圆。皮肤极粗糙，头顶部较平滑，两侧有大而长的耳后腺，其余部分满布大小不等的圆形瘰疣，排列较规则的为头后之瘰疣，斜行排列几与耳后腺平行。此外沿体侧之瘰疣排列亦较规则；胫部之瘰疣更大；个别的有不明显之跗褶，腹面皮肤不光滑，有小疣。颜色变异很大，在生殖季节，雄性背面多为黑绿色，体侧有浅色的斑纹，雌性背面颜色较淡，瘰疣乳黄色，有时自眼后沿体侧有斜行的黑色纵纹；腹面乳黄色，有棕色或黑色细花纹。雄性较小，内侧 3 指有黑色婚垫。无声囊。

除生殖季节外，多穴居在泥土中，或栖居在石下或草丛中，冬季多在水底泥中。分布于东北、华北、华东、中南及陕西、甘肃、四川等地。

【炮制】　通过炮制可祛其毒性，增强临床疗效。乳制蟾酥可减低毒性，以利于粉碎及便于制剂。**蒙古族**　（1）奶制：取生蟾酥微蒸，切薄片，加入 2 倍量的新鲜牛奶煮沸，不断搅拌，至蟾酥全部深化成稠膏状态时取出干燥,粉碎。(2)烤制:将蟾酥团蒸软,切薄片,烤焦枯以后研末用。**藏族** 酒制:取蟾蜍切成小块,用4倍白酒浸泡3天,冬季4天,取出,晾干。

【药用经验】 **阿昌族** 蟾酥:用于痈肿疔疮、骨关节结核、慢性骨髓炎、喉肿痛、白细胞减少症(《德宏药录》)。**德昂族** 蟾酥:效用同阿昌族(《德宏药录》)。**仡佬族** 全体:装入瓦罐,腐烂长出德蛆,烘干打粉,用于支气管炎、咳嗽(《民族药志要》)。**景颇族** 蟾酥:效用同阿昌族(《德宏药录》)。**满族** 活体:摘掉腹中内脏后,装入黑胡椒和生姜,以慢火烧焦,研成细末外敷,用于毒疮和廉疮腿。**蒙古族** 蟾酥:消肿,止痛,解毒。用于咽喉肿痛、炭疽、乳痈、疮疡、眼睑溃烂、白喉、急性中毒、疹毒热等症(《蒙药标准》)。**藏族** 肉:用于炭疽;其肉汤用于舌肿。肝:用于食物中毒。蟾蜍胆:和鹦鹉胆用于食物中毒(《藏本草》)。**土家族** 全体:去头、皮及内脏,洗净炖熟后吃汤,用于小儿疮积、恶疮等。皮:贴敷用于腹股沟淋巴结炎、恶疮等。全体:用于心力衰竭、中风昏迷、皮肤癌、肺癌、乳腺癌、消化道癌、白血病(《民族药志要》)。**瑶族** 全体:用于疗疮痈疖、咽喉肿痛、风火牙痛、心力衰竭、中风昏迷、吐泻腹痛、骨关节结核、慢性骨髓炎(《湘蓝考》)。**彝族** 全体:用于九子疡、背上生大疮未溃、麻风癫病、无名肿块生于腹部、哮病喘病、疮毒溃疡(《民族药志要》)。全体:用于疮疖肿、多发性毛囊炎、慢性支气管炎、咽喉肿痛、小便不利、水肿(《彝动药》)。

【使用注意】 内服用量为0.015~0.03g。孕妇及体弱者忌服。

【中毒与解毒】 蟾酥中毒潜伏期0.5~2小时。可引起消化系统、循环系统、神经系统症状,表现为:早期可出现上腹不适、流涎、恶心、呕吐、口唇及四肢麻木、头昏嗜睡、流涎、口腔黏膜有白色斑块,部分患者有腹痛、水样便、心悸、心跳缓慢或呈窦性心动过速,并伴有窦性心律不齐,严重者出现窦房传导阻滞可导致阿斯综合征,表现烦躁不安、抽搐、昏迷、面色苍白、四肢厥冷、出汗、脉搏细弱、口唇紫绀、血压下降、最后呼吸循环衰竭。蟾蜍浆汁溅入眼内可致眼损伤,起初立即感到剧痛难忍、流泪不止、眼睑胀痛、畏光、眼球结合膜充血,并可致角膜溃;后期可形成球结膜下淋巴组织增生性慢性炎症改变。鲜蟾蜍皮外敷时,除发生全身中毒症状外,尚可引起荨麻疹样皮疹[1]。解毒方法:(1)蟾酥中毒应催吐;以0.02%高锰酸钾溶液或0.5%鞣酸溶液洗胃,并高位灌肠,留置胃中100~150ml;内服蛋清等保护剂,并大量饮水或浓茶,并补充大量维生素B_1、维生素B_6和维生素C,有尿后可加入适量氯化钾缓慢静脉滴入;用硫酸镁或硫酸钠25~30g导泻。(2)依情况采取不同措施:对蟾酥引起的迷走神经兴奋带来的房室传导阻滞和心律失常,应用硫酸阿托品以抑制,如效果不明显或出现急性心源性脑缺血综合征先兆时,可加用异丙肾上腺素;若有室性心动过速时可加用利多卡因,以防发生室性颤动;心动过缓明显者,可给予依地酸二钠(EDTA-2Na),1~3g/次,以50%葡萄糖液20~40ml,稀释后静脉注射,必要时重复给药一次,或4~6g/次,加于5%葡萄糖液500ml内,于1~3小时静脉滴注;腹痛呕吐不止者,可皮下注射硫酸阿托品0.5mg,必要时,30分钟后可重复一次;休克者可用去甲肾上腺素维持血压;呼吸、循环衰竭可选用中枢兴奋剂,如尼可刹米、咖啡因、洛贝林、呼吸三联针、吸氧等;昏迷抽搐者可针刺人中、合谷、太冲穴以及内关、涌泉等穴,强刺激不留针[1]。(3)蟾酥浆汁溅入眼内,应先用大量冷开水冲洗,再用紫草汁洗涤和点眼。也可用生理盐水或3%硼酸水冲洗,并酌情滴用抗生素或可的松类激素眼液,口服维生素B_1、维生素B_2、维生素C及维生素AD等。(4)中毒伴有过敏反应者,采用抗过敏处理,给予抗过敏药物,但慎用钙剂[1]。

【药材鉴定】 性状 (1)全体:干燥全体拘挛抽皱,纵向有棱角,四足伸缩不一,表面灰绿色或绿棕色。除去内脏的腹腔内面为灰黄色,可见到骨骼及皮膜。气微腥,味辛。蟾皮呈扁平板状,厚约0.5mm,头部略呈钝三角形。四肢屈曲向外伸出。外表面粗糙,背部灰褐色,有大小不等的疣状突起,色较深;腹部黄白色,疣点较细小。头部较平滑,耳后腺明显,呈长卵圆形,八字状排列。内表面灰白色,与疣点相对应处有同样大小黑色浅凹点。较完整者四肢展平后,前肢趾间无蹼;后肢长而粗壮,趾间有蹼。质韧,不易折断。气微腥,味微麻。(2)蟾酥:呈扁圆形团块状或薄片状。棕褐色,薄片状者对光透视为红棕色。团块状者质坚,不易折断,断面棕褐色,角质状微有光泽;薄片状者质脆,易碎,断面红棕色,半透明。气微腥,味初甜而后有持久的麻辣感,粉末嗅之作嚏。

显微特征 蟾酥粉末:淡棕色。用甘油水装置,在显微镜下观察呈半透明不规则形碎块。用水合氯醛液装置,并加热,则碎块透明并渐溶化。用浓硫酸装置,则显橙黄色或橙红色,碎块四周逐渐溶解缩小,呈透明类圆形小块,显龟裂斑纹,放置后,渐溶解消失。

薄层色谱 取蟾酥粉末 0.2g,加乙醇 10ml,加热回流 30 分钟,滤过,滤液置 10ml 量瓶中,加乙醇稀释至刻度,作为供试品溶液。另取蟾酥对照药材,同法制成对照药材药液。再取脂蟾毒配基及华蟾酥次素对照品,加乙醇分别制成每 1ml 含 1mg 的溶液,作为对照品溶液。吸取上述 4 种溶液各 10μl,分别点于同一硅胶 G 薄层板上,以环己烷-氯仿-丙酮(4:3:3)为展开剂,展开,取出,晾干,喷以 10%硫酸乙醇溶液,热风吹至斑点显色清晰。供试品色谱中,在与对照药材色谱相应的位置上,显相同颜色的斑点;在与对照品色谱相应的位置上,显相同的 1 个绿色及 1 个红色斑点。

【化学成分】 蟾皮含有蟾蜍环酰胺 B(bufogargarizanine B)、蟾蜍环酰胺 C(bufogargarizanine C)、蟾蜍噻咛(bufothionine)、去氢蟾蜍色胺氢溴酸盐(dehydrobufotenine hydrobromide)、辛二酸(suberic acid)、丁二酸(succinicacid)[2]、胆甾醇(cholesterol)、棕榈酸胆甾烯酯(palmitatic acid cholesteryl ester)、蟾毒它灵(bufotalin)、沙蟾毒精(arenobufagin)、嚏根草配基(hellebrigenin)、嚏根草配基-3-辛二酸半酯(hellebrigenin-3-hemisuberate)[3]。蟾酥中含甾体强心苷类成分,如华蟾毒精(cinobufagin)、蟾毒它灵(bufotalin)、华蟾毒它灵(cinobufatalin)、蟾毒灵(bufalin)、酯蟾毒配基(resibufogenin)等,还有吲哚碱衍生物,如蟾蜍色胺(bufotenine)、蟾蜍特尼定(bufotenidine)等[4]。

【药理毒理】 蟾皮的药理作用有:1. 抗肿瘤作用:通过抑制癌细胞的 DNA 和 RNA 的合成,阻碍细胞的分裂繁殖,抑制癌细胞的生长,诱导癌细胞的凋亡,参与癌细胞的直接杀伤,抑制抗凋亡基因的表达,提高机体免疫水平,发挥抗肿瘤作用。2. 抗乙肝作用:具有抑制乙肝病毒 DNA 复制的作用,并具有一定的改善肝脏病理损害的作用。此外还有增强机体免疫力的作用[5]。3. 对心血管系统的作用:具有强心作用,能增强心脏的收缩力;能增强心肌营养性血流量,改善微循环,增加心肌供氧,对因血栓形成所致的冠状动脉血管狭窄而引起的心肌梗死等缺血性心脏疾病有一定的疗效;还有升高动脉血压的作用。其升压作用主要来自于周围血管的收缩,部分来自心动作用,该作用可被α-受体阻断剂阻断。蟾酥:对小鼠肉瘤 S180、兔 BP 瘤、子宫颈癌、腹水型肝癌等均有抑制作用。还具有镇痛和麻醉作用[6]。4. 毒性:蟾蜍的毒性成分,除耳下腺和皮肤外,头部、肌肉、肝脏、卵巢、卵子等器官、组织以及幼蟾、蝌蚪等都含有毒性并均有中毒报道证实。蟾酥毒性成分为结构类似强心苷元蟾毒配基类化合物,已知有 10 余种,大多为干燥加工过程中的分解产物,如华蟾毒配基、脂蟾毒配基、蟾毒灵、羟基华蟾毒基、蟾毒配质、远华蟾毒基、海蟾蜍精等。蟾蜍分泌液是一种复杂的有机化合物,有 30 余种,包括蟾蜍配质及蟾蜍毒素,蟾蜍毒素水解为蟾蜍配质、辛二酸和精氨酸。蟾蜍配质的基本结构与强心苷元相似,对心脏的作用与洋地黄相似,但其作用不强,且易致心率失常。动物试验表明,它可心率变慢,产生窦房阻滞,部分或完全性传导阻滞,异位节律,继而可发生心动过速及心室颤动[1]。蟾酥各种

成分对小鼠的 $LD_{50}(mg/kg)$ 为：蟾酥静脉注射 41.0，皮下注射 96.60，腹腔注射 36.24；蟾毒灵腹腔注射为 2.20；华蟾毒配基腹腔注射为 4.38；惹斯蟾毒配基快速静脉注射为 4.25，口服为 64.0；蟾酥甲碱静脉注射为 1.3；蟾毒素对狗的静脉注射 LD_{50} 接近 0.36，口服最小致死量接近 0.98[7]。

【附注】 中华大蟾蜍 *Bufo bufo gargarizans* Cantor 及黑眶蟾蜍 *Bufo melanostictus* Schneider 的耳后腺及皮肤腺所分泌的浆液的干燥品称为蟾酥，收载于中国药典 2015 年版一部。

参 考 文 献

[1] 周立国. 中药毒性机制及解毒措施. 北京：人民卫生出版社，2006：298-302
[2] 代丽萍，高慧敏，王智民，等. 蟾皮化学成分的分离与结构鉴定. 药学学报，2007，42（8）：858-861
[3] 张英，邱鹰昆，陈继勇，等. 中华大蟾蜍皮的化学成分. 沈阳药科大学学报，2007，24（8）：484-487
[4] 谢麟，长青. 蟾酥的药理作用与制剂开发（上）. 兽药与饲料添加剂，2002，7（11）：26，27
[5] 刘瑛，房光星，卜秀玲. 华蟾素临床应用进展. 山东医药，2003，43（29）：62
[6] 高艳荣，张莉，张磊. 蟾酥及其有效成分的药理作用及机制研究进展. 武警医学院学报，2003，12（5）：406-408
[7] 高渌汶. 有毒中药临床精要. 北京：学苑出版社，2006：520

（熊姝颖　胡吉清）

11. *Bufo melanostictus*（黑眶蟾蜍）

【民族药名】 癞蛤蟆（通称）；"窝巴腊儿"（傈僳族）；"积狗"、"狗保姐"（苗族）；癞蛤蚂（佤族）。

【来源】 蟾蜍科动物黑眶蟾蜍 *Bufo melanostictus* Schneider 的肉、除去内脏的全体、耳后腺及皮肤腺所分泌的浆液的干燥品（蟾酥）。耳后腺分泌的浆液有毒，全体也有毒。春季、秋季均可捕捉，捕捉后将蟾蜍体上的白色浆液取出，晒干或烘干；或者剖腹除去内脏，并连同下颚及腹部一并除去，将体腔撑开，晒干，再放烘箱里用炭火烘，随时翻动，以免烧着。最好放密封室内用硫黄熏，如不烘熏，则易发臭。

体长 7~10cm，雄性略小。头高，头宽大于长；吻端圆，吻棱明显，鼻孔近吻端；眼间距大于鼻间距；鼓膜大；无锄骨齿，上下颌均无齿；舌后端无缺刻。头部沿吻棱、眼眶上缘、鼓膜前缘及上下颌缘均有非常明显的黑色骨质棱或黑色线。头顶部显然下凹，皮肤与头骨紧密相连。前肢细长；指趾略扁，末端色黑；指长顺序为 3、1、4、2；指关节下瘤多成对；外掌突大，内侧者略小，均为棕色，后肢短，胫跗关节前达肩后方，左右跟部不相遇；足短于胫；趾侧有缘膜，相连成半蹼；关节下瘤不明显；内蹠突略小于外蹠突。皮肤极粗糙，除头部无疣外，其余满布大小不等的圆形疣粒，疣粒上有黑点或刺；头两侧有长椭圆形的耳后腺，近脊中线由头至臀部有两纵行排列较规则的大疣粒。体大的黑框蟾蜍腹面满布小刺。体色变化极大，一般为黄棕色略具棕红色斑纹；腹面色浅，在胸腹部具有不规则而较显著的灰色斑纹。雄性的第 1、第 2 指基部内侧有黑色婚垫；有单咽下内声囊。

多穴居于泥土中、石下或草丛中，夜间或雨后常见。分布于浙江、江西、福建、台湾、广西、广东及贵州、云南等省区。

【炮制】 同"*Bufo bufo gargarizans*（中华大蟾蜍）"条。

【药用经验】 傈僳族　耳后腺分泌浆液：用于痈疮肿毒、咽喉肿痛、中寒腹痛、牙疼、牙龈出血、小儿疳积（《怒江药》）。苗族　全体：用于解毒、消肿、止痛、强心、慢经（《苗医药》）。佤

族　肉:用于支气管炎、哮喘(《中佤药》)。彝族　干燥全体:用于泄泻、红痢(《哀牢》)。

【使用注意】　蟾酥内服用量为0.015~0.030g。孕妇及体弱者忌服。

【中毒与解毒】　同"*Bufo bufo gargarizans*(中华大蟾蜍)"条。

【药材鉴定】　性状　蟾酥:同"*Bufo bufo gargarizans*(中华大蟾蜍)"条。

薄层色谱　蟾酥:同"*Bufo bufo gargarizans*(中华大蟾蜍)"条。

【化学成分】　全体含脂溶性甾族类和水溶性吲哚类生物碱。甾族类化合物有蟾毒配基类(bufogenins),如蟾毒灵(bufalin)、日蟾毒它灵(gamabufotalin)、蟾毒它灵(bufotalin)、华蟾毒精(cinobufagin)、酯蟾毒配基(resibufogenin);还有蟾蜍毒素类(bufotoxins),如蟾毒它灵-3-丁二酰精氨酸酯(bufotalin-3-succinoylarginine ester)、蟾毒灵-3-丁二酰精氨酸酯(bufalin-3-succinoylarginine ester)、华蟾毒精-3-丁二酰精氨酸酯(cinobufagin-3-uccinoylarginine ester)、蟾毒配基-3-丁二酰精氨酸酯(resbufogenin-3-succinoylarginine ester)。吲哚生物碱类有5-羟色胺(serotonin)、蟾蜍色胺(蟾酥碱,bufotenine)、蟾蜍季胺(蟾酥甲碱,bufotenidine)、蟾酥硫碱(bufothionine)和脱氢蟾蜍色胺(dehydrobufotenine)[1]。

【药理毒理】　1.抗肿瘤活性:蟾蜍的有效成分有抑制癌细胞DNA和RNA的生物合成,破坏癌细胞的线粒体及粗面内质网,诱导癌细胞分化凋亡等作用。2.强心等作用:蟾蜍有增强心肌收缩力,增加心搏出量,减低心率并消除水肿与呼吸困难,类洋地黄作用样作用。3.升压作用:作用迅速而平稳,维持时间长且能使肾、脑、冠状血流量增加,缩血管作用优于肾上腺素。4.蟾蜍具局麻作用。5.毒性:蟾皮的水溶性成分,以临床用量的1500倍小鼠尾静脉给药未见中毒;水脂混合成分注射液仍有毒性,LD_{50}静脉给药为(3.81 ± 0.22)mg/kg,腹腔为(26.27 ± 0.3)mg/kg,LD_{50}与LD_{10}相差不大,提示同样给药途径通过控制剂量可避免急性中毒[1]。蟾蜍的毒性同"*Bufo bufo gargarizans*(中华大蟾蜍)"条[2]。

【附注】　黑眶蟾蜍 *Bufo melanostictus* Schneider 及中华大蟾蜍 *Bufo bufo gargarizans* Cantor 的耳后腺及皮肤腺所分泌的浆液的干燥品称为蟾酥,收载于中国药典2015年版一部。

参 考 文 献

[1] 江成亮,竺叶青.蟾蜍抗肿瘤作用研究进展.天然产物研究与开发,2000,12(1):67-72
[2] 周立国.中药毒性机制及解毒措施.北京:人民卫生出版社,2006:298-302

(熊姝颖)

12. *Bungarus multicinctus*(金钱白花蛇)

【民族药名】　白花蛇、金钱白花蛇(通称);"那郎耐皮郎"(阿昌族);"环来"(德昂族);"恰儿伊拉尼"(维吾尔族)。

【来源】　眼镜蛇科动物银环蛇 *Bungarus multicinctus* Blyth 幼蛇去内脏的蛇体。有毒。夏季、秋季捕捉,剖开腹部,除去内脏,擦净血迹,用乙醇浸泡处理后,盘成圆形,用竹签固定,干燥。

成蛇全长1m左右。头椭圆形,与颈略可区分。体较细长,尾末端尖锐。头部黑色或黑褐色,躯干及尾背面黑色或黑褐色,有白色横纹(20~50)+(7~17)个,腹面乳白色,或缀以黑褐色细斑。无颊鳞,眶后鳞2;颞鳞1+2,上唇鳞2-2-3式。背鳞平滑,通身15行,脊鳞扩大呈六角形;腹鳞203~231;肛鳞完整,尾下鳞单行,37~55。

生活于平原、丘陵地区水稻田、塘边等近水处。分布于安徽、浙江、江西、福建、中国台湾、湖北、湖南、广东、海南、广西、四川、贵州、云南等地。

【炮制】　黄酒制、甘松制、油炒可降低毒性,消除腥味,增强疗效[1]。蒙古族　（1）黄酒制：取净白花蛇,除去头尾,切段,浸于黄酒（黄酒 5kg,白花蛇 10kg）中,浸透,取出,干燥。（2）甘松制：取净白花蛇 1kg 及等量甘松 1 份,先将甘松煎煮,然后加入白花蛇浸泡 2～3 天,取出晾干。土家族将白花蛇剪碎后,用麻油炒黄（存性）,研为末。

【药用经验】　阿昌族　用于风湿性关节痛、半身不遂、筋脉拘急（《德宏药录》）。德昂族效用同阿昌族（《德宏药录》）。景颇族　效用同阿昌族（《德宏药录》）。蒙古族　明目,通经活络。用于"白脉病"（偏瘫、小儿麻痹、神经衰弱、肌筋萎缩等）、视力减退、血痞等。土家族　效用除同阿昌族外,尚用于口眼歪斜、麻风恶疮、破伤风、小儿惊风抽搐、皮癣、疥癣、杨梅疮（《土家药志下》）。维吾尔族　用于风湿瘫痪、四肢痹痛、小儿惊风搐搦、破伤风、麻风、癣疥、疮疖瘰病、白癜风、浮风瘾疹（《维药志》）。瑶族　效用除同阿昌族外,尚用于口眼歪斜、麻风恶疮、破伤风（《湘蓝考》）。

【使用注意】　内服用量 2～5g；研粉吞服 1～1.5g。阴虚血少及内热生风者禁服。

【中毒与解毒】　被银环蛇咬伤后,局部仅有麻木感,一旦神经症状发作,严重者引起呼吸麻痹,若抢救不当往往引起死亡。典型的神经毒症状：咬伤部位不痛、不痒、不红肿、头晕头痛、血压升高、心慌心悸、出血、咯血、水电解质紊乱、高血钾,严重时全身大出血、血压骤降,数小时后病发时即神志不清、全身瘫痪、呼吸困难,最后呼吸麻痹致死[2]。解救方法[3-4]：通过吸氧、心电监护,根据病情给予呼吸支持。用抗银环蛇蛇毒血清以中和体内蛇毒素,肌注新斯的明或给予气管插管,开放气道以解除呼吸麻痹,脱水利尿药加速毒素排泄,进行抗感染、抗过敏、抗休克、抗破伤风等治疗,以及进行心理护理和病情观察。或给予中药治疗[5]：（1）绿豆 15g、甘草30g,水煎,当茶饮。（2）雄黄 9g、吴茱萸 12g、贝母 12g、威灵仙 12g、五灵脂 12g、白芷 9g、细辛2.5g,共研细末,每服 9g,每日 3 次,服时加黄酒 30～60ml。（3）土茯苓 15g、半边莲 9g、野菊花15g、甘草 9g,水煎服。

【药材鉴定】　性状　呈圆盘状,盘径 3～6cm,蛇体直径 0.2～0.4cm。头盘在中间,尾细,常纳口内,口腔内上颌骨前端有毒沟牙 1 对,鼻间鳞 2 片,无颊鳞,上下唇鳞通常各为 7 片。背部黑色或灰黑色,有白色环纹 45～58 个,黑白相间,白环纹在背部宽 1～2 行鳞片,向腹面渐增宽,黑环纹宽 3～5 行鳞片,背正中明显突起一条脊棱,脊鳞扩大呈六角形,背鳞细密,通身 15 行,尾下鳞单行。气微腥,味微咸。

显微特征　粉末：浅黄色。鳞片碎片表面具有极细密的点状突起及纵列的短点纹,有的碎片具有小孔。电镜下鳞片表面刺状突起大小均匀,排列整齐,背鳞表面具有网眼状纹饰。在整个鳞片的近游离端 1/3 处有 1 列作横向排列的圆形小孔 3～6 个。骨碎片透明,骨质纹理明显,疏密不一,骨陷窝以椭圆形为多,尚有圆形或不规则形,骨小管不明显。

【化学成分】　肉含蛋白质、氨基酸、脂肪及微量元素。血清含假胆碱酯酶（pseudocholinesterase）。蛇毒含蓝环蛇毒素（caeruleotoxin）、金环蛇毒素 A、B（bungarus fasciatus toxin A,B）和 α-环蛇毒素（α-bungarotoxin）、β-环蛇毒素（β-bungarotoxin）、γ-环蛇毒素（γ-bungarotoxin）等。蛇油含有脂肪酸和甾醇[2]。

【药理毒理】　1. 神经肌肉和神经节阻断作用：毒液中所含的 α-环蛇毒素和乙酰 α-环蛇毒素有神经肌肉阻断作用；α-毒素有神经节阻断作用[2]。2. 呼吸抑制作用：具有高磷脂酶 A 活性的银环蛇毒液组分有呼吸酶抑制作用[2]。3. 中枢抑制作用：银环蛇毒液尚有呼吸中枢抑制作用,并可引起胃肠麻痹和心肌损害[2]。4. 毒副作用：银环蛇毒为剧烈的神经毒。α-环蛇毒素与运动终板乙酰胆碱受体结合,抑制乙酰胆碱对横纹肌细胞膜的除极化作用。β-环蛇毒素主要作用于神经系统,在外周神经系统中不可逆地阻断神经肌肉的兴奋传递,在中枢神经系统中特异地抑制某些神经元突触前膜递质的释放。β-环蛇毒素对小鼠的 LD_{50} 为 0.1mg/kg;小鼠腹腔注射银环蛇毒液中的心脏毒样蛋白质的 LD_{50} 为 2.5mg/kg[2,6]。

【附注】 1.上述毒性记载是指活体咬伤后的毒性。也有文献记载食用后半小时至 2 小时可出现消化系统、循环系统及神经系统等的中毒症状[7]。2. 本品常见伪品有:铅色水蛇 *Enhydris plumbea* Boie、中国水蛇 *Enhydris chinensis*(Gray)、渔游蛇 *Natrix piscator*(Schneider)、赤链蛇 *Dinodon rufozonatum*(Cantor)等[8]。

参 考 文 献

[1] 田华咏,瞿显友,熊鹏辉. 中国民族药炮制集成. 北京:中医古籍出版社,2000:152
[2]《中华本草》编委会. 中华本草(第 9 册). 上海:上海科学技术出版社,1999:420-422
[3] 谭信义,成玉春.1 例银环蛇咬伤严重患者的护理. 当代护士,2002:5,48,49
[4] 谢月花.1 例银环蛇咬伤致呼吸麻痹的急救护理. 福建医药杂志,2002,24(2):120
[5] 朱亚峰. 中药中成药解毒手册. 第 3 版. 北京:人民军医出版社,2009:443
[6] 邵敏贞,郑颖,叶锋平,等. α-银环蛇毒素和 β-银环蛇毒素的研究进展. 蛇志,2010,22(2):132-136
[7] 周立国. 中药毒性机制及解毒措施. 北京:人民卫生出版社,2006:374
[8] 谢宗万. 全国中草药汇编(下册). 第 2 版. 北京:人民卫生出版社,1996:395

(黄德红　焦　玉)

13. *Buthus martensii*(全蝎)

【民族药名】 "绵蚌"(傣族);"阿吉当"(德昂族);黑夜涉(满族);"赫林奇图-浩如海"、"迪格巴然匝"、"哈日 迪格巴"(蒙古族);"斗巴"(藏族);"斗巴"、"底巴目札"、"恰巴尼"(维吾尔族)。

【来源】 钳蝎科动物东亚钳蝎 *Buthus martensii* Karsch 的全体。有毒。春末至秋初捕捉,除去泥沙,置沸水或沸盐水中,煮至全身僵硬,捞出,置通风处,阴干。

体长约 6cm,体分头胸部、腹部及尾节三部分。头胸部由 7 节组合而成但分节不明显,头部有附肢 2 对,一对为细小的螯肢供助食用,一对为强大的脚须成钳状。胸足四对,每足 7 节,末端有爪。腹部较长,由 13 环节组成,前 6 节较宽阔,称前腹部,后 6 节细长,称后腹部,尾节末端有锐利的毒钩,具毒腺。头胸部及前腹部的背面黑褐色,腹面绿褐黄色,后腹部及步脚带黄色。

野生或饲养。喜穴居于墙缝和向阳坡的石隙潮湿阴暗处。主要分布于河南、山东、河北、辽宁等地,湖北、安徽、云南、浙江、江苏、陕西等也有分布。

【炮制】 炮制以降低毒性,增强疗效[1]。蒙古族 盐制:取净全蝎,置盐水(10kg 全蝎,用 20% 盐水 5kg),煮沸约 2 小时,煮至全身僵硬时捞出,阴干。藏族 硇砂制:取净全蝎,置硇砂酒(10kg 全蝎,用 50g 硇砂,1000ml 酒)中搅拌后研末,或用麝香水浸泡炮制。

【药用经验】 傣族 用于祛风、止痛、解毒、通络(《傣医药》)。用于半身不遂(《滇省志》)。泡酒用于风湿性关节痛(《民族药志要》)。德昂族 用于惊痫抽搐、中风、半身不遂、口眼歪斜(《德宏药录》)。景颇族 效用同德昂族(《德宏药录》)。满族 用鲜薄荷叶包裹后,以文火将薄荷炙焦,同研细末,用于小儿惊风、止痛(《民族药志要》)。蒙古族 抑"赫依"、镇痉、祛脑疾、通白脉、明目。用于昏矇症、视物模糊、突然昏仆不省人事、手足抽搐、口眼歪斜、口吐白沫、黏性热症引起转筋等症(《百科全书蒙医学》)。藏族　用于脑溢血(中风)、半身麻木、惊痫抽搐、疮疡肿毒、眼病等症(《中国藏药》)及破风散结、血管病、精神病、胃肠瘀血、炭疽病(《藏本草》)。土家族　用于惊风抽搐、中风、半身不遂、口眼歪斜、风湿痹痛、破伤风、脑肿瘤、肝癌、肺癌、食道癌(《民族药志要》)。维吾尔族　用于足膝酸痛、半身不遂、瘫痪、心悸气短、视力模糊、舌麻、腹胀、脱肛、手足痿软、口噤、面部麻木(《维药志》)。

【使用注意】　用量不宜过大。内服煎汤用量2~5g;研末入丸、散,每次0.5~1g;蝎尾用量为全蝎的1/3。外用适量。孕妇忌服,血虚生风者慎用。

【中毒与解毒】　全蝎毒性甚剧。蝎毒的主要危害是使呼吸麻痹。其对全身多个系统均有影响:(1)神经系统,中毒后可使中枢神经系统麻痹,早期症状表现为头痛、头昏、烦躁不安,继则陷入昏迷状态,最后多因呼吸中枢麻痹而死亡。(2)心血管系统,血压明显下降,并伴有心悸、心慌。(3)呼吸系统,对呼吸系统麻痹的结果以及毒素的作用,可导致急性肺水肿的发生,出现大量泡沫痰阻塞呼吸道,两肺满布痰喘鸣,呼吸严重困难,全身紫绀。(4)消化系统,可在早期表现出胃肠刺激征,出现恶心、呕吐、腹痛,并逐渐加重。严重时可引起胃肠道出血。(5)泌尿系统,临床有报道全蝎中毒引起二阴瘙痒、小便涩痛不利等症状。此外,还会出现过敏反应,症状为周身不适、奇痒,搔后皮肤起红色团、或丘疹,并融合成片,伴见发热、憋闷、纳差、尿黄、便干、目赤痛、畏光、眼睑浮肿、眼睑见点状脓点[2]。被蜇伤后,立即用手挤出部分毒液,伤口处可用3%氨水洗涤或碳酸氢钠涂抹,后用拔火罐再吸出毒液,用季德胜蛇药外敷。再用吐根碱0.2ml作局部皮下注射。口服中毒后,出现全身症状,应静脉注射10%葡萄糖酸钙10ml,10%水合氯醛15~20ml,保留灌肠;肌肉注射阿托品1~2ml;静脉滴注100mg可的松加5%葡萄糖注射液500ml,同时滴注抗组胺药物,防治低血压、肺水肿,注射抗蝎毒血清等[3]。

【药材鉴定】　性状　头胸部与前腹部呈扁平长椭圆形,后腹部呈尾状,皱缩弯曲,完整者体长约6cm。头胸部呈绿褐色,前面有1对短小的螯肢和1对较长大的钳状脚须,形似蟹螯,背面覆有梯形背甲,腹面有足4对,均为7节,末端各具2爪钩;前腹部由7节组成,第7节色深,背甲上有5条隆脊线。背面绿褐色,后腹部棕黄色,6节,节上均有纵沟,末节有锐钩状毒刺,毒刺下方无距。气微腥,味咸。

显微特征　粉末:黄棕色。体壁碎片棕黄色或黄绿色,有光泽。外表皮表面观呈多角形网格样纹理,排列整齐,有的不整齐,一边微有尖突,表面密布细小颗粒,可见毛窝、细小圆孔口及瘤状突起。毛窝突出于外表皮,圆形或类圆形,直径18~45μm,刚毛常于基部断离或脱落;圆孔口小,直径4~10μm,位于多角形网络样纹理之下或微突出;瘤状突起淡棕色或近无色,散列或排列成行,表面观呈棱脊状;断面观外表皮有纵贯较多、长短不一的微细孔道。赤角化外表皮淡绿色或几无色,表面观可见大小不一、排列不规则的圆形突起,呈花纹样,并显颗粒性。横纹肌纤维较多,近无色或淡黄色,多碎断,侧面观边缘较平整或微呈波状,明带较暗带宽,明带中有一暗线,暗带有致密的短纵纹理,也有的明带与暗带几等宽,并有较长的纵条纹,有的明、暗带排列细密。刚毛黄棕色,多碎片,先端锐尖或钝圆,基部稍窄,色淡,体部中段直径8~40μm,具纵直纹理,髓腔细窄,腔壁较平直。脂肪油滴极多,无色或淡黄色。

【化学成分】　全体含有蝎毒(buthotoxin),主要由蛋白质和非蛋白质两部分组成,其主要活性成分是蛋白质[4]。还含有三甲胺(trimethylamine)、甜菜碱(betaine)、牛磺酸(taurine)、卵磷脂(lecithin)等[5]。

【药理毒理】　1.镇痛作用:对各种风湿痹痛、三叉神经痛、头痛、顽固性偏头痛、癌肿疼痛均有较好的疗效[3]。2.抗癌作用:蝎毒中的成分具有抗癌活性,全蝎、全蝎复方、蝎毒素对肝癌、肺癌、鼻咽癌、食道癌、白血病等均有疗效[6]。全蝎的抗肿瘤主要是通过增强免疫功能、抑制DNA 合成及肿瘤生长而发挥作用[7]。3. 抗癫痫作用:全蝎是中药中治疗癫痫的经典药物,其蝎毒是抗癫痫的主要有效部位。其对于很多种癫痫模型都有很好的对抗作用,是多途径、多机制作用的结果[8]。4. 抗凝作用:复方全蝎口服液具有抗血栓形成、降低血小板黏附率、延缓血凝等作用[9]。5. 其他作用:有抗惊厥、杀虫、抑菌等功效。6. 毒性:蝎毒可产生神经毒性和细胞毒性,对人体的毒性有局部和全身作用。被蝎蜇伤或皮下注射后,局部表现为灼痛、皮肤过敏、红肿、躁动不安;全身表现为周身不适、体温、血压不稳、肌肉酸痛和痉挛、多涎、多汗、瞳孔扩大、视力模糊、血尿、糖尿、蛋白尿、阴茎异常勃起、昏厥、昏迷,严重时合并播散性血管凝血及高血糖症候群。动物实验证实:腹腔注射对兔最小致死量 0.07mg/kg,小鼠 0.5mg/kg,蛙 0.7mg/kg。甜菜碱大鼠静脉注射 2.4g/kg,未见毒性;小鼠皮下注射 LD_{50} 为 18.74g/kg。兔静脉注射 0.07~0.1mg/kg 中毒为强直性痉挛、流涎、呼吸停止,并且血压上升;蛙则呈现四肢纤维性挛缩,小鼠则呈兴奋状态后四肢及呼吸麻痹。对离体蛙心有抑制作用,小剂量兴奋心肌,大量则使心肌麻痹[2]。蝎毒小剂量(半数致死量的 1/10~1/30)应用,具有明显的抗肿瘤作用及抗凝和促凝双向效应,如大剂量(亚致死量或超过半数致死量),则产生严重毒副作用[6]。

【附注】 全蝎的炮制始于宋《圣惠方》一书,记载有"炒"、"烧灰"。硇砂制全蝎为藏族的传统炮制方法。

参 考 文 献

[1] 田华咏. 中国民族药炮制集成. 北京:中医古籍出版社,2000;206
[2] 周立国. 中药毒性机制及解毒措施. 北京:人民卫生出版社,2006;421-423
[3] 苗明三,朱飞鹏,朱平生. 实用中药毒理学. 上海:第二军医大学出版社,2007;566
[4] 谭银合,郭建生. 全蝎的化学成分及其镇痛作用的研究进展. 湖南中医药导报. 2001,7(5);210-212
[5] 谢宗万. 全国中草药汇编(上册). 第 2 版. 北京:人民卫生出版社,2000;378
[6] 杨光,姜德宝,波拉提·马卡比力. 动物药全蝎的临床功效. 世界临床药物,2006,27(9);560-563
[7] 程仁权,程建萍,贾正红,等. 全蝎治疗肿瘤的研究. 中国中西医结合外科杂志,2002,8(5);360
[8] 姬涛,田景振. 全蝎抗癫痫研究进展. 鲁药事,2009,28(1);31-33
[9] 徐天予. 全蝎的药理作用及临床新用. 中国民族民间医药,2010,19(5);29,30

(熊妹颖)

14. *Catharsius molossus*(蜣螂)

【民族药名】 蜣螂(阿昌族);"绵干细"(傣族);"菠苔呀"(德昂族);"公哥"、推车虫(仫佬族);"赛布尔"(藏族);屎壳螂、推屎虫(土家族);粪蜣、屎克螂(佤药);猪屎克螂(彝族)。

【来源】 金龟科昆虫神农蜣螂 *Catharsius molossus*(L.)的全虫。有毒。一般在 6~8 月捕捉,捉回后置沸水中烫死,烘干。

体黑色,稍带光泽,呈长椭圆形,背面隆起,长 3~3.8cm,雄虫较雌虫稍大。雄虫头部前方呈扇面形状,中央有尖细角突 1 支(雄虫无此角突),长约 0.6cm,顶端两侧各有鳃状触角 1 枚。鞘翅满布致密皱刻纹,后翅膜质透明,折于鞘翅之下,黄色或黄棕色。足有赤褐色毛,胫节呈深锯齿状。腹部黑褐色,被赤褐色毛,有臭气。

常栖息于牛粪堆、人粪堆中或在附近掘土穴居,夜间有扑灯趋光习性。全国大部分地区均有分布。

【药用经验】 阿昌族 用于疮疡肿痛、痔漏、便秘(《德宏药录》)。德昂族 效用同阿昌族(《德宏药录》)。傣族 用于牛皮癣、毒疮肿疡、发热咳嗽(《傣药志》)。景颇族 效用同阿昌族(《德宏药录》)。仫佬族 用于大便不通(《桂药编》)。藏族 用于胃痉挛、上腹疼痛、痢疾等急腹症、腹绞痛(《中国藏药》)。土家族 用于瘰疬、肿毒、肝癌、食道癌、鼻癌、膀胱癌。虫体用文火焙干研细末,撒于患处用于"打屎毒"(钩虫性皮炎)(《民族药志要》)。佤族 用于惊痫、癫狂、癥瘕、大便秘结、血痢、血淋、痔瘘、疔疮(《中佤药》)。瑶族 用于便秘虫疳、惊痫癫狂、痔漏疮疽、瘰疬、暴噎吐食、久疟(《湘蓝考》)。彝族 用于肺痨虚热、癥瘕癫狂、腹胀便结、梅毒淋病、疮疡肿毒、痔瘘肿痛(《哀牢》)。

【药材鉴定】 性状 虫体呈椭圆形,长3~4cm,宽1.8~3cm,黑褐色,有光泽。雄虫较雌虫稍大,头部前方呈扇面形,易脱落,中央具角突1支,长约6mm。前胸背板呈宽半月形,顶部有横形隆脊,两侧各有角突1枚,后胸约占体长的1/2,为翅覆盖。雌虫头部中央及前胸背板横形隆脊的两侧无角状突。前翅革质,黑褐色,有7条纵向平行的纹理,后翅膜质,黄色或黄棕色。足3对,体质坚硬。有臭气。

显微特征 粉末:体壁碎片浅黄色、黄色或深棕黄色,大小不等,形状不一。有的刚毛已脱落,散有毛窝,毛窝附近有星芒状的色素颗粒;有的边缘增厚,密布棘状物;有的着生短粗刚毛或少数细长刚毛。刚毛黄色或黄棕色,细长,先端锐尖,表面具疣状突起,长60~200μm,基部直径7~15μm,壁厚1~3μm。横纹肌纤维众多,近无色或淡黄色,半透明,多数断裂成薄片状,表面有密集排列的曲折或水波状的明暗带,纹理较清晰。碳酸钙结晶众多,形状不规则,大小为2~11μm。

【化学成分】 全虫含有挥发油成分,其不饱和脂肪酸含量远高于饱和脂肪酸,油酸含量高达37.39%,亚油酸高达13.54%,含有较少见的奇数脂肪酸[1]。还有游离氨基酸、总氨基酸等[2]。含有蜣螂毒素约1%[3]。

【药理毒理】 1. α_1受体阻滞剂样作用:蜣螂的氯仿提取物和乙醇提取物可降低尿道梗阻的动力性因素,有α_1受体阻滞剂样作用,能显著抑制小鼠前列腺增生,从而缓解增生的临床症状[4]。2. 抗癌作用:其醇提取物对人体肝癌细胞有抑制作用[2]。3. 毒性:蜣螂毒素实验于蟾蜍的神经肌肉标本,可见有麻痹作用;静脉注射蜣螂毒素于家兔,血压先降后升,呼吸振幅增大,频率加快,并对蟾蜍离体心脏有抑制作用;对家兔肠管及子宫有抑制作用;蜣螂毒素注射于小鼠,出现不安、不快,数十分钟后因痉挛发作致死[3]。

参考文献

[1] 张旭,董晓萍,邓赟,等. GC-MS分析蜣螂油脂的化学成分. 华西药学杂志,2006,21(3):247,248
[2] 吴立明,程晓卫. 张仲景方剂中虫类药效用探析. 时珍国医国药,2010,21(12):3372,3373
[3] 谢宗万. 全国中草药汇编(上册). 第2版. 北京:人民卫生出版社,2000:910
[4] 赵兴梅,朱敏,杨明,等. 蜣螂抗实验性前列增生作用研究. 中药药理与临床,2006,22(5):37,38

(熊姝颖)

15. *Cimex hemipterus*(臭虫)

【民族药名】 蚩、木虱(仡佬族)。

【来源】 臭虫科昆虫热带臭虫 *Cimex hemipterus*(Fabricius)的全体。有毒。

成虫背腹扁平,卵圆形,红褐色,大小为(4~5)mm×3mm,遍体生有短毛。头部两侧有1对突出的复眼。触角1对,分4节,能弯曲。为刺吸式口器,不吸血时向后弯折在头、胸部腹面的纵沟内,吸血时前伸与体约成直角。胸部前胸前缘有较浅的凹陷,头部即嵌在凹陷内,两侧缘不外延。中胸小,其背板呈倒三角形,后部附着1对较大的椭圆形翅基。后胸背面大部分被翅基遮盖。足3对,在中、后足基节间有新月形的臭腺孔。腹部宽阔,可见8节。雌虫腹部后端钝圆,第5节腹面后缘右侧有一三角形凹陷,称柏氏器,是精子的入口。雄虫腹部后端窄而尖,端部有一镰刀形的阴茎,向左侧弯曲,储于尾器槽中。

臭虫生活在人居室及木质床榻的各种缝隙中,白天藏匿,夜晚活动吸血,有群居习性。分布在热带和亚热带。

【药用经验】 仫佬族 用于身痒、毒蛇咬伤(《桂药编》)。瑶族 用于虫蛇咬伤(《湘蓝考》)。

(黄德红 焦 玉)

16. *Ctenopharyngodon idellus*(鲩鱼)

【民族药名】 鲩鱼、草鱼(通称)。

【来源】 鲤科动物草鱼 *Ctenopharyngodon idellus*(Cuvier et Valenciennes)的肉、胆囊。胆囊有毒。

体长,略呈圆筒形,腹圆无棱,尾部侧扁。头钝,口端位,无须。上颌稍长于下颌。眼较小,上侧位。鳃耙短小呈棒形,排列稀疏。下咽齿2行,为梳状栉齿,具斜狭下凹嚼面。边缘具斜条状沟纹。鳞片颇大,侧线鳞 $39\frac{6~8}{4~6~V}46$。背鳍3,7,无硬刺,起点与腹鳍相对。臀鳍3,8,亦无硬刺,身体各部分比例随个体大小不同而有差异。幼鱼的头长和眼径相对地较成鱼为大,尾柄长,眼间距较成鱼为小。体呈茶黄色,背部青灰色,腹部银白色,各鳍浅灰色。

栖息于江河湖泊中,属中下层鱼类,生活于近岸多水草区域。为草食性鱼类。生殖期4~7月,东北较迟。南至广东,北至东北平原地区均有分布。人工养殖成功,分布更为广泛。

【药用经验】 瑶族 全体:放入酸醋腌,取酸水(越陈越好)内服,用于慢性痢疾(《桂药编》)。肉:用于虚劳及风虚头痛、并能截久疟。胆:用于喉闭、骨鲠及木签刺于喉中(《湘蓝考》)。

【使用注意】 胆汁过量服用,会引起中毒[1]。

【化学成分】 每100g 草鱼含蛋白质17.9g、水分77g、脂肪4.3g、灰分1g、钙39mg、磷173mg、铁0.7mg,含 L-组氨酸(L-histidine)及组氨酸构成的二肽肌肽(carnosine)、鹅肌肽(anserine)、N-β-丙氨酰-1-甲基-L-组氨酸(balenine)、β-胡萝卜素(β-carotene)、鸡油菌黄质(canthaxanthin)、叶黄素(lutein)、玉蜀黍黄质(zeaxanthin)、绿蝇黄质(phoenicoxanthin)、胡萝卜二醇(tunaxanthin)、α-皮黄质(α-doradexanthin)、虾黄质(astaxanthin)、胆甾醇(cholesterol)、磷脂(phospholipid)、二十碳五烯酸(eicosapentaenoic acid)、二十二碳六烯酸(docosahexaenoic acid),此外尚含卡巴呋喃(carbofuran)、维生素 B(vitamin B)、AMP、ADP、ATP、肌醇(inositol)、泛酸(pantothenic acid)、烟酸(nicotinic acid)、乳酸脱氢酶(lactate dehydrogenase)等[2]。

【药理毒理】 草鱼胆中毒可致多脏器功能失常综合症,严重时可发生多器官衰竭,草鱼胆胆汁灌胃后的小鼠出现腹泻、血尿、四肢无力、步态蹒跚等中毒早期症状[3]。

参 考 文 献

[1] 邓明鲁.中国动物药资源.北京:中国中医药出版社,2007:156
[2]《中华本草》编委会.中华本草(第9册).上海:上海科学技术出版社,1999:284
[3] 钮荣祥,吴建新,张金有.大理白族地区草鱼胆的急性毒性实验研究.大理学院学报,2003,2(5):60,61

（孙荣进　陈吉炎　马丰懿）

17. *Cuon alpinus*（豺）

【民族药名】　豺、豺狗(通称);红狼(佤族);"帕尔哇"(藏族)。

【来源】　犬科动物豺 *Cuon alpinus*(Pallas)的肉、皮。有毒。

形似狼而短小,头部较宽而吻较短,体重15~20kg,体长85~130cm。四肢较短,尾长略小于体长1/2。耳端圆钝。乳头6~7对。尾毛较长。通常全身毛色红棕色,或近灰棕色而杂以黑毛。头部、颈部、肩部及背部色调较重,杂有黑色毛尖的针毛,腹面呈浅灰棕色、棕色或棕白色,口角部位及喉部也近于棕白色。四肢前面深棕褐色,内侧白色或淡灰色。尾端几近黑色。夏季毛短而色深,红棕色尤显深重[1]。

栖息于山地、丘陵、森林等处。耐热耐寒,群居性,具猎食中型兽类之特性。分布于黑龙江、吉林、河北、新疆、江苏、福建、广西、四川、云南、西藏等地。

【药用经验】　佤族　肉:用于久病体弱、全身无力(《中佤药》)。彝族　胆汁:用于泻痢腹痛、恶心反酸(《哀牢》)。藏族　肉:用于寒气引起的肌肉肿胀。胃:用于积食症、胃寒、胃痛、消化不良(《中国藏药》《青藏药鉴》)。

【使用注意】　本品有毒[1]。

【附注】　本品为国家二级保护动物,严禁滥捕。

参 考 文 献

[1]《中华本草》编委会.中华本草(第9册).上海:上海科学技术出版社,1999:571,572

（王雪芹　陈吉炎　马丰懿）

18. *Elaphe taeniurus*（蛇蜕）

【民族药名】　"美日"(阿昌族);"虎焕"(德昂族)。

【来源】　游蛇科动物黑眉锦蛇 *Elaphe taeniurus* Cope 蜕下的皮膜。有小毒。全年均可采集,4~10月较多,拾得后抖净晾干即可。

体形较大,全长可达2m以上。头颈区分明显,上唇和咽喉部黄色,背面黄绿色、灰绿色或棕灰色,体前部背正中具黑色梯状横纹,体后黑色纵线延伸至尾末端,眼后具黑色眉纹,腹面灰白色,但前端、尾部及体侧为黄色。眶前鳞1(2),其下方常有1~2枚小鳞,眶后鳞2(3);颞鳞2(1、3)+3(4、2、5),上唇鳞4-2-3(3-2-3、5-2-3)式。背鳞25(23)-25(23、21)-19-(17)行,中段9~17行微棱;腹鳞225~267;肛鳞2分,尾下鳞76~122对。

生活于海拔300~3000m的平原、丘陵及山地。以鼠、鸟、蛙等为食。分布于辽宁、西北、华中、东南、西南、西藏等地。

【炮制】 通过炮制可除去腥味,降低毒性[1]。蒙古族 (1)炒制:取净蛇蜕段(1cm 左右),加黄酒拌匀,浸泡 8 小时左右,润透,无腥味时取出,晾干,再置锅内用文火炒 8~10 分钟,至外表变黄时取出,研细备用。(2)煅制:取净蛇蜕 2 份置锅内,上盖一较小锅,锅缝处用黄泥硼砂密封(黄泥 2 份,加硼砂 2 份,加水适量,混匀),焖煅至透(武火 1.5 小时),放凉,取出。

【药用经验】 阿昌族 用于惊风抽搐、癫痫、脑囊虫、角膜云翳(《德宏药录》)。德昂族效用同阿昌族(《德宏药录》)。景颇族 效用同阿昌族(《德宏药录》)。彝族 用于产程不顺、孕期腹痛(《哀牢》)。

【使用注意】 孕妇禁服[1]。

【药材鉴定】 性状 蛇蜕呈圆筒形,多压扁、皱缩、破碎,完整者形似蛇,长可达 1m 以上。背部银灰色或淡棕色,有光泽,具菱形或椭圆形鳞迹,鳞迹衔接处呈白色,略抽皱或凹下;腹部乳白色或略显黄色,鳞迹长方形,呈覆瓦状排列。体轻,质微韧,手捏有润滑感或弹性,轻轻搓揉后有沙沙的响声。气微腥,味淡或微咸[1]。

【化学成分】 皮膜含骨胶原(collagen)[2],还含赖氨酸(lysine)、亮氨酸(leucine)、谷氨酸(glutamic acid)、丙氨酸(alanine)等 17 种氨基酸,并含果糖-1,6-二磷酸酶、原肌球蛋白(tropomyosin)等[1]。

【药理毒理】 1. 抗炎作用:大鼠静脉注射蛇蜕提取液 20mg/kg,或每日灌胃 200mg/kg 蛇蜕提取液,连续 5 天,均可显著抑制 2% 羧甲基纤维素引起的白细胞游出。灌胃或皮下注射蛇蜕提取液 50mg/kg,或静脉注射 20mg/kg,对角叉菜胶引起的足趾肿胀有明显抑制作用。剂量为 10mg/kg 时可抑制白芥子引起的大鼠足趾肿胀[1,3]。给大鼠灌胃蛇蜕提取液 100mg/kg,对右旋糖酐所致足趾肿胀也有抑制作用。2. 毒性:蛇蜕的毒性极低。小鼠灌胃蛇蜕水提取液的 LD_{50} 大于 50g/kg,皮下注射 LD_{50} 为 11.9(9.75~15.6)g/kg,腹腔注射 LD_{50} 为 11.25(9.25~14.5)g/kg,静脉注射 LD_{50} 为 9.3(7.85~10.8)g/kg。高剂量腹腔注射,部分小鼠出现扭体反应;高剂量皮下注射,小鼠出现轻度运动抑制;高剂量静脉注射,部分小鼠出现痉挛,解剖小鼠内脏,肉眼无明显改变[1]。

【附注】 1. 蒙古族将游蛇科动物王锦蛇 *Elaphe carinata* Güenther 蜕下的皮膜作"蛇蜕"入药,习称为"毛盖音-昭勒保德斯"或"布柔勒巴格"。用于用于白癜风、瘙痒、疥癣、疮疹等皮肤病[3]。2. 作中药"蛇蜕"入药的有黑眉锦蛇、王锦蛇以及红点锦蛇(水蛇)*Elaphe rufodorsata* (Cantor)蜕下的皮膜[1]。均有小毒。

参 考 文 献

[1]《中华本草》编委会. 中华本草(第9册). 上海:上海科学技术出版社,1999:410
[2] 苗明三. 实用中药毒理学. 上海:第二军医大学出版社,2007:300
[3]《中华本草》编委会. 中华本草(蒙药卷). 上海:上海科学技术出版社,2004:443,444

(王雪芹 陈吉炎 马丰懿 陈树和)

19. *Eriocheir sinensis*(方海)

【民族药名】 "给"(朝鲜族);"奈玛勒吉"(蒙古族);"地森"(藏族)。

【来源】 方蟹科中华绒螯蟹 *Eriocheir sinensis* H. Miline-Edwalds 的全体。有小毒。多在立冬前后采捕,捕法可用竹筛或网具等。捕后洗净烫死,晒干或鲜用。

头胸甲呈圆方形，后半部宽于前半部。一般长 55mm，宽 61mm 左右，个别可宽 80~90mm。背面隆起，额及肝区凹陷，胃区前面具 6 个对称的颗粒状突起，胃区与心区分界显著，前者周围有凹点。额宽，分 4 齿，眼窝上缘近中部处突出，略呈三角形，眼 1 对，具短柄，能活动。前侧缘具 4 锐齿。末齿最小而引入一隆线。雄体螯足粗壮，比雌体的为大，掌与指节基部内外面蜜生绒毛，腕节内末端具 1 锐刺，长节背缘末端附近及步足的长节同样均具有 1 锐刺。步足以最后 3 对较为扁平，腕节与前节的背缘具刚毛。雌体腹部近圆形，雄体略呈三角形，末端狭尖。背面青褐色，腹面色淡或灰白色。

常穴居于江、河、湖泽或水田周围的泥岸，昼伏夜出，以鱼、虾等动物尸体或稻谷为食。秋季常回游到近海繁殖，雌蟹所抱的卵，至翌年 3~5 月孵化，经多次变态，发育成幼蟹，再溯江河而上，在淡水中成长。我国沿海各地均有分布。

【药用经验】 布朗族 用于慢性胃炎[1]。朝鲜族 用于胸中结热、胃气、食积、产后腹痛、膝疮（《民族药志二》）。蒙古族 清热利尿，消肿。用于尿闭、肾及膀胱热、水肿、尿路结石、瘀痛。藏族 补肾，利尿。用于肾病、水肿、小便不利。配方用于膀胱结石、腰部酸痛、尿频或尿闭（《藏标》）。

【使用注意】 脾胃虚寒者慎服。烧存性研末内服，或入丸剂，日用量 5~10g；外用适量，鲜品捣敷，或绞汁滴耳，或焙干研末调敷[2]。

【药材鉴定】 性状 头胸甲圆方形，后半部宽于前半部，额宽分 4 齿，前侧缘有 4 锐齿。螯足雄性较雌性大，掌节与指节基部的内外侧密生绒毛，步足最后 3 对较为扁平，腕节与前节有刚毛。腹部雌圆雄尖，表面橘红色或土黄褐色。肢多脱落，壳硬脆，体软。气腥，味咸[2]。

显微特征 粉末：黄棕色。棒状碎片淡黄色，胞腔明显，壁薄，侧壁微呈梯形，其上有细小分枝；有的一端较粗，另一端渐细至尖。不规则状物淡黄色或黑棕色，有的表面有致密细条纹，半圆形外侧壁光滑，内侧有密网纹。

【化学成分】 中华绒毛螯蟹可食部 100g 含水分 80g、蛋白质 14g、脂肪 2.6g、碳水化合物 0.7g、灰分 2.7g、钙 141mg、磷 191mg、铁 0.8mg、维生素（vitamin）A 230mg、硫胺素（thiamine）0.01mg、核黄素（riboflavine）0.51mg、烟酸（nicotinic acid）2.1mg，也含 0.05% 胆甾醇（cholesterol），还含三磷酸腺苷酶（ATP）、α-皮黄质（α-doradexanthin）、叶黄素（lutein）、虾黄质（astaxanthin）。肌肉含 10 余种游离氨基酸。前鳃及后鳃含环磷酸腺苷依赖性蛋白激酶（cAMP-dependent protein kinase）。后鳃还含 5-羟色胺（serotonin）和多巴胺（dopamine）的受体、蛋白激酶（protein kinase）C[2]。壳除含大量钙质外，还含有蟹红素、蟹黄素、甲壳素（chitin）[3]。

【附注】 云南、贵州、西藏等省区，尚使用溪蟹科动物锯齿溪蟹 *Potamon denticulatum* H. Milne-Edwards 或云南溪蟹 *Potamon（Potamiscus）yunanensis* Kemp. 的干燥体[3,4]。

参 考 文 献

[1] 田华咏，瞿显友，熊鹏辉. 中国民族药炮制集成. 北京：中医古籍出版社，2000：112

[2] 《中华本草》编委会. 中华本草（第9册）. 上海：上海科学技术出版社，1999：124-127

[3] 曾育麟. 中国民族药志（第2卷）. 北京：人民卫生出版社，1990：120-124

[4] 邓明鲁. 中国动物药资源. 北京：中国中医药出版社，2007：65

（王璐瑶）

20. *Eumeces chinensis*（石龙子）

【民族药名】 "打冷"（傣族）；"四脚蛇"（土家族）。

【来源】 石龙子科动物石龙子 *Eumeces chinensis*（Gray）的全体。有小毒。夏季、秋季间捕捉，处死，除内脏，置通风处干燥。

头体长 103~125mm，尾长 144~189mm。眶上鳞第 2 枚显著大于第 1 枚；额顶鳞发达，彼此相切，有上鼻鳞；无后鼻鳞；第 2 列下颏鳞楔形，后颏鳞前、后 2 枚。耳孔前缘有 2~3 个瓣突，鼓膜深陷。体较粗壮，环体中段鳞 22~24 行；肛前具 1 对大鳞；尾下正中 1 行鳞扩大。前、后肢贴体相向时不相遇，指、趾侧扁，掌蹠部粒鳞大、小不一。背面灰橄榄色；头部棕色；颈侧及体侧红棕色，雄性更为显著，体侧有分散的黑斑点；腹面白色。幼体背面黑灰色，有 3 条浅黄色纵纹向后直达尾部，随个体成长而消失或隐约可见。雄性颏部显著隆肿。

生于海拔 200~1000m 的山区、平原耕作区、开阔地、住宅、路旁杂草乱石堆中。捕食昆虫。分布于江苏、安徽、浙江、江西、福建、台湾、湖北、湖南、广东、广西、四川、贵州、云南。

【药用经验】 傣族用于破结、行水、恶疮、石淋（《傣医药》）。土家族 用于小便不利、恶疮、石淋、瘰疬等（《土家药志》）。

【使用注意】 孕妇禁服[1]。

【附注】 1.《中国民族药志》（第三卷）收载的"石龙子"为石龙子科动物蝘蜓 *Lygosoma indicum*（Gray）的干燥全体[2]。2. 同科动物蓝尾石龙子 *Eumeces elegans* Boulenger 除去内脏的全体有小毒，彝族称为"阎毛嗤"，用于虚劳、淋巴结核、小儿疳积、妇女瘰疬[3]。

参 考 文 献

[1]《中华本草》编委会. 中华本草（第 9 册）. 上海：上海科学技术出版社，1999：404

[2] 曾育麟，周海钧. 中国民族药志. 第三卷. 成都：四川民族出版社，2000：129，130

[3] 贾敏如. 中国民族药志要. 北京：中国医药科技出版社，2005：259

（王兵娥 焦 玉）

21. *Eupolyphaga sinensis*（土鳖虫）

【民族药名】 土鳖虫（通称）；"布鲁布罗"（德昂族）；"项项吐勒"（藏族）。

【来源】 鳖蠊科昆虫地鳖 *Eupolyphaga sinensis* Walker 的雌虫体。捕捉后，置沸水中烫死，晒干或烘干。

雌雄异形，雄虫有翅，翅虫无翅。雌虫长约 3cm，体上下扁平，黑色而带光泽。头小，向腹面弯曲。口器咀嚼式，大颚坚硬。复眼发达，肾形；单眼 2 个。触角丝状，长而多节。前胸盾状，前狭后阔，盖于头上。雄虫前胸呈波状纹，有缺刻，具翅 2 对。

生活于地下或沙土间，多见于粮仓底下、老旧厨房、灶脚或油坊阴湿处。全国大部分地区均有分布。

【药用经验】 德昂族 用于跌打损伤、瘀血肿痛（《德宏药录》）。景颇族 效用同德昂族（《德宏药录》）。藏族 用于急腹症、腹绞痛（《中国藏药》）。土家族 用于跌扑损伤、白血病、肝癌、子宫颈癌、鼻炎癌、舌癌。仡佬族 幼虫用于腰痛。瑶族 用于跌打损伤、瘀血肿痛、闭经、产后腹痛（《湘蓝考》）。

【使用注意】　内服用量 3~10g。孕妇禁用。

【中毒与解毒】　可出现过敏反应,全身起小丘疹,瘙痒。停药后 1~2 天皮疹可消失,对消化道有刺激性[1]。

【药材鉴定】　性状　呈扁平卵形,长 1.3~3cm,宽 1.2~2.4cm。前端较窄,后端较宽,背部紫褐色,具光泽,无翅。前胸背板较发达,盖住头部;腹背板 9 节,呈覆瓦状排列。腹面红棕色,头部较小,有丝状触角 1 对,常脱落,胸部有足 3 对,具细毛和刺。腹部有横环节。质松脆,易碎。气腥臭,味微咸。

显微特征　粉末灰棕色。体壁碎片深棕色或黄色,表面有不规则纹理,其上着生短粗或细长刚毛,常可见刚毛脱落后的圆形毛窝,直径 5~32μm;刚毛棕黄色或黄色,先端锐尖或钝圆,长 12~270μm,直径 10~32μm,有的具纵直纹理。横纹肌纤维无色或淡黄色,常碎断,有细密横纹,平直或呈微波状,明带较暗带为宽。

薄层色谱　取本品细粉 1g,加甲醇 25ml,超声提取 30 分钟,滤过,滤液蒸干,加甲醇 5ml 使溶解,作为供试品溶液。另取土鳖虫对照药材 1g,同法制成对照药材溶液。吸取上述两种溶液各 10μl,分别点于同一以羧甲基纤维素钠为黏合剂的硅胶 G 薄层板上,以甲苯-二氯甲烷-丙酮(5:5:0.5)为展开剂,展开,取出,晾干,在紫外光灯(365nm)下检视。供试品色谱中,在与对照药材色谱相应的位置上,显相同颜色的荧光斑点。喷以香草醛硫酸试液,105℃烘至斑点清晰。供试品色谱中,在与对照药材色谱相应的位置上,显相同颜色的斑点。

【化学成分】　土鳖虫中主要成分为氨基酸,也含多种微量元素、甾醇和直链脂肪化合物。尚含原体胆甾醇、棕榈酸(hexadecanoic acid)和 5,4 二羟基-7-甲氧基黄酮、二十八烷醇、β-谷甾醇(β-sitosterol)、十八烷基甘油醚(鲨肝醇)、尿嘧啶(uracil)和尿囊素(allantoin)。此外,还含有生物碱[2~6]。

【药理毒理】　1. 对抗心脑缺氧的作用:土鳖虫水提物可使兔耐缺氧功能明显增强,使心脏在严重缺氧环境下较长时间里仍保持正常功能[2]。2. 对血液流变性的作用:土鳖虫水浸膏可使大鼠血球压积、全血高切黏度、全血低切黏度、红细胞聚集指数、红细胞刚性指数均明显降低,使红细胞沉降率、血沉方程常数明显升高,从而使血液黏度降低[3]。3. 抗突变作用:土鳖虫具有较明显的抗突变能力,特别表现出抗移码型基因突变能力。4. 促进骨折愈合的作用:土鳖虫可促进血管形成,改善局部的血液循环,用药后骨痂增长明显,促进骨生成细胞的活性和数量增加,促进破骨细胞数量增加,功能活动增强[4]。5. 保肝作用:土鳖虫雌成虫的己烷可溶性部分及 CCl_4 可溶性部分可抑制 D-半乳糖胺所致的肝损害[6]。6. 抗肿瘤作用:土鳖虫提取物可抑制肝、胃癌细胞的呼吸,并能抑制白血病细胞增殖[6]。

【附注】　本品又为常用中药土鳖虫。土鳖虫药材来源尚有同科昆虫冀地鳖 *Steleophaga plancyi*(Boleny)的雌虫干燥体。均有小毒,收入现版《中国药典》(一部)。冀地鳖的拉丁学名在许多文献上记载为 *Polyphaga plancyi*(Bolivar)。

参 考 文 献

[1] 高渌汶. 有毒中药临床精要. 北京:学苑出版社,2006:495,496

[2] 肖汉杨,李刚,吴骏,等. 土鳖虫药理作用最新研究进展医学信息,2005,18(8):1029,1030

[3] 王凤霞,吉爱国. 药用土鳖虫化学成分及药理作用研究进展. 中国生化药物杂志,2009,30(1):61-64

[4] 付英杰,田景振,郭之平. 土鳖虫化学成分制取方法及药理作用研究概况. 食品与药品,2005,7(4):28-30

[5] 苏德民,沈烈行,徐瑞军,等. 土鳖虫的化学成分及药理作用研究进展. 时珍国医国药,1997,8(2):153

[6] 杨红莲,刘梅. 土鳖虫的化学成分及药理研究. 陕西中医学院,2005,28(2):48-50

（何思文）

22. *Euroleon sinicus*（中华东蚁蛉）

【民族药名】　砂牛（佤族）。

【来源】　蚁蛉科昆虫中华东蚁蛉 *Euroleon sinicus*（Navas）幼虫（蚁狮）活体或干燥全体。有毒。春季、秋季从沙土中刨出,新瓦焙干或鲜用。

成虫略似蜻蛉,体黑褐色,具绒毛,尤以尾节明显,翅及腹部均细长。复眼 1 对,绿色,触角棒状,黑色,有光泽,长不及翅的一半,翅薄膜状,透明,具网状脉。足 3 对,腹侧具刺,尖端有小爪。幼虫形似臭虫,体长 6~18mm,土黄色至污白色,有黑褐色花纹,身上有散生和丛生的黑褐色硬毛,头部有 1 对钳状的颚,胸部有足 3 对。

成虫多在黄昏时飞行草丛间,产卵于干燥的沙土上。幼虫生活于断崖、墙根、屋檐下及不受雨淋的干砂地上。分布于陕西、甘肃、湖北、四川、云南等省。

【药用经验】　佤族用于疟疾、小儿高热、惊厥（《中佤药》）。

【化学成分】　主要含多肽、蛋白质[1]。以长链脂肪酸和脂肪酸酯为主,包括十二烷酸乙酯（dodecanoic acid ethyl ester）、十四烷酸（tetradecanoic acid）、十六烷酸乙酯（hexadecanoic acid, ethyl ester）、E-6-十四碳烯（E-6-tetradecene）、Z,Z-9,12-十八碳二烯酸（9,12-octadecanoic acid）、Z-9-十八碳烯酸乙酯（ethyl oleate）、十四碳酸乙酯（tetradecanoic acid, ethyl ester）[2]。

参 考 文 献

[1] 郭林瑞. 陕西宝鸡地区野生地牯牛初步研究. 中国中药杂志,2001,26（10）:711,712
[2] 殷彩霞,陈蔓妮,刘云华. 中草药地牯牛幼虫乙醇提取物 GC/MS 分析. 广东微量元素科学,2004,11(6):38-40

（向梅先）

23. *Gekko subpalmatus*（蹼趾壁虎）

【民族药名】　爬壁虎（仡佬族）;壁虎、守宫（土家族）。

【来源】　守宫科动物蹼趾壁虎 *Gekko subpalmatus* Güenther 的全体。有小毒。夏季、秋季捕捉,捕后将完整壁虎除去内脏,擦净,用竹片撑开,使其全体扁平顺直,晒干或烘干。

全长 10~14cm。吻斜扁,吻长明显大于眼径和眼至耳孔间的距离;吻鳞长方形,宽为其高的 2 倍,上缘与鼻间鳞、鼻孔相接,鼻孔圆形,近吻端,位于吻鳞、第 1 上唇鳞、鼻鳞之间;两上鼻鳞之间被 1 片小鳞隔开,个别的有 2 片小鳞相隔开;上唇鳞 8~11 片,下唇鳞 8~11 片,颏鳞三角形,颏片 3~5 对,大多数个体,大小很不一致,排列也不对称;眼大,瞳孔垂直椭圆形,颞部鼓起,耳孔明显,呈卵圆形,鼓膜内陷。头、躯干和四肢背面均被粒鳞而无疣鳞,喉部被以粒鳞,体腹面鳞片呈覆瓦状排列;趾成瓣状,趾间具蹼,第 1 趾无爪,具单行趾下瓣;尾略纵扁,背面被覆瓦状鳞片,腹面有 1 列横向扩大的鳞片,雄性具 7~11 个肛前窝,尾基部膨大,每侧有 1 个大疣鳞。体背灰褐色,躯干背面有 6~10 条浅色不规则横斑,尾背有 9~12 个浅色环状横斑;腹面白色。

生活在丘陵地区岩石缝隙或石块下,夜间活动,以昆虫为食。分布于浙江、江西、福建、广东、广西、四川、贵州。

【药用经验】　仡佬族　泡酒外涂用于蜈蚣咬伤（《民族药志要》）。土家族　用于中风瘫痪、瘰疬、恶疮、肺癌（《民族药志要》）。瑶族　用于中风瘫痪、手足不举、关节风痛、小儿疳积、肿瘤瘰疬（《湘蓝考》）。

【使用注意】 阴虚血少,津伤便秘者慎服。

【化学成分】 主要为胺类、蛋白质类,包括环（脯氨酸-亮氨酸）cyclo-（Pro-Leu）,环（丙氨酸-脯氨酸） cyclo-（Ala-Pro）,环（甘氨酸-脯氨酸） cyclo-（Gly-Pro）,环（丙氨酸-缬氨酸） cyclo-（Ala-Val）,6-氨基嘌呤核苷 （6-amino-9-D-ribofuranosyl-9H-purine）,尿嘧啶核苷（uridine）,脱氧胸苷（deoxythymidine）,次黄苷（hypoxanthine-9-β-D-ribofuranosid）,L-苯丙氨酸（L-phenylalanine）,5α-胆甾-3,6-二酮（5α-cholest-3,6-dione）,胆甾醇（cholesterol）,十六烷酸单甘油酯（1-O-hexadecanolenin）,硬脂酸（octadecanoicacid）[1]等。

【药理作用】 1. 平喘作用:对哮喘豚鼠模型干预作用的实验研究发现,壁虎粉有平喘作用[2]。2. 抗血栓形成和改善组织血液供应:将壁虎的醇提取物电刺激大鼠颈总动脉,可减少远端皮温下降度,说明其有不同程度的抗血栓形成的作用[3]。3. 毒性[4]:给小鼠尾静脉注射蹼趾壁虎80%乙醇提取物水溶液的 LD_{50} 为 0.49g/kg,腹腔注射的 LD_{50} 为 5.1g/kg;给小鼠肌注蹼趾壁虎的醇提取物水溶液 3.8g/kg 后,7 天内未见小鼠死亡。

参 考 文 献

[1] 李雯,王国才,张晓琦,等. 中药壁虎化学成分研究. 中国中药杂志,2010,35(18):2412-2415
[2] 白俊坤. 通脉散治疗血栓闭塞症脉管炎的实验研究. 天津中医,1990,7(3):5,6
[3] 廖大宏. 天龙乙醇提取液对中枢神经系统的作用及毒性的初步研究. 四川医学,1981,2(4):242,243
[4] 叶云珍. 中药壁虎的研究进展. 中药材,2009,32(7):1160-1163

（焦 玉 向梅先）

24. *Gryllotalpa africana* （蝼蛄）

【民族药名】 蝼蛄、土狗(通称);"保垒保垒"(阿昌族);"拉拉古"(白族);"苏绕米"(德昂族);"重"(侗族);"多苯"(毛南族);"干无"、"吉路斗"、"岗错里"、"官佐"(苗族);"咯里"(仫佬族);"夺碰"、土狗崽(水族);土小狗(彝族)。

【来源】 蝼蛄科动物非洲蝼蛄 *Gryllotalpa africana* （Palisot et Beauvois)的全体。有小毒。夏季、秋季耕地翻土时或夜晚用灯光诱引捕捉,用开水烫死,晒干。

体长形,淡黄褐色或暗褐色,密被短小软毛。雌虫体长 3.1~3.3cm。雄虫略小于雌虫。体长 2.8~3.0cm。头圆锥形,有丝状触角 1 对,第一节膨大,以后各节均较细。复眼卵形,黄褐色。前胸背板坚硬膨大,呈卵形,背中央有一条下陷的纵沟,长约 5mm。前翅革质较短,黄褐色,仅达腹部中央,形状近三角形。后翅大,膜质透明,翅脉呈网状,静止时卷缩折叠如尾状,超出腹部。腹部纺锤形,末节上生有尾毛 2 根,伸出体外。有足 3 对,前足特别发达,基节大,圆形,腿节强大而略扁,胫节扁阔而坚硬,尖端有锐利的扁齿 4 枚;后足也较发达,在胫节背侧内缘有 3~4 个能活动的刺,是与它种蝼蛄区分的主要特征。

喜栖于稻麦田或菜园潮湿温暖的土壤中,尤其是在大量施用过有机肥料的地方,多密集。昼伏夜出,有很强的趋光习性。分布于全国各地。

【药用经验】 阿昌族 用于小便不利、水肿(《德宏药录》)。白族 用于水肿、石淋、小便不利、瘰疬、痈肿恶疮(《大理资志》)。德昂族 效用同阿昌族(《德宏药录》)。侗族 用于尿路结石(《桂药编》)。景颇族 效用同阿昌族(《德宏药录》)。毛南族 效用同侗族(《桂药编》)。苗族　外用拔枪砂(《桂药编》)。用于水肿(《苗医药》)。仫佬族　用于肚胀(《桂药编》)。水族　用于治水肿(《水医药》)。土家族　用于水肿、经闭、小便不利、跌打损伤、胃痛、牙痛、疮肿疔毒等。瑶族　用于水肿、小便不通、大便秘结、膀胱结石、瘰疬、骨梗(《湘蓝考》)。彝族　用于水肿、尿闭、难产、阳痿(《哀牢》)。用于下身生疮、水肿病、无尿、瘟病、胎衣不下、尿胞痛、大肚子病(《彝动药》)。壮族　外用拔枪砂拔子弹(《桂药编》)。

【使用注意】　肝硬化引起的腹水肿不宜单独应用,气虚体弱者及孕妇忌服[1]。

【药材鉴定】　性状　体长形,淡黄褐色或暗褐色,密被短小软毛。雌虫体长 3.1～3.3cm。雄虫略小于雌虫。体长 2.8～3.0cm。头圆锥形,有丝状触角 1 对,第一节膨大,以后各节均较细。复眼卵形,黄褐色。前胸背板坚硬膨大,呈卵形,背中央有一条下陷的纵沟,长约 5mm。前翅革质较短,黄褐色,仅达腹部中央,形状近三角形。后翅大,膜质透明,翅膀呈网状,静止时卷缩折叠如尾状,超出腹部。腹部纺锤形,末节上生有尾毛 2 根,伸出体外。有足 3 对,前足特别发达,基节大,圆形,腿节强大而略扁,胫节扁阔而坚硬,尖端有锐利的扁齿 4 枚;后齿也较发达,在胫节背侧内缘有 3～4 个能动的刺,是与它种蝼蛄区分的主要特征。药材质软易碎,有特异的腥臭气。

【化学成分】　丙氨酸(alanine)、组氨酸(histidine)、缬氨酸(valine)含量较高。睾丸中含有丙氨酸、天冬氨酸(aspartic acid)、谷氨酸(glutamic acid)、甘氨酸(glycine)、组氨酸、异亮氨酸(i-soleucine)、缬氨酸、酪氨酸、丝氨酸(serine)、脯氨酸(proline)、亮氨酸(leucine),其中以脯氨酸浓度最高。尿中含胱氨酸(cystine)、赖氨酸(lysine)、精氨酸(arginine)、天冬氨酸等。在组成氨基酸中必需氨基酸占 31.7%,半必需氨基酸占 13.5%,药用氨基酸占 52.5%;在游离氨基酸中必需氨基酸占 11.8%,半必需氨基酸占 12.6%,药用氨基酸占 55.6%[1]。

【药理毒理】　毒性问题:给小鼠饲喂蝼蛄粉 5 g/d,连续 1 个月,家兔 0.5 g/(kg·d)连续 2 个月,均未见毒性反应。小鼠发育正常,雌鼠正常怀孕,幼鼠发育良好。家兔体重、白细胞计数、血红蛋白含量测定、尿蛋白及沉淀检查均未发现异常,表明无长期毒性反应[1]。

【附注】　1. 同属动物华北蝼蛄 *Gryllotalpa unispina* (Saussure)全体也有小毒。在佤族也称为土狗、蝼蛄。全体用于水肿、小便不利及用于拔刺(《中佤药三》)。其动物形态、习性均与蝼蛄相似,仅体型较大,体长 3.9～4.5cm,体色略浅,腹部圆筒形,后足胫节背侧内缘有可活动的刺 1 根或消失。2. 有资料记载,中国的非洲蝼蛄应为东方蝼蛄 *Gryllotalpa orientalis* Burmeister。

参 考 文 献

[1] 苗明三. 实用中药毒理学. 上海:第二军医大学出版社,2007:347

(胡　婧)

25. *Gryllus chinensis*(蟋蟀)

【民族药名】　蛐蛐(阿昌族);蟋蟀(白族);"打共"(傣族);"阿丹"(德昂族);基、蛐蛐(水族);将军(佤族);大将军、斗鸡、蛐蛐、秋虫(瑶族)。

【来源】　蟋蟀科昆虫中华蟋蟀 *Gryllus chinensis*(Weber)的全体。有小毒。夏季、秋季捕捉后用开水烫死,晒干。

形圆长,色黑褐。成虫体长 1.5～2cm。头阔大呈圆形,复眼黑色呈椭圆形,单眼 3 个,触角呈长线状,超过体长,口器为发达的咀嚼式。有两片锯刀形大腭,黄褐色或紫褐色,为争斗的利器。前胸长方形,有斑纹。足 3 对、后肢强大,善能跳跃。雌雄异形,雄虫前翅其缘殆达腹部的末节,右翅在上,质纹硬,表面有波状脉,左翅在下,质较软而透明。雄虫翅短,腹部大,尾后有一产卵器,呈细管状,末端似矛头,其长度不达后足末端。尾端均有尾毛 1 对[1]。

多生活于较潮湿的耕地、溪沟边、乱石堆或草丛中,性好斗,以植物为食。全国各地均有分布[1]。

【药用经验】 阿昌族 用于水肿、小便不通、尿路结石、肝硬化腹水（《德宏药录》）。白族 用于尿闭、水肿、臌胀（《大理资志》）。傣族 用于水肿《傣医药》。德昂族 效用同阿昌族（《德宏药录》）。景颇族 效用同景颇族《德宏药录》。水族 用于腹水（《水医药》）。佤族 用于水肿、小便不利（《中佤药三》）。瑶族 用于阴痿、水肿及小儿遗尿（《湘蓝考》）。

【药理作用】 1. 解热作用:蟋蟀的醇浸出物,对于因温刺法、注射牛乳、大肠杆菌、疫苗及肾上腺素而致发热的家兔,有显著解热作用,但对热射病的家兔无效。实验者认为此种解热作用远胜于地龙的醇溶性浸出物及水浸液[1]。2. 抗癌作用:本品提取物对大鼠 W_{256}、小鼠 S_{180} 有明显抑制作用,对体外培养的小鼠艾氏腹水癌细胞有抑制作用。蟑螂油对异种移植人食管癌小鼠有显著抗癌作用。蟑螂油有免疫增强作用,能促进溶血素形成,并可促进 E 花结的形成。

【化学成分】 壳聚糖[2]。

参 考 文 献

[1] 谢宗万. 全国中草药汇编(下册). 第 2 版. 北京:人民卫生出版社,1996:690
[2] 王敦,胡景江,刘铭汤. 从蟋蟀中提取壳聚糖的研究. 西北林学院学报,2003,18(3):79-81

（向梅先）

26. *Gyrinus curtus*（豉虫）

【民族药名】 写字公公虫、"万莫"（彝族）。

【来源】 豉甲科动物豉虫 *Gyrinus curtus* Motsch. 的全虫[1]。有毒。夏季、秋季捕捉,鲜用,或用沸水烫死后晒干。

虫体椭圆形,雄虫长约 7mm,雌虫较大。色黑或黄,有光泽。头顶及前胸背皆光滑。上唇多有直皱纹。复眼分离,有上、下 2 对复眼。上方的 1 对以适应在空气中视物,下方的 1 对以适应在水中视物。触角短小,9 节,黑色,仅第 2 节的分枝呈褐色。足 3 对,赤褐色,前肢长,中、后肢短小而侧扁,适应于游泳。翅鞘有刻点,尾端略突出翅外。

生活于池沼中,常在水面旋回游泳,夜间飞行空中。分布于我国南方各地。

【药用经验】 彝族 用于哑瘴、膈食（《民族药志要》）。

【使用注意】 本品有毒,内服宜慎。内服 1 枚,用白梅裹,含之[2]。

参 考 文 献

[1]《中华本草》编委会. 中华本草(第 9 册). 上海:上海科学技术出版社,1999:195
[2] 郭晓庄. 有毒中草药大辞典. 天津:天津科技翻译出版公司,1992:462

（王雪芹　陈吉炎　马丰懿）

27. *Hagenomyia micans*（地牯牛）

【民族药名】 "地牯牛"（通称）；"敬蛄孤"（苗族）。

【来源】 蚁蛉科昆虫黄足蚁蛉 *Hagenomyia micans*（Maclchlan）的幼虫[1]。有毒。春季、秋季捕捉，鲜用，或用沸水烫死，晒干或烘干。

体长 32mm，翅展 73mm。身体瘦长，似蜻蜓。头宽于前胸，两复眼褐色，头黑色，口器黄色，触角棒状黑色，柄节黄色。前胸黄色，背面有 2 条宽的褐色纵带，前胸有黄色长毛。中后胸黑色，明显大于前胸。足黄色，并有黄色长毛翅，透明，有淡彩色的反光，翅膜质柔弱。前后翅形状大小和翅脉相似，翅脉黄色。腹部暗褐色。幼虫形似蜘蛛，体长 6～18mm，土黄色至污白色，有黑褐色花纹，身上有散生和丛生的黑褐色硬毛，头部有 1 对钳状的颚，无翅，胸足 3 对，腹部较大[1]。

成虫生活于草丛中，多于黄昏时飞行；幼虫居于干燥砂地土中，营漏斗状穴，潜伏穴底，待小昆虫堕入，即捕食。分布于华南及台湾、四川等地[1]。

【炮制】 炒后降低毒性，并矫臭味[2]。炒制：将地牯牛置锅中，文火炒至微黄时，取出放凉。

【药用经验】 仡佬族　敷脚心用于产后胎盘不下（《民族药志要》）。苗族　用于难产、平肝息风、拔毒消肿、镇痉（《苗医药》）。瑶族　用于砂淋、疟疾、瘰疬（《湘蓝考》）。

【使用注意】 用量 1～3g，不可过量。

【化学成分】 幼虫主要含脂肪羧酸和脂肪羧酸酯[3]。从幼虫的乙醇提取物中分得十二烷酸乙酯（dodecanoic acid ethyl ester）、十四烷酸乙酯（ethyl tetradecanoic acid）、十六烷酸乙酯（hexadecanoic acid, ethyl ester）、十四烷酸乙酯（tetradecanoic acid, ethyl ester）、十四烷酸（tetradecanoic acid）、E-6-十四碳烯（E-6-tetradecene）、Z, Z-9, 12-十八碳二烯酸（9, 12-octadecanoic acid）、Z-9-十八碳烯酸乙酯（ethyl oleate）。

【药理毒理】 对心血管系统的作用：醇和水提取物对小白鼠血栓形成有显著抑制作用，并有收缩外周血管效应和舒张心房肌作用，还能延长凝血和出血，有抗凝作用。

参 考 文 献

[1]《中华本草》编委会. 中华本草（第9册）. 上海：上海科学技术出版社，1999：175

[2] 田华咏，瞿显友，熊鹏辉. 中国民族药炮制集成. 北京：中医古籍出版社，2000：181，182

[3] 殷彩霞，陈蔓妮，刘云华. 中草药地牯牛幼虫乙醇提取物 GC/MS 分析. 广东微量元素科学，2004，11（6）：38-40

（焦　玉）

28. *Hemidactylus bowringii*（纵斑蜥虎）

【民族药名】 "郑能"（瑶族）。

【来源】 壁虎科动物纵斑蜥虎 *Hemidactylus bowringii*（Gray）的全体。有小毒。夏季、秋季捕捉，多在晚间灯光下昆虫聚集处进行。捕得后，将其捏死，用文火烘干，或鲜用。

全长约 11cm。头部略成三角形，吻端尖。尾部略短于体部，尾呈圆筒形，先端尖，无棘鳞。眼在外鼻与耳孔的中间。头部与体背面覆盖着同样的细鳞，尾背面覆盖的鳞稍大。指、趾发达，具爪，指间鳞为 2 纵列。体背面灰黄色；有暗褐色或暗灰色的斑纹。尾部暗褐色；有带状斑纹；

腹面黄白色。

白昼栖于墙缝、屋檐、树洞或石隙中,晚上出来到灯光照射处活动,捕食小昆虫。分布于福建、台湾、广东、海南、广西、云南等省区。

【药用经验】　瑶族　用于中风瘫痪、手足不举、小儿疳积、破伤风、食道癌、宫颈癌和蟹螯伤等(《民毒药研用》)。

【使用注意】　内服,每日1~3条,炙焙研末冲服,入散剂或用生肉蒸熟吃。

【中毒与解毒】　体虚者及孕妇慎用。

【化学成分】　尾肌主要含蛋白质、氨基酸和多种酶[1],如天冬氨酸(aspartic acid)、谷氨酸(glutamic acid)、缬氨酸(valine)、异亮氨酸(isoleucine)、亮氨酸(leucine)、酪氨酸(tyrosine)、苯丙氨酸(phenylalanine)、脯氨酸(proline)、苏氨酸(threonine)、丝氨酸(serine)、赖氨酸(lysine)、组氨酸(histidine)、抗坏血酸(vitamin C)、糖原(glycogen)、非硫酸化葡糖胺聚糖、磷酸化酶(phosphorylase)、琥珀酸脱氢酶(succinatedehydrogenase)、β-葡糖苷酸酶(β-glucuronidase)、β-羟丁酸脱氢酶(β-HBDH)、乳酸(lactic acid)及苹果酸脱氢酶(malate dehydrogenase)、细胞色素氧化酶(cytochrome oxidase)等。胆汁含牛磺鹅去氧胆酸(taurochenodeoxycholic acid)、甘氨猪去氧胆酸(glycohyodeoxycholic adid)。

参 考 文 献

[1]《中华本草》编委会. 中华本草(第9册). 上海:上海科学技术出版社,1999;403

（焦　玉）

29. *Holotrichia diomphalia*（蛴螬）

【民族药名】　"寄勒"(阿昌族);"阿格任"(德昂族);"蛴螬"(瑶族)。

【来源】　金龟甲科昆虫朝鲜金龟甲 *Holotrichia diomphalia*（Bates）的幼虫体。有毒。一般5~8月在树根、草根附近深3~7cm的土中生长,在翻土耕地时发现提取,用开水烫死,晒干。

体呈长椭圆形,长1.6~2.1cm,宽0.8~1.1cm。黑棕色或黑褐色,具光泽,有黄褐色细毛;翅鞘上有几条隆起的暗纹。幼虫即蛴螬,呈长圆柱形,体黄白色,长2~2.5cm,宽1~1.3cm,全体有环节;头部小,足3对,短而细。

生于土中,全国各地均有分布。

【药用经验】　阿昌族　用于丹毒、痈肿、痔漏、目翳(《德宏药录》)。德昂族　效用同阿昌族(《德宏药录》)。景颇族　效用同阿昌族(《德宏药录》)。瑶族　用于恶疮、丹毒、痔漏、目中翳障(《湘蓝考》)。

【使用注意】　有毒。内服用量0.9~1.5g;外用适量,捣烂敷患处或取汁点眼。

【药材鉴定】　性状　本品呈长圆形或弯曲成扁肾形,长约3cm,表面棕黄色、棕褐色或黄白色。全体有环节,头部较小,棕褐色;胸部有足3对,短而细,体壳较硬、脆。足生有很密的黄白色细毛;内呈空泡。气腥,味微咸。

【化学成分】　主要含生物碱、有机酸、多肽或蛋白质、氨基酸、糖类、甾体化合物。有机酸有棕榈酸(palmitic acid)、癸酸(capric acid)、十六碳烯酸(hexadecenoic acid)、肉豆蔻酸(myristic acid)等[1]。

【药理作用】　1. 扩张血管的作用:蛴螬对实验性视网膜阻塞有扩血管的作用[2]。2. 抗肿瘤活性:蛴螬提取物对 A549 细胞增殖有明显抑制作用,并出现典型的凋亡形态变化[3];蛴螬对人宫颈癌 Hela 细胞有抑制作用[4];蛴螬提取物在体外对 MCF-7 人乳腺癌细胞株有明显的抑制增殖作用[5];血清学实验表明蛴螬提取物具抗肿瘤活性[6]。

参 考 文 献

[1] 董庆峰,张崇禧,张书峰,等.蛴螬的化学成分及药理作用研究进展.药学实践,2008,26(1):14-16

[2] 叶群如,彭清华,张波涛.蛴螬对实验性视网膜经脉阻塞兔 HSP70 表达的影响及意义.中国中医眼科杂志,2008,18(5):261-268

[3] 崔春爱,李莉,杨万山,等.蛴螬提取物诱导人肺癌 A549 细胞具凋亡的机制研究.辽宁中医杂志,2009,36(8):1317,1318

[4] 李香丹,孙抒,宋莲莲,等.蛴螬粗提物对人宫颈癌 HeLa 细胞诱导凋亡作用及其机制.肿瘤防治研究,2008,35(7):491-494

[5] 金华,孙抒,于柏艳,等.蛴螬提取物对 MCF-7 人乳腺癌细胞株凋亡的影响.中国病理生理杂志,2008,24(1):93-96

[6] 金龙男.蛴螬提取物抗肿瘤作用的实验研究.吉林:延边大学医学部硕士学位论文,2006:1-30

(向梅先)

30. *Huechys sanguinea*(红娘子)

【民族药名】　红娘子(通称);红蝉(瑶族)。

【来源】　蝉科昆虫黑翅红娘子 *Huechys sanguinea* De Geer 的虫体。有大毒。夏季、秋季早晨露水未干时,带好手套及口罩,进行捕捉。捕后投入沸水中烫死,捞出,干燥。

　　体较大,体长 15~25mm,宽 5~7mm。头黑色,复眼褐色,突起,成半球形,单眼 3 个,淡红色,基部全被黪以长毛。胸部黑色,中胸背两侧有一个较大的朱红色斑块,前翅黑色,翅脉黑褐色;后翅淡褐色,透明,翅脉黑褐色,腹部朱红色。

　　成虫常栖息于草间、低矮的树丛中。分布于我国南方各地。

【炮制】　米炒可降低毒性,除去腥臭气味,可供内服。米炒:将米置热锅内,用文火加热炒至冒烟时,投入净红娘子拌炒,至米呈焦黄色为度,取出,筛去米,摊凉。

【药用经验】　苗族　用于血瘀经闭、淋巴结结核、狂犬咬伤;外用于疥癣疮疡(《民族药志要》)。瑶族　外用于瘰疬、癣疮;内服用于血瘀经闭、狂犬咬伤(《湘蓝考》)。

【使用注意】　本品有剧毒。研末入丸、散,用量 1~3g;外用适量。体虚及孕妇禁用[1]。

【中毒与解毒】　中毒时出现明显的中枢神经系统症状和消化系统症状,如头晕、头痛、烦躁失眠、视物不清、发音困难、口唇发麻、四肢麻木;严重者下肢瘫痪、大小便屎等。对消化道刺激引起恶心、呕吐、腹部绞痛及便血等症状。解救方法:(1)赤石脂末 30g,鸡蛋清 5~7 只,牛奶 2 碗,水调服用。(2)口服中毒如超过 5 小时者,宜用芒硝 10g 冲服,以泻下解毒。

【药材鉴定】　性状　虫体呈长圆形,尾部较狭,似蝉而形较小,长 1.5~2.8cm,宽 5~7mm。头黑,嘴红。复眼大而突出。颈部棕黑色,两肩红色。背部有 2 对黑棕色有膜质翅,内翅较薄而透明,均有明显的细纹。胸部棕黑色,有足 3 对,多已脱落。腹部红色,具 8 个环节,尾部尖,质松而轻,剖开体内可见呈淡黄色。气微臭,味微辛。

【化学成分】　含斑蝥素(cantharidin),又含红、黑两种色素。脂肪酸类如油酸(oleic acid)、棕榈酸(palmitic acid)、硬脂酸(stearic acid)、辣木子油酸(behenic acid)、肉豆蔻酸(myristic acid)、月桂酸(lauric acid),氨基酸类如谷氨酸(glutamic acid)、丙氨酸(alanine)、精氨酸(arginine)等[2]。

【药理毒理】　毒性:主要毒性成分为含斑蝥素。误服本品可致消化道黏膜炎性病变和坏死,引起肾小球变性、心肌出血、肝轻度脂肪样变等[3]。

【附注】　蝉科同属昆虫褐翅红娘子 *Huechys philaemata* Fabricius 的虫体在苗族及瑶族同等药用,也有毒(《民族药志要》、《湘蓝考》)。其炮制方法、使用注意、中毒想象及解毒方法与黑翅红娘子相同。褐翅红娘子分布于江苏、浙江、福建、台湾、四川、广东、广西等地。形态与黑翅红娘子的主要区别为前翅褐色,后翅淡褐色,半透明。

参 考 文 献

[1] 谢宗万. 全国中草药汇编(下册). 第 2 版. 北京:人民卫生出版社,2000;271,272

[2] 王淑敏,高士贤,郭中奎,等. 动物药红娘子的研究进展. 基层中药杂志,1994,8(3):34,35

[3] 周立国. 中药毒性机制及解毒措施. 北京:人民卫生出版社,2006:298

(向梅先)

31. *Hystrix hodgsoni*(豪猪)

【民族药名】　"崩命聋"(傣族);"河朴"(基诺族);"捕"(傈僳族);刺猪、硬刺猪(佤族);刺箭猪(瑶族);"独命"、"独全"(壮族)。

【来源】　豪猪科动物豪猪 *Hystrix hodgsoni* (Gray)的棘刺、肉、胃。肉有毒。捕杀后,剥皮取刺,剖腹,取肉及胃,鲜用。

为一种大型啮齿动物。体长约 65cm。身被长而硬的棘刺。额到颈背部中央有一条白色纵皱纹;四肢、腹部之刺短小而软,呈棕色。臀部棘长。尾甚短。全身棕褐色。棘刺一般呈纺锤形,中空,乳白色,中间有 1/3 为浅褐色。

栖息于山坡、草地或密林中。洞居,以草根、竹笋、野果为食。分布于长江流域以南及陕西等地。

【药用经验】　傣族　胃:用于心胃气痛、胸腹胀痛、口吐酸水(《傣药志》)。基诺族　胃:用于胃痛。棘刺:炭化后用于消化不良、流鼻血(《基诺药》)。傈僳族　棘刺:用于胃痛、皮肤过敏。佤族　胃:用于胃痛。棘刺:用于鼻衄、鼻出血不止(《中佤药》)。瑶族　棘刺:烧存性研粉冲酒或冲开水口服,分别用于血崩中的"寒崩"、"热崩"(《桂药编》)。肉:用于大便不畅。胃:用于黄疸、水肿脚气。棘刺:行气,止心气痛(《湘蓝考》)。彝族　胃:用于胃寒疼痛、食积不化(《哀牢》)。壮族　棘刺(烧存性):研粉泡酒服,用于风湿关节痛、类风湿性关节炎;研末吹入患耳用于中耳炎(《桂药编》)。

【使用注意】　肉有毒。风盛者不可多食[1]。

参 考 文 献

[1] 郭晓庄. 有毒中草药大辞典. 天津:天津科技翻译出版公司,1992;606,607

(王雪芹　陈吉炎　马丰懿)

32. *Japalura flaviceps*(草绿龙蜥)

【民族药名】　"猫瑞梅赫"、活马蛇(满族);四脚蛇(彝族)。

【来源】 鬣蜥科动物草绿龙蜥 *Japalura flaviceps* Barbour et Dunn. 的全体。有毒。夏季、秋季捕捉,捕后处死,鲜用或烘干。

体长 75mm 左右,尾长约为体长的 2 倍。吻钝圆,吻长为眼径的 1.5 倍;鼻孔在鼻鳞的中央;鼻鳞、吻鳞与第 1 枚上唇鳞之间各介有 2~3 枚小鳞;鼓膜处覆以细鳞。头部鳞片大小不一,均具棱,颞部上方有数枚分散的锥鳞;背鳞小,体侧鳞更小;背脊鬣鳞越向后越小,至尾基部消失;鬣鳞两外侧有一纵行棱鳞,尾略侧扁,末端成鞭状;背腹鳞片均具棱,四肢的棱鳞较大。咽喉部有横沟褶,褶部的鳞细小,后肢前伸时可达眼后方,雄性在生殖季节有喉囊,鬣鳞发达。生活时体色斑纹有变异,最常见者为草绿色或棕绿色;头部有 5~6 条深横纹;背部有 4~5 条宽横斑,两侧有黄色宽纵纹,纵纹外侧为紫黑色纹;眼周有辐射状黑纹;四肢具横纹;尾部有 20 余条深浅相间之环纹;腹面白色,喉部微带灰黑色纹。指、趾侧扁,各 5,指、趾端均具锐爪。

栖息于山边、路旁的草丛及乱石中,以昆虫为食。分布于陕西、甘肃、河南、湖北、湖南、四川、贵州、云南、西藏等地。

【药用经验】 满族 本品放入打破生鸡蛋的小孔中,将孔用纸封闭后烤熟食服,用于小儿疳症(《民族药志要》)。彝族 用于心口痛、小儿疳积、疮毒、妇女病、久病体虚(《彝动药》)。

(焦 玉)

33. *Laccifer lacca*(紫草茸)

【民族药名】 "加杰"、"加解"(藏族);"米克马克苏力"(维吾尔族)。

【来源】 胶蚧科昆虫紫胶虫 *Laccifer lacca* Kerr. 的雌体在树枝上分泌的树脂状胶质。有小毒。夏季、秋季采收,置干燥阴凉通风处干燥。

紫胶虫雌成虫身体为不规则的圆球状,呈黄褐色至紫红琥珀色,其头、胸、腹三体段分段不明显。体长约 5mm,宽约 3mm。表面有 3 个突起,其中 1 为肛门,另 2 个为中胸气门,周围环绕有丝状蜡质。无足。腹部无气门。触角细小,不易见。肛门四周有肛门环和肛门棘包围。雄成虫身体为长梭形,呈鲜朱红色,体长 2~3mm。头、胸、腹三个体段分段明显。前方有一对背单眼及一对腹单眼,皆细小,带薄翅,或缺如;触角一对,细长向前伸。足 3 对,细弱,呈浅黄色。

紫胶虫一年发生两代。幼虫分别于每年 4~5 月和 9~10 月孵化,孵化后爬到寄主树嫩枝上聚集,固定于树上取食树液,并分泌胶质覆盖身体外。雌虫雄虫都在其固有的胶壳内发育,雄虫寿命很短,一般一天内就能完成羽化交配受精作用而死亡,雌成虫交配后即开始大量泌胶,泌胶大量激增期为 1 个月至 1.5 个月,然后停止泌胶准备产卵,一个雌成虫产卵量一般为 200~500粒(多至 1000 粒左右),产出的卵停留在腹壁与虫体之间所构成的卵化室内,卵产出后 1~2 小时(最短 6 分钟)即行孵化。主要分布于云南,四川亦有。

【药用经验】 维吾尔族 用于气短多汗、脾胃不适、肝疾、月经不调、津液污浊(《维药志》)。藏族 用于热痨热、肿毒恶疮、瘀血不化(《部藏标》)。用于血热症、痘毒不易透发、肿毒恶疮、难产(《藏标》)。用于血痨热、痘毒不易透发、难产(《中国藏药》)。

【使用注意】 内服用量 1.5~6g;外用适量,多作油膏用[1]。

【药材鉴定】 性状 呈槽状半圆柱形或块状,长 1~7cm,厚 0.5~2cm。表面紫红色或紫褐色,凹凸不平,有皱纹及小虫眼孔隙,一面凹入成沟,边缘钝圆。质硬而脆,可折断。断面有放射状排列的长圆形虫窝,其内常见白色粉末或紫黑色的死虫体。气微,味微涩[1]。

【化学成分】 含虫胶质 74.5%,蜡 4%~6%,色素 6.5%,虫体、木片等夹杂物 9.5%,水分 3.5%。

虫胶质为虫胶酸（shellolic acid）及紫胶桐酸（aleuriticacid）等混合胶脂所组成的高分子化合物。蜡为二十五醇（tachardiacerol）、三十二醇（laccerol）等醇与三十二酸（lacceric acid）、二十六酸（cerotic acid）等酸所组成之酯。色素主要为虫胶红酸（laccaic acid），是一种蒽醌衍生物的红色素[2]。

参 考 文 献

[1] 卫生部药典委员会. 中国药典（一部）. 1977 年版. 北京：人民卫生出版社，1977：588
[2] 夏丽英. 现代中药毒理学. 天津：天津科技翻译出版公司，2005：617

（黄丹丹　聂　晶　康四和）

34. *Lutra lutra*（水獭）

【民族药名】　水獭肝（肝的通称）；"混得孜巴乌勒"（哈萨克族）；"哈琉因-麻哈"（蒙古族）；"打班"（水族）；"陕姆"（藏族）；水狗、獭猫（佤族）；"以申"（彝族）。

【来源】　鼬科动物水獭 *Lutra lutra* Linnaeus 的肝脏、肉、骨骼、心、肺等。肝脏有小毒。全年均可捕捉，捕得后剖腹取肝，连同心、肺，去净油脂、肌肉，洗净血液，悬通风处阴干。肉多鲜用。

属半水栖生活的动物。体细长呈圆筒状，长 60~80cm，体重 2~7.5kg；雄较雌大。头部宽而稍扁，吻端短粗，须粗硬，鼻垫小，眼小，耳小而圆。四肢粗短，趾间具蹼。爪短、侧扁而尖锐；下颌中央有数根短的硬须；在前肢腕垫后面有较短的刚毛数根。尾细长，超过体长之半。全身毛短而密，呈棕黑色或咖啡色，具丝绢光泽。上唇白色，颊两侧及颈下为污白色。腹毛较长呈栗棕色，余者毛色为棕褐色或咖啡色。

栖息于河流、湖泊、水透明度较大及水生植物较少而鱼类较多处。水獭的洞穴较浅，多居自然洞穴，常位于水岸石缝底下或水边灌木丛中，常独居，不成群。具夜行性，以各种鱼类为食。分布于黑龙江、吉林、陕西、甘肃、浙江、福建、台湾、湖北、湖南、广东、广西、四川、云南、西藏等地。

【药用经验】　蒙古族　肉：助阳，补肾，止咳，杀虫。用于身体虚弱、遗精、少精、阳痿等（《民族药志要》）。水族　肝：用于肺痨、肺炎（《水医药》）。藏族　肝：用于眼病、水肿、尿闭、经闭。肉：用于肾寒、精液枯竭；骨用于水肿病。犬齿：用于鱼骨梗喉不出。尾：用于壮阳。粪：用于子宫病。毛：外用止血（《中国藏药》）。土家族　养肺补腰，止咯，杀虫。用于肺痨消瘦、咯血、气痛（《土家药》）。佤族　肝：用于咳嗽咯血、虚劳咳嗽。肺：用于开放性肺结核。骨骼：用于风湿关节疼痛（《中佤药》）。瑶族　肝：用于虚劳咳嗽、潮热盗汗、气喘夜盲（《湘蓝考》）。彝族　肉：用于肺上有病、吐血。骨：用于风湿疼痛。肺：用于肺痨咯血、骨蒸劳热。心：用于心口痛。肝：用于肝、肺、胃三部疾病以及刀枪伤、外伤流血、疮疡溃烂、伤疤作痛、瘀血积滞等外伤病（《彝动药》）。

【药材鉴定】　性状　水獭肝呈大小不等的团块，常连有心、肺及气管部分，长约 13cm（包括心、肺）。肝脏位于心、肺之下，中间有一条大血管相连，肝脏分为 6 片，每片长 4~6cm，直径 2~4cm，黑褐色，呈扁圆形，边缘较薄。正面观左右两叶对称，另两叶较小，生于右侧之下方。两侧肝叶的中间为动脉血管，直径约 1cm。右血管后方的上部，有 1 对橘瓣状的瘤状物，由 15~20 个小瘤块紧密排列而成。肺脏在肝脏的上方，分为 6 片，左 2、右 4，灰棕色，中间为较粗的气管，气管的后下方为心脏，呈黑棕色。质硬不易折断，断面呈黑棕色，胶质状。有鱼腥气。

【附注】 水獭为国家二级重点保护动物,限制捕猎。

（焦 玉）

35. *Lygosoma indicum*（石龙子）

【民族药名】 "古日勒吉格额"（蒙古族）;"查藏"、"藏巴"（藏族）;猪仔蛇（佤族）

【来源】 石龙子科动物蝘蜓 *Lygosoma indicum*（Gray）的全体、肉、胆。有小毒。春季、夏季、秋季皆可捕捉,摔死或用开水烫死后,晒干或烘干。

体长 4.5~7.0cm,尾长 6.5~7.5cm,头部扁三角形,躯干扁圆形,尾部略呈圆锥状,全体被扇面形鳞片,鳞片光滑无棱脊;活体背部从头到尾部具暗铜绿色光泽,并有 3 条纵向色带,黑色,带间点缀连成花纹,背侧有黑色条纹,腹鳞明显,呈粉红色或灰白色;液浸标本遍体为灰褐色。头部圆钝,吻鳞较大,与额鳞、鼻鳞相连,上鼻鳞一对,左右相触,介于吻鳞与额鼻鳞之间,无鼻间鳞,鼻孔开口于卵形鼻鳞的中外方,上下唇鳞各 7 片,眼上鳞 4 片,下眼睑鳞片较小,颊鳞有 2 片,眼后鳞 3 片,眼前鳞 2 片,均较小,耳孔明显;开口于颈侧,肛前鳞 2 片,大而明显,具自残和再生能力,四肢短而细弱,每肢具 5 趾,前肢第三指较长,后肢第二趾最长,指趾端均具爪[1]。

生于山坡石堆的杂草丛间,行动敏捷。主要以甲虫、蝇、蚊、蜘蛛及其他昆虫为食。分布于我国陕西、甘肃、江苏、安徽、浙江、江西、福建、台湾、河南、湖南、广东、广西、四川、西藏等省区[1]。

【药用经验】 蒙古族 镇静,滋阴止咳。用于癫痫、咳喘、慢性湿疹、淋巴结核。（《民族药志三》）。藏族 祛风,解毒,止痛,壮阳。用于阳痿、遗精（《民族药志三》）。佤族 用于小儿营养不良、体虚黄瘦（《中佤药》）。

【使用注意】 本品有毒,用量 1~3g。

【药材鉴定】 性状 头部呈扁三角形,躯干部扁圆形,长为 4.5~7cm。尾部略呈扁圆锥状,长为 6.5~7.5cm。体色为黄褐,腹部白色,略带红铜色光泽,背部光滑,体表密布细小鳞片,背正中具 3 条白色与深黑色条纹,相间排列,前肢稍短,后肢稍长,每肢均有 5 指、5 趾,指、趾细长而尖,齿端具爪。气微腥,味淡。

【附注】 1. 本种干燥全体在《中国民族药志》（第三卷）以"石龙子"为名收载。2. 石龙子科动物石龙子 *Eumeces chinensis*（Gray）的干燥全体在土家族、傣族作"石龙子"药用,有小毒。3. 石龙子科动物蓝尾石龙子 *Eumeces elegans* Boulenger 除去内脏的全体有小毒,彝族称为"阁毛嗤",用于虚劳、淋巴结核、小儿疳积、妇女瘰疬（《彝药集》）[2]。

参 考 文 献

[1] 曾育麟,周海钧. 中国民族药志. 第三卷. 成都:四川民族出版社,2000:129,130
[2] 贾敏如. 中国民族药志要. 北京:中国医药科技出版社,2005:259

（杨芳云）

36. *Lytta caraganae*（青娘子）

【民族药名】 "革个若齐石"（阿昌族）;"闲兰"（德昂族）;相思虫（苗族）。

【来源】 芜青科动物绿芜青 *Lytta caraganae* Pallas. 的虫体。有毒。4~5 月捕捉,捕得后入沸水中烫死,晒干或烘干。

体绿色或蓝绿色,有光泽。体长 12～20mm,宽 4～5mm。头略呈三角形,蓝紫色,眼小,微突出,额前端复眼之间有 3 个小凹陷横列,额中央有一小红圆斑。复眼肾形,触角 11 节,念珠状,末节末端尖锐。鞘翅两侧平行,表面刻点密集呈皱状,隐约可见 3 条平行纵脊纹,膜翅淡棕色,前胸横阔,腹部分节呈环纹状,腹面具短绒毛,足细长。

多生活于蚕豆、花生及其他豆科植物上。广泛分布于全国各地。

【炮制】　米炒能降低毒性及矫正臭味[1]。米炒青娘子:先将大米或小米用清水浸湿后,在锅内均匀地平铺一层,用文火加热,待冒烟时,迅即入净青娘子,用扫帚轻轻翻动米,熏炒至表面带火色时,及时轻轻将药扫出,筛去焦米,放凉;或先将锅烧热,放入大米或小米,待冒烟时迅即倒入净青娘子,翻炒至表面带火色,米呈黄褐色时,及时取出,筛去焦米,放凉。每 100kg 青娘子,用大米(或小米)20kg。

【药用经验】　阿昌族　用于腰腿酸痛、风湿麻木;外用于跌打损伤、骨折、外伤出血(《德宏药录》)。德昂族　效用同阿昌族(《德宏药录》)。景颇族　效用同阿昌族(《德宏药录》)。苗族　用于瘰疬、狂犬咬伤。蒙古族　利尿,散瘀,解毒。用于淋病、经闭、制狂犬毒、疥癣、痈疽、恶疮等(《蒙药用动物》)。

【使用注意】　有剧毒,一般不内服。如内服须炒制后,用 1～2 枚煎汤或入丸散,体弱者及孕妇禁服[2,3]。外用一般不超过 0.3g 为宜,形成水泡后应立即取去[3]。

【中毒与解毒】　中毒症状及解毒方法同斑蝥,参见"*Mylabis phalerata*(斑蝥)"条。

【药材鉴定】　性状　呈长圆形,长 1～2cm,宽 4～5mm。头略呈三角形,蓝紫色,有光泽,眼小,微突出。背部有鞘翅 1 对,亮绿色、蓝紫色或红紫色,光亮美丽,鞘翅下有膜翅 1 对,淡棕色,有 4 条明显脉纹。胸部突起,腹部具 5 体节。足多残缺,色青绿。触角多已脱落。气微臭,味辣,皮肤接触其粉末会发泡[4]。

显微特征　粉末:体壁碎片多数呈棕黄色,表面有网格状纹理,排列整齐,有毛窝散在,直径 4～8μm。毛窝周围散有透明小圆孔,淡棕黄色或透明无色的片状物。表面有丘状突起,并有长短两种刚毛着生;有少数淡黄棕色碎片,半透明,其上密布刺状突起。刚毛棕色或黄棕色,长 75～90μm,直径 6～8μm,中央有髓腔,淡棕色;少数刚毛细长,淡棕色。横纹肌纤维多断碎,有明暗相间的带,排列成微波状。气管壁碎片具深棕色螺旋丝,排列成弧状,丝间色较浅。

薄层色谱　取本品粉末 1g,加甲醇溶液 20ml,浸泡过夜,滤过,滤液浓缩至 2ml 作供试液。另取斑蝥素对照品适量加甲醇制成对照品溶液。分别吸取上述 2 种溶液,点样于同一硅胶 G-CMC 薄层板上,以氨仿-甲醇(9∶1)为展开剂,展开,取出晾干,喷以重铬酸钾酸溶液,烘烤显色。供试液色谱在与对照品色谱的相应位置上,显相同的紫色斑点。

【化学成分】　虫体含斑蝥素(cantharidin)及脂肪酸等[2]。

【药理毒理】　具有抗肿瘤、免疫抑制、升高白细胞、抑菌等作用[5]。

参　考　文　献

[1] 田华咏,瞿显友,熊鹏辉. 中国民族药炮制集成. 北京:中医古籍出版社,2000:268
[2] 江苏新医学院. 中药大辞典(上册). 上海:上海科学技术出版社,1977:1240,1241
[3] 周立国. 中药毒性机制及解毒措施. 北京:人民卫生出版社,2006:44-47
[4]《中华本草》编委会. 中华本草(第 9 册). 上海:上海科学技术出版社,1999:197,198
[5] 王国强. 全国中草药汇编(卷四). 第 3 版. 北京:人民卫生出版社,2014:56

（焦　玉）

37. *Megalobatrachus davidianus*（大鲵）

【民族药名】　娃娃鱼（瑶族）。

【来源】　大鲵科（隐鳃鲵科）动物大鲵 *Megalobatrachus davidianus*（Blanchard）的肉。有毒[1]。5~6 月繁殖季节过后捕捉，除去内脏，取肉，鲜用。

体形大而扁平，大者全长可达 180cm，常见者 60 ~ 70cm，头部扁平而宽阔。躯干粗壮而扁；尾后端侧扁，尾梢钝圆。头长宽约相等。吻长，吻端钝圆；鼻孔极近吻端；眼孔极小，无眼睑，位于头的背方；口裂大，在眼后角的后方，上唇褶不突出。下唇褶在口后缘清晰；上、下颌有细齿；锄骨齿左右相连成弧状，与上颌平行；舌扁圆，粘连着口腔底。四肢短而肥壮，指、趾端相距甚远，极宽扁而短，末端钝圆，外侧四趾基部微具蹼；指 4，第 2、3 指略长于 1、4 指；趾 5，其序为 3、4、2、5、1；第 4、5 趾的外侧缘膜很发达。尾长占全长的 1/3，尾背鳍褶高而厚，尾底部宽厚无腹鳍褶，腹鳍褶仅在尾梢附近才较显著。肛孔呈短裂缝状。皮肤表面光滑多黏液。头部的背腹面有疣粒，是由 2 个紧密成对的小疣粒组成。吻端的疣粒较为分散；显著成行排列的有由枕部向前直达眼眶上方，眼眶后端有一分枝向下与眼眶下方及颈侧的疣粒连接；此外，有沿下唇缘至口角后端再折向咽部与下唇平行排列的疣粒。体侧的后缘也有腹褶，达外侧的指、趾端，后肢的更为发达。体侧有肋沟 12~15 条。活体体色变化较大，多为棕褐色，背面有深色大黑斑；腹面色较浅，指、趾端棕黄色[1,2]。

生活在山区水流湍急而清澈的溪流中，一般多匿居在石隙间。分布于河北、山西、陕西、甘肃、青海、江苏、安徽、浙江、江西、福建、河南、湖北、湖南、广东、广西、四川、贵州等省区。

【药用经验】　瑶族　用于神经衰弱、贫血、痢疾（《湘蓝考》）。

【化学成分】　大鲵肌肉中粗蛋白含量为 17.15%，粗脂肪含量为 1.73%，矿物质元素中钙（Ca）、锌（Zn）、磷（P）的含量分别为 162.15μg/g、15.35μg/g、1020μg/g，总氨基酸含量为 18.64%，人体 7 种必需氨基酸含量为 7.25%，鲜味氨基酸含量为 6.82%，肌肉及尾脂中饱和脂肪酸、不饱和脂肪酸的含量分别为 27.68%、25.70%，大鲵尾脂中含较高的花生四烯酸（arachidonic acid）（1.69%）和花生五烯酸（1.89%）等高不饱和脂肪酸[3]。

【药理毒理】　1. 增强免疫、抗疲劳和抗衰老作用[4,5]：纯大鲵粉小鼠灌胃后，小鼠免疫功能增强，小鼠游泳时间延长，乳酸变化幅度降低，肝糖原储备升高，尿素氮含量降低。大鲵肉能显著提高果蝇的寿命、生殖能力、飞翔能力、耐寒能力，升高体内超氧化物歧化酶（SOD）活性，降低脂褐素（LF）活性。2. 抗炎镇痛作用：桐油拌大鲵皮粉能显著提高烫伤小鼠创面愈合率，减少小鼠扭体次数，延长小鼠疼痛时间，抑制二甲苯引起的小鼠耳郭肿胀[6]。3. 保肝作用：以 400mg/（kg·d）的剂量给小鼠灌胃大鲵黏液酶解后所得的大鲵低聚糖肽（GSGPs），可显著抑制小鼠肝脏组织中由四氯化碳造成的血清中谷草转氨酶（AST）、谷丙转氨酶（ALT）活性的升高，明显降低肝脏组织丙二醛（MDA）含量，并提高肝组织中超氧化物歧化酶（SOD）活性[7]。4. 抗菌作用[8]：大鲵皮肤分泌液中的抗菌肽对铜绿假单胞杆菌感染的 ICR 小鼠创面有较强的感染作用，可明显降低其死亡率。

【附注】　大鲵是我国特有品种，为国家二级保护动物，野生种禁止滥捕。现有人工养殖。

参 考 文 献

[1]《中国药用动物志》协作组. 中国药用动物志（第 1 册）. 天津：天津科学技术出版社，1979：163，164

[2]《中华本草》编委会. 中华本草（第 9 册）. 上海：上海科学技术出版社，1999：354

[3] 王立新,郑尧,艾闽,等．中国大鲵肌肉、尾脂营养成分分析与评价．西北农林科技大学学报(自然科学版),2011,39(2):67-73
[4] 曹洁,余龙江,崔永明,等．纯大鲵粉对小鼠抗疲劳作用及免疫功能的影响．四川动物,2008,27(1):149-152
[5] 杨志伟,郭文韬,黄世英,等．人工养殖大鲵肉延缓黑腹果蝇衰老的实验研究．时珍国医国药,2009,20(4):3,4
[6] 郭洁,华栋．大鲵皮粉的抗疲镇痛作用．河南中医,2013,33(6):881-883
[7] 曲敏,田冉丽,佟长青,等．大鲵低聚糖肽对四氯化碳致小鼠急性肝损伤的保护作用．食品工业科技,2013(14):350-352
[8] 王利锋,李学英,王大忠．大鲵皮肤分泌液中抗菌肽对铜绿假单胞菌感染小鼠创面的抗菌作用．华西药学杂志,2011,26(4):336-339

（王雪芹　陈吉炎　马丰懿）

38. *Mustela sibirica*（黄鼠狼）

【民族药名】　黄鼠狼(通称);"海腊"(傈僳族);黄鼬、黄皮子(佤族)。

【来源】　鼬科动物黄鼬 *Mustela sibirica* (Pallas)的肉、脂肪油、全体。肉及心、肝等内脏有小毒。捕捉后杀死,去皮毛及肠杂,鲜用或烘干。

体细长,雄性体长25~40cm。体重1kg左右。雌体为雄体的2/3。头略圆,唇有须,耳小而横宽。颈部长,四肢短。前后足5趾,爪尖锐,足部毛长而硬。尾长,约为体长的一半,尾毛蓬松。肛门附近具有1对分泌腺。遇敌时能放出臭气以自卫。吻端、眼周、两眼之间为棕褐色,额部为浅棕色。鼻端周围、口角、唇均为白色。全身棕黄色或橙黄色,腹面颜色较淡。四足颜色较暗。夏季毛色较深,常显暗棕褐色或褐色;冬季毛色浅而带光泽。偶见白化的个体。

栖息于河谷、沟沿、土坡、小草丘及灌丛中。我国除宁夏、青海、新疆之外,其余各省区均有分布。

【药用经验】　傈僳族　全体:用于血小板减少性紫癜、疥癣、淋病(《怒江药》)。佤族　肉:用于血小板减少性紫癜、遗尿、淋巴结核(《中佤药》)。瑶族　肉:用于血小板减少性紫癜。油:外搽治疥疮(《湘蓝考》)。

（王雪芹　陈吉炎）

39. *Mylabris cichorii*（斑蝥）

【民族药名】　斑蝥(通称);"补迟"(彝族);"阿拉格-斑布"(蒙古族);"香叉"(藏族);"名限"(壮族)。

【来源】　芫青科昆虫黄黑小斑蝥 *Mylabris cichorii* L.的全体。有大毒。7~8月为捕捉期,一般在清早露水未干,斑蝥翅湿不易飞起时捕捉,捕时戴手套及口罩,以免刺激皮肤黏膜。可用蝇拍打落,用竹筷夹入布袋内,日出后可用纱兜捕捉。捉回后,连布袋入沸水中烫死,取出晒干。

成虫体长10~15mm,黑色,被黑色绒毛;鞘翅具有棕黄色或黄色斑纹及横带。头部有粗密刻点,复眼肾形,触角11节,末节基部与前节等阔。前胸长稍大于阔,前端狭于后端,前胸背板中央有纵沟一条。鞘翅一对,每翅基部有一棕黄色斑纹,中央稍前方与稍后方各有棕黄色横带,此带的前后缘呈波状。鞘翅黑色部刻点甚密,棕黄色部刻点甚粗。足三对,足关节处能分泌黄色毒液,接触皮肤,能起水泡。足及腹部有黑色长绒毛。

以卵在土中越冬,次年春天陆续孵化成幼虫。成虫4~5月开始为害,多群集取食大豆的花、叶,花生、茄子叶片及棉花的芽、叶、花等。我国大部分地区均有分布。

【炮制】　炒制以降低毒性[1]　阿昌族　糯米炒制:取与斑蝥等量的糯米置于锅内炒热,洒水少许至米黏锅上,待冒烟时,加入斑蝥,轻轻翻动,炒至米焦黄,取出,去净米粒和足翅,即可。

蒙古族　(1)糯米炒制:同阿昌族。(2)麦炒制:取斑蝥除去足、白薄翅,放入炒热的大麦中,待麦粒凉后,取出斑蝥。每5kg斑蝥用大麦1kg。土家族　(1)麸炒醋制:先用麸制,法如前糯米制,去麸,再用米醋煮沸10分钟,取出焙干,密闭备用。(2)酒炙:拣净去足翅,用白酒浸泡12小时左右,晒干,置锅内炒黄取出,密闭,备用。(3)蜜制:用糯米制炒后的斑蝥于锅内加热,再加蜜水拌炒取出,密闭储存备用。

【药用经验】　藏族　外用治疮疖瘰疬、癣症(尤其牛皮癣)、白斑病,内服用于积食、下肠胃受损而发生的溃疡的脓血块(《青藏药鉴》)。瑶族　用于淋巴结核、皮肤顽癣、狂犬咬伤、恶疮瘰疬(《湘蓝考》)。彝族　用于瘰疬、狂犬咬伤、颈淋巴结核;外用治恶疮、顽癣、口眼歪斜(《楚彝本草》)。壮族　外用治皮癣(《桂药编》)。蒙古族　用于狂犬病、脉管病、秃疮、"协日沃素"、疹症、鼠疮、恶疮、痈疖(《中本草蒙卷》)。

【使用注意】　本品有大毒,内服宜慎。内服用量1~3个(0.03~0.06g),炮制后水煎服或入丸、散剂服用;外用适量,研末或浸酒醋,或制油膏涂敷患处,不宜大面积用。孕妇忌服[2]。

【中毒与解毒】　若误入眼中,则引起流泪、眼睑浮肿、结膜炎、虹膜炎,甚至角膜溃疡。接触皮肤时局部似烧灼疼痛、发热潮红,继之形成水泡和溃疡。吸收后出现全身症状,发病时间约2小时。有报道斑蝥粉15.6g调陈醋适量外敷致死的病例。如口服可有剧烈的消化道症状:口腔咽喉烧灼感、口麻、口腔黏膜水泡及溃疡、食管黏膜剥脱、恶心、呕吐、呕血、腹部绞痛、便血、头晕、头痛、视物不清,毒素由肾脏排出时刺激泌尿道,引起尿频、尿道烧灼感和排尿困难,尿内有红细胞或血尿、尿少、尿闭及急性肾衰竭。此外,可有性器官兴奋现象如阴茎勃起、子宫收缩或出血、孕妇流产。血液循环方面表现为血压增高、心律失常、周围循环衰竭、外周红细胞、白细胞、血红蛋白增多、瞳孔散大,严重时可有高热、寒颤、脉速、惊厥,常因昏迷、虚脱、心脏和呼吸被抑制而死亡,如能恢复,偶可遗留慢性肾炎症状。解救措施:(1)眼部如有损伤,应争分夺秒,迅速用生理盐水或清水冲洗,然后用1%~2%碳酸氢钠液洗涤,如有必要可在结膜下注射5%磺胺嘧啶钠溶液和抗生素,用0.25%氯霉素液点眼,并于结膜囊内放置足量的金霉素眼膏,疼痛时可滴入0.5%丁卡因眼液。(2)如皮肤受损应尽快用大量温开水或温生理盐水(忌热水)冲洗,之后再用3%碳酸氢钠液彻底洗涤,其余参照烧伤处理。如已吸收应按下列方法有关部分抢救。局部水泡可涂甲紫液。(3)口服中毒者,尽快用活性炭混悬液洗胃,内服硫酸钠导泻,再服牛奶、蛋清等。(4)静脉输液,如有严重酸中毒时,可给予乳酸钠或碳酸氢钠注射液。(5)酌情充分补充B族维生素,并适当给予辅酶A、ATP、肌苷、地巴唑等。(6)对症治疗。如高热、惊厥时,除给予退热药物外,可肌内注射苯巴比妥钠,也可给甲丙氨酯、利眠宁等。(7)口服利尿药,如双氢克尿噻,酌量补充维生素C和维生素K。(8)咽部灼痛时,用鲜天名精和白毛夏枯草,绞汁滴咽部,可减轻灼痛。(9)出现尿道刺痛、尿血、腹痛不止时,可用青黛或生绿豆粉冷开水调服或用木通、车前草、猪苓、白茅根煎水服,或用黄连煎水服[3]。

【药材鉴定】　性状　呈长圆形,长1~1.5cm。头及口器向下垂,有较大的复眼及触角各1对,触角末节基部与前节等宽,触角多已脱落。背部具革质鞘翅1对,黑色,有3条淡黄赭色的横带纹;翅鞘下面有棕褐色薄膜状透明的内翅2片。胸腹部乌黑色,胸部有足3对。有特殊的臭气。

薄层色谱　取本品粉末2g,加三氯甲烷20ml,超声处理15分钟,滤过,滤液蒸干,残渣用石油醚(30~60℃)洗2次,每次5ml,小心倾去上清液,残渣加三氯甲烷1ml使溶解,作为供试品溶液。另取斑蝥素对照品,加三氯甲烷制成每1ml含5mg的溶液,作为对照品溶液。吸取上述2种溶液各5μl,分别点于同一硅胶G薄层板上,以三氯甲烷-丙酮(49:1)为展开剂,展开,取出,晾干,喷以0.1%溴甲酚绿乙醇溶液,加热至斑点显色清晰。供试品色谱在与对照品色谱相应的位置上,显色相同颜色的斑点。

【化学成分】　含斑蝥素(cantharidin)0.87%～1.3%,尚含挥发油、酸类和蜡样物质[3]。斑蝥素为主要毒性物质。

【药理毒理】　1. 抗肿瘤作用:斑蝥素对小鼠肉瘤-180有抑制作用。斑蝥对小鼠腹水肝癌、网织细胞肉瘤等也均有抑瘤作用。2. 对皮肤的作用:本品对皮肤有引赤发泡作用。还可刺激毛发生长,故可作生发药。3. 外周血白细胞升高作用:去甲斑蝥素对小鼠、大鼠及家兔的外周血白细胞有明显的升高作用。4. 消肿作用:斑蝥灸治疗家兔踝关节炎有明显的消肿效果。5. 杀虫作用:斑蝥水浸液在体外有杀死丝虫幼虫的作用。6. 抑菌作用:本品的水浸剂对常见致病性皮肤真菌有抑制作用。7. 毒性:(1)斑蝥内服中毒量约为1g,致死量约为3g;斑蝥素致死量为30mg。内服可引起胃肠炎症、黏膜坏死,经皮肤和黏膜吸收后可引起肾小球变性、肾小管出血[3]。(2)小鼠注射给药急性半数致死量为25μg/20g,安全剂量为15μg/20g。急性或亚急性毒性试验:病理检查,小鼠的心、肝、脾、肺、肾均有不同程度的病变,尤以心、肝病变较明显。(3)本品(斑蝥素)经皮肤大量吸收,因经肾脏排泄时的刺激作用,可引起肾炎、膀胱炎和血尿[2]。

参 考 文 献

[1] 田华咏,瞿显友,熊鹏辉. 中国民族药炮制集成. 北京:中医古籍出版社,2000:441
[2]《中华本草》委会. 中华本草(第9册). 上海:上海科学技术出版社,1999:199-203
[3] 周立国. 中药毒性机制及解毒措施. 北京:人民卫生出版社,2006:296-298

（杨　琛　丁　奇　万定荣）

40. *Mylabris phalerata*（斑蝥）

【民族药名】　斑蝥(通称);"都给达"(满族);"汞呆"(水族);"相叉"、"香哇"(藏族);放屁虫、豆腐虫(佤族)。

【来源】　芜青科昆虫南方大斑蝥 *Mylabris phalerata* Pallas 的全体。有大毒。采收加工方法同黄黑小斑蝥。

体长15～30mm。全体被黑毛。头圆三角形,具粗密刺点。复眼大,略呈肾形。触角1对。前胸长稍大于宽。鞘翅端部宽余基部,底色黑色。每翅基部各有2个大黄斑,翅中央前后各有一黄色波纹状横带。翅面黑色部分刻点密集,黄色部分刻点甚粗。

喜群集栖息和取食。我国大部分地区均有分布。

【炮制】　同"*Mylabris cichorii*(斑蝥)"条。

【药用经验】　阿昌族　用于颈淋巴结结核、皮肤顽癣、肝癌(《德宏药录》)。满族　配少许雄黄、麻黄、朱砂研细末调匀,贴于头颈第二骨节用于疟疾。水族　用于疯狗咬伤(《水医药》)。藏族　用于治癥瘕;外治恶疮、瘰疬、虫毒、疥癣(《藏标》)。外用治疮疽瘰疬、癣症、白斑病;内服用于积食、下肠胃道受损所致的溃疡脓块以及虫毒、小便阻塞(《中国藏药》)。土家族　用于淋巴结核、皮肤顽癣、狂犬咬伤、肝癌、肾癌、食管癌。佤族　鲜成虫外用治传染性皮疣(《中佤药三》)。瑶族　用于淋巴结核、皮肤顽癣、狂犬咬伤、恶疮瘰疬(《湘蓝考》)。蒙古族　用于狂犬病、脉管病、秃疮、"协日乌素"、痧症、鼠疮、恶疮(《中本草蒙卷》)。

【使用注意】 同"*Mylabris cichorii*(斑蝥)"条。

【中毒与解毒】 同"*Mylabris cichorii*(斑蝥)"条。

【药材鉴定】 性状 呈长圆形,长 1.5~2.5cm,宽 0.5~1cm。头及口器向下垂,有较大的复眼及触角各 1 对,触角末节基部窄于前节,触角多已脱落。背部具革质鞘翅 1 对,黑色,有 3 条黄色或棕黄色的横纹;翅鞘下面有棕褐色薄膜状透明的内翅 2 片。胸腹部乌黑色,胸部有足 3 对。有特殊的臭气。

薄层色谱 同"*Mylabris cichorii*(斑蝥)"条。

【化学成分】 南方大斑蝥含斑蝥素(cantharidin)1%~2%、脂肪 12%、树脂、蚁酸、色素及甲壳质[1]。

【药理毒理】 同"*Mylabris cichorii*(斑蝥)"条。

参 考 文 献

[1] 谢宗万. 全国中草药汇编(上册). 第 2 版. 北京:人民卫生出版社,2000:847

(杨 琛 丁 奇)

41. *Naja naja atra*(眼镜蛇)

【民族药名】 "乌号黄"、"哦号幻"(傣族);"谁哥别"(侗族);吹风蛇(仡佬族)。

【来源】 眼镜蛇科动物眼镜蛇 *Naja naja atra* (Linnaeus) 去肠的全体、蛇胆、蛇毒。蛇毒有毒。夏季、秋季捕捉,杀死后,剖去内脏,鲜用或盘成圆形,文火烘干。蛇胆一般于春季、秋季采收,将蛇捕得后,剖开腹部,取出胆囊,悬挂通风处晾干;或浸泡于含醇 50% 以上的白酒中保存。

全长 1~2m。体较粗壮,头呈椭圆形,头颈区分不明显,头及体背黑褐色,颈部具眼镜状斑纹,体背呈黄白色至灰褐色。无颊鳞,眶前鳞 1,眶后鳞 2 或 3;颞鳞 2+3,上唇鳞 2-2-3 式。背鳞平滑,23~21(19)~15 行,腹鳞 160~196;肛鳞 2 分,尾下鳞 38~54 对。

生活于平原、丘陵及山区。白天及夜间活动,性凶猛,受惊时能竖起体前部,颈部膨扁,呼呼作声。以鼠、鸟、蜥蜴、蛇、蛙等为食。分布于长江流域及以南、西南、台湾等地。

【药用经验】 傣族 全体:通筋络,祛风湿。用于各种麻风病(《傣药志》)。侗族 全体:用于风湿痛。蛇胆:用于小儿高热抽搐、百日咳、外感咳嗽(《桂药编》)。仡佬族 全体及蛇胆:效用同侗族(《桂药编》)。瑶族 全体:用于风湿病(《湘蓝考》)。

【使用注意】 干品煎汤内服,用量 3~8g,不可过量。血虚筋骨失养者及孕妇禁服。

【中毒与解毒】 蛇咬后蛇毒中毒症状[1]:四肢冷厥、大量出汗、面色苍白、心慌心悸、呼吸困难、肺出血、血压上升、体温升高、血糖增高。严重时患者昏迷、休克,大多数患者呈现心肌损害相心肌炎的心电图变化、心律失常、血压持续下降,最后多因呼吸中枢麻痹、心力衰竭而死。中毒机制:中毒时表现出兴奋或抑制,首先是呼吸功能的麻痹,为引起死亡的主要原因。呼吸停止时,心脏上继续维持若干分钟。呼吸麻痹的原因,粗制蛇毒可能是对呼吸中枢的直接作用,精制后的单纯神经毒则为外周作用。蛇毒对自主神经系统有显著而广泛的影响,对颈动脉窦化学感受器有抑制作用,对肾上腺髓质的胆碱能受体有强度兴奋作用,使肾上腺素大量分泌。高浓度可麻痹感觉神经末梢,降低或阻断神经干的冲动传导;还能提高离体肠肌的紧张力,抑制离体心脏。从蛇毒中分离出的纯粹"心脏毒素",对哺乳动物心脏的毒性较强,原发作用是细胞膜的去极化,使心脏收缩期停跳。蛇毒中所含的各种酶可引起溶血及组胺的释放,侵犯毛细血管壁细胞引起肺出血及心室纤维震颤至强直收缩,直接伤害神经系统等。蛇毒中毒可引起肾上腺皮质的显著变化,肾上腺皮质功能衰竭可能是蛇毒中毒致死的因素之一,眼镜蛇毒对甲状腺功能也有明显的抑制影响,主要抑制其吸碘功能及甲状腺素生成过程,但不抑制细胞呼吸。解救措施[1]:(1)早期催吐,用1:5000高锰酸钾洗胃,内服硫酸钠30g导泻,然后服活性炭20~30g。(2)静脉输入5%葡萄糖生理盐水或10%葡萄糖液。(3)对症治疗:血压下降时选用升压药物,呼吸困难时给呼吸兴奋剂,心力衰竭时可用西地兰0.4mg,加入10%葡萄糖溶液20~49ml中静脉缓慢注射,必要时4~8小时后可重复应用半量。(4)中药治疗:①甘草60g、绿豆30g,水煎服;②土茯苓30g、半边莲9g、野菊花15g、白花蛇舌草30g、白茅根15g、甘草15g,水煎服;③七叶一枝花15g、半边莲12g、田基黄9g、两面针10g,水煎服;④生大黄12g(后下)、玄明粉12g(冲服)、半边莲30g、车前子10g(不包)、白芷9g、夏枯草9g、野菊花9g、蒲公英9g、大蓟15g、白茅根15g、蜈蚣3条、全虫3只,水煎服;⑤半边莲12g、地丁草15g、徐长卿9g、蛇莓9g、青木香6g,水煎服。(5)蛇伤解毒注射液,每次2~4ml,肌内注射,首次加倍。(6)蛇伤解毒片,每次5~10片,每日3~4次,首次加倍。(7)出现休克时,用参附汤或六神丸。

【药材鉴定】 性状 体较粗壮,头呈椭圆形,头颈区分不明显,体长140~150cm,头黑褐色,颈部背面具眼镜状斑纹,体背部黑褐色,有狭的黄白色横斑纹,斑纹有时呈双条形。腹面前段呈黄白色,有1个黑褐色横斑,横斑前有1对黑色斑点,第21~24鳞呈淡黄色,其余均为黑色。无颊鳞。背鳞平滑斜行。气腥,味淡[2]。

显微特征 (1)背鳞甘油试液装片:呈略不对称的椭圆形,长径8~8.5mm,短径6~7mm,无脊棱及端窝,表面呈乳突多角形。(2)背鳞扫描电镜观察:背鳞表面具刺状突起,排列较密,无端窝,无脊棱,棘状突起排列稀密不一,背鳞表面无网眼状纹饰,无圆形小孔[2]。

【化学成分】 眼镜蛇含蜕皮角质蛋白,内含多种氨基酸,其中丝氨酸(serine)含量高,谷氨酸(glutamic acid)含量低。干燥的蛇体中含有具降压作用的肌苷(inosine)和甲状旁腺提取物。蛇胆中的胆汁酸主要有牛磺胆酸(taurocholic acid)。眼镜蛇毒中主要为具有溶血作用的神经毒。主要化学成分为响尾蛇毒(crotoxin),为混合物,已分离得到眼镜蛇神经毒(crotoxin)、卵磷脂酶A(lecithinase A)及磷脂酶A_2(phospholipaseA_2)。蛇毒中还含磷酸单酯酶(phosphomonoesterase)、磷酸二酯酶(phosphodiesterase)、5′-核苷酸酶(5′-nucleotidase)、胆碱酯酶(choline esterase)、L-氨基酸氧化酶(L-amino acid oxidase)、三磷酸腺苷酶(adenosine triphosphatase)、抗胆碱酯酶(anticholinesterase)、磷脂酶A、溶菌酶(lysozyme)、α-糜蛋白酶(α-chymotrypsin)等。从各种眼镜蛇中还分离出心脏毒(cardiotoxin)、直接溶解因子(direct lytic factor)、细胞毒素(cytotoxin)等碱性多肽[2,3]。

【药理毒理】 1. 抗肿瘤作用:眼镜蛇毒中的细胞毒素对体外培养的多种动物实验性肿瘤细胞及人癌细胞均有破坏作用[2]。2. 对免疫的作用:眼镜蛇毒可显著提高体液免疫和非特异性免疫功能。小鼠肌内注射可显著提高小鼠血清溶血素含量和小鼠网状内皮细胞吞噬功能[2]。3. 对血液系统的影响:眼镜蛇毒能延长兔的凝血时间。对于整体动物,眼镜蛇毒能增加其红细胞脆性,但无溶血现象。对狗、猫、兔及小鼠均有升高血糖的作用,对大鼠则呈降血糖作用[2]。4. 对内分泌的作用:蛇毒中毒可引起肾上腺皮质的显著变化,肾上腺皮质机能衰竭可能是蛇毒中毒致死的因素之一,治疗时可应用皮质激素,还可加用抗组织胺药。眼镜蛇毒激活肾上腺皮质作用可能是小量蛇毒治疗某些疾病的药理机制之一。眼镜蛇毒对甲状腺机能也有明显的抑制影响,主要是抑制其吸碘机能及甲状腺素生成过程[2]。5. 镇痛作用:0.188mg/kg对大鼠的镇痛作用较吗啡(1mg/kg)作用长3~4倍,且不产生耐受性及习惯性。对神经炎、恶性肿瘤、心血管疾患、神经痛以及神经性麻风引起之疼痛有效,对某些神经系统疾病如帕金森氏综合征亦有一定效果[2]。6. 抗炎作用:眼镜蛇毒浸酒内服,对大鼠佐剂关节炎有显著抑制作用[2]。7. 对自主神经系统的作用:眼镜蛇毒对骨骼肌终板胆碱受体有很强的亲和力,并可阻滞神经肌肉传导[2]。8. 毒性[3]:眼镜蛇蛇毒小鼠腹腔注射的 LD_{50} 为 0.8mg/mg,大鼠肌注致死量为 2mg/kg,家兔静脉注射的 LD_{50} 为 2mg/kg。眼镜蛇毒素致死率比眼镜蛇毒液高 6.7 倍,给小鼠静脉注射的 LD_{50} 为 1.1μg/kg。

【附注】　本品上述药理作用及毒性均来自于其蛇毒,干燥的蛇体及蛇肉加热熟制后应无毒。

参 考 文 献

[1] 周立国. 中药毒性机制及解毒措施. 北京:人民卫生出版社,2006:524-527

[2]《中华本草》编委会. 中华本草(第 9 册). 上海:上海科学技术出版社,1999:422,423

[3] 田代华. 实用中药辞典(下卷). 北京:人民卫生出版社,2002:1763-1765

（焦　玉）

42. *Ophisaurus harti*（脆蛇）

【民族药名】　"可麦糖皮郎"(阿昌族);"药环卜软"(德昂族)。

【来源】　蛇蜥科动物脆蛇蜥 *Ophisaurus harti* Boulenger 的全体。有小毒。春季、秋季捕捉,捕后放入瓦缸中用酒醉死,或放在锅内用微火烘死,以头为中心,盘成圆盘形,用竹签固定,烘干。

全长 50cm 左右,尾长占 3/5 以上。背面肉色,两侧略偏紫,雄性还有长短不一的翡翠色横斑,腹面黄白色。头被以单枚的前额鳞,额鳞及间顶鳞较大。吻鳞与前额鳞间相隔 2 枚小鳞,眼小,眼径约为吻长的 1/3;耳孔小,几乎与鼻孔等大,躯干两侧有纵沟,纵沟上方的背鳞 14~16 行,中央 8~10 行具棱,纵沟以下的腹鳞 10 行,尾腹面鳞片具鳞,受惊扰时,尾易自截为数段,自断处再生一部分。

生活于草丛中或大石块下,营穴居生活。以蜗牛、蚯蚓等为食。分布于江苏、浙江、福建、台湾、广西、四川、云南、贵州。

【炮制】　酒制除去臭味,降低毒性,可使有效成分更易吸收,并加强祛风活血作用[1]。酒制:取生品用酒润透,置锅中文火炒干至微黄,取出,放凉。

【药用经验】　阿昌族　用于风湿疼痛、头晕目眩(《德宏药录》)。德昂族　效用同阿昌族(《德宏药录》)。景颇族　效用同阿昌族(《德宏药录》)。佤族　用于跌打骨折、风湿性腰腿痛、小儿消瘦(《中佤药》)。

【使用注意】　孕妇禁服。无风湿瘀血凝滞及孕妇忌用[2]。

【药材鉴定】　性状　呈圆盘形,头居中尾在外,盘径 6~10cm。背面棕黄色或绿褐色,有光泽,腹面呈黄白色,带有竹签痕迹。腹侧各有 1 条凹沟。头三角形,尾细长,体轻,质脆。气微腥[2]。

参 考 文 献

[1] 田华咏,瞿显友,熊鹏辉. 中国民族药炮制集成. 北京:中医古籍出版社,2000:410,411

[2]《中华本草》编委会. 中华本草(第 9 册). 上海:上海科学技术出版社,1999:405,406

（焦　玉）

43. *Paederus densipennis*（多毛隐翅虫）

【民族药名】 花蚁虫（阿昌族）；蚁（傣族）；"马彪浪"（德昂族）；花腰虫（彝族）。

【来源】 隐翅虫科昆虫多毛隐翅虫 *Paederus densipennis* Bernh. 的全虫。有毒。夏季、秋季捕捉，鲜用。

多毛隐翅虫，形如蚂蚁，全身散生褐色毛。鞘翅甚短，长方形，深蓝色或暗绿色。触角丝状，末端为暗褐色。小腮须由第3节、第4节组成，第4节甚短，末端成疣状，亦呈暗褐色。后头呈颈状，头及尾端之两节为黑色。前胸背板稍呈卵形，其腹面及足皆为赤褐色。

多生活于田边、沟旁及玉米根周围。全国各地几乎均有分布。

【药用经验】 阿昌族 用于神经性皮炎、癣疮（《德宏药录》）。德昂族 效用同阿昌族（《德宏药录》）。景颇族 效用同阿昌族（《德宏药录》）。彝族 用于颈部淋巴结肿并发牙痛有特效（《彝动药》）。

【使用注意】 有毒，不可内服[1]。

参 考 文 献

[1]《中华本草》编委会. 中华本草(第9册). 上海：上海科学技术出版社，1999：194，195

（陈雨洁）

44. *Periplaneta australasiae*（蟑螂）

【民族药名】 甲嫂（壮族）。

【来源】 蜚蠊科昆虫澳洲蜚蠊 *Periplaneta australasiae*（Fabricius）的全虫。有小毒。四季可捕捉，用开水烫死，晒干或烘干[1]。

成虫体椭圆形，扁平，长 30～35mm，棕褐色或棕黑褐色，有光泽。头小，隐藏于胸部之下。前胸背圆形，淡赤褐色，中部有两块大黑斑，边缘有1条黄色带纹。触角丝状，棕红色，后伸不超过前翅端部。翅长盖过腹端，腹部各节后缘深赤褐色。前翅皮革质，半透明，赤褐色，基部的外侧边缘有明显的黄色宽纹带，后翅膜质透明。足侧扁而细长，跗节5节。

成虫生活在温暖潮湿和食物丰富的厨房、门窗、木箱、仓库等地方，夜晚出来活动取食，能飞善走，喜食糖、淀粉、蔬菜等食物。分布于全国各地。

【药用经验】 壮族 用于小儿遗尿（《桂药编》）。

【化学成分】 虫体含蜚蠊酸[1]、碳酸钙、蛋白质、氨基酸、糖类、脂类（油酸、亚油酸、二十酸、二十二酸、十五酸、十九酸、二十一酸、脑磷脂等）、消化酶、维生素、巩膜质、蛋白酶、淀粉酶、酯酶、特殊过敏物质（黄曲霉素、白曲霉素等数十种有害物质，含量仅万分之一）等，还含有细胞色素 A、细胞色素 B、细胞色素 C、甲壳素（chitin）、辅酶 A、烟酸、钙、镁、铁、锌等人体必需的18种物质，以及多种营养成分[2]。外壳含有甲壳素、壳聚糖及其衍生物[3]。美洲蜚蠊中尚有多种神经肽、倍半萜类化合物、小分子有机酸、氨、烃类化合物等[4~6]。

【药理毒理】 1. 抗癌作用：蟑螂的提取物具有缓解癌症作用，使肝大回缩，甲胎蛋白下降，延长患者生存期等，尤其对原发性肝癌取得一定的效果。提取物对大鼠 W256、小鼠 S180 有明显的抑制作用。蟑螂油对异种移植人食管癌小鼠有显著的抗癌作用。澳洲大蠊的油状醇提取物毒性很小，安全性大[1,7,8]。2. 抗艾滋病作用：中国科学院昆明动物研究所一项人体外细胞试验报告,从蜚蠊提取的氨基酸与黏多糖的化合物对艾滋病病毒的治疗指数是4264,目前没有发现病毒副作用。目前,这种化合物制剂还应用于治疗乙型肝炎[9]。3. 对免疫功能的影响:蜚蠊提取物对免疫器官重量有影响,但其注射液对正常小鼠胸腺重量没有影响,却能增加脾脏的重量;另外蜚蠊提取物能提高小鼠腹腔巨噬的吞噬率与吞噬指数。蟑螂油有免疫增强作用,能促进溶血素形成,并可促进E玫瑰花结的形成[1,10]。4. 抗菌作用:同作为蟑螂的同属昆虫美洲大蠊中的抗菌肽对大肠杆菌有杀菌作用[11]。5. 组织修复、抗辐射作用:从蜚蠊中提取出来的有效活性成分表皮生长因子具有治疗外伤创面的作用。以蜚蠊为原料生产的生物制剂对细胞具有很强的修复能力、对单纯创伤和放射复合创伤均有促愈合作用[12,13]。6. 抗氧化作用:从同属昆虫美洲大蠊(蟑螂来源之一)中提纯制备的核苷类化合物心脉龙(XML)注射液可改善心肌缺血缺氧,打破氧自由基介导的细胞损伤发病机制的恶性循环,抑制脂质过氧化物质生成;可能阻断心脏β受体而抑制了大量钙内流,因而抑制了氧自由基介导的细胞损伤作用,减少膜的通透性改变;具有正性肌力作用,能增强心功能,改善微循环,降低肺动脉压,增加冠状动脉血流量等作用。另外,XML注射液可通过提高体内抗氧化能力,有力地清除衰老或老化机体过多生成的自由基,抑制或减轻了机体组织和细胞的过氧化过程[14]。

【附注】　同属昆虫美洲大蠊 *Periplaneta americana*(L.)分布于我国北方,也作为蟑螂药用。

参 考 文 献

[1] 谢宗万. 全国中草药汇编(下册). 第2版. 北京:人民卫生出版社,2000:689
[2] 姚廉. 中药蜚蠊化学成分的研究 I. 氨基酸成分的初步分析. 天津药学,1994,6(3):26
[3] 国家药典编委会. 中华人民共和国药典(一部). 北京:化学工业出版社,2000. 附录:53-63
[4] Brown B E,Starratt A N. Isolation of p roctolin,amyotropic peptid from *Periplaneta americana*. J Insect Physiol,1975,21:1879
[5] 胡云龙,郭玉梅. 抗菌肽抑制肿瘤细胞的实验研究. 中国肿瘤生物治疗杂志,1997,4(4):320-322
[6] 何正春,彭芳,宋丽艳,等. 美洲大蠊化学成分及药理作用研究进展. 中国中药杂志,2007,32(21):2326-2331
[7] 黄厚聘. 蟑螂油的抗癌作用. 中草药,1981,12(1):35
[8] 广东医药研究所肿瘤组. 蟑螂提取物抗肿瘤实验初报. 广东医药资料,1978(7):7
[9] 杜一民,李树楠,陈鸿珊,等. 新药肝龙胶囊对雏鸭体内鸭乙型肝炎病毒的抑制效果. 大理学院学报,2006,5(4):6-8
[10] 刘廷深. 蟑螂提取物对实验动物免疫功能的影响. 福建医学院学报,1985(1):17
[11] 蓝江林,周先治,卓侃,等. 美洲大蠊(*Periplaneta americana* L.)抗菌肽杀菌作用初步观察. 福建农林大学学报(自然科学版),2004,33(2):166
[12] 舒崇湘,叶末兰,程天民,等. 电离辐射对小鼠腹腔巨噬细胞阴离子通道活动的影响及康复新对其的作用. 第三军医大学学报,1999,15(5):331-334
[13] 戴云,曾鹏,向鹏志. 蜚蠊的药用价值. 中药材,28(9):848-850
[14] 吴建新,钮荣祥,黄秀群,等. 心脉龙注射液抗衰老作用的实验研究. 贵阳医学院学报,2002,27(2):125-127

（陈雨洁）

45. *Petaurista petaurista*(棕鼯鼠)

【民族药名】　大棒(毛南族);飞貂(彝族);亡猫(壮族)。

【来源】　鼯鼠科动物棕鼯鼠(大鼯鼠)*Petaurista petaurista*(Pallas)的肉、骨、全体。全体有毒。春季、秋季捕捉,杀死,剥去皮毛,除去内脏,取肉骨或全体,鲜用。

体长30~47cm,重400~1000g。耳基周围无细长簇毛。吻圆而短。头钝圆。眼大,耳小。尾长35~48cm,明显超过体长。体背色调一致,呈棕红色、栗褐色、棕黄色、茶褐色或茶黄色,腹面为棕黄色或橙黄色,颈下部黑褐色,并有褐色的纵纹向下延伸到胸部。飞膜背面色如体背,略深,腹面色较红。两者分界线甚明显。眼周具黑圈。耳郭背部具一黑斑。耳与眼之黑圈间为橙黄色。尾色与背色相同(四川、贵州标本常杂有黑色,尾末端全为黑色)。

栖息于南亚热带海拔 2500m 以下的常绿阔叶林中,常以岩洞、石隙、树叉上及其他大型鸟类的弃巢为穴。夜间活动。以果实、树叶、嫩枝为食。分布于福建、台湾、广东、海南、广西、四川、贵州、云南等省区。

【药用经验】　毛南族　骨:用于黄疸型肝炎(《桂药编》)。彝族　肉或全体:用于刀斧砍伤、流血不止(《彝动药》)。壮族　骨:用于癫痫(《桂药编》)。

【使用注意】　血虚无瘀滞者忌用,孕妇慎用。《神农本草经》载:主堕胎,令产易。

（王雪芹　陈吉炎　马丰懿）

46. *Phrynocephalus vlangalii*（沙蜥）

【民族药名】　"木吾"、"米巴"(藏族)。

【来源】　鬣蜥科动物青海沙蜥 *Phrynocephalus vlangalii* Sterauch 除去内脏的全体、血。有小毒。夏季、秋季捕捉,捕杀时以器皿盛血,除去内脏、尾、爪后烘干或晒干[1,2]。

体长 6cm 左右。尾长 5.5cm 左右。头部宽圆;吻棱不明显;前额突起,具大而突起的鳞片;鼻孔开向外侧,能关闭;鼻鳞大,两鼻鳞间相隔 4~7 行鳞片。上、下眼睑游离缘鳞片向外突出;鼓膜被鳞;顶眼清晰。喉咙部有横沟褶,头、躯干平扁,背面粒鳞无棱,镶嵌排列,无大鳞间杂,腹部鳞片较背部的大,平滑无棱,四肢背面鳞大,具棱;后肢前伸达肩部,第 3 和第 4 指、趾外侧具栉状缘。尾基粗扁,后端鳞片逐渐具棱。背面棕黑色,散布有浅色点,背脊两侧具黑色或浅色镶黑边的眼状斑,左右对称排列,有的背脊部有浅色线纹,四肢及尾部也有深色或浅色小点或深色斑纹;颌缘有深浅相间的纵纹;喉部、胸腹部有大块黑斑。雄性尾末端黑色,雌性尾末端橘黄色。

生活在沙漠地区。分布于甘肃、青海、新疆等地。

【药用经验】　藏族　全体:用于肾病、寒病、阳痿;血:用于内脏损伤(《中国藏药》)。

【化学成分】　全体含蛋白质、脂肪、多种氨基酸和糖类。脑含总糖脂 6.15~10.87mg/g、脑苷脂类(cerebroside)3.97~7.67mg/g、硫脂类(sulfolipid)1.56~3.2mg/g(湿重);脑苷脂类及硫脂类含 C_{14}~C_{27} 饱和脂肪酸及不饱和脂肪酸,非烃基 C_{24}~C_{27} 脂肪酸共 35.8%~77.9%[2]。

【附注】　同属动物西藏沙蜥 *Phrynocephalus theobaldi* Blyth 除去内脏的全体、血在西藏与青海沙蜥同等入药。分布于西藏大部分地区及青海、新疆等地区的干旱沙漠中[2]。

参 考 文 献

[1]《中华本草》编委会. 中华本草(第9册). 上海:上海科学技术出版社,1999:397

[2]《中华本草》编委会. 中华本草(藏药卷). 上海:上海科学技术出版社,2004:390

（王雪芹　陈吉炎　马丰懿）

47. *Polistes mandarinus*（露蜂房）

【民族药名】　露蜂房(通称);滇林(傣族)。

【来源】　胡蜂科昆虫黄星长脚黄蜂(大黄蜂)*Polistes mandarinus* Saussure 及同属近缘的昆

虫体、蜂巢。蜂巢有毒。蜂巢一般于 10~12 月采收,采后晒干,倒出死蜂,除去杂质,剪成块状,生用或炒、煅用。

雌蜂黑色,长 20~25 mm。头三角形,复眼 1 对,单眼 3 个。触角 1 对。颜面、头顶、后头、唇基、上颚及颊部都有黄褐色斑纹,胸部有刻点,前胸背部后缘及中胸背板中,有 2 条黄色纵线。翅 2 对,前翅较后翅大。胸腹节呈黑色,有 4 条黄褐色纵线。腹部纺锤形,各腹节中央有黑色纵线,尾端有毒针。足 3 对,细长,黄褐色。飞行时常伸长 6 足,呈下垂状。

群栖性,营巢于树木上或屋檐下。全国大部分地区均有分布[1]。

【药用经验】　土家族　巢用于皮肤黄癣、疮疡肿毒、急性乳腺炎、淋巴结核、乳腺癌、胃癌、肝癌、子宫颈癌(《民族药志要》)。傣族　全虫用于肝炎(《民族药志要》)。

【中毒与解毒】　巢的致毒物质为蜂房油等,可引起急性肾炎、蛋白尿以及致敏等。潜伏期 2~4 小时,中毒表现为头晕、头胀痛、食欲减退、乏力、胸闷、心悸、下肢发软无力、尿量增多,甚至血压下降,有的出现皮疹。民间解毒方法:轻者可服冬瓜汁、苦菜汁、生姜汁、紫苏汁,频饮浓绿茶以解其毒。西药予 10% 葡萄糖液 1000ml,维生素 C 1g,维生素 B6 300ng 静脉滴注补液;引起胸闷时给予氧吸入,并予麝香保心丸 4 粒舌下含服或苏合香丸 1 粒化服;出现皮疹时予 10% 葡糖糖酸钙 20ml 缓慢静脉注射。

【药材鉴定】　性状　完整蜂巢呈盘状、莲蓬状或重叠形似宝塔状,商品多破碎呈不规则的扁块状,大小不一,表面灰白色或灰褐色。腹面有多数整齐的六角形房孔,孔径 3~4mm 或 6~8mm;背面有 1 个或数个黑色突出的柄。体轻,质韧,略有弹性。气微,味辛、淡[1]。

【化学成分】　主要含蜂蜡和蜂胶(树脂),并含挥发油(蜂房油)、多种糖类、黄酮类、维生素和无机盐。蜂胶中树胶 50%~85%,蜂蜡 12%~40%;芳香挥发油 4%~10% 和花粉夹杂物 5%~11%[2];蜂蜡的主要成分可分为四大类,即酯类、游离酸类、游离醇类和烃类。黄酮类成分包括白杨素(chrysin)、良姜素(alpinetin)、高良姜素(galangin)、金合欢素(acacetin)、洋芹素(celereoin)、山奈素(kaempferide)、鼠李素(rhamnetin)[3]。也含大分子化合物蜂房蛋白[4]。另含有机酸类化合物:3,4-二甲氧基桂皮酸(3,4-dimethoxy cassic acid)、异阿魏酸(isoferulic acid)、咖啡酸(caffeic acid)、硫的多倍体 S_8 和苯甲酸[5]。尚含维生素 B_1、维生素 PP、维生素 A、多种氨基酸、酶类和多糖,并有镉、铁、硅、锰、铅等微量元素[6,7]。

【药理毒理】　1. 抗炎作用:露蜂房水提取液 3.3~9.9g/kg 皮下注射,对正常和去肾上腺小鼠巴豆油所致耳部炎症均有显著抑制作用。灌胃给药时,需较大剂量(30g/kg,每日 2 次,连续 7 天)才有明显抑制作用。水提取液 5g/kg 皮下注射,对大鼠蛋清性足肿有显著抑制作用。2~8g/kg 皮下注射,每日 2 次,连续 7 天,对棉球肉芽肿也有显著抑制作用[8]。上述试验表明其水提取液对急性和慢性炎症均有抑制作用。2. 镇痛作用:水提取液 6.6~9.9g/kg 皮下注射,对小鼠乙酸扭体反应有明显抑制作用[8]。3. 降温作用:水提取液 3.3~9.9g/kg 皮下注射,对正常和摘除肾上腺小鼠的正常体温有显著下降作用,用药 4 小时后恢复正常[8]。4. 促凝血作用:日本市售露蜂房的水、乙醚、丙酮和乙醇提取物均有显著的促凝血作用,以丙酮提取物作用最强[1]。露蜂房的水提取物(4g/ml)4ml/kg 皮下注射,对大鼠的体外血栓形成有明显促进作用,使血栓的平均长度、湿重和干重均增加,并能增加对血小板的黏附率[1]。5. 对心血管功能的影响:给家兔静脉注射露蜂房的丙酮提取物,可使心脏运动加强[1]。在离体蛙心灌流中,0.05% 的丙酮提取物使收缩振幅稍加大,0.5% 时明显加大,5% 时则振幅变小,运动不规则,搏动次数明显减少,以至几乎停止,但冲洗后尚能恢复[9]。在灌流液中加入露蜂房的丙酮提取物,可使蛙和兔耳血管扩张;给兔静脉注射时,可使血压一时性下降[1,9]。水提取物能明显降低外周血管阻力,使麻醉犬和大鼠血压下降[1]。6. 抗肿瘤作用：对某些恶性肿瘤有治疗作用。对肿瘤 S180、EC 细胞生长均有明显抑制作用。露蜂房制剂对肺癌、胃癌、子宫癌等恶性肿瘤有治疗作用[10,11]。其醇提取物对小鼠肉瘤 S180 细胞的生长有一定的抑制作用[12]，体外实验能抑制人肝癌细胞，亚甲蓝法试验对胃癌也有一定抑制作用[13]。7. 其他作用：露蜂房提取物能使离体兔肠蠕动和张力稍减弱[1]；使家兔尿量增加 28%；在试管内蜂房对葡萄球菌、痢疾杆菌和伤寒杆菌似有一定抑制作用[14]。8. 毒性：露蜂房中的挥发油对蚯蚓和蛙有明显毒性，给家兔和猫灌服 0.1g/kg 可致急性肾炎[1]。露蜂房水提取液给小鼠静脉注射的 LD_{50} 为 12.0g/kg，皮下注射为 32.3g/kg；中毒症状有自发运动减少，渐发展为步履蹒跚、共济失调、呼吸抑制、运动高度抑制，终因呼吸衰竭而死亡[8]。

参 考 文 献

[1]《中华本草》编委会．中华本草(第9册)．上海：上海科学技术出版社，1999：227-231

[2] 李琳．露蜂房的研究和应用．中草药，1998，29(4)：277-280

[3] 迟家平，薛秉文，陈海生．江西蜂胶黄酮类化学成分研究．中国药学杂志，1996，31(5)：264

[4] 张雪莉，张圣明，刘江月．中药露蜂房蛋白对红白血病小鼠脾组织中 Bcl-2/Bax 蛋白表达．潍坊医学院学报，2008，30(1)：58，59

[5] 迟家平，陈海生，薛秉文，等．江西蜂胶有机酸化学成分研究．药学实践杂志，1995，13(3)：184

[6] 匡邦郁．露蜂房临床应用经验举隅．浙江中医学院学报，1979(5)：38

[7] 迟家平，薛秉文，韩守智．江西蜂胶挥发物成分的研究．蜜蜂杂志，1994(10)：5

[8] 孟海琴，宁秀英，郭惠甫，等．露蜂房的抗炎症作用．中草药，1983，14(9)：405

[9] 洪哲英．陈年蜂房在临床上的应用研究．大阪医科大学杂志，1960，20：739

[10] 王瑞平，王晓露，戴虹．益肺方合化疗治疗非小细胞肺癌 80 例．安徽中医学院学报，2000，19(6)：23-25

[11] 苗文红．辨证治疗食管癌 72 例临床观察．陕西中医药研究，2000，5(3)：22-24

[12] 于立坚，朱娟莉，马润娣，等．露蜂房提取物的抗肿瘤作用．陕西中医，1981，2(4)：34

[13] 郭晓庄．有毒中草药大辞典．天津：天津科技翻译出版公司，1992：643

[14] 王铮．蜂房文献概要．陕西新医药，1979，8(11)：51

（任　炜　黄先菊　李路扬）

48. *Python molurus bivittatus*（蟒蛇）

【民族药名】　"火核哦冷"（傣族）；"比株阿懋"（基偌族）；"拔哈乌都"（彝族）。

【来源】　蟒科动物蟒蛇(缅甸蟒)*Python molurus bivittatus* Schlegel 的除去内脏的蛇体、皮、骨、肉、脂肪、血、胆汁。蛇胆有小毒。夏季、秋季捕杀蟒蛇时用绳缚住头部、尾部，用带绳的铁钩钩住肛门，两头拉紧，固定在柱子上，先在肛门前切小口，割断血管放血。然后剖腹去内脏(摘留胆囊)，剥皮，剔取脂肪，洗净，晒干。

全长 6~7m。肛孔两侧有爪状后肢的残余。生活时背面灰棕色或黄色，背脊具有 1 行红棕色、镶黑边略成方形的大斑块，两侧各有 1 行较小而中央色较浅的斑块。头颈部背面有一矛形斑，头部腹面黄白色，躯干及尾腹面黄白色染有少数黑褐色斑。眶前鳞 2，眶后鳞 3 或 4；上唇鳞 10~12，吻鳞及前 2 枚上唇鳞有唇窝，前后若干下唇鳞有较浅的唇窝。背鳞平滑无棱，中段 65~72 行；腹鳞较窄小，255~263；尾下鳞 65~69 对。

生活于热带、亚热带低丛林中，夜间活动，能吞吃体重 10~15kg 以下的野鹿和山羊等动物，但主要以鼠类、鸟类、爬行类和两栖类动物为食。分布于福建、广东、海南、广西、贵州、云南。

【药用经验】 傣族 颈:用于眼红、眼痛过敏、除湿消肿、咽喉肿痛、支气管炎(《傣药志》)。用于除湿消肿及眼痛(《傣医药》)。胆汁:用于疮疡、疔疮、肿毒、气管炎症、过敏性皮炎、眼炎(《民族药志要》)。基诺族 骨:煎服或鲜血冲酒服,用于风湿关节疼痛。皮:烧焦外涂用于各种皮肤病,点牙治牙痛。胆汁:用于各种眼疾、小儿高热(《基诺药》)。佤族 胆:明目去翳,除瘴杀虫。骨、肉:祛风除湿。油:润肤,消瘢,生肌。皮:杀虫。血:祛风除湿,助皮清血(《中佤药》)。彝族 骨:用于麻风、杨梅毒、腹疮。肉:用于麻风、疟疾。胆:用于疟疾。骨:用于麻风、体虚之内风、腹疮、杨梅疮(《彝动药》)。

【使用注意】 蛇胆应控制用量[1]。

【中毒和解毒】 吞服生蛇胆可致 Q-T 间期延长综合征,出现发作性晕厥。给动物静脉注射其他动物的胆汁酸 3~5mg/kg,可抑制心肌收缩而死亡。出现中毒应对症治疗。

【药材鉴定】 性状 胆囊呈椭圆形,长 4~8cm,胆皮厚而光滑,胆管较粗。囊皮光滑,韧性强。

【化学成分】 胆汁含牛磺胆酸(taurocholic acid)、蟒胆酸(pythocholic acid)、牛磺去氧胆酸(taurodeoxycholic acid)和牛磺蟒胆酸(tauropythocholic acid)[2,3]。

【药理毒理】 1. 舒张气管平滑肌:蛇胆所含的胆汁酸等对气管平滑肌有舒张作用,胆汁酸总量越大,气管的舒张程度越高。2. 蛇胆所含胆汁酸对心肌有抑制作用。3. 其他作用:蟒蛇胆所含微量元素 Zn、Cu、Fe 对体内多种酶的活性,对核酸、蛋白质的合成,对免疫过程,细胞繁殖都有直接或间接作用,可促进上皮细胞的修复,使细胞分裂增加,T 细胞增多,活性增强等[1,3,4]。

参 考 文 献

[1] 杨仓良. 毒药本草. 北京:中国中医药出版社,1993;921,922

[2] 游勇基,林金镐,季莲芳. 蟒蛇胆化学成分研究. 药学学报,1992,27(9):674-678

[3] 武文,陈志维,卢小凤,等. 蟒蛇的药用价值. 蛇志,2010,22(2):145-147

[4] 杨健,石朝,周何文. 牛磺蟒胆酸类似物的药理作用研究. 广东药学院学报,1998,14(4):326,327

(王 刚 陈吉炎 马丰懿)

49. *Scolopendra subspinipes mutilans*(蜈蚣)

【民族药名】 蜈蚣(通称);"缅姐故"(阿昌族);"达克"、"剪"(侗族);"涉涉瑞"(满族);"达蚱"(毛南族);"大苏"、"岗苦"、"官扣"、"岗捎够"(苗族);"踩孔"(水族);百足虫(佤族);千脚虫、雷公虫、金头蜈蚣(彝族)。

【来源】 蜈蚣科动物少棘巨蜈蚣 *Scolopendra subspinipes mutilans* L. Koch. 的干燥体。有毒。2~3 月或夏季捕捉,用两端尖的长竹片插入头尾两部,晒干,或先用沸水烫后,晒干或烘干。

体长形,背腹略扁,长 6~13cm,宽 0.5~1.1cm。胴部由 21 个同律体节构成,每节有足 1 对,足的末端有爪,最后一节之足特长向后如尾。头部背板略呈心脏形,有 1 对多节的长触角。胴部第一对足特别强大形成镰形的毒颚,伸向头部下方两侧,其末端有毒腺的开口。背面黑绿色,有光泽,并有两条突起的棱线。腹面棕黄色。

为夜行性肉食动物,喜栖于潮湿阴暗的地方。主产陕西、江苏、安徽、浙江、河南、湖北、湖南等地。此外,四川、广东、广西等地亦产。

【药用经验】 阿昌族 用于小儿惊风、破伤风、痉挛抽搐、角弓反张(《德宏药录》、《德民志》)。傣族 用于各种麻风病、周身关节酸痛(《版纳傣药》、《傣药志》、《傣医药》);用于麻风病、风湿性关节炎(《民族药志要》)。侗族 活体用菜油浸泡外擦治淋巴结核、疮疖、毒蛇咬伤(《民族药志三》)。仡佬族 浸桐油,外涂用于无名肿毒(《民族药志要》)。景颇族 效用同阿昌族(《德宏药录》、《德民志》)。朝鲜族 用于气虚(肾阳虚)所致的腰痛、腰酸、四肢麻木、阳痿、关节炎、神经痛等(《朝药志》)。用于一切气虚(肾阳虚)所致腰痛、四肢麻木、阳痿等(《朝药录》)。用于气虚(肾阳虚)所致的腰痛、四肢麻木、阳痿、关节炎、神经痛(《民族药志三》)。满族 焙干研末,猪胆汁调敷患处用于中风口眼歪斜;加雄黄用鸡蛋清调敷治疗蛇头疔;去掉头足焙干研末内服,用于结核病和结核性胸膜炎、肋膜炎、惊痫症(《民族药志要》)。毛南族 活体用菜油浸泡外擦治淋巴结核、疮疖、毒蛇咬伤、无名肿毒(《民族药志三》)。苗族 用于风湿关节疼痛(《苗医药》)。水族 用于胃溃疡(《水医药》)。土家族 用于小儿惊风、破伤风、抽搐、面神精麻痹、肺癌、食道癌等(《民族药志要》)。佤族 用于风湿性关节疼痛、跌打损伤、血淤肿痛、无名肿毒(《中佤药》)。瑶族 用于小儿惊风、痉挛抽搐、角弓反张、面神经麻痹、疮疡肿毒、口噤中风(《湘蓝考》)。彝族 用于黑蛇咬伤、疔疮恶痛、慢性溃疡、窦道漏管(《哀牢》)。作弩箭药,用于九子疡、脓泡疮、黄水疮、骨疮、烂疮、牛皮癣、杨梅疮、百日咳、各种癌症、骨髓炎(《彝动药》)。

【使用注意】 内服日用量 1.5~ 4.5g,血虚生风、贫血、体虚、口燥渴者及孕妇禁用。一般认为中毒量为 12~30g,但有报道,服含本品的汤剂,每日 9g,3 天后出现头昏乏力,尿呈酱油色,诊断为溶血性贫血。

【中毒与解毒】 口服中毒剂量的蜈蚣后,一般在用药 0.5~4 小时后出现中毒症状:恶心、呕吐、腹痛、腹泻、全身乏力、呼吸困难、不省人事、心跳及脉搏缓慢、心律失常及血压下降等,也可出现休克。口服中毒时先用 2%~3% 碳酸氢钠溶液洗胃,后服 2%~3% 活性炭混悬液,吸附胃内未被吸收的毒素。并口服牛奶、蛋清保护胃黏膜,服用硫酸钠导泻,将毒物排出;应用抗组织胺药;苯海拉明每次 25mg,口服,肌注异丙嗪 25mg;亦可用 25% 葡萄糖 50ml,加 10% 葡萄糖酸钙或氯化钙 10ml、氢化可的松 100mg 或地塞米松 5~10mg,静脉缓慢推注。若发生过敏性休克时,立即肌肉或皮下注射 0.1% 肾上腺素 0.5~0.1ml,然后静脉推注异丙嗪 25mg、维生素 C 注射液 500mg、地塞米松 5~10mg,或用氢化可的松 200~400mg,病情好转后逐渐减量,低流量吸氧。静脉输液以补充血容量,一般用低分子右旋糖酐,可根据病情调节输液速度及补液量,以防输液过量引起脑水肿、肺水肿。有酸中毒者,纠正酸中毒。补液后血压仍不回升,可选用间羟胺或去甲肾上腺素等。如有呼吸困难时可选用山梗菜碱等呼吸兴奋剂。中药治疗:①马钱子末(冲服),每次 0.6g,以对抗毒素,根据病情每 3h 重复给药 1 次。②凤尾草 120g、金银花 90g、甘草 60g,加水 1000ml,煎取 250ml,1 次灌服,每天服 2 剂。③附子 12g、人参、五味子、甘草各 9g,每天 1 剂,水煎 2 次,药液兑匀,分 2 次服[1~4]。

【药材鉴定】 性状 本品呈扁平长条形,长 9~15cm,宽 0.5~1cm。由头部和躯干组成,全体共 22 个环节。头部暗红色或红褐色,略有光泽,有头板覆盖,头板近圆形,前端稍突出,两侧贴有颚肢一对,前端两侧有触角一对。躯干部第一背板与头板同色,其余 20 个背板为棕绿色或墨绿色,具光泽,自第四背板至第二十背板上常有 2 条纵沟线;腹部淡黄色或棕黄色,皱缩;自第二节起,每节两侧有步足一对;步足黄色或红褐色,偶有黄白色,呈弯钩形,最末一对步足尾状,故又称尾足,易脱落。质脆,断面有裂隙。气微腥,有特殊刺鼻的臭味,味辛、微咸。

【化学成分】 干燥品含有酸性和碱性蛋白质、脂肪酸、游离氨基酸和微量元素等。尚含有胆甾醇(cholesterol)、甲酸(formic acid)等，又含 δ-羟基赖氨酸(δ-hydroxylysine)。含氨基酸有鸟氨酸(ornithine)、牛磺酸(taurine)、天冬氨酸(aspartic acid)、苏氨酸(threonine)、丝氨酸(serine)、谷氨酸(glutamic acid)、甘氨酸(glycine)、丙氨酸(alanine)、胱氨酸(cystine)、缬氨酸(valine)、甲硫氨酸(methionine)、异亮氨酸(isoleucine)、亮氨酸(leucine)、酪氨酸(tyrosine)、苯丙氨酸(phenylalanine)、赖氨酸(lysine)、组氨酸(histidine)、精氨酸(arginine)、脯氨酸(proline)；另外还含有氨及 28 种无机元素如磷、钾、钠、钙、镁、锌、铁等[5]。毒性成分为组织胺和溶血性蛋白质蜈蚣毒素。

【药理毒理】 1. 抗炎镇痛作用:蜈蚣水煎液对炎症早期毛细血管通透性增高以及耳郭炎症均有明显的抑制作用,在乙酸扭体反应和热板致痛试验中均有一定的镇痛作用。2. 抑菌作用:体外抑菌实验发现,其酸性水提液能明显抑制常见的 8 种致病真菌,乙醚提取液对金葡菌、大肠杆菌有弱抑制作用。3. 抗衰老作用:所含人体所需的 8 种必需氨基酸,能提高机体生长发育能力,增强机体调节代谢功能和抗病能力。4. 抗肿瘤作用:其水提取物和醇提取物均能使小鼠睾丸第 7 相精细管精原细胞显著减少或消失,提示有一定的抗肿瘤作用;蜈蚣毒素有较强的直接溶血作用,对大鼠中枢神经系统具有烟碱、阻乙酰胆碱样性质溶血作用,对肿瘤细胞有抑制作用;蜈蚣总碱性蛋白对人口腔上皮细胞鳞癌(KB 细胞)和结肠癌细胞(HCT 细胞)有明显的抑制作用,且活性稳定。5. 对心脑血管疾病的作用:蜈蚣具有调节脂代谢、改善血液流变学、降低血脂、增强心肌抗氧化能力及保护心肌免受脂质过氧化损伤的作用,可保护血管内皮细胞免受损伤,有效防治动脉粥样硬化的形成,改善心肌缺血,增加冠脉血流量。6. 抗惊厥作用:墨江蜈蚣和少棘蜈蚣提取物 0.25g(生药)/20g 分别给小鼠灌胃,连续 3 天,对士的宁引起的惊厥均有明显的对抗作用。而对超强电流、戊四唑引起的惊厥无对抗作用。7. 血小板聚集作用:体外实验表明,蜈蚣毒的浓度为 $0.3\mu g/\mu l$ 时能诱导兔血小板的聚集,毒素经 90℃ 中 5 分钟处理后则失去其诱导活性。8. 毒理:主要来自毒性成分组织胺样物质和溶血性蛋白,能引发过敏性反应甚至休克,溶血性贫血反应,可能导致心肌受损以及消化道疾患、急性肝肾功能损害、神经系统中毒反应。不同浓度蜈蚣提取物(0.2%、1%、2.5%、5%)会缩短果蝇寿命,但对子代无明显影响[6~11]。

参 考 文 献

[1] 公素琴,朱孟国. 蜈蚣的不良反应. 中国中药杂志,2002,27(3):236,237
[2] 周永芹,韩莉. 中药蜈蚣的研究进展. 中药材,2008,31(2):315-319
[3] 蔺爽,曲晓波,李娜,等. 动物药整理研究——蜈蚣. 吉林中医药,2009,29(7):615,616
[4] 苗明三. 实用中药毒理学. 上海:第二军医大学出版社,2007:571
[5] 《中华本草》编委会. 中华本草(第 9 册). 上海:上海科学技术出版社,1999:144,145
[6] 崔小冬,王超然,张长清,等. 蜈蚣提取物对果蝇寿命的影响. 中药材,2007,30(9):1065-1067
[7] 秦晋之,闫智勇. 蜈蚣的药理作用和临床应用研究进展. 河北农业科学,2008,12(10):164-166
[8] 刘细平,钟德许,王劲,等. 蜈蚣提取液对裸鼠移植肝癌治疗作用研究. 现代中西医结合杂志,2010,19(15):1842-1844
[9] 李兴暖,韩雅莉,余卫国. 蜈蚣多糖对 Hela 细胞的增殖抑制作用研究. 时珍国医国药,2009,20(7):1571-1573
[10] 周莉莉,黄迎春,任超. 蜈蚣醇提取物和水提取物部分药理作用比较. 时珍国医国药,2008,19(11):2697,2698
[11] 姜璐璐,曹艳华,王诗敏,等. 蜈蚣毒素的研究进展. 西北药学杂志,2009,24(6):517-520

(葛月宾)

50. *Tabanus mandarinus*(虻虫)

【民族药名】 虻虫(通称)。

【来源】　虻科动物华虻 *Tabanus mandarinus* Schiner. 的雌性全体。有毒。夏季、秋季捕捉，捕后用沸水烫死，洗净，晒干。

雌虫体长 16~18mm，灰黑色。前额黄灰色，基胛近卵圆形，黄棕色。触角第 1 环节基部棕红色，有明显锐角突起。翅透明，翅脉棕色。胸部背板灰色，有 5 条明显黑灰色纵带。腹部圆钝形，有明显的白斑。雄虫与雌虫相似，较雌虫稍大，仅腹部呈圆锥形。

雌虫吸牛、马等动物血液，雄虫吸食植物汁液。常居于草丛及树林中，性喜阳光，多在白昼活动。全国各地均有分布。

【药用经验】　瑶族　用于癥瘕坚积、脏腑蓄血、月经闭止（《湘蓝考》）。

【使用注意】　内服煎汤用量 1.5~3g；研末 0.3~0.6g。孕妇、体质虚弱、有出血倾向、无瘀积者忌服。

【中毒与解毒】　中毒症状：引起暴泻。解救方法：内服过量可洗胃、导泻，服用活性炭末。继用绿豆、甘草各 10g，煎汤口服。若剧烈腹痛、有出血倾向时，口服云南白药，一日 3 次，一次 1~3g，或肌注、口服维生素 K 和安络血等。昏迷或休克时，用万年青、半边莲各 30g，水煎分 2 次服，每 2~4 小时服 1 次。严重者给强心剂，如毒毛旋花子苷 K 或西地兰。出血严重者给予输血[1]。

【药材鉴定】　性状　干燥虫体长椭圆形，长 1.3~1.7cm，宽 5~10mm。头部黑褐色，复眼多已脱落；胸部黑褐色，胸部下面突出，灰色，有明显的黑灰色纵带 5 条；背部壳状而光亮，翅长超过尾部；腹部棕黄色，有明显白斑，有 6 体节；足 3 对，多断碎。质松而脆。气臭，味苦、咸。

【化学成分】　含蛋白质、氨基酸、胆固醇及无机元素。

【药理毒理】　1. 对血液系统作用：虻虫水煎液可增强血管流量、离心蛙心的收缩幅度，对脑垂体后叶素所致急性心肌缺血有保护作用。对组织缺氧有保护作用。2. 对小肠功能的影响：虻虫水煎剂对小鼠离体回肠运动有明显的抑制作用。灌胃给药对小鼠小肠推进功能无明显影响，不能阻止肠道水分吸收，也无明显刺激肠道等作用。3. 抗炎、镇痛作用：虻虫提取物腹腔注射，能明显抑制大鼠角叉菜胶性肿胀。虻虫提取物灌胃，能明显对抗苯醌所致小鼠扭体反应。4. 其他作用：虻虫对兔离体子宫有兴奋作用；对内毒素所致肝出血性坏死病灶的形成有显著抑制作用；还有纤溶作用及降低血清 T_4 的作用。5. 毒副作用：本品水提醇沉提取物对小鼠的 $LD_{50}>50g/kg$，其溶血试验为阴性[1,2]。

【附注】　虻虫又是一种中药。中药虻虫的动物来源还有黄虻属昆虫双斑黄虻 *Atylotus bivittateinus* Takahasi（*Tabanus bivittateinus* Matsumura ）以及与华虻同属的雁虻 *Tabanus pleskei* Krörber、江苏虻 *Tabanus kiangsuensis* Krörber 等约 20 种昆虫的雌性全体[3]。均有毒。

参 考 文 献

[1] 高渌汝. 有毒中药临床精要（下篇）. 北京：学苑出版社，2006：485-489

[2] 田代华. 实用中药辞典（下卷）. 北京：人民卫生出版社，2002：1397，1398

[3] 邓明鲁. 中国动物药资源. 北京：中国中医药出版社，2007：100，101

（焦　玉　万定荣）

51. *Tachypleus tridentatus*（中国鲎）

【民族药名】　"鲎"（阿昌族）。

【来源】　鲎科动物中国鲎 *Tachypleus tridentatus*（Leach）的肉、体壳、尾。肉有毒。全年可采捕。捕后取肉、壳、尾等鲜用或晒干用。

体似瓢形，深褐色，全长可达70cm，宽约30cm，雌性成体一般体重都在2kg以上。头胸部背甲广阔略呈马蹄形，自其前缘至左右两侧缘成半圆形，两侧向后突出成刺。背面突起较高（雄者稍较扁平），中央有一纵脊，其前端有单眼1对，两侧各有纵脊1条，其上各有复眼1对，腹面凹陷，有口，有附肢6对，前面2对为头部的附肢，第1对短小，由3节组成，是为螯肢；第2对长大，由6节组成，称为脚须，幼体及雌体的末端2节均呈钳状，雄体的末端呈弯钩状，为抱接器；另4对称为胸肢，位于口两侧，基节常有倒刺，用以帮助摄食，又称颚肢，前3对末2节亦呈钳状，而后1对适于沙土上挖洞及爬行。腹部略呈六角形，雄者两侧缘有6对可活动的倒刺，前3对较大，但雌者的第4、第5、第6对缘刺已退化成很短；腹面有条板状附肢6对，第1对左右相连盖住生殖孔，故称生殖厣，其余各对的外肢节内侧都有150~200页薄板状的书鳃，其内有血管网，可进行气体交换，另在头胸部有1对四叶的基节腺，用以排泄。腹部末端有1条呈三角棱锥形的尾剑，于上棱角及下侧两棱角基部均有锯齿状小刺，尾剑长度与背甲大致相等。

平时生活于水深40m以内的泥沙质海底，以蠕虫、环节动物、腕足动物及软体动物为食，昼伏夜出，5~8月为繁殖季节，雌雄成对爬到潮间带，通常雄性在雌体的背上，6~7月为产卵盛期，雌鲎在产卵前在沙滩挖穴，将卵产在穴中，每穴产卵100~1000粒，接着雄体把精液撒在其上而受精。初孵出的幼鲎，体长仅7~8mm，没有剑尾，身体仅分中央及两侧三部分，与三叶虫的成虫极相似。经20多次的蜕壳，共历8年左右，才达性成熟期。分布于浙江、福建、台湾、广东、海南、广西沿海。

【药用经验】　阿昌族　鲎尾炭：用于肺结核咯血、胃出血；外用于外伤出血。鲎球粉：用于咽喉肿痛（《德宏药录》）。京族　体壳：用于湿疹（《桂药编》）。

【使用注意】　成年鲎肉可食，味美；但幼鲎有毒，食用后会中毒，重者可致人死。食用煮熟或烤熟的鲜幼鲎数分之一即可中毒[1]。血呈蓝色，含铜，过量食用可中毒[2]。

【中毒与解毒】　一般在服用1~6小时后出现中毒症状。症状轻重与食用量多少有关，中毒轻者食后1小时感到头晕，随后呕吐，面部、颈部以及上肢出现块状皮疹，有瘙痒感；中毒重者食后1~6小时发生眩晕欲吐、头痛、唇麻、失语。食用多者约5小时后死亡。轻者以胃肠道损害为主，重者以神经系统损害为主[3]。少部分人食鲎肉后产生类似虾、蟹的过敏症状。服用氯苯那敏可使症状逐渐消失[4]。早期用1：5000高锰酸钾洗胃，然后用硫酸镁导泻，口服甘草糖水或糖盐水，重者以葡萄糖液静脉输入，大剂量维生素C静注或静滴。心动过缓、瞳孔缩小者酌情使用阿托品。给予呼吸中枢兴奋剂、镇静剂等对症处理[1]。

【药材鉴定】　性状　壳形似瓢，由头胸甲、腹甲及尾剑三部分组成，全长约60cm。外表面棕红色至灰棕色，较光滑，有光泽。内表面灰棕色。胸甲略呈马蹄形，前缘圆；腹甲后部显著窄，两缘有6个大的侧棘。雌的后3对侧棘短小。尾剑细长，坚硬。质坚脆，易折断。气微，味微咸[5]。

【化学成分】　鲎肉含维生素、果糖-二磷酸醛缩酶（fructose diphosphate aldolase）、甘油醛-3-磷酸脱氢酶（glyceraldehyde-3-phosphate dehydrogenase）[6]。血细胞含鲎肽（tachyplesin）Ⅰ、Ⅱ，还含血细胞溶菌产物（hemocyte lysate）[5]；血细胞主要是变形细胞。变形细胞溶解物可提取50%凝固原[1]。血浆含血蓝蛋白（hemocyanin）、凝集素、磷脂酰胆碱（phosphatidylcholine）等[1]。鲎外壳含溴（Br）、铁（Fe）、锌（Zn）、铜（Cu）、镍（Ni）、锰（Mn）、钾（K）、钙（Ca）、钛（Ti）、氯（Cl）、硫（S）、硅（Si）、铝（Al）、镁（Mg）[5]。全体含麦角硫因（ergothioneine）、龙虾肌碱（homarine）、葫芦

巴碱（ trigonelline）、甘氨酸（glycine）、甜菜碱（betaine）、胆碱（choline）、三甲胺（trimethylamine ）及腺嘌呤（adenine）和硫酸软骨素 D、E、K,还含木糖（xylose）、半乳糖（galactose）、丝氨酸（serine）等[1]。

【药理毒理】　1. 中和内毒素:中国鲎血液可被极微量的革兰氏阴性细菌的内毒素激活,使鲎血变形细胞凝集形成凝胶状。临床用于快速诊断革兰氏阴性细菌脑膜炎、内毒素血病症,菌尿病症、药物热原的检查。从血细胞中提取鲎抗脂多糖因子（limulus antilipopolysaccharide factor. LALF）是一种能结合并中和内毒素的蛋白质。2. 抗癌作用:从中国鲎血细胞中提取的鲎素具有显著的抗肿瘤活性,能抑制体内外人早幼粒白血病 HL-60 细胞的生长;对人肝癌 SMMC-7721 细胞的生长和分裂均具有明显的抑制作用。3. 抑菌解热作用:LALF 显示出对某些菌株的生长抑制活性,还可抑制 LPS 对家兔的致热反应[1]。4. 其他:从其变形细胞和血淋巴浆中提取的一类蛋白 tachylectins,属于外源凝集素,能有效地完成宿主对抗微生物和外来物质的防御功能[7]。浓度为 12.5μmol/L 的鲎素能完全杀灭巴西利什曼原虫和锥鞭毛体[8]。

参 考 文 献

[1] 孟宪镛. 中毒诊疗手册. 南京:江苏科学技术出版社,1979:243

[2] 邓家刚. 广西海洋药物. 南宁:广西科学技术出版社,2008:76

[3] 夏丽英. 中药毒性手册. 赤峰:内蒙古科学技术出版社,2006:485

[4] 苗明三. 常用中药不良反应及救治. 北京:人民军医出版社,2009:18

[5]《中华本草》编委会. 中华本草(第6册). 上海:上海科学技术出版社,1999:127

[6] 贾玉海. 蓝色本草中国海洋湖沼药物学. 北京:学苑出版社,1996:148

[7] Kawabata S, Iwanaga S. Role of lectins in the innate immunity of *Horseshoe crab*. Dev Comp Immunol,1999,23(4-5):391-400

[8] Löfgren S E, Miletti L C. Trypanocidal and leishmanicidal activities of different antimicrobial peptides (AMPs) isolated from aquatic animals. Exp Parasitol,2008,118(2):197-202

（王　静）

52. *Trimeresurus stejnegeri*（竹叶青）

【民族药名】　竹叶青(通称);青竹蛇(白族);"额优"、"厄要"、"厄肖"(布依族);"乌修"、"哦修"(傣族);"玉珠""都竹"、"龙洒"、"吉尼巴"、"拥拽"(藏族);"菱明能"(瑶族)。

【来源】　蝰科动物竹叶青 *Trimeresurus stejnegeri*（Schmidt）除去内脏的全体以及蛇胆、蛇蜕。全体有毒。全年可捕捉。捕杀后除去内脏,浸酒或晒干。

全长 70~90cm。头呈三角形,与颈区分明显,尾较短,背面通身绿色,尾背及尾尖焦红色,眼橘红色,体侧具有黄白色各半或红白色各半的纵线纹;腹面黄白色,头背都是小鳞片,仅眶上鳞较大,左右眶上鳞之间一横排小鳞 9~17 枚;左右鼻间鳞之间相隔 1~4 枚小鳞,鼻鳞与第 1 上唇鳞之间完全分开;上唇鳞 9(8)-12;背鳞 21(19~23)-19(21)-15(13)行,两侧最外 1~3 行平滑,其余均起棱;腹鳞 150~178;肛鳞完整,尾下鳞 54~80 对。

生活于海拔 150~2000m 的山区溪边草丛中、灌木上或竹林中。多于阴雨天活动。夜间较活跃,以鼠、蛙、蜥蜴等为食。分布于长江流域、西南地区、甘肃、海南、台湾等地。

【炮制】　通过炮制以去除毒性,增强疗效。藏族　(1)麝香制:将蛇去头尾,浸泡于麝香水中(每100g 用麝香 5g),三昼夜后取出,置火灰中略煨,以蛇肉不焦为度,取出,去净火灰,晾干。(2)面团煨:将蛇用麝香水浸泡后,切成长 1~3cm 的段,用面团包裹好,置火灰中煨烤,当面团表面呈焦黄色时,取出,去掉面团,凉干[1]。

【药用经验】 白族 全体:浸涂用于恶疮、肿疖(《大理资志》)。布依族 用于关节炎。傣族 祛风除湿,散疮毒(《傣医药》)。全体:用于麻风、风湿骨痛等症(《傣药志》)。用于恶疮、肿疖、麻风、风湿骨痛;取蛇脂肪以文火煎出油,将油涂擦患处用于烧伤(《民族药炮制集成》)。藏族 肉:用于妇科闭经、难产、胎衣不下及脉管炎、肺炎、胸部热痛,又有滋补的功能。蛇油:用于火伤、弹片入肉。蛇胆:外擦治白癜风、牛皮癣。蛇蜕:用于炭疽病、神经性皮炎、癣、胎衣不下(《藏本草》)。瑶族 用于恶疮肿疖等。

【使用注意】 煎汤内服用量 3~10g,不宜过量。

【化学成分】 胆汁中含胆酸(cholic acid)、去氧胆酸(deoxycholic acid);皮含大量骨胶原(collagen)、氨基酸和不饱和脂肪酸[2];肉含蛋白质、肽类、脂肪、氨基酸。蛇毒含核糖核苷酸酶(ribonuclease)、脱氧核糖核苷酸酶(deoxyribonuclease)、磷酸酯酶(phosphatase)、5′-核苷酸酶(5′-nucleotidase)、蛋白水解酶(protease);也含 2 种出血性成分 HR_4 及 HR_2,以及溶解纤维蛋白成分和抑制血小板聚集成分;另含 L-氨基酸氧化酶(TSV-LAO)[2]和竹叶青蛇毒磷脂酶 A_2(PLA_2)[3],以及 stejnitin[4]、stejnihagin[5]。

【药理毒理】 1. 纤溶作用:从竹叶青蛇毒中分离的 5′-核苷酸酶对家兔血小板的聚集有抑制作用[6]。凝血酶样酶组分Ⅰ具有激活纤溶作用,组分Ⅱ同时具有激活纤溶和直接纤溶作用,组分Ⅰ及组分Ⅱ能缓慢降解纤维蛋白原的 α 链,随着作用时间延长,组分Ⅰ还能进一步降解纤维蛋白原的 β 链[2]。2. 抑菌作用:蛇毒 L-氨基酸氧化酶(TSV-LAO)对白色念珠菌、金黄色葡萄球菌和短小芽孢杆菌有抑菌作用[7,8]。3. 毒性:竹叶青蛇毒给小鼠皮下注射的 LD_{50} 为 3.3mg/kg 以下,对人致死量为 100mg,临床中毒死亡率为 1%[7]。

参 考 文 献

[1] 田华咏,瞿显友,熊鹏辉. 中国民族药炮制集成. 北京:中医古籍出版社,2000:199
[2] 《中华本草》编委会. 中华本草(藏药卷). 上海:上海科学技术出版社,2002:386,387
[3] 冯波,吴卫甲,钱嵘,等. 竹叶青蛇毒磷脂酶 AZ 的分离纯化和性质研究. 生物化学与生物物理学报,1996,28(2):201-205
[4] Han Y P,Lu X Y,Wang X F,et al. Isolation and characterization of a novel P-II class snake. Toxicon,2007,49:889-898
[5] Zhang P,Shi J,Shen B,et al. Stejnihagin, a novel snake metalloproteinase from *Trimeresurus stejnegeri* venom, inhibited L-type Ca^{2+} channels. Toxicon,2009,53:309-315
[6] 余晓东,黄立农,熊郁良. 竹叶青(Trimeresurus stejnegeri)蛇毒 5′-核苷酸酶对血小板聚集功能的抑制机制研究. 重庆师范学院学报(自然科学版),1997,14(2):61-68
[7] 夏丽英. 现代中药毒理学. 天津:科技翻译出版公司,2005:260
[8] 张玉洁,陈克平,李文辉,等. 竹叶青蛇毒 L-氨基酸氧化酶的纯化、诱导细胞凋亡和抗菌作用. 天然产物研究与开发,2006,18:33-37

(焦 玉 王 刚 陈吉炎 马丰懿)

53. *Vespa mandarinia*(斑胡蜂)

【民族药名】 野蜂窝(土家族);大黑蜂(彝族)。

【来源】 胡蜂科昆虫斑胡蜂 *Vespa mandarinia* Smith. 的尿、蜂巢。蜂巢有毒。蜂巢于秋季、冬季采收,晒干,倒出死蜂,备用。

成虫体长约 25mm,腹基部缩小成囊状。体上有美丽的黄色和黑色斑纹;咀嚼式口器;触角膝状;复眼很发达,雄虫左右复眼常于头顶相连接。胸部 3 节愈合,前胸背板有 2 个后侧瓣,伸出达于肩板;中胸最大,后胸很小,中胸和后胸有翅 2 对,均为膜质;翅狭长,前翅大,后翅小,前翅有 3 个室,后翅前缘有一小沟挂在前翅后缘的褶上,使前后翅连在一起,停止时翅能纵折。中足胫节末端有 2 距,爪简单。

多筑巢于树枝、岩石和屋檐下。全国各地均有分布。

【药用经验】 土家族 祛风,攻毒,杀虫。蜂巢用于小儿惊痫抽搐、关节疼痛、乳房胀痛、扁桃体炎、痈疮肿毒、淋巴结核、疥癣、湿疹、龋齿痛、蛇虫咬伤(《土家药志下》)。彝族 尿用于熬毒汁(《哀牢医药》)。

【化学成分】 蜂巢主含蜂蜡及树脂;并含挥发油(蜂房油),为有毒成分,可驱绦虫,对蚯蚓有毒性。

【药理毒理】 蜂巢的醇、醚及丙酮浸出物有促进血液凝固作用,以丙酮浸出物作用最强;有强心作用、利尿一时性降压作用。因毒性较强,临床以外用为多。

(刘 杰)

54. *Whitmania pigra*(水蛭)

【民族药名】 水蛭(通称);"知奴"(阿昌族);"宾"(傣族);"阿布宁"(德昂族);蚂蝗(朝鲜族);"蜜达赫"(满族);吸血虫(佤族)。

【来源】 水蛭科动物宽体金线蛭(蚂蝗)*Whitmania pigra*(Whitman)的全体。有毒。夏季、秋季自湖泊、溪河或稻田中捞取后,用线穿起,置阳光下晒干,或放锅中烘干。

【炮制】 通过滑石通过粉烫制以增加净度,降低毒性,矫臭矫味,利于粉碎。滑石粉烫制,即取适量滑石粉置锅内,武火炒至滑溜后放入净水蛭,不断翻动,烫至微鼓起,质酥脆,取出放凉[1]。

【药用经验】 阿昌族 用于血瘀经闭、腹痛、跌打损伤(《德宏药录》)。傣族 用于续筋接骨(《傣医药》)。德昂族 效用同阿昌族(《德宏药录》)。朝鲜族 破瘀血,活血,散积,通经,利尿。用于不孕症、打胎、跌打损伤、伤痛(《朝药志》)。用于经闭、产后腹痛、跌打损伤、利尿、伤口疼痛、脑出血等(《朝药录》)。满族 研细末温开水冲服,用于脑血栓后遗症。土家族 焙干研粉用于痔疮。佤族 用于血滞经闭、跌打损伤、无名肿毒(《中佤药》)

【使用注意】 内服煎汤用量 1.5~3g,研末服 0.3~0.5g。孕妇及无瘀血者忌服[2]。

【中毒与解毒】 用药过量可致中毒,潜伏期 1~4 小时。中毒症状表现为恶心、呕吐、子宫出血,严重时引起胃肠出血、剧烈腹痛、血尿、昏迷等。妊娠期可引起堕胎。有报道炮制水蛭时即可出现不良反应,水蛭可致急性失血性贫血。还可引起变态反应,表现为全身瘙痒热灼、红色丘疹或大片团样红色荨麻疹。或兼见面色苍白、呼吸困难、口唇紫绀、四肢厥冷、出汗[3]。解毒措施:(1)以 0.5%~1% 鞣酸或 0.02% 高锰酸钾溶液洗胃,洗胃后留于胃中 1% 鞣酸溶液 50~100ml。(2)口服吸附剂活性炭或鞣酸蛋白,继用硫酸钠 30g 导泻。(3)剧烈腹痛可用盐酸吗啡 15mg 或硫酸阿托品 0.5mg 肌注,或口服 10% 水合氯醛液 1.5g。(4)引起出血时,轻者可口服维生素 K₄、安络血,冲服云南白药等;症状严重,尤其子宫大出血时,可静脉注射抗血纤溶芳酸、凝血酸,肌注酚磺乙胺(止血敏)、牛西西针剂。(5)昏迷、休克时,输血、吸氧、输液,用强心药毛花苷 C(西地兰)、毒毛旋花子苷 K 等。其他对症治疗[4]。

【药材鉴定】 性状 全体呈扁平纺锤形,有多数环节,长 4~10m,宽 0.5~2cm。背部黑褐色或黑棕色,稍隆起,用水浸后,可见黑色斑点排成 5 条纵纹;腹面平坦,棕黄色。两侧棕黄色,前端略尖,后端钝圆,两端各具 1 吸盘,前吸盘不显著,后吸盘较大。质脆,易折断,断面胶质状。气微腥。

　　薄层色谱　取本品粉末 1g,加乙醇 5ml,超声处理 15 分钟,滤过,取滤液作为供试品溶液。另取水蛭对照药材(宽体金线蛭)1g,同法制成对照药材溶液。吸取上述 2 种溶液各 5μl,分别点于同一硅胶 G 薄层板上,以环己烷-乙酸乙酯(4∶1)为展开剂,展开,取出,晾干,喷以 10% 硫酸乙醇溶液,在 105°C 加热至斑点显色清晰。供试品色谱在与对照药材色谱相应的位置上,显相同的紫红色斑点;紫外光 灯(365nm)下显相同的橙红色荧光斑点。

　　【化学成分】　全体含有抗凝血的物质:水蛭素(hirudin)、凝血因子 Xa 抑制剂 antistasin 和 ghilanten、凝血因子 XⅢa 抑制剂 tridigen、血小板糖蛋白拮抗剂 decorsin 和 ornatin、胶原诱导血小板抑制剂 calin 和 leech antiplatelet protein,以及能降解血栓的蛋白 hementin 等[5]。还含有肝素(heparin)、抗血栓素(antithrombin)[6]。

　　【药理毒理】　1. 抗凝作用:新鲜水蛭含有的蛋白质类凝血物质,能阻止凝血酶对纤维蛋白的作用,阻碍血液凝固,能活化纤溶系统,促进血栓溶解。2. 降血脂作用:水蛭和水蛭复方对动脉粥样硬化家兔的实验证实,水蛭能降低低密度脂蛋白胆固醇和血清过氧化脂质水平,可有效地阻止血清和细胞膜脂质过氧化,抑制氧化修饰的低密度脂蛋白的形成,从而保护内皮细胞免受氧化损伤,阻止动脉粥样硬化病变的进展。3. 抗炎作用:水蛭对急慢性炎症有一定的抗炎作用[7]。4. 毒性:(1)急性毒性:水蛭煎剂给小鼠皮下注射的 LD_{50} 为(15.24±2.04)g/kg。脑血康口服液(水蛭制剂)LD_{50} 为(131.65±17.12)g/kg[1];(2)特殊毒性:水蛭煎剂 0.5g/kg、1.0g/kg 给妊娠 7~11 日的小鼠灌胃,至孕第 18 日记录孕鼠各胎鼠体重、死胎、吸收胎及堕胎数。结果表明水蛭组胎鼠体重下降,致畸作用显著;死胎、吸收胎比例明显上升,1.0g/kg 组孕鼠体重显著下降,有明显堕胎作用[2]。

　　【附注】　中国药典收载的中药"水蛭"来源除本种外,尚有水蛭科动物水蛭 Hirudo nipponica Whitman 或柳叶蚂蟥 Whitmania acranulata Whitman 的干燥全体。二者均有毒。

参 考 文 献

[1] 汤晓. 水蛭加工炮制研究近况. 山东医药工业,2001,20(2):24
[2] 苗明三. 常用中药毒理学. 北京:中国中医药出版社,1997;226,227
[3] 苗明三,朱飞鹏,朱平生. 实用中药毒理学. 上海:第二军医大学出版社,2007;483,484
[4] 周立国. 中药毒性机制及解毒措施. 北京:人民卫生出版社,2006;26,27
[5] 黄荣清,孙晓东,李艳玲,等. 水蛭的研究进展. 中西医结合学报,2004,2(5):387,389
[6] 谢宗万. 全国中草药汇编(下册). 第 2 版. 北京:人民卫生出版社,2000;132,133
[7] 韩进庭,邢晓娟. 水蛭的药理研究概况. 长春中医学院学报,2006,22(1):89

(熊姝颖)

第三部分　毒性矿物药类

1. Alumen(白矾)

【民族名称】　"锌宋"(傣族);枯白矾(朝鲜族);"达措尔"、"嘎测尔"、"嘎醋"(藏族)。

【来源】　硫酸盐类矿物明矾石 Alunite 经加工提炼而成的结晶。有毒。原矿物全年均可采挖,采得后打碎,加水溶解,过滤,滤液加热蒸发浓缩,放置后析出的结晶体即为本品。

原矿物晶体结构为三方晶系。晶体呈细小的菱面体或板状,通常为细粒状、致密块状、土状等。无色或白色,常夹带粉红色及浅黄色等,条痕白色。具玻璃样光泽,透明至半透明。断口呈贝壳状;块体者呈多片状、参差状。硬度 3.5 ~ 4。相对密度 2.6 ~ 2.9。性脆。

常为碱性长石受低温硫酸盐溶液的作用变质而成,多产于火山岩中,有些多金属矿石中也有产出。分布于甘肃、山西、河北、安徽、湖北、浙江、福建等省。

【药用经验】　傣族　用于消痰、燥湿、止泻、止血、杀虫(《傣医药》)。达斡尔族　热制白矾 0.1g,放入痛侧鼻内,用于牙痛。朝鲜族　用于疮疡、胃溃疡等(《朝药志》)。仫佬族　用猪胆汁炙的白矾粉,直接吹入患耳道,1 日 4 次,用于中耳炎。藏族　用于口臭和骨病(《藏本草》);用于骨病(《中国藏药》);清胃火(《迪藏药》);打擦治口臭、骨病。

【使用注意】　本品有毒,用时应慎重,严格控制剂量,常用量为 0.6 ~ 1.5g。阴虚胃弱、无湿热者忌服。

【中毒与解毒】　本品有毒成分为硫酸钾铝,用之不当可致中毒。中毒症状在服后 1 ~ 2 小时后出现,如服用高浓度溶液(如 50% 溶液)达一定数量者,可引起牙龈腐蚀、溃烂,口腔、咽喉烧伤,呕吐、腹泻及出血性胃炎,严重时虚脱甚至死亡。解救方法[1]:(1)口服中毒者可用乳汁洗胃,内服镁盐作为抗酸药。(2)给予阿拉伯胶浆或西黄蓍胶浆,以保护消化道黏膜,减少毒物吸收。(3)静脉输入 5% 葡萄糖生理盐水,以补充体液,稀释毒素。其他对症治疗。(4)陈皮 9g,半夏 9g,云苓 9g,甘草 6g,白及 15g,水煎早晚服。(5) 地榆炭 15g,白及 30g,藕节 15g,黄连 9g,共研为细末,每 4 小时冲服 6g。(6) 绿豆 30g,法半夏 9g,牡蛎 21g,龙骨 21g,水煎早晚分服。

【药材鉴定】　性状　本品呈不规则的块状或粒状。无色或淡黄白色,透明或半透明。表面略平滑或凹凸不平,具细密纵棱,有玻璃样光泽。质硬而脆。气微,味酸、微甘而极涩。

理化鉴别　本品水溶液按中国药典附录规定的方法检验,呈铝盐、钾盐和硫酸盐的鉴别反应。

【化学成分】　主要含十二水硫酸铝钾 $KAl(SO_4)_2 \cdot 12H_2O$。现版中国药典(2010 年版)规定其含量不得少于 99.0%。

【药理毒理】　毒性:动物实验证实,白矾可在体内蓄积,造成血钾增高,引起机体代谢功能紊乱、体温下降、血管收缩,最终导致多脏器功能衰竭而死亡[2]。

参 考 文 献

[1] 朱亚峰. 中药中成药解读手册. 第3版. 北京:人民军医出版社,2009:505
[2] 田华咏,瞿显友,熊鹏飞. 中国民族药炮制集成. 北京:中医古籍出版社,2000:156

（黄　蓉）

2. Arsenicum（砒石）

【民族药名】　信石（通称）；"朝伦-浩日"、"道都格"（蒙古族）；"导枷"（藏族）；"散格亚"、"赛木力帕尔"、"买日格木西"（维吾尔族）。

【来源】　氧化物类矿物砷华 Arsenolite 的矿石；目前多为毒砂 Arsenopyrite、雄黄 Realgar 等含砷（As）矿石的加工制成品。主含 As_2O_3,有剧毒。选取天然砷华矿石,除去杂质即可;或以毒砂、雄黄或雌黄等加工制成。生用或炮炙用[1]。

砷华晶体结构属等轴晶系。晶形为八面体,偶尔也有菱形十二面体。歪晶为粒状、板状;微晶呈星状、毛发状;集合体呈钟乳状、皮壳状和土状。无色至灰白色,多数带灰蓝、黄色或红色色调。条痕白色或带有黄色。有玻璃至金刚样光泽,无晶面可见时则为油脂并具丝绢样光泽。解理多组完全,交呈棱角。极脆。硬度为 1.5,相对密度为 3.7~3.9,能缓慢溶解于水。

主产于湖南、贵州、广东等地。

【炮制】　炮制降低砒石的毒性,增强其杀虫、止腐作用[1]。蒙古族　（1）煅制:取净药材,用鲜牛肉包裹,文火煅制,待肉熟时取出,放凉,除去外包肉层[1]。（2）芦荟汁浸煅:取本品 12g,青盐 36g,用芦荟汁浸并研末,放入陶瓷碗里封口和泥包裹,用 5kg 牛粪烘烧后成蜡状,取后备用[1]。土家族　豆腐制:用豆腐煮砒石 7~8 小时,以豆腐变黑变硬,去除豆腐,砒石备用。每砒石 1kg 用豆腐 2kg[1]。维吾尔族　硼砂煅:取 12g 信石,24g 硼砂共研成极细的末,然后放入陶制容器里并烧火加热,至水分干并发出裂声且冒烟停止,撤火即成[1]。

【药用经验】　蒙古族　用于淋巴结病、梅毒、炭疽、肿物、痔疮、疟疾等（《民族药炮制集成》）。藏族　用于痢疾、溃疡肉不脱、癣疮、瘰疬、痔疮、牙疳、寒痰、哮喘、疟疾、痢疾（《民族药炮制集成》）。维吾尔族　用于肾肝虚弱引进肿和郁气,筋虚,偏头痛,坐骨神经痛,疥癣等（《民族药炮制集成》）。

【使用注意】　本品因有剧毒,用量甚微,切不可超量用药。内服 0.03~0.075g,入丸、散用;外用小量研末撒、调敷或入膏药之中贴敷患处。体质虚弱、孕妇、哺乳期妇女以及肝肾功能不全者禁用。

【中毒与解毒】　主要毒性成分是 As_2O_3,成人口服砒霜的中毒量 10~50mg,致死量 100~300mg。不论是外用或内服,应用不当均可导致急性砷中毒,主要是胃肠症状及神经系统症状。入腹后 1~2 小时（快者 15~30 分钟）即可出现症状。初见咽喉有烧灼感,咽干口渴,流涎呕吐,继而出现阵发性或持续性腹痛,泻下黏液血便或米汤样粪便,甚至血水样便,严重者可引起脱水、酸中毒及休克。中枢神经系统症状有头晕、头痛、烦躁不安、惊厥、昏迷,或胸闷气急、腹式呼吸消失等膈神经麻痹症状,或出现循环衰竭、血尿、尿闭等,一般于 24 小时死于贫血。其特征是"七窍流血"或肝、肾功能衰竭和呼吸中枢麻痹。慢性中毒主要表现为食欲减退、疲乏无力、反应迟钝、发落视朦、头晕烦躁、四肢麻木、腿痛跛行,皮肤接触者可发生皮炎,出现各种皮疹、色素沉着、表皮角化等[2]。一旦怀疑出现砷中毒,应立即送医院应用二巯基丙醇（BAL）或二巯丙磺酸钠等解毒治疗[3]。二巯基丙磺酸钠为砒霜的特效解毒剂,它具有较好的排砷效果,应及早应用。具体用法[4]:二巯基丙磺酸钠 0.125g,第 1 天 3~4 次静脉注射,第 2 天 2~3 次,第 3~7 天每日 1~2 次,一般为一疗程,所用疗程长短视病情而定,直至尿砷正常为止。

【药材鉴定】　性状　砒石分红砒石、白砒石 2 种,主为红砒石,白砒石极少见。(1)白砒石[5]:呈不规则块状,大小不一,无色或白色,略透明或不透明,具玻璃样光泽。质脆,易砸碎。断面凹凸不平或呈层状纤维样。气无,极毒不可口尝。粉末白色,小颗粒状,半透明,有光泽[6]。(2)红砒石[5]:为粉红色,具黄色或红色彩晕,其余特征同白砒石。粉末粉红色或浅黄色,其余特征同白砒石[6]。

显微特征　透射偏光镜下:无色透明;有时呈现异常双折射,折射率 $N=1.75$,高正突起;具交错解理纹。正交偏光镜下:显均质性。全无光。

理化鉴别　取本品粉末 0.1g,置 100ml 锥形瓶中,加 0.2%氢氧化钠溶液 20ml,用电热板将溶液加热约 5 分钟,放冷至室温,滤过。取滤液 1ml 于试管中,加 1.7%硝酸银试液 2 滴,混匀,生成黄色沉淀(检查砷盐)。

【化学成分】　主成分为三氧化二砷(As_2O_3)。红砒石除含三氧化二砷,尚含矿物质铁(Fe)、硫(S)等[7]。

【药理毒理】　1. 对血液系统的作用:可抑制白细胞的过多增值,促进红细胞增生和血色素的生成[8]。2. 抗肿瘤作用:对急性早幼粒细胞性白血病(APL)有很好的治疗作用[9];对恶性淋巴瘤、神经母细胞瘤及各种实体瘤如肺癌、食道癌、胃癌、肝癌、大肠癌、胰腺癌、膀胱癌、子宫癌、乳腺癌、口腔癌等都有明显作用[2]。3. 消炎、杀虫作用:砒为原生质毒,有杀灭细菌、原虫、螺旋体的作用。可杀灭臭虫、跳蚤、虱子及其他昆虫。可用于各种癣病[8]。

【附注】　1. 破碎的白砒石与矿石类药材如石膏、方解石、寒水石等外观上难以区别,应根据理化性质进行鉴定[5]。2. 砒霜系本品升华精制而成的三氧化二砷(As_2O_3),为白色粉末,功效相同,有剧毒。砒霜及其制剂尚对白血病及晚期肝癌有效,已应用于临床。

参 考 文 献

[1] 江苏新医学院. 中药大辞典. 下册. 上海:上海人民出版社,1977:1820
[2] 华海清. 砒霜临床应用探讨. 浙江中医杂志,2002(4):153-156
[3] 孙清廉. 以毒攻毒话砒霜(开卷有益). 求医问药,2002(8):28
[4] 方克美,杨大明,常俊. 急性中毒治疗学. 南京:江苏科学技术出版社,2002:10
[5] 董龙生. 砒石的真伪鉴定. 井冈山医专学报,2001,8(2):36
[6] 王兰. 信石及其易混品的鉴别. 黑龙江中医药,2003(6):52
[7] 聂桂华. 阳起石与信石的鉴别. 河南中医药学刊,2002,17(6):28
[8] 刘玉琴. 矿物药. 呼和浩特:内蒙古人民出版社,1989:125
[9] Wang Z,Zhou T,Lu X,et al. Arsenic speciation in urinefrom acute promyelocytic leukemia patients undergoing arsenictrioxide treatment. Chem Res Toxicol,2004,17(1):95-103

（黄　蓉）

3. Artificial mercuric sulphide（银朱）

【民族药名】　"雄胡"(蒙古族);"达曲"、"打切"(藏族)。

【来源】　以水银、硫黄和氢氧化钾为原料,经加热升华而制成的硫化汞(HgS)。有毒。升华时注意温度,取升华点为590℃的硫化物,此时的化合物为红色的六角晶体,相对密度为8.1,余者不能用(有毒)[1]。

【药用经验】 蒙古族　愈伤,止腐,消"奇哈",清热。用于肺热、咳嗽、肝热、肝区刺痛、黄疸、"黏热"、痈疽、"苏日亚"、疮疡、梅毒、脉管肿胀结块、手足麻木、白喉、炭疽(《中华本草蒙卷》)。藏族　用于眼中翳障、各种骨折(《中国藏药》)。

【使用注意】 本品有毒,内服宜慎,研末内服用量0.1~0.5g或配伍入丸、散,不能过量或连续服用,孕妇禁服。入药忌用火煅。

【中毒与解毒】 中毒症状同"Cinnabar(朱砂)"条[2];解毒方法参照该条[2]。

【药材鉴定】 性状　为细粒或细粉状。红色、朱红色。具较强光泽。体重,质细腻、润滑、疏松,手触之染指。吸湿易结块。无臭、无味[3]。

显微特征　透射偏光镜下:颗粒粗达0.001mm。极高的正突起个体呈板柱状,橘红色至橘黄色,半透明。粒径>0.01mm者,显多色性;Ng为红色,Np为橘黄色。具有一组中等和另一组不完全解理。平行消光。正延性[3]。

理化鉴别　(1)取本品置开口试管中灼烧,产生黄色的SO_2气体,能使硝酸汞试纸变黑(检查硫盐)。(2)取本品少许,加盐酸润湿后,在光洁的铜片上摩擦,铜片表面即显银白色光泽,加热烘烤后,银白色消失(检查汞盐)。(3)取本品粉末2g,加盐酸-硝酸(3:1)的混合溶液2ml,使溶解,蒸干,加水2ml溶解后,滤过,取滤液1ml,加氢氧化钠试液,即生成黄色沉淀。或取滤液用盐酸调至中性,加碘化钾试液,即生成猩红色沉淀,能在过量的碘化钾试液中溶解;再以氢氧化钠试液碱化,加铵盐即生成红棕色沉淀(检查汞盐)。

【化学成分】 主要含硫化汞(HgS)。尚含微量铅(Pb)、铜(Cu)、钠(Na)、铁(Fe)、铝(Al)等杂质[3]。

【药理毒理】 1.对免疫系统的影响:减缓抗原抗体反应,减轻由此产生的肝损害,但对免疫反应较弱的机体能保持一定的抗原抗体反应。2.抑菌作用:对金黄色葡萄球菌、白色葡萄球菌等7种菌有明显的抑菌作用。3.其他作用:对大鼠血管有扩张作用,具有降压和抗心肌缺血作用[4]。4.毒性:银朱的主要成分汞是一种原浆毒性物质。汞的化合物对人体具有强烈的刺激性和腐蚀作用,汞盐可经消化道及皮肤吸收,严重损伤内脏[4]。

参 考 文 献

[1]《中华本草》编委会. 中华本草(蒙药卷). 上海:上海科学技术出版社,2004:49

[2] 朱亚峰. 中药中成药解毒手册. 北京:人民军医出版社,2009:479

[3]《中华本草》编委会. 中华本草(第1册). 上海:上海科学技术出版社,1999:408-410

[4] 武世奎,陈朝军,李刚,等. 蒙药中含汞矿物药银珠的研究进展. 中药材,2011,34(4):652-654

(焦　玉　梅　青)

4. Aurum(金)

【民族药名】 "阿勒塔·色白塔勒"、"尼斯莫勒-阿拉塔"、"斯日达伯"(蒙古族);"阿勒通"、"再海甫"(维吾尔族);"色尔"、"色斗"(藏族)。

【来源】 金矿石 Native gold 经炼制而成的金属金(黄金)Aurum。有毒。

金矿石晶体结构属等轴晶系。晶体呈八面体、菱形十二面体,但少见。常为分散颗粒状或不规则树枝状集合体,偶呈较大的块体。金黄色。条痕与颜色相同,具强金属光泽。硬度 2.5~3,断口锯齿状,无解理。相对密度 15.6~18.3(纯金为 19.3)。具强延展性,有高度的传热及导电性。

我国多数地区有产,其中原生矿床以山东等地著称,沙金矿以金沙江、黑龙江和湖南沅水流域分布最多。

【炮制】 锻制及加辅料炮制后可降低毒性、易于吸收、增强疗效[1]。蒙古族 取原金 30g,明火煅红,取出砸成薄片或锉成细粉,加黑矾、沙棘各 30g,用白酒或童便各 100ml,加热,煎煮适度时捞出,洗净备制成灰。藏族 (1)去毒:将金屑或小金块放入盛有藏制青稞酒的容器中,加入黑矾、黄矾、沙棘果膏,用微火煮沸 90 分钟,然后在热处发酵 1 昼夜,第 2 天弃去炮制液,取出金屑,用冷水冲洗 3 次,再用上述方法煮沸 60 分钟,冷水冲洗 3 次。最后泡入童便、胡麻水、碱土中煮沸,取出金屑,用冷水冲洗,如此 3 次,即可去毒。(2)煅烧:将金锉成碎末,泡入食盐中捣拌 3~4 小时,然后清水冲洗数次,再加入胶糊、光根丝石竹揉搓,再加入优质硫黄(制)、硼砂、黑芝麻共捣,用胡麻油拌调,制成豌豆大小丸子,放入特制的陶罐中,密封罐口,不使漏气,火中煅烧直至闻不到硫黄味为止,冷却,取出即得。或将金锤成蝉翼状薄片,截成块,然后涂以硫黄加入拌调的糊状物,每块中间放 1 层白布,很多块叠起来入陶罐中,密封,木炭火中煅烧,等陶罐变成红色,闻不到硫黄味,取出,吹去布灰,再用清水洗净,即得。维吾尔族 (1)取挫粉的金适量和 2 倍量的水银共同细研至二者相混,加柠檬水喷研制成 1 个丸,再加 2 倍量硫黄和余甘子,并用柠檬水喷撒继续细研至糊状,上述操作均在炼金碗里进行,用 2 碗相扣并和泥封口,用 30 块牛粪烘烧,待凉后取出重新和泥再烧,如此做 3 次即成。(2)金、水银、锡各等量,置铁锅上用煤火加热不断搅拌并喷洒盐水至金、水银、锡三者完全混熔且水分挥发完为止。研细备用。

【药用经验】 蒙古族 用于体虚无力、“奇哈病”、淋巴肿胀、珍宝中毒等(《民族药炮制集成》)。藏族 炮制后用于各种宝石中毒;烧红淬入水中,饮水治小儿惊风(《藏本草》)。用于老年体虚、珍宝中毒(《中国藏药》)。维吾尔族 用于心、脑、胆、肝、脾、肾、膀胱等处病症,可壮阳,用于幻觉孤僻、忧愁多虑、头晕昏迷、各种痔疮、麻风病、血菌痢、腹泻、眼部疾病、止牙痛、口臭、坏疽性溃疡、瘫痪、炎症、脱发、脱皮、胯部疼痛及身体黑白斑(《维医药》)。用于心脏疾病、焦虑不安、忧郁、体弱、痔疮出血、腹泻及各种眼病等(《民族药炮制集成》)。

【使用注意】 口服用量 0.1~0.3g。生用有毒;阳虚气陷者禁服。

【中毒与解毒】 金中毒的主要症状有恶心、呕吐、腹痛、腹泻、心慌、口角炎、皮炎、舌炎等;有肝脏损害时,出现皮肤、黏膜、巩膜黄染、厌食等肝炎症状,具有自限性,停药后肝功能约在 3 个月内恢复正常;有时还会出现金肺症:呼吸困难、肺功能障碍、心肌梗死、中风、肾脏损害、男性出现乳房发育等;慢性中毒主要表现为原因不明的慢性腹泻。服用含金药物的患者如出现中毒表现,应立即停药,并及早就医,作相应的治疗。中毒后可用以下方法解毒:(1)催吐:以减少胃中金的含量。(2)有金肺症时,可用类固醇激素治疗。(3)使用金螯合剂:可以重新分布金,以减少血液反应。

【药材鉴定】 性状 淡金黄色。不透明。具强金属光泽。气、味皆无。

【化学成分】 主要为自然金(Au),常含有少量银(Ag)、铜(Cu)等其他金属元素[2]。

【附注】 金的毒性特点是元素态无明显毒性,但其化合物则大多数毒性较强,可溶性金属盐中有些具有强毒性,金的有机化合物等毒性很强。

参 考 文 献

[1] 田华咏,瞿显友,熊鹏辉. 中国民族药炮制集成. 北京:中医古籍出版社,2000:433

[2] 李大经. 中国矿物药. 北京:地质出版社,1981:265

（黄　蓉）

5. Azuritum（扁青）

【民族药名】　"听俄"、"唐木敏"、"听"、"渴儿哇"（藏族）。

【来源】　碳酸盐类矿物蓝铜矿 Azurite 的矿石。有毒。挖出后去尽表面泥土,选择扁平块状、粒状集合体入药。

晶体结构属单斜晶系,晶粒呈扁平厚板状、短柱状,但少见。集合体呈扁平块状、粒状、钟乳状、皮壳状或土状。呈均匀或不均匀的蓝色或淡蓝色,与孔雀石共生于一体时呈蓝绿混色。表面风化为黄色,条痕浅蓝色,具玻璃光泽。质较硬,硬度 3.5～4。性脆,多组解离,完全或不完全。断口不平,多显颗粒状或贝壳状,色泽更鲜艳,相对密度 3.77～3.9。成因产状与孔雀石（绿青）相似。当温度增高时,蓝铜矿（扁青）可能变为孔雀石（绿青）,而当干燥季节,并在有足够数量碳酸的条件下,孔雀石（绿青）可转变为蓝铜矿（扁青）。共存有孔雀石、石英、褐铁矿乃至其他黏土矿物[1]。

产于吉林、辽宁、内蒙古、青海、湖北、湖南、广东、四川、西藏等地。

【药用经验】　藏族　用于肾炎、肾脏病、小便不利、涩痛、筋骨劳损（《藏本草》）。用于黄水引起的麻风病、皮肤瘙痒（《中国藏药》）。用于肾炎、尿频、肠病（《迪藏药》）。

【使用注意】　内服宜慎,不宜久服多服。

【药材鉴定】　性状　为不规则块状。蓝色,有时其中夹有浅蓝色条块;条痕浅蓝色。具玻璃样光泽,半透明;浅蓝色者具土状光泽,不透明。体较重,质硬脆,可砸碎,断面不平坦,有片状纹理。气微,味淡。

显微特征　透射偏光镜下:浅蓝色至暗蓝色,在厚的片中多色性与吸收性明显,吸收公式: $Ng>Nm>Np$。斜消光,消光角 $Ng \wedge C = 13°$。二轴晶;正光性,光轴角 $2V = 68°$。

理化鉴别　(1)取本品粉末,加入稀盐酸,显碳酸盐的各种反应。(2)本品具铜盐的各种反应。(3)X 射线衍射分析曲线:5.18(6)、5.09(8)、4.98(6)、3.53(10)、2.51(5)。(4)差热分析曲线:吸热 390℃（大）,980℃（大）;放热 780℃（微）,970℃（微）;390℃（微）;失重 40%。

【化学成分】　主含碱式碳酸铜 $[Cu_3(CO_3)_2(OH)_2]$。纯品含氧化铜（CuO）69.2%、二氧化碳（CO_2）25.6%、水分 5.2%[2]。尚含铅（Pb）、锌（Zn）、钙（Ca）、镁（Mg）、钡（Ba）、钛（Ti）、铁（Fe）、铝（Al）等元素[2]。

【药理毒理】　本品中的铜,在胃中的溶出量很大,有刺激作用,可引起呕吐,但一般可随食物吐出,未溶者进入肠道,但在碱性的肠道环境中,铜溶出量较小,一般不会有太大的危害[3]。

参 考 文 献

[1]《中华本草》编委会. 中华本草（第 1 册）. 上海:上海科学技术出版社,1999:373

[2] 杨松年. 中国矿物药集成. 上海:上海科学技术文献出版社,1990:79

[3] 李大经. 中国矿物药. 北京:地质出版社,1988:179,180

（范晓磊）

6. Borax（硼砂）

【民族药名】　"擦拉"、"察拉"、"镶拉"（藏族）。

【来源】　硼酸盐类矿物硼砂 Borax。有小毒。一般于 8～11 月采挖矿砂,将洁净的硼砂溶解于沸水中,饱和,滤过,以除去杂质及未溶解的矿砂,把溶液倒入缸或盆内,放冷析出结晶,取出干燥,研细备用。

晶体结构属单斜晶系。单晶体常呈粒柱状或原板状。集合体有晶簇状、粒状、块状、散粒状、升华状、豆状、皮壳状等。通常为无色或白色,有时微带浅灰色、浅黄色、浅蓝色或浅绿色等色调。具玻璃或油脂光泽。解理 3 组,其中 1 组完全,另 2 组不完全。半透明至不透明。硬度 2～2.5。性脆。相对密度 1.69～1.72。久置空气中易变成白色粉状。

主产于干涸的含硼盐湖中。我国青海、西藏、云南、新疆、四川、陕西、甘肃等地均产。

【炮制】　煅制以祛其毒性,增强疗效。藏族　煅硼砂:硼砂用面团包住,置火砂中煅至面团表面呈黄色,去面团,晾干(《民族药炮制集成》)。

【药用经验】　藏族　用于动脉硬化、月经闭阻、便秘、黄水病、伤口疮疡(《藏本草》)。用于咽喉肿痛、各种疮疡、瘀血不化。外用冲洗治溃疡、脓肿(《中国藏药》)。

【使用注意】　内服宜慎,1.5～3g,入丸、散。外用研极细末,撒或调敷患处。

【中毒与解毒】　中毒量为 5～6g。成人致死量 15g 以上,幼儿为 5～6g,婴儿致死量约 100mg。长期外用或内服可蓄积中毒[1]。中毒后出现的消化系统症状有:恶心呕吐、腹痛腹泻,甚至便血等急性肠胃炎表现;神经系统症状有:四肢麻木、烦躁谵妄、神志不清、抽搐、角弓反张、惊厥甚至死亡;呼吸及循环系统症状有:肢端青紫、脉搏细弱、血压下降、呼吸浅促,甚则休克、呼吸及循环衰竭;肝肾损害症状:黄疸、肝区痛、肿大、少尿、无尿、尿毒症、氮质血症等;全身性症状有:皮肤冷湿、青紫、体温低下、皮疹、剥脱性皮炎、黏膜、肌肉动脉血管粉红色、脱水[1]。解救措施:(1)凡一次大量服入者,应立即催吐,然后以 5%碳酸氢钠洗胃、灌肠,并服入胃黏膜保护剂蛋清、牛奶等;(2)以 5%葡萄糖生理盐水静脉滴注,或静脉滴注生理盐水,每天输入 5%碳酸氢钠溶液 300～400ml,防止酸中毒,中和毒素,纠正脱水;(3)腹痛腹泻剧烈者,皮下注射阿托品 0.5～1mg,必要时可重复给药;(4)血尿、血便时,可给予止血剂,如仙鹤草素、维生素 K、卡巴克洛、云南白药等;(5)脱水时,可大量输液,保持水电解质平衡,以及维持酸碱平衡;(6)休克时,进行抗休克治疗;(7)出现烦躁惊厥,以 10%葡萄糖酸钙 10～20ml,加入 50%葡萄糖溶液 20～40ml 内,缓慢静脉注射,或选用安定、水合氯醛、苯巴比妥类药物;(8)循环及呼吸衰竭时,可运用肾上腺素、多巴胺、西地兰、毒毛旋花子苷 K,以及吸氧、静脉滴注呼吸三联针等;(9)进行保肝和保肾治疗,防治肝肾损伤,给予低脂肪、高糖、高热量饮食、B 族维生素,以及利尿剂山梨醇、甘露醇等;(10)皮疹、皮炎可用氟轻松软膏外搽;(11)其他对症和支持疗法[1]。

【药材鉴别】　性状　本品由于加工方法不同而形状有异,有坠形或盆形。坠形多呈不规则圆锥状,锥端联结在一条绳子上成串状;盆形上部略凹下,表面不平坦,其上附有柱状、粒状结晶,下部半圆形,较平滑。现商品多为不规则块状,大小不一。均为无色透明或白色半透明;具玻璃样光泽。久置空气中易风化成白色粉末。体较轻,质脆易碎。无臭,味先略咸,后微带甜,稍有凉感。可溶于水,易溶于沸水或甘油中[2]。

显微特征　透射偏光镜下:薄片中无色,中负突起。干涉色为Ⅱ级黄色,在垂直光轴切面上呈现异常的蓝和棕的干涉色,且不消光。二轴晶;负光性,折光率:$Np=1.447$,$Nm=1.469$,$Ng=1.472$;双折射率:$Ng-Np=0.025$[2]。

【化学成分】　主要含四硼酸钠($Na_2B_4O_7 \cdot 10H_2O$),还含少量铅(Pb)、铜(Cu)、钙(Ca)、铝(Al)、铁(Fe)、镁(Mg)、硅(Si)等杂质[2]。

【药理毒理】　1. 抗肿瘤作用:硼砂有败毒抗癌作用,用于癌瘤积毒[3]。取硼砂配以熊胆等药物制成的梅花点舌丹,加醋溶化,外涂癌肿处多次,可使舌癌肿结消除。取硼砂配以轻粉等药物,共为细末炼制的蜜丸能使食管癌症状缓解,癌肿缩小,自觉症状缓解,肿块逐渐消失,进食有所好转。硼砂配以血竭、百草霜等药物制成的愈红丹,能使乳腺癌疼痛缓解,癌肿消除,溃疡修复。硼砂配以硇砂等药物制成的宫颈散,以适量外涂宫颈,另内服水蛭、虻虫制成的愈黄丹,可使宫颈癌引起的出血、带下等症状减轻,癌肿修复,宫颈光滑[4]。2. 抑菌作用:用平板法使培养基中含10%的硼砂,对大肠杆菌、绿脓杆菌、炭疽杆菌、弗氏痢疾杆菌、志贺氏痢疾杆菌、伤寒杆菌、副伤寒杆菌、变形杆菌及葡萄球菌、白色念珠菌均有抑制作用,用纸片法证明硼砂还能抑制白喉杆菌、中型布氏杆菌、肺炎双球菌、脑膜炎球菌及溶血性链球菌等。此外,硼砂在体外对红色毛癣菌、石膏样毛癣菌、紫色毛癣菌有较强的抑制作用,对白色念珠菌及絮状表皮癣菌作用较次[2]。3. 消毒防腐作用:硼砂与低浓度液化酚合用具有消毒防腐作用。硼砂酚醛浸泡法用于气管内套管消毒,效果与煮沸法相似。硼砂有微弱的抑菌作用,常用于黏膜消毒,20~40g/L溶液用于冲洗眼结膜、口腔及阴道黏膜。10~20g/L水溶液可用于含漱,治疗口腔炎、齿跟炎。也可用于伤口的防腐消毒[5]。4. 抗惊厥作用:小鼠硼砂灌胃或腹腔注射,连续5天,有显著的抗电惊厥作用,对戊四氮阵挛性惊厥也有明显的拮抗作用[2]。5. 毒性:小鼠腹腔注射硼砂的LD_{50}为(2383 ± 27)mg/kg[2]。6. 中毒机制:刺激胃肠道黏膜,使胃肠道充血水肿,甚至引起胃肠黏膜毛细血管损害、便血等急性肠胃炎表现;硼砂在体内有蓄积特点,可储存于脑、肝、肾、骨骼和脂肪组织中,引起蓄积中毒,抑制中枢神经系统,损害脏器实质等[1]。

参 考 文 献

[1] 周立国. 中药毒性机制及解毒措施. 北京:人民卫生出版社,2006:338,339
[2]《中华本草》编委会. 中华本草(第1册). 上海:上海科学技术出版社,1999:276
[3] 尹龙,徐亮,胡格,等. 抗肿瘤中药及其有效成分的作用研究现状. 动物医学进展,2006,(1):43-47
[4] 翟卫红,马富春,晁宏梅. 中药硼砂研究进展. 动物医学进展,2007,28(8):87-91
[5] Balakrishnan B,Mohanty M,Umashankar P R,et al. Evaluationof an in aitu forming hydrogel wound dressing based on oxidizedalginate and gelatin. Biomaterials,2005,26(32):6335-6342

(孙荣进　陈吉炎　马丰懿　陈树和)

7. Calomelas(轻粉)

【民族药名】　"查干-雄胡"、"查干擦勒"、"擦勒嘎日"、"达础"(蒙古族)。"擦噶"(藏族)。

【来源】　采用升华法炼制得到的氯化亚汞(Hg_2Cl_2)结晶。有毒。

主产于湖北、河北、湖南、云南等地。

取水银180g、食盐90g、胆矾105g、红土1碗,食盐、胆矾置乳钵内研细,加水适量混合,倾入水银调匀后,倒入铁锅中,上面放一倒置小瓷碗,碗与锅结合部的空隙处用红土拌成糊状封固。将铁锅置炉上加热,开始火力要均匀,不宜太大。待木炭烧尽时,将锅取下,待冷揭开瓷碗,碗底附有白色雪片状结晶,即为"轻粉"。

【药用经验】　蒙古族　杀虫,攻毒,接骨,敛疮。用于疥疮、顽癣、梅毒、骨折、伤口不愈、疮痒、湿疹。藏族　用于杀菌、生肌、止痒[1]。

【使用注意】　有毒,内服慎用。内服过量可引起汞中毒,故应限量使用,并应做成丸剂或装入胶囊;口服后务必漱口,以防口腔糜烂[2]。体弱及孕妇忌服。

【中毒和解毒】　轻粉含亚汞,毒性较低,一般中毒症状较轻。表现为恶心、呕吐、腹痛、腹泻等消化道症状。症状较重者,可引起脱水虚脱,头晕头痛,胸闷烦躁。解毒措施:(1)用2%碳酸氢钠溶液洗胃,然后大量口服牛奶或蛋清,使汞成为蛋白质的络合物。(2)导泻:用硫酸镁或硫酸钠等盐类泻剂,忌用蓖麻油、食用油等油类泻剂。其他可参考水银中毒进行救治[2]。

【药材鉴定】　性状　为银白色的鳞片状结晶,形似雪花,半透明或微透明,具银样光泽。体轻,质脆,手捻易碎成细粉。气无,味淡。遇光后颜色逐渐变暗[3]。

显微特征　粉末:浅黄白色,偶有亮星。镜下观察:大方块者为透明有棱角片状,边缘顺直,有斜向方形纹理,立体感呈方块状,有的呈板片状交叉为直角。较小者均呈斜方形碎块,棱角锐尖,边缘黑色。

【化学成分】　主要含氯化亚汞(Hg_2Cl_2 或 $HgCl$)[3]。

【药理毒理】　1. 杀菌作用:轻粉外用有杀菌作用。轻粉水浸剂(1:3),在试管内对堇色毛癣菌、许兰氏黄癣菌、奥杜盎氏小芽孢癣菌、红色表皮癣菌、星形奴卡氏菌等皮肤真菌均有不同程度的抑制作用[3]。2. 泻下作用:内服适量能抑制肠内异常发酵,并能通利大便。因口服后在肠内遇碱及胆汁,部分变成易溶的二价汞离子,二价汞离子能抑制肠壁细胞的代谢与机能活动,使肠中电解质与水分的吸收减少而致泻;还能抑制肠道细菌将胆绿素变为胆红素,同时肠道内容物的迅速排出,影响了胆绿素的转变,故服药后大便多呈绿色[2]。3. 利尿作用:二价汞离子吸收后可与肾小管细胞中含巯基酶结合,抑制酶的活性,影响其再吸收功能而有利尿作用[3]。4. 毒性:轻粉用阿拉伯胶制成轻粉混悬液灌胃,其半数致死量小鼠为 410mg/kg,大鼠为 1740mg/kg。中毒后小鼠的心、肝、肾皆有不同程度的病变,以肾小管上皮细胞最显著,可见浊肿、脂变、坏死;卵巢中部分较大滤泡破碎,且有白细胞浸润[3]。轻粉直接撒布于皮肤完好的兔耳,未见组织坏死;但撒布于受损皮肤则产生明显的组织坏死[3]。另据报道,有患者因治疗皮肤湿疹使用含轻粉中药制剂,每粒药丸含轻粉0.02g,共服用0.26g,服药6天后,出现发热、头痛、口腔炎等症状,并伴有近端肾小管功能障碍。根据患者服药史、临床症状、体征、实验室检查,均符合急性轻度汞中毒的诊断。虽该患者的轻粉摄入量在推荐使用量范围内,但仍导致了急性汞中毒。因此,轻粉的内服用量应该大幅度减少,以保证用药安全[4]。

参 考 文 献

[1] 王水潮. 藏族用矿物药. 中国药学杂志,1991,26(5):301
[2] 郭晓庄. 有毒中草药大辞典. 天津:天津科技翻译出版公司,1992:379-382
[3]《中华本草》编委会. 中华本草(第1册). 上海:上海科学技术出版社,1999:398-400
[4] 李安,孙利梅,王涤新. 含轻粉中药丸导致急性汞中毒. 药物不良反应杂志,2010,12(2):120,121

（孙荣进　陈吉炎　马丰懿　陈树和）

8. Cassiterite(锡石)

【民族药名】　"夏嘎尔多"、"夏嘎"(藏族);锡石(瑶族)。

【来源】　氧化物类矿物锡石 Cassiterite。有毒。采得后,选较纯锡石,去除泥土杂质。

晶体结构属于四方晶系。晶体常呈不规则粒柱状,偶见四方柱及四方双锥面,或为板状,且有膝状双晶出现。褐色至褐黑色,偶有红色、灰色、白色,裂隙处颜色较浅。条痕为淡黄色或黄褐色。新鲜断面呈金刚光泽,晶面则显油脂状、沥青状光泽。半透明至不透明。解理不完全。断口不平坦。硬度6~7,相对密度6.8~7.1,熔点231.9℃。一般无磁性,含铁多时有微弱磁性。

分布于气成热液矿床。主产于湖南、广东、广西、云南等地。

【药用经验】 藏族 敛疮生肌(《中国藏药》)。外用治疮疡溃烂,内服用于癫痫、水银中毒(《藏本草》)。瑶族 用于疗疮肿毒(《湘蓝考》)。

【使用注意】 本品有毒,不宜内服。同时避免用酒浸泡。

【中毒与解毒】 中毒初期表现为眼和鼻黏膜的刺激症状,如流泪、鼻干、咽部不适,继而出现头晕、头疼、失眠、乏力、心动过缓,重者可出现恶心、呕吐、嗜睡、昏迷、抽搐、瘫痪等。解毒方法:尚无特效药物。通常用三磷酸腺苷、三磷酸胞苷、谷维素、半胱氨酸、γ-氨酪酸等药物,可能具有一定的疗效。中药治疗:初期可选用生甘草、淡竹叶、菊花、贯众等解毒,后期可选用党参、麦冬、白术、茯苓、杏仁等水煎服,以缓解症状[1]。

【药材鉴定】 性状 块状、粒状或片状。银白色;条痕亮银白色。不透明;具强金属光泽。体重,质软,有延性和展性;易切断。气微,味淡。本品易溶于盐酸和王水,渐溶于冷的稀盐酸、稀硝酸和热稀硫酸溶液。

理化鉴别 取锡石颗粒置锌片上,加盐酸1滴,2~3分钟后放出氢气,即可见锡石颗粒,表面产生一层银白色的金属锡薄膜(锡镜)。

【化学成分】 主要含二氧化锡(SnO_2),含锡78.8%,并含有微量的铅(Pb)、锌(Zn)、铜(Cu)、钒(V)、钨(W)、铋(Bi)、钼(Mo)、铟(In)、镁(Mg)、硅(Si)、钡(Ba)、锶(Sr)、铁(Fe)、铝(Al)、钙(Ca)、锰(Mn)、钛(Ti)、铬(Cr)等[2]。

参 考 文 献

[1] 郭晓庄. 有毒中草药大辞典. 天津:天津科技翻译出版公司,1992:594-596

[2] 杨松年. 中国矿物药图鉴. 上海:上海科学技术文献出版社,1990:128

(孙荣进 陈吉炎 马丰懿 陈树和)

9. Chalcanthitum (胆矾)

【民族药名】 "拜办"(藏族)。

【来源】 硫酸盐类矿物胆矾 Chalcanthite 的晶体,或为硫酸作用于铜而制成的含水硫酸铜结晶($CuSO_4 \cdot 5H_2O$)。有毒。可于铜矿中挖得,选择蓝色、有玻璃光泽的结晶即可。人工制造者,可用硫酸作用于铜片或氧化铜而制得。

晶体结构属三斜晶系。单晶体呈厚板状或短柱状,但不常见。集合体呈不规则块状、肾状或粒状。多具棱角,表面不平坦,深蓝色或附有白色粉霜状风化物,半透明,硬度2.5,性极脆,易打碎,断口贝壳状。相对密度2.1~2.3。极易溶于水,使水呈均匀的天蓝色[1]。

主产于云南、山西、江西、广东、陕西、甘肃等地[2]。

【炮制】 煅后降低对胃肠刺激性,并增强燥湿功能,便于粉碎[3]。维吾尔族 用煅烧法烧至红,并不断搅拌和喷洒盐水。反复煅至酥脆为度,放凉[3]。

【药用经验】 藏族 用于痈疖瘤子、肿胬肉[4]。维吾尔族 干燥,催吐,解毒,祛腐,敛湿,排胆津。用于各种湿症引起的皮肤病及湿疹、口腔炎、恶疮、梅毒、麻风等[3]。

【使用注意】 本品有毒,内服外用都应控制剂量,不宜过量或久服,体虚者禁服。内服:温汤化,0.3～0.6g;催吐,限服 1 次;或入丸、散。外用:适量,研末撒;或调敷;或水溶化洗;或0.5%水溶液点眼[1]。

【中毒与解毒】 中毒症状:开始时出现恶心呕吐、疲乏、头晕头痛、腹痛腹泻、口中有金属涩味、吐出物或排泄物呈蓝绿色,后期因胃肠道的糜烂出现呕血和黑粪,反复大量呕吐,因失水过多而引起虚脱,甚至脱水。中毒时间延长出现黄疸、血尿,严重者出现血压下降、心动过速、呼吸困难,常因肾功能衰竭而死亡[1,2]。解救方法:(1)急救先用 1%亚铁氰化钾(黄血盐)20ml 内服,然后洗胃[5],洗胃后给牛奶、蛋清或豆浆等以保护胃黏膜。(2)解毒药首选依地酸二钠钙,成人每日 1g,小儿每次 15～25mg/kg 体重,每日 2 次,加入 10%葡萄糖液中静脉滴注,每个疗程不超过 5 天。(3)青霉胺成人每次 0.3g,每日 3～4 次,小儿每日 20～25mg/kg 体重,分 3～4 次口服,也可用 1～3g 加入 10%葡萄糖液中静脉滴注。每日 1 次,2～4 天为一疗程;另外也可用二巯基丁二酸钠加入 10%葡萄糖液中静脉滴注。(4)内服通用金属解毒药。(5)静脉滴注 10%葡萄糖或葡萄糖生理盐水,有尿后适当加钾。(6)对症治疗:有溶血现象时可用氢化可的松、碳酸氢钠;剧痛时用哌替啶或吗啡,后期仍剧烈呕吐则可用止吐药及针灸疗法;血压下降或心力衰竭时,应用综合方法积极治疗;呕吐不止时用甘草 15g、贯众 15g,水煎服[2]。

【药材鉴定】 性状 呈不规则斜方块状、棱柱状,蓝色或淡蓝色,表面不平坦。有的面具纵向纤维状纹理。条痕白色或淡蓝色。半透明至透明。具玻璃样光泽。体较轻,硬度近于指甲;质脆,易砸碎。气无,味涩。

显微特征 透明偏光镜下:呈小板状及片状。无色至淡蓝色。折射率 $Np=1.514$, $Nm=1.537$, $Ng=1.543$;双折射率:$Ng-Np=0.029$。斜消光;正延长符号;$2V\cong90°$。

理化鉴别 (1)取本品约 1g,加热灼烧,变为白色,遇水则又变为蓝色(检查结晶水)。(2)取本品约 0.5g,加水 5ml 使溶解,滤过,取续滤液约 1ml,滴加氨试液,即生成淡蓝色沉淀,再加过量的氨试液,沉淀即溶解,生成深蓝色溶液;或取续滤液约 1ml,加亚铁氰化钾试液,即显红棕色沉淀(检验铜盐)。(3)取本品约 0.5g,加水 5ml 使溶解,滤过,取续滤液约 1ml,加氯化钡试液,即生成白色沉淀,分离,沉淀在盐酸或硝酸中均不溶解;或取续滤液约 1ml,加醋酸铅试液,即生成白色沉淀,分离,沉淀在醋酸铵试液或氢氧化钠试液中溶解(检验硫酸盐)[1]。

【化学成分】 主要成分为硫酸铜($CuSO_4 \cdot 5H_2O$)。

【药理毒理】 1. 利胆作用[6]:,十二指肠给予胆矾 0.6g/kg,对胆管引流的麻醉大鼠有明显促进胆汁分泌的作用。2. 催吐作用[7,8]:内服后能刺激胃壁神经而反射引起呕吐。但因刺激性太强,损害黏膜,一般不采用。3. 腐蚀作用:外用能与蛋白质结合,生成不溶性的蛋白化合物而沉淀,故胆矾浓溶液对局部黏膜具有腐蚀作用。可退翳[7]。4. 毒性:成人口服 15g 可致死,有人服 10g 即致死。200%胆矾煎液小鼠灌胃的 LD_{50} 为 279mg/kg,静脉注射为50～65mg/kg。大鼠口服的 LD_{50} 为 0.3g/kg,也有报道为 0.96g/kg。家兔静脉注射的 LD_{50} 为 5 mg/kg。犬静脉注射的 LD_{50} 为 27mg/kg[9,10]。胆矾多是亲和性毒物,可作用于全身各系统。首先对口腔、胃肠道有强烈的刺激作用,可引起局部黏膜充血、水肿、溃疡;对心、肝、肾有直接毒性作用;对中枢神经系统亦有很强的亲和力。此外,还能引起急性溶血性贫血[11]。

参 考 文 献

[1]《中华本草》编委会. 中华本草(第 1 册). 上海:上海科学技术出版社,1999:378-380

[2] 朱亚峰. 中药中成药解毒手册. 第3版. 北京:人民军医出版社,2009:489

[3] 田华咏,瞿显友,熊鹏辉. 中国民族药炮制集成. 北京:中医古籍出版社,2000:340

[4] 王水潮. 藏族用矿物药概况. 中国药学杂志,1991,26(5):301

[5] 李仁众. 谈胆矾. 四川中医,1985(3):33

[6] 陈向明,何功倍. 明矾、胆矾和皂矾利胆作用的比较研究. 中药通报,1988,13(12):48

[7] 郭晓庄. 有毒中草药大辞典. 天津:天津科技翻译出版公司,1992:398

[8] 张吕绍. 药理学. 第2版. 北京:人民卫生出版社,1962:195

[9] 岳旺,刘文虎,王兰芬,等. 中国矿物药的急性毒性(LD_{50})测定. 中国中药杂志,1989,14(2):42-45

[10] 温玉麟. 药物与化学物质毒性数据. 天津:天津科学技术出版社,1989:124

[11] 杨仓良,程方. 毒剧中药古今用. 北京:中国医药科技出版社,1991:275

（龙娓芳　黄德红　焦　玉）

10. Cinnabaris（朱砂）

【民族药名】　朱砂(通称)；"鹅瑞烟滚"(满族)；"朝伦-雄胡"、"萨拉古德"、"昭格拉玛"(蒙古族)；"觉拉"、"玖拉"(藏族)；辰砂、丹沙(佤族)。

【来源】　硫化物类矿物辰砂 Cinnabar。采挖后,选取纯净者,用磁铁吸净含铁的杂质,再用水淘去杂石和泥沙。

辰砂晶体结构属三方晶系。晶体为厚板状或菱面体,有时呈极不规则的粒状集合体或致密状块体出现。为朱红色至褐红色,有时带铅灰色。条痕红色。具金刚光泽。硬度2~2.5。易碎裂成片,有平行的完全解理。断口呈半贝壳状或参差状,相对密度8.09~8.2。

常呈矿脉产于石灰岩、板岩、砂岩中。产于湖北、湖南、广西、贵州、四川、云南等省区。

【药用经验】　侗族　用于心悸《桂药编》。满族　放入猪心内,熟食,用于惊忧和癔病；以朱砂配蛤粉温酒调服,用于吐血症《民族药志要》。蒙古族　镇惊,清热解毒,接骨,愈脑伤,敛疮。用于偏瘫、白脉病、小儿肺热、惊风、抽搐、疮疡、喑哑、骨折、刃伤、伤口化脓。藏族　用于肝、肺、脉之热证、炭疽病、疮疖久溃不愈《藏本草》。用于脉病、骨端松质血液缺乏《迪藏药》。用于愈疮、清肺肝脉热《民族药志要》。土家族　用于失眠、心悸、黄肿病等《土家医药》。佤族　用于体虚无力、癫狂惊悸、失眠等症《中佤药》。维吾尔族　用于疖、痈及各种伤口化脓炎肿。

【使用注意】　常用量0.1~0.5g,多入丸散服,不宜大量服用,也不宜少量久服；外用适量。孕妇及肝肾功能不全者禁用[1]。在高温下会分解出游离汞,有毒,忌火煅[2]。

【中毒与解毒】　急性中毒:消化道表现为恶心、呕吐、吐出物掺有血性黏液,口内有金属味、咽喉肿痛、唾液增多、口腔黏膜充血、水肿、坏死、齿龈肿胀、溢血和溃烂。上腹部有烧灼感、腹泻,严重时有里急后重及脓血便,甚至消化道穿孔,形成腹膜炎。中度或轻度中毒可在4~10天内出现肾脏损害,如处理不当,可转成慢性病变。严重时可在1~2天内发生肾坏死病变,引起少尿、尿闭、尿毒症,甚至死亡。心电图可能出现P波低平,ST段下移,T波高尖或发生酸中毒,血压下降,发生全身性水肿。神经方面表现为头晕、倦怠、嗜睡或兴奋、全身极度衰弱,重者陷入昏迷、休克而死。慢性中毒:职业性汞中毒大多属于慢性,一般经过数月甚至1~2年才发现症状。起初齿龈受刺激时有微量出血,后感酸痛,并有红肿、压痛、易出血、似海绵状。口颊黏膜棕红色,偶尔在发炎的齿龈上见到硫化汞的暗蓝线,称为汞线。口舌黏膜肿胀及溃疡、唾液增加,仍感口干。唾液腺、颌下腺、颈部淋巴结可能肿胀疼痛。食欲缺乏、胃肠功能紊乱、水肿、血压不稳,排尿异常如少尿、尿闭。出现肌肉震颤症状:开始头痛、全身无力、四肢痉挛或疼痛,以后逐渐出现震颤,一般自上肢或手指开始,注意或用力时更明显,并逐渐加剧,扩展到眼睑、舌、臂、腿等部,其特点是振幅小、无节律、不对称,睡眠时震颤停止,或见共济失调。初起表现为神经衰弱综合症,后则有易兴奋、易怒、恐惧、厌烦、忧郁、害羞、无勇气、失去自信心等异常状态,偶有幻想、幻觉、狂躁、失眠、记忆力减退等。其他尚有鼻出血、慢性鼻炎、球后视神经炎、视力障碍、狭小或有暗点、全身性汞毒性皮炎及妇女的月经障碍等。服用磁朱丸、六神丸、七厘散等引起过敏反应,出现全身皮肤瘙痒、丘疹,伴有烦躁不安、胸闷等症状。解救方法:(1)急性中毒:中药可用甘草、防风各50g,水煎顿服;土茯苓、金银花各200g,水煎2次,取汁300ml,顿服;赤小豆30g,开水送服;绿豆100g、甘草30g,水煎服;鲜蛇莓、绿豆各50g,冷开水浸泡绞汁服;鲜野鸡尾草90g捣烂,绞汁服。西医常用2%小苏打水或温开水洗胃。忌用生理盐水及高锰酸钾溶液。解毒、洗胃后,可立即口服牛奶或蛋清,使蛋白与汞结合,或活性炭吸附,均可延缓汞的吸收。驱汞:宜小量多次使用,临床常用二巯基丙磺酸钠、二巯基丁二酸钠、二巯基丙醇、青霉胺、硫代硫酸钠等,对砷、汞中毒治疗显著。对症治疗处理:吸氧、输液,纠正水电解质和酸中毒,保护肝肾功能、强心利尿。(2)慢性中毒:中医用陈皮9g、木香4.5g、党参12、茯苓12g、白术9g、当归12g、白芍9g、甘草6g,水煎服;绿豆甘草汤、地浆水、麻油三者合服;复方土茯苓汤加减:土茯苓30g、金银花30g、熟地黄24g、巴戟天、山茱萸、牡丹皮、红花各6g和桃仁9g、泽泻9g、冬葵子30g、柴胡9g、甘草15g,水煎服;口服乳汁、豆浆、蛋清、陈酱以解毒。西医治疗方法:临床常用钙剂如10%葡萄糖酸钙或5%氯化钙10~20ml,用25%葡萄糖液稀释1倍缓慢静注,减低细胞的渗透性及组织对汞的吸收。给予维生素B_1、维生素C、维生素A、维生素B_2等。皮肤损伤用3%~5%硫代硫酸钠溶液湿敷。眼部损伤用2%硼酸水冲洗。应用特效解毒剂5%二巯基丙磺酸钠液肌内注射。汞中毒的口腔炎,用2%~3%碳酸氢钠或硼酸水,或1%过氧化氢等多次含漱;小溃疡面用10%硝酸银轻轻腐蚀[3,4]。

【药材鉴定】 性状 粒状或块状集合体,呈颗粒状或块片状。鲜红色或暗红色,条痕红色至褐红色,具光泽。体重,质脆,片状者易破碎,粉末状者有闪烁的光泽。气微,味淡。

理化鉴别 (1)取本品粉末,用盐酸湿润后,在光洁的铜片上摩擦,铜片表面显银白色光泽,加热烘烤后,银白色即消失。(2)取本品粉末2g,加盐酸-硝酸(3:1)的混合溶液2ml使溶解,蒸干,加水2ml使溶解,滤过,滤液呈汞盐与硫酸盐的鉴别反应。

【化学成分】 主要含硫化汞(HgS)。

【药理毒理】 1. 镇静、催眠及抑菌杀虫:内服有镇静、催眠作用。外用能抑杀皮肤细菌及寄生虫[5]。2. 毒性:对雄性大鼠生育力和雌鼠着床与胎仔发育具有毒性反应;长期给药可抑制雄性大鼠造血功能和可能损伤肝功能[6];另外,朱砂中的汞会在体内各脏器蓄积,血液生化指标异常,肾脏组织发生病理性改变[7]。

参 考 文 献

[1] 国家药典委员会. 中国药典(一部).2015年版. 北京:化学工业出版社,2015:137

[2] 田华咏,瞿显友,熊鹏辉. 中国民族药炮制集成. 北京:中医古籍出版社,2000:200,201

[3] 李照福,任卫东. 合理使用含朱砂成分的中成药. 北京中医药,2011,30(5):388-391

[4] 朱亚峰. 中药中成药解毒手册. 第3版. 北京:人民军医出版社,2009:443

[5] 谢宗万. 全国中草药汇编(上册). 第2版. 北京:人民卫生出版社,1996:382,383

[6] 谷颖敏,李咏梅,姜昕,等. 朱砂灌胃给药对大鼠生育力与早期胚胎发育毒性的研究. 中国实验方剂学杂志,2011,17(9):226-231

[7] 朱新科,张启明,程美丽．朱砂的毒性及炮制研究进展．中国药业,2005,14(6):94,95

（黄德红　焦　玉）

11. Ferrum（铁）

【民族药名】　"特木仁-塔勒各"、"扎格切"（蒙古族）；"加切"、"加谢"、"加合"、"甲"（自然铁）、"僵"（藏族）；"铁木尔"、"克皮可"、"海巴苏里"、"艾地德"、"且尔克"、"阿艾尼"（维吾尔族）。

【来源】　生铁 Pig iron 煅至红赤、外层氧化后被锤落的铁屑（铁落）；自然铁、铁锈、铁水（铁浸于诃子水经腐烂后之液）、铁炭（熔铁炉底外层铁与泥之混合物）等也入药[1]。有毒。

原矿物磁铁矿 Magnetite 晶体结构属等轴晶系。晶体为八面体、菱形十二面体等,或为粒块状集合体。铁黑色,表面或氧化、水化为红黑色和褐黑色。条痕黑色。不透明。无解理,断口不平坦。硬度 5.5~6。性脆,相对密度 4.9~5.2。具强磁性,碎块可被磁铁吸引,或块体本身可吸引铁针等铁器。

主产辽宁、河北、山东、江苏、安徽、福建、河南、湖北、广东、广西、四川、云南等地亦有产出。

【药用经验】　蒙古族　铁屑用于解毒,清肝热,消浮肿,医眼疾（《民族药志要》）。铁落用于明目、退黄。藏族　铁用于肝病、眼病、灰色浮肿；铁屑用于目病、中毒症、紫瘢症；铁灰用于肝毒有特效；铁水用于肝热、目疾、皮肤病；铁落用于黄疸；铁炭用于黄疸入骨；铁锈用于肝病（《中国藏药》）；自然铁用于肝中毒、眼病、水肿（《藏本草》、《迪藏》）；用于强身补血（《民族药志要》）。维吾尔族　铁落：二级热,味辛,生干生热,固精生血,清脓除疮,补肝止泻,调理经水,双补心脑,安神开窍,消除乳糜尿。用于湿寒性或黏液质性疾病（如早泄、滑精）、各种贫血、尿道脓疮、肠疾日久、肝虚腹泻、月经不调、心脑两虚、乳糜尿（《中本草维卷》）。

【使用注意】　肝虚及中气虚寒者禁服。不可过量内服和久服。

【中毒与解毒】　服用大量铁剂发生铁中毒的过程可以分为 5 期：①在误食铁剂 30 分钟后到 2 小时内,由于铁对胃肠黏膜的刺激作用发生局部坏死和出血,导致出血性胃肠炎临床表现,如恶心呕吐、腹痛腹泻、呕血、血性粪便,并可发生严重低血压休克和昏迷,此期可持续 4~6 小时；②继后 2~6 小时为无症状期,患者表面现象较好,此时铁聚集于线粒体和各器官中；③在内服大量铁剂约 12 小时以后,由于铁剂导致细胞损伤因而发生低血糖和代谢性酸中毒,同时可有发热、白细胞增多和昏迷等,患儿出现迟发性休克。此时血清铁可高达 89.5μmol/L 以上；④内服铁剂 2~4 天后,发生肝肾损害,出现肝大、黄疸、肝功能异常,以至肝衰竭、血尿,尿中有蛋白及管型；⑤食入铁剂 2~4 周以后,常因瘢痕形成而残存幽门狭窄。长期内服大量铁剂可能引起肺、肝、肾、心、胰等处的含铁血黄素沉着症,并可导致栓塞性病变和纤维变性。解毒方法：(1)解毒方法与原理：对误服大量铁剂的患儿给服大量生蛋清、牛奶等,促使形成铁蛋白复合物,并用吐根糖浆等催吐,继以 2%~5% 碳酸氢钠溶液洗胃,洗毕留置部分于胃中,使铁盐转变成不溶解的碳酸亚铁,并可口服盐类泻药导泻。若误服时间超过 30 分钟,则不宜催吐,防止被铁剂腐蚀的胃黏膜发生穿孔；胃有出血时应停止洗胃。或每次用少量液体反复灌洗洗胃后,仍有大量铁剂存在胃内时,则应考虑做胃切开术,以移去铁丸；严重中毒时采用血液透析或腹膜透析换血,能使血浆铁减少,婴幼儿可酌情应用。(2)药物解毒：去铁敏（Deferoxamine Mesylate）为铁的络合剂,与 Fe^{3+} 络合成无毒物排出,用为铁中毒的解毒剂。肌注：开始 1g,以后每 4 小时 1 次,0.5g/次,注射 2 次后每 4~12 小时 1 次,1 日总量不超过 6g；静注：剂量同肌注。注射速度保持 1 小时 15mg/kg。

【药材鉴定】 性状 铁落为不规则细碎屑。表面铁灰色或棕褐色,条痕铁灰色。不透明。体重,质坚硬。气微,味淡。

理化鉴别 取铁落约 0.5g,加稀盐酸约 2ml,振摇,静置。取上清液照下述方法试验:(1)取上清液,滴加亚铁氰化钾试液 2 滴,即生成深蓝色沉淀。分离,沉淀在稀盐酸中不溶,但加氢氧化钠试液,即生成棕色沉淀(检查铁盐)。(2)取上清液,加硫氰酸铵试液,即显血红色(检查铁盐)。

【化学成分】 主要含四氧化三铁(Fe_3O_4 或 $FeO \cdot Fe_2O_3$),又称为磁性氧化铁(magnetic oxide of iron)[2]。

【药理毒理】 铁落主含四氧化三铁,服用后,血液中各种含铁蛋白及含铁酶增加,加快了 O_2 和 CO_2 的运输和代谢、电子传递、氧化还原、活性氧和自由基的消除、DNA 的合成、能量代谢等过程,有效地消除了各种因素对中枢神经系统的刺激,消除因缺氧、缺血或其他物质和能量代谢障碍导致的心悸、眩晕、精神异常、心烦身热等,这与《日华子本草》载"治惊邪癫 ,小儿客忤"和《医林篆要》谓"宁心神、泻妄火、坠涌痰"相一致[3]。

【附注】 铁屑不能被人体直接吸收,加辅料炮制有利于吸收消化,提高药效,便于配方;醋炙增强安神收敛作用。藏族和蒙古族均用诃子制。藏族:取铁屑置锅中,每 50kg 加诃子 500g 或加水柏枝 1kg,共同煮沸 2 小时。宜用上法再煮沸 2 次,置瓷瓶中,加诃子液适量,3~7 天后,待铁屑已化为泥状,取出,晾干。蒙古族:将铁屑置诃子汤中,浸泡 3~7 天,至铁屑变成黑色发淬时取出,干燥。每 10kg 药材加 4kg 诃子的药液 10kg。

参 考 文 献

[1] 贾敏如,李星炜. 中国民族药志要. 北京:中国医药科技出版社,2005:271
[2] 江苏新医学院. 中药大辞典(下册). 上海:上海科学技术出版社,1977:1855
[3] 张栓,杨晓红. 铁类矿物药研究综述. 陕西中医学院学报,1994,17(3):47,48

（任永申　万定荣）

12. Fibroferritum(黄矾)

【民族药名】 "沙日-白邦"(蒙古族);"色策儿"(藏族)。

【来源】 硫酸盐类矿物黄矾 Fibroferrite 的矿石。有毒。采挖后,除去杂质。

晶体结构属单斜晶系。结晶不多见,常呈不规则块状或纤维状集合体。淡黄色。显绢丝状或珍珠状光泽,微透明。硬度 2~2.5,性脆,断面浅绿色。相对密度 1.8~1.9。

常生于长石及粗面岩内。产于内蒙古、陕西、甘肃、青海、新疆、西藏等地。

【炮制】 诃子制可降低黄矾毒性[1]。蒙古族 诃子制:取净黄矾,加等量诃子(每诃子 1000g,加水 2000ml),浸透,取出,晾干。

【药用经验】 蒙古族 用于痞症、疮疡、白喉、炭疽、脓肿、胃痧、吐泻、肠刺痛、消化不良等(《中本草蒙卷》)。用于"血访日热"、疮疡、炭疽、"黏血"、"协日"、消化不良、胃痧、吐泻等症。藏族 用于止腐烂、去痞瘤(《民族药志要》)。

【使用注意】 内服研末入丸散;外用研末与其他药制成散剂,撒患处。本品多作外用,内服宜慎,不宜多服久服。孕妇、体弱者禁服。

【药材鉴定】　性状　为小颗粒块状集合体或粉末状。淡黄色,具绢丝光泽或珍珠光泽,不透明或微透明。手捻有铁锈气,味咸、酸、微涩[2]。

显微特征　粉末:黄白色。显微镜下观察:不规则的无色半透明和黄色不透明块状体,透明者呈颗粒状堆积在一起,不透明者边缘有针束状晶体出现,有的似扫帚状,有的呈纤维状。

理化鉴别　(1)取本品一小块,置具有小孔软木塞的试管内,灼烧,有水生成,附于上部的管壁上(检查结晶水)。(2)取本品约0.5g,加水10ml使溶解,滤过。①取滤液1ml,加亚铁氰化钾试液,即生成深蓝色沉淀;分离,沉淀在稀盐酸中不溶,但加氢氧化钠试液,即分解成棕色沉淀(检查铁盐)。②取滤液1ml,加硫氰酸铵试液,即显血红色(检查铁盐)。③取滤液1ml,加氯化钡试液,即生成白色沉淀(检查硫酸盐)。④取滤液1ml,加醋酸铅试液,即生成白色沉淀(检查硫酸盐)。

【化学成分】　主要含硫酸铁($Fe_2O_3 \cdot 2SO_3 \cdot 10H_2O$),其中三氧化硫($SO_3$)32%,三氧化二铁($Fe_2O_3$)32%,水($H_2O$)36%;自绿矾中拣取者,主要为碱式硫酸铁或硫酸铁[3]。

参 考 文 献

[1] 田华咏,瞿显友,熊鹏辉.中国民族药炮制集成.北京:中医古籍出版社,2000;389
[2]《中华本草》编委会.中华本草(蒙药卷).上海:上海科学技术出版社,2004;48
[3] 刘玉琴.矿物药.呼和浩特:内蒙古人民出版社,1989;166

(陈旅翼　焦　玉)

13. Halite Violaceoum(紫硇砂)

【民族药名】　“乌莫黑—达布斯”(蒙古族);“卡如察”、“卡热察”(藏族);“苏逊奴西都尔”(维吾尔族)。

【来源】　卤化物类矿物紫色石盐 Halite Violaceous 的晶体。有小毒。全年皆可采集,采得后除去杂质。

晶体结构属等轴晶系。多为致密块状集合体。有棱角或凹凸不平。暗紫色或紫红色。解理面显油脂光泽。硬度2~2.5,性脆,断口贝壳状。相对密度2.73,具吸湿性,可溶于水。

形成于浅海海湾和潟湖地带。由于海水受热蒸发、盐分浓缩而沉淀析出。在干旱地区闭流的内陆盐湖中也有大量沉积。主产于甘肃、青海、新疆、西藏等地。

【炮制】　通过精制以纯净药物,除去毒副作用,增强疗效[1]。蒙古族　精制:取净硇砂,放入适量水中溶解,除去杂质,再取清液,置文火上加热,形成晶体时取出,干燥,即得精硇砂。

【药用经验】　蒙古族　温胃,通便,止痛,利气,补虚,祛寒冷。用于气虚引起的胃腹胀、胃痉挛、胃痛、大便干燥、胃寒食积等(《民族药志二》)。藏族　温胃,止痛,利气通便,祛寒。用于胃痛腹胀、便秘(《民族药志二》)。维吾尔族　用于消积、软坚、破瘀去翳(《民族药志二》)。

【使用注意】　内服不宜过量,用量0.6~1g[2]。体虚无实邪积聚者、孕妇及溃疡病、肝肾功能不全患者禁服[2,3]。

【中毒与解毒】　中毒早期出现口腔灼痛、吞咽困难、流涎、呕吐、腹痛、便血、高热、周身无力等症状,严重时血压下降、脉搏缓而无力、昏迷。可用2%的硼酸溶液洗胃,内服通用解毒剂或服柠檬汁、牛奶等,并进行补液、镇静、强心等对症治疗以解毒。另可用甘草15g、生姜和黄芩各9g,水煎服进行解毒[2]。

【药材鉴定】 性状 多呈致密块状集合体。因含杂质而染成紫红色、棕紫色、暗紫色等，无光泽或稍有光泽。体重,质坚而脆,易砸碎。新断碎面紫红色,呈砂粒样结晶,闪烁发光。手摸之有凉感。具硫化氢样臭气,味咸[4]。

理化鉴别 （1）取本品粉末约 0.5g,溶于 10ml 水中,滤过,滤液显钠盐和氯化物的各种反应。（2）X 射线衍射分析曲线:为石盐与钾盐、石膏的混合物。曲线特征为:石盐 2.83（>10）, 2.00（3）,1.71（1）。制紫硇砂:石盐 2.83（>10）,2.00（10）,1.70（1）,1.63（2）;钾盐 3.13（1）, 2.25（1）;石膏 2.93（2）,2.18（1）。（3）差热分析曲线:吸热 740℃（小）,803℃（肩）,812℃ （大）,过 900℃开始逸散,属氯化钠（NaCl）的特征曲线。

【化学成分】 主要含氯化钠（NaCl）。尚含小量 Fe^{3+}、Fe^{2+}、Mg^{2+}、S^{2-}、SO_4^{2-}[5]。

【药理毒理】 1. 抗肿瘤作用: 10% 紫硇砂注射液给荷肉瘤 S_{186} 小鼠腹腔注射、荷瓦克癌 （W_{256}）大鼠腹腔注射和腹水癌小鼠灌胃均可使其平均存活日数延长[5]。2. 毒性:小鼠腹腔注射生紫硇砂的 LD_{50} 为 3.20g/kg,水制品为 3.33g/kg,醋制品为 3.42g/kg。紫硇砂煎剂给小鼠腹腔注射的 LD_{50} 为 2.216g/kg,小鼠多在注射后 60 分钟内死亡。用西黄蓍胶制成混悬液给小鼠灌胃的 LD_{50} 为 4.435g/kg[2,3]。

参 考 文 献

[1] 田华咏,瞿显友,熊鹏辉. 中国民族药炮制集成. 北京:中医古籍出版社,2000;400
[2] 高渌汶. 有毒中药临床精要. 北京:学苑出版社,2006;611-615
[3] 索有瑞,李天才. 矿物藏药紫硇砂与硇砂的一些特征比较. 中国民族医药杂志,2000,6（增刊）;53-55
[4] 周海钧,曾育麟. 中国民族药志(第 2 卷). 北京:人民卫生出版社,1990;510
[5] 谢宗万. 全国中草药汇编(下). 北京:人民卫生出版社,2000,2;528

（王璐瑶 焦 玉 梅 青）

14. Hydrargyrum（水银）

【民族药名】 "孟根-沃素"、"乌勒楚"（蒙古族）;"欧缺"、"偶曲"、"俄曲"（藏族）。

【来源】 自然元素类液态矿物自然汞 Mercury。有大毒。主要从辰砂 Cinnabar 矿经加工提炼制成。

自然汞常温下为液体,-38.87℃以下为三方晶系晶体。晶体汞为菱面体状。液体呈小珠分散,或呈薄膜依附于辰砂等共存矿物表面及裂隙中,亦呈小水滴状集中于岩石裂隙。银白或锡白色,具金属光泽,不透明。晶体汞相对密度 14.26~14.4;液体汞相对密度 13.546（20℃）。气化点 356.58℃,蒸汽有剧毒;常温下在空气中稳定为液态,受热易挥发。

自然汞大多在火山地区或与温泉形成的辰砂相伴产出。常含银,还可能含铜、铁、铅、锡等杂质。自然汞数量远少于共存辰砂,且难采集。主产于贵州、湖南、四川及广西、云南、湖北等地。近些年曾有自然汞产出于陕西（略阳）、湖南（省溪、新晃）、云南（蒙自）等地汞矿中。

【炮制】 各民族的炮制方法是为了降低水银的毒性,增强燥湿作用[1]。蒙古族 （1）除锈:取水银与干姜、荜茇、胡椒粉末各等量,混合,装入皮口袋,封口扎紧,充分搅匀,至呈黑绿色时取出,弃去上述 3 种药材粉,将水银放入沙棘汤中冲洗,然后再用清水洗净。每 100g 水银分别加药材粉 150g;每 100g 水银,用 100g 沙棘的煎液,备用。（2）减少重性:水银加配寒水石、酒、沙棘、白矾液、羊脂和骨髓等辅料,反复煎煮至稠膏状,将其研磨呈灰褐色粉末[2]。（3）热制:取上述除锈的水银、硫黄各等量,置适宜容器内,文火加热,不间断地搅拌,至难以搅动时停止加热,放凉,反复20余次,呈天蓝色时,再放入菜子油,拌匀,放凉,取出,研细末。(4)寒制:取上述除锈的水银、硫黄各等量,置乳钵内,搅拌,至不见水银粒,呈黑蓝色时取出,供外用。(5)软制:取上述除锈的水银10g、锡5g、铅2.5g,混匀,放入适宜容器内,加菜子油点滴适量,文火加热,搅拌至水银及铅、锡全部融化后,放入沙棘汤中凝固,用清水洗净,如此反复几次。**藏族** (1)白制法:水银3g、锡1.5g、铅0.75g、菜油45g,共放入铁勺中,置火上烧制,待银与锡交融后,倒在冷石上,冷却后用黄牛尿或沙棘果汁洗3次,晾干。(2)黑制法(锰制):水银3g、硫黄粉3g,先将硫黄粉放入铁勺中,文火使其徐徐熔化,不使焦枯。然后加入水银,用铁筷频频搅动,待转化为青绿色液体时,乘热倾出,呈青黑如铜镜样锈色即可。(3)寒制:①水银50g,加荜茇、姜片、胡椒各250g,加水少许,拌湿,放入麝皮或山羊袋中,扎紧,用于揉搓约8小时,至水银变成乳白色,荜茇、姜片、胡椒变成黑色,分离水银,将荜茇等(有毒)深埋地下。②将①法所得水银放入铁锅或陶器中,加入未产过牛犊的母牛尿,煮沸3小时,并用铁勺不断搅拌,倾出牛尿,用清水冲洗数次。③将②法所得水银放入雄(种)马尿中,依②法煮沸3小时,倾出马尿,用清水冲洗数次。④用25g沙棘果膏煎熬水液50ml,加入③法所得水银50g,微火煮沸约1小时,至小木棒能竖立在水银中,每用清水冲洗数次。⑤铁锅中加菜油100ml,放入打薄如蝉翼的锡片2.5g及④法所得水银50g,煎熬约10分钟,放凉,将油弃去,再加入制硫黄50g,将上述3种混合物放在石盘中,研磨成粉,放入密闭陶器中,避光保存备用。(4)热制:水银50g,加入上述制硫黄粉50g,放在烤热的石盘上,用热卵石研磨,至水银变成深绿色;或将水银、制硫黄放入铁勺中,加热倒在石盘上,用热卵石研磨,至水银变成深绿色,收集水银保存备用。**维吾尔族** (1)用一口带箅子的生铁锅,将盛有水银的碗置于箅子上,然后用铜盖密闭,用文火烧一昼夜,晾后小心的启盖水银则随蒸气升浮于铜盖上收集即得。其优质为红色,黄色次之,后为白色等。(2)用1个约1kg左右的白萝卜,切去青根部备用,将萝卜挖成长形的空心,称取24g水银放入空心中,并用切去的青根将口盖严,用粗布(大布)或浆泥包紧埋在晒得发烫的砂锅里一昼夜后取出即成。(3)用62ml菟丝子水、6ml硫黄水,混合置瓷碗里,加入12g水银,用慢火加热至水银吸透菟丝子水和硫黄水,并成揉状即成。

【药用经验】 **蒙古族** 燥"协日沃素",燥脓血,杀虫,消奇哈,滋补。用于"协日沃素"、"陶赖"、"赫如虎"、游痛症、结喉、发症、"吾雅曼"病、"奇哈"病、梅毒、疥癣、黄水疮、秃疮、痘疹、瘙痒、淋巴肿大、胸伤(《民族药炮制集成》)。**藏族** 滋补,辟邪。用于诸病、性病、白喉、炭疽、疬病刺痛、天花、麻风、疖痈、垢甲病、"刚巴"病、痹病。外用为主(《民族药炮制集成》)。**维吾尔族** 强筋骨,壮阳,健胃止痛,杀菌。用于腹痛、筋骨神经虚弱、手足震颤、麻风、梅毒、瘙痒、痈疮、舌疮、头癣、胃虚、阳痿、固精、灭虱。用量0.12~0.24g;外用酌量(《民族药炮制集成》)。

【使用注意】 本品大毒,不宜内服,孕妇禁用。外用亦不可过量或久用,用于溃疡创面时,尤需注意,以免吸收中毒[3]。

【中毒与解毒】 中毒症状:接触水银可引起全身性皮炎,如全身皮肤自颈部以下呈弥漫性潮红、充血、肿胀、水疱。触之皮肤温度不高,压之褪色,有少许抓痕,无糜烂渗出。吞食后有时可引起轻度泻下。急性中毒多由误服引起,有消化道腐蚀所致的症状,吸收后产生肾脏损害而致尿闭和毛细血管损害,引起血浆损失,甚至发生休克。慢性中毒一般见于工业中毒,发生口腔炎和中毒性脑病,后者表现为忧郁、畏缩等精神症状和肌肉震颤。解毒方法:(1)早期应用二巯基丙醇及其他对症措施。(2)给予足量皮质类固醇、大剂量维生素C静脉输液,并注射高渗糖、口服甘利欣及抗组胺药物等。对于重症汞剂中毒应尽早应用各种解毒剂:如二巯基丙磺酸钠,作用机制为巯基与汞离子结合,使组织中的酶得以复活;或应用二巯基丙醇(可作成油膏外用）。口腔炎症可用 0.2% 高锰酸钾溶液漱口[4]。

【药材鉴定】 性状 在常温下为质重液体,银白色,不透明,具金属光泽。易流动或分裂成小球。遇热易挥发,357℃成气体;在 −39℃时凝固成锡样固体。不溶于水、乙醇、盐酸;能溶于硝酸、热硫酸中,形成汞盐。无臭[3]。

理化鉴别 取本品约 1g,加硝酸与蒸馏水的等容混合液 20ml,使其溶解,溶液照下述方法试验:(1)取本品硝酸溶液,加氢氧化钠试液,即生成黄色沉淀(检查汞盐)。(2)取本品硝酸溶液加氢氧化钠试液调至中性,加碘化钾试液,即生成猩红色沉淀,能在过量的碘化钾试液中溶解,再以氢氧化钠试液碱化,加铵盐即生成红棕色的沉淀(检查汞盐)。

【化学成分】 为单体金属元素汞(Hg),并含有微量的银(Ag)。

【药理毒理】 1. 药理作用:水银的化合物有消毒、泻下、利尿作用。2. 毒理作用:毒性汞离子进入人体与酶蛋白的巯基结合,抑制了酶的活性,阻碍细胞的正常代谢,致中枢神经系统功能紊乱[3]。

参 考 文 献

[1] 田华咏,瞿显友,熊鹏辉. 中国民族药炮制集成. 北京:中医古籍出版社,2000:121

[2] 美丽,松林. 简述蒙药材水银的传统炮制法. 中国民族医药杂志,2010,7:40-42

[3]《中华本草》编委会. 中华本草(第 1 册). 上海:上海科学技术出版社,1999:395,396

[4] 张豫凤,李竹茜. 接触水银引起全身性皮炎 1 例. 包头医学院学报,2005,3: 223

（焦 玉）

15. Kaolinitum(白石脂)

【民族药名】 "嘎贡"、"卡巩"(藏族)。

【来源】 硅酸盐类矿物高岭石 Kaolinite。有小毒。全年可采,挖出后除去泥土、杂石。

晶体结构属三斜晶系或单斜晶系。单晶体呈片状,罕见,且个体极小,在电子显微镜下可看到片状晶体呈六方形、三角形或切角的三角形。集合体呈疏松鳞片状、土状或致密块状,偶见钟乳状。纯者白色,如被铁、锰等杂质混入可染成浅黄色、浅灰色、浅红色、浅绿色、浅褐色等。条痕白色或灰白色。致密块体无光泽或呈蜡状光泽,细薄鳞片可呈珍珠光泽。硬度 1~3,相对密度 2.61~2.68。具有滑腻感,土臭味,吸水黏舌,可塑性强,但不膨胀。

高岭石是黏土矿物中最常见的一种,是黏土质沉积物的主要矿物成分。全国各地均产。

【药用经验】 藏族 用于虫病、"凶"病、中毒、龋齿(《藏本草》)。用于虫病、"凶曜"病、中毒病、龋齿(《迪藏药》)。

【使用注意】 内服煎汤用量 6~15g;或入丸、散。外用适量,研末撒或调敷。有湿热积滞者禁服[1]。

【药材鉴定】 性状 为不规则块状。粉白色或类白色,有的带有浅红色或很浅黄色的斑纹或条纹;条痕白色。体较轻,质软,用指甲刻划成痕。断面具土状光泽。吸水力强,舐之黏舌,嚼之无沙粒感;具土腥气,味微。

理化鉴别 取本品粉末约 1g,置瓷蒸发皿中,加水 10ml 与硫酸 5ml,加热至产生白烟,冷却,缓缓加水 20ml,煮沸 2~3 分钟,滤过,滤渣为灰色。滤液照下述方法试验:①取滤液 1ml,加氢氧化钠试液,即发生白色胶状沉淀;分离,沉淀能在过量的氢氧化钠试液中溶解(检查铝盐)。

②取滤液1ml,加氢氧化钠试液至生成白色胶状沉淀,滴加茜素磺酸钠指示液数滴,沉淀即显樱红色(检查铝盐)[1]。

【化学成分】　主要成分为水化硅酸铝,其中二氧化硅(SiO_2)46.5%,三氧化二铝(Al_2O_3)39.5%,水(H_2O)14.0%,还常含锶、钡、锰、钛、锌、铅、铜、锂等元素[1]。

参 考 文 献

[1]《中华本草》编委会. 中华本草(第1册). 上海:上海科学技术出版社,1999:335

(黄丹丹)

16. Kashifen(喀什粉)

【民族药名】　“卡西开尔 欧皮斯”、“喀什嘎日”(维吾尔族)。

【来源】　铅、锡等矿物质锻炼去毒后的混合性矿物质粉,即碳酸铅。有毒。

(1)方铅矿 Galenite:等轴晶系。晶体形状常为立方体或八面体。在自然界常见的多为粒状集合体。颜色铅灰色;条痕淡黑灰色。具金属光泽。不透明。立方体解理完全。断口呈平坦之半贝壳状或参差状。硬度2~3。相对密度7.4~7.6。性脆。

大部分地区均产。主产于湖南、四川、云南、湖北、广西、福建、贵州及东北等地。

(2)锡石 Cassiterite:正方晶系,晶体常呈双锥形或双锥与四方柱之聚形,或板状;且有膝状双晶出现,但通常以散布状细粒或不规则粒状出现。颜色为褐色或黑色,有时也有红色、灰色、白色等。条痕为白色或浅棕色。具金刚光泽或半金属光泽,断口面上为树脂光泽,不透明。解理不完全。断口呈半贝壳状,或参差状。硬度6~7。相对密度6.8~7.1。

大部分地区均产。

【药用经验】　维吾尔族　生干生寒,清热明目,收敛创伤,除腐生肌。用于湿热性或血液质性各种眼疾,如湿热性眼红目糊、眼睑疮疡及皮肤烧伤等。

【使用注意】　外用,适量。入散、膏、油剂。若误服小量,可引起咽喉的紧缩;过量可导致死亡[1]。

【中毒与解毒】　矫正药为小茴香或洋茴香[1]。

【化学成分】　含碳酸铅($PbCO_3$)等[1]。

参 考 文 献

[1]《中华本草》编委会. 中华本草(维吾尔药卷). 上海:上海科学技术出版社,2005:40,41

(焦　玉)

17. Lapis Chloriti(青礞石)

【民族药名】　“浪采那保”(藏族)。

【来源】　变质岩类矿物黑云母片岩 Biotite Schist。有毒。采得后,除去杂石泥土。

主要由黑云母及少量石英、中长石、绿帘石等矿物组成的集合体。呈不规则扁块状,无明显棱角,其中有鳞片状矿物具定向排列,彼此相连。断面可见明显的片状构造,鳞片状变晶结构。岩石呈黑色,有的带暗绿色调,珍珠光泽,质软而脆,易剥碎。

产于接触变质区域变质基中酸碱性浸入岩及火成岩、伟晶岩中,是中酸性火成岩的主要造岩矿物之一。

【药用经验】 藏族 用于疮疖、脑病(《中国藏药》)。

【使用注意】 非痰热内结不化之实证,或脾胃虚弱、阴虚燥痰及孕妇均禁用。

【药材鉴定】 性状 主为鳞片状或片状集合体。呈不规则扁块状或长斜块状,无明显棱角。褐黑色或绿黑色。具玻璃样光泽。质软,易碎,断面呈较明显层片状。粉末主为黑色或绿黑色鳞片,有似星点样闪光。气微,味淡。

显微特征 将该品磨成薄片,置偏光显微镜下观察:薄片呈黄褐色至褐色。片状依一定方向排列;正突起中度;多色性和吸收性很强,Ng、Nm 为深褐色,Np 为黄色,$Ng \geqslant Nm > Np$;解离沿 |001| 极完全。最高干涉色为Ⅲ级红色,近于平行消光;具正延长符号。二轴晶;负光性[1]。

【化学成分】 黑云母片岩主要由黑云母(biotite)及少量石英(quartz)、中长石(andesine)、绿帘石(epidote)、透闪石(tremolite)等矿物组成的集合体。黑云母片岩主要含钾(K)、镁(Mg)、铁(Fe)、铝(Al)的硅酸盐 $[K(Mg \cdot Fe)_2(A1Si_3O_{10})(OH,F)_2]$,尚含有钛(Ti)、钙(Ca)、锰(Mn)等杂质。黑云母片岩中黑云母 $[K(Mg \cdot Fe)_2(A1Si_3O_{10})(OH,F)_2]$ 的含量为90%~95%,石英的含量为2%~4%,中长石 $[(70\%~50\% Na \cdot (AlSi_3O_8),30\%~50\% Ca \cdot (Al_2Si_2O_8)]$ 含量为4%,绿帘石 $Ca(Al,Fe)_3(SiO_4)(Si_2O_7)O(OH)$ 1%~4%[1]。

【附注】 本品又为中药青礞石,收载于中国药典 2015 年版(一部)。药典收载的该品来源还有变质岩类矿物绿泥石化云母碳酸盐片岩。

参 考 文 献

[1] 刘圣金,吴德康,刘训红,等. 青礞石的本草考证及现代研究. 中国实验方剂学杂志,2011,17(12):260-264

（范晓磊）

18. Lime（石灰）

【民族药名】 "多塔锋特"(藏族);垩灰、希灰、石垩(土家族);"阿哈克"(维吾尔族)。

【来源】 石灰岩 Limestone 经加热煅烧而成的生石灰(quick lime),及其水化产物熟石灰(slaked lime),或两者的混合物。有毒。将石灰岩置窑中,密封,上留气道,用大火煅烧,取出即为生石灰。生石灰经风化或水解后成熟石灰。

石灰岩主要由方解石组成,为致密块状体。多为白色或灰白色,由于所含杂质成分差异,颜色变化甚大,如含铁质则呈褐色,含有机质时呈灰至黑色。具土状光泽,透明度较差。非常致密时多呈贝状断口。

全国各地均产。

【药用经验】 藏族 用于"培根"病、胃病、萎缩性胃炎等(《迪藏药》)。维吾尔族 生干生热,赤肤发泡,增加色素,熟化炎肿,软坚散结,脱毛脱皮。用于寒湿性或黏液质性疾病,如各种顽固性皮肤病、白癜风、寒性炎肿、疣疮、疣子、多毛症(《中本草维卷》)。

【使用注意】 外用2~6g,不可内服,内服或误服可致中毒;有实火、胃热者及孕妇禁用,外用不慎可引起皮肤损害[1]。本品可入搽剂、敷剂、软膏等制剂。

【中毒与解毒】 若误服,可引起口干、胃痛腹痛、尿闭、昏迷、内出血等中毒现象,甚至导致死亡。一旦发现中毒,应立即抢救。急救法与朱砂、雄黄中毒急救法相同[2]。

【药材鉴定】 性状 （1）生石灰：为不规则块状,大小不一,表面白色或灰色,有微细裂缝,多孔;条痕白色。具土状光泽,不透明。体较轻,质硬,易砸碎,断面粉状。（2）熟石灰:为粉末状或疏松块体,白色或淡灰白色,具土状光泽。

理化鉴别 （1）取生石灰1块,加入水,生成氢氧化钙并放出大量热量（检查钙盐）。（2）取本品粉末约0.2g,加入稀盐酸5ml,使其溶解,滤过。①取铂丝,用盐酸湿润后,蘸取滤液,在无色火焰中燃烧,火焰即显砖红色（检查钙盐）。②取滤液1ml,加甲基红指示液2滴,用氨试液中和,再滴加盐酸至恰呈酸性,加草酸铵试液,即生成白色沉淀（检查钙盐）。

【化学成分】 生石灰为氧化钙（CaO）;熟石灰为氢氧化钙[$Ca(OH)_2$]。生石灰或熟石灰露于大气中,不断吸收大气中的二氧化碳而成碳酸钙（$CaCO_3$）,因此石灰陈久,成分都变为碳酸钙[3]。

参 考 文 献

[1] 田华咏,瞿显友,熊鹏辉. 中国民族药炮制集成. 北京:中医古籍出版社,2000:129,130
[2]《中华本草》编委会. 中华本草(维吾尔药卷). 上海:上海科学技术出版社,2005:17
[3]《中华本草》编委会. 中华本草(第1册). 上海:上海科学技术出版社,1999:312-314

（焦 玉 万定荣）

19. Limonitum（禹余粮）

【民族药名】 禹粮石、禹余粮、禹粮土（通称）;"泽合"、"色那洪若"（藏族）。

【来源】 氢氧化物类矿物褐铁矿的矿石禹余粮 Limonite。有小毒。全年可采挖,挖出后去净杂石、泥土即可。

褐铁 Limonite 以针铁矿 Goethite[$FeO(OH)$]为主组分。晶体结构属斜方晶系,内部为链状结构;含不定量吸附水的称水针铁矿[$FeO(OH) \cdot nH_2O$]。并可含纤铁矿 Lepidocrocite[$FeO(OH)$]、水纤铁矿、水赤铁矿[$Fe_2O_3 \cdot nH_2O$]及含水的二氧化硅、黏土矿物等混合物;其化学成分因产地而异,块体的不同部位亦不均一。形状为不规则隐晶质块体或分泌体、结核;肉眼见不到针铁矿晶体,或在甲壳层中有纤状微晶。纯净处黄色、褐黄色、黄褐色至褐色（因胶凝体含水量而异）。条痕淡黄色至黄褐色。含水赤铁矿处带褐红色、红色;富锰土质或锰、钴等杂质处带褐黑色,褐紫色;富二氧化硅或黏土部位亮层灰白色、灰黄色。表面多凹凸不平或覆有粉末状褐铁矿,呈半金属光泽或土状光泽。不透明。无解理。断口不平坦,或见甲壳层、纹层等结构,显示出不同色调及断面形态。硬度为2~5或1~4。致密平整处硬度近于小刀、疏松处低于指甲;但可磨花指甲及硬币。相对密度3.3~4.3。

主要形成于地表风化壳中。较纯净的是 $Fe(OH)_3$ 水胶溶体被搬运、再沉积于岩石空隙中或在沼泽中聚沉的水胶凝体;它们老化形成的褐铁矿或呈分泌体、结核,或呈致密块体产出;大量（成层）堆积的多夹杂硅质、黏土质。主要产于河北、江苏、浙江、河南等省。其他省区亦有产销。

【药用经验】 藏族 用于骨热病（《中国藏药》）。含水结晶物（禹粮石,$Fe_2O_3 \cdot 3H_2O$）,用于止血、补血（《民族药志要》）。

【使用注意】 9~15g,煎汤或入丸散,不可过量[1]。髓虚血燥之病勿用;孕妇慎服。

【药材鉴定】 性状 呈不规则的斜方块状,长5~10cm,厚1~3cm。表面红棕色、灰棕色或浅棕色,多凹凸不平或附有黄色粉末。断面多显深棕色与淡棕色或浅黄色相间的层纹,各层硬度不同,质松部分指甲可划动。体重,质硬。有土腥气,味淡,嚼之无砂粒感。

理化鉴别 （1）取本品粉末 0.2g,加稀盐酸 10ml,振摇,静置,上清液呈铁盐的各种反应。(2)取本品粉末少许,置试管中,密闭,在火焰上加热,有小水珠附于试管壁的上方。

【化学成分】 主要成分为碱式氧化铁［FeO（OH）］及碱式含水氧化铁［FeO（OH）·nH_2O］,并常含少量的磷酸盐及铝(Al)、镁(Mg)、钾(K)、钠(Na)等元素[1]。

【药理毒理】 1. 对胃肠道作用:100%禹粮石的生品、煅品、醋淬品水煎液 0.25ml/10g 小鼠灌胃,均能抑制小鼠胃肠蠕动。2. 对血液系统作用:100%禹粮石的生品明显缩短凝血和出血时间,经煅制后,则出现延长作用。3. 毒性:中毒症状有拒食、肺充血和肝肿大。小鼠静脉注射本品煎剂的 LD_{50} 为 8.25g/kg [1]。

参 考 文 献

[1]《中华本草》编委会. 中华本草（第1册）. 上海:上海科学技术出版社,1999:366-368

（焦 玉）

20. Lithargyrum（密陀僧）

【民族药名】 "阿拉坦-舒德日-朝鲁"、"色日锡勒"（蒙古族）;"赛思"、"当四"、青石棉（藏族）。

【来源】 硫化物类矿物方铅矿 Galena 提炼银、铅时沉积的炉底,或为铅熔融后的加工制成品。有小毒。

方铅矿晶体结构属等轴晶系;对称型 m3m,常呈立方体晶形,有时以八面体与立方体聚形出现。通常成粒状、致密块状集合体。铅灰色;条痕灰黑色;金属光泽。硬度 2~3;解离平行｜100｜完全。相对密度 7.4~7.6。具弱导电性和良检波性。

方铅矿是自然界分布最广的铅矿物,并常含银。形成于不同温度的热液过程,其中以中温热液过程最主要,经常与闪锌矿一起形成铅锌硫化物矿床。中国方铅矿产地很多,其中以甘肃厂坝、青海锡铁山、湖南水口山、广东凡口、云南金顶等地最著名。

密陀僧主产湖南湘潭、长沙,陕西西安亦产。

【药用经验】 蒙古族 愈伤,壮骨。用于颅骨损伤（《中本草蒙卷》）。藏族 用于骨病（《藏本草》）、头骨破裂、止血、止吐（《迪藏药》）及疔痈疮疡、肌热、脉热（《中国藏药》）。

【使用注意】 以外用为主,长期大量使用易引起铅中毒。内服宜慎,不可过量,服用不可超过 1 周。体虚及孕妇、儿童禁服。畏狼毒[1]。

【中毒与解毒】 中毒症状、机制和解毒方法见"Lead（铅）"条。

【药材鉴定】 性状 呈不规则的块状,大小不一。橙红色,镶嵌具金属光泽的小块,对光照之闪闪发光。表面粗糙,有时一面呈橙黄色而略平滑。质硬体重,易砸碎。断面红褐色,亦镶嵌具金属光泽的小块。气无。粉末黄色。略溶于水,易溶于硝酸。露置空气中则徐徐吸收二氧化碳,变成碱式碳酸铅（铅粉）。

显微特征 粉末:黄绿色。为不规则黄绿色的块状、方块状体,微透明。透明者呈网状花纹,偶有不透明红色块状体。有的黄绿色块体被短针晶围绕[1]。

理化鉴别 （1）本品易溶于硝酸,通入硫化氢得黑色沉淀[2]。（2）本品加热到 300~450℃

时,氧化为红色的四氧化三铅,温度再高,又得氧化铅[2]。(3)取本品粉末约 0.5g,加入 10ml 稀硝酸,即成为乳黄色液体,滤过,滤液照下述方法试验:①取滤液 1ml,加碘化钾试液 1 滴,即生成黄色沉淀,遇热溶解,冷后析出黄色结晶(检查铅盐)。②取滤液 3ml,加铬酸钾试液 2ml,即生成黄色沉淀。此沉淀溶解于 2mol/L 氢氧化钠试液,不溶解于 2mol/L 氢氧化铵液或 2mol/L 稀硝酸试液(检查铅盐)[2]。

【化学成分】　主要含氧化铅(PbO)。尚含少量砂石、金属铅(Pb)及二氧化铅(PbO_2)等少量夹杂物,以及微量铅(Pb)、锑(Sb)、铁(Fe)、钙(Ca)、镁(Mg)等[2]。

【药理毒理】　1. 抑菌作用:2%密陀僧膏在试管中对共心性毛癣菌、堇色毛癣菌、红色毛癣菌及铁锈色小芽孢菌呈抑制作用;4%浓度对絮状表皮癣菌、石膏样毛癣菌、足跖毛癣菌、趾间毛癣菌、许兰氏黄癣菌及其蒙古变种等均呈抑制作用。水浸剂(1:3)在试管内对多种皮肤真菌也有不同程度抑制作用。2. 抗炎作用:作为外用药可减轻炎症。3. 收敛作用:密陀僧能与蛋白质结合为蛋白化铅,有收敛作用,可减少黏液分泌保护溃疡面,用于溃疡、湿疹、肠炎、下痢等。4. 毒性:小鼠静脉注射密陀僧煎剂的 LD_{50} 为 6.81g/kg,中毒表现有反应迟钝、震颤、肝充血[2]。

参 考 文 献

[1]《中华本草》编委会. 中华本草(蒙药卷). 上海:上海科学技术出版社,2004:50,51
[2]《中华本草》编委会. 中华本草(第 1 册). 上海:上海科学技术出版社,1999:412-414

（焦　玉）

21. Malachitum（绿青）

【民族药名】　"玛息正扎"、"马恰正扎"、"邦马"、"玛儿根"(藏族)。

【来源】　碳酸盐类矿物孔雀石 Malachite。有毒。采集时选择绿色块状集合体入药。

晶体结构属单斜晶体。单体呈针状、针柱状,或放射状同心环带状,隐晶集合体常呈被膜或钟乳状,表面不平坦,全体显较均匀的绿色、深绿色。半透明至不透明。条痕淡绿色。晶面呈金刚光泽,纤维状者显丝绢光泽。多组解理,完全到不完全。硬度 3.4~4。断口不平坦,致密块体为贝壳状。相对密度 3.9~4.0。

系硫化铜矿床氧化带中的风化产物,亦有含铜硫化矿物氧化所产生的易溶硫酸铜与方解石相互作用而成,或与含碳酸水溶液作用的结果,常与扁青、曾青(蓝铜矿)共生,与少量石英、方解石等矿物伴生。产于青海、广东、海南及西藏等地。

【药用经验】　藏族　用于黄水病、食物中毒、脱发秃头、臀肉不敛、睾丸病(《藏本草》、《中国藏药》)。用于黄水病、秃发、臀肉、睾丸病(《迪藏药》)。

【使用注意】　本品有强烈刺激性,应严格控制剂量,内服用量 0.5~1g;体弱者慎服。外用适量,研末撒,或调敷。

【中毒与解毒】　中毒症状同"Chalcanthite(胆矾)"条;解毒方法参见"Chalcanthite(胆矾)"条[1]。

【药材鉴定】　性状　本品为针状集合体,呈不规则块状。鲜绿色、深绿色;条痕淡绿色。表面不平坦,顶部凹凸瘤状;底部粗糙溶渣状,光泽暗淡;纵侧面具细纹理。具丝绢光泽。体重,质坚脆,横断面参差状。气微,味淡[2]。

显微特征　透射偏光镜下:放射状、针状集合体结构。绿色或白色,强多色性;Ng 为深绿色，*Nm* 为黄绿色，*Np* 为浅绿色至近于无色；极高正突起。干涉色高级白，但常受矿物自色干扰而呈绿色；斜消光，$Np \wedge C = 21° \sim 23°$，二轴晶；负光性。光轴角 $43° \sim 44°$[2]。

理化鉴别 （1）取本品粉末约 1g，加入稀盐酸 10ml，即泡沸，产生大量气体，将此气体通入氢氧化钙试液中，即生成白色沉淀（检查碳酸盐）。（2）取上述反应后的溶液，滤过。①取滤液滴加氨试液，即生成淡蓝色沉淀；再加过量的氨试液，沉淀即溶解，呈深蓝色溶液（检查铜盐）。②取滤液，加亚铁氰化钾试液，即显红棕色（检查铜盐）[2]。

【化学成分】 主要为碱式碳酸铜 $[CuCO_3 \cdot Cu(OH)_2]$，常有硅酸铜或磷酸铜与之共存。此外，还夹杂少量的氧化铅（PbO）、氧化铁（FeO）、氧化铜（CuO）、氧化镁（MgO）、硅酸（H_2SiO_3），及砷（As）、铅（Pb）、锌（Zn）、铜（Cu）、镍（Ni）、铬（Cr）、钴（Co）、锑（Sb）、铋（Bi）、锡（Sn）、镓（Ga）、铟（In）、钛（Ti）、锗（Ge）、锰（Mn）、锆（Zr）、铍（Be）、银（Ag）、钡（Ba）、钙（Ca）、镁（Mg）、铁（Fe）、铝（Al）、硼（B）等元素[2]。

【药理毒理】 毒性：过量内服、体虚多服或从创面大面积吸收均可引起中毒。铜盐具有收敛及刺激作用，由于剧烈地刺激胃肠道黏膜而反射性的引起呕吐，其机制是传入神经冲动经迷走及交感神经传导至延髓的呕吐中枢所致。由于反复强烈的呕吐，可致脱水和休克。同时损害胃黏膜，甚至造成急性胃穿孔。其浓溶液对局部有很强的腐蚀作用，能使口腔、食管、胃肠道等黏膜充血、水肿、溃疡和糜烂。铜又是一种神经肌肉毒，相当量铜进入人体后，可有全身中毒症状，如血管损害，中枢神经先兴奋后抑制，以及肝肾的脂肪变性和坏死。中毒时间延长者可发生溶血性贫血，严重时能使呼吸中枢麻痹[1]。

参 考 文 献

［1］朱亚峰．中药中成药解毒手册．北京：人民军医出版社，1988：490，494
［2］《中华本草》编委会．中华本草（第 1 册）．上海：上海科学技术出版社，1999：376

（聂　晶　董远文　胡吉清）

22. Melanteritum（绿矾）

【民族药名】 皂矾（通称）；"那醋"、"那策儿"、"那措尔"（藏族）。

【来源】 硫酸盐类矿物水绿矾 Melanterite 或其人工制品（绛矾）。有毒。天然品采得后，除去杂质，宜密闭储藏，防止变色或受潮。

水绿矾 Melanterite 晶体结构属单斜晶系。晶体为短柱状、厚板状、细粒状或纤维状，集合体呈粒块状、纤维放射状块体或皮壳、被膜。呈各种色调的绿色；含铜时呈浅绿蓝色（铜绿矾），失水、羟基化或氧化为黄绿色、绿黄色到金丝雀黄色、黄褐色、红褐色、褐红色等（过渡为水绿矾-纤铁矾即黄矾或局部含褐铁矿的集合体）；完全脱水的纯净绿矾为白色。条痕浅于颜色。新鲜晶体透明，罕见；通常半透明，风化表面不透明。具玻璃状、丝绢状光泽或为土状光泽。晶体解理完全，断口呈贝壳状；风化者见不到清晰解理。硬度 2；失水或羟基化者硬度稍增大；纤维状、土状者硬度更低。性脆，易碎。相对密度 1.90 左右。易溶于水；味先涩而后甜。

广泛分布于干旱地区的含铁硫化物矿物（黄铁矿、磁黄铁矿等）的风化带。分布于除古代产区山西、甘肃、安徽、湖北、四川外，陕西、新疆、山东、浙江、河南、湖南等地均有产出。

【炮制】 醋制后加强脆性，质地疏松，使其强烈的酸涩之性味大部分消失而减轻对舌喉部黏膜的刺激性[1]。

【药用经验】　藏族　用于伤口腐肉、瘤子、牙龈、口腔病(《迪藏药》)。

【使用注意】　内服煎汤,用1~2g;或入丸、散。本品多服能引起呕吐、腹痛、腹泻、头晕等不良反应,胃弱及孕妇慎服。服药期间禁饮茶水[1]。

【中毒与解毒】　中毒症状:超量内服皂矾或硫酸亚铁,可出现头痛、头晕、鼻出血、恶心、呕吐、腹痛、腹泻、呕吐和大便带血、皮肤、喉部与肺部出血、心悸、心前区不适、四肢疼痛与麻痹、眩晕、精神错乱、瞳孔散大、呼吸困难、发绀、血压降低、心血管虚脱、尿闭、抽搐、黄疸、肝脏损害等症状,常死于休克。解毒方法:(1)立即催吐,然后迅速用1%~2%碳酸氢钠溶液洗胃,使形成腐蚀性弱、游离度低的碳酸铁,洗胃毕留少许碳酸氢钠液于胃中,再服硫酸钠30g导泻。(2)给予生蛋清10个、牛奶300ml,使残存胃内的铁形成铁蛋白,减少吸收,也可于洗胃前给予。另可口服次碳酸铋以保护胃黏膜。(3)肌内注射去铁敏,使用时间应在铁中毒出现脑和肝脏的严重症状之前。有肾脏疾病及无尿者禁用。另外可静脉注射依地酸钙钠、促排灵、二乙烯三胺五乙酸、三钠钙、羟乙基乙烯双氨三乙酸等。(4)必要时输血,给氧,给抗生素,静脉滴入葡萄糖盐水及给予抗休克药物等。重症铁中毒患者可进行换血。应用B族维生素,维生素C、维生素E、维生素K等,以保护肝脏[2]。

【药材鉴定】　性状　(1)绿矾:为柱状或粒状集合体,呈不规则块状。蓝绿色、绿色;条痕白色。透明至微透明。表面不平坦,粗糙,露置空气中日久则变为淡黄色。质硬脆,用指甲可刻划出痕,易砸碎。断面具玻璃样光泽。无臭,味先涩后甜。在空气中易失水分,变成无水硫酸铁,褪色并成为粉状。(2)绛矾:为细粒集合体,呈不规则块状。表面不平坦,有的一面较平整,一面具大小不一的小孔洞。绛红色、褐红色或砖红色;条痕绛红色或黄红色。不透明;具土样光泽。体较轻,质硬脆,但用指甲至小刀可以刻划出痕。砸碎后,断面有时可见夹有白色小斑点。气微,味极涩后微甜。

显微特征　(1)绿矾:取本品碎屑少许,水合氯醛装置,于显微镜下观察:无色透明,可见到贝壳状断口。透射偏光镜下无色或微带绿色。折光率:$Ng = 1.486$,$Nm = 1.478$,$Np = 1.471$,低负突起。干涉色为绿-黄色。斜消光,$Ng \wedge C = 43°$。正延长符号。二轴晶。正光性。(2)绛矾:透射偏光镜下形状不规则,细粒边缘呈红色。小于0.025mm者半透明、高倍镜下近无色,带黄色调。正高突起,浸油中检查不出以上物质的光性特征。

理化鉴别　(1)绿矾:取本品约2g,置闭口试管中,灼烧,管壁有水生成(检查结晶水)。再取本品约0.5g,加水约5ml使溶解,滤过,滤液照下述方法试验:①取滤液1ml,滴加铁氰化钾试液,即生成深蓝色沉淀;分离,沉淀在稀盐酸中不溶,但加氢氧化钠试液,即分解成棕色沉淀(检验亚铁盐)。②取滤液1ml,滴加氯化钡试液,即生成白色沉淀;分离,沉淀在盐酸或硝酸中均不溶解(检查硫酸盐)。(2)绛矾:取本品粉末约0.1g,加水约2ml,振摇,再加稀盐酸约1ml,使其溶解,滤过,滤液近无色。①取滤液1ml,滴加亚铁氰化钾试液,即显蓝色沉淀,分离,沉淀不溶解于盐酸(检查铁盐)。②取滤液1ml,滴加氯化钡试液,显白色沉淀,分离,沉淀在盐酸、硝酸中均不溶(检查硫酸盐)。

【化学成分】　天然水绿矾主要成分为$FeSO_4 \cdot 7H_2O$,因产地不同,常含少量铜(Cu)、钙(Ca)、镁(Mg)、铝(Al)、锌(Zn)、锰(Mn)等杂质成分。煅烧成绛矾则主要为氧化铁,尚可出现含水不同的硫酸铁组成。

【药理毒理】　1. 对血液系统的作用:绿矾内服,部分可溶性铁被血液吸收,并刺激造血机能使红细胞新生旺盛;外用能使蛋白质沉淀,其稀溶液有收敛作用。浓稠者则产生刺激。绿矾制剂治疗缺铁性贫血,疗效与硫酸亚铁组基本相似,不良反应以胃肠道症状为主。2. 毒副作用:成人内服硫酸亚铁 3~18g 即可致死,婴幼儿内服硫酸亚铁 40~1500mg 即发生严重中毒致死[1]。铁是一种血管舒缓剂,铁剂中毒早期出现的休克现象就是血管舒张的结果;后期,则除上述因素外,更与血中铁蛋白增加、血浆蛋白减少有关。铁中毒产生过多铁蛋白使网状内皮系统的功能暂时受到抑制,肝脏发生坏死,大量蛋白质破坏,蛋白合成减少,肾脏排出蛋白增多,以致发生低蛋白血症和氨基酸代谢紊乱,最后可引起肝性脑病。有时可出现高铁血红蛋白血症而发绀。铁剂对消化道有刺激和腐蚀作用,后期,胃内可发生瘢痕挛缩。患者出现凝血障碍、血管运动中枢衰竭、肺水肿、昏迷[2]。

参 考 文 献

[1]《中华本草》编委会. 中华本草(第 1 册). 上海:上海科学技术出版社,1999:369-372

[2] 朱亚峰. 中药中成药解毒手册. 第 3 版. 北京:人民军医出版社,2009:498-501

（焦　玉　胡吉清）

23. Orpimentum（雌黄）

【民族药名】 "额莫-阿拉坦-呼呼日"、"砺拉"(蒙古族);"帕拉"、"哇拉"、"阿肯滴那"(藏族)。

【来源】 硫化物类矿物雌黄 Orpiment 的矿石。有毒。采挖后,除去泥沙杂石。

晶体结构属单斜晶系。单个晶体呈短柱状或板状,但少见。通常呈片状或梳状、放射状或见放射状结构的肾状、球状、皮壳状、粒块状、或粉末状集合体。柠檬黄色或橘黄色。条痕鲜黄色或橘黄色。具油脂光泽至金刚光泽,解理面为珍珠光泽。薄片透明,1 组完全板片状解理外,还有斜交的不完全解理。解理片具桡性。硬度 1.5 ~ 2。相对密度 3.4 ~ 3.5。

多产在低温热液矿脉中,常与雄黄共生,或为其变化的产物。其他共生矿物有辉锑、自然砷、方解石、重晶石、石膏等。分布于甘肃、湖北、湖南、贵州、云南、四川、西藏等地。

【炮制】 牛肉煨制可降低毒性,增强其止腐、消肿、燥湿、杀黏的作用;奶制降低毒性,增强其燥湿、杀虫、消肿、止腐的作用[1]。蒙古族 (1)煨制:取净药材,用鲜牛肉包裹,文火煨至表肉熟后取出,放凉,除去外包肉[1]。(2)奶制:将雌黄研碎成颗粒,用布包裹好,装入盛有山羊奶的陶罐中,再放 2 块约 10g 重的山羊肝或山羊肉,用水煮沸,至奶汁蒸发一半时捞出,倒去奶液及羊肉(或羊肝),埋入地下,打开布包,将雌黄用凉水漂洗多次,阴干[1]。

【药用经验】 蒙古族 除腐烂,疗伤,消淋巴肿,燥"协日沃素",杀黏虫。用于咽喉肿痛、炭疽、疥癣、疮疡等皮肤病、外伤疼痛、创伤化脓、黏毒性淋巴腺肿痛等《民族药炮制集成》。藏族 用于淋巴肿胀、疮疖腐肉(《中国藏药》)。

【使用注意】 本品有毒,内服每次 0.5~1.5g,一般作丸、散剂入药,不入汤液。外用研末调敷或作软膏剂。阴亏血虚及孕妇忌服。

【药材鉴定】 性状 呈不规则块状,大小不一。全体呈柠檬黄色,杂有灰绿色。表面常覆有一层黄色粉末,微有光泽,不平坦,用指甲可刻划成痕,条痕柠檬黄色。体较重,质脆易碎,断面不平坦,半透明,有树脂样光泽。手摸之较光滑,染指。含杂物则呈灰绿色,不透明,无光泽。具蒜样臭气。有毒,勿用口尝。

显微特征 粉末橙黄色,有亮星。显微镜下为不规则鲜黄色、微透明至透明柱状晶体。Ng 绿黄色,Nm 黄色。呈顺直及方块立体结构状纹理;偶有橘红色透明及绿黄色、黄色、黑色不透明块状物。平行消光或斜消光。二轴晶(+)。

理化鉴别 (1)本品粉末不溶于水及盐酸;可溶于硝酸,溶液呈黄色;溶于氢氧化钠溶液,溶液呈棕色。燃之易熔融,呈红黑色液体,生黄白色烟,有强烈的蒜臭气;冷却后熔融物凝结成红黑色固体(检查三硫化砷)。(2)取本品粉末约1g,加氢氧化钠试液5ml,浸渍20分钟,上清液照下述方法试验:①取上清液加亚硝基铁氰化钠试液2滴,溶液即显紫红色(检查硫盐)。②取上液加硝酸银试液,立即显棕黑色沉淀(检查亚砷盐)。(3)取粉末0.5g,加稀盐酸5ml,放置数分钟,溶液显砷盐的各种反应。置测砷瓶中,加无砷锌粒数个,用醋酸铅棉花过滤产生的气体,管口用溴化汞试纸覆盖严密,室温中放置20~30min,即产生黄棕色斑点(大量锑存在时有干扰)。(4)X射线衍射分析曲线特征为:雌黄4.85(>10),4.02(2),2.46(2);雌黄5.35(1),3.02(3)[2]。

【化学成分】 雌黄主要成分为三硫化二砷(As_2S_3);不纯的雌黄还含有三硫化二锑(Sb_2S_3)、二硫化铁(FeS_2)、二氧化硅(SiO_2)等杂质[1]。

【药理毒理】 1. 抗菌作用:雌黄水浸剂(1:2)在试管内对黄色毛癣菌、同心性毛癣菌、许兰黄癣菌、铁锈色小芽孢癣菌、红色表皮癣菌、紧密着色芽生菌、星形奴卡菌等皮肤真菌,均有不同程度的抑制作用[2]。2. 抗肿瘤作用:雌黄纳米粒对K562细胞的bcl-2蛋白、bcl-2 mRNA、survivin蛋白以及survivin mRNA表达均有抑制作用,对bax蛋白与mRNA表达均有促进作用,提示其抗肿瘤作用可能与凋亡抑制基因bcl-2、survivin表达减少、促凋亡基因bax表达增强有关,并从mRNA水平上发挥作用[3]。3. 毒副作用:小鼠静脉注射雌黄煎剂的LD_{50}为3.83g/kg,中毒表现为拒食、竖毛、肝充血[2]。

参 考 文 献

[1] 田华咏,瞿显友,熊鹏飞. 中国民族药炮制集成. 北京:中医古籍出版社,2000:487,488
[2] 《中华本草》编委会. 中华本草(第1册). 上海:上海科学技术出版社,1999:391,392
[3] 林梅,张东生,李华,等. 雌黄纳米粒对K562细胞的体外治疗作用及其机制. 纳米技术与精密工程,2008,6(1):14-19

(姜书军)

24. Plumbum(铅)

【民族药名】 "哈日图古拉嘎"、"沙呢"(蒙古族);"夏尔"(藏族);黑铅(瑶族);"库尔古顺"、"欧斯如比"、"斯色"(维吾尔族)。

【来源】 硫化物类矿物方铅矿Galena经冶炼制成的灰白色金属铅plumbum。

晶体结构属等轴晶系。晶体形状常为立方体或八面体,有时以八面体与立方体聚形出现。在自然界常见的多为粒状、致密块状集合体。铅灰色;条痕淡灰黑色;表面具金属光泽。不透明。硬度2~3;解理平行|100|完全。相对密度7.4~7.6。性脆。具弱导电性和良检波性。

方铅矿是自然界分布最广泛的铅矿物,并常含银。形成于不同温度的热液过程,其中以中温热液过程最主要,经常与闪锌矿一起形成铅锌硫化物矿床。中国方铅矿产地很多,以甘肃厂坝、青海锡铁山、湖南水口山、广东凡口、云南金顶等地最著名。

【炮制】 与其他药物配合炮制,能降低铅的毒性,易于吸收,增强燥脓生肌作用[1]。蒙古族 (1)除锈:取药材锉成薄片或粉,加诃子、栀子、川楝子各10g,置100ml水中,合并煮沸20~30分钟,取出,再加沙棘30g,加100ml水合并煮沸20~30分钟,取出,晾干。(2)闷煅:取以上除锈的铅50g、雄黄50g、硫黄100g,混匀,置铁器内,盖好,用盐黄泥密封,待干燥,明火焖煅4～6h,至没有硫黄气味时取出,放凉。藏族　奶制法:将铅粉加雄黄、硫黄,用山羊奶调成泥状,晒干,装入铁罐,封口。用文火煅成炭状,即得。

【药用经验】　蒙古族　镇逆,解肉毒,生肌,愈伤。用于痰痛癫狂、气短喘急、噎膈反胃、风湿病、梅毒、瘿瘤、疔毒、恶疮。藏族　炮制后用于汞中毒症、疖痈(《藏本草》)。瑶族　用于痰气壅逆、上盛下虚、气短喘急、噎膈反胃、瘿瘤、瘰疬、疔毒、恶疮(《湘蓝考》)。维吾尔族　用于血液质性各种皮肤疾病和摄住力减弱引起的各种疾病,如热性疮疡、严重创伤、颈淋巴结核、痔疮不退、淋病恶疮、疮疡糜烂、关节热痛、早泄、遗精、滑精、多尿、出血(《中本草维卷》)。

【使用注意】　用药时间不宜超过2周,一般不作内服。孕妇、儿童、铅作业工人、有铅吸收或铅中毒倾向者、肝肾功能不全者禁服[1]。

【中毒与解毒】　中毒的主要症状[1,2]:胃肠道的紊乱如食欲不振、便秘(有时为腹泻),由于小肠痉挛而发生"铅绞痛",齿龈及颊黏膜上由于硫化铅的沉着而形成的灰蓝色"铅线"等;神经系统受侵犯而发生头痛、头晕、疲乏、烦躁易怒、失眠。晚期可发展为"铅脑病",引起幻觉、谵妄、惊厥等;外周可发生多发性神经炎,出现"铅毒性瘫痪"。血液系统,中毒早期血液中出现大量含嗜碱性物质的幼稚红细胞,如点彩红细胞、网织红细胞、多染色红细胞等,一般认为这是骨髓中血细胞生长障碍的表现;晚期可抑制骨髓及破坏红细胞而产生贫血。急性中毒以消化道和神经系统症状为主,如出现面呈土黄色或灰白色的"铅性面容",口中有金属味,以及出现齿龈铅线、腹绞痛、便秘或腹泻、贫血、肝肿大、黄疸、精神及神经系统功能紊乱、多发性神经炎、尿毒症等铅中毒现象。重度中毒表现为铅麻痹、中毒性脑病等。解毒方法[2]:治疗的特效药为螯合剂依地酸钙钠或青霉胺。

【药材鉴定】　性状　本品为粒状、片状,灰白色,表面常被氧化成一层薄膜,呈灰色,光泽暗淡;刮去外层薄膜,具较强光泽。体重,质软,可用指甲刻划成痕,在纸上可书写;条痕铅灰色;具展性,延性较小。易切断,切面金属光泽强。气、味均无。

理化鉴别　(1)取本品火烧易熔融,火焰显淡蓝色(检查铅)。(2)本品与浓盐酸不起反应(与锡区别)。(3)取本品粉末约0.2g,加硝酸约5ml,使其溶解,滤过。滤液供如下试验:①取滤液1ml,通硫化氢气,即生成亮黑色沉淀(检查铅盐)。②取滤液1ml,加碘化钾试液,即生成黄色沉淀(检查铅盐)。

【化学成分】　主要含金属铅(Pb),优品中含铅可达99%。因矿石质量、冶炼与精制方法不同,常夹少量银(Ag)、金(Au)、锡(Sn)、锑(Sb)、铁(Fe)等其他金属[1]。在大气中,因与氧气、水汽、二氧化碳接触,铅表面常生成氧化铅、碱式碳酸铅等的薄层[1]。

【药理毒理】　1. 体内过程:慢性铅中毒系重要职业病之一。其吸收甚缓,主要经消化道及呼吸道吸收,吸收后绝大部分沉积于骨中。沉积骨中的铅盐并不危害身体,中毒深浅主要取决于血液及组织的含铅量,血中含铅量如每100ml超过0.05～0.1mg,即产生中毒症状。钙与铅的代谢有平行关系,凡能影响体能钙的代谢因素也能影响铅的代谢。铅主要由肠与肾排泄,肠排泄量一般较肾多。尿中含铅超过0.05～0.08mg/L时,应考虑有铅中毒可能[3]。2. 毒性:铅为多系统亲和性毒物,主要累及造血(特别是红细胞)、消化、肾脏、神经系统,能与组织中蛋白质、酶、氨基酸各机能团结合,扰乱机体多方面生化、生理活动,出现一系列功能性、器质性改变。人口服铅的急性中毒量为5mg/kg,成人1次口服醋酸铅2～3g可中毒,致死量50g[4]。每日口服少于2mg,连服数星期后,将出现慢性中毒,主要症状有:胃肠道紊乱如食欲不振、便秘(有是为腹泻),由于小肠痉挛而发生"铅绞痛",齿龈及颊黏膜上由于硫化铅的沉着而形成灰蓝色"铅线"

等。神经系统受侵犯,可发生头痛头晕、疲乏、烦躁易怒、失眠。晚期可发展为"铅脑病",引起幻觉、谵妄、惊厥等,外周可发生多发性神经炎,出现"铅中毒瘫痪";中毒早期的血液系统,血液出现大量含嗜碱性物质的红细胞,如点彩红细胞、网织红细胞、多染色红细胞等,一般认为这是骨髓中红细胞生长障碍的表现。晚期可抑制骨髓及破坏红细胞而产生贫血。吸入毒性更大,对人和哺乳动物有致畸性。本品也可致职业性哮喘[5]。

参 考 文 献

[1]《中华本草》编委会. 中华本草(第1册). 上海:上海科学技术出版社,1999:411,412
[2] 杨晓刚,余东游,许梓荣. 动物铅毒性研究进展. 中国畜牧杂志,2006,42(19):57-59
[3] 张毅. 药理学. 北京:人民卫生出版社,1964:272
[4] 姜宜孙. 含铅类中药治病治喘的探讨——附铅中毒7例. 中医药研究,1988,4:7
[5] 温玉麟. 药物与化学物质毒性数据. 天津:天津科学技术出版社,1989:265

（任永申　焦　玉）

25. Plumbum Rubrum（铅丹）

【民族药名】　黄丹(通称);"混杜"、"利日黑"、"混达"(蒙古族)。

【来源】　铅加工制成的铅的氧化物(Pb_3O_4)。有毒。将纯铅放在铁锅中加热,炒动,利用空气使之氧化,然后放在石臼中研成粉末。用水漂洗,将粗细粉末分开,漂出其细粉,再经氧化24小时,研成细粉,过筛即得。

主产于河南、广东、福建、湖南、云南等地。

【药用经验】　蒙古族　止腐,生肌,清火。用于久治不愈的疮疡、刀伤、血热性眼疾(《中本草蒙卷》)。

【使用注意】　铅丹有毒,且有蓄积作用。外敷不宜大面积、长时间使用,以防中毒;一般不作内服,必要时应控制剂量,只可暂用,并严密观察。服药期间禁止饮酒,防止过劳、饥饿、感染,以免引起急性中毒。孕妇、哺乳妇女及儿童禁用。畏狼毒。

【中毒与解毒】　中毒症状、机制和解毒方法同"Lead(铅)"条。

【药材鉴定】　性状　为橙红色或橙黄色的粉末,光泽暗淡,不透明,质重,用手指搓揉,先有触及沙粒感,后觉细腻,能使手指染成橙黄色。有金属性辛味。

理化鉴别　(1)取本品粉末0.2g,加热盐酸后,有气体产生,可使碘化钾淀粉试纸变色;并产生白色氧化铅沉淀(检查铅盐)。(2)取本品粉末0.2g,加稀硝酸,使其溶解,滤过;取滤液3ml加铬酸钾试液2ml,产生黄色沉淀,分离,沉淀加2mol/L氢氧化钾试液或2mol/L稀硝酸试液均不溶解;加2mol/L氢氧化钠试液,沉淀即溶解(检查铅盐)。(3)取本品少许,置火柴杆上燃烧,可见有密集的微小铅粒(检查铅盐)[1]。

【化学成分】　主要成分为四氧化三铅(Pb_3O_4),或写为$2\ PbO \cdot PbO_2$[1]。

【药理毒理】　1. 抗炎作用:黄丹凝胶对2,4-二硝基氯苯(DNCB)诱发的小鼠迟发型超敏反应和二甲苯诱发的小鼠耳郭肿胀炎症均有抑制作用[2]。2. 抑菌、杀虫作用:本品有直接杀灭细菌、寄生虫和制止黏液分泌作用[3]。3. 毒性:铅的中毒量为0.04g,而铅丹的中毒量为口服2~3g,少量久服可蓄积为慢性中毒,慢性中毒者若饮酒,或发热,亦可导致蓄积的铅在短时间内入血而致急性发作。大量外用通过皮肤吸收亦可中毒[1]。

参 考 文 献

[1]《中华本草》编委会．中华本草(第 1 册)．上海：上海科学技术出版社,1999:415,416

[2] 祁林,刘丽芳．黄丹凝胶抗炎及免疫抑制作用的实验研究．中华中医药学刊,2008,26(5)：1007-1009

[3] 谢宗万．全国中草药汇编(下册)．第 2 版．北京：人民卫生出版社,1996:510

（焦　玉）

26. Pyritum（自然铜）

【民族药名】 "都新-朝鲁"（蒙古族）；"帕昂隆布"、"珠西"（藏族）；"密斯"、"迷思"、"奴阿斯"、"坦巴"（维吾尔族）。

【来源】 硫化物类矿物黄铁矿 Pyrite 的矿石。有毒。采挖后,拣净杂石及有黑锈者,选黄色明亮的入药。

晶体结构属等轴晶系。晶体呈立方体、五角十二面体以及八面体的晶形,在立方体或五角十二面体晶面上有条纹,相邻 2 个晶面的条纹互相垂直。集合体呈致密块状、浸染状和球状结核体。药用者多为立方体者。浅黄铜色,表面常带黄褐色锖色。具强金属光泽。条痕绿黑色。硬度 6~6.5,性脆。相对密度 4.9~5.2。无解理,断口参差状。

黄铁矿是地壳中分布最广的硫化物,可见于各种岩石和矿石中,但多由火山沉积和火山热液作用形成。外生成因的黄铁矿见于沉积岩、沉积矿石和煤层中,此处形成的黄铁矿多为致密块状和结核状者。分布于辽宁、河北、江苏、安徽、湖北、湖南、广东、四川、云南等省。

【炮制】 煅淬、煅烧后使质地酥脆,易于粉碎和煎出有效成分,并降低毒性。蒙古族、藏族、壮族　煅淬:取净自然铜药材块,置适宜容器内,明火煅透,取出放入醋内,反复几次,至变成黑棕色,没有光泽时取出,干燥。每 100kg 药材,用醋 20 ~ 30kg。维吾尔族　煅烧:取净药材块,置铁锅内在火上烧,不断搅拌并喷盐水至酥脆无光泽。

【药用经验】 蒙古族　接骨愈脉,明目。用于骨折、筋脉损伤、云翳、视力减退(《中本草蒙卷》)。藏族　燥肺脓,消腹水,愈骨折,清肝胆之热。用于疮疡、肺脓肿、肺热症、骨折、水肿症(《中本草藏卷》)。维吾尔族　三级干热。生干生寒,散发物质,止咳平喘,生干退肿,祛腐愈疮,愈创明目,抗孕避孕,解毒接骨。用于感冒、"乃孜来"性感冒、咳嗽气喘、各种水肿、创伤腐烂、眼创视弱、鸦片中毒、骨折等(《中本草维卷》)。

【使用注意】 不宜久服;阴虚火旺、血虚无瘀、产后血虚者忌服。

【中毒与解毒】 自然铜为含二硫化铁（FeS_2）的矿物质,　中毒多由所含铁引起。口服0.5g 以上亚铁即可中毒,中毒表现为呕吐、呕血、黑便、休克、中毒性肝炎和凝血机制不全。可用牛乳、奶皮、肉汤、牛油或西黄芪胶、阿拉伯胶、芝麻油、白蜡等解毒。

【药材鉴定】 性状　多成立方体,粒径 0.2~2.5cm,有棱。亮淡黄色;条痕绿墨色或棕红色。表面平滑,有时可见细纹理,不透明,具金属光泽。体重,质坚硬而脆,易砸碎,断面黄白色,有金属光泽。无嗅,无味,但烧之具硫黄气。有的自然铜经风化后而成为褐铁矿,呈黄褐色或黑褐色。破碎后碎块仍为黑褐色;有时内部夹有淡黄色块(黄铁矿)。

显微特征　反射偏光镜下:反射光下显金属光泽,浅黄铜色;无解理。均质性。

理化鉴别　(1)去本品粉末 1g,加稀盐酸 4ml,摇匀,使其溶解,在试管口盖一片醋酸铅试纸,静置,试纸渐变为棕色(检查硫化物)。(2)取上述反应后的溶液,滤过。①取滤液加亚铁氰化钾试液,即生成深蓝色沉淀;分离,沉淀在稀盐酸中不溶,但加氢氧化钠试液,即分解成棕色沉淀(检查铁盐)。②取滤液,加硫氰酸铵试液,即显血红色(检查铁盐)。

【化学成分】 主要含二硫化亚铁(FeS_2),混含铜(Cu)、镍(Ni)、砷(As)、锑(Sb)、硅(Si)、钡(Ba)、铅(Pb)等杂质。

【药理毒理】 1. 成骨作用:实验表明自然铜具明显的成骨效果[1]。含有自然铜的七厘散可使实验性骨折提前愈合,其骨痂中铜含量也比对照组中明显增加[2]。自然铜能够明显提高家兔骨痂中微量元素 Fe、Cu 的含量,从而增加骨痂的生长,表现在光透视时,试验组家兔骨痂量显著多于对照组[3]。骨折小鼠服用含自然铜的驳骨煎剂后,骨折组织^{45}Ca 和^{32}P 水平显著高于对照组($P<0.05$ 或 $P<0.01$)。提示自然铜可能具有提高骨折组织钙、磷水平的作用[4]。2. 抗真菌作用:自然铜对供试的多种病原性真菌均有不同程度的抗真菌作用,尤其对石膏样毛癣病、土曲霉菌等丝状真菌作用较强。把石膏样毛癣菌接种到豚鼠背部,造成豚鼠实验性癣模型,再在病灶部位外涂自然铜煎剂,发现自然铜对豚鼠实验性体癣也有一定的治疗效果[5] 3. 毒性:小鼠静脉注射自然铜煎剂的 LD_{50} 为 1.92g/kg,煅自然铜则为 3.83g/kg。

【附注】 炮制对自然铜毒性的影响:据报道,经过对 11 种煅品、生品自然铜中砷含量进行测定比较,结果表明砷含量生品比煅品高约 10 倍,在煅制过程中砷可随着温度升高而易挥发。因此自然铜通过煅淬可降低毒性[6]。研究表明[7]:自然铜生品和炮制品水煎液中铁、铜和砷的煎出率相比发生了明显变化,自然铜煅淬品水溶性铁和铜均比生品高,而毒性成分砷却明显减少,说明传统的自然铜煅淬炮制有其科学道理。

参 考 文 献

[1] 刘进,张雪华. 氟化钠、自然铜、维生素 C 成骨效果的实验研究. 临床口腔医学杂志,1997,13(4):224
[2] 张克勤,刘湘秀,李瑞宗. 七厘散对骨折愈合作用的初步实验研究. 中华外科杂志,1962,10(5):305
[3] 赵利平,房少新. 自然铜对家兔骨痂中微量元素的影响. 中兽医医药杂志,2003(3):39
[4] 何赞厚,刘庆思. 中药驳骨煎剂对骨折小鼠^{45}Ca 和^{32}P 水平的影响. 广州中医药大学学报,1998,15(4):278
[5] 关洪全. 自然铜抗真菌活性的实验研究. 中药药理与临床,1994,10(6):20
[6] 铁步荣. 自然铜中砷含量的研究. 中国中药杂志,1991,16(6):341
[7] 徐中显,王艳,王救山. 自然铜炮制条件与溶出成分的关系. 安徽中医学皖学报,1997,16(5):47

(任永申　万定荣)

27. Pyrolusitum（无名异）

【民族药名】 "懂丝"(藏族)。

【来源】 氧化物类矿物软锰矿 Pyrolusite。有毒。采挖后选择小块状或球形者,除去杂质,洗净入药。

软锰矿组成较复杂,主为软锰矿,并有水锰矿、硬锰矿及锰土和黏土矿物。软锰矿(Pyrolusite)晶体结构属四方晶系。晶体呈细柱状或三方等长的晶形,但完整晶体极少见。常成肾状、结核状、块状或粉末状集合体。黑色,表面常带浅蓝的金属锖色,条痕蓝黑至黑色,半金属光泽至暗淡。不透明。硬度视结晶程度而异,显者 5~6.5,隐晶或块状集合体可降至 1~2。性脆,断口不平坦。相对密度 4.7~5。水锰矿(Manganite)属单斜晶系,晶体为柱状。沉积型集合体为结核状或钟乳状。深灰至黑色,条痕褐红色、褐色至黑色。硬度 4。

在沿岸相的沉积锰矿和风化矿床中均可见。原生低价锰矿物在氧化带多形成较稳定的软锰矿,此为风化型。沉积成因的软锰矿分布于沿岩相的沉积锰矿床中。软锰矿产于吉林、辽宁、山西、陕西、青海、山东、湖北、湖南、广东、广西、四川。水锰矿产于北京昌平。

【药用经验】　藏族　用于跌打损伤（《民族药志要》）。

【使用注意】　内服入丸散 2.4~4.5g,超量内服可中毒。不可久服,无瘀滞者慎服。

【中毒与解毒】　误服高锰酸钾可发生急性中毒,致死量为 5~19g。中毒症状:慢性锰中毒早期以神经衰弱综合征和自主神经功能障碍为主。除上述症状外,还有失眠、疲乏无力、嗜睡、记忆力减低、性功能减退、四肢酸痛、易兴奋、哭笑无常、多汗、皮肤划痕阳性、心动过速、生理反射异常和眼睑、舌、手指震颤。晚期为典型的震颤麻痹综合征。表现为肌张力增高、肌力减退、眼球运动呆滞、眼裂增大、很少眨眼,表情呆板、缺乏感觉,呈面具样脸。中毒机制:锰中毒对神经系统损害以脑-基底节最明显,病理检查发现脑血管内膜增厚、血栓形成,临床上有脑供血不足的现象。在锰的作用下,皮质的接触、脊髓运动神经元、周围肌神经的突触与肌纤维,可产生程度不等的变性。与此同时,锰对大脑皮质下结构,更有明显选择性,主要侵犯基底节和小脑。锰对线粒体有特殊的亲和力,可大量蓄积与富有线粒体的细胞和组织中,包括富有线粒体的神经突触中,抑制线粒体内三磷腺苷酶和溶酶体中的酸性磷酸酶活力,影响神经突触中线粒体合成神经兴奋性传递递质的功能,从而破坏神经突触的传导性能。锰还影响胆碱酯酶的合成,出现震颤麻痹。解毒方法:(1)立即用温水洗胃,直到洗液色清为止。然后口服牛奶、蛋清或氢氧化铝凝胶,也可服用浓的豆汁,保护胃黏膜。(2)驱锰治疗:静脉注射依地酸二钠钙或二巯基丁二酸钠。(3)慢性锰中毒用左旋多巴,可合并应用左旋多巴增效剂如脱羧酶抑制药 RO$_4$-4602 [N^1-丝氨酰-N^2-(2,3,4-三羟苄基)肼]、多巴胺释放促进药三环癸胺等。(4)给予静脉输液、止痛、吸氧,保持呼吸道通畅。有窒息时,气管切开;防治感染,治疗呼吸循环衰竭。(5)对症治疗:如震颤麻痹者使用安坦、氢溴酸东莨菪碱。有神经衰竭综合征和自主神经功能紊乱者,可服用谷维素、地西泮等。(6)针灸和按摩疗法对改善震颤和肌肉僵硬以及其他神经症状有一定疗效。(7)中药治疗:天麻钩藤饮加减(天麻 9~15g、钩藤 18~30g、石决明 30g、生龙骨 24~30g、生牡蛎 24~30g、黄芩 24g、川楝子 9g、牛膝 15g、桑寄生 18~30g、杜仲 15g、白芍 9~15g,水煎,分 2 次服);熄风散加减(僵蚕 9g、全蝎 9g、蜈蚣 5 条、天麻 9g、生牡蛎 18~24 个、石决明 30g、熟地黄 15g、桂圆肉 9~15g、酸枣仁 30g、炙甘草 6g,加水煎煮 2 次,早晚分服)[1]。

【药材鉴定】　性状　为结核状、块状集合体。呈类圆球形,或不规则块状,一般直径 7~30mm,细小者直径仅 1~4mm。棕黑色或黑色,条痕黑色。表面不平坦,常覆有黄棕色细粉,有的表面由褐色薄层风化膜所包围,除去细粉后,呈半金属光泽或暗淡,不透明。体较轻,质脆,断面棕黑色或紫棕色,易污手。微有土腥气,味淡[2]。

显微特征　粉末:棕褐色至烟灰色。为不定形或有规则的各种块状物,有透明的淡黄色、红色或黄棕色的块状物。不透明者为褐色或黑褐色,透明者上面布满小颗粒。

理化鉴别　(1)取本品粉末约 0.1g,加 30%过氧化氢溶液 1ml,即产生剧烈气泡,并冒出白烟(检查二氧化锰)。(2)取本品粉末约 0.3g,加稀硫酸 2ml,再加铋酸钠 0.1g,使溶解,离心(或静置),上清液显紫红色(检查二氧化锰)。(3)取本品 1g,溶于 2ml 浓盐酸中,呈棕黑色溶液,并放出氯气,使湿润的碘化钾淀粉试纸变蓝。另取此溶液 0.5ml,加水稀释成 10ml,滤过,取此滤液 1ml,加氢氧化钠试液数滴,即生成棕色沉淀。

【化学成分】　主要为二氧化锰(MnO_2),其中锰 63.1%,氧 36.8%。此外,尚含铁(Fe)、钴(Co)、镍(Ni)等杂质[2]。

参 考 文 献

[1] 朱亚峰. 中药中成药解毒手册(第3册). 上海:人民军医出版社,2009:495-498
[2]《中华本草》编委会. 中华本草(第1册). 上海:上海科学技术出版社,1999:349,350

（焦　玉）

28. Realgar（雄黄）

【民族药名】　石黄(基诺族);"阿梅混"(满族);"阿拉坦-呼呼日"、"额日-阿拉坦-呼呼日"、(蒙古族)。"冬锐"(藏族);雄黄(土家族)。

【来源】　硫化物类矿物雄黄 Realgar 的矿石。有毒。雄黄在矿中质软如泥,见空气即变硬,一般用竹刀剔取其熟透部分,除去杂质、泥土。

通常呈粒状,致密块状,有时呈土状、粉末状、皮壳状集合体。橘红色,少数暗红色。条痕浅橘红色。晶面具金刚光泽,断面呈树脂样光泽。硬度1.5~2,相对密度3.4~3.6。性脆,阳光久照变为淡橘红色粉末。锤击之有刺鼻蒜臭。

产于低温热液的矿脉中,温泉、喷硫泉及火山附近亦有存在,常与雌黄等共生,为有机质分解所产生的硫化氢与含砷溶液作用的产物。主产于甘肃、湖北、湖南、四川、贵州、云南等省。

【药用经验】　傣族　用于带状疱疹、疔疖疮痈、皮肤瘙痒溃烂、荨麻疹(《傣医药彩图》)。基诺族　用于带状疱疹、皮肤瘙痒(《基诺药》)。满族　研末醋调外涂用于虫咬及疯狗咬伤,疮毒肿痛;用纱布包裹雄黄末约豆粒大小,放入阴户坐药,用于妇女宫寒不孕或流产症;与白矾末和匀,涂腋窝部,用于腋窝臭病。蒙古族　止腐敛疮,燥协日乌素,消肿,杀肿,杀黏虫。用于疮疡、白喉、炭疽、梅毒、疥癣、脓疱疮、痘疹、咽喉肿痛、蛇虫咬伤(《中本草蒙卷》)。藏族　用于疮疡久烂、痰核及"凶"病和传染病、白喉、瘿瘤(《藏本草》、《迪庆藏药》)。用于去疮口腐肉,散水银中毒(《中国藏药》)。土家族　用于慢性湿疹、感冒、毒蛇咬伤等(《土家医药》)。

【炮制】　通过盐水飞法、干研法、煅火飞法、油煎油煮法、水飞法、酒浸法、酸奶制法、酸液洗法等制法使雄黄充分净化,药物达到极细或纯净,以利制剂,降低毒性,增强疗效[1]。蒙古族　(1)浓盐水浸泡:取供炮制用净选雄黄,粉碎,过40目筛,拌匀,泡入浓盐水中,搅拌,按规定净置一定时间,倾斜倒取上清液,再把容器斜放置澄清上清液,倾斜倒进全部上清液为度,浸泡物放置通风干燥处,自然干燥[1]。(2)稀盐水制雄黄:取雄黄研细,加1%的盐水,调成糊状后,再加入少量盐水混匀,待沉淀取上清液,反复多次,最后将沉淀物的杂质除去,将净药材取出干燥,研成极细粉[1]。藏族　奶制雄黄:将雄黄粉碎成颗粒状,用布包扎,装入盛有山羊奶的陶罐中,再放入拇指大小山羊肝或山羊肉2块,用水煮沸,至奶液蒸去一半时,捞出布包,倒出奶液和肉块(有毒埋入地下),打开布包,将药物用盐水漂洗多次,阴干即可[1]。

【使用注意】　本品辛热有毒,内服宜慎,中病即止,不可多服久服。外用亦不可大面积涂擦或长期持续使用,以免皮肤吸收积蓄中毒。孕妇及阴亏血虚者禁服。

【中毒与解毒】　急性中毒的表现:恶心、呕吐、腹痛与腹泻,急性肠胃型症状,重则尿血、血水便、发热、烦躁,甚则呼吸、循环衰竭而死亡[2]。慢性中毒的表现:对神经系统、呼吸道刺激,皮肤、指甲、黏膜刺激及引起砷毒性多发性神经炎、砷角化病、砷黑变病等[2]。急性中毒救治方法[2]:(1)口服中毒应尽早洗胃、催吐。洗胃要彻底。(2)特效解毒药物:砷中毒效果较好的药物是二巯基丙磺酸钠(unithol),首剂给5%水溶液2~3ml,肌肉注射,以后每4~6小时给1ml。

第 2 天起根据病情及尿砷定量给予 1ml,2~4 次/d,持续 1 周。(3)静脉滴注 5%葡萄糖生理盐水 2000~3000ml,并加入维生素 C 3g,葡萄糖醛酸类,促使已吸收的砷化物从肾中排泄及保肝。慢性中毒救治方法[2]:用二巯基丙磺酸钠解毒,5%水溶液 5ml,每天肌注一次,3~5 日为一疗程,休息 3 日。视病程连用数个疗程达到治疗解毒为止。多发性周围神经炎,每日可注射维生素 B$_1$100mg,维生素 B$_{12}$ 500~1000μg,654-2 为 12mg。并服烟酸、维生素 C、复合维生素 B、地巴唑等药物。

【药材鉴定】 性状 本品为块状或粒状集合体。多呈不规则块状。深红色或橙红色,表面常附有橙黄色细粉,手触之染指;条痕橙色。微透明或半透明,晶体具金刚光泽。质较酥脆,易砸碎,断面红色至深红色,具树脂样光泽。微有特异臭气,味淡(有毒)。精矿粉为粉末状或粉末集合体,质松脆,手捏即成粉,橙红色,无光泽。

理化鉴别 (1)取本品粉末 10mg,加水润湿后,加氯酸钾饱和的硝酸溶液 2ml,溶解后,加氯化钡试液,生成大量白色沉淀。放置后,倾出上层酸液,再加水 2ml,振摇,沉淀不溶解。(2)取本品粉末 0.2g,置坩埚内,加热熔融,产生白色或黄白色火焰,伴有白色浓烟。取玻片覆盖后,有白色冷凝物,刮取少量,置试管内加水煮沸使溶解,必要时滤过,溶液加硫化氢试液数滴,即显黄色,加稀盐酸后生成黄色絮状沉淀,再加碳酸铵试液,沉淀复溶解。

【化学成分】 雄黄主要含有二硫化二砷(As_2S_2),并含有硅(Si)、铅(Pb)、铁(Fe)、钙(Ca)、镁(Mg)等杂质。

【药理毒理】 1.抑菌作用:0.125%雄黄琼脂平板法,对金黄色葡萄球菌有 100%的杀菌作用;浓度为 2%时,对大肠杆菌也有杀菌作用,较同浓度的黄连水溶液为强。2.抗血吸虫作用:感染血吸虫小鼠,与感染前 3 天开始给雄黄、槟榔、阿魏、肉桂合剂 0.2ml/20g,感染后继续给药 12 天,成虫减少率达 75.27%,动物无虫率达 14.29%,无雌虫率达 42.86%。3.抗肿瘤作用:雄黄可诱导肿瘤细胞凋亡;促进肿瘤细胞成熟、分化;抑制肿瘤细胞核酸的合成,抑制血管内皮细胞的生长及直接杀瘤作用;从荷瘤种鼠抽取 S$_{180}$腹水瘤细胞,使用不同粒径不同剂量的雄黄悬液进行体外培养研究,发现雄黄对 S$_{180}$肿瘤细胞具有毒杀作用。尚可增加细胞膜 HSP70 及 MT 蛋白表达[3,4]。4.抗菌、抗病毒作用:雄黄能增加白细胞系统的吞噬能力,且不影响白细胞总数及分类,提高机体非特异性免疫功能[3]。另外,雄黄及含雄黄复方可治疗带状疱疹等病毒性皮肤感染[4,5]。

参 考 文 献

[1] 田华咏,瞿显友,熊鹏辉.中国民族药炮制集成.北京:中医古籍出版社,2000;450
[2] 李秋文,李芳.雄黄的使用注意及中毒救治.中国当前实用医学杂志,2005,4(12):62
[3] 林梅,裴军昌,张东生,等.雄黄抗癌作用的研究进展.中国实用医学杂志,2007,2(13):1-4
[4] 刘嵘,濮得敏.雄黄的研究进展.时珍国医国药,2007,18(4):982-984
[5] 杨骥,张毅.雄黄在皮肤并治疗中的应用.皮肤病与性病,2006,28(2):12-14

（王兴云）

29. Sal Nitri(硝石)

【民族药名】 硝石、火硝(通称);"塞叉"(藏族)。

【来源】 硝酸盐类矿物钾硝石(火硝)Saltpeter(Nitrokalite)经加工精制成的结晶体或人工制品。有小毒。传统精制方法多取含硝的土块,打碎后置容器内,加水浸泡调匀,经多次过滤,滤液澄清,上清液置锅内加热蒸去水分,取出冷却,即析出消石结晶。

晶体结构属斜方晶系。晶体为粒状、针状、毛发状或束状的集合体,或呈皮壳状、盐华状。白色、浅灰色,或无色透明;常因含杂质呈青白色、黄色、灰黑色等色调。具玻璃状或丝绢状光泽。解理多组:完全、中等、不完全。硬度2。性脆,易碎。

天然产出者,为表生地质作用,含氮有机物分解出硝酸之后与土壤中钾质化合而成。多分布于干燥地区土壤、岩石的表面及洞穴中,或在地表沉积物中。常混有钾、钠、钙、镁的硝酸盐、硫酸盐矿物(如钠硝石、芒硝等)及卤化物(钾盐、石盐等),组分复杂,不宜直接入药。人工炼制品仍含有少量杂质。

多分布于干燥地区土壤、岩石的表面及洞穴中,亦多见覆于污秽地表、墙角。主产于西北、西南地区,河北、山东、江苏、安徽、福建、湖南、湖北等省也有出产[1]。

【药用经验】　藏族　用于石淋、石痞瘤、虫病、不消化症(《中国藏药》)。

【使用注意】　本品日用量为1.5~3g,如丸、散;外用适量。体弱及孕妇禁服[1]。

【中毒与解毒】　一般在过量服用(文献报道为5~20g)20分钟至3小时后发病。中毒症状有剧烈腹痛、呕吐,手、足、指甲、口唇、舌质呈青紫色以及心慌、胸闷、血便、休克、全身抽搐、昏迷,甚至死亡。用亚硝酸盐中毒的特异性解毒剂亚甲蓝缓慢静脉注射后,口唇、指甲等处紫绀很快消失,其余症状逐渐缓解,5天后可痊愈出院[2]。

【药材鉴定】　性状　为无色透明六角斜方形的柱状晶体,或为白色晶状粉末。含杂质较多者为淡黄色或淡灰色,常呈针状或毛发状集合体(天然产品)。条痕白色。质脆易断,断面具玻璃样光泽。硬度2.5。相对密度2.1~2.2。气无,味苦。

【化学成分】　主要含硝酸钾(KNO_3),因产地及提炼方法不同,纯度差异较大(47.45%~97.65%)。常含量比不等的杂质,如氯化钠($NaCl$)、氯化钾(KCl)等[1]。

【药理毒理】　1.利尿作用:在血液中由于K、Na的渗透作用,能与组织内水分结合,致肾脏携带大量水分通过肾小球,并不为肾小球吸收,呈利尿作用[3]。2.补钾作用:硝石外用治疗作用与其调节局部渗透压有关,通过疮面吸收、能补入人体内一定的钾,治银屑病[4]。3.溶石利胆作用[5]:硝酸钾可与结石中的钙离子结合,使结石表面松动。硝酸的氧化能力强,可与大部分金属生成硝酸盐,治泌尿结石[6]。4.毒性:当存在肠道功能紊乱、胃酸减少等原因时,肠内的硝酸盐还原菌大肠杆菌和沙门氏菌能使大量硝酸盐被还原为亚硝酸盐,而引起中毒[2]。

【附注】　采用火硝与白矾配伍以防止亚硝酸盐中毒。事实证明两种物质比单一物质疗效高出几倍[7]。

参 考 文 献

[1]《中华本草》编委会.中华本草(第1册).上海:上海科学技术出版社,1999:279

[2] 王玉菇,张草.服含硝石中药致亚硝酸盐中毒1例报告.山西中医,1994(6):48

[3] 李大经.中国矿物药.北京:地质出版社,1988:279

[4] 杨松年.中国矿物药图鉴.上海:上海科学技术文献出版社,1990:42

[5] 袁振山,盛钦业.火硝治疗泌尿系结石38例.浙江中医杂志,2001,36(2):81

[6] 袁振山,盛钦业.中药火硝治疗结石的机理探讨.时珍国医国药,2002,13(9):523,524

[7] 李璐杨.火硝妙用治疗泌尿结石.首都医药,2009,8(上):45

（黄　蕾　聂　晶）

30. Sal-Ammoniaci（白硇砂）

【民族药名】 "赫勒-朝日格其-达布斯"、"札萨"、"扎斯瓦"、白硇砂（蒙古族）；"佳嚓"、"加擦"、"加察"、硇砂（藏族）；"奴守都尔"、硇砂（维吾尔族）。

【来源】 氯化物类矿物硇砂 Sal-Ammoniac 的晶体或人工制成品。有毒。采出后除去泥土、砂石及杂质。也可由人工合成，其方法有：（1）以氢氯酸与氨或氨的化合物作用而得；（2）在氨水中加铁板浸渍（大部分为氯化亚铁）而得；（3）为索尔夫制碱法之副产品；（4）以氨水作用于氯化钙而得。

硇砂晶体结构属等轴晶系。晶体呈粒状、不规则块状或纤维状集合体。多数呈皮壳状、被膜状产出。无色、白色、灰色、淡灰色、黄白色或灰褐色。透明玻璃样光泽或半透明乳状光泽。解理不完全。断口贝壳状。硬度 1.5~2，相对密度 1.53。味咸而苦。易溶于水，露置于空气中易潮解。

多产于火山熔岩的岩穴内，有时与石炭、石盐伴生，当石炭燃烧时也可产生，成壳皮状覆于岩石表面。主产新疆、青海、甘肃等地。

【炮制】 通过精制纯净药物，以除去毒副作用，增强其疗效[1]。蒙古族 精硇砂：取净硇砂，放入适量水中溶解，除去杂质，再取清液，置文火上加热，形成晶体时取出，干燥。

【药用经验】 蒙古族 消积软坚，破瘀散结，利尿泻脉，消肿，止腐，解毒，缩宫，祛翳，燥黄水。用于尿闭、水肿、肾隐热、膀胱热、腰腹酸痛、尿急、遗尿、尿路酸痛、尿血、膀胱结石、发症、眼翳、眼花、云翳、红眼病、久疮、脉痞、脉伤、红斑狼疮、难产、胎盘滞留、久病留余脉，及白喉、疮疡（《民族药炮制集成》）。藏族 消积软坚，破瘀去翳，泻脉利尿，排脓去腐。用于水肿、尿闭、胃病、痞结、喉蛾、闭经、难产、翳障、白喉、疮疡、解毒、杀虫、舒脉、中毒症、咽喉炎、胎衣不下、虫病绞痛、眼中胬肉（《民族药志要》）。维吾尔族 生干生热，燥湿生肌，镇惊壮骨，消炎止痛，止咳化痰，补胃补肝。用于湿寒性或黏液质性疾病，如各种创伤、骨折和脱位、跌打损伤、慢性咽炎、气管炎、顿咳、百日咳、消化不良、肝炎、肝肿大、黄疸、白癜风和各种皮肤疮疡等（《中本草维卷》）。

【使用注意】 内服，研末 0.5~2g，或入丸散，或水溶化后使用。内服量超过 3g 可引起中毒，甚至导致死亡。肝肾功能不全、溃疡病患者慎服，体虚无积热者及孕妇忌服。生品有腐蚀性，忌内服[2]。

【中毒与解毒】 本品有腐蚀作用，口服中毒出现口腔灼痛、吞咽困难、流涎、呕吐、腹痛、便血、发热等，严重者出现血压下降、脉搏缓而无力、昏迷[3]。解救措施[3,4]：（1）中草药：生绿豆研汁饮之；或用甘草 15g，生姜、黄芩各 9g，水煎服；或用凤尾草、金银花各 60g，甘草 30g，水煎分 4 次服完，每隔 1 小时服 1 次。（2）西药常规治疗：谷氨酸钠静滴；纠正酸中毒。（3）其他：内服牛乳、酥奶等进行催吐解毒，并食用油性食物及饮用油汤等。

【药材鉴定】 性状 呈不规则扁块状晶体。上表面粗糙，呈粗晶粒状或乳突凸起，白色、淡灰白色。底面不平坦，多呈致密细粒状；淡黄色至黄色（硫黄）。条痕白色。体轻，质脆，易砸碎；断面纤维状。具玻璃光泽及硫黄气，味咸而苦，有强烈刺舌感。易溶于水，在乙醇中略溶。

显微特征 透射偏光镜下：呈等方粒状，无色透明。折光率：$N = 1.638$，中正突起。正交偏光间全黑，为均质体。

理化鉴别 （1）取本品少许，加过量的氢氧化钠试液，加热，即分解，发生氨臭；遇湿润的红色石蕊试纸变为蓝色，能使硝酸亚汞试液湿润的滤纸显黑色（检查铵盐）。（2）取本品约 0.1g，加入 5ml 水使溶解,滤过。滤液加硝酸使成酸性后,加硝酸银试液,即生成白色凝乳状沉淀。分离,沉淀加氨试液即溶解,再加硝酸,沉淀复生成(检查氯化物)。

【化学成分】 主要含氯化铵(NH_4Cl)。另含微量元素铝(Al)、砷(As)、硼(B)、钡(Ba)、钙(Ca)、镉(Cd)、钴(Co)、铬(Cr)、铜(Cu)、铁(Fe)、镓(Ga)等[5]。

【药理毒理】 1. 抗肿瘤作用[6] 硇砂提取物对小鼠 Lewis 肺癌细胞增殖有抑制作用。2. 其他作用:本品还具有祛痰、消积、利尿及增强机体特异性免疫功能。3. 毒性[7] 小鼠灌胃白硇砂后,表现为行动缓慢、静卧不动、呼吸浅慢、蜷缩,继而惊跳、四肢抽搐和四肢强直,最后死亡。死亡动物尸检,肉眼观察可见胃部胀大,其余各主要脏器未见明显变化。白硇砂毒性较小,大鼠长期毒性实验中,中剂量组和低剂量组的结果显示无明显毒性,其剂量为临床推荐剂量的 20~40 倍[8]。小鼠腹腔注射硇砂的半数致死量为 0.76g/kg。

【附注】 1. 硇砂生品有毒,可能是由于内服生品有较多的硫化物与多硫化物进入消化道。多硫化物在胃中溶解成溶液,有强烈的腐蚀作用。另外,硫化物与多硫化物在胃酸的作用下,均会产生硫化氢气体。当游离的硫化氢在血液中来不及氧化时,则引起全身性中毒反应[9]。2. 尚有一种紫硇砂,为紫色石盐晶体。多为致密的块状集合体,有棱角或凹凸不平。暗紫色或紫红色。解理面显油脂光泽。硬度 2~2.5,性脆,断口贝壳状。相对密度 2.73。具吸湿性,以手摸之有凉感。紫硇砂毒性比白硇砂小[7]。

参 考 文 献

[1] 田华咏,瞿显友,熊鹏辉. 中国民族药炮制集成. 北京:中医古籍出版社,2000:400

[2] 田代华. 实用中药辞典(下卷). 北京:人民卫生出版社,2002:1749-1752

[3] 《中华本草》编委会. 中华本草·维吾尔卷. 上海:上海科学技术出版社,2005:33

[4] 夏丽英. 现代中药毒理学. 天津:天津科技翻译出版公司,2005:529,530

[5] 余玖霞,陆兔林,毛春芹,等. 白硇砂和紫硇砂及其炮制品中微量元素的测定. 中草药,2012,43(2):270-274

[6] 韩小芬,杜钢军,林海红,等. 硇砂提取物治疗小鼠 Lewis 肺癌的效果初步评价. 中药材,2008,31(2):245-248

[7] 余玖霞,陆兔林,毛春芹,等. 中药硇砂不同品种抗炎作用及急性毒性实验研究. 南京中医药大学学报,2012,28(1):77-79

[8] 梁秀艳,刘进先,吴玉波,等. 硇砂提取液的毒理学实验研究. 中国中医药科技,2008,15(5):396

[9] 中医药研究院中药研究所. 中药炮制经验集成. 北京:人民卫生出版社,1974:366

(陈旅翼 焦 玉)

31. Stalactite(钟乳石)

【民族药名】 "喃浓帕"(傣族);"磊波"(基诺族);"呼混-朝鲁"(蒙古族);"毛君"、"帕奴"、"瓦奴"(藏族)。

【来源】 碳酸盐类矿物方解石 Stalactite。有小毒。全年可采,除去杂石,洗净,晒干。

晶体结构属三方晶系。呈扁圆锥形、圆锥形及圆柱形。表面粗糙,凹凸不平。类白色,有的因含杂质而染成灰白色或浅棕黄色等。具玻璃光泽或暗淡。硬度 3,性脆。断面较平整,可见同心层状构造或放射状构造,中心有的有空心。相对密度 2.6~2.8。

钟乳石系含碳酸钙的水溶液,经石灰岩裂隙,从溶洞顶滴下,因水分蒸发,二氧化碳逸散,使析出的碳酸钙沉积而成,且自上而下逐渐增长,倒垂于洞顶。

【药用经验】 傣族 清火解毒、除风止痛。磨于温开水中涂擦患处用于水火烫伤、口腔溃疡、疔疮肿痛[1]。基诺族　用于虚寒咳嗽、腰膝冷痛（《基诺药》）。侗族　用于催乳、跌打损伤[2]。蒙古族　愈伤、壮筋、燥"协日沃素"。用于关节损伤、"协日沃素"病、拘挛、痛风、游痛症、"巴木"病《蒙药标准》[3]。藏族　用于肌肉韧带破裂、劳伤（《藏本草》）及"培根木保"病、胃陈热病、骨髓炎、体衰（《中国藏药》）。

【使用注意】　内服 1.5～3g，不可久服；阴虚火旺、肺热咳嗽者禁服[4]。伴有心、脑血管疾病的患者应该注意，以防意外[5]。

【中毒与解毒】　临床不良反应有排便次数减少、腹部胀满、食欲减退、大便秘结、排出困难、排便时伴有下腹部疼痛[6]。主要由碳酸钙引起。

【药材鉴定】　性状　本品为钟乳状集合体，略呈圆锥形或圆柱形。表面白色、灰白色或棕黄色，粗糙，凹凸不平。体重，质硬，断面较平整，白色至浅灰白色，对光观察具闪星状的亮光，近中心常有一圆孔，圆孔周围有多数浅橙黄色同心环层。气微，味微咸[7]。

理化鉴别　取本品，滴加稀盐酸，即产生大量气泡，溶液显钙盐的鉴别反应。

【化学成分】　主要含碳酸钙（$CaCO_3$），还含有少量镁（Mg）、酸不溶性杂质及少量铝（Al）、铁（Fe）、锶（Sr），以及微量铅（Pb）、锌（Zn）、锰（Mn）、硼（B）、钛（Ti）等。

【药理毒理】　1. 中和胃酸：在胃中能中和过多的胃酸，至肠吸收后能增加血中的钙离子，并有兴奋交感神经作用[6]。2. 毒性：其主要成分碳酸钙能中和过多的胃酸，产生氯化钙和二氧化碳，氯化钙在碱性肠液中又形成碳酸钙和磷酸钙，故引起便秘[5]。

参 考 文 献

[1] 朱成兰，赵应红，马伟光. 傣药学. 北京：中国中医药出版社，2007：210
[2] 鉴龙运光，袁涛忠. 侗族常用药物图. 贵州：贵州科学技术出版社，2009：448
[3] 琪格其图. 现代蒙医学. 沈阳：辽宁民族出版社，2002：212
[4] 时继田. 药用本草. 天津：天津古籍出版社，2007：349
[5] 夏丽英. 中药毒性手册. 赤峰：内蒙古科学技术出版社，2006，319
[6] 李广勋. 中药药理毒理与临床. 天津：天津科技翻译出版公司，1992：279
[7] 国家药典委员会. 中国药典 2015 年版（一部）. 北京：中国医药科技出版社，2015：256-257

（王　静）

32. Sulphur（硫黄）

【民族药名】　"呼呼日"、"莫色义"、"苦苦儿"（蒙古族）；"加旺"（苗族）；"木斯"（藏族）；石硫黄、倭硫黄、鱼子黄（佤族）；"供古热特"（维吾尔族）；

【来源】　自然元素类矿物自然硫 Sulfur。采挖后，加热熔化，除去杂质；或用含硫矿物经加工制得。

晶体结构属斜方晶系。晶体为锥柱状、板柱、板状或针柱状。黄色、蜜黄色或褐黄色；因含杂质可带灰色、黑色或绿色、红色色调。晶面金刚光泽，断口松脂或油脂状光泽。近透明至半透明。硬度 1～2。相对密度 2.05～2.08。性脆、易碎。有硫黄臭味。

自然流主要形成于火山喷气作用，火山硫含少量砷、硒、锌和铊。沉积岩或风化带中的自然硫含黏土、有机质、沥青等机械混入物。我国华北、西北、华东、中南、西南有制品硫产销。

【炮制】　通过炮制以纯净药材，降低毒性，增强疗效。[1]蒙古族　煎煮法：取净药材与山羊脂一起，加热后，置于白酒中浸渍 3 天，取出，洗净，再置于白茅根液中煎 3 次，然后用清水洗净，取出,干燥。每10kg硫黄,用山羊脂适量,白酒10 kg,白茅根药液5 kg。**藏族** 浸泡法:取石菖蒲、白茅根各1 kg,煎煮3次,溶液合并。再将已碎为直径为1~2cm大小的硫黄10 kg浸泡在药液中,24小时后,取出硫黄,置锅中熬炼,待其颜色变深(不能焦枯),取出,凉冷。**维吾尔族** 奶制法:去牛奶1盆,上面加蒸箅,并将硫黄置于蒸箅上,然后用木炭在硫黄四周加热,受热后的硫黄会溶解滴于牛奶盆中,并浮于牛奶上,过滤牛奶得硫黄。**壮族** 精制法:去净杂质,砸成小块,与豆腐同煮,至豆腐现黑绿色为度,取出,漂去豆腐,阴干。每硫黄10kg,用豆腐20kg(《民族药炮制集成》)。

【药用经验】 **侗族** 研末调凡士林膏敷患处用于湿疹(《桂药编》)。**藏族** 用于黄水病、脓病、血病(《藏本草》)。用于疔痈疡疮、皮肤疱疹、麻风;外用治疥癣、恶疮、瘙痒(《中国藏药》)。外用解毒杀虫疗疮;内服补火助阳通便。外治用于疥癣、秃疮、阴疽恶疮;内服用于阳痿足冷、虚喘冷哮、虚寒便秘。**土家族** 用于阳痿、虚寒泻泄或便秘、内痔、便后下血、疥疮、湿疹、黄水疮等(《土家药志下》)。用于癣、牙痛等(《土家族医药》)。**佤族** 用于老人虚寒性便秘、阳痿、虚寒性久痢滑泄、疥癣(《中佤药》)。

【使用注意】 本品有毒。内服用量1.5~3 g,炮制研末后入丸、散剂;不宜久服,阴虚火旺及孕妇忌服。外用适量。

【中毒与解毒】 发生硫黄中毒时,如果是皮肤接触,要脱去被污染的衣着,用肥皂水和清水彻底冲洗皮肤。若眼睛接触,要用流动清水或生理盐水冲洗,然后就医。如吸入中毒,要让中毒者迅速脱离现场至空气新鲜处,保持呼吸道通畅。发生硫黄引发的火灾时,遇小火用砂土闷熄。

【药材鉴定】 **性状** 本品呈不规则块状。黄色或略呈绿黄色。表面不平坦,呈脂肪光泽,常有多数小孔。用手握紧置于耳旁,可闻轻微的爆裂声。体轻,质松,易碎,断面常呈针状结晶形。有特异的臭气,味淡。

理化鉴别 本品燃烧时易熔融,火焰为蓝色,并有二氧化硫刺激性臭气产生,此气体能使蘸有高锰酸钾溶液的滤纸褪色。

【化学成分】 主含98.0%以上的单质硫(S)。

【药理毒理】 1. 中枢神经抑制作用:硫黄对水合氯醛、乙醇引起的小鼠睡眠作用无明显影响,而对氯丙嗪及硫喷妥钠的中枢抑制作用具有明显的加强作用,提示硫黄对脑干有抑制性影响。2. 镇咳、祛痰作用:硫黄及升华硫(硫黄经过高温升华之后析出的结晶)对于因二氧化硫刺激引起大鼠的实验性支气管炎有一定的镇咳消炎作用,可使各级支气管慢性炎症细胞浸润减轻,同时能使各级支气管黏膜的杯状细胞数有不同程度的减少。升华硫的镇咳效果较硫黄为佳,其原因可能与升华硫粉末极细,内服吸收较好有关。3. 抗炎作用:硫黄及升华硫在合适的剂量和疗程时,对大鼠甲醛性"关节炎"呈现明显的治疗效果. 一次口服900mg/kg,每天2次,与水杨酸钠600mg/kg(每天1次)的作用效果相近,升华硫还能降低大鼠毛细血管因注射蛋清而产生的渗透性增高。4. 缓泻作用:硫黄内服后在体内转变为硫化氢,其在碱性环境、大肠杆菌,特别是脂肪分解酶存在的情况下,能刺激胃肠黏膜,使之兴奋蠕动,导致下泻。肠内物中脂肪性物质较多时,易产生大量硫化氢而致泻。但硫化氢在肠内产生极慢,故其催泻作用不强,且与用量大小无关。5. 其他作用:硫黄与皮肤接触,在体温下可生成硫化氢,有杀灭疥虫的作用;并可能由某种微生物或上皮细胞的作用,而氧化成亚硫酸,而具有杀菌和杀霉菌的作用。此外,硫化物尚有溶解角质及脱毛作用,可用于皮肤病的治疗。6. 毒性:硫黄属有毒品,但其蒸汽及硫黄燃烧后产生的二氧化硫对人体有剧毒。一般经吸入、食入或经皮肤吸收。过量硫黄进入肠内大部分会迅速氧化成无毒的硫代物(硫酸盐或硫代硫酸盐)，经肾和肠道排出体外，未被氧化的游离硫化氢，则对机体产生毒害作用。硫化氢是一种强烈的神经毒物，对胃肠黏膜、呼吸道有明显的刺激作用，浓度越高，全身毒性作用越明显。硫化氢和氧化型细胞色素氧化酶中的三价铁结合，从而抑制了酶的活性，使组织细胞内的氧化还原过程发生障碍，引起组织细胞内窒息，组织缺氧，表现为中枢神经系统症状和窒息症状[2]。未经炮制的天然硫黄含砷量较多，不宜内服，内服需用炮制品，且不宜过量或久服，以免引起砷中毒[3]。升华硫西黄耆胶混悬液给小鼠灌胃的 LD_{50} 为 0.266g/kg，中毒表现为拒食、肝肿大[4]。

参 考 文 献

[1] 田华咏，瞿显友，熊鹏辉. 中国民族药炮制集成. 北京：中医古籍出版社，2000：433
[2] 郭晓庄. 有毒中草药大辞典. 天津：天津科技翻译出版公司，1992：556
[3] 冯宝麟. 古今中药炮制初探. 济南：山东科学技术出版社，1984：284
[4] 岳旺，刘文虎，王兰芬，等. 中国矿物药的急性毒性(LD₅₀)测定. 中国中药杂志，1989,14(2):106

（陈旅翼）

33. Verdigris（铜绿）

【民族药名】 "吉森-吉铂"、"桑亚"（蒙古族）。

【来源】 铜器表面经二氧化碳、水或经醋酸作用后生成的绿色碱式碳酸铜或碱式醋酸铜。有毒。取铜器久置潮湿处，或用醋喷在铜器上，其表面产生青绿色的铜锈时刮取，干燥，即为铜绿。

主产河北；其他地区亦有产。

【炮制】 酒制以增强疗效，降低毒性[1]。土家族酒制：将铜绿去杂质，浸泡于酒中 1 周，取出，晒干。

【药用经验】 蒙古族 去翳，止腐，提脓，燥协日乌素，愈伤。用于云翳、创伤、癣、"协日乌素"病（《中本草蒙卷》）。

【使用注意】 本品有强烈的刺激性，无论内服外用，应严格控制剂量。内服用量 1~1.5g，入丸、散；外用适量，研末撒或调敷。服用过量能引起剧烈呕吐、流涎、腹痛、血痢、急性贫血、损害性肝功能，甚至痉挛、谵语、脉搏细小、呼吸浅弱，终至虚脱而死亡[2]。体弱血虚者忌服。

【中毒与解毒】 中毒症状、机制同"Chalcanthite（胆矾）"条[3]；解救方法参照该条[3]。

【药材鉴定】 性状纯铜绿为细丝状或小颗粒状的结晶性粉末，翠绿色。体重，质松脆，气微，味微涩。能溶于水及醇，不溶于醚[2]。

显微特征 粉末：深蓝绿色。镜下观察为规则的方形、类圆形块片，呈蓝绿色或微黄色，透明，有颗粒附着。黄色者有网纹。粉末色浅者镜下观察为不规则蓝绿色的团块，无棱角，透明至微透明，亦有无色或微黄色半透明体，蓝绿色团块有无色小颗粒围绕。

透射偏光镜下：见细至 0.05mm 的针状到柱状、粒状个体。晶粒为灰绿色调，边缘近无色。具多色性：Np 为亮绿色。Ng 为绿黑色到黑绿色，带褐色调；干涉色 II 级蓝绿色；近平行消光；正延性。个体更细小时，多色性不明显；干涉色亦下降。

理化鉴别 (1)取本品粉末少许，置坩埚中加热，产生绿色火焰（检查铜盐）。(2)取本品粉末约 1g，加入 10ml 稀盐酸，即泡沸，产生大量气体，将此气体通入氢氧化钙中，即产生白色沉淀

（检查碳酸盐）。（3）本品粉末加稀盐酸反应的溶液，滤过，滤液显铜盐的各种反应。（4）取铜器与醋酸作用所得的粉末约 0.5g，加水约 10ml，滤过。①滤液显铜盐的各种反应。②取滤液 1ml，加硫酸后，加热，即分解发生醋酸特臭（检查醋酸盐）。③取滤液 1ml，加氨试液中和成中性溶液，加三氯化铁试液 1 滴，溶液呈深红色，加稀硫酸，颜色即退去（检查醋酸盐）。

【化学成分】　含碱式碳酸铜 $[CuCO_3 \cdot Cu(OH)_2]$ 或碱式醋酸铜 $[CuO \cdot 2Cu(CH_3COO)_2]$。

参 考 文 献

[1] 田华咏,瞿显友,熊鹏辉. 中国民族药炮制集成. 北京:中医古籍出版社,2000:20
[2]《中华本草》编委会. 中华本草(第 1 册). 上海:上海科学技术出版社,1999:376-378
[3] 朱亚峰. 中药中成药解毒手册. 北京:人民军医出版社,2009:694

（焦　玉）

34. Vermiculitum（金精石）

【民族药名】　"术卜新"、"哈者里阿尔马尼"（回族）；"沙日-给勒塔淖日"、"沙日-灵策日"（蒙古族）；"希-格勒塔噶淖尔"、"塞吉且玛"（藏族）。

【来源】　硅酸盐类矿物水金云母-水黑云母 Hydrophlogopite-Hydrobiotite 或蛭石 Vermiculite 的矿石。有小毒。全年均可采挖，除去泥沙、杂石，挑选纯净的块片。

水金云母-水黑云母：晶体结构属单斜晶体。单体呈板柱状、板片状、片状（为云母之假象），集合体呈粒块状或鳞片状；嵌生于岩石中，或经破碎而散布于岩石风化壳和山麓堆积物中。呈褐黄色、黄褐色、金黄色、青铜色等，有时带绿色、黑色、红色色调。条痕无色或呈灰白色、淡黄灰色。表面具油脂状或珍珠状光泽。一组解理完全，可依之折成碎片；薄片微具弹性或无弹性而具挠性。硬度 1～1.5。相对密度 2.4～2.7。未变化的金云母-黑云母则具玻璃-珍珠状光泽。解理片具弹性，硬度 2～3，相对密度 2.8～3.4，它可局部残留在水金云母-水黑云母中，甚至残留在蚀变形成的大块蛭石的内部[1]。

蛭石：单斜晶系。晶体常呈薄云母片状。颜色为褐色、黄褐色、金黄色。条痕白色或褐色。光泽珍珠状、金属状或玻璃状。微透明至透明。解理依底面，极完全。硬度 1～1.5。比重 2.4～2.7。薄片具挠性，弹性较差[2]。

水金云母-水黑云母及蛭石广泛分布于全国各地含蚀变云母或风化云母的岩石中。古代产地为山西、陕西、山东、安徽、湖北、福建等地，今仍有产出。近年主产区为湖南、河北及河南、山东、山西、四川、内蒙古等地[1]。

【药用经验】　回族　用于心悸怔忡、夜不安眠、目疾翳障等（《民族有毒药研用》）。蒙古族愈伤，解毒。用于关节伤、脑伤、毒症[3]。藏族　用于骨病、肾病（《藏本草》）。

【使用注意】　内服适量。心气虚、无惊邪者忌用。

【药材鉴定】　性状　为片状集合体，多呈不规则扁块状，有的呈六角形板状，厚 0.2～1.2cm，褐黄色或褐色。表面光滑，有网状纹理，似金属光泽。质软，用指甲可刻划成痕，切开后，断面呈明显层片状，可层层剥离，薄片光滑，不透明。无弹性，具挠性。气微，味淡[2]。

理化鉴别　（1）取本品碎片 2～3 块，置于灼热铁片上，即发生急速膨胀而层裂，有的卷曲，色泽变浅，密度迅速下降，可浮于水面上（检查蛭石）[2]。（2）取本品粗粉 0.2g，加稀盐酸 5ml，振摇，滤过，滤液照下述方法试验。①取滤液 1ml，加硫氰酸铵试验 2 滴，即显血红色（检查铁盐)[2]。②取滤液 2ml,加亚铁氰化钾试液 1~3 滴,即生成蓝色沉淀,分离;取上清液,加氯化铵试液 6 滴,再滴加氨试液,边加边搅拌,直至溶液混浊时为止,再加热近沸,立即通入硫化氢至生成沉淀,分离。取上清液加硝酸 5 滴,煮沸,加氢氧化钠试剂,生成白色沉淀,分离;沉淀分成 2份,1 份加过量氢氧化钠试液,沉淀不溶;另 1 份加碘试液,沉淀转成红棕色(检查镁盐)[2]。③取②项蓝色沉淀,加硝酸 8~10 滴,加热使溶解,加水 6 滴,加氢氧化钠试液,即生成白色胶状沉淀,分离,沉淀在过量的氢氧化钠试液中溶解(检查铝盐)[2]。

【化学成分】 金精石的化学成分组成变化很大,主要有氧化硅(SiO_2)、氧化镁(MgO)、氧化铝(Al_2O_3)、氧化铁(Fe_2O_3)、氧化亚铁(FeO)以及水。另外还含有钛(Ti)、钡(Ba)、锰(Mn)、锌(Zn)等杂质[1]。

参 考 文 献

[1]《中华本草》编委会. 中华本草(第 1 册). 上海:上海科学技术出版社,1999;290,291

[2] 江苏新医学院. 中药大辞典(上册). 上海:上海科学技术出版社,1998;1406

[3] 田华咏,瞿显友,熊鹏辉. 中国民族药炮制集成. 北京:中医古籍出版社,2000;298

(焦　玉　胡吉清)

35. Wannianhui（万年灰）

【民族药名】 "霍钦朝回"、"胡其日森-朝海"(蒙古族)。

【来源】 古建筑物的石灰性块状物,现多为自然形成的含有碳酸钙的沉积岩(内蒙古西部地区有自然形成者)。有毒。翻修或拆出古建筑物时,收集白色石灰性块状物,去除砖头、碎石及杂物;自然形成者,采挖后除去杂石即可。

【炮制】 炮制后除去毒性,增加温热功能[1]。蒙古族　明煅:取净万年灰,砸成小块,置无烟的炉火上煅至红透时,立即投入白酒中(等量灰与酒),加盖密封,放凉,砸碎[2]。

【药用经验】 蒙古族　温中散寒,破痞,助消化,祛"巴达干"。用于消化不良、"铁垢巴达干"、"宝日"病、寒性痞症。多入丸、散。

【药材鉴定】 性状　为不规则的块状物,大小不一,表面白色或类白色,具大小不等的孔隙。质坚,不易折断,断面白色,多不平坦,吸湿性弱。无臭,味淡[2]。

显微特征　粉末白色。为棕黄色或淡色颗粒状集合体。偶有无色的块片,有时黏附有颗粒状物。

理化鉴别　(1)取本品粉末适量,滴加稀盐酸 5ml,产生大量气泡,将此气体通入氢氧化钙试液中,产生白色沉淀(检查碳酸盐)。(2)将上述反应后的溶液,滤过,滤液中加甲基红指示液 2 滴,用氨试液中和,再滴加盐酸至恰呈酸性,加草酸铵试液,生成白色沉淀;分离,沉淀不溶于乙酸,但可溶于盐酸(检查钙盐)。

【化学成分】 主含碳酸钙($CaCO_3$)。

参 考 文 献

[1] 田华咏,瞿显友,熊鹏辉. 中国民族药炮制集成. 北京:中医古籍出版社,2000;32,33

[2]《中华本草》编委会. 中华本草(蒙药卷). 上海:上海科学技术出版社,2004;31

(焦　玉　梅　青)

中文名索引

拉丁名(英文名)索引

主要参考书目

一、药用经验参考书目

书名简称	书名全称	主编	出版者及出版时间
土家医药	土家族医药	朱国豪、杜江、张景梅	北京:中医古籍出版社,2006
土家药	土家族医药学	彭延辉、关祥组	贵阳:贵州民族出版社,1994
土家药志上/下	土家族药物志(上、下册)	方志先	北京:中国医药科技出版社,2007
土家药学	土家族药学	杨德胜	西宁:青海人民出版社,2009
大理资志	大理中药资源志	朱兆云	昆明:云南民族出版社,1991
中本草(1~10)	中华本草(第1~10册)	国家中医药管理局中华本草编委会	上海:上海科学技术出版社,1999
中本草苗卷	中华本草(苗药卷)	邱德文、杜江	贵阳:贵州科学技术出版社,2005
中本草维卷	中华本草(维吾尔药卷)	阿不都热依木·卡地尔	上海:上海科学技术出版社,2005
中本草蒙卷	中华本草(蒙药卷)	柳白乙拉、武绍新	上海:上海科学技术出版社,2004
中本草藏卷	中华本草(藏药卷)	嘎玛曲培	上海:上海科学技术出版社,2002
中佤药	中国佤族医药(1~4册)	郭达昌、郭绍荣、段桦	昆明:云南民族出版社,1990
中国藏药	中国藏药(1~3册)	罗达尚	北京:民族出版社,1996
水族药	水族医药	王厚安	贵阳:贵州民族出版社,1997
民毒药研用	中国少数民族有毒药物研究与应用	李志勇	北京:中央民族大学出版社,2011
民族药志(一至二)	中国民族药志(1~2卷)	周海均、曾育麟(1~2卷)	北京:人民卫生出版社,1984,1990
民族药志(三至四)	中国民族药志(3~4卷)	曾育麟、李星炜(3~4卷)	成都:四川民族出版社,2000,2007
民族药志要	中国民族药志要	贾敏如、李星炜	北京:中国医药科技出版社,2005
民族药炮制集成	中国民族药炮制集成	田华咏、瞿显友、熊鹏辉	北京:中医古籍出版社,2000
壮民间药	壮族民间用药选编	方鼎	南宁:广西民族出版社,1985
壮药选	壮族民间用药选编	方鼎	内部资料性出版物,1997
百科全书蒙医学	中国医学百科全书(蒙医学)	中国医学百科全书编委会	上海:上海科学技术委员会,1992
羌医药	羌族医药	张艺、钟国跃	北京:中国文史出版社,2005
侗医学	侗族医学	陆科闵	贵阳:贵州科学技术出版社,1992
侗医药探	侗族医药探秘	萧成纹	长沙:岳麓书社,2004
图朝药	图门江流域朝药名录(第1册)	延边州民族医药研究所	内部资料性出版物,1986
拉祜医药	中国拉祜族医药	张绍云	昆明:云南民族出版社,1996

书名简称	书名全称	主编	出版者及出版时间
拉祜药	拉祜族常用药	思茅地区民族传统医药研究所	昆明:云南民族出版社,1986
版纳哈尼药	西双版纳哈尼族医药	阿海、王有柱、里二	昆明:云南民族出版社,1999
版纳傣药	西双版纳傣药志(1~3册)	中科院云南热带植物研究所	内部资料性出版物
版纳傣植	西双版纳傣族民族植物学研究	阿海、王有柱、里二	昆明:云南民族出版社,1999
苗医药	苗族医药学	贵州省民委文教处	贵阳:贵州民族出版社,1992
苗药集	苗族药物集	陆科闵	贵阳:贵州人民出版社,1988
迪藏药	迪庆藏药(上,下)	杨竞生、初称江措	昆明:云南民族出版社,上 1987;下 1989
青藏药鉴	青藏高原药物图鉴(1~3册)	青海省生物研究所等	西宁:青海人民出版社,第 1 册 1972;第 2 册 1978;第 3 册 1975
哀牢	哀牢本草	王正坤	太原:山西科学技术出版社,1991
哀牢医药	哀牢山彝族医药	方开荣	昆明:云南民族出版社,1991
哈尼药	元江哈尼族药	云南省玉溪地区药检所、元江哈尼族彝族傣族自治县药检所	内部资料性出版物
怒江药	怒江中草药	怒江傈僳族自治州卫生局	昆明:云南科学技术出版社,1991
药典	中华人民共和国药典 2010 年版一部	国家药典委员会	北京:中国医药科技出版社,2000
香格里拉药	香格里拉民族药图鉴	刘毅、郑进	昆明:云南科学技术出版社,2008
峨彝药	峨山彝族药	云南省玉溪地区药检所等	内部资料性出版物
桂壮药标准 一/二	广西壮药质量标准(第一、二卷)	广西食品药品监督管理局	南宁:广西科学技术出版社,2008,2011
桂药编	广西民族药简编	广西壮族自治区卫生局药品检验所	内部资料性出版物,1998
聂苏	聂苏诺期	聂鲁、赵家康等	昆明:云南民族出版社,1988
部藏标	部颁藏药标准(第一册)	国家药典委员会	1995
基诺药	基诺族医药	杨正林、郭绍荣、郑品昌	昆明:云南科学技术出版社,2001
维医药	维吾尔族医药学	朱祺	昆明:云南民族出版社,1995
维药志	维吾尔药志(上册)	刘勇民、沙吾提、伊克木	乌鲁木齐:新疆人民出版社,1985
鄂药材志一	湖北药材志(第一卷)	万定荣、陈家春、余汉华	武汉:湖北科学技术出版社,2001
傣医药	傣族传统医药方剂	李朝斌	昆明:云南民族出版社,1995
傣医药彩图	中国傣医药彩色图谱	林艳芳、依专、赵应红	昆明:云南民族出版社,2003
傣药志	傣医传统方药志	赵世望	昆明:云南民族出版社,1985
傣药录	傣族名录	中国医学科学院药物研究所云南药用植物试验站	内部资料性出版物,1982
朝药志	朝药志	崔松男	延吉:延边人民出版社,1995
朝药录	朝鲜族民族药材录(第 1 册)	延边朝鲜族自治州卫生局	内部资料性出版物,1983
湘苗药汇	湘西苗药汇编	欧志安	长沙:岳麓书社,1990

续表

书名简称	书名全称	主编	出版者及出版时间
湘蓝考	湖南省蓝山县中草药资源考察与研究	李庚嘉、胡久玉、谌铁民、盘伍仔	湖南省蓝山县中草药资源考察队,湖南省中医药研究所,1983
禽医药	禽族医药学	关祥组	昆明:云南民族出版社,1996
新疆药	新疆中草药	新疆维吾尔自治区革命委员会卫生局	乌鲁木齐:新疆人民出版社,1975
楚彝本草	楚雄彝州本草	朱琚元	昆明:云南民族出版社,1998
滇省志	云南省志(医药志)	《云南省志·医药志》编辑委员会	昆明:云南人民出版社,1995
滇药材标准傣药	云南省中药材标准第三册(傣族药)	云南省食品药品监督管理局	昆明:云南科学技术出版社,2007
滇药录	云南民族药名录	施文良	云南省药检所,1983
蒙中草药	内蒙古中草药	内蒙古自治区革命委员会卫生局	呼和浩特:内蒙古人民出版社,1972
蒙医	现代蒙医学	琪格其	沈阳:辽宁民族出版社,2002
蒙标	内蒙古蒙药材标准	内蒙古自治区卫生厅	呼和浩特:内蒙古科学技术出版社,1987
蒙药	实用蒙药学	仓都古仁	呼和浩特内蒙古人民出版社,1987
蒙药用动物	内蒙古药用动物	赵肯堂、徐嫱、色仁那木吉拉	呼和浩特:内蒙古人民出版社,1981
蒙植药志	内蒙古植物药志(1~3册)	朱亚民	呼和浩特:内蒙古人民出版社,1989
德民志	德宏民族药志	德宏州卫生局药品检定所	内部资料性出版物,1983
德宏药录	德宏民族药录	李荣兴	芒市:德宏民族出版社,1990
德傣药	德宏傣药验方集(1~3册)	李波买	芒市:德宏民族出版社,1983
黔药材标准	贵州省中药材民族药材质量标准(2003年版)	贵州省药品监督管理局	贵阳:贵州科学技术出版社,2003
藏本草	中华藏本草	罗达尚	北京:民族出版社,1997
藏标	藏药标准	西藏、青海、四川、甘肃、云南、新疆卫生局编	西宁:青海人民出版社,1979
彝动药	彝医动物药	李耕东、贺延超	成都:四川民族出版社,1986
彝药志	彝药志	楚雄卫生局药品检定所	成都:四川民族出版社,1983
彝药学	中国彝族药学	杨本雷	昆明:云南民族出版社,2004
彝植药	彝医植物药	李耕东、贺延超	成都:四川民族出版社,1990
彝植药续	彝医植物药(续集)	李耕东、贺延超	成都:四川民族出版社,1992

二、药材鉴定主要参考书目

书名	主编	出版者及出版时间
中华本草(第1~10册)	中华本草编委会	上海:上海科学技术出版社,1999
中华本草(维吾尔药卷)	阿不都热依木·卡地尔	上海:上海科学技术出版社,2005
中华本草(蒙药卷)	柳白乙拉、武绍新	上海:上海科学技术出版社,2004
中华本草(藏药卷)	嘎玛曲培	上海:上海科学技术出版社,2002
甘肃省中药材标准	甘肃省食品药品监督管理局	兰州:甘肃文化出版社,2009
中国民族药志(第1~2卷)	周海均、曾育麟	北京:人民卫生出版社,1984;1990
中国民族药志(第3~4卷)	曾育麟、李星炜	成都:四川民族出版社,2000;2007
辽宁省中药材标准(第1册)	辽宁省食品药品监督管理局	沈阳:辽宁科学技术出版社,2009
上海市中药材标准	上海市卫生局	上海:上海科学技术出版社,1994
中国药典(1977年版一部)	卫生部药典委员会	北京:人民卫生出版社,1978
中国药典(2010年版一部)	国家药典委员会	北京:中国医药科技出版社,2010
中国药典(2010年版第一增补本)	国家药典委员会	北京:中国医药科技出版社,2012
中国药典(2010年版第二增补本)	国家药典委员会	北京:中国医药科技出版社,2013
福建省中药材标准	福建省食品药品监督管理局	福州:海风出版社,2006
广西壮族自治区壮药质量标准(第2卷)	广西食品药品监督管理局	南宁:广西科学技术出版社,2011
广西中药材标准(第2册)	黄燮才、韦家福、陆敏仪	广西壮族自治区卫生厅,1996
卫生部药品标准(中药材第一册)	卫生部药典委员会	卫生部药典委员会,1992
卫生部药品标准(维吾尔药分册)	卫生部药典委员会	乌鲁木齐:新疆科技卫生出版社,1999
卫生部药品标准(蒙药分册)	卫生部药典委员会	卫生部药典委员会,1998
卫生部药品标准(藏药第一册)	卫生部药典委员会	卫生部药典委员会,1995
湖北药材志(第1卷)	万定荣、陈家春、余汉华	武汉:湖北科学技术出版社,2002
湖北省中药材质量标准	湖北省食品药品监督管理局	武汉:湖北科学技术出版社,2009
黑龙江省中药材标准	黑龙江省药品监督管理局	黑龙江省药品监督管理局,2001
广东省中药材标准(第2册)	广东省食品药品监督管理局	广州:广东科技出版社,2011
广东省中药材标准(第1册)	广东省食品药品监督管理局	广州:广东科技出版社,2004
山东省中药材标准	山东省药品监督管理局	济南:山东友谊出版社,2002
湖南省中药材标准	湖南省食品药品监督管理局	长沙:湖南科学技术出版社,2010
云南省中药材标准2005年版(第1册)	云南省食品药品监督管理局	昆明:云南美术出版社,2005
云南省中药材标准2005年版(第3册傣族药)	云南省食品药品监督管理局	昆明:云南科学技术出版社,2007
云南省中药材标准2005年版(第2册彝族药)	云南省食品药品监督管理局	昆明:云南科学技术出版社,2007
贵州省中药材民族药材质量标准	贵州省药品监督管理局	贵阳:贵州科学技术出版社,2003
现代中药材鉴别手册	郑宏钧、詹亚华	北京:中国医药科技出版社,2001